龚廷贤医学全书

GONG TING XIAN YI XUE QUANSHU

明·龚廷贤 撰

山西出版传媒集团

山西科学技术出版社

总目录

分目录

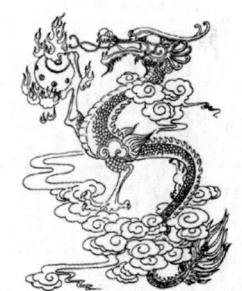 种杏仙方

鲁府禁方

分 目 录

云林神彀

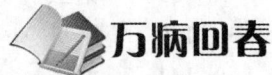

分 目 录

分目录

分目录

寿世保元

分目录

分 目 录

分目录

济世全方

龚廷贤医学全书

小儿推拿方脉活婴秘旨全书

古今医鉴

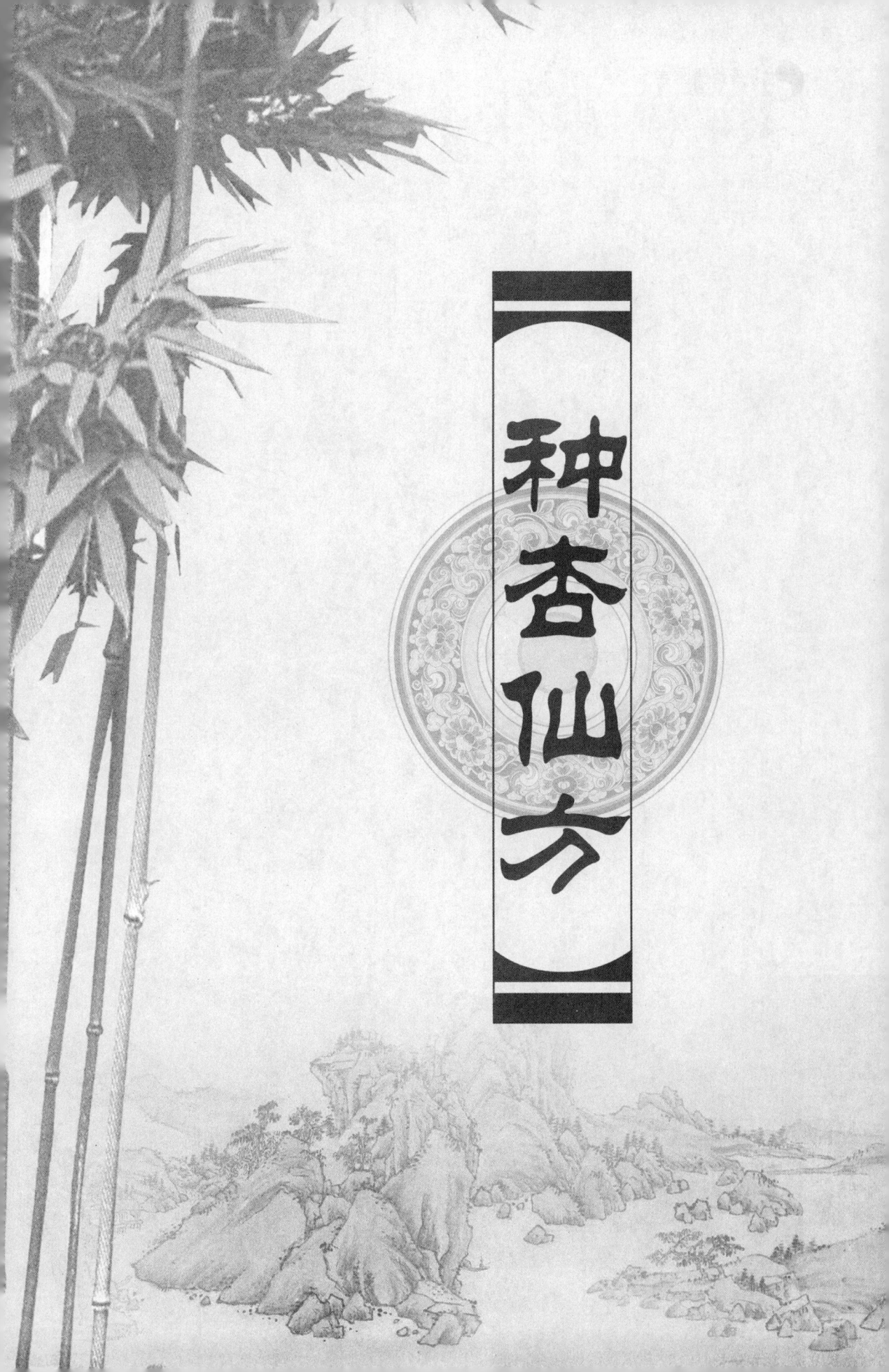

种杏仙方

种杏仙方序

医称王霸殊，溯古辨之，若鱼目夜光，砥砆连城，然不爽也。顾霸之效也，诡驳之宜，而王谓易简。曷以也，医恶是类乎。余自髫龀，席箕裘业，从家大人医寓中，家大人辄以霸禁。比长客壶京肆，稍见俞诸大方，若蒋定西、高使相、刘秋堂诸老，佥以王道医，交口称矣。余窃自信，逼取家大人所传方书，而续其余，成《医鉴》一帙，锲之以便世用。第方多萃味，而窭人僻地，或购之难，诚杏林遗春也。乃复窃父志，括俚言，切病情，选方择味，类以一二易致者，动疗巨疴，见者奇之，命曰《种杏仙方》。俾家易办，人易晓，而羸陬胥靡，咸在杏荫中矣。第恐出奇吐秘，见者以霸术目距，知王之易简，正坐此矣！譬之夜光之珠，奚必径寸连城之璧，奚必拱把鱼目砥砆，宁得而乱之乎。书成，辱名辈，序诸首帙，余故吐取怀以自白云。

时　万历九年岁次辛巳孟秋之吉
金溪云林山人龚廷贤书于有恒堂

刻种杏仙方引

方名"种杏"，志效也。效考如奏音心，八音谐则古为难，若一音，自终始亦可发。性灵宜和气，功将与大成，埒何逸也。龚氏子才，操岐黄之秘而鸣诸豫，尝佐而翁著《医鉴》，行于世矣。为浩博而旨奥，构材备难致也，乃更择易简，投单品辄效者为四帙。又不为艰深语，即穷晋人读易解，能卒然办，譬之阮瑟秘琴，一脱囊自成韵调，又可以名家也。古有种杏识效者，莫此速，殆无几林矣，故名集而梓之。何子曰医人等国，古记之矣，乃医国长笑。若治安天人，亹亹常数千言，咸切中世疴，而竞莫实效，不谓用之者艰哉！或伺隙乘会投片言，悟主乃能力转钧轴而措之，安又不比于好竽操瑟之诮，不逸且大耶。微锤能制阖辟，寸机握弩千钧，是集也，功大成也。若夫备声振以考全效，则固有《医鉴》在矣。子才名廷贤，号云林，江西金溪人。

时　万历辛巳岁孟秋榖日
大梁进士见寰何出图书

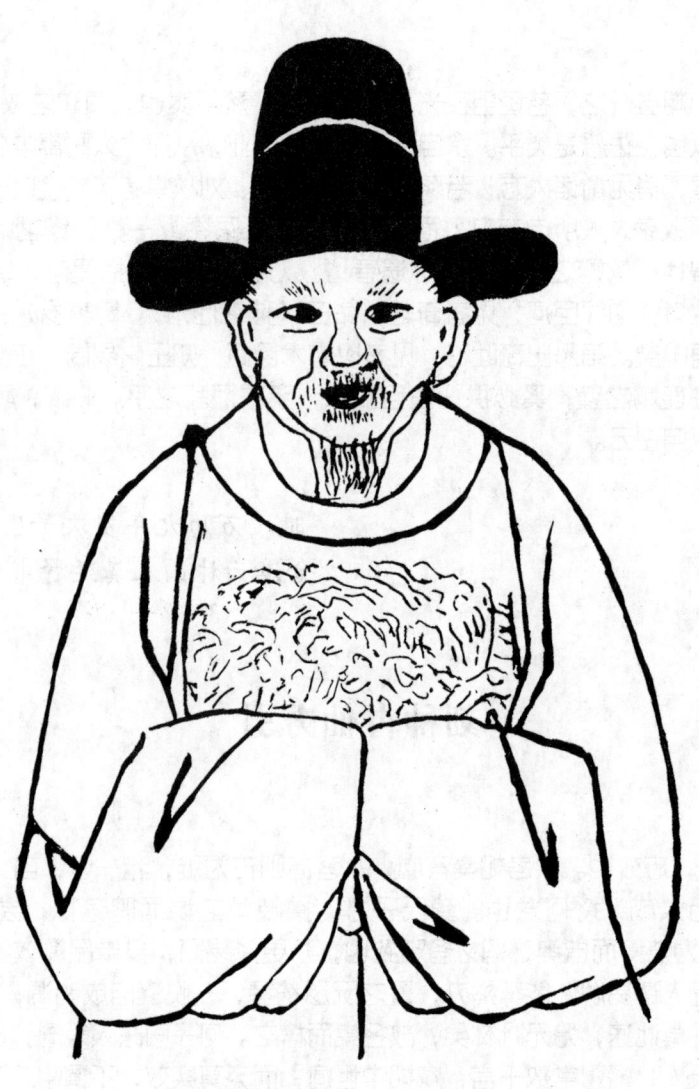

云林山人小像

儒医云林山人像赞 有引

　　山人鸣于医有年矣，好事者爱而貌之，以布寓内索赞焉。余稽太史公，谓人貌荣名，宁有既乎，山人荣哉。山人江以西，金溪产也。父西园翁，尝以医动我梁豫，生山人而训以儒。儒既通，去读医，尽父之技。复携壶游颍汝间，颍汝士争接纳也，有投辄效。已而京都诸缙绅，无不知山人者，延致之，遂壶于都市。都中自高使相而下，咸宾礼如不及，定西蒋候，尤慕其医而儒也。俾冠佩列于医林，归而乡往者益众。然山人愈自淬也，日取岐黄家言，参所父授者为《医鉴》，《鉴》之余，复有是帙焉。持此医寓内，则所生活者不数也。脱令人莳之杏，不啻林矣，因梓其帙曰《种杏仙方》。貌厥状而弁之，乃何生则为之。

　　赞曰：梧言魁度，星眸尤颐。伊语之丰，清夷世医。业以箕裘，材以瑰琦。仙终儒始，遐览玄思。艺圃遗隽，壶天用覉。修能懋誉，峨博是且。是海上之安期，或青牛师金。日想见其英姿，请稽于斯。

赐进士第兵部观政扶沟中寰何出光书

种杏仙方凡例

一、病原治法一门，稳括一歌。盖医理深奥，故不能尽详。然病之大概，不出于此。其辞浅句俗，正欲人一见了然。对证投剂，庶无差谬，厥疾未有不瘳者焉。同志君子，幸勿以迂见哂。

一、方，乃单方也。品味虽少，实简而当，皆出自愚平昔试验，百发百中者方载入集。其有海内诸公相传之方，亲试验者录之，未试验者，虽近理，故舍之。至于大方，悉载《古今医鉴》，兹不复赘。

一、药皆日用所食之物，无论贫富人皆有之。然穷乡僻邑，宦途逆旅，或贫不能延医，富不及致医者，一有所患，仓促之际，最便于寻觅，可以救其急也。其药有奇罕，价又高贵，卒不易得者，不敢录也。

一、方皆出王道者录之。其猛烈峻攻之药，虽有起死之功，不无偏胜之患，不善用者，无益而有损，故未敢录也。

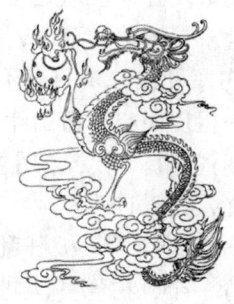

种杏仙方 卷一

括曰：

仙方几卷迈青囊，万园从今杏吐香。
一粒有功回造化，百年无病到膏肓。
每将金匮藏真诀，直把灵台扩化光。
虽积阴功满天下，愿期圣主寿无疆。

中 风

中风身温口多涎，卒然昏倒不能言。急用通关开噤口，化痰顺气治当先。

治中风痰厥，不省人事。即将病人头发提起勿放，用大指掐刻人中穴，将两手足频频往下四梢赶之，使痰气不上攻心，即以半夏末少许，吹入鼻内。或牙皂、细辛等分为末，吹之亦可。候有嚏可治，无嚏不可治。如口噤不开，用乌梅肉揉和南星、细辛末，以指蘸药擦牙，自开。如喉中痰盛，用绵纸捻一长条，密密打成疙瘩，插入喉中、转动，扯出痰来，频频将痰引出，急用香油灌之，或生姜自然汁，或竹沥皆可。或用染布活靛缸水一钟，温服亦可。

一方 用白矾末二钱，以生姜汁调灌，立醒。

一方 用白矾、硼砂各一钱为末，青黛煎汤，调服。

一方 用牙皂七个，蜜水同煎，用鹅管吹入些许于口内，即效。

一方 用灯草一两烧灰，枯矾一两，百草霜五分，共为末。每五分，生姜汤调服。

一方 治中风不省人事，不问痰厥、气厥。用南星八钱，木香一钱，切作一剂，生

姜十片，水煎温服。

一方 治风著，口面喝斜，语音不转。用独活三两，竹沥一升，生地黄汁一升同煎，去渣温服。未正，更进一服。

一方 治口眼喝斜。用苍耳草，水熬汁，去渣，入蜜再熬成膏，无时服。

一方 治中风，口喝不正，语则牵急，四肢如故，无他苦。由居处不便，因卧而孔风入耳，客于阳明之经，故令筋急不调，而口喝僻也。用大皂角五两，去皮子为末。以三年米醋和成膏，左喝涂右，右喝涂左。干更涂之。

一方 治口喝斜。用大鳝鱼一条，以针刺头上血，右喝涂左，左喝涂右，正即洗去。

一方 治口眼喝斜。用白芷、独活、薄荷等分为末，炼蜜丸如弹子大。每一丸，细嚼，茶酒任下。

一方 治中风，口眼喝斜，时吐痰涎，语言謇涩，四肢缓弱，筋节疼痛，腰膝无力。亦能行大肠气，治三十五般风。用豨莶草（此草处处有之，俗呼为火杴草。其叶对节而生，叶似苍耳。用五月五日、七月七日、九月九日收采，洗去土，采取叶），不拘多少，曝干，铺入甑中。用白酒和蜜，层层匀洒，蒸之，复洒。如此制之九次，为末，炼蜜为丸如梧桐子大。每七八十丸，空心酒下。

一方 治中风不语，手足不随，口眼喝斜，鼻流清涕，头旋目眩，言语謇涩，心胸痰积，口中涎水，手足顽麻，腰膝疼痛，久立不得，头痛尤甚，攻耳成脓而聋，又冲眼赤及骨节风、绕腕风、肾脏风、胎风、头风、

暗风、心风、大风、白癜风并膈气、冷热诸气。饵之者，治百病，夏无瘟疫，秋无疟痢，宣通五脏，祛逐诸风。癥瘕积聚，痃癖气块、痰唾涎水、膀胱宿脓、嗽喘肿胀、黄疸、癣疮疥癞、憎寒壮热、虚损伤败，一切病症，服之大验。其性甚善，不伤诸药，惟忌茶茗。可煎甘草、栀子代饮，仍以不闻水声者良。净室修合。用威灵仙，三月丙丁戊己日采，洗净焙干为末。好酒和，令微湿，入竹筒内，牢塞口，九蒸九曝，添酒洒之，以白饭捣为丸如梧桐子大。每二十丸至三十丸，温酒送下，不拘时服。

伤 寒 附伤风

伤寒大概是热病，百般变化常无定。要明汗、吐、下和解，表里无差方有应。

治伤寒头疼，发热无汗。用细茶、核桃肉、葱白、生姜等分同捣，水煎，热服出汗。

一方 用白蜜半盏，黄酒一钟，同煎热服。登时汗出而瘥。

一方 治伤寒初起。用生姜（带皮者）二三两捣烂，将热酒泡饮，出汗而愈。

一方 治伤寒。凡阴阳两感初起，发热憎寒。用葱（带须）七根，生姜（连皮）七片，共捣碎，加白糯米一撮，水三碗，煎二碗，加好醋少许，乘热饮之，待汗出即愈。

一方 治伤寒、伤风。用绿豆一两，麻黄八钱，为末。每一钱，无根水调服。不用被盖，其汗自出。

一方 治伤寒遍身如锥剜，痛不可忍。用防风、羌活、苍术各五钱，以童便二碗浸一时，煎滚，去渣温服。

一方 治伤寒发狂奔走，人难制伏。先于病人处生火一盆，用醋一碗，倾于火上，其烟冲鼻内即安。

一方 治伤寒、热病，热邪传里，亢极无解，用黄连煎水一盏，放井中顿冷，浸青布，搭在胸上，徐徐换之。待热势稍退即除。不可久渍。夏天用，冬不宜用。

一方 治伤寒发狂，窬垣上屋。用黄连、寒水石各二钱为末，浓煎甘草汤，冷调服。

一方 治伤寒发热，黄目，不识人。用生葱火煨熟，去粗皮用心，扭出汁，蘸香油，点两目大小眦，立明。一方，用烧酒口噙，令病人开目喷之，其眼自明。

一方 治伤寒时气，热极狂乱者及发热不退。用鸡子清一个，白蜜一大匙，芒硝三钱，凉水和下。

一方 治伤寒心慌。用鲜生地黄汁、童便各半盏，合一处，重汤煮数沸，温服。

一方 治伤寒鼻衄久不止者。用山栀子，炒黑为末，吹鼻内，将纸水湿，搭于鼻中，其血自止。

一方 治伤寒吐血不止。用韭汁磨京墨呷下，其血见墨必止。如无韭汁，鸡清亦可。

一方 治伤寒服药转吐出不纳者，随用竹管重按内关，后将生姜自然汁半盏热饮，其吐即止。大凡服寒药热饮，热药寒饮，中和之剂，温而服之。

治伤、寒、湿、热发黄布心，昏闷不省人事，死在须臾。用白毛乌骨鸡肉（雄鸡）一只，干择去毛，破开去肠屎，刀切烂，铺心头，少顷，即能说话。

瘟 疫

瘟疫众人病一般，四时不正外邪干。要分春夏秋冬治，莫把寒温一样看。

治天行时气，宅舍怪异。用降真香烧之，小儿带之，能避邪恶之气。

一方 治瘟疫，不相传。用赤小豆，以新布盛，入井中浸三日，举家各服二十一粒。

一方 用朱砂研末，炼蜜和丸麻子大。常以太岁日，一家大小勿食诸物，面向东立，各吞三七丸，勿令近齿，永无疫疾。

一方 用雄黄末，以笔浓点鼻内、两旁、中，则疫气不能入。亦辟诸恶怪梦。

一方 治天行时疫传染。用白粳米半升，

连须葱二十根，水二十碗，煮成粥汤，加好醋一小碗，再煮一滚。各服一碗，取汗愈。曾出汗者不用。

一方 治时气瘟疫及小儿热痫狂啼，大人服丹石发动此疾，酒后暴热。用腊月八日收雪，磁器盛之。遇此服之。

一方 治感冒瘟疫发肿。用黑豆二两，炒令香熟，甘草二寸炙黄，水煎，时时呷之。

一方 治瘟病狂言、心躁、结胸将死。用苦参二两切碎，酒二斤，炖滚服之。或汗或无汗，或吐或不吐，俱愈。

一方 治瘟疫邪气百病。用枣一枚，咒"华表柱"，念七遍。望天罡取气一口，吹于枣上，令病人嚼吃，汤水任下。此三字，鬼之祖名也。

一方 治疫气传染。此疾污气入鼻至脑，即散布经络。初中觉头痛，即以水调芥菜子末填脐，以热物隔衣一层熨之，即汗而愈。

一方 治四时瘟疫，头疼发热，众人病一般者。用黑砂糖一盏，入姜汁二盏，化开服之，当时憎寒壮热，汗出立愈。

中暑

中暑中热不相同，行人中热在日中。避暑深堂名中暑，暑分寒热不同攻。

治中暑迷闷。用蒜研，热汤灌之。或用连皮生姜一大块，研烂，热汤灌下。卒急不得热汤，以冷水研、捣亦可。

一方 治中暑身热口渴，小便不利。用滑石六两，甘草一两，各为细末，研匀。每服二三钱，不拘时，新汲水调服。

一方 治伤暑霍乱。用香薷、扁豆等分，水煎，不拘时，频频服之。

一方 消暑止渴，生津液。用乌梅一斤，槌碎核，用温水浸一宿，去水，用甘草四两，切碎，白盐二两相拌于砂锅内，入水，慢火煎得宜，收磁罐内，任意用汤点服。遇天热，冷水调亦可。

一方 治中暑卒倒。用路上热土熨脐中，

以人尿溺其上，以大蒜研烂，热水调灌即活。切勿用冷水及卧冷地，正如冻倒人不宜近火，恐逼寒气入内即死也。

中湿

中湿亦由内外伤，外冲风雨内酒浆。发为肿满浑身痛，利水和脾发汗良。

治中湿筋急拘挛，不能屈伸及风湿痹。用薏苡仁和米煮粥，常食之。功胜诸药。

一方 治湿气遍身，手足作痛。用苍术一斤，一半米泔浸，一半童便浸，一日一换，浸三日，晒干为末，酒糊为丸，如梧桐子大。每七十丸，空心黄酒送下。

一方 治患湿不能行，指肿者。九月间收茄根，悬檐下，煎汤洗之。

一方 治男子玉茎湿痒。用肥皂一个，烧灰存性，香油调搽。

一方 治男女下部湿痒。用蛇床子煎汤洗之。

凡空房久闭者，不宜辄入，欲入，先以香物及苍术之类焚之，俟郁气发散，然后可入。不然，感之成病。久闭井窨尤宜慎之。

脾胃

脾胃之气要冲和，胃司纳受脾运磨。莫使寒温一失节，损伤元气病难瘥。

治脾胃损伤，饮食不进，肌体瘦怯，或泄泻等症。用白术一斤，去芦、油。火上炙一块切一块成片，入砂锅内，用水七八碗，熬至二碗，再用水八碗，熬至二碗，如此三次。将渣捣烂，入水又熬，绞出汁一二碗，去渣。将前汁再熬，只留二碗，加蜜四两，共熬至稠黏，滴水成珠为度，埋土中三日，取出，任意食之，或用米汤化服亦可。

一方 治脾胃虚弱，不思饮食。用大米一升，糯米一升，干山药四两，芡实四两，各为末，入白砂糖一斤半和匀，入笼内蒸糕食之。

一方　治胃弱不能饮食，或病后虚损。用莲肉四两，老米四两，炒砂糖二两，白茯苓二两，俱为细末。每服五六匙，不拘时，白汤调下。

一方　治脾胃因饥饱失节，不时生病。用陈仓米一两，陈皮二两为末，姜糊为丸，如梧桐子大。每服五十丸，食远，米汤下。

一方　治饮食不住口仍易饥饿。用绿豆、黄麦、糯米各一升，炒熟，共磨成粉。每一杯，滚汤调服。

一方　治口淡饮食无味。用白砂糖二两，乌梅（去核）五钱，水二钟，煎至一钟，如稠糊，每用二匙，则口知味矣。

伤　食

伤食过饱损脾胃，恶食咽酸嗳臭气。胸痞发热及憎寒，轻可消化重则利。

治一切酒食停积，胀满不消。用盐花擦牙齿，温水漱下，不过三次，如汤泼雪，即时宽肠通快也。

一方　治食肉太多不化，腹胀发热。用山楂（去核）一两，水煮，先饮汤后食山楂。

一方　治食糍粽过多，胸膈停滞一块，作痛塞闷。用酒曲一块，烧存性，为末，黄酒调服。

一方　治食生冷伤脾。用砂仁煎汤常服。

一方　治酒食过饱。用青皮二两，炒葛根一两，砂仁五钱为末。每一二钱，茶调服。消食、化气、醒酒。不拘时服。

一方　治食狗肉不消，心下坚或胀，口干，忽发热，妄语。用杏仁，去皮，水浓煎，去渣服，下肉为度。

一方　治酒醉不醒。捣葛根，绞取汁一二盏服之。或干葛水煎服，亦可。

一方　治脾胃气弱，食不消化，呕逆反胃，汤饮不下。用宿米半升捣末，水丸如梧桐子大，煮熟，入盐少许，空心和汁吞下。日再服。

一方　平人常服，治痞，消食强胃。白术二两，枳实（麸炒）一两，为细末，荷叶一掌大，煎汤煮粥为丸，如梧桐子大。每服五十丸，不拘时，白汤下。

痰　饮

痰多属湿津液化，随气升降上中下。百病之中兼有痰，随证调治应无价。

治痰壅盛。用梨汁一钟，姜汁半钟，南薄荷三两，共和匀，重汤煮十余沸，任意食之。

一方　用竹沥大半碗，鹅涎数滴，鸡清一个，朱砂一分（末），搅匀服之。取鹅涎法：将鹅倒吊，用雄黄末吹鼻孔，候出取用。

一方　治痰火上升，停滞不快。用大黄酒拌，九蒸九晒，为末，水丸。每五十丸，白滚水下。

一方　治胸中有痰瘀癖气者。用白矾一两，水一碗半，煮至一碗，入蜜一合，更煮少时，温，顿服即吐。如未吐，再进热酒一盏即吐。

一方　治痰火上壅，或流入四肢，结聚胸背，或咳嗽，或头目不清。用软石膏三两，半夏一两（泡七次），白矾五钱，为末，淡姜汤打糊为丸，如绿豆大。每三十丸，食远，茶清下。

一方　治吐痰喘嗽。用大半夏一斤，泡，去皮脐，用白矾六两煎汤，浸半夏，春夏三七日，秋冬七七日，捞起曝干。又用生姜六两捣汁浸，春夏三日，秋冬七日，曝干（阴干亦可），研为末。用甘草一斤，水煎膏作丸，每一丸如樱桃大，临卧嚼化三丸。

一方　降痰火，兼治声嘶。用白矾一钱，水花珠二分半，同研末。入磁器内熔化，乘热捻作九丸，每服三粒，白汤下。

一方　治痰盛。用贝母，以童便，秋冬浸三日，春夏浸一日夜，捞起，水淋洗净，晒干研末，糖霜和匀，滚白水调下。

一方　治痰火。用萝卜子（炒，为末）、

皂角（烧存性）、生姜，加炼蜜，丸如梧桐子大，每服五七十丸，白汤下。

一方　化痰丸。用天络丝（即丝瓜也），烧存性，为细末，枣肉为丸如弹丸大。每服一丸，好酒下，立效。

咳　嗽

咳谓无痰却有声，嗽谓无声却有痰。有痰有声为咳嗽，化痰理嗽自然安。

治新久咳嗽并连嗽四五十声者。用连皮生姜自然汁一勺，蜜一匙，同放碗内，重汤煮一滚，温服。

一方　治咳嗽。每晚临卧时，用大柿饼二三枚，蘸极细青黛末，慢慢嚼服。

一方　治痰嗽。用白糖、生姜捣烂，露一宿，白萝卜汤下。

一方　治喘嗽吐痰久不愈。用知母、贝母等分，为细末，老姜切片，蘸药细嚼，白汤下。

一方　治咳嗽喘急，不论新久。用天花粉五两，人参五钱为末。每服二钱半，陈萝卜煎汤调服。

一方　治新久痰喘咳嗽。用黄熟瓜蒌三五个，连皮子三份，入白矾一份，捣和成饼，用竹篾穿挂通风处阴干，研末，用姜汁打稀糊为丸，如梧桐子大。每五十丸，食远，淡姜汤送下。

一方　治嗽。一两香油四两蜜，四两生姜自然汁，紫菀麻黄并杏仁，百年劳嗽永无迹。上将油、蜜、姜铜锅炼，点水成珠，用紫菀等各一两五钱，为细末，入内搅匀，再一熬。磁器盛贮。每晚吃四五匙，茶下。

一方　治年深日久咳嗽，肺虚寒热。用款冬花，不拘多少，于密室中如香焚之。烟起，以笔管吸其烟则咽之。或于坐卧处如香焚之，不吸亦妙。重病数日见效，轻者即效。

一方　咽干口燥，茶清送下。

喘　急

喘急须分肺实虚，挟寒挟热紧相随。痰火诸般皆作喘，治之莫要有差疑。

治气喘。用韭菜汁，饮一杯，效。

一方　治上气喘嗽，烦热，不下食，食即吐逆腹胀。用生姜五合，砂糖四两相合，慢火熬二十沸。每用半匙含咽。

一方　治积年上气喘促，咳嗽唾脓血者。用萝卜子一合，煎汤，食后服。

一方　治气喘，身浮肿。用甜葶苈一升炒，捣如膏，弹子大。每一丸，水一盏，枣四枚，煎五分，去渣温服。

哮　吼

哮吼肺窍积寒痰，令人齁喘起居难。豁痰降火加调理，不遇良医病不安。

治哮吼。用核桃肉一两，细茶末五钱，和匀，蜜入三四匙，捣成丸，如弹子大，不拘时嚼化。

一方　治哮吼。用鸡子一个，略敲，壳损膜不可损。浸尿缸内三四日夜，取出，煮熟食之。盖鸡能去风痰。

一方　治厚味发者。用萝卜子淘净，蒸熟，晒干为末，姜汁浸，蒸饼为丸。每三十丸，津下。

一方　治齁喘。用枯矾末一匙，临卧时，滚白汤调下。

一方　用鸡子一个，顶上取一孔，入人中白末二厘，调匀，纸糊，煨熟食之。

疟　疾

疟是风暑不正邪，为寒为热两交加。新疟可散亦可截，久病还当兼补佳。

治一切疟疾。用老生姜自然汁，露一宿。于临发日五更时，令患者面北立饮即止。未止再服。

一方　截疟。用端午日，以独蒜，不拘多少，捣烂，入好黄丹研匀，干湿得所，搓作丸，如龙眼大，晒干收贮。但疟一二发后，临发日鸡鸣，以一丸，略槌碎，面东，井花水送下。

一方　治诸疟。用枯矾为末，醋煮面糊丸，如鸡头子大。每服一丸，用东南桃心七个，煎汤下。如霍乱，姜汤下；红痢，甘草汤下；白痢，姜汤下。忌荤腥、油腻、炒煎之物。

一方　治疟。用隔年全历日，端午日午时，烧灰糊丸，如梧桐子大，当发日早，每服一丸，无根水送下。

一符咒治疟。于临疟日早五更，鸡犬不闻之际，令病人朝东方立，将朱砂画𤫩符于病人背上；念咒语云"天火烧太阳，地火烧五方，雷火势常法，烧死诸不祥，急急如律令，敕"已。就是久疟，不过二次即止。

一方　治疟。用桃花信、细茶各五钱为末，枣肉为丸，辰砂一钱为衣，男左女右，握在手心即效。

一方　治疟母，停水结癖，腹胁坚痛。芫花（炒）、朱砂等分为末，炼蜜为丸，如小豆大。每服十丸，枣汤送下。

一方　治诸疟如神。用天灵盖，烧存性，为末。每服五厘，空心黄酒调下。

痢 疾

痢因湿热并气滞，赤伤血分白伤气。赤白相杂气血伤，清热理气先通利。

治痢疾腹痛，不问赤白冷热。用老生姜、细茶各三钱，用新汲水煎服。一方加连根韭菜，三味同捣汁，酒调服亦可。

一方　治痢脓血稠黏，里急后重，昼夜无度。用大黄一两，好酒二钟，浸半日，煎至八分，作二次服之。

一方　用王瓜，削去皮，蘸蜜吃一二个，当时腹痛一阵，利下积滞而愈。

一方　用蝉蜕炒为末。每服一钱，白痢，烧酒下；红痢，黄酒下。

一方　用绿豆炒为末，入白糖，和凉水服。

一方　治久痢。止涩之药。用五倍子、枯白矾、石榴皮等分，为末，炼蜜为丸，如黄豆大。每一丸，空心冷水下。

一方　治红白痢。用五倍子末。每三钱，茶调服。

一方　治痢。不问赤白新久，用腊肉骨烧存性为末，陈皮末，各五钱，甘草末一钱，共和匀。每服二钱，熟水调服。

一方　治白痢如鱼冻色者，久不愈。用白鸭一只，杀取血，以滚酒调和服之。

一方　治赤痢。用百草霜末五钱，热酒调下。

一方　治休息痢。用天灵盖烧存性为末。每服三五钱，入细面和成饼，火煨熟吃。

一方　治疫毒热痢。将松花筛细末。每二钱，用薄荷煎汤，入蜜调下。

一方　治噤口痢，药食俱不纳者。用田螺数枚连壳捣烂，加些麝香在内，调匀，填满脐内，引火下降，服药再不吐矣。饮食须慢慢少少进之。

一方　治噤口痢，汤饮米谷不下。用石莲子，去壳并内红皮及心，为末。每二三钱，用井花水调下。日进二服。

一方　治噤口痢。用乌梅三钱，陈细茶三钱，为末，米汤调服。

一方　用三片生姜，三个枣，三个乌梅，一寸（甘）草，榴皮半个锅内炒，二钟水煎一钟，温服。

泄 泻

泄泻注下湿伤脾，燥湿利水补脾虚。若还久泻肠虚滑，收涩仍将正气提。

治泄泻。用生姜一块，艾一把，水煎热服。

一方　治暴泻痢。用百草霜末，每二钱，米饮调下。

一方 治暴泻不止，小便不通。用车前子，炒为末。每二钱，米饮调服。其根、叶，亦可捣汁饮下。此药利水道而不动元气。

一方 治泄泻，不拘新久。用白术一两，黄土炒，入米一撮同煎，空心服。

一方 用五倍子末、南枣肉，捣为丸，大人二三十丸，小儿十五丸，熟水送下。

一方 治水泻。用五倍子末，水调服。

一方 治水泻。用白矾、五倍子等分，面糊丸，如梧桐子大。每三十五丸，空心白滚水下。

一方 治脾泄泻，久有热者。用黄连一两，生姜四两，俱切碎，用慢火同炒，待姜枯，取去姜，将黄连为细末。每服二钱，空心米汤服。

一方 治脾泻，久有寒者。用肉豆蔻一个，剜窍，入乳香少许，面裹煨，去面为末，作一服。空心陈米汤送下。

一方 治久泻不止，饮食不进。用黄米炒为末。每数匙，用砂糖调吃。

一方 治久泻。用糯米为末，入百草霜十分之二，水和为饼，烙熟食之。一法：单用糯米，半生半炒，煮粥食之。

一方 治久泻久痢，或脱肛下坠等症。用臭椿根白皮，酒炒七次，为末，阿胶化开，为丸如梧桐子大。每三五十丸，米汤送下。

一方 治久泻肌瘦，不思饮食。用白术（去芦、油）半斤（土炒），干山药四两，为末。每日煮粥放一合在内，再煮滚，空心食之。

凡饭后随即大便者，盖脾肾交济，所以有水谷之分，脾气虽强而肾气不足，故饮食下咽而大腑为之飧泄也。治法，用破故纸四两（酒炒），肉豆蔻二两（生），共为末。用生姜四两，切片，煮枣四十九枚，去皮核，取肉为丸，如梧桐子大。每服三五十丸，空心盐汤送下。使脾肾之气交通，则水谷自然克化。此所谓妙合而凝者也。

一方 治泄及小便频多，皆因伤肾经。用四圣散：破故纸、肉豆蔻、五味子、吴茱萸四味，为丸。

霍 乱附青筋

霍乱吐泻心腹痛，转筋寒热头沉重。内伤外感使之然，切忌米汤休早用。

治霍乱吐泻腹痛，服药即吐，无法可施。用百沸汤半碗，井泉冷水半碗，合而服之即安。

一方 治霍乱吐泻腹痛。用醋一小钟饮之，立止。转筋，用凉水淹至膝，即止。

一方 治霍乱吐泻。用枯矾末一钱，百沸汤点服。

一方 治霍乱吐泻转筋，筋粗大如桃李，挛搐，痛不可忍。用黍叶煎汤饮之。

一方 转筋入腹欲死者。用生姜一两，捣烂，以酒一钟，煎服。

一方 治霍乱吐泻，但一点胃气存者，服之回生。生陈皮（去白）、藿香等分。每一两，水煎服。

一方 治干霍乱，欲吐不吐，欲泻不泻，急宜多灌盐汤，探吐之，食物出尽而愈。

一方 治绞肠痧，即干霍乱。用胡椒四个，绿豆二十四个，共为末，热酒调服。

一方 治绞肠痧。用炒盐一钱半，吴茱萸每岁一粒，炒黄为末，热酒调服。

一方 治北人青筋证。其疾初觉头疼，恶心，或心腹痛，或腰痛，或遍身作痛，或憎寒壮热，或手足颤掉，周身麻木冷痹等证。用古石灰，不拘多少，去泥土，为末，水飞晒干，水糊为丸，如梧桐子大。每四五十丸，烧酒送下。一服当时血散。若过三五日，青筋已老，多服即效。又治心腹疼及妇人崩漏带下，或久患赤白痢疾，并打扑内损，血不能散，服之皆效。

呕 吐

呕谓有声吐有物，寒热伤胃食即出。和胃清火化痰涎，半夏生姜以为率。

治呕吐不已兼恶心。用生姜一大碗，直切薄片，勿令折断，层层掺盐于内，以水湿苎麻密缠，外用纸包、水湿，火煨令熟，取去麻纸，用姜捣烂，和稀米饮服之。

一方　治呕吐日夜不止。用生半夏五钱捣碎，生姜五片，水煎热服，立止。

一方　治胃寒呕吐不止。用陈皮三钱，生姜六钱，水煎热服。

一方　治胃中素热，恶心，呕哕。用陈皮二钱，栀子三钱，炒青竹茹一钱半，水煎，入姜汁，温服。

一方　治胃虚呕吐。用粟米汁二合，生姜汁一合，同服之，立止。

一方　治注船，大吐发渴，若饮水即死。以童便饮之最妙。

一方　治吐逆不止。用好黄丹四两，筛过，好米醋半升，同药入铫内，煮令干。却用炭火煅透红，研末，粟米饭为丸，如梧桐子大。每七丸，煎醋汤下。

翻　胃

翻胃噎膈一般病，三阳热结吐无定。莫将燥剂反助邪，养血生津调胃应。

治翻胃、噎膈，探病可否。用甜梨一个，去皮，用箸刺梨七孔，每一孔，入巴豆（去壳）半边于梨内，纸包水湿，煨熟去豆，令吃梨，咽得下，吐痰可治，否则，不治。

一方　治翻胃，呕吐，困弱无力垂死者。用人参一两切片，水一钟半，煎至七分，热服，兼以人参煮粥啜之。

一方　治翻胃、噎膈。用抱出鸡子壳烧灰。每服二钱，酒下。

一方　用蜣螂五个烧干。每一钱，加木香五分，为末，炼蜜丸，每一丸重五分，烧酒送下。

一方　用猫生子胞衣，阴干，烧灰存性，酒调服。如猫生子，胞衣急急取之，稍迟则猫食矣。

一方　用蓝靛，新瓦渗干，可丸如梧桐

子大。每五六十丸，早饭后温清靛水送下。忌诸腥物。

一方　用真阿魏五钱，干人粪（须路边行人抛下者），烧存性，为末。每五钱，和匀，五更初以姜片蘸食。

一方　用夏月取粪缸中蛆，长流水洗净，焙干，为末。每一两加肉豆蔻三钱，木香一钱，细茶五钱，为末。每三钱，烧酒调服。

一方　治翻胃。吐白沫者可治；吐黄沫者不可治。用辰砂一两，大黄二两，为末，用狗胆浸二日，干，再研末，面糊为丸，如梧桐子大。每服三十丸，空心盐汤送下。

咳　逆

咳逆气冲上作声，声声不断火相刑。诸逆上冲皆属火，化痰降气自安宁。

治久患咳逆，连逆四五十声者。用生姜汁半合，蜜一匙，煎熟温服。

一方　治咳逆。用柿蒂，烧存性，为末，酒调服。

一方　用川椒为末，面糊丸，如梧桐子大。每二十丸，温水下。

一方　治伤寒发热而呃逆者。用黄荆子，不拘多少，炒，水煎服。

吞　酸

吞酸温热在胃口，故作酸水刺心头。化痰清火平肝气，蔬食能调病自瘳。

治吞酸醋心。用吴茱萸一合，水煎去渣，顿服。纵浓，亦须强饮。

一方　用吴茱萸、黄连各一两。以黄连细切，同茱萸以井花水浸七日，去连，将茱萸焙干。每早以米汤送下四十粒。

诸　气

诸气能令百病生，要知九气不同名。男宜调气兼和血，女要调经气顺行。

治膈气、风气、寒气、忧气、惊气、怒气、山岚瘴气、积聚痞气，心腹刺痛，不能饮食，时止时发，攻则欲死。用香附、郁金、甘草，锉一剂，生姜煎服。

一方　治一切气不和，走注疼痛。用木香，温水磨浓，热酒调服。

一方　治惊气入心络，不能言。用密陀僧为末，每五分，好茶调服。

一方　治一切公私拂情，名利失志，抑郁烦恼，七情所伤，不思饮食，面黄形羸，胸膈诸证。用香附米一斤（长流水浸三日，砂锅炒干为末），白茯神（去木，为末）四两，搅匀，炼蜜丸如弹子大。清晨细嚼一丸，白滚汤下，陈皮汤下亦可。

一方　治气滞塞。用苏子煎汤服。

一方　服萝卜亦可。萝卜子煎汤服皆可。

痞 满

痞满胸膈不通泰，令人夯闷久不瘥。一消一补慢调和，莫行利药徒伤害。

治胸膈壅滞，去痰开胃，消酒食。用半夏，洗，焙干为末，姜汁和作饼，纸裹水湿火煨。用饼一块，入盐半钱，水煎温服。

一方　治诸气痞结满闷。用枳壳、桔梗各二钱，甘草五分，生姜五片煎服。加香附一钱尤效。

一方　治痞满。用糖房内糖浆，温饮一二碗，效。

胀 满

胀满起来空似鼓，四肢不肿其中苦。莫将峻利损天和，制肝补脾以为主。

治心腹肿胀。用萝卜子，捣，研，水半升，顿服。少顷得利，或吐或汗，腹中自宽。

一方　治腹内气胀。用槟榔为末。每服二钱，水煎，食前服。

一方　治鼓胀。用赤尾鲤鱼重斤许者，破开洗净，入赤小豆填满腹内，以线缝住，白水煮熟食之。食过数鱼，腿上自裂缝出水。忌酱、盐。不忌，复发。

一方　治肚腹鼓胀，遍身浮肿。用商陆根、萝卜、小麦、生姜同捣，绞汁一盏服之。以吐泻为度。不止，嚼生姜即止。

一方　治蛊证。用豆、丑头末、木香、甘遂各一钱，为末。用猪腰一对，俱分破，将药入内。纸包，煨熟。空心食一个或二个，大便见脓血见效。

一方　治气鼓如神。大蛤蟆一个，以砂仁吹入其口使吞入腹，以满为度。用泥罐封固，炭火煅至透红，烟尽取出，候冷去泥，研末，为一服。或酒或陈皮汤下。候撒屁多，乃见其效。

水 肿

水肿是湿本是脾，通身浮肿总为虚。利水和脾兼顺气，峻攻泻水病难医。

治水肿、蛊胀。用猪肚一个，蛤蟆四五个，胡椒一岁一粒，同入肚内，水煮烂，去椒、蟆，食肚，饮汁。忌盐百日。

一方　用粟米、绿豆各一抄，猪肚一叶，切碎。三味煮作粥食之。至重者，不过五次，其肿自消。切忌气恼、生冷之物。

一方　治气胀、鼓胀、水胀。用羯鸡屎一升，瓦上炒焦，地上出火毒，研细，以百沸汤三升淋汁滤过。每服一大盏，用木香、槟榔末各一钱，日三服，以平为期。

一方　治肿胀。用红芽大戟一升，红枣三升，水煮一日夜，去大戟用枣，晒干食之。

一方　用白商陆根，捣汁一合，生姜汁一点，黄酒一盏，空心和服。二日服一次。元气厚服五次，薄者三次止。忌盐、酱。凡人五十以内者可服，五十以外者不必服。

一方　治因气吃水，浑身肿胀。用蛾壳七个，桑柴火烧灰，加枯矾一钱，核桃仁二个（烧存性），共为末，滚绿豆汤送下，被盖出汗。忌腥冷。吃白饭。

一方　治水病肚胀，四肢肿。用王瓜一

个，破二片，不去子，醋煮一半，水煮一半，俱烂，空心顿服。须臾水下。

积 聚

积有五种聚有六，五脏六腑各所属。左血右气中食痰，慢慢消溶毋欲速。

治初觉有积。用萝卜（切如面条）半盏，熟油半盏，二味同炒黄色，入水二盏，煎至一盏，连萝卜空心温服。通后以米汤调养。

一方 治积块。用大黄为末，好酽醋慢火熬膏子为丸，如梧桐子大。每五七十丸，量虚实大小，休吃晚饭，用好墨磨浓，好酒送下。次日见脓。

一方 治酒积，面黄黑色，腹胀不消。用甘遂末一钱，槽头猪肉一两，细切如泥，将遂末和匀，作一块。纸裹，煨令香，取出细嚼，酒下。临卧取下酒布袋为妙。

一方 治鳖瘕伏在心下，手揣见头足，时时转动。用白雌鸡一只，不要喂食一宿。天明以猪脂煎饭喂之，出其屎，无问多少，放于铜器中，以溺和。火上熬干，为末，白汤调服方寸匕。日四五服，须消尽乃止。常喂鸡取屎。好了杀鸡单食之。

一方 治食瘕，酒癖，血瘕气块，时发刺痛及积滞不消，心腹坚胀，痰逆呕哕。用三棱、莪术各四两，芫花二两。三味同入磁罐内，用米醋五升浸，封罐口，以灰煨令干。却取出棱、莪，将芫花以余醋炒令焦干，同为末，醋糊丸，如绿豆大。每服十五丸，姜汤、桑白皮汤下。

一方 化五积，破六聚，除癥瘕，消痃癖及一切积块。不分左右、上中下，不论远近及男女小儿。用南香附米一斤，分四份。一份醋浸，一份童便浸，一份红花煎汁浸，一份栀子煎汁浸，各浸三日。共合一处，晒干，炒热，入干漆（为末）四两，同香附炒烟尽，吹去漆灰，秤香附一斤足，加当归（酒浸，炒干）六两，山楂四两（连核，焙

干用），萝卜子（炒，捣头末）二两，海粉（洗，日干）二两，共为末，醋糊为丸，如绿豆大。每百丸，食远，茶下。如脾胃虚，白术汤下。

五 疸

五疸总是湿与热，遍身发黄小便血。清热利水湿自除，但将此治无他说。

治黄肿。用皂矾半斤（炒过），雄黄一钱，为末。先以三指撮一剂，次以四指撮一剂，又以五指撮一剂，入面，加盐、花椒末、芝麻三次，烙干饼食之。从腿肚中去黄水，大效。

一方 治黄病。用黑矾（火煅）、人参一钱，鸡内金一钱，共为末，枣肉丸如梧桐子大。每二十丸，黄酒下。

一方 治黄病腹中积块。用黑矾四两（火煅），三棱、莪术各一两半，丁香、木香各二钱，共为末，酒糊为丸，茶酒任下。

一方 治黄胖。用香附子一斤，黑矾半斤，罐内煅为末，醋糊为丸如梧桐子大，晒干，炒黑。每五七十丸，茶下。

一方 治黄病好吃壁泥。用好泥一斤，砂糖四两，和泥炒干，为细末，黄连膏为丸，如梧桐子大。每五六十丸，空心糖汤下。

一方 治酒疸。食鳖，不拘多寡，烹熟如常，食至数个愈。

一方 治面黄。用甜瓜蒂为末，口内噙水，吹两鼻，流黄水，一二日见效。

一方 治黄疸。用丝瓜（连子），烧灰为末。因面得病面汤下，因酒得病酒调服。数服可愈。

补 益

补益诸虚莫尽详，血虚补血正相当。气虚补气无差谬，气血俱虚并补良。

治气虚用人参、白术、白茯苓、甘草、姜、枣煎服。血虚用川芎、当归、白芍、熟

地黄，水煎服。气血两虚用以上二方合作剂服之。

一方　治诸虚百损，五劳七伤。用人乳二盏，好酒半盏，入银镟或锡器内，顿服。每日五更一服。

一方　治诸虚劳瘵。取室女经血（或首经最佳），以绵帛收之，阴干，入乳香末少许，乳汁和丸如樱桃大。每噙一粒，取女人气一口，乳汁送下。

一方　治诸虚。括曰：神仙发秘机，济世功无比。只此小灵丹，妙夺阴阳理。半斤阴炼石，配入首男乳。日夜配天中，却从夏至始。日月入红铅，直至中秋止。色如桃花鲜，嗅鼻香甘美。日服一分半，送以华池水。服之至七日，体热何足畏。时进蟠桃酒，借以湿灵气。渐至一年余，顿觉超凡类。肌体润且泽，延年立人世。

制阴炼秋石法：收童男女便各数石，合一处，注磁器内。每便二斗，皂角水少许，搅数千转。澄久，仄去浮清，又入水搅澄如前。凡八九次。待其浊无咸味，色白，方取纸上渗干。每半斤，入好人乳，晒至一斤。红铅不拘多少，每日五更时服。

一方　治衰瘦几死者。取室女二十上下、气血雄壮无病者月经一盏，二三次。取和男童之母乳半盏和之，于净室中服之。后热作渴，不可饮茶、汤、酒，取少壮妇人有乳者，饮其乳。经旬至一月后，方可食烟火食。忌气与神动心疲，如发，再不能治矣！其乳母须以烂猪蹄食之。

痼　冷 即阴证

痼冷寒甚即阴证，手足厥冷心腹痛。外肾缩入死须臾，急将温热药来用。

治阴证手足厥冷，心腹卒痛。用好酒一壶，极滚，将鸡刺血入壶中，极热饮之，被盖出汗。男用雄、女用雌鸡。随量饮。

一方　用枯矾末，众口唾调于患者手心，合掌。擦片时，曲膝间夹之，汗出为度。

一方　用鱼鳔一根，烧存性，胡椒四十九粒，为末。黄酒调下。

一方　用旧胡绵、头发二味，烧存性，各五分，香油调稀，一服立应。

一方　用硫黄四分，胡椒六分，为末。每三分，烧酒谓服。

一方　用芥菜子，炒为末，酽醋调为饼，放脐上，用绢帛紧缚。

一方　用铅丹一钱，白矾八分，胡椒二分为末。用醋调搭玉茎头上，女人放玉门上，男左女右使药。

一方　用生葱一束，以绳扎如杯大，切去根叶，留二寸。以火燎一面令热，着脐下，外以熨斗熨之，令热透中，更作三四饼，坏则易之。俟病人手温有汗为愈。

一方　烧热火砖，喷以醋，纸包，入被中熏之。或烧热瓦喷醋纸包，熨胸背四肢皆妙。

一方　用黑豆，不拘多少，锅内炒熟，乘热以好酒淬之，就以碗盖，勿令泄气，候温饮酒。

一方　用马蜂窝为末，葱白一根，捣为膏，贴在手心，阴汗出，效。

劳　瘵

劳瘵阴虚相火动，午后发热痰咳重。滋阴降火补脾虚，治标固本无不中。

治阴虚火动，蒸热如燎，诸药投之不能退热。用无病壮盛童子小便色白者，乘热服之，不数服而热退矣。痰嗽盛，加竹沥、姜汁少许同服。

一方　治阴虚火盛，五心烦热。用人中白一两，黄柏（盐酒炒）、青黛、生甘草各五钱，为末。每二钱，童便调服。

一方　治劳嗽，发热，吐痰。用钟乳粉一钱，绿豆粉一钱半，生姜三片，连须葱白三根，俱捣。用牙猪肺管一条，不见水，将药入管内，两头线扎住。用水三碗，炒锅内煮熟，细嚼咽下。其汤亦饮之。

一方 治虚劳痰嗽。用白糖、蜜、萝卜汁、姜汁、藕汁、雪梨汁、人乳汁各半斤，柿霜二两，共合一处，用金银器重汤煎熬成膏，磁器亦可。日服二次。

一方 治虚劳咳嗽吐血，或伤力吐痰不出，咳则连声不绝。用天花粉一两，楝参五钱，为末。每服二三钱，麦门冬汤调服。

治劳瘵虚怯，痰嗽汗热。用紫河车一具（男用男胎，女用女胎，取首胎者佳），用长流水洗令净，入砂锅内慢火蒸熟。花椒末、盐花少许食之。此真元气也，大有殊效，不能尽述。

一方 治凡得传尸、劳瘵，气血未尽虚损，元气未脱者。用川椒二斤，去目并合口者，炒出汗，取净椒，研取红皮末，白膜去之。每服二钱，空心米汤调下。须痹闷少顷。

如不能禁，即以酒糊为丸，如梧桐子大，每空心，酒下或米汤下二三十丸，渐加至八九十丸。一妇人用椒二分，苦楝根皮一分丸服，尸虫从大便中出。

一方 治劳虫。用癸亥日，灸两腰眼低陷中之穴，每穴灸艾七炷，若九炷、十一炷尤好。先隔日前，点穴方睡，至半夜子时，一交癸亥日期便灸，其虫从大便中出，即用火烧之，弃于江河中。如有黑嘴者，则其在内已伤人肾脏矣。此不可治虫，宜谨避。瘵有数虫：如蜈蚣，如小蛇，如蛤蟆，如马尾，如乱丝，如烂面，如苍蝇，如壁油虫，上紫下白，形锐足细而有口，或如白蚁，孔窍中皆出，此皆劳瘵根毒。若传三人，则如人形，如鬼状。

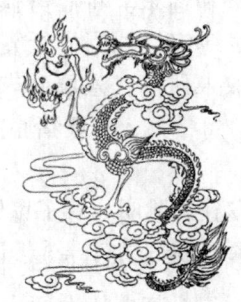

种杏仙方　卷二

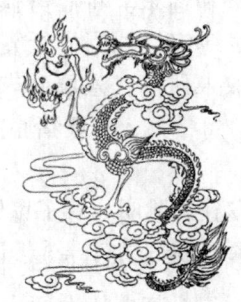

失　血

失血大抵俱是热，阳盛阴虚妄行血。补阴清火抑其阳，引血归经血自歇。

治吐血、咯血、一切失血，或痰嗽喘热心慌。用生地黄（捣取汁）、童便各半盏，入姜汁少许，重汤煮，温服之。

一方　治吐血、衄血不止，心慌喘急，上壅或发热。用生地黄（捣汁）半斤，生大黄末一方寸匕，煎地黄汁一滚，入大黄调匀。空心温服一小盏。日三服，血即止。如发热，加童便。

一方　治吐血不止。用大黄酒拌，九蒸九晒，为末，水丸。每四五十丸，白滚水下。

一方　用侧柏叶，捣烂，入童便二分，酒一分温服。

一方　用玄参三钱，童男童女溺各半盏，同煎七分，露一宿，塞住鼻孔，温服。

一方　治一切吐血及伤酒，食饱低头掬损吐血至多，并血妄行，口鼻俱出，但声未失者，无有不效。用百草霜，为末。每二三钱，糯米煎汤下。一方加白芷亦好，鼻衄用少许搐鼻，皮破并疮出血掺上即止。

一方　治吐血、衄血或小便赤、大便难，并发烦热、恶寒、心胃痛。用山栀仁（炒黑）三钱，生姜一片，水煎温服。

一方　治呕血，吐痰，心烦，骨蒸热者。用人中黄，为末。每三钱，用茜根汁、竹沥、姜汁调服。

一方　治血线逬流，日夜不止，将危。用棕毛烧灰，敷之立愈。内用养血气补之。

一方　治鼻衄不止。用萝卜自然汁和无灰黄酒饮之则止。盖血随气运转，气有逆顶，所以妄行。萝卜最下气而消导之，一服即效。复患，取人中白置新瓦上，火逼干，以温汤调服，即时血止。人中白者，即旋桶积碱垢是也。盖秋石之类，特不多用火力耳。

一方　用小儿胎发烧灰吹之。

一方　用乌驴屎烧灰，入发灰少许吹之。

一方　用龙骨末吹入。兼治九窍出血，皆效。

一方　用绿豆粉、细茶各五钱，为末，冷水调服。

一方　治鼻衄久不止，素有热而暴作者，诸药不效。用大纸一张，作八折或十折，于水内湿，置顶中，以熨斗熨至一重或二重纸干，立止。

一方　治鼻血长流，百方不效。用金陵草、片芩等分，水煎服，立止。

一方　治鼻衄神法。勿令患人知，以井花水忽然猛喋其面即止。

一方　如左鼻出血者，以色线扎右手中指根，右孔出血者，扎左手中指根。两孔俱出者，扎二指根。

出　汗

自汗阳虚白昼出，盗汗阴虚睡觉没。自汗补阳盗补阴，汗出油珠发润卒。

治自汗、盗汗。用五倍子为末，津液调，

涂脐内，以绢帛缚定，一宿即止。

又方 用何首乌末亦可。

一方 治遍身汗出不止。用新桑叶（乘露采摘）控干，研为末。每服二钱，空心米汤调服。

一方 治别处无汗，独心孔一片有汗，思虑多则汗出亦多。病在心，宜养心血。以艾叶煎汤，调茯苓末一钱服之。

一方 治盗汗。用牙猪心一个，水二碗，入砂锅内煮烂熟为度，去猪心不用。另用当归、人参各二钱半，入煮心汁内，熬至上半瓯，去渣，不拘时服。猪心食否不拘。

一方 治阴囊汗出。用密陀僧，研细，加蛤粉，扑患处。

一方 治脚汗。用白矾一两，水煎洗脚。

眩 晕

眩晕多属痰与火，六淫七情皆能作。眼暗身转及耳聋，要分虚实方下药。

治眩晕不可当，皆痰上所致。用大黄酒拌，九蒸九晒，水丸如梧桐子大。每五七十丸，白水下。

一方 用枯矾为末，姜汤调服。

一方 治七情感动，气郁生涎，随气上冲，头目眩晕，心嘈忪悸，眉棱骨痛。用大半夏，汤泡七次，切片。每四钱，生姜十片煎，入沉香磨水一呷，温服。

癫 狂

癫为喜笑或不常，安神养血是奇方。狂为痰火因太盛，平肝清火化痰良。

治癫狂不识人。用伏龙肝末，水调方寸匕，日三服，效。

一方 用人粪烧灰，每一钱，酒调服。

一方 治风邪。用蛤蟆烧灰，朱砂末等分。每一钱，水调服。

一方 治风疾癫狂，风痫，妇人心风血邪。用甘遂一钱（坚实不蛀者）为末，用

猪心取管血三条和遂末。将心劈作四边，遂末入在内，令线缚定，外用皮纸裹，慢火煨熟，不可焦。取末研细，入辰砂末一钱，和匀，分作四丸。每一丸，将煨猪心煎汤化下。大便下恶物效。

一方 治发狂，跳叫如着了鬼祟一般者。用蚕退纸（即蚕蛾抛子在上者），烧灰存性，温酒调服。

一方 治久心风痫，气血虚弱。用紫河车，焙为末，炼蜜为丸，酒送下。

五 痫

痫有五等类五畜，以应五脏各斯属。卒仆搐搦吐痰涎，祛痰顺气平肝木。

治风痫，久服其涎自小便出。用白矾、细茶各一两，为末，炼蜜丸如梧桐子大，每三十丸，茶下。

一方 治诸痫。用辰砂为末，猪心血和匀，以蒸饼裹剂，蒸熟取出，丸如梧桐子大。每十丸，临卧，人参汤下。

一方 治猪羊痫风，倾仆不省。用紫河车一具（男用男胎，女用女胎），薄酒洗净，入砂锅，水煮烂，入盐少许食之，好酒送下。

一方 治风痫年久。病癫狂，羊声，倒地不省人事，或狂走持刃，宜摧服伏邪。蛇含石，火煅九次，醋淬至酥，研令极细，取狗胆汁，丸如龙眼大。发时用一粒，人参煎汤磨下。每日一服。男子用雄、女人用雌狗胆。

健 忘

健忘思虑损心脾，尽力思量竟不知。有始有终忘记事，补脾养血是良医。

治健忘。用白茯神（去皮木）、远志（用甘草水泡，去骨取肉）、石菖蒲三味等分，水煎服，一日四五次，久久服之，能日诵千言，名聪明汤也。

一方 久服聪明益智。用龙骨、远志

（制）等分为末。食后酒调方寸匕，日三服。

邪 祟

邪祟难干壮实人，神虚气弱致相侵。只扶正气虚邪退，莫费工夫祷鬼神。

治妖魅猫鬼，病人不肯言鬼。用鹿角屑捣末，以水调服方寸匕，即言实也。

一方　治百邪鬼魅。用头垢作丸一小豆大，水吞服。

一方　治中鬼气死，口鼻出血。用雄黄末一钱，煎桃叶汤调下。

一方　治远行所在有邪魅。但至宿所，望空书九龙符䘗，则压诸邪魅，精怪不敢动。

一方　治百邪法。常以鸡鸣时，心念四海神明三七遍，可避诸邪恶鬼，令人不病瘟疫。如入病人室，心念三遍尤好。咒曰：东海神阿明，南海神祝融，西海神巨乘，北海神禹强。

一方　出行不及择选良辰，须定心齐足正身，作用先四纵，后五横。以右手大拇指画之，咒曰：吾今出行用兵，禹王卫道，虬龙避兵，□□□□起，虎狼不得行。周游天下，还归故乡，挡吾者死，避吾者昌。吾奉九天玄女，急急如律令，敕。

不 寐　附惊悸

不寐原来睡不宁，胆虚痰气沃心经。治当温胆生心血，一枕黄粱梦不惊。

治胆虚睡卧不安，心多惊悸。用酸枣仁一两，炒香为末。每二钱，不拘时，竹叶汤调下。

一方　治夜不得寐。用酸枣仁半两，炒，研末，酒三合，取浸汁。先以粳米三合煮作粥，临熟，下酸枣汁，更煮三五沸，空心食之。

一方　用远志肉、酸枣仁（炒）、石莲肉等分，水煎服。

一方　治被惊骇，心神不安，心跳不宁。用猪心，劈开，入朱砂末于内，纸包火煨熟食之。

头 痛

头痛须详十二经，各经用药要分明。头脑尽痛手足冷，此为真痛命当倾。

治一切头痛。用麦麸炒熟，入好醋拌匀再炒，乘热缝袋盛之，贴痛处，外以手帕包裹，被盖，出汗立止。

一方　用生萝卜汁一蚬壳，仰卧，注鼻中，左痛注左，右痛注右。

一方　治因气恼冲动头痛。用香附二钱，川芎一钱，细茶一钱，水煎服。

一方　治年少强壮人，气实有痰，或头晕而重痛。用大黄，酒拌炒，如此三次，为细末，清茶调服。

一方　治偏头痛，耳中或左或右如抽筋痛者，半边头疼是也。用黄蜡一二两，放铁勺内熔化，将白纸蜡面上拖过如蜡纸样，每纸要阔二寸，长五寸。将真蕲艾揉软，摊蜡上，以箸卷为筒，插耳孔内，一头用火燃之，令烟气入耳内，热气入脑内，其痛即止，再不发矣。右边疼插耳左边，左边疼插耳右边，熏不过二次而已。

一方　治头疼，不论偏正。用南星、川芎等分，为细末，用连须葱捣成饼，贴太阳穴，手帕勒之。

鬓 发

鬓属肾兮发属心，肝经眉属是其真。肾水伤时鬓必白，发皤还是损心神。

乌鬓　用五倍子曲五线，铜末二钱，白矾一钱半，食盐一钱半，没食子二个（面炒黄色，一钱半），为末，茶卤调，重汤煮见黑色，摊鬓匀，自黑。

一方　用杏仁，不拘多少，米醋浸七日，晒干，砂锅内慢火炒，不可出烟令焦，研末，加潮脑少许，用脂皮裹，纸蘸药捻鬏即黑。

一方　乌鬏发。用烧包好盐五分（炒黑色），黄丹一两，官粉五钱。三味共为细末，用热碱水调，和匀，掠扫鬏鬓上，待一炷香尽，用水浇之。

一方　用柏油四两，入瓶内，将向南核桃树根截去下半截，上半截入瓶内，封口，以土埋之。自冬至日埋至一百日取出，染鬏。

一方　用小蛤蟆屯一官斗，入好京墨半斤，打碎，同入坛内，埋放人常走地内一年整，取出，研细末，用手指蘸捻鬏上即黑。

一方　用风化石灰（洁白未化者）一钱，黑铅（炒成灰）七分。二味合和，用盐水和如膏涂，水频洗。

一方　拔去白鬏，即以银簪点母丁香末和姜汁在根孔内，则再生黑鬏来。

一方　黑髭鬏。用自己乱发洗净。每一两，入椒五十粒，泥封固。入炉，大火煅如黑糟，研细，酒服一钱匕。

一方　乌鬏。用石灰入水搅，澄去渣，将清水澄滤去水，将纸一张盖上，将干柴炭放纸上，石灰即干，用六钱，官粉二钱，绿豆粉二钱（入水润湿）。三味合一处，水调匀，涂鬏上，纸包裹。次日取出，用香油捻鬏上，须臾水洗去，又少用香油捻之，可乌一月。

一方　用桑椹取汁，入磁瓶，以水养之，候青核桃肥润，取汁。好金墨一顶，调匀作锭，抹之，可经半年。

一方　用甘州地骨皮二斤，白心苍术二斤，捣烂，粗罗过。用桑椹二十斤取汁，拌二药湿了。在日色晒七七四十九日。用磁盆晒。晒完，炼蜜为丸，如杏大。每日服一丸，煎盐汤清晨服，可使鬏发白重黑，牙重生，且延寿。

耳　病

耳聋男右因色欲，女人左聋缘忿怒。左右俱聋厚味伤，补虚顺气痰除去。

治耳聋。用葱叶一根，入蚯蚓一条，头向上，入麝少许，盐一捻，须臾化水，滴一二珠入耳孔内，立通。

一方　治耳聋因肾虚所致，十年者一服而愈。用全蝎（至小者）四十九枚，生姜（如蝎大）四十九片。二件铜器内炒至生姜干为度，作一服。初夜，温酒下，至二更，尽量饮，醉不妨。次日，耳如笙簧即效。

一方　以酒煎前药，送下六味地黄丸一百，治耳鸣效。

一方　治耳聋。用九节菖蒲为末，入蓖麻子为膏，如鼠粪大，绵裹塞耳中。

一方　用麝香一分，斑蝥一双，为细末，蜜丸绿豆大，以丝绵包裹塞耳，如热取出即通。

一方　治气道壅塞，两耳聋聩。用甘遂半寸，绵裹，塞两耳中，即将甘草口嚼下自通。

一方　用老葱白一寸，塞两耳，频易即通。

一方　治耳内有脓，痛不可忍。用抱鸡卵壳，炒黄，为末，香油调，灌耳内，即时疼止。

一方　治耳脓疼痛，或出水。用枯矾末吹之。

一方　治聤耳，俗云"耳底"，脓出。用五倍子，烧存性，为末吹耳。

一方　治诸虫入耳。用香油滴入耳中，其虫自出或死于耳内。或用驴、牛乳或鸡冠血滴入皆好。不若用生姜擦猫鼻，其尿自出，滴耳内，虫即出。

一方　治冻耳。用橄榄，烧灰存性，清油调敷。雀脑亦可。如耳烂，用贝母末干掺。

鼻　病

鼻塞不闻臭与香，素常痰火肺间藏。每遇风寒必便塞，清金降火最为良。

治鼻塞不通。用菖蒲、皂角等分为末。每一钱，绵裹塞鼻内，仰卧少顷效。

一方 治老人鼻流清涕不干。用独蒜四五个捣如泥，贴脚底心下，用纸贴之，其清涕再不发。

一方 治久患鼻疮，脓极臭者。用百草霜研细。每服三钱，冷水调服。

一方 治瓮鼻塞肉，乃肺气盛。用枯矾末绵裹塞鼻中，数日自清。

一方 治瓮鼻。用雄黄、甜瓜蒂为末吹之。外用雄黄磨圆，入鼻内塞之。外用椿姑姑为末，每服二钱，临卧，黄酒调服。

一方 治鼻中肉赘。用藕节有毛处一节，烧灰存性，为末，吹患处。

一方 治鼻红如神。用硫黄化开，入好烧酒内淬三次，为末，用茄汁调敷三次，效。

一方 治鼻塞不通，或流清涕。用牙皂末，每一匙，临卧黄酒调服。忌风。出微汗。

口 舌

口舌生疮心脏热，凉剂徐投火自灭。口舌肝热移于胆，此因谋虑而不决。

治口疮并痄及喉痛。用甘草、白矾为末，掺口内。

一方 用白矾一钱，蜜调，涂疮上。

一方 用西瓜浆水，徐徐饮之。无瓜时，以瓜皮烧灰敷之。

一方 用黄连煮汁，呷之即已。

一方 治白口疮急恶，状似木耳。用五倍子、青黛等分为末，好酒调，搽疮上。咽疮，吹入喉中，有津吐出。

一方 治口臭。用白矾、麝香为末，擦牙上。

一方 治口气。用香白芷七钱，甘草五寸为末。每一钱，食后井花水调下。

一方 治舌肿大塞口，不通饮食。用蒲黄末，频掺舌上，内以黄连煎汤服，以泻心火。

一方 治被人咬去舌尖。用盐一大把，入口淹舌头一夜，即长如旧。

一方 治口疮。用热水半碗，入白矾一撮，待温，漱口数回而已。

牙 齿

牙痛湿热有冒火，有风有虫痛非可。清火除湿更诛虫，或搽或服皆安妥。

治一切牙疼。用碱炒为末。每少许，擦牙立止。

一方 用白蒺藜，不拘多少，噙漱吐出。一方用烧酒煎漱亦可。

一方 用蛇床子煎水漱。

一方 用小麦炒焦，烧酒淬，入口噙漱吐出。

一方 治虫牙痛。用雄黄一钱（末），井花水调漱，痛处觉热，吐出再漱，如此五七口，疼即止。

一方 治风牙痛。用牙皂一个，砍两截，酽醋煎温漱。

一方 治牙肿痛或动摇，用核桃去肉。入白矾和盐于内，火煅为末，擦牙。

一方 治牙齿痛不可忍。巴豆一个（微烧，研匀），三粒胡椒（帛包），牙咬流水，登时痛止肿消。

一方 治牙龈肿烂，出臭水。用芥菜秆，烧灰存性，为末敷之。

一方 治牙龈宣露。每旦捻炒盐擦齿，后用热水含漱齿百遍。五日齿即坚牢，密且白。

一方 白牙补肾治牙宣。用荔枝五枚，每枚开一小个孔，入盐填满，用湿纸封固数层，火内煅过，去纸研末，再入花椒三分之一，搅匀擦牙。

一方 固齿白牙。用青盐二两，白盐四两，川椒四两煎汁拌二盐，炒干为末，磁器内收，早晚擦牙，永无齿疾。就以漱出水洗眼，永无目疾。

一方 用槐条叶，不拘多少，熬汁，入盐熬干，收贮擦牙。

取牙 用龙肝，乃墓中陈石灰也。雁胆一个。收龙肝纳胆内，阴干为末。用时宜些少点牙根上，即落。切忌坠入口中。取之即落。

种牙 未取牙，先用雄鼠骨入小瓶中，封口，入汤锅煮烂，连骨捣为泥。将取下牙用水洗净，以此微物微蘸牙根，纳原肉中，上下咬定，待痛不可忍即开。如取牙多，记其次第，不可错乱。

一方 用良姜、细辛、红豆、雄黄各等分为末，男左女右，吹入鼻即愈。

眼　目

眼眦属心白属肺，上下眼名皆属脾。瞳仁属肾黑肝木，五脏精华眼见之。

治一切暴发赤眼，怕日羞明，隐涩热泪，肿痛不可忍者。如左眼病，用手指按鼻右孔，令左鼻吸气上升。复按左鼻孔，令右鼻吸气上升。复按左鼻孔，令右鼻孔出气。如此四十九次止。后轻轻呵气三口。不可令耳闻心想。

又法 用眼闭住，将眼珠轮转，久久自愈。

一方 治一切新旧眼病肿痛。用盐汤频频热洗立效。

一方 治眼昏暗或流冷泪。用夜间不语唾沫洗眼，每醒即洗，久则自明。

一方 治眼暴赤肿痛不可忍。甘草四钱，黑矾一钱，为末。井花水调涂眼上胞，以水润之，切不可入眼内，效。

一方 用芒硝五钱，雄黄三钱，为细末，吹入鼻内。两鼻流水，双目出泪。

一方 用生姜一块，取窍，入黄连、白矾少许，纸包水湿火煨，捣烂取汁点之。

一方 治火眼。用王瓜，切开一头，剜出子，以皮硝装满缚之，悬檐下。待其硝透者取点眼角。喉痛取少许吹之。口疮掺上。

一方 治风泪红眼。用黄连、人乳磨碗底上。用艾、花椒末作捻，熏干扫下，银簪点眼。

一方 治暴发烂眩风眼。用皂矾，不拘多寡，瓦器盛。三伏内晒之至白色，须晒十余日方好。再入黄连末十分之一。每用少许，水和，隔纸洗眼。

一方 治胬肉侵睛。用焰硝一钱（炒），枯矾二分，硇砂三厘，为末，点胬肉上。

一方 取翳障。用青木香、青橄榄，二味磨水，入炒盐少许，点翳上。

一方 治翳膜。用灯草蘸盐末，点翳上即落。

一方 治眼中云翳。用血竭一分，入油核桃半个，研烂，入人乳汁半酒盏，用新绢三四层滤汁，又滤清汁点之。

一方 治翳障。用白丁香（雄尖者）、凤凰退等分，研罗极细末，点翳上。

一方 治眼中流泪。迎风冷泪听根原，腊月寻桑不等闲。觅取梢头不落叶，煎汤频洗自然安。

一方 治拳毛倒睫。用木鳖子一个，去壳，为末，绵裹塞鼻中。左眼塞右，右眼塞左，一夜，其睫自分上下。

一方 治鸡盲、雀盲眼。用鲜地黄炒猪肝食之。

一方 用好羊肝一副，煮食三五次愈。

一方 治青盲眼，十年内者俱可治。用番白狗乳，将临胎时须人守定，候生，不许令小狗吃乳，即将揉下，每日点眼，数次复明。

一方 治男女眼目昏花，视物不明。用甘菊花一斤，川椒（去目）六两，为末，鲜地黄汁为丸，如梧桐子大。每五十丸，临卧茶下。

一方 用甘枸杞子，去梗，盐水泡一宿，控干，入蜜拌。蒸一炷香尽，磁器收贮。日三次嚼吃。每二钱，白水送下。

咽　喉

喉痹一名为乳蛾，多因酒色七情过。痰火上壅为肿痛，祛风清火得平和。

治喉痹及喉中热痛。用好消梨杵汁，频

频饮之。

一方　用青艾叶杵汁，灌入喉中。

一方　用枯矾、雄黄、白矾，等分为末，吹喉。

一方　治咽喉肿痛。用桔梗一两，甘草三钱，水煎，频服。

一方　治咽喉肿痛，喉痹乳蛾。用胆矾五分为末，淡醋半盏调服，即吐痰而愈。

一方　治喉痹乳蛾，肿痛生疮，溃烂，水浆不入，死在须臾。用巴豆肉、辽细辛等分研末，用纸卷药在中，两头捻紧，从中剪断，塞入两鼻中，一时头项冰凉，咽喉即开。

一方　用蚕蛾焙为末，卷入绵纸内，搓作大绳，入香油内浸，烧着，吹入口内，不三四口即愈。

一方　用蚕茧子三个，烧存性，蛇退皮一寻长（分四份，只用一份，烧存性），枯矾、硼砂各一钱，朱砂五分，为末，少许，吹喉中。

一方　治声哑，言语不出。用蜜调水，饮一碗遂愈。一人声哑，用木香少许，频嚼而瘥。

一方　治失音。用槐，新瓦上炒熟，怀之，随处细嚼一二粒，久久自愈。

结　核

结核皆因痰火注，郁结聚硬在其处。
不红不痛不作脓，化痰清火平如故。

治颈项结核肿痛，并瘰疬马刀疮，不问已溃未溃，日久成漏者。用夏枯草，水煎频服。

一方　治痰核。用米糖三两，水一钟，勺内化开，用靛花三钱，搅匀，摊厚纸上贴之。

一方　治满颈生小瘊子。用地肤子、白矾等分，煎汤，洗数次即去。

一方　用天南星为末，醋调，搽瘊子上，数次即落。

一方　治痰核疙瘩。用黄花苗、商陆根、生南星等分，捣烂，涂患处立消。

心　痛

心痛即是胃脘疼，清热解郁药灵通。更有虫食气心痛，临时审候要分明。

治心痛（即胃脘痛）。以盐置刀头烧红，淬入水中，乘热饮之，吐痰而愈。此法治绞肠痧大痛几死者立效。

一方　治心胃痛不可忍者，用山栀子十五个（去皮，姜汁浸，炒），川芎一钱，香附（童便浸，炒）一钱，水煎热服。痛止，不可就食。

一方　治心疼。用透明黑矾七粒，研末，好热黄酒送下。

一方　用白矾末一钱，烧酒调服。

一方　用白菜子一合，炒为末，热黄酒送下。

一方　治心疼，肚腹疼。用五灵脂末，每五分，黄酒调下。

一方　治心疼。用旧烂裹脚布（有脚汗者）一片，烧存性，黄酒调下。

一方　治心痛如锥剜，要人两手重按其上，百药不效。用乳香、没药、真麝各一分，为末，滚烧酒调服。

一方　治心疼时发不定，吐清水，不食。用雄黄研细，好醋慢火熬成膏，捣饼丸如梧桐子大。每七丸，姜汤下。

一方　治虫咬心疼。用香油、盐，热服一盏，即效。

一方　治心腹痛，青筋，去血，心嘈杂及妇人经行作痛。用五灵脂一两，玄胡索、栀子（炒）各五钱，为末。每服二钱，热黄酒调下。加盐一捻，尤妙。

一方　治妇人心胃虫痛。用糖霜一两，黄酒调下。

一方　治心痛。七个杏仁八个枣，九个乌梅一处捣，黄酒送下五七丸，心里不疼直到老。杏仁去皮、尖。

一方　用火硝七钱，雄黄三钱，治不拘

心疼、腰疼，骡马骨眼，为末，俱点大眼角。

一方　用石菖蒲、槟榔、砂仁、香附、茯苓各二钱，姜三片，水二钟，煎温服。

腹　痛

腹痛有热亦有寒，死血食积并湿痰。时痛时止应是热，绵绵不止作寒看。

治一切心腹疼痛不可忍者。用葱头七寸，艾叶一撮，黑砂糖二匙，入大碗内，用小碗盖住，将极滚水四围溜下，须臾取出，去渣温服。

一方　治心腹作痛。用白矾末一钱，好醋一盏，温服。

一方　治心腹冷痛。用白矾、胡椒各一钱。每服五分，黄酒调服。

一方　治心腹刺痛及小腹气痛，服诸药不效者。用蒲黄（微炒）、五灵脂各等分，醋熬成膏。每一二匙，食前，滚汤调服。

一方　治肚腹胀痛。用枳实，炒黄为末。每二钱，米饮调下。

一方　治四时腹痛。用白芍药、甘草（炙）等分，生姜五片，煎服。寒痛加干姜；热痛加黄连；因气加香附。

一方　治一切心腹胸胁腰背疼痛。用花椒为细末，醋和为饼，贴痛处。上用艾叶捣烂铺上。发火烧艾，痛即止。

一方　治痰火凝滞作痛。用芥菜子为末，水搅匀，澄去清水。用膏贴患处立止。

一方　治腹痛成阵者。饮凉水一碗即止。若绵绵痛不止者，用滚烧酒加盐一捻服之。

胁　痛

胁痛木气肝火盛，亦有死血有痰症。平肝开结化痰涎，散血顺气治有应。

治胁肋诸痛。用韭菜，连根捣烂，醋拌炒，绢包，熨痛处。

一方　用芥菜子，水研敷。服亦可。此方经验甚效。

一方　用吴茱萸，醋研匀，敷。

一方　治胁肋痛。用小茴香（炒）一两，枳壳（麸炒）五钱，为末。每服二钱，盐汤调下。

一方　治胁间痛如有物刺，是气实也。用枳壳（麸炒）一两二钱半，甘草（炙）三钱七分半，研细末。每二钱，煎浓葱白汤调下。不拘时服。

腰　痛

腰痛岂止属肾虚，三因五种要推之。或温或凉或汗下，更兼补肾是良规。

治腰痛。用鱼鳔，炒成珠，好酒一碗，淬入内，温热通目连渣服。

一方　肾虚腰痛，用破故纸，酒炒为末。每三钱，空心，酒调服。

一方　用人脊骨，烧存性为末。每二钱，烧酒调，空心服。

一方　用杜仲（去粗皮，酒和姜汁炒）一两，酒煎，空心温服。

一方　用破故纸、小茴香为末，猪腰子一对，劈开掺药，纸裹水湿，火煨令熟，去纸细嚼，好酒送下。

一方　治锉闪腰疼，甚者不过三服。用当归、肉桂、玄胡索等分为末。每二钱，酒调下。或锉，酒煎服，亦可。

一方　糯米一二升，炒极热，盛长袋中，缚于痛处。细研八角茴香三钱，以盐酒调服。

一方　治一切腰痛。用生姜汁四两，同煎成膏，厚纸摊，贴腰眼，效。

疝　气

疝气七种要推详，寒水筋血气狐癞。湿热在内因寒裹，阴肿小腹痛如锥。

治小肠偏坠气。用生姜二两半，去皮一半，留一半。一处捣取汁，倾在热酒内，加盐少许，空心服。不过三服愈。

一方　用五倍子五六个，烧存性，为末。

用好酒调服，以醉为度。

一方　治下元虚冷，寒疝攻痛。用小茴香，盐水炒，为末。每服三钱，空心烧酒调下。

一方　治偏坠气。用蜈蚣一条，槐子一合，炒焦，淬入生酒，去渣温服。

一方　治小肠气痛，外肾肿硬。用橘核为末。每服二钱，空心，温酒或盐汤调下。

一方　治疝气危急。用玄胡索（盐炒）五钱，全蝎（去毒）一钱，为末。每一钱，空心盐酒下。

一方　治小肠气。用小茴香、白盐同炒，绢包，不住手熨之。

一方　治疝气肿痛。用楝子，去核取肉。焙干为末。每二钱，黄酒调下。

一方　用铁篱寨一个，烧存性，为末。黄酒调服。

一方　治大人小儿疝气肿硬。用地龙（不去土）为末，蚯蚓粪等分，以鸡子清调敷患处，松松包裹，登时缩上，即洗去，如神。

脚气

脚肿名为湿脚气，不肿干脚气之谓。麻则因风痛是寒，肿乃是湿宜分利。

治腰脚骨骱痛不止。用威灵仙煎酒，空心温服。

一方　治脚气呕逆吐泻转筋。用宣木瓜四钱，水煎服。

一方　治筋挛搐，脚膝筋急疝。煮木瓜烂，裹痛处，冷则易，一夜四五度热裹即瘥。入酒同煮。

一方　治腿转筋。用松节，锉，好酒煎服。一方加乳香少许。

一方　治寒湿气两腿痛。用艾二两，葱白一把，生姜块共捣，用布包，蘸极热烧酒擦患处，以痛止为度。

一方　治脚气，止痛。用草乌、大黄为末，以生姜汁调，贴痛处。

一方　治腰半以下湿热注痛。用黄柏，酒浸，为末。入汤药调服。

一方　治脚气冲心。用大槟榔一个，为末，童便、姜汁、温酒共半盏，调作一服。

痹痛

五痹手足痛不仁，不过风寒湿气侵。发散风寒除湿气，管教疼痛不缠身。

治风寒湿痹，麻木不仁。用川乌头，生研为末，用糯米半碗入药末四钱，同米煮作粥，入姜汁三匙，白蜜三匙，搅匀，空心温啜之。如湿胜，更以薏苡仁末二钱同煮。

一方　治诸风缓弱及历节风骨节酸痛。用虎胫骨，酒炙黄，槌碎如米。每骨一升，酒三升，浸五日，空心服一次。

一方　治筋骨疼及伤损疼。用草乌（炮，去皮尖）、苍术（米泔浸制）各三两。为末，酒糊丸。每五十丸，酒下。

消渴

消渴要分上中下，上属肺经中胃者，下消属肾共三消，能食不食分治也。

治三消渴如神。用缫丝汤（如无缫丝汤，却以原蚕茧壳、丝绵煎汤，皆可代之），无时饮之。引阴水上潮于口而不渴也。

一方　用退雄鸡汤澄清饮之。

一方　治消渴心热。用天花粉水煎，当茶吃。

一方　治消渴饮水无度，身体瘦弱。用人参、天花粉等分为末，炼蜜丸，如梧桐子大。五十丸，食前，麦门冬汤送下。

一方　治消渴。用蚕砂，炒干为末。每服二钱，冷水调下。

一方　治三消。用黄芪六两（蜜炙），甘草一两（炙），水煎，无时服。

浊 证

浊证白色属肾虚，赤者心虚有热随。赤要清心白补肾，化痰燥湿要须知。

治白浊淋痛，因房欲不节或精未施泄而将成下疳者。用绿豆，不拘多少，擂，井花水澄清，空心服。洗法：用花椒三钱，葱白七根，煎水，先熏后洗。

一方　治血浊。用枯矾二两，为末，早米糊为丸，如梧桐子大。每五十丸，空心米汤送下。

一方　用菟丝子一两，炒黑色，淬酒一大碗，去渣热服。

一方　治赤白浊，因思虑过度，下阳不固，溺有余沥，夜卧频频，心神恍惚者。用菟丝子五两，白茯苓一两，石莲子二两，为末，川山药打糊为丸，如梧桐子大。每五十丸，空心，温酒或盐汤送下。脚膝无力，木瓜汤下。

遗 精

遗精证是心肾虚，补精养肾涩精宜。湿热伤脾精亦泄，理脾除湿再无遗。

治遗精。用槐子四两，黑豆一钟，同炒，后入香白芷五分，胡椒一岁一粒，再微炒，淬入坛酒一壶，去渣温服。如时酒，加砂仁五分。

一方　用霜后韭菜子，炒为末。每二钱，食前酒调服。

一方　治失精漏泄久虚。用莲子心一撮，辰砂一分，为末。每服二钱，空心白汤调下。

一方　治失精，暂睡即泄。用白龙骨一两，韭子一合，为末。每二钱，空心酒调服。

一方　治梦遗精滑。用牡蛎，砂锅煅，醋淬七次，为末，醋糊为丸，如梧桐子大。每空心盐酒下。

一方　治男女梦与鬼交，心神恍惚者。刮鹿角屑一撮，酒调，一日二服。

淋 证

五淋有热属膀胱，小便淋漓痛难当。气砂血膏劳五淋，疏通清热是良方。

治血淋。血下升数，痛疼不可忍。用槐子，炒，去火毒为末。每服一两，好酒送下。

一方　治血淋。用干柿饼，烧存性，米饮调下。

一方　治房劳过伤，小便尿血。用自己头发一撮洗净烧灰，作一服，酒调下。

一方　治小便尿血，用胡椒，一岁一粒，生捣细研，茶调，新汲水服。

一方　治小便淋血或出砂膏如条，其痛如刀割。用真麝五分，葱白一根捣取汁，孩儿茶三钱半，琥珀二分半，各为细末，用百沸汤调前药，入葱汁同服，空心如神。

一方　治砂淋。用竹叶煎水，澄去叶，下小米煮粥。将柿饼烧存性，为末，搅入粥内服之。外用酱瓜下粥。

一方　治五淋并小便不通。用硝石，生研为末。每服二钱。卒患诸淋，空心冷水送下；劳淋（劳倦虚损即发），用葵子汤化下，通后须服补药；血淋、热淋，井花水化下；小便不通，小麦汤化下。

一方　治小便出血条，痛不可忍。淡豆豉一撮，煎汤温服，甚效。

小便闭

小便不通有五闭，气血痰热风者是。悉宜用吐把气提，上窍既通下窍利。

治心肾有热，小便不通并血淋尿血。用车前草，不拘多少，连根带叶捣取自然汁，入蜜少许同煎服。

一方　治小便不通。用孩儿茶为末。每一钱，扁竹根煎汤调服。

一方　用田螺大者一二枚，以盐一匕，连壳生捣搭脐中，以布缚住。

一方　以白矾末一匕安脐中，冷水滴之，

冷透腹中即通。

一方　用猪胆连汁，笼住小便，少时汁入自通。

一方　治小便不出，胞转膨满欲死者。用发灰二钱，滑石末一钱，桃白皮煎汤调下。

一方　治小便不通。用葱白，切，炒熟，包帛内，更熨脐即通。

一方　治小便不通，百方不效。用琴弦半寸，打一疙瘩，慢慢送入小便内，直入里拔出，见脓血遂通。

大便闭

大便不通有虚实，阴结阳结闭不一。或攻或补用温凉，临时对症无差失。

治大便闭结。用蜜一盏，入芒硝二钱，滚汤调，空心服。

一方　用粟米，水煮熟，入火麻仁（微炒，不拘多少），入粥再煮一二沸，饮汤。

一方　用竹管蘸葱汁，深入大便内。以香油一大半，温水一半同入猪尿胞内，捻入竹管，将病人倒放，脚向上，半时即顺，立即通。一法，用猪胆入醋，竹管加上法套之。

一方　用萝卜子一合，擂，冷水调皂角灰末。每服二钱三钱，服即通。

一方　用黑丑，半生半炒，为末。每服二钱，姜汤调下，热茶亦可。

一方　治大小便不通。用鼠粪一个，烧灰存性，为末。每服一钱，黄酒调下。

一方　用牙皂，烧存性，为末，空心米饮或酒调下三钱，立通。

一方　用荆芥、大黄各为末。如小便不通，荆七黄三；如大便不通，荆三黄七；大小便俱不通，各五钱，水调服。

痔　漏

痔漏名有二十四，酒色气风食五事。未破名痔破为漏，祛风除湿解毒治。

治痔漏。用马齿菜入花椒同煎水，洗三五次即效。

一方　治痔漏，坐板疮，大便一切诸疮。用五倍子（炒）一两，白楝子八钱，水煮五六滚，先熏后洗。

一方　洗痔。用山楂水煎，先熏后洗。以山楂肉为末贴之，不过三五次全好。

一方　用黑矾、皮硝，滚水泡，先熏后洗。

一方　用芒硝二两，自己小便二碗，同煎至一碗，频频洗之。

一方　用刺刺芽，浓煎水，先熏后洗。

又方　治痔疮坐卧不得，诸药不效，唯此药极妙，登时一点即好。用大田螺八九个，针破顶盖，入白矾末少许，置地上，尖底埋土中，其顶盖仰，经一宿。次日，取盖上水汁，以鸡翎搽疮上，五七次止，痛即消。

一方　用血竭为末，敷之立止。

一方　治痔漏卧床，策杖方能移步者。用旱莲草一把（连须），先洗净，捣烂如泥，极热酒一盏冲入饮之。将渣捣烂，敷患处。重者不过三服。

一方　用牡蛎二两，煅过，入地挖坑埋之，去火毒，为细末。湿则干掺，干则以津调搽。

一方　治痔疮。用活蜈蚣一二条，置于磁器内，用真麻油一二盏浸过，封闭数月启看，肉化颇有气息。用手涂入疮内，不多日即愈。

一方　治痔漏不论新久，服之断根。用鱼鳔、广胶、旧椅棕灰各一两。前二味切碎，用沙子同炒成珠，去沙子，将药碾末。柏子仁（炒）一两，四味末合一处。每服三服，空心黄酒调服。

一方　治痔漏如神。用白毛乌肉鸡一只，皮硝四两，入锅内，连毛煮熟，取出去毛，将肠肚并毛入锅内，煮三四沸取出，将水入桶内，先熏后洗，待水冷又炖热，再洗。一日五七次。将肉切碎，上加皮硝四两，蒸熟，空心任意食之。

一方　治痔漏。用大麻子棵一根，切粗片，水半桶，煎数沸，就桶盛坐在上熏之。待温，洗二三次。

一方　治痔漏。用黄连四两，连翘、槐子、枳壳各一两，为末，入猪大脏内，煮熟，捣为丸如绿豆大。每五十丸，空心黄酒送下。

一方　治肠风、痔漏、脏毒，亦能滋阴补弱，用黄柏一斤，分四份，一份酥炙，一份盐水浸，一份酒浸，一份童便浸。焙干，为细末。以猪脏一条，去筋膜，装药煮烂，同捣为丸如梧桐子大。每服五六十丸，空心好酒送下。

一方　用槐花子三四两，沸汤米桶，磁缸盛之，赤身坐缸口，以被围之。忌风。

肠澼

肠澼即是大便血，肠风粪全色鲜洁。脏毒粪后血暗浊，脏寒脏热不同列。

治粪后红及箭血痔。用香油炒猪血，入槐角、槐花末同炒熟，食之二三服。

一方　治肠风下血。用炒槐花、荆芥穗等分为末，酒调服。

一方　治肠风下血。用荸荠一斤，用水煮熟食之。

一方　治肠风下血，痔血泻利。用川黄连一斤，酒拌，九蒸九晒，为末，阿胶水化为丸，如梧桐子大。每五七十丸，空心，米汤黄酒任下。

一方　治肠风、痔漏下血及妇人赤带下血。用侧柏叶二两，砂锅内用白矾盖上，入水平药，煮令水干。炒棕毛，烧灰存性，男用二两，女用三两，为末。每服二钱半，空心酒调服。

一方　治肠风、脏毒、肠澼。用干柿饼，烧存性，为末。每二钱，米饮调下。

一方　治大便下血如流水。用黄连一两，金华酒下，一服立止。一方治肠风，茱萸并黄连同炒不同研。粪前用茱萸，粪后用黄连，酒送下。

脱肛

脱肛气虚寒脱下，多因血痔久痢泻。治当补气要升提，清除湿热效奔马。

治肠出不收。用生姜自然汁一合，蜜一合，和匀，用鸡翎扫上即收。

一方　治脱肛。用五倍子三钱，白矾一块，水煎温洗。

一方　用蜘蛛七个，烧存性，为末少许，香油调敷。

一方　用白牵牛，为末，敷患处。

腋臭

腋臭人闻不可言，谁知子母亦相传。若还得遇仙方药，管取教君除却根。

治腋臭。用自己小便洗一次，米泔洗二次，自然姜汁一日擦十次，一月后断根。

一方　用自唾，以手指擦腋数遍，以指甲去其垢，随用热水洗手数遍，十余日痊愈。

一方　用蜘蛛一个，赤石脂末水和，包蜘蛛在内，封固，炭火煅红，取出石脂不用，将蜘蛛为末，入麝少许，油调成膏，摊在厚纸上，贴于两腋下。

一方　用白矾末，入百草霜些须，半月一次擦之，半年除根。

诸虫

诸虫多因湿热生，生于腹内状难明。上攻心腹痛还定，或安或下便清宁。

治腹中诸虫。用槟榔十个，石榴皮七片（二指大，二指长，要近土与根及向东西方者）。二味切成片，以水一大碗，煎至八分，露一宿。患人于上半夜先将干炒肉食在口中细嚼，勿令咽下，使虫口俱朝上，乃服药。少顷，腹中微动，虫随下。若至后半夜服，则虫口又朝下，虽服药，亦无效矣。

一方　用黑丑头末。每三钱，似猪肉四两，薄切，搓药末，空腹食尽，虫即取下。

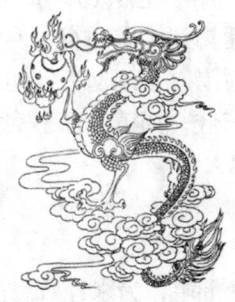

种杏仙方　卷三

妇　人

妇人属阴多生气，气郁成病最难治。诸病兼理气调经，香附是女真仙剂。

治妇人百病。用香附米一斤，分作四制：一用盐水加姜汁浸透，煮，略炒，主降痰，用下部血；一用米醋浸透煮熟，略炒，主敛气补血；一用山栀仁四两同炒，去栀子不用，主降郁火；一用童便洗过，不炒，为末。一方用芎、归各二两，为末。酒煮面糊为丸，如梧桐子大。每五七十丸，随引下。

经水不调用酒下；胎前诸病艾汤下；产后诸病芎归汤下；胸膈胀满姜汤下；头晕荆芥薄荷入姜汁下；白带非冷，乃自庚辛金来，主忿气所致，用小茴汤或木香汤下。其余病者，与男子同症，随意用引；不能者，只用白汤下。

治妇人胎前产后一切诸病。用益母草，于端午日或六月六日花正开时收采，透风处阴干。不犯铁器，以石臼捣为末，炼蜜为丸如弹子大。每服一丸，照后引下，以病愈为度。或丸如梧桐子大，每五七十丸亦可，或将益母草连根茎叶洗净，石臼内捣烂，入水熬浓汁，滤去渣，再熬如黑砂糖色为度。入磁器内收贮。每服一二匙，极妙。

胎前肚腹刺痛，胎动不安，下血不止，水煎秦艽末汤或当归汤亦可。胎前产后脐腹作声、作痛，或寒热往来状如疟疾者，俱温米汤下。临产并产后各先用一丸，童便酒化

下，安魂定魄，血气自然调顺，诸疾不生，又能破血养脉息，调经络。产后胎衣不下落，在胞中及产前一切产难、横生不顶，死胎经日不下，满腹中心闷，心痛，炒盐汤下。产后中风，牙关紧急，半身不遂，失音不语，童便、黄酒各半下。产后气喘，咳嗽，胸膈不利，恶心，口吐酸水，面目浮肿，两胁疼痛，举动失力者，温酒下。产后两太阳痛，呵欠，心忪气短，肌体羸瘦，不思饮食，血风身热，身足顽麻，百节疼痛，温米汤下。产后眼前黑暗，血晕血热，口渴烦闷，如见鬼神，狂言不省人事，薄荷汤或童便和酒下。产后面垢颜赤，五心烦热，或结成血块，脐腹奔痛，时发寒热，有冷汗者，童便和酒下或薄荷汤下。产后血瘀，恶露不尽，结滞腹脐刺痛，恶物上冲，心胸满闷，童便和酒下。产后未经月满，血气不通，咳嗽，四肢无力，临睡自汗不止，月经不调，久而不治则为骨蒸之疾，童便和酒下。产后血鲴，口渴，舌黑，童便和酒下。产后大小便不通，烦躁口苦者，薄荷汤下。产后痢疾，米汤下。产后漏血，枣汤下。产后赤白带下，胶艾汤下。血崩漏下，糯米汤下。勒奶痛或成痈，为末，水调涂乳上则一宿自瘥，或生捣烂敷上亦可。妇人久无子息，温酒下一丸，服至一月，决有效验。

经　闭

月水缘何久不通，盖因血少血凝壅。或补或泻兼调气，慎勿巴黄一样攻。

治妇人经血逆行，或血晕，或吐血，或咳血。用韭菜，捣汁服之。

一方　治室女经闭不通。用雄鼠粪（一头尖者是），烧存性，为末。每一钱，空心温酒调下。

一方　治妇女经闭不通。用托盘楳一两，归尾、赤芍、桃仁各一钱，红花五分，黄酒煎，空心服，汗出至足为效。

一方　治经闭并干血气。用斑蝥二十个，糯米炒，大黄五钱，桃仁四十九个，炒为末，酒糊丸如梧桐子大，空心酒下五七丸，甚者十五丸。如血枯经闭者，用四物汤送下。

一方　治妇人经闭不通，咳嗽发热，面红，虚劳盗汗，痰喘，用滋补之药不效，危困之甚。用大黄（酒拌，九蒸九晒）四两，血竭、没药各五钱，为末，水丸。每五七十丸，用四物汤加红花煎汤送下。

一方　治妇女月经不通。用生蒲黄三钱，干漆（炒，为末）三钱，共六钱，红花煎酒调服，立通。

崩　漏

崩漏虚溜热则通，阴虚阳搏谓之崩。更有冷热并虚实，辨得阴阳药自灵。

治血崩。用刺刺芽捣汁半碗，热酒半碗，合而温服。

一方　治血崩不止如神。用天灵盖，烧存性，为末。每二钱，空心黄酒调下。

一方　用何首乌（切）一两，甘草些须，黄酒一碗，煎至八分，入刺刺芽汁一盏同服，立止。

一方　用棉子、棕榈、头发，共烧存性，百草霜同研为末。每三钱，空心酒调服。

一方　用五灵脂，炒尽烟，为末。每一钱，温酒调服。一方，半生半炒用。

一方　用香附米，炒黑为末。每服三钱，空心热酒调服。米饮亦可。

一方　治血崩属热者。用条芩为末。每服一钱，霹雳酒调下。

一方　治血崩不进饮食，或作呕吐不止者。用生姜五两捣汁，露一宿，次早温服。

一方　治血崩，不问远近，如神。白炭，捣为末。每服三钱，如黄酒送下。

带　下

带下多缘下部虚，湿痰渗下亦如之。治宜实下兼清上，养血和脾带自除。

治赤白带下。用五倍子（炒）、桃仁（去皮尖）等分为末，烧酒调服。

一方　用鹿角，烧灰存性，为末。每二匙，空心好酒调下。

一方　用黄荆子，炒，为末，米饮调服。以能燥湿痰也，上可治心痛。

一方　用硫黄五钱为末，乌梅肉三钱，捣丸黄豆大，每五丸，空心酒下。

一方　用白芍三两，干姜五钱（炒），为末。每二钱，空心米饮调下。

一方　用荞麦面，不拘多少，鸡子清为丸。每三五十丸，白汤下。

一方　用白葵花，阴干，为末，黄酒送下。

种　子

人生无后实堪伤，谁识仙翁有秘方。只在心田存一点，管教兰桂满庭芳。

治妇人经水不调，久无子息。用南香附米一斤，用童便浸透，取出，水洗净，露一宿，晒干，再浸再露再晒，如此三次，用好醋浸透，过露而晒干，为末。用益母草十二两，东流水洗净，烘干为末。复用生香附四两，北艾一两，煮汁三份，醋七份，将前二药合和为丸，如梧桐子大。每服五七十丸，空心、临卧淡醋汤下。

一方　治妇人下寒久不生育。用胡椒、杏仁、核桃、蜂蜜捣烂，用磁罐一个，以纸封固，用绳系紧，用竹箭一条插封瓶纸中间，以通其气。放瓶于锅内，煮一饭熟为度，取起。每日清晨用热酒服三匙，睡一觉起。久服下元温暖，自然有孕。

一方　治妇人下寒，子宫久冷，赤白带下，崩漏不止，久不受孕。用鸡子，不拘多少，每顶开，入硫黄（研末）三分在内，搅匀，用湿纸包裹，慢火煨熟，嚼吃，温酒送下。

凡人无子，多是男子元阳虚损，不能直射子宫。用山公羊尾，连腰子及骨肉斫下，一具约有三斤，用淫羊藿五两，共入好烧酒一金华坛内，文武火煮一昼夜，将肉煮化，埋土中一昼夜，出火毒，滤去骨渣。每早晨服三钟，兴阳生子。

一方　治男子诸虚百损，五劳七伤。暖丹田、添精髓，壮元阳，滋肾水。盖阳壮则能直射子宫，种子之仙方也。用菟丝子，不拘多少，酒洗净，蒸一昼夜，用好酒时时洒之，蒸烂取出，捣成饼，焙干，为细末，用雀卵清为丸，如梧桐子大。每七十丸，空心好酒送下。此大司寇三川刘公屡验之方。贤，每用于年至五十及阳痿者，每菟丝子末一斤，加天雄四两，以面裹，火煅熟，去面，削去皮脐，切四片，童便浸透，慢火焙干，入菟丝子末同丸服之，尤效。

一方　暖丹田，助两肾，添精补髓，却病久固，返老还童，益寿生子。用大附子（重一两二钱一个，或一两六钱尤佳），切作薄片，苎布包定，用甘草、甘遂各一两，俱锉，以烧酒二斤，共浸半日，文武火煮，酒干为度。取起附子，其二甘不用。加麝香三分，捣研作二丸，阴干。以一丸纳脐中，七日一换，一丸于黑铅盒内养之，轮换更用。

妊　娠

妊娠母病致胎动，母病医痊胎自和。胎若不安触母病，但安胎气母无疴。

治妇人怀胎，每至三月必堕，不肯服药。用老母鸡煮汤，入红谷，小黄米，煮粥食之。

一方　治胎气动不安。用鲤鱼一个，煮熟并汤食之。

一方　治孕妇三四个月，小腹痛不可忍者。用红枣二十个，烧存性，盐一钱，煅白色。每用一撮，好酒调服。

一方　治妊娠卒胎动，腰痛，或转抢心，或血不止。用艾叶如鸡子大一块，酒四升，煮一升，分作二服。或用醋煎亦可。

治妊娠胎动，下血不止，心腹胀满。用归尾、南芎各五钱，酒煎，入童便服之，登时效。

治妊娠腰痛，状不可忍。用破故纸，炒香为末。嚼胡桃肉半个。每二钱，空心温酒调服。

治妊娠两三月，胎动不安，防其欲堕，预服之或素惯堕者。用杜仲（姜汁炒）、续断（酒浸）为末，枣肉为丸，如梧桐子大。每三十丸，米饮下。忌醋。

一方　治因火动胎，逆上作喘急者。用条芩、香附为末，调服。

一方　治妊娠伤寒，恐致堕胎。用伏龙肝为末，温酒调，涂脐上，一日一换。七日之后不堕。

一方　治妊娠疟疾。用带皮老生姜取自然汁，用纱帛盖定一宿，发日，天将明时分搅匀，顿服。

一方　治儿在腹中哭。用多年空房下鼠穴中土一块，令孕妇嚼之即止。

探胎方　知过月，难明有无，如月数未足，亦难明。用好醋炆艾，服半盏后，腹中翻大痛，是有孕。不痛，定无。

一方　治妇人虚羸，有鬼胎癥块，经候不通。用芫花根三两，炒黄色，为末。每服一钱，桃仁煎汤调下，当下恶物。神效。

产　育

临产之妇勿惊惶，行动频频莫卧床。瓜熟须知蒂自落，若还用药要安详。

治难产。用蜜、香油、黄酒各一钟，合一处煎热，产妇面朝东服。

一方　用头发烧灰。每一钱，黄酒调服。

一方　用鱼胶七寸，麻油灯上烧过，为末，黄酒调下。

一方　用新人粪淘洗，内拣豆一粒，劈开，一片书"父入"，一片书"子出"，再合豆，水吞下。

一方　先脱产妇常着衣一件，盖灶头，免胎衣不下之厄。

一方　偷剪钟馗左脚烧灰，水下。

一方　用左脚旧草鞋洗净烧灰，三钱，水下。

一方　治横逆，手足先出。以其父名书儿足即顺生。

一方　治横生逆产，皆因坐草太早，努力过多，儿转未逮，或已破水，其血必于。用白芷、百草霜等分为末。每二钱，童便和酒下。

一方　下死胎。用朴硝二钱，温童便调下。

一方　治横逆不顺，子死腹中者。用伏龙肝为细末。每二钱，温酒调下。其儿带土而下。

一方　治胎衣不下。用葱白数根，生嚼吃即下。

一方　令产妇口衔自己发尾于口中，令呕哕，衣即下。

一方　治难产。用红蓖麻，去皮捣烂，抹妇人手中，烧香过四寸即下。急使温水洗蓖麻，恐堕下子肠。

一方　治横生者。亦用红蓖麻捣烂，摊纸上，贴在妇人囟门上，点香三寸，儿顺过，急去蓖麻，温水洗净，仍抹在手心，照前点香即生。儿生下先洗蓖麻，恐堕子肠。

产　后

产后诸疾要扶虚，恶露流通是所宜。更有多般发热证，未可轻教汗下医。

凡产后不问有病无病。即用童便半钟，好酒半钟，合而温服，即百病不生。

一方　治产后恶露不尽，攻冲心腹疼痛，或作眩晕，或寒热交攻。用益母草，锉一大剂，童便、黄酒各半钟，煎温服。

一方　治产后攻心，语言颠倒，健忘失志及打扑伤损，一切败血为病。用血竭、没药等分为末。每二钱，童便、好酒各半盏调服，其恶血即下行而愈。

一方　治产后血晕。用韭菜，细切，盛于有嘴瓶内，上以热醋沃之，急封瓶口，以瓶嘴纳产妇鼻中，搐之即醒。

一方　用旧漆器烧烟熏之。一用荆芥穗研末，吹鼻中。

一方　治产后血大下不止。用蒲黄炒黑。每二钱，用芎、归煎汤调下。

一方　治产后小腹作痛，诸药不效及吹乳、乳痈，痛不可忍。用螃蟹一个，烧存性，研末，空心好酒一盏，调服即止。生男用尖脐，生女用圆脐蟹。

一方　治产后角弓风反张，四肢搐搦。用荆芥穗为末。每服二钱，好酒调下。

一方　治产后血晕心闷，恍惚如见鬼。用益母草汁三合，生地黄汁二合，童便一合，鸡子清三枚，煎三四沸，入鸡清搅匀，作一服。

一方　治产后闭结，膨胀不通，气急，坐卧不安。用麦蘖末一合，酒调服，立通。

一方　治产后血晕迷闷。用五灵脂，半生半炒为末。每服三钱，熟水下。如口噤，以尺斡开灌之。

乳　病

乳汁不通有两样，血气有衰有盛壮。壮者宜行衰宜补，吹乳乳痈要通畅。

蟠桃酒　返经为乳，治乳汁不通。用王不留行、川山甲（酥炙）、猪蹄筋膜（要七孔前蹄），三味为末，用酒或煎，服其蟠桃即升。日进三服。若要降，用葫芦巴，酒服之即降。

一方　治妇人少乳。用川山甲，烧存性，

研末。每二钱，空心热酒调下。

一方　治乳汁不行。用桃仁二十个，去皮净，捣烂，入川山甲末一钱，黄酒服。

一方　治乳汁不通。用木通、川山甲（土炒）等分为末。每二钱，通草煎汤调服。

一方　治吹乳。如左乳，用本妇人头上所带之簪一根，插于右床足下即消。

一方　用葱白切烂炒熟，帛包熨乳上，冷则易之。

一方　用茄子花烧灰，油调搽即消。

一方　用端午棕叶烧灰，酒调服。

一方　治吹乳。用鹿角烧灰为末。每三钱，好黄酒调服。

小　儿

小儿十病九伤食，食伤发热成诸疾。早当消导莫迟捱，免致惊疳痰热积。

治小儿百病。用好朱砂研烂，入去壳巴豆同研极细，再入寒食面等分，酒打成糕，入药，仍同研百余下，揉丸如黍米大。所服量儿大小，不过三五七粒，而以利为度。如感冒风寒，姜葱汤下；内伤饮食，茶清下；心疼，艾醋汤下；肚腹痛，姜汤下；霍乱吐泻，姜汤下；痢疾，茶下；疟疾，姜葱汤下。急慢惊风，薄荷汤下；一切病茶下。此仙方也，不可轻视。用端午日制，要诚心，洁净之所。忌妇人、鸡犬见之。其功不能尽述。

惊　风

急慢惊风证不同，慢宜温补急宜攻。更有慢脾风笃证，枉教医士费神功。

治急慢惊风。五月五日取白颈蚯蚓，不拘多少，去泥焙干为末，加朱砂等分，糊为丸，如绿豆大，金箔为衣。每服一丸，白汤下。取蚯蚓法：先以刀断蚯蚓为二段，看其断裂，快者治急惊，慢者治慢惊，作二处治之。

一方　治急惊、慢惊、慢脾风，涎潮搐

搦，死在须臾。用青礞石一两（打碎，入焰硝一两同煅如金色者佳），为末。急惊风痰壅上，身热如火，用生薄荷汁、生蜜调，微温服之。急慢惊、慢脾风及痰涎潮上，塞住咽喉，药食俱不能入，用青州白丸子加青礞石稀糊丸，熟蜜汤调化下。

一方　治惊风。解热化痰，杀虫去积。用真芦荟为末，加冰片十分之一，竹沥为丸，如梧桐子大。每眼二三粒，竹沥化下。痰在上即涌，在下即化。

一方　治小儿惊痫不知人，迷闷、嚼舌、仰目者。用犀角末。每五分，水调服。

一方　治急惊风。用朱砂一粒，僵蚕、全蝎各一枚为末。乳汁调，涂两太阳穴，并五心、舌上。

疳　疾

五疳心肝脾肺肾，冷热肥瘦须辨认。肚大青筋体瘦黄，和脾消积频频进。

治小儿疳病，肚大青筋。用赖蚵皮三个（端午日者佳），将盐塞口内，用碗盖地上，候死了，新瓦上文武火焙干为末，米饮调下。

一方　治疳疾，腹胀如鼓。用蛤蟆。每日用三四枚，去头、足、皮、肠，只用本身四腿，切五块，白水入盐、酒、椒、葱，煮熟与吃。

一方　治诸疳。用便中蛆，用河水浸三日，新瓦上焙干为末，与儿吃之。亦能治走马疳，贴患处。

一方　用鼠粪、黑丑等分为末。三岁儿每服一钱，用橘皮汤，不拘时服。

一方　治小儿面黄肌瘦，肚大青筋，乳食入口即吐。用丁香七枚为末，以无病妇人生子乳汁取盏和末匀，蒸熟，作三次服即愈。

癖　疾

癖从皮里膜外生，肝经留血裹成形。日渐长大如猪肺，不遇仙方命必倾。

治小儿癖疾、疳积、食积、一切诸疾。用核桃一百个，敲损，入皮硝五片，萝卜二斤，入水煮烂，去桃壳并皮，用蜜拌之。每吃三四个，用萝卜汤下。一日三四服。

一方 治痞积，腹胀肌瘦，立眉竖眼，头毛，生疮结如麦穗者，用立秋以后大蛤蟆一只，去头足、肠肚，清油涂之，上加以覆瓦，下加以仰瓦，各用火炙令热，与儿唊之，积秽尽下，连服三五个，一月之后，形容改变。

一方 治癖。用白鹁鸽一只，水泡死，去毛、屎净，入海螵蛸、芒硝为末，放内煮熟，食即消。

一方 用鸽雏一只，事净，用硇砂四分，硼砂五分，为末，擦遍鸽肉，碗盛，入锅上，用瓦盆罩住，瓦盆四围用芒硝半斤封住，着火蒸之，任意食之。

一方 用急性子、水红花子、川大黄各一两，俱生用，为细末，每服五钱。外，皮硝用一两拌匀，用白鹁鸽一只，去毛、屎，刮肠，勿沾水，以布拭净，将末药装入肉，线缝，入锅内，水三碗，纸封口，用细细火煮令干，将鸽子反复焙黄色，冷定，早晨食之，黄酒送下，时刻住热，三日后大便下血而愈。忌冷物百日。

一方 用皮硝二斤，牛肉一斤，以水煮烂，细细服之。

一方 治癖，先用此退热。大癞蛤蟆一个，皮硝半碗，川大黄末二两。三味捣烂，布袋盛，贴患处，热即退。后用皮胶二两，水化开，用蒜一百个去皮捣滤汁，干姜末三钱同入胶搅匀，用狗皮，临摊入麝香末一分掺膏内，贴患处。大便下脓血而愈。

一灸癖法 令儿食饱。将热洗背肾俞穴（在脊骨两旁紫黑筋横过），每边用钱三文，线绑定，两处齐灸七壮，外用膏药贴之。如灸着血筋，一日即发，如灸不着，三四日方发。

小儿杂病

小儿吐泻 用黄丹、朱砂、枯矾等分为末，枣肉丸如黄豆大。每三四丸，针挑，灯上烧存性，米泔水研化服。泻者，空心；吐者，无时服。

一方 治泄泻。用干山药，半生半炒，等分为末。每服一二钱，黑砂糖水调下。

一方 用砂仁五钱，肉豆蔻五钱（面包，火煨，去面）。二味为细末，入白面一斤，和匀，照常烙饼食之。

小儿痢疾。 用鸡子一个，冷水下锅煮二三沸，取出，去白用黄，研碎。以生姜汁半小钟和匀与服之。不用茶。

一方 治痢。用黄连、细茶、生姜等分，水煎服。

一方 治噤口痢及翻胃。用糯米谷一升，炒米花（用姜汁拌匀，再炒干）为末。每服一匙，米汤调服，二三服止。

一方 治噤口痢并泻。用烧饼一个，乘热分作二边。将一边纳木鳖子泥，搭脐上，冷则易之。

小儿疟疾。 用雄黄、人参、神曲（炒）各五钱为末，端午日午时，用粽子尖七个和为丸，如赤豆大。发时，每服七丸，无根水送下。

一方 用朝东南桃枝叶七个，东瓜三个，将桃叶包住，用帛勒在肚上即止。

小儿咳嗽痰喘。 用甜梨一个，刀切勿断，入蜜于梨内，面裹，火煨熟，去面吃梨。

一方 治咳嗽发热，气喘吐红。用人参、天花粉等分为末。每服五分，蜜水调服。

小儿喉中痰壅喘急。 用巴豆一枚，去壳捣烂，作一丸。以棉花包裹，男左女右塞鼻中，痰即坠下。

小儿赤眼。 用黄连末调贴脚心，干则以水湿之。

一方 治热眼。用南星四分，大黄六分为末，陈醋调匀，左眼敷右脚底，右眼敷左脚底，裹脚缠缚。俟口内闻药气即愈。

小儿牙疳。用白矾装入五倍子内，烧过，为末贴之。

小儿口疮，流水不绝。用热水一盆，入白矾一勺，将儿两足频频洗之，立瘥。

小儿遍身出疮，脓水不干。用黄柏末加枯矾少许擦之。

一方　治小儿头疮、耳疮。用竹叶烧灰，加猪胆汁，涂之。

一方　治小儿胎毒疮。用猪蹄爪，入白矾少许，烧存性，香油调，搽患处。

痘 疹

三日发热，三日出痘，三日起胀，三日贯脓，三日收靥。

痘疹原来是胎毒，发热轻迟重则速。痘要温和疹要清，随机应变勿胶柱。

小儿服梅花，可免出痘。用十二月收梅花，不拘多少，阴干为末，炼蜜丸如圆眼核大。每一丸，好酒化下。念太乙救苦天尊一百遍，妙不可言。

痘疹初出。以丝瓜近蒂者三寸（连皮），烧存性，朱砂水飞，各为末，等分。量儿大小，或五分，或一钱，砂糖调服。或蜜水亦可。多者可少，少者可无。

小儿发热，鼻尖、耳尖冷，必是疮将出。便服升麻、干葛、牛蒡子、糖球子、甘草，水煎服。其出必疏。

痘疮贯脓不起，元气下陷，痘白色，或痒，或不能收靥。用嫩黄芪三钱，楝参二钱，川山甲（土炒成珠）八分，甘草（炙）一钱，糯米一撮，水煎温服。

痘疮紫黑干枯，变黑归肾，身如火炙之热。用犀角、羚羊角二味，磨井花水，凉服之，有回生之功。须要认得果是热毒，效。

痘疮咬牙、寒战、不起。用川山甲半斤，好浆儿酒一斤，以山甲微火炙干，再浸再炙，以酒干为度，为末。山甲一两，入麝香一分，用朱砂（以麻黄煮过）一钱，共为末。每服五七分或一钱，温酒调下。

痘疮结痂已尽，忽又倒发。用好雄黄二钱为末。黄酒半碗，煎滚，待温，用绵帛蘸药，涂患处，三五次即消。

痘后风。以患儿男左女右手中指，以杆心，比三节一般长，放额中，与眉梢相平，比至上杆心尽处是穴，艾灸三壮或五壮，如神。

无价散　治小儿癍、疹、痘不出，陷者欲死也。用人、猫、猪、犬粪（腊八日辰时收粪入瓦罐内），烧灰存性。上为细末。每服一钱，蜜汤调服，量大小与之。

又无价散　治初生小儿一岁以上，三岁以下，乳食冲肺，风邪相感，及生胎毛相，急慢惊风，发热嗽喘，泼痰涎壅，服诸药不效，服此药累验。朱砂五分，珍珠九粒，土牛犊（在墙下寻，瓦上焙干）一钱。上研细末。每服一分或二分，井花水送下，立止，不拘时服。

痈 疽

痈疽发背气凝起，先宜败毒后托里。高起属阳陷属阴，阳轻阴重费调理。

治发背痈、一切毒肿。用白矾末二钱，温酒调服。外用五倍子，炒，为末，醋调，贴患处。

一方　治发背痈疽，无名肿毒。用猪胆一枚，倾磁器内，入蜜二两，和匀。量疮大小，以面圈之，用葱捣摊上，然后用茶匙挑胆蜜于疮上，不一时，立消。

一方　用鳖甲，烧存性，为末。干则香油调搽，湿则干掺。

一方　用干姜末，猪胆汁调搽。

一方　用胡椒、生蜜和涂。其冷如冰。

一方　治发背，痛欲死者。用伏龙肝末，以酒调，敷患处。如干则易，不日平复。

一方　发背痛不可忍。用荞面、葱、蜜捣涂疮上，立止。

一方　治发背。用人粪，烧存性，为末，

醋和涂之。干则易，效。

一方　治发背已烂。用蓖麻子一合，研烂，蜡糟一钟，煎成膏。先将米泔洗疮令净，用鸡翎陆续扫上，其皮即皱，其肉即消。

一方　用香油一两半，入鸡子一个，煎至胡色，待温，入乳香、没药、孩儿茶末，等分入内。米泔洗疮令净，鸡翎药扫上。

一方　治发背及一切疔疮、肿毒、乳痈、便毒，不问已成未成，痛不可忍者。用槐花，微炒，大剂入酒煎服。或金银花如上煎服，俱效。

一方　治发背初轻者。用活蛤蟆一个，放疮上，顿饭时取下入水，又易一个，如此三五个，其疮必败。

瘰疬

瘰疬相连颈项生，虚劳气郁结其形。益气养荣并解郁，内消方显药通灵。

治瘰疬，内消。用蜈蚣，不拘多少，瓦焙为末，用银杏汁为丸，如黍米大。每服十丸，盐汤送下。外将被盖，出汗。服数次而愈。

一方　用斑蝥一个，去翅足，用粟米一升同炒，令米焦黄，去米不用。将蝥细研，入干薄荷末四两，研匀，以乌鸡子清丸如绿豆大。每一丸，空心茶下。加至五丸，减每日却一丸，减至一丸，后每日服五丸，效。

一方　治瘰疬未破者。用雄黄、地龙粪、小麦面等分，研末，醋调涂之。

一方　治瘰疬已破者。用银朱一钱，铜青一钱，松香五分，三味研末。如有水，干敷之；如干，香油调搽。

一方　治瘰疬溃烂不愈者。用猫头一个，烧存性，为末，香油调搽。

一方　治老鼠疮。用靛叶，以手揉软贴之，频易。

一方　治瘰疬用药皆消，惟一二个不消者。用癞蛤蟆一个，剥取皮，盖疮上，灸七壮，立消。

一方　治瘰疬。用斑蝥一钱（糯米同炒黄色，去米），五灵脂（炒）四钱，共为末，食后，黄酒调下。壮者一钱，弱人五分。又方治鱼口未破及妇人闭经不通，空心服。

疔　疮

疔疮名有十三种，皆由热毒及邪风。外宜刺破敷其药，发汗须交毒外攻。

治疔疮肿毒。用白芷为末。每五钱，黄酒调服。

一方　用芭蕉根，研，生，酒吃。

一方　治疔疮。用大蜘蛛一个，放疮上，令自咂其毒，连易三五个，其毒自败。以蛛入水，不伤蛛命。

一方　用蚂蟥一个，放竹筒内，头朝外置于疮头上咂，待蚂蟥腹大，取下入水，又易一个，不过三四个即愈。

一方　治疔疮发背。括曰：发背疔疮识者稀，醋磨京墨绕四围，生姜猪胆同涂上，天明却似鬼神移。

一方　端午日蛤蟆含墨法：蛤蟆本是水中串，五月端午拿将来，口含黑墨梁上吊，含的黑墨化歹疮。此咒含墨时念。

一方　治疔肿。用葶苈子为末，鸡清调搽。

一方　治颈以上及头面上恶毒疔疮。用苍耳子一两，马勃三钱，作一剂，无灰酒煎至七分。食后不过二服。

一方　治疔疮恶毒。用紫花地丁一大剂，水煎热服。

一方　治疔疮肿毒，危急欲死者。捣菊花叶敷上即苏。冬月无叶，用根亦可。

一方　治食灾牛马肉成疔疮欲死者。用乌桕木叶，捣绞取汁一二碗，顿服之，得大泻毒气而愈。如冬月无叶，取嫩根研，水服之亦效。以利为度。

一方　治误食瘟牛肉生疔、毒疮。用白颈蚯蚓八九条，擂酒滤食。其渣贴在四围，患处可留顶出气。

便　毒附鱼口疮

便毒生于两腿间，败精抟血聚中关。寒热交争疼痛肿，急宜败毒泻脓安。

治便毒初作者。用大黄三粒，枯矾一钱，为末，好酒调服。日久加川山甲（炒）一钱。

一方　用鸡子一个，顶上打一小孔，将红娘子六个装入内，纸包水湿煨热，去娘子，只食鸡子，酒送下。食后小便多，小便内痛，尿出或脓或血立愈。先用汤洗浴后服鸡子为妙。

一方　治疳疮初愈，便毒复生。用白矾一钱（半生、半枯）为末，好酒调服，尽量饮之，发汗，汗如油，针刺患处。

一方　治便毒。用大蜘蛛一个，春烂，用生白酒泡服。

一方　用鹿角（烧灰）三钱，核桃干皮（烧灰）三钱，共一处，无灰好酒下。

一方　用鱼胶熬化，摊在桦皮上，贴患处。

一方　治鱼口疮初起。用槐子七钱，炒黄，酒煎热服，出汗为度。此方经验。

一方　治鱼口疮初出三五日。用五倍子，炒为末，入百草霜，醋调，贴患处。一日夜即消。

一方　治鱼口方。用牛皮胶一两（切），川山甲三枚（切，炒成珠），好酒煎，空心热服。

一方　用瓣蒜一头（要独的），捣烂，鱼鳔二寸（熔化），共为一处，剪红绢一块，摊药。先将米水洗净脓血，贴药，留口。如紧痛，以温水润之，立消。

一方　治腿便疙瘩，一名横痃。用生山药、砂糖同捣涂上即消。先用面涂四围，敷药。

疳　疮

下疳生疮在玉茎，只缘交接不干净。邪毒浸渍发成疮，先洗后敷方有应。

治下疳疮。先用黄柏煎汤洗净，或甘草煎，频频洗之。后用天灵盖烧存性，为末，掺患处。

一方　用黄柏，以猪胆汁涂；炙白颈蚯蚓一条，焙干为末，香油调搽。

一方　用轻粉细研，干掺之，即结干靥而愈。

一方　用孩子茶、镜锈等分，研末掺上。

一方　用五倍子，烧存性，为末掺上。

一方　用黄连、黄柏、轻粉等分为末，茶洗，敷上。

杨梅疮

杨梅一名广东疮，先宜发出后无伤。毒出方服遗粮药，免教筋骨痛难当。

治杨梅、天泡诸疮。用香油二斤，入水一盏，煎至白烟起，收贮。每用黄酒一钟，入油一盏，温服。每日服三次，服尽痊愈。

一方　治杨梅疮初起擦法：用白矾四两，研为细末，令患者坐重帏中擦手足心，少少细擦，以尽为度。七日汗出不止为愈。

一方　用鸭一只，饿二日，只与白水食之。用轻粉一两，大米饭四两拌匀喂鸭，待吃尽，以苇根槌碎泡水，令鸭饮之，解去轻粉之毒。待鸭毛落尽，煮鸭食之。

一方　用小蛇一条，斩令碎烂，将母鸡一只，罩住，饿一日夜，放出，令食蛇肉，待食尽，罩放净地上，令撒下鸡粪，收放缸瓦上，煅过存性，每用一分（作三厘称之，先三厘治头上，中三厘治身中，末三厘治脚下），烧酒调服。百无所忌。称须记明白。

一方　治杨梅疮毒，年久不愈。用苦参，连根带叶摘下，捣烂取汁，和酒饮之。

一方　治轻粉毒。用川椒一斤，黄土泥二斤为末，枣肉为丸。每百丸，米汤下。

一方　治杨梅筋骨痛。用乌梅肉（麸炒）五钱，硫黄五钱，豆腐（煮去油），共为细末。每一钱，重者二钱，好酒下。

一方　治杨梅天泡，服轻粉致筋骨疼痛。用黑铅一斤，锅内化开，投入桑白皮，炒成粉，以黄酒淬入，乘热饮，以醉为度。

臁　疮

臁疮湿毒兼风热，两脚生疮肿烂裂。祛除湿热更追虫，葱椒汤洗后敷贴。

治臁疮。切生萝卜一大片，缠定贴疮上，频易之。

一方　用枯矾末，陈酽醋调敷。

一方　用大黄末，煎熟香油调搽。

一方　用飞黄丹，香油调，油纸贴疮上，用药夹纸贴之。

一方　用干梨叶，以醋浸透贴疮。

一方　治里外臁疮，不拘年月远近。用川黄柏，去粗皮，蜜炙三五次，为末。先用葱椒煎汤洗疮，令净拭干，以真轻粉不拘多少，细研，入疮口内，按实，却将黄柏末调成膏，贴疮上，用红绢束之，不可移动。疮痂自落。

一方　用冬青叶，与本人嚼烂。先以葱椒汤洗净。用腊月猪胆、百草霜等分敷疮上，后却敷以嚼叶在上。三四次即可。

一方　用五倍子，炒，研末敷上。

一方　用香油一两，铁勺煎，入黄蜡五钱，化开。用铜绿三钱，研极细末，将铜钱掺末徐徐作五六十次入内，将铜钱放碗底，将药倾入碗内令定。将疮洗净，用毡一块，如疮大，摊药于上，勒放患处，一日一换。换时要洗净。

疥　疮

疥癞湿热小干疮，浑身瘙痒也难当。杀虫除湿追风毒，须用神仙一扫光。

治诸疮、疥癞、血风疮。用硫黄，不拘多少，人言少许，入白萝卜内，火烧存性，取出，研极细。另用香油四两，入鸡子三个，煎熟，去鸡子不用，再入花椒四两，油内煎至焦黑，去椒不用，用油调药搽疮上，名一扫光也。

一方　治血风疥癞。用花椒（炒）、陈小麦（炒），等分为末，香油调搽。

一方　用苍术、皮硝，煎水频洗。

一方　用牡蛎、蛇床子、硫黄、白矾（生）等分为末，猪油调搽。

一方　用死蛇一条，烧水浇之。

一方　用茶叶、花椒，烧酒频洗。

一方　用枯矾二两，硫黄一两，信五分，共为末。干则香油调搽，湿则干掺。

一方　用热水一盆，入石灰半碗搅浑，待温，可下手洗疥，如神。

癣　疮

癣疮原是因风毒，湿热相煎聚一处。有时作痒痛难当，用药杀虫使风去。

治一切顽癣。用干驴粪烧灰，干用香油调搽，湿用干掺。日三四次。

一方　四块风癣发痒、流水。用牛脚儿皮，烧存性为末。先抓破，烧酒调搽，立已。

一方　治鹅掌风癣，有虫吃开。用黄丹、轻粉等分，为末，猪脏头烧油，调药搽之。

一方　用黑铅，不拘多少，打成片，熬至一炷香，入绿豆一碗，再煮豆烂，滤去渣，以水乘热洗数次，或搽亦可。

一方　治风癣。用枣三四枚，去核，用人言一钱，入枣内，将纸包，灰火炮制，烧过纸为度，取为末。同猪胆调搽。

一方　用楮树津合猪胆汁擦之。

一方　用楮叶背上毛擦癣上。

秃　疮

秃疮头上白如雪，常时作痒抓出血。有

虫有热毒兼风，用药搽之自消灭。

治秃疮。先用退杀猪汤洗疮净，用赤皮大葱白三条，长三寸，劈开，装入皂矾，每一条入矾一钱，纸包，火煨熟，擦之。

一方　用旧生锈铁锅，将坑中真大粪水入内熬三四滚，将粪水频洗疮，即痒令抓破，再洗即愈。

一方　用鲫鱼一尾（要一虎口长者），去肠，将黑矾七钱入鱼腹内，纸糊住，火煅存性，为细末。用生柏油逐日调搽，不过十日即愈。

癜　风

白癜紫癜一般风，更有汗斑亦相同。内服败风丸散药，外将末剂擦其容。

治赤白癜。用芝麻花同自己小水频擦患处，过半日洗去如失。

一方　治癜风。用雄鸡肾、白果仁，捣烂擦之。

一方　治汗斑。用白莲花、半夏等分，面糊丸弹子大。用六安细茶擦之。

一方　治诸风疮隐疹、白紫癜风。用端午日取苍耳草叶，洗净晒干，为末，炼蜜丸如梧桐子大。每服四五十丸，白汤下。日三服。若身体有风处或如麻豆粒，此为风毒出也，以针刺汁出尽乃止。

诸　疮

一切无名肿毒疮，须臾肿起痛难当，急将妙药频敷贴，免使猖狂作祸殃。

治一切无名肿毒、发背、痈疽、疔疮。用白矾，不拘多少，为末，入新汲水内，用粗纸三张浸内。将一张搭患处，频频更搭十数次，立消。

一方　用白及、白敛各一两，枯矾五钱，为末，入水碗中（即沉底）。外用桑白纸蘸水，搭患处。别用纸再换再搭，待其患处冷定，即顷去水，用药敷上立消。

一方　用葱头杵烂，炒熟，敷患处，冷则易之。

一方　用五倍子炒，末，醋调敷患处。

一方　用大黄末，醋调敷患处。

一方　用米蒿子研末，鸡子清调搽。此四五月收子。

一方　用花椒（炒）、槐花（炒）、白矾、陈石灰等分，用热酽醋调搽。

一方　治肿毒初发，即饮热香油一杯，则毒不攻心，可以缓治。

一方　治肿毒发背，一应恶疮。用端午日取白矾研末。但遇疮毒初起，每三钱，加葱头切拌匀，好酒调服。

黄水疮。用松香，不拘多少，为末，用纸卷药在内，搓成条，以线缚住，入香油内一浸取出，火燃着，滴药入碗内，取搽疮上。

一方　治面并两颐生脓水黄疮。用官粉一两，水调，用艾熏过，黄色，入煅过枣十枚，为末，敷上。

蛇头指。用鸡子，开一窍，将指入内，待蛋化水，又换一个。如此三枚而已。

脓疱疮。用硫黄一两二钱，焰硝一钱，人言三钱，三味共为末。每用三分，水一碗，煎末药，鹅毛扫水于疮上。

坐板疮。将初发之时，极痒难忍。用旧布鞋底，炙热，搭痒处，候痒住即止。不过三次。

身恶疮癞。用地肤子半升，煎汤频浴愈。

下部湿热、脚疮。用大黄、郁金、黄柏各二钱，轻粉、乳香、没药各五分，为末，葵花油调搽。

附骨疽（即贴骨瘤）。以面作圈，圈疮在内，以蒜捣烂填满，上以槐皮一块盖之。用大艾柱灸百壮。内服槐花酒。

疮疖后胀起，恶肉不消。用乌梅烧存性，为末，掺上立消。

久远肿毒，不能收口。用桑叶，醋煮贴之。

一切百毒诸疮、瘰疬、痔漏、臁疮、痈疽、无名肿毒。用荷叶烧灰存性，不拘多少，煎汤，以气熏蒸，不可沾水，沾之则不效矣。

一人颏下生疮长二寸，久不愈，熏之愈。

薄皮疮。用甘草末作包，浸水熨之。

杖疮

杖毕，即用童便、黄酒各一钟，合而温服，免血攻心，甚妙。即用葱切烂、炒熟，搭患处，冷则再易。止痛消肿，散瘀如神。如无葱，用熟豆腐消在杖处，其气如蒸，其腐即紫，复易，以淡为度。

一方 用猪胆一枚，倾出碗内，将绿豆粉、黄柏、黄连细末入胆内，调匀搭杖处。

一方 治杖疮并打伤，皮不破而内损者，用萝卜捣烂罨之。

一方 治杖疮打，定痂者，不用刀割，用黄蒿子，焙干为末，搽上即开。如心慌者，即饮童便一二碗。

一方 治杖疮。用大黄末、童便调敷。

一方 治杖疮。用真绿豆粉微炒，鸡子清调，刷之。

一方 治杖生疔甲。用玉簪花叶，贴一二日即落。嫩荷叶亦可。

贴杖疮膏药 用密陀僧四两（为末），香油八两，同入锅内，文武火熬，用柳条数根，一顺勤搅，不要住手，待熬成黑色，滴水成珠，油纸贴患处，当时疼止，拘脓水，自然生肉。如有疔甲，贴药□□□□顽疮、天泡、冻疮。

一方 治末打之。先用□□□切，入碗内，滚酒泡服，打着不痛。

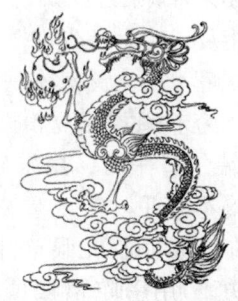

种杏仙方 卷四

折 伤

折伤打扑痛难禁，瘀血停留忽上心。散瘀止痛须趁早，补虚接骨慢搜寻。

凡打跌伤损，即用童便、黄酒各一钟，合而温服，一日三四次。外用葱切烂，炒焦，搭伤处，冷则易。

一方 用小嫩雏鸡（带毛、屎），捣烂，搭伤处。先将所患处扯伸，即用杉木板或柏板夹之。

一方 治跌扑伤损，恶血入肠胃，下血浊如瘀血者。用百草霜研细，酒调下。

一方 治扑伤，折手足。用绿豆粉，新瓦铫内炒紫色，旋汲井水调成稀膏，厚敷损处（须教遍满），贴以白纸，将杉木板缚定。此方验过。

一方 治被打伤重者。用雄鸭弹一个，不去皮，黄苘麻烧灰，黄酒调下。

一方 治伤肢折臂，断筋损骨，但有皮相连者。用生地黄研汁，好酒和服。一月筋皮连续。并杵碎，炒熟，封损处，极效。

一方 治打扑伤损，骨蹉筋折。用皮底，烧存性。每服三钱，黄酒调服。外用白及磨水调前末，敷伤处，效。

一方 接骨，消肿，止痛。用苏木一两，好麻五钱，炒成灰。二味好酒煎熟，用乳香、没药各三钱，为末，入酒内，碗合住，片时温服，汗出效。

一方 治不拘打伤、刀砍、跌损。用松香为末，撒患处即愈。

金 疮

治破伤手足，血出不止，一时无药。用自己小便淋伤处，虽痛甚，即愈。

一方 治折伤及割破手足。用葱入灰火煨熟，剥皮劈开，其间有涕，取敷患处。仍多煨，继续易热者。

一方 治金疮血不止。用小蓟叶捣烂封之。

一方 治刀斧伤破，流血不止及跌打伤。用何首乌研末，搭伤处，血即止。

一方 治刀割破颈颡一个大口。急用嫩鸡，拔去毛，扯下皮，贴伤处，立效。

一方 治破伤血不止。用龙骨末掺之。

一方 用韭菜、小蓟同石灰捣成饼，阴干，敷上。

破伤风

破伤风证有多端，汗下和之病自安。发散祛风能奏效，治之莫当等闲看。

治破伤风。用槐子一合，炒黄，酒一碗，煎至八分，热服。汗出为愈。

一方 治破伤风五七日未愈，已至角弓反张，牙关紧急。用蝉蜕（去头、足、土）净五钱，为末。用好酒一碗，煎滚服之。

一方 治破伤风。用鱼鳔五钱，炒黄，淬黄酒于内，饮之。

一方 治破伤风，牙紧，不省人事，垂死者。用核桃壳半边，入稀人粪填满壳，将疮甲掀去，搭于上，用艾炷于桃皮上灸之。用人按住。灸至九壮，有汗出即愈。宜避风。

治破伤风角弓反张。用南星、防风、羌活、甘草，生姜五片，水煎服。

一方　治破伤风发热红肿，风邪欲将传播经络而未入深。杏仁去皮细研，白面等分和匀，新汲水调，涂伤处，肿消热退。

汤火伤

治汤烫火烧，肿烂疼痛。用白矾末，香油调，扫患处。

一方　用绿豆粉炒黑末，新汲水调涂。

一方　用大黄末，蜜水调搽。

一方　用百草霜、轻粉为末，狗油调搽。

一方　治火烧伤，皮破肉烂，十分潮热。用尿桶底白渣，摊于火纸上，贴伤处，蒸干再易，至凉为度。

一方　用黑矾一合，入新汲水内，和匀，频扫患处。

一方　治不拘干湿火。用旧鞋底烧灰，香油调搽。

虫兽伤

狗咬，用丝瓜小藤一大把，研烂取汁一碗，以绿豆粉七匙调服。冬月略温服，春夏秋冷服。忌生冷腥荤。

一方　用杏仁、甘草，口嚼，搭伤处。又宜银杏捣涂伤处。

一方　癫狗咬。用斑蝥七个，糯米炒，去翅足，为末，酒调服。疯狗咬后，要忌羊肉、狗肉、红豆一世。外以生人粪涂之。

一方　用韭菜根捣汁，服二三盏；外用艾灸伤处五七壮。

蛇咬，赤肿欲死。用白芷为末，每三钱，麦门冬汤调服。外用白矾熔化，滴伤处。

一方　治毒蛇咬。用五灵脂末，每二钱，酒调服。

蝎螫，用人颈上垢，擦患处。

一方　用韭菜汁擦之。

一方　用半夏、蟾酥各少许擦之。

一方　用黑铅化开，入水银一钱，砒一钱，雄黄一钱，为末擦之。

一方　用端午日午时，用朱砂书"茶"字倒贴之，蛇蝎不敢近。

一方　端午日，用猫儿眼草汁，捻入黄蜡内，令匀为丸。临用取些须，灯火化，簪尖点痛处。

蜈蚣咬，用菜油三钱倾地上，以指擦地上油，搽咬处即可，不可令四眼见。

一方　用生矾、枯矾，等分为末，水调搽患处。

蚊虫，用端午日午时，书仪方二字，倒贴于柱脚上，能辟蚊虫。

一方　用端午日午时，取大蛤蟆一个，用好墨一块，入口内，红线缚住，取正午，方掘一穴，深五寸，埋于内，至第二日午时，取蛤蟆口中墨收之。用时，将墨于壁上画葫芦一个，用净水喷三日，蚊子尽入葫芦内，不可打杀。欲其去时，用扇扇去，取墨，蛤蟆活则验。

蝇子，用端午日午时写白字，倒贴于柱上四处，则无蝇子。

头上虱，用包银朱红纸灯上烧过盖碗内，少将茶清洗下烟与茶水搽头发内，以帕包头一夜，其虱俱死。

凡入山林，默念仪方，不见蛇虫；诵仪康，不怕虎狼。

山林日用法：每欲出时，用雄黄一桐子大，火上烧烟起，以熏脚褙草履之类及袍袖间，即百毒不敢侵害，邪祟远避。

中　毒

中诸毒，只宜多灌香油最妙。

一方　用甘草、绿豆煎汤饮之，能解百毒。

中砒毒，用腊月猪胆收起。遇中毒，即割开一个，入水化开，服之立解。

一方　用江西淡豆豉一两，干蚯蚓一个，凉水调服。

中巴豆毒，煮黄连汤饮之。

中巴豆毒痢不止，用干姜（炮）、黄连（炒），等分为末。每服二钱，凉水调服。

中半夏毒，以生姜汁饮之。

中杏仁毒，捣兰汁饮之。

中桐油毒，呕吐不止，干柿饼立解。只饮热酒亦可。

误食花椒，闭气不通，取新汲水饮之。

中蟹毒，紫苏煮汁解之。

中鳝毒并鳖毒、蛤蟆毒，用豆豉一大合，新汲水半碗，浸令豉水浓，温服。此三物皆能令人小便闭，脐下痛，有致死者。

中哑芙蓉毒或致不省人事者，用热醋醋调糖，斡开口，灌至一二碗，探吐。

中六畜肉毒，用犀角磨浓水，服一碗良。

中斑蝥毒，煮黑豆汁饮之。

误吞蚂蝗入腹，以浓茶多服自下。

诸骨鲠

诸骨鲠，用饴糖如鸡子大，吞之。如不下，更作大团吞之，至十团，无不下。

鱼骨鲠，另取鱼骨一根，插于患人头发内，不必言，须臾即下。

鸡骨鲠，用金凤花为末，醋调稀，放舌上，慢慢咽下。不可犯牙。

诸骨鲠，用象牙屑，以新汲水一盏，浮牙屑水上，吸之，其骨自已。

鸡骨等骨所鲠，用细茶浓煎，连吃五七碗，以饱为度。却用老鸭刀子擂烂，冷水调服，即吐。如不吐，将鹅翎探喉，即吐其骨。

救　急

自缢死者，切莫割断绳。急抱起，将绳慢解，用手捻正喉咙，侧卧，盖被。用二竹管吹两耳。一人扯发，以双脚踏两肩上，再令人摩将胸膛及屈伸手足。如苏，以温粥饮灌之即活。

斡开其口，以鹅嘴插入，鹅鸣，应声即活。

刺鸡冠血滴口中即活。男用雌鸡，女用雄鸡。

溺水死，心下温者，即放大板凳上，一头衬高，以盐擦脐，待水自出。如口紧闭者，以刀斡开，横放箸一根于牙间，使水可出。切莫倒提。

捣皂角，以绵裹，纳脐下。须臾水出即活。

将醋半盏灌鼻中。

冻死及冬落水微有气者，脱去湿衣，随解活人热衣包暖。用米炒热，囊盛，熨心上，冷则换之。或炒灶灰亦可。候身温暖、目开气回后，以温酒或姜汤、粥饮灌之。若先将火炙必死。

用雄黄、焰硝各一钱，研细末，点两眼角。

压死及坠跌死，心头温者，急扶坐起，将手提其发，用半夏末吹入鼻内，少苏，以生姜汁同香油打匀，灌之。次取药服。如无药，以热小便灌之。

中恶魇死者，不得近前呼唤，但唾其面，不醒，即咬其脚根及足拇指，略移动卧处，徐徐唤之。原无灯，不可点灯照。待少苏，用皂角末吹鼻取嚏，或用韭汁灌鼻内亦可。

一方　治缢死、溺死、压死、魇死及产后晕绝，又治中风不省人事。用半夏一味为末，如豆大，吹入鼻中，须臾即活。

附经验秘方

桃源龟龄延寿丹（魏都堂方）

金笋（即熟苄，生精补肾。粗而直者，酒浸一宿，瓦上焙干为末）五钱

玉枝（即生苄，生血清心。细而长者，乳汁浸一宿，晒干为末）六钱

万年松（即天门冬，润肺清火。酒浸半日，去心、皮，晒干为末）四钱

夷灵芝（即川归，活血生精。肥而大者，酒浸一宿，晒干为末）五钱

镇番草（即枸杞子，补髓生精。酒露净，晒干为末）五钱

碧水龙（即肉苁蓉，补筋骨，滋肾水。红而咸者，河水浸一宿，麸炒干，为末）六钱三分

劈凌云（即牛膝，生精助阳。去芦，酒浸、晒干为末）四钱

乱银丝（即杜仲，强筋骨，补肾水。厚而实者，去皮，麸炒去丝，小便浸一宿，瓦上焙干为末）二钱半

补骨脂（即破故纸，补虚助阳。酒浸一宿，瓦上焙干为末）一钱

寿柴（即锁阳，补虚助阳益气。坚而实者，烧酒浸七次，为末）三钱半

沧骨（即青盐，补骨髓。坚而正者，酥炒干为末）三钱

重英（即甘菊花，明目生精。黄而小者，小便浸一宿，为末）一钱半

万岑精（即白茯苓，生心血，润身体。乳汁炒干为末）五钱半

伏尘毯（即地骨皮，补虚损。白而轻者，蜜浸一宿，晒干为末）四钱

天雄（即大附子，补髓生精。重一两余者，蜜煮三炷香，水煮一炷香，去椒为末）二钱半

百里馨（即小丁香，宽肠胃。黑色者，同川椒炒一炷香，去椒为末）二钱半

赛桂香（即砂仁，和脾胃。坚而陈者，姜汁炒干为末）二钱半

海莲（即莲肉，养脾胃。温水泡，去皮心为末）六钱

玉蕃丝（即细辛，通心窍。细而辣者，醋浸一宿，晒干为末）一钱

油鳖子（即芝麻，润肺。乳汁炒熟，为末）五钱

黑漆子（即旱莲草，生血补髓。酒洗净，晒干为末）五钱半

槐胶（即槐角子，明目。酒煮透，晒干

为末）六钱半

乾坤髓（即辰砂，安心神，补肾水，却风邪。四面墙光者，面用荞面，包住，蒸熟，去面为末）五钱

主人（即甘草，和中降火，仍壮筋骨。坚而壮者，去皮，蜜炙黄色，为末）六钱

镇山威（即鹿角，补心血。圆而实者，用砂锅以好醋添水煮三昼夜，土埋一宿，取出，晒干为末）一两

透石乌（即穿山甲，补肺金。厚而大者，烧酒浸一宿，酥炙，研末）八钱

锁天蛾（即石燕子，补肾。坚而圆者一对，醋浸一宿，姜汁浸一宿，晒干为末）七钱

昆山雪（即小雀脑，助阳，补虚损。雄者十个，每个入硫黄一分，或入硫黄一钱，摊纸上搅匀，晒干）三钱

仙灵皮（即淫羊藿，生精髓。乳汁拌，炒干为末）二钱

水雁（即海马，补虚助阳。长而全者一对，酥黄色，为末）二钱

旱珍珠（即凤仙子，透骨通阳。井花水浸一宿，瓦上焙干，为末）二钱半

大鹏（即紫梢花，补虚助阳。鲜而无土者，河水浸一宿，焙干为末）五分

修制口诀

上将各药如法制毕，选甲子、庚申吉日良时，入净室通修，合一处。切忌鸡犬及孝子妇人见之。装在磁器内。以盐泥封口，重汤煮三炷香为度。开口取出，夜露一宿，仍将前药捏作一处，却放入银打盒内，以盐泥封口，外再以纸筋泥将银盒团成圆球，放日晒极干，却用铁铸钟铃一个，仰口向上，却将泥盒球放其中，再用铁丝从鼻内十分拴紧。外用黑铅四五斤，以慢火熔开成汁，倾铃内，以遮盖球盒为度。候冷定，仍入灰缸内，火行三方养之。每方用火一两六钱，至寅、戌时更换。换时以铃内滴水响为度，不可太热。温养至三十五日，却将铃内黑铅化倾在地，候冷定，却将银盒取开，看药以紫色为度。

另用磁瓶收贮，去火毒。打银盒用八两重则可。若遇乘兴求药者，取药五厘，黄酒送下，浑身躁急，百窍通和，丹田微痒，痿阳立兴，时度数女而不泄，刻战百妓而弗溢。酒胜勿攻，食胜勿动。气血和平，缓行无禁，久久纯熟，不拘饥饱，七十老媪春色袅，八十衰翁精神长。行之日久，鼻口馨香，明目宽胃，资全仁寿。未及半年，羸弱变为婴稚体。若经一载，衰容改作玉朱颜。益精增髓，其功尤大。日久精盈气壮，血满神充。女侍之用，不可少间。阳举不败，恐扰人事，则未善矣。知道者，斟酌用之。

作金铃法

此药用五分，加麝香一分，如黄豆大，以绵裹住，用线扎之。以金三钱，打成薄片，将药居中，焊成圆弹。或用银亦可。常掩袖中。遇春而寻堤柳，逢夏则觅流莺，乘兴取药，暗索金弹，握之在手。须臾热气直透胸中，缓缓流行，归于肾海，败阳似铁锤，痿茎如钢钉，不唯己乐，红粉亦欣。两情恋恋，雎鸟关情，诚人间之雅药，乃洞府之仙风。价值虽万金而莫传，唯有德而方授。后学幸获，谨守勿轻。

凡媾精一度经停，二度胎成，三度孕成，不宜再行。若行四度，必产双生，恐伤母体，反失人伦。其功如神，如兔见鹰，百发百中，万无一失。要泄须食枣一枚，即解之。

咏制红枣诗

岷山一带假桑花，清节横挥镇月斜。多少名园培正果，何分百姓帝王家。

红枣制法

琥珀精（即小红枣，能泄气。核小而甜者，去核）一百个

练风霜（即白砂糖，能回阳。细而白者，夜露一宿，日晒一朝，醋浸一宿），取稠膏二两用

蕃厘石（即食盐，能泄肾水。同甘草二两炒，去甘草不用），盐用八钱

上三味，各如法制。共搅一处，装入猪肚内，用绵线缝合，放大米内蒸熟，取出，仍装磁器内，封口三七日，将枣用釅茶洗净收之。若食一枚，兴阳立败而不举矣。

咏煮金铃铛法诗

一握浑身气遂通，上天梯树方灵。这般理趣诚然少，举世何人解此风。

上用金铃铛一个，洗净，埋土中一宿。假如频使年久，用之不效，是为药力泄尽气也。仍以川椒汤再洗净，埋土中一宿，取出放磁器内，以醋贮满，重汤煮，缓听铃内有响声为度。取出收之。再用之时照前。神效莫测。

咏验药预知诗

曜仙曾赠白厘翁，夜放辉光照月明。不是神功流肾海，粉猫走入黑笼丛。

此药合成，诚恐心疑，畏尚有毒，遂将药一分拌入饭中，与白猫食之，三日淫度无休，饮茶即止。旬日变黑，冬要当风，夏要入水，是其验也。妙不可言，秘当珍重。

邀月仙人捻桂花，尘笼不觉老春斜。闲中笑取一杯饮，多少佳人极口夸。

先师曰：世间方术虽多，效应绝少。好事者往往酷求，未曾有得。吾非上获老龙授之，岂能知其详也。先师问曰：男子阳痿，女子绝产，何也？老龙答曰：男子未及二八，色心一动，精泄于外，以损乾阳，故致中年而阳痿也。女年未及二七，欲心一起，血溢于外，以伤坤水，故致中年绝产也。此中丞《宝秘录》论之。男幼损，身嗜欲贪淫，视如泛常，略无节制，日积月累，酿成疾患，百方弗瘥，非赖此方，莫能救援。依法修治，瞬息见功。先师曰：诚确论也，丁宁反复，恐误后学，造法于后。

造酒法

照前制药，令成块，取纸包，装绢袋内，以线缒口，坠于瓶底。四下用无灰好酒百壶，醋和泥封口，昼以日晒而摄其精，夜以露敷而浥其液。如此五次，其香喷鼻。取服半盏，老翁变作少年郎，老妪化为青春女，败阳猖獗敌百妓，痿茎颠狂战千女。频攻频胜，越战越强。良久精凝，目明如电，浑身汗汗出。能消痔漏痈疽，化痰癖，治疥癣，去风邪，疗左瘫右痪；调血气而除胎前产后之疾。热淋、白浊，并皆治之，冷痛、赤白带下，时刻见功。百日，诸疾无侵，行如奔马。发白复黑，齿落更生。如此三年，长生不老。返本还元，乃号地仙。种子人间，驱赭使而成形，遗名天下。激将军而听令，随用随生，功效无穷矣。载酒载歌，乐有余焉。阐明不昧，以广其传，继业流行，有补于世。

靖和庚子八月下浣南溟山人蛟螭谨识

总括药方西江月

药共三十二味，各依品料炮蒸。石燕海马辨雌雄，前后增减已定。问君共得多少？一十四两五分。井河乳便拌调匀，蜜酒酥油协用。

凡修此剂，精白虔诚，审药真正，辨阴阳奇偶。凡诸脑损阳而莫用，诸血败血而休餐。单日为阳，产男有准，双日为阴，生女无差。雄者腰子可重，雌者单胞可轻。赭使时驱，身气壮盛，咀嚼日久，蓬莱相迎。劳中有逸，怒处成欢。气归元海，服握千朝。我命在我，不在于天。

宋真宗皇帝御赞

嫦娥喜窃月中砂，笑取斑龙顶上芽。汉帝桃花敕特降，梁王竹叶诰曾加。须臾度过真堪羡，衰老还童更可夸。中有一般超绝处，能教霜雪黑如鸦。

先师秘言：为人乏嗣者有五：一曰精冷，二曰肾寒，三曰天骟，四曰皮漏，五曰阳痿。详究圣典，故有此说，乃从人而修之。以及五乏源，若后，兹人必诚必敬，祝于天日之下，启于列星之前。或服或握，两途符节。验火种薪，犹粟造饭；入山求石，涉海求津，编篱为户，引水为池，夫岂难乎！谨志。

朱晦翁曰：世人阳疾有数：一曰幼摇太过而损其神；二曰落草受风而伤其真；三曰酒胜泄频而耗其精；四曰食饱无度而丧其气；五曰暴怒颠狂而失其筋；六曰湿寒乘兴而伤其髓；七曰悲泣过多而叛其心；八曰欢乐甚极而失其节；九曰当泄不泄而亏其脾；十曰当行不行而摇其胁；十一曰思虑太过而悖其情，十二曰饥极使房而患其性。似多端犯而致疾，万药千方疗莫能效，非世乏此方，乃修合误而闭其门也。古人云：用药如用兵，存亡以此，不可苟也。盖药之主，始各不同，然皆以肾气为主，理气调精，无不效耳。

春雪歌

兹药补丹田，清晨服一丸，坐笑松荫下，横琴大古弦。目不视邪色，心不被尘牵。耕云并钓月，精气自周全。世上少闲人，山头看碧泉。有缘获此诀，即是地行仙。若有人求方，不与利相干。斯药金不换，休言浪里煎。一切沉疴苦，服之便安然。左瘫与右痪，产后与胎前。热嗽并冷嗽，黄痰与白痰。心疼与耳闭，腰痛并风颠。干血与头闷，虫噎与惊痫。中风同不语，停痰并伤寒。茶积兼酒积，酒疸与吐痰。食黄并疟痢，吐泻与脾寒。骨蒸同浮肿，脚气与头眩。淋沥并手战，绞肠与心痛。眼花同内障，疝气与口酸。喉闭并乳娥，肿痛与胃翻。血瘤同瘿滞，肺气并黑斑。肠风与痔漏，牙痛并头旋。夜哭与昼哭，重舌并气喘。腹胀同吐血，狗咬并蛇餐。消渴与麻木，发热并狂言。泄精同遗溺，盗汗与疥癣。冻疮同杖破，蝎螫并崩难，经绝与劳瘵，翻胃并皮穿。病在上食后，病在下食前。多无三两月，改变胜童颜。自乐烟霞景，人间别洞天。嫦娥知我趣，褒封应失传。遗文恐不信，联此各一篇。

英国公自咏金铃赋

　　形如雀卵，色似娥黄。外视轻如粪土，内论贵于清琅。无边佳趣，丛绕吾旁。比金金易得，比玉玉何偿。连城和氏璧，不换金铃铛。任尔腰金紫，任尔架高堂。任尔跨裘马，任尔材栋梁。任尔随凤阙，任尔制八荒。不如吾安乐，不如吾悠扬。何为如意丸，庭前栖凤凰。蜀锦添花彩，秋月回辉光。这丸金弹子，千金不易方。用之吾掌内，飘然入洞房。壶中春不老，心头岁月长。玉山无胜败，金海有炎凉。愈战精神爽，久敌气血刚。累握宽皮腹，连服和胃肠。九窍除沉疴，三尸尽伏降。百日鬓毛黑，千期体健康。固齿且明目，消食并化痰。万般尘世苦，一握入仙乡。侯门虚宠位，浮生空自忙。不如予心乐，时侵月殿香。三春真富贵，唯我第一场。半川风月景，几树橘花黄。兴懒沽春酒，如意怀袖藏。琥珀吞入腹，收兵罢战场。阳姤生麟子，阴谐产女蝗。快活真快活，石枕伴藤床。我今获此诀，不恋侯与王。功名如浮云，富贵似秕糠。百子千孙茂，万载一名扬。清隐林泉下，逍遥汾水旁。琴书共鹿鹤，相随滋味长。天下奇男子，学此金铃法。

　　皮日休赞

　　凤仪麟生世不常，积金难买骨精强。将军英武无休止，赭使风行罢战场。

　　谷神子括曰：

　　驻世无真诀，探奇遇偓佺。一丸回造化，半点结良缘。红尘成紫气，白发返青年。云外谷神子，留方海内传。

　　万杯不醉丹（中书李五山传）

　　白葛根四两，青盐水浸一昼夜，取出晒干　白果芽白果内青芽，一两，蜜浸一日，砂锅内焙干　细芽茶四两　绿豆花四两，阴干　葛花一两，童便浸七日，焙干　陈皮四两，青盐水浸一日以上。青盐用一两化水　菊花蕊未开口菊青朵头，四两　莞豆花五钱　真牛黄一钱　青盐四两，盛

入牛胆内，煮一炷香，同胆皮共用

　　上共为细末，用蟒胆为丸，如梧桐子大。饮酒半醉，吞一丸，其酒自解。再饮时再服。如此经年不醉。

　　紫霞丹（徽府秘方）

　　秋石阴炼者，五两　南薄荷五两　硼砂二两　诃子去核，五钱　牛黄五分　冰片二钱　麝香一分　甘松五钱　排草一钱　腽肭脐一钱，酥炙　阿芙蓉二分　朱砂五钱，为衣

　　上共为细末，合和研匀。用甘草一斤，炙去皮，水煮成膏子，和为丸如绿豆大，以朱砂为衣。每用一丸，时常噙化咽下。

　　诗曰：

　　秘传物外紫霞丹，安魂定魄驻少颜。顺气宽胸能解渴，消痰止嗽更除烦。平添牙颊香津满，善补元精气海完。每服一丸噙化咽，延年益寿世间仙。

　　治疯狗咬，此方验过。用斑蝥三个，去翅足，研细末，酒一钟半，空心服，即下小狗娃四十九个。如不尽，再服。神效。

　　治月经不通、身黄。用白矾（枯）半两，陈皮三钱（为细末），黄蜡半两化开为丸。每服三五十丸，米汤送下。

　　一方　用干漆，炒脆酥。服一钱，黄酒送下。

　　治干血劳。用大麦芽、小麦芽（俱炒）、千里马各一两，为细末。每四钱，黄酒送下。

　　治尿血。用龙骨四钱为末，食后酒下。

　　治肠风下血。用椿皮白皮，酒浸，晒干，为末，枣肉为丸梧桐子大。每服五十丸，酒下效验。

　　治霍乱。用桑皮捣汁。每服一盏。冬月煎汤服。

　　治痢方　用大麦芒，不拘多少，炒黄为末，加黑豆二十五个（以下明刑本残缺不全，略）

附日用杂方

香茶饼

甘松　白豆蔻　沉香　檀香　桂枝　白

芷各三钱　孩儿茶　细辛　南薄荷各一两　木
香　藁本各一钱　片脑五分

共为细末（用甘草半斤为粗末，水浸一
宿，去渣），熬成膏，和为饼用。

上清丸

南薄荷一斤　百药煎一斤　寒水石煅　玄
明粉　桔梗　诃子肉　南木香　人参　乌梅
肉　甘松各一两　柿霜二两　细茶一钱

甘草一斤槌碎，水浸一宿，取汁（去
渣），熬成膏。或加蜜一二两同熬二碗许，
和前药为丸，如白果大，每日一丸嚼化。

玉露霜

真干绿豆粉一斤　南薄荷叶，半斤

水喷令湿，用小磁坛一个，将薄荷一半
铺坛底，将豆粉用新布包裹，入坛中，上又
用薄荷盖住，得坛口封固，勿令泄气，重汤
煮三炷香，要水滚方可坛煮，取起冷定，一
二日方开坛，去薄荷，取出豆粉，用白糖半
斤拌匀，筛过，磁器收贮任用（若欲丸，入
碾子碾之，即丸得）。

楂梨膏

鲜山楂大者十斤，去核　好甜梨去核、净，
十斤

共捣烂，取自然汁，入锅内煎熬，如稀
糊样。如汁十斤，入蜜四斤，再熬成膏，可
作饼子用之。

法制半夏

用大半夏约二斤，先用滚汤泡洗二三次，
去滑腻、净，用白矾六两，皂角四两，生姜
四两，水二斗，煎至一斗，浸半夏十四日，
俱晒、浸，取出，洗净，复用白矾二两煎，
水浸七日，又洗净，取出，用清滚汤洗，又
浸三日，又洗净，切成片，且俱要白色，晒
为佳。将制成半夏片，用苏州好薄荷叶，蒸
格上铺开，上放布，将半夏片铺薄荷上，以
蒸格放锅上，盖完固，勿令透气，蒸二炷香
尽，取出晒干，则成法制半夏。加用半夏一
两，薄荷叶三钱，粉草片二钱，和匀，口中
细嚼，则清火化痰，健脾和胃，生津液，解
酒毒，除眩晕。

法制陈皮

每陈皮一个，用甘草四两，水煎煮陈皮
半生半熟，洗去垢腻，晒干，又用乌梅六两，
青盐四两，煎水去渣，煮陈皮半熟，晒干。
又用薄荷叶二两，紫苏叶一两，用水洒湿，
铺甑底，将陈皮放上，蒸透取出，切丝晒干，
入白糖半斤，共炒，取出用之。

香豆豉方

盐二斤　草果去皮，十斤　时萝二两　小
茴二两　花椒二两　官桂二两　砂仁二两　红
豆去皮，五钱　陈皮切丝，五钱　瓜仁五钱　甘
草去皮，切片，一两　杏仁去皮，切四片，五钱
橙皮切丝，一两　苏叶切丝，二两　薄荷叶
切，一两　生姜二斤，临时切丝　菜瓜十斤，去
囊，切丁，临时用

上，各俱为末，于三月三、五月五，用
大黄豆一斗，水淘净，浸一宿，控干，笼蒸
至熟，冷一宿，细面拌匀，用罗筛去粗渣，
凳箔一二尺高，芦席摊豆约二指厚，用豆蒿
或楮叶并席，密覆七日，上有黄衣，取晒干，
箕净，入料物，六月六日下，不用水，搅匀，
一日拌四五次，装坛内，逐日轮晒至三七倾
出，晒半干湿，复入坛内取用，或将油拌，
即是湿豆豉。

玉壶春

六月六日，取不语水听用。七月七日造
面，每用面十斤，绿豆三升，磨破水泡，去
皮，用六月六日水煮熟，晒干，与面同调一
处。又用白蜜半斤炼过，又用官桂、川芎、
白芷、香、陈各五钱，为细末，共调一处，
踏面。或切作一斤一块，或半斤一块，先用
楮叶包，吊在微风处三七日，可用造酒。每
黄米一斗，春秋用面半斤，夏用六两，冬用
一斤。

赛襄陵酒曲方

乌头去皮脐　细辛　白芷　良姜　官桂去
粗皮　白术各十二两　杏仁去皮尖，一斤六两

上共为末，入白细面一百斤，搅令匀，
用绿豆五斤煮熟，晾冷，同和一处，踏成小
曲块，内用桑麻叶包裹，外用白纸包裹。当

风处置箔摊上，过一七翻一次，方用米一斗，用此曲十二两。

五香酒

治一切饮食过度，最能消导，善退诸疾，又能不病酒，上腹痛，大补血气，健脾胃，久服自然健壮，其功不能尽述。

木香　丁香　沉香　檀香　香白芷　生地黄　熟地黄　官桂　砂仁　当归　陈皮　人参　白术　川芎　薄荷　甘草各一两　熟枣十二枚　核桃仁二两　蜜一斤　好烧酒一坛

将前药切片，用生绢袋盛之，入坛内，纸封口，复用竹叶封之，煮长香三炷，七日开用。

牛脯法

每牛肉十五斤，切作四块，用葱一大把，铺锅底，加肉放上，入花椒二两，黄酒十碗，清酱油二碗，盐二斤，添水离肉四五寸高，慢火煮至汁干取用。冬间可放数月不坏。

鸡松法

鸡，用黄酒、大茴香、小茴香、花椒、盐煮熟，择去皮骨，净肉火焙干，擂烂，再焙干用。牛松、猪松同法。

鹅酱法

鹅，去毛、骨，切肉丝一斤，用飞盐八钱，清酱油一碗，红曲、米糁、大茴、小茴、花椒末，用酒二钟拌匀，入磁罐内，上用江米酒糟一团，盖而封固，待月余，取出食之（米糁即大米水泡，炒过是）。

龙蛋法

用鸡子二三十个，打放一处，搅令匀，入猪尿泡内，悬于日月之下一夕，或蒸或煮，其蛋黄白自分。一法，黄昏装入井内，至三更取出，煮之。

酱油法

用黑豆煮烂，滤起，放席上污七日，取出晒干，揣去皮壳，加盐，同入水内泡，日晒至红色，逐日撇上油水收起，撇至于，取出豆用。

椒醋法

香油一斤，煎滚，入酽醋一斤，再滚，取下入□椒于内，泡之，装入坛内封固，用时取之。五六月间好制。

续劝善良规四十歌

一劝为官者，第一要循良，廉能治百姓，忠盖报君王。

二劝为民者，先要纳差粮，各人尊法度，免得受刑伤。

三劝为父者，教子以义方，穷则守家业，达则登庙廊。

四劝为母者，母心本慈祥，大小无厚薄，合室自安康。

五劝为夫者，家须自己当，妇言莫听信，男子要纲常。

六劝为妇者，贤孝事姑嫜，莫把是非谤，谨守在闺房。

七劝为兄者，友弟义何长，莫因毫末利，手足各参商。

八劝为弟者，敬兄忠实肠，凡事须体谅，慎勿逞强梁。

九劝为子者，孝须奉高堂，竭力伏甘旨，承欢戏彩裳。

十劝为内者，妯娌莫相戕，大家要和睦，永世不分张。

十戒歌其二

一戒为士者，当乘驷马车，必须通万卷，还要惜三余。

二戒为农者，耕种莫违时，不辞辛苦力，疗得肚中饥。

三戒为工者，伎艺要精奇，宁将勤补拙，莫把懒添愚。

四戒为商者，为利各分离，切将花酒戒，莫负倚闾思。

五戒为亲者，往来礼莫遗，未可交财利，因而亲也疏。

六戒为邻者，相敬莫参差，一时有患难，彼此要扶持。

七戒为友者，信义是良期，石交尤可近，面结莫相随。

八戒为奴者，勤劳莫怨咨，不负主人意，何愁食与衣。

九戒为富者，贵在能设施，不然守财虏，未知留与谁。

十戒为贫者，休嫌陋巷居，甘贫无谄媚，做个好男儿。

十莫歌其三

一莫学奸诈，暗箭谁堤防，无辜被毒害，鉴察有穹苍。

二莫去偷盗，犯之必有赃，轻军重死罪，律条难隐藏。

三莫去赌博，为此破家囊，饥寒妻子怨，赢得泪成行。

四莫纵饮酒，醉后发颠狂，损身丧德行，惹祸起萧墙。

五莫嗜色欲，欲乃杀身枪，虽然不见血，暗教性命亡。

六莫贪财利，人心无尽量，穷通各有分，不用苦奔忙。

七莫争闲气，到官何怕强，不如含忍好，省得卖田庄。

八莫学懒惰，一惰百事荒，为人不努力，毕竟受凄凉。

九莫学悭吝，慷慨有何妨，浮生风里烛，富贵雪中汤。

十莫要积恶，积恶有余殃，劝人当积善，积善有余庆。

十要歌其四

一要重身命，贵莫贵于斯，此身一轻弃，何用万金资。

二要存好心，心田要坦夷，若还有欺罔，天谴罪难辞。

三要做好人，好人最难为，轻财还重义，有道更无私。

四要积阴骘，念念在于兹，广行方便事，自有天上知。

五要守本分，莫去占便宜，难割他人肉，补得自身衰。

六要循天理，公平无所欺，莫使两斗秤，暗里把人亏。

七要能忍奈，忍得是良师，不忍小成大，过后悔时迟。

八要为勤俭，奢侈岂是规，勤乃起家本，俭乃镇家基。

九要惜守阴，寸阴金不移，若教虚度过，老去徒伤悲。

十要有德量，宠辱不警疑，峚律如丘岳，汪洋若宠陂。

　

医要活人，其来远矣。但世医徒知攻其已病，而不知治其未病。以余度之，与其能治于已病之后，不若预治于未病之先，乃于暇日吟成四十鄙歌，其中养生之道无弗备焉。然辞虽浅俗，俾世人见而易知，简而易从，无论通显之家，寒素之士，能预味之，则可以培养身心，而为太平考终之人矣，岂曰药石云乎哉。否则心纵灭理，而陷于殒命杀身之地。良可慨夫。余不佞，敢附此于《仙方》之末，以为不病者鉴焉。

万历癸未仲春

金溪云林山人龚廷贤书

括曰：

海上仙传秘，人间杏作林。

谁知方药简，何畏病根深。

守业经三世，回生抵万金。

但存斯卷在，不用召医临。

庆安三年仲夏之吉

室昕通鲤山町

小嶋弥左卫门刊

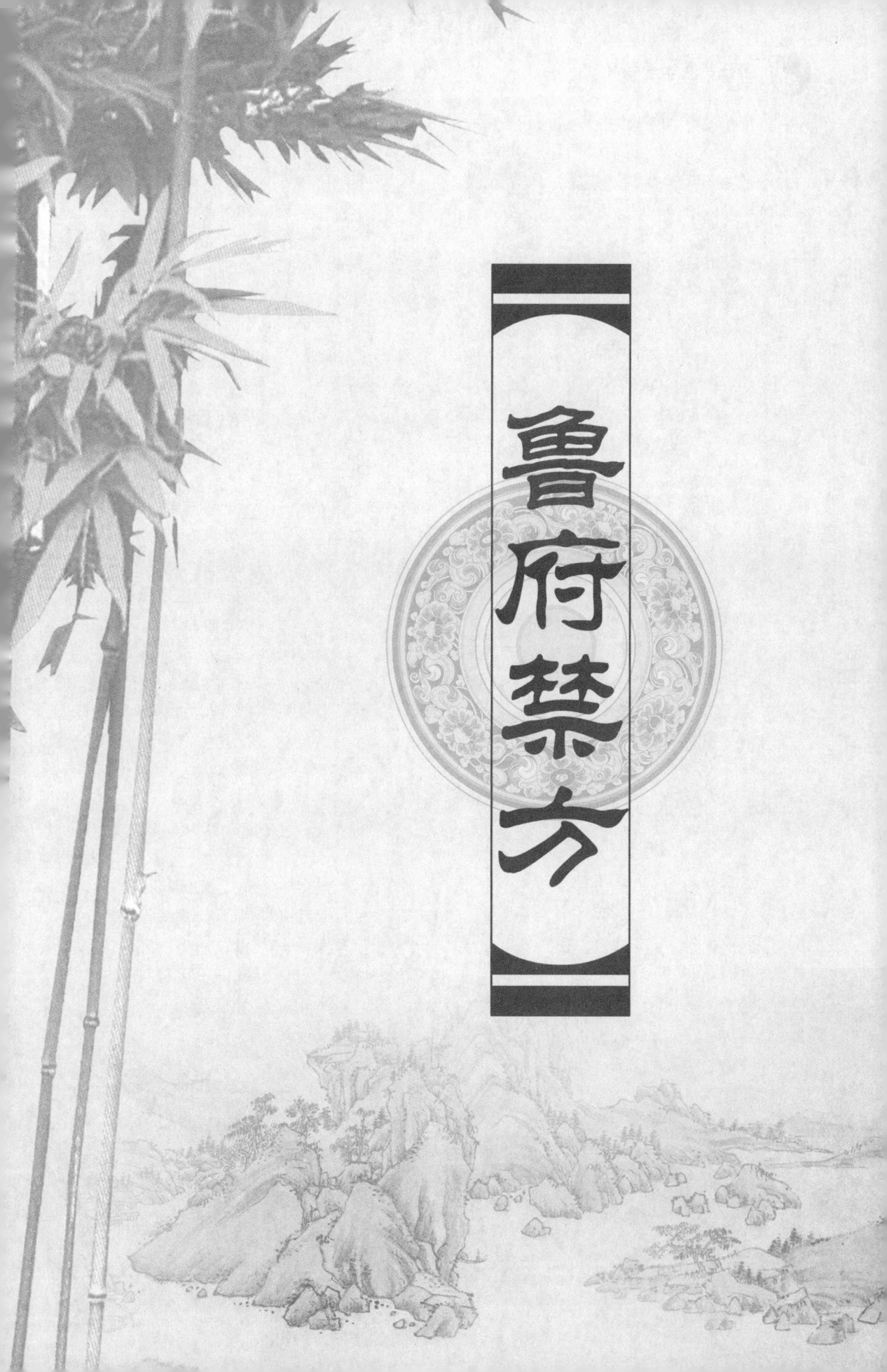

鲁府禁方

序

　　余自袭封以来，恒念民间疾苦，每以济人利物为心，施药活民，盖亦久矣。第恨奇方未广，明医希觏，无能俾天下黎民无恙，此心恒歉歉然，愿为而未逮也。频年以来，博集奇方，殆今数载，续以成帙，什袭珍藏，茂不多有。癸巳秋，缘余妃张氏，遘鼓胀之恙，即以吾藩医弗瘳，遂访海内明医，百药千家，曾无寸效，病势垂危，仓皇无措。有荐金溪明医龚子廷贤者，余特致书币，遣官抵大梁。询其所蕴，真儒医也。究其方脉，悉皆超迈群识。遂投一二剂，辄有奇效。以后药则时时进，而恙则时时愈。历冬迨春，恙已潜瘳矣。以吾藩医，余妃弗愈；俾海内诸医，余妃亦弗愈；而易龚子医，余妃辄愈之。龚子之医，岂非天下医之魁乎！余嘉之以衔，奖之以匾，题曰"医林状元"。举国欣羡，咸谓古之卢扁，不是过矣。余思穷帘箪屋，设遘斯恙，遇有医若龚子者，则病无弗瘳，否则望其生者难矣。今将所治验方，推而广之，以济天下有是恙者。余闻龚子所著《医鉴》《回春》《仙方》《神彀》四书，盛行于世，推其心仁且厚矣。兹今所蓄秘方，并渠素蕴珍奇，厘为四卷，题曰《鲁府禁方》，是皆百发百中者。悉附诸梓，愿与斯世斯民共焉。盖以施药限于一方，传方布于天下，欲起天下疲癃之民，咸跻于仁寿之域，庶几少慰余之素志云。

时　万历甲午岁仲春之吉
鲁王三畏书于存心殿

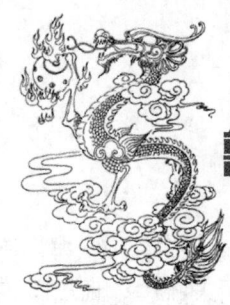

鲁府禁方 卷一 福集

禁方括曰：

鲁藩仁主，心同天地，忠孝贤明，精金美玉。时值饥馑，叠施赈济，积善累德，阴功普被。施药传方，弗忍乱秘，特命良医，选奇拔萃，删繁就简，分门析类，不用切脉，问病投剂。药性平和，奏效奇异，屡施屡验，辄投辄愈。好生君子，依方修制，救急济贫，扶危苏剧。刊布天下，咸沾恩惠，国泰民安，功垂万世。

中 风

神仙夺命丹 治中风，痰厥，气厥，牙关紧，不省人事。

南薄荷叶一两 天南星汤泡透，切片，姜汁炒，五钱 僵蚕三钱 南羌活五钱 荆芥穗二钱 川椒去目，一钱 辽细辛二钱 牙皂刮去皮弦，八两 石脑油真者二两 硼砂一两

上各制如法。将牙皂以上八味，共合一处，用好酸浆水四碗，入磁盆内浸药，春秋五日，夏三日，冬七日。临熬时，滤去滓，存净汁，入银锅或铜锅内，用桑柴火熬，以槐柳汁频搅。熬数十沸，方入石脑油、硼砂，再熬成膏，形如琥珀色，乘热摊于厚连四纸上，干，收贮。临用时，剪方寸一块，以温浆水溶化盏内，用二苇筒，吹入二鼻孔中，良久吐痰涎即省。若吹之太重，或药水太热，致鼻出血，勿惧，即饮淡盐汤一二口便止。

紫金锭子 专治男子妇人诸般风症，左瘫右痪，口眼歪斜，半身不遂及破伤风。量虚实，轻者半锭，重者一锭，无灰黄酒研下，

汗出即愈。避风，孕妇不可服。其效不可尽述。

鲜玄参去芦，四十斤 鲜地榆去芦，四十斤 鲜天麻十二斤 鲜草乌去芦，四十斤 全蝎洗去土盐足梢，净三斤 麻黄去根，四十斤 白面十斤 麝香真正净肉，三两

每年五月初一日采取鲜药。至初五日，先将玄参等四味用水洗净，切片碾压，取自然汁，入磁缸内，每日搅晒。至九月甲子庚申日，入全蝎，同碾为细末，入麝香拌匀。候麻黄四十斤，碾取细末一半，其渣入锅内熬水，二三炷香，滤去渣，加入麻黄末及白面，打糊，搓成锭，用竹叶包裹，随症研服。

千金不换刀圭散 治男妇小儿诸般风症，左瘫右痪，半身不遂，口眼歪斜，腰腿疼痛，手足顽麻，语言謇涩，行步艰难，遍身疮癣，上攻头目，耳内蝉鸣，痰涎不利，皮肤瘙痒，偏正头风，无问新旧。及破伤风角弓反张，蛇犬咬伤，金刀所伤，出血不止，敷贴立效。痔漏脓血，疼痛难禁，服之顿愈。

川乌 草乌并用水泡，去皮尖 苍术米泔浸，各二两 人参 白茯苓去皮，各一钱半 两头尖一钱 甘草炙，一两半 僵蚕隔纸炒，三钱半 白花蛇酒浸三日，弃酒火炙，去皮骨 石斛酒洗，各五钱 川芎 白芷 细辛 当归酒洗 防风去芦 麻黄 荆芥 全蝎瓦上焙干 何首乌米泔浸，忌铁器 天麻 藁本各二钱半

上为细末，每服二分或五分，渐加至六七分，临卧酒调下。不饮酒者，茶亦可。服后忌多饮酒，并一切热物饮食，一时恐动药力。

牛黄紫金丹　治中风，暗风，痰厥，气厥，不省人事。

朱砂二钱　阿芙蓉一钱　沉香一钱　牛黄三分　广木香五分　冰片三分　麝香二分

上共为细末，人乳为丸四十数，阴干细嚼，用梨汁送下，每服一丸。如无梨汁，薄荷汤送下。或研碎灌之即醒。

治风内消丸　治男妇左瘫右痪，口眼㖞斜，半身不遂，语言謇涩，手足麻木，行步艰难，遍身疼痛，神效。

川芎一两　干山药　白芷　甘松　防风各七钱五分　草乌炮，去皮　当归　芍药酒炒　天麻　甘草　细辛　白胶香　牛膝去芦　两头尖各五钱　人参　木香各二钱

上为细末，酒糊为丸，如樱桃大，每服一丸，细嚼，无灰黄酒送下。

华山五子丹　治左瘫右痪，遍身疼痛，三十六种风，二十四般气，胎前产后，腹胀咳嗽，气急伤风，痔漏，手足顽麻，遍身疮痒疹癞，五般痫疾，共血气风、血晕、血山崩、积聚、赤白带下、一切疾病，俱服之。此药生精补髓，安五脏，定魂魄，补下元，治虚损，壮精神，补血气，和容颜，其功如神。

当归　川芎　生地黄　熟地黄　川乌煨，去皮　白术　苍术酒浸三日，焙干　益智仁　五灵脂　桔梗　甘松　人参　白茯苓　白豆蔻各二两　天麻　陈皮　麻黄　滑石　川椒　甘草　白芷各一两　木香　丁香　沉香　乳香　没药　牛黄各二钱半

上为细末，炼蜜为丸，如樱桃大，每服一丸，细嚼，茶、酒、米汤任下。

祛风散　治中风口眼㖞斜，半身不遂。

白附子　僵蚕　全蝎各等分

上为细末，每服一钱五分，热酒调下。

牛黄散　治中风痰厥，不省人事，小儿急慢惊风。

牛黄一分　辰砂半分　白牵牛头末，二分

上共研为末，作一服，小儿减半，痰厥温香油下。急慢惊风，黄酒入蜜少许送下。

寿星散　治痰厥不省人事。

腊月牛胆南星五钱　枯矾二钱　朱砂一钱

上共为末，每服一钱，茶、酒、姜水皆可送下。

治中风不语及打伤败血攻，枯矾为细末，弱人三分，壮人五分，黄酒调服，血从大便下，或口吐一二口即已。

治左瘫右痪半身不遂。

用好麻四两，烧灰存性　朱砂二钱

上共一处研末，分作四服，黄酒送下。

治眼歪斜神方

当归　白芍　川芎　白术　茯苓　陈皮　半夏　枳壳　白芷　桔梗　僵蚕　天麻　防风　荆芥　细辛　黄芩　乌药　甘草　生姜

煎服。

通关散　治中风痰厥，昏迷，不省人事欲绝者。先用皂角、细辛等分为末，每用少许吹入鼻中，有嚏可治，随用吐法。

皂角末五分　半夏　白矾各三分

上为末，姜汁调服，探吐后，服对症药。

红白散　治中风痰厥，不省人事。

用辰砂、白矾各等分，三伏内装入猪胆内，透风处阴干。每用一块，凉水研下。

伤　寒

伤寒金口诀

这伤寒，世罕稀，多少庸医莫能知。仲景《玉函》节庵泄，千金不易伤寒秘。方不同，法更异，四时伤寒各有例。唯有冬月正伤寒，不与春夏秋同治。发表实表两妙方，用在三冬无别治。真伤寒，真中风，表实表虚各自中。表虚自汗脉浮缓，疏邪实表有奇功。表实无汗脉浮紧，升阳发表汗自松。背恶寒，背恶热，头痛脊强一般说。俱属太阳膀胱经，有汗无汗须分别。有汗表虚无汗实，脉浮缓紧胸中别。春夏秋，另有方，通用羌活冲和汤。春温夏热秋治湿，随时加减细斟量。病症与冬皆相似，浅深表里脉中详。脉

有浮，脉有沉，半浮半沉表里停。有力无力求虚实，或温或下细推寻。更有汗、吐下三法，当旋当设莫留停。两感症，日双传，一日太阳少阴连，肾与膀胱脉沉大，口干头痛是真原。二日阳明与太阴，沉长之脉脾胃兼，目又痛，鼻又干，腹满自利不能安。三日少阳厥阴病，肝胆脉息见沉弦，耳聋胁痛囊蜷缩，古人不治命由天。陶节庵，泄漏方，不问阴阳两感伤，通用冲和灵宝饮，一服两解雪浇汤。更明表里多少病，治分先后细推详。表病多，里病微，麻黄葛根汤最奇。表缓里急宜攻里，调胃承气急通之。寒中阴经口不干，身疼发热自下利。脉沉细，又无力，回阳急救汤最的。都言两感无治法，谁知先后有消息。结胸症候分轻重，双解六一二方觅。阳明症，不得眠，鼻干目痛是根源，柴葛解肌汤一剂，犹如渴急遇甘泉。耳聋胁痛半表里，柴胡双解立苏痊。腹又痛，咽又干，桂枝大黄汤可蠲。太阳发黄头有汗，茵陈将军汤独羡。无热自利是脏寒，加味理中汤最端。时行病症身大热，六神通解须当啜。小水不利导赤饮，下焦蓄血凭斯诀。一切下症并结胸，六一顺气分明说。身有热，头无痛，面赤饮水不下咽，庸医误认为热症，岂知心火泛上炎，自是戴阳多不晓，复元汤服得安然。身如朱，眼似火，发斑狂叫误认我，病在三焦无人识，三黄石膏汤最可。发斑之症先咳呕，耳聋足冷定无他。休发汗，愈斑斓，消斑青黛饮莫慢。劳力感寒症又异，调荣养胃金不换。内伤气血外感寒，莫与伤寒一例看。身出汗，热又渴，如神白虎汤最确。食积症，类伤寒，发热不恶寒，呕逆身不痛，头痛休疑痰，只消加味调中饮，气口紧盛休变延。小水利，大便黑，桃仁承气对子说。热邪传里蓄血症，血热自利病安逸。吐血衄血另有方，生地芩连汤最切。阴隔阳，难遍详，阴极发热面戴阳，欲赴井中脉无力，急救回阳返本汤。水不下咽瘀血症，加减犀角地黄汤。真中寒，真厥症，回阳救急汤连进。阳毒发斑脉洪数，三黄巨胜汤之症。再造饮治无阳

症，重复发汗汗不定，如狂症，原无热，精采不与人相摄。热结膀胱休误下，桂苓饮子真奇绝。心下硬痛利清水，热结利症医莫测，又谵语，又作渴，身热黄龙汤莫错。口噤头摇名痉痉，如圣饮内抽添诀。痉后昏沉百合病，柴胡百合汤休越。亡阳症，过汗多，头痛振振病不和，筋惕肉𥆧虚太甚，温经益元汤最和。男妇劳复阴阳易，消遥汤治脉沉疴。脚气症，类伤寒，禁用补剂与汤丸。暑中身热寒中冷，浮风湿热脉之端，便闭呕逆难伸屈，加味续命汤保全。撮空症，仔细认，休认风症误人命，循衣摸床为症验，叉手摸胸不识人，只因汗热相伤肺，升阳散火效如神。睡觉中，忽言语，梦寐昏昏神无主，汤粥与之虽吞咽，形如中酒多不举，心火克金越经症，泻心导赤汤急取。身热渴，不头痛，神思昏昏乱语言，小水不利大便黑，误投凉药丧黄泉，病传心肺夹血症，当归活血汤最玄。夹痰症，类伤寒，寒热昏迷头又眩，延出口中为症验。七情内损伤之根，神出舍空乱语言，加味导痰汤可增。大头病，是天行，项肿恶寒热并煎，一剂芩连消毒饮，痰饮喉痹尽安痊。此是先贤千古秘，不是知音莫浪传。

升阳发表汤 治冬月正伤寒，头疼发热，恶寒项脊强重，脉浮紧无汗，是足太阳膀胱经表证。若头如斧劈，身似火炙者，宜用此方。

麻黄 杏仁 桂枝 甘草 川芎 白芷 羌活 防风 升麻

用姜、葱、豆豉，水煎，热服出汗，汗出药止，勿多服。

疏邪实表汤 治冬月正伤寒，头疼发热恶风，鼻塞项脊强重，脉浮缓有汗者，太阳表证也。

桂枝 芍药 甘草 防风 川芎 羌活 白术

姜一片，枣二枚，水煎服。汗不止加黄芪，喘加柴胡、杏仁，胸中饱闷加枳壳、桔梗。

羌活冲和汤 治春夏秋非时感冒，暴寒

头疼，发热恶寒，无汗，脊强，脉浮紧，此足太阳膀胱受邪，是表证。

苍术　羌活　防风　川芎　白芷　细辛　黄芩　生地黄　甘草

姜、葱煎，热服出汗。胸中饱闷，加枳壳、桔梗；夏月，加石膏、知母；有汗，去苍术，加白术；再不止，去细辛，加黄芪；如再不止，以柴胡加桂枝、芍药一钱，名神术汤；不作汗，加苏叶。

柴葛解肌汤　治阳明身热，鼻干不眠，微恶寒，头痛眼眶痛，脉微洪，宜解肌，属阳明经病，其正阳明，别有治法。

柴胡　黄芩　葛根　芍药　羌活　石膏末　白芷　桔梗　甘草

生姜、枣煎服。本经无汗恶寒，去黄芩，加麻黄。

柴胡双解散　治少阳经耳聋，胁痛，寒热，痛、呕而口苦，脉来弦数，属半表半里，宜和解。此经有三禁，不可汗、下、利小便也。

柴胡　黄芩　半夏　人参　甘草　茯苓　芍药

生姜、枣煎服。呕者，加陈皮、竹茹、姜汁；痰多，加瓜蒌、贝母；口渴，加知母、石膏；心中饱闷，加枳壳、桔梗；心下痞满，加枳实、黄连；内热甚，错语心烦不得眠，合黄连解毒汤；小便不利，大便泄泻，合四苓散；挟热而利，加炒连、白芍药。

桂枝大黄汤　治太阴腹满痛，咽干而渴，手足温，脉沉实，此为太阳传经热证。

桂枝　大黄　芍药　甘草　枳实　厚朴

生姜煎，临服加槟榔磨水二匙入，温服。

茵陈将军汤　治太阴腹满，身目黄，小便短赤，或不利，燥渴谵语，脉沉有力，此属湿热发黄。若形如火煤，摇头直视，出汗不流，环口黧黑者，不治。

茵陈　大黄　栀子　黄连　枳实　甘草梢　滑石末二钱

滚水煎，热服，以利为度，但头汗出，身无汗，小便不利，渴饮水浆，身必发黄，宜此药调下五苓散。

六一顺气汤　治伤寒热邪传里，大便结实，口燥咽干，怕热谵言，揭衣狂妄，扬手掷足，斑黄阳厥，潮热自汗，胸腹满硬，绕脐疼痛等症，或代大小承气、调胃承气、三乙承气、大柴胡、大陷胸等汤之神药也。

柴胡　黄芩　芍药　枳实　厚朴　大黄　芒硝　甘草

滚水煎，临服入铁锈水二匙调服。

如神白虎汤　治身热，渴而有汗不解，或经汗过，渴不解者，脉来微洪。无渴不可服。

石膏　知母　甘草　糯米　人参　麦门冬　五味　山栀　天花粉

姜一片，临服入乌梅汁一匙服。心烦加竹茹。湿温症热不退，而大便溏者，依古方加苍术。

三黄石膏汤　治阳毒发斑，身如涂朱，眼珠如火，狂叫欲走，六脉洪数，燥渴欲死，鼻干面赤齿黄，过经不解，已成坏症，表里皆热，欲发其汗，病热不退，又复下之。大便遂频，小便不利。亦有错治温症，而成此症者。又治汗下后，三焦生热，脉洪谵语，昼夜喘息，鼻时加衄，狂叫欲走者。

黄连　黄芩　黄柏　山栀　麻黄　石膏　豆豉

生姜、细茶煎服。

三黄巨胜汤　治阳毒狂妄乱言，登高而歌，弃衣而走，面赤脉大有力，发斑黄，大渴，大便燥实，舌卷囊缩者，难治，此因毒入脏腑。

石膏　黄芩　黄连　黄柏　大黄　芒硝　枳实　山栀　甘草

姜、枣煎，热服。

冲和灵宝饮　治两感伤寒，头疼身热恶寒，舌干口燥。以阳先受病者，先以此汤导之；如阴先受病者，当先以六一顺气攻里下之。如里先下利，身体痛者，又当以回阳救急汤。

羌活　防风　川芎　生地黄　细辛黄芩

柴胡　知母　干葛　石膏

姜、枣煎，临服加薄荷十片，煎一沸热服，中病即止。冬月去黄芩、石膏，加麻黄。

桃仁承气汤　治热邪传里，热蓄膀胱，其人如狂，小水自利，大便黑，小腹满痛，身目黄，谵语燥渴，为蓄血症，脉沉有力，宜此下尽黑物则愈。未服前而血自下者，为欲愈，不必服。

桃仁　桂枝　大黄　芒硝　甘草　柴胡　青皮　枳实　芍药　当归

生姜、枣煎煎，临服入苏木二钱，煎二沸热服。

生地芩连汤　治鼻衄成流不止者。或热毒入深，吐血不止者，并治。若见耳目口鼻并出血者，则为上厥下竭，不治。

生地黄　黄芩　黄连　犀角　茅根　甘草　人参　桔梗　山栀　当归

姜、枣煎，临服入捣韭汁，墨磨一匙，调之温服。

消斑青黛饮　治热邪传里，里实表虚，血热不散，热气乘虚出于皮肤，而为斑也。轻如疹子，重如锦纹，重甚则斑斓皮肤。或本属阳，误投热药，或当汗不汗，当下不下，或下后未解，皆能致此。不可发汗，重令开泄，更加斑斓也。其或大便自利，怫郁短气，燥粪不通。黑斑，主不治。凡汗下不解，耳聋足冷，烦闷咳呕，便是发斑之候。

柴胡　玄参　黄连　知母　石膏　生地黄　山栀　犀角　青黛　人参　甘草

生姜一片，枣二枚煎，入醋一匙服。大便实，去人参，加大黄。

加减犀角地黄汤　治烦躁，渴欲饮水，水入不下者，属瘀血在上焦，则邪热入里也。

犀角　生地黄　当归　黄连　苦参　枳壳　桔梗　赤芍药　红花

生姜一片煎，临服入藕汁二匙。如无，韭汁亦可。

柴胡百合汤　治伤寒瘥后，昏沉发热，渴而谵语，失神，及百合、劳复、食复等症。

柴胡　人参　黄芩　百合　知母　茯苓　芍药　鳖甲　甘草

姜、枣煎，临服入生地捣汁一匙，温服。

加味理中汤　治伤寒自受其寒，病直中阴经是也。初得病，无身热，无头痛，止有腹痛，怕寒厥冷，或下利呕吐不渴，脉沉迟无力。

人参　白术　干姜　肉桂　陈皮　甘草

姜三片煎，临服加木香磨一匙，入姜汁温服。

回阳救急汤　治伤寒初起，无头痛，无身热，便就怕寒，四肢厥冷，或过于肘膝，或腹痛吐泻，或口吐白沫，或流冷涎，或战栗面如刀刮，引衣蜷卧，不渴，脉沉迟无力，即是寒中阴经真寒症，不从阳经传来。

人参　白术　白茯苓　附子　干姜　肉桂　陈皮　半夏　五味　甘草

姜、枣煎，热服。呕吐涎沫，或有小腹痛，加盐炒吴茱萸；无脉加猪胆汁一匙；泄泻不止，加黄芪、升麻；呕吐不止，加生姜汁。

回阳返本汤　治阴极发躁，微渴面赤，欲于泥水井中坐卧者，脉沉迟无力，或脉伏者，不可服凉药。若误认为热症，而用凉药，死，不可复生矣。服热而躁不止者，宜再服，躁自定矣，决不可服凉药。

附子制　干姜　人参　肉桂　麦门冬　五味　茯苓　甘草　童便

姜、枣煎，临服入蜜二匙，顿服之。无脉者加猪胆汁一匙；面赤者加葱七茎；呕者入姜汁炒半夏。

温经益元汤　治汗下后，头眩振振欲倒地，及肉瞤筋惕，或大汗后，卫虚亡阳，汗出不止，脉来无力。

附子　人参　白术　甘草　芍药　当归　黄芪　生地　干姜　肉桂

姜、枣、糯米炒，水煎温服。

如圣饮　治伤寒重感寒湿，则成刚柔二痉，头面赤，项强直，手足搐，口噤背张，与瘈疭同法。

羌活　防风　柴胡　枳壳　甘草　川芎

人参　白术　白芷　芍药

姜一片煎，临服入姜汁、竹沥各二匙温服。有汗去枳壳，加桂枝；无汗去白术，加麻黄；口噤咬牙，加大黄；手足挛搐，加当归。

六神通解散　治三月前后，感寒疫，头疼大热，恶寒体痛而渴，脉浮紧有力，无汗，年力壮盛之人，用羌活冲和汤恐缓，故用此。

麻黄　甘草　黄芩　滑石　苍术　细辛

生姜、葱白、豆豉煎，热服出汗。头痛甚加川芎，渴甚加天花粉，身痛甚加羌活。无头疼恶寒，反怕热者，大渴谵语，大便实，此热邪传里也，去麻黄、苍术，加大黄、柴胡、枳实。

加味调中饮　治伤寒夹食停寒，亦有头痛身热，不恶寒为异耳，气口脉紧盛是也。

陈皮　枳实　青皮　厚朴　干姜　白术　砂仁　苍术　草果　甘草

生姜、炒萝卜子一撮，煎温服。

桂苓饮子　治伤寒初得，症无热，狂言，烦躁不安，精采不与人相当，不可认为发狂，而用下药，死者多矣。不知此因邪热结膀胱，名曰如狂症。

桂枝　猪苓　知母　泽泻　黄柏　甘草梢　滑石

生姜三片，灯心二十四茎，煎温服。

逍遥汤　治伤寒瘥后，发大热昏沉，错语失神，小腹绞痛，头不能举，足不能移，眼中生花，百节解散，热气冲胸，男子则阴肿，入小腹攻刺，妇人则里急，腰胯重，引腹内痛。此男女劳复，阴阳易也。

知母　人参　竹青　茯苓　甘草　生地黄　黄连　滑石　猳鼠粪两头尖者，十四枚

姜、枣煎，临服入烧裈裆末调服，阴头痛即愈矣。

黄龙汤　治伤寒下利，纯清水，心下硬痛而渴，谵语怕热者。

大黄　芒硝　枳实　厚朴　甘草　人参　当归

年老气血虚者去硝。

姜三片，枣二枚，煎之后，再加桔梗煎一沸。热服，以利为度。

调荣养胃汤　治有患头疼身热，恶寒体痛，脚腿酸疼，微渴自汗，脉浮无力，此劳力内伤气血，外感寒邪，名曰劳力感寒症。

黄芪　人参　白术　陈皮　当归　川芎　柴胡　羌活　防风　甘草

生姜、枣子、葱白煎服。

升阳散火汤　治伤寒热症，叉手摸心，寻衣摸床，谵语昏沉，此邪热乘于肺，元气虚不能自主，名曰撮空症，小便利者可治，不利者难治。

人参　当归　黄芩　柴胡　麦门冬　芍药　陈皮　甘草

姜一片，枣二枚，入金银首饰煎之，温服。有痰加姜炒半夏。大便实而燥渴、谵语，加大黄。

再造汤　有患头疼身热，恶寒脊强，用汗剂二三次，汗不出，此阳虚不能作汗，名曰无阳症。

黄芪　人参　桂枝　甘草　熟附　羌活　细辛　川芎　白术　芍药

夏月去附、辛，加石膏。

姜一片，枣二枚，临服入童便，以助阳气。

当归活血汤　有患无头疼恶寒，止发大渴，口出无伦语，此内伤血郁肝脾之症，使人昏迷，沉重错语，故名挟血，如见鬼祟矣。

当归　赤芍药　甘草　红花　桂枝　干姜炒　枳壳　柴胡　人参　生地黄　桃仁泥二钱

姜一片，水煎温服。大便实而谵语，加大黄利之。

加味导痰汤　有患憎寒壮热，头疼迷闷，口出无伦语，此内伤七情，以致痰迷心窍，神不守舍，故名挟痰，如鬼祟矣。

茯苓　半夏　南星　陈皮　甘草　枳实　黄芩　黄连　白术　桔梗

生姜一片，水煎，临服入姜汁少许。一方加人参、瓜蒌仁。

泻心导赤饮 治伤寒渐变神昏不语，或睡中独语一二句，目赤神焦，将水与之则咽，不与则不思，形如醉人。此邪热传入心经，因心火上而逼肺，所以神昏，故名曰越经症。

山栀　黄芩　麦门冬　滑石　甘草　人参　犀角　知母　黄连姜炒　茯神　灯草二十根

姜、枣煎，临服入生地黄汁二匙。

复元汤 有患伤寒，无头疼，无恶寒，身微热，面赤微渴，目无精光，口出无伦语，脉数无力。此汗下太过，下元虚弱，无根虚火泛上，名曰戴阳症。

熟附　黄连　甘草　人参　五味子　麦门冬　知母　芍药　童便

姜、枣煎，临服入葱白二茎，捣汁调之，温服。

安神益志汤 治伤寒虚烦心惊，微热，四肢无力，体倦者。又治六七日，别无刑克症候，昏沉不知人事，六脉俱静者，无脉欲出汗者。

柴胡　人参　麦门冬　知母　五味子　竹茹　茯苓　远志　生地黄　当归　甘草　黄连姜炒

姜、枣煎服。

熊胆夺命散 治伤寒热极发狂，不认亲疏，躁热至甚，神效。

熊胆一分研末，凉水调服，立苏。

点眼圣仙方 治伤寒并大头瘟肿项、疟疾、痘疹等症。

人屎　猫屎　狗屎各一两。用黍糠二升炒黄色，入前三味，制过，各净用六钱　山茨菰五钱

白犀角锉，七钱　羚羊角锉，七钱　火硝七钱　黄连去毛，六钱　血竭　没药各五钱

上共为细末，将小枣剖开去核，每一个入药末二分，合上，用针将枣刺遍眼，乌金纸包裹，入阳城罐内封固，打火线香一炷，取出冷定，去枣上皮，每枣包连枣秤一钱，研细，入好片脑三分，共研极细。如伤寒，点男左女右大眼眦，汗出即愈。如伤寒十二日无汗者，用药吹入男左女右鼻孔，汗出即愈。如阴症，瘟疫头项俱肿者，俱如上点，汗出即愈；驴马中结，点眼亦瘥。

年分散 治伤寒头疼身痛，发热恶寒，无汗。田承奉传。

雄黄南星半夏，川乌草乌朱砂，更加一味白天麻，姜葱酒调送下。伤寒无汗被盖之，万两黄金无价。

上俱生用为末，每服半分，出汗如神。

千金散 治症同前。张承奉传。

苦实去皮，用香油焙黄色，为末，每服三分。先吃绿豆汤一二钟，次将药用绿豆汤调服，再吃绿豆汤一二钟，汗即出，神效。

预防伤寒 韩典宝传

六月六日三伏时，采黄蒿，阴干，冬至日捣为末，待正月初一日早晨，蜜水调，浑家大小各吃一口，一年不犯伤寒。

伤寒日久汗不出者

用梨一个，姜一块，同捣取汁，再入童便一碗，重汤煮，热服即汗。

瘟　疫

神效清震汤 专治天行瘟疫，头面肿盛，咽喉不利，舌干口燥，憎寒壮热，时气流传，亲戚不相访问，染之多不救。若依此方服之，无不应验。

羌活一钱　荆芥　牛蒡子　防风　葛根　柴胡　赤芍　独活　白芷　前胡　川芎各八分　升麻　甘草各六分　薄荷七分

姜、葱煎，出汗。

内府仙方 治肿项大头病。

僵蚕二两　姜黄　蝉退各二钱半

上为细末，合一处，姜汁打面糊为丸，每丸重一钱，小儿半丸，蜜水调服，立愈。

逼瘟丹

广零陵香　小零陵香　苍术　茅香　藿香各八两　香附子　山柰子　川芎　藁本各四两　细辛　白芷　甘松　防风　远志各二两　檀香　沉香　降真香　樟脑　乳香　辰砂　焰硝　安息香　鬼箭草各一两　大皂角二十

四个

上为细末，水和丸，任意大小，黄丹为衣。

二圣救苦丸 治伤寒瘟疫，不论传经过经，俱可服。

大黄四两，切片，酒拌蒸　牙皂二两

上为细末，水打稀糊为丸，如绿豆大，每服三五十丸，绿豆煎汤，待冷送下，即汗而愈。众人病一般者，此瘟疫也。即服此药，汗出立已。

中　暑

天水丸 治中暑身热，小便不利，此药性凉，除胃脘积热，治一切热病。

白滑石水飞，六两　大粉草微炒，一两

上为细末，生蜜捣为丸，如弹子大，井水化服一丸。

九似丸 治伏暑喝，变生诸症，头疼壮热似伤寒，寒热往来似疟疾，翻胃呕吐似膈气，大便下血似肠风，小便不利似淋沥，饮食无度似消渴，四肢困倦似虚劳，眼睛黄赤似酒疸，遍身黄肿似食黄。

舶上硫黄　白矾　玄精石　滑石　石膏煅，江水浸一宿　盆硝　甘草炙，各半两　寒食面一两

上为细末，滴水丸如弹子大，每服一丸，用热水一呷许，浸透其药，然后以姜汁、蜜各少许，先嚼芝麻，一捻咽下，不拘时服。

梅苏丸 治上焦热，润肺生津。

乌梅不拘多少，温水洗净，取肉半斤　白砂糖半斤

上为细末，入南薄荷头末半斤，再捣成膏，丸如弹子大，每用一丸，口中嚼化。行路备之解渴，极妙。

千里水壶芦

白砂糖　白杨梅去核　南薄荷　乌梅去核，各二两　百药煎　天门冬酒浸，去心　麦门冬酒浸，去心　白檀香各一两

上为细末，炼蜜为丸，如樱桃大，每用一丸，嚼化。

内　伤

参术膏 治饮食失节，损伤脾胃，劳役过度，耗伤元气，肌肉消削，饮食不进。

棟参去芦，二两　白术去芦、油，八两

上锉片，入砂锅内，水六碗，熬至二碗，滤取汁，再入水熬，如此四次，共得汁八碗，滤净去渣，将汁再熬至二碗，入蜜二两，再熬成膏，磁罐盛入，土埋三昼夜出火毒，每服二三匙，白米汤下，不拘时，任意服。

调和大补羹

大米　小米　糯米　薏苡仁　莲肉　芡实　山药　白茯苓各等分　白糖少许

上炒熟黄色为末，每日空心白滚汤，和羹食之。

伤　食

消滞丸 消酒消食，消水消气，消痞消胀，消肿消积消痛。

黑牵牛炒，取头末，二两　南香附米炒五灵脂各一两

上为细末，醋糊为丸，如绿豆大，每服二三十丸，食后淡姜汤送下。

消导平胃散 治饮食所伤，胸膈痞闷，肚腹疼痛。

苍术米泔制　陈皮　厚朴姜汁炒　神曲炒麦芽炒　枳实麸炒　香附米　甘草

姜、枣水煎，温服。伤肉食加山楂，腹痛加莪术，恶心加砂仁，有痰加半夏，伤酒加姜炒黄连、干葛。

健脾丸

枳实一两，麸炒　白术三两，麸炒　陈皮二两　神曲一两，炒　木香五钱　半夏姜制　黄连炒　黄芩炒　厚朴姜制　当归酒洗　香附子去毛　大麦牙炒　白芍酒炒　白茯苓去皮，各一两　川芎五钱

上为细末，用荷叶煮，糯米糊丸，如桐

子大，每服四五十丸，食后白米汤下。

痰 火

神异痰火膏子

生地黄四斤 熟地黄 核桃肉 红枣肉 莲肉 柿霜 山茱萸去核,各一斤 甘枸杞 胡黄连 人参 知母 贝母 银柴胡 诃子肉 牡丹皮 地骨皮 山药 黄芪 黄芩 黄柏 陈皮 白沙参 杏仁去皮尖 桔梗 黄菊花 五味子 白芍 栀子 香附 松花 天门冬去心 麦门冬去心 厚朴姜炒 枳壳去穰 当归 白术去芦 桑白皮 天花粉 瓜蒌仁 白茯苓 乳香 没药 玄胡索 玄明粉 鹿角胶 粟壳 柏子仁以上四十味各四两 梨汁五斤 藕汁二斤 五加皮六两

上用甜水一大锅，将生熟地黄煮熬，稠水十碗，收起。又用水一大锅再煮熬，待稠浓，收十余碗汁。将二黄用冷水磨，细绢袋滤渣。将煎调药下锅，用水一大桶，煮一次，收水十碗，如此将药煮熬五次，取水五十碗，将煎煮二黄汁，投入诸药汁和匀，仍再将水用细绢袋滤净，止用净药水，下铜锅，以文武火熬成膏子，下蜂蜜五斤，再熬一二沸时，下松花、玄明粉、白矾、乳香、柿霜、梨、藕，已成膏子熟美，用磁罐盛之，勿令泄气。每日早用三钱，以滚水和食，不拘食之前后，永无痰火。仍将诸药渣为末，炼蜜为丸，如桐子大，每服五十丸，不拘时，滚水送下。

法制陈皮 食之清气化痰，甚妙。

广陈皮一斤 青盐 五味子 甘草各四两 山茱萸去核 乌梅去核,各二两

将陈皮在温水浸一宿取出，将内白刮去晒干，将青盐等五味，置砂锅底，陈皮在上，水可满陈皮，用文武火烧干，止用陈皮，任意嚼下。

治痰火

广陈皮四两 甘草一两

二味盐水炒黑色为末，加玄明粉二两，神曲糊为丸，绿豆大。每服五十丸，食后茶下。

钓痰仙方

硼砂 白矾半生半枯 磁青上细磁打下,青研极细 青礞石煅红,淬生姜汁内,各一钱 瓜蒂五分

共研极细末，每用二厘，薄荷浓汤调入鼻内即愈。

秋露白 治痰火。

经霜丝瓜，自根至蔓，留尺五长断，余藤不用。将断蔓就地脉接水二日，用瓶罐扎严埋地，不要漏土。每一料，盛者可取二碗水，小者亦取得水一碗，共埋地下。临用，痰火甚者二两，轻者一两，以麦米白糖化，对甜为则。缓化糖连瓜水重汤炖，取下，露一夜，一气饮之。急则煮化，放冷饮下，即消痰利膈。如米糖无，以白砂糖亦好。

瓜蒌膏 治上焦痰火如神。

青嫩瓜蒌洗净，切片捣烂，用布绞取汁二碗，入砂锅内，慢火熬至一碗。加真竹沥一小盏，白蜜一碗，再熬数沸，磁罐收贮。每用一小盏，倾茶瓯中，白滚汤，不拘时服。

咳 嗽

治咳嗽方

清油一两 蜜三两 生姜自然汁三两 诃子皮 白矾各五钱

慢火熬黑如漆，空心服二匙，最效。

治咳嗽如神

槐花 杏仁去皮另研,各四两 人参五钱,为末

上为末，炼蜜丸，龙眼大，每一丸，临卧嚼化下。

治寒热久嗽方

川芎 官桂 薄荷 细茶各等分

上为末，用茶罐一个，盛火在内，以药末些许散入内，烟起即用书本覆上口，烟从罐嘴出，患人用口吸烟咽之，米汤随即压下，神效。

治咳嗽

桑白皮一两　枯白矾五钱

上为末，面糊为丸，如梧子大，每服五十丸，食远淡姜汤下。

治咳嗽

杏仁去皮尖　胡桃肉去皮，各等分

上二味研为膏，入蜂蜜少许，每服一匙，临卧姜汤调下。

治肺热喘嗽久不愈者

用石膏火煅红为末，每服二钱，食远用蜂蜜水调下。

治喘嗽

萝卜子二两蒸熟，皂角烧存性为末。每服二钱，蜜水调下。

治喘嗽

杏仁去皮尖，童便浸，一日一换，半月取出，焙干，研如泥，每服一指顶大，薄荷蜜水一匙，水一钟，煎半钟，食后服。

治痰嗽

用黄熟瓜蒌一个，取出子若干数，照还去皮杏仁于内，火烧存性，醋糊为丸，如梧子大。每服二十丸，临卧时白萝卜汤送下。

治久嗽

川椒一百粒，去目为末，杏仁一百粒，去皮尖，小红枣五十枚去核，共捣如泥，丸如小枣大。每服一二枚，临卧时，细嚼咽下。

治吐脓血咳嗽

半夏二两，先用白矾滚水浸十日，再生姜汁浸五日，阴干为末，甘草二两，熬汁为丸，如樱桃大，早晚嚼化一丸，神效。

治痰嗽神效方

生矾　枯矾各五钱　槐子炒，一两　辰砂三钱

上为末，醋糊丸，如梧子大。每服三十丸，姜汤下，日三服。

治咳嗽吐脓乃肺伤也

知母　贝母　白及　枯矾各等分

上研细，每服三钱，生姜三片，嚼服，三五服后，即已。

齁喘

治喘嗽

半夏　麻黄　石膏　杏仁去皮尖　细茶　甘草　川芎少许　粟壳少许　淡豆豉

锉生姜三片，水煎服。

治齁喘

千叶雌　雄黄　牛黄　片脑各一分

上为末，面糊丸，如绿豆大。每服一丸，临卧温茶送下。

疟疾

塞鼻丹　治疟疾。

草乌一个　巴豆三个　胡椒七个　枣二个

上四味为末，枣肉为丸，如梧桐子大。每用一丸，绵花裹，男左女右，塞鼻孔中，于未发之先。

治疟疾方

木鳖子七个，炮过，去壳，刮去贴肉绿皮　全蝎七个，去头足，焙干　槟榔结实者佳　广木香　砂仁　草果火炮　知母去皮毛　贝母去心，各一两五钱

为末，每服一钱五分，烧酒送下。

龙虎丹　治疟，端午午时制。

龙骨　虎骨

等分，为末，水丸，如弹子大，朱砂为衣。临发日，预握男左女右手心内即止。

截疟丹　治诸疟。

端午日，以独蒜不拘多少，捣烂，入好黄丹，研匀，干湿得所，搓作丸，如龙眼大，晒干收贮。但疟疾发一二次后，临发日鸡鸣，以一丸略槌碎，面东，井花水下。

治疟疾仙方　不拘年月新久。

柴胡　黄芩　乌梅　草果　桂皮　槟榔　干姜　知母各一钱　陈皮　半夏各一钱二分

寒多干姜二钱，热多知母二钱。

酒水煎，空心服。

痢疾

治痢不拘赤白

白萝卜捣取汁，与蜂蜜停对服，三四匙即愈。

治血痢

用苦参炒为末，每服半钱，米汤调下。

治白痢

肉豆蔻面包煨过，入乳香一粒，为末。每服二三分，米汤调下。

治禁口痢不思饮食

莲肉不拘多少，为细末。每服二钱，蜜水调下。

又方 糯米半升，入生姜汁浸，炒为末，每服三钱，白汤调下。

椿根散 治痢疾如神。

椿根白皮二两 松花面 地榆 荷叶蒂约四指长，各一两

上和匀为末。若白痢白糖调服，红痢黑糖调服，立止。

妙应散 治远近痢疾。

用男左女右旧草鞋一只，取中心一寸许，烧存性，为末。用黄酒调服，或井花水亦可，立止。

治下痢禁口不饮食

黄鸡一只，制如食法，以炭火炙之，盐、醋、椒末搭之。炙令香，熟食。患人在侧，闻香即食其肉。

治久痢

酸石榴皮一个劈破，火烧黑灰为末。每服二钱，不拘时，米汤调下。作丸服亦可。

治赤白痢疾久不止者神效

乌梅六七个，烧存性，为末。空心黄酒调，一服见神效。

久痢神方

鸦片五钱 牛黄 冰片 麝香各三分半 木香 沉香 朱砂各二钱 乳香 雄黄各一钱

上为细末，烧酒为丸，如绿豆大，朱砂为衣，每服一丸，空心服。白痢井水下，红痢黄连水下，水泻米汤下。忌醋、茄子菜。赤白痢井水下。

泄泻

治大人小儿脾虚泄泻方

丁香 木香 陈皮 甘草炒 白术去芦，土炒 泽泻 茯苓去皮 藿香 厚朴姜汁炒 冬瓜仁去壳 白芍酒炒，各等分

上为末，炼蜜为丸，如鸡头子大，每服一二丸，米汤或淡姜汤下。

万补丸 治脾胃不和，溏泄晨泄，一切脾气不足。治男子遗精，女人赤白带下尤妙。

苍术八两 厚朴去皮 陈皮各五两 甘草 小茴略炒，各三两

上为末，听用。将牙猪肚一个，莲肉为末半斤，将猪肚擦洗极净，入莲肉末于中，线扎住，用猪腰二个同煮，用童便煮，极烂为度，取出捣如泥，和前药再捣极匀为丸，如梧子大。每服七八十丸，姜汤送下，白水亦可。

金丹散 治水泻。

蒴壳子不拘多少，炒去刺，黄色为末。每服三钱，姜汤调下。小儿服一钱半即止。

霍乱

顺逆丹 治霍乱上吐下泻，伤食腹胀。

白术去油、芦，土炒 白茯苓去皮 陈皮 厚朴去皮，姜炒 泽泻各一两 猪苓八钱 苍术米泔浸炒，一两五钱 神曲炒 麦芽炒，各七钱 砂仁三钱 木香二钱 甘草炙，五钱

上为末，炼蜜为丸，如龙眼大，每服一丸，滚水化下。

秘方 治霍乱吐泻。

干姜 胡椒 胡黄连各二分 绿豆粉五分

上为末，每三分，沸汤点服。

治霍乱吐泻转筋，筋粗大如桃李，挛缩，痛不可忍，秋蕌叶煎汤，饮之即效。

青 筋

白虎丸 治青筋初觉，头疼恶心，或心腹、腰背、遍身疼痛，憎寒壮热，不思饮食。此瘀血上攻，即进一服，当时血散。若遇三五日，青筋已老，多服亦效。及妇人崩漏带下，久患赤白痢疾；或打扑内损，血不能散。

古矿灰不拘多少，杂色泥土为末，水飞晒干

上为末，水糊为丸，如梧桐子大。每服三五十丸，温烧酒送下。看病轻重，加减丸数。

翻 胃

噎食方

皂矾 黄糟正发者，控干，各二两 硼砂 硇砂各一分半

俱拌在前二味内，装入老酒瓶内，封固令干。先文后武火煨半日，取出。利就三钱作三服，先一服将药末放舌上，即用酒送下；第二服以酒调作一硬块，放舌上，亦用酒送下；第三服亦用酒调服。连三服，一日服尽，立愈。

治五噎如神

雄黄 五灵脂各五钱

上为末，黑狗胆丸，如梧桐子大。每服七丸，靛缸水送下。

又方

螺蛳二升，米泔浸一宿，去螺取水，澄取泥，焙干为末，酒下。忌一日饮食不吃，如神。病重加一服。

治翻胃

胡桃肉 旧铜钱 蜂蜜各五钱

上捣三千下，丸如弹子大。噙舌下，不可嚼，待消自化下，即愈。若随食随吐者，加珍珠末二分。

又方

干糟六两 生姜四两 甘草炙，二两

为末，同捣作饼，焙干为末，每服二钱，用盐汤调下。

魏灵丹 治噎食转食痞疾。

真阿魏 五灵脂各等分

上为细末，用黄狗胆汁为丸，如绿豆大。每服五七丸，小儿三丸，白滚汤送下，有痰姜汤下。忌生、冷、葱、蒜、鱼、面。其中满、中窄、奔豚、伏梁、肥气、癥瘕，十常八九之效。

治翻胃

用枣一枚去核，裹全斑蝥一个，湿纸包，慢火煨熟，将斑蝥弃之，用枣。细嚼，空心米汤送下。

又方

用甘蔗七升（汁），生姜一升（汁），二味和匀，分作二服，效。

又方

用黑驴尿一钟，服之即愈，有虫吐出。

又方 五月五日，山里去处寻野人肝（即人大便是也），用真阿魏等分为细末。空心，用生姜薄片蘸药食之，其效如神。

治翻胃转食

用干柿饼三个，连蒂捣为细末，酒调服，女口神。

咳 逆

七粒散 治咳逆。

柿蒂七个，焙干为末，黄酒调下，立止。外用雄黄二钱，酒一盏，煎至七分，急令患人嗅其热气即止，或有硫黄、乳香等分，酒煎，嗅之亦可。

嗳 气

南极丸 治胃中有火、有痰、有郁作嗳气。

南星汤炮透，切片，姜汁浸炒 半夏同上制 软石膏 香附子童便浸，炒 栀子炒，各等分

上为细末，水打神曲糊为丸，梧子大。

每服五七十丸，临卧姜汤送下。

吞 酸

茱连丸　治郁积，吞酸吐酸。

苍术米泔水浸，炒　陈皮　白茯苓去皮　半夏汤炮透，切片，姜汁炒，各一两　黄连姜炒，一两半，夏月倍用　吴茱萸炒，冬月倍用

上为细末，蒸饼水打稀糊为丸，如绿豆大。每服三十丸，食后姜汤下。

嘈 杂

三圣丸　治嘈杂。

白术去油、芦，四两　红陈皮一两　黄连姜汁炒，五钱

上为末，神曲糊为丸，如绿豆大。每服五十丸，津液下，或姜汤半口亦可。

七 气

交感丹　治一切公私拂情，名利失志，抑郁烦恼，七情所伤，不思饮食，面黄形羸，胸膈痞闷、疼痛等症。

南香附米一斤，长流水浸三日，砂锅炒干为末　白茯神去皮、木，为净末，四两

上搅匀，炼蜜为丸，如弹子大。每清晨细嚼一丸，白滚汤下，陈皮汤亦可。

神仙一块气　治诸气食积，及噎膈痞满，胸胁刺痛，癥瘕，疝气，并皆治之。

青皮　陈皮　三棱　莪术　香附童便炒，各一两　神曲　麦芽　白丑头末　槟榔　萝卜子　郁金　黄连各五钱　枳实三钱　皂角　百草霜各二钱半

上为末，面糊丸，绿豆大。每三十丸，视疾之上下，为食之先后，热酒、姜汤任下。

痞 满

枳术丸　治心下坚如盘。

枳实一钱，麸炒　白术三分

水一钟，煎至七分温服。

治气结聚心下不散，用桃树上不落干桃子三两为末，每服二钱，空心温酒调下。

香砂枳术丸　治脾胃虚弱，饭食减少，胸膈痞闷，宜服之。

枳实尖，炒，一两　白术二两　香附子各五钱

为末，汤浸蒸饼为丸，如桐子大。每服三十丸，食远白汤下。

劳 瘵

治劳嗽吐脓血

款冬花一钱四分　藕节六分

上共锉，为一罐内，铺灰火上，放熟炭四五块，将药全放火上，用布围罐口，病人以口鼻受烟气入腹，每日清晨一次，不过三次愈。

治劳疾眠阳方

鳖头一个　麻黄根二两

皮硝以水煮一炷香，取出麻黄根，切碎晒干。鳖头用面包煨熟焦，去面。将此为细末，以皮硝水打面糊为丸，如绿豆大。每服三十五丸，无根水送下，自然安眠。任意食肉饮酒，不可用烧酒。宜十全大补汤调治。

治阴虚火动发热咳嗽痰喘

人乳一盏　童便白者一钟　竹沥半盏　姜汁二匙

上四味，合一处入磁碗内，重汤煮熟，空心一服，午间一服，晚上一服。

治传尸劳瘵及传染灭门者，用鳗鲡鱼，白水煮食之，用骨烧烟，熏病人，断根。

治劳瘵好食诸物而有劳虫者，用猪心肺一副去胆，用白茎蓖麻子仁一两，石膏一钱，乳香、没药各三分，葱白三根，用酒研烂，灌入肺管内，用河水五十斤，桑柴五十斤，文武火煮干水为度，限三日吃完。如肺吃不尽，作丸用之，神效。

八珍膏　治劳瘵。

用梨汁、萝卜汁、藕汁各一碗，柏枝捣烂，用童便熬浓汁一碗，稀一碗，乳汁一碗，共熬成膏，再入知母、黄柏各二两，为末，入膏搅匀。每服二茶匙，白水送下，其疾自愈。

清肺饮 治男子虚阴火动，发热咳嗽，吐血盗汗，痰喘心慌。

当归 白芍 生地 麦门冬 生知母 贝母 紫菀 前胡 黄连 五味子 地骨皮 人参 甘草各等分

水煎，入童便一钟同服。

滋荣健脾丸 治阴分不足，四肢倦怠，脾气不能布化，或五心烦热，盗汗，将成劳瘵，或大病后羸瘦，一切不足之症。

白术六两 白芍炒 白茯苓各五两 当归酒洗 橘红各四两 川芎三两半 甘草蜜炙，三两 生地酒浸 麦芽炒 枳实麸炒 山楂肉蒸 黄连姜炒，各二两半

上为末，酒糊丸，如梧子大。每服七八十丸，白水下。

失 血

清火凉血汤 治吐血，一服立已。

当归尾酒洗 赤芍药酒洗 生地黄酒洗 百合 贝母去心 栀子仁炒黑 麦门冬各一钱 川芎 熟地黄 桃仁去皮尖 阿胶蛤粉炒，各五分 牡丹皮 薄黄炒黑，各七分

加生姜一片，水煎服。

治吐血成斗，命在须臾。

管仲为末，二钱 血余灰，五分 侧柏叶捣汁，一碗

放一大碗内，重汤煮一炷香取出，待温入童便一小钟，黄酒少许，频频温服，立止。

将军丸 治吐血不止，一服如神。

大黄酒拌，九蒸九晒，为末，水丸。每服四五十丸，白滚水下。下血，用条芩汤下。

衄 血

鼻衄久不止

驴粪焙干为末，血余烧灰等分，每少许吹鼻立止。

止血方 吐咯衄血下血皆止。

鲜藕汁上 白萝卜汁上 刺脚芽汁即萋萋芽，上 韭汁中 生姜汁下

上合一处，碗盛顿热，不拘时服，立效。

治鼻衄神法

勿令患人知，以井花水忽然猛噀其面，即止。

衄血神方

人乳 童便 好酒

三味重汤煮沸，饮之立止。

灸衄血方

灸项后发际两筋间宛中，三壮立止。盖自此入脑注鼻中。

眩 晕

将军九战丸 治头目眩晕，多是痰火。

大黄不拘多少，拌九次，蒸九次，以黑为度，晒干为末，水丸。每五十丸，临卧白水送下。

治酒虚头晕

小川芎一两 羌活 藁本 蔓荆子 香白芷各五钱

上为细末，每服五钱，入牛脑髓内，好黄酒煮熟，连酒脑服之。

麻 木

止麻消痰饮 治口舌麻木，涎及嘴角，头面亦麻，或呕吐痰涎，或头眩眼花，恶心，并遍身麻木。

黄连 半夏 瓜蒌 黄芩 茯苓 桔梗 枳壳 陈皮 天麻 细辛 甘草 南星

血虚加归，气虚加参。亦有十指麻木，胃中有湿痰死血，加二术，少佐熟附子；行经中死血者，四物加桃仁、红花、韭汁。忌生冷鱼腥，发风发热之物。

癫 狂

独参丸 治狂邪举发无时，披头大叫，欲杀人，不避水火。

苦参不拘多少，为末，炼蜜为丸，如梧桐子大。每服二三十丸，薄荷汤送下。

一方 治气心风，即是痰迷心窍，发狂乱作，以花蕊石煅，黄酒淬一次，为末。每服一钱，黄酒送下。

养血清心汤 治癫狂喜笑不常。

人参 白术 茯神 石菖蒲 远志各一钱，甘草水煮，去骨 酸枣仁炒香，一钱 当归一钱半 川芎 生地各一钱 甘草五分

水煎服。

治喜笑不休神方

先用食盐二两成块，烧令红，放冷研细。以河水一大碗，同煎三五沸，待温，分三次啜之，须臾以钗探喉中，吐去热痰数升，以黄连解毒汤加半夏、竹沥、姜汁服，不数剂而愈，殊效。

五 痫

清明丸 治风痫。久服其涎随小便出。

白矾 细茶各一两

上为细末，炼蜜为丸，如梧桐子大。每服三十丸，茶清送下。

治诸痫，神志不宁，时发狂躁，多言好怒，面容不泽。

生地黄姜焙，五钱 橘红 贝母 茯苓黄连 远志 酸枣仁炒 枳实 甘草少许 石菖蒲 瓜蒌仁 天花粉

上，生姜煎服。

健 忘

定志丸 治心气不足，恍惚多忘，怔忡

惊悸。

远志甘草水泡，去心 石菖蒲各二两 白茯神去皮、木，三两 人参一两

上为末，炼蜜为丸，如梧子大，朱砂为衣。每服二十丸，临卧米汤送下。

邪 祟

秦承祖灸鬼法 治一切惊狂谵妄，逾墙上屋，詈骂不避亲疏等症。

以病者两手大拇指，用细麻绳扎缚定，以大艾炷置于其中两个甲，及两指角肉四处着火，一处不着即无效。灸七壮，神验。

怔忡惊悸

安神丸 治血虚。心烦懊侬，惊悸怔忡，胸中气乱。

朱砂水飞，另研，五钱 黄连酒洗，六钱 生地黄一钱 当归二钱半 甘草炙，二钱半

上四味为末，蒸饼打稀糊丸，如黍粒大，朱砂为衣。每服三五十丸，津液咽下。

参归腰子 治心气怔忡而自汗者，不过一二服即愈。

人参 当归身各五钱 猪腰子一个

先以腰子，用水二碗，煮至一碗半。将腰子细切，入三味药同煎至八分，吃腰子，以药汁送下。有吃不尽猪腰子，同上二味药渣，焙干为细末，山药糊为丸，梧子大，每三五十丸，以米汤下。

宁神定志丸

当归 白芍 茯神去木 麦门冬去心 陈皮去白 贝母 朱砂各一两，为衣 川芎 远志肉各七钱 生地黄一两半 酸枣仁炒 黄连 人参各五钱 甘草三钱

上为末，炼蜜为丸，如绿豆大。每五七十丸，食远枣汤下。

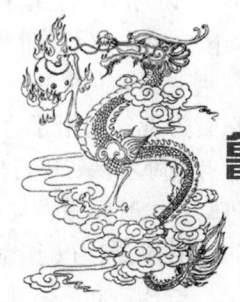

鲁府禁方　卷二　寿集

鼓　胀

金蟾散　治气鼓。

大蛤蟆一个，以砂仁推入其口，使吞入腹，以满为度，用泥罐封固，炭火煅至透红，烟尽取出，候冷去泥，研末为一服，或酒，或陈皮汤送下。候撒屁多，乃见其效。

秘方　治胀满水肿。

癞蛤蟆一二枚，装在猪肚内，用好酒煮一伏时，去蛤蟆，将猪肚与酒尽服，大便屁如雷，或水下，水肿自消，极效。加缩砂些须尤妙。

金枣儿　治肿胀仙方。

红芽大戟一斤，红枣三千，火煮一昼夜，去大戟用枣，晒干食之。

秘方　治肿胀。

白商陆根以人形者，捣，取汁一合。生姜汁二点，黄酒一盏和服，空心三日服一次。元气厚者服五次，薄者三次。只忌盐酱。凡人年五十以里者可服，以外者不可用。

水肿鼓胀神验秘方

大田螺四个　大蒜五个，去皮　车前子三钱，为末

上三件，研为一处，为饼，贴入脐中，以手帕缚之。贴药后少顷，水从小便出。一二饼而愈。

附：经验治法

鲁藩贤国母，年近五旬，于癸巳秋，因惊风恼怒过度，患腹胀如鼓，左胁积块刺痛，上壅夯闷，坐卧不宁，昼夜不寐，身痒时热，痰嗽喘促，二便涩滞，间或作泻，四肢羸瘦，腹大如蛛，饮食不进，苦楚难禁，诸医罔效。遂晓谕四方人等，复遣牌如两京，历诸省，遍访明医。未几旬日，进方馈药者纷然，药屡至而屡试，病愈久而愈剧，医祷百计，并无寸功。忽曹州医官张省吾荐予，蒙千岁仁主，差官赍聘仪抵大梁，召予至。诊其脉，六部虚浮散乱急促，气口紧盛，脉无至数，病已垂危。细察其原，乃为前医误投攻击杀伐之过，以致元气脾胃亏损之极，由是肾水枯竭，心血干耗，肝木太旺，湿热壅盛。治之宜大补脾土，养肺金以制木，滋肾水、生心血以制火，平肝木、清湿热，升提下陷之气。先以补中益气汤加减，倍用人参为主，一剂之内，若非五钱，不能收耗惫之真气也。我国主曰：向来诸医，人参分毫不敢轻用，恐补起邪火，而动痰喘，万一上壅，吉凶反掌，将何以救之乎？予幡然答曰：病以脉为主，脉以断为妙，脉病认真，用之何妨。是时本府不下千百余人，未有不惊骇者，奈病势已笃，不容不服。参止四钱，遂试服之。一夜安妥。次早，我国主欣然问曰：天时严寒，且饮食不进，芩连之凉，可以用乎？予曰：经云必先岁气，勿伐天和。芩连之凉，冬月固不可用，饮食不进，尤不宜投。但肺火太盛，非黄芩不清；肝火太旺，非黄连不平。所谓舍时而从症也。又曰：痰嗽壅喘，人参可多用乎？予曰：气口脉紧，元气大亏，若不用之，将何以补元气耶？此所谓舍症从脉，非有灼见，不敢用也。又曰：地黄泥膈伤胃，岂不返增胀满耶？予曰：肺金一虚，

不能生水，是肾断生气之原，非地黄不补。但地黄用药制过，竟入少阴肾经，又用参术膏为丸，则不能犯胃泥膈也。又曰：腹胀壅塞不通，当用分消之剂，返用补药，岂不补住邪气，愈增病耶？予曰：用补药以治胀，初服则胀，久服则通。经云：塞因塞用。此唯精达经旨者知之。于是先进补中益气，倍用参术，至三十余剂后，复诊其脉，左三部弦数，右三部洪数，气口紧盛，脉来七至，似有可生之机。每日五更，进六味地黄丸一服，辰时进汤药一剂，内加参术膏调服。午间进太和丸，或瑞莲丸一服；晚上又汤药一剂。日日如斯，未少间焉。服之五十剂，诸症稍减。至百剂，苦楚全无。奈病者不能戒气节食慎劳，三者屡屡犯之；又时值春令，肝气愈盛，脾气愈惫，深为可虑。因循至此，病难脱体。幸天相吉人，阴骘可以延寿。后调治半年余，人参服至六七斤许，始获全安。我仁恩国主，喜而羡曰：真天下夺魁之国手也。遂题之匾曰：医林状元。众皆欣服。第予惭谫陋，何敢当此宠渥哉。后之医斯病者，可不以补虚为主耶。

加减补中益气汤 补元气，健脾胃，养心血，平肝火，清湿热而消膨胀。

黄芪二钱，炒　人参四钱　白术三钱，土炒　当归一钱　白芍一钱，酒炒　陈皮七分　柴胡五分　升麻三分　黄芩酒炒，三分　黄连姜炒，五分　木香三分　砂仁四分　茯苓五分　甘草五分

上锉一剂，生姜三片，枣一枚，水二钟，煎至一钟，温服。人参四钱，服三剂后，每一剂止用三钱；又服五剂后，止用二钱。黄芪服至三十剂后，浑身不痒去之，恐生湿而助胀也。升麻服至二十剂后去之，恐升提太过，益增痰嗽。上方逐日看病加减不同，大略如此。服至三十剂后，又易后方。

益气补脾养心平肝清火消胀之剂

人参三钱　白术去芦，土炒，三钱　白茯苓去皮，一钱　当归酒洗，一钱　白芍药酒炒，一钱　麦门冬去心，五分　五味子十个　柴胡

酒炒，五分　黄连酒炒，五分　黄芩酒炒，五分　香附子炒，七分　陈皮七分　厚朴姜炒，五分　枳实麸炒，五分　砂仁五分　萝卜子炒，五分　甘草二分

上锉一剂，生姜三片，枣三枚，水煎，不拘时服。此药调参术膏同服，与后地黄丸、瑞莲丸、太和丸相间服之，以愈为度。愈后去枳实、萝卜子、柴胡、黄芩、厚朴，倍加参、术，以收万全之功。

参术膏 补元气健脾胃为主。

棟参四两　白术去芦、油净，八两

上锉片，入水十碗，熬至二碗，滤汁将渣再熬，如此四次，共得汁八碗，将汁滤净，入砂锅慢火熬至二碗，入蜜再熬成膏，磁罐盛，入水内，拔去火毒。每用三四匙，米汤下。

六味地黄丸 养心滋肾，补肺健脾，清热除湿。

大怀生地黄用好酒拌炒，锅内蒸熟取出，再用砂仁一两，茯苓二两，二味用绢袋包，藏在地黄内，用酒浸平，慢火煮干，去砂、茯不用，竹刀切碎，晒干，八两　山茱萸酒蒸去核，四两　白茯苓去皮，三两　干山药四两　牡丹皮去骨，三两　泽泻二两

上忌铁器，为细末，用前参术膏为丸，如梧子大。每服三钱，空心米汤下。此方止用半料，后又制入鹿角胶四两为丸，乳汁下。又日进乳汁三四次效。

瑞莲丸 补元气，健脾胃，进饮食，止泄泻。

人参二两　白术土炒，三两　白茯苓去皮，二两　山药炒，二两　莲肉炒，二两　芡实去壳，二两　白芍药酒炒，一两　陈皮一两　甘草炙，五钱

上为细末，用猨猪肚洗令净，水煮烂，杵千余下入药，再捣和为丸，如梧子大。每服三钱，米汤送下。

太和丸 补元气，健脾胃，养心血，平肝火，清湿热，化痰涎，开胸膈，消鼓胀，化积滞，进饮食，顺气宽中，解郁结。

人参二两　白术土炒，二两　白茯苓去皮，三钱　半夏汤泡，切片，姜汁炒，二钱　枳实麸炒，二钱　陈皮二钱　黄连姜炒，三钱当归酒洗，三钱　川芎二钱　香附炒，二钱白芍药酒炒，三钱　神曲炒，三钱　麦芽炒，二钱　山楂去子，三钱　木香二钱　厚朴姜炒，三钱　萝卜子炒，二钱　宿砂炒，二钱甘草炙，二钱

上为细末，荷叶手掌大煎汤，煮仓谷米饭为丸，如梧子大，每服三钱，米汤送下。

白雪糕

干山药二两　人参二两　茯苓二两　莲肉二两　芡实二两　神曲炒，一两　麦芽炒，一两　大米半升　糯米半升　白砂糖一斤

上为末，蒸糕当饭食之。

水 肿

丹房奇术　不服药，自去水盅、胀肿病。

真水银粉二钱　巴豆四两，去油　生硫黄二钱

上三味，一处捣研成饼，用新绵一斤铺脐上，次以药当脐掩之，外用帛裹住。待人行三五里，自然泻下水来。行之三五度去药，以温粥补之。久患者隔日取水。此药不可弃，一饼可救二三人。忌一切腥冷酸硬之物。

又方　治症同前。

用精猪肉一二两，加甘遂细末一分，锉一处，用湿纸包裹，火煨香熟，细嚼，好酒送下，便出一切恶物即愈。重者不过二服。

扶脾消肿汤

人参　白术去芦　茯苓　猪苓　泽泻　木通　滑石　木香　麦门冬去心　黄芩　大腹皮　桑白皮　茯苓皮　陈皮　生姜皮　灯草　甘草

水煎服。

金匮肾气丸　治脾肾虚，腰疼脚肿，小便不利，或肚腹胀痛，四肢浮肿，或喘急痰盛，已成盅症，其效如神。此症多因脾胃虚弱，治失其宜，元气复伤而变症者，非此药不能救。

白茯苓三两　牛膝去芦，酒洗　肉桂　泽泻　山茱萸酒蒸，去核　车前子　山药　牡丹皮各一两　大附子制五钱　熟地黄四两

上为末，炼蜜为丸，梧桐子大。每服七八十丸，临卧米汤送下。

秘方

粟米、绿豆各一抄，猪肝一叶，切碎，三味煮作粥食之。至重者不过五次，其肿自消。切忌气恼生冷之物。

积 聚

三棱煎丸　治饮食过度，痞满疼痛，食不消化而成癖。又治妇人血积血块，干血，气郁经闭，小儿癖疾。

莪术　三棱各一两，二味湿纸包煨　大黄去皮，八两

上为末，先以大黄，银器内好醋渍令平。慢火熬微干，入二味为丸，如绿豆大。每服十丸至二十丸，食后温白汤送下。虚实加减，大人如梧子大，每四十丸。

神化丹　消癖疾，破血气，下鬼胎，通经脉，及诸癖积血气块。

硇砂　干漆炒　血竭各三钱　红娘子二十个，去翅　斑蝥二十个，去翅足　香乳一钱五分

上为末，枣肉为丸，豌豆大，每服一丸，服至三五丸，临卧枣汤或姜汤，或红花苏木汤下。

胜金丸　治一切痞块，积气发热。

大黄　皮硝　甘草各一两

上三味，共为细末。每服三钱，蜜一茶匙，滚水调下，空心加减服之。大便下脓血，效矣。

五 疸

地黄散　治遍身黄肿。

地龙一两　黄瓜一两

共为细末，每服二钱，用黄酒或茶清调下。

露珠饮 治五疸黄病神效。

露珠即土豆，形如姜，捣烂取汁，半碗服之。

酒煮茵陈汤 治酒疸，遍身眼目发黄，如金色者。

好茵陈一两，好黄酒一钟半，煎至八分，食后温服，不过五六剂全安。

治五疸黄肿

绿矾不拘多少，炒至白色

上为细末，煮枣肉为丸，如樱桃大。每服五丸，早晨、午间、晚上各一服，用冷黄酒送下。忌醋、生冷、发物。百发百中，或有虫即吐出。

治黄疸专属湿热盒曲相以。

茵陈三钱 白术一钱半 赤苓一钱半 猪苓 泽泻各一钱 苍术 山栀 滑石各一钱二分 桂枝 甘草各二分 灯草

水煎服。

治黄病方

黑矾一两 雄黄二钱 五灵脂五钱

上三味为末，用红枣煮熟去皮核，揉和为丸，如梧桐子大，白面为衣。每服二十丸，姜汤送下，干物压之。

补 益

神仙接命秘诀

一阴一阳，道之体也。二弦九炁，道之用也。二家之炁，交感于神室之中，而成丹也。万卷丹经，俱言三家相会，尽矣！三五合一之妙。概世学仙者，皆不知下手之处。神室黄道，中央戊己之门，比喻中五，即我也。真龙、真虎、真铅、真汞，金木水火，此四象，众皆喻阴阳、玄牝二物也。炼己筑基，得药温养，沐浴脱胎，神化尽在此二物运用，与己一毫不相干，即与天地运行日月无二也。悟真云：先把乾坤为鼎器，次将乌兔药来烹。临驱二物归黄道，争得金丹不解生。此一诗言尽三家矣。千言万语，俱讲三性会合，虽语句不同，其理则一而已矣。但

周天数度，分在六十四卦之内，以为筌蹄，朝进阳火，暮退阴符，其数内暗合天机也。

诀曰（此乃先师吕相传之秘旨也。宝之宝之）：

一三二五与三七，四九行来五十一，六十三兮七十五，八十七兮九返七。若人知此阴阳数，便是神仙上天梯。

河图数

三五一都三个字，古今明者实然稀。东三南二同成五，北一西方四共之，戊己自居生数五，三家相见结婴儿。婴儿是一含真气，十月胎完入圣机。

先天度数

⊕⑧⑥④② 温养火

㊉⑨⑦⑤③① 朝屯暮蒙（十月，火也）

暮退阴符

㊅㊍②㊉⑧⑥④ 戊时居右，自十六起，至四止。炼己之度数，东升西降。诗曰：河车周旋几千遭。正谓此工夫也。

朝进阳火

⑦㊋②⑨⑦⑤③ 寅时居左，自三至十七止，每圈一次吹嘘，此道尽之矣。塞兑垂帘默默窥。

待先天炁至，自十六起，至四止，就换于左起，三至十七止，即换炉用鼎，在右自二、四、六、八、十吹嘘，须女上药。右边数尽，即换于左，从一、三、五、七、九、十一，行尽工夫，吐水而睡。其药周身无处不到，自然而然也，即沐浴也。经云：采药为野战，罢功为沐浴，此之谓也。自此得药之后，却行温养火候之功，十月共六百卦终，身外有身矣。却行演神出壳之功，一日十饭不觉饱，百日不食不显饥，尽矣。秘之秘之。

此二节工夫，待人道周全，方可行之。

驻世金丹 治诸虚百损，五劳七伤，万病临危，服之能起死回生，百发百中。大补元神，培养精气，乃补益中第一方也。宝之宝之。

红铅要十三四岁清秀女子首经，阴干，二分五厘 人乳要壮盛妇女初生男子乳汁，晒干，二分五

厘　乳香二厘半，要透明者　朱砂二厘半，要有神者　秋石用新小乌盆一个，入童便于内，令满，放净去处阴地上，倾此童便在地下，乌盆坐于上，将布围，日久盆外生出秋石，扫下用少许

上各为细末，合一处研匀，用初生男乳汁，加童便少许，揉和为丸，如梧桐子大。用鸡蛋取顶去清黄，令入丸在内，厚纸封顶，放众鸡蛋内，鸡抱二十一日取出。每遇病轻者一丸，病重者二丸，乳汁送下。无病之人服之延年。须要居一静室，清心绝欲，勿太醉、太饱、太喜、太怒、太劳，静养。每早卯时伏气后用一丸，晚上伏气后用一丸，俱用乳汁送下。服至四十日为止。身体康健，耳目聪明，发白返黑，齿落更生，延年益寿，其功不可尽述。

呼吸静功妙诀

人生以气为本，以息为元，以心为根，以肾为蒂。天地相去八万四千里，人心肾相去八寸四分。此肾是内肾，脐下一寸三分是也。中有一脉，以通元息之沉浮。息总百脉，一呼则百脉皆开，一吸则百脉皆阖，天地化工流行，亦不出呼吸二字。人呼吸常在于心肾之间，则血气自顺，元气自固，七情不炽，百病不治自消矣。

每子午卯酉时，静室中，厚褥铺于榻上，盘脚大坐，瞑目视脐，以绵塞耳，心绝念虑，以意随呼吸，一往一来，上下于心肾之间，勿亟勿徐，任其自然。坐一炷香后，觉得口鼻之气不粗，渐渐和柔。又一炷香后，觉得口鼻之气，似无出入，然后缓缓伸脚开目，去耳塞，下榻行数步，又偃仰榻上，少睡片时，起来啜淡粥半碗，不可作劳恼怒，以损静功。每日能专心依法行之，两月之后，自见功效。

夫万病之原，总归于虚。虚者，人不自慎而戕之也。盖饮食失节，损伤脾胃；劳役过度，耗散元气；思虑无穷，损伤心血；房欲过度，耗伤肾水。此四者人常犯之。虽智者慎之，亦难免无一伤也。然伤之者，则内伤劳瘵，诸虚百病生焉。良工未遇，峻剂复

攻，则轻病变重，重病变危，可胜叹哉。预为调摄者，晚服保合太和丸，以培元气脾胃之亏，可以壮气而增力，可以伐劳而任事，可以助困而不倦，可以当寒而耐饥。早服坎离既济丸，以补心血、肾水之损，由是添精而养神，由是升水而降火，由是却病而除根，由是延年而益寿。然此二药，专补人自戕之虚，可免终身之患，乃王道平和之剂，能收万全之功。卫生君子，禀赋薄弱，或斫丧太早，不能节慎者，不可一日无此药也。可不信服而预防哉。

保合太和丸

白术去芦，炒　当归酒洗，各四两　茯苓去皮　白芍酒炒，各二两　人参去芦　山药　陈皮带白　莲肉　半夏姜制　枳实麸炒　神曲炒　麦芽炒　山楂去子　香附童便炒　黄连姜汁炒　龙眼取肉，一两　白蔻去壳，三钱　甘草炙，五钱

上为细末，荷叶煎汤，下大米煮粥稀为丸，如梧桐子大。每服六七十丸，食后临卧米汤送下。

坎离既济丸

熟地黄酒蒸，姜汁浸，焙，四两　生地黄酒浸　天门冬去心　麦门冬去心　山茱萸酒蒸，去核　山药　甘枸杞　肉苁蓉酒洗，蒸　黄柏去皮，酒炒　知母酒炒　当归酒洗　白芍药酒炒，各二两　白茯苓去皮　牡丹皮各一两半　泽泻　五味子　楝参　远志甘草水泡，去心，各一两

上忌铁器，为细末，炼蜜为丸，如梧子大，每服一百丸，空心盐汤、黄酒任下。忌三白。凡人年过四十以后，气血渐衰，可加斑龙胶四两，酒化开丸服效。

制斑龙胶法　此胶能生精养血，益智宁神，顺畅三焦，培填五脏，补心肾，美颜色，却病延年，乃虚损中之圣药也。

鹿角连脑盖骨者佳，自解者不用。去盖至卸净，五十两，截作三寸段，新汲泉井水浸洗去垢，吹去角内血腥秽水尽。同人参五两，天门冬去心皮五两，麦门冬去心五两，

甘枸杞去蒂八两，川牛膝去芦五两，五品药以角入净坛内，注水至坛肩，用箬壳油纸封固坛口，大锅内注水，大甑蒸之，文武火密煮二昼夜足时。常加入沸汤于锅内，以补干耗。取出滤去渣，将汁复入砂锅内，熬成胶听用，和药末，其角去外粗皮，净者为末，名鹿角霜也，亦有可用处。

戒病诗

万病根源总属虚，酒色财气致灾危。忌医讳疾轻难治，寡欲清心重易医。履霜不谨坚冰至，霸药休投良剂宜。堪嗟真病非容易，调摄还从未病时。

全鹿丸

治诸虚百损，精血不足，元气虚弱，久无子嗣，并四肢无力，精神欠爽。常服能还精填髓，补益元阳，滋生血脉，壮健脾胃，安五脏，和六腑，添智慧，驻容颜，久服其效不能尽述。修合沐浴至心，勿轻视之。

黄芪　人参　白术去皮　白茯苓去皮　当归酒洗　生地酒洗　熟地　天门冬去皮心　麦冬去心　补骨脂炒　陈皮　甘草炙　续断　杜仲酥炙，去皮　牛膝酒洗　五味子　山药　芡实去壳　锁阳　楮实　秋石　枸杞子　巴戟去心　葫芦巴炒　兔丝子酒浸，焙干　覆盆子

肉苁蓉酒煮，焙干，以上各一斤　川椒去目　小茴香炒　青盐　沉香以上各半斤

上药精制如法，各为细末听用。牡鹿一只，宰杀退去毛肚杂碎，洗净，以桑柴火煮熟，横切片，焙干为末。骨用酥油涂炙为细末。髓同杂碎入煮鹿汤内，熬成膏，和肉骨末，一处拌匀，石臼内捣为丸，如膏不够炼蜜添之。丸如梧子大，每服六七十丸，空心炒盐汤送下。

神仙不老丹

用牛乳一瓶，干山药末四两，无灰好黄酒一大钟，童子小便一大钟去头尾，共和一处入钟，重汤煮，以浮沫出为度。取出，每用一小钟温服，每日服三次。

痼冷

治阴症搅肠痧

胡椒末，五钱　黄丹三钱，炒过　枯矾三钱　细面一撮

上研细，或好酒或酽醋，调匀作膏，放手心，合在外肾上，即时汗出愈。或摊厚纸上，或布绢上，贴脐，大能起痿。

治阴症冷疾

用鸡血，入好热黄酒，饮下即愈。

回阳丹

治阴症，手足厥冷，心腹疼痛。

白及二钱　胡椒二钱

上为细末，黄酒为丸，如麦粒大，每服九丸，用热黄酒送下，效。

治搅肠痧

用胡椒二十四粒，绿豆二十四粒，同擂碎，热酒调服，极效。

治伤寒阴症方

艾一撮　干姜　甘松　细辛　胡椒各等分

上为细末，每用三钱，好醋调匀，入男左女右手心，男朝马口，女朝阴门，汗出为效。

火精散

治阴症心腹冷痛，不可忍者。

硫黄四分　胡椒六分

上为末，每服三分，烧酒调眼。

治夹阴伤寒

用刀刮锅盖木皮，炒糊为细末，滚热酒调一碗服。又灸两中指尖，又灸两脚大拇指尖，汗出为妙。

治男妇阴症

用葱去粗皮，捆住，如酒钟粗，上下分三指长，切去胡叶，放肚脐上，用热熨斗熨葱，气透则热而愈。

寒症方

乳香　当归各一钱　胡椒一岁一个

为末，鸡血研，热黄酒下。

头 痛

治偏正头风

羌活 白芷 细辛 川芎 蔓荆子 薄荷 防风 甘草

上八味，各等分，为细末，每服一二茶匙，白汤调下。

香茗散 治因气恼冲动头痛，神效。

香附子二钱 川芎一钱 细茶一撮

上锉，二剂，水煎温服。

三灵散 治八般头风。

草乌 细辛等分 黄丹少许

上为极细末，吹鼻内，效。

独乌膏 治风寒头痛，服药不效。

川乌一两为末，醋调如膏，涂于顶脑角、太阳、风府处，须臾痛止。

太阳膏 治头痛头风。

川乌 天南星 白芷等分

上为细末，用葱白连须，同药捣烂，贴太阳穴上，纸盖之。

二黄散 治偏正头疼，颈风眼痛，破伤风，并验。

黄丹三钱 雄黄三钱 乳香 没药各二钱 焰硝一两

上为细末，令患人噙温水，吹药于鼻内，立效。

鬚 发

乌鬚固本丸 生精补髓，益血补虚，乌鬚黑发，返老还童，延年益寿。

何首乌八两，米泔水浸三宿，竹刀刮去粗皮，切片，黑豆五升同首乌滚水浸一时，蒸熟去豆 黄精四两，黑豆二升同煮熟，去豆，忌铁器 生地黄酒浸 熟地黄酒浸 天门冬去心 麦门冬去心 人参 浙术去芦 白茯苓去皮 甘枸杞 五加皮 巨胜子 柏子仁 松子仁 核桃仁各二两

上为细末，炼蜜为丸，如梧子大。每服

七八十丸，加至百丸，空心温酒下，盐汤亦可。忌葱、蒜、萝卜、豆腐、烧酒等物，并房事。

乌鬚

何首乌一斤，打碎，面包，蒸一炷香，去皮 白茯苓去皮，半斤 当归半斤 苍术米泔浸，去皮，一斤 熟地黄 生地黄酒洗 麦门冬泡去心 天门冬泡去心 旱莲花去根，各半斤 金墨烧，去烟 没药 乳香各五钱

上为细末，黄酒面糊为丸，如绿豆大。每服五十丸，青盐汤送下。服二十日见效，黑。至三月，再服十日见效。朝暮各一服。

乌发方

五倍子一两 硇砂春冬八分，秋夏三分 红铜末 白矾 石子各一钱

上，各研极细末。先将鬚发用肥皂洗净，以布拭干。将药入于白茶盏内，又用浓茶、食盐些须调前药，放于锅内煮三四沸，看其不稠不稀，取起，趁热以眉掠挑药染涂白处，以油纸包裹，一二时解去油纸，候干洗净，鬚发即黑。

制五倍子法

用五倍子，不拘多少，捣碎如黄豆大，用糠筛筛去细者，入无油净锅内，不住手炒，以黑色为度，不要黄色，不要焦枯了。用青布一方，水湿，趁五倍热包裹在内，于地上、板盖踏成饼，候冷取出听用。

制铜末法

用红铜末，将好醋、铜末锅内炒干，如此七次方好，入醋，看末多寡酌量。

牢牙乌鬚 养生不用炼丹砂，每日清晨只擦牙，若还用之三五日，转教鬚鬓黑如鸦。

旱莲草 青盐 槐角子 猪牙皂 生地黄各一两

上俱切碎，捣和一处，纸包盐泥裹，烧存性，研为细末。早晨擦牙，吐出洗鬚上，久则其黑如漆。

益牙散 补肾去脾湿热，固齿止疼，明目乌鬚发，大有神效。

熟地黄 地骨皮 川芎 青盐炒 香附子 破故纸各二两 细辛 防风各二钱半 白

蒺藜　五加皮　石膏各五钱　川椒　猪牙皂角各二钱

上为细末，每早蘸药擦牙，用百沸汤漱口咽下，其效不可尽述。

神仙延龄丹　专治男妇瘫痪，五劳七伤，颜色枯干，身体羸瘦，妇人久不成胎，男子精神减少，行步艰难，筋骨疼痛，能使衰返壮，折骨复坚，素发青，堕生瘢痕，耳聪目明。能除病益寿延年，其效不可尽述。

旱莲取汁，晒干成膏子，半斤　破故纸炒香为末，一斤　五加皮酒浸一昼夜，晒干　赤茯苓去皮，乳浸，牛乳可代　生地黄二斤，酒浸一昼夜，取汁，晒膏子　红枣去皮，煮熟　生姜二斤，取汁，晒干膏子　杜仲去皮，炙炒去丝，为末　核桃仁去皮，各半斤　川芎　枸杞去蒂，酒浸，各四两　没石子　蜂蜜炼老熟，各二两　细辛一两

上除桃仁、红枣、蜜外，其余各为细末，将前三味药煮熟为丸，如桐子大。每服三五十丸，或酒或盐汤下。眼二十日外，退白生黑。日久延年，神效。

乌鬓大补丹

何首乌一斤，铜刀切碎，黑豆三升水泡入甑内，与首乌层层铺盖，蒸一炷香尽，取出，晒干。如此三次听用　当归　熟地　牛膝　故纸　萆薢　苁蓉各二两　锁阳　覆盆子　桑椹子　柏子仁　酸枣仁　没石子　川椒　小茴香　茯苓各一两　巴戟　百药煎　槐角子各五钱　青盐　甘草各三钱

上二十一味，各制为末，石臼内不犯铁器。蜂蜜一碗，头生儿乳汁一碗，二味和匀，铜铫盛之，重汤煮三炷香，取出冷定，和药捣千下，不可间断一时。如服药时，忌猪、羊、萝卜、豆腐，不可用。服至二十日，鬓发从根发黑。至一月，阳物雄壮。须当谨慎。效。

鼻　病

治红糟鼻

升麻　牡丹皮　生地黄　大黄各一钱五分

黄连　当归　葛根各一钱　生甘草白芍各七分　薄荷五分

每帖加红小豆面一撮。

上锉，水一钟半，煎至一钟，去粗渣，徐徐服之。忌蒜、椒、酒。

赤鼻久不瘥

用大黄、芒硝、槟榔等分，为末，调敷患处三四次，洗净，却用银杏嚼烂敷之。

瓮鼻塞肉乃肺气盛

用枯矾研为末，绵裹塞鼻中，数日自消矣。

鼻疮久患不已脓极臭者

用百草霜研细，每服三钱，冷水调，卧服。

鼻中时时流臭黄水，甚者脑亦时痛，俗名控脑砂，有虫食脑中。

用丝瓜藤近根三尺许，烧存性，为末，酒调服。

治鼻疮

杏仁去皮尖，用乳汁和之搽疮处。

口　舌

治口舌生疮方

黄连　细辛各等分

上为末，干掺之，效。

治口疮方

黄连三钱　干姜二钱，炮　甘草三分

上为末，搽患处，良久，嗽吐涎出，再搽再吐涎，愈。

治舌肿方

用百草霜，醋和敷舌上下，脱皮，须臾立消。

舌长过寸，研冰片敷之即收。

舌出血如泉，炒槐花为末，掺之立止。

面　斑

治汗斑经验方

官粉一钱　轻粉五分　硫黄三分　珍珠五

厘，砂锅内煅过研细

上为末，以生姜擦之，次日即去其斑。

点痣

好碱　矿灰各等分

大铁勺内炒良久，以草叶放入药上即起焰可用，离火。临用以清水调和，以铁条蘸涂痣上，极妙。每日三次，待五日自落。

牙 齿

立止牙疼方

好雄黄为末　蒜一瓣，捣烂，麻布扭汁

令患人先噙水一口，将布包蒜扭汁，滴鼻中，男左女右，弹上雄末一指甲些许，患人提气一口，将药吸上，即吐水疼止。

治牙疼方

雄黄五分　矿灰五分　麝香一分

上为细末，用黄蜡溶化，入药为丸，入疼处，立效。

又方

全蝎一个，阴干　胡椒三分

共为末，搽疼牙立止。

治虫牙疼方

蟾酥　朱砂　雄黄各一分

上为细末，面糊为丸，如米粒大。每用一丸，咬疼处，立止。

治牙疳

用栀子不拘多少，以水润，每个钻眼三五个，入明矾，小豆大填在眼内，以火烧烟微尽为末。先以水漱净，干擦之。

治牙疳

用明矾五钱枯，鸡肶黄五个，烧存性，为末，擦之。

治牙疳

枯白矾、五倍子，烧存性，共为末，擦患处。

治牙疳

荆种，不拘多少，半生半熟，醋浸。漱口三五次，痛止吐去，效。

又方　巴豆一粒去壳，用铁丝针注，灯火烧半熟。用绵裹，咬在疼处，有涎水任流，即愈。

栀子散　治一切牙疳，效。

大栀子一个去穰，用生白矾末入栀壳内，烧矾熟，取出研末。先以米泔水漱口，后敷患处。

走马牙疳

杏仁　铜青　滑石各等分

上为末，擦患处立愈。

擦牙　固肾牢牙，用久，齿不动摇，鬓发不白，是其验也。

熟地黄　当归　青盐各一两　川芎八钱细辛　荷蒂　葛花各五钱

上七味，共研细末。逐日早晨用药少许擦牙上，不许吐，只要漱，咽之。

固齿明目方

赤芍药　荆芥穗　香白芷　当归尾　防风　青盐

上用青盐一斤捣碎，以井花水五碗先煎洁净，为末。然后将咀成片五件药，用水八升，煎至四升，用马尾罗，内薄绵一叶，滤去滓垢。将青盐入在药水内，用文武火煎干为度。每日早晨洗面时，用手指蘸水湿擦，于牙上下周遍。却噙半口水，漱三十六次，吐水在手洗面，眼最明。如觉牙齿微痛，晚亦照前擦之，便愈。常行睡卧擦之，亦效。如无青盐，白盐飞过者亦可。用水一升，即一茶盏也。又或添细辛五钱，尤妙。

治牙疼

麝香五分，另研　胡椒　甘松各一分　雄黄半分

上为细末，研匀，炼蜜为丸，如桐子大。用新绵裹一丸，安在患处，咬定，立效。

眼 目

治暴发眼赤，肿痛眵泪，隐涩难开。

黄连五钱　南薄荷二钱半

上为末，用鸡子清调和，隔纸涂眼上良久，干则以水润之，即效。

一方 用大黄末，新汲水调，涂两眉正上头两脑，水润之即愈。

洗法 治火眼赤眼，暴发肿痛，不可忍者。

黄连 黄柏各一钱 白矾生，二分 胶枣一枚

水煎半钟，洗之即消。

拜堂散

白矾二钱 铜绿一钱

泡水洗之，即愈。

风眼赤烂

黄连 黄芩 黄柏 荆芥 防风 薄荷各等分

先将各味共切有半碗，洗净，晒，略带湿入碗，加朝脑五六钱，散在上。以一碗合，着纸数重糊严，慢火，在碗下三钉支，烘升灵药，些少点眼。

治红烂眼

铜绿五钱 玛瑙一钱

上为极细末，用秋时熟天茄不拘多少，换水五七次，绞取汁，丸如桐子大。每用一丸，乳汁化开，搽患处，勿着睛，三日好。

治雀目昏暗方

干菊花 黄连各三钱 夜明砂七钱

上三味为末，井花水为丸，桐子大，每服五七丸，盐汤送下。

治暴发肿痛方

先将青布一块，水浸洗令干。另用生姜汁、白矾末，将布蘸搭眼胞上，闭目，须臾泪出而痛止。

咽 喉

吹喉散 治咽喉肿痛。

腊八日猪胆一二个，用枯矾五钱，茄柴灰五钱，共入胆袋，满，阴干，吹些许即愈。

治咽疮肿方

鸡内金倒净、勿洗，一个，用壁钱十个，共焙焦为末，吹肿处，即消。如成疮则愈。多少量用。

诸喉风

用猪牙皂角一两，去黑皮并弦，锉碎，水二钟，煎至一钟去滓，加蜜一匙，如无以鸡清半个，和匀服之，随即吐出风痰。如牙关紧急，用巴豆三五粒去壳，研油于纸上，作捻熏两鼻中，苏矣。

治乳蛾气绝者即时返活

单蛾，用巴豆一粒打碎，入绵茧壳内塞鼻，在左塞左，在右塞右；若双蛾者，用二粒塞两窍，立效。

吹喉散 治咽喉肿痛如神。

牙硝一两半 硼砂五钱 雄黄 僵蚕各二钱 冰片二分

上为末，每少许吹患处，立已。

针急喉闭法

于大指外边指甲下根，不问男女左右，用布针针之，令血出即效。如大势危急，两手大指俱针之，其效尤捷。

治喉痹，双单蛾风，肿痛涎咽不下，死在须臾。

真山豆根为细末，用熊胆和为丸，用鸡肫皮阴干，研末为衣，如绿豆大。每用一丸，放舌根下，徐徐咽下，立已。

瘿 瘤

海藻溃坚丸 治瘿大盛，久不消。

海藻 海带 海昆布 广术 青盐各五钱

上为细末，炼蜜为丸，龙眼大。每用一丸，食后嚼化。

治瘿方

猪气眼一两，壁土埋过，旧瓦焙干 明矾一钱二分，生用八分 急性子十五粒，焙干

上为细末，均作五服，临卧烧酒调服，不拘远近大小。

治瘿方

木香 当归 海藻各一两 川山甲五片，炒 海纳子五钱 猪枣肉三个

上用烧酒二壶，煮二炷香。每服一小钟，

酒尽见效。

南星膏　治头面、皮肤、手足生疮，瘤大如拳，小者如栗，或软或硬而不痛。

大生南星一枚，研细稠黏，用好醋五七滴为膏。如无生，以干者为末，醋调作膏。先将小针刺瘤上，令气透贴之。痒则频贴。一方，加草乌、细辛、白芷。

治瘤神方

用金凤花草，煎水频洗。若夏用鲜者，若秋冬用干者。

结　核

治顶后侧少阳经中疙瘩　不变肉色，不问大小，及月深浅远，或有赤硬肿痛。

生山药一块，去皮　蓖麻子去壳，三个

研匀摊帛上，贴之即消。

敷法　治痰核。

南星　淮乌各等分

为细末，姜汁调如膏，敷核上，立消。

治结核肿痛

夏枯草一味，水煎频服。

肺　痈

治肺痈

薏苡仁略炒为末，糯米饮调服。或入粥内煮吃亦可，或水煎服。当下脓血而安。

焊肺丹　凡治肺痈，必以此药间而服之，以护膈膜，不致溃透心肺，最为切当。

白矾三两，生　黄蜡二两

上为末，溶蜡为丸，梧子大。每二十丸，蜜汤送下，临卧服。

心　痛

红玉散

白生矾九钱　朱砂一钱

共研细，每服，钱抄一字，温水调下即止。

六合金针散　点眼，治蝎肚疼，心疼转筋。

雄黄　朱砂　乳香　没药　火硝各一钱
麝香少许

共为极细末，点眼。

文圣散　治急心痛。

旧笔头三个烧灰，作一服，白滚汤调下，立止。

独步散　治心腹暴痛不可忍，神效。

紫色香附，三钱为末，热黄酒调下。

治心疼方

用兔血和荞面为丸，如弹子大。每服一丸，槌碎，热黄酒送下，立止。

碧玉丸　治心胃刺痛，其效如神。

生白矾　枯白矾

上等分为末，稀糊丸如樱桃大。每四丸，烧酒下，立止。

拈痛丸　治九种心疼，神效。

五灵脂　蓬术煨　木香　当归各半两

为细末，炼蜜为丸，如桐子大。每服二十丸，食前橘皮煎汤下。

治心疼

椰瓢用荞面包裹，烧面去烟为度，多用些磁石少许　青盐少许

上共研为细末，每服七分，或一钱，黄酒调下。

心疼方

槐子炒黄色，一两　古石灰炒黄色，一两

上共为细末，每服一钱，黄酒或温水送下，效。

治虫咬心疼

用楝根，去粗皮用白皮，水煎，去渣服。

清肝顺气汤　治心胃刺痛，及两胁作疼，上呕，大便硬，六脉急数。

柴胡　黄芩　赤芍药　厚朴　大黄　芒硝　枳实　栀子炒　黄连　半夏　青皮甘草

生姜煎服。

拔去病根丸　治男妇常贯心腹疼痛，终身不愈者，服此一料除根。

香附　山栀姜炒　川芎　苍术米泔浸炒　神曲炒　山楂肉　陈皮带白　半夏曲　草豆蔻要两头尖的方可用，如无以白豆蔻代之，以上各一两

上九味，共为细末，姜汁打稀糊为丸，如梧子大。每服七十丸，临卧白水送下。

灸心疼神法

两手肘后陷出酸痛是穴，先用香油半钟重汤煮温服，即用艾水入粉揉烂为炷，每处灸五壮，立止疼。

腹　痛

调气散　治气滞于内，胸膈虚痞，腹中刺痛。

木香　紫苏各五分　槟榔七分　青皮麸炒　香附各一钱　陈皮　半夏各八分　甘草　乳香　没药各三分

上锉，生姜三片，水煎服。

平肝散　治七情不顺，郁火攻冲，腹痛时发时止，痛无定处是也。

陈皮　青皮麸炒　香附　白芍　山栀炒　黄连炒　黄芩炒，各一钱　半夏姜制，八分　甘草五分

生姜三片，水煎服。

椒矾散　治心腹刺痛。

胡椒　白矾各一钱

上为末，每服五分，黄酒调下。

治肚痛

用明矾不拘多少，为细末，以葱白捣烂和丸，如弹子大。每用一丸，研烂，白滚水调下。

腰　痛

治肾虚腰痛，久则寒冷　此药壮筋骨，补元气，利小水，养丹田。杜仲苁蓉巴戟天，茴香故纸共青盐，猪羊腰子将来吃，八十公公也少年。

杜仲酒炒，去丝，一两　肉苁蓉五钱，酒洗

川巴戟酒浸去骨，五钱　小茴一两　青盐五钱　故纸一两，盐水浸

上为细末，将腰子分开，入药在内缝住，纸包裹煨熟。每一个一服，用黄酒送下。

治腰痛眼疾，乌鬓黑发。

茼麻子去壳，一斤　白军姜四两

共为细末，蒸饼糊为丸，如桐子大。每服二十五丸，空心黄酒送下，以干物压之。

如神散　治闪锉一切腰痛，甚者不过三服。

当归　肉桂　玄胡索

上等分为末，每服二钱，黄酒调下。

胁　痛

开气散　治胁间痛，如有物刺，是气实也。

枳壳去穰麸炒，二两半　甘草炙，七钱五分

上为末，每服二钱，浓煎，葱白汤下，不拘时服。

疏肝饮　治左胁下痛者，肝积属血，或因怒气所伤，或跌闪所致，或为痛。

黄连吴茱萸煎汁拌炒，二钱　当归　柴胡各一钱半　青皮一钱　桃仁研如泥，一钱　川芎　白芍酒炒，各一钱一分　红花五分

水煎，食远温服。

痛　风

治一切筋骨痛

陈皮　青皮　甘草　白芷　良姜　麻黄　罂壳　洛阳花　无灰酒一瓶

上为细末，入壶内煮三炷香，取出温服，汗出为度。加木香三分，白花蛇三钱，尤妙。

治一切遍身骨节流注作痛

人参　白术　茯苓　当归　川芎　赤芍药　生地黄　防风　羌活　独活　天麻　南星　陈皮　黄芩　甘草

上锉，生姜煎服。

遍身疼痛丸

当归全身　羌活　木香各一两　木通　陈皮　青皮　枳壳各七钱　川芎　白术各六钱　肉桂　独活　香附　桔梗　沉香　枳实各三钱　甘草三钱

上共为细末，神曲糊为丸，如绿豆大。每服五七十丸，不拘时，热酒送下。

和血止疼如圣散

鹿角烧灰，一两　茺蔚草小暑前取，阴干为末，三钱　乳香二钱　没药二钱　当归炒黑，二钱　麻黄去节，一钱

上六味为细末，每服一二钱，重者三钱，好黄酒调下，有汗避风，立效。

治筋骨疼神验方

大猪胆一个，用热烧酒调下，服不过三二个即安。

治遍身骨节疼痛久不愈者

木通不拘多少，酒煎，服之立止。

脚　气

治风湿腿痛艰行

当归一钱，酒洗，全身，焙干　白芍药八分　陈皮八分　川芎八分　白茯苓八分　白术一钱　肉桂六分　防风一钱　苍术一钱五分，米泔浸宿　枳壳八分　乌药一钱　独活八分　半夏一钱二分　羌活八分　南星一钱二分　白芷八分　知母八分，蜜水炒　黄柏八分　甘草五分

上作一服，水二钟，姜三片，煎服。

治寒湿气作脚腿痛 此药服后，竟投痛处，出汗如神。

番木鳖子一两，用牛油炸黄色，炒干　两头尖火炮，三钱

上共为细末，每服四分，空心烧酒调下。未止，次日再加二分，三服觉有汗即效。

治寒湿气脚腿疼痛

乳香　没药各一钱　棉子仁三钱，炒红黄色　白糖一两

上为末，黄酒调下。

癞　疝

小肠气坠偏痛

以猪毛烧灰为末，每服二钱，空心热黄酒下，一服立止。二次加茴香服。

小肠疝气方

荔子核不拘多少，炒过为末。每服二钱，空心热酒送下。

治偏坠气方

猪悬蹄，烧存性为末。每服三钱，黄酒调下。

治阴囊肾茎肛门瘙痒不可忍者，抓破出血，好了又痒又抓。

人言，用酽醋二碗，熬至一碗，洗患处，立止。

消　渴

黄连猪肚丸

黄连五两　麦门冬　知母　天花粉各四两　加葛根　生地黄各二两

上为末，入雄猪肚内缝定，置甑中蒸极烂，取出药，捣肚成膏，和药，如干，加炼蜜杵匀，如梧子大。每服五十丸，米饮下，加至百丸。

治三消如神

用蚕茧壳或丝绵，煎汤服之皆可，无时服之。

浊　证

清浊锁精丹 治白浊，大能化痰如神。

白矾二两，飞过　滑石二两

上为末，早米糊为丸，梧子大。每五十丸，米饮空心下服之。

治白浊淋沥痛，因房欲不节，或精末施泄而将成下疳，神效。

绿豆不拘多少，擂，井花水澄清，空心服。

洗法：用花椒三钱，葱白七根，煎水，先熏后洗。

治遗精白浊

山药一两　黄柏二两，酒炒　牡蛎五钱，火煅火淬七次　白茯苓一两

上共研细末，酒糊为丸，如梧子大。每四十丸，空心水酒送下。

遗 精

滋补丹　治夜梦遗精，或滑精虚损。

人参　白术　茯苓去皮　当归酒洗　川芎　熟地　白芍酒炒　枸杞子　杜仲去皮，酒炒　牛膝去芦，酒洗　天门冬去心　麦门冬去心　破故纸炒　远志甘草水泡　牡蛎煅　龙骨煅　金樱子去毛　莲蕊　甘草各等分

上为末，干山药末打糊为丸，如梧子大。每百丸，空心酒下。

石莲散　治遗精。

莲蕊　石莲肉　芡实　人参　麦门冬　茯神　远志　甘草

上锉，水煎，空心服。

神龙丹　治遗精。

文蛤炒，二钱　白龙骨煅，三钱　白茯神去皮木，五钱

上为细末，醋糊为丸，梧子大。每服三十丸，空心温水下。

淋 症

治淋方

车前子草　葵花根

二味煎汤服之。

又方

木通五钱　甘草一钱

二味煎汤，服之立效。

青龙银杏酒　专治五淋白浊，疼痛苦楚，神验。

天棚草即瓦松嫩者，去根尖，三钱　银杏即白果，去壳，七个

上二味共一处，顺研极烂，滚黄酒调饮，一服即愈。

治血淋方

乱发烧灰存性，为末。每服一钱，空心白滚汤调服。

治久淋不止

当归　川芎　白芍　熟地　陈皮　半夏　茯苓　甘草各五分　升麻　柴胡　牛膝　黄柏　知母　白术　苍术

水煎，露一宿，空心服。

鸾凤散　治淋血。

公鸡一只，用二腿骨共六节，烧灰存性为末。每服一钱，黄酒送下。

小便出血方

用莴苣菜捣烂，贴脐上，立止。

加味滋肾丸　治热淋管痛，并两足热宜服。

黄柏八两，酒拌，晒，炒　知母法同上　五味四两　青盐五钱

上为细末，粥糊为丸，如梧子大。每服五七十丸，空心米饮汤任下。

小 便 闭

治小便不通　樊进忠经验

用蟋蟀，一名促织，大者三个，焙干为末，煎竹叶汤调服，神验。

治小便不通

麝香、半夏末，填脐中，上用葱白、田螺捣成饼，封脐上，用布带缚住；下用皂角，烟熏入马口，自通。女人用皂角煎汤，洗阴户内。

治小便不通

用皮硝一合，葱连须一根，捣为一处，用青布摊在上，以膏药样，用热瓦熨之即出。

治小便不通腹胀疼痛欲死

野地蒺藜子，不拘多少，焙黄色为末，温黄酒调服，立通。

神灰散　治小便不通，登时见效。

用苘麻烧灰，黄酒调服。

大 便 闭

通肠饮　治大便不通，经验。

皮硝提过净者，五子　葱白连须五枝，捣烂，加蜜少许

用黄酒调饮即通。

大便不通

用皮硝五钱，热酒化开澄去渣，加香油三四茶匙，温服，须臾即通。

大便不通

大黄　皮硝　牙皂

三味等分，水煎，一服立通。

大便不通

大黄一两　皮硝一两半　细茶一两　蜂蜜三匙

上用水煎，去渣温服，忌生冷之物。

大便不通

大麦芽，不拘多少，捣碎入黄酒壶煮一沸，服之立通。

大小便闭

颠倒散　治脏腑实热，或小便不通，或大便不通，或大小便俱不通。

大黄六钱　滑石三钱　皂角三钱

上为末，黄酒送下。如大便不通，依前分两服；如小便不通，黄三钱，石六钱，角如前；大小便俱不通，黄、石均分，角亦如前。

痔 漏

痔肿痛

葱头共蜜捣，点一指头，肿处冰冷即消散。

点痔漏方

头伏日采下瓦松，熬水，不时洗之。

治肠风下血

乌梅连核四两，烧存性　黄连四两

上为末，醋糊丸，桐子大。每服七十丸，茶清送下，药尽而愈。

又方

猪肠头五寸长，煮烂，用黄连为末，和捣极如泥，可丸如梧桐子大。每服七十丸，空心盐汤下。

治肠风痔漏

用鹅胆汁点痔，又用新汲水早晚洗之，常洗最效。

治痔下血

槐花　荆芥穗各等分

上为末，每服一钱，空心茶清送下。

治翻花痔

马齿苋一斤，烧存性，细研，猪脂调搽。

痔漏

五倍子大者一个，取孔　当归　防风等分为末，装实

以环眼马粪入油篓，置五倍子熏之一两次，有一桶落下，长短不等，疮永不发。

治漏方

熟枣一大枚　水银一钱

共揉不见星，随漏眼大小，作条塞入，虫死，疮即渐愈矣。

槐壳丸　专治痔疮。

槐花拣净微炒，八两　枳壳去穰，三两

上共为细末，炼蜜为丸，如梧子大。每服一百丸，空心白滚汤送下。

洗痔神方

曲曲菜　小虫卧单　马齿菜　猪牙草　花椒　槐条　茄根

煎水，先熏后洗。后用：

珍珠煅，一钱　琥珀一钱　片脑二钱

为末搽上。

治痔漏

地骨皮炒　金银花　槐角子煮熟，去皮炒　当归酒浸，炒　刺猬针炒黄色，各等分

上为细末，江米饭捣丸，如梧子大。每服三钱，一日三服，米汤送下。忌发气物。再加皮硝、五倍子，煎水熏洗。

肠澼

大便下血，肠痛不可忍，肛门肿起

大黄　黄芩　黄连　栀子　黄柏　赤芍
连翘　枳壳　防风　甘草

上水煎，空心服，外用金凤花煎水频洗，肿消痛止。

治大便下血

槐子不拘多少，炒为末，雄猪胆为丸，梧子大。每服五十丸，空心白滚水送下。

大便下血秘方

茅根不拘多少，煎汤服之立止。

大便下血如流水不止者

黄连一两，金华酒煎服，一服立止。

大便下血方

当归　川芎　白芍　熟地各一钱　阿胶炒
槐花　条芩各八分　栀子六分

酒煎，空心服。

大便下血秘方

干柿饼，烧存性为末，每服二钱，空心米汤调下。

脱肛

脱肛方
蟾脱焙黄
为末，点即止。

洗法　治脱肛。
用五倍子三钱，白矾一块，水煎温洗，以芭蕉叶或荷叶缓缓托上。

又宜蜘蛛七个，烧存性，为末，每少许，香油调敷。

又宜生蜘蛛捣，搭脐上即收效。

又宜死鳖头一枚，烧令烟尽，捣末敷肛上，以手接援之。

又宜乌龙尾（即梁上尘灰）同鼠粪和之，烧烟于桶内，令坐其上，熏之数遍，即上不脱为效。

诸虫

追虫取积丸

黑牵牛一斤，取头末四两　槟榔六两，取头末四两　巴豆二两，去壳　大皂角半寸长，二十锭

上用水三碗，将巴豆、皂角入锅内煮之一碗，去滓，将水和前药末为丸，如梧桐子大，晒干，用水一碗洒之，再晒干，又水洒之又晒，光亮如水晶相似。每服三钱，四更时调砂糖送下。如不行，饮热水一口催之。行十一二次，忌口五七日为妙。此药有虫取虫，有积取积，效。

杀虫丸　宜虫疾，当时取效，消痞块，即除根。

槟榔　牵牛各一两二钱　锦纹大黄四钱
木香八分　雷丸　芜荑　锡灰　使君子肉各三钱

上为细末，用连须葱煎汤，露一宿，为丸，如小豆大，每服四钱，连根葱汤送下。

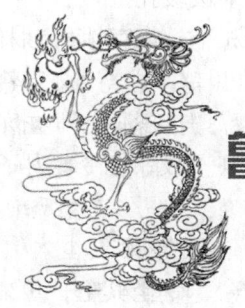

鲁府禁方 卷三 康集

妇 人

加减四物汤 治诸病神效。

驱风四物汤 治血虚头目眩，头风头痛，或时头面作痒，或肌肤痒皆治。

生地黄酒洗，一钱　川芎一钱　赤芍八分

当归酒洗，一钱　荆芥七分　防风去芦，七分

羌活八分　独活八分　白芷七分　藁本八分

上锉，水煎，量疾食前后温服。

除寒四物汤 治气血虚，身体怯冷，但逢时少寒，为之耸肩。

熟地黄　南芎　白芍酒炒　白茯苓去皮

当归身酒洗，各一钱　干姜五分　石菖蒲七分

黄芪蜜炙　人参各七分　甘草三分

上锉，水煎，不拘时服。或寒战加官桂。

清暑四物汤 治盛暑身热，头疼耳昏。

生地黄　赤芍　赤茯苓去皮　白扁豆

当归去头，酒洗　川芎　香薷　柴胡　黄芩去朽　桔梗去芦　甘草各等分

上锉，水煎服。

除湿四物汤 治感湿气遍身骨节疼痛，四肢困倦。

当归去头，酒洗　川芎　赤芍　生地黄

赤茯苓去皮　苍术米泔浸，炒　猪苓　泽泻

木通　防风去芦　羌活各等分　甘草减半

上锉，水煎，不拘时服。

明目四物汤 治血虚目暗生花。

当归酒洗　南芎　白芍酒炒　熟地黄　肉苁蓉酒洗　酸枣仁炒，各一钱　木通五分　石菖蒲七分　甘枸杞子一钱　甘菊花一钱

上锉，水煎服。

聪耳四物汤 治耳闭。

当归酒洗　川芎　赤芍　生地黄各一钱

石菖蒲　酸枣仁炒　白芷　木通　枳壳麸炒

青皮去穰　荆芥　薄荷　藁本各七分　甘草二分

上锉，水煎，食后服。

除眩四物汤 治头目昏眩。

当归身酒洗　川芎　赤芍　生地黄各一钱

羌活八分　细辛五分　藁本七分　蔓荆子一钱　白芷一钱　甘草三分

上锉，水煎服。

清晕四物汤 治血虚时时昏晕，不得清爽。

当归　川芎　白芍酒炒　熟地黄　蔓荆子各一钱　细辛五分　半夏汤泡透切片，姜汁炒，一钱　金沸草　荆芥　防风　羌活　独活各六分　甘草三分

上锉散，生姜三片，水煎服。

止呕四物汤 胃气不和，时或呕吐，有物吐出。

当归酒洗，七分　白芍酒炒，一钱　川芎减半，五分　半夏汤泡切片，姜炒，一钱　陈皮一钱　人参去芦，五分　白术去芦，土炒，一钱　白茯苓去皮，一钱　枳壳去穰，麸炒　槟榔

上锉，生姜三片，水煎，不拘时服。

除秽四物汤 胃气不和生呕，不进饮食，无物吐出者。

当归身酒洗，一钱　南芎五分　白芍酒炒一钱　槟榔七分　半夏汤泡，姜汁炒，一钱　干姜炒　桔梗各五分　枳壳去穰，麸炒，七分　青

皮去穰，七分　金沸草五分　陈皮一钱　青木
香五分

上锉，生姜三片，水煎，不拘时服。

散痞四物汤　脾胃虚，胸中不时痞闷
不宽。

当归酒洗，八分　川芎五分　白芍酒炒，一
钱　枳壳去穰，麸炒　枳实麸炒　青皮去穰
香附炒　乌药　槟榔各七分　青木香五分　陈
皮一钱

上锉，生姜三片，水煎服。

消胀四物汤　治气块时时膨胀。

当归酒洗，一钱　南芎八分　枳壳去穰，麸
炒　赤芍各八分　枳实麸炒　青皮去穰　陈皮
槟榔各一钱　半夏汤泡，切片，姜炒　大腹皮
各一钱　青木香五分

上锉，生姜三片，水煎，温服。

清热四物汤　血虚津液干燥，肌体烦热，
手足心热。

当归酒洗，一钱　川芎八分　生地黄　熟
地黄　赤芍各一钱　天花粉　地骨皮　柴胡
前胡　黄芩　桔梗　百合　麦门冬去心，各
八分

上锉，水煎，不拘时服。

除烦四物汤　虚损，面上心中时或烦热。

当归酒洗　川芎　赤芍　生地黄　天花
粉各一钱　五味子十个　麦门冬去心　前胡
干葛各八分　淡竹叶十个　人参七分　石膏
一钱

上锉，水煎，不拘时服。

止渴四物汤　血虚心火旺，津液少，故
生渴也。

当归酒洗　川芎　白芍酒炒　生地黄各一
钱　柴胡　前胡各七分　五味子十个　麦门冬
去心，一钱　干葛七分　人参七分　天花粉一钱
知母一钱　石膏一钱　乌梅一个

上锉，水煎，不拘时服。

止痛四物汤　血虚弱，浑身四肢疼痛。

当归酒洗　川芎　白芍酒炒　熟地黄各一
钱　秦艽　丹参　羌活　骨碎补各八分　木瓜
良姜　均姜　五加皮　玄胡索各七分

上锉，水煎服。

除痿四物汤　治身虚四肢痿弱倦怠。

当归酒洗　川芎　白芍酒炒　熟地黄
菟丝子酒洗　肉苁蓉酒洗　白术去芦、油，
各一钱　五味子十个　陈皮　香附子　骨碎补
各八分　鹿茸酥炙，七分　破故纸酒炒，七分

上锉，水煎，空心服。

健步四物汤　血虚不荣于下部，故令足
痿弱，不能行步。

当归酒洗　川芎　白芍酒炒　熟地黄各一
钱　牛膝去芦，酒洗　木瓜　川续断各一钱

上锉，水煎，空心服。

和解四物汤　伤风感冒，四肢倦怠，头
目昏痛，身热。

当归酒洗　川芎　赤芍　生地黄各八分
藁本　羌活　前胡　防风　白芷各一钱　甘
草三分

上锉，生姜三片，葱二根，水煎，热服。

止嗽四物汤　肺热上壅痰嗽。

当归酒洗　川芎　赤芍　生地黄　前
胡　桔梗去芦　紫苏　杏仁去皮尖　金沸草
黄芩　知母　贝母　桑白皮各等分　甘草减半

上锉，生姜三片，水煎，温服。

化痰四物汤　痰壅不利，胸膈不宽。

当归酒洗　川芎　赤芍　陈皮　半夏汤
泡，姜汁炒　白茯苓去皮　桔梗去芦　枳实
青皮去穰　香附米各等分

上锉，生姜五片，水煎，温服。

顺气四物汤　时觉心中气不下降，痞塞
不通，或有积块。

当归酒洗　川芎各一钱　赤芍　枳壳麸炒
乌药各八分　三棱醋浸，炒　莪术醋浸，炒
槟榔　远志甘草水泡，去心　青木香　砂仁各
五分　青皮去穰　陈皮　香附米各一钱　辰砂
另研，五分　麦门冬去心，一钱

上锉，水煎服。

定喘四物汤　肺气不利，故令喘促。

当归酒洗，六分　川芎六分　白芍酒炒，六
分　生地黄七分　白茯苓去皮　前胡　桔梗去
芦　杏仁去皮　葶苈　紫苏　桑白皮　金沸

草 枳壳去穰，麸炒 枳实麸炒，各八分 甘草三分

上锉，水煎服。

消肿四物汤 治遍身浮肿。

当归酒洗 川芎 赤芍各六分 车前子一钱 青木香五分 赤茯苓 猪苓 泽泻 大腹皮 葶苈各一钱 防风 木通 槟榔各一钱

上锉，葱三根，水煎，食前服。

治淋四物汤 膀胱热结，小便难。

当归酒洗 川芎 赤芍 生地黄 葶苈 木通 车前子 防风 山栀 条芩各等分

上锉，葱白三根，水煎，空心服。

止泻痢四物汤 治肠腹虚滑，或泻或痢不停，虚寒久者宜服。

当归酒洗，六分 川芎五分 苍术米泔浸，炒 白术去芦，各一钱 木香 丁香 干姜 官桂各五分 香附子 厚朴姜炒 车前子 诃子肉 肉豆蔻火煨，去油各一钱

治痢干姜要炮，里急后重加槟榔、木香。

上锉，生姜三片，水煎服。

除痢四物汤 治痢赤白日久，虚寒者可服。

当归酒洗 川芎 白芍酒炒，各一钱 干姜炒，五分 阿胶炒 厚朴姜炒，各一钱 青木香 艾叶各五分

热盛加黄连、黄芩，里急后重加槟榔。

上锉，水煎，空心服。

通经四物汤 经脉不通，不可一例用药。有血壅盛而不通者，用破血之药以通之。有血不行者，非是不行，乃血虚乏，若用破血之药以通之，非不通行，经后愈损人矣。血虚血旺，俱在两尺脉中试之，有力无力辨之耳，庶获不差。

当归酒洗 川芎 白芍酒炒 熟地黄各一钱 人参 黄芪蜜炒 肉苁蓉酒洗，各七分 五味子十个 红花五分 苏木一钱

上锉，葱白三茎，酒水煎，空心服。

清血四物汤 血壅过不行。

当归酒洗 川芎 赤芍 生地黄各一钱 鬼箭 三棱醋浸，炒 玄胡索各七分 红花五

分 姜黄 苏木各八分 白术去芦 牡丹皮各一钱

上锉，水煎，入酒同服。

安胎四物汤 胎气不安，腰疼重坠。

当归酒洗 川芎 白芍酒炒 熟地黄各一钱 地榆 续断 木香 前胡 丹参 紫苏 阿胶炒 砂仁 艾叶醋炒，各五钱

上锉，葱白一根，水煎，空心服。

催生四物汤 胎连日不下，死于腹中。

当归酒洗，二钱 南芎二钱 桂枝 鬼箭 白芷 苏木 红花 干姜 牛膝去芦 牡丹皮 玄胡索各五分 麝香另研，三分，临服入汤药内，搅匀服之

上锉，一剂，水酒煎服即下。

保产四物汤 治产后虚损诸病。

当归酒洗 南芎 白芍酒炒 熟地各一钱 白术去芦，炒，一钱 白茯苓去皮，一钱 陈皮八分 干姜炒黑，五分 益母草一钱 香附米炒，一钱 甘草炙，三分

昏愦加荆芥穗，口干加麦门冬，盗汗加黄芪蜜炒，不寐加酸枣仁炒，恶露不行加桃仁、红花。

上锉，生姜三片，枣一枚，水煎温服。发热加童便一盏同服。

化积四物汤 因饮酒中毒，或时胸中痞闷，腹中膨胀者，有妨饮食。

当归酒洗 川芎 赤芍 三棱醋浸，炒 莪术醋浸，炒 青皮去穰 陈皮 枳壳麸炒 槟榔 砂仁 香附 莲肉各七分 乌梅一个 青木香五分 白豆蔻去壳，五分

上锉，水煎服。

进食四物汤 脾气不和，胸中饱闷。

白芍酒炒，一钱 川芎七分 香附一钱 砂仁八分 陈皮八分 枳实麸炒，七分 槟榔七分 乌药七分 青皮去穰，七分 莲肉七分 白豆蔻去壳 青木香各五分

上锉，生姜三片，水煎，温服。

化气四物汤 气逆上攻，胸胁作痛。

川芎 赤芍 青皮去穰 陈皮 香附 槟榔 木香 乌药 莪术醋炒 川乌火炮，去

皮尖　三棱醋炒　石菖蒲　良姜各等分

上锉，水煎服。

扶劳四物汤　血虚成劳，遍身骨节酸痛，五心烦热，盗汗，不进饮食。

当归酒洗　川芎　白芍酒炒　熟地黄　黄芪蜜炙　麦门冬去心，各一钱　柴胡　地骨皮　秦艽　丹参　天花粉各七分　陈皮　香附　砂仁　枳壳麸炒　前胡各七分

上锉，水煎服。

调经四物汤　血气不调，或前或后，或多或少，但调气经脉自匀。

当归酒洗　川芎　白芍酒炒　熟地黄各一钱　青皮去穰　陈皮　丹参各八分　川乌火煨，去皮、脐，七分　红花五分　桃仁去皮，十个　紫苏　香附各六分　砂仁五分

上锉，水酒煎服。

清带四物汤　治血淋，赤白带下。

当归酒洗　川芎　熟地黄　枳壳麸炒　香附炒，各一钱　白附子　防风各五分　橘红一钱　良姜五分　荆芥七分　甘草三分

上锉，枣三枚，酒一钟，煎七分，入白面一撮，入净肉汁，再煎二三沸，空心服。如白带多，加均姜炮、吴茱萸炒。

胎产四物汤　胎前产后，腰胯疼痛。胎前数服，胎滑易产；产后数服，能去败血。

白芍酒炒，一钱　川芎七分　枳壳麸炒，七分　陈皮八分　莪术醋炒，六分　香附炒，一钱　大腹皮　当归各一钱　紫苏七分　甘草三分

上锉，生姜三片，葱白三根，水煎，空心服，忌生冷。

四时增损四物汤　调理妇人女子诸症。

春倍川芎，夏倍芍药，秋倍地黄，冬倍当归。

经　闭

治妇人经脉不通方

大黄二两，面包烧熟　头红花二两　肉桂一两，去粗皮　吴茱萸一两，炒　当归一两，酒洗，炒

上五味为细末，每服二三钱，好黄酒调下，量人虚实加减。一方加香附米一两，莪术、槟榔各五钱，尤佳。

治妇人干血气

海金沙二钱　穿山甲一钱　大附子二钱　皂角二钱　苦丁香二钱　巴豆一钱半，生用　麝香一分　红花二钱五分　桃头七个　葱白三枝　丁香二钱

上共为末，丸如弹子，丝包入内用。每药三分，加麝半分。

万化膏　治日久经闭不行，神效。

真香油一小酒杯　蜂蜜一小酒杯

上共合一处，磁碗内盛之，重汤煮一炷香，空心热服即通。

养血调经丸　治妇人经闭，或二三年不通者，脐左下一块如碗大，间或吐血或便血，余无恙。此血虚气盛脾弱郁，用后二方一消一补，即效。

当归酒洗，二两　南芎一两　白芍酒炒，二两　熟地四两　山茱萸酒蒸，去核，二两　白茯苓去皮，一两半　山药二两　牡丹皮一两半　泽泻一两半　栀子炒，一两半　益母草二两　生地酒洗，二两　香附醋炒，二两　陈皮一两半

上为末，炼蜜为丸，梧子大。每服三钱，空心淡姜汤下。

消积通经丸

南香附醋炒，十两　艾叶醋炒，二两　当归酒洗，二两　南芎一两　赤芍一两　生地二两　桃仁去皮，一两　红花酒洗，一两　三棱醋炒，一两　莪术醋炒，一两　干漆炒，一两

上为细末，醋糊为丸，如梧子大。每服八十丸，临卧淡醋汤下。

血　崩

治血山崩不止

用核桃连粗皮，以黄酒煮数滚，取出嚼食，仍用酒送下，即止。

箱子散　治血山崩漏。

箱子二枚，烧糊为末，黄酒调服。

固经散　治血山崩，神效。

大蓟根不拘多少，烧灰存性，为末。空心好热黄酒调下，即止

治妇人血崩如泉流不止

棉花子，铜器炒尽烟，为末。每服二钱，空心黄酒下。

备金散　治妇人血崩不止。

香附子炒，四钱　五灵脂炒，二两　当归尾一两二钱

上为细末，每服二钱，空心黄酒送下。一方，米糊丸，空心五十丸，用醋汤送下。

治血山崩如泉涌不止

干驴粪为粗末，入坛内烧烟，令崩妇人坐其上烟熏，久久自止。

治血山崩

郁花子仁炒黄色　黄芩　甘草

上等分为末，每服二钱，空心黄酒送下。
治血崩。

腥腥草锉一剂，水煎服之，立止。

妇人血崩方

蒲黄　五灵脂　官桂　雄黄　甘草各一钱

上为末，每服一钱，姜汤调下。
血山崩。

当归一两　龙骨煅，一两　香附子炒，三钱

棕毛灰半两

上为细末，空心米汤饮，调下四钱，忌油腻。

带　下

治女人赤白带下，男子白浊。

硫黄一两，烧酒淬七次　官桂三钱　陈皮一钱二分　白芷二钱　当归一钱二分　甘草二钱

上共为末，每服一钱，空心黄酒送下。

刘刺史丸　治赤白带下。此药不寒不热，得其平和，助阴生子，神效。

肉苁蓉酒洗，一两三钱　覆盆子去蒂，一两二钱　蛇床子一两二钱　菟丝子酒制，一两二钱

乌贼骨八钱　五味子六钱　当归酒洗，一两二钱　川芎一两一钱　白芍一两　防风六钱　黄芩五钱　艾叶三钱　牡蛎八钱，用盐泥固济，煨透去泥研

上焙干为末，炼蜜为丸。每服三十或四十丸，早晚青盐汤送下。

二白丸　治白带如神。

石灰一两　茯苓二两

上为末，水丸。每服三十丸，空心白水下。

火龙丹　专治男妇下元久冷，赤白带下，如神效。

硫黄　丁香　甘松　山柰各二钱

上共为细末，炼蜜为丸，如绿豆大。每服七丸、九丸，空心热黄酒送下。

求　嗣

神仙种子奇方

巴戟肉二两五钱　菟丝子酒制，二两　鹿茸酥炙去毛，一两，须真茄茸　吴茱萸　白及　白茯苓各一两　大附子童便浸三日，切片，阳干，五钱　牛膝酒洗，去芦　细辛各五钱　菖蒲　厚朴姜炒　桂心　人参　白蔹　没药各四钱　当归三钱　乳香二钱

上共为细末，和丸如梧桐子大。每服五七十丸，空心黄酒送下，或盐汤亦可。壬子日修合，男女每日服之。无男子，妇人不可服。亦不可过服，恐成双胎。

金莲种子方

附子生用，去脐　白茯苓去皮，各一两半　杜仲去皮，炒去丝　桂心　秦艽　防风各三钱　干姜一钱，生用　牛膝一钱　砂仁一钱　细辛一钱　人参二钱　何首乌二钱　菟丝子一钱　益母草二钱　大黑豆二钱

上共为细末，炼蜜为丸，如黄豆大。每服三十丸，茶酒送下，效。

仙传种子药酒方

白茯苓去皮，净一斤　大红枣煮去皮核，取肉半斤　胡杉肉去皮，泡去粗皮，六两　白蜂蜜

六斤，入锅熬滚，入前三味搅匀，再用微火熬滚，倾入磁坛内，又加高烧酒三十斤，糯米、白酒十斤，共入蜜坛内 黄芪蜜炙 人参 白术去芦 川芎 白芍炒 生地 熟地 小茴 枸杞子 覆盆子 陈皮 沉香 木香 官桂 砂仁 甘草各五钱 乳香 没药 五味子各三钱

上为细末，共入蜜坛内和匀，笋叶封口，面外固，入锅内大柴火煮二炷香取出，埋于土中三日，去火气。每日早、午、晚三时，男女各饮数杯，勿令大醉。安魂定魄，改易颜容，添髓驻精，补虚益气，滋阴降火，保元调经，壮筋骨，润肌肤，发白再黑，齿落更生，目视有光，心力无倦，行步如飞，寒暑不侵，能除百病，交媾而后生子也。神秘不可传与非人，宝之宝之。

种子方

人参 五味子各三钱 白及 吴茱萸去皮，各一两 白附子火炮，二两 细辛去土，五钱 乳香五钱，另研 当归酒浸，三钱

上共为细末，炼蜜为丸，如梧桐子大。每服十五丸，空心温黄酒送下。

秃鸡丸 治男子阳道痿软，久无子息，服之旬日见效。

肉苁蓉酒洗，一两 远志去心，一两 甘草水泡 蛇床子一两，盐酒炒 山药一两 木香一两 菟丝子酒制，三两 细辛一两 五味子一两 莲蕊一两 沉香一两 益智仁一两半，炒 木鳖一只，去壳

上为细末，炼蜜为丸，梧子大。空心五十丸，温酒下。大壮阳道，无妻不可服。

诗曰：

活人曾不受黄金，红杏栽成春满林。
石室丹炉藏世域，青囊后发复全生。

妊 娠

安胎方 半产多者，有胎先于两月半后，即服此药十数剂；四月六月之后，各服数剂，以防此患。至九个月内，服达生散数服，可保无虞。至十个月，可服瘦胎散。

人参 白术 茯苓 甘草 当归 川芎 白芍药 熟地黄 陈皮 阿胶 艾叶 条芩

多气加香附、砂仁，有痰加姜制半夏。

上味姜水煎服，为丸亦可。

紫苏饮 治胎气不和，凑上心腹，胀满疼痛。兼治临产惊恐，气结连日不下。

当归 川芎 白芍药 人参 紫苏 陈皮 大腹皮 甘草

上锉，生姜五片，葱白七寸煎服。

腹痛加香附米，咳嗽加枳壳、桑白皮，热加黄芩，呕加砂仁，泻加白术、茯苓。胎前诸病，用此加减有效。

产 育

催生方

咒曰：九天玄女下界来，身穿罗衣脚撒鞋。扬子江河一点水，产妇吃了产门开。谨请南斗六星，北斗七星，吾奉太上老君，急急如律令敕。默念七遍，吹在水内，产妇吃之即下。

治妇人难产及横生逆产如神。

蛇退皮焙干，一条为末。每服五分，黄酒调下，效。

治横生逆产胎死腹中。

先用伏龙肝三钱为末，黄酒调服，即用平胃散，加皮硝五钱，麝香一分，水煎温服，立效。

治难产方

用鱼鳔三寸，灯焰上烧过，为末，每一分，用好黄酒调服。横生直下者服五分。

治胎衣不下。

当归二钱 苏木二钱 麝香少许，另用

上用水一钟半，煎至一钟，入童便一钟，并麝香末，调匀服之，立下。

产 后

妇人产后十八症论

第一论 产前母遭热病欲死者何也？答

曰：因母掩热病，六七日，脏腑极热，蒸煮其胎，是妨子死在腹中。何以治之？但服乌金散，须臾自然儿生。其状脐下疼痛，指甲青，口边沫出，用滑石、榆皮、酒三味，同煎三五沸，温服。

久缠热病近子宫，肚热蒸胎不可禁。
脐下疼时有顷刻，口中沫出命逡巡。
唇青齿黑推三命，手腿筋抽换四邻。
试看乌金功力效，酒调三服便安宁。

第二论　难产者何也？缘已成就，食母血十月满足，自有余血，遂结成块，名为儿枕。凡生产之时，儿枕先破，败血散入囊中，故难产，急服乌金散，逼去败血，自然儿生。若胎衣未下，用燕子粪炒黄色，同滑石、榆皮、酒四味，同煎温服。

腹痛连时至夜半，医人无路救灾危。
千斛汤药施无计，万种书符效验迟。
痛愁彻心何路去，昏迷勿听认人知。
试将酒调乌金散，必定平安效莫疑。

第三论　产后胎衣不下者何也？缘母子生讫，腹中败血流入衣中，被血所胀，故衣难下。但服乌金散，去衣中败血，则衣带自断，须臾自然衣下。用树棕烧灰，燕子粪炒黄，童子小便、酒同煎，温服。

子落衣留在腹中，居家愁闷一心同。
须知血返衣中聚，结胀衣根在产宫。
莫信凡医行取次，无过此药有神功。
连将温酒调三服，须臾逐血自然通。

第四论　产后三五日以来，起坐不得，眼见黑花生，及昏迷或极冷不识人者何也？答曰：缘产后三五日，血气未定，败血流入浑身五脏，奔注于肝脏。医人不识，多作暗风治之，百无一存。用榆皮、烧灰、生铁烧红，酒浸三次，玄胡索、童便四味，同煎温服。

血夺肝时眼见花，邻人都道是风邪。
狂言似鬼安知次，乱语如神莫测涯。
恍惚清神看不定，惊慌愁虑恐悲嗟。
若吃三服乌金散，管保全安喜气赊。

第五论　产后口干必闷，多烦渴者何也？

答曰：缘生产三五日，血气未定，因食腥酸热物，瘀血结住在心脏，故有此疾。医人不识，多作胸腹膨闷治之，非也。宜用当归、酒、童便三味，同煎温服。

因伤热物口生干，积聚心头返不安。
迷闷昏沉增败血，惊忙困渴又生寒。
唇干口齿咽喉急，恍惚精神语数难。
性命不安看顷刻，乌金试服立安痊。

第六论　产后寒热往来，腰背疼痛者何也？答曰：缘产后寒干风穴，邪气入腹，败血不尽，上连心肺，下逐肝脏，故令寒热如疟疾，或腰腹疼痛。医人不识，作疟疾治之，百无一存。但服乌金散，童便、酒、当归同煎，温服。

败血流来似疟看，肺羸脏气变多端。
喘残壅盛连心肺，紧逐风邪即入肝。
头疼腰痛身壮热，口干体战更憎寒。
神功是有乌金散，入口逡巡命自安。

第七论　产后返热，遍身四肢寒热者何也？答曰：缘五脏败血攻注，流于四肢，停滞日久，不能还原，乃化作脓血，故四肢俱肿。时人不识，多作水气治之，百无一存。夫生气不固，何以治之？水气肿则喘、小便涩滞，血气肿则四肢寒热。先服乌金散去败血，次服局方通宝散，立效，用桂枝、红花、酒煎服。

血气肿溘入四肢，皮肤肿闷欲何医。
还因拥作三焦出，积恶攻心五脏衰。
气粗喘息如痢涩，血伤疼痛莫能知。
神仙是有乌金散，解救临危果不虚。

第八论　产后眼见鬼神，颠狂言语者何也？答曰：盖因产后败血攻心，受之适忧，触被败血，蒸煮其心，遂乃言语颠狂，如见鬼神。医人不识，多作风魔治之，误也。但服乌金散，去却败血，其病自痊。用当归、童便、酒煎服。

言语无休岂可轻，亲眷来看总不通。
物无事见言作怪，眼中须臾鬼神惊。
时时喘息心烦闷，往往憎寒败血冲。
动似风摩缘血气，乌金服了便安宁。

第九论　产后失音不语者何也？答曰：人心有七孔九窍三毛，却被败血上冲心脏，闭七孔，遂乃言语不得。时人不识，多作失音治之。但服乌金散，去却心中败血，其病即愈。用玄胡索、棕皮灰、酒，三味煎服。

失音不语有何因，败血冲心误损人。
羸弱既过知本意，参差性命必沉沦。
满胸奔注冲七孔，流塞心中闷五魂。
莫言中风邪气作，乌金三服得安宁。

第十论　产后腹疼兼泻痢，或腹胀虚满者何也？答曰：缘产后未满月，误食冷水，或食热物，余血相投，结聚日久，渐渐腹胀疼痛，米谷不消，或脓血不止，腹胀虚满。若水气入腹，因冷疼痛，或泄泻，或痢，或五脏不安，血入小肠，变赤白带下。先服乌金散，去却败血，后调中，痢即安。用葛根、童便、酒，同煎温服之。

腹中疼痛有千般，呼吸精神语不安。
冷水热汤为疾病，分明相击血流残。
朝朝米谷难消化，日日虚盈五脏寒。
自有乌金散取治，何愁此病不安痊。

第十一论　产后百节疼痛者何也？缘产后被败血流入关节中，伤注日久，结聚虚胀，不能还原，因此疼痛。用牛膝、童便、酒，煎服之。

百节疼时胸胁排，血流无处不经来。
或时肿痛人难辨，发作疼时似刃摧。
回转翻身无可忍，四肢疼痛叫声雷。
只因五脏皆虚弱，服取乌金散不衰。

第十二论　产后崩中败血，有如鸡肝者何也？答曰：缘产后败血，恶露自下未定，久而不治，或食腥酸之物，变作崩中，败血如鸡肝，发热昏闷难治，万无一存。先服乌金散，用樟柳根、杏胶、酒煎服之。

腹中疼痛如刀割，因食腥酸惹病愆。
频频落似鸡肝色，虚羸四体热兼寒。
有时奔注急烦躁，恍惚昏沉命转难。
但取乌金三二服，当时神效得安痊。

第十三论　产后血气不通，上气咳嗽，昏迷惊恐者何也？答曰：缘产后未经满月，血未还原，不能填补，因食热物湿面，壅结成病，积聚成块，即上气咳嗽，四肢寒热，口干心闷，背膊燥肿，梦多惊恐，腹中疼痛，日久月经不通，多致腹疼绕脐下，面带黄色忽赤，因此不治，变成骨蒸。但服乌金散，用樟柳根、杏胶、酒煎服之。

气残血败中心积，性命行看误杀人。
还因热面相牵系，往来憎寒喘息频。
虚冷昏沉常在枕，形骸常被痛来临。
如何不用乌金散，便着身亡做鬼魂。

第十四论　产后胸膈气满，呕逆头疼者何也？答曰：缘产后血气未定，心中有恶物，是以肺气既否不安，自然吐逆，胸膈胁胀。勿作返食症治之，须服乌金散，去却心中恶物，其病自愈。用樟柳根、杏胶、酒煎服之。

腹中凝血气喘呵，又添呕逆吐涎波。
遍脐败血冲胸膈，绕心虚气汗流戈。
憎寒头疼兼口苦，两胁膨胀怎奈何。
若要气顺心不闷，服取乌金见效多。

第十五论　产后小便赤色，大便涩滞者何也？答曰：缘产后败血，流入小肠中，闭却水门，故小肠闭涩，或攻产门肿。时人不识，多作下淋治之。但服乌金散，去却败血，用樟柳根、杏胶、酒煎服。

血入胎中推不知，小便淋涩大便迟。
乍寒乍热头流汗，恰以英荄向日葵。
花向日前如绫锦，孔悲手足乱粘衣。
须臾诚验乌金散，莫信凡愚取次医。

第十六论　产后舌干鼻衄，绕项生瘢点者何也？答曰：缘产后败血，流入五驻，故有疾。但服乌金散，用当归、童便、酒同煎，温服。

绕项血斑点不除，渐凝残血道流余。
败血流通伤七孔，口鼻经过以次衢。
通结四肢黄似赤，不然如面上皮肤。
早早寻医忙救治，服取乌金病自无。

第十七论　产后中风，腰疼眼涩，腿脚如弓者何也？答曰：缘产后未满月之时，或百日之内，伤行房事，或因于灸疮内中风，初时眼涩，体腰脊浑身筋急，有如角弓，牙关紧闭。用河乌虾、野麻子草、酒煎服。

眼涩腰疼困后眠，多因房事致如然。

此肚为因邪血入，昏沉恍惚病牵连。

牙关紧闭筋还急，腰脊弯时腿亦弯。

毋号见风兼血气，乌金三服得安身。

第十八论　咽喉如蝉声者何也？答曰：产后有热血相兼，或宿食热败血攻注，喘息不定，上下往来，于顽涎相结，故令喉中有此声。时人难救，遂言语不得。五脏未实，用乳香、酒煎服。

血冲心脏热相兼，喘息喉中不可堪。

顽涎瘀血相缠紧，往来徐徐渐加添。

富贵此时何不乐，姻亲满室不相瞻。

但服乌金三二服，管教身病即时安。

乳　病

治吹乳
蒲公英　金银花
共一处煎浓，加黄酒服。

一方
入患家门房上，或墙头地下，掐草四指长，以手捻，默念：我佛面前一棵莲，结下子来献西方，金头娘子害吹奶。明问左边右边，患者应如实告。再说吹口气来，医即出，不可回顾，将草手心紧掐，出放在墙缝，以土厚盖，不可透风，即能止痛消肿也。

下乳方
半夏（炮）三粒为末，酒调服，即有乳。

吹乳咒
咒曰：上方玉女吹奶疼，下方玉女吹奶疼，一口吹在金簪上，按下金簪再不疼。谨请南斗六星，北斗七星，吾奉太上老君，急急如律令。朝太阳念咒七遍即消。

治吹乳肿痛不可忍
用半夏一个，葱白二寸，捣一饼。如左吹，塞入右鼻孔；右吹，塞入左鼻孔，经宿愈。

治吹乳乳痈神方
用葱根捣烂，铺乳患处上，用瓦罐盛火盖葱上，一时蒸热，汗出即愈。

妇人杂症

神秘万灵丹　专治妇人，一切胎前产后，诸般病症，三十六种冷血风，八十二种风疝病，气乳中风淋血聚，妇人胎孕不安，死胎不下，不过二三丸；胎衣不下，只一丸；产后腹内搅痛，脐下如刀刺者，只服一丸；胎前产后，赤白带下，呕逆填塞，心气烦满，怀胎近产，一日一丸；临产不觉疼，若经脉不通，或来频并，或赤白带下，饮食无味，面赤唇焦，手足顽麻，遍身生黑点血斑者，一切诸疾，但服一丸，细嚼温酒送下。又治产后伤寒中风，体如板者，用麻黄汤下。

何首乌去皮，用黑豆九蒸九晒，忌铁器　川当归酒浸　两头尖各五钱　川乌去尖，用火炮草乌去尖，用火炮过　大茴香　川芎　人参去芦　防风去芦、尾　白芷　荆芥穗　桔梗米泔浸　麻黄水煮四沸，去节　炙甘草　天麻各二两白术米泔浸　木香火不见　辽细辛　血竭另研，各五钱　苍术半斤，米泔洗过，入酒浸一宿，晒干为末

上共二十味，俱为细末，炼蜜为丸，如弹子大。每服一丸，细嚼，黄酒送下。

紫霞杯
硫黄一斤，烧酒煮过，每一两加雄、砂一钱丁香一钱　木香一钱

上共为细末，将硫化开，入药搅匀，倾于模内，即成杯矣。如有下元虚寒，酌酒服之，甚妙。后有西江月：传得西方妙诀，炼成紫霞金杯。暖宫种子世无极，善破胸中积滞。男子下元久冷，妇人白带淋滴。空心酌酒饮三杯，胜服丹药良剂。

玉兔散　治妇人产后，阴下脱似肠者。
用鲜兔头一个，烧灰存性，敷之即缩上。此药虽平，有殊效。

小儿惊风

金箔镇心丸　治风痰胸膈积热，心神恍惚，急慢惊风如神效。

朱砂　马牙硝　片脑　麝香各一钱　甘草二两二钱三分　人参五钱七分　白茯苓六钱六分　紫苏一两

上为细末，炼蜜为丸，如圆眼大，金箔为衣。每服一丸，不拘时，薄荷汤化下。

保命丹　治惊风发热痰嗽，神效。

朱砂　郁金　天麻各一钱　防风　粉草　僵蚕炒去丝　白附子　青黛　薄荷　南星制同下　半夏用生姜汁浸二日，锉碎，各二钱　麝香少许　全蝎去尾、尖，一钱

上为末，炼蜜为丸，如皂角大。每服一丸，灯心薄荷汤送下。

保童丹　专治小儿急慢惊风。痰咳嗽喘满，不进乳食，虫疳积热，膨胀等病，亦皆治之。

陈枳壳五对大者，去穰，用巴豆七粒，去壳入内，十字缚定，好醋反复煮软，去巴豆，切片焙干，余醋留煮糊　三棱　莪术各五钱，煨　金箔十片　朱砂二钱，另研

上为细末，以前醋面糊为丸，如绿豆大，朱砂为衣。小儿未及一周一丸，已上三丸，三岁以下七丸，用薄荷、灯心、金银环同煎汤下。如不能吞者，磨化与服，大效。

大红末子

乌药顺气散一贴，加朱砂五钱，为细末。

治小儿发热惊风，及痘疹诸疾。量大小与服，黄酒或米汤调下，多则一钱或几分。

脐风惊风

一粒朱砂一片雪（砂、轻粉各一分），七个僵蚕三个蝎（蚕炒去丝，蝎焙），不论急风与慢风，只用原母身上血。

上为细末，乳汁调一分，敷乳头，儿口噙，吃下即安。

疳　疾

芦荟丸　治小儿疳积食积，面黄或青或白，小便如泔，大便溏泻，腹有青筋，肚大如鼓，足瘦如柴，不时发热，皆治。

胡黄连乳浸　山楂肉各五钱　鹤虱　芜荑　芦荟乳浸　川楝子肉　陈皮　白术　三棱醋炒　莪术醋炒，以上八味各三钱　使君子肉十个　尖槟榔二钱　虾蟆头一个，乳浸炙干　阿魏八钱，醋煎化

上为末，加飞罗面，入阿魏为糊丸，如绿豆大。每服三十二丸。忌腥荤猪肉，百日外不忌。

治小儿癖疾如神

硇砂　硼砂各五钱　白滑石一两

上共一处为末，用鲇鱼一尾，去肠屎净，将药入肚内，用小铜瓦合住，盐泥固济，入炭火煅红，去鱼，取出药为末。每先用一分，渐加至四五分为止，入鸡子内搅匀，蒸熟与儿食之，癖即愈矣。

神仙化癖丸

芦荟　青黛　木香　厚朴姜炒　陈皮去白　槟榔各一钱　使君子去壳　胡黄连　山楂肉　香附水浸　三棱煨，醋炒　莪术煨，醋炒，各二钱　人参　白术各三钱　水红花子　神曲炒　麦芽炒，各四钱　阿魏为糊，一钱　甘草炙，六分

上为末，将阿魏一钱，水研开，和面糊为丸，绿豆大。每服四五十丸，米饮、白汤任下。

小儿癖疾　并男妇一切积块。

核桃一斤　槟榔二十个　硇砂一钱　大黄一两

上三味为细末，入桃仁，水煮一炷香，水滚时，陆续入皮硝半斤，香尽硝亦尽，止食桃仁亦好。

牛黄散　治癖神效。

牛黄　芦荟　僵蚕各二钱　孩儿茶　阿魏　甘草各三钱　大黄一两一钱　穿山甲十斤，

黄土炒焦黄色

上为细末，每服五分，蜜水或黄酒空心服，忌生冷。

痞疾丸

阿魏二钱　天竺黄　芦荟　沉香　胡黄连　硇砂　雄黄　没药　穿山甲炙　草乌火炮　三棱　莪术各三钱

上共为末，将阿魏用黄酒放入白磁钟内，再坐砂锅内溶化，取出入群药搅匀，丸如豆大。每服二丸，黄酒送下。忌生冷油腻，热物不可食。

化癖膏

黄狗脑子三个　皮硝半斤　麝香三分　珍珠一钱

共捣成饼，分作三次用，先令病者饮食稍饱，令仰卧，揣块之大小，用笔圈定，以篾作圈围住，另用面作圈，放篾圈里，以草纸贴块上，将药摊贴纸上，用火慢慢熨之，熨尽药枯为妙。次日又如此，三次熨尽。用桃仁承气汤，一剂服之，即下血块，神效。其脐翻出不治，其块收上心去不治。

贴癖神应膏

皮砂　山栀子　蜂蜜　酒糟　猪脂　水萝卜皮各一两半　硇砂一钱半　鸡子清二个　大葱一根　水红花子二钱　阿魏五分

上各味为细末，捣葱同鸡清相合诸药，摊布上，贴患处。或用油纸裹住，频频润之。如今日午时贴起，至来日午时去之再贴。甚者不过三五贴，神效。

千金不换挝痞膏

血竭一钱半　乳香另研　没药各二钱，另研　阿魏二钱　大黄　雄黄　米壳　巴豆去油　人言各三钱　穿山甲三斤，炙　芥子五钱，另研　鸽粪醋烹　皮硝　野葡萄根皮，炒干　凤仙草　蓖麻子各五钱，炒黄

上为末，用小黄米做成粉子，炒糊，四两，研细，用陈醋和成膏，贴患处。每贴加麝香五分，独蒜一头捣十下，红绢一方，将药摊上，如干用醋润之，三炷香尽去药。三日一次，贴二次即好。

经验化癖千捶膏　治小儿大人内有积块，发热口臭。

皮硝提过明净者　川椒去目　蓖麻仁去壳，各六两　黄香即拔过松香，三斤　绿豆半升

先将绿豆半升，川椒六两，用水二瓢，熬成浓汁，滤去椒、豆，止存净汁，再熬一炷香，入黄香在汁内，再熬二炷香离火，入皮硝，搅匀取出，入石臼内，加蓖麻子仁，陆续捣成膏为一块。临用时，量积块大小，以热水浴软，捏成一饼。先用麝香少许擦皮肤，使引气透，方覆药，仍以狗皮盖贴，随将有火熨斗，在膏药上熨三五次，再用绢帛勒之，三日一换，可除病根。此药能医大人小儿积块。忌食苦菜、豆腐、香椿、王瓜、茄子、鸡、鱼、醋、猪首肉。

黄阁化癖膏　专贴癖积气块，身体发热，口内生疮。此药用狗皮摊贴患处，每个重七钱，贴三日止热，贴七日觉腹微疼，十日大便下浓血为验，大有神效。忌生冷及腥晕发物百日。申阁下传。

秦艽　三棱　黄柏　莪术　蜈蚣各五钱　当归　大黄各三钱　真香油二斤四两　黄丹一斤二两，水飞过，炒紫色　穿山甲十四片　全蝎十四个　木鳖子七个

上将药入油内，煎黄色为度，滤去滓，捣烂待用。油冷入黄丹，用文武火熬，槐柳条不住手搅，黑烟起，滴水成珠，手试软硬，方可离火。次下四味细药，并入捣烂粗滓于内。

真阿魏一两　乳香五钱　没药五钱　麝香一钱　皮硝三钱，风化为末

搅匀，以磁器内盛之。如用，坐水中溶化开，不可火上化。如有马刀、瘰子疮，加琥珀一两在内，无不效验。

明目化积丸　点痞积热甚眼矇，神效。

牛黄　冰片各一分　熊胆二分　麝香七厘

上为极细末，人乳为丸，米大。每二丸入眼，合久自化，有奇功。

治大人小儿癖积方

黑矾三斤　皮硝三斤

上用金花烧酒一碗，调二味匀，面一升和块，围病上，以熨斗加火，三日一熨，十日癖软。忌醋、酱、鱼、犬肉、豆等物。宜牛肉、白米粥，加小枣三个，入饭煮，先吃枣，后用饭，日三服。

吐 泻

治小儿吐泻方

寒水石一两　硫黄煅过，四钱

上为末，藿香煮水，打糊为丸，如鸡头子大。每服一丸，针扎灯上烧红，研末，米汤送下。

治小儿泄泻

赤石脂为末，面糊为丸，如黍粒大。每服十丸，米汤送下。

久泻不止及脱肛

五倍子炒，一两　枯白矾三钱

上为末，水糊为丸，如梧桐子大，每服五七丸，空心米汤送下。

治小儿水泻

白矾　黄丹

上各五钱，用葱白同捣烂，涂脐上即止。

贴小儿惊痫水泻

巴豆二个，火炮，去油　皮硝　黄蜡

上三味各等分，捣成膏，摊在纸上，贴额颅上囟门下是也。有小泡起，即止其泄。

痢 疾

治小儿噤口痢

甜梨一个，取出子，入蜜填满，纸包火煨，熟吃立止。

治小儿水泻痢疾

蜂蜜三茶匙　飞矾三钱，为细末

白萝卜捣烂，扭水半酒钟，调在一处饮之，出微汗即好。忌酸冷三五日。

治小儿一切痢疾，并噤口痢，七八日乃可服。

五倍子不拘多少，炒黑色存性，为末，葱汁为丸，绿豆大。每服一二十丸，生姜汤送下。一服不已，再进一服，甘草汤送下，立愈。

治痢疾口疮神效

红麻子百粒　巴豆四十九个　雄黄　朱砂各五钱　蜂蜜量加

共捣烂，小儿痢贴印堂如钱大，二炷香即起。久痢贴三日，一日一换。男女五七岁，贴三炷香。口疮贴鼻尖，久，贴三日，一日一换。如少合，二麻子一豆，雄、朱各一分。

疟 疾

治小儿疟疾

用芫花根为末，每用一二分，三岁儿用三分，以鸡子一个，去顶入末，搅匀纸糊顶口，外用纸裹，糖灰火煨熟，嚼吃。

治疟秘方

天灵盖，烧存性为末，每服五厘，黄酒调下。

咳 嗽

小儿咳嗽方

用生姜四两，煎浓汤，沐浴即愈。

治小儿痰嗽方

甜梨一个，入硼砂一分，纸包水湿火煨，熟吃立愈。

治咳嗽方

杏仁去皮、尖　胡桃肉各等分

上二味为膏，入蜜少许，每一匙，临卧姜汤下服之。

牙 疳

治小儿牙疳搽上，即生肌肉方

轻粉二分　孩儿茶一分　麝香一分　靛花三分

上共为细末，照疮大小，贴患处即效。

姜矾散　治小儿走马牙疳。

干姜五分　晋矾二钱　红枣三枚，烧存性

上共为细末，敷在患处。

口　疮

治小儿满口白烂生疮口糜。

白术　茯苓　猪苓　泽泻　木通　生地
肉桂　甘草

上各等分，煎服，神效。

治小儿白口疮方

黄丹、巴豆同炒焦，去豆用丹，掺疮上
立止。

小儿口疮方

用孩儿茶为极细末，敷之立效。

一方用小红枣去核，入些许白矾，煅存
性，为末，加入雄黄末、孩儿茶各一分，和
匀搽之。先用荆芥煎汤洗口，后敷药立效。

小儿口疮方

黄柏蜜炙　僵蚕炒

上为末，敷之立效。

预解胎毒

消毒丹　其效如神。

初觉时，将朱砂一味，先研为末，次用
磁石引去铁屑，然后研为极细末，蜂蜜和水
调匀，量儿大小与服。不问已出未出，痘疮
疹子，皆可服之。轻者全然无事，重者可保
无虞。服之多寡，因小儿岁数，二岁以下可
服三四分，五岁以下可服六七分，十岁以下
可服八九分。

消毒保婴丹

缠豆藤一两五钱，六七月收青豆上缠细红丝
者是，采取阴干，妙在此　黑豆三十粒　赤豆七
十粒　山楂肉一两　新升麻一钱五分　荆芥
防风　川独活　甘草　当归　赤芍药　黄连
桔梗各五钱　生地　辰砂水飞，另研　牛蒡
子各一两，纸炒过　连翘二钱五分　苦丝瓜二
个，长寸五者，经霜方妙，烧灰存性

上共为细末和匀，净砂糖拌丸，李核大。

每服一丸，浓煎甘草汤化下。

其前项药，须预办精料，遇春分、秋分，
或正月十五日，七月十五日修合，务在精诚。
忌妇人猫狗见之。合时向太阳祝药曰：神仙
真药，体合自然，婴儿吞药，天地齐年。吾
奉太上老君，急急如律令，敕。一气念七遍。

痘　疮

痘煮砂

升麻　川芎　当归各四两　甘草三钱　天
麻　干葛各五钱

共六味，锉如豆，东流水五瓢，于砂锅
煮朱砂四两，细绢袋盛之，悬于锅内，盘覆
之。文武火煮，水干为度。水续添，勿令太
沸，亦不可不沸，待煮水尽取出，晾干，收
贮听用。量儿大小，一服六七分，炒过糯米
三分，同研为末，白蜜一匙，熟水同调下。
初发热者，服之毒气即散。见苗者服之，则
稀亦稳；早回者，服之复起。

九味神功散　治痘出大盛，血红一片，七日以前，诸症可服。

黄芪　人参　白芍　生地　紫草　红花
牛蒡子　前胡　甘草

上锉，水煎服。热甚加黄连、黄芩各一
钱；有惊加蝉退去翅足；若头粒淡黑色者，
有寒乘之，加官桂一钱。

内托散　治气血虚损，或风邪秽毒冲触，使疮毒内陷，伏而不出，或出而不匀快。此药活血匀气，调胃补虚，内托疮毒，使之尽出，易收易靥。

黄芪炒　人参　当归各二钱　川芎　防风
桔梗　厚朴姜炒　白芷　甘草生，各一钱
木香　肉桂各三分

泄泻加丁香、干姜、肉豆蔻。

上方于红紫黑陷，属热毒者，去桂，加
紫草、红花、黄芩；若淡白灰黑陷伏，属虚
寒者，加丁香救里，官桂攻表；当贯脓而不
贯脓者，倍参、芪、归，煎熟，入人乳，好
酒温服。

起死回生散 治痘疮至七八日，忽然变黑收入，遍身抓破，吭喘慌乱，生死须臾，服此从新另出，立可回生。赵神仙传。

当归 川芎 白芍 生地黄 升麻 红花

上陷加白芷，下陷加牛膝，遍身黑陷加麻黄、象粪微炒。如一岁儿用二钱，大则用至三五钱者。

上锉，一剂，半水半酒煎服。从新发出，脚下有黑疔，至七八日，用针挑去，以太乙膏贴之，即拔去毒，须连进二三服。

复生丸 治痘疹不起胀。

当归身 西芎 升麻 干葛 白芍 人参 黄芪 甘草各五钱 辰砂一两二钱 紫草茸一两

上为末，糯米粽为丸，鸡头子大。每服一丸，河水煎滚，入黄酒少许送下。

独参汤 治出痘至贯脓收靥之时，倒塌陷伏，心慌闷乱，死在须臾。

人参一两，水煎浓汁，灌下即省。

小儿杂症

碧叶膏 治小儿遍身丹毒，神效。

菠菜叶，不拘多少，捣极烂取汁，扫敷在患处，二三次即愈。

牛黄消毒膏 治小儿一切丹毒，神验。

雄黄一钱 蜗牛五十个 大黄末一两

上共研为一处，用铁锈水调搽患处。

一郎二子散 治诸虫。

槟榔五个，切片，锡灰炒 榧子十个，去壳 使君子去壳，二十个

上共为细末，每服大人二钱，小儿一钱或五分，空心用蜜水调下。每月初一日起，至十五日止可服，虫头向上；如十六日虫头向下，不可服。

夜安一粒金 治小儿夜啼，立安。

牛黄，生者三分，研极细，用乳汁调灌咽下，仍将小儿脐下写一田字，效验。

神仙万亿丸 敕封通微显化真人。

朱砂 巴豆去壳 寒食面清明前一日，用白面二两，酒和捍成饼，包干面在内，蒸熟收起阴干，至端午日取开，将面用酒和稀重汤蒸成稠糊听用。以上三味，各秤净末五钱。

上先将朱砂研极细，即将巴豆同研极细，即以寒食面、好酒打成糊，入药中，仍同研百余下，丸如黍米大。每服三五七丸，看病加减，照后引下。

感冒风寒，姜葱汤送下出汗。

内伤饮食，茶清送下。

心痛，艾叶煎水，入醋少许送下。

伏暑热，冷水送下。心膨气胀，淡姜汤送下。

霍乱吐泻，姜汤送下。

痢疾，空心茶清送下。

肚腹疼痛，热茶送下。小儿急慢惊风，薄荷汤送下。

一切病症，茶清送下。

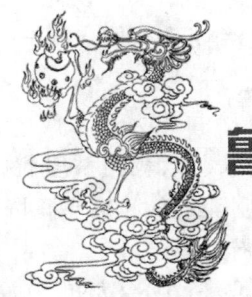

鲁府禁方 卷四 宁集

痈 疽

一枝箭 治诸般肿毒恶痛不可忍者。

白及 天花粉 知母去毛 牙皂 乳香 半夏 金银花 穿山甲酥炙 贝母去心

上锉，每一剂各一钱五分，酒二钟，煎一钟，温服，汗出即愈。

感寒失于表解，流成便毒痈疽，往来寒热甚艰危。独活、生芪，归尾要真，金银花穗，大黄酒炒甚奇，穿山甲要炒成珠，利下脓血即愈。

黑白散 专治一切痈疽发背，无名肿毒，医所不识者，并皆治之，神效。

牵牛黑白者，各一合，用布包槌碎，好酒一碗，煎至八分，露一宿，温热服。大便脓血为度。

朱砂解毒丸 治一切恶疮，走胤无形，并皆治之。若人不能服药，心中霍乱，不省人事，拨开牙关，舌尖贴一丸，汗出为度，其效不能尽述。

朱砂一两 龙骨五钱 雄黄少许

上三味，蟾酥为丸，如绿豆大，轻者五七丸，重者九丸，或十一丸，冷水送下，或舌尖上贴之，汗出为度，大有神效。

溃脓散 治贴骨痈，无名肿毒。

当归七钱 穿山甲炙，七钱 大黄五钱 白芷二钱 乳香 没药各一钱 僵蚕炒黄，二钱 甘草节一钱半

共为细末，每服三钱，好酒送下，行一二次肿毒消。

治一切无名肿毒，痈疽发背等疮。

用蒜掐断，擦患处立消。

治痈疽发背，已溃未溃，如神。

芝麻一碗，炒糊，入枯矾七钱，再炒，捣成饼，敷患处，三日一换。

夹纸膏 治发背溃烂者。

百草霜 壮人血余灰

上各等分，研细，腊月油烛泪化开，调为膏，摊旧柿油伞纸上，夹住，周围线缝，凉水浸之。先以温淘米泔洗疮净，贴药勒住。次日再洗疮、洗药，翻过贴之三次。照前洗、换新药贴，渐愈。

千槌膏 治无名肿毒，及发背初起者，效如神。

赤杆蓖麻子四十九个 杏仁四十九个 黄丹一钱 软黄香二两 没药一钱 乳香一钱半 轻粉五分 麝香一分

上以端午日午时捣千槌，收磁器，绢摊贴。

追毒五香丸 治发背疔疮。

丁香 木香 沉香 乳香 没药 血竭各二钱 巴豆去皮净仁，三钱

上为末，然后入巴豆，同研极细，重罗过，以磁器盛之，黄蜡塞口，临用时以生蜜调一丸，如小黄豆大，新汲井水送下，行三次疮即愈。又看疮势大小，药之多寡，若疮日久势大，药丸不过大黄豆大；若疮势新起，则丸药但如小豆大即可；若病势已急，口不能开，但得药下，无不愈，乃用一大丸，作二三五小丸灌之。此药旋用旋丸，不可预丸，积久而无用矣，神效。

瘰疬

治远近瘰疬

麝香　黄丹　轻粉　乳香各一钱　斑蝥五钱，麦炒去头足翅

上为末，每服一钱，鸡清调匀，入鸡蛋壳内，饭上蒸熟。鸡鸣时，汤瓶上嘘热细嚼，饮汤送下。患自小便出，浅者见小便疼涩，下血块如小指；患深者下如鼠。已溃者用敷贴，旬日自干，永不发。忌三日不得用冷水洗面，手脚不许踏冷地，忌生冷鱼鸡动风之物。

治瘰疬

用猪肚去净勿洗，刮肤上极细嫩油一层，以葱、蜜捣烂，上疮即溃，蚀旧干，生新肉。

又方 已破未破皆可。

以男左女右，搦拳后绞尽处，豌豆大艾炷，灸三壮，三四日愈。

又方

以五倍子末，醋调贴敷。如已破，以蜜调敷硬处。消肿软坚。

治瘰疬老鼠疮

猪悬蹄，烧存性为末，每服三钱，黄酒送下，一服立消。

治项瘰疬

斑蝥四十九个，去头足翅，糯米炒　白槟榔一个　麝香五分　硇砂一钱

上为末，用鸡清二个，调前药入壳内，绵纸封固，坐饭蒸熟，取出晒干为末，平明酒送下七分。觉小腹疼痛，炒茴麻子末五分，没药五分，茶三口送下。服药后打下恶物，如豆如鼠，病尽。忌生冷。

琥珀散 治瘰疬。

滑石一两　白芷一两　斑蝥三钱　琥珀二钱　僵蚕一两　枳壳五钱　甘草三钱　赤芍五钱　黄芩一两　木通七钱　柴胡五钱　连翘七钱

上锉，一两，水煎服。

疔疮

治疔疮

掐头去白水，以葱白共蜜捣，贴，效。又以此贴无名肿毒有效，唯要捣黏。

又方 治疔。

门枢下土取来，勿令人知，以独蒜切蘸，擦疮顶，立消肿。

治疔

雄黄　朱砂　棺钉锈各等分

上为末，将疮挑破，量上药掩口，绵纸贴，留顶有效。

治误食瘟牛肉生疔毒疮

白头蚯蚓八九条擂，酒滤，用其渣，贴在四围患处，可留头出气。

治疔疮如神

用杏仁，切去下少许令平，蘸溏鸡粪，安坐于疔头上，痛即止。

夺命丹 治无名肿毒，疔疮发背，小儿急慢惊风，及疽疮、伤寒阴症。

朱砂五钱　雄黄五钱

上为末，以蟾酥为丸，如菜子大。每服三丸，葱酒下，取汗为效。

又方 治疔。

取芭蕉根研，生酒服。

便毒

神异散 治鱼口便毒疮。

金银花　天花粉　木鳖子各一钱　甘草三分　连翘　黄芩各八分　山栀子七分　穿山甲二钱　皂角刺三钱　木香五分　大黄三钱

上锉，水酒煎，空心温服。

治便毒极效方

当归尾　金银花　赤芍药　天花粉　白芷各一钱　穿山甲二片　木鳖子十牧　大黄三钱　僵蚕炒，六枚　芒硝二钱

好酒二钟，煎一钟，连药罐露一宿，五更热服，厚盖出汗，利一二次即愈。硝、黄

待群药煎将熟入，二沸用。

下　疳

治下疳如神
宫粉煅，一钱　冰片三厘
上研末，搽上立已。

治下疳溃烂立效
珍珠烧存性　片脑　血余烧成灰　人指甲
脚指甲烧成灰
上各等分为末，搽患处。

治下疳
皮硝一碗　乳香　雄黄　孩儿茶各五分
上入小坛内，外用牛粪火煨热坛，其硝
自化，熏之，晚上使以心口凉为度。

治疳疮方
轻粉五分　密陀僧五分　没药五分　川黄
连二钱，净去须上土　川黄柏去皮，二钱　飞过
黄丹五分
上六味，研细末和匀，先将米泔水，务
要洗净脓血水见肉，然后用药末，微微薄薄
散上，一日洗二次，上药二次，神效。

鱼　口

金蟾膏　治未成鱼口，横眼，疙瘩，疼痛难忍。
大蛤蟆一个，剥去皮，另放后用　大葱白
三根
上将蛤蟆身连肠及葱，捣一处如泥，敷
在肿处。
用蛤蟆皮盖覆膏上，经宿即消，神验。

子花煎　治鱼口疮。
槐子五钱　穿山甲微炒，三钱
上用无灰黄酒半碗，水半碗，煎至半碗，
空心热服即愈。

治鱼口疮方
大黄火炮　僵蚕去丝嘴，炒　穿山甲黄土
炒黄色　五灵脂
上四味各等分，共为细末。每服三钱，

黄酒送下。即时吃二三服，便脓血即退，效。

杨梅疮

杨梅疮方　已发未发者，皆可服之。
土茯苓二两　金银花　皂角刺　归尾
白芷　白鲜皮　薏苡仁　防风　荆芥　木瓜
木通　连翘　羌活以上各一钱
上用白酒二碗，水二钟，煎至一半，去
渣，不拘时温服，五七日效。

治杨梅疮
土茯苓四两　金银花五钱　雄猪肉半斤
上用水五碗，入药同煮烂，去药，将肉
同汤吃饭，一服。食七服，七日效。忌醋、
牛肉、烧酒、茶、房事。

治顽疮
乳香　没药各二钱　雄黄一钱半　牙皂五
分　苦参五钱　土茯苓干用一斤，鲜用二斤
上用好黄酒十斤，入坛，下锅煮三炷香。
每日三服，各二三钟。如能饮，一醉即止疼。

治筋骨疼，用过轻粉者。
黑铅三钱，化开，以好麻二钱作刷，研铅汁务
要汁干为度。取土罗细末　穿山甲五分，末，炙黄
乳香五分　没药五分　水银三分半，铅死
上共研，生蜜和成一丸。以麻黄煎酒送
下，出汗愈。

治天疱疮疼痛，三五日即好。
轻粉三钱　朱砂　雄黄　乳香　没药以上
各五分　孩茶五分
上为细末，每服一钱八分，三帖，黄酒
送下。共分忌油腻物三七日。

玉粉散　治天疱顽疮，效。
南京官粉一两，火烧黄色，研细末。每
服二三钱，温烧酒调下。

五宝仙丹　治天疱顽疮，杨梅溃烂，经
年不愈者。
珍珠一分半　琥珀一分半　片脑一分半
朱砂一分半　滴乳石三分，飞面炒过，三分
土茯苓十二斤，每一日用一斤煎汤十二碗，一日要
饮尽，不可用别汤水，日日如此，服尽此十二帖

为愈

上为细末，分作十二帖，每服一分，土茯苓汤调下，空心服，治病于后。

一种腹内受患，口臭，不能饮食。

二种流穿烂肉，骨出痛甚。

三种皮不损，自然肉痛，年久眠床，误作疯气疾治。

四种发牛皮癣连肉遍身，不识错认作大麻疯治。

五种发手足癣，千重万重，或好或发。

六种发黑紫色遍身，头痛，四肢及水道谷道烂。

七种红色满面，及面各旺处发疮。

八种发白色斑癣，及手足四肢等处。

九种原生疳疮未服药，尚存余毒，及延小儿，原产胎毒，多人不识，误作异疮治，不应验。

治筋骨疼痛，顽疮不愈甚效。

乌药一钱二分 当归 细辛 陈皮 麻黄 甘草 荆芥各二分 川芎 良姜 青皮 枳壳 薄荷 白芷 知母各四分 桔梗四分 川乌 草乌 乳香 没药各三分

上锉，一剂，酒水煎。主姜三片，葱一根，煎服。忌生冷油腻之物。

治杨梅疮妙方

轻粉一钱二分，用铜勺炒黄色 尘壁土五分 槐花末一钱 乌药八分，瓦罐内煨过，生二分

上共为细末，枣饭为丸，均作六十三丸。每服三丸，日进一次，酒送下。忌茄子、牛肉。

臁 疮

治臁疮膏 臁疮裤口风，效。

香油半斤 黄蜡一两，夏加五分 定粉一两六钱，研细末 桑皮纸厚者二半张

用铜器将香油入内，以火煨热，下蜡慢火熬，如桐油色，入粉末，以箸频搅沫起，熬至沫落，搅视微清，沫不粘箸，将纸剪成方，用纸钉锭了后，入锅内蘸干油，去火毒

三二日。将疮用葱、椒、槐条、茄根煎汤净洗，用穰绢拭干，将药纸贴患处，上用油单纸拴盖着疮处。药贴一日揭去一张，不十张痊矣。极效。

神效臁疮方

黄香 黄蜡 猪脂油各五钱

先用黑碗，火上将油化开后，入蜡、香熔匀取出，连碗坐凉水内，待冷听用。将疮米泔水洗净，油伞纸摊药，与疮一般大小，火上烘热，贴于患处，每日换三遍，以绢帛紧住，二十日痊。靴袜及一切发物不忌。

疥 疮

擦疥方

用鸡子清，同香油入铁勺内煎三沸，冷定，火烤，抓破涂上，土炕上睡即好。

又方

蛇床子、大枫子同为末，油调擦，一宿即瘥。忌发物。

吕祖苦参散 专治风癣疥疮。

石菖蒲一两，九节者 威灵仙一两 胡麻炒，一两 川芎一两 苦参四两 荆芥 甘草各一两

上七味共为细末，每服三钱，好黄酒调服，三次愈。

天棚散 治疥癣诸疮，神效。

干瓦松经霜者，烧灰研末，不拘多少，用鸡蛋黄，煎取自然油，调搽患处。

治疥癣坐板血风痛痒神方

大风子去壳，四十九个 蛇床子三钱 木鳖子去壳，二十个 川椒二钱 枯矾二钱 轻粉一钱 水银一钱 朝脑一钱

上为细末，柏油捣匀，先将椒艾汤洗令净，待痒抓破，擦药大效。

治疥内消散

硫黄一二钱，细嚼，烧酒送下。

熏疥如扫

银朱 雄黄各一钱 木鳖子一个 好撺香一钱 艾叶三钱

上五味为末，以纸卷条，阴阳瓦盛，熏二腿腕，以被盖之，留头面在外，先以布包裹二便。

治疥癣癞疮

人言末一钱，放锅内，入硫黄一两，化开，取出为末，用香油炒葱拌前药，入绢帛包擦患处，次日又入油又擦。

癣　疮

治风癣

巴豆炒　草乌烧存性　皂角如上　人言少许

上共为细末，干则香油调敷，湿则干掺之。

治牛皮癣极痒抓破烂

牛角爪，烧存性为末，香油调搽，立效。

治疥癞风癣脓血诸疮毒煎药

归尾一钱半　赤芍　黄芩　黄连　黄柏各一钱　大黄三钱七分　防风八分　木鳖子去壳，一个　金银花　苦参各一钱二分

上锉，用酒、水各一钟，煎至一半，后下大黄，煎三四沸取起，露一宿，五更服。肠风脏毒下血，去木鳖，加槐花一钱。

治癣疥老鼠疮蝼蛄等疮

水银　铅各一钱，将铅化开，入水银，冷定为末，听用　木香一钱　归尾　栀子　黄芩　朱砂各二钱　阿魏五分　安息香三炷　连翘二钱

上为末和匀，加熟红枣捣丸弹子大。每用一丸，瓦上阁火，将药放火上烧，烟起口吹，以待烟尽为度。重五丸，轻三丸。

治癣方

枯矾　狼毒各一两　硫黄少许　斑蝥三钱

共为末，芝麻炒糊色，口嚼成膏，量疮大小贴上，用布绢包住。脓癣去矾。

川槿散　专治一切顽癣。

大斑蝥七个，或小用十个，去头足　巴豆五个，去油　川槿皮为末，三钱

上三味，共为细末一处，用酽醋调搽，

稍时作痛起泡，泡落即愈。

秃　疮

治秃疮

苦葶苈、芫花捣为末，杏仁四十五个，烧存性，捣一处，香油调搽。

治秃疮

白矾在勺内化，入人言一钱，一并在内滚，矾枯干取出，用矾研细，洗疮净，散即干，几次全好。

乌龙膏　专治头发内生白顶疮。

伏龙肝即灶心土，研末，五钱　飞过白晋矾五钱

共研极细，用灯窝香油调敷患处，搽不过三五次，其发复生如黑漆。

秃疮方

用猪外肾捣烂，去筋渣用。先用花椒、细茶，熬水洗净后，将搽上封固，一七日自愈。

治秃疮用：

香油　黄香　轻粉　头发

上入锅熬，得不稀不稠，将疮用苦楝根水洗净，只搽一遍除根。

癜　风

治紫癜风

硫黄一两，醋煮一日　海螵蛸二个

上同研为末，先浴，后以生姜蘸药，热搽患处，须谨风少时，数度断根。又以知母磨醋搽亦妙。

治白癜风

茄子一个破开，入人言一钱于中，煨熟取去人言，以热茄搽之即消。

厉　风

厉风疮

乳香　没药　丁香　擅香即安息香　水花

朱　麝香　蜈蚣　白花蛇　看谷老各一钱

上九味为细末，黄蜡二两化汁为丸，化作十丸，男左女右握之。未用之先，早服天花粉汤，或柴胡汤，晚吃羊肉烧酒发之，或次日早用羊肉酒亦可。方以药握之三炷香，出汗。

诸　疮

绵花膏　治诸疮。

香油四两　鸡子五个，煮熟去白留黄，入油炸紫色　黄柏五钱，去粗皮入油炸褐色，绵纸滤过，再入锅内下黄蜡四钱，倾碗内，坐水盆，入麝香少许　乳香　没药　孩茶　轻粉　雄黄　蟾酥　片脑　血竭　任意再加

治肿毒

鸡子油加头发、黄蜡些须，量用黄丹试熬贴，每用一个即消。

治暴起疮肿如烧，半日串身。

雄黄五分　没药五分

共研极细，入油熬一二滚，取下放将冷，下鸡子清调匀，治热疮神效。

治风疮，各样烂疮。

香油四两　鸡子二个，清黄俱用，熬枯灰碾为极细末，入油亦好　硫黄一两，为细末　雄黄三钱为末。

共油搅匀，搽疮，鸡毛扫。

吹肿毒方

一根柱，两根柱，北方真武玄天柱。疼也住，肿也住。谨请南斗六星，北斗七星，吾奉太上老君，急急如律令。

吹疮法

日出东方，赤赤央央，金童盛水，玉女焚香，先请天神，次请先王，来禁恶疮。仅请南斗六星，北斗七星，吾奉太上老君，急急如律令。

治头疮并黄水疮。

细茶二钱　银朱一钱　水银五分

先将茶捣，次加二味捣研不见星，散搽。一宿虱净，疮自然好。

龙凤膏　治一切恶疮。

凤凰壳（即出鸡蛋壳）不拘多少，微火炒黄色为细末，入蚯蚓粪末。二味等分，用腊月猪脂油调膏，敷疮即愈。

红玉散　专治头面黄水到处生疮。

宫粉二钱　黄丹五分　拔过松香五钱

共为极细末，干掺患处。如疮结痂，用香油调敷，神效。

二仙扫痱汤　治伏热遍身痱痒。

枣叶一升　好滑石末二两

用水数碗，共合一处，熬二炷香，承热浴洗，二三次即愈。

点疮顶方　治无名肿毒日久不破者。

用葛条烧灰，点在疮顶上，就破，奇效。

治恶疮出汗方

飞过白矾一钱　干姜一钱

共在一处，为细末。每服二钱，黄酒下，汗出有效。

又方

大黄五钱　枯矾　皮硝各二钱半　榆皮四两

上为细末，凉水调敷患处。

治诸毒疮

大黄一两　僵蚕五钱　皮硝一撮，或五钱

上共为细末，每服三钱半，空心用滚白汤送下。

治诸般肿毒疮疖

凡大人小儿妇女，偶生肿毒，于未成脓之先，锉鹿角末一钱，用滚白酒调服，量疮上下服之，经宿即成脓，无脓则肿自消，毒自解，神效。

杖　疮

棒疮，治疗用此药贴。

黄蜡一两　猪脂油一两　汞二钱

三味共捣一处，作饼覆疗处，以油纸绑住，鲜血出为度，去此药洗净，收之仍可用。另贴棒疮膏生肌肉。

又方

黄蜡　猪脂各一两　汞二钱　孩茶一钱
大麻子四十九粒　片脑三厘

共捣成膏，作一挺，临用置油纸于刀鏊，乘热将药一擦，即摊成膏，贴。

肉红膏　贴棒疮起疔止疼。

猪脂油二两，炼去渣　黄蜡一两，入一处化开　银朱五分　花椒末一钱

上调匀，用纸摊贴。

折　伤

接骨方

用粪屎内瓦子煅红醋浸，以此七次为度，一两　甜瓜子三钱，炒过为末

共一处匀，每服三钱，好酒送下立止。

接骨方

天花粉　瓜蒌仁各五钱

共为细末，三服，用点香一炷。先以黄酒热调三钱三分；香尽三分之一，再服一服如前；香点余三分之一，服尽第三服，亦如前。至一炷香尽，觉接患处有声，其痛止，次日全好如常。

又方

古文钱大者醋淬碎　乳香　没药各五钱
轻粉一分

上为末，酒糊丸服，酒调亦可。

又方

蟹焙焦黄为末，黄酒调服，接骨时，觉响，出汗止疼。

接骨方

土鳖一个，焙干　巴豆二个　半夏二个
乳香一分　马包即灰包，烧灰存性，一钱

共为末，每服一二厘，黄酒送下，日三服，出微汗其骨止疼。忌盐、醋。

抵金丹　治跌扑伤损，闪扭骨窍等证。

蚕沙　绿豆粉炒黄，各四两　枯矾二两
四钱

上为末，酽醋调敷患处，厚纸贴之，绢布缚绑之，换敷三四次，效。忌产妇、房事。常饮黄酒，通和血脉，妙。

筋断骨折痛不可忍

硼砂一钱半　水粉　当归各一钱

上为末，每服二钱，苏木汤调服，仍时饮苏木水，立效。

当归补血汤　专治打伤，血气不足，神效。

红花五钱　黄芪　当归　独活以上各一两
有风加羌活一两

水一钟，煎服，忌风。

神仙接骨丹　治跌打伤损，皮烂骨折，疼痛不可忍，十分危急。此仙传方也，秘之。

小儿胎骨火烧，醋淬七次，为末听用。

上部末药

小川芎　白芷　升麻　蔓荆子　茯苓
当归

上切片焙干，共为细末，秤服七分。

外加黄荆子炒乌色，研为细末三分，二样共一钱，再加接骨丹五分和匀，用老酒调，食后送下，一日服二次，葱头过口。

中部药方

当归　芍药　茯苓　黄芪　甘草　生地黄　秦艽　白芷　陈皮　白术　血榠梗

上切片焙干，共为细末，加黄荆子末五分，再加接骨丹八分和匀，老酒调，食后送下。一日服二次，生姜过口。

下部药方

当归　芍药　牛膝　木瓜　防己　片姜黄　羌活　独活　白芷　陈皮　防风　海桐皮　秦艽　铁线藤　千年矮　血榠

上切片焙干，共为细末。服一钱五分，加接骨丹一钱和匀，老酒调，食前送下。一日服二次，用葱头过口。

打伤疼痛

用久尿处砖瓦，洗净烧红，放在醋内，五七次取出为末。每服三钱，黄酒送下。

破 伤 风

治破伤风

一对蜈蚣半两芽（草乌尖也），三钱白

芷共天麻，七个全蝎一处研，死在阴司也
还家。

先嚼葱头二指咽下，以药一字，黄酒一
钟送下。

治破伤风，手指甲，用壮盛人者，灰水
碱水洗净，香油炸黄为末，每服三钱，黄酒
调下。

治破伤风及风犬伤，用胡桃壳半个，填
人粪满，用槐白皮衬扣伤处，上用艾灸之。
若遍身臭汗出，其人大困即愈。远年者，将
伤处如前灸之。

立效散 治破伤风（槐花酒亦妙）。

雄黄 香白芷各等分

上锉，黄酒浓煎服之。如牙关紧急者，
灌之即活。

腋 臭

治阴汗鸦臭，两腋下臭，不可与人共行。

白矾 密陀僧 黄丹各一分 麝香一铢。
上于乳钵内，研如飞尘，以醋于手心调药末，
搽腋下。经两时辰许，却以香白兰煎汤洗之，
一日用一次。

治腋臭神效。

密陀僧四两 枯白矾二两 轻粉三钱

上为细末，频擦两腋下，擦至半月见效，
半年全愈。

治腋气神妙，不可尽述。

用活田螺一个，以好麝香少许，放于田
螺内，却埋放于露地上，不可雨打，七七四
十九日取出，看患处洗净拭干，用墨涂之。
却再洗看，有黑处是窍子，用田螺汁点两度
即愈。

治体气，用蜡、胭脂搽在腋下，待一时
看黄处，灸二十一炷，过三日，食干姜汤
神效。

汤 火

治汤烫火烧，柏叶为末，搽患处。如疮

干者，香油调敷。

又方 大黄为末，凉水调敷，或栀子为
末，鸡子清调敷。

又方 大黄为末，凉水调敷三钱，有效。

又方 无名异为末，鸡子清调敷。

治火疮止痛，乳香为末，鸡子清调搽。

治火疮流水，犬油搽上即止。

缘白散 治汤火烧，疼痛难忍。

苦参不拘多少为末，香油调搽。

治油火疮，面和栀子末，油调敷。

虫 兽

蟾酥丸 专治蝎子牙疼痛。

麝香 雄黄 蟾酥 草乌 黄蜡 胡椒
各一钱

上六味共一处，将蜡化为丸，绿豆大。
牙疼咬蝎涂之。

如圣散 专治蝎螫眼病。

片脑 白矾各四厘 火硝三厘 胆矾二
厘半

上四味为细末，点眼效。

又方

潮脑一钱 蜗牛不拘多少

共为细末，涂之神效。

又方

青黛 飞白矾各等分

共为细末，男左女右，点眼，泪出即愈。

胆矾锭子 专治蝎螫疼痛。

白矾二钱 雄黄 蟾酥 胆矾 乳香各
一钱

上五味共为细末，用水化皮胶为锭子。
若蝎螫擦之即好。

疯犬方

黎花斑蝥七个，去翅足，微焙黄色，温
黄酒送下，汗出即愈。忌见风及人惊。

治风狗伤人方

斑蝥七个去足翅，蛤蟆去五脏，用江米
一撮，砂锅片上炒黄色令干，各另研收，用
时方合一处，黄酒送下。

凡疯狗咬伤人，本人散发眠在板凳上，用井中凉水泡发，如水温时，再换水泡。三个时辰，发上寻有红发者去之，自然无毒即好。

禁蝎子法

上方金鸡叫，下方叫金鸡，我会错蝎法，错了便不疼，青州有青蝎，便把吾郎螫，螫一螫，化成一点血。谨清南斗六星，北斗七星，太上老君，急急如律令。正月初一日半夜受法，休令人知，人知则不验。

金 疮

撮合山 治破伤、刀刃伤、箭镞。

降香三斤 片脑 珍珠各二钱 龙骨 白芷 孩儿茶各二两

用蜡脚醋调合，加陈石灰四两，阴干为末，上患处。

冰片散 治伤手疮如神。

片脑二分 孩儿茶一钱二分

共为细末，掺于患处。

治金疮止血速瘥，炒石灰和鸡子白，丸弹子大，炭火煅赤，研末敷之。

金疮血不止，以血竭末敷之，立止。

骨 鲠

治鱼刺方

山楂一味，煎滚，先入鱼刺化之，即温服，速化如神。

治刺在肉中不出，研蛴螬汁敷，立出。

治医人折针肉中，以鼠脑涂之，出。

治鱼鲠，取橄榄核为末，流水调服，愈。

咒骨鲠：吾从西来，铁背夜人，入吾喉中，化为粉碎。谨请南斗六星，北斗七星，急急如律令（掐剑诀，一气七遍）。

治骨鲠，用香椿树子，不拘多少，阴干，每用半碗许，擂碎，热酒冲调服之，良久即连骨吐出。

救 急

救急方 治缢死，颏下筋脉犹动者。

半夏 南星 珍珠

为末，吹鼻内，口出痰涎即苏。溺死以尿包吹起，以一管节口入肛门，运气入，攻出水来，用几次可苏。

救死方

半夏细辛为细末，嘘鼻时下遇神仙。

救溺死方

凡人溺死者，以鸭血灌之可活。

通 治

雄黄解毒丸 治诸症神效。

雄黄 郁金各一两 巴豆去油炒焦，八钱 乳香 没药各二钱

上为细末，醋糊丸，如绿豆大，朱砂为衣。每服五七丸，随引下。疔疮数日，毒气入内，服之即效。

心下疼，艾醋汤送下。急心疼，艾汤送下。缠喉风，茶汤下，吐痰为妙，不吐者再服。人暴死，但心头有热，灌下即活。发热，白汤送下。气不顺，木香汤送下。蛇伤，雄黄水送下。诸般肿毒痈疽，小儿急慢惊风，黄酒下，无不取效。疯犬伤，斑蝥七个炒，防风汤送下。身浮肿，荆芥艾汤送下。喉痹，薄荷汤送下。遍身疼，乳香汤送下。妇人经脉不行，红花汤送下。头风疼，川芎汤送下。口眼㖞斜，麻黄汤送下。肚腹膨胀，香附汤送下。痄腮，芍药汤送下。痢疾，甘草汤送下。疟疾，井花水送下。产后诸疾，皂龟汤送下。汤伤食伤，盐汤送下。赤白带下，好酒送下。腰脚痛，当归酒送下。半身不遂风证，用姜十片，枣十枚，葱十根，绢袋盛之入罐内，煮酒送下，日三次。缓即浸酒亦可。春三夏一，秋五冬七日。小儿亦可用。

一粒金丹

沉香 木香 血竭各一钱 牛黄 狗宝各

五分　鸦片一钱五分　麝香二分　朱砂为末

上共为末，用头生小儿乳汁为丸，如黄豆大，朱砂为衣。每服一丸，舌里押之，先嚼梨汁送下。

一粒金丹太上留，能医万病解人愁。吐血吐脓如捏去，咳嗽气喘当时休。胸膈膨闷立宽快，噎食虫症即时瘳。妇人室女月经闭，胎前产后不须忧。

十仙夺命丹　治梅核气，膨胀气块，冷心疼，经脉不通，食积气积冷积。

三棱　莪术　木香　沉香　丁香　没药　川芎　苦葶苈　皂角　巴豆捶去油

上各等分，为细末，枣肉为丸，如樱桃大。每服一丸，空心凉水送下。

膏　药

神仙太乙膏　专贴打扑伤损，遍身疼痛，一切痈疽，恶疮疥癣，及筋骨疼痛如神。

黄柏　防风　玄参　赤芍　白芷　生地黄　大黄以上各五钱　血竭三钱　当归八钱　肉桂三钱　槐枝三十寸　柳枝三十寸　桃枝三十寸

共合一处，用真麻油四斤浸药，春五夏三，秋七冬十日，用桑柴火熬令油褐色，滤去渣，再熬，油滴水成珠。下淘，炒过黄丹二斤，搅千余遍，待冷入地埋三日，去火毒，摊贴。

杂　方

噙化上清丸　香口生津，止痰清热，宁嗽清头目。

五倍子打碎，去内末，净，一斤为细末，用水白酒曲二两，亦为细末，二味合一处令匀。却将细茶煎卤，冷和二味，如烙饼面样。放磁盆内，上用磁拌盖严，放木桶内。上下周围俱铺穰草，口间上用草拍盖住。次日验看，发动作热，用棍动，仍旧盖住，看盖上有水擦净。如此一日二次，看搅擦水。至二

七日尝之，其味凉甜为止。后合法前制中煎，乘湿加南薄荷三两，白硼砂二两，砂仁焙、甘松焙、玄明粉各为末五钱，将前共为一处，用梨汁熬膏，捣和为丸，任意噙化。加片脑尤妙。如无梨汁，用柿霜白汤和之亦可。

鸡苏饼子

柿霜　白糖霜各四两　冰片三分　南薄荷净叶三两，冷水洗，晒干　白葛粉一两　乌梅肉晒干，二两半　好檀香二钱　白官硼五钱

上为细末，入好片脑三分，再研末，炼蜜为丸，如樱桃大，捏成饼子，每一丸噙化。

香茶饼

细辛四两　葛花　沉香　白檀　石膏　硼砂各一两　薄荷二两　孩茶五钱　乌梅五钱　百药煎五钱　白豆蔻一两　片脑一钱

上为细末，甘草膏为丸，捏饼噙化。

沉檀香茶饼

檀香一两五钱，为末　沉香　芽茶　甘草　孩茶各一钱　百药煎二钱　龙脑量加

上用甘草膏为丸，豌豆大。每用一丸，噙化。捏作饼亦可，以模印花样亦可，任意为之。

香身丸　入酒壶名共殿香，又名一座香。

白豆蔻四两　木香二两　檀香一两　甘松一两　广零陵香一两半　丁香七钱半　白芷　当归　附子　槟榔　三奈　甘草炙　益智　桂心以上各五钱　麝香少许

上为极细末，炼蜜同酥油或羊尾油，于石臼捣千余下为丸，如黄豆大，每用一丸噙化。当日口香，后身亦香。久服，治男女秽气，心腹疼痛，胸膈不利，痰症诸疾。又用一丸，投酒中，自然香美。又名共殿香。

硼砂丸　治口臭、口干、口舌生疮。

硼砂二两　风化马牙硝四两　片脑一钱　麝香一钱　寒水石飞，煅，十两

上为极细末，熬甘草膏和丸，如桐子大。不拘时含一丸，咽津，妙。

透顶香

片脑一钱　麝香五分　硼砂三钱　薄荷二钱

上为极细末，熬甘草膏为丸，如梧子大，朱砂为衣。每用一丸，嚼化。

洗香丸

孩儿茶一两一钱三分　上好细茶一两　砂仁一两三钱　白豆蔻三钱三分　沉香七分　片脑二分　麝香五分

上为细末，甘草膏为丸，如豌豆大。每用一丸，嚼化。

治制芽茶　清热化痰，消食止渴。

芽茶一斤，拣净，冷水洗，烘干　白檀香末五钱　白豆蔻末五钱　片脑一钱，另研

用甘草膏拌匀茶，将前三味散为衣，晒干，不拘时嚼咽，亦能解酒。

法制枸杞子　治虚烦生津，益寿延年。

枸杞子甘州红者，半斤　白檀香末五钱　白豆蔻末四钱　片脑一钱，另研

亦用甘草膏同煎为衣。

莹肌如玉散（一方有白芷、天花粉一两）

楮实五两　白及肥者，一两　升麻白者，半两　甘松七钱　白丁香腊月收，半两　糯米一升二合，为末　连皮砂仁半两　山奈子五钱　绿豆八合，另用罗绢子罗，一料用一升亦可　皂角三斤，水湿，烧干再入水中，再烧干，去皮弦子，可得二斤半，为末，另用罗子罗过

上俱为末，入糯米、绿豆、皂角末，一处搅匀，如常用之。

八白散

白及　白丁香　白僵蚕　白丑　杜蒺藜　新升麻用白者佳，各三两　山奈子　白敛　白芷各二两　白茯苓五钱　白附子五钱

上为末，至夜津唾面上，明旦以莹肌如玉散洗之。

洗面沤子

茅香　藿香　零陵香　朝脑以上为细末，小袋盛之　加梨核　红枣　享糖量加

小磁罐盛，滚黄酒浸之，旋添旋用。

香肥皂

藿香　甘松　朝脑　细辛各一两　猪胰一两　白芷一两　肥皂去皮弦子，半斤

上俱为末，捣熟枣一两，为膏和丸。如干，少加煮枣汁。丸如弹子大，晒收用。

孙仙少女膏

黄柏皮三寸　土瓜根三寸　大枣七个

上同研细，为膏，常早起化汤洗面，旬日后，容如少女。以之洗浴，尤为神妙。

杨太真红玉膏

杏仁去皮　滑石　轻粉

上三味等分，为细末，蒸过，入脑麝香少许，以鸡子清调匀。早起洗面，后敷之，旬日后色如红玉。

省头香

茅香　三奈　荆芥　川芎　檀香　细辛　沉香　防风　川椒　樟脑各一两　白芷　甘松　广零陵香　香附子各二两

上为细末，掺头发内。

干洗发

甘松　川芎　百药煎　薄荷　白芷　五倍子　藿香　茅香　草乌各等分

上为末，不拘多少，干洗头发。

衣香方

茅香锉，蜜炒　零陵香各三两　香白芷　甘松去土，各一两　檀香五钱　山奈七钱，面裹煨

上为细末，入麝少许和匀，以绢袋盛之。

造仙酒方

细面四斤干后称，糯米一斗熟软蒸，胡椒良姜三两等，桂花细辛四两停，肥好杏仁五百粒，更兼磨麦半余斤。诸药将来一处用，捣罗为末入瓮中，用纸密封瓮口上，放在背后等消停。春夏七日冬半月，卯时方可得开瓮，取出烂捣三千杵，时间丸作弹子形。每丸煎水二大碗，药入瓮中自作声，不待一时便为酒，吃了延年更长生。

造蜜林禽酒方

用糯米一升，煮米汤三五碗，止用米汤，饭吃之。又用好烧酒三五碗，入米汤。次用木香、檀香、沉香、藿香、白芷、砂仁、茴香各三分，入酒米汤内，用大壶盛之，水煮一二时，再入蜂蜜半斤，箬叶封口，一时取开，澄清就用，美味异常，亦能去疾，永为

仙酒，顷刻而成。

诗曰：此酒至神至圣，号为王母仙浆。留传世上与人尝，服了神清气爽。善能调治五脏，又治满目睁光。曾将此酒献皇王，万两黄金陪赏。

黄酒省面方

糯米一斗　麦面一斗　绿豆面五升　蜂蜜二十四两　官桂二两　香附子二两　白芷二两　川芎二两

上为细末，搜和，干湿得宜，荷叶包，外用故纸再包麦秸，埋一七日取出，日晒夜露，成熟听用。每斗米，春秋八两，夏六两，冬十两。

金盘露

白酒曲四两　小枣八两，煮熟　白糖一斤　糯米一升　加香数味亦妙

将米泡淘净，蒸熟冷定，将面糜四味和匀，用绢袋盛之，悬在烧酒坛内封固，三七日取出。若有浑脚，澄清可久。

兰陵酒方

白面八十斤　糯米面二十斤　沉香　木香各五钱　砂仁二两　当归一两　陈皮二两　杏仁四两　鲜姜八两　郁金五钱　花椒二两　白芷一两

上为末，和作曲，二十一日下吊，翻覆如常法。

香茶饼子

甘松　乳香　大茴香　砂仁　官桂　白豆蔻去壳　细茶　绿豆粉炒　薄荷　藿香零陵香　川芎各五钱　儿茶四钱　木香　细辛　白芷　朝脑各一钱　山柰三钱　柿霜一两麝香少许

大甘草一斤，锉，熬成膏。俱为细末，炼蜜和膏为丸，如绿豆大，每用一丸嚼化。

玉露酒

薄荷叶五斤　绿豆粉一斤半　白砂糖一斤半　天门冬去心，一两　麦门冬去心，一两　天花粉四两　白茯苓去皮，四两　柿霜四两　硼砂五钱　冰片二钱

用新盆二个，将薄荷等药层相间隔，著实盛于内，二盆合，封固如法，不许透气，蒸五炷香。取出晒干，抖去群药，止用豆粉，复加白糖、柿霜、硼砂、冰片随用。此药诸疾痰饮，宿滞噎塞，气痞奔豚膨胀，上喘下坠，乍寒乍热，头目晕胀，咽喉肿痛，不拘老少，并皆治之。不用引子，诸物不忌。

上清丸

化痰止嗽，清火，生津止渴。

乌梅肉一斤，去核　薄荷八两　柿霜　砂糖各四两　石膏火煅，一两　粉草一两　冰片二分

上为末，乌梅捣为丸，如梧子大。每服一丸，嚼化。

透体异香丸

专治五膈，五噎痞塞，诸虚百损，五劳七伤，体气、口气、腋气等症。初服一七，百体遍香。若常服，身体康健，壮阳滋肾，补益丹田，不可尽述。

沉香　木香　丁香　藿香　没药　零陵香甘松　缩砂　丁皮　官桂　白芷　细茶　香附　儿茶　白蔻　槟榔　人参各一两　乳香檀香　山柰　细辛　益智　当归　川芎　乌药各五钱　麝香　朝脑各二钱　薄荷一两

先将大粉草半斤锉片，水煮汁去渣，将汁熬成膏，将前药为末，炼蜜共膏，捣和为丸，如芡实大。清晨嚼化一丸，用黄酒送下。忌生冷，毒物解之。

肥皂方

专治粉刺、花斑、雀子斑，及面上黑黯，皮肤燥痒。此药去垢、润肌、驻颜。如年高得之，转老色如童子，似玉之光润，乃奇方也。

角子糯肥皂一斤十二两，去核　真排草一两五钱，如铁线者佳　绿升麻四两　白及五钱楮实子二两半　白芷五钱　砂仁带壳，五钱糯米半升，另研　绿豆五钱，另研　天花粉五钱白丁香二钱半　杏仁一两五钱，去皮，研如泥猪胰子五个，另研　甘菊花五钱　红枣肉去皮核，一两五钱　零陵香五钱　大片脑　藿香各三钱　广木香三两　宫粉一两半　梅桂七钱南桂花一两半

上为末，加蜂蜜半斤，金酒一钟，量末均调得所，捣为丸，龙眼大。照常洗面，润开搽脸。久用斑滞自消，面如玉色。

人有百病

喜怒偏执是一病，忘义取利是一病，好色坏德是一病，专心系爱是一病，憎欲无理是一病，纵贪蔽过是一病，毁人自誉是一病，擅变自可是一病，轻口喜言是一病，快意逐非是一病，以智轻人是一病，乘权纵横是一病，非人自是是一病，侮易孤寡是一病，以力胜人是一病，威势自憎是一病，语欲胜人是一病，债不念偿是一病，曲人自直是一病，以直伤人是一病，与恶人交是一病，喜怒自伐是一病，愚人自贤是一病，以功自矜是一病，诽议名贤是一病，以劳自怨是一病，以虚为实是一病，喜说人过是一病，以富骄人是一病，以贱讪贵是一病，谗人求媚是一病，以德自显是一病，以贵轻人是一病，以贫妒富是一病，败人成功是一病，以私乱公是一病，好自掩饰是一病，危人自安是一病，阴阳嫉妒是一病，激励旁悖是一病，多憎少爱是一病，坚执争斗是一病，推负着人是一病，文具钩锡是一病，持人长短是一病，假人自信是一病，施人望执是一病，无施责人是一病，与人追悔是一病，好自怨憎是一病，好杀虫畜是一病，蛊道厌人是一病，毁誉高才是一病，憎人胜己是一病，毒药耽饮是一病，心不平等是一病，以贤㤉嗃是一病，追念旧恶是一病，不受谏谕是一病，内疏外亲是一病，投书败人是一病，笑愚痴人是一病，烦苛轻躁是一病，摘槌无理是一病，好自作正是一病，多疑少信是一病，笑颠狂人是一病，蹲踞无理是一病，丑言恶语是一病，轻慢老少是一病，恶态丑对是一病，了戾自周是一病，好喜嗜笑是一病，当权任性是一病，诡谲谀谄是一病，嗜得怀诈是一病，两舌无信是一病，乘酒凶横是一病，骂詈风雨是一病，恶言好杀是一病，教人堕胎是一病，干预人事是一病，钻穴窥人是一病，不借怀怨是一病，负债逃走是一病，背向异词是一病，喜抵得戾是一病，调戏必固是一病，故迷误人是一病，探巢破卵是一病，惊胎损形是一病，水火溅伤是一病，笑盲聋哑是一病，乱人嫁娶是一病，教人捶搨是一病，教人作恶是一病，含祸离爱是一病，唱祸道非是一病，见货欲得是一病，强夺人物是一病。上为百病也。人能一念除此百病。日逐检点，一病不作，决无灾害痛苦，烦恼凶危。不唯自己保命延年，子孙百世永受其福矣。

医有百药

思无邪僻是一药，行宽心和是一药，动静有礼是一药，起居有度是一药，近德远色是一药，清心寡欲是一药，推分引义是一药，不取非分是一药，虽憎犹爱是一药，心无嫉妒是一药，教化愚顽是一药，谏正邪乱是一药，戒敕恶仆是一药，开导迷误是一药，扶接老幼是一药，心无狡诈是一药，拔祸济难是一药，常行方便是一药，怜孤惜寡是一药，矜贫救厄是一药，位高下士是一药，语言谦逊是一药，不负宿债是一药，愍慰笃信是一药，敬爱卑微是一药，语言端悫是一药，推直引曲是一药，不争是非是一药，逢侵不鄙是一药，受辱不忍是一药，扬善隐恶是一药，推好取丑是一药，与多取少是一药，称叹贤良是一药，见贤内省是一药，不自夸彰是一药，推功引善是一药，不自伐善是一药，不掩人功是一药，劳苦不恨是一药，怀诚抱信是一药，覆蔽阴恶是一药，崇尚胜己是一药，安贫自乐是一药，不自尊大是一药，好成人功是一药，不好阴谋是一药，得失不形是一药，积德树恩是一药，生不骂詈是一药，不评论人是一药，甜言美语是一药，灾病自咎是一药，恶不归人是一药，施不望报是一药，不杀生命是一药，心平气和是一药，不忌人美是一药，心静意定是一药，不念旧恶是一药，匡邪弼恶是一药，听教伏善是一药，忿怒能制是一药，不干求人是一药，无思无虑是一药，尊奉高年是一药，对人恭肃是一药，内修孝悌是一药，恬静守分是一药，和悦妻孥是一药，以食饮人是一药，助修善士是一药，乐天知命是一药，远嫌避疑是一药，宽舒大量是一药，敬信经典是一药，息心抱道是一药，为善不倦是一药，济度贫穷是一药，舍药救疾是一药，信礼神佛是一药，知机知足是一药，清闲无欲是一药，仁慈谦让是一药，好生恶杀是一药，不宝厚藏是一药，不犯禁忌是一药，节俭守中是一药，谦己下人是一药，随事不慢是一药，喜谈人德是一药，不造妄语是一药，贵能授人是一药，富能救人是一药，不尚争斗是一药，不淫妓眷是一药，不生奸盗是一药，不怀咒厌是一药，不乐词讼是一药，扶老挈幼是一药。古之圣人，其为善也，无小而不崇；其于恶也，无微而不改。改恶崇善，是药饵也。录所谓百药以治之。

延年二十箴

四时顺摄，晨昏护持，可以延年。三光和敬，雷雨知畏，可以延年。孝友无间，礼义自闲，可以延年。谦光慈让，损己利人，可以延年。物来顺应，事过心宁，可以延年。人我两忘，勿兢炎热，可以延年。口勿妄言，意勿妄想，可以延年。勿为无益，常慎有损，可以延年。行住量力，勿为形劳，可以延年。坐卧顺时，勿令身怠，可以延年。悲哀喜乐，勿令过情，可以延年。爱憎得灾，揆之以义，可以延年。寒温适体，勿侈华艳，可以延年。动止有常，言谈有节，可以延年。呼吸精和，安神闺房，可以延年。静习莲宗，敬礼孔训，可以延年。诗书悦心，山林逸兴，可以延年。儿孙孝养，僮仆顺承，可以延年。身心安逸，四大闲散，可以延年。积有善功，常存阴德，可以延年。

劝世百箴

父要严莫过，母要慈莫逆，子要孝莫慢，媳要顺莫逆，夫要刚莫懦，妻要贤莫妒，兄要友莫傲，弟要恭莫慢，内要和莫谤，家要富莫分，长要宽莫躁，幼要谦莫狂，亲要顾莫疏，友要益莫损，邻要睦莫争，人要长莫短，臣要忠莫佞，官要廉莫贪，吏要良莫欺，刑要威莫加，东要敬莫衰，客要礼莫失，师要严莫惰，学要严莫荒，士要志莫怠，农要时莫违，工要巧莫拙，商要回莫流，主要恩莫克，仆要勤莫走，天要听莫怨，命要安莫恨，身要惜莫轻，心要良莫丧，志要大莫小，量要洪莫窄，时要过莫望，名要扬莫隐，功要成莫废，道要明莫晦，德要修莫损，恩要报莫辜，仇要忘莫记，节要守莫坏，义要尚莫负，贤要重莫轻，愚要化莫弃，富要仁莫骄，贫要甘莫谄，贵要平莫严，贱要屈莫强，奸要除莫容，盗要诛莫放，诈要去莫学，冤要解莫结，讼要息莫起，恶要殄莫纵，善要好莫欺，寡要惜莫辱，难要救莫论，饥要赈莫吝，尸要埋莫露，债要偿莫骗，借要还莫昧，势要丢莫倚，法要畏莫犯，舟要济莫难，路要通莫塞，桥要修莫毁，婚要择莫较，丧要哀莫忘，祭要诚莫亵，神要敬莫媚，邪要止莫信，银要真莫假，交要平莫欺，斗要官莫小，秤要平莫偏，物要惜莫枉，礼要有莫无，席要中莫费，用要俭莫奢，众要公莫私，事要忍莫生，言要谨莫妄，信要全莫爽，行要顾莫短，气要忍莫亟，理要顺莫越，性要直莫偏，情要厚莫薄，酒要节莫嗜，欲要寡莫纵，财要明莫苟，食要淡莫浓，衣要暖莫华，乐要为莫极，福要享莫尽，禄要重莫轻，寿要长莫戕。

上劝世百箴，乃人生日用之事，不论贫富贵贱，均为有益。倘能味而行之，则恶者善，而善者愈善；愚者贤，而贤者愈贤矣。未必无小补云。

庆安元历仲冬吉日
龚廷贤谨书
室町通鲤山町小嶋弥龙卫门开之

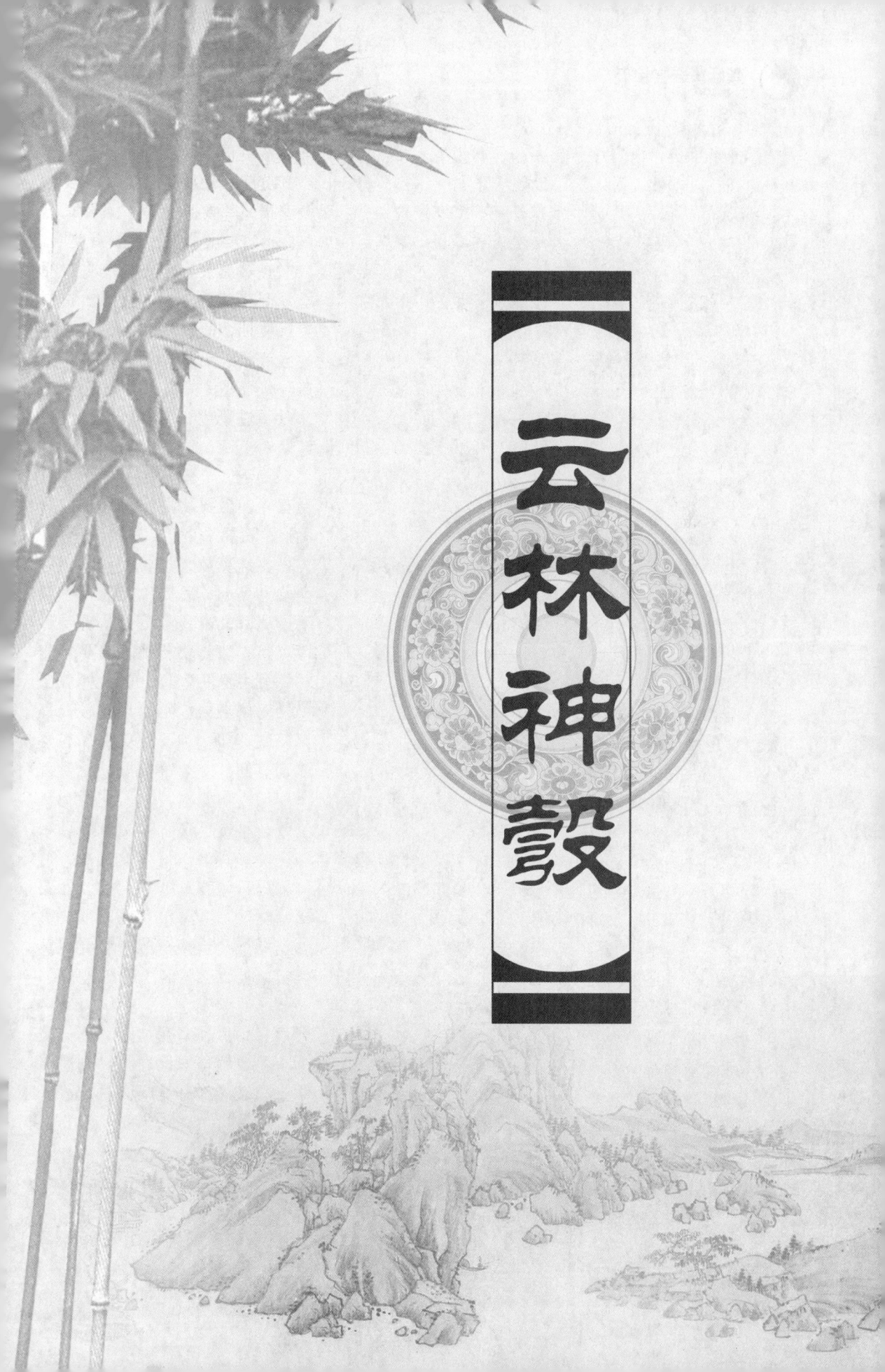

云林神彀

序

　　夫医者，意也。切脉察色，听声审形，要在推吾意，与受病者，两相印而无疑。而后，其阴阳荣卫始克，就吾之调剂而各当，譬则射者必有彀，率其中非尔力也。亦如医之以意中也。上世岐黄仓扁，无论其在中古，所流传者，独丹溪、仲景得其解，而所著述，迄今垂不朽。近代以来，质愚下士，争冒医名，以殚人财，而究则不殒人之命，不止其于彀之藩篱，且大有径庭矣。太医云林龚君，少则精其业，居大梁之都，名烨烨在诸荐绅间，所撰有《古今医鉴》《万病回春》二书，已脍炙海内，而最后有《神彀》若干卷，远近兢慕而缮写之，至涌洛阳之价。其姻对峰周君，图付剞劂，而丐叙于不佞，不佞家茗迣，去龚君霉远，即未亲沾药石。而往岁得二书，便取方之资，真晋人所称千里神交也者。兹览是书，方脉幼科，以至内府秘方，种种收录，而尤系之歌诀，能令诵习者愉心快目，尤远出前二书上久矣。龚君讵非神于医彀，而不为大言无当哉。异时计，君用是书取效当世，必且如由基之矫矢，而猿号蒲且之萦缴，而凡下寰宇贤愚，咸受不报之赐，而其书世世不朽，又宁在丹溪、仲景下也。对峰君曰：然。请书之用为左卷。

　　　　　时　万历辛卯春月吉　归安鹿门山人茅坤撰

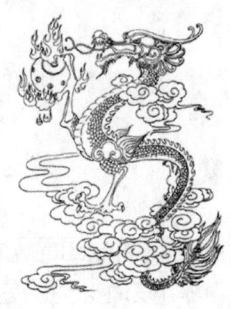

云林神彀 卷一

歌曰：

云林清隐著岐黄，檃括歌中要审详。
某脉某证分虚实，何方何药辨温凉。
勘破玄机如中鹄，勿劳歧路问亡羊。
医家有此真神彀，万世苍生庆泽长。

真 中 风

属厥阴风木。脉浮滑弦数顺，沉细短涩逆。

中风口禁迟浮吉，急实大数三魂脉。

中风不治症：中风鼻鼾，口张气直，面赤如妆，汗缀如珠，头面贵黑，痰声拽锯，吐沫上窜，摇头发直，眼开手撒，遗尿不知。以上诸证，不治无疑。

真中风因体气虚，风邪外感卒昏迷，中腑中脏中血脉，气虚血虚分治之。

中风忽口噤，卒倒昏不省，先要通关窍，后治风痰症。

搐鼻通关散，皂角细辛末，少许吹鼻中，有嚏即可治。

一方 用生半夏末吹之，治中风痰厥，不省人事，并压死、缢死、溺死、魇死及产后晕死。

中风牙关紧，南星末半钱，龙脑入少许，擦牙即能言。

一方 用乌梅肉，揉南星、细辛末，擦牙即开，亦可。

中风痰气厥，巴豆纸槌油，油纸捻入鼻，凉气通顶头。

一方 用巴豆纸槌油，烧烟，熏入鼻中即省。

痰在上者，当吐之。宜后方：

中风忽口噤，痰厥不省事，桐油扫喉中，吐出痰为愈。

一方 用香油，加麝香一二分灌之，或姜汁亦可。

中风痰涎盛，瓜蒂一钱净，为末熟水吞，吐痰如神应。

一方 加轻粉五分，水调匀灌服，良久涎自出。如未出，含砂糖一块，下咽即吐，不损人。

中风痰气闭，矾皂均研细，二钱姜汤调，稀出涎为贵。中风卒痰厥，辰砂白矾末，三伏入猪胆，阴干用一捻，凉水研化灌，顷刻话能说。

中风卒不语，牙皂蜜煎水，吹些入口中，能起昏沉睡。

痰在中者，当降之。用后方：

中风卒不省，痰与火太盛，靛缸水一钟，温服可救命。中风痰气响，古石灰半两，研末入水煎，服之痰下降。

中风中寒，中暑中湿，卒中卒倒，痰厥气厥。

摄生饮内细辛苍，半夏南星与木香，甘草菖蒲姜七片，风痰气厥总安康（七味）。

中风不语，痰迷心窍，痰火气郁，豁开为妙。

加味导痰二陈汤，参术芩连归木香，枳梗南星瓜蒌子，中风痰火最为良（十四味）。

中风气虚，痰气厥绝，口噤不省，温药急啜。

三生饮内用南星，川乌附子木香并，姜十片煎通口服，中风痰厥最为灵（四味）。

中风顽麻，骨节疼痛，风湿气郁，用药疏通。

乌药顺气陈皮姜，枳壳僵蚕芎芷详，甘草麻黄桔梗入，中风先服最为良（十味）。

风邪中腑者，手足枕挛急，脉浮恶风寒，解表病当失。

疏风汤内二陈宜，芎芷羌防辛桂枝，香附当归土乌药，表后还当调理之（十三味）。

风邪中脏者，多滞于九窍，脉沉二便闭，通里治之妙。

滋润汤归生地黄，枳壳厚朴及槟榔，羌活杏仁天麻子，再入红花与大黄（十味）。

风中血脉者，肢废不能言，外无六经症，内无便溺愆。

养荣汤内羌防风，二陈四物麦门冬，远志菖蒲连枳实，南星秦艽乌药同（十八味）。

风中经络者，口与眼㖞斜，治当清痰火，鳝血涂之佳。

清痰顺气星半陈，荆防芩连瓜蒌仁，苍术贝母草官桂，沉木香末服之神（十二味）。

白龙膏（方见后，余方治口眼㖞斜殊效）

风中左瘫者，血虚与死血，养血活血治，祛风痰火彻。

加减润燥桂天麻，二陈四物酒红花，省风白术牛酸枣，生地羌活柏皮佳（二十味。省风汤，即南星、半夏、防风、黄芩、甘草是也）。

健步虎潜丸（方见后，余方治瘫痪殊效）

风中右痪者，气虚与湿痰，筋骨酸疼痛，除湿祛风寒。

祛风除湿四君先，二陈芎归芍芩连，枳桔羌防土乌药，苍术白芷水姜煎（十八味）。

风邪中左右，手足皆瘫痪，血气两空虚，补养功不缓。

加减大补十全汤，附子羌活沉木香，牛膝杜仲并薏苡，乌药独活木瓜良（二十一

味。十全大补汤，方见诸虚。依本方，加上十二味）。

邵真人追风换骨丹（方见后杂方，治真中风邪，一切百病）

中风实热症，舌强惊谵语，发狂二便难，解表又通里。

防风通圣将军芍，薄荷芎归草芒硝，栀翘芩梗并白术，麻黄荆芥滑石膏（十七味）。

类 中 风

类中风者常有之，寒暑湿火气食随，劳房痰血卒中恶，十一般类要君知。

中寒脉浮紧，冬月中寒气，昏冒口牙噤，肢挛恶寒是。

附子理中姜桂枝，参归术草朴陈皮，枣子生姜煎热服，回阳返本建功奇（十味）。

中暑则脉虚，夏月卒中之，昏冒痿厥极，吐泻喘满随。

十味香茹参术芪，木瓜扁豆茯陈皮，姜炒厚朴并甘草，再加羌活暑风宜。

中湿脉微细，东南多有之，多由湿生痰，痰热生风气。

清燥汤（方见痿躄）

中火心火盛，水衰热气并，昏冒卒多仆，六味四君应。

六味地黄丸　四君子汤（二方俱见诸虚）

中气脉必沉，七情之过极，气厥多昏冒，牙关必紧急。

藿香正气散（方见霍乱，治中气、中恶有殊功）

木香顺气散乌药，香附砂仁川厚朴，枳半姜桂青腹皮，甘草木香末调药（十二味）。

食厥因伤食，过多损胃气，不能运化时，昏冒致如是。

六君子汤参术苓，陈皮半夏缩砂仁，木香香附并甘草，姜枣煎服效如神（九味）。

劳伤过于劳，耗损真元气，脾胃两虚衰，昏冒不知事。

补中益气汤（方见内伤）

房劳因过度，肾虚精耗去，真气不归元，昏冒作虚视。

六味地黄丸（方见诸虚）

痰厥因内虚，痰气忽阻滞，手足厥冷麻，晕倒脉沉细。

加味二陈加当归，枳实桔梗杏仁随，良姜砂仁木香桂，痰厥晕倒可扶持（十二味）。

血晕去血多，血虚成血晕，脉来微且涩，气血虚之甚。

加味四物加生黄，参术黄芪蜜炒香，茯苓陈皮荆芥穗，甘草乌梅一个良（十三味）。

卒中暴卒者，不省人事也，因犯不正气，厥冷面如酒。

藿香正气散（方见霍乱）

调气散中白豆蔻，丁香木香檀香料，砂仁甘草与藿香，为末二钱盐点妙（七味）。

余方附后。

健步虎潜生熟地，牛膝杜仲破故纸，白术芍药虎胫骨，麦志知柏二两是，枸杞黄芪败龟板，当归一两半去尾，茯苓人参酸枣仁，木瓜石菖蒲薏苡，羌活独活与防风，各秤一两要心记，沉附五味各五钱，猪髓蜜丸酒下咽，不问瘫痪半身枯，语言謇涩皆能治（二十八味）。

白龙膏治口㖞斜，苍术川芎二两加，血竭乳香并没药，参归芎芷白花蛇，荆防薄细麻甘桔，草乌何首及天麻，两尖石斛五钱等，蜜丸弹大嚼君茶（二十二味）。

消风败毒散诸风，参茯荆防藿朴芎，蝉蚕陈草并羌活，二钱末药酒调中（十二味）。

胡麻散治诸风毒，皮肤瘙痒顽麻木，苦荆威灵何首甘，研末二钱薄汤服（六味）。

冷风疙瘩发瘙痒，荆防芎芷茯陈归，何首乌药蚕蝉草，羌活苍术等分宜（十四味）。

两手摇动鸡爪风，羌活威灵首乌同，防己苍术白附子，钩藤甘草汗收功（九味）。

搜风顺气丸大黄，酒蒸九次五两强，火麻郁李菟山药，牛膝石枣与槟榔，各秤二两宜精制，独活枳壳一两良，二两半炒车前子，

蜜丸茶酒任君尝，能医七十二般气，三十六种风妙方（十一味）。

伤 寒 附伤风

伤寒热病，宜洪大，忌沉细，主有变。

凡伤寒脉，浮滑洪数，阳脉为顺；沉细微弱，阴脉为逆。

伤寒恶寒却无汗，寒脉紧涩真可断，伤风恶风有汗出，风脉来分多微缓。

十神汤内紫苏多，甘草陈皮香附颗，干葛升麻并芍药，川芎白芷麻黄和（十味）。

升麻葛根甘白芍，四味均匀水煎却，头疼发热及恶寒，时行瘟疫香苏佐（四味）。

人参败毒散桔梗，甘草川芎茯苓等，枳壳前胡羌独活，柴胡十味性凉冷（十味）。

伤寒脉浮者，无汗腰脊强，发热头项痛，此病在太阳。

无汗恶寒，此伤寒在表（春夏秋月，宜羌活汤）。

羌活汤中苍术辛，川芎白芷地黄芩，更有防风甘草等，姜葱煎服有神灵（九味）。

无汗恶寒，此伤寒在里（冬月宜麻黄汤）。

麻黄汤中用桂枝，杏仁甘草四般宜，再加芎芷并羌活，升麻防风发汗奇（九味）。

有汗恶风，此伤风在表（春夏秋月，宜羌活冲和汤）。

羌活冲和汤（即羌活汤去苍术，加白术、黄芪，十味）

有汗恶风，此伤风在表（冬月宜桂枝汤）。

桂枝汤内药三般，芍药甘草一处攒；羌活川芎与白术，四味加入病当安（七味）。

伤寒脉长者，鼻干眼眶疼，身热不得卧，此病在阳明。

若渴而有汗不解，或经汗过不解，宜白虎汤。

黄帝素问白虎汤，甘草知母与石膏，人参亦有加之用，热渴虚烦用米熬（四味）。

伤寒脉弦者，耳聋胸胁痛，寒热呕口苦，此是少阳症。

小柴胡汤只五般，半夏人参一处攒，更有黄芩与甘草，生姜枣子水煎汤（五味）。

伤寒脉沉细，腹满而作痛，咽干手足温，此是太阴症。

桂枝大黄汤，柴胡芍药藏，枳实并甘草，枣子共生姜。

伤寒不恶寒，而反恶热者，表证尚未除，里证又急也。

大柴胡汤用大黄，半夏枳实最为良，更有黄芩赤芍药，姜枣煎来利大肠（六味）。

伤寒躁渴急，狂妄作谵语，便实阳作阴，热邪传入里。

六一顺气柴芩芍，大黄芒硝并厚朴，枳实甘草水煎汤，清热利便通神药（八味）。

伤寒汗吐下，烦躁口渴者，表里大热证，解毒致奔焦。

黄连解毒汤四味，黄柏黄芩栀子是，退黄解热又除烦，吐血便红诸热治（四味）。

伤寒阳毒深，发黄身似金，妆此欲乱走，清凉可起沉。

三黄石膏汤，栀子与麻黄，细茶姜豆豉，九味共煎尝。

伤寒血分热，里实而表虚，皮肤发斑疹，黑斑不可医。

消瘢青黛饮玄参，知母石膏生黄连，柴胡栀子乌犀角，甘草人参姜枣煎（十一味）。

伤寒小便利，口燥大便黑，漱水不肯咽，下焦瘀血隔。

桃仁承气五般奇，甘草硝黄并桂枝，加入青皮白芍药，柴胡枳实并当归（十味）。

伤寒结胸膈，痞闷不通泰，多是热与痰，清除即通快。

清火化痰芩连栀，二陈蒌贝杏桑皮，枳桔朴硝并苏子，木香研入最为奇（十六味）。

伤寒汗下后，烦热津液枯，发热气逆吐，表与里俱虚。

竹叶石膏汤用参，麦门半夏更加临，甘草生姜兼用米，虚寒自利热家寻。

伤寒大病后，昼夜不得眠，心胆皆虚怯，温胆即安然。

温胆汤半陈芩草，竹茹枳实加酸枣，人参远志熟地黄，五味同煎虚烦好（十味）。

伤寒懊憹者，闷郁不舒畅，反复多颠倒，栀豉可瘳恙。

栀子治肺烦，豆豉医肾燥，栀豉共煎尝，懊憹一齐好。

伤寒百合病，百没是处者，非热又非寒，形容不尽也。

加味柴胡加知母，百合竹茹一处煮，炒米食盐姜与些，一服教君不受苦（八味）。

伤寒痰与气，紧满在胸臆，上不得喘息，吐之立可愈。

瓜蒂赤小豆，等分为末候，豉汤调一钱，以吐痰为妙。

伤寒昏不语，热邪传心肺，名为越经症，莫将针灸治。

泻心导赤乌犀角，人参茯苓知母锉，芩连栀子麦门冬，滑石甘草为使佐（十味）。

伤寒阳似阴，火极似水列，自热以至温，由温乃至厥。此是传经邪，不可用温热（宜四逆散合小柴胡汤。如渴，用白虎汤，重则六一顺气汤）。

四逆散内用柴胡，芍药枳实甘草扶，生姜一片水煎服，手足厥冷立时苏（四味）。

伤寒阴似阳，水极似火象，自病手足冷，莫把寒凉丧。

伤寒狐与惑，唇疮声哑得，食下部曰狐，食其脏为惑。

黄连犀角共煎汤，乌梅桃仁与木香，不问伤寒狐惑病，须知一药即安康（五味）。

伤寒吐蛔虫，手足多厥冷，胃气一虚寒，蛔虫因作梗。

理中安蛔用花椒，参术干姜要炒焦，茯苓乌梅止二个，服后柴胡汤退潮（六味）。

伤寒汗下后，人事昏不省，热渴发狂言，元气大虚症。

夺命独参汤，一两水煎尝，诸虚危急症，服下立安康。

病后一劳复，多因气血虚，微微复发热，清补是良医。

益气养神参茯神，麦冬归芍炒栀仁，前胡知母陈升草，十一味药效通灵。

伤寒新差后，交接因复发，欲死眼不开，一话不能说。

清郁山栀子，算来三十枚，锉碎水煎服，能令性命回。

劳力复感冒，内伤外感病，热汗身头痛，沉困无力应。

加味益气汤参芪，陈皮白术草当归，柴胡升麻炒黄柏，羌活防风不用疑（十一味）。

余方附后：

小灵丹丸治伤寒，不论表里，阴阳虚实，传变经络，服之鼻准微汗，其疾自愈。余昔在京师，世宗时，兴大工，百工感其疾，死者莫计其数。后以此药救之，蒙活者甚重，人成以神称之，故名曰小灵丹也。

甘草麻黄四两分，朱砂雄黄一两均，芍药用赤独二两，升麻柴胡各一参。春夏滑石及枳实，秋冬桂枝与细辛，四味各来五钱准，须择甲子与庚申。

上各为极细末，各味用杏仁少许，擂罗澄粉，阴干，各秤分两，醋糊为丸，如绿豆大。每服三丸，以雄黄末三分和，井水吞下。

中 寒

属太阳寒水，脉滑实、手足温者顺，虚结、手足寒者逆。

中寒无头痛，怕寒手足冷，寒中三阴经，回阳药要猛。

凡中寒卒倒，昏迷不省者，先用热酒、姜汁各半盏灌服。稍醒后，进汤药救之。

回阳急救干姜桂，参术茯苓辽五味，陈皮半夏大附子，甘草生姜同一类（十味）。

寒中太阴经，中脘作疼痛，呕泻不作渴，理中汤可送。

理中甘草及干姜，白术人参是本乡，若是内中加附子，更名**附子理中汤**（四味）。

寒中少阴经，脐腹作疼痛，恶寒头及疼，五积立可中。

五积白芷陈皮朴，桔梗枳壳川芎芍，甘草茯苓苍术归，半夏姜桂麻黄着（十五味）。

寒中厥阴经，小腹至阴痛，四肢厥冷极，热药急须用。

四逆汤中大附子，一枚生用去皮研，更有甘草六钱炙，干姜五钱生用之（三味）。

灸中寒阴症法　气海穴：在脐下一寸五分。丹田：在脐下二寸。关元：在脐下三寸。用艾火灸二七壮，但手足温暖，脐脉至，知人事，无汗要有汗，即生。不暖、不省者死。

瘟 疫

众人病一般，是天行时疫，肿项大头瘟，症总属风热。

人参败毒散（治四时瘟疫。通用方见伤寒）

神效二圣救苦丸，大黄四两酒蒸研，牙皂二两糊丸子，绿豆冷汤送二钱。

人间治疫有仙方，一两僵蚕二大黄，姜汁为丸如弹子，井花和蜜即清凉。

牛蒡芩连用大黄，玄参桔梗并羌防，荆芥石膏甘草入，连翘败毒免灾殃（十二味）。

防风通圣散（方见中风。治时行瘟疫热病）

八圣散治大头瘟，连芩蒲柏五钱存，鸡内金与蛇蜕炒，白丁雄黄二钱匀，为末每服一钱重，蓝靛根汤送下吞。

凡入瘟疫家，雄黄涂鼻孔，多食烧酒蒜，出门打涕喷（以纸条深入鼻，则自然有涕喷）。

中 暑

暑者，热也。属少阴君火。

脉虚身热，得之伤暑。

中暑身烦热，四肢沉困倦，此热伤元气，体虚多自汗。

清暑归芪二术参，麦门五味橘甘升，葛根神曲并黄柏，泽泻青皮亦可臻（十五味）。

中暑口干燥，或吐或泻时，暑风或昏冒，香薷加减医。

香薷散内药三般，厚朴相参扁豆攒，加上黄连为绝妙，和中祛暑最能安（暑风，因暑热客于胸膈之间，痰郁昏冒如醉，用黄连香薷散加防风、木香、南星、姜，水煎，磨化抱龙丸服）。

中暑作热渴，水便闭涩黄，和中清下部，暑病一奇方。

清暑一元散，滑石用六钱，一钱甘草末，水调服下痊。

中暑烦热渴，大便泄泻溏，小便赤涩少，宜分利阴阳。

五苓散内用猪苓，白术茯苓泽泻停，肉桂用之多与少，白水煎来止渴行（五味）。

注夏之症者，夏初春末时，烦渴沉困倦，元气血皆虚。

参归益元芍地黄，麦冬五味茯苓详，知母黄柏陈皮草，炒米乌梅枣一双（十一味）。

行人千里水葫芦，硼砂薄荷白糖殊，柿霜乌梅捣丸子，嚼化一丸省用沽（五味）。

中　湿

属太阴湿土，脉多沉细。

脉浮而缓，湿在表也；脉沉而缓，湿在里也。或弦而缓，或缓而浮，皆风湿相传也。

中湿一身痛，风湿邪在表，风药能胜湿，医者当分晓。

除湿羌活用防风，升麻柴胡藁本同，苍术米泔浸制过，水煎服后见奇功（六味）。

中湿腹胀满，湿邪传在里，治宜分利之，渗湿而已矣。

渗湿汤中苍白术，陈皮香附抚川芎，猪苓泽泻砂仁草，茯苓厚朴有奇功（十一味）。

中湿成偏枯，四肢作冷痹，肾气一空虚，手足难动履。

独活寄生汤桑寄，秦艽细辛杜仲参，牛膝防风苓桂草，四物汤加姜枣煎（十五味）。

湿气偏身作肿痛，茅山苍术一斤重，米泔童便各浸半，酒丸七十黄酒送。

火　证

属少阳相火，脉浮而洪数为虚火，沉而实大为实火。

脉洪实滑为顺，微细虚弱为逆。

三焦若火盛，脉沉而实大，内外皆积热，便赤口疮溃。

黄连解毒芩柏栀，连翘芍药紧相随，更有柴胡各等分，水煎食后服相宜（七味）。

凉膈连翘栀子仁，大黄甘草朴硝芩，竹叶薄荷加蜜煮，诸般积热效如神（八味）。

心经若火盛，左寸脉洪数，舌上必生疮，肿硬痛干涸。

黄连汤内芍当归，麦门生地草山栀，犀角薄荷同水煮，食后须教频服之（九味）。

肝经若火盛，左关脉洪数，胁痛木气实，目红肿痛着。

柴胡汤内芍川芎，当归青皮栀子同，甘草连翘龙胆草，水煎食后服收功（九味）。

肺经若火盛，右寸脉洪数，嗽血鼻疮肿，喉痛如火烙。

黄芩汤内桔山栀，荆芥薄荷桑白皮，连翘麦门冬芍药，甘草同煎功效随（十味）。

脾经若火盛，右关脉洪数，烦渴口燥干，唇上生疮恶。

芍药汤内用石膏，栀子薄荷与连翘，更有黄连甘草等，管教服后病皆消（七味）。

内　伤

脉洪大而虚。

内伤劳役伤元气，或兼饮食损脾胃，热渴汗喘脉虚洪，四肢沉困身无力。

补中益气黄芪参，陈皮白术当归兼，柴胡升麻甘草伴，形劳虚损喘皆痊（八味）。

劳役伤饮食，腹胁闷短气，遇夏热犹寒，春来口无味。

升阳顺气汤参芪，当归半夏广陈皮，神曲升麻草豆蔻，黄柏甘草也堪题（十一味）。

肺与脾胃虚，怠堕食无味，渐渐恶于寒，惨惨不乐意。

升阳益胃参术芪，黄连半茯草陈皮，泽泻防风羌独活，柴胡白芍总相宜（十四味）。

凡遇劳役过，辛苦用力多，急须补元气，免致内伤疴。

补气汤内蜜黄芪，人参白术与陈皮，麦门五味并甘草，姜枣同煎大补虚（七味）。

凡遇劳心事，思虑损精神，头眩目昏暗，虚烦要补心。

补血汤内芎芍归，人参生地草山栀，麦门酸枣五味子，茯神去木与陈皮（十二味）。

食后多沉困，看来脾胃虚，元气亦亏损，补养是良规。

参芪汤内用当归，升麻柴胡与青皮，苍术神曲炒黄柏，甘草煎服不须疑（十味）。

补气养血，和脾理胃，清火化痰，开郁顺气，养精壮神，助力生肌，最能当劳，可以耐饥，人生日用，不可无之。

云林神妙润身丸，白术当归六两先，茯陈楂曲连香附，各秤三两勿教偏，参药枳莲芍二两，五钱甘草炙同研，荷叶煮饭丸梧大，米汤百粒不拘吞（十四味）。

生脉散补真元气，大能止渴生津液，人参五味麦门冬，再加白术和脾胃（四味）。

伤 食

气口脉多紧盛。

饮食过多脾胃伤，伤食夹气感寒凉，肚腹胀痛发寒热，消食发表顺气良。

行气香苏散秘传，陈皮乌药枳羌先，苍芎麻草同煎服，内伤外感服之痊（十味）。

饮食多停滞，痞胀痛难当，便难凝热积，消导即安康。

枳实大黄汤厚朴，槟榔甘草同煎着，腹痛甚者加木香，一剂教君即安乐（五味）。

消滞丸子黑牵牛，炒来为末二两头，香

附五灵各一两，醋糊为丸病自瘳（三味）。

饮食冷停积，寒凉伤太阴，呕哕腹痞痛，消散病难侵。

香砂养胃苍白陈，参苓厚朴白蔻仁，更有木香甘草炙，姜枣同煎效若神（十味）。

人若不思食，食后返倒饱，此是脾气虚，安胃自然好。

香砂六君参术苓，半夏陈皮益智仁，甘草木香白豆蔻，厚朴姜炒极温平（十二味）。

饮食自倍，脾胃乃伤，温平胃气，始得安康。

香砂平胃苍术陈，甘草枳实木香真，更有藿香姜一片，敢教胃气得和平（八味）。

酒性有热毒，气与味俱阳，太过损元气，节饮壮神光。

葛花解醒白蔻仁，参术青陈砂茯苓，泽泻猪苓神曲炒，生姜干与木香并（十三味）。

酒食被人劝饮多，胸腹胀痛怎奈何，盐花擦牙水漱咽，如汤沃雪笑呵呵。

郁 证

脉多沉伏。

郁者郁结，名有六气，血痰湿热，并食结聚。其中不发越，须要分别六郁治。

六郁汤中炒神曲，苍芎苏枳陈香附，连翘贝母炒山栀，茯苓甘草为佐助（十二味）。

七情气郁症，腹胁胀满痛，胸膈不通和，六脉多沉重。

木香调气乌附桂、枳朴苍砂青陈皮，抚芎甘草各等分，水磨木香同服之（十二味）。

血郁脉数涩，能食便出红，或暴吐紫血，其痛不移通。

当归活血芎桂芍，桃仁红花乌枳壳，干姜香附牡丹皮，甘草青皮等分锉（十三味）。

食郁嗳酸气，胸腹饱闷滞，不食仍作痛，右关脉紧是。

香砂平胃加枳壳，山楂麦芽神曲锉，干姜炒黑磨木香，十二味内要斟酌。

痰郁脉沉滑，重则气喘急，或者胸胁痛，

痰咳嗽不出。

瓜蒌枳实片黄芩，桔芎术附杏砂陈，贝母木香甘草入，生姜竹沥服加临（十三味）。

热郁即火郁，小便黄赤涩，五心烦热躁，脉数舌干裂。

火郁汤内用山栀，干葛柴胡地骨皮，连翘抚芎白芍药，甘草煎来郁可舒（八味）。

湿郁脉沉细，发时遇阴雨，周身骨节间，走注疼痛是。

渗湿汤（方见中湿）

诸般郁结，扶脾理胃，消积散热，开郁行气。

越鞠保和丸曲栀苍芎附半茯陈皮，枳连当归各一两，白术三两去芦枝，翘萝木香五钱入，山楂三两共研为，姜汁蒸饼丸梧子，七十姜汤任服之（十六味）。

痰 饮

脉多滑，有弦滑、沉滑、微滑。

又云：诸病痰盛，脉难定拟。

火痰黑色老痰胶，湿痰白色寒痰清，遍身上下无不到，变化百病卒难明。

二陈汤中半夏宜，茯苓甘草并陈皮，化痰燥湿和脾胃，百病兼痰总可医（四味）。

痰气塞心窍，迷闷昏沉睡，此是七情伤，挟痰加鬼祟。

清热导痰汤半星，芩连枳术草参茯，陈皮桔梗瓜蒌子，痰迷心窍立时醒（十二味）。

痰燥作烦躁，痰活错言语，痰迷悲歌叫，狂走忽惊惕。

加减温胆白茯神，参术陈半酸枣仁，枳连归草山栀子，竹茹辰砂麦门寻（十四味）。

千般怪异症，多兼痰与火，果属实热痰，一服如开锁。

滚痰丸

甄里翻身甲卦金，于今头带草堂深，相逢二八求斤秤，硝煅青礞倍若沉，十七两中令半两，水丸梧子意常斟，千般怪症如神效，水泻只身却不任。

治病列后：

中风不语，痰涎壅塞，温水研化，灌下明白。

遍身筋骨，走注疼痛，不能明状，此药可用。

噎膈反胃，吞酸嗳气，呕吐痰涎，无所不治。

心下怔忡，如畏人捕，怵惕不安，阴阳隔阻。

失心丧志，或癫或狂，或惊或痛，或作健忘。

痰涎咳嗽，喘急上壅，头目眩晕，气塞胸中。

急慢喉闭，腮颔肿疡，绕项结核，咽喉痛疮。

心气冷痛，如停水块，上攻头面，或走四大。

痢疾新久，不问杂色，或带血块，恶物下迫。

一切诸疾，医所不识，加减用之，万无一失。

咳 嗽

脉宜浮大，不宜沉小。

又云：脉浮软为顺，沉伏为逆。若久嗽形脱，身热不除。脉细急者死。

春是上升之气，夏是火灾最重，秋是湿热伤肺，冬是风寒外束。

四时感风寒，发热喘嗽痰，宽中快胸膈，涕唾吐稠黏。

参苏饮内用陈皮，桔梗前胡半夏宜，干葛茯苓同甘草，木香枳壳总堪题（十一味）。

上焦肺火盛，咳嗽吐痰涎，清金降邪火，投之病自痊。

清肺汤中用片芩，天麦五味杏桑陈，归苓甘草山栀子，桔梗贝母用之灵（十三味）。

上焦虚火盛，咳嗽热痰喘，日轻夜稍重，一服病自减。

润肺豁痰宁嗽汤，二陈知母熟地黄，天麦当归桔贝母，黄芩紫菀款花良（十二味）。

过伤酒食，胃火上炎，冲逼肺气，痰嗽经旬。

二母宁嗽山栀仁，黄芩石膏白茯苓，桑皮瓜蒌五味子，甘草陈皮枳实并（十二味）。

清上宁嗽噙化丸，天门海石橘红先，瓜蒌柿霜芩酒炒，各秤一两勿加添，梗翘玄黛五钱等，三钱风化朴硝研。为末蜜丸龙眼大，一丸噙化妙通玄（十一味）。

新久咳嗽，诸治不已，用此仙方，沉疴顿起。

洞宾仙传芦吸散，嫩蕊冬花秤五钱，鹅管石用二钱半，陈皮甘草亦如然，虚加人参五分足，寒将肉桂一钱添，研末为丸分七帖，每用一帖夜临眠，药作三次入竹管，口吸温水送下咽，油腻盐须忌七日，一夜一次嗽当痊。

多年久咳嗽，先嚼哑芙蓉，只用一分许，后即服神功。

久年咳嗽用**神功**，枸杞苁蓉及款冬，各秤一两分四剂，苦参减半水煎同（四味分四剂，水煎服；次用**烟筒散**熏之，连熏五六次，良愈）。

烟筒一两款冬花，郁金六钱炒莫差，木香三钱雄黄一，研末纸卷作烟霞，熏入病人喉管内，**人参桔梗汤**送佳。

治男妇远近咳嗽方

一两香油二两蜜，三两生姜自然汁，各照等分秤记定，慢火煎熬似黑漆，五更滚水服一匙，千年咳嗽无踪迹。若人诚心肯服之，除根去苗如刀利。

喘　急

脉滑而手足温者生，脉沉涩而四肢寒者死。

火动若发喘，乍进复乍退，得食下则减，食止喘加倍。

清肺汤中白茯苓，麦门桑杏枳苏陈，当芩贝母山栀子，沉香辰砂服加临（十二味）。

气短作喘急，呼吸气短促，又且无痰声，元气须补续。

四君汤内参术苓，陈皮厚朴与砂仁，沉

木另研归苏子，桑皮甘草可相寻（十二味）。

阴虚火动喘，心部脉必数，白日病犹轻，夜间稍重著。

滋阴降火汤（方见虚劳，依本方加苏子、沉香、杏仁、桑白皮、竹沥）

寒喘四肢冷，六脉多沉细。治之宜理中，喘急自定矣。

理中汤内桂干姜，厚朴陈皮沉木香，砂仁苏子甘草炙，或加附子可回阳。

伤寒发喘急，发表定良方。若还有痰气，加入二陈汤。

五虎汤内用麻黄，杏仁甘草石膏藏，更入细茶同水煮，桑皮加入又为良（五味）。

虚阳上攻喘，气急不升降，上盛下元虚，痰嗽喘促上。

苏子降气汤半夏，甘草前胡肉桂咀，当归厚朴陈皮等，姜枣同煎痰喘舒（八味）。

哮　吼

哮吼即齁喘，肺窍积寒痰，有至终身者，仙方可拔根。

五虎二陈用麻黄，陈半参苓膏杏藏，沉香木香细茶叶，姜葱煎服喘安康（十味）。

哮吼汤中半芩连，瓜蒌枳桔杏膏先，麻黄紫苏及甘草，生姜茶叶水同煎（十一味）。

诸病原来有药方，唯愁齁喘最难当，麻黄桑杏寻苏子，白果冬花更又良，甘草黄芩同半夏，水煎百沸不须姜。病人遇此仙丹药，服后方知**定喘汤**（九味）。

紫金丹治久哮吼，一钱生信三枯矾，淡豉一两蒸捣烂，入药同研如豆丸。但觉举发冷茶下，七丸妙药似神仙。

和剂须投**定喘汤**，阿胶半夏及麻黄，人参四两同甘草，四两桑皮五味强，罂粟二钱须蜜炙，三钱煎服用生姜。多年气喘从今愈，始信良医有妙方（八味）。

灸哮吼神法　患者耳前两边名郁中，二穴；百会一穴，用艾七壮，灸之立已。

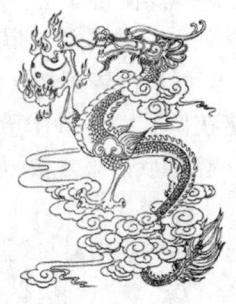

云林神彀 卷二

疟 疾

脉弦数多热，弦迟多寒；脉弦数滑实皆顺，沉细虚微为逆。

疟是风寒与暑湿，内伤劳倦并饮食，发寒发热作口干，无痰决不成疟疾。

大凡疟初起，散邪正气先。无汗要有汗，散邪药可煎；有汗要无汗，正气病当痊。

无汗要有汗，散邪为主。

散邪汤内用麻黄，川芎白芷芍苏羌，防风荆芥同甘草，疟疾初投此药良（九味）。

有汗要无汗，正气为主。

正气汤中用桂枝，柴前芎芷牛青皮，麦门槟果苓甘草，疟疾元虚总可医（十二味）。

疟疾发寒热，口汗并发渴，半表半里证，阴阳要分别。

柴苓汤，即小柴胡汤（方见伤寒）、五苓散（方见中暑），二方相合是也。

热疟火盛，舌卷焦黑，阳春而深，脉洪而数。

龙虎汤中用柴苓，半夏石膏山栀仁，黄连知母并黄柏，糯米生姜总可任（九味。先以青布招叠数重，新汲水渍之，搭于胸上三次，热势稍定，即服此药）。

寒疟冷甚，寒多热少，阴毒而深，脉虚而小。

鸡鸣酒内用常山，藿香肉桂茯苓参，甘草乌梅黄酒煮，空心热服病当痊（七味）。

疟疾人壮盛，用药可单截，不拘新与久，一服如神捷。

不二饮内用槟榔，常山知母贝母良，等分酒煎露一宿，五更温服见神方（四味。煎此药，勿犯妇人手，又不宜太煎过了）。

虚人患疟疾，养正邪自除，暴疟与初起，投之病可苏。

人参养胃茯陈皮，半夏厚朴藿芎归，苍术乌梅甘草果，姜枣同煎病自除（十二味）。

疟疾治已后，血气须调养，日久成虚疾，噬脐枉追想。

参归养荣地黄芍，砂陈苓木甘山药，厚朴莲肉炙甘草，姜枣乌梅用一个（十一味）。

腹中有一块，是名为疟母，日久恐不消，多有成胀满。

参归鳖甲术苓芪，砂仁芍朴草青皮，香附山楂并枳实，乌梅姜枣水煎之（十四味）。

补中益气汤治内伤元气，虚弱疟疾寒热，久不愈者宜服（方见内伤）。

十全大补汤治久疟不愈，血气虚损，属虚寒者宜服（方见诸虚，加大附子）。

痢 疾

脉宜微细，忌洪大。身宜凉，不宜热。

痢疾不分赤与白，俱作温热治可得，初起壮盛先宜通，久痢虚弱当调塞。

壮盛人初痢，利之去积滞，湿热一清除，痢疾斯已矣。

玄白散内用牵牛，赤芍生黄归去头，槟榔枳壳煨莪术，大黄黄连可解愁（九味）。

虚弱人初痢，湿热伤血气，消之滞自除，不必多通利。

芍药汤中用木香，芩连枳壳与槟榔，当归甘草水煎服，一剂令君病体康（八味）。

立效四两净黄连，二两吴茱共酒眠，炒干去吴茱不用，麸抄枳壳二两全，为末三钱空肚服，泻肠痢酒立安痊。

下痢稍久，调和气血，稍加升提，痢自止歇。

红痢宜：

调和饮内芍芎归，升麻桃仁研去皮，黄连黄芩各等分，临时加减始为奇（七味）。

白痢宜：

调中理气苍厚朴，陈皮白术木香芍，更有枳壳与槟榔，红痢再加芩连佐（八味）。

参归芍药白茯苓，白术山药与砂仁，甘草陈皮加减用。莲肉乌梅灯草并（九味）。

久痢滑脱，宜兜涩之，大补气血，兼以升提。

真人养脏粟壳参，诃子当归肉蔻真，白术木香并芍药，干姜肉桂不须寻（十味）。

疫痢赤白，憎寒壮热，腹痛后重，噤口不食。

仓廪散即人参败毒散（方见伤寒）加黄连、陈仓米、石莲肉、白芍、姜、枣，煎服。如噤口，用田螺捣烂，合脐上，引热下行，即能食。

噤口痢是胃口热，黄连人参减半切。煎汤终日细呷之，加上石莲为妙绝（二味）。

痢疾噤口用石莲，研末每服二三钱，陈仓米汤调匀服，呕加姜汁立时痊。

一切噤口赤白痢，黄连生姜四两制，生姜捣烂同连炒，炒干去姜连研细，仓米饭丸每二钱，白痢陈皮汤送去，赤痢甘草可煎汤，赤白陈皮甘草是，脾泄腊茶清可吞，妙方留下君须记。

泄　泻

足太阴脾经脉，缓时微小者生，浮大数者死（泄而脘胀，脉弦者死）。

泄泻清浊两不分，只因湿多五泻成，阳分利泻自止，健脾燥湿可安平。

胃苓汤内仓陈朴，猪苓泽泻茯苓芍，白术肉桂甘草煎，诸般泄泻皆可却（十味）。

止泻七钱猪茯陈，一两炒术五钱参，官桂一钱炙草二，枣丸水化服之灵（七味，名一苓丸）。

寒泻脉沉迟，悠悠腹中时，泻下无休止，温药理中宜。

理中汤内加官桂，藿香良姜广陈皮，茯苓乌梅用一个，姜枣灯心煎服之（十味）。

火泻六脉数，痛阵泻一阵，后重如热汤，便赤烦渴甚。

四苓散中加山药，苍术山栀甘白芍，乌梅一个广陈皮，炒草十根水煎却（十一味）。

暑泻值下月，暴泄泻如水，面垢脉来虚，自汗烦渴最。

香茹饮内加参芍，茯苓白术陈皮佐，甘草等分加乌梅，炒米一撮灯心着（九味）。

温泻脉微细，泻水腹不痛，腹响如雷鸣，燥湿药当用。

五苓散加山药陈，诃子肉蔻炒砂仁，苍术汁制甘草炙，乌梅姜片与灯心（十味）。

风泄脉浮弦，泻便带清血，风冷客肠胃，水谷注下泄。

胃风汤内用人参，当归川芎白茯苓，白芍白术并肉桂，粟米同煎效若神（七味）。

食积作泄者，腹痛甚而泻，泻后痛即减，脉弦即是也。

香砂平胃散（依本方加白术、茯苓，去枳实）

痰泄多与少，或少或不少，其脉多沉滑，小便必然少。

二陈汤加苍白术，砂仁山药炒厚朴，木通甘草车前子，灯草乌梅姜煎服（十二味）。

虚泻脉微弱，食入即泻却，水谷不能化，气虚脾胃薄。

参苓白术散藿香，山药砂仁陈皮姜，诃子莲肉肉豆蔻，甘草煎来补胃良（十二味）。

脾泻脉来细，食后必倒饱，泻去即便宽，扶脾养胃好。

香砂六君炒白芍，人参白术姜厚朴，甘草陈皮山药同，苍术乌梅姜煮着（十味）。

滑泄泻无度，肠肾虚寒故，不禁脉细沉，补气兜塞住。

八桂散中煨肉蔻，诃子粟壳蜜炒妙，参术甘草附子煨，干姜乌梅灯草要（十味）。

余方附后：

戊己丸　治脾泻痢。水谷不化腹痛剧，酒连煨芍炒吴萸，等分为末饭丸剂，空心每服五十丸，米汤送下立时止（三味）。

安脾安胃散参术，二两生姜同炒熟，参苓藿朴术砂甘，莪泽木槟五钱足，红枣廿四去核皮，研末二钱姜汤服（十四味。止渴极效）。

霍　乱

脉宜洪大，不宜迟微。

气少不语，舌卷囊缩，皆不治也。

霍乱内伤外感并，上吐下泻心腹痛，厥冷脉沉伏欲绝，调理脾胃药必应。

藿香正气用紫苏，大腹陈皮桔梗咀，白术茯苓并半夏，厚朴白芷草姜挟（十一味）。

夏月暑霍乱，烦渴出自汗，上吐下泻多，脉浮真可断。

加减茹苓汤黄连，白术赤苓泽泻先，甘草干葛天花粉，生姜煎服立安然（九味）。

霍乱转筋，腹痛吐泻，手足厥冷，脉微惊讶。

理中丸子炮干姜，茯参炙草等分良，研末蜜丸一钱重，细嚼送下用姜汤（四味）。

干霍乱症，不吐不泻，多灌盐汤，吐之不怕。

温中汤内平胃散，香附砂仁与藿香，枳壳木香厚肉桂，干姜加上并生姜（十一味）。

霍乱吐泻后，发热复头疼，身痛口干渴，脉数可全生。

参胡三白术苓芍，当归陈皮麦门佐，五味乌梅山栀子，甘草灯心枣一个（十二味）。

霍乱转筋大蓼一握，煎汤烫洗，良久浸脚（比人以麦糠代之）。

霍乱吐泻，转筋粗大，秫薥叶汤，服之立瘥。

转筋入腹，攻痛欲死，捣烂生姜，酒煎服止。

霍乱吐泻，无法可施，沸汤冷水，合服能医（名阴阳汤）。

霍乱已死，腹中尚暖，盐纳脐中，艾灸莫缓（灸莫记数）。

呕　吐

脉滑数为呕，代者霍乱，微滑者生，涩数凶断。

呕吐有声亦有物，胃气损伤食即出，症有寒热并虚痰，对症投方慎毋忽（治呕吐不止，闻药即吐，百方不效，以伏龙肝为末，水丸塞两鼻孔，却服对症药，遂不再吐）。

呕吐吐不止，饮食食不下，和胃与清热，千金也无价。

保中汤内藿香梗，陈皮半夏茯苓等，白术栀子与砂仁，甘草芩连炒不冷（十味）。

呕吐哕清水，冷涎出不止，属寒脉沉迟，理中病自愈。

理中官桂炒干姜，白术人参丁藿香，茯苓砂仁姜半夏，陈皮乌梅一个尝（十一味）。

呕吐作烦渴，此是胃中热，六脉来数时，清火药堪啜。

黄连竹茹用山栀，人参白术茯陈皮，甘草麦门白芍炒，乌梅炒米枣煎之（十味）。

呕吐哕痰涎，痰与火相煎，化痰与清火，一服即安然。

二陈汤里加人参，砂仁白术竹茹煎，麦门乌梅山栀炒，姜枣同煎病自痊（十一味）。

水寒停于胃，呕吐不得止，疗之宜燥湿，脾胃加调理。

茯苓半夏二陈汤，苍术厚朴与干姜，砂仁乌梅藿香叶，生姜煎服见神方（十味）。

呕吐因伤食，饱闷作酸气，消食更和脾，呕吐自然止。

香附平胃散治伤食呕吐（方见伤食）。

病久只呕吐，胃虚不纳谷，养胃更和脾，王道无欲速。

六君汤里加归芍，砂仁莲肉炒山药，藿香乌梅炒米煎，生姜枣子为引佐（十三味）

恶 心

恶心心中常兀兀，欲呕不呕吐不吐，此为恶心非心病，寒热痰虚停食水，治之须与呕吐同，随机应变毋胶柱。

翻 胃

脉浮缓者生，沉涩者死。

脉涩而小血不足，脉大而弱气不足。

翻胃五味七情过，五脏火动津液涸，气虚不运则生痰，血虚不润而生火，补气生血养胃脾，清火化痰把郁破，戒气断味慢调和，勿行香燥生灾祸。

安胃汤中参术陈，茯苓山药炒砂仁，归连夏草藿香叶，莲肉乌梅姜枣寻（十味）。

顺气和中二陈先，白术枳实炒黄连，香附砂仁山栀炒，神曲娇泥河水煎（十味）。

王道无忧散二陈，香砂四物柏栀芩，乌附猪通天麦草，赤苓赤芍藿槟寻（二十四味）。

三子散治胃翻噎，白芥萝卜胡荽列，等分为末每五分，烧酒食后调和啜。

五子散治气噎胀，苏萝芥各五钱重，山楂香附各二钱，为末合作芥末用。

年老阴血虚，痰火气结滞，饮食不能下，乃成膈噎气。

当归养血四物汤，枳连陈朴贝沉香，香附茯苓紫苏子，瓜蒌竹沥枣生姜（十七味）。

年少患膈噎，胃脘血干竭，便调食不下，生津与补血。

生津补血汤苏子，归芍二黄茯贝母，陈枳砂仁炒黄连，沉香水磨不用煮（十二味）。

呕吐翻胃，愈后调理，滋补气血，保和脾胃。

养血助胃芎归芍，山药莲肉一两锉，熟黄姜汁炒八钱，扁豆茯苓六钱着。人参五钱草三钱，白术一两三钱佐，姜汁曲糊为丸子，百丸滚水空心嗑。

呃 逆

脉宜浮缓，忌弦急结代促微。

发呃一名即咳逆，气逆上冲而作声，起自胃火为易治，阴火上冲最难平。

发呃属寒者，多因胃口虚，手足时厥冷，脉沉细无疑。

丁香柿蒂桂良姜，木陈茴乳藿香良，厚朴陈皮甘半夏，砂仁十四味煎膏。

发呃属热者，发热多烦渴，脉数认其真，休将热药啜。

小柴胡汤不用参，藿茴沉木与砂仁，栀子陈皮并柿蒂，竹茹乌梅效有神（十四味）。

胃中有痰火，亦令人发呃，清火豁痰涎，服之立可得。

黄连竹茹麦门冬，山栀陈皮半夏同，沉木茴香紫苏子，砂仁甘草可收功（十三味）。

水寒停胃口，发呃不得了，燥湿与温寒，医人须要晓。

茯苓半夏并柿蒂，丁香茴香与姜桂，厚朴陈皮草砂仁，沉木藿香十四味。

脐下气上升，发呃属阴火，降火与滋阴，自然得安可。

滋阴降火汤（方见虚劳，治阴火上升发呃。依本方加砂仁、沉香、广木香、山栀、柿蒂，神妙）

中气短不足，发呃气不续，六脉必虚微，补气是其福。

补中益气汤（方见内伤，加五味、麦门冬、黄柏或少加附子）

伤寒大热症，阳明经内实，医者失于下，因而致咳逆。

六一顺气汤（方见伤寒）

伤寒热传经，医误用姜桂，热药助火邪，

痰火发咳逆。

黄连解毒汤、白虎汤及竹沥之类治之，或黄荆子皮水煎，服之立止咳。

泻痢与伤寒，结胸并发黄。若还发呃逆，难以得安康。

灸咳逆法：乳根二穴，直乳一寸六分。妇人在乳房下，起肉处陷中，灸七壮效。

嗳 气

嗳气口张气，胸膈气上升，胃中有痰火，亦有胃寒并。

胃热嗳气，有痰有火，清火豁痰，顺气即可。

加味二陈炒山栀，砂仁白蔻木香宜，益智枳连姜厚朴，再加附子更为寄（十二味）。

胃寒嗳气，治要理中，顺宗开郁，气血疏通。

理中汤里去参苓，加入茴香益智仁，陈朴木香香附子，胃寒嗳气服之神（八味）。

吞 酸

吞酸胃中有湿热，吞酸吐酸要分别，吞酸上水刺心头，吐酸出水多成噎。

吞咽酸水，湿热在胃，除湿清热，兼化痰治。

清郁二陈苍术芎，枳实黄连香附同，栀子白芍神曲倍，吞酸嘈杂总收功（十二味）。

吐出酸水，皆属湿热，湿热清除，莫待成噎。

苍连汤内用砂仁，半夏陈皮并茯苓，神曲甘草吴茱炒，生姜煎服立安宁（九味）。

吞酸吐酸，和胃平肝，清火解郁，淡薄可安。

香砂平胃散（方见伤寒，依本方加炒黄连、山栀、吴茱，去枳实、木香）

口吐清水，湿在胃口，利水燥湿，自然安了。

三白汤中用白术，苍术壁土炒滑石，更

有陈皮白茯苓，五味将来水煎吃。

嘈 杂

嘈杂胃中痰火动，亦有血少心惊忡，食郁作嘈立开郁，治当分别莫雷同。

嘈杂胸中，痰因火动，豁痰清火，投之立中。

化痰清火半南星，石膏知母与黄芩，栀连陈皮苍白术，白芍甘草总堪任（十二味）。

嘈杂心中，多因血少，惊悸怔忡，养血为妙。

当归补血生熟地，参苓白芍与山栀，陈皮白术麦门草，乌梅辰砂炒米宜（十三味）。

食郁作嘈，饮食伤胃，养胃开郁，调理可愈。

香砂平胃散（方见伤食。依本方加炒连、炒栀、炒芍、川芎、辰砂，去枳实、藿香）

嘈杂闷乱，恶心发热，头痛胸痞，消食清郁。

消食清郁二陈宜，神曲山楂连术栀，香附川芎麦芽炒，藿香枳壳莫相违（十四味）。

诸 气

脉宜浮紧弦急，不宜虚弱。

喜怒忧思悲恐惊，一有怫郁诸病生，男要全神须养气，女宜平气以调经。

凡气有余之疾宜：

四七汤半夏，茯苓并紫苏，厚朴生姜炒，诸气尽消除（四味）。

分心气饮木通桂，赤芍茯苓半夏配，桑白大腹青陈皮，紫苏羌活甘草类（十二味）。

上下分消导气汤，芎苓枳梗朴通榔，半夏黄连蒌泽草，桑白青皮麦附良（十六味）。

凡气不足之疾宜：

四君子汤加砂仁，当归厚朴并红陈，气虚甚者黄芪炒，姜枣同煎大补真（八味）。

公私拂情，利名失志，抑郁烦恼，病满

脑臆，面黄形羸，不思饮食。

交感丹用香附米，一斤河水浸炒起，茯神去木四两秤，蜜丸弹大白汤吃（二味）。

流湿润燥，推陈致新，散郁破结，活血通经，气分百病，此药堪平。

利气丸用牛与黄，香附各秤四两强，莪术槟榔枳壳炒，青陈黄连与木香，各用一两柏三两，水丸七十淡姜汤（十一味）。

青筋

青筋症起多因气，气逆不行血凝滞，恶血攻心火片时，砭针曲池出血治（曲池在两手腕中，青筋头上，男左女右，用砭针打之去血，即服白虎丹，神效）。

白虎仙丹古矿灰，谷神子制救人灾，白中为末水飞过，手上成丸日晒来，引用烧酒一二盏，每服须吞五十枚，保全男妇青筋症，广积阴功遍九垓。

南方有痧症，北地患青筋，多由七情起，或是六淫成，使气不运用，致血不通行，心慌痰喘急，噎塞气上升，胸中痞满闷，心腹痛无停，眩晕眼黑暗，头痛耳常鸣，憎寒复壮热，唇黑面颜青，四肢沉困倦，百节苦酸疼，浑身麻木痹，手足厥冷并，饮食全不纳，恶心慌不宁，要把青筋打，瘀血自然行，专治心腹痛，又医带下崩，不拘赤白痢，打扑瘀血凝，仙方名白虎，一服效通灵。

痞满

脉坚实者顺，虚弱者逆（按之坚而软，无块为痞，多是痰郁结成，或饮食停滞而成也）。

痞满胸膈欠舒畅，七情六淫不升降，治宜开郁以宽中，能分虚实方停当。

痞满不食，养胃是宜，半攻半补，乃是良医。

养胃汤中用白术，香附砂仁并枳实，木香半夏茯陈甘，厚朴藿香姜枣一（十二

内伤元气，而作痞满，益气补中，其功稍缓。

加减补中益气汤（方见内伤）

痞满内热，夜卧不安，卧则愈闷，和中乃宽。

解郁和中用二陈，青皮黄连山栀仁，香附前胡苏子朴，枳壳神曲总相寻（十三味）。

臌胀

属足太阴脾土。腹胀浮大是出厄，虚小命殂须努力。

若脐凸肉硬，肚大青筋，足背手掌俱平，男从脚下肿上，女从头上肿下，并皆不治。

脾胃不运气虚损，湿热相蒸成臌胀，中空无物似于鼓，浊气在上清下降，健脾顺水要和中，莫将峻利把命丧。

肚腹胀甚，脾虚中满，上下分消，利湿莫缓。

分消汤内苍白术，木香香附砂枳实，猪苓泽泻大腹皮，陈皮茯苓川厚朴（十二味）。

胀属脾胃，气血俱虚，大补荣卫，乃是良规。

行湿补气养血汤，参术归芎茯木香，大腹甘芍苏陈朴，海金萝卜木通良（十五味）。

腹中热胀，或有积聚，消胀化积，是为正治。

广茂溃坚柴升麻，芩连归朴半红花，曲泽青陈皮草蔻，益智吴茱甘草佳（十七味）。

腹中寒胀，不喜饮食，暖胃温中，胀满自去。

香朴汤中大附子，炮去皮脐七钱五，厚朴一两姜炒干，木香三钱姜枣煎（三味）。

腹张痞满，痰嗽喘促，大便虚闭，乃气所独。

分心气饮（方见诸气。依本方加三棱、莪术、槟榔、香附、乌药）

水 肿

属足太阴脾经,脉宜浮大,不宜沉细。若大便泻,脉细结者死。

水肿气急小便涩,血肿气满四肢寒,朝宽暮急是血虚,暮宽朝急是气虚,气血俱虚朝暮急,健脾除湿利水宜。

实脾饮中苍厚朴,白术茯苓陈枳壳,猪苓泽泻大腹皮,木香香附砂仁着(十二味)。

加减胃苓汤木瓜,槟榔大腹与山楂,香附砂仁神曲炒,诸般水肿用为佳(十六味)。

消肿调脾枳桔黄,胃苓参附缩牛榔,桑皮茴果棱莪术,木通大腹木瓜香(二十四味胃苓汤,去白术、茯苓不用)。

水肿遍身,腹有积块,诸气不和,用之应瘥。

木香流气枳苏蓬,参术青陈茯桂通,槟果腹沉香附朴,瓜菖丁芷半黄冬(二十四味)。

水肿因气恼,腹胀胸膈饱,时肿又时消,顺气即安好。

分心气饮(方见诸气,加猪苓、泽泻、车前、葶苈、木瓜、麦门冬)

湿热作肿胀,大便滑下泄,小便赤色少,利水清湿热。

葶苈木香散滑石,猪苓泽泻茯苓桂,木通白术与甘草,为末三钱汤送去(十味)。

遍身水肿,腹胀如鼓,宜此消散,后仍调补。

金蟾散即大蛤蟆,腹内须教入缩砂,罐封炭火烧存性,为末酒调服更佳。

水肿腹胀,气弱脾虚,半消半补,毋得执泥。

消肿除胀四君汤,猪泽芩通滑木香,桑腹陈苓皮并麦,灯草姜皮用最良(十三味)。

积 聚

脉宜实大,不宜沉小。腹中有积忌虚弱。

五积属阴五脏生,六聚属阳六腑成,左为死血右食积,中为痰饮各有名,活血理气健脾胃,半攻半补块消平。

溃坚汤内用当归,白术半夏与陈皮,香附枳实山楂肉,砂仁厚朴木香宜(十味)。

真人化铁用棱莪,枳朴青陈曲附多,芎归桃仁红花草,山楂黄连木槟和(十七味)。

积块属热,要清郁结,理气平肝,积渐消灭。

柴平汤内用柴胡,苍半青陈枳壳挟,神曲山楂芩厚朴,棱莪甘草病当除(十三味)。

积块属寒,气塞不宽,破郁消积,渐次平安。

大七气汤厚肉桂,桔梗藿香附益智,甘草棱莪青陈皮,姜枣煎服疗积聚(十味。一方加大黄、槟榔,治诸虫积、血鳖、长虫,打下即愈)。

男子积块,腹中疼痛,温药一投,百发百中。

千金化气芍芎榔,砂附棱莪丁木香,枳蔻青陈甘草果,腹芷玄茴半朴姜(二十三味)。

女子积块,游走不定,上下攻痛,一服立应。

千金导气丁木香,砂仁白蔻枳芎姜,朴芷芍归甘白术,青陈棱莪小茴良,乳没牛杜红干漆,桂桔乌附角茴香(二十九味)。

丈夫酒积,妇人血积,小儿食积,一切诸积。

腥红棱莪青陈皮,干良姜各一两宜,香附二两炒为末,醋丸姜汤送下之(十味)。

五 疸

疸病面黑,作渴腹胀者,必成疸症也。渴欲饮水,小便不利者,必发黄也。

五疸俱是湿与热,遍身上下如金色,除湿清热利小便,实者黄而虚者白。

黄疸便闭,内有湿热,通利二便,黄可退彻。

茵陈大黄用山栀，滑石厚朴枳实随，已上等分甘减半，灯草煎来不用疑（七味）。

五疸湿热，遍身发黄，清利水道，便是良方。

茵陈散里茯猪苓，栀子黄连枳实并，苍术厚朴白滑石，泽泻灯草水煎灵（十味）。

肾疸目黄，身黄尿赤，所用风药，风能胜湿。

肾疸汤中羌独活，藁木升麻防风葛，神曲甘草楝人参，黄柏苍术四苓合（十六味）。

湿热发黄，汗黄尿赤，利水除湿，清热可已。

茯苓渗湿用猪苓，芩连栀子与茵陈，木通防己并泽泻，枳实陈皮苍术真。

痼 冷

痼冷寒之甚，四肢作厥逆，腹痛冷汗出，阴囊忽缩入，身静语无声，气少难喘息，目睛不了了，口鼻冷气袭，大小便不禁，水浆不肯吸，面寒如刀刮，先要用葱熨，急将热药投，百中无一失。

加味理中大附子，人参白术干姜使，肉桂陈皮白茯苓，枣姜甘草痛立止（八味）。

固阳汤内用参芪，白术干姜厚朴齐，白姜腹痛良姜倍，茯苓大附独称奇（九味）。

回春散治冷阴如神。

一钱白矾八分丹，二分胡椒细细研，焰消一分共四味，酽醋调和手内摊，男左女右合阴处，浑身是汗湿衣衫。此方屡用如神效，不义之人不可传。

灸男左手、右手中指一壮，再灸脐下三寸，名关元穴，七壮。

斑 疹

凡斑即出，须得脉洪数有力。身温、手足温者易治。若脉沉小、足冷，元气虚弱者难治。

凡斑疹，先从四肢起，而后入腹中者死。

发斑红赤为热，若紫不赤为热甚，若还紫黑为胃烂，赤斑半生半死症，黑斑九死一个生，大抵鲜红稀即静。

升麻葛根汤（方见伤寒）

人参化斑一钱参，石膏知母各三钱，甘草五分米一撮，水煎一剂即安然（四味）。

发 热

伤寒发热者，寒邪伤于卫，脉来紧有力，此是外感致。

九味羌活汤（方见伤寒）

伤暑发热者，热邪伤于荣，脉虚迟无力，暑伤元气明。

清暑益气汤（方见中暑）

内伤发热者，阳气自损伤，此病属脾肺，脉大无力量。

补中益气汤（方见内伤）

阴虚发热者，阴血自损伤，此病属心肾，脉数无力殃。

滋阴降火汤（方见虚劳）

夜间则身静，昼上即发热，此热在气分，清凉药可啜。

小柴胡汤（方见伤寒。依本方加栀子、黄连、知母、地骨皮）

昼上则身静，夜间即发热，此热在血分，滋阴火自灭。

四物汤（方见补益。依本方加知母、黄柏、黄连、栀子、牡丹皮、柴胡）

不分昼与夜，一般只发热，热在气血分，清补是明哲。

四物汤合小柴胡汤，加黄连、栀子。

子午潮热者，此是坎离虚，降火与滋水，标本兼济之。

逍遥散（方见妇人。依本方加黄连、胡黄连、麦门冬、地骨皮、秦艽、木通、车前、灯草）

发热憎寒者，邪在半表里，分利阴与阳，寒热病自愈。

小柴胡汤合五苓散

诸　虚

脉大无力是气虚，脉数无力是血虚。

气虚脾肺弱，面黄肌瘦消，胸痞食不思，诸病相兼作。

四君子汤用人参，白术茯苓甘草兼，能医气分诸虚症，王道之医在此间（四味）。

血虚心肾亏，日晡发寒热，烦躁不安宁，百病来相挟。

四物汤内用当归，川芎白芍地黄宜，能医血分诸虚症，应变随机莫执泥（四味）。

气血两虚损，肝肾伤根本，此药可调和，用之最平稳。

八珍汤（即四君子汤合四物汤是也）

万病总归虚，三方损益施，玄机能勘破，再世一卢医。

十全大补汤（即八珍汤加黄芪、肉桂，十味是也）

补中益气汤（方见内伤）

六味地黄用八两，山药石枣共半斤，茯苓牡丹同泽泻，各秤三两要均匀，为末为丸梧子大，百丸酒下用空心。

思伤心血，欲损肝气，心肾不交，水火不济，大补诸虚，平和之剂。

神仙既济丹巴戟，苁蓉石菖蒲远志，牛膝杜仲小茴香，菟丝石枣甘枸杞，山药人参五味子，黄柏知母生熟地，麦门茯苓甘菊花，陈皮栀子研末制，枣肉蜜丸梧子大，空心百丸酒下去（二十二味）。

五劳七伤，诸虚百损，男子精惫，有伤根本，妇人虚冷，经候不准。

延龄固本生熟黄，天麦杜膝茯参香，巴山杞枣柏五味，各秤二两要精详，菖志覆车蓉泽菟，地骨川椒两半强，酒糊为丸仍酒下，每服空心五十双（如妇人，加当归身酒洗，赤石脂，各一两。上共二十六味）。

养心益肾百补丸（方见后杂方。治诸虚百损，补养第一，真仙方也，珍之重之）

虚　劳

骨蒸劳热，脉数而虚，热而涩小，必损其躯，加汗加咳，非药可除。

房劳太过度，心肾有亏损，热嗽喘血痰，相火动因恣，降火要滋阴，治标当固本。

阴虚火动骨蒸热，壮盛童便要清洁，连进数服热势减，加入汤药一同啜。

滋阴降火芍当归，白术陈皮甘草随，天麦门冬生熟地，黄柏知母补阴虚（十味）。

清离滋坎汤山药，生熟天麦茯归芍，牡丹泽泻术山茱，黄柏知母甘草着（十五味）。

六味地黄丸（方见诸虚。加紫河车。其治虚劳之圣药也）

清痰降火，滋阴化源，润肺补肾，培其本根。

滋阴清化生熟黄，天麦门冬二两强，芩芍知玄山枸杞，薏苡一两各秤量，黄柏酒炒一两半，甘草五钱生用良，五味七钱同研末，蜜丸弹子咽津尝（十四味）。

白雪干糕美滋味，大米糯米各升许，莲肉芡实山药炒，各秤四两要研细，白砂糖用一斤半，搅匀笼内蒸成剂，虚劳泄泻并内伤，脾胃亏损当饮食（六味）。

劳瘵之源，根深固蒂，起非一朝，病非一夕，医难一方，药难一剂，房室要绝，恼怒要去，妄想要息，厚味要忌，要求明医，莫惜所费，调摄经年，沉疴可愈。

吐　血

大凡失血，脉贵沉细，说见洪大，后必难治。

大抵失血俱属热，阳盛阴虚妄行血，紫黑成块清除之，新鲜红血当止塞。若有死血在胃口，吐不尽时成血结，诸失血后宜调之，补荣汤中真妙绝。

吐血出于胃，吐出全是血，清热引归经，热除血自歇。

止血生地八两数，捣汁童便重汤煮，大黄生末五六分，空心调服一盏许（三味）。

吐血成斗许，管仲末二钱，柏叶汁一碗，发灰五分全，共入重汤煮，取出入童便，黄酒加少许，频频入口吞。

犀角地黄汤最良，牡丹赤芍四般藏，衄血与吐同凉血，能除诸热不须详（四味，再加黄连、黄芩，殊效）。

先起只吐痰，末后方见血，漫说与医人，此症是积热。

清肺汤用芎当归，天麦栀芩桑白皮，生地茯陈甘紫菀，阿胶乌梅共咬咀（十四味）。

先间见吐血，后见复吐痰，如此是何症，阴虚火上炎。

滋阴降火汤（方见虚劳）　六味地黄汤（方见诸虚）

调理之剂

吐血衄血并呕吐，咯血痰血及唾血，后用此方调理之，大补荣中清客热。

补荣汤中生熟地，当归白芍草山栀，人参麦门茯苓等，陈皮乌梅枣子宜（十味）。

衄　血

鼻衄吐血沉细宜，忽然浮大即顷危。

衄血出于鼻，火热来克肺，清火与滋阴，服之血自止。

清肺汤中归芍地，香附芩连栀子是，赤芍桔梗生甘草，藕节柏叶一同类（十二味）。

三仙饮子治衄血，人乳童便好酒竭，三味等分重汤煮，温服一碗立可截。

鼻衄久不止，大纸作十褶，水温置顶中，熨之加神捷。

鼻衄久不止，萝卜子然计，无灰黄酒和，饮之效可立。

鼻衄久不止，马驴粪焙末，血余灰等分，少许吹鼻过。

鼻衄久不止，大蒜捣如泥，左鼻若出血，左脚心下涂，右鼻若出血，右脚心下敷，两鼻俱出血，两足心内铺。

咳　血

咳血咳嗽出，痰中带血物，此症肺经来，医人休恍惚。

清咳汤中用贝母，归芍桃仁山栀子，桔梗黄芩牡丹皮，白术青皮甘草煮（十一味。潮热加柴胡、赤茯苓）。

咯　血

咯血出于肾，咯出俱血屑，清火豁痰涎，服之保安吉。

清咯汤中有二陈，知母贝母山栀仁，生地阿胶桑葚子，桔梗柳桂效通神（十三味）。

唾　血

唾血出于肾，鲜血随唾出，降火补阴虚，其血自消没。

清唾汤中天麦门，知母贝母黑玄参，桔梗远志干姜炒，熟地黄柏可加添（十味）。

溺　血

溺血小便出，心热移小肠，清心利水道，只此是良方。

清肠萹蓄并瞿麦，归芍生地栀连柏，木通知母麦门冬，茯苓甘草皆可得（十三味）。

蒲黄散用炒山栀，通草滑石与当归，藕节生黄并小蓟，甘草竹叶总相宜（十味）。

便　血

便血大便出，湿热蕴脏腑，不问粪后前，服之可救苦。

清脏汤中芎芍归，生地芩连栀柏榆，槐花阿胶侧柏叶，大便下血总堪医（十二味）。

枳壳散黄连，槐花地榆全，白芍并甘草，空心用水煎（六味）。

一方加当归、生地黄、防风，亦效。

肠风下血

肠风下血者，必然在粪前，是名为近血，清热免忧煎。

乌金散

柏叶白矾煮，陈棕二两烧，槐花用四两，十分休炒焦，每服二钱半，空心用酒调，肠风崩漏痔，一服立时消。

柏叶汤中用地榆，槐花荆芥与芎归，生地黄连炙甘草，乌梅枳壳紧相随（十味）。

肠风下血，荸荠红枣，水煮一斤，食之即好。

肠风下血丝瓜根，经霜露过三五钱，水煎入油如钱大，空心一服断根源。

脏毒下血

脏毒下血者，必然在粪后，是名为远血，解毒方为妙。

解毒一名八宝汤，黄芩黄连黄柏良，栀子连翘槐花等，细辛甘草共煎尝（八味）。

脏寒下血

脏寒下血，无痛脉微，阳虚阴走，温则是宜。

理中汤（方见中寒）并姜、桂之类。

积热下血

积热下血，甚则兼痛，脉来洪数，解毒堪用。

三黄丸大黄，黄连黄芩良，等分研细末，水丸茶下凉。

人参败毒散（方见伤寒，加黄连。如酒毒下血，黄连用巴豆同炒，去巴豆不用）

余方附后：

肠风脏毒肠澼血，干柿烧灰存性研，空心米饮调二钱，不拘新久如神捷。

肠风脏毒痔便血，黄连酒炒四两切，入在猪脏两头扎，韭菜二斤水同煎，服药捣烂丸不折，空心每服八十丸，米汤送下宜温热。

盗 汗

盗汗属阴虚，每向睡中出。若还醒则止，血虚非鬼祟。

当归大黄生熟地，黄芩黄连黄柏宜，黄芪加倍各等分，水煎一服有神奇（七味）。

当归地黄用生熟，芍芪陈草参苓术，知母黄柏蜜水炒，滋补气血汗自没（十二味）。

自 汗

谓不经发汗自出者是也（忌用生姜）。

自汗属阳虚，不拘时常出，须当补气虚，汗出如油卒。

参芪汤里有当归，白术茯苓熟地宜，酸枣乌梅甘白芍，再加牡蛎与陈皮（十一味）。

男子失精，女人梦遗，盗汗自汗，宣实腠理。

白龙汤中用桂枝，牡蛎龙骨煅为奇，白芍酒炒甘草炙，二枚枣子共煎之（五味）。

文蛤散即五倍子，为末津调脐内使，绢帛系缚过一霄，自汗盗汗俱可止。

眩 晕

肝脉溢大多眩晕，诸风掉眩皆属于肝。

眩者言其黑，晕者是旋转，皆属虚与痰，治法当分辨。

清眩化痰汤茯苓、陈皮半夏草南星，川芎白芷防羌活，细辛枳实酒黄芩（十二味）。

肥人头眩晕，气虚有湿痰，除湿清痰气，补气病自安。

四君子汤加天麻，半夏陈皮白芷赊，蜜炒黄芪白桔梗，当归川芎莫要差（十三味）。

瘦人头眩晕，血虚有痰火，清火化痰涎，

养血即安可。

四物汤中加陈皮，片芩去朽小山栀，茯苓天麻各等分，甘草人参减半之（十二味）。

忽然眩晕倒，必定是风痰，其脉多浮滑，祛风化痰涎。

加减二陈去半夏，人参枳术与南星，羌活防风瓜蒌子，芎归桔梗好相应（十味）。

劳役人眩晕，饥饱伤中气，六脉皆虚微，补养真良剂。

补中益气汤（方见内伤。依本方加半夏、熟地黄、白芍、天麻）

阴虚火动人，头目多眩晕，六脉加数时，降火滋心肾。

滋阴降火汤（方见虚劳。依本方加川芎、天麻、山栀、竹沥少许）

气虚极欲倒，如坐舟车上，手足时厥冷，脉细是其悫。

参附汤（即人参五钱，大附子炮三钱，生姜煎服）

头眩眼黑暗，如在风云中，此中胃气损，停痰湿在胸。

半夏白术天麻汤（方见头痛）

加减十全大补汤（方见诸虚。治眩晕如神）

麻 木

浑身麻乃是气虚，气血虚损麻四肢，本是湿痰并死血，麻痹气郁经络滞。

浑身麻木，乃属气虚，补中益气，开郁兼施。

加味益气加桂枝、木香香附子青皮，更有川芎姜枣煮，大补真元正气虚（十一味）。

手足麻木，属气血虚，大补气血，风药引之。

加味八仙用柴胡，羌活防风牛膝咀，陈皮桂枝姜半夏，秦艽再入姜枣扶（十六味）。八仙即八物汤是也）。

本是湿痰，或是死血，活血化痰，两般是法。

双合汤中芎归芍，陈皮半夏茯苓着，桃仁红花白芥子，生地甘草生姜佐（十一味）。

手足麻痹，气滞经络，开结舒经，气血通活。

开结舒经苏桂枝，台乌香附草陈皮，羌活天南星半夏，川芎苍术和当归（十二味）。

手足麻痹，身肉如痴，痛痒不觉，爬如隔衣，久成风厉，血滞气虚。

天麻地肤芎归参，鲜皮防己威灵仙，羌独桂牡草乌炮，生地红花苦参然，水煎入酒和童便，戒房除味保安全（十六味）。

癫 狂

癫是心经血不足，喜笑不常颠倒事，脉搏大滑者为生，沉小紧急多不治。

养血清心汤远志，人参白术并生地，茯苓川芎酸枣仁，菖蒲当归甘草类（十味）。

宁志化痰牛胆星，半夏陈皮白茯苓，黄连天麻酸枣炒，菖蒲人参用最灵（九味）。

狂为痰火实太盛，狂乱动止无正定，热狂脉实大者生，沉小决定伤生命。

防风通圣散（方见中风。依本方加牡丹皮、生地黄、桃仁）

独参丸治发狂邪，杀人大叫乱交加，苦参蜜丸梧子大，薄荷汤下甘丸佳。

妇人患癫喜歌唱，乱走逾垣把屋上，营血迷于心包络，致生怪症难形状。

加味逍遥加远志，桃仁红花并生地，有热加入小柴胡，再把辰砂末调剂（十味）。

痫 病

脉虚弦为惊，为风痫。

痫病身软即晕倒，痰涎壅并人不晓，咬牙吐痰片时间，苏醒过来如旧好。

加味二陈加南星，枳实桔梗并黄芩，瓜蒌木香山栀子，辰砂为末旋加临（十味）。

加减寿南星半夏，荆防皂角与天麻，青皮细辛四苓散，茯神香附子为佳（十四味）。

追风半夏用六两，姜矾皂水浸三朝，南星三两制同上，防附蚕麻二两烧，香蝎枯矾各半两，牙皂一两炒休焦，姜糊丸似梧子大，七钱朱砂为衣标，食后临卧七十粒，姜汤送下病当瘳。

健 忘

健忘作事无终始，言发不知首与尾，思虑过度损心脾，痰迷心窍亦如是。

归脾汤里用参芪，茯苓白术并当归，远志酸枣龙眼肉，木香甘草补心脾（十味）。

补心汤用芍参归，术苓知母草陈皮，生地黄柏石菖蒲，麦门酸枣仁远志（十四味）。

人若多忘事，远志茯菖蒲，每日煎汤服，心通万卷书（三味）。

六味地黄丸（方见补益。治健忘怔忡，惊悸不寐，加远志肉、石菖蒲、人参、白茯神、当归、酸枣仁炒，各二钱）

宁心保神，益血固精，壮力强志，定魄镇惊，怔忡健忘，痰火能清。

天王补心用茯参，桔志玄丹各五钱，生地二两用酒洗，天麦酸味柏归连，各秤一两研为末，蜜丸朱砂作衣穿，临卧每服二三十，灯心竹叶煮汤吞（十四味）。

怔 忡

大凡思虑即心跳，此是心经血虚兆，心若时跳又时止，痰因火动治痰妙。

若有思虑，即便心跳，此是血虚，养血为妙。

四物安神生熟地，归芍参连栀茯是，竹茹白术麦门冬，辰砂酸枣乌梅类（十四味）。

心若时跳，又复时止，痰因火动，治之立愈。

加味二陈加枳实，麦门竹茹并白术，黄连栀子炒人参，当归乌梅辰砂末（十四味）。

奇效朱砂安神丸，黄连酒洗六钱先，炙草当归二钱半，钱半生地一同研，蒸饼为丸黍米大，五钱朱砂作衣穿，每服不拘三五十，低头仰卧用津咽（五味）。

惊 悸

心中惊悸，脉必代结，饮食之悸，沉伏动滑。

惊悸忽惊惕，心中而不安，养血以清火，温胆兼化痰。

惊悸不安，血虚火动，养血清火，安神可用。

养血安神酸枣仁，芎归生地白茯神，白术柏子陈皮芍，黄连甘草炙之灵（十一味）。

惊悸不安，气虚痰火，养气化痰，疗之立可。

加减温胆参茯神，归连枳半麦栀仁，生黄酸枣辰砂末，竹茹白术甘草寻（十四味）。

镇惊两半生地黄，麦门白芍茯陈当，贝母各宜秤一两，川芎远志七钱强，黄连酸枣五钱炒，三钱甘草共研良，蜜丸朱砂为衣服，七十临眠用枣汤（十三味）。

虚 烦

心烦不得眠，心内热相煎，虚烦不得卧，心怯胆虚寒。

加味温胆二陈汤，五味人参熟地黄，竹茹远志甘草煮，枳实酸枣枣生姜（十一味）。

竹叶石膏汤（方见伤寒。治大病后，表里俱虚，内无津液，烦渴心躁及诸虚烦热，与伤寒相似，但不恶寒，身不疼痛，不可汗下，宜服之）

不 寐

不寐心胆怯，昼夜不得睡，心经气不足，痰涎沃心内。

高枕无忧散麦冬，陈皮半夏茯苓同，竹茹枳实人参草，石膏龙眼共效功（十味）。

酸枣仁汤参茯苓，等分煎服不相同，如不要睡即热服，要睡冷服有奇功（三味）。

温胆汤（方见伤寒。治大病后虚烦不得眠，此胆寒也。依本方六味，加人参、酸枣仁、炒茯神、远志）

安神伏睡汤，四物益智良，酸枣远志肉，山药圆眼方（九味）。

邪　祟

脉乍大乍小，乍长乍短，此皆邪脉，神志昏乱。

灸鬼秦承祖，惊狂谵妄语，上屋更逾垣，亲疏骂不避，麻绳系缚定，两手大拇指，介甲两指角，四处着火起，一连灸七壮，须臾病即愈。

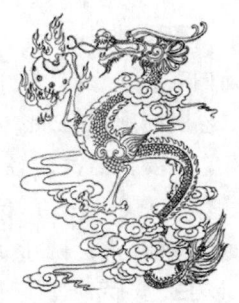

云林神彀 卷三

头 痛

头痛短涩应须死，浮滑风疾必易除。

肥人头痛者，气虚有湿痰，化痰与除湿，补气病当安。

加味二陈汤细辛，川芎白芷升人参，羌活桔梗荆芥穗，白术生姜可救人（十一味）。

瘦人头痛者，血虚有痰火，降火与清痰，补血病自可。

加味二陈生地黄，当归川芎细辛羌，酒洗片芩白桔梗，生姜煎服立安康（十一味）。

头痛偏左者，属风与血虚，补血仍清火，祛风病自除。

当归补血用川芎，白芍荆芥藁本同，柴胡防风蔓荆子，香附生黄共有功（十味）。

头痛偏右者，属痰与气虚，化痰仍补气，即此是良医。

黄芪益气用人参，白术陈皮半夏兼，芎归藁本炙甘草，升麻黄柏细辛全（十二味）。

左右头俱痛，气血两般虚，补气兼养血，一服见神奇。

调中益气用参芪，柴柏芎归并陈皮，苍术细辛蔓荆子，甘草升麻总可题（十二味）。

痰厥作头痛，头旋眼黑暗，如在风云中，恶心烦闷乱。

半夏白术天麻汤，参芪曲麦炒干姜，茯苓泽泻并黄柏，苍术陈皮要审详（十三味）。

偏正头痛者，诸风气上攻，头目昏沉闷，壮热鼻伤风。

川芎茶调散薄荷，白芷防风甘草和，更有细辛羌活等，荆芥同煎用者多（八味）。

热厥头痛者，见寒痛暂止，严冬犹喜寒，见暖痛复起。

清上泻火用归芎，芩连升柏柴荆风，苍蔓藁羌细芪草，知母红花生地同（十九味）。

颈项强痛者，风邪气所干，眉棱骨作痛，风热并湿痰。

颈项强痛者：

回首散（方见中风。即乌药顺气散加羌活、独活、木瓜）。

眉棱骨痛者：

选奇汤内用防风，酒洗片芩羌活同，甘草更加姜半夏，风痰湿热有奇功（五味）。

余方附后：

此药名为**六圣**，乳香没药川芎，雄黄白芷二钱停，半两盆硝共用。上件研为细末，专医眼疾头风，耳鸣鼻塞脑不宁，一搐牙痛便定。

头风肿痛用南星，白芷川芎各等平，全蝎细茶荆芥穗，水煎温服保安宁。

都梁丸治头风痛，白芷蜜丸一钱重，食后嚼烂细茶吞，诸般头痛皆可用。

诸般头痛不堪言，花粉胡椒各一钱，新艾不拘多与少，研末纸卷火烧烟，熏入男左女右鼻，口噙凉水立安然。

鬓 发

□□为丸梧子大，空心温酒十五双，十服之后君休摘，管教华发黑加光，兼能明目并延寿，老翁变作少年郎。

彭老真人延寿丹，乳朱天麦茯归参，志菖杜膝茴香盐。

头发属心血，禀火气上生，鬓发属肾水，禀火气下成。

五老还童丹

堪嗟鬓髯白如霜，要黑原来有异方，不用擦牙并染发，都来五味配阴阳，赤石脂与川椒炒，辰砂一味最为良，茯神能养心中血，乳香分两要相当，枣肉戟川芎，茯神各十钱，生熟知柏只二两，川椒胡桃四两全，黄精四两姜连制，首乌四两豆蒸玄，蜜丸梧子空心服，盐汤温酒任教吞（二十五味）。

上，黄精（用米泔水煮一沸，切片晒干，旱莲汁四两，生姜汁二两，并酒三味，停对熬膏，浸黄精半日，炒苍色四两）。

何首乌（赤白两种捶碎，煮于黑豆水上，九蒸九晒，再用人乳浸透，晒干四两）。

乌云倍子炒一钱，铜末醋炒五次研，生矾白盐三分末，研匀茶汁和稀粘，重汤煮沸烧酒少，皂水先洗后涂髯，包裹一夜茶清洗，形如黑漆似神仙（四味）。

乌髯黑鬓发，一瓶真香油，古钱胡桃肉，入油埋年周，取出捻鬓上，即黑如漆同。

升麻白芷汤葛根，苍术芍药黄芪参，更有防风与甘草，莲肉灯心效如神（十一味。此方系面病之方）。

面 病

头面生疮疖，上焦风热毒，解毒与祛风，其效如神速。

清上防风汤薄荷，栀翘芩梗甘草和，川芎白芷黄连入，荆芥枳壳一同锉（十二味）。

面唇生紫黑，阳明经不足，升补元气虚，立见光如草。

姜枣煎服在午前（九味）。

人有面热者，阳明多见热，祛风除热邪，面颜生欢悦。

升麻黄连汤犀角，薄荷荆芥川芎芍，苍术白芷酒黄连，甘草黄芩酒炒芪（十二味）。

人有面寒者，阳明经虚寒，补虚温寒，指日可开颜。

升麻附子汤白芷，人参干葛并黄芪，益智草蔻炙甘草，葱白同煎效有余。

抓破面上皮，生姜自然汁，轻粉末调搽，患处无痕疾。

耳 病

耳者肾之窍，肾虚耳聋鸣，滋肾降虚火，其耳自聪明。

滋肾通耳汤知母，芎归白芍并香附，柴胡白芷生地黄，黄连黄芩酒炒助（十味）。

耳聋多因肾虚致，全蝎生姜等分制，炒至生姜干为末，三钱酒调临睡吃，二更尽量醉饮之，次日耳作笙声是。

人耳左聋者，忿怒动胆火，清火更平肝，剂投如开锁。

龙胆汤中用胆星，当归栀子并连芩，陈皮木香香附子，干姜青黛与玄参（十三味）。

人耳右聋者，色欲动相火，降火与滋阴，鸣聋立安妥。

滋阴地黄干山药，茯苓知柏芎归芍，泻泽远志石菖蒲，山茱牡丹皮同佐（十三味）。

独胜丸治耳鸣聋，黄柏乳汁浸晒干，盐水再炒面丸药，空心盐汤服有功。

两耳俱聋者，厚味动胃火，清胃去风热，药用酒炒过。

防风通圣散

两耳肿痛者，肾经有风热，两耳若出脓，风热不须说。

两耳肿痛宜：

荆芥连翘用防风，柴胡栀子芎归芎，枳壳黄芩咸甘草，白芷桔梗总相同（十味）。

两耳出脓者，宜：

蔓荆子散用升麻，木通桑白赤苓加，赤芍生黄炙甘草，前胡麦门甘菊花（十味）。

气闭作耳聋，气复耳自明，痰火气郁闷，烦躁不安宁。

通明利气解毒汤，生地苍白术槟榔，抚芎陈皮香附米，贝母玄参草木香（十味）。

耳聋不听言，细辛蜡熔丸，绵裹入耳内，数日即安痊。

气闭耳聋用葱白，一头入麝送耳中，外头以艾灸一燋，管教聋闭玄时通。

鼻 病

左寸脉浮缓为伤风、鼻塞、鼻流清涕；右手脉浮洪而数，为鼻衄、鼻齄。

感冒风与寒，鼻塞声音重，清涕忽长流，发表药堪用。

通窍汤用羌防风，干葛升麻黄芷芎，藁本细辛苍术草，引用花椒姜并葱（十一味）。

肺经有风热，鼻不闻香臭，丽泽通气汤，一服还依旧。

丽泽通气汤黄芪，生葛苍麻黄白芷，甘草防风羌独活，川椒煎服气通之（十一味）。

胆移热于脑，则辛额鼻渊，浊涕下不已，常常如涌泉。

荆芥连翘汤薄荷，柴胡芎归生地和，白芷防风芩梗芍，山栀甘草不须多（十四味）。

鼻渊出涕日长流，参芷芎归茯麦求，荆防薄蔓秦艽草，香附苍耳一两头，天竺三钱研细末，蜜丸梧子米汤投。

人有赤鼻者，热血入于肺，而成酒齄鼻，养血清火治。

清血四物用芎归，白芍生地茯陈皮，黄芩红花甘草减，水煎调下五灵脂（十二味）。

鼻头紫黑者，多是感风寒，血冷则凝滞，活血是灵丹。

当归活血芍防风，芩梗栀翘薄芷芎，牡丹红花甘草人，荆芥姜茶大有功（十四味）。

口 舌

舌吐不收，名曰阳强，舌缩不能言，名曰阴强。

口舌生疮痛，三焦实炎盛，养阴以退阳，食远频频进。

加减凉膈散连翘，枳桔芩连栀子烧，生地当归薄荷叶，甘草芍药免忧愁（十一味）。

赴宴散中芩连柏，栀子细辛干姜则，等分为末用少许，搽于患处立可得（六味）。

绿袍黄柏一两研，再加青黛末三钱，每用少许搽患处，噙之良久吐出涎（二味）。

大凡患口疮，凉剂投不已，气虚火炎上，理中汤可治。

理中汤（方见中寒，依本方服之即愈。甚者加附子，或用官桂末掺之）。

牙 齿

牙痛不可忍，辛热厚味过，胃中积湿热，清火笑呵呵。

清胃散生地黄连，牡丹当归身要全，升麻入水同煎服，止痛如神不可传（五味）。

泻胃汤中归赤芍，川芎生地南薄荷，防风荆芥山栀子，牡丹黄连甘草和（十一味）。

开口呷风则痛甚，肠胃之中有风邪；开口臭气不堪闻，肠胃湿热甚非些。

当归连翘饮白芷，细辛生地草山栀，荆芥白芍并羌活，黄芩川芎水煎之（十一味）。

虫食而痛者，肠胃有湿热，清火更诛虫，止痛如手捻。

定痛散内用连翘，当归生地细辛椒，桔梗苦参并白芷，乌梅黄连甘草饶（十味）。

牙龈宣露者，胃中有客热，心烦不欲食，热疮生咽舌。

甘露饮子枇杷叶，石斛茵陈枳壳切，甘草生熟地黄芩，天麦门冬清客热（十味）。

牙齿动摇者，此乃肾元虚，擦牙并固齿，补肾最为宜。

马蜂窝与白蒺藜，花椒艾叶葱蒂须，荆芥细辛香白芷，醋煎噙漱吐为奇（八味）。

六味地黄丸（方见诸虚）。

固齿白蒺并生地，故纸炒各二两是，没石四个附四两，青盐两半擦牙齿。

噙漱药

川乌草乌与防风，荆芥薄荷紫苏同，半

夏甘草同黑豆，花椒艾叶水三钟，煎至七分来嗽口，牙疼齿痛永无踪（十一味）。

嚼漱药，治牙肿痛，风牙虫牙，牙动牙长，痛不可忍。

擦牙药

擦牙止痛固齿，石膏火煅斤许，四两真正青盐，再加二两白芷，细辛一两为末，一擦牙疼立止（四味）。

牙咬药

巴豆一个微烧，研匀三粒胡椒，帛包牙咬流水，登时千金一笑。

余方附后：

乌髭固齿补肾方，白芍芎归熟地黄，荆附枸膝二两半，故纸两半要相当，细辛三钱升麻五，青盐三两共研良，老米一升做丸药，阴干罐固火烧桑，存性为末频擦齿，滚汤漱咽永无伤（十二味）。

擦牙乌髭白茯苓，要好辽东香细辛，倍子牙皂炒存性，等分研末擦牙灵。

眼　目

眼是脏腑之精华，瞳人属肾黑肝家，眼胞属脾白珠肺，两眦属心经不差。

暴发赤肿痛，上焦风热甚，清火并祛风，一扫云开净。

退血散中芎归芍，栀翘芩防荆薄荷，蒺藜白芷甜葶苈，生地桑皮灯草和（十四味）。

救苦芩连柴柏麻，芎归龙胆草红花，羌防翘梗苍知母，生地藁本细辛佳（十九味）。

洗肝明目归芎芍，生地芩连荆防佐，栀翘藁薄羌菊花，蔓蒺草决梗可锉（十九味）。

眼目肿痛涩开难，黄连去芦五钱研，薄荷减半鸡清和，隔纸涂眼病当痊。

眼生翳瘴，隐涩难开，羞明怕日，赤肿眵堆。

明目流气菊荆防，牛蒡玄参芎细苍，蒺藜蔓荆芩贼草，决明栀子薄荷汤。

四明饮大黄，泽泻葛花攒，石决用火煅，白水共煎尝。

羊肝丸子用芎归，薄菊荆防羌活宜，各用三钱研细末，黄连一两紧相随，白乳羊肝生一具，捣为丸子水吞之，不问诸般患眼疾，昏花翳瘴总能医（九味）。

从病目昏暗，肾水真阴微，昏花不欲视，补肾是良规。

滋肾明目四物汤，生参菊花生地黄，桔梗山栀蔓荆子，黄连白芷草煎汤。

六味地黄丸（方见补益，治肾虚昏暗，眼不奈视，神光不足，加当归、枸杞、甘菊花各二两半）。

十全大补汤（方见补益，治血气虚损之人，久服寒凉过度，以致眼目黑暗，全不通路，加沉香、大附子童便制过、白豆蔻，壮肾水以镇阳光）。

神秘羊肝百胆丸，乌髭明目效通玄，老人血衰筋骨痛，除淋滋水养丹田，黑雄羊肝用一具，去筋切碎要新鲜，再入羊胆至百个，夜浸日晒待干研，柏子川芎生地芍，各五四两莫教偏，酒浸当归身八两，地黄捣烂作膏丸，空心百粒盐汤下，留取仙方海内传。

咽　喉

咽喉忽肿痛，风热痰火重，外要吹咽喉，内把清凉用。

吹喉散白矾，银朱量入研，频频吹患处，肿痛立安然。

咽喉肿毒死须臾，细辛为末一钱齐，巴豆五分同捣烂，纸卷塞鼻免灾危（二味）。

喉痹单鹅风肿痛，山豆根研细末用，雄胆和丸绿豆大，鸡腔为衣二味共，一丸放在舌根下，徐徐咽之立可中。

清凉散子甘桔梗，栀翘芩连枳壳等，防风当归生地黄，薄荷频服休教猛（十味）。

清咽利膈散芩连，栀翘荆活草玄参，薄荷硝黄牛蒡子，金银花与防风全（十四味）。

血虚火上升，喉痛生疮痛，养血降虚火，病愈如风送。

加味四物汤，黄柏知母藏，桔梗天花粉，甘草水煎尝。

清上薄荷叶五钱，一分雄胆与青盐，硼砂一钱胆矾许，雄黄五分一处研，白糖化丸芡实大，一丸舌下化之吞。

痄腮作痛肿，上焦风热症，外贴内服药，奏效不旋踵。

驱风解毒散防风，荆芥连翘一处攒，甘草羌活牛蒡子，水煎食后奏神功（六味）。

灸喉痹法　灸耳垂下三壮，神功。

又法　灸阳池二穴三壮，灸讫，扯头发三下。

结核

人身结核者，风痰气郁结，皮里膜外生，硬如果中核。

清风化痰星半芍，防羌蚕蝎甘翘角，枳桔陈麻膝附苍，金银天门木通著。

化风七粒蓖麻子，捻烂纸卷鸡子裹，煨熟去麻只食蛋，一早二枚酒下吃（专治结核瘰疬）。

项后疙瘩色不变，不问大小深年月，山药一块蓖麻子，三个研匀摊鼻贴（二味）。

梅核气

梅核七情气，如核如破絮，咯不出不下，痞闷满胸臆。

加味四七青陈朴，茯苓南星半枳实，神曲白蔻益智仁，槟榔苏梗缩砂仁（十三味）。

瘿瘤

五瘿著肩项，六瘤随气结，皆不可决破，崩溃致夭折。

消瘤五海布螵蛸，海藻海带海蛤烧，棱莪辛梗木香附，珠琭七个土炒焦（十二味）。

肺痈

脉短而涩者易治，浮大者难痊。

肺痈咽燥渴，咳唾有脓血，腥臭与浊味，肢肿胸痛切。

桔梗汤内杏桑皮，黄芪贝母草当归，薏苡瓜蒌仁枳壳，防风百合总相宜（十二味）。

肺痿

寸口脉数而虚，肺痿也。

肺痿久咳嗽，唾沫无脓血，小便数不渴，汗多津液竭。

薏苡散中炙黄芪，人参五味子当归，白芍麦门冬百部，黄芩加入并桑皮（十味）。

心痛即胃脘痛

痛甚脉必伏。

心痛即胃痛，初寒稍久热，其痛有九种，医者当分别。

心痛初起属寒宜。

胃脘寒痛姜桂汤，良姜平胃藿茴香，香附缩砂并枳壳，木香磨入引生姜（十二味）。

心痛稍久属热宜。

心热解郁山栀仁，芎枳黄连苍术陈，干姜甘草同煎服，再加香附效如神（九味）。

实热凑上壅，心腹刺痛甚，寒热口燥干，时止时痛阵。

加味柴胡汤黄芩，半夏赤芍山栀仁，枳壳黄连姜一片，急投一剂效如神（七味）。

宣气栀子盐汤炒，大黄酒浸火焙干，滑石木香浓磨汁，栀子姜汤调服安（四味磨汁，二味煎汤，调服。在上必吐，在下必泻，其痛立止。外以萝卜子炒，绢中包，频熨痛处）。

手拈散用玄胡索，草果乳香并没药，五灵等分为细末，每服三钱温酒嗑（五味）。

九气汤中香附米，郁金甘草三味止，不问诸般心腹疼，起死回生真无比（三味）。

失笑散（方见产后，治心气痛不可忍及小肠气痛）。

腹 痛

心腹痛脉沉细吉，实大弦急死来侵。

腹痛有寒并有热，食血湿痰虫虚实，绵绵不已作寒医，时痛时止作热治。

肚腹胀痛，感冒夹食，或兼气恼，腹满胸痞。

行气香苏散（方见饮食）。

肚腹冷痛，绵绵不已，手足厥冷，虚寒症是。

五积散（方见中寒）。

肚腹热痛，时痛时止，导气开郁，诸痛可愈。

开郁导气青陈皮，香附川芎白芷宜，茯苓滑石神曲炒，栀子干姜甘草随（十一味）。

二仙汤治腹刺痛，白芍黄连甘草共，各秤二钱同酒煎，一服除根立可中。

腹中满硬，手不可按，积热便难，实痛可断。

枳实大黄汤（方见伤食）。

痛不移处，多是死血，破血理气，乃是良诀。

活血汤中归赤芍，桃仁牡丹玄胡索，乌药香附桂川芎，木香红花甘枳壳（十三味）。

加味承气汤，枳朴与硝黄，当归红花草，酒水共煎尝（七味）。

心腹刺痛，似气一块，上下走注，手不敢握。

住痛散用玄胡索，大黄白芷棱莪锉，乌药青皮香附子，五灵甘草生姜佐（十一味）。

腹痛复止，面白唇赤，此是虫痛，急须温胃。

椒梅汤中枳木香，砂仁香附与干姜，厚朴肉桂川楝子，等分甘草及槟榔（十二味）。

腰 痛

腰间常作痛，此是肾虚症，三因五种殊，毋执一即用。

补阴汤内四物汤，牛膝杜仲小茴香，故纸参芩甘草炙，陈皮知柏酒炒良（十四味）。

杜仲汤用破故纸，小茴玄胡索当归，牛膝黄柏知母炒，能治腰疼补肾虚（八味）。

腰痛苁蓉巴戟天，青盐三味五钱先，杜仲小茴破故纸，各秤一两要精研，药入猪腰煨熟吃，空心汤下立欣然（六味）。

立安散内用官桂，玄胡杜仲与当归，小茴牵牛各一两，木香一钱为末齐，每用二匙酒调服，气滞闪挫肾虚宜（七味）。

腰闪失力，跌扑瘀血，大便不通，疏通痛绝。

调荣活络芎归尾，赤芍桃仁并生地，大黄红花及桂枝，牛膝羌活如神剂（十味）。

胁 痛

胁痛在左者，肝经受客邪，或怒或跌闪，活血顺气佳。

疏肝饮内用芎归，柴胡白芍与青皮，桃仁红花并枳壳，黄连吴茱炒用之（九味）。

胁痛在右者，肝经邪入肺，不食腹胀满，推气为良剂。

推气散内片姜黄，桂心枳壳炒去穰，更入五味炙甘草，加上陈皮半夏良（十味）。

左右胁俱痛，肝火木气实，平肝把气调，一服痛如失。

柴胡芎归汤白芍，木香附子并枳壳，青皮甘草与砂仁，龙胆草入生姜佐（十二味）。

当归龙荟酒煨黄，青黛黄连栀子藏，各用五钱为细末，木香减半麝香微，神曲糊丸梧子大，每吞三十用姜汤（九味）。

一方 加柴胡五钱，青皮一两，尤妙。

臂痛

臂痛是湿痰，横行于经络，除湿化痰症，此治真的确。

二术汤中苍白术，南星半夏与香附，酒芩羌活威灵仙，陈皮茯苓甘草助（十一味）。

背痛

背心一点痛，痰气之所聚，顺气化痰涎，三方同一剂。

三合汤中枳桔苍，茯连芎芷半苏羌，僵蚕甘草并香附，麻黄乌药共干姜（十六味）。

两肩皆作痛，回顾不可得，气郁太阳经，痰涎多滞塞。

加味豁痰二陈汤，海桐枳桔片姜黄，苍术川芎赤芍药，栀子香附最为良（十三味）。

痛风

遍身骨节四肢痛，血气风湿痰火并，谓之白虎历节风，审察病机药有应。

羌活汤内用当归，黄芩苍术与陈皮，芍药木香香附草，茯苓半夏总相宜（十一味）。

遍身忽壮热，骨节作疼痛，此是感风寒，汗出如风送。

解表升麻汤防风，柴胡藁本苍术同，羌活麻黄甘草入，陈皮当归共有功（十味）。

遍身若冷痛，此症属虚寒，若还用温散，何愁病不安。

加味五积散（方见中寒。依本方加羌活、独活、川山甲，随所痛取甲，烧存性一钱，麝香少许，同煎服）。

两手痛麻木，风痰气所触，驱风更豁痰，一服如神速。

驱风豁痰用归芎，芩连桔梗羌防风，白芷苍术星半夏，桂枝甘草总相同。

两足痛麻木，湿热两相逐，但把湿热除，不须忧病笃。

除湿清热苍白术，半陈归芍川牛膝，茯苓黄柏威灵仙，桃仁红花甘草入（十三味）。

三分散治寒湿气，四肢骨节疼痛剧，苍术草乌甘草研，每各一分酒调吃（三味。草乌煮熟，去黑皮）。

脚气

属太阴湿土，麻是风，痛是寒，肿是湿（脚肿名湿脚气，不肿名干脚气）。

脚气初发时，一身尽作痛，宜先导其滞，然后随症用。

羌活导气汤防己，大黄酒炒并当归，更有独活兼枳实，水煎空心服下宜（六味）。

脚气作肿痛，湿热身沉重，四肢骨节冷，服之无不中。

当归拈痛苦人参，升葛羌防猪茯苓，知母苍白术甘草，黄芩泽泻与茵陈（十五味）。

二妙苍四柏二两，归防膝鲜熟地黄，各秤一两为细末，酒丸引用姜盐汤（七味）。

神仙飞步芍芎归，生地苍牛膝杜知，瓜蒌芩连陈一两，黄柏酒炒二两随，威灵防己风羌活，桃仁红花七钱齐，肉桂三钱酒糊药，空心盐汤送下之（二十一味）。

癞疝

牢急者生，弱急者死。

疝气本肝经，湿热郁于中，寒气束于外，所以痛不通。

神妙汤中玄胡索，木香香附川乌佐，苍砂栀子益智仁，吴茱小茴当归锉（十二味）。

疝气发寒月，寒邪入膀胱，急须用温散，疼痛自然安。

加味五积散（方见中寒。依本方加玄胡索）。

疝气发暑月，暑气入膀胱，清热利水道，一服立可遏。

加减香苓棱莪术，陈枳苍麻通滑石，玄胡川楝与车前，香附泽泻甘草入（十七味）。

木香金铃没乳香，参附玄茴全蝎藏，等分为末酒丸药，空心百丸酒下良（九味，治疝气之总司也，宝之）。

文蛤即倍子，烧存性为末，好酒调二钱，痛气立可遏。

灸法 治偏坠气。

蓖麻子，一岁一粒，去皮研烂，贴头顶囟上，却令患人仰卧，将两掌相对，以带子绑在二中指，于两指合缝处，艾麦粒大灸七壮，立时上去。

涎龄固本丹（方见诸虚，治久年疝气，服之除根）。

痿躄

痿者上盛而下虚，其人能食不能行，内伤气血两虚损，必须养味与滋荣。

参归养荣熟地黄，白术茯苓白芍良，陈皮知柏破故纸，牛膝杜仲甘草详（十三味）。

清燥汤黄连柏苍，麦门五味子生黄，猪苓泽泻神曲末，茯苓补中益气汤（十七味）。

加味四斤菟苁蓉，天麻牛膝木瓜同，鹿茸熟地五味子，等分蜜丸酒下冲（八味）。

消渴

脉数大为顺，沉细为逆。

上消属肺中消胃，下消肾水皆虚致，大生血脉补阴虚，自有津液来相济。

缫丝汤治三消渴，蚕茧壳丝煎汤啜，能泻膀胱伏下火，善引阴水往上彻。

黄连地黄汤用参，五味天花白茯苓，麦门当归白粉葛，甘草竹叶枣姜等（十三味）。

生津养血四物汤，知柏薄连生地黄，麦门乌梅石莲肉，天花甘草水煎尝（十四味）。

神白散（即益元散。方见中暑，治真阴素被虚损，多服金石等药，或嗜炙煿咸物，遂成消渴，用温水调服。或大渴欲用冷者，

新汲水尤妙）。

秘方得效治三消，用退雄鸡汤一瓢，将来澄清细细饮，能医消渴免人愁。

善治三消渴，天粉四两末，并水八碗调，饮之如活泼。

六味地黄丸（方见诸虚，治心肾不交，消渴引饮。依本方加麦门冬、五味子）

痓病

痓病气血虚，风痰所致之，头项身强直，摇头战四肢，背反卒口噤，身热足寒随。无汗若开目，刚痓属阳衰；有汗若闭目，柔痓属阴亏。诸般发痓病，百用养荣医。

参归养荣熟地黄，川芎白芍正相当，白术茯苓去皮锉，连皮甘草枣生姜（十味）。

浊症

小便下赤浊，心经有虚热，左寸脉短小，口苦咽干渴。

清心莲子草黄芩，地骨车前赤茯苓，人参麦门冬可服，黄芪九味药温平。

小便出白浊，肾经有虚寒，药宜滋肾气，温散保平安。

萆薢饮中益智仁，菖蒲乌药白茯苓，甘草五钱各一两，入盐同服用空心（六味）。

小便赤白浊，湿热内伤着，水火不分清，分清病自却。

水火分清枳麻黄，萆薢饮子共煎汤，猪苓泽泻车前子，术陈半水酒煎尝（十三味）。

瘦人赤白浊，元来是虚火，降火要滋阴，自然得安妥。

滋阴降火汤（方见虚劳。依本方加白术、草薢、牛膝、山栀、萹蓄，去芍药）。

肥人赤白浊，是湿痰流下，渗入膀胱中，须把湿痰化。

二陈汤（方见痰饮。依本方加苍术、白术、人参、当归、生地、麦门冬、山栀、黄柏、草薢、牛膝、萹蓄）

遗 精

遗精白浊，当验于尺，结芤动紧，二症之的。

心中有所慕，梦与人交泄，君火相火随，养血清心热。

保精汤内归芎芍，生地黄柏知母佐，栀连牡蛎炒干姜，麦门石枣沙参锉（十三味）。

清心汤内地黄连，茯神远志与人参，当归酸枣石莲肉，甘草减半水同煎（九味）。

无梦精自出，此是精遗滑，内因心肾虚，大补真良法。

养心汤内石莲肉，辰砂远志草龙骨，莲蕊芡实天麦门，酸枣车前桔梗入（十二味）。

虚劳瘦弱人，阴虚相火动，夜梦即遗精，滋补频频用。

梦遗日久，元气下陷，升提肾气，归原无患。

归原散内参苓术，知柏升陈芎芡实，莲须酸枣志麦冬，枸杞石枣并莲肉（十六味）。

白粉知柏童便炒，蛤粉牡蛎山药炒，等分烂饭捣为丸，空心酒下为切要（五味）。

淋 证

五淋膀胱蕴蓄热，气砂血膏劳之别，皆因酒色劳力伤，肾经亏损有虚热。

必效散当归麦冬，生地山栀滑木通，牛枳知母炒黄柏，萹蓄赤苓甘草同（十三味）。

海金沙散酒当归，大黄牛膝木香宜，雄黄等分为细末，酒调钱半效神奇（六味）。

八正车前与瞿麦，萹蓄滑石山栀仁，大黄木通入甘草，热淋逢之效若神（八味）。

六味地黄丸（方见诸虚，治小便淋沥不通，倍茯苓、泽泻）

关 格

关格上下不相通，欲降不降升不升，饮食不下气横格，多因痰气郁中停。

枳缩二陈白茯苓，陈皮贝母瓜蒌仁，苏子厚朴抚芎草，木香沉香香附寻（十三味）。

遗 溺

膀胱不纳为遗溺，小便不禁不觉出，心肾二经有所亏，传送失度致此疾。

参芪汤里用升麻，茯苓当归熟地加，白术陈皮厚肉桂，益智甘草最堪夸（十一味）。

小便不禁，有虚有热，虚则补虚，热则清热。

虚宜：

加减四物归生地，芎芍猪苓泽泻桂，白术茯苓五味子，石枣去核十一味。

热宜：

加减解毒用黄连，黄柏栀子茯苓先，猪苓泽泻并白术，山茱五味水煎同（九味）。

小 便 闭

鼻头色黄，小便必难，脉浮弦涩，为不小便。

小便闭不通，多因是热结，清热利水道，服之如神捷。

猪苓汤内滑木通，泽泻车前草麦冬，牛膝枳壳并萹蓄，瞿麦黄柏共收功（十一味）。

通关酒倍知黄柏，各秤二两分明白，肉桂一钱熟米丸，空心百丸水下得（三味）。

小便闭涩不堪言，唯用儿茶末一钱，扁竹煎汤来送下，霎时溲泄涌如泉。

大 便 闭

属阳明燥金，主血少，津液涸竭，故燥涩不润滑也。脉滑数为顺，微细为逆。

大便实热闭，因食辛热味，活血润大肠，清热可通利。

润肠汤中生熟地，火麻桃香与当归，枳壳黄芩川厚朴，大黄甘草水煎之（十味）。

通幽润燥汤桃仁，生熟地黄当归身，红花升麻炙甘草，大黄煨炒火麻仁（九味）。

大便不通腹胀满，大黄研末三钱管，五钱皮硝一处和，烧酒调服只一碗。

大小便闭

大小便闭结，脏腑有实热，并后要清凉，通利无他说。

防风通圣散（方见中风，治大小便不通）。

铁脚丸子用皂角，去皮子炙研细末，酒糊丸用三十丸，酒下二便即通活。

颠倒大黄用六钱，滑石牙皂减半研，大便小便不同用，临时对症可加添。

上为末，黄酒送下。如大便不通，依前分两服之。如小便不通，大黄用三钱，滑石六钱，皂角如前。如大小便俱不通，大黄、滑石均分，皂角亦如前。

痔 漏

脉沉小实者易治，浮洪而软弱者难愈。

痔有五种，牝牡脉肠气是也。

痔疾因何致，酒色气风食，燥湿与风热，肿痛未破是。

黑白散内二牵牛，为末钱半入猪腰，纸裹火煨空心服，打下脓血立时消。

当归连翘汤地榆，荆防白芷草山栀，阿胶参术怀生地，芍药黄芩在后随（十四味）。

秦艽苍术汤大黄，桃仁泽泻与槟榔，黄柏防风归皂子，痔疮服之免受殃（十味）。

痔疮肿痛有仙方，赤芍芩连蒸大黄，枳壳连翘各等分，水丸百粒用清汤（六味）。

外宣花椒葱头艾，五倍皮硝马齿菜，茄根煎水频熏洗，连洗数次立可瘥（七味）。

痔破溃为漏，脓血出于窍，湿热久生虫，攻补兼施妙。

神雷汤中归大黄，芜荑鹤虱枳芩防，苏子蝉蚕龟鳖甲，木贼皂刺是仙方（十五味）。

痔漏原来有秘方，芎归白芍与生姜，芩连荆芥乌梅子，槐角升麻并枳防（十二味）。

五九散内牵牛黄，倍子连须一两强，矾红当归五钱入，没药乳香一钱良，黄连三钱共为末，五分加至九分当，牙猪肉汤加酒和，空心五服见神方。

脏连六两怀生地，四两山药黄连英，牡茯知柏槐三两，参花泽皂二两归，猪脏入药蒸糯饭，药肠须捣烂如泥，丸如梧子服百粒，空心汤下痔漏宜（十四味，前乃山茱萸、皂角、天花粉是也）。

三补丸中赤白茯，没药二两各秤明，故纸四两石白捣，酒浸春秋日三平，秋浸二日冬五日，取出笼蒸晒干成，研末酒糊梧子大，空心五十酒吞灵（痔漏神方）。

悬 痈

悬痈生谷道，初发甚是痒，日久肿如桃，速治消不长。

将军散内大黄煨，白芷贝母甘草擂，等分二钱酒调服，当归虚弱可加来（五味）。

脱 肛

肺脏若虚寒，肛门即脱出，升补元气回，此是真仙术。

提气散内芍当归，升麻柴胡与参芪，白术羌活炙甘草，炒干姜治肺寒虚（十味）。

洗法白矾五倍锉，水煎温洗荷叶托，或用死鳖头烧灰，敷于肛上即安乐。

诸 虫

脉沉实者生，虚大者死。

人之肠胃中，湿热久生虫，虫名难悉载，总用遇仙攻。

遇仙四两黑牵牛，莪术槟榔拣去油，更有三棱茵陈穗，各用五钱为末留，皂角五钱将水煮，水糊丸子晒干收，每服三钱茶送下，服时须用五更头。

　　使君槟榔各一钱，雄黄五分细细研，苦楝汤下二钱末，能杀诸虫病可痊（三味）。

　　五仙四两大黄先，皂角雷丸苦楝根，各秤一两木香减，酒糊丸子用芩吞（五味。上木香止用一钱）。

腋　臭

　　体气有奇方，田螺生一个，用水养三日，揭去螺靥恶，巴豆仁一枚，胆矾一豆大，麝香用少许，研末入螺着，线拴放磁器，次日化水沫，须在五更时，将药用手抹，频抹不住手，直候大便破，臭粪埋坑中，勿令人知觉，枯矾用一两，蛤粉五钱佐，樟脑末一钱，少许频擦过，永拔去病根，方显灵丹药。

　　乌龙归茯生地黄，石莲枸杞一两强，乳香木香莲须蕊，青木香墨五钱良，丁香三钱脑分半，荷叶陈米饭丸藏，麝香酒化为衣用，酒入砂仁归卧尝。

　　收功保后用参归，生地乳没木桂宜，麝香八味酒浸过，良姜白芷青陈皮，麻黄枳壳并甘草，水煎出汗始为奇，外用椒矾各一两，研末擦腋紧相随。

妇　人

　　妇人属阴多性执，有事不发只内郁，十病九因气脑生，血凝气滞成诸疾。

　　分心气饮（方见诸气，治妇人因气脑成诸病，宜依本方加枳壳、桔梗、木香、槟榔、香附、乌药）。

　　经水先期来，血虚中有热，清热补血虚，经调可对月。

　　清经四物生地黄，艾叶阿胶黄柏凉，知母条芩香附子，黄连甘草不须姜（十三味）。

　　经水已过期，不来又作痛，血虚中有寒，养血经自动。

　　通经四物汤熟地，桃仁红花厚肉桂，莪术苏木并木通，香附甘草同一例（十二味）。

　　经水正将来，腹中阵阵痛，血实气滞凝，顺气清热中。

　　清热四物用生地，桃仁红花牡丹皮，黄连香附玄莪术，发热柴芪可用之（十四味）。

　　经水忽着气，心腹腰胁痛，此乃瘀血凝，消瘀药甚用。

　　顺气散瘀玄胡索，当归川芎白芍药，桃仁红花生地黄，莪术青皮白水佐（九味）。

　　经水过期来，紫黑成血块，气郁血滞凝，疗之宜通快。

　　通快四物用生黄，桃仁红花香附藏，牡丹青皮玄胡索，甘草十一味煎汤。

　　经水过期来，色淡多属痰，化痰并活血，可以保安全。

　　活血化痰汤，芎归生地黄，白芍陈皮半，茯苓甘草汤。

　　经水来过多，日久不见止，此乃成血崩，补血凉血治。

　　阿胶四物用生地，白术条芩与地榆，荆芥茯苓香附子，山栀甘草共相随（十四味）。

　　经水行过后，腹中常作痛，气血两空虚，汤补须珍重。

　　调养熟地黄，芎归白芍姜，人参并白术，甘草茯苓良（九味）。

　　经水去过多，久而不见止，遍身发肿满，健脾把水利。

　　健脾四物赤茯苓，苏朴猪通草砂仁，大腹木香玄胡索，香附牛膝并红陈（十八味）。

　　经水久不行，发肿实堪惊，多是停瘀血，渗入在脾经。

　　芎归白芍与干姜，桃仁红花挂木香，香附牛膝玄胡索，丹皮枳朴共煎汤（十四味）。

　　经水久不通，腹胁块作痛，癥瘕血结聚，慢慢与消溶。

　　桃仁红花厚肉桂，香砂乳木并芎归，牛膝枳实玄胡索，小茴厚朴牡丹皮（十五味）。

　　经水错妄行，口鼻往上出，火载在血上，久乃成虚法。

　　犀角阿胶牡丹皮，芎归白芍与山栀，黄芪生地陈皮入，麦门白茯任君施（十二味）。

经行浑身痛，寒热头疼重，触经感冒时，速把风寒送。

加味五积散（方见中寒。依本方去干姜，加羌活、独活、牛膝、姜、葱煎服）

经水久不调，腹痛下白带，淋沥久不止，肌瘦气血惫。

大补经中八物汤，玄胡官桂小茴香，砂仁阿胶沉香附，黄芪陈皮吴茱良（十七味）。

经 闭

经水久不通，虚实不相同，虚弱宜专补，壮盛要兼攻。

实宜：

通经四物用生黄，苏木红花枳壳良，厚朴乌梅并枳实，大黄黄芩官桂详（十三味）。

通经斑蝥二十个（糯米炒过），四十九个生桃仁，大黄五钱九八酒，七九酒下用空心（三味）。

助经丸用乳木茶，葱白巴豆五分佳，斑蝥五个捣一弹，绵裹绳系送阴家（六味）。

经水久不通，托盘稞数根，酒煎空心服，汗出经如泉。

经水久不通，生地大黄同，三钱研细末，好酒下心空。

经水久不通，四两蒸大黄，五钱血竭没，为末水丸良，七十用何引，红花四物汤。

虚宜：

通经调气四物宗，香附黄芩黄柏同，柴胡丹皮知母炒，牛膝红花桃仁功（十三味）。

养真汤内四物主，香附陈皮知益母，茯苓小茴山茱萸，久服自然有滋补（十味）。

六味地黄丸（治妇女经闭不通，发热，痰嗽、吐血等症，依本方加木香、当归、桃仁、红花，久服奏效）。

血 崩

崩漏之为病，乃血之大下，稍久属虚热，清补不须怕，日久属虚寒，温养真无价。

血崩初起，乃属虚热，清热补虚，血可止歇。

秘方天灵盖，将来烧存性，二钱温酒调，一服如神应。

荆芥四物汤，香附子相当，地榆加入内，一服见神方（七味）。

血崩日久，乃属虚寒，健脾生血，可保平安。

益母汤内炒阿胶，四两陈皮香附砂，白术条芩甘草入，玄参蒲黄不须抛（十味）。

胶艾四物用蒲黄，黄连黄芩栀子良，生地地榆并白术，甘草同煎果妙方（十四味）。

经水不止，赤白带下，产后胎前，恶物痢泻。

当归茯芍术芩连，艾叶槐子各五钱，黄柏龙肝各一两，木香二钱半共研，为末水丸每百粒，米汤送下病皆痊（十一味）。

余方附后：

血崩久不止，何首乌一两，甘草用些须，黄酒煎熟放，再入小蓟汁，服之如影响。

血崩久不止，一两炒灵脂，香附二钱炒，六钱当归尾，研末每二钱，空心黄酒吃，或用米醋丸，醋汤五十止。

血崩久不止，黑豆烧尽烟，二钱黄酒和，一服立安然。

血崩久不止，管仲烧存性，为末黄酒调，服之立有应。

血崩久不止，小蓟捣取汁，童便酒调和，服之病如失。

血崩久不止，漆烧灰三钱，五灵脂豆大，研末黄酒吞。

血崩久不止，柿饼烧二钱，空心煎水下，神效不虚传。

带 下

妇人带下，宜迟滑，忌虚浮。

赤白带下宜虚弱，湿痰渗入在膀胱，头晕腰酸眼花暗，四肢无力补虚良。

玉仙散用炒白芍，干姜香附一两锉，甘草研末五钱生，空心三钱酒下药（四味）。

加减六合汤，二陈四物当，黄柏知贝母，椿根白术良（十三味）。

赤白带下，脐腹冷痛，下焦虚寒，温补当用。

加味五积散（方见中寒，依本方去麻黄，加香附、吴茱萸、小茴香。一方加乳香、没药各三钱半，乌药一两，米糖一斤，好酒煮吃）。

余方附后：

白带腹痛寒凉，胡椒硫黄丁香，等分一钱细末，入在鸡子潜藏，纸裹火煨透热，细嚼酒下安康。

白带久不止，二两白茯苓，石灰研一两，水丸水下灵。

白带久不止，硫黄末五钱，三钱乌梅肉，同捣烂为丸，每服五七粒，空心温酒吞。

白带久不止，黄荆子炒研，空心米饮和，每服二三钱。

赤白带不止，倍子桃仁炒，等分为细末，烧酒调服好。

虚 劳

妇人虚劳，右寸数者危也。

虚劳痰嗽骨蒸热，阴虚火动妄行血，治宜养血健胃脾，清痰降火开郁结。

妇人吐血，渐成劳怯，止血补阴，乃是良诀。

清肺饮子四物汤，天麦知贝与蒲黄，前胡阿胶陈枳草，薄荷黄芩藕节良（十七味）。

虚劳热嗽，痰喘有汗，心脾两虚，滋补勿缓。

滋阴至宝芍当归，茯苓白术草陈皮，薄荷柴胡知贝母，香附地骨麦门宜（十三味）。

虚劳热嗽，痰喘无汗，化痰清火，心虚可断。

茯苓补心前胡参，紫苏半夏当归身，甘草陈皮川芎芍，地黄熟用枣姜煎（十一味）。

六味地黄丸（方见补益，治妇女，虚劳

之要药也）。

求 嗣

蚕斯秘诀：

三十时辰两日半，二十八九君须算，落红将尽是佳期，金水过时徒霍乱，徒霍乱兮枉费功. 树头树尾觅残红，解得花芳能结子，莫愁后代继前踪。

结胎受形

洞里桃源何处寻，都来一寸一分深，交欢之际君须记，过却区区枉费心。

虚实论

他虚我实效乾坤，以实投虚是的真，总是两家皆寡欲。佳期相值始相亲。

占男女诀

双岁是双单是单，乾坤爻位两头安，中间正位玄机事，产女生男在此间。

妇人无子嗣，多因经不调，经调交必孕，种德养根苗。

调经种玉是仙方，陈茯芎归芍地黄，香附吴茱索牡丹，虚加熟艾桂干姜（九味，锉，四剂，生姜水煎，空心温服，渣再煎服，待经至之日服起，一日一剂，药尽则当交媾，必成孕矣）。

肥人是痰盛，躯脂多满溢，闭塞于子宫，消痰养血气。

清痰养血四物汤，白术陈皮半夏良、茯苓枳实并香附，甘草砂仁竹沥尝（十三味）。

瘦人是火盛，子宫多干涩，补血与清热，调经为主诀。

清燥养血四物宗，人参茯苓香附同，生地黄芩山栀子，陈皮甘草共收功。

妇人子宫冷，气血多虚备，调经补下元，

嗣续衍宗派。

先天归一参苓术，芍地归芎草牛膝，陈半砂附牡丹皮，大补诸虚成孕育（十四味）。

六味地黄丸（方见补益，治妇人血虚无子，加香附子二两，童便炒，当归二两酒洗）

妊　娠

妊娠之脉如何认，要辨阴阳衰与盛，阴阳俱盛滑而和，两手调匀数相应，其人能食身无苦，容饰如即是妊定，脉来左盛是男形，右手偏洪是女孕，孕真带呕头昏闷，此是停痰恶阻病，急宜正胃与消痰，固血安胎全两命，若还腰腹俱胀痛，口渴咽干潮热乘，多眠恶食倦昏疲，此属经凝却非妊，大纲孕脉类如此，在意消详审安静。

妇人妊娠，脉宜洪大，忌沉细。

经脉不行，已经三月，尺脉不止，是胎无惑。

验胎散内用川芎，艾汤调服一钱重，有孕腹中觉微动，不动是孕经不通。

妇人有胎，须要防堕，养血健脾，清热无过。

安胎散内益母草，当归川芎香附炒，芩连白术生地黄，苏梗砂仁甘草好（十一味）。

妊娠恶阻，恶心呕吐，阻其饮食，调和胃土。

调胃汤中炒神曲，归芍陈皮并香附，藿香砂仁白茯苓，半夏白术甘草付（十一味）。

妊娠子烦，烦躁闷乱，胆怯心惊，虐亦可断。

竹叶汤黄芩，防风白茯苓，麦门去心浮，五味药通神。

妊娠子痫，目吊口噤，痰涎潮搐，头项强甚。

羚羊角散白茯苓，芎归防风酸枣仁，茯神五加皮薏苡，独活木香甘草真（十二味）。

妊娠子悬，心腹胀痛，胎气不和，致生诸症。

紫苏饮内归芎芍，人参大腹陈皮佐，甘草锉散姜葱煎，胎前出入加减着（八味）。

妊娠子肿，面目虚浮，肢体肿满，用药立消。

茯苓汤中用泽泻，芎归熟地应无价，茯苓白术麦门冬，厚朴栀子条芩下（十味）。

妊娠子气，两足浮肿，脾衰水盛，喘闷上壅。

天仙散内用台乌，香附陈皮并紫苏，更有香附与甘草，生姜煎服病即除（七味）。

妊娠子淋，小便频数，赤少涩痛，下焦火烁。

子淋散内用木通，赤苓大腹麦门冬，甘草再加淡竹叶，空心一服可收功（五味）。

五苓散（方见中暑，依本方加阿胶炒）

妊娠胎漏，腹痛下血，养血安胎，健脾清热。

芎归各五钱，锉散好酒煎，临服入童便，一剂病当痊。

胶艾四物汤，条芩白术强，砂仁香附子，糯米共煎尝（十一味）。

妊娠胎动，因事筑嗑，恶露下血，口噤欲绝。

佛手散当归，川芎益母宜，水煎入酒服，一剂见安危。

达生散内当归芍，人参白术陈皮佐，紫苏甘草大腹皮，或加砂仁并枳壳（十味）。

孕中口噤，忽然吐沫，不省人事，语言昏错。

清心豁痰四物汤，二陈加入最为良，麦门远志菖蒲等，竹茹还用水生姜（十一味）。

妇人鬼胎如抱瓮，吴茱川乌须制用，柴胡秦艽白僵蚕，为丸七粒用酒送（五味）。

产　育

临产莫怆惶，从容立主张，慎勿使手取，用药要安详。

生产难分娩，飞金五七片，温水研服之，母子立相见。

济生药治产艰难，芎归枳壳紫苏攀，香附大腹皮甘草，立时产下见欢颜（七味）。

催生立应冬葵子，芷芍芎归大腹皮，牛膝车前并枳壳，水煎入酒立生儿（九味）。

香桂散能下死胎，白芷肉桂三钱该，三分麝香同研末，童便酒调服下来（三味）。

柞木饮子用生枝，甘草些须水煮之，立候产母腹痛甚，温投一服见神奇。

巴三草七脱衣裳，细研如泥入麝香，捏作饼儿脐下贴，须更子母便分张（三味）。

胞衣不得下，产母元气虚，芎归倍官桂，温之下片时（三味）。

脱衣汤用川牛膝，归尾木通白滑石，冬葵子或加枳壳，水煎温服保安吉（六味）。

产妇面赤舌色青，母活子死必然情，面青舌青沫又出，母死子活实堪惊，唇口俱青子母死，临时审察要分明。

产　后

新产之脉缓滑吉，实大弦急死来侵。

产后诸疾，以末治之，大补气血，对症详施。

芎归调血茯陈姜，香附台乌熟地黄，白术牡丹益母草，产后诸疾服之良。

产后晕倒，不省人事，眼黑耳鸣，虚损之极。

加味佛手散，芎归荆芥穗，等分用水煎，入酒童便对。

产后恶露，上攻心腹，或作眩晕，寒热交互。

益母保命方，益母草煎汤，加入童便酒，恶露下行良。

产后去血多，或下流不止，头晕眼黑暗，口禁不能语。

苏危汤内炒干姜，川芎当归熟地黄，人参荆穗灯烧过，水煎童便可加尝（六味）。

产后恶露，心腹刺痛，久积瘀血，儿枕通用。

失笑散内五灵脂，蒲黄炒各一钱宜，研末醋熬为膏子，白汤化服有神奇（二味）。

黑神散用熟生黄，赤白芍蒲灵附姜，玄归棕灰各一两，五钱沉香与乳香，研末二钱童便酒，胎前产后服之良（十三味）。

上治胎前产后十八症如神。

乳　病

乳汁不通，气血壅盛，脉涩不行，滞而成病。

通草汤中用连翘，桔梗柴胡瞿麦烧，青皮白芷天花粉，赤芍木通甘草苗（十一味）。

乳汁不通，气血不足，因而涩少，补虚效速。

王不留行散木通，当归白芍与川芎，生地天花各等分，猪蹄煎汤药有功（七味）。

胡桃去皮用十个，捣烂一钱山甲末，黄酒调服只片时，来如泉涌堪止渴。

吹乳乳痈，血脉凝注，初宜葱熨，久要消毒。

生葱捣一饼，摊在患乳上，火罐覆葱饼，汗出即无恙。

夜明蜘蛛用三个，红枣三个夹炒过，嚼吃烧酒送下咽，已成未成立消破。

吹乳肿硬痛，螃蟹盖炒用，研末每二钱，黄酒把药送。

一方　贝母、白芷，各二钱末，酒吃。

一方　牙皂、密蒙为末，酒下法。

一方　白丁香末二钱，酒服止。

消毒饮中金银花，瓜蒌贝母皂刺佳，天花白芷当归尾，甘草山甲共堪夸（九味）。

上治吹乳、乳痈殊效。

妇人乳岩，始有核肿，状如棋子，不痛不痒，疏风行血，急治影响，日久成疱，疗难勉强。

一十六味流气饮，芎归芪芍桂槟参，枳桔防风乌药草，厚朴苏芷木香真。

云林神彀 卷四

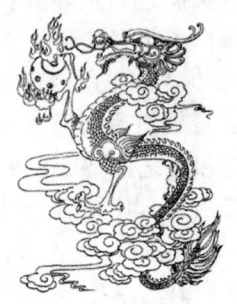

小 儿 科

八门审候歌：

观形察色辨因由，阴弱阳强发硬柔，若是伤寒双足冷，要知有热肚皮求，鼻冷便知是疮疹，耳冷应知风热症，浑身皆热是伤寒，上热下冷伤食病。

五指梢头冷，惊来不可当，若逢中指热，必定是伤寒，中指独自冷，麻痘症相传，女右男分左，分明仔细看。

观面部五色歌：

面赤为风热，面青惊可详，心肝形此见，脉症辨温凉，脾怯黄肝积，虚寒㿠白光，若逢生黑气，肾败命须亡。

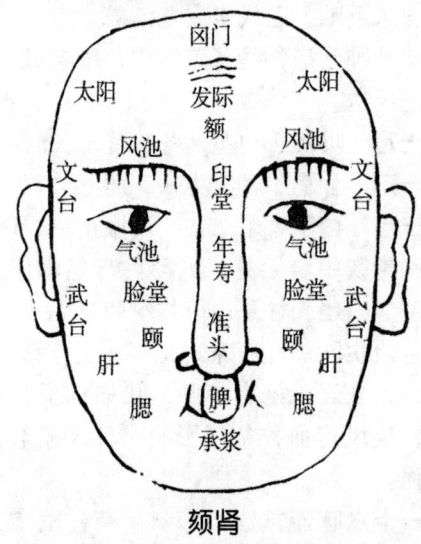

颏肾

颏肾

下颏属肾水（北），左腮属肝木（东），额上属心火（南），鼻准属脾土（中），右腮属肺金（西）。

小儿三岁以下，有病须看男左女右手，虎口三关。从第二指侧看，第一节名风关，第二节名气关，第三节名命关。辨其纹色，紫者属热，红者属寒，青者惊风，白者疳病，黑者中恶，黄者脾之困也。若现于风关为轻，气关为重，过于命关则难治矣。

三关脉纹主病歌：

紫热红伤寒，青惊白是疳，黑时因中恶，黄即困脾端，青色大小曲，人惊并四足，赤色大小曲，水火飞禽扑，紫色大小曲，伤米面鱼肉，黑色大小曲，脾风微作搐。

手指脉纹八段锦：

丫 鱼刺形，主惊风痰热。

ㄔ 悬针形，主伤风泄泻积热。

彡 水字形，主食积咳嗽惊疳。

乙 乙字形，主肝病惊风。

⫘ 珠形，主死。

ㄹ 环形，主疳积吐逆。

珎 乱纹，主虫。

ㄘ 虫形，主疳虫大肠秽积。

虎口三关脉纹之图：

风关第一节寅位。

气关第二节卯位。

命关第三节辰位。

虎口处又手是也。

小儿至三岁以上，乃用一指按寸、关、尺三部，常以六七至为率，添则为热，减则为寒，浮洪风盛，数则多惊，沉迟为虚，沉实为积。

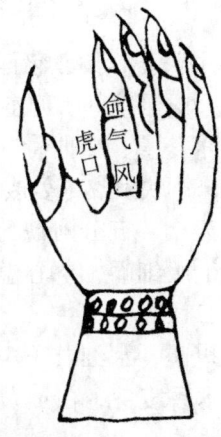

小儿脉法总歌：

小儿有病须凭脉，一指三关定息数，迟冷数热古今传，浮风沉积当先识，左手人迎主外证，右手气口主内疾，外候风寒暑湿浸，内候乳食痰积致，洪紧无汗是伤寒，浮缓伤风有汗液，浮洪多是风热盛，沉细原因乳食积，沉紧胸中痛不休，弦紧喉间作气急，急促之时痘疹生，紧数之际惊风至，虚软慢惊作瘈疭，紧实风痫发搐搦，软而细者为疳虫，牢而实者因便闭，脉芤大小便中血，虚涩有气兼惊悸，滑主露湿冷所伤，弦急客忤君须记，大小不匀为恶候，二至为脱三至牢，五至为虚四至损，六至平和曰无疾，七至八至病尤轻，九至十至病势极，十一二至死无疑，此决万中无一失。

小儿死候歌：

眼生赤脉贯童人，囟门肿起又作坑，指甲黑色鼻干燥，鸦声忽作肚青筋，虚舌出口咬牙齿，目多直视不转睛，鱼口气急啼不得，蛔虫即出死形真，手足掷摇惊过节，灵丹十救无一生。

鱼目定睛夜死，面青唇黑昼亡，啼而不哭是痛，哭而不啼是惊，嗞煎不安是烦，嗞哇不定是躁。

小儿初生杂治：

小儿初生后，甘草并黄连，浓煎汁灌服，吐出秽恶涎。

延生第一方，小儿脐带良，烧存性研末，朱砂减半量，二味和匀用，当归生地黄，煎汁调前药，令儿口内尝，次日下秽恶，痘毒

永潜藏。

涤秽免痘方，神仙真秘藏，经霜楝树子，升许水煎汤，元旦子时分，洗儿只令娘，自从洗过后，永不出痘疮（洗时，父母只令一人知之，勿泄天机）。

小儿脐风肿痛，田螺三个捣用，入麝少许搭脐，须臾再易必中。

脐风全蝎七个尾，七节火烤研极细，乳汁送与孩儿吞，头上汗出如手取。

小儿夜啼声不歇，蝉蜕七个下半截，研末薄荷汤调和，入酒此须一同啜。

小儿夜啼哭，灯花三颗足，乳调抹儿口，勿用去求福。

急 惊

急惊风症，牙关紧急，喘热涎潮，手足搐搦，窜视反张，风邪痰热，急惊属肝，有余之疾。

败毒散内加天麻，全蝎僵蚕白附佳，地骨真皮各等分，急惊原属外风邪（十五味。即人参败毒散，方见伤寒，依本方十味，加上五味是也）。

神功散一粒朱砂一片雪，七个僵蚕三个蝎，不论急惊与慢风，药引须用生人血（即乳汁）。

小儿急惊发搐搦，喉中痰响目直视，芦荟面丸每五丸，灯心竹沥汤送去。

万亿丸（治急惊风，胸痞闷，腹胀痛。方见通治）。

牛黄抱龙丸，胆星一两研，五钱真天竺，牛黄五分先，朱雄二钱半，麝珍琥一钱，甘草膏丸药，金箔作衣穿，每服二三粒，研化薄荷吞，急慢惊风症，痰嗽喘热痊（九味）。

慢 惊

慢惊风症，吐泻伤脾，肢体逆冷，口鼻气微，手足瘈疭，昏睡露睛，慢惊属脾，不足之症。

醒脾散内用茯苓，木香白附子人参，僵蚕全蝎天麻等，白术甘草炙相兼（九味）。

白术散（方见吐泻，治小儿吐泻，慢惊已作，加细辛、天麻、全蝎、白附子、朱砂）。

黄芪汤治慢惊风，甘草人参三味同，白芍一钱加入内，泻肝补肺有奇功。

紫金锭药本芥参，朱神脂乳各三钱，麝香一钱糕一两，丸弹金衣薄荷研（九味）。

混元丹（治慢惊风如神，方见通治）。

慢惊慢脾，危恶症候，药力不到者，但看两脚面，中间陷处有太冲脉，即灸百会穴三五壮，炷如小麦，大灸后，仍与醒脾之剂调之。

灸法　治小儿惊风

男左乳黑肉上，女右乳黑肉上，周岁灸三壮，二三岁灸五七壮，神效。

疳　疾

小儿脉单细为疳劳。

虎口脉纹白色为疳。

凡养小儿，须戒性酒肉油腻偏生，并生冷硬物，凉水浆不与，自无疳癖症。

消疳饮内炒黄连，白术茯苓白芍先，青皮泽泻山楂肉，甘草半姜枣共煎（九味）。

面黄眼肿肚腹胀，肚中一块或上下，小便白色大便溏，四君加入栀芜当（六味）。

小儿疳积腹如鼓，虾蟆盐汤葱椒煮，每日须用四五枚，吃到病好以为度。

肥儿参连曲麦楂，各用三钱半不差，茯苓甘炙三钱重，五钱胡黄莫要夸，使君去壳四钱半，芦荟二钱半煨佳，黄米糊丸米汤下，疳癖功效满天涯（十味，上芦荟用谷糠火煨透用之）。

癖　疾

脉沉细为癖疾。

癖疾僻两胁，结块硬如铁，发热肌瘦黄，养正邪自灭。

净府汤中用茯苓，棱莪猪泽半人参，柴胡白术黄芪等，山栀甘草胡黄连（十三味）。

抑肝扶脾术苓参，楂曲青陈柴黄连，龙胆甘草白芥子，癖块发热枣姜煎（十二味）。

治癖鸡子五个，五分阿魏无错，黄蜡锅内同煎，分作十服细嚼，空心温水送下，大便下血癖破（三味）。

小儿癖疾堪嗟，水红君子山楂，白术神曲五钱，减半木香麦芽，白面黄蜡水和，煎饼伍用无差（九味）。

金蟾两个大蛤蟆，二两大黄为末佳，半碗皮硝一处捣，绢袋盛贴在癖家（三味）。

至宝阿魏用二钱，天竺芦荟胡黄连，雄黄没药山甲炒，白草炭泡硇砂兼，沉香各用二分末，好酒和药慢火煎，丸如豌豆每一粒，黄酒化下汗为痊（十味。消癖退热如神。可暂服，不可久服）。

乌金丸子遇仙传，白术人参用六钱，地骨棱莪水红子，黄连槟榔七钱研，琥珀胡连五钱等，芦荟百草伏龙全，三味三钱牛黄二，研末糯米糊作丸，丸如绿豆每三十，陈皮汤下伐癖根（十四味。久服，癖根自拔，神功）。

癖患牙疳溃烂时，乳没茶清烧象皮，象牙珍珠红蝎子，海巴等分末搽之（九味）。

诸　热

小儿验诸热症：

惊热恍惚频频叫，风热汗出通身热，积热颊赤口生疮，潮热有时发又歇，余热寒邪未尽除，壮热一向发不歇，癖热饮水嗽多痰，发如疟状为寒热，骨蒸盗汗热因疳，心躁不安不烦热，夜热暮发早又停，食热肚皆先发热，虚热困倦气力衰，客热来去无时节，血热发在辰巳时，耳鼻尖冷乃疮热，诸热得之各有归，好随轻重为调摄。

小儿诸热，蕴积热毒，先宜清解，后分虚实。

大连翘饮用防风，归芍车前滑草通，瞿麦荆芥牛蒡子，蝉蜕柴胡栀子同（十四味）。

五福化毒乌犀角，粉草朴硝三钱佐，生地赤茯牛蒡子，连翘玄参五钱锉，青黛二钱末蜜丸，薄荷汤化一丸药（九味）。

感 冒

小儿感冒，风寒鼻塞，痰嗽喘热，发表解厄。

参苏饮（方见咳门）

羌活膏用独活参，麻梗芎前各五钱，薄甘地骨三钱入，蜜丸弹子用姜研（十味）。

牛黄抱龙丸（治小儿伤风感冒，发热，昏睡，痰嗽，喘急。方见急惊）。

伤 食

小儿伤食，肚腹胀痛，发热呕吐，消导不用。

万亿丸（方见通治）

太和散内用苏陈，香附山楂神曲并，麦芽枳术同甘草，食物诸疾用之灵（九味）。

小儿面黄肌瘦，常服焦饼最妙，莲肉茯苓麦芽，山药神曲扁豆，薏苡甘草山楂，等分四两末后，每曲一斤水和，烙熟饼来任嚼（九味）。

疟 疾

小儿疟疾棉花根，每用三分要细研，搅入鸡清纸封口，煨熟嚼吃疟当痊。

天灵散治疟，天灵火烧却，研末每五厘，黄酒调下服。

痢 疾

小儿禁口痢，石莲为末细，每服一二钱，仓米汤调吃。

小儿痢疾最堪怜，细茶生姜川黄连，三味等分水煎服，不拘新久自安然。

吐 泻

小儿吐泻，脾胃俱伤，或宜镇固，或用补良。

浇针丸子用黄丹，朱砂枯矾枣肉丸，每用针挑灯燃过，米泔研服立安然（四味，此镇固之药）。

白术散内用人参，藿香木香茯苓兼，更有干葛同甘草，小儿吐泻服之痊（七味，此补脾胃之剂）。

启脾丸用参苓术，山药莲肉一两足，楂陈泽草各五钱，蜜丸汤化空心服（九味）。

小儿患水泻，丹矾各五钱，葱白同捣烂，涂脐立安然（二味）。

咳 嗽

小儿咳嗽吐红痰，天花人参等分研，每服五分蜜水和，服后人皆道有缘。

蜜梨噙方真切要，甜梨入蜜火煨透，令儿早晚细嚼吞，咳嗽痰喘如神妙。

喘 急

小儿肺胀喘嗽，人人看作风喉，大黄槟榔二牵牛，人参分两等匀，五味研成细末，蜜水调量稀稠，每将一字下咽喉，胜用神针法灸。

小儿喉中痰喘促，巴豆去壳捣为丸，绵裹男左女右鼻，须臾痰下免忧煎。

盗 汗

小儿盗汗发潮热，柴胡胡连等分切，研末蜜丸芡实大，一丸水化酒少入，重汤再煮二十沸，待温食后和渣啜。

肥疮

小儿肥疮满头颅，将盐煅红白矾枯，五倍烧存性等分，研末漏灯油调涂，须把疮痂先洗净，只涂三次病根除。若医秃加乌龙尾，轻粉调匀也莫粗，秃前羊粪汤热洗，洗时宜早不宜晡，发物忌之功更效，茶童从此作金呼。

大凡秃疮，用鲜螃蟹，煎汤频洗，千金难买。

小儿头疮胎毒疮，五倍白芷各一两，花椒黄丹各五钱，枯矾三钱研末放，干则香油调和搽，湿则只用干掺上（五味）。

虫痛

小儿虫积腹痛，巴豆一枚去油，火炒一粒研入，鸡子一个开头，入药搅匀在内，纸糊水煮熟收，食之茶清送下，打下虫积便休。

发斑

小儿身发斑，两足常红肿，脾经有风热，解散勿惊恐。

防风通圣去硝黄，酒炒黄连牛蒡良，研末一钱茶调服，去风败毒是奇方。

外洗用芩连，防风薄荷先，白芷黄芪柏，煎汤洗自痊。

痘疮

小儿痘疹何以知，腮赤眼胞亦赤时，呵欠喷嚏及惊怖，耳尖手指冰如之，证作三日疮不见，升发之药不可迟，败毒葛根堪选用，解热表汗最为宜，寒凉之剂慎勿用，脏腑一动致灾危。

三日发热　三日出痘　三日起胀　三日贯脓　三日收靥

三日发热，红点未见，急宜表汗，毒气即散。

加味败毒柴前胡，羌独荆防薄荷齐，枳壳桔梗天麻等，地骨川芎病可除（十二味）。

升麻葛根汤（方见伤寒）

三日出痘，毒气太盛，密如蚕种，神功保命。

神功散内用参芪，白芍生黄柴草宜，前胡红花牛蒡子，甘草妙剂是卢医（十味）。

锦川经验化毒汤，紫草升麻甘草良，各秤五钱加糯米，黑陷不出是神方（四味）。

三日起胀，顶陷不起，元气太虚，保元是宜。

保元汤中用楝参，黄芪甘草水姜煎，痘疮为主宜加减，大补真元病自痊（三味）。

三日贯脓，不贯是虚，大补气血，自然润肥。

内托散主是参芪，甘草梗朴芷芎归，木香防风厚肉桂，能补痘疹气血虚（十一味，煎熟药，入人乳、好酒同服，此贯脓巧法也）。

三日收靥，灰陷黑陷，白陷呕吐，表虚可见。

木香散内人参桂，半夏前胡大腹皮，诃子赤茯苓甘草，陈皮丁香十一味。

三日收厌，寒战咬牙，痒塌泄泻，里虚可嗟。

异功丁香及木香，茯苓人参白术良，陈皮当归肉豆蔻，厚朴附子桂生姜（十二味）。

回阳汤治痘寒虚，顶陷白泡痒塌齐，鹿茸酥炙须加倍，附子煨熟去皮脐。黄芪蜜炙当归酒，酒煎温服可苏危。若兼咳嗽作痰喘，南星加入即安之。

痘后余毒，聚于脏腑，身热腹痛，解毒为主。

五福化毒丹（方见诸热，治痘后余毒如神）

牛蒡子饮用芩连，赤芍白附子玄参，羌活防风甘草人，前胡连翘用水煎（十一味）。

外毒肿痛，宜：

黑绿赤三豆，酸醋浸研浆，鹅翎刷患处，

随手退去良。

治痘附后：

发渴如烟起，红花或用子，牛蒡各等分，水煎服即止。

出汗多不止，三钱嫩黄芪，当归五钱重，酸枣一钱余，水煎用一服，止汗有神奇。

泄泻定中汤，沸汤泡黄土，雄黄末一钱，朱砂五分数，土汤加砂糖，温服泻即止。

浆行作痒者，内热风寒束，荆穗纸裹紧，灯烧点痒处，点下即放退，止痒如神助。

痘疔最恶毒，胭脂水浸浓，调入雄黄末，点入痘疔中。

收厌发热者，甘露回天汤，砂糖沸汤和，一服即安康。

痘疮靥已尽，忽然又倒发，雄黄研细末，酒煎患处刷。

灸法　治小儿痘后风。

男左女右手，中指一秆心，比三节一般长，放额中，与眉头相平，比至十一秆心尽处是穴，艾灸三壮或五壮如神。

麻疹

麻疹初起，恶寒发热，咳嗽喷涕，解表甚捷。

升麻葛根汤（方见伤寒）。

麻疹既出，为寒又没，急须消毒，慎之毋忽。

消毒饮内牛蒡子，荆芥防风甘草使，能解痘疹一切毒，再加犀角效无比（四味）。

痈疽

痈者高大起，属阳六腑生。疽者平内发，属阴五脏成。痈疽若未破，热药不堪行，痈疽既破溃，冷药未可轻。痈疽若初发，败毒散堪凭。痈疽若初溃，活命饮通灵。痈疽若破溃，内托可回生。

痈疽肿痛，病在初起，毒气要攻，发表通里。

荆防败毒羌独活，柴胡前胡并枳壳，连翘甘桔金银花，茯苓川芎薄荷佐（十四味）。

追风通气散白芷，木通赤芍草当归，何首乌茴香枳壳，酒水同煎治痈疽（八味）。

千金托里散连翘，归芍牡蛎大黄硝，金银皂角天花粉，黄芩十味不须饶。

痈疽初溃，毒气还盛，攻补兼施，药须对症。

真人活命川山甲，乳没陈芷金银花，归芍天花草皂刺，防风贝母酒煎佳（十三味）。

托里消毒芍归芷，金银天花粉陈皮，防风桔梗皂角刺，川山厚朴与黄芪（十二味）。

经验神仙蜡矾丸，三两黄蜡三两矾，熔蜡为丸梧子大，二三十粒酒下痊。

芙蓉膏用叶，黄荆子同列，捣烂鸡清涂，留顶如手捻（二味）。

痈疽既溃，气血亏损，大补血气，自然安稳。

千金内托用参芪，防风白芷并芎归，桔梗厚朴甘草桂，金银加上更为奇（十一味）。

十全大补汤（方见诸虚，治痈疽溃后，大补气血。此收万全之功也）。

三神陈醋一碗半，蓖麻四十九个齐，好盐一撮锅熬滚，槐搅熬膏涂四围（三味）。

敛疮止痛生肌散，黄柏官粉（火煅）各一钱，连茶乳没五分等，研末掺患免忧煎（六味）。

白龙香油秤四两，煎入官粉二两研，次入黄蜡化一两，纸摊汤洗后贴痊（三味）。

瘰疬

瘰疬生颈项，虚劳气郁致，补虚开郁结，日久渐消去。

益气养荣芎归芍，生地参芪白术锉，柴桔香附地骨皮，贝母陈皮甘草佐（十四味）。

抑气内消芎归芍，芷半青陈羌独活，苓桔参术木香附，槟苏乌沉甘防朴（二十二味，锉剂水煎服，或为末，酒糊丸，每服七十丸，酒下亦可）。

内消朱竭各一钱，斑蝥去翅三分研，空心一分烧酒下，未破已破立消然（三味）。

神砂散医老鼠疮，赤豆僵蚕瓜蒂良，斑蝥去翅麻雀粪，等分为末二钱量，五更无根水调下，小便出色见病详（五味）。

乌龙瘰疬溃烂，木鳖子烧存性，柏叶血余烧灰，牌垢纸灰已定，飞面各秤一钱，好醋调膏涂病（六味。牌垢，即旧锅牌上垢腻是也）。

灸瘰疬：以蒜贴着瘰疬上，灸七壮必易蒜，多灸取效。

马刀疮

马刀结核，项侧有疮，坚而不溃，皆属少阳。

柴胡通经当归尾，黄连黄芩牛蒡子，三棱桔梗与连翘，甘草红花为佐使（十味）。

疔疮

疔疮名有十三种，皆是风邪热毒致，突出痛痒不可当，毒攻命在须臾际。

老军散治恶疔疮，半生半煨川大黄，甘草节末等分用，二钱酒下即安康。

攻毒汤中知贝母，白及半夏皂角刺，乳香山甲金银花，天花等分用酒煮（九味）。

追疔夺命紫河车，蚕蝉辛芍金银花，泽兰风连羌独活，蚤休甘节青皮佳（十四味）。

类圣散中川草乌，白芷苍术细辛咀，薄荷防风甘草等，为末鸡清调和涂（八味）。

人患疔疮者，白矾溶化丸，朱砂为衣用，嚼葱热酒吞。一宜乌柏叶，捣汁顷服全。一宜好生酒，芭蕉根浓研。一宜白蚯蚓，擂酒吃安然。一宜菊花叶，捣烂敷毒边。

灸法 治疔疮。

以大蒜烂捣成膏涂疮，四围留顶，以艾炷灸之，以爆为度。如不爆，稍难愈，宜多灸百余壮，无不愈者。

便毒

便毒属厥阴，两股合缝间，肿痛发寒热，祛毒是仙丹。

祛毒散中金银花，归尾赤芍僵蚕佳，硝黄山甲天花粉，白芷木鳖甚堪夸（十味）。

通真散用甘草节，大黄黑牵牛木鳖，僵蚕山甲当归尾，酒煎空服泻脓血（七味）。

感寒失于解表，流成便毒痈疽，往来寒热甚艰危，独活生黄归尾；要真金银花穗，大黄酒炒甚奇，川山甲要炒成珠，利下脓血便愈。

便毒初作者，三钱生大黄，柏矾一钱末，酒调一服良。

便毒鱼口疮，古铜钱一个，一个胡桃肉，空心一同嚼（三早二次痊愈）。

人患鱼口疮，白芷并大黄，水煎露一宿，空心温服良。

人患鱼口疮，皮胶一两切，山甲炒三枚，好酒煎服热。

人患鱼口疮，蛤蟆剥去皮，生葱同捣烂，敷上即消除。

人患鱼口疮，五倍百草霜，研末调醋贴，一日即平安。

下疳

阴头若肿痛，生疮名下疳，皆是风热毒，乃属厥阴肝。

消疳败毒散防风，知柏荆翘苍术通，芩连芍药龙胆草，柴胡独活草相同（十四味）。

泻肝汤用生地连，归尾赤芍草车前，黄柏知母龙胆草，泽泻防风同水煎（十味）。

珍珠散内用枯矾，官粉（煅过）雄黄黄柏研，等分泔洗掺患处，立时可以见欢颜（五味）。

下疳疮用官粉煅，加些冰片同研散，甘草水洗后搽些，刻时奏效真可听（二味）。

洗疳楝子与黄连，花椒艾叶并葱根，瓦

松煎汤青布碾，频频洗后自安痊（六味）。

凡人下疳疮，频洗甘草汤。一宜黄柏水，熏洗自清凉。一宜天灵盖，煅末掺其伤。一宜轻粉末，搽上即安康。一宜川黄柏，猪胆炙之良，轻粉分钱许，香油调敷强。疳疮尚未已，便毒复生芒，白矾半生煅，酒调服尽量，饮之即发汗，汗后免其殃。

杨 梅 疮

杨梅天泡，风湿热毒，先发后攻，慎勿欲速。

二黄败毒芍归芎，生地芩连羌防风，升葛连翘甘草入，黄柏蝉蜕金银同（十五味）。

防风通圣散（方见中风，治杨梅疮初起，宜多服此方，以免后患）。

二十四味风流饮，荆防翘芷芍芎归，芩连栀柏瓜通草，皂刺蚕蝉白蒺藜，地骨五加白鲜佐，苦参薏苡金银齐。

消风败毒金银花，全蝎白附子天麻，僵蚕白芷赤芍药，杨梅疮毒服之佳（七味）。

神仙土苓用四两，桔梗防风各十钱，乳香没药五分等，五碗水煎一日吞（五味，作一剂，水五碗，煎至三碗，一日服尽，至五日痊愈）。

雄黄败毒用朱砂，儿茶轻粉一钱余，一两苦参饭丸药，米汤送下十双佳（五味，一日服二次，口噙绿豆汤）。

香鳔汤医筋骨痛，麻黄乌药细茶椒，槐子乳香茜根草，鱼鳔将麻同炒焦（八味）。

人患杨梅天泡疮，致令溃毒利膏肓，筋骨疼痛时难忍，肉烂皮穿臭莫当，玉茎溃烂阴囊脱，鼻破喉穿性命亡，浑身疙瘩形如李，手足皴粗裂似姜，或生赤白癜风症，或生鹅掌风癣疡，或生臁疮顽恶毒，或生瘰疬痔穿丁，诸般怪异难形状，五宝仙丹是秘方。

五宝丹治杨梅毒，钟乳三分真可怒，琥珀冰片各半分，朱砂透明二分佳，白净珍珠二厘半，研末每服五厘足，另入炒面二分半，共是三分作一服，一料分作十二帖，每日清

晨服一度，土苓一件用水煎，十二碗日服尽数，一料可服十二日，戒房切忌鸡鹅肉（五味）。

杨梅天泡后，疤痕紫黑红，大黄白矾末，一擦去无踪。

臁 疮

臁疮肿痛，风热湿毒，清热除湿，自然可遂。

荆防败毒散（方见痈疽）。

三香乳香用二钱，松香三钱一处研，为末油调用笋叶，刺孔摊药贴患边（三味）。

黄白用黄柏，一两研细末，轻粉入三钱，猪胆调和刷。

血 风 疮

追风解毒四味先，荆防羌独威灵仙，连翘金银归芍草，蒺藜僵蚕蝎要全（十七味）。

一抹光（方见疥疮，治血风疮效）

疥 疮

五疥五脏毒，干湿虫砂脓，祛风除湿热，内外两收功。

仙子散用威灵仙，首乌荆芥与苦参，蔓荆五味为细末，二钱调酒日三吞。

诸般疥癫风癣疮，一钱人言一两黄，化开为末葱油炒，拌药绢包擦最良（硫黄是也）。

一抹光炒蛇床子，大风为末各五钱，水银二钱矾银一，柏油调搽立可痊。

洗疥汤中马鞭草，荆芥防风苦参捣，白矾花椒野菊花，水煎频洗立时好。

熏疥药中核桃壳，艾叶雄黄加减著，人言少许纸卷筒，烧烟熏疥如手摸（四味）。

千古流传一扫光，一两枯矾七钱黄，五倍花椒共一两，人言二分为末良，鸡子香油煎去子，将油调药擦其疮。

癣 疮

疥癣风燥，毒克皮肤，浮浅为疥，深以癣呼，疥多挟热，癣挟湿殊。

浮萍散芎归，赤芍荆芥随，麻黄甘草等，葱豉汗出奇（七味）。

顽癣斑蝥去足翅，淮枣煮熟去核皮，捣烂和药贴患处，酒齄鼻病亦能医（二味）。

风癣疥癞疮受苦，桃杏椿槐榆楝楮，七味将来共煮汤，洗了如同风送雨。

玉脂膏治杨梅癣，黄蜡香油牛柏油，各秤一两慢火化，二钱官粉入里头，钱半银朱五分麝，同入搅匀磁器收，患处火烤后擦药，久年顽毒一时瘳。

癜 风

白癜紫癜一般风，附子硫黄最有功，姜汁调匀茄蒂擦，但患痒处并无踪。

癜风与汗斑，陀僧用细研，隔年酽醋和，一擦如旧颜。

追风丹用何首乌，苦参荆芥苍术殊，皂角熬膏糊丸药，茶下空心五十余（五味）。

祛风神效丸，一斤好苦参，首乌半斤重，菟丝四两全，苁蓉枸杞子，蒺藜二两先，胡麻蔓荆膝，苍耳蛇床兼，苍术金樱子，各秤一两研，五钱甘草末，面丸温酒吞（十五味）。

诸 疮

一切恶毒疮，肿痛不可当，初起宜败毒，日久托里良。

千金消散用连翘，黄芩赤芍大黄硝，归尾金银皂角刺，天花牡蛎不须饶（十味）。

洪宝三两天花粉，赤芍白芷二两赊，郁金一两共为末，或茶或酒可调搽（四味）。

三白散医疮肿毒，白及白敛二两足，枯矾五钱入水中，绵纸蘸水频搽处，搽后将药

敷其中，消毒止痛加神速。

诸疮恶毒，风毒疔疮，无名肿毒，百无一伤。

神仙排脓散大黄，六两酒浸晒干强，香白芷只用三两，沉木乳香没药良，山甲炒各二钱半，各研细末合和藏，每用三钱酒调服，脓从大便出神方。

杖 疮

杖疮肿痛，瘀血不散，血气攻心，寒热慌乱。

凡人杖打后，瘀血要消除，内饮童便酒，外热豆腐铺。一宜凤仙花，根叶捣烂涂。一宜白萝卜，捣烂罨之乎。一宜大黄末，童子便调敷。一宜豆粉炒，鸡子清调敷。临时择便用，方知功效殊。

退血止痛归芍地，芩连栀柏防荆穗，薄翘枳桔知石膏，羌芷大黄车草是（二十味）。

杖打肿痛血攻心，苏木红花归尾寻，大黄煎须童便酒，管教服下立安宁（四味）。

杖后溃烂，久而不愈，补气生血，肌肉渐起。

补气生血用参芪，当归白术地黄并，白芍陈皮香附子，桔梗贝母甘草行（十一味）。

杖打肿痛昏欲死，白蜡一两生研起，乳香没药各三钱，金银箔各廿贴纸，为末温酒调二钱，服后勿药自有喜。

白龙神膏医杖疮，黄蜡二两慢火炀，续入黄香末二两，没药五分同乳香，香油炖温入三两，搅匀待冷入水缸，三日拔去火中毒，油纸摊药贴其伤。

折 伤

跌扑折伤，瘀血凝聚，心腹胀闷，散瘀消滞。

通导散内大黄硝，枳壳厚朴当归头，陈皮木通甘草入，红花苏木解人愁（十味）。

防风通圣散（方见中风，治打扑伤损，

肢节疼痛，腹中恶血不下，倍大黄、当归，煎熟，调入乳香、没药末各二钱在内，服之）

活血止痛乳没药，芎芷生地归赤芍，牡丹甘草研为末，三钱酒便送下著（九味）。

麦斗土鳖焙一个，巴豆一个去壳油，半夏一个须生用，乳没各用半分收，白铜些须大醋淬，为末一厘黄酒投，止痛续筋神接骨，立时奏效免人忧（六味）。

谷神接骨丹，儿茶乳没药，茧壳烧等分，每服二钱末，下血烧酒调，接骨黄酒嗑。

跌打伤损筋骨，嫩鸡捣烂敷搭，外用杉木夹之，次日再易良法。

打伤瘀血流注，紫黑或伤眼目，大黄姜汁调和，一夜一次涂敷。

金 疮

金疮血成虚细活，急疾大数必危身。

金疮散用白银末，血竭发灰人指甲（烧存性），珍珠（烧存性）等分为末掺，止血住痛口即合。

军中一捻金，矿石灰要炒，韭果捣阴干，掺之患处妙。

神仙刀箭药，白及五钱末，矿石灰不拘，乳竭少许着，研末入牛胆，窨干候伤割，少许掺患处，百中无一错。

破伤风

破伤风邪，初尚在表，寒热拘急，发散当早。

羌活防风汤，川芎白芍当，地榆并藁本，细辛甘草良（八味）。

破伤风邪，传入于里，舌强口禁，筋惕搐搦，胸腹满闷，便溺闭赤，急宜疏导，诸风可愈。

大川芎黄汤，黄芩并大黄，更有羌活等，四味共煎汤。

破伤风症，不省人事，角弓反张，祛风可已。

追风散内用荆防，僵蚕白芷与麻黄，当归茯苓薄荷叶，天麻甘草共煎汤（十味）。

一字散（治破伤风，一切诸风）

雄黄南星半夏，川乌草乌朱砂，更加一味白天麻，七味等分无差；每服一钱好酒下，此药千金无价。

变法 治破伤风至死，牙关紧急，不省人事，及疯犬咬伤神妙。

用胡桃壳半个，填稠人粪满，仍用槐白皮衬，即伤处用艾灸之。若遍身汗出，其人大困则愈。远年者，将伤处灸之亦愈。

虫兽伤

癫狗咬伤用斑蝥，七个去翅末酒调，七服之后似狗状，永不再发毒潜消（后用益元散一两，煎服，解之。忌猪、鸡、鱼、酒百日，犬肉终身忌之）。

凡人被狗咬，杏仁与甘草，口嚼搭伤处，疼痛即便好。一宜白银杏，捣烂涂患处。一宜蓖麻子，并水研膏敷。

蛇咬痛肿，白芷为末，麦门汤调，服之即活。

毒蛇所伤昏欲死，雄黄五钱五灵脂，一两为末每二钱，好酒调服如手取。

蝎螫疼痛神妙丸，雄胆半夏与胆矾，等分为末麝少许，猫儿眼草汁和丸，口嗒患处须令净，用药揩擦立欢然（端午日制，忌妇人、鸡、犬见之）。

人遭蝎螫最难堪，不问雌雄总一般，半夏白矾为细末，醋调涂敷即痊安。

虱咬藜芦马鞭草，桔梗百部一处捣，滚水滤汁浆衣裳，一生不吃虱子咬。

汤火疮

火烧汤烫，勿用冷物，热气得冷，烂入筋骨。

保生救苦散大黄，黄柏寒水石为良，等分为末油搽上，火烧汤烫立安康。

汤烫火烧伤，大黄研末良，蜜水调搽上，止痛是仙方。

火烧汤烫厄，鸡清磨京墨，涂上温纸盖，其痛立可得。

汤火所伤，榆皮一两，黄丹三钱，水调敷上。

中 毒

中毒洪大生，微细必死亡，香油解百毒，多灌亦无伤。

百毒所中，绿豆甘草，水煎服之，一解即好。

凡人中砒毒，黄连水熬膏，黑牛胆切入，蜜水化服好。

神解砒毒方，豆豉要西江，蚯蚓各一两，研末水煎尝。

巴豆黄连解，半夏用生姜，黎芦葱煮汁，桐油柿饼尝。

杏仁捣烂汁，花椒新水凉，鳝鳖虾豆豉，螃蟹紫苏汤。

斑蝥黑豆汁，六畜犀角良，鸦片砂糖醋，信石黑豆强。

水粉伏龙末，为衣百草霜，淋秆灰水下，解毒有仙方。

凡误吞水蛭，田泥用水吞，或食蜜亦可，即化为水涎。

骨 鲠

诸骨鲠咽喉，把狗到吊涎，将来频咽下，骨化为水泉。

诸骨鲠喉，金凤花子，为末醋调，咽莫犯齿。

诸骨鲠喉，玉簪花根，捣汁咽下，勿犯牙龈。

鱼骨入喉，缩砂甘草，等分为末，绵裹日咬，旋旋咽津，痰出为妙。鸡鱼骨鲠，只吃橄榄，或核烧灰，水调可咳。

通 治

尹蓬头祖师，秘传**混元丹**：专治男妇小儿，诸虚百损，五劳七伤，小儿百病。

紫河车焙干，二钱　白梅花三钱　甘松四钱　辰砂花草一两，水煮过半日，一两研细为衣
粉草一两　滑石六两，牡丹皮二两，煎水，去皮，用汁煮干为度　莪术三钱，火煨过　缩砂三钱，去皮　益智仁去壳，六钱　人参一钱　木香一钱　黄芪一钱　山药姜汁炒，二钱半　香附一两，蜜水浸透，炒　桔梗一钱　白茯苓去皮，一钱半　白茯神去皮，末，二钱半　远志甘草水泡，去心，一钱半　麝香三分　牛黄二分　天竺黄一钱　金箔三帖

上共为细末，炼蜜为丸如龙眼大。量人大小，加减丸数用之。

中风痰厥，不省人事，姜汤研下。

伤寒夹惊、发热，葱姜汤研下。宜发汗。

停食呕吐，大便酸臭、腹胀，姜汤下。

霍乱，紫苏、木瓜汤下。

赤白痢，里急后重，陈仓米汤下。

小便不通，车前子汤下。

夜出盗汗，浮小麦汤下。

发热，金钱、薄荷汤下。

痘疹不出，升麻汤下。

中暑烦渴，灯心汤下。

喘急咳嗽，麻黄、杏仁汤下。

积聚腹痛，姜汤下。

虫痛，苦楝根皮汤下。

疝气偏坠，小茴、大茴汤下。

夜喘不止，灯心灰汤下。

慢惊，白术、人参汤下。

急惊搐搦，薄荷汤下。

诸病后无精神，少气力，不思饮食，姜枣汤下。

胎寒，手足冷，口气凉，腹痛肠鸣，姜葱汤下。

面目、四肢浮肿，面黄，茯苓皮、陈皮、桑白皮、大腹皮、生姜皮汤下。

疟疾，槐、柳枝各五寸，姜三片，煎熟，露一宿，五更温酒送下。

疳热，身瘦肚大，手足细，大便或闭或泄，小水如泔，陈仓米汤下。

一方 无天竺黄、白梅花、紫河车亦效。若加此三味，尤效。

敕封通微显化真人万亿丸（即赤脚张三峰神仙所授，不可泛视，珍之）。

神效仙方**万亿丸**，赤脚真人亲口传，为用朱砂及巴豆，不去巴油各五钱，酒煎五钱寒食面，丸如黍米用茶吞，或令一三五丸服，管教万病立时痊（端午日制）。

感冒风寒，姜、葱汤下。

内伤饮食，茶清送下。

心胃刺痛，艾酸汤下。

肚腹疼痛，淡姜汤下。

霍乱吐泻，热姜汤下。

赤痢疼痛，茶清送下。

白痢后重，姜汤送下。

赤白痢疾，姜、茶汤下。

疟疾寒热，姜汤送下。

心膨气胀，姜汤送下。

伏暑伤热，冷水送下。

诸虫作痛，楝根汤下。

积聚发热，茶清送下。

大便闭结，茶清送下。

小便不通，灯心汤下。

咳嗽痰喘，姜汤送下。

急慢惊风，薄荷汤下。

清明前一日为寒食，用白面酒和一块，包白面于内蒸之，收起，至端午合药，取开，将面酒打糊听用。

神应救苦苍芎芍，青皮生地黄枳壳，川草乌炮各五钱，五灵二两同研却，酒糊弹大每一丸，细嚼酒下汗出乐。

头风肿痛，心腹刺痛，脚膝肿痛，疝气肿痛，手肩皆痛，遍身骨痛，破伤风痛，棒疮疼痛，痈疽疮痛，诸般肿痛。

上作小丸，酒送下亦可。如不饮酒，白滚水亦可。

一粒金丹哑芙蓉，饭丸梧大饮难同，每服不过三二粒，回生起死有神功。

痢疾禁口，白术汤下。

疟疾，桃、柳枝汤送下。

咳嗽，生姜汤送下。

劳咳，款冬花汤下。

心腹热痛，山栀子汤送下。

一切气痛，木香磨酒下。

腰痛，木瓜汤送下。

雷头风，薄荷汤下。

晕头风，防风汤下。

阴毒伤寒，炒黑豆淋酒下。

上数症，乃经验过者，故录之。

奇效牛黄散，黑丑与将军，等分研细末，对症效如神。

咽喉肿痛，蜜调茶下。

口疮舌烂，蜜调茶下。

牙风肿痛，蜜调茶下。

痈疽肿痛，蜜调茶下。

吐血衄血，童便调下。

小便血，大便血，童便调下。

痔疮脓血，童便下。

大便闭，小便闭，俱冷茶下。

下痢脓血，茶下。

下淋涩痛，茶下。

伤寒便闭，发狂谵语，茶下。

妇人血晕，风气迷闷，不省人事，童便下。

小儿马脾风，喘嗽壅塞，眼吊反张，一切惊风，痰热，薄荷汤下。

小儿痘疹余毒，或痛或肿，冷蜜水下。

上，宜看病加减，大人二钱或三钱，小儿三分或五分，病愈住服。

神秘雄黄解毒丸，郁金二味共五钱，巴豆去油廿四粒，醋糊为丸用茶吞。

一中风卒然倒仆，牙关紧急，不省人事，以刀尺或铁匕斡开口，灌下。

一咽喉肿闭，缠喉风，卒死而心头犹热，以热茶调灌立苏。

一上膈壅热，痰涎不利，热茶清下。

一应热毒肿痛，茶清下。

一伤食停积，痞闷胀痛，茶清下。

一气郁满闷，茶清下。

一食疟寒热，茶清下。

一瘰疬，加斑蝥七个，去翅足，糯米炒，去米，临卧冷茶下。

一小儿急慢惊风，痰涎上壅，加腻粉五分。

上方用醋煮，面糊丸，如绿豆大。每服七丸，热茶送下，吐出顽涎立苏。未吐再服，神效。

杂 方

神仙延寿酒 生精血，暖丹田，助元阳，扶脾胃，乌鬓发，牢牙齿，聪耳明目，强力壮筋，益寿延年，扶衰生子。

天门冬水泡，去心，一两　破故纸一两　肉苁蓉酒浸，去鳞，一两　牛膝去芦，一两　杜仲去皮炒，一两　川椒去目，一两　粉草一两　大附子水浸，去皮脐，五钱

以上八味为末，入曲内，同和糜。

淫羊藿一斤，米泔水洗净，晒干，同羖羊脂一斤拌炒黑色　头红花一斤，捣烂，晒干　当归四两　白芍药一两，煨　生地黄二两　熟地黄二两　白茯苓去皮，四两　苍术米泔浸，炒，四两　甘菊花去梗，一两半　五加皮四两　地骨皮四两

以上十二味，锉咀片，绢袋盛贮，铺缸底。

缩砂仁五钱　白豆蔻去壳，五钱　木香五钱　丁香五钱

以上四味，后用煮酒，为末用。

上药二十四味共五斤四两，用糯米二官斗淘净，浸一日夜，又淘一次，蒸作糜，取出候冷，用细曲末四斤，同天门冬等分，八味和匀，却将淫羊藿等十二味贮于粗绢袋，置缸底，将前糜拍实其上，然后投上品烧酒四十斤，封固一七日，榨出澄清，方入坛内，加砂仁等四味封固，重汤煮三炷香，埋土中三日以出火毒。每日量饮数杯，一七日百窍通畅，浑身壮热，丹田微痒，痿阳立兴。切忌醉酒饱食行房。只待气血和平，缓行无事，久久纯熟，自然身轻力健，百病不生。若男女共服，两精和合，一度成胎，功效多端，未可悉举，珍之重之。

邵真人追风换骨丹 治中风不语，左瘫右痪，脚手不能屈伸，浑身麻木肿痛，口眼喎斜，语言謇涩，手足顽麻。每遇春夏发动，脚踝频痛，筋脉紧急，行步少力。下注膀胱，上攻头目肿痛，夹脑风症，偏正头风，神思昏沉，二便或闭或涩，眉发脱落，风癞肿毒，血风，破伤风，一切诸风，并皆治之。

人参去芦，一两　白术去芦，一两　白茯苓去皮，一两　当归一两　白芍一两　川芎一两半　防风去芦，两半　白芷一两　天麻一两　川乌一两，炮去皮　柴胡一两　薄荷一两半　牛膝去芦，酒洗，一两　两头尖炙，一两半　木香五钱　乳香五钱　没药五钱　虎胫骨酥炙，一两　真白花蛇一条，为末

上为末，用麻黄二十斤，草乌四两锉碎，盛于桶内，用水浸，春五夏一秋二冬五昼夜，分作四份，用大锅四个，各煮数十沸，滤去，将渣于石臼内捣烂。另用清水搅匀，仍分作四锅煮数沸，去渣不用，却将二次所煎药汁总作四锅，文武火熬至一半，并作二锅，渐熬，并至一锅再熬至四五碗，然后将白花蛇末下于锅内，慢火熬至一二碗，倾在磁器内，候冷下前十九味药末，搜和成剂。每服一丸，大样二钱重，中样一钱半，小样一钱，量病轻重加减。研烂，用好酒一大钟，连须葱白七根，同煎数沸调药，热服，令病人暖处，被盖卧，出汗，调理旬日，不可见风，忌动风之物，其病即愈。修合药时，择良日净室，毋令妇人、鸡犬见之。

养心益肾百补丹 补益元气，培填虚损，真精内之，以致胃气怯弱，下焦虚惫及梦泄自汗，头眩眼黑，耳鸣，四肢无力，补养之圣药也。其功不能尽述。

怀生地黄八两，酒洗，蒸如泥，合石器内捣

之　甘枸杞子四两，酒洗　山茱萸酒蒸，去核，取肉四两　怀山药四两　白茯苓去皮，三两，乳汁浸蒸　牡丹皮三两　柏子仁三两，微炒　覆盆子二两　辽五味子二两　菟丝子水洗净，酒蒸，捣烂成饼，焙干，三两　泽泻二两

上为细末，用蜜八两，入斑龙胶内先炼，次入浮小麦粉四两，芡实粉四两，水调，亦入胶蜜同炼熟，和诸药，杵千余下，丸如梧子大。每日早晨空心服百丸，淡盐汤送下。

制斑龙胶法　此胶能生精养血，益气和胃，顺畅三焦，培填五脏，补心肾，美颜色，却病延年，乃虚损中之圣药也。

鹿角连脑盖骨者佳，自解者不用。去盖，至生净五十两，截作三寸段，新汲泉井水浸洗，去垢，吹去角内血腥，秽水尽，同人参五两，天门冬（去心、皮）五两，麦门冬（去心）五两，甘枸杞子（去蒂）八两，川牛膝（去芦）五两。五品药，以角入净坛内，注水至坛肩，用箬壳油纸封固坛口，大锅内注水，木甑蒸之，文武火蜜煮三昼夜足时（常加入沸汤于锅内，以补于耗），取出，滤去渣，将汁复入砂锅内，熬成胶听用。和药末，其角去外粗皮，净者为末，为鹿角霜也，亦有可用处。

阴炼秋石法　每童子小便二桶，用净水一桶，牙皂一个煎汤，同投入大缸内，以竹棍搅打千余匝，待澄清了，轻轻倒擎去清水，留下白角，又复用清水如前法九遍。澄下者，乃秋石也。用细绢滤过，置一灰钵，捺一凹放灰上，铺白绵纸三层，将滤出秋石，倾在纸上，待阴干，日晒以太阳，夜露以太阴，以受日精月华也。收置紧密。合药时，以少壮妇人乳汁和之，入鹿胶内。夫斑龙秋石，系仙家筑基之丹，非特去病而已也，敬之慎之。亦可清晨空腹，隆冬醴酒调服二三匙，合斑龙胶大补。

歌曰：尾闾不禁沧海竭，九转灵丹都慢说，唯有斑龙顶上珠，能补玉堂关下血。

眼　药

拨云膏　治眼目肿痛，风热痒烂，翳瘴昏蒙。

制熟炉甘石浓煎黄连汁，汤研而飞过，三钱　上等黄丹水飞九次，烘干，三钱　乳香三分　没药三分，铜器内炒，去油，研　硼砂五分　海漂消滚汤煮淡，去外皮，三分　冰片五分　麝香五分　胆矾一分

上研极细，口内试嚼噙，以无砂为妙，用好蜂蜜沸汤中阴炼，滴水成珠，入药和匀，磁器盛之，不时点之，殊效。

膏　药

赵府秘传万病无忧膏　治风寒湿气所伤，跌扑门挫伤。凡一切疼痛，皆贴患处。心腹痛，俱贴患处。哮吼喘咳，贴背心。泻痢，贴脐上。头痛眼痛，贴太阳穴。及治一切无名肿毒，痈疽发背，疔疮疖毒，流注湿毒，臁疮初觉痛痒，便贴患处，即消。已成亦可止痛。箍脓，长肉生肌，百发百中，其功不能尽述。

川乌　草乌　大黄各六钱　当归　赤芍　白芷　连翘　白蔹　白及　乌药　官桂　木鳖子各八钱　槐枝　桃枝　柳枝　桑枝　枣枝各四钱　加苦参　皂角各五钱

上锉散，用真香油二斤，浸药一宿，用火熬药焦色，以生绢滤去渣不用，将油再熬一滚，入飞过黄丹十二两，炒过，陆续下槐、柳，棍搅不住手，滴水成珠为度，离火，次入乳香、没药末各四钱，搅匀收贮，退火毒听用。一方，加苏合香二钱尤妙。

万应紫金膏　治跌扑伤损，手足肩背，并寒湿脚气风毒，痛不可忍。

沥青一两半　灵仙二两　蓖麻子十两，去油　木鳖子二十个，去壳，研　乳香一两，笋箬炙为末　没药一两，为末　黄蜡二两　生姜二斤，捣汁一碗　生葱捣汁一碗　麻油夏二两，春

秋三两，冬四两，先同灵仙熬去渣，滴水成珠为度

上将沥青研末，同二汁下锅熬化，看二汁尽时，却起锅，将柳条不住手搅，却威灵仙油同熬，再下木鳖子、蓖麻子捣匀入内，再煎，又下乳香、黄蜡，再搅，即成膏矣。每用好厚绢纸贴。先将姜擦患处后贴上，即用烘热鞋底熨之。泻痢贴丹田，咳嗽、吐血贴背，心上风损贴患处。

题医师龚云林先生储存成一首：

道得轩岐秘，心同天地仁，回春起万病，神毂迈群伦，医鉴追前哲，仙方启后人，恩光普天下，共乐太平春。

赐进士第亚中大夫曲东辽海参政

永平王大用书

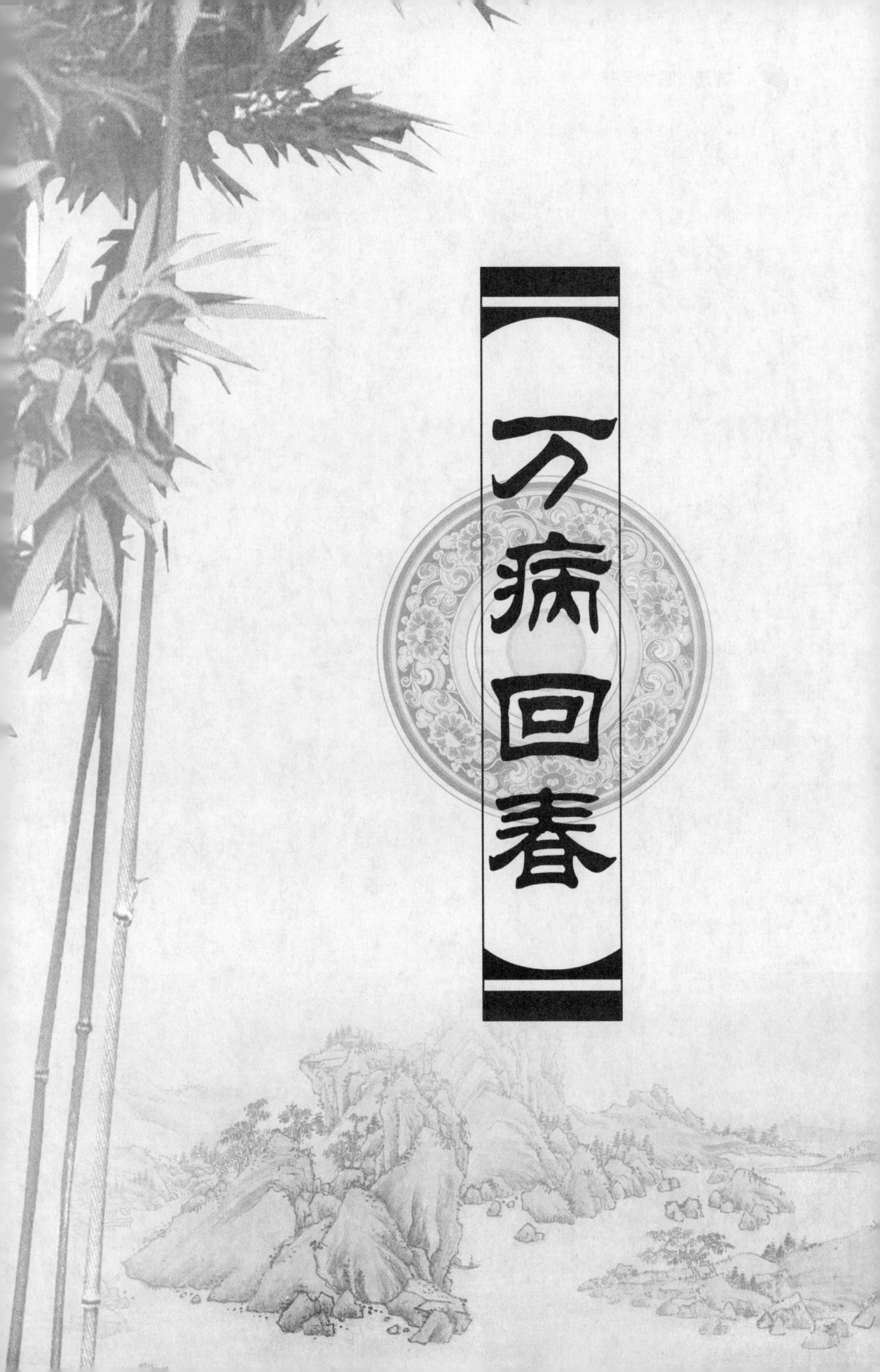

万病回春

序

古昔喆王御极，天下熙熙焉如登春台，此何由哉？太和融液沦肌理、渐肠肾，其时六气不侵，而灾眚不作，禀气含生之属，靡不百体坚强，而相愉佚于耄耋期颐。中世虐政日逞，上薄天和，而民乃有夭殇疵札，自非诊脉候治方药，霜露之恙，罔所底止矣！故扁鹊曰：越人非能生死人也，此自当生者，越人能使之起耳！

金溪云林龚君用医术世其家，间行游大梁，值疫甚，合境诸医俯首而出其下。语具洪中丞序中。故尝著《古今医鉴》，其声在荐绅藉甚。已而，阅历益久，术益神。盖几于见垣一方，而掇髓撢荒爪幕浣肠者。已乃纲提胪列，汇为奇方八卷，自题曰《万病回春》。夫春为生物之府，举蚑行喙息，悉沐艳阳乎大造，而若其性。王者体天之元，布德广惠，以是天人合，而春意盎然，充溢六合。然非得贤相提衡而调剂之，其于幽崖穷谷亦不能毕达，而无壅阏。士君子志蕲康济，显则贤相而调元，晦则良医而已疾。盖非敢必之，遇而能必之，仁心之无不遍。故曰：上医医国，其次及人。兹按龚君所撰次，与其功施大梁，固国医也。

今天子方垂悯黎元，而万方喜更生之会，益得龚君之术行，其于春台之化，不大有裨哉？

梓既竣，龚君之姻，对峰周君千里肃币，属序于余。余喜越人之再兴，而其名不可令芜没而零落也，遂为一言弁其首，以系他日太史氏录方技者之采。

万历戊子秋月，归安鹿门茅坤撰

序

医官龚生,江西金溪人,与余有乡国之雅。其父西园君,尤为医林所宗,而生承之,盖世传也。一日来谒,则出《古今医鉴》《种杏仙方》二书示余,而又有《万病回春》集一帙,颛缮写未刊。余披阅一过,则见探本推标,条分缕析,有一病则次一脉,断一脉则次一方,即病者千变万态,而治法尤层见叠出。盖不必远稽古籍,近搜旁门,唯按类随索,如持左券。信医学之渊薮,百家之囊橐,视前二书,尤为切要,不可不亟传也。

生乃进而请曰:廷贤竭生平卒父业,著成此书,盖愚者一得,医人本分事耳!若欲广其传,非借金玉,何以垂不朽?

余颔之,喟然曰:仁哉!孝哉!龚生之用心也!夫天之仁爱物,靡不欲其皆荣而无瘁,皆息而无消。顾阖辟相乘,时序固然,而恃有春之回焉,则瘁者荣,消者息,天心之仁爱始见。至若人之一身,安全生养者其常,而疾病痒疴,亦势所不能必无,顾所恃者医药以救疗之、调摄之,而世多庸庸,非徒无益,反而害之。即有欲知医以事亲,研求以卫生者,犹然苦无捷径,往往不能窥堂奥于万一,坐是夭札罔济,而太和春温之风,不可复觏,良为仁人之所隐也。

是书一传,则初学者得其指南,而入门有地;即素不谙医,时一展卷,治方犁然毕具。药无不投之剂,人无不医之疾。由是传一邑,则济一邑,煦然百里春也;传一郡,则济一郡,盎然千里春也;传之天下,则博施济众,熙熙然和气流行,四海皆春也。

方今圣天子斡旋元气于上,贤公卿调和元气于下,而草野间又有阴翊元气,助成春蔼者,若斯集焉,诚哉跻斯民于仁寿,厝万方于春台,而三皇如春之盛世,在今日矣!

古谓良相良医同功非欤?然则,生虽不显遇,而博济仁泽,谅不在当事者下也。溯厥衣钵,盖成乃父之志,而广其仁。诗云:孝子不匮,永锡尔类。其龚生之谓哉!余嘉生之用心,而乐与斯世共也,遂发其所欲言者如此。若夫生之游历,及父子名号,业已逃《医鉴》序,兹不赘。

时万历十五年,岁次丁亥,仲秋吉旦
赐进士第资政大夫刑部尚书临川继峰舒化撰

序

　　余弗类龆龄博载籍，有志效古良相，佐天子调元化，登生民于春台和煦之境。寻以数奇谫劣弗售，遂卸仕晋，隐于春云林麓之滨。赖家大人以医学鸣世起家，乃世其传。思弗克为良相，赞庙谟以寿国脉；则为良医，诊民瘼以寿苍生。虽显晦不同，而此心之春生均之，有补于世道也。顾医之道大矣，医之书博矣。自轩岐出而《内经》作，世之谈医者宗焉。仓越而下，如刘、张、朱、李，各擅专门，非不称上乘也。第其书浩瀚渊微，未易窥测，且执滞者不能迎刃以中其肯綮，往往投之非症反以重其膏肓。呜呼殆矣！欲其起死还生，使万病之回春，不可得也。可叹哉！丁丑岁，余惩其弊，集《古今医鉴》《种杏仙方》刊行于世，稍稍传播，卫生或有取焉。频年以来，经历愈多，施济愈验，凡疾者疗之，沉疴顿起，如草木之逢春，生意欣欣向荣，一得之愚，天牖其衷，更有发往昔之所未发者，非敢沾沾以术自玄。而一念与物同春之心，实有不容已也。于是从苦心十祀，祖轩、岐，宗仓、越，法刘、张、朱、李及历代名家，茹其英华，参以己意，详审精密，集成此书，名曰《万病回春》。真有以收天下春于肺腑矣。盖春乃造化生育之府，在天为元，在人为仁。天以元生万物，俾物之瘁者回春，而后品汇毓太和；君子以仁生万民，俾民之病者回春，而后群生跻寿域。故三皇之世如春，谓民物咸遂其生，此回春之义所由取也。然弗忍自秘，仍付诸梓，俾海内家传而户晓。凡病证之原，脉络之奥，方药之制，以至寒、燥、虚、实、补、泻之得，宜缓急标本先后之异治，明白简要，一览无遗。万病得此，可以回生。由是颐养天和，乐享太平之春以永终。

　　圣天子仁寿天下之化，则举万国尽在春风和气中矣。三皇如春之盛世，不将复见于今日乎？是书之作，未必无万分之一助也。此固区区草茅芹曝之忠耳，敢曰医之良与良相并。

万历丁亥春正月金溪龚廷贤序

凡 例

一集首附万金一统述，悉采诸《内经》要旨，前贤确论，为初学启蒙，医家切要者。如欲探本求源，当另考诸全书。

一药性层见叠出，非病于繁，即涉于泛，余故删其繁芜，撮其精华，缀成一歌，使人一见寒热温凉、治疗炮制之法，犁然毕见。某病以某药为主，使临病用药，知有主佐缓急多寡之殊。

一释形体并人面背手足之图，及五脏六腑形状，此皆不可不知。

一十二经脉歌所载，某经络出于某处，止于某处，某经络受伤所生为某病，所治宜某药，或温或凉，或补或泻及报使引经之药，宜忌之物，悉注于下。此可以知受病之源。

一各门类病前附于脉诀，如某病当得某脉，某病宜某脉，某病忌某脉，使得脉知病，生死洞然。

一方论根于《素问》《灵枢》、仓越以下及刘、张、朱、李，并取近代儒医诸书可法者。后得海内名家秘方，并未入选。其间所附己意，亦出余素所经验者。

一凡病有虚实寒热不同，古人虽有分辨，惜皆总论。余于每一门每一证，各立数条，某一条为某病，随以某方治之，使对证投剂，了然无疑矣。

一灸法余取素所经验者，附于方末，以便采用。其未试者姑已之。

一补遗方乃为各病或有缺略者，或有续得秘方不忍弃者，用附于末，以备采用。

一医案附于各病之末，盖为前病发之，有所未尽者，悉系余素日经验，间有用古人得效者亦录之，其愚父子历年医案，亦欲刊布，未逮，姑俟后日。

一云林暇笔，乃余闲谈世病，用录于此，以发后之君子一笑耳。

一龚氏家训，乃庭训吾子弟者，附录于后，辞因谫陋，不足取法于人，第其中多礼义立身之要，然于人道未必无小补也。

一是辑门分类析，简易详明，诚初学指南。首之以脉诀，继之以病论，次之以治法，又次以方药，即未谙医者，一展卷则脉病治方灼然于目，执是可以对证投剂矣。此愚之管见，非敢以欺当世，特不任济人之心耳，高明其亮诸。

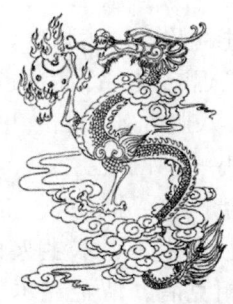

万病回春　卷之一

题曰：医演岐黄本世传，为嗟海内困颠连。几篇术括千年秘，一点春回万病痊。解使疲癃跻寿域，却惭谫陋著遗编。敢云卞玉思三献，忧国忧民天下先。

万金一统述

万金者，万象之精粹也。一统者，总括之大机也。太初者，气之始也。太始者，形之始也。太素者，质之始也。天者，轻清而上浮也。地者，重浊而下凝也。阳之精者为日，东升而西坠也。阴之精者为月，夜见而昼隐也。天不足西北，故西北方阴也，而人右耳目不如左明也。地不满东南，故东南方阳也，而人左手足不如右强也。天气下降，地气上升也。阴中有阳，阳中有阴也。平旦至日中，天之阳，阳中之阳也。日中至黄昏，天之阳，阳中之阴也。合夜至鸡鸣，天之阴，阴中之阴也。鸡鸣至平旦，天之阴，阴中之阳也。故人亦应之。天地者，万物之上下也。阴阳者，血气之男女也。左右者，阴阳之道路也。水火者，阴阳之征兆也。金木者，生成之始终也。玄气凝空，水始生也。赤气炫空，火始生也。苍气浮空，木始生也。素气横空，金始生也。黄气际空，土始生也。天地絪缊，万物化醇也。男女媾精，万物化生也。三才者，天、地、人也。人者，得天地之正气，灵于万物者也。命者，天之赋也。精者，身之本也。形者，生之舍也。气者，生之足也。神者，生之制也。心者，君主之官，神明出也。肺者，相傅之官，治节出也。

胆者，中正之官，决断出也。膻者，使臣之官，喜乐出也。肝者，将军之官，谋虑出也。脾胃者，仓廪之官，五味出也。大肠者，传导之官，变化出也。小肠者，受盛之官，化物出也。肾者，作强之官，伎巧出也。膀胱者，州都之官，津液藏也，气化则能出矣。命门者，精神之所舍也，男子以藏精，女子以系胞。三阳者，太阳、阳明、少阳也；三阴者，太阴、少阴、厥阴也。阳明者，两阳合明也。两阳合明曰明。厥阴者，两阴交尽也。两阴交尽曰幽。手太阴，肺经也。本脏经络起中府穴，终少商穴，传手阳明大肠经。手阳明，大肠经也。起商阳穴，终迎香穴，传足阳明胃经。手少阴，心经也。起极泉穴，终少冲穴，传手太阳小肠经。手太阳，小肠经也。起少泽穴，终听宫穴，注足太阳膀胱经。手厥阴，心胞络也。起天池穴，终中冲穴，传手少阳三焦经。手少阳，三焦经也。起关冲穴，终耳门穴，出足少阳胆经。足太阳，膀胱经也。起晴明穴，终至阴穴，注足少阴肾经。足少阴，肾经也。起涌泉穴，终俞府穴，传手厥阴心包络经。足少阳，胆经也。起瞳子髎穴，终窍阴穴，传足厥阴肝经。足厥阴，肝经也。起大敦穴，终期门穴，复传手太阴肺经。足阳明，胃经也。起头维穴，终历兑穴，传足太阴脾经。足太阴，脾经也。起隐白穴，终大包穴，传手少阴心经。

头者，诸阳之会也。鼻者，属肺，鼻和则知香臭也。目者，属肝，目和则知黑白也。口者，属脾，口和则知谷味也。舌者，属心，舌和则知五味也。耳者，属肾，耳和则知五音也。肺开窍于鼻也，心开窍于舌也，脾开窍于口也，肝开窍于目也，肾开窍于耳也。齿者，肾之标，骨之余也。发者，属心，禀火气也。鬚者，属肾，禀水气也。属者，属肝，禀木气也。毛者，属肺，禀金气也。咽者，咽物，通水谷，接三脘，以通胃也。呵欠者，胃也。喉者，候气，有九节通五脏，以系肺也。善嚏者，肺气也。声音者，根出于肾也。善噫者，脾气也。发者，血之余也。爪者，筋之余也。神者，气之余也。目得血而能视也，耳得血而能听也，手得血而能摄也，掌得血而能握也，足得血而能步也，脏得血而能液也，腑得血而能气也。魂者，神明之辅弼也。魄者，积气之匡佐也。营者，水谷之精气也；卫者，水谷之悍气也。直行者，谓之经也；旁行者，谓之络也。脉者，天真委和之气也。三部者，尺、关、寸、也。九候者，浮中沉也。五脏者，心、肝、脾、肺、肾也。六腑者，胆、胃、大肠、小肠、膀胱、三焦也。

左手寸口，心与小肠之脉所出，君火也。左手关部，肝与胆之脉所出，风木也。左手尺部，肾与膀胱之脉所出，寒水也。右手关部，脾与胃之脉所出，湿土也。右手寸口，肺与大肠之脉所出，燥金也。右手尺部，命门与三焦之脉所出，相火也。每部中各有浮、中、沉三候也。三候，三而三之，为九候。浮者，主皮肤，候表及腑也；中者，主肌肉，以候胃气也；沉者，主筋骨，候里及脏也。寸为阳，为上部，法天，为心肺，以应上焦，主心胸以上至头之有疾也。关为阴阳之中，为中部，法人，为肝脾，以应中焦，主膈以下至脐之有疾也。尺为阴，为下部，法地，为肾命，以应下焦，主脐以下至足之有疾也。四时之脉者，弦、钩、毛、石也。春脉弦者肝，东方木也。夏脉钩者心，南方火也。秋脉毛者肺，西方金也。冬脉实者肾，北方水也。四季脉迟缓者脾，中央土也。四时平脉者，六脉俱带和缓也。谓有胃气，有胃气曰生；无胃气曰死。

一呼一吸者，为一息也。一息四至者，为平脉也。太过不及者，病脉也。关格覆溢者，死脉也。三迟二败，冷而危也。六数七极，热生多也。八脱九死十归墓也，十一十二绝魂也，两息一至死脉也。

五行者，金、木、水、火、土也。相生者，谓金生水、水生木、木生火、火生土、土生金是也。相克者，谓金克木、木克土、土克水、水克火、火克金是也。相生者，吉也；相克者，凶也。心若见沉细，肝见短涩，肾见迟缓，肺见洪大，脾见弦长，皆遇克也。心若见缓，肝见洪，肺见沉，脾见涩，肾见弦，皆遇我之所生也。男子左手脉常大于右手为顺也；女子右手脉常大于左手为顺也。男子尺脉常弱，寸脉常盛，是其常也；女子尺脉常盛，寸脉常弱，是其常也。男得女脉，为不足也；女得男脉，为不足也。男子不可久泻也；女子不可久吐也。

左手属阳，右手属阴也。关前属阳，关后属阴也。汗多亡阳，下多亡阴也。诸阴为寒，诸阳为热也。

人迎者，左手关前一分是也。气口者，右手关前一分是也。人迎以候天之六气，风、寒、暑、湿、燥、火之外感也。人迎浮盛，则伤风也；紧盛，则伤寒也；虚弱，则伤暑也；沉细，则伤湿也；虚数，则伤热也。气口以候人之七情，喜、怒、忧、思、悲、恐、惊之内伤也。喜者，则脉数也；怒者，则脉激也；忧者，则脉涩也；思者，则脉结也；悲者，则脉紧也；恐者，则脉沉也；惊者，则脉动也。人迎脉紧盛大于气口一倍，为外感风与寒，皆属于表，为阳也、腑也。气口脉大于人迎一倍，脉紧盛为伤食、为劳倦，皆属于里，为阴也、脏也。人迎气口俱紧盛，此为夹食伤寒，为内伤外感也。男子久病，气口充于人迎者，有胃气也。女子久病，人迎充于气口者，有胃气也。病虽重可治，反此者逆。

外因者，六淫之邪也；内因者，七情之气也；不内外因者，饮食劳倦跌扑也。

浮、沉、迟、数、滑、涩者，为六脉也。浮者，为阳在表，为风、为虚也。沉者，为阴在里，为湿、为实也。迟者在脏，为寒、为冷、为阴也。数者在腑，为热、为燥、为阳也。滑者，血多气少也。滑为血有余。涩者，气多血少也。涩为气浊滞。

八要者，表、里、虚、实、寒、热、邪、正是也。八脉者，浮、沉、迟、数、滑、涩、大、缓是也。表者脉浮，以别之病不在里也。里者脉沉，以别之病不在表也。虚者脉涩，以别之五虚也。实者脉滑，以别之五实也。寒者脉迟，以别之脏腑积冷也。热者脉数，以别之脏腑积热也。邪者脉大，以别之外邪相干也。正者脉缓，以别之外无邪干也。洪、弦、长、散，浮之类也；伏、实、短、牢，沉之类也；细、小、微、败，迟之类也；疾、促、紧、急，数之类也；动、摇、流、利，滑之类也；芤、虚、结、滞，涩之类也；坚、实、钩、革，大之类也；濡、弱、柔、和，缓之类也。

七表者，浮、芤、滑、实、弦、紧、洪是也。浮者不足，举有余也；芤者中空，两畔居也；滑者如珠，中有力也；实者逼逼与长俱也；弦者如按弓弦状也；紧者牵绳转索是也；洪者按之皆极大也。浮为中风，芤失血也；滑吐实下分明别也；弦为拘急，紧为疼也；洪大从来偏主热也。

八里者，微、沉、缓、涩、迟、伏、濡、弱也。微者如有又如无也；沉者举无按有余也；迟缓息间三度至也；濡者散止细仍虚也；伏者切骨沉相类也；弱者沉微指下图也；涩者如刀轻刮竹也；迟寒缓结微为痞也；涩因血少沉气滞也；伏为积聚濡不足也；弱则筋痿少精气也。

九道者，长、短、虚、促、结、代、牢、动、细也。长者流利通三部也；短者本部不及细也；促者来数急促歇也；虚者迟大无力软也；结者时止而迟缓也；代者不还真可吁也；牢者如弦沉更实也；动者鼓动无定居也；细者虽有但如线也；长为阳毒三焦热也；短

气壅郁未得倡也；促阳气拘时兼滞也；虚为血少热生惊也；代主气耗细气少也；牢气满急时主疼也；结主积气闷兼痛也；动是虚劳血痢崩也。

六死者，雀啄、屋漏、弹石、解索、鱼翔、虾游也。雀啄连来三五啄也；屋漏半日一点落也；弹石硬来寻即散也；解索搭指即散乱也；鱼翔似有亦似无也；虾游静中跳一跃也。

奇经八脉者，阳维、阴维、阳跷、阴跷、冲脉、任脉、督脉、带脉也。阳维者为病，苦寒热也；阴维者为病，苦心痛也；阳跷者为病，阴缓而阳急也；阴跷者为病，阳缓而阴急也；冲之为病，气逆而里急也；督之为病，脊强而厥冷也；任之为病，其内苦结，男为七疝，女为瘕聚也；带之为病，腹满腰胀，溶溶若坐水中也。

中风宜迟浮，忌急实也。伤寒宜洪大，忌沉细也。咳嗽宜浮濡，忌沉伏也。腹胀宜浮大，忌虚小也。下利宜微小，忌浮洪也。狂疾宜实大，忌沉细也。霍乱宜浮洪，忌微迟也。消渴宜数大，忌虚小也。水气宜浮大，忌沉细也。鼻衄宜沉细，忌浮大也。心腹疼痛宜沉细，忌浮大也。上气浮肿宜浮滑，忌微细也。头痛宜浮滑，忌短涩也。喘急宜浮滑，忌涩脉也。唾血宜沉弱，忌实大也。金疮宜微细，忌紧数也。中恶宜紧细，忌浮大也。中毒宜数大，忌微细也。吐血宜沉小，忌实大也。肠癖宜沉迟，忌数疾也。内伤宜弦紧，忌小弱也。风痹宜虚濡，忌紧急也。温病发热，忌微小也。腹中有积，忌虚弱也。病热，忌脉静也。病泄，忌脉大也。翻胃宜浮缓，忌沉涩也。咳逆宜浮缓，忌弦急也。诸气宜浮紧，忌虚弱也。痞满宜滑脉，忌涩脉也。妇人带下宜迟滑，忌虚浮也。妇人妊娠宜洪大，忌沉细也。产妇面赤舌青，母活子死也；面青舌青沫出，母死子活也；唇口俱青，子母俱死也。妇人已产，宜小实，忌虚浮也。妇人劳虚，右寸数者，死也；鱼口气急者，死也；循衣摸床者，死也；口臭不

可近者，死也；面肿、色苍黑者，死也；发直如麻者，死也；遗尿不知者，死也；舌卷卵缩者，死也；眼目直视者，死也；面无光者、牙根黑者，死也；汗出身体不凉者，死也；头面痛、卒视无所见者，死也；黑色入耳、目、鼻，渐入口者，死也；温病大热，脉细小者，死也。人病脉不病者，名内虚也。温病汗出不至足者，死也。病若闭目不欲见人者，宜强急而长，忌浮短而涩也。病若开目而渴，心下牢者，宜紧实而数，忌浮涩而微也。病若吐血复衄血者，宜沉细，忌浮大而牢也。病若谵言妄语，身当有热，脉宜洪大，忌手足厥逆，脉细而微也。病若大腹而泄者，宜微细而涩，忌紧大而滑也。

诸风掉眩者，皆属于肝也。诸寒收引者，皆属于肾也。诸湿肿满者，皆属于脾也。诸痿喘呕者，皆属于胃也。诸痛痒疮者，皆属于心也。瘦脱形发热、脉坚急者，死也。诸热瞀瘛，皆属于火，手少阳三焦经也。瞀、昏也。瘛、跳动也。诸禁鼓慄，如丧神守，皆属于火，手少阴心经也。禁冷也。诸逆冲上，皆属于火，手厥阴心胞络经也。诸痉强直，皆属于湿，足太阳膀胱经也。诸腹胀大，皆属于热，足太阴脾经也。诸燥狂越，皆属于火，足阳明胃经也。诸暴强直，皆属于风，足厥阴肝经也。诸病有声，鼓之如鼓，皆属于热，手太阴肺经也。诸病跗肿，酸疼惊骇，皆属于火，手阳明大肠经也。跗肿，足皆肿也。诸转反戾，水液浑浊，皆属于热，手太阳小肠经也。诸病水液，澄沏清冷，皆属于寒，足少阴肾经也。诸呕吐酸，暴注下迫，皆属于热，足少阳胆经也。暴注，卒然泻也。下迫，里急后重也。

五虚者，脉细、皮寒、气少、泄利前后、饮食不入是也。糜粥入胃，泄泻止则生。五实者，脉盛、皮热、腹胀、前后不通、闷瞀是也。泻之，大小通利而得汗者生。五胜者，气盛则动，热胜则肿，燥胜则干，寒胜则浮，湿胜则濡泄也。五恶者，心恶热，肺恶寒，肝恶风，脾恶湿，肾恶燥也。六脱者，脱气、脱血、脱津、脱液、脱精、脱神也。五劳者，久视伤血，劳于心也；久卧伤气，劳于肺也；久坐伤肉，劳于脾也；久立伤骨，劳于肾也；久行伤筋，劳于肝也。尽力谋虑劳伤乎肝，应筋极也。曲运神机劳伤乎脾，应肉极也。意外过思劳伤乎心，应脉极也。预事而忧劳伤乎肺，应气极也。矜持志节劳伤乎肾，应骨极也。

头者，精神之府。头倾视深，精神将脱也。背者，胸中之府。背屈肩垂，腑将坏也。腰者，肾之府。转摇不动，肾将惫也。骨者，髓之府。不能久立，则振掉，骨将惫也。膝者，筋之府。屈伸不能行，则偻俯，筋将惫也。

一损损于皮毛，皮聚而毛落也；二损损于血脉，血脉虚少，不能荣于脏腑也；三损损于肌肉，肌肉消瘦，饮食不能为肌肤也；四损损于筋，筋缓不能自收持也；五损损于骨，骨痿不能起于床也。从上下者，骨痿不能起于床者，死也；从下上者，皮聚而毛落者，死也。肺主皮毛，损其肺者，益其气也。心主血脉，损其心者，调其荣卫也。脾主肌肉，损其脾者，调其饮食，适其寒温也。肝主筋，损其筋者，缓其中也。肾主骨，损其骨者，益其精也。忧愁思虑，则伤心也。形寒饮冷，则伤肺也。恚怒气逆，则伤肝也。饮食劳倦，则伤脾也。坐湿入水，则伤肾也。亢则害，承乃制也。寒极则生热也。热极则生寒也。木极而似金也。火极而似水也。土极而似木也。金极而似火也。水极而似土也。

五郁者，泄、折、达、发、夺也。木郁达之谓吐之，令其条达也。火郁发之谓汗之，令其疏散也。土郁夺之谓下之，令无壅滞也。金郁泄之谓渗泄，解表利小便也。水郁折之谓抑之，制其冲逆也。心下逆满者，下之过也。气上冲胸，起则眩晕者，吐之过也。肉𥆧筋惕，足蜷恶寒者，汗之过也。

脱阳者见鬼，气不守也；脱阴者目盲，血不荣也。重阳者狂，气并于阳也；重阴者癫，血并于阴也。气留而不行者，为气先病也；血壅而不濡者，为血后病也。五脏不和，则九窍不通也；六腑不和，则流结为壅也。手屈而不伸者，病在筋也；手伸而不屈者，病在骨也。瘛者，筋脉急而缩也；疭者，筋脉缓而伸也。搐搦者，手足牵引，一伸一缩也。舌吐不收者，阳强也；舌缩不能言者，阴强也。

春伤于风，夏必飧泄也；夏伤于暑，秋必痎疟也；秋伤于湿，冬必咳嗽也；冬伤于寒，春必温病也。风者，百病之长也。风痱者，谓四肢不收也。偏枯者，谓半身不遂也。风懿者，谓奄忽不知人也。风痹者，谓诸痹类风状也。瘫者，坦也，筋脉弛纵，坦然而不举也。痪者，涣也，血气散满，涣而不用也。

太阳则头痛、身热、脊强也。寒者，天地杀厉之气也。阳明则目痛、鼻干、不眠也。伤风者，身热、有汗、恶风也；伤寒者，身热、无汗、恶寒也。少阳则耳聋、胁痛、寒热、呕而口苦也。太阴则腹满、自利、尺寸沉而津不到咽也。少阴则舌干而口燥也。厥阴则烦满而囊拳也。表热者，翕然而热也。里热者，蒸蒸而热也。项背强者，太阳表邪也。恶风者，见风则怯也。发热恶寒者，发于阳也；无热恶寒者，发于阴也；寒热往来者，阴阳相胜也。烦热者，热邪传里也。煎厥者，气热烦劳也。薄厥者，气逆大甚也。解㑊者，脊脉痛，少气不欲言也。四肢不收者，脾病也。肉痿者，肌肉不仁也。肉蠕动者，脾热也。

五饮者，支饮、留饮、痰饮、溢饮、气饮也。五泄者，脾泄、胃泄、大肠泄、小肠泄、大瘕泄也。又有飧泄、胃泄、洞泄、濡泄、鹜溏之类。脾泄者，腹胀呕逆也；胃泄者，饮食不化也；大肠泄者，食已窘迫也；小肠泄者，泄便脓血也；大瘕泄者，里急后重也。鹜溏泄者，大肠有寒也。肠垢者，大肠有热也。飧泄者，食不化，脾病也。脾约者，大便坚而小便利也。五膈者，忧、恚、寒、热、气也。五噎者，忧、思、劳、食、气也。九气者，喜、怒、忧、思、悲、恐、惊、劳、寒、暑也。五积者，五脏之所生也。六聚者，六腑之所成也。肝积在左胁，肥气也；肺积在右胁，息奔也；心积在脐上，伏梁也；肾积在脐下，奔豚也；脾积居中，痞气也。五疸者，黄汗、黄疸、酒疸、谷疸、女劳疸也。五轮者，风、血、肉、气、水也。八廓者，天、地、水、火、风、云、山、泽也。五瘿者，肉瘿、筋瘿、血瘿、气瘿、石瘿也。六瘤者，骨瘤、脂瘤、肉瘤、脓瘤、血瘤、石瘤也。九种心痛者，饮、食、风、冷、热、悸、虫、疰、去来痛也。七疝者，寒、水、筋、血、气、狐、癫也。三消者，多属血虚也。上消者，肺也；中消者，胃也；下消者，肾也。五痔者，牝、牡、血、脉、肠痔也。五淋者，气、砂、血、膏、劳也。五痹者，皮痹、脉痹、肌痹、骨痹、筋痹也。又有痛痹、着痹、行痹、周痹。痛痹者，筋骨掣痛也；着痹者，着而不行也；行痹者，走痛不定也；周痹者，周身疼痛也。

肾移寒于肝，则痈肿少气也；脾移寒于肝，则痈肿筋挛也。肝移寒于心，则狂、隔中也。心移寒于肺，则肺消。肺消者，饮一溲二也，死不治。肺移寒于肾，为涌水。涌水者，按腹不坚，水气客于大肠，疾行则鸣濯濯，如囊裹浆，水之病也。脾移热于肝，则为惊衄也。肝移热于心，则死也。心移热于肺，传为隔消也。肺移热于肾，传为柔痉也。肾移热于脾，传为虚肠癖，死不可治也。胞移热于膀胱，则癃，溺血也。膀胱移热于小肠，膈肠不便，上为口糜也。小肠移热于大肠，为虚瘕，为沉也。大肠移热于胃，善食而瘦，谓之食㑊。胃移热于胆，亦曰食㑊。胆移热于脑，则辛颏鼻渊。鼻渊者，浊涕下不止也。

五味者，辛、甘、苦、酸、咸也。多食辛，则筋急而爪枯也。多食甘，则骨痛而发落也。多食苦，则皮槁而发拔也。多食酸，则肉胝胎而唇揭也。多食咸，则脉凝注而变色也。酒者，气厚上升，阳也。肉者，味厚下降，阴也。味之薄者，为阴中之阳。味薄则通，酸、苦、平、咸是也。味之厚者，为阴中之阴。味厚则泄，酸、苦、咸、寒是也。气之薄者，为阳中之阴。气薄则发泄，辛、甘、淡、平、寒、凉是也。气之厚者，为阳中之阳。气厚则发热，辛、甘、温、热是也。轻清成象，味薄茶之类。本乎天者，亲上也。重浊成形，味厚大黄之类。本乎地者，亲下也。各从其类。气味辛甘发散为阳也；气味酸苦涌泄为阴也。清阳发腠理，清之清者也。清肺以助天真。清阳实四肢，清之浊者也。荣华腠理。浊阴归六腑，浊之浊者也。坚强骨髓。浊阴走五脏，浊之清者也。荣养于神。

七方者，大、小、缓、急、奇、偶、复也。大者，君一臣三佐九，制之大也。远而奇偶，制其大服也。大则数少，少则二之。肾肝位远，服汤散不厌频而多。小者，君一臣二，制之小也。近而奇偶，制小其服也。小则数多，多则九之。心肺位近，服汤散不厌频而少。缓者补上、治上制以缓，缓则气味薄也。治三以缓，缓则治其本。急者补下、治下制以急，急则气味厚也。治三以急，急则治其标。奇者，君一臣二，奇之制也；君一臣三，奇之制也。阳数奇。偶者，君二臣四，偶之制也；君二臣六，偶之制也。阴数偶。复者，奇之不去则偶之，是为重方也。

十剂者，宣、通、补、泻、轻、重、滑、涩、燥、湿、寒、热。宣可以去壅，姜、橘之属是也。通可以去滞，木通、防己之属是也。补可以去弱，人参、羊肉之属是也。泻可以去闭，葶苈、大黄之属是也。轻可以去实，麻黄、葛根之属是也。重可以去怯，磁石、铁浆之属是也。滑可以去着，冬葵子、榆白皮之属是也。涩可以去脱，牡蛎、龙骨之属是也。燥可以去湿，桑白皮、赤小豆之属是也。湿可以去枯，白石英、紫石英之属是也。寒可以去热，大黄、朴硝之属是也。热可以去寒，附子、官桂之属是也。

百病昼则增剧，夜则安静，是阳病有余，乃气病而血不病也；夜则增剧，昼则安静，是阴病有余，乃血病而气不病也；昼则发热，夜则安静，是阳气自旺于阳分也；昼则安静，夜则发热、烦躁，是阳气下陷入阴中也；名曰热入血室。昼则发热、烦躁，夜亦发热、烦躁，是重阳无阴也；当亟泻其阳，峻补其阴。夜则恶寒，昼则安静，是阴血自旺于阴分也；夜则安静，昼则恶寒，是阴气上溢于阳中也；夜则恶寒，昼亦恶寒，是重阴无阳，当亟泻其阴，峻补其阳；昼则恶寒，夜则烦躁，饮食不入，名曰阴阳交错者，死也。

火多水少，为阳实阴虚，其病为热也；水多火少，为阴实阳虚，其病为寒也。白者肺气虚，黑者肾气足也。肥人湿多，瘦人火多也。

在表者，汗而发之也；在里者，下而夺之也；在高者，因而越之也；谓可吐也。慄悍者，下而收之也。脏寒虚脱者，治以灸焫也。脉病挛痹者，治以针刺也。血室蓄结肿热者，治以砭石也。气滞痿厥寒热者，治以导引也。经络不通，病生于不仁者，治以醪醴也。血气凝注，病生筋脉者，治以熨药也。

人能健步，以髓会绝骨也。肩能任重，以骨会大杼也。少壮寐而不寤者，此二有余气不足也。老人寤而不寐者，此气有余而血不足也。前贫后富，喜伤心也；前富后贫，多郁火也。开鬼门者，谓发其汗也。洁净府者，谓利小便也。老衰久病者，补虚为先也；少壮新病者，攻邪为主也。节戒饮食者，却病之良方也。调理脾胃者，医中之王道也。

望而知之者，谓之神，望其五色，以知其病也。闻而知之者，谓之圣，闻其五音，以识其病也。问而知之者，谓之工，问其所欲五味，以审其病也。切而知之者，谓之巧，切其脉，以察其病也。

外感法张仲景也；内伤法李东垣也；热病用刘河间也；杂病用朱丹溪也。识感、中、伤三者，标本之微甚也。明内、外、不内外，均表里之虚实也。必先岁气，勿伐天和也。能合色脉，可以万全也。天地有南北之不同也，人身有虚实之各异也。化而裁之，存乎变也；神而明之，在乎人也。医演岐黄，神圣之术也，学推孔孟，仁义之心也。此前圣之确论，为医家之所宗也。诚后学之阶梯，乃云林之所述也。

药性歌共二百四十

人参味甘，大补元气，止渴生津，调荣养卫。肺中实热，并阴虚火动、劳嗽吐血勿用。肺虚气短、少气盛喘烦热，去芦用之，反藜芦。

黄芪性温，收汗固表，托疮生肌，气虚莫少。得防风，其功愈大，用绵软箭干者，以蜜水浸，炒用之。

白术甘温，健脾强胃，止泻除湿，兼驱痰痞。去芦油。

茯苓味淡，渗湿利窍，白化痰涎，赤通水道。去皮。

甘草甘温，调和诸药，炙则温中，生则泻火。解百药毒，反甘遂、海藻、大戟、芫花。梢，去尿管涩痛；节，消痈、疽、厥、肿；子，除胸热；身，生炙随用。

当归性温，生血补心，扶虚益损，逐瘀生新。头，主血上行；身，养血中守；尾，破血下流；全，活血不走。酒浸，洗净。体肥痰盛，姜汁浸，晒干用。

川芎性温，能止头疼，养新生血，开郁上行。不宜单服。久服，令人暴亡。

白芍酸寒，能收能补，泻痢腹疼，虚寒勿与。下利用炒；后重用生。

赤芍酸寒，能泻能散，破血通经，产后勿犯。

生地微寒，能消湿热，骨蒸烦劳，兼消瘀血。勿犯铁器，忌三日。姜汁浸，炒，不泥膈痰。

熟地微温，滋肾补血，益髓填精，乌髭黑发。酒浸蒸用。勿犯铁器，忌三日。

麦门甘寒，解渴祛烦，补心清肺，有热自安。温水渍，去心，不令人心烦。

天门甘寒，肺痿肺痈，消痰止嗽，喘热有功。温水渍，去心、皮。

黄连味苦，泻心除痞，清热明眸，厚肠止痢。去须。生用，泻心清热；酒炒，厚肠胃；姜制，止呕吐。

黄芩苦寒，枯泻肺火，而清大肠，湿热皆可。去皮。朽枯飘者，治上焦；条实者，治下焦。

黄柏苦寒，降火滋阴，骨蒸湿热，下血堪任。去粗皮，切片。蜜炒、酒炒、人乳炒、童便炒，或生用，随病用之。

栀子性寒，解郁除烦，吐衄胃痛，火降小便。清上焦郁热，用慢火炒黑；清三焦实火，生用。能清曲屈之火。

连翘苦寒，能消痈毒，气聚血凝，湿热堪逐。去心。

石膏大寒，能泻胃火，发渴头疼，解肌立妥。

知母味苦，热渴能除，骨蒸有汗，痰咳皆舒。去皮毛，忌铁器。生用泻胃火；酒炒泻肾火。

贝母微寒，止嗽化痰，肺痈肺痿，开郁除烦。去心。

大黄苦寒，破血消瘀，快膈通阳，破除积聚。酒炒，上达颠顶；酒洗，中至胃脘；生用，下行。

芒硝苦寒，实热积聚，蠲痰润燥，疏通便闭。即朴硝用再煎炼，倾入盆内，结成芒硝也。

柴胡味苦，能泻肝火，寒热往来，疟疾均可。去芦。

前胡微寒，宁嗽消痰，寒热头疼，痞闷能安。去芦毛，软者佳。

升麻性寒，清胃解毒，升提下陷，牙疼可逐。

桔梗味苦，疗咽肿痛，载药上升，开胸利壅。去芦。

紫苏味辛，风寒发表，梗下诸气，消除胀满。

麻黄味辛，解表出汗，身热头疼，风寒发散。止汗用根。

葛根味甘，伤寒发表，温疟往来，止渴解酒。

薄荷味辛，最清头目，祛风化痰，骨蒸宜服。

防风甘温，能除头晕，骨节痹痛，诸风口噤。去芦。

荆芥味辛，能清头目，表汗祛风，治疮消瘀。

滑石沉寒，滑能利窍，解渴除烦，湿热可疗。白色者佳，杂色者毒。

细辛辛温，少阴头痛，利窍通关，风湿皆用。去上叶。

羌活微温，祛风除湿，身痛头疼，舒筋活骨。

独活甘苦，颈项难舒，两足湿痹，诸风能除。

白芷辛温，阳明头痛，风热瘙痒，排脓通用。

藁本气温，除痛巅顶，寒湿可除，风邪可屏。

香附味甘，快气开郁，止痛调经，更消宿食。忌铁器，椿去毛。

没药辛温，心腹胀痛，小便滑数，顺气通用。

枳实味苦，消食除痞，破积化痰，冲墙倒壁。水渍软，切片，麸炒。

白蔻辛温，能却瘴翳，益气调元，止呕翻胃。

枳壳微温，快气宽肠，胸中气结，胀满堪尝。水渍软，去瓤，麸炒。气血弱者，勿与枳壳，以其损气也。

陈皮甘温，顺气宽膈，留白和脾，消痰去白。用温水洗净，不可用水久泡，则滋味尽去。

苍术甘温，健脾燥湿，发汗宽中，更祛瘴疫。米泔水浸二宿，搓去黑皮，切片。

青皮苦寒，能攻气滞，削坚平肝，安脾下食。少用热水浸透，去瓤，晒干。

厚朴苦温，消胀除满，痰气泻痢，其功不缓。去粗皮，姜汁浸，炒，亦有生用者。

南星性热，能治风痰，破伤跌打，风疾皆安。生姜汤泡透，切片，姜汁浸，炒。用一两研末，腊月黑牡牛胆，将末入，搅匀，悬风处吹干，名牛胆南星。

半夏味辛，健脾燥湿，痰痿头疼，嗽吐堪入。生姜汤泡透，切片，再用姜汁浸，炒用。如治风疾，用牙皂、白矾、生姜煎汤泡透，炒干用。

藿香辛温，能止呕吐，发散风寒，霍乱为主。

腹皮微温，能下膈气，安胃健脾，浮肿消去。此有鸩粪毒，用黑豆汁洗净，晒干。

槟榔辛温，破气杀虫，逐水祛痰，专除后重。

香薷味辛，伤暑便涩，霍乱水肿，除烦解热。

扁豆微凉，转筋吐泻，下气和中，酒毒能化。

泽泻苦寒，消肿止渴，除湿通淋，阴汗自遏。

猪苓味淡，利水通淋，消肿除湿，多服损肾。去砂石。

木通性寒，小肠热闭，利窍通经，最能导滞。去皮。

车前气寒，溺涩眼赤，小便能通，大便能实。

地骨皮寒，解肌退热，有汗骨蒸，强阴凉血。

木瓜味酸，湿肿脚气，霍乱转筋，足膝无力。

威灵苦温，腰膝冷痛，积痰疢癖，风湿通用。

牡丹苦寒，破血通经，血分有热，无汗骨蒸。

玄参苦寒，清无根火，消肿骨蒸，补肾亦可。肉坚黑者。

沙参味苦，消肿排脓，补肝益肺，退热除风。

丹参味苦，破积调经，生新去恶，祛除带崩。

苦参味苦，痈肿疮疥，下血肠风，眉脱赤癞。

龙胆苦寒，疗眼赤疼，下焦湿肿，肝经热烦。

五加皮寒，祛痛风痹，健步坚筋，益筋止沥。

防己气寒，风湿脚痛，热积膀胱，消痈散肿。去皮，酒浸，洗。

地榆沉寒，血热堪用，血痢带崩，金疮止痛。胃弱者少用。

茯神补心，善镇惊悸，恍惚健忘，除怒恚心。去皮木。

远志气温，能驱惊悸，安神镇心，令人多记。用甘草汤渍一宿，透，去骨，焙干。

酸枣味酸，敛汗祛烦，多眠用生，不眠用炒。去壳。

菖蒲性温，开心通窍，去痹除风，出声至妙。

柏子味甘，补心益气，敛汗扶阳，更除惊悸。

益智辛温，安神益气，遗浊遗精，呕逆皆治。去壳。

甘松味香，善除恶气，浴体香肌，心腹痛已。

小茴性温，能除疝气，腹痛腰疼，调中暖胃。

大茴味辛，疝气脚气，肿痛膀胱，止呕开胃。盐汤浸，炒。

干姜味辛，表解风寒，炮苦逐冷，虚热尤堪。

附子辛热，性走不守，四肢厥逆，回阳功有。厥冷回阳用生；引诸药行经用面裹火煨，去皮脐，切四片，用童便浸透，晒干。

川乌大热，搜风入骨，湿痹寒疼，破积之物。

木香微温，散滞和胃，诸气能调，行肝泻肺。

沉香降气，暖胃追邪，通天彻地，卫气堪夸。

丁香辛热，能除寒呕，心腹疼痛，温卫可晓。气血盛者，勿与丁香，以其益气也。

砂仁性温，养胃进食，止痛安胎，通经破滞。

莲肉味甘，健脾理胃，止泻涩精，清心养气。

肉桂辛热，善通血脉，腹痛虚寒，温补可得。

桂枝小梗，横行手臂，止汗舒筋，治手足痹。

吴茱辛热，能调疝气，脐腹寒疼，酸水通治。去梗，炒。

延胡气温，心腹卒痛，通经活血，跌扑血崩。

薏苡味甘，专除湿痹，筋节拘挛，肺痈肺痿。去壳净。

肉蔻辛温，脾胃虚冷，泻利不休，功可立等。面裹煨熟，切碎，纸包，捶去油。

草蔻辛温，治寒犯胃，作痛呕吐，不食能治。

诃子味苦，涩肠止痢，痰嗽喘急，降火敛肺。

草果味辛，消食除胀，截疟逐痰，解温辟瘴。

常山苦寒，截疟损痰，解伤寒热，水胀能宽。酒浸，切片。

良姜性热，下气温中，转筋霍乱，酒食能攻。

山楂味甘，磨消肉食，疗疝催疮，消膨健胃。炒，用温水润透，去子取肉。

神曲味甘，开胃消食，破结逐痰，调中下气。炒。

麦芽甘温，能消宿食，心腹膨胀，行血散滞。用大麦生芽炒用。

苏子味辛，驱痰降气，止咳定喘，更润

心肺。炒。

白芥子辛，专化胁痰，疟蒸痞块，服之能安。炒。

甘遂苦寒，破癥消痰，面浮蛊胀，利水能安。反甘草。

大戟甘苦，消水利便，肿胀癥坚，其功瞑眩。反甘草、海藻。

芫花寒苦，能消胀蛊，利水泻湿，止咳痰吐。反甘草。

商陆辛甘，赤白各异，赤者消肿，白利水气。

海藻咸寒，消瘿散疬，除胀破癥，利水通闭。反甘草。

牵牛苦寒，利水消肿，蛊胀疟癖，散滞除壅。妊娠忌服。黑者属水，力速；白者属金，效迟。研烂取头末用。

葶苈苦辛，利水消肿，痰咳癥瘕，治喘肺痈。

瞿麦辛寒，专除淋病，且能坠胎，通经立应。

三棱味苦，利血消癖，气滞作疼，虚者当忌。醋浸透，炒。

莪术温苦，善破痃癖，止痛消瘀，通经最宜。醋浸，炒。

五灵味甘，血痢腹疼，止血用炒，行血用生。

干漆辛温，通经破瘕，追积杀虫，效如奔马。炒。

蒲黄味甘，逐瘀止崩，补血须炒，破血宜生。

苏木甘咸，能行积血，产后月经，兼医扑跌。

桃仁甘寒，能润大肠，通经破瘀，血瘕堪尝。水泡去皮尖。

红花辛温，最消瘀血，多则通经，少则养血。

姜黄味辛，消痈破血，心腹疼痛，下气最捷。大者为姜黄。

郁金味苦，破血生肌，血淋溺血，郁结能舒。小者为郁金。

金银花甘，疗痈无对，未成则散，已成则溃。

漏芦性寒，祛恶疮毒，补血排脓，生肌长肉。

蒺藜味苦，疗疮瘙痒，白癜头疮，翳除目朗。

白及味苦，功专收敛，肿毒疮疡，外科最善。

蛇床辛苦，下气温中，恶疮疥癞，逐瘀祛风。

天麻味辛，能驱头眩，小儿惊痫，拘挛瘫痪。

白附辛温，治面百病，血痹风疮，中风诸症。

全蝎味辛，却风痰毒，口眼喎斜，风痫发搐。

蝉退甘平，消风定惊，杀疳除热，退翳侵睛。

僵蚕味咸，诸风惊痫，湿痰喉痹，疮毒瘢痕。

木鳖甘温，能追疮毒，乳痈腰疼，消肿最速。去壳。

蜂房咸苦，惊痫瘛疭，牙疼肿毒，瘰疬肠痈。

花蛇温毒，瘫痪喎斜，大风癞疥，诸毒弥佳。

槐花味苦，痔漏肠风，大肠热痢，更杀蛔虫。

鼠黏子辛，能消疮毒，隐疹风热，咽疼可逐。一名牛蒡子，一名大力子。

茵陈味苦，退湿除黄，泻湿利水，清热为凉。

蔓荆味苦，头痛能医，拘挛湿痹，泪眼堪除。

兜铃苦寒，能熏痔漏，定喘消痰，肺热久嗽。

百合味甘，安心定胆，止嗽消浮，痈疽可啖。

秦艽微寒，除湿荣筋，肢节风痛，下血骨蒸。

紫菀苦辛，痰喘咳逆，肺痿吐衄，寒热并济酒洗。

款花甘温，理肺消痰，肺痈喘咳，补劳除烦。

金沸草寒，消痰止嗽，明目祛风，逐水尤妙。

桑皮甘辛，止嗽定喘，泻肺火邪，其功不浅。去红皮。

杏仁温苦，风痰喘嗽，大肠气闭，便难切要。水泡，去皮尖，双仁有毒，勿用。

乌梅酸温，收敛肺气，止渴生津，能安泻痢。

天花粉寒，止渴祛烦，排脓消毒，善除热痰。即瓜蒌根。

密蒙花甘，主能明目，虚翳青盲，服之效速。

菊花味甘，除热祛风，头眩目赤，收泪有功。家园内黄菊小花，甘甜者佳，酒浸晒干用。

木贼味甘，益肝退翳，能止月经，更清积聚。

决明子甘，能除肝热，目疼收泪，仍止鼻血。

羚羊角寒，明目清肝，却惊解毒，补智能安。

龟甲味甘，滋阴补肾，除崩续筋，更医颅囟。

鳖甲酸平，劳嗽骨蒸，散瘀消肿，去痞除崩。

海螵蛸咸，破血除癥，通经水肿，目翳心疼。

犀角酸寒，代毒辟邪，解热止血，消肿蛇毒。

火麻味甘，下乳催生，润肠通结，小水能行。

山豆根苦，疗咽肿痛，敷蛇虫伤，可救急用。俗名金钥匙。用根，口嚼汁，吐，止咽喉肿痛。

益母草甘，女科为主，产后胎前，生新去瘀。忌犯铁器。

紫草苦寒，能通九窍，利水消膨，痘疹切要。

地肤子寒，去膀胱热，皮肤瘙痒，除热甚捷。

楝根寒性，能追诸虫，疼痛一止，积聚立通。

樗根味苦，泻痢带崩，肠风痔漏，燥湿涩精。

泽兰甘苦，痈肿能消，打扑伤损，肢体虚浮。

瓜蒂苦寒，善能吐痰，消身浮肿，并治黄疸。

巴豆辛热，除胃寒积，破瘕消痛，大能通利。去皮心膜，或生或熟，听用。

牙皂味辛，通血关窍，敷肿消脓，吐风痰妙。

斑蝥有毒，破通利经，诸疮瘰疬，水道能行。

胡黄连苦，治劳骨蒸，小儿疳痢，盗汗虚惊。

使君甘温，消疳清浊，泻利诸虫，总能除却。煨去壳，取肉用。

赤石脂温，保固肠胃，溃疡生肌，涩止泻痢。

青黛酸寒，能平肝木，惊痫疳痢，兼除热毒。

阿胶甘温，止咳脓血，吐衄胎崩，虚羸可啜。蛤粉炒成珠。

白矾味酸，善解诸毒，治症多能，难以尽述。

五倍苦酸，疗齿疳䘌，痔癣疮脓，兼除风热。

玄明味辛，能蠲宿垢，化积消痰，诸热可疗。用朴硝一斤，萝卜一斤同煮，萝卜熟为度，绵纸滤过，磁盆内，露一宿收之，宜冬月制。

通草味甘，善治膀胱，消痈散肿，能通乳房。

枸杞甘温，添精固髓，明目祛风，阴兴阳起。酒洗。

黄精味甘，能安脏腑，五劳七伤，此药大补。洗净，九蒸九晒用之。钩吻略同，切，勿误用。

何首乌甘，添精种子，黑发悦颜，长生不死。忌犯铁器，九蒸九晒用之。

五味酸温，生津止渴，久嗽劳虚，金水枯竭。此酸味敛束，不宜多，多用闭其邪，恐成虚热。

山茱性温，涩精益髓，肾虚耳鸣，腰膝痛止。名石枣，酒洗，蒸熟，取肉去核，而核反能泄精。

石斛味甘，却惊定志，壮骨补虚，善驱冷痹。去根酒洗。

破故纸温，腰膝酸痛，兴阳固精，盐酒炒用。即补骨脂。

薯蓣甘温，理脾止泻，益肾补中，诸虚何怕。即干山药。

苁蓉味甘，峻补精血，若骤用之，反动便滑。酒洗去浮用。

菟丝甘温，梦遗滑精，腰疼膝冷，添髓强筋。水淘净用，同入砂罐内煮烂，作成饼，配入诸药用。

牛膝味苦，除湿痹痿，腰膝酸痛，益阴补髓。去芦，酒洗用。

杜仲辛温，强筋壮骨，足痛腰疼，小便淋沥。去皮，酒和姜汁炒去丝。

巴戟辛甘，大补虚损，精滑梦遗，强筋固本。酒浸，捶去骨，晒干用。

龙骨味甘，梦遗精泄，崩带肠痈，惊痫风热。火煅。

虎骨味辛，专治脚膝，定痛追风，能壮筋骨。

胡巴温暖，补肾脏虚，膀胱诸疝，胀痛皆除。

鹿茸甘温，益气滋阴，泄精尿血，崩带堪任。

牡蛎微寒，涩精止汗，崩带胁疼，老痰祛散。火煅，左顾者佳。

楝子味苦，膀胱疝气，中湿伤寒，利水之剂。

萆薢甘苦，风寒湿痹，腰背冷疼，添精益气。

寄生甘苦，腰痛顽麻，续筋壮骨，风湿尤佳。

续断味辛，接骨续筋，跌扑折损，且固遗精。酒浸洗用。

麝香辛暖，善通关窍，伐鬼安惊，解毒甚妙。

乳香辛苦，疗诸恶疮，生肌止痛，心腹尤良。

没药温平，治疮止痛，跌打损伤，破血通用。

阿魏性温，除癥破结，却鬼杀虫，传尸可灭。

水银性寒，治疥杀虫，断绝胎孕，催生立通。

灵砂性温，能通血脉，杀鬼辟邪，安魂定魄。

砒霜有毒，风痰可吐，截疟除哮，能消沉痼。

雄黄甘辛，辟邪解毒，更治蛇虺，喉风瘜肉。

珍珠气寒，镇惊除痫，开聋磨翳，止渴坠痰。

牛黄味苦，大治风痰，安魂定魄，惊痫灵丹。

琥珀味甘，安魂定魄，破瘀消癥，利水通塞。

血竭味咸，跌扑伤损，恶毒疮痈，破血有准。

硫黄性热，扫除疥疮，壮阳逐冷，寒邪敢当。

龙脑味辛，目痛喉痹，狂躁妄语，真为良剂。

芦荟气寒，杀虫消疳，癫痫惊搐，服之立安。

硇砂有毒，溃痈烂肉，除翳生肌，破癥消毒。

硼砂味辛，疗喉肿痛，膈上热痰，噙化立中。

朱砂味甘，镇心养神，驱邪杀鬼，定魄安魂。

竹茹止呕，能除寒热，胃热咳哕，不寐安歇。即竹上青皮刮下用。

竹叶味甘，退热安眠，化痰定喘，止渴消烦。用淡竹者佳。

竹沥味甘，除虚痰火，汗热渴烦，效如开锁。

灯草味甘，通利小水，隆闭成淋，湿肿为最。

艾叶温平，驱邪逐鬼，漏血安胎，心疼即愈。陈久愈佳。

川椒辛热，祛邪逐冷，明目杀虫，温而不猛。

胡椒味辛，心腹冷痛，下气温中，跌扑堪用。

白蜜甘平，入药炼熟，益气补中，润燥解毒。

葱白辛温，发表出汗，伤寒头疼，肿痛皆散。

韭味辛温，祛除胃热，汁清血瘀，子医梦泄。

大蒜辛温，化肉消谷，解毒散痈，多用伤目。

食盐味咸，能吐中痰，心腹卒痛，过多损颜。

茶茗味苦，热渴能济，上清头目，下消食气。

酒通血脉，消愁遣兴，少饮壮神，过则损命。

醋消肿毒，积瘕可去，产后金疮，血晕皆治。

淡豆豉寒，能除懊恼，伤寒头疼，兼理瘴气。

紫河车甘，疗诸虚损，劳瘵骨蒸，培植根本。

天灵盖咸，传尸劳瘵，温疟血崩，投之立瘥。

人乳味甘，补阴益阳，悦颜明目，羸瘦仙方。

童便气凉，扑损瘀血，虚劳骨蒸，热嗽尤捷。

生姜性温，通畅神明，痰嗽呕吐，开胃极灵。

诸病主药

中风卒倒不语，须用皂角、细辛，开关为主。痰气壅盛，须用南星、木香为主。语言塞涩，须用石菖蒲、竹沥为主。口眼㖞斜，须用防风、羌活、竹沥为主。手足搐搦，须用防风、羌活为主。左瘫属血虚，须用川芎、当归为主。右瘫属气虚，须用参、术为主。诸风，须用防风、羌活为主。伤寒头痛，须用羌活、川芎为主。遍身疼痛，须用苍术、羌活为主。发汗，须用麻黄、桂枝为主。久汗不出，须用紫苏、青皮为主。表热，须用柴胡为主。止汗，须用桂枝、芍药为主。里热，须用黄连、黄芩为主。大热谵语，须用黄芩、黄连、黄柏、栀子为主。发狂大便实，须用大黄、芒硝为主。发渴，须用石膏、知母为主。胸膈膨闷，须用桔梗、枳壳为主。心下痞闷，须用枳实、黄连为主。懊恼，须用栀子、豆豉为主。虚烦，须用竹叶、石膏为主。不眠，须用枳实、竹茹为主。鼻干不得眠，须用葛根、芍药为主。发斑，须用玄参、升麻为主。发黄，须用茵陈、栀子为主。中寒阴症，须用附子、干姜为主。中暑，须用香薷、扁豆为主。中湿，须用苍术、白术为主。泻心火，须用黄连为主。泻肺火，须用黄芩为主。泻脾火，须用芍药为主。泻胃火，须用石膏为主。泻肝火，须用柴胡为主。泻肾火，须用知母为主。泻膀胱火，须用黄柏为主。泻小肠火，须用木通为主。泻屈曲之火，须用栀子为主。泻无根火，须用玄参为主。内伤元气，须用黄芪、人参、甘草为主。脾胃虚弱，须用白术、山药为主。消食积，须用麦芽、神曲为主。消肉积，须用山楂、草果为主。消酒积，须用黄连、干葛、乌梅为主。消冷积，须用巴豆为主。消热积，须用大黄为主。六郁，须用苍术、香附为主。结痰，须用瓜蒌、贝母、枳实为主。湿痰，须用半夏、茯苓为主。风痰，须用白附子、南星为主。痰在四肢经络，须用竹沥、姜汁为主。痰在两胁，须用白芥子为主。老痰，须用海石为主。肺寒咳嗽，须用麻黄、杏仁为主。肺热咳嗽，须用黄芩、桑白皮为主。咳嗽日久，须用款冬花、五味子为主。气喘，须用苏子、桑白皮为主。疟疾，新者宜截，须用常山为主；疟疾久者宜补，须用白豆蔻为主。痢疾初起者宜下，须用大黄为主；痢属热积气滞，须用黄连、枳壳为主；里急后重者，须用木香、槟榔为主；久痢白者属气虚，须用白术、茯苓为主；久痢赤者属血虚，须用当归、川芎为主。泄泻须用白术、茯苓为主；水泻须用滑石为主；久泻须用诃子、肉豆蔻为主，或加柴胡、升麻，升提下陷之气，其泻自止。霍乱，须用藿香、半夏为主。呕吐，须用姜汁、半夏为主。咳逆，须用柿蒂为主。吞酸，须苍术、神曲为主。嘈杂，须用姜炒黄连、炒栀子为主。顺气须用乌药、香附为主。痞满，须用枳实、黄连为主。胀满，须用大腹皮、厚朴为主。水肿，须用猪苓、泽泻为主。宽中须用砂仁、枳壳为主。积聚，须用三棱、莪术为主。积在左是死血，须用桃仁散结为主；积在右是食积，须用香附、枳实为主；积在中是痰饮，须用半夏为主。黄疸，须用茵陈为主。

补阳须用黄芪、附子为主；补阴须用当归、熟地为主；补气须用黄芪、人参为主；补血须用当归、生地为主。破瘀血须用归尾、桃仁为主。提气须用升麻、桔梗为主。痨热痰嗽声嘶，须用竹沥、童便为主。暴吐血，须用大黄、桃仁为主。久吐血，须用当归、川芎为主。衄血，须用枯黄芩、芍药为主。止血须用京墨、韭汁为主。溺血，须用栀子、木通为主。虚汗，须用黄芪、白术为主。眩晕，须用川芎、天麻为主。麻者是气虚，须用黄芪、人参为主。木者是湿痰死血，须用苍术、半夏、桃仁为主。癫属心，须用当归为主。狂属肝，须用黄连为主。痫症，须用南星、半夏为主。健忘，须用远志、石菖蒲为主。怔忡惊悸，须用茯神、远志为主。虚烦，须用竹茹为主。不寐，须用酸枣仁为主。头左痛，须用芎、归为主；头右痛，须用参、芪为主；头风痛，须用藁本、白芷为主；诸头痛，须用蔓荆子为主。乌须黑发，须用何首乌为主。耳鸣，须用当归、龙荟为主。鼻中生疮，须用黄芩为主。鼻塞声重，须用防风、荆芥为主。鼻渊，须用辛夷仁为主。口舌生疮，须用黄连为主。牙痛，须用石膏、升麻为主。眼肿，须用大黄、荆芥为主。眼中云翳，须用白豆蔻为主。翳障，须用蒺藜、木贼为主。内障昏暗，须用熟地黄为主。肺痈肺痿，须用薏苡仁为主。咽喉肿痛，须用桔梗、甘草为主。结核瘰疬，须用夏枯草为主。心胃痛，须用炒栀子为主。腹痛，须用芍药、甘草为主。腹冷痛，须用吴茱萸、良姜为主。止诸痛，须用乳香、没药为主。腰痛，须用杜仲、故纸为主。胁痛，须用白芥子、青皮为主。手臂痛，须用薄桂、羌活为主。疝气，须用小茴香、川楝子为主。脚气湿热，须用苍术、黄柏为主。下元虚弱，须用牛膝、木瓜为主。痿躄，须用参、芪为主。肢节痛，须用羌活为主。半身不遂，须用何首乌、川、草乌为主。诸痛在上者属风，须用羌活、桔梗、桂枝、威灵仙为主；在下者属湿，须用牛膝、木通、防己、黄柏为主。消渴，须用天花粉为主。生津液须用人参、五味子、麦门冬为主。赤白痢，须用茯苓为主。遗精，须用龙骨、牡蛎为主。小便闭，须用木通、车前子为主。大便闭，须用大黄、芒硝为主。便血，须用槐花、地榆为主。痔疮，须用黄连、槐角为主。脱肛，须用升麻、柴胡为主。诸虫，须用使君子、槟榔为主。妇人诸病，须用香附为主。妇人腹痛，须用吴茱萸、香附为主。妇人经闭，须用桃仁、红花为主。妇人血崩，须用炒蒲黄为主。妇人带下，须用炒干姜为主。妇人安胎，须用条芩、白术为主。妇人产后虚热，须用炒黑干姜为主。妇人产后恶露不行，须用益母草为主。妇人难产，须用芎、归为主。妇人乳汁不通，须用穿山甲为主。妇人吹乳，须用白芷、贝母为主。小儿疳积，须用芦荟、蓬术为主。小儿惊风，须用朱砂为主。诸毒初起，须用艾火灸之为主。发背，须用槐花为主。痈疽，须用金银花为主。败脓不去，须用白芷为主。恶疮，须用贝母为主。疔疮，须用白矾为主。便毒，须用穿山甲、木鳖子为主。鱼口疮，须用牛膝、穿山甲为主。疳疮，须用五倍子为主。杨梅疮，须用土茯苓为主。臁疮，须用轻粉、黄柏为主。杖疮跌伤，须用童便、好酒为主。疥疮，须用白矾、硫黄为主。癜风，须用密陀僧为主。诸疮肿毒，须用连翘、牛蒡子为主。破伤风，须用南星、防风为主。汤烫火烧，须用白矾、大黄为主。犬咬伤，须用杏仁、甘草为主。癫狗咬伤，须用斑蝥为主。蛇咬伤，须用白芷为主。中诸毒，须用香油灌之为主。中砒毒，须用豆豉、蚯蚓为主。诸骨哽喉，须用狗涎频服为主。

释形体

人，仁也；仁，生人也。故《易》曰：立人之道，曰仁与义。体，第也；骨、肉、毛、血、表、里、大、小相次第也。躯，区也；是众名之大总，若区域也。形有象之异也。身，伸也；可屈伸也。肉，柔也。毛，貌也，冒也，在表所以别形貌，且以自冒覆也。皮，被也，被覆体也。肤，布也，布在里也。肌，懑也，肤膜坚懑也。肢，枝也，似木之枝格也。筋，力也，肉中之力，气之元也，靳固于身形也。膜，幕也，幕络一体也。血，瀎也，出于肉，流而瀎瀎也。脓，浓也；汁，浓厚也。汁，涕涕而出也。津，进也，汗进出也。汗，滀也，出在于表，滀滀然也。髓，遗也，遗滀也。发，拔也，擢而出也。鬓，峻也，所生高峻也。髦，冒也，覆冒头颈也。眉，媚也，有娥媚也。头，独也，于体高而独也。首，始也。面，漫也。额，鄂也，有垠鄂也，故幽州人则谓之鄂也。角者，生于额角也。颊，鞍也，偃折如鞍也。目，默也，默而内识也。眼，限也，瞳子限限而出也。睫，插接也，插于眼眶而相接也。瞳子，瞳重也，肤幕相裹重也，子小称也，谓主其精明者也；或曰眸子，眸冒也，相裹冒也。鼻，嘒也，出气嘒嘒也。口，空也。颊，夹也，两旁称也，亦取挟敛饮食物也。舌，泄也，舒泄所当言也。齿，始也，少长之别，始乎此也。以齿食多者，长也；食少者，幼也。颐养也，动于下，止于上，上下咀物以养人也。牙，摅牙也，随形言之也，辅车其骨强，所以辅持口也；或曰牙车，牙所载也；或曰颔，颔含也，口含物之车也；或曰颊车，亦所以载物也；或曰𩑔车，𩑔鼠之食积于颊。人食似之，故取名也。凡系于车，皆取在下载上物也。耳，耏也，耳有一体属著两边，耏耏然也。唇，缘也，口之缘也。吻，免也，入之则碎，出之则免也；又取收也，漱唾所出，恒加收拭，因以为名也。舌卷也，可以养制食物，使不落也。鼻下曰立人，取立于鼻下狭而长，似人立也。口上曰髭，髭，姿也，为姿容之美也；下曰承浆，浆，水也。颐下曰鬓，鬓，秀也，物成乃秀，人成而鬓生也，亦取须体干长而复生也。在颊耳旁曰髯，随口动摇髯髯然也。其上连发曰鬓，鬓，滨也，滨崖也，为面额之崖岸也。鬓曲头曰距，距，拒也，言其曲似拒也。项，确也，坚确受枕之处。颈，径也，径挺而长也。咽，咽物也。喉，候也，气之出入不失其候。臁在颐缨理之中也，青徐谓之脰，物投其中受而下之者也；又谓之嗌气所流通阨要之处也。胡，互也，在咽下垂能敛互物也。胸，犹空也，空气所冲也。臆，犹抑也，抑气所差也。膺，壅也，气所壅塞也。腹，复也，富也，肠胃之属，以自裹盛腹于外，腹之其中多品，似富者也。心，纤也，所识纤微，无物不贯心也。肝，干也，五行属木，故其体状有枝干也，凡物以木为干也。肺，勃也，言其气勃郁也。脾，裨也，在胃下裨助胃气主化谷也。肾，引也，肾属水，主引水气灌注诸脉也。胃，围也，围受食物也。肠，畅也，通畅胃气，去滓秽也。脐，剂也，肠端之所限剂也。胞，鞄也，鞄，空虚之言也，土以虚乘水沟也；或曰膀胱，言其体短而横广也。自脐以下曰小腹，水汋所聚也；又曰少腹，少，小也，比于脐以上为小也。阴，荫，言所在荫翳也。胁，挟也，在两旁臂所挟也。肋，勒也，检勒五脏也。膈，塞也，塞上下，使气与谷不相通也。腋，绎也，言可张翕寻绎也。肩，坚也，甲阖也，与胸胁皆所相会合也。臂，裨也，在旁曰裨也。肘，注也，可隐注也。腕，宛也，言可宛屈也。掌，言可以排掌也。手，须也，事业之所须也。节，有限节也。爪，绍也，筋极为爪，绍续指端也。背，倍也，在后称也。脊，积也，积续骨节终上下也。尾，微也，承脊之末梢微杀也。腰，约也，在体之中约结而小也。髋，缓也，其腋皮厚而缓也。臀，殿也，高厚有殿选也。尻，廖也，尻所在廖牢也。腰，要也，脾股动摇如机枢也。髀，卑也，在下称也。股，固也，为强固也。膝，伸也，可以屈伸也。脚，却也，以其坐时却在后也。胫，茎也，直而长似茎也。膝头曰膊，膊，围也，因形团圆而名之也；或曰蹁，蹁，扁也，亦因形而名之也。足，续也，言续胫也。趾，止也，言行一进一止也。蹄，底也，乃足之底也。踝，踊也，居足两旁，踊踊然也，亦因其形踝踝然也。足后曰根，在下旁着地，一体任之，象本根也。踵，钟也，钟，聚也，上体之所钟聚也。

周身脏腑形状

肝，重四斤四两；左三叶，右四叶，凡七叶；主藏魂。心，重十二两；中有七孔三毛；盛精汁三合；主藏神。脾，重二斤三两，扁广三寸，长五寸；有散膏半斤；主裹血、温五脏，主藏魂。肺，重三斤三两；六叶两耳，凡八叶，主藏魄。肾有两枚，重一斤一两；主藏志。胆在肝之短叶间，重三两三铢，盛精汁三合。胃，重二斤十四两；纡曲屈伸，长二丈六寸，大一尺五寸，径五寸；盛谷二斗、水一斗五升。小肠，重二斤十四两；长三丈二尺，广二寸半，径八分分之少半，左回叠积十六曲；盛谷二斗四升、水六升三合之大半。大肠，重二斤十二两；长二丈一尺，广四寸，径一寸，当脐右回叠积十六曲；盛谷一斗、水七升半。膀胱，重九两二铢；纵广九寸；盛溺九升九合；口广二寸半。唇至齿，长九分；齿以后至会厌，深三寸半大，容五合。舌，重十两；长七寸，广二寸半。咽门，重十两；广二寸半，至胃，长一尺六寸。喉咙，重十二两；广二寸，长一尺二寸；九节。肛门，重十二两；大八寸，径二寸大半，长二尺八寸；受谷九升三合八分合之一。

人身面背手足之图

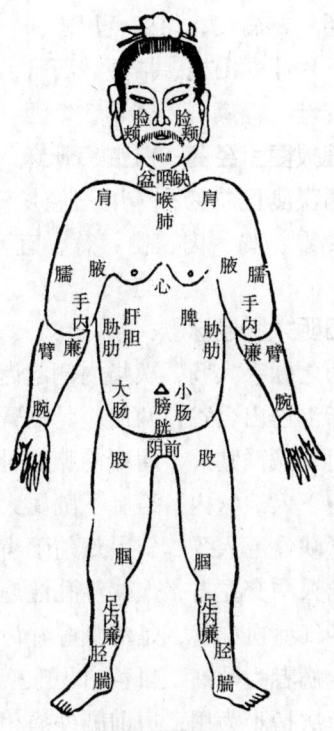

正面人图

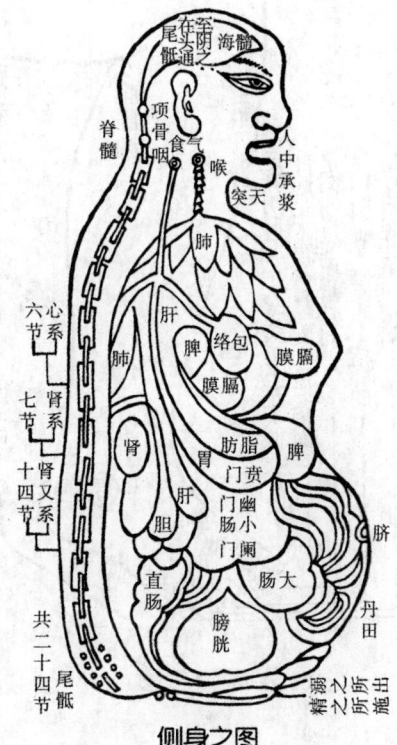

侧身之图

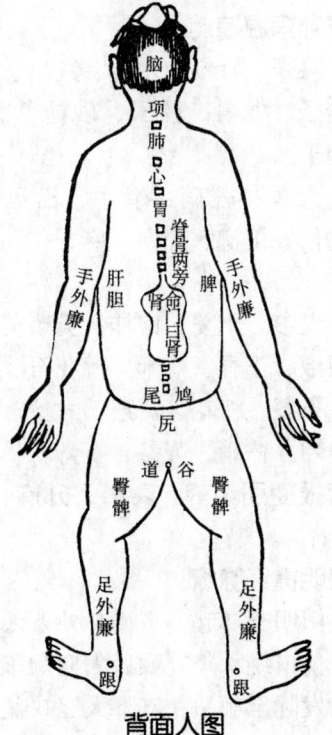

背面人图

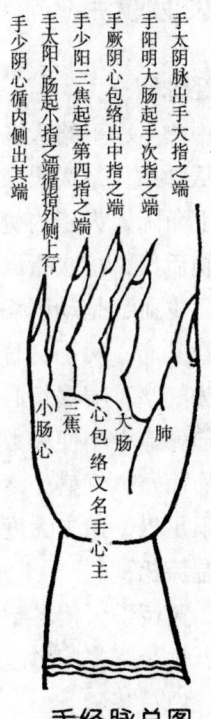

手经脉总图

手少阴心循内侧出其端
手太阳小肠起手小指之端循指外侧上行
手厥阴心包络出手第四指之端
手少阳三焦起手中指之端
手阳明大肠起手次指之端
手太阴脉出手大指之端

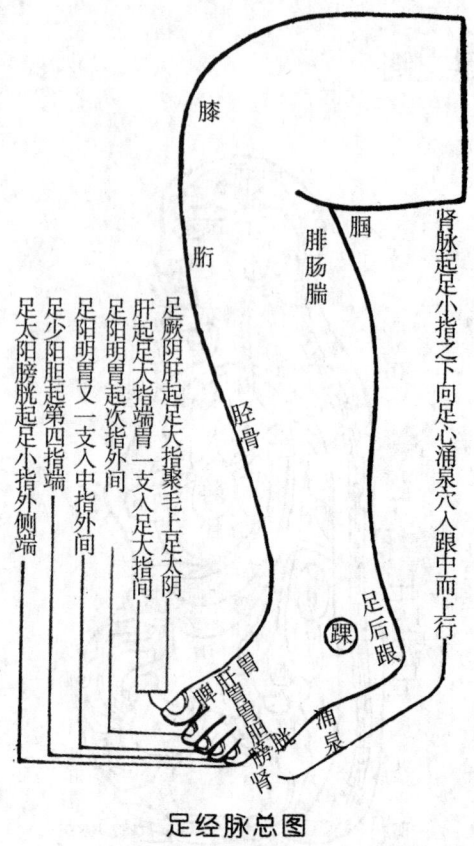

足经脉总图

十二经脉歌 并补泻温凉药

手太阴肺经脉歌：

手太阴肺中焦生，下络大肠出贲门。
上膈属肺从肺系，系横出腋臑中行。
肘臂寸口上鱼际，大指内侧爪甲根。
支络还从腕后出，接次指属阳明经。
此经多气而少血，是动则病喘与咳。
肺胀膨膨缺盆痛，两手交瞀为臂厥。
所生病者为气咳，喘渴烦心胸满结。
臑臂之内前廉痛，小便频数掌中热。
气虚肩背痛而寒，气盛亦疼风汗出。
欠伸少气不足息，遗矢无度溺变别。

肺脏补泻温凉药：

补：人参、黄芪、天门冬、阿胶、紫菀、山药、五味子、瓜蒌、麦门冬、百部、白及、沙参、马兜铃、白茯苓。

泻：葶苈、防风、通草、枳壳、槟榔、桑白皮、泽泻、琥珀、赤茯苓、紫苏叶、枳实、麻黄、杏仁、萝卜子。

温：干姜、生姜、肉桂、木香、白豆蔻、苏子、半夏、橘红、胡椒、川椒。

凉：片芩、山栀、桔梗、石膏、枇杷叶、玄参、贝母、青黛、羚羊角、竹沥。

本脏报使引经药：白芷、升麻、葱白。

肺病饮食宜忌物：《甲乙经》曰：肺病者，宜食黍、鸡、肉、桃、葱，宜辛物，忌苦物。

手阳明大肠经脉歌：

阳明之脉手大肠，次指内侧起商阳。
循指上连出合谷，两筋歧骨循臂膀。
入肘外廉循臑外，肩端前廉柱骨旁。
从肩下入缺盆内，络肺下膈属大肠。
支从缺盆上入颈，斜贯颊前下齿当。
环出人中交左右，上侠鼻孔注迎香。
此经气盛血亦盛，是动颊肿并齿痛。
所生病者为鼽衄，目黄口干喉痹生。
大指次指难为用，肩前臑外痛相仍。
气有余兮脉热肿，虚则寒栗病偏增。

大肠补泻温凉药：

补：粟壳、牡蛎、木香、莲子、肉豆蔻、诃子、倍子、龙骨、榛子、砂糖、糯米、石蜜、棕榈子。

泻：大黄、芒硝、牵牛、巴豆、枳壳、枳实、桃仁、槟榔、葱白、麻子仁、续随子、梿实。

温：人参、干姜、肉桂、吴茱萸、半夏、生姜、胡椒、丁香、糯米、桃花石。

凉：条芩、槐花、黄连、大黄、胡黄连、栀子、连翘、芒硝、苦参、石膏。

本腑报使引经药：葛根、升麻、白芷行上、石膏行下。

足阳明胃经脉歌：

胃足阳明交鼻起，下循鼻外下入齿。
还出侠口绕承浆，颐后大迎颊车里。
耳前发际至额颅，支下人迎缺盆底。
下膈入胃络脾宫，直者缺盆下乳内。

一支幽门循腹中，下行直合气冲逢。
遂由髀关抵膝膑，腑跗中指内关同。
一支下膝注三里，前出中指外关通。
一支别走足跗指，大指之端经尽矣。
此经多气复多血，是动欠伸面颜黑。
凄凄恶寒畏见人，忽闻木音心惊惕。
登高而歌弃衣走，甚则腹胀仍贲响。
凡此诸疾皆骭厥，所生病者为狂疟。
湿淫汗出鼻流血，口㖞唇裂又喉痹。
膝膑疼痛腹胀结，气膺伏兔骭外廉。
足跗中指俱痛彻，有余消谷溺色黄。
不足身前寒振栗，胃房胀满食不消。
气盛身前皆有热。

胃腑补泻温凉药：

补：白术、人参、黄芪、莲肉、炙甘草、芡实、山药、陈皮、半夏、糯米、蜂蜜、砂糖、白糖、荔枝、林禽、枣子、山楂、麦芽、神曲。

泻：大黄、硝石、牵牛、巴豆、枳实、厚朴、枳壳、三棱、莪术。

温：附子、肉桂、干姜、生姜、丁香、木香、藿香、砂仁、益智、香附、川芎、胡椒、辛夷、肉豆蔻、草豆蔻、白豆蔻、吴茱萸、香薷、糯米、诸糖。

凉：石膏、山栀、大黄、玄明粉、寒水石、黄连、生地黄、知母、黄芩、石斛、玉屑、连翘、滑石、葛根、芦根。

本腑报使引经药：葛根、升麻、白芷行上、石膏行下。

胃病饮食宜忌物：飞来子云：虚寒宜辛甘，忌苦；实热宜苦淡，忌甘。

足太阴脾经脉歌：
太阴脾起足大趾，上循内侧白肉际。
核骨之后内踝前，上腨循腨胫膝里。
股内前廉入腹中，属脾络胃与膈通。
侠喉连舌散舌下，支络从胃注心宫。
此经气盛而血衰，是动其病气所为。
食入即吐胃脘痛，更兼身体痛难移。
腹胀善噫舌本强，得后余气快然衰。
所生病者舌亦痛，体重不食亦如之。

烦心心下仍急痛，泄水溏瘕寒疟随。
不卧强立股膝肿，疸发身黄大指痿。

脾脏补泻温凉药：

补：人参、白术、黄芪、炙甘草、山药、芡实、陈皮、酒芍、升麻少用、柴胡少用、南枣、枸杞、白茯苓、蜂蜜、砂糖、甘蔗、牛肉。

泻：枳壳、枳实、巴豆、葶苈、青皮、大黄、山楂、神曲、麦芽、防风。

温：丁香、木香、干姜、生姜、附子、官桂、砂仁、豆蔻、川芎、益智、茱萸、胡椒、花椒、藿香、良姜、红豆、糯米、晚米、甜酒。

凉：黄连、连翘、大黄、黄芩、寒水石、石膏、山栀、芒硝、西瓜、绿豆、苦茶、玄明粉。

本脏报使引经药：升麻、酒浸白芍药。

脾病饮食宜忌物：《甲乙经》曰：脾病者，宜食粳米、牛肉，宜甘，忌酸。

手少阴心经脉歌：
手少阴脉起心中，下膈直与小肠通。
支者还从肺系走，直上喉咙系目瞳。
直者上肺出腋下，臑后肘内少海从。
臂内后廉抵掌中，锐骨之端注少冲。
多气少血属此经，是动心脾痛难任。
渴欲饮水咽干燥，所生臑痛目如金。
胁臂之内后廉痛，掌中有热向经寻。

心脏补泻温凉药：

补：人参、天竺黄、金屑、银屑、麦门冬、远志、山药、川芎、当归、羚羊角、红花、炒盐。

泻：枳实、葶苈、苦参、贝母、玄胡索、杏仁、郁金、黄连、前胡、半夏。

温：藿香、苏子、木香、沉香、乳香、石菖蒲。

凉：黄连、牛黄、竹叶、知母、山栀、连翘、珍珠、芦根、玄明粉、贝母、犀角。

本脏报使引经药：独活、细辛。

心病饮食宜忌物：《甲乙经》曰：心病者，宜食麦、羊肉、杏、韭，宜苦物，忌咸物。

手太阳小肠经脉歌：

手太阳经小肠脉，小指之端起少泽。
循手外廉出踝中，循臂骨出肘内侧。
上循臑外出后廉，直过肩解绕肩胛。
交肩下入缺盆内，向腋络心循咽嗌。
下膈抵胃属小肠，一支缺盆贯颈颊。
至目锐眦却入耳，复从耳前仍上颊。
抵鼻升至目内眦，斜络于颧别络接。
此经少气还多血，是动则病痛咽嗌。
颌下肿兮不可顾，肩如拔兮臑似折。
所生病兮主肩臑，耳聋目黄肿腮颊。
肘臂之外后廉痛，部分尤当细分别。

小肠腑补泻温凉药：

补：牡蛎、石斛、甘草梢。

泻：海金沙、大黄、续随子、葱白、荔枝、紫苏。

温：巴戟、茴香、大茴香、乌药、益智仁。

凉：木通、黄芩、滑石、黄柏、通草、山栀、车前子、茅根、猪苓、泽泻、芒硝。

小肠报使引经药：藁本、羌活行上、黄柏行下。

足太阳膀胱经脉歌：

足经太阳膀胱脉，目内眦上起额尖。
支者巅上至耳角，直者从巅脑后悬。
络脑还出别下项，仍随肩膊侠脊边。
抵腰脊肾膀胱内，一支下与后阴连。
贯臀斜入委中穴，一支膊内左右别。
贯胛侠脊过髀枢，臀内后廉腘中合。
下贯腨内外踝后，京骨之下指外侧。
此经血多气犹少，是动头痛不可当。
项如拔兮腰似折，髀枢痛彻脊中央。
腘如结兮腨如裂，是为踝厥筋乃伤。
所生痔疟小指废，头囟项痛目色黄。
腰尻腘脚疼连背，泪流鼻衄及癫狂。

膀胱腑补泻温凉药：

补：橘核、龙骨、续断、菖蒲、益智仁、黄芩。

泻：芒硝、猪苓、泽泻、滑石、车前子、瞿麦、木通、萱草根。

温：茴香、肉桂、乌药、沉香、荜澄茄、山茱萸。

凉：黄柏、知母、防己、滑石、地肤子、石膏、甘草梢、生地黄。

膀胱报使引经药：藁本、羌活行上、黄柏行下。

足少阴肾经脉歌：

足经肾脉属少阴，小指斜趋涌泉心。
然骨之下内踝后，别入跟中腨内侵。
出腘内廉上股内，贯脊属肾膀胱临。
直者属肾贯肝膈，入肺循喉舌本寻。
支者从肺络心内，仍至胸中部分深。
此经多气而少血，是动病饥不欲食。
喘嗽唾血喉中鸣，坐如欲起面如垢。
目视𥉨𥉨气不足，心悬如饥常惕惕。
所生病者为舌干，口热咽痛气贲逼。
股内后廉并脊疼，心肠烦痛疸而澼。
痿厥嗜卧体怠惰，足下热痛皆肾厥。

肾脏补泻温凉药：

补：知母、黄柏、生地黄、熟地黄、龟板、虎骨、覆盆子、牛膝少用、杜仲少用、锁阳、山药、鹿茸、枸杞、当归、肉苁蓉、山茱萸。

泻：猪苓、泽泻、琥珀、苦茗、白茯苓、木通。

温：附子、干姜、肉桂、沉香、破故纸、柏实、乌药、硫黄、钟乳、葫芦巴、白马茎、狗肉、阳起石、诸酒、鳗鱼、五味子、巴戟天。

凉：黄柏、知母、生地黄、地骨皮、牡丹皮、玄参。

肾脏报使引经药：独活、肉桂、盐、酒。
肾病饮食宜忌物：《甲乙经》曰：肾病者，宜食大豆、豕肉、粟、藿；宜咸物，忌甘物。

手厥阴心包络经脉歌：

手厥阴心主起胸，属包下膈三焦宫。
支者循胸出胁下，胁下连腋三寸同。

仍上抵腋循臑内，太阴少阴两经中。
指透中冲支者别，小指次指络相通。
此经少气原多血，是动则病手心热。
肘臂挛急腋下肿，甚则胸胁支满结。
心中澹澹或大动，善笑目黄面赤色。
所生病者为烦心，心痛掌热病之则。

心包络补泻温凉药：

补：黄芪、人参、肉桂、苁蓉、葫芦巴、鹿血、菟丝子、沉香、故纸、狗肉、诸酒。

泻：大黄、芒硝、枳壳、黄柏、山栀子、乌药。

温：附子、干姜、肉桂、沉香、腽肭脐、川芎、益智、豆蔻、补骨脂、狗肉、茴香、硫黄、乌药、钟乳、柏子仁、烧酒。

凉：黄柏、知母、黄连、黄芩、山栀、柴胡、石膏、滑石、腊雪、玄明粉、寒水石。

心包络报使引经药： 柴胡、川芎行上、青皮行下。

手少阳三焦经脉歌：

手经少阳三焦脉，起自小指次指端。
两指歧骨手腕表，上出臂外两骨间。
肘后臑外循肩上，少阳之后交别传。
下入缺盆膻中分，散络心包膈里穿。
支者膻中缺盆上，上项耳后耳角旋。
屈下至颐仍注颊，一支出耳入耳前。
却从上关交曲颊，至目内眦乃尽焉。
此经少血还多气，是动耳鸣喉肿痹。
所生病者汗自出，耳后痛兼目锐眦。
肩臑肘臂外皆疼，小指次指亦如废。

三焦补泻温凉药：

补：人参、黄芪、藿香、益智、炙甘草、白术、桂枝。

泻：枳壳、枳实、青皮、萝卜子、乌药、神曲、泽泻。

温：附子、丁香、益智、仙茅、荜澄茄、厚朴、干姜、茴香、菟丝子、沉香、茱萸、胡椒、补骨脂。

凉：石膏、黄芩、黄柏、山栀、滑石、木通、车前子、龙胆草、地骨皮、知母。

三焦报使引经药： 柴胡、川芎行上、青皮行下。

足少阳胆经脉歌：

足脉少阳胆之经，始从两目锐眦生。
抵头循角下耳后，脑空风池次第行。
手少阳前至肩上，交少阳右上缺盆。
支者耳后贯耳内，出走耳前锐眦循。
一支锐眦大迎下，合手少阳抵颛根。
下加颊车缺盆合，入胸贯膈络肝经。
属胆仍从胁里过，下入气冲毛际萦。
横入髀厌环跳内，直者缺盆下腋膺。
过季胁下髀厌内，出膝外廉是阳陵。
外辅绝骨踝前过，足跗小指次指分。
一支别从大指去，三毛之际接肝经。
此经多气而少血，是动口苦善太息。
心胁疼痛难转移，面尘足热体无泽。
所生头痛连锐眦，缺盆肿痛并两腋。
马刀挟瘿生两旁，汗出振寒痎疟疾。
胸胁髀膝至胻骨，绝骨踝后及诸节。

胆腑补泻温凉药：

补：当归、山茱萸、酸枣仁、五味子、诸酒、胡椒、辣菜、鸡肉、乌梅。

泻：柴胡、青皮、黄连、白芍、川芎、木通。

温：干姜、生姜、肉桂、陈皮、半夏。

凉：黄连、黄芩、柴胡、竹茹、龙胆草。

胆腑报使引经药： 柴胡、川芎上行、青皮下行。

足厥阴肝经脉歌：

厥阴足脉肝所终，大指之端毛际丛。
足跗上廉太冲分，踝前一寸入中封。
上踝交出太阴后，循腘内廉阴股冲。
环绕阴器抵小腹，侠胃属肝络胆逢。
上贯膈里布胁肋，侠喉颃颡目系同。
脉上巅会督脉出，支者还生目系中。
下络颊里还唇内，支者便从膈肺通。
此经血多气少焉，是动腰疼俛仰难。
男疝女人小腹肿，面尘脱色及咽干。
所生病者为胸满，呕吐洞泄小便难。
或时遗溺并狐疝，临证还须仔细看。

肝脏补泻温凉药：

补：木瓜、阿胶、沙参、橘核、酸枣仁、青梅、薏苡仁、山茱萸、猪肉、羊肉、鸡肉、诸酒、诸醋。

泻：柴胡、黄连、白芍、川芎、黄芩、青皮、青黛、龙胆草。

温：木香、肉桂、吴萸、杨梅、桃子、杏子、李子。

凉：黄连、黄芩、龙胆草、车前子、胡黄连、柴胡、草决明、羚羊角。

肝脏报使引经药：柴胡、川芎行上、青皮行下。

肝病饮食宜忌物：《甲乙经》曰：肝病者，宜食麻、犬肉、李、韭，宜酸物，忌辛物。

十二月七十二候歌

立春正月春气动，东风能解凝寒冻。
土底蛰虫始振摇，鱼陟负冰相戏泳。
半月交得雨水后，獭祭鱼时随应候。
候雁时催也北乡，那堪草木萌芽透。
惊蛰二月节气浮，桃始开花放树头。
鸧鹒鸣动无休歇，催得胡鹰化作鸠。
春色平分才一半，同时玄鸟重相见。
雷乃发声天际头，闪闪云开始见电。
芳菲三月报清明，梧桐枝上始含英。
田鼠化鴽人不觉，虹桥始见雨初晴。
三月中时交谷雨，萍始生遍间洲渚。
鸣鸠自拂其羽毛，戴胜降于桑树隅。
立夏四月节相争，知他蝼蝈为谁鸣。
无端蚯蚓纵横出，有意王瓜取次生。
小满瞬时更迭至，间寻苦菜争荣处。
靡草干朽死欲枯，微看初暄麦秋至。
芒种一番新换豆，不谓螳螂生如许。
鵙者鸣时声不休，反舌无声没半语。
夏至才交阴始生，鹿乃角解养新茸。
阴阴蜩始鸣长日，细细田间半夏生。
小暑乍来浑未觉，温风时至褰帘幕。
蟋蟀才居屋壁诸，天涯又见鹰始挚。

大暑虽炎犹自好，且看腐草为萤秒。
匀匀土润散溽蒸，大雨时行苏枯槁。
大火西流入立秋，凉风至透内房幽。
一庭白露微微降，几个寒蝉鸣树头。
一瞬中间处暑至，鹰乃祭鸟谁教汝。
天地属金始肃清，禾乃登堂收几许。
无可奈何白露秋，大鸿小雁来南洲。
旧时玄鸟都归去，教令诸禽各养羞。
自入秋分八月中，雷始收声敛震宫。
蛰虫坏户先为御，水始涸兮势向东。
寒露人言晚节佳，鸿雁来宾时不差。
雀入大水化为蛤，争看篱菊有黄花。
休言霜降非天意，豺乃祭兽班时意。
草木皆黄落叶天，蛰虫咸俯迎寒气。
谁着书来立冬信，水始成冰寒日进。
地始冻兮折裂开，雉入大水潜为蜃。
逡巡小雪年华暮，虹藏不见知何处。
天升地降雨不交，闭塞成冬如禁固。
纷飞大雪转凄迷，鹖鴠不鸣焉肯啼。
虎始交后风生窦，荔挺出时霜满溪。
短日渐长冬至矣，蚯蚓结泉更不起。
渐渐林间麋角解，水泉摇动温井底。
去岁小寒今岁又，雁声北乡春去旧。
鹊寻枝上始为巢，雉入寒烟时一雏。
一年时尽大寒来，鸡始乳兮如乳孩。
征鸟当权飞厉疾，泽腹弥坚冻不开。
五朝一候如鳞次，一岁从头七十二。
达人观此发天机，多少乾坤无限事。

运气候节交应时刻数诀

前九之年二月中，今年元旦日时同。
月月十五是初一，千年万载不移宫。
三十六年寒露逢，日主时辰一般同。
今岁立春值此日，时时刻刻在其中。
四十七年加两月，今年闰月过此宫。
闰年只在闰月起，三年两头再加逢。
五时二刻惊蛰求二月节，春分二月中。

十四时刻清明头三月节，谷雨三月中。

立夏一日三时六四月节，小满四月中。

芒种一日九候攸五月节，至夏五月中。

二日二时二小暑六月节，大暑六月中。

二日四时七刻秋七月节，处暑七月中。

白露三朝单六刻八月节，秋分八月中。

寒露三朝六时收九月节，霜降九月中。

立冬三朝十一二十月节，小雪十月中。

大雪四四两头流十一月节，冬至十一月中。

小寒四日九时六十二月节，大寒十二月中。

五日三时打春牛正月节，雨水正月中。

医学源流

炎黄发源医祖，轩辕岐伯绳书，雷公炮制别精粗，扁鹊神应桓主，于懿治溺神效，仲景《伤寒》谁如，华佗秘授当时无，又得叔和《脉》助，皇甫仕安《甲乙》，葛洪《肘后》非殊，真人思邈圣神途，慈藏药主恍悟。

　　上调西江月

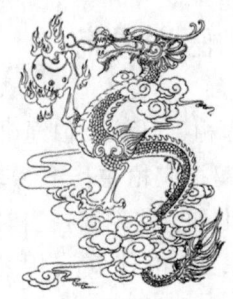

万病回春　卷之二

中　风

脉：中风浮吉，滑兼痰气。其或沉滑，勿以风治。或浮或沉，而微而虚。扶危治痰，风未可疏。浮迟者吉，急疾者殂。

真中风证

中风者，有真中风、有类中风之分。真中风者，中时卒倒，皆因体气虚弱，荣卫失调，或喜、怒、忧、思、悲、惊、恐，或酒色劳力所伤，以致真气耗散，腠理不密，风邪乘虚而入，乃其中也。有中腑、中脏、中血脉、气虚、血虚之不同，因而治法亦有异也。大抵中腑可治，中脏难医，有不治之证。

凡口开手撒、眼合遗尿、吐沫直视、喉如鼾睡、肉脱筋骨痛、发直、摇头上窜、面赤如妆、汗缀如珠、痰喘作声，皆不治也。若动止筋痛，是无血滋筋故痛，曰筋枯不治。

凡卒中昏倒、不醒人事、牙关紧急者，此中风痰也。宜后方。先用通关散吹鼻，次用吐法；吐后未醒，急灸百会、人中、颊车、合谷；即服导痰汤或摄生饮。俟稍醒，其气未尽顺，痰未尽除，唯当服藿香正气散加南星、木香、防风、当归一二剂，然后视其中某症，则当以某方治之，慎毋胶柱而鼓瑟也。

通关散　治中风痰厥、昏迷卒倒、不省人事欲绝者。

牙皂去皮弦一两　生半夏　藜芦各五钱　细辛　苦参各二钱

上为末，每用少许，吹入鼻内，候有嚏

可治，无嚏不可治。

秘方　治症同前。用巴豆去壳，纸包槌油，去豆不用，用纸捻作条，送入鼻内，或加牙皂末尤良，或用前纸条烧烟熏入鼻内亦可。

回生丹　海陵王长登亭传治中风痰厥、不省人事。葱管藜芦二两，用河水一桶，煮为汁，青礞石二两，火煅通红，投入汁内。如此数次，滤净，将雄猪胆十个，取汁搅前汁内，再用重汤煮成膏；候温，入片脑末一钱五分，装入磁罐内，黄蜡封口。每用黄豆大一粒，新汲水化开。男左女右，鼻孔吹进，其痰自吐。若牙关紧不能吐，将口拨开，其痰得出，任下别药。

秘方　治中风口噤、痰厥、不省人事。用桐油鸡翎蘸，扫入喉中，吐痰即活。

一方用胆矾一分，为末，温黄酒调下，以吐痰为度。

一方用辰砂、白矾等分，三伏内装入猪胆内，透风处阴干，每用一块，凉水研化灌下。

一方用皂角末五分、半夏末三分、白矾末三分为一剂，姜汁调服，探吐后，服加减导痰汤。

加减导痰汤　治中风痰涎壅盛，不能言语，牙关紧急有热者宜此。

南星　半夏二药用牙皂、白矾、生姜煎汤浸透、炒干　白茯苓去皮　陈皮去白　瓜蒌仁去壳　枳实麸炒　桔梗去芦　黄连姜汁炒　黄芩去朽　白术去芦，各一钱　人参去芦　当归酒洗　木香各五分　甘草三分上锉一剂，生姜三片，水煎，临服入竹沥、姜汁同服。

摄生饮　治一切卒中，不论中风、中寒、中暑、中湿及痰厥、气厥之类，不省人事，初作即用此，无热者用此。

南星湿纸裹，煨　半夏姜汤泡　木香各一钱五分　苍术生　细辛　石菖蒲　甘草生，各一钱

上锉一剂，生姜七片，水煎温服。痰盛加全蝎炙二枚，仍先用通关散搐鼻。若牙噤者，用乌梅肉揉和南星、细辛末，以中指蘸药擦牙自开。

初中风邪，麻木疼痛者，风湿气也。宜后方。

乌药顺气散　治男妇一切风气攻注四肢，骨节疼痛、肢体顽麻、手足瘫痪、言语謇涩、筋脉拘挛，宜先服此药疏通气道，然后进以风药。盖治风先理气，气顺则痰消，徐理其风，庶可收效。理气者，气滞、气郁、肩膊麻痛之类，此七情也，宜服之。

乌药　陈皮各二钱　麻黄去节　川芎　白芷　桔梗　枳壳去穰，麸炒，各一钱　僵蚕炒去丝　干姜炮各五分　甘草炙，三分

上锉一剂，生姜三片、枣一枚，水煎温服。中风一身俱麻加人参、白术、当归、川芎、麦门冬；久患左瘫右痪，去麻黄加天麻、防风、羌活、半夏、南星、木香、当归；口眼㖞斜加姜炒黄连、羌活、防风、荆芥、竹沥、姜汁；遍身疼痛加当归、官桂、乳香、没药；臂痛加羌活、防风、薄桂、苍术、紫苏；背心痛，合行气香苏散加苍术、半夏、茯苓；脚膝浮肿加牛膝、独活、五加皮；腰痛加牛膝、杜仲、角茴；眼眩加细辛、细茶；四肢冷痹加附子、官桂；瘫痪二三年不能行者，合和独活寄生汤；妇人血风加防风、薄荷、荆芥；胸膈胀满加枳实、莪术；虚汗，去麻黄，加黄芪；中风面目十指俱麻，乃气虚也，用补中益气汤加木香、附子、羌活、防风、乌药、麦门冬。

风中腑者，多着四肢，手足拘急不仁，面加五色，恶风寒为在表也。

疏风汤　治风中在腑，恶风寒、拘急不仁，先用此解表，后用愈风汤调理而痊。

当归　川芎　白茯苓去皮　陈皮　半夏姜制　乌药　香附　白芷　羌活　防风各八分　细辛　桂枝　甘草各三分

上锉一剂，生姜三片，水煎热服。

风中脏者，多滞九窍，唇缓、失音、耳聋、鼻塞、目瞀、二便闭塞，为在里也。其半身不遂、口眼㖞斜、语言謇涩；或瘫痪不伸，或舌强不语、痰涎壅盛、不省人事、牙关紧急，此皆中脏也；若大便闭结者，先服滋润汤，后服愈风汤调理。

滋润汤　治风中在脏，大便闭结。

当归　生地黄　枳壳去穰　厚朴去皮　槟榔　大黄　火麻仁　杏仁去皮，各一钱　熟地黄　羌活各七分　红花三分

上锉一剂，水煎，空心温服。如元气虚弱，用蜜导法导之。方见伤寒。

风中脏腑俱病者，药必兼用，先表而后通也，然后服愈风汤调理。

愈风汤　治一切风症卒中、初中、中腑、中脏及脏腑俱中。以上数者，先宜本经药治之，后用此方调理。

人参去芦，一钱二分　白术去芦，一钱二分　白茯苓去皮，一钱　当归酒洗，一钱二分　川芎八分　白芍酒炒，一钱　陈皮一钱　半夏姜制，一钱　枳实麸炒，七分　防风　羌活各七分　甘草三分

上锉一剂，生姜三片、枣二枚，水煎，临卧入竹沥、姜汁，磨木香调服。

风中血脉者，外无六经之形症，内无便溺之阻隔，肢不能举，口不能言，为在中也，宜：

养荣汤　治风中血脉，四肢不举、口不能言及痰迷心窍、不省人事、舌强不能言语、痰涎壅盛、口眼㖞斜、半身不遂。

当归　川芎去毛　白芍酒炒　生地黄　麦门冬去心　远志甘草水泡，去骨　石菖蒲去毛　陈皮　乌药　白茯苓去皮　枳实麸炒　半夏用

生姜、牙皂、白矾煎水浸二三日　南星同上制
黄连姜汁炒　防风　羌活　秦艽　甘草各等分

上锉一剂，生姜三片、竹茹一团，水煎，
入童便、竹沥、姜汁少许同服。

省风清痰转舌汤　治口眼㖞斜、舌强
难治。

陈皮二钱　半夏姜制，一钱　枳实去壳，三
分，麸炒　黄芩酒炒，三分　防己一钱　防风一
钱　全蝎洗去盐，七分　南星姜制，二分　甘草
五分　白茯苓八分　蝉退八分　天麻四分

上锉一剂，生姜三片、竹茹一团，水煎
服，为丸服亦可。

风中经络者，则口眼㖞斜也。宜后方。

清痰顺气汤　治口眼㖞斜。

南星姜制　瓜蒌仁　贝母　陈皮　苍术
米泔浸，炒　官桂　防风　荆芥　黄芩酒炒
黄连酒炒　半夏姜制　甘草各等分

上锉，生姜三片，水煎，临服入木香、
沉香末各五分同服。

青龙散　治男子诸风，口眼㖞斜、左瘫
右痪、半身不遂、语言謇涩、口流涎水及妇
人产后诸风，小儿急慢惊风并治。

川乌　南星　定粉　半夏　僵蚕　川芎
熟地黄　草乌各四钱　蚯蚓　白芷各二钱
白附子二钱五分

上俱生用，火上隔纸微炒，为细末，每
服二钱或六厘，小儿二厘。初服有汗，再服
无汗，临卧黄酒调下，如前症候，先服乌药
顺气散，不可见风，戒色欲、厚味一月，其
病可愈。

一方外用白鳝一条，装入竹管内，尾上
用针深刺出血，血摊绢帛上，乘热贴在病人
如歪向左贴右边，歪向右贴左边，立时即正，
正即洗去，效。

左半身不遂、手足瘫痪者，属血虚与死
血也。宜后方。

加减润燥汤　治中风左半身不遂、手足
瘫痪及语言费力、呵欠喷嚏、面目口眼㖞斜
宽弛、头目眩晕、痰火炽盛、筋骨时痛、头
或痛、心悸。

当归一钱二分　川芎一钱　白芍酒炒，二钱
生地黄酒炒，八分　熟地黄姜汁炒，八分　白
术去芦，一钱　白茯苓去皮，一钱　南星姜汁
炒，一钱　半夏姜汁炒，一钱　陈皮盐水洗，八
分　桃仁去皮，六分　红花酒洗，四分　天麻一
钱　羌活六分　防风六分　黄芩酒炒，八分
酸枣仁炒，八分　黄柏去皮，酒炒，三分　薄桂
六分　甘草炙，四分　牛膝去芦，酒洗、八分

上锉一剂，水煎，入竹沥、姜汁少许，
温服。手不遂，倍黄芩、薄桂；足不遂，倍
黄柏、牛膝。

上半身不遂、手足瘫痪者，属气虚与湿
痰也。宜后方。

加减除湿汤　治中风右半身不遂、手足
瘫痪及筋骨疼痛。

人参去芦，八分　白术去芦，一钱二分　白
茯苓　当归酒洗，各一钱　川芎八分　赤芍一
钱　陈皮去白，一钱　半夏姜制，一钱　苍术米
泔制，一钱　乌药一钱　枳壳麸炒，一钱　白芷
九分　桔梗八分　黄连酒炒，一钱　黄芩酒炒，
一钱　羌活一钱　防风八分　甘草五分

上锉一剂，生姜三片，水煎温服。身痛
加姜黄；脚痛加牛膝、防己、威灵仙。

左右手足皆瘫痪，此血气之大虚也。宜
后方。

加味大补汤　黄芪蜜炙　人参去芦　白术
去芦　白茯苓去皮　当归酒洗　川芎　白芍酒
炒　大附子面裹煨，去皮脐　沉香　木香各三分
川乌　牛膝去芦，酒洗　杜仲去芦，酒洗
木瓜　防风去芦　羌活　独活　薏苡仁各五分
肉桂　甘草各三分

上锉一剂，姜枣煎服。

中风手足瘫痪、口㖞语涩等症，属血虚
而火盛者，宜清补也。宜后方。

夺命还真丹　治中风半身不遂、手足瘫
痪、口眼㖞斜、语言謇涩，一切诸风痰火，
气郁湿热疼痛，惊痫之疾。

当归酒洗，一两　川芎五钱　白芍酒炒，一
两　熟地黄五钱　生地黄五钱　人参去芦，七
钱　白术去芦，七钱半　陈皮去白，五钱　白茯

苓去皮，一两　半夏姜制，一两　枳壳麸炒，一两　桔梗去芦，一两　木香七钱五分　官桂五钱

全蝎去毒，五钱　天麻七钱五分　防风去芦，一两　僵蚕炒，五钱　羌活一两五钱　独活七钱五分　藁本七钱五分　细辛三钱　薄荷叶一两

菊花五钱　知母一两　软石膏一两　柴胡一两　黄芩五钱　黄连五钱　地骨皮五钱　蔓荆子五钱　菟丝子酒制，七钱五分　小茴酒炒，一两　杜仲酒炒，一两　麻黄一两　蛤蚧酥炙，一两　甘草一两

上三十七味为末，炼蜜为丸如弹子大，金箔为衣。每服一丸，细嚼茶酒任下。如中风瘫痪癫疾，茶酒下；如遍身筋骨疼痛及心气痛及不省人事，热醋下；如洗头风及暗风，茶清下；如惊痫口吐涎沫，温酒下；如妇人胎前产后、经水不调，酒煎香附汤下。

【按】上方以羌活愈风汤为本，最能行导诸经，滋养气血，使阴阳无偏胜。久服，大风悉去，始终调理之良剂也。

中风手足瘫痪、舌强言謇等症，属虚热者，宜滋补也。宜后方。

健步虎潜丸　治中风瘫痪，手足不能动、舌强謇于言。

黄芪盐水炒　当归酒洗　枸杞子酒洗　龟板酥炙，各一两　知母人乳汁、盐、酒炒　牛膝去芦，酒洗　白术去芦　白芍盐、酒炒　生地黄

熟地黄　虎胫骨酥炙　杜仲姜、酒炒　人参去芦，各二两　破故纸盐、酒炒，一两　麦门冬水泡去心，一两　白茯苓去皮、木　木瓜　石菖蒲去毛　酸枣仁　远志甘草水泡去心　薏苡仁炒　羌活酒洗　独活酒洗　防风酒洗，各一两　黄柏人乳汁、盐、酒炒，二两　五味子　沉香　大附子童便浸透，面裹煨去皮脐，切四片，又将童便浸煮干，各五钱

上为末，炼蜜和猪脊髓五条，和为丸，如梧桐子大。每服百丸，温汤或酒送下。

中风手足瘫痪、半身痿弱不能动履等症，属虚寒者，宜温补也。宜后方。

鹿角霜丸　治虚损半身痿弱，或二三年不能动履者。

黄芪蜜水炒，三两　人参去芦，二两　白茯苓去皮，二两　白术去芦，二两　当归酒洗，三两　川芎二两　白芍酒炒，二两　熟地黄酒蒸，二两　苍术米泔水浸，二两　肉桂一两　破故纸酒炒，二两　小茴酒炒，一两　肉苁蓉酒洗，两半　木瓜一两五钱　牛膝去芦，一两　杜仲酒炒，二两　槟榔一两　木香二钱　乌药炒，一两半　续断一两　虎胫骨酥炙，两半　防风一两半　羌活一两　独活一两　甘草生，五钱　大附子童便浸湿，和面包煨，去皮尖，一两　鹿角霜一斤　川乌炮，去皮尖，一两半

上为细末，好酒煮米糊为丸，如梧桐子大。每服七十丸，空心米汤、酒亦可下。

中风手足瘫痪等症，属风、寒、湿痹者，宜祛除也。宜后方。

蜜桃酥　治男妇久患风、寒、湿痹，左瘫右痪。

当归　川芎　白芍　生地黄各一两　人参去芦　白茯苓去皮。各三钱　白术去芦　陈皮　半夏姜炒　厚朴姜炒　苍术米泔浸二日　香附　枳壳去穰，各一两　乌药　砂仁　杏仁去皮尖　木香　沉香各五钱　天门冬去心　麦门冬去心　五味子　破故纸　小茴　牛膝去芦　枸杞子　川椒　何首乌　肉苁蓉　川乌泡去皮尖　草乌泡去皮尖，各五钱　细辛　白芷　麻黄　防风　羌活　独活　干姜　官桂　甘草各一两　五加皮五钱　小红枣八两　北蜜八两　胡桃肉八两，泡去皮　真酥油八两

上共四十四味，俱锉片，用生绢袋盛之。用好酒一大金华坛浸药三日，封固放锅内悬胎煮三个时辰，取出埋土中三日出火毒。每日空心服三盏，日进三服。其药渣晒干为末，本酒打糊为丸，如梧桐子大。每服三钱丸，空心本酒下。

仙传药酒方　治男妇左瘫右痪、口眼㖞斜、手足顽麻、筋骨疼痛、一切诸风、痔漏、寒湿脚气、疝气、十膈五噎、胎前产后、子宫久冷、赤白带下、不受胎孕、经水不调、气滞痞块，其功不能尽述。

茯神去皮木　陈皮　枳壳去穰　青皮去穰

牛膝去芦　熟地黄　肉苁蓉　白茯苓去皮
当归　山药　吴茱萸　防风　人参去芦　沉
香　广木香　丁香　乳香去芦，各七钱　没药
宿砂　小茴　大茴　红豆　白术去芦　草
果　黄芩　杏仁　甘草　猪苓　黄芪　三棱
莪术　半夏姜制　南星姜制　牡丹皮　槟榔
青木香　官桂　大腹皮　泽泻　天门冬去
心　栀子　红曲　白花蛇砂土炒，各五钱　荆
芥穗　苍术　川乌火炮　白芍　桂皮　知母
酒洗　细辛　贝母去心　麻黄去节　麦门冬去
心　草乌火炮，各三钱　藿香　山楂　白芷
白附子　软石膏　羌活　薄荷　木瓜　木通
葛根　山茱萸去核　独活各四钱　香附　破
故纸炒　虎胫骨酥炙　天麻　枸杞子　川芎各
六钱　良姜二钱半　川椒二钱

上七十四味，修合一处，将药绢袋装盛，
外用蜂蜜、核桃仁、红枣去子各一斤，同小
黄米烧酒，共装入一大坛内，竹叶封固。七
日下锅煮三炷香取出，土埋二七去火毒。每
早用一小钟，久服有功，四十以上者方可用。

中风一切实热，舌强口噤、谵妄惊狂、
二便闭涩者，宜解表而通里也。宜后方。

防风通圣散　治中风一切风热，大便闭
结、小便赤涩、头面生疮、眼目赤痛，或热
生风，舌强口噤，或鼻生紫赤、风刺隐疹而
为肺风，或成风厉而世呼为大风，或肠风而
为痔漏，或肠郁而为诸热谵妄惊狂，并皆治
之，神效。

防风　川芎　当归　白芍　连翘　薄荷
麻黄各四分　石膏　桔梗　黄芩各八分　白
术　栀子　荆芥各三分　滑石二钱二分　芒硝
四分　甘草一钱

上锉一剂，生姜三片，水煎温服。其大
黄、芒硝、麻黄三味，对症旋入。自利去硝
黄，自汗去麻黄。

一饮酒中风，身热头疼如破者，加黄连、
葱白煎服立愈，慎勿用麻黄、桂枝汤解之。

一风寒于肺，咳嗽喘急，每一两加半夏、
桔梗、紫菀各二钱。

一、解利四时伤寒，内外两伤，每一两

加益元散一两、葱白十根、豆豉一合、生姜
五钱、水一大碗，煎五七沸，温服一半；以
鹅翎探之即吐，吐后更服一半，汗出立解。

一头旋胸热、鼻塞浊涕时下，每一两加
薄荷、黄连各二钱半。《内经》云：胆移热
于脑，则辛頞鼻渊，鼻渊者，浊涕下不已也。
王注曰：脑液下渗，则为浊涕，涕下不已，
如彼水泉，故曰鼻渊也。此为足太阳与阳明
脉俱盛也。

一、风热上攻，头目昏眩闷痛，痰喘咳
嗽，去麻黄、芒硝，加菊花、人参、砂仁、
寒水石。

一、耳鸣因酒过者，加柴胡、枳壳、桔
梗、青皮、南星、荆芥。

一、眼目赤肿，风热烂弦，内外瘴翳，
羞明怕日、倒睫出泪、两睑赤烂、红筋瘀血，
加菊花、细辛、羌活、独活、蒺藜、木贼、
蔓荆子、草决明、玄参、蝉退、生姜煎服。

一、小便淋闭，去麻黄加滑石、连翘煎
药汤调木香末二钱；麻黄主表，不宜里故
去之。

一、腰胁走注疼痛，加芒硝、石膏、当
归、甘草，一服各二钱，调车前子末、海金
砂末各一钱。《内经》云：腰者肾之府。

一、破伤风者，如在表则辛以散之，在
里则苦以下之兼散之，汗下之后，通利血气
祛除风邪者，每一两内加荆芥穗、大黄各二
钱，调全蝎末一钱、羌活末一钱。

一、小儿诸风抽搐、急慢惊风、大便闭
结、邪热暴甚、肠胃干涩、寝汗咬牙、目睛
上窜、睡语不安、转筋惊悸、肌肉蠕动，每
一两加大黄一钱、栀子二钱，调茯苓末二钱。

一、肌肉蠕动者，调羌活末一钱。经曰：
肌肉蠕动，命曰微风。

一、打扑伤损，肢节疼痛、腹中恶血不
下，每一两加当归、大黄各三钱半，调乳香、
没药各二钱。

一、痈疽恶疮肿毒，本方一两，倍连翘、
当归，加黄连、茯苓、黄芪、人参、木香、
白芷、金银花、牡蛎各半两，名藤黄饮子。

如疮在上，加当归用酒浸。

一、发斑热，本方一两，加黄连五钱。

一、劳汗当风，汗出为皶，郁乃痤，劳出于玄府，脂液所凝，去芒硝，倍加芍药、当归，发散玄府之风，当调其荣卫，俗云风刺。

一、生隐疹，或赤或白，麻黄、豆豉、葱白出其汗，麻黄去节，并去芒硝咸走血而内凝，故不发汗，还依前方中加四物汤、黄连解毒汤，三药合而服之，日二服，故《内经》曰：以苦发之，谓热在肌表达内也。一气逆者，调木香末一钱服。一痢后鹤膝风良验。

中三十六种风症者，宜专攻也。俱宜后方。

愈风丹 治三十六种风。

苍术酒浸 香白芷 南川乌火炮 南草乌火炮，各四两 天麻 当归酒洗 防风 何首乌火炮 荆芥穗 麻黄去根节 石斛去损，酒洗 甘草各一两 南芎五钱

上为细末，炼蜜为丸，如弹子大。每服一丸，临卧茶清下。勿见风，忌猪肉、雀肉三日。急闷风，茶清下；产后咳嗽肺风，红花汤下；遍身筋骨疼痛，乳香汤下；腰疼耳聋肾气风，荆芥汤下；眉毛脱落大风，天麻汤下；口发狂言气心风，朱砂汤下；十指断裂，盐汤下；饮食无味，皂角汤下；遍身疥癣肺风，茶下；口眼㖞斜，茶汤下；迎风冷泪，米泔汤下；手足皮肿，天麻汤下；大肠下血，烧独蒜汤下；心胸闷、胸膈噎塞，姜汤下；发狂吐沫，荆芥汤下；妇人黄肿，当归汤下；五般色淋，盐汤下；鼻生赤点，葱汤下；手足热困，苏木汤下；发鬓脱落，盐汤下；小儿脐风撮口，朱砂汤下；耳作蝉声，川椒汤下；口吐酸水，茴香汤下；膀胱疼痛，艾醋汤下；起坐艰难，地黄汤下；偏正头痛，茶汤下；眼跳热痒，米汤下；小儿急慢惊风，金煎汤下；手足麻痹，石榴皮汤下；小儿吐虫，皂角汤下；妇人赤白带下，甘草汤下。

补遗方

秘传药酒方 治瘫痪腿疼、手足麻痒不能移动者。

当归 白芍炒 生地黄 牛膝 秦艽 木瓜 黄柏盐炒 杜仲姜炒 防风 陈皮各一两 南芎 羌活 独活各八钱 白芷七钱 槟榔五钱 肉桂 甘草节蜜炙，各三钱 油松节五钱 久痛加虎胫骨酥炙八钱、苍术一两炒。

上锉入绢袋内，入南酒或无灰酒，重汤煮一炷香为度。早晚随量饮之，不忌诸物。

绒花散 大梁李沧溪传。治左瘫右痪。

鳖甲醋炙九次 鹿茸 乳香 没药 绒花树皮即夜合花根

上五味各为细末，各二钱合一处研匀，分为二服，五更黄酒送下，一服五钱，男子至重者，二服出汗；女人至重，止用一服神效。

独神丹 治瘫痪疼痛，手足挛拳。

用淮安陈曲一块，将四面削去各一指厚，用中心的打碎，砂锅内炒去湿气，为细末，用福建黑糖等分，入石臼内捣匀，再用生姜汁熬熟，旋添入内，捣如泥丸，作弹子大，收贮磁器内，每服细嚼。病在上者，晚上用黄酒下；病在下者，五更用牛膝煎酒送下一丸；如全身有病，早晚引送下，克日奏效。

秘方 治瘫痪如神。

熟牛骨内髓一碗，炼熟蜜一斤，二味滤过，入炒面一斤、炒干姜末三两。四味搅匀，丸如弹子大，一日服三四丸，细嚼酒下，大效。

神仙外应膏 治左瘫右痪，筋骨疼痛，手足拘挛。

川乌一斤为细末，用隔年陈醋入砂锅内慢火熬如酱色，敷患处。如病有一年，敷后一日发痒；如病二年，二日发痒。痒时令人将手拍痒处，以不痒为度。先用升麻、皮硝、生姜煎水洗患处，然后敷药，不可见风。

类中风证

类中风者，则常有之。有中寒、中暑、中湿、中火、中气、食厥、劳伤、房劳、痰厥、血晕、中恶卒死等症，皆类中风者甚多，

各有治法，不可作风治。如用风药，误之甚矣。

中于寒者，谓冬月卒中寒气，昏冒口噤、肢挛恶寒，脉浮紧也。宜后方。

其症或口吐涎沫，重则四肢僵直，先用热酒、姜汁各半盏灌之，稍醒后，随用附子理中汤。若不急治，舌短囊缩而死矣。

附子理中汤　治中寒厥倒。

大附子炮去脐　干姜　吴茱萸炮　官桂　人参　当归　陈皮　厚朴姜炒　白术去芦　甘草炙

上锉，生姜、枣子，水煎热服。

中于暑，谓夏月卒暴炎暑，昏冒痿厥，吐泻喘满也。宜后方。

十味香薷饮　方见中暑。

中于湿者，丹溪所谓东南之人多由湿土生痰，痰生热，热生风。

清燥汤　方见痿躄，依本方加竹沥、姜汁。

中于火者，河间所谓肝木之风内中，六经之邪外侵，良由五志过极，火盛水衰，热气怫郁，昏冒而卒仆也。宜后方。用六味地黄丸、四君子汤、独参汤之类，内有恚怒伤肝、火动上炎者，用小柴胡汤之类。

六味地黄丸、四君子汤　俱见补益。

中于气者，由七情过极，气厥昏冒，或牙关紧急也。宜后方。

中气症，因与人相争，暴怒气逆而晕倒者，此名中气。气脉多沉，风脉多浮；风中身温有痰涎，气中身冷无痰涎。先用姜汤灌，救苏后，即用木香顺气散，或藿香正气散。

木香顺气散　治中气晕倒。

木香另研　砂仁各五分　乌药　香附　青皮去穰　陈皮　半夏姜炒　厚朴姜炒　枳壳麸炒，各一钱　官桂　干姜　甘草各三分

上锉一剂，生姜三片水煎，木香调服。气不转加苏子、沉香。

藿香正气散　治中风调理平和之剂。方见霍乱。

食厥者，过于饮食，胃气自伤，不能运化，故昏冒也。宜后方。先用姜盐汤多灌，探吐之后，服六君子汤。凡中卒倒、口噤不能言、目不识人、四肢不举等症，多者饮食过度，变为异常，必须审问明白。若果因饮食之后，或着气恼，另煎盐汤灌之，探吐之即愈。

六君子汤

人参七分　白术去芦　白茯苓去皮　陈皮　半夏姜汁制，各一钱　香附一钱二分　木香　砂仁各五分　甘草三分

上锉，生姜三片、枣二枚，水煎温服。

劳伤者，过于劳役，耗损元气，脾胃虚衰，不任风寒，故昏冒也。宜后方。

补中益气汤　治气虚卒倒。方见内伤。

房劳者，因肾虚精耗，气不归元，故昏冒也。宜后方。

六味地黄丸　方见补益。

痰厥者，皆因内虚受寒，痰气阻塞，手足厥冷麻痹，眩晕欲倒，脉沉细也。宜后方。

加味二陈汤：治痰厥晕倒。

陈皮　半夏姜制　白茯苓去皮　当归　枳实麸炒　桔梗去芦　杏仁去皮尖，各一钱　良姜　砂仁各七分　木香　官桂　甘草各三分

上锉一剂，生姜煎服。气逆加苏子；元气虚弱去枳实。

血晕者，皆因平日去血过多，虚而成血晕，脉微涩也。宜后方。

加味四物汤　治血虚眩晕卒倒，不可艾灸，惊哭叫动，动则乘虚而死。

当归　川芎　白芍炒　生地黄　熟地黄　黄芪蜜炙　人参　白术去芦　陈皮　白茯苓去皮　荆芥　甘草炙，各等分

上锉，枣二枚、乌梅一个，水煎服。饱闷加香附、砂仁，去黄芪、白术。

卒中暴厥者，卒然不省人事也。其症因犯不正之气，忽然手足厥冷、肌肤粟起、头面青黑、精神不守、错言妄语、牙紧口噤、昏不知人、头旋晕倒，此中恶卒厥，客忤飞尸，鬼击吊死开丧入庙登塚，多有此病也。宜艾灸脐中百壮，以皂角末搐鼻，或半夏末

亦可，或研韭汁灌耳中即活，或以苏合香丸灌之，俟稍醒用调气散合平胃散服之，或藿香正气散亦可。

调气散

白豆蔻　丁香　檀香　木香各二钱　藿香　甘草炙，各八钱　砂仁四钱

上为末，每服二钱，入盐少许，沸汤点服。

苏合香丸

治男妇中风中气，牙关紧闭、口眼㖞斜、不省人事并传尸，骨蒸劳瘵，卒暴心疼，鬼魅瘴疟，小儿急慢惊搐，妇人产后中风，赤白痢疾，一切气暴之症，最能顺气化痰。

沉香　木香　丁香　白檀香　安息香酒熬膏　麝香　香附米　白术　诃子肉　荜拨　朱砂　犀角镑各一两　乳香　片脑　苏合香油入息香膏内，各五钱

上将各味咀成片，为细末，入脑、麝、安息香、苏合香油同药搅匀，炼蜜为丸，每丸重一钱，用蜡包裹。每用大人一丸，小儿半丸，去蜡皮，以生姜自然汁化开擦牙关，另煎姜汤少许，调药灌下神效。

预防中风

凡人初觉大指、次指麻木不仁，或手足少力、肌肉微掣，三年内有中风之疾，宜先服愈风汤、天麻丸各一料，此治未病之先也。又云：于未病之先，服竹沥枳术丸，可预去之。若与搜风顺气丸间服，何中风之有？

愈风汤

初觉风动，服此不致倒仆，此乃治未病之圣药也。又治中风症内邪已除，外邪已尽当服此药，以导诸经。久服大风尽去，纵有微邪，只从此药加减治之。然治病之法，不可失于通塞。或一气之微汗，或一旬之通利，如此乃常治之法也。久则清浊自分，荣卫自和矣。

黄芪蜜炙　人参去芦　当归酒洗　白芍酒炒　生地黄　枸杞子　杜仲姜酒炒　秦艽　肉桂　苍术米泔洗　羌活　独活　防风　薄荷　菊花　细辛　麻黄　蔓荆子　白芷　地骨皮　知母　石膏　柴胡　黄芩　枳壳麸炒　甘草

上锉，每服一两，生姜三片，水煎空心服。渣再煎，临卧服。一方加熟地黄、半夏、厚朴、前胡、防己、茯苓，疗肾肝虚筋骨弱、语言謇涩、精神昏愦。此药安心养神，调理阴阳，使无偏胜，治中风内外无邪。服此药以行中道，及治风湿内弱、风热体重，或瘦而肢体偏枯，或肥而半身不遂。

天麻丸

治风因热而生，热胜则风动，宜以静以胜其躁，是养血也。此药能行荣卫、壮筋骨，方治足三阴亏损，风邪折伤致肢体麻木、手足不随等症，去附子，加肉桂、熟地黄，名愈风丹。

天麻　牛膝去芦，酒洗　萆薢　玄参各一两半　杜仲姜炒，一两七钱　大附子去皮脐，五钱　羌活三两半　当归酒洗，一两半　生地黄酒洗，四两　去肾间风，加独活一两半。

上为末，炼蜜为丸，如梧桐子大。每服七八十丸，空心酒下，白汤亦可，良久则食。

竹沥枳术丸

化痰清火、顺气除湿、祛晕眩、疗麻木、养血、健脾胃。

白术去芦，土炒　苍术泔制盐水炒，各二两　枳实麸炒　陈皮去白　白茯苓去皮　半夏白矾、皂角、生姜水煮干　南星制同上　黄连姜炒　条芩酒炒　当归酒洗　山楂去核　白芥子炒　白芍酒炒，各二两　人参五钱　木香一钱

上为细末，以神曲六两、姜汁一盏、竹沥一碗，煮糊为丸，如梧桐子大。每服百丸，食远淡姜汤送下。

搜风顺气丸

治肠胃积热，以致膈间痞闷、大便结燥、小便赤涩、肠风痔漏、腰膝酸疼、肢节顽麻、手足瘫痪、行步艰辛、语言謇涩，三十六种风，七十二般气，无不效验。

大黄五两，酒蒸九次、要黑　火麻仁微炒，去壳　郁李仁去壳，泡去皮，各二两　菟丝子酒煮，二两　干山药二两　牛膝去芦，酒洗，二两　枳壳麸炒，一两　槟榔二两　车前子炒，二两半　山茱萸酒蒸，去核，二两

上为末，炼蜜为丸，如梧桐子大。每服三十丸，茶酒任下，百无所忌，早晚各一服。

余屡试前方有效者，有不效者。不效者，多是脾肺之虚，肾气之弱，唯宜补中益气汤、六味地黄丸兼进之，可免中风之患矣。方见补益。

大司寇三川刘公患卒倒，不省人事、口眼相引、手足战掉。一医作风治，一医作痰火治，俱罔效。余诊六脉沉数，气口紧盛，此非风非痰火，乃气夹食也。其家人始悟曰：适正食之际，被恼怒所触，遂致如此。用行气香苏散加木香、青皮、山楂，一服即瘥。

桑环川、刘前溪，素皆与余善，年俱近五旬，而桑多欲、刘嗜酒，其脉左右俱微，人迎盛，右脉滑大，时常手足酸麻、肌肉蠕动，此气血虚而风痰盛也。余谓三年内，俱有瘫痪之患，二君宜谨慎，因劝其服药以免后患。桑然其言，每年制搜风顺气丸、延龄固本丹各一料，后果无恙。其刘不听，愈纵饮无忌，未及三年，果中风卒倒，瘫痪言涩，求治于予曰：悔不听君言，致有今日，愿君竭力救我残喘则再造之恩也。予以养荣汤加减，并健步虎潜丸，二药兼服一年余始愈。

刘大尹素有疾，两臂顽麻、两目流泪，服搜风化痰药痰愈甚，臂反痛不能伸，手指俱挛。余曰：麻属气虚，误服前药，肝火炽盛，肝血干涸，筋无所养，虚而挛耳。当补脾肺滋肾水则风自去、热自退、痰自清，遂用六味丸、补中益气汤，不三月而痊。方见补益。

伤　寒 附伤风

脉：脉阳浮而阴弱，谓之伤风。邪在六经俱弦加之。阳浮，卫中风也；阴弱，荣气弱也。风伤阳，故浮虚也。脉浮紧而无汗，谓之伤寒。寒伤荣，荣实则卫盈。阳浮紧，邪在上焦，主欲吐也。脉浮、头项痛、腰脊强，病在太阳。脉长、身热、鼻干、目疼、不得卧，病在阳明。脉弦、胸胁痛、耳聋、

往来寒热，病在少阳。脉沉细、咽干、腹满自利，病在太阴。脉微缓、口燥舌干而渴，病在少阴。脉沉涩、烦满囊缩，病在厥阴。

左手脉来紧盛，即是伤寒，右手脉平和。右手脉来紧盛，即是饮食内伤，左手脉平和。左右手脉俱紧盛，即是夹食伤寒，此为内伤外感。右手脉来空虚，左手脉来紧盛，即是劳力伤寒，亦为内伤外感。左右手脉来沉细或伏，面色青，手足冷，小腹绞痛，甚则吐利，舌卷囊缩，即是夹阴中寒，此是真阴症。

脉来浮紧有力，为寒邪在表，治宜发散；脉来沉实有力，为阴邪伏阳，治宜攻下；脉来沉细无力，此纯阴也，宜退阴助阳；脉来沉数有力，为热相传里，宜清解邪热。

伤寒审证口诀：

口苦者，是胆热也；口甜者，是脾热也；口燥咽干者，是肾热也；舌干口燥者，是胃热也。手心热者，邪在里也；手背热者，邪在表也。手足温者，阳证也；手足冷者，阴证也。鼻流浊涕者，属风热也；鼻流清涕者，属肺寒也。唇口俱肿赤者，是热极也；唇口俱青黑者，是寒极也。凡开目喜见人者，属阳也；闭目不欲见人者，属阴也。多睡者，阳虚阴盛也；无睡者，阴虚阳盛也。喜明者属阳，元气实也；喜暗者属阴，元气虚也。睡向壁者属阴，元气虚也；睡向外者属阳，元气实也。舌青紫者，是阴寒也；舌赤紫者，是阳毒也。谵语者，口出无伦，邪气胜也；郑声者，语不接续，精气脱也；狂言者，无稽妄谈，邪热气胜也；独语者，无人则言，是邪入里也。目直视者，圆正而不转动也。怕木声走响者，胃虚不可下也。瘛者，筋脉急而缩也；疭者，筋脉缓而伸也。

伤寒治法：

正伤寒者，大汗之，大下之。感冒暴寒者，微汗之，微下之。劳力感寒者，温散之。温热病者，微解之，大下之。阴证似阳者，温之。阳证似阴者，下之。阳毒者，分轻重下之。阴毒者，分缓急温之。阳狂者下之。阴厥者温之。湿热发黄者，利之、下之。血

症发黄者，清之、下之。发斑者，清之、下之。谵语者，下之、清之。痞满者，消之、泻之。结胸者，解之、下之。太阳症似少阴者，温之。少阴症似太阳者，汗之。衄血者，解之、止之。发喘者，汗之、下之。咳嗽者，清之、解之。在表者，汗之、散之；在里者，利之、下之。在上者，因而越之。陷下者，升而举之。从乎中者，和解之。直中阴经者，温补之。解表不开，不可攻里，日数虽多，但见表症脉浮，尚宜汗之。里症具者，不可攻表，日数虽少，但见里症脉沉实，尤宜下之。若同而异者明之，似是而非者辨之。

伤寒总论：

夫寒者，天地杀厉之气也，秋之寒露、冬之霜雪，皆寒邪也。是以辛苦之人，起居不由乎节，饮食不顺乎时，感其雾露之气，则其邪浅；感其霜雪之气，则其邪深。感而即病，名曰伤寒。不即病者，寒邪藏于肌肉之间，伏于荣卫之内，至春因温暖之气而发者，名曰温病；至夏因暑热之气而作者，名曰热病。伤寒也、温病也、热病也，一理而已。若乃疫疠之疾，稍有不同者，盖因春应温而反凉，夏应热而反冷，秋应凉而反热，冬应寒而反温，四时不正之气也。感其春夏不正之气，则为温疫；感其秋冬不正之邪，则为寒疫。然其经络传变、表里受症与伤寒同也。俗云：时气病尔。经总论之曰伤寒所以为人之大病者，害人最速也。轩岐以下，得其治法之秘者，唯张长沙一人而已。厥后刘河间不蹈其麻黄桂枝发表之药，自制双解散，辛凉之剂非不同也，时有异也，彼一时也。奈五运六气有所更，世态居民有所变，天以常静，人以常动，动则属阳，静则属阴。清平之世，同水化也，虽有辛热之药，不生他症。扰攘之世，同火化也，若用辛热之药，则发黄生斑，变坏之病作矣。盖人内火既动，外火又侵，所以辛热发汗不如辛温，辛温发汗不如辛凉之药发汗，一剂而立雪。以辛热之药发汗，轻者必危，重者必死，可不谨哉？

四时感冒风寒者，宜表解也。

十神汤 治感冒风寒，发热恶寒、头疼身痛、咳嗽喘急，或欲成疹。此药不问阴阳两感风寒及四时不正瘟疫妄行，并宜服之。

川芎 白芷 麻黄 紫苏 陈皮 香附 赤芍 升麻 干葛 甘草

上锉剂，每服一两，生姜三片煎服。欲汗以被盖之；如发热头痛加细辛、石膏、葱白；胸膈膨闷加枳壳、桔梗；心腹胀满加枳实、半夏；潮热加黄芩、麦门冬；咳嗽喘急加桑白皮、桔梗、半夏；大便闭加大黄、芒硝；呕吐加藿香、半夏；泄泻加白术、茯苓；疟疾加草果、槟榔；痢疾加枳壳、黄连；腹痛加白芍。

人参败毒散 治伤寒头痛、壮热恶风及风疾、咳嗽鼻塞声重，四时瘟疫热毒，头面肿痛，痢疾发热，诸般疮毒，小儿惊风。

柴胡 桔梗去芦 羌活 独活 茯苓 川芎 前胡 枳壳去穰 人参去芦 甘草各等分 薄荷减半

上锉剂，每一两，生姜煎服。

一伤寒头疼、身痛、项强、壮热恶寒、口干心中蕴热加黄芩。伤寒汗后不解，亦宜服此。一伤风鼻塞声重、咳嗽吐痰加半夏、杏仁。一四时瘟疫流行众人，一般病者加葛根。一切火热之症加连翘、栀子、枯芩、玄参、黄连、防风、贝母、天花粉、酒大黄、玄明粉。一酒毒发热不渴加葛根、黄连。一疟疾，不问先寒后热、先热后寒、头疼身痛加苍术、葛根、草果、槟榔。一痢疾不问赤白，发热不退及时行疫痢，加黄连、陈仓米；噤口加石莲肉、仓米；痢后手足痛加木瓜、槟榔。一头目眩晕，属风热者加天麻、半夏。一眼目肿痛，因风寒所感者加防风、荆芥、归尾、赤芍，去参、芩。一脚气流注，脚踝上㷋热赤肿、寒热如疟、自汗恶风加苍术、酒大黄；皮肤瘙痒加蝉退。一两膝赤肿、强急作痛而热，两总筋拘急，此血热也加赤芍、大黄，或利气下之。一痛风，痛有常处、赤肿灼热，或浑身壮热，此欲成风毒，依本方。一肠风下血必在粪前，是名近血加黄连；又治酒毒下血，加黄连用巴豆同炒，去豆不用。一妇人吹乳，乳痈便毒、憎寒壮热，或头痛者加金银花、僵蚕、贝母、天花粉、青皮、白芷、当归尾。一小儿急慢惊风，初起发热、手足发搐、上窜天吊加天麻、全蝎、僵蚕、白附子、地骨皮。一小儿痘疹初起，发热头疼疑似之间，即服此发散，加天麻、地骨皮、防风、荆芥，去参、芩。一痈疽疔疮发背乳痈，一切无毒肿毒，发热头痛，状似伤寒加金银花、连翘、防风、荆芥。

升麻葛根汤 治伤寒头痛时疫，憎寒壮热、肢体痛、发热恶寒、鼻干不得眠；兼治寒暄不时，人多病疫，乍暖脱衣及疮疹已发未发疑似之间宜用。

升麻三钱 葛根三钱 白芍药二钱 甘草二钱

上锉一剂，生姜三片，水煎服。头痛加葱白三根，同煎热服；咳嗽加桑白皮；上膈热加黄芩、薄荷；无汗加麻黄；咽痛加桔梗、甘草；发黄、丹毒加玄参。

伤寒头项痛、腰脊强、热者，太阳证也。无汗恶寒，此伤寒在表，脉来浮紧有力，春、夏、秋用九味羌活汤，冬月用麻黄汤。

九味羌活汤 治春夏秋非时感冒，暴寒头痛、发热无汗、脊强脉浮紧，此是太阳膀胱经受邪，宜此发散。

羌活二钱 防风一钱半 苍术米泔浸，一钱 川芎一钱半 细辛三分 白芷 生地黄 黄芩各一钱 甘草三分

上锉，生姜三片、葱白三根，水煎热服。如汗不出，用紫苏叶煎汤，以器盛放被内，于脚腕下熏之，用生姜渣绵裹，周身擦之，其汗自出。

麻黄汤 治冬月正伤寒，头疼发热恶寒、脊强、脉浮紧、无汗，为表证。此足太阳膀胱经受邪，当发汗。

麻黄 桂枝 川芎 杏仁 白芷 防风 羌活 升麻 甘草

上锉生姜三片、葱白三根、豆豉一撮，水煎热服，以被盖出汗。

有汗恶风，此伤寒在表，脉来浮缓无力，春、夏、秋宜加减冲和汤，冬月宜桂枝汤。

加减冲和汤 治春夏秋感冒，非时暴寒，亦有头痛恶寒身热、脉浮缓、自汗，宜实表。

羌活 白术 川芎 白芷 黄芪 细辛 生地黄 防风 黄芩 甘草

上锉生姜三片、葱白三根，水煎温服。

桂枝汤 治冬月正伤寒头痛发热、恶风脊强、脉浮缓、自汗，为表症。此足太阳膀胱经受邪，当实表散邪；无汗者不可服。

桂枝 芍药 防风 羌活 川芎 白术 甘草

上锉生姜三片、大枣一枚，水煎温服。

伤寒眼眶痛、鼻干不得眠者，阳明症也。若发热无汗，宜柴胡解肌汤；若渴而有汗不解，或经汗过不解，宜白虎汤。

柴胡解肌汤 治足阳明胃经受症，目痛鼻干不得眠、眼眶痛、脉来微洪，宜解肌，属阳明经病。其正阳明腑病，别有治法。

柴胡 黄芩 干葛 芍药 羌活 白芷 桔梗 石膏 甘草。

上锉，生姜三片、枣一枚，水煎温服。本经无汗恶寒，去黄芩加麻黄。

白虎汤 治阳明经汗后脉洪大而渴，或身热有汗不解。

石膏五钱 知母二钱 粳米一勺 甘草七分 人参一钱 五味子十粒 麦门冬去心 栀子各一钱

上锉一剂，水煎温服。如口燥烦渴，或发赤斑，加元参，名化斑汤。秋感热之疫疠，或阳明下后，大便不固、热不退者，或湿温症热不退而大便溏者，依本方加苍术。若伤寒汗下后，自汗虚热不退加苍术、人参，一服通神。无汗脉浮表未解而阴气盛，虽渴不可用白虎汤；里有热者方可用。

伤寒耳聋胸胁痛，发寒热，呕而口苦者，少阳症也，此在半表半里，宜和解，宜小柴胡汤。

小柴胡汤 治伤寒三四日，脉息弦急而数，病传少阳经也。其症头疼发热、胁痛、

耳聋、呕吐、口苦、寒热往来。

柴胡二钱　黄芩一钱半　半夏七分　人参七分　甘草五分　加山栀、牡丹皮，名加味小柴胡汤。

上锉一剂，生姜三片、枣二枚，水煎服。心中饱闷加桔梗、枳壳；心中痞满加黄连、枳实；渴加知母、石膏；内热甚，错语心烦不得眠，合解毒汤之类。上治肝胆经风热，或寒热往来，或晡热潮热，或怒火口苦、耳聋、咳嗽、泻痢腹作痛诸症。

伤寒腹满而痛、咽干而渴、手足温暖，太阴症也。

桂枝大黄汤　治足太阴脾经受症，腹满而痛、咽干而渴、手足温、脉来沉而有力，皆因邪热从阳经传入阴经也。

桂枝　芍药　大黄　柴胡　枳实　甘草

上锉，生姜三片、枣一枚，水煎。临服时入槟榔磨水三匙，同热服。

伤寒身不恶寒反恶热者，表未除里又急也。

大柴胡汤　治伤寒内实大便难，不恶寒反恶热。

柴胡四钱　黄芩　芍药各二钱半　半夏一钱　大黄二钱　枳壳一钱半

上锉一剂，生姜三片、枣二枚，水煎温服。以利为度，未利再服。

伤寒潮热、发狂言而燥渴者，大便实，热传里也。

六一顺气汤　治伤寒传里，大便结实、口燥咽干、怕热揭衣、谵语狂妄、扬手掷足、斑黄阳厥、潮热自汗、胸膈满硬、绕脐疼痛等症。

柴胡　黄芩　芍药　枳实　厚朴　大黄芒硝　甘草

上锉剂，先将水二钟煎滚三沸后入药，煎至一碗，临服入铁锈水三匙同调服。

蜜煎导法　治自汗大便闭结不通甚。便于老人，并日久不能服药者，又恐服硝黄变为别症。又有粪入直肠者，以此最便益也。

炼蜜如饴，乘热捻如指大，长三寸，两头如锐，纳入谷道中，良久，下结粪。加皂角末少许尤妙。如无蜜，以香油灌入谷道中亦妙。

猪胆汁导法　治阳明自汗、小便利、大便结硬不可攻者。

猪胆一枚，和醋少许，以竹管套入谷道中一时许即通。盖酸苦益阴以润燥也。

伤寒阳毒斑黄者，狂叫欲走也。其症表里俱实、内外皆热、脉数有力而无汗，三黄石膏汤通解表里也。

三黄石膏汤　治阳毒发斑黄，身如涂朱，眼赤如火，狂叫欲走，六脉洪大，燥热欲死，鼻干面赤，过经不解，已成坏症；表里皆热，欲发其汗，热病不退，又复下之，大便遂频，小便不利；亦有错治瘟症而成此症者；又有汗后三焦生热，脉洪，谵语不休，昼夜喘急，鼻加时衄，狂叫欲走。

黄连　黄芩　黄柏　栀子　麻黄　石膏豆豉

上锉剂，生姜三片、细茶一撮，水煎温服。

伤寒血热发黄者，里实表虚也。

消斑青黛饮　治热传里，里实表虚，血热不散，热气乘虚出于皮肤而为斑也。轻如疹子，重则如锦纹，重甚则斑烂皮肤。或本属阳，误投热药，或当汗不汗，当下不下，或汗未解，皆能致此。不可发汗，重令开泄，更加斑烂也。其或大便自利，怫郁短气，燥粪不通，黑斑主不治。汗下不解，足冷耳聋，烦闷咳逆，便是斑疹之候也。

柴胡　玄参　黄连　知母　石膏　青黛生地黄　山栀　犀角　人参　甘草

上锉剂，生姜一片，枣一枚，水煎。临服入醋一匙同服。

伤寒汗、吐、下后，烦躁口渴，阳厥极深者，表里大热也。

黄连解毒汤　治伤寒大热不止，烦躁干呕，口渴喘满，阳厥极深，蓄热内甚及汗、吐、下后，寒凉不能退其热者。

黄芩　黄连　黄柏　栀子各二钱　柴胡

连翘各二钱

上锉一剂，水煎温服。

凉膈散 治伤寒三四日以里，用发表之药，无汗者或已汗而不解者，依本方加石膏、知母，以解表里之药最为稳当。方见火门。

伤寒小便利，大便黑，漱水不咽、口燥者，下焦瘀血也。

桃仁承气汤 治热邪传里，热蓄膀胱，其人如狂，小便自利、大便黑、小腹满痛、身面目黄、谵语燥渴，为蓄血症。脉沉有力，宜此下尽黑物则愈。未服前血自下者，不必服，为欲愈。

桃仁十个，去皮尖，研 桂枝一钱 大黄三钱 芒硝一钱 甘草一钱

上锉一剂，生姜三片，水煎去滓，入芒硝再煎一沸温服。血尽为度，如血未尽再服。

伤寒结胸者，热痰结也。

清火化痰汤 治热痰在胸膈间不化，咯吐不出、寒热气急、满闷作痛者，名结痰。

黄连 黄芩 栀子 瓜蒌仁 贝母 桔梗 桑白皮 甘草 木香另研 杏仁

上锉，生姜三片，水煎，入竹沥、姜汁少许，磨木香同服。

解热化痰汤 治伤寒结胸，有痰、有热、有气滞，并咳嗽失声。

苏子 白芥子 枳实 黄连 桔梗 黄芩 瓜蒌仁 石膏 杏仁 乌梅 黄柏

上锉剂，生姜一片，水煎温服。

姜熨法 治伤寒胸膈不宽，一切寒结、热结、水结、食结、痞结、痰结、大小便、胸痞气结者俱治。

生姜捣烂如泥，去汁取渣，炒热绢包，渐渐揉熨心胸胁下，其满痛豁然自愈。若姜渣冷，再入姜再炒再熨。结热不用炒。

伤寒发黄者，湿热盛也。

退黄散 治伤寒发黄，身目俱黄如金色，小便如浓黄柏汁，诸药不效。

柴胡 升麻 茵陈 龙胆草 黄连 黄芩 栀子 黄柏 木通 滑石 甘草

上锉剂，灯草一团，水煎服。大便实加大黄；目睛黄倍龙胆草；虚弱加人参。外用生姜捣烂，时时于黄处擦之，其黄自退。

伤寒汗下烦热者，表里俱虚也。

竹叶石膏汤 治伤寒已经汗下，表里俱虚，津液枯竭，心烦发热，气逆欲吐，及诸烦热并宜服之。

石膏二钱 半夏二钱 麦门冬去心 人参 甘草各一钱

上锉剂，用青竹叶、生姜各五片、粳米百余粒，水煎温服。极热发狂，倍知母、石膏；热呕加姜汁。

伤寒病后不眠者，心胆虚怯也。

温胆汤 治病后虚烦不得卧及心胆虚怯，触事易惊，短气悸乏，或复自汗并治。

陈皮去白 半夏姜汁炒 茯苓去皮 枳实麸炒，各二钱半 竹茹一钱 酸枣仁炒一钱 甘草五分

上锉剂，生姜三片，水煎温服。心胆虚怯，触事易惊，加麦门冬、人参、柴胡、桔梗。

竹茹温胆汤 治伤寒日数过多，其热不退、梦寐不宁、心悸恍惚、烦躁多痰不眠者。

柴胡二钱 竹茹 桔梗 枳实麸炒，各二钱 黄连五分 人参五钱 陈皮 半夏 茯苓 香附各八分 甘草三分

上锉一剂，生姜三片、枣一枚，水煎服。

伤寒懊憹者，闷郁不舒也。其症因表症误下，正气内虚，阳邪内陷，结于其间，重则结胸也。邪在胸中宜吐，热结在胃腑宜下。凡伤寒汗、吐、下后，虚烦不眠，若剧者，必反复颠倒，心中懊憹宜此。

栀豉汤 治汗、吐、下后，心胸满闷或痛，或头微汗，虚烦不得眠，反复颠倒，心中懊憹，乃燥热怫郁于内而气不宣通也。

红栀子 淡豆豉

上水煎温服。烦躁者，懊憹不得眠也；懊憹者，郁闷不舒之貌。烦者，气也，火入于肺也；躁者，血也，火入于肾也。故用栀子以治肺烦，豆豉以治肾躁。少气虚满加甘草；呕哕加生姜、橘红；有宿食而烦躁者加

大黄；下后胀满而烦加枳实、厚朴；下后身热而烦加甘草、干姜；瘥后劳复加枳实。

伤寒百合者，百没是处也。其病又非寒又非热，欲食不食，欲行不行，欲坐不坐，服药即吐，小便赤。如见此，谓之百合病。

加味柴胡汤 治百合病。

人参 半夏 柴胡 黄芩 百合 知母 甘草

上锉剂，青竹茹一团、粳米炒食盐一撮，入姜汁少许，水煎服。

伤寒痰气紧满者，宜上吐也。

瓜蒂散 治伤寒四五日，病在胸膈，痰气紧满于上不得息者，以此吐之。

甜瓜蒂炒 赤小豆各等分

上为末，每服一钱，豆豉煎汤调服，以吐为度。

伤寒神昏不语者，越经症也。

泻心导赤饮 治伤寒心下不痛、腹中不满、大便如常、身无寒热、渐变神昏不语，或睡中独语三句，目赤神焦，将水与之则咽，不与则不思，形如醉人，医者不识，便呼为死症。若以针火灸误人者多矣，殊不知热邪传入少阴心经也。因火上而逼肺，所以神昏，故名越经症。

栀子 黄芩 麦门冬 滑石 人参 犀角 知母 茯苓 黄连姜汁炒 甘草

上锉一剂，生姜一片、枣二枚、灯心二十根，水煎。临服入新生地黄汁二匙同服。

伤寒阳症似阴者，是火极似水也。自热以至温，由温乃至厥，是传经之邪。轻则宜四逆散合小柴胡汤；如渴，用白虎汤合解毒汤；重则宜六一顺气汤。

四逆散 柴胡 芍药 枳实 甘草

上锉剂，生姜一片，水煎服。

伤寒阴症似阳者，水极似火也。自得病手足便逆冷而不温者。

四逆汤方见中寒。依本方加参、附。

伤寒狐惑者，唇口生疮声哑也。其症四肢沉重，恶闻食气，默默欲卧，目闭舌白，面目间黑色变异无常。蚀下部为狐，而唇下

有疮，其咽干；虫蚀其脏为惑，上唇有疮声哑。治慝二者并用。

黄连犀角汤

黄连 犀角 乌梅 木香 桃仁

上锉，水煎服。

伤寒吐蛔者，手足冷，胃空虚也。宜安蛔汤。

安蛔汤

人参七分 白术 茯苓各一钱 干姜炒黑，五分 乌梅二个 花椒去目，三分

上锉剂，水煎服。治蛔不可用甘草甜物，盖蛔得甘则动于上，得酸则静，见苦则安，得辛辣则头伏于下。如合丸，用乌梅浸烂蒸熟，捣如泥，入前药再捣如泥。每服十丸，米汤吞下。伤寒吐蛔，虽有大热，忌用凉药，犯之必死，先当用温剂以定蛔，后用凉剂以退热，小柴胡汤之类。

伤寒汗下后，昏闷不省人事者，元气大虚也。

夺命独参汤 治伤寒汗后，终日昏闷不省人事、发热发躁似有狂言，一切危急之症宜此。服后，额上鼻尖有微汗，是其应也。

楝参去芦，一两

上锉作一剂，水煎，不拘时服。渣再煎服。

病后劳复者，宜养血气也。

益气养神汤 治伤寒新瘥，方起劳动应事，或多言劳神而微复动热者曰劳复，宜服此。

人参 当归 白芍酒炒 麦门冬去心 知母去毛 栀子炒，各一钱 白茯神去皮 前胡各七分 陈皮五分 升麻 生甘草各三分

上锉剂，枣一枚，水煎，食远温服。

伤寒瘥后，交接复发欲死，眼不开，不能言语及热病新瘥早起及多食复发。山栀三十枚，锉碎，水煎服。

劳力感寒者，内伤外感也。其症头疼身热、恶寒微渴、溅然汗出、身痛、腰腿酸痛、沉困无力、脉空浮无力，名曰劳力感寒，不可误作正伤寒，大发其汗。故经云：劳者温

之，温能除大热，正此之谓也。宜加味益气汤；若有下症者，大柴胡汤下之。

加味益气汤 治体怯弱兼之劳，而染感冒伤寒，头痛发热者。

黄芪 人参各一钱 白术 陈皮 当归各七分 柴胡一钱 升麻三分 黄柏酒炒，七分 羌活一钱半 防风 甘草各五分

上锉一剂，生姜三片，水煎热服。冬月加细辛三分；如热甚，脉滞有力加黄芩酒炒三分。

伤寒产后禁忌歌：

新瘥须当自保持，勿将酒肉口中肥。

清宵静睡无思想，用意烦劳最忌之。

节食寡言须晏起，寒暄冬暖减添衣。

勿忌房室阴阳易，悔误难追已噬脐。

补遗秘方：

神仙救苦丸 专治四时伤寒，不论日期远近、阴阳表里、内外虚实、半表半里、男女老幼，并皆治之。

麻黄去节，研细，热水浸取汁 甘草炙，去皮，温水浸，取汁，以上各四两 赤芍洗去土，温水浸，取汁，四两 朱砂一两五钱，红大颗者研细，水飞过 雄黄去夹石，红朗大颗者研细，水飞过，一两五钱 升麻微炒，研细，温水浸取汁 人参去芦研碎，温水浸取汁 当归用身，研细，水浸取汁 柴胡研碎，温水浸取汁。以上各一两 春夏用石膏研细，水淘净 枳实研碎，温水浸取汁，此二味另放一处，临合时入众药内。各五钱 秋冬用桂枝研细，温水浸取汁 细辛研细，温水浸取汁，此二药另收一处，临合入众药，各五钱

上为细末，依前法修制，各阴干择庚申日共成一处，用温水搅匀，以细绢滤过三遍，将汁盛于磁罐内，上以绵纸固之，置之不近湿、不通风处，仍阴干取下细末，择甲子停分两处，一半入春夏药，一半入秋冬药，醋糊为丸如黍米大，每服一丸。好鲜明雄黄五分于碗内研细，入井花凉水研同药送下。水洗雄黄，务要吃尽，焚香三寸，自然汗出立愈。如伤寒汗后变为杂症者，应服二丸；内外兼表，仍出汗自愈；若干霍乱等疾，即当

内解，有起死回生之功，不能尽述。

阴阳散 治伤寒三五日，或近期或初觉，无汗，服此。

麻黄一两六钱 绿豆粉二钱 川芎 白芷 石膏 甘草 苏叶各一钱

上为细末，每服一钱，凉水调服。吃水二三次，待汗出来方止水。盖被出汗足，以身凉为度。二三日勿出门见风，食淡饭。

伤寒昏迷不省人事，皂角末捻纸烧烟入鼻，有嚏可治，无则不治，肺气上绝也。可治者，随用皂角、半夏、生白矾共一钱五分为末，入姜汁调服。探吐，痰去苏醒，效。

一人伤寒头疼，发热憎寒、身痛发渴、谵语，日久不出汗。余以大梨一个、生姜一块，同捣取汁，入童便一碗，重汤煮热服之，汗出如水即愈。

太守云亭刘公患伤寒，发热面红唇赤、面壁蜷身而卧，诸医以小柴胡汤、解毒汤之类，数剂弗效。余诊六脉浮大无力，此命门无火也。以人参、附子、沉香，一服立愈，三服全安。

一老妪，年七旬，患伤寒初起，头疼身痛，发热憎寒，诸医以药发散，数剂弗效。淹延旬日，渐而饮食不下，昏沉不省，口不能言，眼不能开，咽喉有微气，似欲绝之意，诸医潜退。一家徬徨，召余察之，元气耗绝，即以人参五钱煎汤，徐徐灌之。须臾稍省，欲饮水，又煎渣服之，顿愈。又逾十年而卒。夫人参回元气于无何有之乡，果有起死回生之效，信哉不诬。

中 寒

脉：中寒紧涩，阴阳俱盛，法当无汗，有汗伤命。中寒者，寒邪直中三阴经也。此伤寒尤甚，若不急治，死在旦夕。

回阳救急汤 治伤寒初起，无头痛、无身热，便就怕寒，四肢厥冷，或过于肘膝，或腹痛吐泻，或口吐白沫，或流冷涎，或战慄、面如刀刮、引衣蜷卧、不渴，脉来沉迟

无力，即是寒中阴经真寒症。不从阳经传来。

人参去芦　白术去芦　茯苓去皮　陈皮
半夏姜汁制　干姜　肉桂　大附子煨去皮脐
五味子　甘草炙

呕吐涎沫，或小腹痛加盐炒茱萸；无脉
加猪胆汁一匙；泄泻不止加黄芪、升麻；呕
吐不止加生姜汁。

上锉剂，生姜煎服。仓卒无药不便，可
用葱熨法，或艾灸关元、气海二三十壮，使
热气通其内，逼邪出于外，以复阳气。稍待
苏醒，灌入姜汁，煎服回阳汤。

寒中太阴者，则中脘疼痛也。

理中汤　治即病太阴，自利不渴、寒多
而呕、腹痛下利、鸭溏，蛔厥，霍乱等症。

人参　白术　干姜　甘草各二钱半

上锉一剂，水二钟煎至八分，去渣温服。
如肾气动急，去白术，加肉桂二钱；如吐多
者，去白术，加生姜三钱；如下多倍白术、
人参，添水煎；寒多者，加干姜一钱半；腹
痛满、下利、脉沉迟而微者，加炮附子二钱；
如伤冷中寒，脉弱气虚变为阴疸，本方中加
茵陈蒿二钱；如霍乱转筋，加石膏五钱火煅；
如痞满而胃寒，或霍乱吐泻不渴，胸满未成
结胸者，或厥阴饥不能食、食吐蛔者，用理
中丸。以本方药为细末，炼蜜为丸，如弹子
大。每服一丸，用白汤半盏化下。

寒中少阴者，则脐腹疼痛也。

五积散　治中寒及感冒寒邪，头疼身痛、
腰背拘急、恶寒、呕吐、腹痛，不问外感风
寒、内伤生冷，寒湿客于经络，腰背酸疼及
妇人经脉不通并治。

白芷　当归　川芎　陈皮　厚朴姜汁炒
苍术米泔浸　白芍炒　枳壳麸炒　桔梗去芦
半夏姜制，各一钱　干姜　官桂各五分　麻
黄八分　甘草三分

上锉剂，生姜三片、大枣一枚，水煎
温服。

寒中厥阴者，则小腹疼痛也。

四逆汤　治即病太阴，自利不渴及三阴
症脉微欲绝、手足厥冷。四逆名者，即四肢
厥冷也。

大附子一个，去皮脐，破八片，生用　甘草
炙，六钱　干姜五钱

上锉三剂，水煎温服，取少汗乃愈。

灸阴症法　气海穴在脐下一寸五分，丹
田在脐下二寸，关元在脐下三寸，用艾火灸
二七壮，但手足温暖、脉至知人事，无汗要
有汗，汗出即生。不暖不省者死。

蒸脐法　用麝香、半夏、皂荚各一字为
末填脐中，用生姜切薄片贴脐上，放大艾火
灸姜片上，蒸灸二七壮，灸关元、气海二七
壮。热气通于内，寒气逼于外，阴自退而阳
自复矣。

熨脐法　用葱头缚一把，切去叶留白根，
切饼二寸许，连缚四五饼，先将麝香、硫黄
二字填于脐中，放葱饼于脐上，以熨斗盛火
于葱饼上熨之。如饼烂，再换饼再熨，热气
入腹。以通阳气，如大小便不通，以利即止。

揉脐法　用吴茱萸二三合、麸皮一升、
食盐一合，拌匀热炒，以绢包之，于腹上下
热揉熨之，自然有效也。

瘟　疫

脉：瘟脉无名，随见诸经，未汗宜强，
虚缓伤生。众人病一般者，乃天行时疫也。

辟邪丹　虎头骨二两　朱砂　雄黄　雌
黄　鬼臼　芜荑　鬼箭　藜芦各一两

上为末，炼蜜为丸，如弹子大。囊盛一
丸，男左女右，系于背上。或常病者，户内
烧之，一切邪鬼不敢进。兼治妇人与鬼魅
交通。

五瘟丹　治四时瘟疫流行、伤寒发热并
诸疟热病。

黄连属火，戊癸之年为君　黄柏属水，丙辛
之年为君　黄芩属金，乙庚之年为君　甘草属土，
甲己之年为君　紫苏　香附以上各一两，以直年
药为君者倍一两

上七味皆生用，于冬至日制为末，用锦
纹大黄三两浓煎汤，去渣熬成膏，和前药为

丸，如弹子大，朱砂、雄黄末为衣，再贴金箔。每服一丸，冷水磨服，神效。

普济消毒散 治大头瘟病。

黄连二两 黄芩酒炒，二两 陈皮 玄参 生甘草 川芎 鼠黏子 白僵蚕 升麻 柴胡 葛根 薄荷 当归 大黄 人参三钱 连翘各五钱 大蓝根如无，加靛花亦可

上为细末，炼蜜为丸，每丸重二钱。每服一丸，细嚼，白熟水送下，发汗。如不及丸，用末药一钱二分，照前服。如未愈，再进一服，以汗为度，不可透风。若透风复肿，再服药，只是去皮一层方愈。忌酸、冷、羊、鸡、鱼之物并房事。

冬应寒而反暖者，春发瘟疫也，人参败毒散主之。

二圣救苦丸 治伤寒瘟疫，不论传经过经可服。

锦纹大黄四两，酒拌，蒸，晒干 牙皂二两，如猪牙者

上二味俱为末，水打稀糊为丸，绿豆大。每服五七十丸，冷绿豆汤送下，以汗为度。

人参败毒散 治四时瘟疫通用。

羌活 独活 前胡 柴胡 川芎 枳壳去穰 桔梗去芦 茯苓 人参各等分 甘草减半

上锉剂，每服一两，生姜三片、水盏半煎八分温服。或为末，沸汤点服亦可。此药治伤寒瘟疫、风温风眩、四肢疼痛、憎寒壮热、项强睛疼，不问老人小儿，皆可服。或岭南烟瘴之地，或瘟疫时行，或人多风痰，或处卑湿之地、脚气痿弱，此药不可缺也。连进三五服，以止为度。一方加薄荷少许。

春应温而反清凉者，夏发燥郁也。大柴胡汤。方见伤寒。

夏应热而反寒者，秋发寒郁也，五积散主之。方见中寒。

秋应凉而反淫雨者，冬发湿郁也，五苓散主之。方见中暑。

大头病者，湿热在高巅之上也。

牛蒡芩连汤 治积热在上，头顶肿起，或面肿，或从耳根上起，俗曰大头瘟，并治烟瘴。

黄芩酒炒，二钱半 黄连酒炒，一钱半 桔梗一钱半 连翘 牛蒡子另研 玄参各一钱 大黄 荆芥 防风 羌活各三分 石膏一钱半 甘草一钱

上锉一剂，生姜一片，水煎，食后细细呷温服。每一盏做二十次服，常令药在上，勿令饮食在后也。

内府仙方 治肿项大头病、虾蟆瘟病。

僵蚕二两 姜黄二钱半 蝉退二钱半 大黄四两

上共为细末，姜汁打糊为丸，重一钱一枚。大人服一丸，小儿半丸，蜜水调服，立愈。

又方 治大头瘟病，肿脸颈项者。

用福建靛花三钱、烧酒一钟、鸡子清一个，入内打匀吃。不时而愈，肿即消，神方也。

虾蟆瘟者，属风热也，防风通圣散。方见中风。凡入病家，须避其邪气，不受染着，亦医者之惠不可不知。以雄黄末涂鼻孔中，或香油涂鼻孔亦妙，然后入病家行动从容。在位而入，男子病秽气出于口，女子秽气出于阴户，其相对坐立之间，必须识其向背，既出自以纸条探鼻深入，喷嚏为佳。

太仓公辟瘟丹 凡宫舍久无人到，积湿容易侵入，预制此烧之，可远此害。极宜于暑月烧之，以却瘟疫，并散邪气。

茅术一斤 台乌 黄连 白术各半斤 羌活半斤 川芎 草乌 细辛 紫草 防风 独活 藁本 白芷 香附 当归 荆芥 天麻 官桂 甘松 三柰 干姜 麻黄 牙皂 芍药 甘草各四两 麝香三分

上为末，枣肉为丸，如弹子大，每丸烧之。

万历丙戌春，余寓大梁属瘟疫大作，士民多毙其症，闾巷相染，甚至灭门。其症头疼身痛、憎寒壮热、头面颈项赤肿、咽喉肿痛、昏愦等症，此乃冬应寒而反热，人受不

正之气,至春发为瘟疫,至夏发为热病,名曰大头瘟,大热之症也。余发一秘方,名二圣救苦丸,用牙皂以开关窍而发其表,大黄以泻诸火而通其里。一服即汗,一汗即愈,真仙方也。日夜塞户填门,应酬不暇,全活者不能胜数矣。但人禀之稍壮者,百发百中;其虚弱者,余先以人参败毒散,轻者即愈,如未愈,用牛蒡芩连汤可收全效。

补遗方

清凉救苦散 治头面耳目鼻肿痛。

芙蓉叶 桑叶 白及 白蔹 车前 大黄 黄连 黄柏 白芷 雄黄 赤小豆 芒硝

上各等分,为细末,用蜜水调敷于肿痛处,频频扫之。

中 暑

脉:暑伤于气,所以脉虚,弦、细、芤、迟,体状无余。夏月有四证,伤寒伤风,脉证互见,中暑热病,疑似难明。脉紧恶寒谓之伤寒,脉缓恶风谓之伤风,脉盛壮热谓之热病,脉虚身热谓之伤暑。

中暑中阳,皆热症也,动而得之谓中热,静而得之谓中暑,乃夏火之气也。吐泻或呕哕躁闷,重则热极而昏不省人事,俱用香薷散加减;元气虚脱者,用生脉散加减。

香薷饮 治伏暑引饮、口燥咽干,或吐或泻并治。若卒中昏冒倒仆、角弓反张、不省人事、手足或发搐搦,此为暑风,不可作风治之,当以本方加羌活治之。

香薷 厚朴姜汁炒 白扁豆炒 加黄连姜汁炒尤妙

上锉剂,水煎熟,以凉水沉冷服。如有搐搦加羌活;泻利加白术、茯苓;脉虚弱加人参、五味子、麦门冬;虚汗不止加黄芪、白术;心烦加栀子、黄连、姜汁炒,调辰砂末服;胸胀加枳壳、桔梗;夹痰加南星、半夏;虚加人参、黄芪;小便不利加赤茯苓、滑石;呕吐加藿香、陈皮、姜汁少许;渴加葛根、天花粉。

十味香薷饮 治伏暑身倦体困,神昏头重,吐利。

黄芪蜜水炒 人参去芦 白术去芦 茯苓去皮 陈皮 木瓜各五分 香薷一钱 厚朴姜汁炒 扁豆炒,各五分 甘草炙,五分

上锉剂,水煎服。暑风,减黄芪,加羌活一钱五分。

生脉散 滋生精气,培养真元,清心润肺。

人参去芦,三分 麦门冬去心,三钱 五味子十五粒 加白术去芦,二钱

上锉剂,水煎,不拘时服,渣再煎,则可充百茶汤。

中暑者,热伤膀胱经也。其症身热头痛、洒然毛耸、微寒口开、前板齿燥、舌燥生苔、大烦渴者,用人参白虎汤加香薷、扁豆。有身重疼痛者,用人参败毒散加香薷、黄连主之。

人参白虎汤 治夏月中暍、即中热,舌燥生苔刺。

人参五分 石膏 知母各一钱半 甘草三分 麦门冬去心 白术各七分 栀子 茯苓 芍药各一钱 陈皮七分 香薷一钱 扁豆八个

上锉剂,莲肉十个、乌梅一个,水煎服。热极小便遗尿不止加黄柏炒;烦躁加辰砂末、酸枣仁;若腹痛呕哕、吐泻饱闷,切不可用石膏。

中暑身热而烦、四肢沉困者,此热伤元气也。

清暑益气汤 治长夏湿热蒸人,人感之,四肢困倦、精神减少、懒于动作、胸满气促、肢节疼痛,或气高而喘、身热而烦、心下膨闷、小便黄而数、大便溏而频,或利或渴、不思饮食、自汗体虚。

黄芪蜜炒 苍术米泔制 升麻各一钱 人参 白术去芦 陈皮 神曲炒 泽泻 黄柏酒炒 当归 青皮去穰 麦门冬去心 干葛各三分 五味子九粒 甘草三分

上锉剂,水煎温服。

中暑热渴、小便赤涩者，宜清利三焦也。

益元散 治中暑身热、小便不利。此药性凉，除胃脘积热，又淡能渗湿，故利小便散湿热也。

白滑石六钱 甘草微炒，一钱

上为末，每服二三钱。加蜜少许；煎汤，冷水任下。如欲发汗，用葱白、豆豉汤调下。

中暑热渴、大便泄泻者，宜分利阴阳也。

五苓散 治中暑烦渴、身热头痛、霍乱泄泻、小便赤少、心神恍惚。

猪苓 泽泻各一钱 白术去芦 茯苓去皮，各钱五分 肉桂五分

上锉一剂，水煎服。若本方去桂，名四苓散。

夏月感寒者，乃取凉之过也。因暑热之时，或纳凉于深堂大厦、凉亭冷馆、大扇风车，风寒以伤其外，或饮食生冷、瓜果冰水，寒冷复伤其内。其痛或头疼身痛，发热恶寒，或恶心呕吐、泄泻腹痛，此内伤生冷、外感风寒所致也，宜藿香正气散治之。此非治暑也，因暑而致之病也。藿香正气散。方见霍乱。依本方，外感重加苍术、羌活，去白术；内伤重加砂仁、神曲。

注夏者，属阴血虚、元气不足也。夏初春末头疼脚软、食少体弱者是。其症头眩眼花、腿酸脚软、五心烦热、口苦舌干、精神困倦、无力好睡、饮食减少、胸膈不利、形如虚怯、脉数无力，是名注夏，宜参归益元汤多服，兼服补阴丸调理。

参归益元汤 治注夏病。

人参去芦，五分 当归 白芍 熟地黄 白茯苓去皮 麦门冬去心，各一钱 五味子十粒 陈皮 黄柏酒炒 知母酒炒，各七分 甘草一分

上锉一剂，枣一枚、乌梅一个、炒米一撮，水煎服。饱闷加砂仁、白豆蔻；恶心加乌梅、莲肉、炒米；哕加竹茹；烦躁加辰砂、酸枣仁、竹茹；泻加炒白术、山药、砂仁、乌梅，去熟地、知母、黄柏；小水短赤加木通、山栀；胃脘不开、不思饮食加厚朴、白

豆蔻、益智、砂仁、莲肉，去熟地、黄柏、知母；腰痛加杜仲、故纸、茴香；腿酸无力加牛膝、杜仲；皮焦加地骨皮；头目眩晕加川芎；虚汗加黄芪、白术、酸枣仁；梦遗加牡蛎、辰砂、山药、椿根皮；虚惊烦热加辰砂、酸枣仁、竹茹；口苦舌干加山栀、乌梅、干葛。

发热恶寒、身重疼痛、小便涩、洒然毛耸、手足厥冷、小有劳身即热、口开前板齿燥、脉弦细虚迟，表里中暍也。用补中益气汤加香薷、扁豆；有热加黄芩。

一妇人，因暑月厨房热极，遂出当风处脱衣乘凉，被风吹即头痛发热、恶寒身痛。草医不识，误认为寒，用附子理中汤，一服下咽，立时不语，口中无气，唇口青紫，心口微温，举家哭泣求救于予。诊六脉洪大而数，此热症而误用热药。以烧酒喷胸前，将镜扑之，更将新汲水入蜜，将鸡翎沃入其口数次。少顷，患人即伸舌探水，以益元汤灌下即活。

李北川，仲夏患腹痛吐泻，两手扪之则热，按之则冷，其脉轻诊则浮大，重诊则微细。余曰：此阴寒之症也。急服附子理中汤，不应，仍服至四剂而愈。

中 湿

脉：湿则濡缓，或兼涩小。入里缓沉，浮缓在表。若缓而弦，风湿相搅。湿症者，有内中湿、有外中湿。人之体虚，苟有不谨，自然而中也。外中湿者，或感山岚瘴气，或被雨湿蒸气，或远行涉水，或久卧湿地，或汗衣湿鞋，则湿从外而中矣。其症头重目眩、身体骨节疼痛、手足酸软、四肢倦怠麻木、腿膝肿痛、体重跗肿、筋脉拘挛、小肠疝气、偏坠浮肿吊痛、目黄、小便赤黄等症，皆外中湿也。内中湿者，皆因生冷水食，或厚味醇酒过多停滞，脾虚不能运化，停于三焦，注于肌肉，渗于皮肤，则湿从内而中矣。湿伤脾者，肿胀泄泻、身黄脉涩也；湿伤肺者，

咳嗽喘急、身热恶寒也；湿伤肾者，腰脚重、骨节酸疼也；湿伤肝者，大筋软短、目昏胁痛也。湿入腑者，则麻木不仁也；湿入脏者，则屈伸不能也。

中湿腹胀满者，邪在里也。宜后方。

渗湿汤　治一切湿症。

苍术米泔制　白术去芦　茯苓各一钱半　陈皮一钱　泽泻一钱　猪苓一钱　香附　抚芎　砂仁　厚朴去皮，各七分　甘草三分

上锉剂，生姜一片、灯草一团，水煎服。脾虚发肿满、气急喘嗽，去白术、甘草，加腹皮、枳壳、木香、苏子、桑皮、萝卜子；面白浮肿去抚芎、泽泻、厚朴、香附，加山药、炒芍药、倍苍术，燥热胜湿，则豁然而收；泻不止加肉蔻、诃子、乌梅、干姜；呕哕去厚朴、香附、抚芎，加炒山药、乌梅、炒米，甚不止加煨干姜；湿症身体重痛、手足麻木酸软肿痛，或枯细痿弱、筋脉拘挛去香附、抚芎、厚朴、猪苓、泽泻，加当归、生地、芍药、木香、乳香、薄桂、牛膝、酒芩、羌活、防风，盖风胜湿也。

中湿而一身尽痛者，邪在表也。

除湿羌活汤　治风湿相搏，一身尽痛。

苍术米泔浸　藁本各二钱　羌活七分　防风去芦　升麻　柴胡各五分

上锉一剂，水煎温服。

中湿而偏枯冷痹者，肾气虚也。

独活寄生汤　治肾气虚弱，冷卧湿地，腰背拘急、筋挛骨痛，当风取凉过度，风邪流入脚膝，为偏枯冷痹，缓弱疼痛、牵引脚重、行步艰难，并白虎历节风痛。

独活　桑寄生　牛膝酒洗，去芦　杜仲姜酒炒　秦艽　细辛　桂心　川芎　白芍酒炒　茯苓去皮　人参　当归　熟地　防风去芦，各等分　甘草减半

上锉生姜三片，水煎，空心温服。外用金凤花、柏子仁、朴硝、木瓜煎汤洗浴，每日三次。

余尝治一人，下元虚冷，寒湿脚气，肿痛焦枯，卧床不起，步履艰辛。依本方各一两，用好酒十壶，煮一炷香取出去火毒，每日饮三次，酒尽行步如故，又服一料痊愈。

火　证

脉：虚大浮数、实大洪大，随其所见，细数为害。火症者有君火、相火。君火者，心火也。心为君主之官，配于五行守位而不动。相火者，辅助之火也，生于虚无，寄于肝肾之间，听命而行。凡动皆是相火。五脏皆有火，相火易起，五火相扇动矣。相火乃元气之贼，无时而不煎熬真阴。阴虚则病，阴绝则死，阴虚火动者难治。凡人发热咳嗽吐痰血者，午后至夜发热、面颊唇红、小便赤涩者，便是阴虚火动也。

脉数无力者，阴虚火动也，滋阴降火汤，方见劳瘵。治肾经阴虚火动。

左寸脉洪数者，心火也。

黄连汤　治心火舌上生疮，或舌上肿，燥裂，或舌尖出血，或舌硬。

黄连　山栀　生地黄　麦门冬去心　当归　芍药各一钱　薄荷　犀角　甘草各五分

上锉一剂，水煎，食后频服。

左关脉洪数者，肝火也。

柴胡汤　治肝火盛，水气实，或胁痛，或气从左边起者，或目红肿痛，俱肝火也。

柴胡　芍药　龙胆草　当归　青皮　山栀　连翘各一钱　甘草五分

上锉一剂，水煎，食后服。

右寸脉洪数者，肺火也。

黄芩汤　治肺火咳嗽，吐血、痰血、鼻血、咽喉肿痛干燥生疮，或鼻孔干燥生疮，或鼻肿痛。

黄芩　山栀　桔梗　芍药　桑白皮　麦门冬　荆芥　薄荷　连翘各一钱　甘草三分

上锉一剂，水煎，食后服。

右关脉洪数者，脾火也。

芍药汤　治脾火或消谷易饥，或胃热口燥烦渴，或唇生疮。

芍药　栀子　黄连　石膏　连翘　薄荷

各一钱　甘草三分

上锉一剂，水煎，食后服。

脉沉而实大者，实火也。

黄连解毒汤　治三焦实火，内外皆热，烦渴、小便赤、口生疮。

黄连　黄芩　栀子　黄柏　连翘　芍药　柴胡各等分

上锉一剂，水煎，食前服。

凉膈散　治三焦实火，烦渴、舌生疮、小水赤、大便结。

大黄　芒硝　桔梗　连翘　栀子　黄芩各一钱　薄荷五分　甘草三分

上锉一剂，水煎，食后服。

三黄解毒汤　治内外诸邪热毒，痈肿疮疽，筋脉拘挛，咬牙惊悸，一切热毒并五淋便浊、痔漏。

黑丑四两　滑石四两　大黄　黄芩　黄连　栀子各二两

上为末，滴水丸，如梧桐子大。每服四十丸，温水送下。

脏腑积热，三焦火盛，口舌生疮、咽痛牙疼，用六味丸加黄连、黄芩、黄柏、栀子、知母、生地黄。

通府志斋徐公，因酷好烧酒及五香，药酒过度，患吐血痰唾、气喘咳嗽。一医与参苏饮，一医以败毒散，一医以滋阴降火汤，俱无寸效。予见六脉急数，乃酒毒积热入于骨髓，不受滋补。以黄连解毒汤加知母、贝母、石膏、连翘、玄参、天花粉、葛根、瓜蒌、桔梗、酒蒸大黄，早晚而服。至百日外，以六味地黄丸加解毒药入内，与前汤药并进，又服至百日始瘳。后归田逾年，为陈酒所犯而卒。

内　伤

脉：内伤劳役，豁大不禁；若损胃气，隐而难寻；内伤饮食，滑疾浮沉；内伤饮食，数大涩侵；右关缓紧，寒湿相寻；右关数缓，湿热兼临；数又微代，伤食感淫。

外伤内伤证辨：

东垣曰：人迎脉大于气口，为外伤；气口脉大于人迎，为内伤。外伤则寒热齐作而无间；内伤则寒热间作而不齐。外伤恶寒，虽近烈火不除；内伤恶寒，得就温暖则解。外伤恶风，乃不禁一切风；内伤恶风，唯恶乎些小贼风。外伤症显在鼻，故鼻气不利而壅盛有力；内伤则不然，内伤症显在口，故口不知味而腹中不和。外伤则不然，外伤则邪气有余，故发言壮厉，且先轻而后重；内伤则元气不足，出言懒怯，且先重而后轻。外伤手背热、手心不热；内伤手心热、手背不热。内伤头痛时作时止；外伤头痛常常有之，直须传里方罢。内伤则怠惰嗜卧、四肢不收；外伤则得病之日即着床枕，非扶不能，筋挛骨痛。外伤不能食，然口则知味而不恶食；内伤则恶食而口不知味。外伤三日以后，谷消水去，邪气传里必渴；内伤则邪气在血脉中有余，故不渴。内伤不足者，饮食劳倦是也，温之、补之、调之、养之，皆为补也；外伤有余者，风、寒、暑、湿是也，泻之、吐之、汗之、利之，皆为泻也。

内伤劳役者，元气虚损也。

补中益气汤　治形神劳役，或饮食失节、劳役虚损、身热而烦、脉洪大而虚、头痛、或恶寒而渴、自汗无力、气高而喘。

嫩黄芪蜜炙，一钱五分　楝参去芦，一钱　白术去芦油　陈皮　甘草　当归酒洗，各一钱　柴胡　升麻各五分

少加黄柏酒炒，以救肾水，能泻阴中之伏火也。红花三分，入心养血。

上锉一剂，生姜三片、大枣一枚，水煎空心服。如汗多出去升麻、柴胡，加酸枣仁炒一钱，夜间不睡亦如之；如头疼加蔓荆子五分、川芎一钱；如善嚏者，乃腠理不密，外邪所搏加白芷、川芎；如脑痛或头顶疼加藁本一钱、细辛五分；如口干或渴加葛根六分；如有痰加贝母、前胡各一钱；如泄泻加白芍煨、泽泻、茯苓各一钱；如心胸觉痞闷去黄芪、升麻、柴胡，加枳实六分、姜炒黄

连五分；如嗽加桑白皮一钱、五味子十五粒；如额疼加白芷一钱，葛根、升麻各五分；如用心太过，神思不宁，或怔忡惊悸加茯神一钱、远志七分、酸枣仁炒一钱、石菖蒲七分、柏子仁一钱；如饮食少或伤饮食加神曲、麦芽、山楂、枳实各一钱；如心、脾二经舌干口燥加黄连五分、山栀仁六分；如胃中湿痰加半夏一钱；如虚火上炎加玄参、黄柏、蜜水炒知母各一钱；如梦遗加牡蛎、龙骨各一钱；如下部无力加牛膝、杜仲各一钱；如脚弱加木瓜一钱、汉防己五分；如有痰或兼脾胃不和加半夏、麦芽各一钱；如阴虚内热有痰或上焦有火加贝母、天花粉各一钱；如有热加枯芩八分、黄连六分；如血热壅盛或眼赤加龙胆草八分；如感风寒，或头痛身热加防风、川芎、白芷各一钱，羌活七分；汗多加黄芪一钱；眼痛加干菊花、熟地黄；若身热加生地黄；如大病后，元气未复而胸满气短加橘皮、枳实、白芍。

升阳顺气汤　治因饮食劳役所伤，腹胁满闷气短，遇春则口淡无味，遇夏虽热犹寒，饥常如饱，不喜食冷。

黄芪蜜炙，一两　人参一钱　当归身一钱　半夏二钱，姜制　陈皮一钱　神曲炒，一钱　草豆蔻二钱　升麻　柴胡各一钱　黄柏酒炒，五分　甘草炙，五分

上锉，每剂一两，生姜三片，水煎服。

【按】论云：脾胃不足之症，须用升麻、柴胡苦平，味之薄者，阴中之阳，引脾胃中清气行于阳道及诸经生发阴阳之气，以滋春气之和也；又引黄芪、人参、甘草甘温之气味上行，充实腠理，使阳气得卫外而为固也。凡治脾胃之药，多以升阳补气名之者也。

升阳益胃汤　治肺及脾胃虚则怠惰嗜卧、四肢不收，时值秋燥令行，湿热少退，体重节痛、口燥舌干、饮食无味、大便不调、小便频数、不欲食、食不消，兼见肺病，淅淅恶寒，惨惨不乐，面色恶而不和，乃阳气不伸故也。当升阳益气，此药主之。

黄芪一钱　人参五分　白术二分　半夏五

分　橘红二分半　甘草炙，五分　白芍二分　黄连二分　茯苓二分，小便利而不渴者不用　独活三分　柴胡二分　防风三分　羌活二分　泽泻二分，不淋闭者不用

上锉作一服，生姜五片、大枣二枚，水煎，早饭后温服。服药后而小便罢，而病加增剧，是不宜利小便，当去茯苓、泽泻。如方喜食，一二日不可饱食，恐胃再伤。以药力尚少，脾胃之气不可转运升发也。须滋胃之食，或美食助其药力，益升阳之气而滋其胃气。慎不可淡食，以损药力而助邪气之降沉也。可以少役形体，使胃与药得转运升发。慎毋大劳役，使气复伤。若脾胃得安静尤佳；若胃气稍强，少食佳果以助药力。经云：五果为助是也。

补气汤　凡遇劳倦辛苦、用力过多，即服此二三剂，免生内伤发热之病。

黄芪蜜炙，一钱半　人参　白术　陈皮各一钱　麦门冬去心，一钱　五味子十个　甘草七分

上锉一剂，生姜三片、枣一枚，水煎，食前服。劳倦甚，加熟附子五分。

补血汤　凡遇劳心思虑，损伤精神，头眩目昏、心虚气短、惊悸烦热并治。

当归一钱　川芎五分　白芍炒，一钱　生地黄五分　人参一钱二分　白茯神去木，五钱　酸枣仁炒，一钱　陈皮五分　麦门冬去心，一钱　五味子十五个　栀子炒，五分　甘草炙，五分

上锉一剂，水煎温服。

参芪汤　治脾胃虚弱、元气不足、四肢沉重、食后昏沉。

黄芪蜜炙，二钱　人参五分　甘草炙，一钱　当归三分　柴胡三分　升麻三分　苍术米泔浸，一钱　青皮去瓤，五分　神曲炒，七分　黄柏酒炒，三分

上锉一剂，水煎，食远服。

参术调元膏　扶元气、健脾胃、进饮食、润肌肤、生精脉、补虚羸、固真气、救危急、活生命，真仙丹也。

雪白术一斤，净去芦油，楝参四两，俱

锉成片，入砂锅内，将净水十大碗，熬汁二碗，滤去渣，又熬，取汁二碗，去渣，将前汁共一处滤净，文武火熬至二碗，加蜜半斤，再煎至滴水成珠为度，埋土三日取出。每日服三四次，白米汤下。如劳瘵阴虚火动者，去人参。

白雪糕

大米一升，糯米二升，山药炒、莲肉去心、芡实各四两，为细末，入白砂糖一斤半，搅令匀，入笼蒸熟，任意食之，其功如前。但内伤并虚劳泄泻者，宜当饭食之。

参苓白术丸

治病后元气虚弱，此药补助脾胃，进美饮食，壮健身体，充实四肢，清火化痰，解郁养元气。

人参去芦，一两　白术去芦油，土炒，二两半　白茯苓去皮，一两　山药炒，一两　莲肉去心皮，一两　陈皮一两　桔梗去芦，二两　薏苡仁炒，一两　半夏汤泡七次，姜汁炒，一两　神曲炒，一两　香附一两　黄连姜汁炒，一两　砂仁五钱　白扁豆姜汁炒，一两　甘草炙，一两　当归酒洗，一两　黄芪蜜炙，一两　远志甘草水泡，去根，一两

上为末，姜、枣煎汤，打神曲糊为丸，如梧桐子大。每服百丸，食后白汤送下，忌生冷之物。

补真膏

人参去芦，四两　山药蒸熟，去皮，一斤　芡实水浸三日，去壳皮，蒸熟，一斤　莲肉水浸去心皮，一斤　红枣蒸熟去皮核，一斤　杏仁水泡去皮尖，蒸熟，一斤　核桃肉水浸去壳，一斤

真沉香三钱，另研为末，已上俱捣烂　蜂蜜六斤，用锡盆分作三份，入盆内滚水炼蜜如硬白糖为度，只有三斤干净　真酥油一斤

和蜜蒸化，将前八味和成一处，磨极细末，入酥油、蜜内搅匀如膏，入新磁罐内，以盛一斤为度，用纸封固，勿令透风。每日清晨用白滚水调服数匙，临卧时又一服，忌铁器。大补真元，其功不能尽述。

云林润身丸

治肌肉怯弱，精神短少，饮食不甘。此药服后，饱则即饥，饥则即饱，可以当劳，可以耐饥。久服，四肢充实，身体肥健，清火化痰开郁，健脾理胃，养血和气，宜常服。

当归酒洗，六两　白术去芦，六两　白茯苓去皮，三两　香附米童便浸炒，三两　陈皮三两　枳实麸炒，三两　黄连姜汁炒，三两　白芍药酒炒，三两　山楂肉三两　神曲炒，三两　人参二两　山药炒，二两　莲肉去心，二两　甘草炙，五钱

上为细末，荷叶煎汤，煮饭为丸，如梧桐子大。每服百余丸，米汤送下或酒下，百无所忌。劳役之士，不可一日无此药也。

九仙王道糕

寻常用，养精神、扶元气、健脾胃、进饮食、补虚损、生肌肉、除湿热。

莲肉去皮心　山药炒　白茯苓去皮　薏苡仁各四两　大麦芽炒　白扁豆　芡实去壳，各二两　柿霜一两　白糖二十两

上为细末，入粳米粉五升蒸糕晒干，不拘时任意食之，米汤送下。

益气丸

治语言多损气，懒语。补土益气。

麦门冬去心　人参各三钱　橘皮　桔梗　甘草炙，各五钱　五味子二十一个

上为极细末，水浸油饼为丸，如鸡头大。每服一丸，细嚼津唾咽下，油饼和细烧饼也。

大凡大病后，谷消水去，精散卫亡，多致便利枯竭，宜当补中益气为要。盖脾为中州，浇灌四旁，与胃行其津液者也。况大肠主津，小肠主液，亦皆禀气于胃。胃气一充，津液自行矣。燥甚者，别当以辛润之，以苦泄之。

太府水仙刘公，患因劳役太过，发热憎寒，头疼身痛，口干发渴，呕恶心烦。一医以羌活汤，一医以藿香正气散，俱弗效，愈增酸困，手足无处着落，心慌神乱，昼夜不寐，坐卧不安，汤水不入，闻药亦吐。余诊六脉洪数，气口紧盛，此内伤元气也。以补中益气汤加远志、酸枣仁、竹茹、麦门冬，一服即熟睡。半夜而醒曰：云林妙哉！药用当如通神，不知病之何所去也。次早又进一

服，痊愈。

侍御及溪周公，患虚损，目不敢闭，闭则神魂飘散，无所知觉；且不敢言，言则气不接，饮食不思，昏昏沉沉。余诊六脉虚微，此元气虚弱，心神虚损也。先以朱砂丸一服，稍安；后以补中益气汤倍用参、芪，加远志、茯神、酸枣仁、白芍、生地黄、麦门冬，连前数剂，渐次寻愈。

饮 食

脉：气口脉紧盛为伤食，食不消化，浮滑而痰。一云：五味淡薄，令人神爽气清。盖酸多伤脾，咸多伤心，苦多伤肺，甘多伤肾，辛多伤肝，尤忌生冷硬物。

节调饮食说：夫脾者，阴气也。静则神藏，躁则消亡，饮食自倍，肠胃乃伤。谓食物无务于多，贵在能节，所以保和而遂颐养也。若贪多务饱，饫塞难消，徒损暗伤，以招疾患。盖食物饱甚，耗气非一，或食不下而上涌呕吐以耗灵源；或饮不消而作痰咯唾以耗神水；大便频数而泄，耗谷气之化生；溲便滑利而浊，耗源泉之浸润。至于精清冷而下漏，汗淋沥而下泄，莫不由食物之过伤，滋味之太厚。如能节满意之食，省爽口之味，常不至于饱甚者，即顿顿必无伤物，物皆为益，糟粕变化，早晚溲便，按时精华，和凝上下，津液含蓄，神气内守，荣卫外固，邪毒不能犯，疾病无由作。故圣人立言垂教为养生之大经也。

伤食者，只因多餐饮食，脾虚运化不及，停于胸腹，饱闷恶心、恶食不食、嗳气作酸、下泄臭屁，或腹痛吐泻，重则发热头疼，左手关脉平和、右手关脉紧盛，是伤食也。初起一吐即宽；若郁久不化，成食积也。

脾胃俱实，能食而肥，过时不饥，多食不伤也；脾胃俱虚，不食而瘦，与食则减食，不与食则不思，饥饱不知也。食少而肥者，虽肥则四肢不举，盖脾因邪胜也；食多而瘦者，胃伏火邪于气分则能食，虽多食而不能

生肌肉也。

伤食夹气感寒者，宜消食顺气表寒也。

行气香苏散 治内伤生冷，饮食厚味坚硬之物，肚腹胀满疼痛，外感风、寒、湿气，头疼身热憎寒，遍身骨节麻木而痛，七情恼怒相冲，饮食不下、心腹气痛。

紫苏　陈皮　香附　乌药　川芎　羌活　枳壳麸炒　麻黄　甘草　因湿加苍术。

上锉，生姜三片，水煎温服。外感风寒加葱白三根；内伤饮食加山楂、神曲炒。

饮食停积，痞胀作痛者，宜消导也。属热积者，宜：

枳实大黄汤 治胸腹有食积，大便不通者。

枳实　厚朴去皮　大黄　槟榔　甘草腹痛甚加木香。

上锉一剂，水煎，空心热服。以利为度，不可再服。

消滞丸 消酒、消食、消水、消气、消痞、消胀、消肿、消积、消痛。此药消而不见，响而不动，药本寻常，其功甚捷。

黑牵牛煅，取头末，二两　香附米炒　五灵脂各一两

上为细末，醋糊为丸，如绿豆大。每服二三十丸，食后生姜汤下。

属冷积者，宜：

内消散 治过食寒硬之物，食伤太阴，或呕吐痞满胀痛。

陈皮　半夏姜制　白茯苓去皮　枳实去瓤，麸炒　山楂肉　神曲炒　砂仁　香附　三棱　莪术　干生姜

上锉一剂，水煎温服。

沉香化滞丸 消积滞、化痰饮、去恶气、解酒积、中满呕哕恶心。

沉香五钱　蓬术醋炒、三两　香附炒　陈皮各一两　木香　砂仁　藿香　麦芽炒　神曲炒　甘草炙，各一两

上为细末，酒糊为丸，如绿豆大。每服五十丸，空心沸汤下。

饮食不思、痞闷者，胃寒也。

香砂养胃汤　治脾胃不和，不思饮食、口不知味、痞闷不舒。

香附炒　砂仁　苍术米泔制，炒　厚朴姜汁炒　陈皮各八分　人参五分　白术去芦，一钱　茯苓去皮，八分　木香五分　白豆蔻去壳，七分　甘草炙

上锉剂，姜枣煎服。脾胃寒加干姜、官桂；肉食不化加山楂、草果；米粉面食不化加神曲、麦芽；生冷瓜果不化加槟榔、干姜；胸腹饱闷加枳壳、萝卜子、大腹皮；伤食胃口痛加木香、枳实、益智；伤食泄泻加干姜、乌梅、白术；伤食、恶心呕吐加藿香、丁香、半夏、乌梅、干姜。

饮食不化到饱者，脾虚也。

香砂六君子汤　治脾虚不思饮食，食后到饱。

香附一钱　砂仁五分　人参五分　白术一钱　茯苓去皮　半夏姜制　陈皮各一钱　木香五分　白豆蔻　厚朴姜汁炒，一钱　益智仁　甘草炙，各五分

上锉一剂，姜枣煎服。胃口恶寒、呕吐不止去木香、益智仁，加丁香、藿香，名藿香安胃汤。

饮食自倍者，脾胃两伤也。

香砂平胃散　治伤食。

香附炒，一钱　砂仁七分　苍术米泔制，炒，一钱　陈皮一钱　甘草五分　枳实麸炒，八分　木香五分　藿香八分

上锉一剂，姜一片，水煎服。肉食不化加山楂、草果；米粉面食不化加神曲、麦芽；生冷瓜果不化加干姜、青皮；饮酒伤者加黄连、干葛、乌梅；吐泻不止加茯苓、半夏、乌梅，去枳实。

酒者大热有毒，气味俱阳，乃无形之物也。

葛花解酲汤　治饮酒太过，呕吐痰逆、心神烦乱、胸膈痞塞、手足战摇、饮食减少、小便不利。

白豆蔻　砂仁　葛花各五钱　木香五分　青皮三分　白茯苓　陈皮　猪苓　人参各一钱半　白术　神曲炒　泽泻　干生姜各二钱

上为末和匀，每服三钱，白汤调下。但得微汗，酒病去矣。论云：此盖不得已用之，岂可恃赖日日饮酒耶？是方气味辛温，偶因酒病，服之则不损元气，何者敌酒病故也。若频服之，损人天年也。

神仙不醉丹

白葛花　白茯苓去皮　小豆花　葛根　木香　天门冬去心　缩砂仁　牡丹皮　人参去芦　官桂　枸杞子　陈皮　泽泻　海盐　甘草各等分

上为细末，炼蜜为丸，如弹子大。每服一丸，细嚼，热酒送下。一丸可饮酒十盏，十丸可饮酒百盏。

调理脾胃者，医中之王道也。

太和丸　治元气脾胃虚损，不思饮食、肌体羸瘦、四肢无力、面色萎黄，专补气生血、健脾养胃、开胸快膈、清郁化痰、消食顺气、平和调理之剂。

人参去芦，五钱　白术去芦，土炒，四两　白茯苓去皮，半两　陈皮一两　半夏面炒，二两二钱　枳实麸炒，一两　黄连姜汁炒，一两　当归酒洗，一两　山楂蒸，去子，一两　木香五钱　白芍酒炒，一两半　香附童便炒，一两　神曲炒，一两半　麦芽炒，一两半　白豆蔻去壳，一两三钱　龙眼肉一两三钱　大粉草炙，七钱

上为末，荷叶一个煎汤，打仓米糊为丸，如梧桐子大。每服百丸，不拘时，米汤送下。

一人患因房劳后，吃红柿十数枚，又饮凉水数碗，少顷，又食热面数碗而心腹大痛。予诊六脉沉微而气口稍大，此寒热相搏而致也。以附子、干姜、肉桂、枳实、山楂、神曲、莪术、香附一服立止。后浑身发热，又以小柴胡汤一剂而安。

一人腊月赌食羊肉数斤，被羊肉冷油冻住，堵塞在胸膈不下，胀闷而死。诸医掣肘。余见六脉俱有，用黄酒一大坛，温热入大缸内，令患人坐于中，众手轻轻乱拍胸腹背心，令二人吹其耳，及将热烧酒灌之，次服万亿丸，得吐泻而愈。

郁 证

脉多沉伏。郁证者，郁结而不散也。人之气血冲和，百病不生；一有郁结，诸病生焉。五郁者，金、木、水、火、土，泄折达发夺之义是也。六郁者，气血痰湿热食结聚而不得发越也。气郁者，腹胁胀满、刺痛不舒、脉沉也。

木香调气散 治气郁证。

木香另研，五分 乌药 香附 枳壳麸炒 青皮去穰，各一钱 砂仁五分 厚朴姜炒 陈皮各一钱 官桂二分 抚芎 苍术米泔浸，各一钱 甘草三分

上锉一剂，生姜三片，水煎，磨木香同服。

血郁者，能食、便红，或暴吐紫血、痛不移处，脉数涩也。

当归活血汤 治血郁证。

当归 芍药 抚芎 桃仁去皮尖，各一钱 红花五分 牡丹皮 香附 乌约 枳壳去穰 青皮各三分 官桂 干姜炒黑 甘草各三分

上锉一剂，生姜一片，水煎服。血结硬痛加大黄。

食郁者，嗳气作酸、胸腹饱闷作痛、恶食不思，右关脉紧盛也。

香砂平胃散 治食郁证。

苍术米泔制 厚朴姜汁炒 陈皮各二钱 香附童便炒，一钱 砂仁五分 枳壳麸炒 山楂去子 麦芽炒 神曲炒 干姜各三分 木香五分 甘草三分

上锉一剂，生姜三片，萝卜子一撮，水煎，磨木香同服。食郁久成块去干姜，加大黄。

一方 治食郁久，胃脘有瘀血作痛。

用生桃仁连皮细嚼，以生韭菜捣自然汁一盏送下，大能开提气血。

痰郁者，动则喘满气急、痰嗽不出、胸胁痛、脉沉滑也。

瓜蒌枳壳汤 治痰郁症。

瓜蒌去壳 枳实麸炒 桔梗 抚芎 苍术米泔浸 香附 杏仁去皮尖 片芩去朽 贝母去心，各一钱 砂仁五分 陈皮一钱 木香另研，五分

上锉一剂，生姜三片，水煎，入竹沥、姜汁少许，磨木香调服。

热郁者，即火郁也，小便赤涩、五心烦热、口苦舌干、脉数也。

火郁汤 治火郁症。

山栀 柴胡 干葛 抚芎 白芍 连翘 地骨皮各一钱 甘草三分

上锉一剂，水煎服。

湿郁者，周身骨节走注疼痛，遇阴雨即发，脉沉细而濡也，渗湿汤。方见湿门。

六郁越鞠者，解诸郁之总司也。

六郁汤 治诸郁，清火化痰，顺气开胸膈。

香附童便制 苍术米泔制 神曲 山栀 连翘 陈皮 川芎 贝母去心 枳壳炒 苏梗 甘草各一钱

上锉一剂，水煎服。有痰加南星、半夏；有热加柴胡、黄芩；血郁加桃仁、红花；湿加白术、羌活；气加木香、槟榔；食积加山楂、砂仁。

越鞠丸 解诸郁火、化痰气、开胸膈。

神曲炒 香附童便浸一宿 苍术米泔浸 川芎 山栀炒，各等分

上为细末，水丸绿豆大。每服五六十丸，空心温水送下。

补遗方

解郁调胃汤 治胃脘血液耗损，痰火内郁，水浆易下而食物难消，若噎膈之症，或气分之火壅遏于中而时作刺痛者，皆由怒、忧、思、虑、劳心所致也。

白术一钱 陈皮盐水洗，一钱 白茯苓去皮，一钱 归尾酒洗，一钱二分 赤芍酒浸，八分 川芎六分 生地黄酒洗，姜汁拌，晒干，八分 香附米八分 神曲炒，七分 栀子仁盐水炒，一钱二分 麦芽炒，七分 桃仁去皮，四分 生甘草四分

上锉一剂，生姜三片，水煎热服。若胸膈刺痛加姜黄酒炒八分；若胸噎闷加枳壳麸炒七分；胸内烦热加黄连六分；大便不利加酒蒸大黄二钱二分；有痰加半夏姜汁炒八分，去地黄；饮食不美去地黄，加白术五分；呕吐加藿香一钱，去地黄、川芎、桃仁。

痰 饮

脉偏弦为饮，或沉弦滑，或结𦙾伏，痰饮中节；又脉多滑，有弦滑、沉滑、微滑。火痰黑色老痰胶，湿痰白色寒痰清。

王隐君曰：痰之为病难明，或头晕目眩耳鸣，或口眼蠕动、眉棱骨痛、耳轮俱痒，或四肢游风肿硬，或齿浮而痛痒，或噫气吞酸、心下嘈杂，或痛或哕，或咽嗌不利，咯之不出、咽之不下。其痰似黑，有如破絮桃胶蚬肉之状，或心下如停冰，心气冷痛，或梦寐奇怪之状，或足腕酸软，或腰肾骨节卒痛，或四肢筋骨疼痛，或手足麻痹、臂痛状若风湿，或脊上每日一条如线红起，或浑身习习如卧芒刺，或眼黏涩痒、口噤喉痹，或绕项结核，或胸腹间如有二气结纽、噎塞烦闷，或失志癫狂、中风瘫痪，或风毒脚气，或心下怔忡如畏人捕，或喘嗽呕吐，或吐冷涎绿水黑汁，甚为肺痈疡毒者，恶心痞膈、泄泻寒热便脓，或胸间辘辘有声，或背心一点常如冰冷，皆痰所致。百病中多有兼痰者，世所不知也。诸病以化痰为先。善治痰者，兼治气，气顺则痰利。痰脉浮滑者宜降，浮实者宜吐，沉小者不宜吐，恐虚故也。凡治痰症，不可全用利药，过使脾气虚弱，则痰反易生而多。若脾虚生痰者，用健脾燥湿，便要利补兼用，陈皮、白术为佐也。痰乃秽浊之物，宜吐不宜泻，则反加别症矣。

痰者属湿，乃津液所化也。

二陈汤 治一切痰饮化为百病，此药主之。

陈皮去白 半夏姜制 白茯苓去皮 甘草
上锉一剂，生姜三片，水煎服。

咳嗽白痰者，肺感风寒也。以后诸痰为病，悉依前方加减。风痰加南星、桔梗、防风、枳实；寒痰加干姜、官桂。

食积痰者，多餐饮食，郁久成痰也。小儿多有此症。加山楂、神曲、香附。

咳嗽线痰者，脾胃有湿也。加苍术、白术、山楂、砂仁。

痰气者，胸膈有痰气胀痛也。痰在咽喉间，有如绵絮，有如梅核，吐之不出，咽之不下，或升或降，塞碍不通，亦痰气也，后成膈噎病。加砂仁、香附、瓜蒌、枳实、苏子、桔梗、当归、贝母，去半夏。

痰饮者，痰在胸膈间，痛而有声也。加苍术、瓜蒌、枳实、木香、砂仁、当归、川芎、香附、青皮、白芥子，治痰饮极效。

痰涎症者，浑身胸背胁痛不可忍也。牵引钓痛、手足冷痹，是痰涎在胸膈也。加白芥子、砂仁、木香、茴香、香附、枳实、当归、酒炒黄芩。

痰湿流注者，浑身有肿块也。凡人骨体串痛，或作寒热，都是湿痰流注经络也。加瓜蒌、枳壳、苍术、酒芩、羌活、防风、连翘、当归、香附、砂仁、木香、红花、竹沥、姜汁少许；有热加柴胡；上痛加川芎、白芷，下痛加黄柏、牛膝；块痛加乳香、没药；头项痛加威灵仙；肿块痛，外加五倍子、朴硝、大黄、南星，四味为细末，醋调敷肿块上，渐渐自消，不散则成脓矣。

痰核者，人身上下结核不散也。或发肿块者，是痰块也。大凡治痰块、流注结核，俱与湿痰流注同治法。俱加皂刺，引药至毒所。湿痰加苍术、白术、砂仁、香附、枳壳、桔梗；热痰加黄芩、山栀、贝母、枳实、桔梗、麦门冬、竹沥，去半夏；痰火加炒黄连、竹沥、贝母，去半夏。

痰呃者，咳嗽气逆发痰呃也，加砂仁；酒痰加炒黄连、砂仁、干葛、乌梅、枳实、桔梗、贝母，去半夏。

项背骨节疼痛者，皆是痰气风热也。老痰加枳实、瓜蒌、海石、连翘、香附、黄芩、桔梗、贝母，去半夏。

咳嗽咯吐黄痰者，脾胃有热也。久不愈成肺痿，口吐痈脓，或痰血作腥臭，难治也。加瓜蒌、枳实、桔梗、片芩、山栀、天门冬、桑白皮、杏仁、苏子、竹沥。

咯吐黑痰成块者，劳伤心肾也。皆是久郁老痰。同治法。

脾虚生痰加白术、人参、白芍、枳实、砂仁、桔梗。

痰喘气急加苏子、砂仁、木香、茴香、白芥子、瓜蒌、枳实、酒炒枯芩、羌活、苍术、当归、竹沥、川芎、姜汁少许，去半夏。

痰症发热，咳嗽生痰加片芩、麦门冬、五味子、贝母、知母、桑白皮、当归、桔梗、竹沥、姜汁少许，去半夏。

如饮酒呕哕吐痰加砂仁、乌梅。前二陈汤加减止此。

不能言语者，是痰迷心窍也。咯痰不出者，是痰结也。胸膈有痰不化，元气虚弱，津液干燥，咯不得出，喘嗽身热，痛难转侧者，是痰结也。胁下有痰，作寒热咳嗽、气急作痛者，亦痰结也。喉中漉漉有声，喘急，咯痰不出者，难治也。气郁发喘不得睡者，难治也。服药后，若咯吐痰出为效；若咯痰不出者，亦难治也。已上七条，俱宜后方。

瓜蒌枳实汤 治痰结咯吐不出，胸膈作痛、不能转侧，或痰结胸膈满闷作寒热气急，并痰迷心窍不能言语者，并皆治之。

瓜蒌去壳 枳实麸炒 桔梗去芦 茯苓去皮 贝母去心 陈皮 片芩去朽 山栀各一钱 当归六分 砂仁 木香各五分 甘草三分

上锉一剂，生姜煎，入竹沥、姜汁少许，同服。痰迷心窍不能言语，加石菖蒲，去木香；气喘加桑白皮、苏子。外用姜渣揉擦痛处。

痰燥者，痰火作热烦躁也。痰话者，痰火作热惊惕不安、错语失神也。痰迷心窍，神不守舍，因思忧郁结，惊恐伤心，心不自安，神出舍空，使人烦乱，悲歌叫骂，奔走不识人也。已上诸条俱宜后方。

加减温胆汤 治痰燥、痰话、惊惕失志、神不守舍。

茯神去皮木，一钱 半夏姜汁制，一钱 陈皮一钱 枳实麸炒，一钱 当归八分 酸枣仁炒，八分 山栀炒，一钱 竹茹八分 人参六分 白术去芦，一钱 麦门冬 辰砂五分，为末，临服调入 黄连姜汁炒，一钱 竹沥半盏，临服加入 甘草三分

上锉，姜、枣，乌梅煎，调辰砂末温服。

千般怪症者，多兼痰火也。

滚痰丸

大黄酒拌，蒸，晒干 黄芩去朽，各八两 沉香五钱 金星礞石一两，捶碎焰硝一两，和匀入砂罐内，铁线扎、盐泥封固、晒干、炭火煅过 一方加朱砂二两，研极细末为衣

上为细末，水丸如绿豆大。每服三五十丸，量虚实加减服之，各随引子送下。一切失心丧志，或癫或狂等症，每服百丸。人壮盛气实能饮食狂甚者，服百二十丸已上三百丸，以效为度。一切中风瘫痪，痰涎壅塞、大便或通或闭者，每服八九十丸。人壮盛实者，一百丸。常服二三十丸，无大便不利之患，自然上清下润之妙。一切阳症风毒，脚气，遍身游走疼痛，每服八九十丸；未效，更加十丸。一切走刺气痛，每服七八十丸；未效，再加十丸。一切无病之人，遍身筋骨平白疼痛，不能名状者，每服七八十丸，以效为度。一切头痛非头风症，牙疼或浮或痒非风症牙疼者，每服八九十丸。一切噫气吞酸，至于嗳逆呃气及胸闷，或从胸中气块冲上，呕吐涎饮状如翻胃者，每服七八十丸；未效再服。一切心中怔忡如畏人捕，怵惕不安，阴阳关格，变生怪症，每服七八十丸。一切失饥伤饱，忧思过虑，至于心下嘈杂，或呕或哕，昼夜饮食无度，或只虚饱，腹中稍饥，并不喜食，每服七八十丸。一切新久痰气喘嗽，或呕吐涎沫，或痰结实热，或头目眩晕，每服八九十丸；虚老羸瘦者，五六十丸；未便再加十丸。一切急慢喉闭赤眼，每服八九十丸；腮颔肿硬，绕项结核若瘰疬

者，正宜服之；若年深，多次服之；口糜舌烂、咽喉生疮者，每服五六十丸，用蜜少许，口嚼碎嚬睡，徐徐咽下些小。口疮如此，嚬三四夜即瘥也。一切遍身无故游走疼痛，或肿或挛，或无常处，痛无定所，不肿在一处及酸软沉滞者，每服七八十丸，量大小轻重加减服之。一切心气疼痛如停冰块，或动身散入腹中绞痛，上攻头面肿硬，遍身四肢去处肿起软浮，或痛或痒，或穿或不穿，或穿而复闭，或消或长，渐成笃疾，皆系痰毒内攻，或使烂痰臭，或作肠痈内疽，服之，打下恶物。日浅脓近者，克日全安。一切男妇，久患心疼下连小腹，面黄羸瘦，痛阵日发，必呕绿水、黑汁、冷涎，乃致气绝，心下温暖者，每服八九十丸，立见生意。然后陆续服之，以瘥为度。兼服生津化痰，温中理脾之药，唯豁痰汤加减为妙。一切痢疾，不问杂色，或带血块恶物者，不问曾经推挼，但是新久不已者，或热，或不进饮食，每服八九十丸。次日热退，再进三二十丸，即服止痢药，万无一失。若兼寒热痰涎者，并用仓廪散。一切荏苒之疾日久，男妇之患，非伤寒内外之症，或酒色吐血，或月水过期，心烦志乱，或腹胀胁痛劳痛、耳聩、鼻塞、骨节酸痛、干呕哕恶心，百药无效，痛者不能喻其状，方书未尝载其疾，医者不能辨其症，并依前法加减服之，无不效之理也。

大凡服药必须临睡卧床之时，用熟水一口只送过咽喉即便仰卧，令药在咽膈之间徐徐而下，要半日不可饮食汤水及不可起身行坐言语。直候药丸徐逐上焦，痰滞恶物过膈入腹，然后动作，方能中病。每次须当连进两夜，先夜所服，次日痰物既下三五次者，次夜减十丸。上两次者，仍服前数；下五七次或只二三次而疾势顿已者，次夜减二十丸；头夜所服，并不下恶物者，次夜加十丸，壮人病实者，多至百丸。唯狂疾劲实及暴卒恶候，多服无效。其或服罢卧倒，咽喉稠滞，壅塞不利者，乃痰气从上，药病相攻之故也。少顷，药力既胜，自然宁贴。又或百中有一，

稍稍腹痛、腰背拘急者；盖有一种顽痰。恶物滞壅，闭气滑肠、里急后重者，状如痢病，片晌即已。若其痰涎易下者，其为快利，不可胜言，顿然满口生津，百窍爽快。间有片时倦怠者，盖连日病苦不安，一时为药所胜，肌体暂和，如醉得醒，如浴方出，如睡方起，即非虚倦。此药并不洞泻、刮肠大泻，但能取痰积恶物自胸胃次第穿凿而下，腹中嘈杂并不相伤。唯下部黏肠之粪，乃药力不到之处，是故先去其余。余不备述耳。

竹沥化痰丸　上可取上之湿痰，下可取肠胃之积痰。一名导痰小胃丹。

南星　半夏二药用皂矾姜水浸煮，干，各二两　陈皮　枳实二药用皂矾水泡半日，炒，各二两　白术去芦，二两　苍术用米泔、皂矾水浸一宿，去黑皮，切，晒干炒，二两　桃仁去皮　杏仁用皂矾水泡去皮尖，各一两　红花酒蒸，一两　白芥子炒，一两　大戟长流水煮一时，晒干，一两　芫花醋拌湿，过一宿，炒黑，一两　甘遂面裹煨过，一两　黄柏炒褐色，一两　大黄酒湿纸包煨过，再以酒炒，一两半

上为末，姜汁、竹沥打蒸饼糊为丸，如绿豆大。每服三二十丸。极甚者，五七十丸。量人虚实加减，再不可多，恐伤胃气也。一切痰饮，临卧时白汤送下，一日一服，最能化痰、化痞、化积，治中风喉痹极有神效。

一中风不语、瘫痪初起，用浓姜汤送下三五十丸，少时即能说话。

一头风头痛，多是湿痰上攻，临卧时姜汤下二十丸。

一眩晕，多属痰火，食后姜汤下二十五丸；然后以二陈汤合四物汤加柴胡、黄芩、苍术、白芷，倍用川芎；热多加石膏、知母。

一痰痞积块，临卧白汤送下三十丸，一日一服，虽数十年，只五七服见效。

一哮吼，乃痰火在膈上，临卧姜汤下二十五丸，每夜服一次，久服自效。

一喉痹肿痛，食后白汤送下。

调理痰火之疾者，宜消补兼济也。

清气化痰丸　化痰顺气、开郁清火、宁

嗽止喘，妙不可言。

橘红盐水洗，去白，二两　香附米盐水浸炒，三两　青黛四钱　半夏温水洗七次，姜汁浸炒，二两　片芩酒炒，一两　贝母去心，二两　天门冬水泡，去心，二两　瓜蒌去壳，微炒，另研，二两　桔梗去芦，二两　杏仁水泡，去皮尖，微炒，二两　枳实去瓤，麸炒，二两　山楂肉蒸，去核，二两　黄连去毛，姜汁炒，二两　白茯苓去皮，二两　白术不油者，二两　苏子微炒，二两　连翘去梗，一两　海石一两，另研　皂角火炮，去皮弦子，一两熬膏

上为细末，用神曲、竹沥打糊为丸，如梧桐子大。每服五十丸，食后白汤下，清茶亦可。

千金化痰丸 健脾理胃、清火化痰，顽痰能软、结痰能开、疏风养血，清上焦之火、除胸膈之痰，清头目、止眩晕如神。

胆星四两　半夏姜矾同煮半日，四两　陈皮去白，二两　白茯苓去皮，二两　枳实去瓤，麸炒，一两　海石火煅，一两　天花粉二两　片芩酒炒，二两　黄柏酒炒，一两　知母酒炒，一两　当归酒洗，一两　天麻火煅，二两　防风去芦，二两　白附子煨，二两　白术米泔浸，炒，二两　大黄酒拌蒸九次，五两　甘草生，三钱　气虚加人参八钱

上为细末，神曲二两打糊为丸，如梧桐子大。每服六七十丸，清茶任下。

法制半夏 化痰如神，若不信，将半夏七八粒研入痰碗内，化为清水；有痰疾中风不语，研七八粒用井花水送下，以手摩运腹上一炷香时，即醒能语。

用大半夏一斤、石灰一斤、滚水七八碗入盆内，搅晾冷，澄清去渣，将半夏入盆内手搅之，日晒夜露一七日足捞出，井花水洗净三四次，泡三日，每日换水三次，捞起控干。用白矾八两、皮硝一斤、滚水七八碗，将矾、硝共入盆内，搅晾温，将半夏入内浸七日，日晒夜露，日足取出，清水洗三四次，泡三日，每日换水三次，日足取出，控干入药。

甘草　南薄荷各四两　丁香五钱　白豆蔻三钱　沉香一钱　枳实　木香　川芎各三钱　陈皮五钱　肉桂三钱　枳壳　五味子　青皮　砂仁各五钱

上共十四味切片，滚水十五碗晾温，将半夏同药共入盆内，泡二七日，日晒夜露搅之，日足取出药，与半夏用白布包住，放在热炕，用器皿扣住三炷香时，药与半夏分胎，半夏干收用。有痰火者，服之一日，大便出似鱼胶，一宿尽除痰根，永不生也。

【按】 上诸方皆治壮人痰火有余之症，宜服之。若虚人痰火，宜照后论治。若脾肺气虚，不能运化而有痰者，宜六君子汤加木香。方见补益。若脾气虚弱，不能清化而有痰者，宜六君子汤加桔梗。方见补益。若因肺经气滞而痰中有血者，宜加味归脾汤。方见补益。若因肝经血热而痰中有血者，宜加味逍遥散。方见妇人虚劳。若因肝经阴虚而痰中有血者，宜加味地黄丸。方见补益。若过服寒凉之剂而吐痰有血者，必用四君子汤之类以主之。方见补益。若中气虚而痰甚者，用补中益气汤加茯苓、半夏，如未应，加一味姜汁尤妙。

涤痰散 此药清肺消痰、定嗽，解酒毒，除一切痰火。

广陈皮先用白水洗净，每一斤入食盐四两，同入水浸过一宿，锅内煮干，略去筋膜，切作小片炒干，每陈皮一两入粉草二钱，共为末。每日早晚各二匙，白汤调下。

一儒者体肥，仲夏患痰喘，用二陈、芩、连、桔梗，痰喘益甚；加桑皮、杏仁、瓜蒌，盗汗气促；加贝母、枳壳，不时发热，饮食渐减，脉大而无力。余以为脾肺虚寒，用八味丸以补土母，用补中益气汤以接中气而愈。

一男子饮食素少，忽痰壅气喘、头摇目札、扬手掷足，难以候脉。视其面色黄中见青，此肝木乘脾土，如小儿慢惊之症。先用六君子、柴胡、升麻而愈；用补中益气汤加半夏而痊。

张秋官面赤作渴，痰盛头晕，此肾虚水

泛为痰。用六味丸而愈。

咳 嗽

脉：咳嗽所因，浮风、紧寒、数热、细湿、房劳涩难。右关微濡，饮食伤脾；左关弦短，肝极劳疲。肺脉浮短，咳嗽与期。五脏之嗽，各视本部。浮紧虚寒，沉数实热，沉滑多痰，弦涩少血。形盛脉细不足以息，沉小伏匿，皆是危脉。唯有浮大而嗽者生。

春是上升之气，夏是火炎上最重，秋是湿热伤肺，冬是风寒外束。四时感冒，一切咳嗽发热吐痰者，宜发散风邪也。

参苏饮 治四时感冒，发热头疼、咳嗽声重、涕唾稠黏、中脘痞满、呕吐痰水。宽中快膈，不致伤脾。此药大解肌热，将欲成劳，痰咳喘热最效。

紫苏一钱　前胡二钱　桔梗　枳壳各一钱　干葛二钱　陈皮　半夏　茯苓各一钱　甘草七分　人参七分，热咳者去之　木香五分，气盛者去之

上锉一剂，生姜、枣子煎，食后温服。若天寒感冒，恶寒无汗，咳嗽喘促，或伤风无汗、鼻塞声重咳嗽，并加麻黄二钱、去皮杏仁二钱、金沸草一钱，以汗散之；若初感冒，肺多有热加杏仁、黄芩、桑白皮、乌梅；肺寒咳嗽加五味子、干姜；心下痞闷，或胸中烦热，或停酒不散，或嘈杂恶心加黄连、枳实各一钱，干葛、陈皮倍用之；胸满痰多加瓜蒌仁一钱；气促喘嗽加知母、贝母；鼻衄加乌梅、麦门冬、白茅根；心盛发热加柴胡、黄芩；头痛加川芎、细辛；咳嗽吐血加升麻、牡丹皮、生地黄；劳热咳嗽久不愈加知母、贝母、麦门冬；见血加阿胶、生地黄、乌梅、赤芍药、牡丹皮；吐血痰嗽加四物汤，名茯苓补心汤；妊娠伤寒去半夏，加香附。

感冒风寒，嗽而声哑者，是寒包热也。与久嗽声哑不同。冷风嗽者，遇风冷即发，痰多喘嗽是也。以上二条俱宜后方。

三拗汤 治感冒风邪寒冷，鼻塞声重、语音不出、咳嗽多痰、胸满短气喘急。

甘草生　麻黄不去节　杏仁不去皮尖各二钱　加荆芥、桔梗，名五拗汤。

上锉剂，生姜煎服。

痰嗽者，嗽动便有痰声，痰出嗽止是也。嗽而痰多者，是脾虚也。肺胀嗽者，嗽则喘满气急也。喘急不得眠者难治。久嗽不止成劳，若久嗽声哑，或喉生疮者，是火伤肺金也。俱难治之。若血气衰败，声失音者，亦难治也。以上三条，俱宜后方。

清肺汤 治一切咳嗽，上焦痰盛。

黄芩去朽心，一钱半　桔梗去芦　茯苓去皮陈皮去白　贝母去心　桑白皮各一钱　当归天门冬去心　山栀　杏仁去皮尖　麦门冬去心，各七分　五味子七粒　甘草三分

上锉生姜、枣子煎，食后服。痰咯不出加瓜蒌、枳实、竹沥，去五味子；咳嗽喘急加苏子、竹沥，去桔梗；痰火咳嗽、面赤身热、咯出红痰加芍药、生地黄、紫菀、阿胶、竹沥，去五味子、杏仁、贝母、桔梗；久嗽虚汗多者加白术、芍药、生地黄，去桔梗、贝母、杏仁；久嗽喉痹、声不清者，加薄荷、生地黄、紫菀、竹沥，去贝母、杏仁、五味；嗽而痰多者加白术、金沸草，去桔梗、黄芩、杏仁；咳嗽身热加柴胡；咳嗽，午后至晚发热者加知母、黄柏、生地、芍药、竹沥，去黄芩、杏仁；咳嗽痰结胁痛者加白芥子、瓜蒌、枳实、砂仁、木香、小茴、竹沥、姜汁少许，去贝母、杏仁、山栀，亦加柴胡引经。

食积嗽者，痰嗽如胶也。咳嗽胸膈结痛者，是痰结也。早晨嗽者，胃中有食积也。上半日嗽多者，胃中有伏火也。以上四条，俱宜后方。瓜蒌枳实汤加减。方见痰饮。

午后至夜嗽多者，属阴虚也。黄昏嗽多者，火气浮，少加凉药。火嗽者，有声痰少、面赤身热、脉数者是也。干咳嗽无痰者，是痰郁火邪在肺，难治也。劳嗽者，盗汗痰多作寒热、脉数大无力是也。以上四者，皆是劳力、酒色内伤、忧怒、郁结、阴虚火动而嗽者，俱宜后方。滋阴降火汤。方见虚怯。

一切久嗽不止者，宜后方。

吕洞宾仙传芦吸散　治新久咳嗽，百药无功，服此立效。

款冬花蕊五钱　鹅管石二钱五分　陈皮二钱五分　年老人及虚者加人参五分　冬月加肉桂一钱五分

上忌铁器，为细末和匀，分作七帖，作七日服。每服一帖。夜仰卧将药一帖作三次入竹筒内，病者口噙竹筒，近咽喉用力一吸，将白温水一口送下。不可多吃水，忌诸般油腻盐一七日。药服完之后，亦少用些油盐，至半月后不忌。

吸药仙丹

鹅管石二两　寒水石四钱半　金星礞石七钱，焰硝煅后，用醋淬　白附子七钱　白矾七钱，枯过四钱半　孩儿茶四钱　款冬花净蕊，七钱　粉甘草四钱

上各为末，研令极细秤过，方用总箩过搅匀。如有气加沉香五分、木香七分、官桂七分；如心下虚悸加朱砂三分。热嗽用茶汤下；寒用姜汤下；咳如浮肿，用木瓜、牛膝汤下；咳而有红痰吐血，白芥子汤下。

歌曰：

仙方二两鹅管石，青礞白附款冬花。

三味各秤七钱重，四钱甘草与儿茶。

枯矾寒水四钱半，八味精研制莫差。

日进六分三次吸，寒用姜汤热用茶。

虚加五分沉木桂，咳而惊悸用朱砂。

薄荷煎汤潮热使，化痰止嗽最为佳。

鸡鸣丸　治男妇不问老少，十八般咳嗽吐血、诸虚等症如神。

从来咳嗽十八般，只因邪气入于肝。

胸膈咳嗽多加喘，胃嗽膈上有痰涎。

大肠咳嗽三焦热，小肠咳嗽舌上干。

伤风咳嗽喉多痒，胆嗽夜间不得安。

肝风嗽时喉多痹，三因嗽时船上滩。

气喘夜间多沉重，肺嗽痰多喘嗽难。

热嗽多血连心痛，膀胱嗽时气多寒。

暴嗽日间多出汗，伤寒嗽时冷痰酸。

此是神仙真妙诀，用心求取鸡鸣丸。

知母四两、炒　杏仁去皮尖，二钱　桔梗去芦，五钱　阿胶麸炒，四钱　葶苈火上焙，三钱　款冬花四钱　旋覆花一两　半夏姜汁炒，三钱　甘草炙，一两　陈皮去白，一两　兜铃一两　五味子四钱　麻黄一两　人参五钱

上共为细末，炼蜜为丸，如弹子大。每服一丸，五更，乌梅、生姜、枣子汤下。

大抵久嗽者，多属肾气亏损，火炎水涸，或津液涌而为痰者，乃真脏为患也。须用六味地黄丸壮肾水滋化源为主；以补中益气汤养脾土生肺肾为佐。久之自愈。方见补益。

补遗方

治咳嗽肺痿、吐血气喘等症，用猪肺一个，倒悬滴尽血水，又用大萝卜十个捣烂，用新砂锅一个，水五碗，煮前萝卜，烂，滤去渣，添蜜四两、鸡子清十个，不用黄。与蜜搅匀，却装入肺内。又用款冬花、五味子、诃子去核各一钱，白矾五分，俱为末，通搅蜜入鸡清内，入肺管煮熟，空心服之，其效如神。

又方　猪肺一个，洗净血水，若病人每岁用杏仁一个去皮尖，将肺以竹片签眼，每眼用杏仁一个，麻扎住，安磁器内重汤煮熟，去杏仁不用，只吃此肺。轻者只用一具而已；重者制二具吃，全安。

加味上清丸　治咳嗽烦热，清声润肺，宽膈化痰，生津止渴，爽气凝神。

南薄荷叶四两　柿霜四两　玄明粉五钱　硼砂五钱　冰片五分　寒水石五钱　乌梅肉五钱　白粉八两

上为细末，甘草水熬膏为丸，如芡实大。每服一丸，噙化茶汤送下。

杏仁煎　治老人久患喘嗽不已，睡卧不得者，服之立效。

杏仁水泡去皮尖，炒　胡桃仁去皮，等分

上二味共碾为膏，入炼蜜少许为丸，如弹子大。每服一丸，细嚼，姜汤送下。

治痰火咳嗽，兼治酒痔。

白矾一两，煅过　矿石灰一两半

上研匀，每服一钱，或茶，或滚水，酒

亦可。如作丸，用灰面一两和合冷水为丸，如梧桐子大。每服二十五丸，前引送下。

清上噙化丸 清火化痰、止嗽定喘。

瓜蒌霜 天门冬去心 橘红 枯芩去朽，酒炒 海石煅 柿霜各一两 桔梗去芦 连翘 玄参 青黛各五钱 风化硝三钱

上为细末，炼蜜为丸，如龙眼大，食远噙化。

周藩海阳王昆湖公，患痰嗽喘热，左足肿痛，日轻夜重。每年发一二次，已经三十年，遍治弗效。余诊左脉微数、右脉弦数，此血虚有湿痰也。以四物汤加苍术、黄柏、木瓜、槟榔、木通、泽泻，空心服以治下元；以茯苓补心汤临卧服以治上焦。各三服而愈。后以神仙飞步丸空心服，清气化痰丸临卧服，各一料，永不再发。

一儒者，每至春咳嗽，用参苏饮之类乃愈。后复发，仍用前药，反喉痹。左尺洪数而无力。余以为肾经阴火刑克肺金，以六味丸料加麦门冬、五味子、炒山栀，以补中益气汤而愈。

喘 急

脉：喘急脉沉，肺胀停水；气逆填胸，脉必伏取；沉而实滑，身温易愈；身冷脉浮，尺涩难补。又云：脉滑而手足温者生，脉沉涩而四肢寒者死。

喘者为恶候，因火所郁而痰在脾胃也。痰喘者，喘动便有痰声也。宜后方。瓜蒌枳实汤治痰喘。方见痰饮。

火喘者，乍进乍退，得食则减，止食则喘也。宜后方。

清肺汤 治火喘。

片黄芩一钱 山栀子 枳实 桑白皮 陈皮 白茯苓去皮 杏仁去皮尖 苏子 麦门冬去心 贝母去心 各八分 沉香磨水 辰砂研末，一味临服调入，各五分

上锉一剂，姜一片，水煎，入竹沥同服。

气短而喘者，呼吸短促而无痰声也。

四君子汤 治短气。

人参去芦 白术去芦，各一钱三分 茯苓去皮 陈皮 厚朴姜汁炒 砂仁 苏子 桑白皮各六分 当归八分 沉香 木香各五分，另磨水 甘草炙，一钱

上锉一剂，姜一片，枣二枚，水煎，磨沉香调服。

阴虚火动而喘者，心脉数也。滋阴降火汤。方见虚症。依本方加苏子、沉香、杏仁、桑白皮、竹沥。

寒喘者，四肢逆冷，脉沉细也。

理中汤 治寒喘。

砂仁 干姜炒 苏子 厚朴姜汁炒 官桂 陈皮 甘草炙，各一钱 沉香 木香各五分，水磨入

上锉一剂，生姜三片，水煎，磨沉、木香同服。若脉细手足冷加附子。

伤寒喘急者，宜发表也。

五虎汤 治伤寒喘急。

麻黄三钱 杏仁去皮尖，炒，三钱 石膏五钱 甘草一钱 细茶一撮，加桑皮一钱，有痰加和二陈汤。

上锉一剂，生姜三片、葱白三根，煎热服。后用小青龙汤加杏仁。

虚阳上攻喘急者，宜降痰气也。

苏子降气汤 治阳虚上攻，气不升降，上盛下虚，痰涎壅盛、喘促气满咳嗽。

苏子五钱 陈皮 厚朴姜汁炒 前胡 肉桂各二钱 半夏姜汁浸，炒 当归 甘草

一方去桂加南星

上锉一剂，生姜三片，枣一枚，水煎服。若加川芎、细辛、茯苓、桔梗，名大降气汤。

定西侯蒋公，患上气喘急，其脉寸口洪滑，此痰滞胸膈也。余令先服稀涎散二钱，更以熟水频频饮之，则嗌而吐其痰如胶，内有一长条裹韭叶一根，痊愈。

一路姓者，年近五十，身体肥大，饮食倍常，患月余。每行动即喘，求予诊。六脉微涩，予曰：此死症也。众皆以予为妄，后逾月果中痰而卒。

哮　吼

专主于痰，宜用吐法，亦有虚而不可吐者。治吼必使薄滋味，不可纯用凉药，必兼发散。哮吼者，肺窍中有痰气也。

五虎二陈汤　治哮吼喘急痰盛。

麻黄　杏仁各一钱　石膏二钱　陈皮一钱　半夏一钱，姜汁炒　茯苓去皮，二钱　人参八分　细茶一撮　沉香　木香各五分，另水磨入

上锉一剂，生姜三片、葱白三根，水煎服。

定喘汤　治哮吼喘急。

麻黄三钱　杏仁去皮尖，一钱半　片芩去朽　半夏姜制　桑白皮蜜炙　苏子水洗，去土　款冬花蕊各二钱　甘草一钱　白果二十一个，去壳，切碎炒黄

上锉一剂，水煎服。

紫金丹　凡遇天气欲作雨便发齁喘，甚至坐卧不得，饮食不进，此乃肺窍中积有冷痰，乘天阴寒气从背、口、鼻而入，则肺胀作声。此病有苦至终身者，亦有子母相传者。每发即服，不过七八次，觉痰腥臭，吐出白色，是绝其根也。

白砒一钱，生用　枯矾三钱，另研　淡豆豉出江西者一两，水润其皮，蒸研如泥，旋加二味末合匀

上捻作丸，如绿豆大，但觉举发，用冷茶送下七丸。甚者九丸，以不喘为愈，再不必多增丸数，慎之慎之！小儿服一二丸殊效。

竹沥化痰丸　治哮吼十数年不愈，宜久久服之奏效。方见痰饮。

三白丸　治诸般咳嗽吼气。

白大半夏一两，生用　白砒三钱　白矾三钱　雄黄通明，三钱　巴豆仁去油，三钱

上将白矾熔化入砒末在矾内，焙干取出擂烂，再炒成砂，同前药为细末，面糊为丸，如粟米大。大人服十丸，小儿三五丸，咳嗽茶下；吼气桑白皮汤送下。

治吼积方　用鸡子一个，略敲碎损，膜不损，浸尿缸内三四日，夜取出煮熟，食之神效。盖鸡子能去风痰。

青金丸　治哮喘，用厚味发者用之。

萝卜子淘净蒸熟晒干为末，姜汁浸，蒸饼为细丸。每服二十粒，津送下。

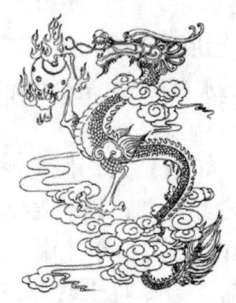

万病回春 卷之三

疟 疾

脉：疟脉多弦。弦而数者多热，宜汗之；弦而迟者多寒，宜温之；弦而紧实者，宜下之；弦而虚细者，宜补之；弦而实大者，宜吐之。弦短者多食；弦滑者多痰。疟脉迟缓者，病自愈；久疟不愈者，脉必虚，宜养正祛邪。

夫疟者，因外感风、寒、暑、湿，内伤饮食劳倦，或饥饱色欲过度，以致脾胃不和，痰留中脘。然无痰不成疟。脾胃属土，有信来去，不失其时。若移时，或早或晚者，是邪无容地，疟将好也。疟疾来时，呵欠怕寒、手足冷、发寒战、大热口渴、头痛、腰胯骨节酸疼，或先寒后热，或先热后寒，或单寒单热，或寒多热少，或热多寒少，一日一发，受病浅也，容易治。间日发者，或二日连发，住一日者，皆难痊。治宜在表无汗者，散邪汤为主；有汗者，正气汤为主；在半表半里者，柴苓汤为主；分利阴阳而未已者，人参养胃汤加减，后方可截之；若用截药吐出黄胶水者，疟自愈也。不可一二日早截，早则邪气闭塞而成坏症；又不可迟截，迟则元气衰惫而成虚怯；当在三四日就截为好。须待热退身凉，方可饮食也。切不可带热饮食，恐不消而成痞，一名疟母，痞散成臌者有之矣。

大凡疟初起者，散邪正气为先也。无汗要有汗，散邪为主。

散邪汤 治疟疾初发，憎寒壮热、头疼身痛无汗。

川芎 白芷 麻黄 白芍 防风去芦 荆芥 紫苏 羌活各一钱 甘草三分

上锉一剂，生姜三片、葱白三根，水煎去渣，露一宿，次早温服。有痰加陈皮；有湿加苍术；夹食加香附。

有汗要无汗，正气为主。

正气汤 治疟疾初发，憎寒壮热，头疼口干有汗。

柴胡 前胡 川芎 白芷 半夏姜炒 麦门冬去心 槟榔 草果去壳 青皮去穰 茯苓去皮，各一钱 桂枝 甘草各三分

上锉一剂，生姜三片、枣一枚，水煎，预先热服。

疟发寒热作渴者，宜分利阴阳也。

柴苓汤 治疟发寒热，病在半表半里，阴阳不分。

柴胡 黄芩 人参 半夏 猪苓 泽泻 白术 茯苓 肉桂 甘草

上锉一剂，生姜三片、枣一枚，水煎服。无汗加麻黄；有汗加桂枝；寒多加官桂；热多加黄芩。

虚人患疟者，养正邪自除也。

人参养胃汤 治暴疟初起，服二帖后，用人参截疟饮加减截之。

人参 茯苓去皮 陈皮 半夏姜汁炒 厚朴姜汁炒 苍术米泔浸 藿香 当归 川芎 草果去壳，各八分 甘草三分 乌梅一个

上锉一剂，生姜三片、大枣一枚，水煎温服。寒多加官桂；热多加柴胡；汗多去苍术、藿香、川芎，加白术、黄芪；饱闷加青

皮、砂仁，去人参；渴加麦门冬、知母，去半夏；泻加炒白术、芍药，泻不止加肉豆蔻，去厚朴、草果；呕哕加白术、山药、炒砂仁、炒米，去草果、厚朴、苍术；痰多加贝母、竹沥，去半夏、草果；内热盛加炒黄芩，去半夏；长夏暑热盛加香薷、扁豆，去半夏、藿香。

人参竹沥饮 治虚疟昏倦，汗多痰盛、舌大，语言混杂不清、脉虚大无力。

人参去芦 白术去芦 茯苓去皮 当归 生地黄 酸枣仁炒 麦门冬去心 知母 陈皮 芍药各一钱 乌梅一个 甘草三分

上锉一剂，生姜三片、枣一枚，水煎，入竹沥半盏、姜汁少许同服。

风暑入阴在脏者，喑疟也。

柴胡芎归汤 治夜间阴疟，引出阳分则散，后服人参截疟饮止之。

柴胡 桔梗去芦 当归 川芎 芍药 人参 厚朴姜汁炒 白术去芦 干葛 茯苓去皮 陈皮各一钱 红花 甘草各三分

上锉一剂，生姜一片、枣二枚、乌梅一个，水煎，食远服。

人虚者，截补兼用也。

人参截疟饮 治虚人截疟，一切疟疾并可截之。

人参 白术去芦 茯苓去皮 当归 青皮去穰，麸炒 厚朴姜汁炒 柴胡 黄芩 知母去毛，各八分 桂枝三分 常山酒浸 草果去壳，各八分 鳖甲醋炙，八分 乌梅一个 甘草三分

上锉一剂，生姜一片、枣二枚、桃脑七个，水煎，露一宿。临发日五更，空心温服。渣待日午再煎服，糖拌乌梅下药。切忌鸡、鱼、豆腐、面食及房劳、怒气，戒之即痊。此方俱照前人参养胃汤后开治，加减法相同，截疟饮加酒少许尤妙。

人壮盛者，宜单截也。

不二饮 治一切新久寒热疟疾，一剂截住，神效。

常山 槟榔要一雄一雌者重二钱，余药，各

二钱 知母 贝母各等分

上锉，每八钱酒一钟，煎至八分，不可过熟，熟则不效。露一宿；临服日，五更温服，勿令妇人煎药。

常山七宝饮 治壮健人疟疾可截之。

常山 草果去壳 槟榔 青皮去穰 厚朴姜汁炒 知母 苍术米泔制，各一钱 鳖甲一钱 乌梅一个 甘草三分

上锉一剂，生姜一片、桃脑七个，水煎入酒少许，露一宿，临发日，五更温服，午间渣再煎服。汗多加白术，去苍术；热多加柴胡、黄芩；寒多加桂枝；口渴加麦门冬、天花粉；痰多加贝母。

疟久不止者，先截而后补也。

如圣散 人参三钱 常山三钱 丁香二十四个 甘草二分

上为细末，用好酒一钟、乌梅一个，煎熟露一宿。临发日，五更温服，用糖拌乌梅下药，时时可食之。

雄黄截疟丸

人言一钱 雄黄三钱 辰砂三钱 甘草二钱 绿豆粉一两五钱

上药各为细末，用绿豆粉打糊为丸，如白豆大，外用朱砂为衣。临发日五更，井花水吞服二丸，小儿一丸，勿多服。

疟已后者，须调养血气也。

参归养荣丸 治疟疾截住后，用此汤药调养血气。

人参 当归 茯苓去皮 白术去芦 陈皮 砂仁 厚朴姜汁炒 山药炒 莲肉炒 芍药酒炒 熟地黄 甘草炙，各等分

上锉一剂，大枣二枚，水煎，温服。疟热虚汗加黄芪，去砂仁。

腹中有块者，疟母也。凡疟发时，切不可带热饮食，恐不消而成痞块，痞散成脓者有之矣。

参归鳖甲汤 治老疟，腹胁有块成疟母。

人参五分 青皮去穰 黄芪蜜水炒 鳖甲醋炙 当归酒洗 茯苓 白术去芦 厚朴姜汁炒 香附 抚芎各八分 砂仁 山楂去子 枳

实麸炒，各五分　甘草三分

上锉一剂，生姜一片、枣二枚、乌梅一个，水煎，食前温服。如制丸药，加阿魏醋煮化，和前药末，再用水醋少许打糊为丸，如梧桐子大。每服三十丸，空心米汤吞下。

十将军丸　治久疟不瘥，有疟母者。

三棱炮　莪术生　青皮去穰　陈皮去白　草果去壳　砂仁　槟榔　乌梅肉　半夏泡七次，各一两　常山酒蒸，二两

上先将常山、草果二味锉，用好酒、醋各一碗入瓦器内，先浸一宿，后入八味药同浸至晚，入瓦铫内炭火煮，取出晒干。若无日色，用火焙干为末，半酒半醋打糊为丸，如梧桐子大。每服三四十丸，白汤吞下，日进三服。忌生冷、鱼腥、酸咸、油腻、面食、炙煿、诸死毒物。服至四两至八两即除根。凡有积聚及烟瘴湿地方，更宜服之。一方加苍术、香附醋炒各一两。

一平素虚弱，兼以劳役内伤夹感寒暑，以致疟疾寒热交作、肢体倦怠、乏力少气，用补中益气汤加黄芩、芍药、半夏。有汗及寒重加桂枝，倍黄芪；热盛倍柴葫、黄芩；渴加麦门冬、天花粉。

大凡久疟多属元气虚寒。盖气虚则寒，血虚则热。胃虚则恶寒，脾虚则发热。阴火下流则寒热交作，或吐涎不食、战慄泄泻、手足厥冷，皆脾胃虚弱，但服补中益气汤，其诸证悉愈。方见补益。

大抵久疟，气血俱虚而三日一发者，用十全大补汤。盖邪气在阳分者，浅而易治；邪气在阴分者，深而难治。方见补益。

一妇人，疟后形体骨立、发热恶寒、自汗盗汗、胸膈痞满，日饮米汤少许，服参术药益胀，卧床半年矣。余以为阳气虚寒，用大剂补中益气加附子一钱。二剂诸症渐退，饮食渐进；又二剂痊愈。方见补益。

痢　疾

脉：痢脉多滑，按之虚绝，尺微无阴，

涩则少血，沉细者生，洪弦者死。

痢疾不分赤白，俱作湿热治之明矣。赤属血、白属气，赤白相兼，脓血杂痢，皆因脾胃失调，饮食停滞，积于肠胃之间多。其暑湿伤脾，故作痢疾。起于肚腹疼痛，大便里急后重，小水短赤不长，身凉脉缓者易治，身热脉弦急者难治。痢疾初起一二日，元气壮实者，先用玄白散；虚弱者，用芍药汤疏通积滞。三四日以后，元气渐弱，调和饮食加减治之。如不止，服参归芍药汤调理脾胃，补益元气。久不愈，方可服人参养脏汤加减治之。切不可骤用粟壳等药，止塞太早，恐内积气未尽，成休息痢；亦恐毒攻上，胸腹饱闷作疼，恶心呕哕发呃，难治，因毒气攻胃故也。先水泻，后脓血者，是肾传脾，难愈；先脓血，后水泻者，是脾传肾，易愈。又有痢下鲜血者，如尘腐色者，如屋漏水者，大孔如竹筒者，呕哕发呃、烦躁身热者，俱难治也。如鱼脑髓者，身热脉数大，半生半死也。大抵治痢疾一二日，元气未虚，治宜疏通积滞，此通因通用之法；三四日后，不可疏通，恐元气虚也，当清热解毒、调养脾胃为主。经云：行血则便脓自愈，调气则后重自除。若大肠积滞壅实而后重，法当疏导之；若大肠气虚下陷而后重，法当升补之。

初下痢者，不分赤白，皆湿热也。壮盛人初痢宜利之。

玄白散　治痢疾初起，里急后重，腹痛脓血窘迫，壮盛人一剂即愈。

牵牛赤痢用黑、白痢用白，赤白相杂，黑白兼用，半生半炒，捣碎　生地黄　赤芍　归尾　槟榔　枳壳去瓤，麸炒　莪术煨　黄连各一钱　大黄二钱　暑月加香薷一钱，炒

上锉一剂，水煎，空心温服，以利二三次为度。

虚弱人初痢宜清之。

芍药汤

芍药二钱　木香一钱　当归一钱　枳壳去穰，一钱　黄芩去朽，一钱　槟榔一钱　黄连二钱　甘草五分

上锉一剂，水煎温服。

下痢稍久者，宜调和也。

调和饮

白芍三钱　当归一钱　川芎二钱　黄连二钱　黄芩二钱　桃仁一钱　升麻五分

上锉一剂，水煎，空心服。如红痢依本方；如白痢，用吴茱萸一钱、芩连用酒炒；赤白痢加白术、茯苓、陈皮、香附各一钱。

痢因热积而气滞者，宜清热顺气也。

立效散　治赤白痢疾，脓血相兼，里急后重，疼痛，一服立止。

净黄连四两，酒洗，吴茱萸三两同炒，去茱萸不用　陈枳壳二两，去穣，麸炒

上二味为细末，每服三钱，空心，黄酒调下；泄泻，米汤下；噤口痢疾，陈仓米汤送下。

下痢发热不退者，肠胃中有风邪也。

仓廪散　治痢疾赤白，发热不退，肠胃中有风邪热毒及时行瘟疫，沿门阖境，皆下痢噤口者，服之神效。即人参败毒散加黄连、陈仓米三百粒，姜枣煎服。如痢后手足痛加槟榔、木瓜；噤口痢加陈仓米一撮、石莲肉七枚。

下痢发热，便闭者，表里有实热也。六一顺气汤。方见伤寒。治痢不问赤白相杂，肚痛，里急后重，浑身发热，口干发渴，用此通利即止。

下痢噤口不食者，脾虚胃热甚也。

参连汤

人参五钱　黄连一两

上锉一剂，水煎，终日时呷之。如吐，再强饮，但得一口呷下咽喉，即好，加石莲肉三钱尤效。外以田螺捣烂盦脐中，引药下行故也。

开噤汤　治噤口痢疾。徐元济传。

砂仁一钱，研　砂糖七钱　细茶五钱　生姜五片

上锉一剂，水二钟煎至八分，露一宿，次早面北温服。外用木鳖子二钱去壳、麝香二分，共捣置脐中即思食。

一方　治噤口痢、米谷不下者神效。

用石莲肉为末，每服二三钱，用陈仓米汤调下即效。呕加生姜汁二三匙。

下痢久不止者，宜调养气血兼升涩也。

参归芍药汤　治痢久一二十日，痢多不止，用此调养气血自愈。

人参一钱　当归酒洗，二钱　茯苓　白术各一钱　砂仁七分　山药炒　陈皮各一钱　甘草五分

上锉一剂，乌梅一个、灯草一团、莲肉七个，水煎温服，照后加减。噤口痢不食者，胃口热极故也，加炒黄连、莲肉、人参、炒米、乌梅，清热开胃为主。下痢腹痛、里急后重者，是热极气滞也。又云：里急者，腹中不宽快也。亦有虚坐而大便不行者，皆血虚也。血虚则里急后重，如四物汤之类治之，加木香、槟榔，和消积气则后重自除。

久痢后重不除者，虚气坠下也。治痢用下药挨积仍后重者，乃阳不升也，用升麻为君，加人参、当归、芍药为君，升麻少许提气。

大凡痢作痛者，热流下也，加炒芩、芍药清之。

痢后发热不止，或积少但虚坐努力者，俱是血虚故也，倍加当归、芍药、地黄滋养阴血，其热自安。

积中有紫血者，是瘀血也，加芍药、红花生血和血，则便血自愈。

痢下如绿豆汁者，是湿也，加苍术、白术渗湿利小便。

实肠散　治久痢去多，不分赤白，用此末药换出黄粪来。

干山药炒黄色，一两　好莲肉炒，去心，一两　炒黄米一合

上共为细末，用砂糖调热汤和匀前药末，不干不稀，渐渐调服，后用清米汤漱口，常服之最效。

汤泡饮　治久痢不愈，无分赤白，俱可服。

粟壳蜜水炒，三钱　乌梅一个，去核　甘草

三分　蜜三匙

上锉碎，用滚水一钟，泡浸一时，去渣，三次服之。

真人养脏汤　治大人小儿冷热不调，下痢赤白，或如脓血鱼脑，里急后重，脐腹疼痛，或脱肛下坠、酒毒便血并皆治之。

肉桂五分　人参去芦　当归　诃子煨去核　木香　甘草炙　肉豆蔻面裹煨，各一钱　芍药　白术各一钱　枳壳蜜炙，一钱

上锉一剂，水煎，食前温服。脏寒者加附子一钱制。

痢疾日久不愈，不能起床，不思饮食，瘦弱之甚者，用补中益气汤去柴胡，加炒芍、泽泻、木香、砂仁、白蔻、地榆、米壳醋炒。

大抵久痢不止，多属血气虚弱，宜用八珍汤。若脾气虚而血弱者，用四君子汤；若胃气虚而血弱者，用补中益气汤。大凡此症久而不愈，或变症百出，但守前法，久之自愈。一血痢及下血久不止，用六味丸加地榆、阿胶、黄连、黄芩、生地黄。已上四方俱见补益。

补遗方

狗皮膏　贴泻痢如神。

乳香五钱　没药五钱　木鳖子十个　杏仁四十九个　桃枝四十九节，二指长　柳枝四十九节，如箸大

上用香油七两，将木鳖子以下四味入油炸，浮捞起渣，下好黄丹飞过三两，熬将成膏，用槐枝不住手搅，滴水成珠退火，再入乳香、没药，加麝香一分搅匀。退火毒，以狗皮摊膏贴脐上。

泻痢膏

赤石脂四两　诃子四两　罂粟壳四两　干姜五两

上以上为细末，用真麻油二斤四两，熬去四两，止吊二斤，再熬滚入上好飞黄丹一斤，熬黑色，滴水成珠，方入后四味药：龙骨二两、乳香五钱、没药五钱、麝香一钱，俱为细末，入内搅匀退火。出火毒，摊贴脐上，每一个重三钱。冬月可加肉蔻五钱。

秘方　治痢久不愈者，用白萝卜取汁一钟，蜜一钟，共煎滚调匀，温服立止。

又方

用阴干陈久萝卜英煎汤服之，止痢如神。

又方

用大团鱼一个，水煮去肠甲，加生姜七片、砂糖一小块，不用盐酱，少入米粉作羹吃一二碗，其痢立止。

大司寇春冈刘公，年近古稀，患痢脓血腹痛，诸医弗效。余诊六脉微数，此肥甘太过，内有积热，当服酒蒸大黄一两清利之。公曰：吾衰老恐不能，唯滋补、平和之剂可也。余再四宽释，公意始从，遂服之，逾日而愈。

通府竹峰何公，患痢赤白，昼夜无度，遍身瘙痒，心中烦躁。予诊六脉大数，人迎偏盛，此风邪热毒也。以人参败毒散加防风、荆芥、黄连，去人参，二服即愈。又诊六脉仍前大数，余曰：数则心烦，大则病进，将来必有痰喘之患不起。后逾月，果如其言。

一人痢后两足浮肿、胸膈胀满、小便短少。用分利之剂，遍身肿兼气喘。余曰：两足浮肿，脾气下陷也；胸膈胀满，脾虚作痞也；小便短少，肺不能生肾也；身肿气喘，脾不能生肺也。用补中益气加附子而愈。半载后，因酒食劳倦两目浮肿、小便短少，仍服前药顿愈。方见补益。

泄　泻

脉：泻脉自沉。沉迟寒侵，沉数火热，沉虚滑脱，暑湿缓弱，多在夏月。

泄泻之症，只因脾胃虚弱，饥寒饮食过度，或为风、寒、暑、湿所伤，皆令泄泻。治须分利小便、健脾燥湿为主。若泻太多而不止者，当用补住为要。若泻不止，手足寒、脉虚脱、烦躁发呃、气短、目直视、昏冒不识人者，皆死症也。若泄泻初起，不可就用补塞，恐积气未尽而成腹疼饱闷、恶心烦躁发呃而死。直待泻去四五次方可补住。此大

法也。

泄泻清浊不分者,湿多成五泻也。

胃苓汤 治脾胃不和,腹痛泄泻,水谷不化,阴阳不分。

苍术米泔制 厚朴姜汁炒 陈皮 猪苓 泽泻 白术去芦 茯苓去皮 白芍煨,各一钱 肉桂 甘草炙,各二分

上锉一剂,生姜、枣子煎,空心温服。水泻加滑石;暴痢赤白相杂,腹痛里急后重去桂,加木香、槟榔、黄连,水煎服;久泻加升麻;胜湿加防风、升麻;食积加神曲、麦芽、山楂;气虚加参、术。

寒泄者,悠悠腹痛,泻无休止,色青,脉沉迟是也。

理中汤 治寒泻症。

人参 白术去芦 干姜炒,各一钱 官桂 甘草炙,各五分 陈皮 藿香 茯苓去皮 良姜各七分 乌梅一个

上锉一剂,生姜三片、枣二枚、灯草一团,水煎温服。寒极手足冷,脉沉细,加附子去良姜、官桂;腹痛加厚朴、砂仁、木香,去人参;呕哕恶心加丁香、半夏,去良姜、官桂;泻不止加苍术、山药;泻多不止加肉蔻、诃子、附子,去良姜、官桂;虚汗加黄芪,去藿香、官桂;饱闷加厚朴、砂仁,去人参、良姜、官桂。

火泻者,腹中痛一阵,泻一阵,后去如汤,后重如滞,泻下赤色,小水短赤,烦渴脉数是也。即火泻也。

四苓散 治火泻热泻。

茯苓 白术 猪苓 泽泻 苍术炒 山药 芍药 山栀炒 陈皮各一钱 甘草五分 乌梅一个

上锉一剂,灯草一团,水煎温服。饱闷加厚朴、砂仁,去山药;腹痛加厚朴、砂仁、木香、茴香,去白术;呕哕恶心加藿香、乌梅、莲肉、砂仁、人参;小水短赤加木通、车前,去泽泻;口燥烦渴加黄连、麦芽、莲肉、乌梅、干葛,去泽泻、苍术;泻多元气虚脱昏倦加人参、黄芪,去泽泻、苍术;夏月暑泻加香薷、扁豆;泻多烦躁加炒黄连、人参、辰砂、乌梅,去苍术、泽泻;泻多不止加肉蔻、乌梅、人参,去泽泻、山栀;发热脉数加柴胡、炒黄芩、乌梅。

暑泻者,夏月暴泻如水,面垢、脉虚、烦渴、自汗是也。香薷饮,方见中暑。依本方加人参、白术、茯苓、白芍、陈皮、甘草,炒米一撮,乌梅一个、灯心一团煎服。

湿泻者,泻水多而腹不痛,腹响雷鸣,脉细是也。

五苓散 治湿泻症。

茯苓去皮 白术去芦 猪苓 泽泻 山药 陈皮 苍术米泔制 砂仁炒 肉蔻面包煨,捶去油 诃子煨,去核,各八分 官桂 甘草炙,各五分

上锉一剂,生姜一片、乌梅一个、灯心一团,水煎温服。照前理中汤加减同前。

风泻者,泻而便带清血,脉浮弦是也。

胃风汤 治风冷乘虚客于肠胃,水谷不化,泄泻注下,腹肠虚满,肠鸣疼痛及肠胃湿毒,下如豆汁,或下瘀血并治有效。

当归 川芎 白芍炒 人参 白术去芦 茯苓去皮 肉桂各等分

上锉一剂,入粟米一撮,水煎温服。

食积泻者,腹疼甚而泻,泻后痛减,脉弦是也。香砂平胃散,依本方去枳壳,加白术、茯苓。

痰泻者,或多或少,或泻或不泻,脉沉滑是也。

二陈汤 治痰泻症。

陈皮 半夏姜汁炒 茯苓去皮 白术去芦 苍术米泔制 砂仁 山药炒 车前 木通 厚朴姜汁炒 甘草各等分

上锉一剂,生姜三片、乌梅一个、灯草一团,水煎温服。泻不止加肉蔻、诃子,去厚朴,照香砂六君子汤加减相同;滑泻不止,灸百会一穴、天枢二穴、中脘一穴、气海一穴。

虚泻者,饮食入胃即泻,水谷不化,脉微弱是也。

参苓白术散 治气虚泄泻。

人参 白术去芦 茯苓去皮 山药炒 砂仁研 藿香 陈皮 干姜炒 莲肉去心皮 诃子煨 肉蔻煨去油 甘草炙，各等分

上锉一剂，生姜一片、灯心一团，水煎服。呕哕恶心加半夏、乌梅；若元气虚脱昏倦加黄芪、升麻少许，去砂仁、藿香；饱闷加厚朴，去肉蔻、诃子；小水短涩加木通、车前，去干姜；泻甚不止加炒苍术、乌梅、熟附子少许。

脾泻者，食后到饱，泻后即宽，脉细是也。

香附六君子汤 治脾泻症。

香附炒 砂仁 厚朴姜汁炒 陈皮 人参 白术去芦 芍药炒 苍术炒 山药炒 甘草炙，各等分

上锉一剂，姜一片、乌梅一个，水煎温服。腹痛加木香、茴香，去人参、山药；渴加干葛、乌梅；小水赤短加木通、车前；呕哕恶心加藿香、乌梅、半夏；夏月加炒黄连、白扁豆；冬月加煨干姜，去芍药。

滑泻者，日夜无度，肠胃虚寒不禁，脉沉细是也。即滑泻也。

八柱汤 治肠胃虚寒滑泻不禁。

人参去芦 白术去芦 肉蔻煨 干姜炒 诃子煨 附子面裹煨，去皮脐 粟壳蜜炒 甘草炙，各等分

上锉一剂，生姜一片、乌梅一个、灯草一团，水煎温服。照前理中汤加减相同。

温脾散 治久泻米谷不化，水谷入口即时直下，下元虚冷滑脱。

黄芪蜜炒 人参去芦 白术土炒 白茯苓去皮 山药炒 干姜炒 诃子煨去核 肉蔻煨去油 粟壳蜜炒 草果去皮 丁香 肉桂 大附子制 黄连姜汁炒 砂仁 陈皮 厚朴姜汁炒 甘草炙，各等分

上锉一剂，姜枣煎，空心服。

八仙糕 治脾胃虚损，泄泻不止，理脾胃、消饮食，最益老人小儿。

枳实去穰，麸炒，四两 白术陈壁土炒，四两 白茯苓去皮，二两 陈皮炒，二两 干山药四两 莲肉去心皮，二两 山楂肉去核，二两 楝参一两，气盛者砂仁一两代之

上为末，用白粳米五升、糯米一升半打粉，用蜜三斤入药末和匀。如做糕法，先就笼中划小块蒸熟，取出火烘干，瓦罐收贮封固。取三五片食之，以白汤漱口。

一、因内伤劳倦，饮食化迟作泻及脾胃素蕴湿热，但遇饮食劳倦即发，而肢体酸软沉困泄泻者，用补中益气汤去当归，加芍药、茯苓、苍术、猪苓、泽泻、姜枣煎服。方见补益。

凡泄泻病误服参、芪等甘温之药，能生湿热，故反助病邪；久则湿热甚而为疸矣。唯用苦寒泻湿热、苦温泻湿寒则愈。泻止后，脾胃虚弱，方可用参、芪等药以补之。湿热宜用茵陈五苓散，方见中暑。

一、肾虚久泻不止，用六味丸加五味子、破故纸、肉豆蔻、吴茱萸。若久泻，脾胃虚寒不禁者，用六君子汤加炮干姜、肉桂。方见补益。若命门火衰而脾土虚寒者，用八味丸。方见补益。若脾肾气血俱虚者，用十全大补汤送四神丸。若大便滑利、小便闭涩，或肢体渐肿、喘嗽唾痰，为脾肾气血俱虚，用十全大补汤送四神丸。若大便滑利、小便闭涩，或肢体渐肿、喘嗽唾痰为脾胃亏损，用金匮加减肾气丸。方见补益。

大抵久泻多因泛用消食利水之剂，损其真阴，元气不能自持，遂成久泄。若非补中益气汤、四神丸滋其本源，后必胸痞腹胀、小便淋沥，多致不起。

四神丸 治脾胃虚弱，大便不实，饮食不思，或泻痢腹痛等症，兼治肾泄，清晨溏泄一二次，经年弗止者。

破故纸四两，酒浸炒 吴茱萸一两，泡过炒 肉豆蔻二两，面裹煨 五味子二两

上为细末，用生姜八两切片，同枣一百枚煮烂，去姜取枣肉为丸，如梧桐子大。每服一钱半，淡盐汤送下。一方去吴茱萸、五味子，加木香、茴香炒，各一两。

治泄泻三五年不愈者，唯灸百会穴五七壮即愈。

补遗方

治水泻痢疾神效。

石莲肉为末，二钱　细茶五钱　生姜三钱

上茶、姜二味，煎汤调莲肉末服。

又方　治泻痢。

莲肉二两，为末

五更空心，无根水调服。忌半日勿饮食，仍忌荤腥生冷一切。

除湿健脾汤　久泻色苍而齿疏倦怠，食减下坠。

白术去芦，炒，一钱半　苍术米泔浸，炒，一钱　白茯苓去皮，一钱　白芍醋炒，一钱　当归八分　厚朴去皮，姜炒，六分　陈皮八分　猪苓　泽泻各七分　柴胡　升麻各五分　防风去芦，六分　甘草炙，四分　久泻加南星面包煨，七分

上锉一剂，生姜三片、枣一枚，水煎，早晚热服。

参术健脾丸　滋养元气、补理脾胃、益肾水、温下元、进饮食、调中下气，脐腹冷痛、泄泻年久不止，此药补温脾肾、除寒湿、大补诸虚。

苍术八两，二两盐水浸，二两米泔浸，二两醋浸，二两葱白炒　人参　白术去芦　白茯苓去皮　干山药炒　破故纸酒炒　枸杞子去梗　菟丝子酒制，焙　莲肉去心，各二两　川楝子取肉　五味子　川牛膝去芦，各一两半　川椒去目，炒　小茴香盐炒　陈皮　木香不见火　远志甘草水泡，去心。各五钱

上为细末，酒糊为丸，如梧桐子大。每服八十丸，空心，盐汤送下，以干物压之。

霍　乱

脉：霍乱吐泻，滑而不匀，或微而涩，代伏惊人，热多洪滑，弦滑食论。

夫霍乱者，有湿霍乱、有干霍乱，皆是内伤饮食生冷，外感风、寒、暑、湿而成。

湿霍乱，忽时心腹疼痛，或上吐，或下泻，或吐泻齐作，搅乱不安，四肢厥冷，六脉沉欲绝，此名湿霍乱，俗云虎狼病。因风则怕风有汗，因寒则怕寒无汗；因暑则热烦躁闷；因湿则身体重著；因食则胸腹饱闷。治用正气散加减。若吐泻烦渴躁不止、厥冷痛甚、转筋入腹者死。夏月因伏暑热，伏暑霍乱吐泻者甚多，手足虽厥冷，脉虽虚小，切不可用姜附热药治，在暑症香薷饮内治之。有干霍乱者，最难治，死在须臾，俗云搅肠痧。忽然心腹绞痛、手足厥冷、脉沉细或沉伏、欲吐不得吐、欲泻不得泻，阴阳乖隔，升降不通，急用盐汤探吐及刺委中穴出血，治用理中汤加减。慎勿用米汤补住邪气难治。直待吐泻后，方可用清米汤补接元气。若吐泻不出，胸腹胀硬，面唇青，手足冷过肘膝，六脉伏绝，气喘急，舌短囊缩者，死症也。

湿霍乱者，吐泻腹痛，脉沉伏欲绝也。

藿香正气散　治四时不正之气、寒疫时气、山岚瘴气、雨湿蒸气，或中寒腹痛吐利，中暑冒风吐泻，中湿身重泄泻，或不服水土，脾胃不和，饮食停滞，复感外寒，头痛憎寒，或呕逆恶心、胸膈痞闷，或发热无汗者并皆治之。

藿香二钱　紫苏　陈皮　厚朴姜汁炒　半夏姜汁炒　白术去芦　茯苓去皮　桔梗　大腹皮　白芷　甘草炙，各一钱

上锉一剂，生姜枣煎，温服。霍乱转筋加木瓜；腹痛加炒芍药，寒痛加官桂，冷甚加干姜；饮食不化，心下痞闷加香附、砂仁；米谷不化加神曲、麦芽；肉食不化加山楂；心下痞加枳实、青皮；中暑冒风加香薷、扁豆；时气憎寒壮热加柴胡、干葛；发热加麦门冬、淡竹叶；口渴作泄，小便不利，合五苓散；湿热相搏，霍乱转筋，烦渴闷乱，合黄连香薷散；心腹绞痛加木香；若频欲登厕不通利者，加枳壳。

夏月暑热霍乱者，吐泻烦渴、自汗脉浮也，香薷饮。方见暑症。夏月暑热明知，多食生冷、瓜果、面食，却于风凉处坐卧，以

致饮食停滞，胸腹饱胀作痛，或吐或泻，手足冷、脉沉细，或伏暑，是湿霍乱，用前正气散内加减治之。不可作夏月伏暑。霍乱吐泻腹痛、口渴烦躁、自汗面垢、脉虚躁乱不宁者，此是伏暑霍乱也，香薷饮加减治之。

干霍乱者，心腹饱胀绞痛，不吐不泻，脉沉欲绝也。先用盐汤探吐，急用此方。

理中汤 治干霍乱，心腹饱胀、绞痛、不吐不泻、脉沉欲绝。

藿香 苍术米泔制 厚朴姜汁炒 砂仁 香附 木香 枳壳麸炒 陈皮各一钱 甘草炙 干姜 官桂各五分

上锉一剂，生姜三片，水煎，磨木香调服。夏月干霍乱不吐不泻、胸腹绞痛、烦渴自汗，不可用姜桂；心腹绞痛、面唇青、手足冷、脉伏欲绝加附子、茴香，去苍术；心腹饱闷硬痛结实者，加槟榔、枳实、山楂、瓜蒌、萝卜子，去甘草、枳壳、苍术；胃寒呕哕发呃加丁香、茴香、香附、良姜，去官桂、甘草、苍术；虚汗加附子，去苍术；外用炒生姜渣揉法，急用盐汤探吐，得物出为好，及刺委中穴，血出甚妙。

霍乱吐泻止后，发热头疼身痛、口干脉数者。

参胡三白汤

人参五分 柴胡 白术去皮 白茯苓去皮 白芍炒 当归 陈皮 麦门冬去心 山栀子 甘草各五分 五味子十粒 乌梅一个

上锉一剂，枣一枚，灯草一团，水煎温服。

有异乡人初到地方不服水土，或吐或泻、胸腹饱闷，或肿胀不吐泻者，宜服。

加减正气散

藿香 苍术米泔浸炒 厚朴姜汁炒 陈皮 砂仁 香附 半夏姜汁炒 甘草各等分

上锉一剂，姜三片、枣一枚、灯心一团，水煎温服。泻加白术炒、山药、乌梅、炒米；呕吐同上；腹痛加木香、茴香；饱闷加益智仁、大腹皮；发肿气喘加苏子、桑白皮、木通、猪苓、大腹皮、木香，去甘草；小水短

赤加木通、猪苓、山栀、车前，去半夏、甘草；胸腹饱胀，或四肢浮肿，如不吐泻者，加萝卜子、枳壳、大腹皮、木通，去半夏、甘草；内热烦渴加葛根、黄连、山栀、乌梅，去半夏、甘草；内寒手足冷、脉沉细，加干姜、官桂。

补遗方

治霍乱吐泻，用绿豆粉和白砂糖少许，服之即愈。

干霍乱不得吐者，用淡汤一碗，入皂角末三分，盐一撮调服探吐之。慎勿与米汤吃，反动邪气则难治矣。

治霍乱吐泻

干姜 胡椒 胡黄连各三分 绿豆粉五分

上为末，每服三分，沸汤点服。

阴阳汤 用井水和百沸汤各半碗同服，神效。

洗法 治霍乱转筋，蓼一把，去两头，水煎熏洗。

灸法 治霍乱已死，腹中有暖气者，用盐纳脐中，灸七壮。

呕　吐

脉：呕吐无他，寸紧滑数，微数血虚，单浮胃薄，芤则有瘀，最忌涩弱。

呕吐者，有声有物，胃气有所伤也。

保中汤 治呕吐不止，饮食不下。

藿香梗 白术去芦，各一钱 陈皮 半夏姜制 白茯苓去皮，各八分 黄连土炒 黄芩去朽，土炒 山栀姜汁炒，各一钱 砂仁三分 甘草二分

上锉一剂，生姜三片，长流水和胶泥澄清二钟，煎至一钟，稍冷顿服。

呕哕清水冷涎，脉沉迟者，是寒吐也。

理中汤 治胃寒呕吐清水冷涎。

人参 茯苓去皮 白术去芦 干姜炒 陈皮 藿香 丁香 半夏姜汁炒 砂仁炒 官桂各二分

上锉一剂，生姜三片、乌梅一个，水煎，

徐徐温服。寒极手足冷，脉微、吐不出者，加附子，去官桂；烦躁加辰砂、炒米。

烦渴脉数呕哕者，是热吐也。

黄连竹茹汤 治胃热烦渴呕吐。

黄连姜汁炒 山栀炒黑 竹茹各一钱 人参五分 白术去芦 茯苓去皮 陈皮 白芍炒 麦门冬去心 甘草各三分 炒米一撮 发热加柴胡。

上锉一剂，乌梅一个、枣一枚，水煎，徐徐温服。

呕哕痰涎者，是痰火也。

二陈汤 治痰火呕吐也。

陈皮 半夏姜炒 茯苓去皮 甘草

加人参 白术 竹茹 砂仁 山栀炒 麦门冬去心，各等分 乌梅一个

上锉一剂，姜三片、枣一枚，水煎，不拘时徐徐温服。

水寒停胃呕吐者，宜燥湿也。

茯苓半夏汤 治水寒停胃呕吐。

茯苓去皮 半夏姜汁炒 陈皮 苍术米泔浸炒 厚朴姜汁炒，各一钱 砂仁五分 藿香八分 干姜炒，三分 乌梅一个 甘草三分

上锉一剂，水一钟、生姜三片，煎至六分，不拘时徐徐温服。

饱闷作酸呕吐者，是停食吐也。香砂平胃散，治停食呕吐。方见伤寒。

久病呕吐者，脾胃不纳谷也。

六君子汤 治久病胃虚呕吐。

人参去芦 白术去芦 茯苓去皮 白芍炒 山药炒 当归各一钱 藿香 砂仁各五分 莲肉十粒 乌梅一个 半夏姜汁炒 陈皮各八分 甘草三分 炒米百粒

上锉一剂，生姜三片、枣一枚，水煎，徐徐温服。

恶心者，心中兀兀然无奈，欲吐不吐，欲呕不呕，此为恶心，非心经病。胃口有寒、有热、有痰火、有胃虚、有停食、有水饮，与呕吐同治法。

梁太府乃因患头晕呕吐，闻药即呕。诸医措手。余以伏龙肝为末，水丸塞两鼻孔，

用保中汤以长流水入胶泥搅澄煎，稍冷，频服之而安。

信陵府桂台殿下夫人，患因性气不好，一怒即便呕吐、胸膈不利、烦躁不睡、腹痛便闭、食下即吐，已经八日，心慌喘急垂危，后事已备，举家哭泣。召余诊，六脉虚微，此血虚胃弱，气郁痰火也。以二陈汤加姜连、酒芩、炒栀、当归、酒芍、香附、竹茹、白术，入竹沥、姜汁，二服而安。

翻　胃

脉：反胃噎膈，寸紧尺涩，紧芤或弦虚寒之厄，关沉有痰，浮涩脾积，浮弱虚气，涩小血弱，若涩而沉，七情所搏。

夫膈噎翻胃之症，皆由七情太过而动五脏之火，熏蒸津液而痰益盛，脾胃渐衰，饮食不得流行，为膈、为噎、为翻胃也。丹溪云：年高者不治。盖年少之人，气血未虚，用药劫去痰，虽得暂愈，其病立复。所以然者，气虚则不能运化而生痰，血虚则不能滋润而生火也。又云：此症切不可用香燥之药而厚滋味。盖症属热燥，故不可用香燥之药。香能散气，燥能耗血，厚滋味能助火而生痰也。粗工不识病源，但见斯疾，便以峻剂拨之而取刻效，以图厚贿。不思病危，复而不救，可不叹哉！

大凡膈噎翻胃，不可服辛热香燥，最能耗血。粪如羊屎者不治，大肠无血故也。口吐白沫者不治，气血俱惫故也。

翻胃者，胃虚吐食而不纳也。

安胃汤

人参五分 白术三分 茯苓去皮 山药炒 当归 陈皮 半夏姜汁炒 藿香各一钱 砂仁五分 黄连姜汁炒 莲肉各八分 甘草三分

上锉一剂，生姜三片、枣一枚、乌梅一个，水煎温服。

顺气和中汤 治呕吐翻胃、嘈杂吞酸、痞闷噫气、噎膈、心腹刺痛、恶心吐痰水。

陈皮盐水浸炒，一钱 半夏姜汁炒，七分

白茯苓去皮，七分　白术去芦，土炒，八分　枳实麸炒，五分　香附醋浸炒，一钱　砂仁炒，三分　黄连姜汁和猪胆汁拌炒，六分　山栀姜汁炒黑，一钱　神曲炒，六分　甘草炙，三分

上锉一剂，生姜三片，长流水入胶泥搅，澄清水一钟，煎至七分，入竹沥、童便、姜汁，不拘时，细细温服。如气虚加黄芪、人参各八分；如血虚加当归七分、川芎五分；如气恼或气不舒畅加乌药五分、木香三分；如胸膈饱闷加萝卜子炒六分；如心下嘈杂醋心加吴茱萸四分，倍黄连、白术；如呕吐不吐加藿香梗七分。

太仓丸　治噎膈翻胃，脾胃虚弱，不思饮食。

白豆蔻二两　砂仁二两　陈仓米一升，黄土炒熟

上为细末，姜汁为丸，如梧桐子大。每服百丸，淡姜汤送下。

气血虚而翻胃者，宜攻补兼济也。

王道无忧散　治翻胃膈噎。

当归　白芍炒　川芎　生地黄各八分　赤芍五分　白术土炒　白茯苓去皮，各一钱二分　赤茯苓　砂仁　枳实麸炒　香附　乌药　陈皮　半夏姜汁炒　藿香　槟榔　猪苓　木通　天门冬去心　麦门冬去心　黄柏人乳炒　知母人乳炒　黄芩炒，各八分　粉甘草三分

上锉一剂，水煎温服。

年老之人，阴血枯槁，痰火气结，升而不降，饮食不下者，乃成膈噎之病也。

当归养血汤

当归　白芍炒　熟地黄　茯苓去皮，各一钱　贝母去心　瓜蒌去壳　枳实麸炒　陈皮　厚朴姜汁炒　香附　抚芎　苏子炒，各七分　沉香五分　黄连用吴茱萸同炒，去茱萸，用连八分

上锉一剂，生姜一片、枣一枚，水煎，竹沥磨沉香调服。

年少之人，有患膈噎者，胃脘血燥不润，便闭塞而食不下也。

生津补血汤　治年少胃脘血燥，故塞。

当归　白芍炒　熟地黄　生地黄去皮，各一钱　枳实麸炒　陈皮　黄连炒　苏子　贝母去心，各七分　砂仁　沉香各五分

上锉一剂，姜一片、枣一枚，水煎，竹沥、沉香同服。

翻胃因气恼者，宜顺气化痰清火也。

四子调中汤　治翻胃，或小便赤、大便闭及痰气壅盛者。

青皮五分，去穰，麸炒　陈皮五分　枳实麸炒，一钱　香附炒，一钱　黄连姜汁炒，七分　半夏姜汁炒，二钱　瓜蒌仁炒，一钱　苏子炒　白芥子炒　桃仁去皮尖，各一钱五分　茯苓去皮　木通各一钱　沉香　芒硝各五分

上锉一剂，生姜五片，水煎，稍热服。

五子散　治气膈鼓胀噎食。

白萝卜子　紫苏子　白芥子各五钱　山楂子去核　香附子去毛，各一钱

上各为末，合一处，作芥末用。

秘方神妙不测者，有起死回生之功也。

夺命丹

裹一个　麝香一分　孩儿茶二分　金丝黄矾三分　朱砂春二分、夏四分、秋六分、冬八分

上，裹乃土糖裹，即蜣螂所滚之弹丸，粪土之下皆有。用弹中有白虫者如指大与大蛴螬一样，将弹少破一点，盖住火煅过大黄色存性，不要烧焦了。入前药内，并弹共为末，烧酒调，空心服。如觉饥，用大小米煮粥，渐渐少进，一日二三次，不可多吃，一日徐徐进一碗半足矣。慎不可多服，多则病复不可治矣。忌生冷酱炒、厚味葱蒜、酒面炙煿等物，及气恼五十以后，一二服即效。

二豆回生丹　治翻胃噎食。

硼砂二钱　雄黄二钱　乳香一钱　朱砂二钱　黑豆四十九粒　绿豆四十九粒　百草霜五钱，微火炒过用

上共为细末，用乌梅三十个，取肉和丸，如指顶大，朱砂为衣。每噙化一丸良久，将面饼一个茶泡烂与食之。不吐乃药之效。若吐，再噙化一丸。忌油腻、盐醋、怒气、房劳。

神灸翻胃法　以男左女右手拿棍一条，伸手拄棍在地与肩一般高，肩上有窝名肩井穴，灸三炷即效。

灸法　治翻胃神效。

膏肓二穴，令病人两手交在两膊上，则脾骨开，以手揣摩第四椎骨下，两旁各开二寸，四肋三间之中，按之酸痛是穴，灸时手搭两膊上不可放下，灸至百壮为佳　膻中一穴，在膺部中，行两乳中同陷中，仰卧取之，灸七壮，禁针　三里二穴，在膝下三寸、箭外廉两筋间，灸七壮

收功保后者，宜调养血气也。

养血助胃丸　治呕吐翻胃愈后，用此养元气、健脾胃、生血脉、调荣卫、清郁气，收功保后。

当归酒洗，一两　川芎一两　白芍盐酒炒，一两　人参去芦，五钱　扁豆姜汁炒，六钱　白术　山药炒，一两　莲肉去心皮，一两　甘草炙，三钱

上为细末，姜汁打神曲糊为丸，如梧桐子大。每服六七十丸，空心，白滚水送下。

补遗秘方

七伤通气散　治十膈五噎、腹内久积、气块伤力、呕吐膨胀，此散诸病皆治。

牙皂二两，火煅　大黄二两，面包烧熟　硇砂二钱　巴豆六钱，去油，二钱　当归二钱半

上为末，每服一分或二分，量人大小虚实加减用之。引用好酒一口调服；不饮酒者，滚白水亦可。引不许多，引多动一二行。此药服之，不吐则泻，不泻则吐。兼治小儿惊风痰响、上窜天吊，吐痰即愈。又治中风不语。

刘海田治翻胃方　用马蛇儿，即野地蝎虎。用公鸡一只，笼住饿一日，只与水吃，换净肚肠，把蛇儿切烂，与鸡食之，取粪焙干为末。每服一钱，烧酒送下。

治噎食效方　用醋蛾晒干为末，每服一钱，用酒空心下即愈，永不再发。

治噎食秘方　用活蝎虎一个入烧酒内，浸七日，将酒顿熟，去蝎虎，只饮酒即愈。治虫亦同。

治噎食病并回食病回食者，食下即吐也。

用初出窑石灰矿投入锅中滚水内化开去渣，止用清水煮干，炒黄色为度，黄色难得，牙色即可。用罐收贮，黄蜡封口，勿令泄气，过一二年的无用。凡人四十内外，身体壮健者用四分；如年老体弱者，止用二分或二分半、三分为止。以好烧酒一二钟，能饮者三四钟调服。此方专治回食病，哽咽年深，或吐出虫，或下虫，其疾即愈。如不吐不下，遇发再服一次，不发不必服，自然痊好。

治噎食方

皮硝二钱，飞过　孩儿茶一钱　麝香半分

上为细末，作三服，黄酒送下，永除根不发。

治噎膈方

新石灰三钱　大黄一钱

上用黄酒一钟煎，去渣服酒。

八仙膏　专治噎食。

生藕汁　生姜汁　梨汁　萝卜汁　甘蔗汁　白果汁　竹沥　蜂蜜

上各汁一盏加一处，盛饭甑蒸熟，任意食之。

呃　逆

脉：呃逆甚危，浮缓乃宜；弦急必死，结代促微。

发呃者，气逆上冲而作声也，呃，一名咳逆。若胃火上冲而逆，随口应起于上膈，病者知之易治也；自脐下上冲，直出于口者，阴火上冲，难治。俗名谓之打呃是也。

胃口虚寒、手足冷、脉沉细，是寒呃也。

丁香柿蒂汤

丁香　柿蒂　良姜　官桂　半夏姜汁炒　陈皮　木香另磨　沉香另磨　茴香　藿香　厚朴姜汁炒　砂仁各等分　甘草减半　乳香为末

上锉一剂，姜三片，水煎，磨沉、木香，调乳香末同服。寒极手足冷、脉沉细加附子、干姜，去良姜、官桂。

发热烦渴脉数者，是热呃也。

小柴胡汤 治身热、烦渴、发呃。

柴胡 黄芩 山栀 柿蒂 陈皮 砂仁半夏姜汁炒 竹茹各一钱 藿香八分 沉香木香各三分 茴香五分 甘草三分

上锉一剂，姜一片、乌梅一个，水煎，磨沉、木香温服。

一切发呃，用柿蒂、沉香、木香、乳香、砂仁为细末。每服一钱，淡姜汤调服最效。如口燥渴、身热不可服。

胃中痰火发呃者。

黄连竹茹汤 治胃中痰火发呃。

黄连 竹茹 麦门冬去心 山栀 陈皮半夏各一钱 砂仁 沉香 木香 茴香各五分 苏子八分 甘草二分

上锉一剂，姜一片、乌梅一个，水煎，磨沉香、木香调服。

水寒停胃发呃者。

茯苓半夏汤 治水寒停胃发呃。

茯苓 半夏姜汁炒 厚朴姜汁炒，各一钱干姜炒 丁香 官桂 砂仁各五分 陈皮一钱 藿香八分 柿蒂一钱 茴香七分 沉香木香 甘草各三分

上锉一剂，姜三片，水煎，磨沉香、木香同服。

脐下气上升发呃者，阴火也。滋阴降火汤，治阴火上升发呃。方见虚症。依本方加砂仁、茴香、沉香、木香、山栀、柿蒂、辰砂。

中气不足，脉虚微，气不相续而发呃者，补中益气汤加生脉散、黄柏，以降阴火，或少加附子。方见内伤。

阳明内实失下而发呃者，六一顺气汤下之。方见伤寒。

伤寒传经热症，医者误用姜桂等热药助其火邪，痰火相搏而为咳逆者，黄连解毒、白虎汤及竹沥之类治之。方见伤寒。

凡泻痢发呃与伤寒结胸发黄又发呃者，俱难治也。

大抵发呃不止，将乳香纸卷烧烟熏鼻中及灸中脘、膻中、期门三处即效。

咳逆丸 花椒微炒出汗，去目为末，醋糊丸，如梧桐子大。每服十五丸，醋汤下。

伤寒发热而呃逆者，用黄荆子不拘多少，炒，水煎服，立止。

嗅法 治咳逆服药无效者。

硫黄 乳香

上各等分，为细末，以酒煎，急令患人嗅之即止。

又方 用雄黄二钱、酒一盏煎七分，急令患人嗅之愈。

灸咳逆法

乳根二穴，直乳一寸六分，妇人在乳房下起肉处陷中灸七壮，效如神。

又方 灸气海三五壮亦效。气海在脐下一寸半。

嗳 气

脉：嗳气嘈杂，审右寸关，紧滑可治，弦急则难；两寸弦滑，留饮胸间；脉横在寸，有积上栏。

嗳气者，乃嗳胸膈之气上升也。

嗳气有胃中有火、有痰者，宜二陈汤。方见痰饮。依本方加炒山栀、砂仁、白豆蔻、木香、益智仁、枳实、黄连、炒厚朴、姜炒香附米。

星半汤 治症同前。

南星 半夏 软石膏 香附 炒栀子

上锉，生姜三片，水煎服。或作丸亦可。盖胃中有郁火，膈上有稠痰故也。

嗳气有胃寒者，宜理中汤。方见中寒。依本方加木香、茴香、益智仁、陈皮、厚朴、香附，去人参、茯苓。

破郁丹 治妇人嗳气胸紧，连十余声不尽，嗳出气心头略宽，不嗳即紧宜服。

香附米醋煮，四两 栀子仁炒，四两 黄连姜汁炒，二两 枳实麸炒，二两 槟榔一两 莪术一两 青皮去穰，一两 瓜蒌仁一两 苏子一两

上共为末水丸，如梧桐子大。每服三十丸，食后滚水送下。

吞 酸

脉：吞酸脉形多弦而滑；或沉而迟，胸有寒饮；或数而洪，膈有痰热。

吞酸与吐酸不同，吞酸水刺心也；吐酸者，吐出酸水也。俱是饮食入胃，气虚不能运化，郁积已久，湿中生热，湿热相蒸，故作酸也，用香砂平胃散加减治之。譬如谷肉在器，湿热则易为酸也。若是吞酸吐酸、嘈杂心烦，久而不治成膈噎翻胃症也。

吞酸者，湿热在胃口，上为酸也。

清郁二陈汤 治酸水刺心及吞酸嘈杂。

陈皮 半夏姜汁炒 茯苓各一钱 苍术制，八分 川芎八分 香附一钱 神曲炒，五钱 枳实麸炒，八分 黄连炒 栀子炒，各一钱 白芍炒，七分 甘草三分

上锉一剂，生姜三片，水煎服。

香砂平胃散 治吞酸吐酸。方见伤食。依本方加炒黄连、山栀、吴茱萸，去枳壳、木香；有因心痛服热药过多，后患吞酸病，本方加炒黄连；有因热药过多，涌出酸苦黑水如烂木耳汁者，心痛既愈，乃频作酸，块瘀自胸筑上咽喉甚恶，炒黄连煎浓汁，常服一二匙自安。

平肝顺气保中丸 治郁火伤脾，中气不运，胃中伏火，郁积生痰，致令呕吐吞酸嘈杂、心腹闷。常服顺气和中、开胃健脾、进食化痰消痞。

香附米童便浸三日，炒，三两 小川芎二两 陈皮去白，三两 白术土炒，四两 枳实麸炒，二两 黄连姜汁炒，二两 吴茱萸汤泡，一两 神曲炒，一两 麦芽炒，七钱 木香三钱 栀子姜汁炒，一两 莱菔子炒，一两 半夏姜汁炒，一两半 白茯苓去皮，一两 砂仁炒，四钱 干生姜一两 竹茹一两 甘草炙，四钱 一方加山楂去核，一两 青皮清油炒，六钱 去吴茱萸 竹茹

上为细末，竹沥打神曲糊为丸，如梧桐子大。每服八九十丸，白汤送下，一日进二次。

吐酸者，吐出酸水，肝木之味也。

苍连汤

苍术米泔制 黄连姜汁炒 陈皮 半夏姜汁炒 茯苓去皮 神曲炒，各一钱 吴茱萸炒 砂仁各五分 甘草三分

上锉一剂，生姜三片，水煎温服。

治吐清水

苍术壁土炒 白术炒 陈皮 白茯苓去皮 滑石炒

上锉，水煎服。

嘈 杂

嘈杂者，俗谓之心嘈也。有胃中痰因火动而嘈者，用二陈汤加减；有心血少而嘈者，用当归补血汤加减；有因食郁而嘈者，用香砂平胃散治之。

嘈杂有痰因火动者多也。

化痰清火汤

南星姜汁炒 半夏姜汁炒 陈皮 黄连 黄芩 栀子 知母 石膏 苍术米泔浸 白术去芦 白芍各等分 甘草一钱半

上锉一剂，生姜三片，水煎服。

二陈汤 治痰火而嘈。方见痰症。一依本方加炒山栀、黄连、竹茹、人参、当归、白术、酸枣仁、辰砂、乌梅、大枣，生姜一片，水煎，竹沥调辰砂末同服。

心血虚而嘈杂者，宜养血以清火也。

当归补血汤 治心血少而嘈，兼治惊悸怔忡。

当归 芍药 生地黄 熟地黄各三钱 人参五分 白术去芦 茯苓去皮 麦门冬去心 山栀仁炒 陈皮各八分 甘草三分 辰砂研末，临服入二分 乌梅一个，去核 炒米百粒

上锉一剂，枣二枚，水煎温服。

食郁而作嘈者，宜消食以开郁也。香砂平胃散治食郁而嘈。方见伤食。依本方加炒

黄连、山栀、川芎、白芍、辰砂，去枳壳、藿香。

交泰丸 治胸中痞闷嘈杂，大便稀则胸中颇快，大便坚则胸中痞闷难当，不思饮食。

黄连一两，姜汁浸，黄土炒 枳实一两，麸炒 白术去芦，土炒，一两 吴茱萸汤泡微炒，二两 归尾酒洗，一两三钱 大黄用当归、红花、吴茱萸、牛膝各一两煎水，洗大黄一昼夜，切碎晒干，仍以酒拌晒之，九蒸九晒，用四两

上为细末，姜汁打神曲糊为丸，如绿豆大。每服七八十丸，不拘时，白滚水送下。

消食清郁汤 治嘈杂闷乱、恶心、发热头痛。

陈皮 半夏姜汁炒 白茯苓去皮 神曲炒 山楂去核 香附米 川芎 麦芽炒 枳壳麸炒 栀子炒 黄连姜汁炒 苍术米泔浸 藿香 甘草

上锉，生姜三片，水煎服。

诸 气

脉：下手脉沉，便知是气。沉极则伏，涩弱难治；其或沉滑，气兼痰饮。

人身之气，一身之主也，要在周流顺行而无病矣；逆则诸病生焉。男子宜养其气，以全其神；妇人宜平气，以调其经。若内伤七情者，喜、怒、忧、思、悲、恐、惊是也。喜则气散，怒则气逆，忧则气陷，思则气结，悲则气消，恐则气怯，惊则气耗也。外感六淫者，风、寒、暑、湿、燥、火也。风伤气者为疼痛，寒伤气者为战栗，暑伤气者为热闷，湿伤气者为肿满，燥伤气者为闭结。有虚气、有实气。虚者，正气虚，用四君子汤；实者，邪气实，用分心气饮。丹溪有云：气实不宜补，气虚宜补之。虽云气无补法，若痞满壅塞实胀，似难于补；若正气虚而不补则气何由而行。故经云：壮者气行而愈，怯者著而成病。此气之确论也。

一切七情之气为病者，宜顺气饮。

分心气饮 治男子妇人诸气不和，多因忧愁思虑，忿怒伤神，或临食忧戚，或事不遂意，使抑郁之气留滞不散，停于胸膈之间，不能流畅，致心胸痞闷，胁肋虚胀，噎塞不通，吞酸嗳气，呕哕恶心，头目昏眩，四肢倦怠，面色萎黄，口苦舌干，饮食减少，日见赢瘦，或大肠虚闭，或因病之后胸中虚痞，不思饮食，并皆治之。

木通 官桂 茯苓去皮 半夏姜制，各三钱半 桑白皮 大腹皮水洗 青皮去穰 陈皮各五钱 紫苏二两 羌活五钱 甘草二钱半 赤芍三钱

上锉一剂，生姜三片，枣一枚、灯心一团，水煎温服。

又方 加枳壳、槟榔、香附，治气百病，最能升降阴阳，调顺三焦，屡用屡验，其功难以尽述。又随症加减法于后。一方治忧思郁闷、怒气痞满，去芍药、羌活，加枳壳、桔梗、木香、槟榔、香附、藿香、莪术；水气面目浮肿加猪苓、泽泻、车前、木瓜、葶苈、麦门冬；气块加莪术；性急加柴胡，多怒加黄芩；食少加砂仁、神曲，咳嗽加桔梗、半夏，胸膈紧加枳实、香附；三焦不和加乌药；气闭加萝卜子、枳壳；气滞腰疼加木瓜、枳壳；上焦热盛加黄芩；下焦热甚加山栀；翻胃加沉香磨服。

上下分消导气汤 功胜分心气饮，常患气恼之人，可用此作丸，常服甚妙。

黄连姜汁炒，二两 半夏水泡，姜汁浸炒 瓜蒌去壳，各一两 枳壳麸炒 桔梗各二两 桑白皮蜜炙 川芎 茯苓去皮 厚朴姜汁炒 青皮去穰 香附童便浸炒，各二两 泽泻 木通 槟榔 麦芽炒，各一两 甘草三钱

上锉作剂，生姜三片，水煎服。或作丸，以神曲糊为丸，每服七八十丸，空心，白汤送下，淡姜汤亦可，名分消丸。

一切气滞食积腹胀痛者，宜消导也。

利气丸 治一切滞气，心腹胀闷疼痛，胁肋胀满难消，呕吐酸水痰涎，头目眩晕，并食积酒毒及米谷不化，或下利脓血、大小便结滞不快，气壅积热，口苦咽干，烦躁，

涕唾稠黏。此药最能流湿润燥，推陈致新，滋阴抑阳，败郁破结，活血通经，治气分之圣药也。

大黄生，四两　黑牵牛头末，四两　香附米炒　木香　槟榔　枳壳麸炒　青皮去穰　陈皮　莪术煨　黄连各二两　黄柏三两

上为细末，水丸如梧桐子大。每服五十丸，或一百丸，临卧时淡姜汤送下，以利为度；如不利，再加丸数。一方加黄芩、当归各一两尤妙。

神仙一块气　治诸气食积及噎塞痞满、胸胁刺痛、癥瘕疝气，并皆治之。

青皮　陈皮　三棱炒　莪术　香附童便炒，各一两　神曲　麦芽炒　萝卜子炒　白丑头末　槟榔　郁金　黄连各五钱　枳实三钱　皂角　百草霜各二钱半

上为细末，面糊为丸，如绿豆大。每服三十丸，视疾之上下为食之先后，热酒姜汤送下。

一切气虚为病者，宜补气也。

四君子汤　治气虚症。

人参去芦　白术去芦　砂仁　茯苓去皮　陈皮　厚朴姜汁炒　当归　甘草各等分

上锉一剂，生姜一片、枣二枚，水煎，不拘时服。气虚甚加黄芪。

调理气郁之病者，此药虽平易而有殊效也。

交感丹　治一切诸气，公私拂情，名利失志，抑郁烦恼，七情所伤，不思饮食、面黄形羸，胸膈诸症极有神效。

香附米一斤，长流水浸三日，捞起炒干，忌铁器　白茯苓去皮木，为净末，四两

上二味为末搅匀，炼蜜为丸，如弹子大。每清晨细嚼一丸，白滚汤送下，或陈皮汤亦可，抑气汤尤妙。

补遗秘方

一粒金丹

鸦片二钱半，即哑芙蓉　阿魏一钱　木香九分　沉香五分　牛黄二分半

上将沉香、木香、牛黄为末，以鸦片放碗内滴水溶化，阿魏溶化，和蜜为丸，如绿豆大，金箔为衣。每一粒，热气痛，凉水下；冷气痛，滚水下。忌酒醋青菜，一旦夕神效。

管藩相夫人，患因气郁生火，每至夜半不睡，口干烦渴吐黏痰，必欲茶水漱口，舌上赤黑皮厚，胸闷嘈杂，饮食少思。余诊两寸脉洪数，两尺脉空虚，右气口盛，此上盛下虚、血虚气郁有火也。以四物汤加生地黄、黄连、麦门冬、知母、贝母、天花粉、玄参、栀子、桔梗、枳实、青皮、甘草，数剂奏效。又以六味地黄丸加生地黄、麦门冬、知母、玄参、天花粉、贝母、五味子、黄连，一料全安。

周宾崇亲家，患因气恼得咽喉噎塞如有所碍，胸膈痞闷，时吐痰唾，耳若蝉鸣，头目不清。予诊六脉沉数。丹溪云：下手脉沉，便知是气。以清火豁痰丸服之而安。

青　筋

夫青筋之症，原气逆而血不行，并恶血上攻于心也。多由一切怒气相冲，或忧郁气结不散，或恼怒复伤生冷，或房劳后受寒湿，以致精神恍惚、心慌气喘、噎塞上壅、呕哕恶心、头目昏眩、胸膈痞满、心腹刺痛、胁肋腰背痛、头痛脑疼、口苦舌干、面青唇黑、四肢沉困、百节酸痛，或憎寒壮热、遍身麻痹不仁、手足厥冷颤掉、默默不语、不思饮食等症，皆恶血攻心而致之也。自古以来，无人论此，但有患此疾者，无方可治。唯以砭针于两手曲池青筋上刺之，出瘀血不胜其数。而疾有即愈者，有不愈者，而变为大患者，常惯病此者，或有一月一次，或二三次者，屡患屡刺，莫之能愈。愚唯虑人之生命以气血为主，故丹溪曰：气血和，一疾不生；亏则百病生焉。况此病先伤于风而后复损其血，不致于夭枉者盖亦鲜矣。虽然未有退血之法，又不得不刺，不刺则恶血攻心，须臾不救。余制一方，屡获效验，名曰白虎丸。白虎者，西方肺金之谓也；青筋者，东方肝

木之谓也。以白虎而治青筋，是金能克木故耳，何病之不愈哉？此方之妙，不唯代刺青筋之苦，愈青筋之病，而亦免后日之患。其惠也不亦大乎？此方兼治男子久患痢疾便血，妇人崩漏带下，并一切打扑内损，血不能散，心腹痛欲死者服之，其效不啻桴鼓之影响也。按此青筋之症，北人多患之，南人有此即痧症也。

白虎丸 白虎仙丹古石灰，谷神子制救人灾，臼中为末水飞过，手上成丸日晒来，引宜烧酒一二盏，每服须吞五十枚，保全男妇青筋症，广积阴功遍九垓。

千年石灰不拘多少，刮去杂色、泥土，为末，水飞过

上晒干，量可丸如梧桐子大。每服五十丸，看轻重加减，烧酒送下。此药能顺气散血、化痰消滞，治青筋初觉，头疼恶心，或腹痛，或腰疼，或遍身作痛，不思饮食。即进一服，当时血散。若过三五日，青筋已老者，多服取效。又治心腹痛及妇人崩漏带下，或因气恼致病，或久患赤白痢疾，或打扑内伤血不能散，服之大效。

断痧散 治青筋。

甘草 干姜 川乌炮 枯矾 炒盐各等分

上为末，每服二钱，白水送下。

灸断青筋法：于打青筋出血眼上用新黑驴粪些须涂破眼上，艾灸一壮，永不再发。

治男妇惯打青筋 王春元传

五灵脂 蒲黄各一钱半

上为细末，黄酒调下，永不再犯。

痞 满

脉：痞满滑大，痰火作孽；弦伏中虚，微涩衰劣。

夫痞满者，非痞块之痞也，乃胸腹饱闷而不舒畅也。有气虚中满，有血虚中满，有食积中满，有脾泄中满，有痰膈中满，皆是七情内伤、六淫外侵，或醉饱饥饿失节，房劳过度，则脾土虚而受伤，转输之官失职，

胃虽受谷，不能运化，故阳自升而阴自降，而成天地不交之痞不通泰也。盖阴伏阳蓄，治用香砂养胃汤、加减枳壳丸，调养脾胃，使心肺之阳下降，肝肾之阴上升，而成天地交泰，是无病也。

痞者，心下痞满而不能食也。仲景云：满而不痛为痞，满而痛为结。

养胃汤 治胸腹痞满。

香附 砂仁 木香 枳实麸炒，各七分白术去芦 茯苓去皮 半夏姜汁炒 陈皮各一钱 白豆蔻去壳，七分 藿香 厚朴姜汁炒，各七分 甘草炙，二分

上锉一剂，生姜三片、枣一枚，水煎，食后服。瘦人心下痞闷，加炒黄连，去半夏；血虚中满，加当归、白芍，去半夏；食积中满加炒神曲、山楂、麦芽，去白术、半夏；肥人心下痞闷加苍术；气虚中满加人参，去半夏；痰膈中满加瓜蒌仁、贝母、桔梗、竹沥、姜汁少许，去白术、半夏；脾泄中满加炒苍术、炒白芍，去半夏。

内伤元气而痞满者，宜大补气也。加减补中益气汤，治内伤心下痞满。方见内伤。脉缓有痰而痞加半夏、黄连；脉弦、四肢满闷、便难而心下痞加黄连、甘草、柴胡；大便闭燥加黄连、桃仁，少加大黄、当归身；心下痞饱闷加白芍、黄连；心下痞腹胀加白芍、砂仁、五味子，如天寒少加干姜、官桂；心下痞或中寒者加附子、黄连；心下痞呕逆者加陈皮、生姜、黄连，冬月加黄连，少加丁香、藿香；能食而心下痞加枳实三钱、黄连五分；如不能食心下痞者勿加之，只依本方；食已后心下痞者，则服橘皮枳实丸。

大消痞丸 治一切心下痞及年久不愈者。

黄连去芦须，土炒 黄芩去朽，土炒，各六钱 枳实麸炒，五钱 半夏泡 陈皮 厚朴姜汁炒，各四钱 白术去芦 姜黄各一两 猪苓泽泻 砂仁各三钱 干生姜二钱 人参四钱神曲炒 甘草炙，各二钱

上为末蒸饼为丸，如梧桐子大。每服五十丸至百丸，空心白汤送下。

解郁和中汤　治胸膈痞满，内热夜不安卧，卧则愈闷。

陈皮去白，一钱二分　赤茯苓一钱　半夏八分　青皮去瓤，醋炒，五分　香附米童便炒，一钱　枳壳麸炒，一钱　栀子一钱　黄连姜汁炒，七分　神曲炒，七分　厚朴姜炒，七分　前胡八分　苏子研碎，七分　生甘草四分

上锉一剂，姜五片，水煎热服。

鼓 胀

脉：胀满脉弦，脾制于肝；洪数热胀，迟弱阴寒；浮为虚胀，紧则中实；浮大者生，虚小危急。

夫胀者，由脾胃之气虚弱，不能运化精微而致水谷聚而不散，故成胀也。然饮食失节，不能调养则清气下降，浊气填满胸腹，湿热相蒸，遂成胀满。经曰：鼓胀是也。中空无物有似于鼓，小便短涩不利，其病胶固难以治疗。用分消汤加减治之，健脾顺水宽中为主也。不可大用猛烈之药反伤脾胃，病再复来不可治也。若脐凸肉硬、肚大青筋、足背手掌俱浮，男从脚下肿上，女从头上肿下，并皆不治。

腹胀者，肚腹胀起、中空似鼓是也。

分消汤　治中满成鼓胀，兼治脾虚发肿满饱闷。

苍术米泔浸炒　白术去芦　陈皮　厚朴姜汁炒　枳实麸炒，各一钱　砂仁七分　木香三分　香附　猪苓　泽泻　大腹皮各八分　茯苓一钱

上锉一剂，生姜一片、灯草一团，水煎服。气急加沉香；肿胀加萝卜子；胁痛面黑是气鼓，加青皮，去白术；胁满小肠胀痛、身上有血丝缕是血鼓，加当归、芍药、红花、牡丹皮，去白术、茯苓；嗳气作酸、饱闷腹胀是食鼓，加山楂、神曲、麦芽、萝卜子，去白术、茯苓；恶寒手足厥冷、泻去清水是水鼓，加官桂；胸腹胀满有块如鼓者，是痞散成鼓，加山楂、神曲、半夏、青皮、归尾、玄胡、鳖甲，去白术、茯苓、猪苓、泽泻。

腹胀，脾胃气血俱虚者，宜半补而半消也。

行湿补气养血汤　治气血虚弱，单腹鼓胀浮肿。

人参　白术去芦　茯苓　当归　川芎　白芍敛胀，各一钱　苏梗　陈皮泄满　厚朴姜炒　大腹皮敛气　萝卜子炒　海金砂　木通利水，各八分　木香运气　甘草生，各三分

上锉一剂，生姜三片、枣一枚，水煎服。气虚倍人参、白术、茯苓；血虚倍当归、川芎、白芍；小便短少，再加猪苓、泽泻、滑石；服后肿胀俱退，唯面足不消，此阳明经气虚，倍用白术、茯苓。

和荣顺气汤　治脾弱血虚，心腹胀闷、两足虚肿。

当归酒洗，一钱　川芎六分　白芍酒浸　白术土炒，各一钱　茯苓　乌药　苍术米泔浸　陈皮去白　枳实炒　神曲炒　香附醋炒　木瓜　牛膝酒洗　独活酒洗　泽泻　薏苡仁炒　木通各一钱　甘草三分

上锉一剂，生姜煎服。

腹胀元气脾胃两虚者，宜补多而消少也。

调中健脾丸　治单腹胀及脾虚肿满、膈中闭塞及胃口作痛，并皆治之，神效。

黄芪蜜炒　人参去芦，各二两　白术六两，黄土拌炒　茯苓二两　陈皮二两，盐水炒　苏子二两半，微炒　萝卜子一两半，炒　山楂肉三两，炒　草豆蔻二两半，酒拌炒　泽泻三两半　薏苡仁三两，炒　沉香六钱，另为末　五加皮三两，炒　瓜蒌一两，用大瓜蒌二个，钻一孔，每个入川椒三钱，多年粪硪二钱，敲米粒大，俱纳入瓜内，外以绵纸糊完，再用纸筋、盐泥封固，炭火内煅红为度，取出择去盐泥，其黑色一并入药

上锉为细末，煎荷叶、大腹皮汤，打黄米糊为丸，如梧桐子大。每服百丸，日进三次，白汤下。此药不伤元气，大有补益，勿轻视之。

热胀腹有积聚者，宜分消也。

广茂溃坚汤　治中满腹胀有积聚如石坚

硬,令人坐卧不宁,二便涩滞,上气喘促,或通身虚肿。

厚朴姜制 黄连 黄芩 益智仁 草豆蔻 当归各五分 半夏七分 广茂 升麻 红花 吴茱萸各三分 生甘草 柴胡 泽泻 神曲炒 青皮 陈皮各三分 口干加干葛四分

上锉一剂,生姜煎,食远服。忌酒醋湿面。

中满分消丸 治中满鼓胀、气胀、水胀、大热胀,不治寒胀。

人参 白术 姜黄 猪苓去黑皮 炙甘草各一钱 白芍 砂仁 干生姜各二钱 泽泻 陈皮各三钱 知母炒,四钱 枳实麸炒 半夏泡 黄连炒,各五钱 黄芩炒,一两二钱 厚朴姜炒,一两

上为细末,水浸蒸饼为丸,如梧桐子大。每服百丸,熟白汤下,食远服。

寒胀不喜饮食,宜温散也。

香朴汤 治老人中寒下虚,心腹膨胀,不喜饮食,脉浮迟而弱,此名寒胀。

厚朴姜炒,一两 大附子炮去皮脐,七钱半 木香三钱

上锉一剂,姜七片、枣一枚,水煎服。

血气凝结积聚而成腹胀者,宜专攻也。

四炒枳壳丸 治气血凝滞,腹内鼓胀积聚,此药宽中快膈快气,消导饮食。

枳壳四两,米泔浸,去瓤切片,分四处炒之:一份,苍术一两同煮干、炒黄色,去苍术;一份,萝卜子一两水同煮干、炒黄色,去萝卜子;一份,小茴香一两水同煮干、炒黄色,去茴香;一份,干漆一两水同煮干、炒黄色,去干漆 香附二两 槟榔一两 玄胡索一两,微炒 三棱二两,同莪术法制 莪术一两,棱、莪二味用童便一钟浸一宿,次日用完巴豆仁去壳三十粒同水煮干,炒黄色,去豆不用

上为细末,用苍术、茴香、萝卜子、干漆煮汁,好醋一碗,同面糊为丸,如梧桐子大。每服七十丸,清米汤下。

腹胀因于气者,宜顺气也,分心气饮。方见诸气。依本方,如水气浮肿因于气者,加猪苓、泽泻、车前、葶苈、木瓜、麦门冬。

金陵酒丸 治鼓肿。

真沉香一两 牙皂一两 广木香二两半 槟榔一两

上为末,用南京烧酒为丸。每服三钱,重者四钱,五更烧酒下。水肿,水自小便而出;气鼓放屁。水鼓,加苦葶苈五钱煎,酒送下再服。

金蟾散 治气鼓如神。

大蛤蟆一个,以砂仁推入其口内,使吞入腹,以满为度,用泥罐封固,炭火煅,令红透烟净取出,候冷去泥,研末为一服,或酒,或陈皮汤送下。候撒屁多乃见其效。

宽中养胃汤 治胸膈胀满,饮食少用。

苍术炒,四分 香附七分 枳壳麸炒,五分 厚朴姜炒,五分 藿香五分 山楂三分 陈皮一钱 砂仁三分,细 神曲炒,四分 槟榔三分 麦芽炒,四分 青皮去瓤,三分 枳实麸炒,四分 半夏五分 茯苓五分 甘草炙,三分

上锉一剂,生姜三片、枣一枚,水煎,食远服。

春元李河山,患腹左一块,数年不愈。后食肉饼过多,得腹胀满闷。余诊六脉洪数,气口紧盛。以藿香正气散加山楂、神曲,二剂而愈。逾月又因饮食失节,腹胀如初,而仍以前正气散数剂弗效,又易行湿补气养血汤二十余剂始安。余嘱曰:病虽愈而体未复原,务要谨守,勿犯禁戒。逾数月,对余曰:凡有病,皆天与也,不在服药,不在谨守。若当时颜子亚圣岂不能保养,何短命死矣。我今保养半年,未见何如,岂在保养服药者哉?予不能对,渠遂放肆无忌。未经数旬,忽患痢赤白,里急后重,痛不可忍、昼夜无度。渠自制大黄一剂,数下勿效,复求予诊。六脉洪数,先以调中理气汤二剂,又以补中益气汤加白芍、黄连微效。渠欲速效,遂易他医。其医不审病原,数患内伤鼓胀之疾,辄用下药。不愈,又易一医,又下之。前后约三十余度,将元气愈愈而下脱,肛门痛如刀割,腹胀如鼓。然医不知元气下陷,陷深

则痛愈深，当大补元气、升提为主，非百剂不可。今以素损元气者，欲速效；岂可得也。嗟夫！医者不补而反泻，病者不慎而欲速，安得不死也？信两误耳。

补遗方

化龙丹 治单腹胀。

用大鲤鱼一个、巴豆四十粒，将鱼刷了，将鱼脊割开两刀，将巴豆下在两刀路合住，用纸包裹，慢火烧熟，去豆食鱼，米汤下。

水 肿

脉：水肿之病，有阴有阳。阴脉沉迟，其色青白，不渴而泻，小便清涩；脉或沉数，色赤而黄，燥粪赤溺，兼渴为阳。沉细必死，浮大无妨。

水肿者，通身浮肿，皮薄而光，手按成窟，举手即满者，是水肿也。初起眼胞上下微肿如裹水。上则喘咳气急，下则足膝浮肿，大小便短涩不利，或大便溏泄，皆因脾虚不能运化水谷，停于三焦，注于肌肉，渗于皮肤而发肿也。治用健脾利水以为上策。久则肌肉溃烂，阴囊足胫水出，唇黑，缺盆平，脐口肉硬，足背手掌俱平者，是脾气惫也。

水肿气急而小便涩，血肿气满而四肢寒。朝宽暮急是血虚，暮宽朝急是气虚，朝暮急气血俱虚。大凡水肿者，宜健脾去湿利水也。

实脾饮 治水肿。

苍术米泔制 白术土炒 厚朴姜汁炒 茯苓连皮用 猪苓 泽泻 香附 砂仁 枳壳麸炒 陈皮 大腹皮 木香各等分

上锉一剂，灯心一团，水煎，磨木香调服。气急加苏子、葶苈、桑白皮，去白术；发热加炒山栀、黄连，去香附；泻加炒芍药去枳壳；小水不通加木通、滑石，去白术；饮食停滞加山楂、神曲，去白术；恶寒手足厥冷、脉沉细，加官桂少许；腰上肿加藿香，腰以下加牛膝、黄柏，去香附；胸腹肿胀饱闷加萝卜子，去白术。

加减胃苓汤 治水肿。

苍术米泔制，一钱半 陈皮去白，一钱 厚朴姜制，八分 猪苓去皮 赤茯苓去皮 泽泻 白术去芦，各一钱 大腹皮六分 神曲炒，八分 甘草炙，三分 山楂去核，七分 香附姜炒，六分 木瓜一钱 槟榔八分 砂仁七分

上锉一剂，水二钟、生姜三片、灯心一团，煎至一钟，食远温服，渣再煎服。

水肿腹有积块者，宜半消而半补也。

木香流气饮 调顺荣卫、流通血脉、快利三焦、安和五脏，治诸气痞滞不通，胸膈膨闷、口苦咽干、呕吐食少、肩背腰胁走注则痛、喘急痰嗽、面目虚浮、四肢肿胀、大便闭结、小便赤涩；又治忧思太过，怔忡郁积、脚气风湿、结聚肿痛、胀满喘急、水肿等症，并皆治之。

陈皮一钱四分 青皮去瓤 香附 紫苏各一钱二分 赤茯苓 木瓜 白术去芦 麦门冬 大黄各二钱五分 白芷 枳壳麸炒，各三分 草果 人参去芦，各一钱半 官桂 蓬术 大腹皮 丁皮 槟榔 木香 沉香各四分半 木通六分 甘草 半夏姜汁炒 厚朴姜汁炒，各一钱二分

上锉一剂，生姜三片、枣一枚，水煎，不拘时热服。

消肿调脾顺气汤 治水肿，消胀满，顺气和脾，除湿利水。

苍术米泔浸 陈皮 厚朴去皮姜炒 草果 砂仁 猪苓 泽泻 木香 槟榔男雌女雄 香附 枳壳麸炒 桔梗 三棱 莪术 官桂 大茴香 木通 人参 木瓜 桑白皮 牵牛男用白，女用黑 大腹皮 大黄 甘草

上锉剂，生姜煎服。

水肿因气恼者，宜顺气也，分心气饮。方见气症。依本方加猪苓、泽泻、车前、葶苈、木瓜、麦门冬。

湿热作肿胀滑泄者，宜清热除湿利水也。

葶苈木香散 治湿热内外甚，水肿腹胀、小便赤涩、大便滑泄，此药下水湿、消肿胀、止泻、利小便之圣药也。

猪苓一钱半 泽泻五分 白术二钱半 茯

苓二钱半　官桂二钱半　葶苈二钱半　木通五钱　木香五钱　滑石三两　甘草五钱

上为细末，每服三钱，白汤调下，食前服。若小便不得通利而反泄者，此乃湿热痞闷深而攻之不开是反为注泄，乃正气已衰，多难救也。

水肿元气壮盛者，宜消导也。

三消丸　治肿胀。

甘遂　木香　巴豆去壳，各一钱

上共研为末，寒粟米饭为丸，如梧桐子大，量人虚实用之。实者每服二分，虚者每服分半。先服五苓散加瞿麦、车前、木通、滑石煎服，后服此三消丸。消上用陈皮汤下，消下用葱白汤下。隔一日进一服，三服止。若动三五次，以冷粥补之。消完后用白术三两，陈皮三两，甘草（炙）三两，厚朴（姜炒）二两，皂矾三两，用面炒尽烟，或用醋炒皂矾三五次，同前药研为末，醋糊丸，梧桐子大。每服五十丸，米汤送下。每日进三服。忌恼怒、戒煎炒及无鳞鱼诸般发物，连服四十九日而安。

积　聚

脉：五积属阴，沉伏附骨；肝弦、心芤、肾沉急滑、脾实且长、肺浮喘卒。六聚结沉，痼则浮结。又有癥瘕，其脉多弦。弦结瘕积，弦细癥坚，沉重中散，食成癖疝。左转沉重，气癥胸前，若是肉癥，右转横旋。积聚癥瘕，紧则痛缠。虚弱者死，实强者痊。

痞块者一名癥瘕。不能移动者，是癥块；能移动，或左或右者，是瘕块。五脏五积，六腑六聚。积在本位，聚无定处。气不能作块成聚，块乃是有形之物，痰与食积死血而成，此理晓然。且中为痰饮，左为血块，右为食积，俱用溃坚汤、丸加减，消痰活血、顺气健脾为主也。积者有常所，有形之血也；聚者无定位，无形之气也；积块者，痰与食积死血也。

溃坚汤　治五积六聚、诸般癥瘕、疝癖、血块之总司也。

当归　白术去芦　半夏姜汁炒　陈皮　枳实麸炒　山楂肉　香附　厚朴姜汁炒　砂仁　木香各等分

上锉一剂，姜一片，水煎，磨木香调服。左胁有块加川芎；右胁有块加青皮；肉食成块加姜炒黄连；粉面成积加神曲；血块加桃仁、红花、官桂，去半夏、山楂；痰块加海石、瓜蒌、枳实，去山楂；饱胀加萝卜子、槟榔，去白术；壮健人加蓬术；瘦弱人加人参少许。

溃坚丸　依本方加海石、垄子、鳖甲，各为细末，将阿魏用醋煮化和前药末，姜汁糊为丸，如梧桐子大。每服五十丸，不拘时服，黄酒送下，清米汤亦可。

真人化铁汤　治五积六聚、癖痃癥瘕，不论新久、上下左右。

三棱　莪术　青皮　陈皮　神曲炒　山楂肉　香附　枳实麸炒　厚朴姜制　黄连姜汁炒　当归　川芎　桃仁去皮　红花　木香各三分　槟榔八分　甘草二分

上锉一剂，生姜一片、枣一枚，水煎服。积块属热者，宜清化也。

柴胡汤

柴胡　黄芩　半夏姜汁炒　苍术米泔浸　厚朴姜炒　陈皮　青皮去瓤　枳壳麸炒　神曲炒　山楂肉　三棱　莪术各等分　甘草减半

上锉一剂，姜一片、枣一枚，水煎服。

化痞丹　消积块专攻之剂。

大黄四两，米醋浸一七，日晒夜露一七　木鳖子去油，一两　穿山甲土炒，三两　香附米童便浸，炒，一两　桃仁去皮，研，一两　红花三钱，生　青黛五分

上为细末，将大黄醋煮成糊为丸，如豆大。每服五十丸或六十丸，茅根、葛根煎汤送下。忌花椒、胡椒、煎炙、糯米等物。

化铁金丹　化一切积块如神。

黄芪　人参　白术　当归　川芎　陈皮　青皮去瓤　香附　乌药　槟榔　枳壳麸炒　枳实麸炒　木香　沉香　苍术米泔浸　山楂肉

神曲炒 草果 麦芽炒 草豆蔻 萝卜子 苏子 白芥子 三棱 莪术 厚朴姜汁炒 小茴香 白矾 牙皂 黄连 赤芍 柴胡 龙胆草 甘草以上各五钱 大黄生用，六钱 牵牛用头末，八钱 乳香 没药 阿魏 硇砂用磁罐煨过，各五分 皮硝一两

上为细末，酽醋打稀糊为丸，如梧桐子大。每服五十丸，空心米汤送下，午间白水下，夜白水下，日进三服。

积块属寒者，宜温散也。

大化气汤 治五积六聚，状如癥瘕，随气上下，发作有时，心腹疼痛，上气窒塞，小腹胀满，大小便不利。

三棱 莪术 青皮去瓤 陈皮 桔梗 藿香 香附 益智仁 肉桂 甘草

一方加大黄、槟榔，治诸般痞积，面黄肌瘦，四肢无力，皆缘内有虫积，或好食生米、壁泥、茶炭、咸辣等物。用水煎，露一宿，空心温服，不得些少饮食，则虫积不行矣。

上锉，生姜三片、枣一枚，水煎服。心脾痛加乌药、枳壳；脾滞合四圣散。

胜红丸 治脾积气膈满闷、气促不安、呕吐酸水，丈夫酒积，妇人血积气滞，小儿食积，并皆治之。

陈皮 莪术二味同醋煮 青皮去瓤 三棱醋煮 干姜炮 良姜各一两 香附炒去皮毛，二两

上为末，醋糊丸，如梧桐子大。每服五十丸，姜汤下，食前服。

男子积块痛者，宜化气也。

千金化气汤 治男子腹中气块疼痛。

青皮 陈皮 枳壳去瓤 香附 砂仁 白豆蔻各一两 木香五钱 丁香三钱 半夏姜制 草果 干姜各七钱 槟榔一两五钱 川芎 白芷 三棱醋炒 莪术 玄胡索各一两 小茴香五钱 厚朴姜汁炒 大腹皮 白芍各一两 甘草三钱

上锉一剂，生姜三片，水煎，半空心服。

女子积块痛者，宜导气也。

千金导气汤 治妇人满腹气块，游走不定，漉漉有声，攻作疼痛，久年不愈者神效。

丁香 木香 砂仁 白豆蔻 香附 乌药 枳实焙 当归 川芎 白芷 白芍 白术去芦 青皮去瓤 陈皮 桔梗 肉桂 厚朴姜炒 干姜炒 三棱醋炒 莪术醋炒 角茴 小茴 牛膝去芦 红花 杜仲姜炒 干漆醋炒净烟 乳香 没药 甘草

上锉，半水半酒，姜葱煎，热服。饱闷不食加山楂、神曲、麦芽；有热加柴胡、黄芩。

积块兼虚者，宜半消半补也。

消积保中丸 顺气化痞，理脾消滞，散痞结，除积块，进饮食，清郁热。

陈皮去白，二两 青皮清油炒，四钱 白茯苓去皮，一两半 白术土炒，三两 香附醋炒，二两 半夏一两，泡七次，姜汁炒 木香三钱，不见火 槟榔七钱 莪术醋浸炒，八钱 三棱醋浸炒，八钱 莱菔子微炒，一两 砂仁四钱 神曲炒，一两 麦芽炒，六钱 白芥子炒，一两 黄连姜汁炒，一两 真阿魏醋浸，三钱 山栀仁姜汁炒，一两 干漆炒净烟，五钱 加人参五钱尤效

上为细末，姜汁、酒打糊丸，如梧桐子大。每服八十丸，食后白汤送下。

血积块者，宜专攻也。

神化丹 消癖积，破血块，下鬼胎，通经脉及诸痞积血气块。

硇砂 干漆炒 血竭各三钱 红娘二十个，去翅 乳香一钱半 斑蝥二十个，去翅足

上为末，枣肉丸，如豌豆大。每服一丸至三五丸，临卧，或枣汤、姜汤，或红花苏木汤下。

凡积块内服药而外贴者，乃兼济也。

五仙膏 治一切痞块积气、癖疾肚大青筋、气喘上壅，或发热咳嗽、吐血衄血。

大黄 肥皂角 生姜半斤 生葱半斤 大蒜半斤

上共捣烂，用水煎，取出汁去渣，再煎汁熬成膏，黑色为度，摊绢帛上，先用针刺

患处，后贴膏药。

神仙化痞膏 专治一切积聚痞块，一贴即消，应验如神。

当归 川芎 赤芍 黄连 黄芩 黄柏 栀子各一钱 红花 肉桂 丁香 生地黄 草乌 巴豆去壳，各五钱 大黄二两 苏木 川乌各一两 穿山甲二十片 蜈蚣六条 白花蛇一条或一两 桃枝 柳枝 枣枝各二寸

上锉细，香油二斤浸五七日，桑柴慢火熬至焦黑色，去渣，起白光为度。放冷，滤净澄清，取一斤半再入锅，桑柴火熬至油滚，陆续下飞过黄丹炒黑色一两、烧过官粉一两，水飞过炒褐色密陀僧一两，仍慢火熬，极沸止，再加嫩松香四两、黄蜡半斤，熬至滴水成珠，用厚绵纸时时摊药贴，贴自己皮上试之，老嫩得所，方住手离火，待微温下后细药：

松香先以油少许入锅溶成汁入膏内方佳 乳香一两，箬叶炙过 没药一两，炙 血竭五钱，咀之如蜡，嗅之作栀子味方佳 天竺黄三钱 轻粉三钱 硇砂一钱半 胡黄连三钱 阿魏五钱，取一豆大，火化滴铜器上，上头变白者佳 麝香一钱

上九味，共为细末，陆续入膏内，不住手搅匀，以冷为度。铲出，以温水洗去浮腻，埋在阴地二十一日，去火毒，狗皮摊膏。先以白酒煮朴硝洗患处，良久方贴药。时时炭火烤热，手摩熨之，一帖可愈。贴时尤当戒厚味、生冷及房欲、怒气。又以多服药饵，不可专恃贴药也。

一、五积六聚，癥瘕痞块，元气虚弱，肌体瘦怯，饮食不进，四肢沉困，用补中益气汤加三棱、莪术、青皮、香附、桔梗、藿香、益智、肉桂。

五 疸

脉：五疸实热，脉必洪数；其或微涩，症属虚弱。

黄疸症者，虽有五疸，俱是脾胃水谷湿热相蒸；故发黄也。胸腹饱闷、面目俱黄、小水短赤如皂荚汁者，就如盦曲相似，湿热而生黄也，用茵陈四苓散加减。发黄口渴、大便实者，用茵陈大黄汤下之，黄自退也。小水清白为愈。疸散成臌者多矣。

五疸者，湿热郁蒸于脾也。

茵陈散 治湿热发黄。

茵陈 栀子 赤苓 猪苓 泽泻 苍术 枳实 黄连 厚朴 滑石各等分

上锉一剂，灯草一团，水煎服。身热加柴胡；小水短赤加黄柏；胸膈饱闷加萝卜子、茯苓；饮酒人加瓜蒌仁、干葛、砂仁，去滑石。此成酒疸者多。

茵陈大黄汤 治黄疸大便结实。

茵陈 大黄 枳实 山栀 厚朴 滑石各等分 甘草减半

上锉一剂，灯草一团，水煎服。

枣子绿矾丸 治黄疸胖病。

针砂 绿矾炒 苍术米泔制 厚朴姜炒 陈皮 神曲炒，各一两 甘草五钱

上为细末，枣肉为丸，或醋糊为丸，如梧桐子大。每服五十丸，食后米汤送下。切忌荞麦、羊肉、母猪肉。食之急死无医。

四宝丹 治黄病吃生米、茶叶、黄泥、黑炭者宜服。

生米：用麦芽一斤，炒 使君子肉二两 槟榔 南星各二两，姜汁制

茶叶：用茶叶一斤，炒 使君子肉二两 槟榔 南星各一两，姜汁制

黄泥：用壁土一斤，炒 使君子肉二两 槟榔 南星各一两，姜汁制

黑炭：用黑炭一斤，炒 使君子肉二两 槟榔 南星各一两，姜汁制

上为末，炼蜜为丸，如梧桐子大。每服五十丸，清早砂糖水送下，大效。

治黄病方 黑矾不拘多少，日晒夜露二十一日为末，枣肉为丸，如绿豆大。每服九丸，早、午、晚各进一服，日进三服，二十一日即止。小儿服三丸。

治黄肿病方 七月七日采水花干为末，

每服一钱，黄酒下效。

治气黄病方 以蛇蜕用棍子挑于灯上点火着，滴成珠，多年陈麻楷圃烧灰各等分为末，黄酒调服效。

痼 冷

凡阴症身静而重，语言无声，气少难以喘息，目睛不了了，口鼻冷气，水浆不入，大小便不禁，面上恶寒有如刀刮，先用葱熨法，次服四逆汤。方见中寒。

痼冷者，寒之甚也。

加味理中汤

大附子面包煨去皮壳 人参去芦 白术去芦 干姜炒 肉桂 陈皮 茯苓去皮，各等分 甘草炙，减半

上锉一剂，生姜一片、枣二枚，水煎热服。

固阳汤 治阳症归阴，阴囊缩入，手足厥冷，腹痛胀，汗冷出，脉或反洪弦。

黄芪 人参各二钱 白术去芦 茯苓各四钱 干姜八钱 良姜三钱，腹痛倍用 白姜八钱 厚朴三钱，姜汁炒 大附子炮，四钱

上锉一剂，水煎热服。

治阴症方

胡椒三十粒 黄丹一两 干姜一块

上三味为末，用醋调涂放男左女右手心内，合在小便上一时，盖被出汗即已。

治阴症腹痛 灸小指外侧上纹尖，艾炷如小豆大，灸三壮，男灸左，女灸右。

治阴症冷极，热药救不回者，手足冰冷，肾囊缩入，牙关紧急，死在须臾。用大艾炷灸脐中，预将蒜捣汁擦脐上，后放艾多灸之。其脐上下左右各开八分、四分，用小艾炷灸至五壮为度。如玉茎缩入于内，速令人捉定，急将蕲艾丸如绿豆大，在龟头马口灸二壮，其茎即出，仍服附子理中汤即效。

治阴症方

老桑树皮烧存性 牡蛎火煅 干姜 胡椒各二钱 胆矾一钱 麝香少许

上为细末，用阴阳唾调涂于两手心内夹腿腋，不时遍身汗出即瘥。

治冷阴方

枯白矾、百草霜各一钱，共为细末，炼蜜为丸。每服一丸，黄酒送下。

治阴症腹痛面青甚者，鸽子粪一大抄，研末，极热酒一盏冲入，搅匀少澄饮之，去渣，顿愈。

三仙散 治阴症。

干姜 大附子炮去皮脐 官桂

上共为细末，每服三钱，滚酒调服，神效。

斑 疹

凡斑既出，须得脉洪数有力，身温足温者易治。若脉沉小，足冷元气虚弱者难治。

发斑红赤为胃热，若紫不赤为热甚，紫黑为胃烂，故赤斑半生半死，黑斑者九死一生。大抵鲜红起发稀朗者吉，紫黑者难治，杂黑斑烂者死也。

凡斑欲出未出之际，且与升麻汤先透其毒。脉虚加人参；食少而大便不实加白术。

斑见已出，不宜再发也。斑不可汗，斑烂不宜下。如脉洪数，热甚烦渴者，人参化斑汤；若消斑毒，犀角玄参汤。

凡发斑疹，先将红纸点灯照看病人面部、胸膛、背上、四肢，有红点起者，乃发斑也。若大红点发于皮肤之上谓之斑；小红靥行于皮肤不出起者谓之疹。盖疹轻而斑重也。先将姜汁喷于斑上，已后照阴阳虚实寒热而用药。

凡丹疹皆是恶毒热血蕴蓄于命门，遇君相二火合起即发也。如遇热时，以防风通圣散辛凉之剂解之；寒月以升麻葛根汤等辛温之剂解之。凡丹疹先从四肢起而后入腹者死。

发斑者，热毒蕴于胸中也。

升麻汤 治阳毒赤斑，出狂言吐脓血。

升麻二钱 犀角屑 射干 人参 生甘草各一钱

上锉一剂，水二盏，煎至一盏，去渣，温服。

人参化斑汤

人参一钱 石膏二钱 知母三钱 甘草五分 粳米一撮

上锉一剂，水煎服。斑盛加大青。

犀角玄参汤

犀角一钱 升麻二钱 香附一钱 黄芩一钱半 人参五分 玄参一钱 甘草三分

上锉一剂，加大青，水煎服。

隐疹者，红点如蚤螫之状也。防风通圣散。方见中风。

升麻葛根汤

升麻二钱 葛根二钱 芍药二钱 甘草三分

上锉一剂，水煎服。

犀角消毒汤

牛蒡子 荆芥穗 防风 甘草 犀角一钱半，锉为细末，不入汤煎

上锉一剂，水二盏，煎至一盏，调犀角末服。

发 热

《脉经》曰：脉大无力为阳虚，脉数无力为阴虚。无力曰虚，有力曰实。

夫发热者，谓怫怫然发于皮肤之间，则成热也，与潮热、寒热若同而异。潮热者，有时而热，不失其时；寒热者，寒已而热，相继而发；至于发热，则无时而发也。

血虚有汗潮热者。

人参养荣汤 治积劳虚损，四肢倦怠，肌肉消瘦而少颜色，汲汲气短，饮食无味也。

人参去芦 当归 陈皮 黄芪蜜炙 桂心 白术去芦 甘草炙，各一钱 白芍酒炒，二钱 熟地黄酒浸 茯苓去皮 五味子各七分半 远志去心，炒五分

上锉一剂，生姜三片、枣二枚、水二钟，煎至一钟，食远服。

气虚有汗潮热者，补中益气汤。方见内伤。

乌鸡丸 治童男室女身发潮热、吐血痰、出盗汗、饮食少进、四肢无力。

黄芪蜜炙 人参去芦 白术去芦 当归酒洗 白芍酒炒 生地 陈皮 秦艽 柴胡 银柴胡 前胡 黄芩 胡黄连 黄柏去粗皮 知母去毛 贝母去心 桑白皮 地骨皮 麦门冬去心 五味子各一两

上锉细片，用乌骨白鸡一只，耳有绿色、脑有金色者佳，重一斤者，以麻子喂七日，缢死，去毛并内肠杂，纳药于内，用绿豆一斗五升浸润，放入小甑内三寸厚，又将青蒿四两衬之放鸡在上，仍以绿豆盖之，蒸极熟，将鸡折碎，同药晒干为末，汤浸，蒸饼为丸，如梧桐子大。每服七十丸，空心清米汤下。

血虚无汗潮热者，茯苓补心汤。方见妇人虚劳门。

气虚无汗潮热者。

人参清肌散 治男妇气虚无汗潮热。

人参 白术 茯苓 当归 赤芍 柴胡 半夏 葛粉 甘草

上锉一剂，姜枣煎服。

女子血虚有汗潮热者，茯苓补心汤。方见妇人虚劳门。

气血两虚，无汗潮热者，逍遥散。方见妇人虚劳门。

男妇四肢发热，筋骨间如火烙手者，郁遏阳气于脾胃之中也。

升阳散火汤 治男妇四肢发热，肌表热如火烙，扪之烙手。此病多因血气而得之，或胃虚过食冷物，郁遏阳气于脾土之中，即火郁则发之，即火郁汤。

升麻 葛根 白芍 羌活 独活 人参各五钱 柴胡八钱 防风三钱半 生甘草二钱 炙甘草三钱

上锉一剂，生姜煎服。忌寒凉生冷之物，月余。

伤寒发热者，是外之寒邪伤卫也，九味羌活汤。方见伤寒。

伤暑发热者，是外之热邪伤荣也，清暑

益气汤。方见中暑。

内伤发热者，是阳气自伤，属脾肺也，其脉大而无力。补中益气汤。方见内伤。

阴虚发热者，是阴血自伤，属心肾也，其脉数而无力。滋阴降火汤。方见虚劳。

夜则静，昼则发热者，此热在气分也，小柴胡汤加栀子、黄连、知母、地骨皮。

昼则静，夜则发热者，此热在血分也，四物汤加知母、黄柏、黄连、栀子、牡丹皮、柴胡。

昼夜俱发热者，此热在血气之分也，四物汤合小柴胡汤加黄连、栀子。

子午潮热者，加减逍遥散加黄芩、胡黄连、麦门冬、地骨皮、秦艽、木通、车前子、灯心，水煎服。

一切发热憎寒者，邪在半表半里也，柴苓汤，即小柴胡汤合五苓散。

当归饮 治劳心生热，鼻少见血，五心烦热。

当归一钱二分 芍药一钱 川芎五分 生地黄一钱 牡丹皮一钱 黄连酒炒，七分 麦门冬去心，二钱 地骨皮七分 酒黄芩七分 炒栀子六分 柴胡六分 生甘草三分

上锉一剂，水煎，食远热服。

一仆人，五月间病热口渴、唇干谵语。诊其脉细而迟，用四君子加黄芪、当归、芍药、熟附子，进一服，热愈甚，狂言狂走。或曰附子差矣。诊其脉如旧，仍增附子进一大服，遂汗出而热退，脉还四至矣。

一妇人，夏间病热，初用平调气血兼清热和解之剂。服二三剂不应，热愈甚，舌上焦黑，膈间有火，漱水不咽。诊其脉，两手皆虚微而右手微甚，六七日内谵语撮空、循衣摸床，恶症俱见。后用四物汤加黄芩、人参、白术、陈皮、麦门冬、知母、熟附子。服之一二时，汗出而热退。次日复热，再服仍退。又次日复发，知其虚汗也，遂连进十服，皆加附子而安。

一男子发热烦渴头痛，误行发汗，喘急腹痛，自汗谵语。用十全大补汤加附子治之，熟睡唤而不醒，及觉诸症顿退，再剂而痊。

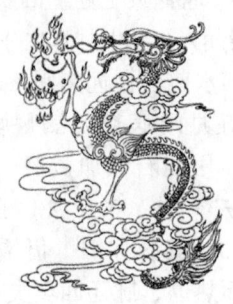

万病回春 卷之四

补 益

脉：平脉弦大，劳损而虚。大而无力，阳衰易扶。数而无力，阴火难除。寸弱上损，浮大里枯；尺寸俱微，五劳之躯。血羸左濡，气怯右推，左右微小，血气无余。劳瘵脉数，或涩细如，潮汗咳血，肉脱者殂。

《内经》曰：久视伤血，久卧伤气，久坐伤肉，久立伤骨，久行伤筋。若夫七情五心之火飞越，男女声色之欲过淫，是皆虚损之所由也。《机要》曰：虚损之疾，寒热因虚而感也。感寒则损阳，阳虚则阴盛。凡损自上而下，一损损于肺，皮聚而毛落；二损损于心，血脉虚少，不能荣于脏腑，妇人则月水不通；三损损于胃，饮食不为肌肤。治宜以辛甘淡，过于胃则不可治矣。感热则损于阴，阴虚则阳盛。若损自下而上，一损损于肾，骨痿不能起于床；二损损于肝，筋缓不能自收持；三损损于脾，饮食不能消克。治宜以苦、酸、咸，过于脾则不可治矣。又曰：心肺损而色惫，肾肝损而形痿。《难经》曰：治损之法，损其肺者益其气；损其心者补其荣血；损其脾者调其饮食，适其寒温；损其肝者缓其中；损其肾者益其精，皆是虚损病因治法之大要也。

四君子汤 治脾胃虚弱，饮食少思，或大便不实，体瘦面黄，或胸膈虚痞、痰嗽吞酸，或脾胃虚弱，善患疟痢等症。

人参去芦 白术去芦 茯苓去皮，各二钱 甘草炙，一钱

上锉一剂，生姜三片、枣一枚，水煎温服。加陈皮，名异功散。

六君子汤 治脾胃虚弱，饮食少思，或久患疟痢，若觉内热，或饮食难化作酸属虚火，须加炮姜，其功甚速。即前方加半夏、陈皮。

香砂六君子汤 即六君子加香附、藿香、砂仁。

四物汤 治血虚发热，或寒热往来，或日晡发热、头目不清，或烦躁不寐、胸膈作胀，或胁作痛，尤当服之。

当归酒浸 熟地黄各三钱 白芍二钱 川芎一钱五分

上锉一剂，水煎温服。

加味四物汤 即前方加山栀、柴胡、牡丹皮。

八珍汤 治肝脾伤损、血气虚弱、恶寒发热，或烦躁作渴，或寒热昏愦，或胸膈不利、大便不实，或饮食少思、小腹胀满等症。

人参 白术 茯苓 当归 川芎 白芍 熟地黄各一钱 甘草炙，五分

上锉一剂，姜枣煎服。加黄芪、肉桂各一钱，名十全大补汤。

十全大补汤 治气血俱虚，发热恶寒，自汗盗汗，肢体倦怠；或头痛眩晕，口干作渴。又治久病虚损，口干少食，咳而下利，惊悸发热；或寒热往来，盗汗自汗，晡热内热，遗精白浊；或二便见血，小腹作痛，小便短少，大便干涩；或大便滑泄，肛门下坠，小便频数，阴茎痒痛等症。

补中益气汤 治中气不足，或误服克伐，

四肢倦怠，口干发热，饮食无味；或饮食失节，劳倦身热，脉洪大而无力；或头痛恶寒自汗；或气高而喘，身热而烦，脉微细软弱，自汗，体倦少食；或中气虚弱而不能摄血；或饮食劳倦而患疟痢等症，因脾胃虚而不能愈者；或元气虚弱，感冒风寒，不胜发表，宜用此代之；或入房而后，劳役感冒；或劳役感冒而后入房者，急加附子。愚谓人之一身，以脾胃为主。脾胃气实，则肺得其所养，肺气既盛，水自生焉。水升则火降，水火既济而令天地交泰之会矣。脾胃既虚，四脏俱无生气，故东垣先生著脾胃、内外伤等论，谆谆然皆以固脾胃为本，所制补中益气汤又冠诸方之首。观其立方本旨可知矣。故曰补肾不若补脾，正此谓也。前所言治症概举其略，余当仿此而类推之。是方之妙，并注以表明之。

人参　黄芪蜜炒　白术炒　甘草炙，各一钱半　当归一钱　陈皮五分　柴胡　升麻各二分

上锉一剂，姜枣水煎，空心午前服。

六味丸一名地黄丸，一名肾气丸　治肾虚作渴、小便淋闭、气壅痰涎、头目眩晕、眼花耳聋、咽燥舌痛、腰腿痿软等症，及肾虚发热、自汗盗汗、便血诸血、失喑、水泛为痰之圣药，血虚发热之神剂。又治肾阴虚弱、津液不降、败浊为痿，或治咳逆。又治小便不禁。收精气之虚脱，为养血滋肾、制火导水，使机关利而脾土健实。

熟地黄八两，杵膏，忌铁器　山茱萸酒蒸，去核　干山药各四两　牡丹皮　白茯苓去皮　泽泻各三两

上各另为末，和地黄膏加炼蜜为丸，如梧桐子大。每服一百丸，空心滚水送下。

八味丸　治命门火衰，不能生土，以致脾胃虚寒，饮食少思、大便不实，或下元冷惫，脐腹疼痛，夜多溲溺。即前方加肉桂、附子各一两。而经云益火之源，以消阴翳，即此药也。

加减八味丸　治肾水不足，虚火上炎，发热作渴，口舌生疮，或牙龈溃蚀，咽喉作痛，或身体憔悴，寝汗发汗，五脏齐损。即六味丸加肉桂一两、五味子四两。

加减金匮肾气丸　治脾肾虚腰重脚肿、小便不利，或肚腹胀痛、四肢浮肿，或喘急痰盛，已成蛊症，其效如神。此症多因脾胃虚弱，治失其宜，元气复伤而变症者，非此药不能救。

白茯苓三两　川牛膝酒洗，去芦　肉桂　泽泻　车前子　山茱萸酒蒸，去核　山药　牡丹皮　附子制，各五钱　熟地黄四两，拍碎酒浸，杵膏

上为细末，和地黄加炼蜜为丸，如梧桐子大。每服七八十丸，空心米饮送下。

加味八珍丸　大补血气、壮脾胃、益虚损。

当归酒洗，二两　南芎一两二钱　白芍酒炒，一两半　熟地黄酒蒸晒干，二两　人参去芦，二两　白术去芦，炒，二两　白茯苓去皮，二两　粉草蜜炙，七钱　陈皮二两　惊悸怔忡加远志甘草水泡去骨，二两　酸枣仁炒，一两　阴虚火动属虚劳者去人参一两，加黄柏　知母俱酒炒，各一两

上为细末，用首男胎衣一具，长流水洗净，次入麝香二三分，再揉洗；用布绞干，以好酒二升煮极烂如泥，和前药。如干，再入酒糊为丸，如梧桐子大。每服百丸，空心盐汤送下，或酒亦可，晚上米汤下。

天真丸　治一切虚损，形容枯槁，四肢羸弱，饮食不进，肠胃溏泄，津液枯竭。久服生血补气，暖胃和脾，驻颜延寿。

羊肉二斤五两四钱，去筋膜皮，用竹刀劈开　肉苁蓉三两四钱　鲜山药三两四钱　当归酒洗，四两　天门冬去心，三两四钱　无灰好酒十壶

上四味为末，入放羊肉内，裹定线缚，入酒内煮，令肉烂如泥取出，再入嫩黄芪蜜炒为末一两六钱四分、人参末一两、白术末六钱四分、糯米炒熟为末三两四钱，共一处捣匀为丸，如梧桐子大。每服百余丸，温酒

送下，盐汤亦可，早晚各进一服。并治一切亡血过多、虚弱等疾，大有其功效。

补天大造丸 滋养元气，延年益寿，壮阳元，滋坎水，为天地交泰。若虚烦之人，房事过度，五心烦热，服之神效。平常之人，年过四十以来服之，接补以跻期颐仙地。紫河车一具，此乃浑沌皮也。取男胎首生者佳，如无，得壮盛妇人产者亦好。先用米泔水将紫河车浸，轻轻摆开，换洗令净，不动筋膜，此乃初结之真气也。将竹器全盛，长流水浸一刻以生气提回，以小瓦盆全盛木甑内蒸，文武火蒸极熟如糊取出，先倾自然汁在药末内，略和匀，此天元正气汁也。将河车放石臼内，木杵擂千余下如糊样，通将药汁同和匀捣千余杵，集众手为丸，此全天元真气，以人补人最妙，世所少知。医用火焙、酒煮及去筋膜，又入龟板，大误。故特出之。

怀生地黄酒浸，一两五钱 怀熟地黄酒蒸，二两 麦门冬泡去心，一两五钱 天门冬泡去心，一两五钱 牛膝去芦，酒洗，一两 枸杞子七钱 五味子七钱 当归酒洗，一两 杜仲去皮，酥炙，一两半 小茴香酒炒，一两 川黄柏去皮，酒炒，一两 白术去芦，炒，一两 陈皮去白，八钱 干姜泡，二钱 侧柏叶采向东嫩枝条，隔纸焙干，二两

如血虚加当归，地黄倍之；如气虚加人参、黄芪蜜炙，各一两；如肾虚加覆盆子（炒）、小茴香、巴戟（去心）、山茱萸（去核）；如腰痛加苍术（盐水炒）、萆薢、琐阳（酥炙）、续断（酒洗）；如有骨蒸，加地骨皮、知母（酒炒）；如妇人去黄柏，加川芎、香附、条芩（俱酒炒），各一两。

上为细末，用蒸紫河车汁并河车共捣为末，丸如梧桐子大。凡药必秤净末。忌铁器，俱用石臼椿杵，或石磨磨之，不耗散为妙，且远铁器。若河车肥大，量加些药末，不必用蜜。每日空心米汤送下一百丸，有病者一日二服。

延龄固本丹 治五劳七伤，诸虚百损，颜色衰朽，形体羸瘦，中年阳事不举，精神短少，未至五旬鬓发先白，并左瘫右痪，步履艰辛，脚膝疼痛，小肠疝气，妇人久无子息，下元虚冷。

天门冬水泡，去心 麦门冬水泡，去心 生地黄酒洗 熟地黄酒蒸 山药 牛膝去芦、酒洗 杜仲去皮，姜酒炒 巴戟酒浸，去心 五味子 枸杞子 山茱萸酒蒸，去核 白茯苓去皮 人参 木香 柏子仁各二两 老川椒 石菖蒲 远志甘草水泡，去心 泽泻各一两 肉苁蓉酒洗，四两 覆盆子 车前子 菟丝子酒炒烂捣成饼，焙干 地骨皮各一两半

妇人加当归（酒洗）、赤石脂（煨）各一两。

上为细末，好酒打稀面糊为丸，如梧桐子大。每服八十丸，空心温酒送下。服至半月，阳事雄壮；至一月，颜如童子，目视十里，小便清滑；服至三月，白发返黑。久服，神气不衰，身轻体健，可升仙位。

秘传经验药酒方

八珍酒 和气血、养脏腑、调脾胃、解宿醒、强精神、悦颜色、助劳倦、补诸虚，久服百病消除，比他香燥药酒大不同也。

当归全用，酒洗，三两 南芎一两 白芍煨，二两 生地黄酒洗，四两 人参去芦，一两 白术去芦，炒，三两 白茯苓去皮，二两 粉草炙，一两半 五加皮酒洗晒干，八两 小肥红枣去核，四两 核桃肉四两

上药咀片，共装入绢袋内，用好糯米酒四十斤，煮二炷香，埋净土中五日夜，取出过三七日，每晨午夕温饮一二小盏。

神仙延寿酒 治症同前。虚人有热者宜此。

生地黄二两 熟地黄二两 天门冬去心，二两 麦门冬去心，二两 当归二两 牛膝去芦，酒洗，二两 杜仲去皮，酒和姜汁炒，二两 小茴盐酒炒，二两 巴戟水泡去心，二两 枸杞子二两 肉苁蓉二两 破故纸炒，一两 木香五钱 砂仁一两 南芎二两 白芍煨，二两 人参五钱 白术去芦油，一两 白茯苓去皮，二两 黄柏酒炒，三两 知母去毛，酒炒，二两

石菖蒲五钱　柏子仁五钱　远志甘草水泡去心，一两

上锉，用绢袋盛药入坛内，用酒六十斤煮三炷香为度，取出埋土中三日夜，去火毒，每随量饮之。

固本遐令酒　治症同前。虚人无热者宜此。

当归酒洗　巴戟酒浸，去心　肉苁蓉酒洗　杜仲酒炒，去丝　人参去芦　沉香　小茴酒炒　破故纸酒炒　石菖蒲去毛　青盐　木通　山茱萸酒蒸去核　石斛　天门冬去心　熟地黄　陈皮　狗脊　菟丝子酒浸蒸　牛膝去芦　酸枣仁炒　覆盆子炒，各一两　枸杞子二两　川椒去子，七钱　神曲炒，二两　白豆蔻　木香各三钱　砂仁　大茴　益智去壳　乳香各五钱　虎胫骨酥炙，二两　淫羊藿四两，要新者　糯米一升　大枣一升　生姜二两，捣汁　远志甘草水泡去心，一两　新山药四两，捣汁　用小黄米明流烧酒七十斤。

上各依制为末，糯米、枣肉、黏饭同姜汁、山药汁、炼蜜四两和成块，分为四块，四绢袋盛之，入酒坛内浸二十一日取出热服。早晚各饮一二盏，数日见效。

仙酒方　一用小麦六十四斤，一半炒熟，入新布口袋内悬井中浸七日，取出晒干，再入生麦一半，磨面听用。一用黄精，九蒸九晒，八两，为末听用。一用怀庆熟地黄八两、生地黄八两、枸杞子八两，同为末听用。一用淡秋石八两听用。一用红铅六钱四分为末听用。一用精壮女子乳汁十六碗，同面药末添长流水调合成块，或五月五日、六月六日用纸包裹紧密，另放在冷静空房阴干七日。造仙酒每用百花蕊一十六斤，即蜂蜜。同河水十六斤、井水十六斤，此阴阳水，一同入银锅内煎熟，好净铁锅亦可，待冷听用。亦用酒娘三斤，即新酒糟未入水者。同面二斤打烂，同入磁缸内，用香椿枝搅二三遍，用纸封口，三四日开口，用椿枝每日搅二三遍，前后十日，酒熟细袋滤过澄清，名为仙酒。

扶衰仙凤酒　治男妇小儿诸虚百损、五劳七伤、瘦怯无力及妇人赤白带下，神效。

用肥线鸡一只，将绳吊死，退去毛屎不用，将鸡切四大块，再切入生姜四两、胶枣半斤，用好酒五六壶，共三味装入一大坛内，将泥封固坛口，重汤煮一日，凉水拔出火毒。每服以空心将鸡酒连姜枣随意食之，其效如神。

徐国公仙酒方　张尚书传于龚豫源头醉

好烧酒一坛，龙眼去壳二三斤入酒内浸之，日久则颜色娇红，滋味香美，专补心血，善壮元阳，疗怔忡惊悸不寐等症。早晚各随量饮数杯，悦颜色、助精神，大有补益，故名仙酒。

红颜酒一名不老汤

胡桃仁泡去皮，四两　小红枣四两　白蜜四两　酥油二两　杏仁泡去皮尖不用，双仁煮四五沸晒干，一两

上用自造好烧酒一金华坛，先以蜜油溶开入酒，随将三药入酒内浸三七日，每早服二三杯甚妙。

仙茅酒

仙茅四两，出四川，用米泔水浸去赤水尽，日晒　淫羊藿洗尽，四两　南五加皮四两，酒洗净

上锉剂，用黄绢袋盛，悬入无灰酒一中坛内，三七日后取。早晚饮一二杯殊效。

驻世珍馐常用补虚

当归酒洗　南芎　白芍酒炒　熟地黄　菟丝子酒制　巴戟酒浸，去心　肉苁蓉酒洗　益智仁酒炒　牛膝去芦，酒洗　杜仲姜酒炒，去丝　山药　青盐　大茴　山茱萸酒蒸，去核　枸杞子酒洗　川椒炒　干姜　甘草炙

上各等分为细末，用獖猪肉不拘多少，切片酒炒熟，入药再炒，不可用水，磁器收贮。空心食之，好酒送下。忌生冷。

取龙虎水法　龙属水，虎属金，即童男童女。取之时谨择有五种不用。男五种者，生、逮、半、变、渎也。生者，外肾不举；逮者，声雄皮粗；变者，腥膻狐臭；半者，黄肥多病；渎者，疥癞疮疽。女五种者，罗、纹、服、交、脉也。罗者，阴户上有横骨；纹者，狐臭体气；服者，实女也；交者，声

雄发粗，皮肤粗糙无颜色；脉者，疮痍病患残疾。二鼎器务宜择眉清目秀，满月之相，三停相等，唇红齿白，发黑声清，肤肥细腻，年方十三四、十五六未破者，用黍稷稻粱、红豆、红枣、犭苗猪肉、鲫鱼等味，与彼食之。忌葱蒜韭薤、五辛三厌、秽汗二水，戒喧哗、手舞足蹈，耗散精华。未取之时，先调百日，十月起三月止，置磁缸磁坛于僻处收贮以盖之。积至二三石听候炼用。

阴炼龙虎石　将前积二水置磁缸三四口或五六口于静僻通沟去处，每缸置于五六分龙虎水，加井水五分，下白矾、白术各二两，松柏叶各二两。取杨柳根三四茎一扎，顺搅千余下盖之勿动，看待水澄清去盖，逼去清水，又加井水满缸，以绢滤去渣，又搅二三百转盖之澄清，又尽逼去清水，仍加井水，又搅又逼又滤，如此十余次，直待水香为止。逼去尽，用米筛三四个，内铺白绵纸，将浑龙虎石取入筛内，候水干移在日色内处，以竹刀划成骨牌路晒干，如粉之白即是阴炼龙虎石。磁盒收贮，合药用。此药能补心生精，养血之至药也。

阳炼龙虎石　择露天空地砌灶二眼，坐东朝西，安三尺二寸、二尺四寸大锅两口，锅近处安缸四口，先积下龙虎水二缸或三缸，方洗净锅锈。先于大锅内入五瓢，慢火熬至起沫，以罩滤去滓，撇去油末，直待熬至不起沫方起锅于小锅内，细火熬。大锅内仍添二三瓢，又熬去沫，又起小锅内。如此少少渐添渐起，以尽为度。大锅住火，小锅慢慢火熬，用铲子不住手铲。待水干成膏，上用一小盆合住锅口，周围用泥封固严密，止留一孔出水气。看水气尽，孔内飞出金星青气，急以泥封孔眼，缸底用湿布一方，不可水大，多只以水润之，小火烧至锅底紫色退火，冷定至第二日。先去口上泥净揭开，升在缸上的已汞灵药红、黑、白各色，另收听候用。另打黄芽将锅底内黑膏子铲起，另入一小锅内，砖支起，大火烧。待黑烟尽，连锅通红，退火晾冷。酌量下井水或露水尤妙。烧滚，

先置净缸一口于室内，上安竹筛，内铺绵纸，滤沥清水入缸筛内，黑滓不用，将滤下清水看如水清碧就磁盆煎出净石来。如略有些黄色，还用前小锅煎干，再煅一火晾冷，仍下水煎滚，照前滤入缸内，直看滤下水如井水一般清碧，以磁盆用砖去支起，徐徐添炭火煎前淋沥的清水，滚，以竹铲不住手铲，只待煎铲焙干略待潮取出，倾在纸上，移于日色处晒干，似雪之白即是阳炼龙虎石。

取红铅法　择十三四岁美鼎，谨防他五种破败不用。五种者，罗、纹、服、交、脉也。罗者，阴户上有大横骨，不便采择，一也；纹者，体气发黄，癸水腥膻，不堪制用，二也；服者，实女无经，三也；交者，声雄皮粗，气血不清，四也；脉者，多病疮疽，经中带毒，五也。有此五种，非为补益之妙丹。务择眉清目秀，齿白唇红，发黑面光，肌肤细腻，不瘦不肥，三停相等，好鼎。算他生年月日起约至五千四十八日之先后，先看他两腮如桃红花，额上有光，身热气喘，腰膝酸痛，困倦呻吟，即是癸将降矣。先预备绢帛儿槌洗，或羊胞做橐籥，或用金银打就的偃月器，或候他花开，与他系合阴门，令他于椅凳上平坐，不可斜倚，如觉有红，取下再换一副，多余处用绢帛来展，更换收入磁盆内。待经尽，同制上法五千四十八日。近有十三岁焉来，十六七而至何也？皆因禀受父精母血厚薄不同，亦有长成因受乳食致令气血各有不平，故难以期定。唯在观他动静，察他形色是其期也。如得年月应期，乃是真正首经至宝，实为接命上品之药。如前后不等，只作首铅初至，金铅二次，红铅三次，以后皆属后天红铅。只堪制配合药不宜单作，服食既明，采取之法，听后制服。三腥五膻浊气必须仔细修炼，方成至药者焉。

制红铅法　先将乌梅一斤，煎水一桶，去梅核冷定。如取得有红铅，或器或帛俱人梅缸内洗下。用乌梅水时，先看红铅，有一个止用梅水三碗，或多或少，随意加减，不可太过不及。梅水洗下来铅再加井水或河水，

用大磁盆令满，以木棍搅数十转，用盖盖之勿动。待水清，轻轻逼去清水，将澄下铅仍加水，又打又搅又澄，如此七次或九次，数足逼去水尽，止剩得红浆一碗或半碗。取净灰用盆盛，贮中剜一孔，量容多少，以软绢铺纸把铅浆倾入纸上，荫水尽方取于日色处晒干。此即制服腥膻、秽垢之法，方合入药配合服。专主助血养神，其功甚大，收贮听用。

制金乳粉法　择美鼎先看婴童肥白有精神者，即是气血盛而乳可用矣。亦用头生二八、三七才可摘取，过期血弱不可用也。取下一碗或半碗，对露水均平，搅百遭过夜，其乳自分。逼去水，将乳入磁盆内，晒干碾细成粉，渐取渐制，积得半斤四两，听候配红铅成丹也。

三元丹　治诸虚百损，补气生精，安魂定魄，益寿延年。

红铅　娇乳各一两　辰砂　乳香各一钱
虚无秋石一钱，用便盆或新砖自生者方可。

上俱为细末，用鸡子一个，磕一孔将青黄倾出，用纸展浮装前药入内，纸糊严密，放群蛋内与鸡抱之三七，取出，乳和为丸，如梧桐子大。每服三丸，五更时人乳送下，稍有汗出，不可见风。

神仙小圣药

红铅半盏，真女首经更佳，二三次出者次之；其色红黄为上，纯红者为中，紫黑者不用　朱砂五钱，用辰州豆片者佳，有精神为最

先将红铅取来，拌入朱砂，放磁盆内，日晒月照四十九日毕，飞仙池文武火升三炷香，其药透莨过一边冷定，开看与金箔相似，用鸡翎扫下约一分八厘为上等；其次一分二厘以乌金纸包，入小眼药罐内，以黄蜡封口，外尿胞皮通身包裹，仍放大瓶内，以绵絮塞紧，仍用竹叶尿脬紧扎，用络以长绳引入井中去火毒，四十九日取出，择吉日将药置于桌上南向，香纸供献俱南向。用好乳香末半分研细末，以人乳二三滴将圣药和匀作三丸。服者对天南向跪拜祝毕，举药入口，将人乳送下，即归室中静养三七日，然后方许出门动作。鬓发如银俱皆变黑。服药一度，可延寿一纪。

彭祖小接命熏脐秘方　夫人禀天地之灵气，赖精血而化生。阴阳交媾，胚胎始凝，如太极之未判，似混沌之未分。男子之左，肾先具外，精裹血而阴焉中处；女子之右，肾先具外，血裹精而阳焉内存。肾乃生脾，脾次生乎肝，肝乃生肺，肺复生乎其心。凡在其内，四门皆闭，九窍不通，唯有其脐则与母气相通。母呼则呼，母吸则吸。十月胎定，百神具备而与母分离。剪脐落地，犹恐脐窍不闭有伤婴儿之真气，随用艾火熏蒸，外固脐蒂之坚牢，内保真气而不漏。渐长成人，四门皆开，九窍俱启，因七情六欲之牵诱，五味五音之感通，真元丧失，真气破倾。人之幼年，血气衰败，精神羸弱，渐觉有患，或生冷厚味伤其六腑，喜怒哀乐损于五脏，致使心肾不交，阴阳偏盛，五劳七伤，渐进着体，七癥八瘕，陆续沾身，染患日久，殒躯丧命，良可叹也！譬诸草木，皆禀天地而生，根壮枝盛，本弱木衰；若水灌、土培，根润而复生矣。人至中年，气血渐衰，疾病易起，止知疗患，不知壮根固本之法，人生尘世返不如草木而能回生也。凡人生育之时，脐带一落，用艾火以熏蒸即得坚固。人之中年以后，患临其身，如草木复其浇培，以法熏蒸其脐，岂不去恶除疾而保生也。余哀悯后人不终天年而夭丧，特传济世之方，普授延年之妙药。壮固根蒂、保护形躯，熏蒸本原，却除百病，蠲五脏之痛患，保一身之康宁。其中药品禀性忠良，采阴阳之正气，配君臣之辅佐，其效如神，其应如响，复有回生济世之功，保命延年之妙。此方遇高尚贤士可传，勿示匪人，恐遭天谴，保而敬之。每年中秋日熏蒸一次，却疾延年，彻上部之火邪，去心肠之宿疾，妇人月信不调，赤白带下，男子下元亏损，遗精白浊，阳事不举，并皆熏之。如熏蒸之时，令人饱食，舒身仰卧；用荞麦面水和捏一圈径过寸余，如脐大

者三二寸，内入药末；用槐皮一块，去粗皮，止用半分厚覆圈药之上。如豆大艾壮灸之，百脉和畅，毛窍皆通，上至泥丸，下至涌泉，冷汗如雨，久之觉饥，再食再灸。不可令痛，痛则反泄真气。灸至行年数岁为止，无病者连日灸之，有病者三日一次，灸至腹内作声作痛，大便有涎沫等物出为止。只服米汤，兼食白肉、黄酒，以助药力。若患风气，有郁热在腠理者，加女子红铅拌药，则易汗出而疾随愈。槐皮如觉焦色，即易新的。凡灸之后，容颜不同，效应可验。今将制药品味开列于后：

乳香　没药　鼹鼠粪一头有尖者是　青盐两头尖　川续断各一钱　麝香二分

上共为细末用。

益寿比天膏　此药最能添精补髓，保固真精不泄；善助元阳，滋润皮肤，壮筋骨、理腰膝；下元虚冷，五劳七伤，半身不遂，或下部虚冷，膀胱病症，脚膝酸麻，阳事不举。男子贴之，行步康健，气力倍添，奔走如飞；女子贴之，能除赤白带下、沙淋血崩，兼下生疮疖，能通二十四道血脉，坚固身体，返老还童。专治喘咳，遇鼎气不泄真精，大臻灵验，非至仁不可轻泄，其妙如神。

鹿茸　附子去皮脐　牛膝去芦　虎胫骨酥炙　蛇床子　菟丝子　川续断　远志肉　肉苁蓉　天门冬去心　麦门冬去心　杏仁　生地熟地　官桂　川楝子去核　山茱萸去核　巴戟去心　破故纸　杜仲去皮　木鳖子去壳　肉豆蔻　紫梢花　谷精草　穿山甲　大麻子去壳，各一两　甘草二两，净末，看众药焦枯方下桑槐柳枝各七寸

上锉细，用真香油一斤四两浸一昼夜，慢火熬至黑色；用飞过好黄丹八两、黄香四两入内，柳棍搅不住手；再下雄黄、倭硫、龙骨、赤石脂各二两，将铜匙挑药滴水成珠不散为度；又下母丁香、沉香、木香、乳香、没药、阳起石、煅蟾酥、哑芙蓉各二钱、麝香一钱为末，共搅入内；又下黄蜡五钱。将膏贮磁罐内，封口严密，入水中浸五日去火毒。每一个重七钱，红绢摊开，贴脐上或两腰眼上，每一个贴六十日方换。其功不可尽述。

九天灵应散　治男子阴湿阳痿，每逢不举。

黑附子　蛇床子　紫梢花　远志　菖蒲海螵蛸　木鳖子　丁香各二钱　朝脑一钱五分

上为末，每用五钱，水三碗煎至一碗半，温洗阴囊并湿处，日洗二次，留水温洗，多洗更好。

虚　劳

脉：骨蒸劳热，脉数而虚；热而涩小，必殒其躯。加汗加嗽，非药可除。

虚怯症者，皆因元气不足，心肾有亏，或劳伤气血，或酒色过度，渐至真阴亏损，相火随旺。火旺则消灼真阴，而为嗽、为喘、为痰、为热、为吐血衄血、为盗汗遗精、为上盛下虚。脚手心热皮焦、午后怕寒、夜间发热，或日夜不退，或嘈杂怔忡、呕哕烦躁、胸腹作痛、饱闷作泻、痞块虚惊、面白唇红、头目眩晕、腰背酸疼、四肢困倦无力、小水赤色、脉来数大或虚细弦急，怪症多端，犯此难治；虚劳不受补者难治；咽喉声哑生疮者难治；久卧生眠疮者难治。皆是阴虚火动，俱用滋阴降火汤加减，或清离滋坎汤，后服滋阴清化膏、六味地黄丸之类；愈后用坎离既济丸，乃收功保后之药也。劳症者，元是虚损之极，痰与血病。先起于阴怯，已后成劳，治药一同。劳脉数大而虚，又有传尸劳瘵之症，乃脏中有虫嚼心肺者，名曰瘵。此是传尸疰骨劳。疰者，注也。自上疰下，骨肉相传，乃至灭门者亦有之矣。

虚劳者，阴虚而相火动也。阴虚火动者难治，虚劳不受补者难治。

滋阴降火汤　治阴虚火动，发热咳嗽、吐痰喘急、盗汗口干。此方与六味地黄丸相兼服之，大补虚劳神效。

当归酒洗，一钱二分　白芍酒洗，二钱三分　生地黄八分　熟地黄姜汁炒　天门冬去心　麦门冬去心　白术去芦，各一钱　陈皮七分　黄柏去皮，蜜水炒　知母各五分　甘草炙，五分

上锉一剂，生姜三片、大枣一枚，水煎。临服入竹沥、童便、姜汁少许同服。骨蒸劳热者，阴虚火动也，加地骨皮、柴胡；如服药数剂热不退，加炒黑干姜三分；盗汗不止者，气血衰也，加黄芪、酸枣仁炒；痰火咳嗽、气急生痰加桑白皮、紫菀、片芩、竹沥；咳嗽痰中带血者，难治也，加片芩、牡丹皮、阿胶、栀子、紫菀、犀角、竹沥；干咳嗽无痰及喉痛生疮声哑者，难治也，加片芩、瓜蒌仁、贝母、五味子、杏仁、桑白皮、紫菀、栀子；咳嗽痰多，津液生痰不生血也，加贝母、款冬花、桑白皮；喉痛生疮，声音不清，或咽干燥，虚火盛也，用山豆根磨水噙之，再用吹喉散、噙化丸，若见咽喉痰火壅喉热肿下者同治；痰火作热，烦躁不安，气随火升也，并痰火怔忡嘈杂加酸枣仁、黄芩、炒黄连、竹茹、辰砂、竹沥，痰火惊惕同治；血虚腰痛加牛膝、杜仲；血虚脚腿枯细无力痿弱加黄芪、牛膝、防己、杜仲，去天门冬；梦遗泄精者，虚火动也，加山药、牡蛎、杜仲、故纸、牛膝，去天门冬；小便淋浊加车前、瞿麦、萆薢、萹蓄、牛膝、山栀，去芍药；阴虚火动，小腹痛者，加茴香、木香少许，去麦门冬。

论阴虚火盛，脾虚者，宜滋阴降火健脾也。

清离滋坎汤　治阴虚火动，咳嗽发热，盗汗痰喘心慌，肾虚脾弱等症。

生地黄　熟地黄　天门冬　麦门冬俱去心　当归酒洗　白芍酒炒　干山药　山茱萸酒蒸去核　白茯苓去皮　牡丹皮　白术去芦　泽泻　黄柏　知母　甘草炙

盗汗加酸枣仁、牡蛎；嗽盛加五味子、款冬花；痰盛加贝母、瓜蒌仁；热盛加地骨皮、玄参；心慌加远志、酸枣仁；遗精加龙骨、牡蛎煅；胸中不快加陈皮；泄泻加莲肉、

陈皮，去知母、黄柏。

上锉剂，水一碗半煎至一碗，空心温服。痰盛加竹沥一盏、姜汁一二匙；热加童便一盏，入药同服；如吐血咳血加鲜生地黄捣汁一盏同服。此病阴血太虚，每日五更饮人乳汁一钟甚妙，与汤药相间服之，久久奏效。

阴虚火动为诸症者，宜丸药兼而济之也。

六味地黄丸　治形骸瘦弱，无力多困，肾气久虚，寝汗发热，五脏齐损，遗精便血，消渴淋浊等症。此药不燥不温，专补左尺肾水，兼理脾胃。少年水亏火旺阴虚之症，最宜服之。

怀熟地黄姜汁浸，焙干，八两　干山药四两　山茱萸酒浸，去核，四两　白茯苓去皮，三两　牡丹皮三两　泽泻三两

治心肾不交，消渴引饮加五味子二两、麦门冬三两，名肾气八味丸；虚劳加紫河车一具；兼补右尺相火加附子、官桂各二两，名八味丸；如遇伤于阴致相火盛者，加黄柏酒炒三两、知母盐水炒三两。

上为细末，炼蜜为丸，如梧桐子大。每服七八十丸，空心淡盐汤下；肾水不能摄脾土多吐痰唾，姜汤下。凡年幼被诱欲太早者，根本受伤及禀赋薄者，又斲丧之过，隐讳不敢实告，以致元气虚惫，或遗精盗汗、神疲力怯，饮食不生肌肉，面白、五心发热，夏先畏热，冬先怕寒，腰疼膝重、头晕目眩，故曰水一亏则火必胜，火旺则肺金受克而痰嗽矣。或劳汗当风；面出粉刺。已上症见，虚损成矣。宜以此药服之，可保无虞矣。

咳嗽痰喘不绝声者，急则治其标也。

玄霜雪梨膏　生津止渴、除咯血、吐血、嗽血久不止及治劳心动火、劳嗽久不愈，消痰止嗽、清血归经。

雪梨六十个，去心皮取汁二十钟，酸者不用　藕汁十钟　鲜生地黄捣取汁，十钟　麦门冬捣烂煎汁，五钟　萝卜汁五钟　茅根汁十钟

上六汁再重滤去滓，将清汁再入火熬炼，入蜜十六两、饴糖八两、姜汁半酒盏，入火再熬如稀糊则成膏矣。如血不止咳嗽，加侧

柏叶捣汁一钟、韭白汁半钟、茜根汁半钟，俱去滓，入前汁内煎成膏服之。

阴虚火动而后嗽者，缓则治其本也。

滋阴清化膏　清痰火、滋化源。肺肾乃人身之化源。

生地黄酒洗　熟地黄酒浸　天门冬去心　麦门冬去心，各一两　白茯苓去皮，一两　山药炒，一两　枸杞子　白芍药酒炒，各一两　五味子七钱　黄柏盐酒炒，一两　知母盐水炒　玄参　薏苡仁炒，各一两　甘草生，五钱

上为细末，炼蜜为丸，如弹子大。每服一丸，空心津液噙化咽下。有盗汗加黄芪蜜炙七钱；痰嗽甚加陈皮、贝母各一两。

阴虚发热、嗽血大便结者，此虚火盛也。

坎离膏　治劳瘵发热，阴虚火动，咳嗽吐血、唾血、咯血、咳血、衄血、心慌、喘急、盗汗。

黄柏　知母四两　生地黄　熟地黄　天门冬去心　麦门冬去心，各二两　杏仁去皮，七钱　胡桃仁去皮尖，净仁四两　蜂蜜四两

先将黄柏、知母、童便三碗，侧柏叶一把煎至四碗去渣；又将天、麦门冬，生、熟地黄入汁内，添水二碗煎汁去渣，再捣烂如泥；另用水一二碗熬熟绞汁入前汁。将杏仁、桃仁用水擂烂再滤，勿留渣，同蜜入前汁内。用文武火熬成膏，磁罐收贮封口，入水内去火毒。每服三五匙，侧柏叶汤调，空心服。忌钢铁器。

咳嗽吐血、喘急不能食者，脾肺虚损也。

宁嗽膏　治阴虚咳嗽，火动发热，咯血吐血，大敛肺气。

天门冬去心，八两　杏仁去皮　贝母去心　百部　百合各四两　款冬花蕊五两　紫菀三两　雪白术去芦油，八两

上俱为粗末，长流水煎三次，取汁三次，去渣入饴糖八两、蜜十六两再熬；又入阿胶四两、白茯苓四两为末，水飞过晒干。三味入前汁内和匀如糊成膏，每服三五匙。

痰嗽喘热而泄泻者，此脾惫也。参苓白术散主之。方见泄泻。

瑞莲丸　治元气大虚，脾胃怯弱，泄泻不止，不思饮食。

干山药炒　莲肉去心皮　白术去芦油，土炒　芡实去壳，各二两　楝参去芦，五钱　白茯苓去皮　橘红　白芍酒炒，各一两　甘草炙，五钱

上为末，用殒猪肚一个，洗令净煮烂，捣和药末为丸，如梧桐子大。每服百丸，空心米汤送下，再兼服白雪膏。方见内伤。

咳嗽喘热而痢疾者，脾肾俱惫也。

和中汤　治虚劳赤白痢疾，或腹痛里急后重。

当归身酒洗，上　白芍酒炒，上　白术去芦，上　茯苓去皮，中　陈皮中　黄连有红多者加　黄芩炒，中　甘草　木香少许　红痢加阿胶炒，上　白痢加干姜炒黑，下

上锉一剂，水煎，食前温服。如久不止，再兼服实肠散。方见痢疾。

驻车丸　治下利赤白，腹痛甚者及休息痢。驻者，止也，言药止痢如车之驻也。予每用此治阴虚劳嗽而为痢者殊效。

川黄连炒，三两　真阿胶蛤粉炒，一两半　当归一两半　干姜炒黑，一两　赤茯苓去皮，一两

上为细末，醋打稀面糊为丸，如梧桐子大。每服三五十丸，米汤送下。

痰嗽喘热、脾虚饱闷发肿者，难治也。分消汤主之。方见臌胀。

病后调理者，乃收功保后之剂也。

坎离既济丸　治阴虚火动、劳瘵之疾。

当归酒洗，六两　南川芎一两　白芍酒炒，三两　熟地黄酒蒸　生地黄酒洗　天门冬去心　麦门冬去心，各四两　五味子三两　山药二两　山茱萸酒蒸，去核，四两　牛膝去芦，酒洗，四两　黄柏去粗皮，九两，酒炒三两、蜜水炒三两、盐水炒三两　知母去毛，酒浸二两，盐水浸二两　龟板去边，酥炙脆，微黄色，三两，用卜者钻过多

上为末，忌铁器，炼蜜为丸，如梧桐子大。每服五六十丸，空心盐汤送下。

补遗方

嚼化仙方　治五劳七伤、吐脓、吐血、吐痰、咳嗽喘急。

甜梨汁　白萝卜汁　生姜汁　白糖各二两　辽五味子去梗,一两　款冬花二两　紫菀二两　桔梗二两

上共熬成膏,后入人参一钱为末,入前汁内和匀为丸,如弹子大。至晚嚼化一丸,不过十丸,其病可痊。

世人唯知百病生于心,而不知百病生于肾。饮酒食肉,醉饱入房,不节欲,恣意妄为,伤其精,肾水空虚,不能平其心火;心火纵炎,伤其肺金,是绝肾水之源。金水衰亏,不能胜其肝木,肝木盛则克脾土而反生火;火独旺而不生化,故阳有余而阴不足。其病独热而不久矣。

警世二绝:

酒色财气伤人贼,多少英雄被他惑。
若能摆脱这尘凡,便是九霄云外客。
浮生何事多偏性,酷贪花酒伤生命。
一朝卧病悔噬脐,使尽黄金药不应。

太学刘诚庵乃郎,年十八岁,患虚劳热嗽痰喘、面赤自汗、昼夜不能倒卧,痰不绝口。如此旬日,命在须臾,一家傍徨,诸医措手,召予诊视。六脉微数,乃阴虚火动之症。予令其五更将壮盛妇人乳汁一钟,重汤煮温,作三四十口服之,至天明服河车地黄丸一服,少顷,将大小米入山药、莲肉、红枣、核桃仁数个,煮稀粥食之;半晌,又煎清离滋坎汤二剂,加竹沥、童便、姜汁少许,频频服之。服至午,又进前粥碗许,加白雪糕食之,过半晌,又照前药二剂频服至尽。将晚,又进前粥碗许,又煎前药二剂,夜间睡则药止,醒则即服。如此三昼夜,药不住口,火乃渐息,方得卧倒。以后减却前药一半,过半月,病减十之六七。每日止服汤药一剂,调理数月而愈。此症危急至甚,非予用此法救之。若照寻常,日服一二剂者,几乎不起。夫一杯之水,不能救舆薪之火,正此之谓也。令后患此症者,当照此服药。医

者当照此治之,未有不愈者也。其有脾胃弱而作泻者不在此限。

失　血

脉:诸症见血,皆见芤脉。随其上下,以验所出。大凡失血,脉贵沉细;设见洪大,后必难治。

吐血、衄血、咳血、咯血、唾血、溺血、便血、肠风、脏毒。

血症者,人身之血,血为荣,气为卫;心主血,肝藏血,脾为总管;血随气行,气逆则血逆;脏得血而能津,腑得血而能润,目得血而能视,舌得血而能言,手得血而能握,足得血而能摄。荣卫昼夜循环运行不息。若是劳伤火动,皆令失血。一切血症,皆属于热。药用清凉。俱是阳盛阴虚,火载血上,错经妄行而为逆也。用犀角地黄汤随症加减。鲜血者,新血也,用止之;紫黑成块者,瘀血也,宜去之;已后俱用补荣汤加减调理。失血脉沉细和缓,不宜浮大实大。血得热则行,得冷则凝;赤属火而黑属水也。见黑必止,理之自然。如或暴吐紫血,多者无事,是平昔热伤死血在胃口,吐出为好。若止早,吐不尽,后成血结块痛难治,用活血汤加减;方见腹痛。若先吐血后见痰者,是阴虚火动,用滋阴降火汤加减;若先痰后见血者,是积热,清肺汤加减治之。

吐血者,出于胃,吐出全是血也。

犀角地黄汤　治一切吐血、衄血、咳血、咯血、唾血,并皆治之。

犀角一钱,镑　牡丹皮一钱半　生地黄二钱　赤芍药一钱半　当归一钱　黄连一钱　黄芩一钱

上锉一剂,水煎熟入茅根汁磨京墨调服。吐血加天门冬、山栀子、阿胶、蛤粉炒;衄血加山栀、阿胶;咯血加山栀、麦门冬、黄柏、知母、熟地;唾血加山栀、麦门冬、黄柏、知母、熟地;凡吐紫黑血块,胸中气塞加桃仁、大黄。

治诸血上攻，不问男女并治。皮硝二钱为末，用童便一钟、好酒一钟，炖热化硝，调匀温服。

治吐血不止方 将本人血，闻不臭可治，若臭不可治也。将本人吐的血取来，用砂锅焙干为细末。每服一钱或一钱二分，麦门冬去心煎汤调服。

七生汤 治血向口鼻中出如涌泉者，诸药止之不效。

生地黄 生荷叶 生藕汁 生韭叶 生茅根各一两 生姜五钱

俱捣自然汁一碗，磨京墨与汁同服。

贯仲汤 治吐血成斗，命在须臾。

贯仲二钱净末 血余五钱，烧灰 侧柏叶捣汁一碗

上将药末二味入柏汁内搅匀，于大碗内盛之，重汤煮一炷香时取出，待温入童便一小钟、黄酒少许，频频温服。

先吐痰而后见血者，是积热也。

清肺汤

茯苓去皮 陈皮 当归 生地黄 芍药 天门冬去心 麦门冬去心 黄芩 山栀 紫菀 阿胶蛤粉炒 桑白皮各等分 甘草减半 乌梅一个

上锉一剂，枣二枚，水煎温服。喘急加苏子，去天门冬。

先吐血而后见痰者，是阴虚也。

滋阴降火汤 治吐血后见痰，乃是阴虚火动。方见虚劳。

清火滋阴汤 治吐血、咳血、嗽血、唾血、呕血。

天门冬去心 麦门冬去心 生地黄 牡丹皮 赤芍 栀子仁 黄连去毛 山药 山茱萸酒蒸，去核 泽泻 赤茯苓去皮 甘草

上锉水煎，入童便同服。

若吐血、衄血、咳血、唾血，用六味丸加犀角、阿胶炒各二两。方见补益。

一人气上奔，吐血、心膈痛。枳壳三钱，青皮二钱，桔梗、生地黄、木通、牡丹皮各二钱半，桃仁二十八个，川芎、黄芩、黄连各一钱，甘草少许，生干姜，分四剂，水煎服。

一暴吐紫血一碗者无事，吐出好。此热伤血死肝中，宜服四物汤、解毒之类，不宜早止。

一吐血觉胸中气塞吐紫血，桃仁承气汤下之。方见伤寒。

一男子吐血，遇劳即作。余以为劳伤肺气，血不归元，与补中益气汤加麦门、五味、山药、熟地、茯神、远志，服之而愈。方见补益。

一男子咳嗽吐血，热渴痰盛，盗汗遗精。余以为肾水亏损，用六味丸料加麦门、五味，以壮水而愈。后因劳怒，忽紫血成块上涌。先用花蕊石火煅存性为末三钱，童便、黄酒温热调服以化之；又用独参汤以补之；仍用前药调理遂愈。后每劳则咳嗽，有痰吐血，脾、肺、肾三脉皆洪数。用补中益气汤加贝母、茯苓、山茱萸、山药、麦门冬、五味子，与前药间服之而愈。方见补益。

衄血者，出于肺，鼻中出血也。

清衄汤

当归 芍药 生地 香附炒 黄芩各一钱 栀子炒，一钱 黄连七分 赤芍 桔梗各五分 生甘草三分 柏叶七枚 藕节五个

上锉一剂，水煎，入童便共服。一方用人乳一半、好酒、童便一半，合一碗，重汤煮温，随服随止。一方治鼻衄久不止，驴粪焙干为末，血余烧灰等分，每用少许吹鼻立止。一方用白龙骨末吹入鼻中立应。一方用烧纸七层，水湿，于顶门上以熨斗熨之即止。一方用大蒜去壳捣如泥，左鼻出敷左脚心，右鼻出敷右脚心；两鼻出左右俱敷。

咳血者，出于肺，咳嗽痰中带血也。

清咳汤

当归 白芍 桃仁去皮 贝母各一钱 白术去皮 牡丹皮 黄芩 栀子炒黑，各八分 青皮去穰 桔梗各五分 甘草三分

上锉一剂，水煎温服。潮热加柴胡、赤茯苓。

咯血者，出于肾，咯出血屑也。

清咯汤

陈皮 半夏姜制 茯苓去皮 知母 贝母去心 生地各一钱 桔梗 栀子炒黑，各七分 杏仁去皮 阿胶各五分 桑皮二钱半 甘草五分 柳桂二分

上锉一剂，生姜三片，水煎温服。

唾血者，出于肾，鲜血随唾而出也。

清唾汤

知母去毛 贝母去心 桔梗 黄柏 熟地 玄参 远志去心 天门冬去心 麦门冬去心，各等分 干姜炮炒黑，减半

上锉一剂，水煎温服。

诸失血者，止后宜调理也。

补荣汤 治吐血，衄血，咯、咳血，唾血，用此调理。

当归 芍药 生地 熟地 人参减半 茯苓去皮 栀子 麦门冬去心 陈皮各等分 甘草减半 乌梅一个

上锉一剂，枣二枚，水煎温服。

溺血者，小便出血，心移热于小肠也。

清肠汤

当归 生地焙 栀子炒黑 黄连 芍药 黄柏 瞿麦 赤茯苓 木通 萹蓄 知母 麦门冬去心，各一钱 甘草减半

上锉一剂，灯心一团、乌梅一个，水煎，空心服。溺血茎中痛加滑石、枳壳，去芍药、茯苓。

便血者，大便出血，脏腑蕴积湿热也。

清脏汤 治大便下血，不问粪前粪后，并肠风下血。

当归酒洗，八分 川芎五分 生地二钱 白芍炒 黄连炒，各六分 黄芩炒 栀子炒黑 黄柏炒，各七分 地榆八分 槐角炒，五分 柏叶炒 阿胶炒，各六分

上锉一剂，水煎，空心服。腹胀加陈皮六分；气虚加人参、白术、木香各三分；肠风加荆芥五分；气下陷加升麻五分；心血不足加茯苓六分；虚寒加炒黑干姜五分；一方去阿胶，加苦参七分。

滋阴脏连丸 治大便下血，去多心虚，四肢无力，面色萎黄。

怀生地 熟地各四两 山茱萸酒蒸，去核 牡丹皮 泽泻 白茯苓去皮、以上各三两 山药四两 川黄连酒炒 槐花人乳拌蒸 川大黄酒蒸九次，以上各三两

上俱为细末，装入雄猪大肠内，两头用线扎住；糯米三升，水浸透米去水，即将药肠藏糯米甑内蒸一炷香时为度，捣药肠为丸，如梧桐子大。每服八十丸，空心，盐汤送下。

一虚人大便下血，用补中益气汤加炒阿胶、酒炒椿根皮、地榆、槐花之类。方见补益。

肠风下血者，必在粪前，名近血也。

柏叶汤

侧柏叶 当归 生地 黄连 枳壳 槐花 地榆 荆芥各等分 甘草炙，减半

上锉一剂，乌梅一个、生姜三片，水煎，空心服。

地榆散

乌梅一两，焙干去核 五倍子炒，五钱 槐花 枳壳麸炒，一钱 黄连三钱，炒 地榆二钱 荆芥穗三钱 白芷一钱

上为细末，每服三钱，空心酒调下。远年者，服至断根为度。

脏毒下血者，必在粪后，名远血也。

解毒汤 一名八宝汤，治脏下血。

黄连 黄芩 黄柏 栀子 连翘 槐花各二钱半 细辛 甘草各四分

上锉一剂，水煎，空心服。

槐花散 治粪后红。

当归 地榆各一钱 生地 芍药 黄芩 升麻各七分 枳壳 槐花 阿胶各八分 防风 侧柏叶各五分

上锉一剂，水煎，空心服。

灸法 治下血无度。灸脊中对脐一穴五壮或七壮，永不再发。

补遗方

清荣槐花饮 治便血不拘新久。

当归一钱，酒洗 白芍一钱 生地黄一钱

川芎盐酒制,六分　槐花一钱　槐角八分　黄连酒炒,八分　枳壳麸炒,七分　黄芩酒炒,七分　苍术八分　防风六分　升麻四分　荆芥穗八分　生甘草四分

上锉一剂,水煎,空心热服。渣再煎服。

地榆槐角丸

当归酒洗,二两　川芎一两　白芍酒炒,一两　生地黄二两　黄连酒炒,一两　条芩酒洗,一两　黄柏酒炒,一两　栀子炒,一两　连翘一两　地榆二两　槐角一两半　防风一两　荆芥五钱　枳壳去穰,二两　茜根五钱　侧柏叶五钱　茯神五钱　陈皮五钱

上为细末,酒糊为丸,如梧桐子大。每服七十丸,空心,白滚水送下,或加细茶亦可。

实肠化毒丸　治肠风下血、赤白痢疾。

黄连一斤,摘去须芦　猪大肠一条,洗净,将黄连入内煮一日晒干　当归酒洗　川芎酒浸　芍药　生地黄酒洗,各二两　猪蹄甲一副,洗净,酥油炙

上各为细末,炼蜜为丸,如梧桐子大。每服百丸,空心,滚水下。

一儒者,素善饮,不时便血,或在粪前,或在粪后,食少体倦,面色萎黄。此乃脾气虚而不能统血。以补中益气汤加吴茱萸、黄连,三十余剂,而永不再发。方见补益。

恶 热

恶热非热,明是虚证。经曰:阴虚则发热。阳在外,为阴之卫;阴在内,为阳之守。精神外弛,淫欲无节,阴气耗散,阳无所附,遂致浮散于肌表之间而恶热也。当作阴虚火动治之。

恶 寒

恶寒非寒,明是热证。亦有久服热药而得者。河间谓火极似水,热甚而反觉自冷,实非寒也。有用热药而少愈者,卒能发散郁

遏暂开耳。又曰:火热内炽,寒必荡外,故恶寒实非寒症。

凡背恶寒甚者,脉浮而无力者阳虚也,用参、芪之类,加附子少许。妇人六月恶寒之极,怕风,虽穿棉袄亦不觉热,此火极似水也。六脉洪数,小水赤少。余以皮硝五钱,温水化服而愈。

汗 证

脉:汗脉浮虚,或濡或涩。自汗在寸,盗汗在尺。自汗大忌生姜,以其开腠理故也。

盗汗者,属阴虚,睡中而出,醒则止也。

当归六黄汤　治盗汗之圣药也。

当归　黄芪各一钱　生地黄　熟地黄　黄柏　黄芩　黄连各七分

上锉一剂,水煎,通日服。

当归地黄汤　治盗汗属气血两虚者。

当归　熟地　生地　白芍酒炒,各一钱　人参五分　白术去芦,一钱　茯苓去皮　黄芪蜜炙,各一钱　黄柏蜜水炒　知母蜜水炒　陈皮各八分　甘草三分

上锉一剂,枣一枚、浮小麦一撮,水煎,温服。

自汗者,属阳虚,时常而出也。

参芪汤　治自汗。

人参去芦　黄芪蜜炒　白术去芦　茯苓去皮　当归酒洗　熟地各一钱　甘草炙,二分　加白芍酒炒　酸枣仁　牡蛎煅,各一钱　陈皮七分　乌梅一个

上锉一剂,枣二枚、浮小麦一撮,水煎,温服。

盗汗自汗者,宜实腠理也。

白龙汤　治男子失精,女子梦交,自汗盗汗等症。

桂枝　白芍酒炒　龙骨煅　牡蛎煅,各三钱　甘草炙,三钱

上锉一剂,枣二枚,水煎服。

四制白术散

白术四两:黄芪炒一两,石斛炒一两,牡蛎炒

一两，麦麸炒一两

止用白术为末，每服三钱，粟米汤调服。

文蛤散　治自汗盗汗。五倍子为末，用津唾调，填满脐中，以绢帛系缚一宿即止。加白枯矾末尤妙。

又方　用何首乌末津唾调，填脐中即止。

心汗者，心孔有汗，别处无也。名曰心汗，因忧、思、悲、恐、惊、劳伤、郁结而成。

茯苓补心汤　治心汗症。

茯苓　人参　白术　当归　生地黄　酸枣仁　白芍　麦门冬　陈皮　黄连炒，各等分

辰砂研末，临服调入五分　甘草三分

上锉一剂，枣二枚、乌梅一个、浮小麦一撮，水煎，食远服。

头汗者，邪搏诸阳之首也。其症渴饮浆水，小便不利，此温热也，必发黄。用茵陈汤或五苓散，二药之分，为有虚实故也。

大汗发润，喘而不止者，死也。

黄汗者，汗出染衣，黄如柏汁是也。问曰：黄汗之为病，身体肿，发热汗出而渴，状如风水，汗染衣色正黄如柏汁，脉沉，何从得之？师曰：以汗出时入水中，浴水从汗孔入得之。宜服二仙酒。

二仙酒

黄芪蜜炒　白芍酒炒，各五钱　桂枝三钱

上锉一剂，水煎，温服。

《原病式》曰：心热则汗出，亦有火气上蒸胃中之湿，亦作汗，凉膈散主之。方见火证。

一自汗不休，因内伤及一切虚损之症所得者，用补中益气汤，柴胡、升麻俱用蜜水炒，少加制附子、麻黄根、浮小麦。方见补益。

若阳盛阴虚盗汗者，用当归六黄汤。方见前。

若阳气虚弱，汗出不止、肢体倦怠，用参附汤。方见眩晕。

若上热喘急、盗汗气短头晕者，用参附汤。方见眩晕。

若肾气虚弱，盗汗发热者，用六味丸。方见补益。

若肾气虚乏盗汗恶寒者，用八味丸。方见补益。

若气血俱虚而盗汗者，用十全大补汤。方见补益。

治脚汗方

白矾五钱　干葛五钱

为末水煎，逐日洗，连五日，自然无汗。

眩　晕

脉：风、寒、暑、湿，气郁生涎；下虚上实，皆头晕眩。风浮寒紧；湿细暑虚；痰弦而滑；瘀芤而涩；数大火邪；虚大久极。先理气痰，次随症脉。

眩者，言其黑运旋转，其状目闭眼暗，身转耳聋，如立舟车之上，起则欲倒。盖虚极乘寒得之，亦不可一途而取轨也。

大凡头眩者，痰也。

清晕化痰汤　治头目眩晕。

陈皮去白　半夏姜汁炒　茯苓去皮，各一钱半　甘草三分　川芎八分　白芷　羌活各七分　枳实麸炒，一钱　南星姜汁炒　防风　细辛各六分　黄芩酒炒，八分

气虚加人参七分，白术；有热加黄连六分；血虚加川芎、当归各一钱。

上锉一剂，生姜三片，水煎，温服。以此作丸亦可。

肥人头眩者，属气虚湿痰也。

四君子汤　治气虚湿痰头眩。

人参去芦　白术去芦　茯苓去皮　黄芪蜜炒　川芎　陈皮　半夏姜制　天麻　桔梗去芦　白芷　当归各等分　甘草减半

上锉一剂，生姜三片，枣一枚，水煎，温服。

瘦人头眩者，属血虚痰火也。

四物汤加减　治血虚痰火头眩。

当归　川芎　白芍酒炒　熟地　人参减半　陈皮　片芩　山栀　茯苓去皮　天麻各等分

甘草减半

上锉一剂，生姜三片、枣一枚，水煎，温服。

忽时眩晕倒者，是风痰，脉浮滑也。

二陈汤加减

茯苓　陈皮　羌活　防风　人参　当归　白术去芦　枳实麸炒　南星姜制　川芎　桔梗　瓜蒌仁各等分　甘草少许

上锉一剂，水煎，入竹沥、姜汁同服。

劳役之人，饥寒眩晕者，脉虚弱也，补中益气汤加减。方见内伤。依本方加半夏、熟地黄、白芍、天麻。

阴虚火动眩晕者，脉必数也，滋阴降火汤加减。方见虚劳。依本方加川芎、天麻、山栀、竹沥少许。

虚极欲倒，如坐舟车，手足冷者，脉沉细也。

参附汤　治真阳不足，上气喘急、气短、自汗、眩晕。

人参五钱　大附子炮，三钱

上锉一剂，生姜十片，水煎，温服。

若泄泻多而眩晕，时时自冒者，难治也。头旋眼黑如在风云中者，乃胃气虚停痰而致也。半夏白术天麻汤。方见头痛。

头目昏眩者，乃风热上攻也。防风通圣散，治风热上攻，头目昏眩闷痛、痰喘咳嗽。依本方去麻黄、芒硝，加菊花、人参、砂仁、寒水石。方见中风上治。

临事不宁，眩晕嘈杂者，此心脾虚怯也。

滋阴健脾汤　此治气血虚损，有痰作眩晕之仙剂也。

当归酒洗，一钱　川芎五分　白芍　生地黄酒洗。各八分　人参七分　白术一钱五分　白茯苓去皮，一钱　陈皮盐水洗，去白，一钱　半夏姜制　白茯神去皮木　麦门冬去心　远志去心，各七分　甘草炙，四分

上锉一剂，姜枣水煎，早晚服。

大学士中玄高公，患头目眩晕，耳鸣眼黑如在风云中，目中溜火。一医以清火化痰，一医以滋补气血，俱罔效。余诊六脉洪数，此火动生痰。以酒蒸大黄末三钱，茶下。一服而愈。盖火降则痰自消矣。

一熊槐二官，年六十余，身体胖大。余诊其脉，下手即得五至一止，余乃惊曰：君休矣！渠曰：连日微觉头晕，别无恙也，何故出此，愿实教焉。予曰：越十日用药，相哂而退。少顷间中痰，求救于余。见其必不可治，令以香油灌之即醒。逾十日果卒。

麻　木

脉：脉浮而濡，属气血虚；关前得之，麻在上体；关后得之，麻在下也。

麻是浑身气虚也。

加味益气汤

黄芪蜜炒　人参　白术去芦　陈皮　当归各一钱　升麻　柴胡　木香各五分　香附　青皮去穰　川芎各八分　桂枝少许　甘草三分

上锉一剂，姜枣煎服。

治十指尽麻，并面目皆麻，此亦气虚也。以补中益气汤加木香、麦门冬、香附、羌活、防风、乌药，立愈。

加味八仙汤　治手足麻木。

当归酒浸　川芎各七分　白芍八分　熟地酒浸，七分　人参六分　白术酒浸，四钱　茯苓去皮，一钱　陈皮八分　半夏姜制，七分　桂枝三分　柴胡四分　羌活五分　防风五分　秦艽六分　牛膝六分　甘草炙，四分

上锉一剂，姜枣煎，食远服。

木是湿痰死血也。

双合汤

当归　川芎　白芍　生地黄　陈皮　半夏姜汁炒　茯苓去皮，各一钱　桃仁去皮，八分　红花三分　白芥子一钱　甘草三分

上锉一剂，生姜三片，水煎熟，入竹沥、姜汁同服。

凡人遍身麻痹，谓之不仁，皆因气虚受风湿所致也。

祛风散

生川乌　白术　白芷各三钱　甘草三钱

上为末，酒调吞下五补丸。

五补丸

黄芪一两，蜜炒 人参 白芍酒炒，各五钱

当归二钱 大附子一个，面包裹煨，去皮脐

上为末，炼蜜为丸，用祛风散送下。

妇人手足麻痹者，七情六郁滞经络也。

开结舒经汤

紫苏 陈皮 香附 乌药 川芎 苍术

米泔制 羌活 南星姜制 半夏 当归各八分

桂枝 甘草各四分

上锉一剂，生姜三片，水煎，临服入竹

沥、姜汁少许同服。

麻骨方 自头麻至心窝而死者，或自足

心麻至膝盖而死者。用人粪烧灰，用豆腐浆

调饮即止。

又方 治症同前。用楝子烧灰研细末，

每服三五钱，黄酒调下即止。

加减天麻汤 治头目四肢麻木，饮食少

用，不时眼黑。

半夏姜汤泡七次，八分 白术用腿白色不油

者微炒，七分 天麻用坚实者纸包，水湿煨熟，五

分 神曲炒，五分 南川芎七分，西芎不用 泽

泻五分 陈皮一钱 防风一分 茯苓五分 苍

术米泔制，三分 白芷二分 黄芪三分 人参去

芦，三分 甘草炙，三分

上锉一剂，生姜三片、黑枣二枚，煎至

八分，食远服。

癫 狂

脉：癫痫之脉，阳浮阴沉。数热滑痰；

狂发于心；惊风肝痫弦急可寻；浮病腑浅，

沉病脏深。癫脉搏大滑者生，沉小紧急者不

治。热狂脉实大者生，沉小者死。癫脉虚可

治，实则死。

狂者，大开目与人语所未尝见之事，为

狂也。谵语者，合目自言日用常行之事，为

谵语。又蓄血证则重复语之。郑声者，声颤

无力，不相接续，造字出于喉中，为郑声也。

阴附阳则狂，阳附阴则癫；脱阳者见鬼，脱

阴者目盲。癫者，心血不足也。又云癫者，

喜笑不常，颠倒错乱之谓也。

养血清心汤

人参去芦 白术去芦 茯苓去皮 远志去

心 酸枣仁炒 川芎 生地黄 石菖蒲各一钱

当归一钱半 甘草五分

上锉一剂，水煎服。

遂心丹 治癫痫风疾，妇人心风血邪。

甘遂一钱，坚实者，为末；用猪血心取

管血三条和遂末，将心刀劈作两边，以遂末

入在内；将线缚定，外用绵纸裹湿，慢火煨

熟，不可焦了；取末研细，入辰砂末一钱和

匀，分作四丸。每服一丸，将煨猪心煎汤化

下。大便下出恶物取效。

狂者，痰火实盛也。又云狂者，狂乱而

无正定也。防风通圣散，治一切大风癫狂之

疾。方见中风。依本方加牡丹皮、生地黄、

桃仁。

清心丸 治心受邪热，精神恍惚，狂言

叫呼，睡卧不宁。

胆星 全蝎梢 天麻 人参 郁金 生

地黄各等分

上为末，汤泡蒸为丸，如梧桐子大。每

服三十丸，人参汤下。

喜笑不休者，心火之盛也。以食盐二两，

火烧令红赤研细；以河水一大碗煎至三五沸。

待温分三次啜之，以钗探于喉中，吐出热痰。

次服黄连解毒汤。方见伤寒。依本方加半夏、

竹沥、竹叶、姜汁少许而笑即止。

妇人癫疾，歌唱无时，逾墙上屋者，乃

营血迷于心包所致也。

加味逍遥散

当归 白芍炒 白术去芦 茯苓去皮 柴

胡 生地 远志去心 桃仁去皮尖 苏木 红

花 甘草

上锉一剂，煨姜一片，水煎，温服。有

热者，加入小柴胡汤、生地、辰砂，用水

煎服。

牛黄膏 治妇人热入血室，发狂不认

人者。

牛黄二钱半　朱砂　郁金各三钱　脑子
甘草各一钱　牡丹皮三钱

　　上为细末，炼蜜为丸，如皂子大。每服
一丸，新水化下。

　　治失心风，用紫河车煮烂，杂于猪牛肚
内吃，神效。河车不必拘首生，但无病妇人
者佳。

　　邪祟之症，似癫而非癫，有时明，有时
昏。但心者，一身之主，清净之府，外有包
络以罗之；其中精华之聚萃者，名之曰神。
通阴阳、察纤毫，无所紊乱。稍有浊痰沉入
其中，以主宰，故昧其明，言语交错，或精
气赤汁流通，逐去浊物，其言犹复旧也。此
名为痰迷心窍之患，非邪祟也。若以符水治
邪祟，用密其肤以客其外，不治。此乃上膈
之痰，理宜先用吐法，后当清痰顺气安神之
药调之，病即安矣。痰多者，口有声有沫；
火者，有热面赤脉数是也。痫乃痰疾，病似
马羊鸡犬猪，故有五痫应五脏，不必多配，
大率主痰也。重阳者狂，骂詈不避亲疏；重
阴者癫，语言交错不常。二病虽分阴阳，多
主于热与痰耳。

　　一妇人发狂，弃衣而走，逾屋上垣，不
识亲疏，狂言妄语，人拿不住。诸医措手。
余令家人将凉水乱泼不计其数，须臾倒仆。
诊其脉，六部俱弦数有力，此乃热极则生风
也。用防风通圣散加生地黄、黄连、桃仁、
红花、牡丹皮，三剂而安。后服祛风至宝丹
痊愈。

痫　证

　　脉：脉虚弦为惊、为风痫。

　　痫病者，卒时晕倒，身软咬牙吐涎沫，
遂不省人事，随后醒者，是痫病也。有羊痫、
猪痫、牛痫、马痫、犬痫，皆惊风热痰，俱
用二陈汤加减安神丸。又有癫病者，狂叫奔
走而不知人也，专主于痰，治在痰症，二陈
汤加减。

　　诸痫者，痰涎壅并然也。

二陈汤　治一切痫病。

　　茯苓去皮　南星姜制　陈皮各一钱　瓜蒌
仁　枳实麸炒　桔梗　栀子　半夏　黄芩各一
钱　甘草三分　木香五分，研　辰砂为末，五分

　　上锉一剂，姜三片水煎，临服入竹沥、
姜汁、磨木香，调辰砂末调服。

　　痫属气血虚而兼痰火者，宜攻补兼施也。

清心抑胆汤　平肝解郁清火化痰，除眩
晕诸痫之疾。

　　当归酒浸　白芍酒浸　白术去芦，炒　茯
苓去皮　黄连姜汁炒　香附炒　半夏姜汁炒
枳实麸炒　竹茹　石菖蒲　陈皮各一钱　麦门
冬去心　川芎　人参　远志去心　甘草各四分

　　上锉剂，水煎服。

安神丸　治痫病常服。

　　当归酒洗　人参去芦　茯苓去皮　酸枣仁
炒　生地黄酒洗　黄连酒炒　陈皮去白　南星
姜制，各一两　天竺黄五钱　牛黄二钱　珍珠二
钱　琥珀二钱　朱砂五钱为衣

　　上为极细末，炼蜜为丸，如梧桐子大。
每服五十丸，清米汤下。忌母猪肉、牛羊犬
马等肉、胡椒葱蒜。

　　痫属风痰者，宜追风祛痰也。

追风祛痰丸　治诸风痫暗风。世之患此
病者甚多，余用此得效者甚广，幸试之。

　　防风去芦　天麻　僵蚕洗去丝，炒　白附
子面包煨，各一两　全蝎去毒微炒　木香各五钱
牙皂炒，一两　白矾枯，五钱　南星三两，一
半白矾水浸，一半皂角水浸，皆浸一宿　半夏汤泡
七次，研为细末，秤六两，分作二份，一份用皂角
浸浆作曲，一份用生姜汁作曲

　　上为细末，姜汁打稀糊为丸，如梧桐子
大，朱砂为衣。每服七八十丸，食远临卧用
淡姜汤送下，或薄荷汤下。病人气血虚者，
加人参、当归；胃虚加白术；有火加姜汁、
炒黄连各一两。

　　痫属痰者，宜化痰清火也。

清心滚痰丸　治癫痫惊狂，一切怪症
神效。

　　大黄酒蒸，四两　黄芩四两　青礞石硝煅，

五钱　沉香二钱半　犀角五钱　皂角五钱　麝香五分　朱砂五钱

上为细末，水丸如梧桐子大，朱砂为衣。每服七十丸，温水下。

虎睛丸　治痫疾发作，涎潮搐搦，精神恍惚，将作谵语。

犀角锉屑，一两　虎睛一对，微炒　大黄一两　栀子五钱　远志甘草水泡，去心，一两

上为细末，炼蜜为丸，绿豆大。每服二十丸，食后温酒送下。

痫属风热者，宜祛风清热也。

祛风至宝丹　治癫痫。

防风　薄荷　荆芥　羌活　独活　连翘　黄芩　黄柏　黄连　栀子　全蝎　天麻　细辛　枳实　桔梗　大黄　芒硝　生地　石膏　甘草各一两　盐梅五十个，去核　干葛　赤芍　细茶各一两半　麻黄三钱，临症详审，或用或不用

上药均用温水洗，火焙干为末，炼蜜为丸，弹子大，朱砂为衣。每服二丸，不时细嚼，并卧时茶酒任下。如血虚加芎、归各一两；气虚加人参、白术各一两。

一小儿周岁，从桌上仆地，良久复苏，发搐吐痰沫。服定惊化痰等药，遇惊即复作，毕姻后不时发而难愈。形气俱虚，面色萎黄，服十全大补、补中益气二汤而愈。方见补益。

王大参嗣君，年十八岁。患痫每发即仆地吐涎，不省人事，少顷复苏。或一月一发，或两月发四五次者，七年遍医弗效。余诊六脉滑数，人迎紧盛，此气血虚而有风痰壅并也。以追风祛痰丸加人参、当归、黄连各一两，安神丸，二药兼服，未及半年而痊。后有数人，俱同此治皆愈。

一小儿十五岁，御女后复劳役，考试失意，患痫症三年矣。遇劳则发，用十全大补汤、加味归脾汤之类，更以紫河车生研如膏，入蒸糯米饭为丸，如梧桐子大。每服百丸，日三五服而痊。后患遗精盗汗发热，仍用前药及六味丸而愈。此方治痫不拘男女老幼皆效。

健　忘

健忘者，为事有始无终，言发不知首尾，此是病名也，非比生成愚顽也。精神短少者，多至于痰。有因心气不足，恍惚多忘事者；有因思虑过度，劳伤心脾忘事者，用醒脾汤加减；若痰迷心窍忘事者，用瓜蒌枳实汤加减治之。方见痰饮。

健忘者，思虑伤心脾也。又云健忘者，陡然而忘其事也。

归脾汤　治脾经失血少寐，发热盗汗，或思虑伤脾不能摄血，以致妄行或健忘怔忡、惊悸不寐；或心脾伤痛、嗜卧少食，或忧思伤脾、血虚发热，或肢体作痛、大便不调，或经候不准、晡热内热，或瘰疬流注，不能消散溃敛。

人参　白术　黄芪炒　白茯苓去皮　龙眼肉　当归　远志甘草泡去心　酸枣仁炒，各一钱　木香　甘草炙，各五分

上锉一剂，生姜三片、枣一枚，水煎服。本方加柴胡、山栀，名加味归脾汤。

状元丸　专补心生血、宁神定志、清火化痰。台阁勤政，劳心灯窗，读书辛苦，并健忘怔忡不寐及不善记而多忘者，服之能日诵千言，胸藏万卷，神效。

人参二钱　白茯神去皮木　当归酒洗　酸枣仁炒，各三钱　麦门冬去心　远志去心　龙眼肉　生地黄酒洗　玄参　朱砂　石菖蒲去毛，一寸九节者佳，各三钱　柏子仁去油，二钱

上为细末，猠猪心血为丸，如绿豆大，金箔为衣。每服二三十丸，糯米汤送下。

天王补心丹　宁心保神，益血固精，壮力强志，令人不忘。除怔忡、定惊悸、清三焦、化痰涎、祛烦热、疗咽干、养育精神。

人参五钱　五味子　当归酒洗　天门冬去心　麦门冬去心　柏子仁　酸枣仁炒　玄参　白茯神去皮　丹参　桔梗去芦　远志去心，各五钱　黄连去毛，酒炒，二两　生地黄酒洗，四两　石菖蒲一两

上为细末，炼蜜为丸，如梧桐子大，朱砂为衣。每服三十丸，临卧时服，灯心、竹叶煎汤送下。

一方 有熟地黄、百部、牛膝、杜仲、茯神、甘草各等分，金箔为衣，炼蜜为丸，如弹子大。临卧服一丸，细嚼，灯心、红枣煎汤送下。无麦冬、黄连、生地黄。

孔子大圣枕中方

龟甲即龟板自败者佳 龙骨煅 远志去心 石菖蒲去毛

上四味，等分为末，酒调方寸匕，日三服，令人聪明。

人若多忘事，用远志、石菖蒲，每日煎汤服，心通万卷书。

癫狂健忘、怔忡失志及恍惚惊怖，人心神不守舍，多言不定，一切真气虚损，用紫河车入补药内服之，大能安心养血宁神。

一健忘惊悸怔忡不寐，用六味丸加远志、石菖蒲、人参、白茯神、当归、酸枣仁炒，同为丸服。

怔 忡

怔忡者，心无血养，如鱼无水，心中惕惕然而跳动也，如人将捕捉之貌，若思虑即心跳者，是血虚也。

四物安神汤 治心中无血养，故作怔忡，兼服辰砂安神丸。

当归酒洗 白芍酒炒 生地黄酒洗 熟地黄 人参去芦 白术去芦 茯神去皮、木 酸枣仁炒 黄连姜炒 栀子炒 麦门冬去心 竹茹 辰砂研末，临服调入 乌梅一个

上锉一剂，枣二枚、炒米一撮，水煎，食远服。

心若时跳时止者，是痰因火动也。二陈汤治痰因火动作怔忡。方见痰症。依本方加枳实、麦冬、竹茹、炒黄连、炒山栀、人参、白术、当归、辰砂、乌梅、竹沥、姜三片、枣一枚，水煎，用辰砂末调服。

心慌神乱者，血虚火动也。

朱砂安神丸 治血虚心烦懊恼、惊悸怔忡、胸中气乱。

朱砂另研末，水飞过，二钱 当归酒洗净，二钱半 生地黄酒洗，一钱五分 黄连酒洗炒，六钱 甘草炙，二钱半 一方加人参 白术去芦 茯苓去皮 酸枣仁炒 麦门冬去心，各等分

上为末，炼蜜为丸，如黍米大。每服五十丸，食远空心米汤送下。

养血清火汤 治心慌神乱、烦躁不宁。

当归 川芎各七分 白芍酒炒 生地黄酒洗 黄连酒炒，各一钱 片芩去朽，八分 栀子炒，八分 酸枣仁炒 麦门冬去心，各一两 远志去心 辰砂五分，另研调服 甘草三分

上锉一剂，生姜三片，水煎温服。

惊 悸

脉：惊悸怔忡，寸动而弱；寸紧胃浮，悸病乃作；饮食痰火，伏动滑搏；浮微弦濡，忧惊过怯；健忘神亏，心虚浮薄。

惊悸者，忽然惊惕而不安也。惊悸属血虚火动者，宜养心以清火也。

养血安神汤

当归身五分，酒洗 川芎五分 白芍炒，五分 生地黄酒洗，一钱 陈皮五分 白术七分 茯神一钱 酸枣仁七分，炒 柏子仁五分，炒 黄连五分，酒炒 甘草炙，三分

上锉一剂，水煎服。

安神镇惊丸 治血虚心神不安、惊悸怔忡不寐等症。

当归酒洗一两 白芍煨，一两 川芎七钱 生地酒洗，两半 白茯苓去皮木，七钱 贝母去心，二两 远志去心，七钱 酸枣仁炒，五钱 麦门冬去心，二两 黄连姜汁炒，五钱 陈皮去白，一两 甘草二钱 朱砂一两，研末飞过

上为细末，炼蜜丸，如绿豆大。每服五十丸，食远枣汤送下。

惊悸属痰火而兼气虚者，宜清痰火以补虚也。

温胆汤 治痰火而惊惕不眠。

人参 白术去芦 茯神去皮木 当归酒洗 生地黄酒洗 酸枣仁炒 麦门冬 半夏姜汁炒 枳实麸炒 黄连酒炒 竹茹 山栀炒,各等分 甘草三分 辰砂五分,临服研末调入

上锉一剂,姜一片、枣一枚、乌梅一个,竹沥调辰砂末服。

金箔镇心丸 治一切惊悸。

朱砂 琥珀 天竺黄各五钱 胆星一两 牛黄 雄黄 珍珠各二钱 麝香 心经有热加炒黄连 当归 生地黄各二两 炙甘草五钱 人参一两 去雄黄 胆星 麝香

上为细末,炼蜜为丸,如皂角子大,金箔为衣。每服一丸,用薄荷汤送下。

惊悸属心虚气虚而有痰者,宜安神补虚以化痰也。

益气安神汤 治七情六淫相感而心虚,夜多梦寐,睡卧不宁,恍惚惊怖痰癖。

当归一钱二分 茯神去皮木,二钱一分 黄连八分 麦门冬去心 酸枣仁炒 远志去心 人参 黄芪蜜炙 胆星 淡竹叶各一钱 小草六分 生地黄一钱

上锉一剂,生姜一片、枣一枚,水煎服。

琥珀定志丸 专补心生血、定魄安魂、扶肝壮胆、管辖神魂,惊战虚弱,气乏疾并治。

南星半斤,先将地作一坑,用炭火十八斤在坑内烧红,去炭净,好酒十余斤倾入在坑内,大瓦盆盖覆周围,以炭火拥定,勿令泄气,次日取出为末

真琥珀一两,皂角水洗去油 大辰砂二两,公猪心割开入内,用线缚住,悬胎煮酒二碗 人乳用姜汁制 楝参三两 白茯苓三两,去皮 白茯神去皮木,三两 石菖蒲二两,猪胆汁炒 远志水泡去心,二两,猪胆汁煮过晒干,用姜汁制

上为极细末,炼蜜为丸,如梧桐子大。每夜卧时盐汤送下五七十丸。

晒干人乳法 用人乳数碗,入瓦盆内,莫搅动,四围晒干刮一处,干则再刮,乳干以姜汁拌晒用。

辰砂宁志丸 治劳神过度致伤心血,惊悸怔忡、梦寐不宁,若有人来捕捉,渐成心疾,甚至癫狂者。

辰砂二两,用无灰酒三升煮酒将尽留二盏用之 远志去心 石菖蒲去毛 酸枣仁炒 乳香炙 当归身酒洗,各七钱 人参五分 白茯神去皮木,七钱 白茯苓去皮,七钱

共捣细末,用猪心一个研如泥,入前药末,并煮辰砂,酒搅匀,丸如绿豆大。每服六七十丸,临卧以枣汤送下。

虚 烦

《巢氏病源》曰:心烦不得眠者,心热也;但虚烦不得眠者,胆寒也。虚烦者,心胸烦扰而不宁也。

加味温胆汤 治病后虚烦不得卧及心胆虚怯,触事易惊,短气悸乏。

半夏泡七次,三钱半 竹茹 枳实麸炒,各一钱半 陈皮二钱二分 茯苓 甘草各一钱一分 酸枣仁炒 远志去心 五味子 人参 熟地黄各一钱

上锉一剂,姜枣煎服。

竹叶石膏汤 治大病后,表里俱虚,内无津液,烦渴心躁及诸虚烦热与伤寒相似,但不恶寒,身不疼痛,不可汗下,宜服之。方见伤寒。

不 寐

健忘惊悸、怔忡失志、不寐心风,皆从痰涎沃心,以致心气不足。若用凉剂太过则心火愈微、痰涎愈盛而病益深,宜理痰气。

高枕无忧散 治心胆虚怯,昼夜不睡。

陈皮 半夏姜制 白茯苓去皮 枳实麸炒 竹茹 麦门冬去心 龙眼肉 石膏各一钱半 人参五钱 甘草一钱半

上锉一剂,水煎服。

酸枣仁汤 治多睡及不睡。

酸枣仁和皮微炒 人参去芦 白茯苓去皮,各等分

上锉一剂，水煎。如不要睡即热服；如要睡即冷服。

胆虚不眠，寒也。用酸枣仁炒，为末，竹叶煎汤调服。胆实多睡，热也。用酸枣仁生为末，茶、姜汁调服。

一小儿十五岁，因用心太过，少寐惊悸、怔忡恶寒。先用补中益气汤、茯苓、酸枣、远志，恶寒渐止；又用加味归脾汤，惊悸少安；又用养心汤而痊。

邪　崇

脉：乍疏乍数、乍大乍小，或促或结，皆邪脉也；脉紧而急者遁尸。

丹溪曰：俗云冲恶者，谓冲斥邪恶鬼崇而病也。如此病者，未有不因气血先亏而致者焉。血气者，心之神也。神既衰乏邪因而入，理或有之。按此恐指山谷狐魅而言。若夫气血两虚，痰滞心胸，妨碍升降，不得运行，以致十二官各失其职，视听言动皆为虚。妄以邪治之，其人必死，可不审乎？

秦承祖灸鬼法　治一切惊狂谵妄，逾垣上屋、骂詈不避亲疏等症。以病者两手大拇指用细麻绳扎缚定，以大艾炷置于其中两介甲及两指角肉，四处着火。一处不着即无效；灸七壮神效。

辟邪丹　治冲恶怪疾及山谷间九尾狐狸精为患。

人参　茯苓　远志　鬼箭　九节菖蒲　白术　苍术　当归各一两　桃奴即桃树上不落者十二月收者焙干，五钱　雄黄另研　辰砂另研，各三钱　牛黄另研，一钱　金箔二十片或加麝香一钱

上并以桃奴已上诸药为细末，入雄黄、辰砂、牛黄三味末子和匀，以酒调米粉打糊为丸，如龙眼大，金箔为衣。临卧以木香汤化下一丸，诸邪不敢近体；更以绛纱囊盛五七丸，悬床帐中尤妙。

有人得病之初，便谵言或发狂，六部无脉。然切大指之下、寸口之上，却有动脉者，此谓之鬼脉，乃邪崇为之也。不用服药，但宜符咒治之，或从俗送鬼神亦可。

厥　证

脉：阳厥脉滑而沉实；阴厥脉细而沉伏。

厥者，其脉短也。逆者，手足厥冷也。其症不一，散之方书者甚多。今始撮其大概，且如寒热厥逆者而为阴阳二厥也。阳厥者，是热深则厥深，盖阳极则发厥也。急宜六一顺气汤治之。阴厥者，始得之身冷脉沉、四肢厥逆、足蜷卧、唇口青，或自利不渴、小便色白，此其候也。治以四逆、理中之类，仍速灸关元百壮，鼻尖有汗为度。

凡初得病，身热头痛、大小便闭，或畏热，或饮水，或扬手掷足、烦躁不得安卧、谵语昏愦而厥，此阳厥也。宜大柴胡、六一顺气汤治之。渴者，白虎汤主之。

如得病后，四肢厥冷、脉沉而细、足挛卧而恶寒、引衣盖覆不欲水，或下利清谷而厥者，阴逆也，四逆汤；厥逆脉不至者，通脉四逆汤；手足指头微寒者谓之清，理中汤；无热症而厥，当归四逆汤加吴茱萸生姜汤；喘促脉伏而厥，五味子汤；吐利手足厥冷、烦躁欲死，吴茱萸汤。

六一顺气汤、大柴胡汤、白虎汤，已上三方俱见伤寒。四逆汤、理中汤。已上二方俱见中寒。

浊　证

脉：两尺脉洪数，必便浊遗精。心脉短小，因心虚所致，必遗精便浊。

浊者，小便去浊也。有赤浊、有白浊，其状漩面如油光彩不定，漩脚澄下凝如膏糊，小便如米泔者，如粉糊者，如赤脓者，皆是湿热内伤，又肾经虚损而成浊也。瘦人是虚火，肥人是湿痰流下渗入膀胱，犹如天气寒则水澄清，天气热则水混浊。浊之为病，湿热之本明矣。

赤浊者，心虚有热也。

清心莲子饮　治心中烦躁，思虑忧愁抑郁，小便赤浊，或有沙漠，夜梦遗精、遗沥涩痛，便赤，如或酒色过度，上盛下虚，心火上炎，肺金受克，故口苦咽干，渐成消渴，四肢倦怠，男子五淋，妇人带下赤白、五心烦热。此药温平，清火养神秘精，大有奇效。

石莲肉　人参各二钱半　黄芪蜜炙　赤茯苓各二钱　麦门冬去心　地骨皮　黄芩　车前子各一钱半　甘草　上盛下虚加酒炒黄柏、知母各一钱。

又方　治心经伏暑，小便赤浊。

人参去芦，减半　白术去芦　赤茯苓去皮　猪苓　泽泻　香薷　石莲肉　麦门冬去心，各等分

上锉一剂，水煎，空心温服。

白浊者，肾虚有寒也。

萆薢饮

川萆薢　益智仁　石菖蒲　乌药各等分　一方加茯苓、甘草。

上锉一剂，水煎，入盐一捻，空心服。

滋肾散　治白浊初起或半月者极效。

川萆薢　麦门冬去心　远志去心　黄柏酒炒　菟丝子酒炒　五味子酒炒，各等分

上锉一剂，竹叶三个、灯草一团，水煎，空心服。

赤白浊者，水火之不分也。

水火分清饮　治赤白浊。

益智　萆薢　石菖蒲　赤茯苓　车前子　猪苓　泽泻　白术去芦　陈皮　枳壳麸炒　麻黄各等分　甘草三分

上锉一剂，半酒半水煎，空心温服。久病去麻黄，易升麻。

瘦人赤白浊者，是虚火也。

滋阴降火汤　治瘦人虚火，患赤白浊。方见虚劳。依本方加白术、萆薢、牛膝、山栀、萹蓄，去芍药。

肥人赤白浊者，是湿痰也。

二陈汤　治肥人湿痰赤白浊。方见痰症。依本方加苍术、白术、人参、当归、生地、

麦冬、山栀、黄柏、萆薢、牛膝、萹蓄。

一白浊足三阴经主之。属厚味湿热所致者，用加味清胃散。方见牙齿。若肝肾虚热者，用六味丸为主，方见补益。佐以逍遥散。方见妇人虚劳。若脾肾虚热者，用六味丸，佐以六君子汤。方见补益。脾肝郁滞者，六味丸佐以归脾汤。方见健忘。脾肺气虚者，六味丸佐以补中益气汤。方见补益。湿痰下注者，补中益气汤佐以六味丸。方见补益。

汪少宰头晕白浊，余用补中益气加茯苓、半夏愈。而后患腰痛，用山药、山茱萸、五味、萆薢、远志顿愈。又因心劳，盗汗白浊，以归脾汤加五味而愈。后不时眩晕，用八味丸痊愈。

遗　精

脉：遗精白浊，当验于尺，结芤动紧，二症之的。微涩精伤，洪数火逼，亦有心虚，左寸短小。脉迟可生，急疾便夭。

邪客于阴，神不守舍，故心有所感，梦而后泄也。其后有三：年少气盛，鳏旷矜持，强制情欲，不自觉知，此泄如瓶之满溢者也。人或有之，是为无病，勿药可矣。心家气虚，不能主宰，或心受热，阳气不收，此泄如瓶之侧而出者也。人多有之，其病尤轻，合用和平之剂。脏腑积弱，真元久亏，心不摄念，肾不摄精，一泄如瓶之罅而漏者也。人少有之，其病最重，须当大作补汤。或谓梦泄尤甚于房劳，此世俗习闻其说也。独不观候之有轻重乎？外此又有一辈，神气消磨，怪异横生，风邪乘其虚，鬼气干其正，往往与鬼魅交通，是又厄运之不可晓者也。法药相助，试哉是言。

久无色欲而精神满者，不必虑也。心有所慕而梦遗者，君火动、相火随也。夜梦与人交感而精泄者，谓之梦遗。俱用后方。

清心汤

黄连　生地黄　当归　石莲肉　远志甘草水泡，去心　茯神去皮木　酸枣仁炒　人参去

芦。各等分　甘草减半

上锉一剂，水煎服。

有不因梦而精自出者，此精道滑也。因心肾内虚，不能固守，皆相火动。

养心汤

辰砂另研末，调入服　远志去心　酸枣仁　石莲肉　茯实　莲蕊　天门冬　桔梗去芦　车前子　龙骨各等分　甘草减半　麦门冬去心

上锉一剂，灯心二十寸，水煎服。

治阴虚火动而遗精者，宜滋阴降火也。

保精汤　治阴虚火动，夜梦遗精，或虚劳发热。

当归酒洗　川芎　白芍酒炒　生地黄姜汁炒　黄柏酒炒　知母蜜炒　黄连姜汁炒　栀子童便炒　沙参　麦门冬去心　干姜炒黑，减半　牡蛎火煅　山茱萸酒蒸，去核，各等分

上锉一剂，水煎，空心温服。

有梦遗日久气下陷者，宜升提肾气以归原也。

归元散

人参去芦　白术去芦　茯苓去皮　远志去心　酸枣仁炒　麦门冬去心　黄柏童便炒　知母童便炒　茯实　莲花须　枸杞子　陈皮　川芎各等分　升麻减半　甘草减半

上锉一剂，莲肉三个、枣子一枚，水煎，空心服。

固精丸

当归酒洗　熟地黄　山药炒　人参去芦　白术去芦　茯苓去皮　锁阳　牡蛎　蛤粉　黄柏酒炒　知母酒炒　杜仲酒和姜汁炒　椿根皮　破故纸酒炒，各一两

上为细末，炼蜜为丸，辰砂为衣，如梧桐子大。每服五十丸，空心酒吞下。

有湿热而遗精者，宜健脾除湿热也。

猪肚丸　治遗精梦泄，不思饮食，健肢体及治肌瘦，气弱咳嗽渐成劳嗽，并宜服之。

白术去芦炒，五两　苦参去红皮，色白者三两　牡蛎左顾者煅，另为末，四两

上为末，用獖猪肚一具洗净，砂罐内煮得极烂，石臼内捣半日，丸如小豆大。每服四十丸，半汤送下，日进三次或四次。久服，自觉身强体健而梦遗立止。

虚弱人患梦遗精滑者，宜补心肾也。

辰砂既济丸　治元阳虚惫，精气不固，夜梦遗精，盗汗遗精者，服此药大补元气，涩精固阳神效。

黄芪盐水炒　人参　当归酒洗　山药　枸杞子　锁阳　败龟板酥炙　牡蛎酒浸一宿，煅，各二两　熟地酒洗，四两　牛膝去芦，酒洗　知母酒炒，各一两半　破故纸盐水炒，一两二钱　黄柏酒炒，一两

上为末，用白术八两、水八碗煎至一半，取渣再易水煎漉净，合煎至二碗成膏，和丸如梧桐子大，辰砂为衣。空心盐汤下或酒下七十丸，用干物压之。

梦遗精滑属肝肾虚热者，用四物汤加柴胡、山栀、山茱萸、山药。方见补益。脾胃气虚者，用补中益气汤加山茱萸、山药；思虑伤脾者，兼用归脾汤加山茱萸、山药。方见补益。心肾不交者，用水火分清饮。方见浊症。心气虚热者，用清心莲子饮。方见浊症。气血虚损者，用十全大补汤加山茱、山药、五味、麦门。方见补益。

补遗方

止遗精盗汗法　用短床或蒲罗，内侧身曲腿而卧，不许伸脚，病自安。

保生丹　治夜梦遗精，旬无虚夕，或经宿而再者。

嫩乌药　益智仁　朱砂另研，水飞过，留一半为衣，以上各一两　干山药二两

上各另为末，将山药打糊为丸。如不成，再加些酒糊，丸如梧桐子大。每服百丸，空心淡盐汤送下。

倒阳法　夜半子时分，阳正兴时，仰卧瞑目闭口，舌顶上腭，将腰拱起，用左手中指顶住尾闾穴，用右手大指顶住无名指根拳着；又将两腿俱伸，两脚十趾俱抠，提起一口气，心中存想脊背脑后，上贯至顶门，慢慢直至丹田，方将腰腿手脚从容放下。如再

行照前，而阳衰矣。如阳未衰，再行两三遍。如初行时，阳未兴，勉强兴之，方可行矣。夫人之所有虚实者，因年少欲心大盛，房事过多，水火不能相济，以致此疾。若能行此法，不唯速去泄精之病，久而肾水上升、心火下降，则水火既济永无疾病矣。

陈桂林秀才，患夜梦遗精，每月一二次或三五次。遗后神思昏沉、身体困倦。予诊六脉微涩无力，此阴虚火动之症。以辰砂既济丸加紫河车、龙骨服之数月奏效。奈其数患于不能谨守，因口占俚语一章以戒之曰：

培养精元贵节房，更祛尘累最为良；

食唯半饱宜清淡，酒止三分勿过伤；

药饵随时应勉进，功名有分不须忙；

几行俚语君能味，便是长生不老方。

朱工部，劳则遗精，齿牙即痛，用补中益气加半夏、茯苓、芍药并六味地黄丸渐愈；更以十全大补加麦门、五味而痊。方见补益。

一男子遗精白浊、口干作渴、大便闭涩、午后热甚，用补中益气加芍药、玄参，并加减八味丸而愈。方见补益。

淋 证

脉：淋病之脉，细数何妨；少阴微者，气闭膀胱。女人见之，阴中生疮。大实易愈，虚涩其亡。

气淋者，小便涩，常有余沥也。沙淋者，茎中痛，努力如沙石也。血淋者，尿血结热，茎痛也。膏淋者，尿出似膏也。劳淋者，劳倦即发也。五淋者，皆膀胱蓄热也。

五淋散 治肺气不足，膀胱有热，水道不通，淋沥不出，或尿如豆汁，或如沙石，或冷淋如膏，或热淋尿血皆效。

赤茯苓六两 赤芍十两 山栀十两 当归去芦，五两 条芩三两 生甘草五两

上锉，水煎，空心服。一方有生地、泽泻、木通、滑石、车前子。

八正散 治心经蕴热，脏腑闭结，小便赤涩，癃闭不通及热淋、血淋。如酒后恣欲而得者，则小便将出而痛，既出而痛，以此药主之。

大黄 瞿麦 木通 滑石 萹蓄 栀子 车前子 甘草各等分

上锉一剂，灯心水煎，空心服。

五淋者，因酒色劳力伤肾，虚中有热也。

必效散 治一切淋症，随症加减。

当归 生地黄酒洗 赤茯苓去皮 滑石 牛膝去芦 山栀 麦门冬去心 枳壳 黄柏酒炒 知母酒炒 萹蓄 木通各等分 甘草减，生

上锉一剂，灯草一团，水煎，空心服。血淋加菖蒲、茅根汁；膏淋加萆薢；气淋加青皮；劳淋加人参；热淋加黄连；肉淋加连翘；石淋加石韦；尿淋加车前；死血淋加桃仁、牡丹皮、玄胡索、琥珀，去黄柏、知母；老人气虚作淋加人参、黄芪、升麻少许，去黄柏、知母、滑石、萹蓄。

海金沙散 治五淋，一服如神。

当归酒洗 大黄酒浸 川牛膝酒洗 木香 雄黄 海金沙各等分

上为细末，每服一钱半。临卧好酒调服。两服痊愈。

酒欲过伤而成淋者，宜升补真气也。补中益气汤治五淋有效。然淋症多是膀胱之气虚损，不能运用，水道固滞不通而成诸淋也。此方补元气，故有效焉。方见内伤。

益元固真汤 治纵欲强留不泄，淫精渗下而作淋者。

人参 白茯苓 莲蕊 巴戟 升麻 益智仁 黄柏酒炒，各二钱 山药 泽泻各一钱半 甘草梢二钱

上锉一剂，水煎，空心服。

补遗方

治淋兼红淋

当归 生地黄 熟地黄各二钱 黄柏 知母 黄芩各一钱 黄连炒 木通 桑白皮各一钱半

上锉一剂，水煎，空心服。

治小便淋沥不通，用六味丸倍茯苓、泽

泻。方见补益。若小便涩滞，或茎中作痛，属肝经湿热者，用龙胆泻肝汤。方见下疳。

李司马，茎中作痛，小便如淋，口干唾痰，此思色，精降而火败。用补中益气汤、六味地黄丸而愈。方见补益。

男子茎中痛，出白津，小便闭，时作痒，用小柴胡方见伤寒。加山栀、泽泻、炒黄连、木通、胆草、茯苓，又兼六味丸而痊。方见补益。

关　格

关格病者，膈中觉有所碍，欲升不升，欲降不降，升降不通，饮食不下，此因气之横格也，乃是痰格中焦。用枳缩二陈汤加减治之，痰出为要。此病多死，寒在上而热在下也。又曰：关者，不得小便。格者，吐逆上下俱病者也。关者，甚热之气无出之由也，热在下焦填塞不便；格者，甚寒之气无入之理也，寒在胸中遏绝不入。

枳缩二陈汤　治关格上下不通。

枳实麸炒，一钱　砂仁七分　白茯苓去皮　贝母去心　陈皮　苏子炒　瓜蒌仁　厚朴姜汁炒　香附童便炒，各七分　抚芎八分　木香五分　沉香五分　甘草三分

上锉一剂，生姜三片，水煎，入竹沥磨沉、木香服。

遗　溺

经云：膀胱不约为遗溺，小便不禁，常常出而不觉也。

人之漩溺，赖心肾二气之所传送。盖心与小肠为表里，肾与膀胱为表里。若心肾气亏，传送失度，故有此症。小便自遗失禁者，溺出而不知也。遗溺失禁者，属气虚，用参芪汤加减；老人溺多者，是虚寒，用参附汤加减；壮人溺多者，是虚热，用滋阴降火汤加减；夏月因伏暑热，溺必遗也，用人参白虎汤加减；中风症遗尿失禁者，难治也。

参芪汤　治气虚遗溺失禁。

人参去芦　黄芪蜜水炒　茯苓去皮　当归酒洗　熟地黄　白术去芦　陈皮各一钱　升麻　肉桂各五分　益智仁八分　甘草三分

上锉一剂，姜三片、枣一枚，水煎，空心服。年老之人，虚寒遗溺者多，加附子名参附汤。

治身体虚瘦，夜啼遗溺失禁。

人参八分　白术麸炒　山茱酒蒸，去核　黄芪蜜水炒　白芍酒炒，各一钱　山药炒　酸枣仁炒，各七分　甘草炙，四分

上锉一剂，水煎，温服。

治小水频数，此症皆下元气虚所致。

人参五钱　黄柏五钱，酒浸　益智仁六钱　甘草一钱

上为细末，炼蜜为丸，梧桐子大。五更、临卧每服五十丸，滚水下，酒亦可。

滋阴降火汤，治虚热尿多。方见虚劳。依本方加炒山栀子，去五味子。人参白虎汤，治夏月因伏暑热遗尿者。方见暑症。依本方加黄柏、知母，去香薷。若小便频数，或劳而益甚，属脾气虚弱，用补中益气汤加山药、五味子。方见补益。若小便无度，或淋沥不禁，乃阴挺痿痹也，用六味丸去泽泻，易益智仁。方见补益。

小便闭

脉：小便不通，浮弦而涩；芤则便红，数则黄赤；便难为癃，实见左尺。

小便不通者，多是热结也。

猪苓汤　治热结小便不通。

木通　猪苓　泽泻　滑石　枳壳炒　黄柏酒浸　牛膝去芦　麦门冬去心　瞿麦　车前子各等分　甘草梢减半　萹蓄叶十片

上锉一剂，灯心一团，水煎，空心服。

不渴而小便闭者，热在下焦血分也。

通关丸　治不渴而小便闭，热在下焦血分，兼治淋癃神效。

黄柏酒洗焙干　知母酒洗焙干，各一两　肉

桂一钱

上俱为细末，熟水和丸，如梧桐子大。每服百丸，空心白滚汤下。服后须顿两足，令药易下行也。如小便已利，茎中如刀刺痛，当有恶物下为验。

若渴而小便闭者，热在上焦气分也。

清肺饮子　治渴而小便不利者，是热邪在上焦肺之分，故不利也。肺者，金也，金合生水。若肺中有热，不能生水，是绝其水源。治宜淡渗之剂，以清肺之气，泄其火邪，滋水之上源也。

赤茯苓去皮，钱半　猪苓二钱　泽泻一钱　通草二钱　灯草一钱　车前子炒，另研，一钱　琥珀另研，五分　萹蓄七分　木通七分　瞿麦七分

上锉一剂，水煎，空心，稍热服。

虚寒小便不通者，是寒结也。

加味五苓散　治虚寒小便不通。

猪苓　泽泻　白术去芦　赤茯苓去皮　肉桂　当归　枳壳　牛膝去芦　木通各等分　甘草梢减半

上锉一剂，灯心一团，水煎，空心服。

虚热小便不通者，是热结也。

参归升麻汤　治虚人小便不通。

人参去芦　当归　生地黄　赤茯苓去皮　猪苓　泽泻　山栀　枳壳去穰　牛膝去芦，酒洗　黄柏酒炒　知母酒炒，各等分　升麻少许　甘草减半

上锉一剂，灯心一团，水煎，空心服。

年老之人，小便不通者，多是气短血虚也。四物汤加黄芪煎汤，送下通关丸，空心服。

咳喘小便不通者，是痰气塞也。

二陈汤　治痰气闭塞，小便不通。

陈皮　半夏姜汁炒　茯苓　枳壳麸炒　牛膝去芦　猪苓　木通　山栀　麦门冬去心　车前子　黄柏酒炒，各等分　甘草减半

上锉一剂，灯心一团，水煎，空心服。

元气虚而不能输化者，宜补中益气汤。方见补益。阴虚而小便不通者，是火盛也，

滋阴降火汤，治虚怯人阴虚火动，小便不通。方见虚劳。六味丸尤效，依本方加猪苓、泽泻、木通、牛膝。大抵小便不通用利水药，不效者，此积痰在肺。肺为上焦，膀胱为下焦，上焦闭则下焦塞，如滴水之器，上窍通而下窍之水出焉。若泻痢小便不通者，因后去多而前去少，泻止后而尿自长也。若呕哕小便不通者，难治也。若中满臌胀，病小便不通者，亦难治也。

治老人下元虚冷，转胞不得小便，膨急切痛，四五日困笃欲死者，六味丸倍泽泻效。方见补益。

补遗秘方

治小便不通　麝香、半夏末填脐中，上用葱白、螺蛳二昧捣成饼封脐上，用布帛缚定。下用皂角烟入阴中自通，女人用皂角煎汤洗阴户内。

导赤汤　治溺如米泔色，不过二服即愈。

木通　滑石　甘草梢　黄柏　茯苓　生地黄　枳壳　白术　栀子

水煎，空心服。

治小便下坠　好麻三两，扯碎火焙，用新盆一个盖在上，升作灰。黄酒调下，被盖出汗即愈。

治小便不通　用皮硝一合、连须葱一根捣为一处，用青布摊在上，似膏药样，用热瓦熨之即出。

大便闭

脉：燥结之脉，沉伏勿疑；热结沉数；虚结沉迟；若是风燥，右尺浮肥。

身热烦渴，大便不通者，是热闭也；久病人虚，大便不通者，是虚闭也；因汗出多大便不通者，精液枯竭而闭也；风证大便不通者，是风闭也；老人大便不通者，是血气枯燥而闭也；虚弱并产妇及失血，大便不通者，血虚而闭也；多食辛热之物，大便不通者，实热也。并宜后方。

润肠汤　治大便闭结不通。

当归　熟地　生地　麻仁去壳　桃仁去皮
杏仁去皮　枳壳　厚朴去粗皮　黄芩　大黄
各等分　甘草减半

上锉一剂，水煎，空心热服。大便通即
止药，不能多服。如修合润肠丸，将药加减
各为末，炼蜜为丸，如梧桐子大。每服五十
丸，空心白汤吞下。切忌辛热之物。实热燥
闭依本方；发热加柴胡；腹痛加木香；血虚
枯燥加当归、熟地、桃仁、红花；风燥闭加
郁李仁、皂角、羌活；气虚而闭加人参、郁
李仁；气实而闭加槟榔、木香；痰火而闭加
瓜蒌、竹沥；因汗多或小便去多，津液枯竭
而闭加人参、麦门冬；老人气血枯燥而闭加
人参、锁阳、麦门冬、郁李仁，倍加当归、
熟地、生地，少用桃仁；产妇去血多，枯燥
而闭加人参、红花，倍加当归、熟地，去黄
芩、桃仁；此方加槟榔即通幽汤。

蜜导法　用火炼蜜，稠厚黄色倾入水中，
急捻如指大，随用皂角末、麝香共为衣。将
油涂抹大便润湿，放入谷道，大便即通。

猪胆汁导法　治自汗小便利而大便燥硬
不可攻，以此法导之。猪胆一枚，倾去一小
半，仍入醋在内，用竹管相接，套入谷道中，
以手指捻之，令胆汁直射入内，少时即通。
盖酸苦益阴以润燥也。

香油导法　治大便不通，腹胀，死在须
臾。用竹管蘸葱汁深入大便内，以香油一半、
温水一半同入猪尿胞内，捻入竹管。将病人
倒放，脚向上半时，即顺立通。

一大便闭结，若大肠血虚火炽者，用四
物汤送下润肠丸，或以猪胆汁导之；若肾虚
火燥者，用六味丸；若肠胃气虚，用补中益
气汤。二方俱见补益。

一男子年六十七岁，因气恼，左边上、
中、下有三块，时动而胀痛喜揉，揉即散去。
心痞作嘈，食下胃口觉涩，夜卧不宁，小便
涩，大便八日不通。一医以大承气汤，一医
以化滞丸，一用猪胆导法，一用蜜导法，俱
不效。余诊六脉弦数有力，此血不足气有余，
积热壅实。以大黄末三钱、皮硝五钱，热烧

酒调服。打下黑粪，其硬如石，数十条。如
前又一服，又打下粪弹盆许，遂安。后以四
物汤加桃仁、红花、酒蒸大黄、黄连、栀子、
三棱、莪术、枳壳、青皮、木通、甘草，十
数剂而愈。

大小便闭

大小便俱不通者，前后热结也。

颠倒散　治脏腑实热，或小便不通，或
大便不通，或大小便俱不通。

大黄六钱　滑石三钱　皂角三钱

上为末，黄酒送下。如大便不通，依前
分两服；如小便不通，大黄三钱、滑石六钱、
皂角如前；如大小便俱不通，黄、石均分，
皂角如前。

蜣螂散　治大小便不通。六七月间寻牛
粪中大蜣螂，不拘多少，用线串起，阴干收
贮。用时取一个，要完全者，放净砖上，四
面以灰火煨干，以刀从腰切断。如大便闭，
用上半截；如小便闭，用下半截。各为末，
新汲水调服。二便俱闭，则全用之。

八正散　方见淋症。

铁脚丸　治大小便不通。

皂角去皮子，炙，不拘多少

为末，酒搅面糊为丸，如梧桐子大。每
服三十丸，酒下。

蜗牛膏　治大小便不通。用蜗牛三枚，
连壳研为泥，再加麝香少许，贴脐中，以手
揉按之，立通。若用田螺捣烂填脐中亦妙。
余用此方治大小便不通及热闭者殊效。

掩脐法　治大小便不通。连须葱一根不
洗带土、生姜一块、淡豆豉二十粒、盐二匙，
同研烂捏饼，烘热掩脐，以帛扎定，良久透
气自通，不然再易。

一方　治大小便不通。用蜜一钟，入皮
硝二钱、滚白汤一钟，空心调下。

大小便不通，木通为末，黄酒送下。大
人多用，小人少用。

丁香散　治大小便不通如神。

苦丁香五钱　川乌炮　草乌　香白芷　牙皂炮　细辛各三钱　胡椒一钱　麝香少许

上为细末，用竹筒将药吹入肛门内即通。

痔　漏

肠澼为痔，如大泽中有小山突出为痔。凡人于九窍中，但有小肉突起，皆曰痔。不特于肛门边生者名之，亦有鼻痔、眼痔、牙痔等。其状不一，方分五种：曰牡、曰牝、曰脉、曰肠、曰气。牝痔者，肛门边生疮肿突出，一日数枚，脓溃即散；牡痔者，肛门边发露肉珠，状如鼠奶，时时滴溃脓血；脉痔者，肠口颗颗发癐，且痛且痒，血出淋沥；肠痔者，肛门内结核有血，寒热往来，登溷脱肛；气痔者，遇恐怒则发，肛门肿痛，气散则愈。又有酒痔，每遇饮酒发动，疮即肿痛而流血；血痔者，每遇大便则血出而不止，宜解热调血顺气为主。若久而不愈，必至穿穴为漏矣。

痔疮成瘰不破也。

当归连翘汤　治痔漏。

当归　连翘　防风　黄芩　荆芥　白芷　芍药　生地　山栀　白术　人参　阿胶　地榆各等分　甘草减半

上锉一剂，乌梅一个、枣一枚，水煎，食前服。

黑白散

黑牵牛　白牵牛各一钱半

上二味各取头末，各一钱半。用公猪腰子一个，竹刀破开，去筋膜，入药末在内，线扎纸裹水湿，灰火内煨熟去纸。空心嚼吃至巳时，腹中打下先脓后血，毒气出尽，永不再发。必须忌半日饮食。

消毒百应丸　治痔漏疮，并脏毒神效。大梁孙都督传方。

苍术　黄柏　槐花　金银花　当归　皂角各四两

上六味切片，分作四分。每分用水七碗煎至四碗，去渣留药汁浸大黄片一斤，浸一宿，次日取出，安筛内晒干。如此将四次，水浸晒尽为度。将大黄为细末，面糊为丸，如梧桐子大。每一次六十四丸，空心熟白水送。忌厚味、胡椒、烧酒之类。

钓肠丸　治新久诸痔，肛边肿痛，或生疮痒，时有脓血。又治肠风下血及脱肛。

瓜蒌二个，烧灰存性　刺猬二个，刺罐内烧灰存性　白鸡冠花五两，锉，微炒　白矾枯　绿矾枯　胡桃仁十五个，不油者烧存性　白附子生　天南星生　枳壳去穰，麸炒　大附子生，去皮脐　诃子煨　半夏各二两

上为末，面糊为丸，如梧桐子大。每服二十丸，空心，临卧温酒送下。远年不愈者，十日见效。久服永除根。并治肠风等疾二三年者，连服十余帖，永不再发。

脏连固本丸　凡膏粱富贵之人，患痔甚多，必干于饮食色欲所致，及有火酒犯房。若要除根，必须服此。兼戒醇酒厚味、寡欲，方可痊矣。

怀生地六两　干山药四两　茯苓三两，去皮　牡丹皮三两　泽泻二两　山茱萸四两，去核　黄连四两　黄柏三两　知母去毛，二两　人参二两　当归二两　皂角二两　槐角三两　天花粉二两

上为末，用猣猪大肠头一段去油，灌入药末，两头线扎住。用糯米一升煮饭，将半熟捞起入甑内，将药肠盘藏于饭之中如蒸饭之熟。待冷些时取出，去两头无药之肠，将药肠捣烂为丸。如硬，加些饭捣丸，如梧桐子大。每服百丸，空心，白汤送下。

洗痔漏神方

花椒　艾叶　葱白　五倍子　皮硝　马齿苋　茄根

上各等分锉碎，水煎。先熏后洗，当时痛止，指日可愈。

又方　神效。用随河柳条根上须一把、花椒、芥菜子三味，不拘多少，煎水。先熏后洗，其虫头黑身白，俱从痔疮而出，立愈。

敷洗药

皮硝炒燥　五倍子炒　黄柏猪胆汁炒　黄

连 滑石各二钱 血竭 乳香 没药 密陀僧 荆芥各三钱

先将皮硝、五倍子煎汤洗患处，后将药为细末，燥渗无水出，芝麻油调敷。

漏者，溃出脓血也。

神雷丸 治漏。

芜荑仁五分 雷丸白者，五分 鹤虱一钱 木贼 黄芩 防风 茄子各五分 当归酒洗 龟板酒洗 鳖甲酒洗 蝉退 蚕退各三分 小枳实酒洗，三分 大黄少许 皂角刺二十个，用黄蜡三钱炒

上共作一服，水一大钟、乌梅一个、竹叶七片、无灰酒半钟，煎至八分，空心温服。用干煎精猪肉压之。服至八服，筋根出虫，后去皂角刺、蝉退不用。外用生肌药：白龙骨五分、赤石脂五分。二味用鸡胚胫皮包，入猪蹄角内火煅过，去胫角不用，将二味为末，入前汤药内，每帖加二味药一钱，再服四帖除根。忌酸辣、鸡鱼、面筋、发毒、动风之物。其余不忌，酒亦少用。忌烧酒、节欲色、戒恼怒。

济生莲蕊散

莲蕊一两 锦纹大黄 黑牵牛取头末，各二两二钱 当归 五倍子 矾红各一钱 黄连三钱 乳香 没药各一钱

上为细末，欲服药先一日勿吃晚饭，次日空心，用淡猪肉汁一钟、好酒一钟半，和猪肉汁秤前药末一钱二分调服。午后于净黄土上疏宣时见出毒物为验，或如烂杏五色相杂亦为验矣。如散药难服，用酒糊丸，如绿豆大，每服一钱五分。此方神效，不可轻忽。切忌烧酒、色欲、恼怒及羊、鱼、犬肉、发物。

千金不易治漏仙方

芫花根 川乌 草乌 南星 半夏血竭 乳香 没药各三钱，将上八味药用水数碗煮至二碗于后 麝香四厘 黄蜡一钱 孩儿茶二钱 片脑二厘

用黄丝线合过街蜘蛛丝，用篾作圈网之，合丝搓成线入药水煮为度。用猪鬃引线穿入

漏内，俟大便后带出线来扎紧，一日紧三遍。待八九日线落而肉平矣。如孔多者，医好一孔，外用此方，内服后平脏丸除根。

平脏丸 治漏疮，旬日见效。

黄连酒炒 枳壳麸炒 地榆 槐角各一两 莲蕊 当归各三钱 侧柏叶一钱 京墨烧，存性，五钱 乳香 没药各二钱

上为末，水丸。每服百丸，空心，白汤送下。渐减至六十丸止。若加黑丑头末五钱共丸，尤效。

白银锭子 治漏，止有一孔者，用此药不过十日痊愈，又不作痛，神效。

白芷三两 白矾一两

上二味共研为细末，铁勺熔成饼，再入炭火煅，令净烟取出，去火毒，为末，用面糊和为锭子成条插入漏内，直透里痛处为止。每一日上三次，至七日为止，至九日疮结痂而愈。如漏未痊，用后生肌药。

生肌药

乳香 没药 轻粉 海螵蛸用三黄汤煮过 寒水石煅 龙骨煅，各等分

上为细末，掺患处止用太平膏。

太平膏

防风 荆芥 栀子 连翘 黄芩 大黄 羌活 独活 当归 生地 赤芍 甘草 金银花 五倍子 两头尖 头发各二钱 白及 白蔹 山慈菇各一两 香油一斤

上锉细，入油内浸一昼夜，用文火熬焦，去渣滓再熬，滴水不散，用上好黄丹水飞过炒黑，用半斤入内再熬，滴水成珠为度。待温冷再入乳香、没药、轻粉、血竭各二钱为末，于内搅匀；如药色嫩，再入官粉五钱亦佳。务要看其火色不老不嫩得所为妙。

隔矾灸法 治痔漏神效。

皂矾一斤，用瓦一片，两头用泥作一坝，再用香油置瓦上焙干，再着皂矾瓦上煅枯，去砂为末 川山甲一钱、入紫粉罐煅存性，取出为末 木鳖子去壳火煅、二钱半净为末 乳香 没药各钱半为末，临灸时加服

上药和匀一处，以冷水调，量疮大小作

饼子贴疮上，将艾炷灸三四壮。灸毕，就用熏洗药先熏后洗，日六度，三五日如前法灸妙，以瘥为度。

熏洗方 前法灸毕，以此方熏洗。

皂矾制法如前为末，约手块二把 知母四两焙干为末，取一两 贝母四两为末，取三两净 葱七茎，另煎汤

上件先将葱用水煎三四沸，倾入瓶内，再入前药。令患者坐于上瓶口熏之。待水温，倾一半洗疮，留一半候再灸再熏洗，以瘥为度。

攻毒丸 治痔漏。用有子蜂房焙干存性为末，面糊为丸，如豌豆大。每服二十丸，空心，黄酒送下。

补遗秘方

治痔漏秘方

当归八分 川芎五分 芍药八分 生地黄一钱 荆芥七分 乌梅一个 防风 条芩 枳壳去穰 槐角 黄连 升麻各五分

上锉一剂，水煎，空心温服。

治痔漏效方 用极嫩木耳温水略煮，取出晒干为细末。初服一钱五分，用蜜水调服。一日加一分，加至三钱，每服倒退一分。服至一月通好。要忌口。若穿臀漏极痛者，用鱼鳔捣为泥贴之，其痛即止。

秘传神应膏 治痔漏如神。

片脑 熊胆 血竭 牛黄 乳香 没药各五分

上为细末，用蜗牛取肉捣成稀膏，每夜洗净拭干，将此膏搽上患处数遍即愈。若蜗牛无鲜者，用干的放水碗内泡一宿去壳，内自然成肉；将前六味药要极细末，以蜗牛肉共捣，不要干了，要稀稠得所。用磁罐收贮固封，勿使风尘在内，则不效矣。

熏洗痔漏却毒汤

五倍子 花椒 防风 侧柏叶 枳壳 葱白 苍术各三钱 瓦松 马齿苋 甘草各五钱 皮硝一两

上用水五碗煎至三碗，先熏后洗，一日三次。

牛黄金花散

黄连 黄芩 黄柏各一钱，为细末 真牛黄三分。

上共研细。如痔疮，用蜜水调搽上，不过四五次。如是捻成锭子晒干，量疮眼大小纳入，不过二七即好。

一男子患痔，脓血淋漓、口干作渴、晡热便血、自汗盗汗。余谓此肾肝阴虚也。不信，仍服四物汤、柏、知母之类，食少泻呕。余先用补中益气汤加茯苓、半夏、炮姜，脾胃渐醒；后用六味丸朝夕而服。两月余，诸症悉愈。二方俱见补益。

悬痈

悬痈者，此疮生于谷道外肾之间。初发甚痒，状如松子，四十日赤肿如桃。迟治则破，而大小便皆从此出，不可治矣。

国老汤 用横纹大甘草一两，截作三寸许，取出山涧东流水一碗，不可用井水、河水，以甘草蘸水，文武火慢炙，不可急性，须用三时久，水尽为度。劈看草中润透，却以无灰酒二碗煮至一碗，温服半月，消尽为度。

将军散

大黄煨 贝母去心 白芷 甘草节各等分

上为细末，酒调二钱，空心服。虚弱加当归减半。

体气

秘传奇方 治体气。

大田螺一个，生者 巴豆去壳 胆矾一两 麝香少许

上将螺用水养三日，去泥土，揭起螺靥，入矾、豆、麝在内；以线拴定于磁器内，次日化成水。须五更时，将药水抹在腋下，不住手抹药，直候腹中觉响，脏腑欲行住手。先要拣空地内去大便，黑粪极臭，是其验也。以厚土盖之，不可令人知之；如不尽，再以

药水抹之，又去大便，以日用后药擦之，永拔病根。枯矾、蛤粉各五钱、樟脑一钱，为末，每以少许擦之。

乌龙丸 治腋气。

当归酒洗　生地黄各一两　白茯苓去皮，二钱　枸杞子炒　石莲肉焙，各一两　莲蕊焙，五钱　丁香三钱　木香　青木香　乳香　京墨各五钱　冰片一分

如妇人加乌药醋炒、香附童便炒，各三钱。

上为末，陈米饭荷叶包，烧过捣烂，入药为丸，如黄豆大。麝香一分，黄酒化为衣。每服三四十丸，临卧半饥半饱，用砂仁炒，入黄酒内送下。

收功后药

人参　当归　生芪　乳香　没药　官桂　木香　麝香以上八味酒浸过　青皮　陈皮　白芷　良姜　麻黄　米壳　甘草各一钱

上锉一剂，水煎服。出汗，外用川椒、枯矾各一两为末，擦腋下。终身忌鳜鱼、羊肉。去大小便，不可与女人同厕。

治腋臭 用自己小便洗一次，米泔洗二次，自然姜汁每日擦十次。一月之后，可以断根。

治腋气

香白芷　枯矾　花椒减半　黄丹各等分

上共为末，擦之不臭。

治腋气 五更时，用精猪肉二大片，以甘遂末一两拌之，挟腋下至天明；以生甘草一两煎汤饮之。良久，泻出秽物。须在荒野之处则可，恐秽气传人故也。依法三五次即愈。虚弱者，间日为之。其他密陀僧、胡粉之类皆塞窍，以治其末耳。

治狐臭方

麝香　巴豆去壳　木通去皮

上为末，每服一钱重。醉子酒熬膏为丸，金箔为衣。空心，水酒调化一丸服之。以净桶盛腹内打下秽物，急盖闭勿闻，神效。

脱　肛

脱肛者，肺脏蕴热，肛门闭结；肺脏虚寒，肛门脱出。用参芪汤加减。凡泻痢久虚，或老人气血虚惫，或产妇用力过度，俱有脱肛也。小儿亦有脱肛症者。

脱肛症者，肛门翻出，虚寒脱出。

参芪汤

人参　黄芪蜜水炒　当归　生地黄　白术去芦　芍药炒　茯苓去皮，各一钱　升麻　桔梗　陈皮各五分　甘草炙，五分

肺脏虚寒加干姜炒五分。

上锉一剂，姜枣煎，食前服。

大凡脱出肛门不收，用热尿洗后，用烘热鞋底揉进，恐迟则冷燥难进；或用冰片点上亦收。

浮萍散 于秋暮取霜露打过浮萍，不拘多少，以净瓦摊开阴干。其瓦一日一易，不可见日，务要阴干，用纸包起。凡有前疾者，临时研为细末。先取井中新汲水洗净脱出肛，次以药末掺上，其肛徐徐即进，一时即愈。不拘男妇大小儿并治。

脱肛方 五倍子炒黄为末，放热鞋底上抵之即收。

一春元素有痔，每劳役便脱肛，肿痛出水，中气下陷。用补中益气汤加茯苓、芍药十余剂，中气复而愈。后复脱作痛，误用大黄丸，腹鸣恶食几危。余用前汤加炮姜、芍药，诸症渐愈。后去姜加熟地、五味，三十余剂而愈。

诸　虫

脉：脉沉实者生，虚大者死。夫脉沉而滑者，为寸白虫。愿蚀阴痛，脉虚小者主，劲急者死。《外台》云：虫脉当沉弱而弦，今反洪大，即知蛔虫甚也。

古云湿热生虫，正如今人俗验禾苗，雨洒日照禾节生虫，此说明矣。人患虫积，或

饥饿调摄失宜，或过腥鲙白酒，或炙食牛羊，或啖鳖苋，中脘气虚，湿气少运，故生寸白、蛔厥诸虫。形如蚯蚓，相似团鱼曰血鳖。小儿最多，大人间有为患。嘈杂腹痛，呕吐涎沫，面色萎黄，眼眶鼻下青黑，以致饮食少进，肌肉不生沉黑寒热。虫不早治，相生不已。古云：虫长一尺，则能杀人；虫若贯心，杀人甚急。治宜选方而用。

诸虫者，肠胃中湿热所生也。

追虫丸

木香　槟榔　芜荑　锡灰各一钱　史君子肉，二钱　大黄二钱　牵牛末，一两

先将皂角与楝树根皮二味浓煎二大碗，煎熬成膏，和前药末为丸，如梧桐子大，将沉香末为衣，后又将雷丸末为衣子。每服五十丸，空心，砂糖汤送下。追取虫积即愈。

追虫取积散

槟榔末二钱　黑丑头末，二钱　陈皮末，八分　木香末，五分

上为末，共研匀。每服五钱，小者三钱，砂糖汤送下。五更服三四次，以米汤补之。

忌鱼腥、油腻之物三五日。

五仙方　治诸虫如神。

大黄四两　皂角　雷丸　苦楝根各一两　木香

上为末，酒糊丸。每服三四十丸，茶下。

治蛔虫方

用苦楝根刮去外粗皮，取内白二两，以水三碗，煮取一碗半，去渣。用晚粳米三合煮粥，空心，先以炒肉一二片吃，引虫向上，然后进药粥一二口；少顷，又吃一二口；渐渐加一碗或二碗，其虫尽下而愈。

治腹中有寸白虫

榧子一斤，陆续去壳用。不拘男妇、大人、小儿，如有此疾者，用此果去壳，陆续吃。用尽一斤，其虫从大便中出。用净桶接着，是雄者，自一条；是雌者，大小不等，或三五条，或六七条不止。只是还要吃一斤，此虫方绝出尽。若虫出后，其人宜好酒饮食调理，不半月，精神颜色身胖如初也。

治虫方

使君子火煨十个，去热，水送下，其虫尽出。

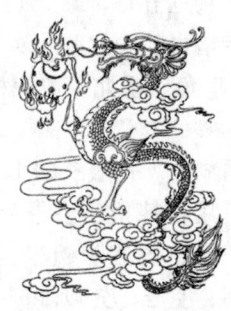

万病回春 卷之五

头 痛

脉：头痛阳弦；浮风紧寒；热必洪数；湿细而坚；气虚头痛，虽弦带数；痰厥则滑；肾厥坚实。

头者，诸阳之首也。其痛有各经之不同，因而治法亦有异也。气虚头痛者，耳鸣、九窍不利也。湿热头痛者，头重如石，属湿也。风寒头痛者，身重恶寒，寒邪从外入，宜汗之也。偏头痛者，手少阳、阳明经受症；左半边属火、属风、属血虚；右半边属痰、属热也。真头痛者，脑尽而疼。手足冷至节者，不治也。少阳头痛者，往来寒热也；阳明头痛者，自汗发热恶寒也；太阳头痛者，有痰重或腹痛，为之痰癖也；少阴经痛者，三阴三阳经不流行而足寒，气逆为寒也；厥阴头痛者，或痰多厥冷也；血虚头痛者，夜作苦者是也。眉棱骨痛，痰火之征也；又云风热与痰也。有汗虚羞明眉眶痛者，亦痰火之征也。

肥人头痛者，多是气虚湿痰也。二陈汤，方见痰饮。依本方加人参、白术、川芎、白芷、细辛、羌活、桔梗、荆芥。

瘦人头痛者，多是血虚痰火也。二陈汤，方见痰饮。依本方加生地黄、当归、片芩、川芎、细辛、羌活、桔梗。

遇风寒恶心呕吐者，乃头风也。二陈汤。方见痰饮。

头痛偏左者，属风与血虚也。

当归补血汤 治血虚与风头痛。

当归 川芎 白芍药 生地黄 枯芩酒炒 香附酒炒，各一钱 防风 蔓荆子 柴胡各五分 荆芥 藁本各四分

上锉一剂，水煎服。

加味四物汤 治血虚阴火冲上头痛。

当归 川芎 生地黄 黄柏酒炒 知母酒炒 蔓荆子 黄芩酒炒 黄连酒炒 栀子炒，各等分

上锉一剂，水煎服。

头痛偏右者，属痰与气虚也。

黄芪益气汤 治气虚头痛。

黄芪一钱，蜜炒 人参 白术 陈皮 半夏姜汁炒 当归酒炒 川芎 藁本 甘草炙，各五分 升麻 黄柏酒炒 细辛各三分

上锉一剂，姜三片，水煎服。

头痛左右俱疼者，气血两虚也。

调中益气汤 治气血两虚头痛。

黄芪 人参 甘草炙 苍术米泔浸，炒 川芎各六分 升麻 柴胡 陈皮 黄柏酒炒 蔓荆子各三分 当归六分 细辛二分

上锉一剂，水煎服。

头旋眼黑恶心者，痰厥头痛也。

半夏白术天麻汤 治痰厥头痛、眼黑头旋、恶心烦闷、气短促、上喘无力语言、心神颠倒、目不敢开，如在风云之中，头苦痛如裂、身重如山、四肢厥冷、不得安卧，此乃胃气虚损，停痰而致也。

半夏姜汁制 陈皮去白 麦芽各七分半 白茯苓去皮 黄芪蜜水炒 人参 泽泻 苍术米泔浸 天麻各三分半 神曲五分，炒 黄柏酒炒 干姜炒，各二分

上锉一剂，生姜三片，水煎，食前热服。

偏正头痛者，风气上攻也。

川芎茶调散 治诸风上攻，头目昏沉、偏正头痛、鼻塞声重、伤风壮热、肢体酸疼、肌肉蠕动、膈热痰盛、妇人血气攻洼、太阳穴痛，俱是外感风气，并效。

川芎 荆芥穗各二两 薄荷 香附各四两 羌活 白芷 甘草炙，各一两 防风七钱半

上为细末，每服二钱，食后茶清调下，姜、葱煎汤亦可。一方加菊花一两、细辛五钱、僵蚕、蝉退各二钱半，名菊花茶调散。

热厥头痛者，见寒暂止也。

清上泻火汤 治热厥头痛，虽冬天严寒，犹喜风寒，其痛暂止。来暖处或见烟火，则痛复作。

当归 蔓荆子 苍术米泔浸 羌活 柴胡各二钱 川芎 生地黄 黄连酒炒 荆芥穗 藁本各五钱 防风 升麻 细辛 黄芪 黄柏酒炒 知母酒炒 红花 黄芩 炙甘草各一钱 生甘草五钱

上锉，每剂一两二钱，水煎，食远稍热服。

颈项强痛者，风所干也。

回首散 治颈项强急、筋痛，或挫颈、转项不得者。乌药顺气散加羌活、独活、木瓜。方见中风。

眉棱骨痛者，风热并痰也。

选奇方

羌活 防风各二钱 酒片芩一钱半，冬月不用，或少者炒用 半夏姜汁炒，二钱 甘草一钱，夏月生，冬月炙

上锉一剂，水煎食后服。

雷头风者，头痛而起核块也。

升麻汤 治头面疙瘩、憎寒、拘急、发热，状如伤寒。

升麻 苍术 薄荷叶各等分

上锉，水煎服，或茶调散亦效。

一切头痛总治之药也。

六圣散 即是赤火金针，治头风牙痛、赤眼脑泻耳鸣、偏正头风头疼、鼻塞声重及蜈蚣蛇蝎所伤。用时口噙凉水，以药搐鼻。此药名为六圣。乳香没药川芎，雄黄白芷二钱停，半两盆硝共用，右件研为细末，专治眼泪头风、耳鸣鼻塞脑不宁，一搐牙痛便定。

七生丸 治男妇八般头痛及一切头痛，痰厥、肾厥、伤寒伤风头痛，并皆治之。

川芎 川乌去皮 草乌去皮 南星去皮 半夏冷水洗去滑 白芷 石膏俱生，各等分 加细辛、全蝎各减半

上为细末，研韭菜自然汁为丸，如梧桐子大。每服七丸或十丸，嚼生葱茶送下。

治六经头痛，诸药不效者。

栀子炒 条芩炒 连翘三味为君 川芎 白芷 知母 黄柏酒炒 薄荷 生地黄酒洗，六味俱为臣 柴胡 桔梗二味为佐 香附米 甘草二味为使 石膏二匙 细茶一撮

上锉，水煎，食后频热服。

侍御西泉杜公，患头痛如刀劈，不敢动移，惧风，怕言语，耳鸣，目中溜火，六脉紧数有力。余以酒九蒸九晒大黄为末三钱，茶调服，一剂而愈。

刘毅斋但怒则两太阳作痛，先用小柴胡汤方见伤寒。加茯苓、山栀，后用六味丸，方见补益。以生肾水而不再发。

谭侍御每头痛必吐清水，不拘冬夏，吃姜便止。余作中气虚寒，用六君子汤加当归、黄芪、木香、炮姜而瘥。方见补益。

商仪部劳则头痛。余作阳虚不能上升，以补中益气汤加蔓荆子而痊。方见补益。

鬚　发

鬚属肾，禀水气，故下生也；发属心，禀火气，故上生也。

中山还童酒 人间处处有，善缘得遇者，便是蓬莱叟。马蔺花一升，土埋三日，取出马蔺根，洗切片一升；用黄米二斗水煮成糜，陈曲二块为末；酒醅子二碗并前马蔺子共和一处，做酒待熟；另用马蔺子并根一升，用水煮十沸，入酒内三日。每日搅匀，去根，

随量饮醉。酒饮尽，其鬓发尽黑。其酒之色如漆之黑。

乌鬓酒方

黄米三斗　淮曲十块　麦门冬去心，八两　天门冬去心，二两　人参去芦，一两　生地四两　熟地二两　枸杞子二两　何首乌四两　牛膝去芦，一两　当归二两

上各为末，和入曲糵内封缸，待酒熟，照常榨出。每日清晨饮三杯。忌白酒、萝卜、葱、蒜。

经验乌鬓方

能变白为黑，身轻体健，其功不能尽述。每年冬十月壬癸日，面东采摘红肥大枸杞十二升捣破，同好无灰细酒二斤，同盛于磁瓶内浸二十一日足开封，添生地黄汁三升搅匀，却以纸三层封其口。俱至立春前三十日开瓶，空心热饮一杯。至立春后，髭鬓都黑。勿食芜菁葱蒜。服之见效。若年年服之，耐老身轻无比也。

五老还童丹

堪嗟鬓鬓白如霜，要黑原来有异方；不用擦牙并染发，都来五味配阴阳；赤石脂与川椒炒，辰砂一味最为良；茯神能养心中血，乳香分量要相当；枣肉为丸梧子大，空心温酒十五双；十服之后君休摘，管教华发黑如光；兼能明目并延寿，老翁变作少年郎。

上方合一料，每味各一两为末，煮红枣去皮核，用肉为丸，空心酒下。

旱莲丸

旱莲汁用汁晒半斤　生姜二斤取汁晒半斤　生地黄二斤，酒泡取汁晒半斤　细辛一两　破故纸一斤，面炒　杜仲半斤，炒　五加皮酒浸，半斤　赤茯苓去皮切片、乳汁浸，半斤　枸杞子四两　川芎四两　没药二两

上为细末，核桃仁半斤去皮，枣肉同和为丸，如梧桐子大。每服五十丸，黄酒送下。

彭真人还寿丹

补心生血、滋肾壮阳、黑鬓发、润肌肤、返老还童、延年益寿、种子。

大辰砂研细，水飞过，一两　补骨脂酒浸炒，二两　核桃仁去皮炒，四两，捶去油　杜仲

姜酒炒，二两　牛膝去芦，酒洗，一两　天门冬去心，一两　麦门冬去心，一两　生地黄酒洗，二两　熟地黄二两　当归酒洗，一两　白茯苓去皮为末，水飞晒干，人乳浸再晒　川芎各一两　远志甘草水泡，去心，一两　石菖蒲去毛，盐水浸　巴戟酒浸去梗，各一两　白茯神去皮木，同煎，茯苓一样制，一两　青盐一两　黄柏盐水炒，二两　小茴香盐水炒，一两　知母酒炒，去毛，二两　川椒四两，微炒，去子，去白隔　乳香箬炙，一两　楝参一两　黄精米泔水煮一沸，拣去烂的，竹刀切片晒干，却用旱莲十四两、生姜汁二两、各取自然汁，并酒三味，停兑熬膏，浸黄精半日，炒苍色，四两　何首乌瓜瓣形，内无花者足赤白二种停以槌碎，煮于黑豆水上，九蒸九晒，再用人乳浸透晒干、四两。

上二十六味为末，炼蜜为丸，如梧桐子大。每服七十丸，空心，盐汤或酒送下。一方加山茱萸、枸杞子、菟丝子、山药、柏子仁各一两尤效。

乌鬓还少丹

首生童子发四两，酒煮成膏　川乌　何首乌　草乌　干漆　辰砂　针砂以上各一两半　川椒四两半　阳起石二两　胡椒五钱

以上九味共为细末，与童子发膏拌匀，入阳城罐内封固，桑柴火烧，以罐子红为度，埋在阴地之中，七日足取出听用。

枸杞子三两　生地黄三两酒浸　柏子仁三两　核桃仁三两，麸炒黄色　麝香三分，面包煨，甘草火煨，面熟为度。

上为细末，共前药合一处。每服一钱，好酒送下。百日后，鬓发如漆，面若童颜；以后三日或七日服一次，久久服之，其功难以尽述。

加味八宝丹 李沧溪传

旱莲膏四两　何首乌半斤，生用　没石子四两　天门冬去心捣膏，四两　麦门冬去心捣膏，四两　莲芯二两　苘麻子新瓦上炒香，四两　胡桃仁四两，去皮　鱼鳔四两，切断炒，锅内炒成珠　鲜生地黄半斤，捣汁　熟地黄四两，捣成泥　槐角豆四两，黑牛胆浸透，瓦上焙干

上为细末，炼蜜为丸，如梧桐子大。每服七八十丸，空心，盐水、黄酒化下。

外染乌云膏

五倍子炒黑，一钱　铜末醋炒五次　白矾生研　盐各三分，研

上各匀，用煎酽茶汁和成稀糊，重汤煮数沸，再入烧酒少许。先将皂角水洗净鬓鬓，然后涂药，包裹一夜甚效。次早以茶汁轻轻洗去药，其黑如漆。连染三夜，以后或十日、半月染一次。

乌鬓方

官粉一两二钱半　白矾三钱　水银一钱，先将黑铅一钱熔化，后入水银共研细　樟脑二分　麝香一分　百草霜八分　轻粉三分　石灰二钱

上八味为细末，用咸水调和，熬滚后涂鬓上，烧半炷香时即洗去。

金毛狮子倒上树，乌鬓捻药方

用打锡灰罗细末一钱，入汞一钱研不见星，将酸石榴一个切去顶，将瓤并子搅匀，前末药再搅匀；以原顶封固，外用纸封严密，三七内俱成汁；用胞皮裹指，以汁捻之。未捻之先，将鬓发洗净，拭干上药。

擦牙乌鬓方

青盐一两　没石子一钱　细辛二钱　破故纸一两，炒芳香　地骨皮一两　熟地黄一两，酒浸三日，砂锅焙干为末　槐角子一两　百药煎一钱

上俱为细末，共八味，每早擦牙，药咽下。定要一月，莫间一日。一日常擦不拘。自鬓发每月按日摘去，再生必黑，永不白。又能明目固齿，神效。正月初四、十四、十七日；二月初八、十四、二十一日；三月初八、初十、十一、十三日；四月初二、十六、十八、十九日；五月十六、二十日；六月初四、十七、二十四、二十九日；七月初三、初四、十八、二十八日；八月十五、十九日；九月初二、初四、十五、二十五日；十月初七、初十、十三、二十二日；十一月初十、十五、十七、三十日；十二月初七、初十、十六、二十日。

梳头方

百药煎　诃子　针砂各一钱　石榴皮　核桃青皮　垂杨柳叶　白矾各一钱

上共为细末，先用盐、醋、茶熬水二大碗，将药同入瓶内封十日。梳发染鬓通黑，油核桃油润之明净。

乌鬓秘方

用香油一瓶；油核桃二三十个，去壳取肉；古铜钱一二十个；浸油内，埋土二尺深，一周年足取出，搽鬓鬓上即黑。

一儒者，因饮食劳役及恼怒，眉发脱落。余以为劳伤精血，阴火上炎所致。用补中益气加麦门、五味，及六味地黄丸加五味，眉发顿生如故。

一男子，年二十，顶发脱尽。用六味地黄丸不数日，发生寸许，两月复旧。以上方俱见补益。

面　病

面生疮者，上焦火也。

清上防风汤

清上焦火，治头面生疮疖、风热之毒。

防风一钱　荆芥五分　连翘八分　栀子五分　黄连五分　黄芩酒炒，七分　薄荷五分　川芎七分　白芷八分　桔梗八分　枳壳五分　甘草二分

上锉一剂，水煎，食后服。入竹沥一小盅尤效。

面紫黑者，阳明病也。

升麻白芷汤

治面唇紫黑，乃阳明经不足也。

升麻　防风　白芷各一钱　芍药　苍术各三分　黄芪　人参各七分　葛根一钱半　甘草四分

上锉一剂，姜枣煎服。宜早后午前，取天气上升于中，使阳达于面也。

面生粉刺者，肺火也。

清肺散

治面上生谷嘴疮，俗名粉刺。

连翘　川芎　白芷　黄连　苦参　荆芥　桑白皮　黄芩　山栀　贝母　甘草各等分

上锉一剂，水煎，临卧服。

面热者，阳明经风热也。

升麻黄连汤 治面热。

升麻 葛根各一钱半 白芷七分 川芎四分 薄荷 荆芥各二分 苍术八分半 黄连酒洗，五分 酒芩六分 犀角四分半 白芷二分 甘草五分

上锉一剂，水煎，食后服。

面寒者，阳明经虚寒也。

升麻附子汤 治面寒。

升麻 葛根 白芷 黄芪各七分 黑附子炮，七分 人参 草豆蔻各五分 益智仁三分 甘草炙，五分

上锉一剂，连须葱白二根，水煎温服。

白附子散 治男、妇面上热疮似癣，或黑斑点。

白附子 密陀僧 白茯苓 白芷 官粉各等分

上为末，先用萝卜煎汤洗面，后用羊乳调成膏，敷患处，早晨洗去。

治肺毒面鼻赤疱 密陀僧不拘多少，为细末，临卧乳汁调敷面上，次日洗去。不过三五次而已即瘥。

治面上酒齇鼻红紫肿

半夏 硫黄 白盐炒 枯矾各二钱

上为末，水调敷患处，立消。

治赤红烂脸 用水银一钱、柏油烛一两，共捣涂之。

治面上糟鼻酒刺

雄黄 铅粉各一钱 硫黄五分

上共为细末，乳汁调，涂患处。晚上敷，次早温水洗去。如此三上即已。

治酒齇鼻

轻粉 硫黄少许

上共为细末，用粗烧纸蘸擦之。

治鼻疮 用杏仁去皮尖为末，将乳汁和之，搽患处。

治面上粉刺

枯矾一两 生硫黄二钱 白附子二钱

上共为末，唾津调搽。临晚上药，次早洗去。

皇帝涂容金面方

朱砂二钱 干胭脂二钱 官粉三钱 乌梅五个，去核 朝脑五钱 川芎少许

上为细末，临睡时津唾调，搽面上。次早，温水一盆洗面。二三七日，面如童颜，乃神仙妙用之法。

耳 病

脉：耳病肾虚迟濡；其脉浮大为风；洪动火贼；沉涩气凝；数实热塞。此久聋者，专于肾责；暴病浮洪，两尺相同；或两尺数，阴火上冲。

耳者，肾之窍。肾虚则耳聋而鸣也。

滋肾通耳汤

当归 川芎 白芍 生地黄 知母酒炒 黄柏酒炒 黄芩酒炒 柴胡 白芷 香附各等分

上锉一剂，水煎温服。胸膈不快，加青皮、枳壳少许。

耳左聋者，忿怒动胆火也。

龙胆汤

黄连 黄芩 栀子 当归 陈皮 胆星各一钱 龙胆草 香附各八分 玄参七分 青黛 木香各五分 干姜炒黑，二分

上锉一剂，生姜三片，水煎至七分，入玄明粉三分，痰盛加至五分，食后服。如作丸药，加芦荟五分，麝香二分，为末，神曲糊丸，如梧桐子大；每服五十丸，淡姜汤下。

耳右聋者，色欲动相火也。

滋阴地黄汤

熟地黄一钱六分 山药八分 山茱萸去核，八分 牡丹皮 泽泻 白茯苓 黄柏酒炒 石菖蒲各六分 知母酒炒，六分 远志去心，六分 当归酒炒，八分 川芎八分 白芍煨，八分

上锉一剂，水煎，空心服。如作丸，用炼蜜为丸，如梧桐子大；每服百丸，空心盐汤送下，酒亦可。亦治大病后耳聋。

两耳俱聋者，厚味动胃火也。防风通圣

散，方见中风。依本方加酒煨大黄，再用酒炒三次，及诸药俱用酒炒。

两耳肿痛者，肾经有风热也。

荆芥连翘汤

荆芥 连翘 防风 当归 川芎 白芍 柴胡 枳壳 黄芩 山栀 白芷 桔梗各等分 甘草减半

上锉一剂，水煎食后服。

两耳出脓者，肾经亦风热也。

蔓荆子散 治上焦热，耳内生脓，或耳鸣而聋。

蔓荆子 升麻 木通 赤芍 桑白皮蜜水炒 麦门冬去心 炙甘草 生地 前胡 赤茯苓 甘菊花各等分

上锉一剂，生姜三片、枣二枚，水煎，食后服。

吹耳散

干胭脂 海螵蛸 龙骨 枯矾 冰片 密陀僧煅 胆矾 青黛 硼砂 黄连 赤石脂减半 麝香少许

上为细末，先用绵纸条拭干脓水后，吹入末药。

有气闭耳聋者，候气复顺自明也。

治耳闭不明 用真麝香为末，葱管吹入耳内，后将葱塞耳孔内，耳自明矣。

通明利气汤 治虚火升上，痰气郁于耳中，或闭或鸣，痰火炽盛，忧郁痞满，咽喉不利，烦躁不宁。

苍术盐水炒 白术瓦焙 香附童便炒 生地黄姜汁炒 槟榔各一钱 抚芎八分 陈皮盐水浸炒，一钱 贝母三钱 黄连酒浸猪胆汁炒黄芩同上制，各一钱 黄柏酒炒 栀子仁炒玄参酒洗，各一钱 木香 甘草炙，各五分

上锉作二剂，姜煎，入竹沥同服。

清聪丸 治耳鸣及壅塞至于聋者。

橘皮盐水洗，去白，一两半 赤茯苓去皮半夏姜制，各一两 青皮醋炒 柴胡梢 酒黄芩 玄参 蔓荆子 桔梗 全蝎去毒 菖蒲 黄连酒炒，各一两五钱 生甘草五钱

上为细末，酒糊丸，绿豆大。每服一百

二十丸，临卧茶清送下。

清聪化痰丸 治耳聋耳鸣，壅闭不闻声音，乃饮食厚味，夹怒气以动肝胃之火，宜清窍也。

橘红盐水洗，去白 赤茯苓去皮 蔓荆子各一两 枯芩酒炒，八钱 黄连酒炒 白芍酒浸，煨 生地黄酒洗 柴胡 半夏姜汁炒，各七分 人参六钱 青皮醋炒，五钱 生甘草四钱

上共十二味为细末，葱汤浸蒸饼丸，如绿豆大。每服百丸，晚用姜汤茶清任下。

治耳聋耳鸣方 甘草、生地胭脂包，甘遂、草乌白绵包。日夜换塞两耳，常塞其耳自通。

肾虚耳聋，用六味丸加黄柏、知母、远志肉、石菖蒲。方见补益。

耳鸣用六味丸，以全蝎二十枚，炒去毒为末。每用三钱，调酒送下百丸，空心服。

李少宰耳如蝉鸣，服四物汤耳鸣益甚。余以为足三阴虚。五更服六味丸，食前服补中益气汤顿愈。方见补益。

黎司马因怒耳鸣吐痰，作呕不食，寒热胁痛，用小柴胡汤方见伤寒。合四物汤，方见补益。加山栀、茯神、陈皮而痊。

鼻 病

脉：右寸洪数，鼻衄鼻齄；左寸浮缓，鼻涕风邪。

鼻塞声重流涕者，肺感风寒也。

通窍汤 治感冒风寒，鼻塞声重流清涕。

防风 羌活 藁本 升麻 干葛 川芎 苍术 白芷各一钱 麻黄 川椒 细辛 甘草各三分

上锉一剂，姜三片、葱白三根，水煎热服。肺有邪火，加黄芩一钱。

鼻不闻香臭者，肺经有风热也。

丽泽通气散 治鼻不闻香臭。

黄芪 苍术 羌活 独活 防风 升麻 葛根 甘草 川椒去闭目子不用 麻黄不去节，冬月加 白芷各三分

上锉一剂，生姜三片、枣二枚、葱白三根，水煎，食远温服。忌生冷、风凉处坐卧。

鼻渊者，胆移热于脑也。

荆芥连翘汤

荆芥　柴胡　川芎　当归　生地黄　芍药　白芷　防风　薄荷　山栀　黄芩　桔梗　连翘各等分　甘草减半

上锉散，水煎，食远服。

鼻赤者，热血入肺，成酒齇鼻也。

清血四物汤

当归酒洗　川芎　白芍酒炒　生地酒洗　黄芩酒炒　红花酒洗　茯苓去皮　陈皮各等分　甘草生，减半

上锉一剂，生姜一片，水煎，调五灵脂末同服。如气弱加酒浸黄芪。

金花丸　治上焦一切火症鼻红。

黄连　黄芩　黄柏　栀子　大黄酒煨　桔梗各等分

上为细末，水丸梧桐子大。每服五十丸，临卧时白汤送下。

鼻头紫黑者，属风寒血冷则凝滞而不散也。

当归活血汤　治鼻准头紫黑，血冷凝滞。

当归　川芎　荆芥　薄荷　芍药　红花　甘草　牡丹皮　桔梗　防风　山栀　黄芩　连翘　白芷各等分

上锉一剂，姜一片、细茶一撮，水煎，食后温服。

补遗方

治鼻不闻香臭

细辛　白芷　防风　羌活　当归　川芎　半夏　桔梗　陈皮　茯苓各一钱　薄荷三钱

上锉一剂，水煎，食后服。

一男子，面白鼻流清涕，不闻香臭三年矣。余以为肺气虚，用补中益气加麦门、山栀而愈。

口　舌

脉：口舌生疮，脉洪疾速。若见脉虚，中气不足。

经言：舌乃心之苗，此以窍言也。以部分言之，五脏皆有所属。以症言之，五脏皆以所主。如口舌肿痛，或状如无皮，或发热作渴，为中气虚热；或眼如烟触、体倦少食，或午后益甚，为阴血虚热；若咽痛舌疮、口干足热，日晡益甚，为肾经虚火；若四肢逆冷、恶寒饮食，或痰甚眼赤，为命门火衰；若发热作渴、饮冷便闭，为肠胃实火；若发热恶寒、口干喜汤、食少体倦，为脾经虚热；若舌本作强、腮颊肿痛，为脾经湿热；若痰甚作渴、口舌肿痛，为上焦有热；若思虑过度、口舌生疮、咽喉不利，为脾经血伤火动；若恚怒过度、寒热口苦而舌肿痛，为肝经血伤火动。病因多端，当临时制宜。凡舌肿胀甚，宜先刺舌尖或舌上或边旁，出血泄毒，以救其急。唯舌下廉泉穴，此属肾经，虽宜出血，亦当禁针慎之。

口舌生疮、咽喉肿痛、燥渴便闭，此三焦实热也。用凉膈散加减，频频噙咽，不可频服，恐上热未除，中寒复生，变症莫测也。方见火证。

一、口舌生疮，发热恶寒，劳则体倦，不思饮食，此中焦虚热也。用补中益气汤加麦门、五味。方见补益。

一、口舌生疮，口干饮汤不食，乃胃气虚而不能化生津液也。用七味白术散。方见小儿吐泻。

一、口舌生疮，饮食不思、大便不实，中气虚也，人参理中汤；若手足逆冷腹痛，中气虚寒也，加附子。方见中寒。

一、口舌生疮糜烂，或晡热内热，脉数无力，此血虚而有火也。用四物汤加白术、茯苓、麦门、五味、牡丹、黄柏、知母。方见补益。

一、口舌生疮、食少便滑、面黄肢冷，火衰土虚也，用八味丸。方见补益。

一、口舌生疮，日晡发热、作渴、唾痰、小便频数，肾水亏损、下焦阴火也，加减八味丸；若热来复去，昼见夜伏、夜见昼伏，

不时而动，或无定处，或从脚下起，乃无根之火也，亦宜此丸；更以附子末，唾津调搽涌泉穴。若概用寒凉，损伤生气，为疾匪轻。

口臭牙龈赤烂、腿肢痿软，或口咸，此肾经虚热，用六味丸。方见补益。

口疮者，三焦火盛也。口舌肿大，或痛裂生疮者，治相同也。

凉膈散加减 治三焦火盛，口舌生疮。

连翘 黄芩 山栀 桔梗 黄连 薄荷 当归 生地黄 枳壳去瓤 芍药 甘草各等分

上锉一剂，水煎食远服。

一方 治口舌疮，亦治赤眼。用黄连为末二三钱，好酒煎一二沸，候冷噙漱或咽下，即愈。

赴宴散 治三焦实热，口舌生疮糜烂，痛不可忍者。

黄连 黄柏 黄芩 栀子 细辛 干姜各等分

上为细末，先用米泔水漱口，后搽药于患处，或吐或咽不拘。

绿袍散 治口疮。

黄柏一两 青黛三钱

上为细末，搽患处噙之，吐出涎立愈。一方加密陀僧一钱。

二皂散 治口舌生疮，牙宣出血。

大皂角烧灰存性 牙皂烧灰存性 铜绿胆矾 雄黄 孩儿茶 百草霜 枯矾

上各等分为细末，先将米泔水漱口、洗口疮后搽药。

黄白散 治口疮如神，并口中疳疮。

黄柏 孩儿茶 枯白矾各等分，为细末

上研匀一处。凡患人先用陈仓小米熬汤，候冷漱口洁净，次将药末掺患处不拘。三五年诸治不愈者，此药敷三五次即愈。

郑秋官过饮，舌本强肿，言语不清，此脾虚湿热。用补中益气加神曲、麦芽、干葛、泽泻而愈。方见补益。

一膏粱之人患舌痛，敷、服，皆消肿之药，舌肿势急。余刺舌尖及两旁出紫血杯许，肿消一二；更服犀角地黄汤一剂，翌早复肿胀，仍刺出紫血杯许，亦消一二；仍服前汤良久，舌大肿；又刺出黑血二杯许，肿渐消。忽寒热作呕、头痛作晕，脉洪浮而数，此邪虽去而真气愈伤。以补中益气，倍用参、芪、归、术，四剂而安，又数剂而愈。方见补益。

口苦者，心热也。

黄连泻心汤 治心经蕴热。黄连去须为末，水调服。

口甘者，脾热也。

三黄汤 治脾热口甜。

黄连 黄芩 山栀 石膏 芍药 白术去芦，减半 桔梗 陈皮 茯苓去皮，各等分 甘草减半 乌梅一个

上锉一剂，水煎食后服。

口辣者，肺热也。

泻白汤 治口辣肺热。

桑白皮 地骨皮各二钱 甘草一钱

上锉一剂，水煎，食远温服。

口咸者，肾热也。

滋肾丸

黄柏二两，用酒拌湿，阴干 知母二两，酒浸湿，阴干 肉桂一钱

上知柏气味俱阴，以固肾气，故能补肾以泻下焦火也。桂与火邪同体，故以寒因热用。凡诸病在下焦，皆不渴也。用三味俱为末，以热水丸，百沸汤送下。

口酸而苦者，肝胆有实热也。小柴胡汤，依本方加草龙胆、甘草、青皮，并怒则口苦，或胁胀，或发热俱可服。

胆热而口苦者，乃谋虑不决也。小柴胡汤，依本方加麦门冬、酸枣仁、远志、地骨皮。

补遗方

清热如圣散 治舌下肿如核大，取破出黄痰，已愈又复发。

枳壳五分 天花粉五分 黄连八分 连翘一钱 荆芥 薄荷各五分 牛蒡子八分 山栀六分 柴胡四分 甘草三分

上锉一剂，灯草十根，水煎，食后稍冷

服。忌鱼腥厚味。

又方 治舌下肿结如核，或重舌、木舌及满口生疮，以清火化痰为主。

陈皮去白，八分　半夏姜制，一钱三分　茯苓去皮，一钱　桔梗去芦，五分　黄连酒炒，一钱　当归酒洗，八分　青竹茹一钱　生地酒洗，一钱五分　甘草梢二分

上锉一剂，生姜三片，水煎食后服。

碧雪膏 治一切积热，口舌生疮，心烦喉闭，燥渴肿痛。

碧雪　芒硝　马牙硝　朴硝各一斤　青黛　石膏　寒水石　滑石水飞，各六两

上为细末，甘草一斤煎水和诸药匀；再入火煎，用柳木搅匀；入青黛又搅匀；倾出盆内，候冷结成块，研为细末。每用少许噙化。如喉闭，每用少许吹入喉中。

牙 齿

脉：齿痛肾虚，尺濡而大；火炎尺洪，疏摇豁坏；右寸关数，或洪而弦，此属肠胃，风热多涎。

牙痛者，胃火盛也。

清胃散 治上下牙齿疼痛不可忍，牵引头脑、满面发热大痛。此因服补肾热药及食辛热厚味之物所致也。

当归身　生地黄酒洗　黄连夏月倍用　牡丹皮各三钱　升麻一两　如痛甚加石膏二钱　细辛三钱　黄芩三钱　细茶三钱　大黄酒蒸一钱

上锉一剂，水煎，稍冷食后服。

治胃有实热齿痛，或上牙痛尤甚者，用凉膈散，以酒蒸大黄为君，加知母、石膏、升麻为佐。频频噙咽即愈。

治牙痛 干姜一两　雄黄三钱

上为细末，搽之立止。

一方 用绿豆十一个、胡椒七粒，共合一处。略捣碎不至成泥，用绵裹如黄豆大，用一粒咬于疼处牙上，即止其疼，永绝其根。如疼极不可忍者，先以烧酒漱口，吐去烧酒，

用药咬于疼牙上立止。

泻胃汤 治牙痛如神。

当归　川芎　赤芍　生地黄　黄连　牡丹皮　栀子　防风　荆芥　薄荷　甘草

上锉一剂，水煎，食远频服。

开口呷风则痛甚者，肠胃中有风邪也；开口则臭不可闻者，肠胃中有积热也。

当归连翘饮

当归　生地黄　川芎　连翘　防风　荆芥　白芷　羌活　黄芩　山栀　枳壳　甘草各等分　细辛减半

上锉一剂，水煎食远服。

虫食而痛者，肠胃中有湿热也。

定痛散 治虫牙痛甚。

当归　生地黄　细辛　干姜　白芷　连翘　苦参　黄连　花椒　桔梗　乌梅　甘草各等分

上锉一剂，水煎，先噙漱，后咽下。

蜂窝散 治牙痛或肿，风牙、虫牙、牙痛、牙长，痛不可忍。

马蜂窝　白蒺藜　花椒　艾叶　葱头　荆芥　细辛　白芷

上等分锉碎、醋煎，口噙漱良久，吐出再噙。

牙龈宣露者，胃中客热也。

甘露饮子 治男、妇胃中客热口气，齿龈肿闷宣露，心中多烦，饥不欲食，善睡卧及咽中生疮，口疮肿烂，并治，良验。

天门冬去心　麦门冬去心　生地黄　熟地黄　黄芩去朽　枳壳去瓤　山茵陈　石斛　枇杷叶　甘草各等分

一方以上各一两，加犀角三钱，有殊效。

上锉一剂，水煎，食后温服。若齿龈宣露肿闷，煎药漱之，冷热皆可。

苏东坡 治热极齿缝出血成条者。

人参　茯苓　麦门冬去心，各二钱

上锉一剂，水一钟煎五分温服，神效。

护齿膏 治牙龈宣露。

防风　独活　槐枝　当归　川芎　白芷　细辛　藁本各等分

上锉碎，入香油半斤，浸三日，熬焦去渣，入后药：白蜡、黄蜡各一两，官粉、乳香、没药、龙骨、白石脂、石膏、白芷各五钱，俱为末，麝香五分为末。上先将二蜡溶化成膏，方下八味药末，搅匀收磁器内。好皮纸摊贴在宣处即愈。

走马牙疳者，上焦湿热也。当归连翘饮。方见前。

消疳散

花椒 细辛 硼砂 枯矾 铜绿 黄连 青黛各等分

上为细末，先用凉水漱口，后将药末擦在牙齿缝处。

芦荟散 治走马牙疳。

黄柏五钱 人言五分，用红枣破去核，每用人言一分，烧存性 芦荟一钱

上为末，先将米泔漱净疳毒，却掺上此药即愈。

蟾蜍散 治走马疳、龈溃浸蚀唇鼻。

干蚵蚾黄泥裹烧焦，一分 黄连一分 青黛一钱

上为末，入麝香少许，掺敷，干则油调搽。

齿动摇者，肾元虚也。

固齿丹

生地黄二两 白蒺藜炒去刺，二两 香附四两，炒 青盐一两半 破故纸一两，炒 没石子大者四个

上为细末，早晨擦牙，津液咽下。久用，自然能固齿乌髭。

牢牙固齿明目散 用槐枝叶、柳枝叶不拘多少，切碎，水浸三日，熬出浓汁，去条、叶、渣、梗，入青盐二斤、白盐二斤，同汁熬干，研末。擦牙漱口吐出洗眼，神效。

固齿牢牙散

虎骨一两，火煅 青盐用嫩槐枝等分同炒黄色，一两 细辛五钱末

上三味合匀擦牙。

擦牙正痛固齿方

石膏一斤，煅 青盐四两 白芷二两 细辛一两

上为细末，擦牙。

牙宣膏 治牙齿动摇不牢，疼痛不止，龈肉出血。

麝香一字 白龙骨二钱半 官粉二钱半，另研。

上先将二味为末，后入麝香研匀；用黄蜡一两，磁器化开，入药于内，又搅匀；用无灰呈咨纸裁作方片，于药内度过剪作条。临卧于齿患处龈肉门封贴一宿。治疳蚀、去风邪、牢牙齿，大效。

斗齿方

点椒五钱 天灵盖 红内消 白芷各二钱

上为末，齿动掺上即安。或已落有血丝未断者，亦可掺药于齿龈间，斗之即稳。

擦牙石盐散 用此药久擦牙，永久坚固，再无牙痒牙疼之症。

白软石膏一斤 辽细辛十二两五钱 川升麻二两五钱 川芎一两 白芷三两 馒头炒成黑炭半斤 白盐十二两，入炭火煅红半日

上为极细末，用绢罗筛过，擦牙甚妙。

滋阴清胃丸 治阳明经血热，上下牙床红烂，肉缩齿龈露者。

当归酒洗 生地黄酒洗 牡丹皮去骨 栀子仁盐水炒，各一两 软石膏煅醋淬，二两 黄连酒炒 知母 葛粉 防风各七钱 升麻 白芷各五钱 生甘草节四钱

上为细末，汤泡蒸饼搅糊为丸，如绿豆大。每服百丸，临晚米汤送下。

灸 牙痛，百药不效，用艾炷如麦大，灸两耳当三壮，立止。

固齿散

鼠骨一副，将鼠一个，不用毒死，只用打死者，面裹炮熟去肉，将面身等骨放新瓦上焙干，以黄色为度，研为末，全用 花椒炒，二两 乳香二两，以竹叶焙 香附一两，炒 白蒺藜仁微炒，一两 青盐一两，面包煅

上为末，每日擦牙，咽吐任意。不唯乌髭发固牙齿，且终身绝无齿痛矣。

清胃汤 治牙床肿痛、动摇、黑烂、脱

落，皆属二阳明大肠与胃二经之火。

山栀炒　连翘去心　牡丹皮　条芩各一钱　石膏二匙　生地黄酒洗　黄连炒，各八分　升麻　白芍煅　桔梗各七分　藿香五分　甘草二分

上锉一剂，水煎，食远服。

毛宗伯，胃经虚热，齿牙作痛。用补中益气加熟地、丹皮、茯苓、芍药寻愈。方见补益。

杨考功，齿动作痛，属脾胃虚弱、阴火炽甚。用补中益气加酒炒黑黄柏四剂，又服加减八味丸，诸症顿愈。又用补中益气而痊愈。

王侍御，齿摇龈露，喜冷饮食，此胃经湿热。先用承气汤以退火，又用清胃散以调理而齿固；继用六味丸以补肾而痊。方见补益。

一男子，晡热内热，牙痛龈溃，常取小虫，此足三阴虚火、足阳明经湿热。先用桃核承气汤方见伤寒。二剂，又用六味丸而愈。方见补益。

眼　目

脉：眼本火病，心肝数洪；右寸关见，相火上冲。

夫人之有两眼，犹天之有日月也。视万物、察纤毫，何莫而不至？日月有一时晦者，风云雷雨之所致也。目之失明者，四气七情之所害也。大抵眼目为五脏之精华，一身之至要也，故五脏分五轮，八卦名八廓。五轮者，肝属木，曰风轮，在眼为乌睛；心属火，曰火轮，在眼为二眦；脾属土，曰肉轮，在眼为上下胞；肺属金，曰气轮，在眼为白睛；肾属水，曰水轮，在眼为瞳子。至若八廓，无位有名。胆之腑为天廓；膀胱之腑为地廓；命门之腑为水廓；小肠之腑为火廓；肾之腑为风廓；脾之腑为雷廓；大肠之腑为山廓；三焦之腑为泽廓。此虽为眼目之根本，而面为包络五脏。或蕴积风热，或七情之气郁结不散，上攻眼目，各随五脏所属，或肿赤而痛，羞明怕日，隐涩难开，或云翳内障、白膜遮睛，共症七十有二。治之须究其所因。风则驱散之，热则清凉之，气结则调顺之，翳障则点退之，肿痛则消止之，此治疗之大略耳。切不可用针刀割取，偶得其愈，出乎侥幸。唯此万明膏药，该内外之五行，合表里而一致，因虚实之异用，论新久之浅深，分老幼而不拘一定，尽变通而随疾加减。目疾之名虽多，而药品之治无遗。且不可过用凉剂冰其面目，而血不流畅，恐成痼疾矣。又肾虚者，令人眼目昏花，当补暖下元，以益肾水。虽然亦有南北之分。北方之人患眼者甚多，皆是日冒风沙、夜卧热炕，二气交蒸使然。治之宜用凉药，与南方不同故也。然小儿痘疹之后，毒气流于心肝二经，不能自已，以致上攻眼目，视物不明，常见黑花，当风多泪，隐涩难开，久生翳障；或妇人面风时发，眼目暴赤。或因气恼伤于心肺二经，日久生翳，白膜遮睛；因循不治，云翳渐厚，视物不明，而为终身之害矣。用此万明膏一点，如风吹云散，日显光明，何物不照也？世人谚语，以为动土者，有犯鬼神作祟，甘心祷祝，此乃愚人之谬，非明医之至论也。所以自纳于盲瞽之地有由然也。高明者宜详辨之。予著点服二药，诸列于后方，亲试屡有奇效，广传与人，以为人济世之宝也。得之者，最宜珍重。

眼者，五脏六腑之精华也。大眦赤、红肉堆起者，心经实热也；小眦赤、红丝血胀者，心经虚热也；乌睛红白翳障者，肝病也；白珠红筋翳膜者，肺病也；上下眼胞如桃者，脾病也；迎风出泪、坐起生花者，肾病也。赤而痛者，肝实热也。羞明怕日者，脾实也；视物不真者，脾虚也。眵多结硬者，肺实也；眵稀不结者，肺虚也。拳毛倒睫者，脾风也。攀睛胬肉者，心热也。雀目者，昼则明而夜则不见也。青盲者，瞳子黑白分明，直物而不见也。

眼科秘传经验者，天下第一方也。

千金不易万明膏

黄连泻心火　当归活血明目　木贼治拳毛倒睫　羌活治攀睛而发散　防风去风气　天麻治羞明怕日　白蒺藜治隐涩难开　甘菊花治内障风明目　青葙子治内障气　荆芥治血注瞳人　楮实子治攀睛补虚　赤芍药养血止痛　龙胆草泻肝火　大黄泻胃火　蝉退除风去翳　枸杞子去风明目　草决明治云翳　密蒙花退翳除昏　知母滋肾水而明目　防己治风邪而去热　白芍药生血退热而理肝经　茯苓和中养心血　桑白皮泻肺火　牛蒡子明目去翳　麦门冬去翳而除心肺之热　贝母理肺经而消痰　苦葶苈通肺经消肿痛明目　青盐滋肾水而明目　旋覆花治膀胱之水，亦能除风　蕤仁除赤热　槐花消肿毒而去热　五味子滋肾补虚，生津明目　连翘除心火、泻诸经热、消肿　艾叶去风　石菖蒲开心窍而明目　白芷去面风　夜明砂去昏花而明目　赤石脂有理胃之功，亦能止痛　车前子明目退翳，以上各一两　黄芩除湿热，枯则泻肝火　黄柏降火滋阴　栀子三味去目膜消热　独活治眼黑花　川芎治障风头痛　白附子治迎风冷泪　生地黄清血　熟地黄养血　藁本去湿治目中生疮　远志明目退昏　薄荷去邪、清风、消毒　细辛去风、明目　柴胡发散而治目内诸疾　桔梗下气，亦理肺经　胡黄连降火去热　谷精草去云翳、益目　苍术平胃而去风湿　天门冬止血而补虚　石膏去风热、清胃火　百部去肺火　杏仁通肠、润肺　枳壳消滞气而理肠胃　朴硝降火而开郁　玄参去胃火　黄芪益元气而理肺经　青藤去热　大枫子去诸风，以上各五钱净　槟榔杀虫去翳　蔓荆子治弦烂赤红　石决明泻肝火，亦去肺经风　苦参去大肠风，以上各七钱　木通泻小肠之邪火，六钱　甘草解诸药之毒，调和众味，一两

上七十二味，俱切为细片，用童便一桶将水澄，盛磁盆中；入炉甘石三斤，浸之一日夜，澄清再浸，澄出；将炉甘石入混元球内煅红，入药水浸。如此十数次，冷定，取出炉甘石，入阳城罐内封固打火，每罐打三炷香升盏。轻清者，合后药可治瞎目；坠底者，可治火眼。诸药加减于后。如不入罐打火，将甘石研细用水飞过，分清浊两用亦可。如制甘石十两，加琥珀五钱、珍珠八钱，俱各用混元球煅过，为极细，冰片三钱，官硼三两，铜器上飞过，海螵蛸六钱生用，胆矾二两，用铜瓦片煅过，白翠二两煅红入童便内，不拘遍数，以成腻粉为止，鹰粪三钱，用竹叶上焙过、研细，熊胆三钱，用缸瓦上煅过存性为末，真正者人退一两，洗净、炒黄色存性为细末，木贼一两、焙过为细末，枯矾五钱，轻粉三钱，神砂三钱，皮硝三钱。此乃全料分两，亦当随其目疾而治之，无不取效矣。

一眼害日久，有宿沙翳者加螵蛸、珊瑚、曾青、珍珠，各研极细加入。一病疮抱住黑睛者，加飞过灵砂少许，与白丁香研一处，用乌鸦翎搅匀。一血灌瞳人加官硼、曾青，即胆矾是也。琥珀、朴硝少许研细入。一束睛云翳者，加白翠、螵蛸、珊瑚、珍珠。一有青红筋者，加轻粉、枯矾。一内障气加曾青、熊胆、珊瑚、琥珀、珍珠，神砂少许。一胬肉攀睛者，加硇砂少许，鹰粪、人退。一多年老眼云翳遮睛至厚者，全料点之。一迎风冷泪、眼昏花者，用主方治之自愈，不必加别药，唯少加冰片。一拳毛倒睫加珍珠、冰片、琥珀。一赤烂风弦者，加硼砂、珍珠；再用铜绿一两，用天茄汁和艾熏透洗之妙。外用点药，因疾加减已尽。而内服汤药亦随症用药，所谓表里互治之，补其母以及其子也。

暴发赤肿者，肝经风热之甚也。如暴赤失明、昏涩翳膜、眵泪入眼者，皆风热也。

洗肝明目散　治一切风热赤肿疼痛。

当归尾　川芎　赤芍　生地黄　黄连　黄芩　栀子　石膏　连翘　防风　荆芥　薄荷　羌活　蔓荆子　菊花　白蒺藜　草决明　桔梗　甘草各等分

上锉一剂，水煎，食后服。如痛不可忍加光圆小川乌火煨，痛不甚不用；如有翳障加蒺藜、木贼，去芍药；风热肝火甚加胆草、柴胡，去薄荷；大便实加大黄、川芎、桔梗。

清上明目丸 治一切肿痛，风热眼疾。

归尾 川芎各六钱 生地黄 黄连 黄芩 大黄 黄柏酒炒 连翘 桔梗 薄荷 防风 荆芥 羌活 独活 白芷 菊花 草决明 木贼 甘草各五钱

上为末，炼蜜为丸，如绿豆大。每服三十五丸，白汤早晚服。

久病昏暗者，肾经真阴之微也。如昏弱不欲视物、内障见黑花、瞳子散，皆血少劳神、肾虚也。

滋肾明目汤 治劳神肾虚，血少眼痛。

当归 川芎 白芍 生地 熟地 桔梗 人参 山栀 黄连 白芷 蔓荆子 菊花 甘草以上减半

上锉剂，细茶一撮、灯心一团，水煎食后服。热甚加龙胆草、柴胡；肾虚加黄柏、知母；风热壅盛加防风、荆芥；风热红肿加连翘、黄芩。

明目散

薄荷甘草共天麻，荆芥防风甘菊花。

当归连翘枸杞子，川芎白芷密蒙花。

等分各研为细末，每服三钱只用茶。

劝君每日进一服，瞳人咫尺见天涯。

明目地黄丸 生精养血，补肾益肝，退翳膜遮睛，除羞涩多泪，并治暴赤热眼，祛风明目。

怀生地酒洗 熟地各四两 知母盐水炒 黄柏酒炒。各二两 菟丝子酒制 独活一两 甘枸杞二两 川牛膝酒洗，三两 沙苑蒺藜三两，炒

上为细末，炼蜜为丸，如梧桐子大。每服八十丸，夏月用淡盐汤下，余月酒下。

内障者，肝病也。

保肝散

当归 川芎 枸杞 苍术米泔制 白术去芦 密蒙花 羌活 天麻 薄荷 柴胡 藁本 石膏 木贼 连翘 细辛 桔梗 防风 荆芥各一钱 栀子 白芷各五分 甘草一钱

上锉一剂，水煎，先食干饭后服药。

拨云退翳还睛丸 此药常服，终身眼不昏花。

密蒙花 木贼 白蒺藜 蝉退 青盐各一两 薄荷 香白芷 防风 生甘草 川芎雀脑者 知母 荆芥穗 枸杞子 白芍各五钱 黑芝麻五两 当归酒洗，晒干，三钱 甘菊花六钱

上为细末，炼蜜为丸，如弹子大。每饭后细嚼一丸，苦茶送下。

外障者，肺病也。

四明饮 治一切眼目肿。

大黄 葛花 泽泻 石决明各等分

上锉一剂，水煎服。

退云散 治翳蒙瞳子。

当归 生地 白菊花 谷精草 木贼 羌活 石决明 大黄酒炒 蔓荆子 白芷 黄柏 连翘 龙胆草以上各一钱 蝉退

上锉一剂，水煎，食远服。

退翳丸 治眼疾诸般翳障昏暗如神。

当归 川芎 白蒺藜各一两 地骨皮 川椒去子，七钱 菊花 羌活 密蒙花 蔓荆子 荆芥各一两 薄荷 蛇退 瓜蒌根 楮实子 黄连 甘草各三钱 木贼二两，童便浸一宿

上十七味共为末，用蜜为丸，每一两作十丸。食后服，日服二次。有翳者，米泔水下；睛暗当归汤下；气障者，木香汤下；妇人血晕，当归薄荷汤下。忌荤腥面食等物。

目能远视、不能近视者，火盛而水亏也。六味地黄丸加牡蛎。方见补益。

目能近视、不能远视者，有水而无火也。

定志丸

远志甘草水泡去心 人参去芦 白茯苓去皮、木，各一两 石菖蒲二两

上为细末，炼蜜为丸，朱砂为衣。每服二三十丸，临卧白汤下。

家传大明膏 专治翳膜攀睛、烂弦赤障胬肉、血贯瞳人、迎风冷泪、怕日羞明、视物昏花、疼痛不止。不动刀针，用药点眼，三日见效，十日痊愈。

大黄 苍术 柴胡 龙胆草 藁本 细辛 赤芍 菊花倍 红花 黄柏 黄芩 连

翘 栀子 荆芥 防风 木贼 黄连 蒺藜
薄荷 羌活 独活 麻黄 川芎 白芷
天麻 蔓荆子 元参 苦参 归尾 木通
生地黄 桑白皮 车前子 枳壳 皮硝
甘草

上锉十大帖，用童便五碗煎熟，用炉甘石一斤净入炭火烧红淬入药中十次，研烂去粗滓，将药入水铜盆内重汤煮干，成饼晒干，研千余下。每一两入焰硝八钱、黄丹五分，又研千余下。收入磁罐内，点眼。如胬肉云翳、昏蒙烂弦风眼入冰片少许，点之。

拨云散 治一切眼目风热肿痛、昏暗不明、生花障翳，或热极红赤，痛不可忍，治之最效。

炉甘石火煅童便淬，五钱 珍珠 胆矾各五分 大片脑半分 石蟹一钱 石燕醋煅 琥珀 玛瑙各五分 官硼砂飞过 辰砂 黄连各一钱 乳香 血竭各五分

上为极细末，用磁器盛贮。先将凉水洗净眼后，用银簪挑药点眼，良久则效。如作膏子，用蜜调和点之。

一、眼病之后，尚有微热，白睛红、多眵泪、无疼痛而隐涩难开，此苦寒药太过，而真气不能通九窍也。故眼目昏花不明。用补中益气汤去陈皮、人参、白术，加防风、白芷、蔓荆子。方见补益。

一、眼目昏暗，用六味丸加枸杞子、当归、甘菊花。方见补益。

一、儒者，日晡两目紧涩不能瞻视，此元气下陷。用补中益气倍加参芪，数剂痊愈。方见补益。

给事张禹功，目赤不明，服祛风散热药，反畏明重听，脉大而虚，此因劳心过度，饮食失节。以补中益气汤加茯神、酸枣仁、山药、山茱萸、五味顿愈。又劳役复甚，用十全大补汤兼以前药渐愈；却用补中益气汤加前药而痊。方俱见补益。

凡医者，不理脾胃及养血安神，治标不治本，是不明正理也。若概用辛凉苦寒之剂，损伤血气，促成内障之症矣。

人两眼角出烟雾，此肝火也。以柴胡、黄连等分，大剂水煎，临卧频频服之，数剂乃瘥。

咽 喉

脉：咽喉之脉，两寸洪溢；上盛下虚，脉忌微伏。

咽喉肿痛者，或喉痛生疮者，或咽痛闭塞者，或红肿结核胀痛者，或喉闭塞不能言语者，俱是风热痰火，皆用清凉散加减。或喉闭急症，急刺少商穴，在大指甲外侧，用三棱针放出毒血，并豁吐痰涎为要。若迟缓不救即死，速用吹喉散，或用好醋嗽漱，吐痰要紧。大抵咽喉之症，俱属风、痰、火，明者治之。

喉痹者，火分虚实也。实火宜：

清凉散 治一切实火咽喉肿痛。

山栀 连翘 黄芩 防风 枳壳 黄连 当归 生地 甘草各等分 桔梗 薄荷减半 白芷减半或不用亦可

上锉一剂，灯心一团、细茶一撮，水煎，磨山豆根调服。咽喉干燥加人参、麦门冬、天花粉，去白芷；咽喉发热加柴胡；咽喉肿痛加牛蒡子、玄参，去白芷；痰火盛加射干、瓜蒌、竹沥，去白芷；喉痛生疮加牛蒡子、玄参，去白芷；极热大便实，加大黄，去桔梗；虚火泛上，咽喉生疮、喉不清者，加黄柏、知母，去白芷。

开关神应散 治一切喉风，有起死回生之功。

蜈蚣焙存性，二钱 胆矾 全蝎去毒，焙存性 僵蚕去丝、嘴，各一钱 蝉退焙，存性，一钱 蟾酥三钱 穿山甲麸炒，三钱 川乌尖一钱 乳香五分

上为末，每服一钱半或三钱。小儿每服一分或七厘。同葱头捣烂和酒药送下，出汗为度。如口不能开，灌服。忌猪、羊、鸡、鱼、油、面，诸般热毒等物二七日。

冰梅丸 治喉痹十八种俱效。

大南星鲜者三十五个　大半夏鲜者三十五个　皂角去弦净四两　白矾四两　好白盐四两　桔梗二两，去芦　防风　朴硝各四两　甘草一两

上拣七分熟大梅子一百个，先将硝盐水浸一周时，然后将各药碾碎，入水拌匀，方将梅子置于水中。其水淹过梅子三指为度。浸七日后取出晒干，又入水中浸透晒干，俟药水干为度。方将梅子入磁罐内封密，如霜衣白愈佳。如要用时，薄绵裹噙在口中，令津液徐徐咽下，痰出即愈。每一梅足可治三人，不可轻弃。

吹喉散　治一切咽喉肿痛，并喉舌垂下肿痛者。胆矾、白矾、朴硝、片脑、山豆根、辰砂，先将鸡膆内黄皮焙燥，共前药研为极细末，用鹅毛管吹药入喉即效。

大凡咽喉肿痛，或喉闭急症，用山豆根磨水噙漱立愈。

治喉痹双乳蛾　用壁上蜘蛛白窝，取下。患者脑后发，拔一根缠定蛛窝，灯上以银簪挑而烧之存性，为末，吹入患处，立消。

乳鹅喉闭方　急将病人面朝上睡于地下，两手采住头发脚踏肩，其毒自散。或打破鼻，血出毒亦散之。

救急方　治喉风口噤不语，死在须臾。

胆矾五分，半生半枯　熊胆　木香各三分

上为细末，用番木鳖磨井水调和，以鸡翎蘸扫患处。如势急口噤，以筋启之用药，扫下即消。

喉痹方　并治口疮、牙疳、喉痹、牙关紧急，如神效。

火硝五钱　片脑一分半　硼砂一钱半　蒲黄一钱　孩儿茶一钱二分半

上共为细末，用笔管拨开芦管吹入，大吐其痰，不数次立愈。

治乳鹅喉痹　孔弘周传。

蚕蛾末，三钱　儿茶一钱　生白矾三分　辰砂一钱

上为细末，吹入喉口即愈。

破棺丹　治咽喉肿痛，水谷不下。

青盐　白矾　硇砂各等分

上为末，吹患处，有痰吐出立效。

陈藏器每治脏寒、吞吐不利，用附子去皮脐、炮裂，以蜜涂，炙，蜜入内，含之勿咽。

虚火宜：

加味四物汤　治虚火上升喉痛，并生喉疮，喉痹热毒，最能降火甚效。

当归　川芎　黄柏盐水浸　知母去毛　天花粉各一钱　熟地　白芍各一钱二分　桔梗　甘草各三钱

上锉一剂，水煎，入竹沥一钟同服。

噙化丸　治咽喉肿痛，或声不清，或声哑咽喉干燥，或生疮者并治。

南薄荷叶　栋参五钱　怀生地一两　生甘草二两　白桔梗三钱　山豆根八钱　片脑三分

上为细末，炼蜜为丸，如龙眼大。每一丸，分三次，临卧将丸噙入口中，津液渐渐化下。

痄腮者，肿痛，风热也。

驱风解毒散　治痄腮肿痛者。

防风　荆芥　羌活　连翘　牛蒡子　甘草各等分

上锉一剂，水煎食后服。

又方　治痄腮肿痛者用此敷上。用赤小豆研为细末，酽醋调敷肿处即消。

又方　用矿石灰不拘数，炒七次，地上窨七次，酽醋调敷肿处立愈。

讴歌失音者，火动也。

响声破笛丸

连翘二两半　桔梗二两半　川芎一两半　砂仁一两　诃子一两，炒　百药二两　薄荷四两　大黄一两　甘草二两半

上为细末，鸡子清为丸，如弹子大。每服一丸，临卧时噙化，徐徐咽下。

声音不出者，肾虚也。

滋肾汤　夫心为声音之主，肺为声音之门，肾为声音之根。风、寒、暑、湿、气血痰热邪气有干于心肺，病在上脘，随症解之，邪气散则天籁鸣矣。唯夫肾虚，不能纳诸气

以归元，故气奔而上升。咳嗽痰壅，或喘或胀，髓虚多唾，足冷骨痿，胸腹百骸俱为之牵制。其嗽愈重，其气愈乏，其保身君子必当于受病之处图之可也。按钱氏方，小儿吐泻，利其小便过多，以致脾虚不食，钱用益黄散作效。数日以后，忽而不语，钱知其脾气已复，肾气尚虚，投以地黄丸益肾，相继数剂，见于能言。子益信声音之根出于肾也，不诬矣。

当归　川芎　白芍　熟地　人参各五钱
白术二钱半　茯苓去皮　陈皮　半夏姜制，各五钱　牛膝酒洗，二钱半　杜仲　菟丝子酒洗制　五味子各五钱　益智仁二钱半　破故纸二钱半　葫芦巴炒，二钱半　石菖蒲一钱半　甘草炙，二钱半　巴戟去心，五钱

上锉作剂，生姜三片、枣一枚，水煎，于五更初，肾气开时，不许咳唾言语，默默服之奏效。

嘹亮丸　治久失音声哑。

人乳四两　白蜜四两　梨汁四两　香椿芽汁四两，如无，用浅香椿芽为末四两，入放上三味内

上共一处和匀，重汤煮热，不拘时服，白滚水送下。

治声哑方

甘草　桔梗　乌梅　乌药

上各等分，水煎，食后频频服。

孙押班治都知潘元从喉闭，孙以药半钱吹入喉中，少顷，吐出脓血立愈。潘诣孙谢曰：大急之患，非明公不能救，救人之急，非药不能疗。赠金百两，愿求方以济非常之急。曰：用猪牙皂角、白矾、黄连各等分，置新瓦上焙干为末，即授以方，不受所赠。

一儒者，三场毕，忽咽喉肿闭、不省人事、喘促痰涌、汗出如水、肢体痿软、脉浮大而数，此饮食劳役，无根虚火上炎。用补中益气加肉桂，一剂顿苏。方见补益。

李判府，咽喉肿痛，口舌生疮，此上焦风热。先用荆防败毒散二剂，喉痛渐愈；

又以玄参升麻汤，口舌遂愈。方见伤寒。

结　核

结核，或生项侧，在颈、在臂、在身，如肿痛者，多在皮里膜外，多是痰注不散。问其平日好食何物，吐下后用药散核。又云结核，火气热甚则郁结，核硬如果中核也。不须溃发，但热气散则自消矣。

结核者，风痰郁结也。又云火因痰注而不散也。

消风化痰汤

南星　半夏　赤芍　连翘　天麻　青藤　僵蚕洗去丝　苍耳子　金银花　天门冬　桔梗各七分　白芷　防风　羌活　皂角各五分　全蝎去毒　陈皮各四分　白附子　淮木通各一钱　甘草二分

上锉一剂，生姜五片，水煎食后服。忌煎炒热物。

消毒散　治咽喉结核，肿块如桃、坚硬疼痛、颈项不回转，四腋下或有块硬如石。

南星姜制　半夏姜制　陈皮　枳实　桔梗　柴胡　前胡　黄连　连翘　赤芍　防风　独活　白附子　苏子　莪术　蔓荆子　木通　甘草

上锉一剂，生姜二片、灯草一团，水煎服。

化凤膏　治咽喉、颈项结核成形及瘰疬。用蓖麻子七枚，去壳捣烂，用薄纸卷于中，插入鸡子内，纸封固，水浸湿，火煨熟，去壳，去内纸条，只食鸡子，以酒一杯送下。每早晨服一枚，十日奏效。

内消散　治梅核、痰核、马刀瘰疬。

归尾　连翘　羌活　独活　薄荷　桂枝　赤芍　白芷梢各一两　防风一两半　荆芥　细辛各八钱　藁本七钱半　小川芎　甘草节各六钱

上为细末，每服二钱，食后酒调下。

内托白蔹散　治腋下痰核，因酒、怒气发肿痛，溃脓久不合口。

当归一钱　赤芍一钱　川芎七分　白芷八分　连翘一钱　白蒺藜四分　白蔹八分　片芩酒炒，八分　防风　桔梗各五分　天花粉七分

瓜蒌仁八分，另研　柴胡五分　乳香七分，另研　生甘草节四分

上锉一剂，水煎，晚间热服。忌一切发物并怒气、房劳。

消核丸　治颈项、耳后结核，三五成簇，不红、不种、不痛、不成脓者。

橘红盐水洗略去白，一两　赤茯苓一两，去皮　生甘草节去皮，四钱　半夏曲姜汁拌焙，七钱　片芩酒拌炒，八钱　僵蚕水洗炒黄，六钱

玄参酒拌焙，七钱　牡蛎粉火煨、童便淬、另研，七钱　山栀仁连壳炒焦，八钱　天花粉七钱　瓜蒌仁七钱，另研　大黄煨，一两　桔梗去芦，七钱　连翘去枝梗，一两

上为末，汤泡蒸饼为丸，如绿豆大，晒干。每服八九十丸，白汤送下。

一妇人项结核，寒热头痛，胁乳胀痛，内热口苦，小便频数，证属肝火血虚。用四物加柴胡、山栀、胆草而愈。又用加味逍遥散而安。

梅核气

梅核为病，大抵因七情之气郁结而成。或因饮食之时，触犯恼怒，遂成此症。唯妇人女子患此最多。治宜开郁顺气、利膈化痰清肺为主。

加味四七汤　治七情之气结成痰气，状如梅核；或如破絮在咽喉之间，咯不出，咽不下；或中脘痞满，气不舒快；或痰涎壅盛，上气喘急；或因痰饮，恶心呕吐。此药最妙，功不尽述。

白茯苓去皮　川厚朴去皮，姜炒　苏梗半夏姜汁炒　广橘红　青皮　枳实　砂仁南星姜汁炒　神曲炒，各一钱　白豆蔻　槟榔益智仁各五分

上锉一剂，生姜五片，水煎，临卧服。

瘿瘤

瘿多著于肩项，瘤则随气凝结。此等年数深远，侵大侵长，坚硬不可移者，名曰石瘿。皮色不变者，名曰肉瘿。筋脉露结者，名曰筋瘿。赤脉交结者，名曰血瘿。随忧愁消长者，名曰气瘿。五瘿者，不可决破。决破则脓血崩溃，多致夭枉难治。瘤则有六种：骨瘤、脂瘤、肉瘤、脓瘤、血瘤、筋瘤。亦不可决破，决破则亦难医。肉瘤尤不可治，治则杀人。唯脂瘤破而去其脂粉则愈。

瘿瘤，气血凝滞也。

消瘤五海散

海带　海藻　海布　海蛤　海螵蛸各二两半　木香二两　三棱　莪术　桔梗　细辛香附米　猪靥子七个，陈壁土炒，去油焙干

上为末，每服七分半，食远米汤下。

消肿溃坚汤方见瘰疬　治瘿瘤结核通用。

内府秘传方　治瘿气神效。

海藻热水洗净　昆布洗净　海带　海螵蛸海粉飞过　海螺醋炙　甘草少许

如颈下摇者，用长螺；颈不摇用圆螺。

上各等分为末，炼蜜为丸，如圆眼大。每夜临卧，口中噙化一丸，功效不可言也。

肺痈

脉：寸口脉数而实者，肺痈也。若脉微紧而数者，未有脓也；若紧甚而数者，已有脓也。又脉短而涩者，自痊；浮大者难治。

肺痈之候，口干喘满、咽燥而渴，甚则四肢浮肿、咳唾脓血，或腥臭浊味，胸中隐隐而微痛者，肺痈也。大凡肺痈当咳嗽短气、胸满时唾脓血，久久如粳米粥者，难治。若呕脓而不止者，亦不可治。其呕而脓自止者，自愈。其面色当白而反赤者，此火克金，不可治也。

肺痈者，咳唾有脓血也。

桔梗汤　治肺痈咳唾脓血、咽喉多渴、

大小便不利。

桔梗 贝母 当归 瓜蒌仁 桑白皮
防风 杏仁去皮尖 百合 黄芪蜜炒 枳壳麸
炒 薏苡仁 甘草各等分

上锉剂，生姜煎，食后服。大便闭加大
黄；小便闭加木通；喘急加葶苈；口燥加片
芩；一方加玄参、地骨皮。

治肺痈方 用薏苡仁略炒为末，糯米饮
调服；或入粥煮吃亦可；或水煎服。当下脓
血自安。

焊肺丹 凡治肺痈，必以此药间而服之，
以护膈膜不致溃透心肺，最为切当。即蜡矾
丸，用蜜水送下。方见痈疽。

一男子，咳吐痰脓，胸腹膨胀，两寸及
右关脉皆洪数，此火不能生土，而土不能生
金也。用桔梗汤为主，佐以补中益气汤而愈。
方见补益。

肺痿

脉：寸口脉数而虚，肺痿也。

肺痿之候，久嗽不已，汗出过度，重亡
津液，便如烂瓜，下如豕脂，小便数而不渴。
渴者自愈；欲饮水者欲瘥，此由肺。多唾涎
沫而无脓血者，肺痿也。有汗出恶风、咳嗽
短气、鼻塞项强、胸胀胁满，久而不瘥，已
成肺痿也。

肺痿者，久嗽不已，无脓血也。

薏苡散 治肺痿咳嗽，其症辟辟燥咳，
胸隐隐而痛，肺弱无力。

当归 白芍酒炒 黄芩 人参去芦 五味
子 黄芪蜜炙 麦门冬去心 桑白皮 百部
薏苡仁各等分

上锉一剂，生姜三片，水煎服。

胸前有孔，常出血水者，谓之心漏也。

鹿子丸 治胸前有孔，兼治腰痛。

嫩鹿茸去毛，酥炙微黄 大附子泡去皮脐
盐花各等分

上为末，枣肉为丸。每服三十丸，空心
好酒送下。

心 痛 即胃脘痛

脉：心痛微急，痛甚伏入，阳微阴弦，
或短又数；紧实便难，滑实痰积；心痹引背，
脉微而大，寸沉而迟，关紧数锐。

心痛初起者，胃中有寒也。

姜桂汤 治初起胃脘寒痛。

干姜 良姜 官桂各七分 藿香 苍术米
泔制 厚朴姜汁炒 陈皮 甘草炙 木香 茴
香酒炒 枳壳麸炒 砂仁 香附炒，各等分

上锉一剂，姜三片，水煎，磨木香服。
痛甚加乳香；手足厥冷，脉沉伏加附子，去
良姜。

心痛稍久者，胃中有郁热也。

清热解郁汤

栀子炒黑，二钱 枳壳麸炒 西芎 黄连
炒 香附炒，各一钱 陈皮 干姜炒黑，各五分
苍术米泔浸，七分 甘草三分

上锉一剂，生姜三片，水煎热服。服后
戒饮食半日。渣再煎服。

清膈散 治心胃刺痛，憎寒壮热，口干
烦躁不卧，时痛时止。

柴胡二钱 黄芩一钱半 黄连 枳实 栀
子酒炒 竹茹 赤芍各一钱 甘草三分

上锉一剂，生姜一片，水煎服。痛甚加
姜汁三匙。

心痛大便实者，宜利，则痛随利减也。

枳实大黄汤 治大便结实不通，胃中痛
者。方见腹痛。

利气丸 方见诸气。

心痛因素喜食热物者，死血留于胃口也。

活血汤 治热伤胃口，死血作痛。方见
腹痛症。

韭菜丸 治胸膈背后死血积滞疼痛，或
吐血后，或劳后饮酒，怒气过多，俱胸背
作痛。

当归 川芎 人参 牡丹皮 桃仁 大
黄 黄芩 姜黄 三棱 莪术 桔梗 枳壳
半夏 防风 羌活各等分，俱要生用

上用韭菜根共一处，酒浸晒干又浸，如此三五次，共为末，水丸，绿豆大。每服三五十丸或百丸，茶清下。

心膈大痛，攻走腰背，厥冷呕吐者，是痰涎在心膈也。以先用鹅管探吐，痰涎出后用：

枳缩二陈汤 治痰涎在心膈上，攻走腰背，呕哕大痛。

枳实麸炒 砂仁 半夏姜汁制 陈皮 香附各二钱 木香 草豆蔻 干姜炒，各五分 厚朴姜汁炒 茴香酒炒 玄胡索各八分 甘草三分

上锉一剂，姜三片，水煎，入竹沥磨木香同服。

心痛胃口有虫作痛者，时痛时止，面白唇红是也。

椒梅汤 方见腹痛证。

治虫咬心痛

凤眼草即椿树枯用子 乳香各等分

上为末，面糊丸，如樱桃大。每服一丸，黄酒送下。

苦楝汤 治虫咬心痛。用苦楝根皮，煎汤服之。

灸心痛神法 两手肘后陷处酸痛是穴。先用香油半钟，重汤煮温服；即用艾入水粉揉烂为炷。每处灸五壮，其痛立止。

补遗秘方

九气汤 治膈气、风气、寒气、忧气、惊气、喜气、怒气、山岚瘴气、积聚痞气，心腹刺痛，不能饮食，时止时发，攻则欲死，并治，神效。

香附米 郁金 甘草

上锉，生姜三片，煎服。

红白散 治心疼神效。

官粉二钱 红碱一钱半

上二味为极细末，用极辣葱捣汁和一处，烧酒调下立止。

神效散 治心痛作酸；又治水停心下，作声如雷；又治口眼㖞斜，不省人事。用胆矾一分为末，温黄酒调下，以吐痰尽为度。

桃灵丹 治心腹疼痛及阴症，或绞肠痧等症。

玄胡索一两 桃仁去皮，五钱另研 五灵脂五钱 乳香五钱 没药七钱

上各为细末，醋糊为丸。每服二三十丸。心疼，淡醋汤下；腹痛，干姜汤下，或用黄酒下。

三仙丹 治心疼至危，将此即起。

白信煅 巴豆去皮油 黄蜡各等分

上共为末，熔黄蜡为丸，如黍米大。每服三丸，烧酒下。忌醋。

芎术姜栀二陈汤 治素有痰火，胃脘急痛不可忍者，食不能消。

川芎一钱 干姜炮，一钱 苍术米泔制，一钱 栀子炒，一钱 陈皮去白，二钱二分 半夏姜汁炒，一钱 茯苓去皮，一钱 甘草五分

上锉一剂，生姜五片，水煎。正痛时温服痛止，待半日方可饮食。

沉香化滞定痛丸 专治胃脘痛、胸中满闷、停痰积块、滞气壅塞，不拘远年，心胃痛，服之即效，屡屡有验。

沉香三钱 没药五钱 大黄五钱，炒 瓦楞子一个，火煅红，醋一日 莪术三钱 玄胡索二钱，酒炒 乳香二钱

上为细末，醋糊为丸，如绿豆大。每服九丸，壮实者十一丸，白滚水送下。行二次，米汤补之即安。

心疼、肚腹痛、小肠气积块冷气等症，属虚寒者宜服。

当归 川芎 陈皮 茯苓 砂仁 官桂 玄胡索各一钱 丁香五分 三棱一钱半 莪术二钱 槟榔二钱 甘草五分

上锉一剂，水煎温服，神效。忌房劳。

破积散 治心气痛、食积肚腹痛、饮热积块痛，症属实热者宜服。

香附米四两，醋浸煮干 栀子仁炒黑，二两 三棱 莪术 郁金 枳壳 黄连 大黄各一两

上共为细末，水丸如梧桐子大。每服三二十丸，淡姜汤送下。

进士中寰何公夫人，患经行胃口作痛，憎寒发热。一医以四物汤加官桂、香附服之，即吐血而痛愈甚。余见六脉洪数，乃郁火也。以山栀二两，姜汁炒黑色，一服立愈。

一教谕年五十一岁，因酒食过饱，胃脘作痛。每食后，其气自两肩下及胸，次至胃口，痛不可忍。令人将手重按痛处，逾时忽响动一声痛遂止。如此八年，肌瘦如柴。余诊六脉微数，气口稍大有力。以神祐丸一服下之，其痛如失。后以参苓白术散调理复原。

腹　痛

脉：腹痛关脉紧小急速，或动而弦，甚则沉伏；弦实滑痰；尺紧脐腹、心腹痛；脉沉细是福；浮大弦长，命不可复。

腹痛者，有寒、热、食、血、湿、痰、虫、虚、实九般也。

开郁导气汤　治一切腹痛之总司也。

苍术米泔浸　香附童便浸　川芎　白芷　茯苓去皮　滑石　栀子炒黑　神曲炒，各一钱　陈皮五分　干姜炒黑，五分　甘草少许

上锉一剂，水煎温服。

绵绵痛无增减，脉沉迟者，寒痛也。

姜桂汤　治寒腹痛。

干姜　肉桂　良姜各七分　枳壳去穰，麸炒　陈皮　砂仁　厚朴姜汁炒　吴茱萸炒，各一钱　香附一钱半　木香五分，另研入服　甘草二分

上锉一剂，姜一片，水煎服。痛不止加玄胡索、茴香、乳香；寒极手足冷加附子，去茱萸、良姜；泄泻去枳壳。

乍痛乍止、脉数者，火痛也。即热痛。

散火汤　治热痛。

黄连炒　芍药炒　栀子炒　枳壳去穰　陈皮　厚朴去皮　香附　抚芎各一钱　木香另研　砂仁　茴香各五分　甘草三分

上锉一剂，生姜一片，水煎服。痛甚不止，加玄胡索、乳香。

腹痛而泻，泻后痛减者，食积也。

香砂平胃散　治食积痛。

香附炒　砂仁　厚朴姜汁炒　苍术米泔浸　陈皮　枳壳去穰，面炒　山楂去子　神曲炒，各三钱　木香另研调入　干姜　甘草各三分

上锉一剂，生姜三片，水煎服。

痛不移处者，是死血也。

活血汤　治死血痛，并治血结痛。

归尾　赤芍　桃仁去皮　官桂各五分　玄胡索　乌药　香附　枳壳去穰，各一钱　红花五分　牡丹皮　川芎各七分　木香五分，另磨　甘草二分

上锉一剂，姜一片，水煎服。

小便不利而痛者，是湿痰也。腹中引钓，胁下有声，是痰饮也。二陈汤加减。方见痰饮。

时痛时止，面白唇红者，是虫痛也。

椒梅汤　治虫痛。

乌梅　花椒　槟榔　枳实　木香另研　香附　砂仁　川楝子去核　肉桂　厚朴　干姜　甘草各等分

上锉一剂，生姜一片，水煎服。

退虫丸　方见诸虫积痛

怒气伤肝，胁刺痛者，是刺风痛也。

木香顺气散　方见诸气，治气痛。

以手按之，腹软痛止者，虚痛也。

温中汤　治虚痛。

良姜　官桂　益智仁　砂仁　木香另研　香附　厚朴　陈皮　茴香　当归　玄胡索　甘草各等分

上锉一剂，生姜一片，水煎服。

腹满硬，手不敢按者，是实痛也。腹中积热，痛久不止，大便实，脉数、烦渴者，枳实大黄汤下之，痛随利减之法。

枳实大黄汤　治食积痛，并积热痛，大便不通者。

枳实　大黄　槟榔　厚朴各二钱　木香五分，另研　甘草三分

上锉一剂，水煎服。

秘方　治一切腹痛，不论虚实寒热皆效。用小麦秆烧灰，地上去火毒，将麻布包了，

滚水淋汁，一服立止。

一肚腹作痛，或大便不通，按之痛甚，瘀血在内也。加味承气汤下之。既下而痛不止，按之仍痛，瘀血未尽也。加味四物汤补而行之。方见补益。

加味承气汤 治瘀血内停，胸腹胀痛，或大便不通等症。

大黄 朴硝各二钱 枳实 厚朴 当归红花各一钱 甘草五分，病急者不用

上锉一剂，酒、水各二钟，煎至一钟温服。仍量虚实加减。

腰 痛

脉：腰痛之脉，必沉而弦。沉微气滞，弦损肾元；或浮而紧，风寒所缠；湿伤濡细，实闪挫然；涩为瘀血，滑痰火煎；或引背痛，沉滑等症。

大抵腰痛新久总属肾虚。新痛宜疏外邪、清湿热；久则补肾，兼补气血。

常常腰痛者，肾虚也。

补阴汤 治肾虚腰痛。

当归 白芍酒炒 生地黄 熟地黄 陈皮 茴香盐、酒炒 故纸酒炒 牛膝去芦，酒洗 杜仲去粗皮，酒炒 茯苓去皮，各一钱 人参五分 黄柏去粗皮，酒炒 知母酒炒，各七分 甘草炙，三分

上锉一剂，枣二枚。水煎，不拘时服。痛甚大者加乳香、砂仁、沉香，去芍药、生地、陈皮。如常服合丸药，俱为细末，炼蜜为丸，如梧桐子大。每服五十丸，清心米汤下，酒亦可。

养血汤 治腰痛、腿痛、筋骨疼痛。

当归 生地黄 秦艽 肉桂 牛膝去芦，酒洗 杜仲盐、酒炒 茯苓去皮 防风去芦，各一钱 土茯苓一钱半 川芎五分 甘草三分

上锉一剂，水煎。临熟，入酒少许同服。

青娥丸 治肾虚腰痛。

大茴香 杜仲酒炒 破故纸酒炒，各一两 加熟地黄二两酒洗，用胡桃去壳取肉四

两，汤泡，去皮，纸包，槌去油。共五味为末，炼蜜为丸，如梧桐子大。每服五十丸，空心酒下，或木香汤下亦可。

日轻夜重者，瘀血也。治瘀血腰痛，方见郁症。依本方加木香、沉香、茴香、乳香、牛膝，去乌药、官桂、青皮、牡丹皮。

调荣活络汤 治失力腰闪，或跌扑瘀血凝滞及大便不通而腰痛者。

当归 桃仁 大黄 牛膝各二钱 川芎一钱 赤芍 红花 生地黄 羌活各一钱 桂枝三分

上锉一剂，水煎服。

过街笑 治闪腰痛。

木香一钱 麝香三厘

上为末吹鼻。右边吹左鼻，左边吹右鼻。令病人手上下和之。

遇阴雨久坐而发者，是湿也。渗湿汤治湿伤腰痛，方见湿症。依本方加破故纸、杜仲、茴香、木香、乳香，去厚朴、抚芎。

腰背重注走串痛者，是痰也。二陈汤治湿痰腰痛，方见痰症。依本方加木香、茴香、乳香、玄胡索、砂仁、苍术、羌活、酒芩、当归、杜仲酒炒。

肾虚腰痛补遗方

续断丸 治腰痛并脚酸腿软。

续断二两 破故纸酒炒 牛膝去芦，酒洗 木瓜酒洗 杜仲去粗皮酒洗 萆薢酒浸，各一两

上为细末，炼蜜为丸，如梧桐子大。空心，无灰酒送下五六十丸。

又方 大胡桃二个，炮焦去壳细嚼，烧酒送下，腰痛立止。

滋阴补肾丸 滋肾养血，除湿热、止腰疼、腿酸痛。

熟地黄酒洗，一两五钱 白芍酒炒，一两当归酒洗，一两五钱 川芎八钱 破故纸盐、酒炒，二钱 杜仲姜汁炒，一两五钱 小茴香盐、酒浸炒，六钱 甘枸杞盐、酒浸炒，一两 黄柏盐、酒浸炒，一两二钱 桃仁去皮炒，五钱 川楝子一两二钱

上为细末，炼蜜为丸，如梧桐子大。每服八九十丸，空心，热酒送下。

胡桃丸　治腰痛。

乳香　沉香　木香　母丁香　大茴香　干姜　杜仲姜汁炒，去丝　没药　菟丝子酒制　破故纸酒炒，各等分　胡桃四个，去壳

上为细末，炼蜜为丸，如绿豆大，黄酒送下。

一肾虚腰痛，用六味丸加鹿茸、当归、木瓜、续断。方见补益。

一人跌腰作痛，用定痛等药不愈，气血日衰，面耳黧色。余曰：腰为肾之府。虽曰闪伤，实肾经虚弱所致。遂用杜仲、补骨脂、五味、山茱、苁蓉、山药，空心服。又以六君、当归、白术、神曲各二钱，食远服，不月而瘥。方见补益。

胁　痛

脉：两胁疼痛，脉必双弦；紧细弦者，多怒气偏；沉涩而急，痰瘀之愆。

左胁痛者，肝经受邪也。

疏肝散　治左胁下痛，肝积属血，或因怒气所伤，或跌扑闪挫所致，或为痛。

黄连吴茱萸煎汁炒，二钱　柴胡　当归各一钱　青皮　桃仁研如泥　枳壳麸炒，各一钱　川芎　白芍各七分　红花五分

上锉一剂，水煎，食远服。

右胁痛者，肝邪入肺也。

推气散　治肝邪入肺，右胁痛甚，胀满不食。

片姜黄　枳壳麸炒，各二钱　桂心少许　炙甘草五分　一方加陈皮一钱半　半夏一钱

上锉一剂，生姜三片，水煎，食远服。

左右胁俱痛者，肝火盛而木气实也。

柴胡芎归汤　治肝火盛而木气实，胁下痛。

柴胡　川芎　白芍　青皮去穣　枳壳麸炒，各一钱半　香附　当归　龙胆草　木香另研　砂仁　甘草各五分

上锉一剂，姜一片，水煎，不拘时服。

当归龙荟丸　泻肝火盛之要药。因内有湿热，两胁痛甚，伐肝木之气。

当归　龙胆草　山栀仁　黄连　大黄酒浸湿，火煅　芦荟　青黛各五钱　加柴胡五钱　木香二钱半　麝香五分，另研　青皮一两、去穣，醋炒

上为细末，神曲糊为丸，如梧桐子大。每服二十丸，姜汤送下。

两胁走注痛而有声者，是痰饮也。二陈汤治痰饮胁下痛，方见痰症。依本方加枳壳、砂仁、木香、川芎、青皮、苍术、香附、茴香，去甘草。

劳伤身热胁痛者，脉必虚也。补中益气汤治内伤劳役胁下痛，方见内伤。依本方加川芎、白芍、青皮、木香、砂仁、枳壳、茴香，去黄芪、白术、升麻。

咳嗽气急作热，脉滑数者，是痰结痛也。久而不治成胁痈。瓜蒌枳实汤治痰结胁下痛，方见痰症。依本方加白芥子、青皮、茴香，去桔梗、片芩，发热加柴胡。

左胁下有块，作痛不移者，是死血也。活血汤治死血胁下痛，方见腹痛。依本方加青皮，去乌药。

右胁下有块，作痛饱闷者，是食积也。香砂平胃散治食积胁痛，方见伤食。依本方加青皮、木香、山楂肉、麦芽、干姜、槟榔，去藿香、苍术。发热加柴胡，去半夏。

补遗方

平肝流气饮　治胁痛及小腹至绕脐并疝气内外疼者。

当归酒洗，一钱　白芍酒炒，四分　川芎六分　橘皮盐汤洗，一钱　茯苓去皮，一钱　半夏姜制　青皮醋炒，各六分　黄连酒炒，八分　柴胡七分　香附童便浸、炒，八分　厚朴姜汁炒，七分　栀子盐水拌炒，八分　甘草炙去皮，四分　吴茱萸煮三次，去水，炒，四分

上锉一剂，姜三片，水煎，空心热服。

一、胁肋胀痛，若大便通和，喘咳吐痰者，肝火侮肺也。用小柴胡汤加青皮、山栀

清之。方见伤寒。

一、男子房劳兼怒，风府胀闷，两胁胀痛。余作色欲损肾，怒气伤肝。用六味丸料加柴胡、当归，一剂而安。方见补益。

臂 痛

臂痛者，因湿痰横行经络也。

二术汤 治痰饮双臂痛者，又治手臂痛，是上焦湿痰横行经络中作痛也。

苍术米泔浸炒，一钱半　白术去芦　南星　陈皮　茯苓去皮　香附　酒芩　威灵仙　羌活　甘草各一钱　半夏姜制，二钱

上锉一剂，生姜煎服。

臂痛者，因风、寒、湿所搏也。或睡后，手在被外，为寒邪所袭，遂令臂痛及妇人以臂枕而伤于风寒而致臂痛，悉依后三方选用。

五积散 治臂痛因于寒者。方见中寒。

乌药顺气散 治臂痛因于风者。方见中风。

蠲痹汤 治臂痛因于湿者，兼治风湿相搏，身体烦疼，手足冷痹，四肢沉重。

当归　赤芍　黄芪　羌活　姜黄　防风　甘草炙，各等分

上锉一剂，生姜三片，水煎服。

滋荣调中汤 治臂痛及腰酸，或有时作疼。

陈皮盐水洗去白，八分　白茯苓去皮　白术去芦，各一钱　半夏　白芍　酒芩　酒柏　牛膝酒洗，去芦，各七分　木瓜盐水炒，七分　当归酒洗，一钱　川芎盐汤浸，五分　羌活六分　知母酒炒，六分　桂枝三分　防风去芦，五分

上锉一剂，生姜三片，水煎，食远服。

背 痛

脉：经云：洪而大脉促上紧者，肩背痛；沉而滑者，痰痛。方见后豁痰汤。

背痛者，痰气之所聚也。

参合汤 治背心一点痛。

陈皮　半夏姜汁炒　茯苓去皮　乌药　枳壳麸炒　僵蚕炒　川芎　白芷　麻黄　桔梗去芦　干姜减半　紫苏　香附　苍术米泔浸　羌活各等分　甘草减半

上锉剂，生姜煎服。

肩背痛，不能回顾者，太阳气郁而不行也。

通气防风汤 治肩背痛，用风药以散之。

藁本一钱　防风　羌活　独活各二钱　川芎一钱　蔓荆子六分　甘草六分

上锉一剂，水煎服。如身重腰沉、经中有寒湿，加酒浸防己一钱，轻者炮附子、重者炮川乌各五分。

豁痰汤 治肩背疼痛。

半夏制　栀子炒，各一钱　陈皮　海桐皮　枳壳各八分　桔梗　赤芍　苍术制　香附各七分　茯苓去皮，六分　川芎　姜黄各五分　甘草二分

上锉，生姜煎，食远热服。如痛甚，头剂加朴硝二钱。

痛 风

脉：痛风沉弦，肝肾被湿；少阴弱浮，风血掣急；或涩而小，酒后风袭；风寒湿气，合而为痹，浮涩而紧，三脉乃备。

痛风者，遍身骨节走注疼痛也。谓之白虎历节风，都是血气、风湿、痰火，皆令作痛。或劳力，寒水相搏；或酒色醉卧，当风取凉；或卧卑湿之地；或雨、汗湿衣蒸体而成。痛风在上者，多属风；在下者，多属湿。治用活血疏风、消痰去湿，羌活汤加减。凡治痛风，用苍术、羌活、酒芩三味散风行湿之妙药耳。

遍身骨节疼痛者，皆是血气、风湿、痰火也。

羌活汤 治痛风症。

羌活　苍术米泔浸　黄芩酒炒　当归　芍药炒　茯苓去皮　半夏姜汁炒　香附各一钱半　木香另研　陈皮各七分　甘草三分

上锉一剂，姜三片，水煎服。风痛加防风；湿痛加苍术；热痰痛倍酒芩、瓜蒌、枳实、竹沥；血虚痛加生地黄；上痛加白芷、威灵仙；下痛加黄柏、牛膝；痛甚加乳香；发热加柴胡；小水短涩加木通；手臂痛加薄桂。凡骨节疼痛，如寒热发肿块者，是湿痰流注经络，与痛风同治法。若医迟不散，则成脓矣，外用敷药。一切痛风，肢节痛者，痛属火，肿属湿，不可食肉。肉属阳火，能助火，食则下有遗溺，内有痞块，虽油炒热物鱼面，切以戒之。所以膏粱之人，多食煎炒、炙爆、酒肉热物蒸脏腑，所以，患痛风、恶毒、痈疽者最多。肥人多是湿痰，瘦人多是痰火。

遍身壮热、骨节疼痛者，是风寒也。

解表升麻汤　治遍身壮热、骨节疼痛。

柴胡　升麻　藁本　羌活　防风　麻黄　苍术　陈皮　甘草　当归

上锉一剂，姜葱水煎，热服，出微汗。

遍身疼痛属虚寒者，宜温散也。

加味五积散　治四肢骨节痛，因虚寒者宜之。

当归　川芎　白芍酒炒　陈皮　半夏姜炒　苍术米泔浸　茯苓去皮　厚朴姜汁炒　羌活　独活　枳壳麸炒　桔梗　白芷各八分　干姜　肉桂　麻黄　甘草各五分　穿山甲随所痛取甲，烧灰一钱

上锉一剂，生姜三片、枣一枚、麝香少许，水煎温服。

乳香定痛丸　治诸风，遍身骨节疼痛，或腿膝痛及筋骨风。

苍术米泔浸，二两　川乌泡去皮　当归　川芎各一两　乳香　没药各三钱　丁香五分

上为细末，枣肉为丸，如梧桐子大。每服五六十丸，黄酒送下。

遍身疼痛属湿痰者，宜除湿化痰也。

清湿化痰汤　治周身、四肢骨节走注疼痛，牵引胸背，亦作寒热喘咳烦闷，或作肿块，痛难转侧，或四肢麻痹不仁，或背心一点如冰冷，脉滑，乃是湿痰流注经络关节不利故也。

南星姜制　半夏姜制　陈皮　茯苓去皮　苍术米泔浸　羌活　片芩酒炒　白芷　白芥子各一钱　甘草三分　木香五分，另研

上锉一剂，入竹沥、姜汁同服。骨体痛甚及有肿块作痛者，名曰痰块，加乳香、没药、海石、朴硝；头项痛加川芎、威灵仙；手臂痛加薄桂，引南星等药至痛处；脚痛加牛膝、黄柏、防己、龙胆草、木瓜。

遍身走痛，日轻夜重者，是血虚也。

疏经活血汤　治遍身走痛如刺，左足痛尤甚。左属血，多因酒色损伤，筋脉虚空，被风、寒、湿、热感于内，热包于寒，则痛伤筋络，是以昼轻夜重。宜以疏经活血行湿。此非白虎历节风也。

当归酒洗，一钱二分　白芍酒炒，钱半　生地酒洗　苍术米泔浸　牛膝去芦，酒洗　陈皮去白　桃仁去皮，煎炒　威灵仙酒洗，各一钱　川芎草六分　汉防己酒洗　羌活　防风去芦　白芷各六分　龙胆草六分　茯苓去皮，七分　甘草四分

上锉一剂，生姜三片，水煎，空心温服。忌生冷湿物。有痰加南星、半夏各一钱；如身上及臂痛加薄桂三分；如下身并足痛加木瓜、木通、盐炒黄柏、薏苡仁各一钱；如气虚加人参、白术、龟板各七分；如血虚倍四物汤，以姜汁酒浸炒，用红花一钱。

肢节肿痛者，肿是湿、痛是火也。

灵仙除痛饮　治诸节肿痛，痛属火、肿属湿，兼受风寒而发动于经络之中，湿热流注于肢节之间而无已也。

麻黄　赤芍各一钱　防风　荆芥　羌活　独活　白芷　苍术　威灵仙　片黄芩　枳实　桔梗　葛根　川芎各五钱　归尾　升麻　甘草各三分

上锉一剂，水煎服。在下焦加酒炒黄柏；妇人加红花；肿多加槟榔、大腹皮、泽泻、没药。一云脉涩数者，有瘀血，宜桃仁、红花、芍、归及酒大黄微利之。

四肢百节痛如虎咬者，名白虎历节风也。

舒筋立安散 治四肢百节疼痛。

防风 羌活 独活 茯苓去皮 川芎 白芷 生地 苍术米泔浸 红花 桃仁去皮 南星姜炒 陈皮 半夏姜炒 白芍去芦 威灵仙 牛膝去芦 木瓜 防己 酒芩 连翘 木通 龙胆草 附子少许 甘草

上锉剂，水煎，入姜汁、竹沥。腹痛甚加乳香、没药为末调服。

独活寄生汤 治白虎历节风神效。方见中湿门。

两手疼痛、麻痹者，是风痰也。治两手疼痛麻木。

当归 川芎 白芷 片芩酒炒 黄连 羌活 苍术米泔制 防风 桔梗 南星姜制 半夏姜汁炒 桂枝 甘草

上锉，生姜煎服。

两足疼痛麻木者，是湿热也。治两足疼痛麻木。

当归 白芍酒炒 白术去芦 苍术米泔浸 半夏姜炒 陈皮 茯苓去皮 黄柏酒炒 威灵仙 川牛膝去芦酒洗 桃仁去皮 红花 甘草

上锉剂，生姜五片，水煎，入竹沥服。

加味二妙丸 治两足麻木疼痛，如火之热。方见脚气。

一切筋骨疼痛者，宜外贴也。

神应膏 治骨节疼痛。

乳香 没药各一两，为末 皮胶三两 生姜二斤，取自然汁

先将生姜汁以砂锅内煎数沸，入皮胶化开，将锅取下坐灰上，方入乳、没末，搅匀成膏。用不见烟的狗皮摊膏药，贴患处。仍用鞋底炙热，时时在膏药上运动熨之神效。勿犯铁器。

一妇人，遍身作痛，筋骨尤甚，不能屈伸，口干目赤头眩，痰壅胸膈不利，小便赤短，夜间殊甚，遍身作痒如虫行，此属肝肾气虚而热也。用六味丸料加山栀、柴胡而愈。方见补益。

一风湿相搏，一身尽痛者，补中益气汤加羌活、升麻、防风、藁本、苍术治之。如病去再服，以消风药损人元气而益其病也。方见补益。

太仆晴岩张公，每患天阴则遍身痛如锥刺，已经数年。予诊左脉微数，右脉洪数，乃血虚有湿热也。以当归拈痛汤加生地黄、白芍、黄柏，去人参，数剂而痊。

脚 气

脉：脉弦者风，濡弱者湿，洪数者热，迟涩者寒，微滑者虚，牢坚者实。结则因气，散则因忧，紧则因怒，细则因悲。

麻是风，痛是寒，肿是湿。足内踝骨红肿痛者，名曰绕踝风。足外踝骨红肿痛者，名曰穿踝风。两膝红肿痛者，名曰鹤膝风。两腿胯痛者，名曰腿胯风。

肿者，名湿脚气。湿者，筋脉弛长而软，或浮肿，或生臁疮之类，谓之湿脚气。宜利湿疏风。不肿者，名干脚气。干即热也，筋脉蜷缩挛痛、枯细不肿，谓之干脚气。宜润血清燥。

无汗走注为风胜。风者脉浮，汗而愈也。拘急掣痛为寒胜，寒者脉迟，温而愈也。肿满重痛为湿胜，湿者脉细，渗而愈也。燥渴便实为热胜，热者脉数，下而愈也。

脚气肿痛初发者，宜先导其滞也。

羌活导滞汤 治脚气初发，一身尽痛，或肢节肿痛，便溺阻隔，用此导引后，服当归拈痛汤，以彻其邪。

羌活 独活 当归各二钱 防己一钱半 大黄酒炒，四钱 枳实炒，一钱

上锉一剂，水煎空心服。

脚气肿属湿热者，宜彻其邪也。

当归拈痛汤 治湿热脚气为病，四肢骨节烦疼、肩背沉重、胸胁不利、遍身疼痛，下注足胫，肿痛生疮、赤肿、脓水不绝，或痒或痛，并宜服之。

羌活 当归酒洗 猪苓 泽泻 知母酒炒 白术去芦，各五分 人参 苦参 升麻 葛

根 防风 苍术各四分 黄芩酒炒 茵陈酒洗 甘草炙。各五分

上锉一剂，水煎空心服。

脚气热痛如火燎者，此湿热盛也。

加味二妙丸 治两足湿痹疼痛，或如火燎，从足跗热起，渐至腹胯，或麻痹痿软，皆是湿热为病，此药神效。

苍术米泔浸一宿，切片晒干，四两 黄柏酒浸一宿晒干，二两 川牛膝去芦酒洗 汉防己酒洗 当归酒洗 川草薢酒洗，各一两 败龟板酥炙，一两，要自毙者佳，多难得，市货多以不效，不然，以怀熟地一两代之可也

上为末，酒煮面糊为丸，如梧桐子大。空心，盐汤送下。

三妙丸 治湿热脚气，或肿痛俱可服。

苍术冬月用四两，夏月用二两，米泔浸一宿，切片晒干 黄柏冬月用三两，夏月用四两，切片酒浸一宿晒干 川牛膝去芦，酒洗晒干，二两

上为末，炼蜜为丸，如梧桐子大。每服五十丸，空心盐汤下，酒亦可。

脚气属血虚湿热者，宜除湿润燥也。

滋荣舒筋健步丸 治痰湿手足不便，血虚注下，筋软不能行步，兼痛者。

当归酒洗，一两 白术去芦，二两 熟地黄酒洗，一两二钱 川芎七钱 白芍酒炒，一两 茅山苍术米泔浸，二两 羌活七钱 防风七钱 牛膝去芦，酒洗，一两 独活酒浸一宿，焙，七钱 桑寄生酒炒，六钱 木瓜酒浸，焙，七钱 防己酒浸、焙，七钱 肉桂厚者四钱 一方加虎胫骨一两，酥炙 杜仲酒炒，一两

上为细末，酒打糊为丸，如梧桐子大。每服百丸，空心，淡盐汤送下。天阴姜汤下，酒亦可。

神仙飞步丸 治脚膝疼痛。

当归酒洗，一两 川芎八钱 白芍酒炒，钱半 黄柏酒洗 生地酒洗 知母酒洗，炒 苍术米泔浸 牛膝去芦，酒洗 木瓜酒洗 杜仲去粗皮，姜酒炒 薏苡仁 黄连酒炒 黄芩酒炒 陈皮 半夏姜汁炒 茯苓去皮，各一两 防己酒炒 防风去芦 威灵仙酒洗 桃仁去皮

红花各七钱 肉桂 甘草各三钱

上为末，酒糊为丸，如梧子大。每服五七十丸，空心，盐汤下。若肝肾虚损而足无力者，用六味丸加牛膝、杜仲、木瓜、苍术、黄柏酒炒。方见补益。

脚气燉热红肿痛者，此风热也。

人参败毒散 治三阳经脚气流注，脚踝上燉热赤肿，寒热如疟，自汗恶风。依本方各一钱，加苍术、大黄酒蒸各二钱、生姜五片，煎服。皮肤瘙痒加蝉退。

脚气属虚寒湿者，宜温下元也。

五积散 治风湿流注、两脚酸疼。方见中寒。依本方加羌活、独活、槟榔、乌药、木香。

二十四味飞步散 治下元虚损，脚膝酸软疼痛，并寒湿风气，麻木不仁，及打伤跌损，行步艰辛。

当归 白芷 赤芍 牛膝酒洗 杜仲姜汁炒 木瓜 茯苓去皮 骨碎补 乌梅 何首乌 川续断 破故纸 小茴香盐水炒 独活 桑寄生 五加皮 苍术米泔浸 陈皮 防风去芦 天麻各一两 川芎 槟榔 半夏姜汁炒，冬五钱 甘草三钱

上锉生姜三片，水煎热入酒一半，空心服。或用好酒五壶，煮前药服之亦可。忌生冷。

青囊药酒 治男、妇风湿相搏，腰膝疼痛，或因坐卧湿地，雨露新袭，遍身骨节疼痛，寒湿气宜服。

苍术米泔浸炒 乌药 牛膝去芦 杜仲姜汁炒，各二两 陈皮 厚朴姜汁炒 当归 枳壳去瓤，麸炒 独活 槟榔 木瓜各一两 川芎 白芍 桔梗去芦 白芷 茯苓去皮 半夏姜汁炒 麻黄 肉桂 防己 甘草各一两

上锉，以麻布袋盛之，用酒三斗，将药悬坛内，密封坛口，锅内煮一时久，然后取出，过三日后，去药，随量饮之。渣晒干为末，酒糊为丸，如梧桐子大。每服七八十丸，空心酒送下。

追风丹 治腰腿脚膝疼痛。

苍术米泔浸炒 草乌炮 白芷 羌活 当归 赤芍 虎胫骨各等分

上为末，每服五七分，酒调服，为丸亦可。

二术散 治脚气痛。

苍术米泔浸，炒 白术去芦 牛膝酒洗，各三钱

上锉一剂，黄酒二钟煎至一钟，空心服，出汗即愈。

脚气肿痛属风湿者，宜外治也。

除湿汤 治脚气疼痛，多是风湿凝注。用人言二两，水煮滚热，再入毡片剪如底样五六片，入内同煮，令汁干为度，取出毡片晒干或焙干，裹脚板上出汗。如毡湿透，再换一片。出令汗尽即已。

洗足汤

川椒一两 独活 羌活 木瓜各五钱 白芷三钱 荆芥穗一两

上锉剂，用水一壶，煎至半壶，倾出，去渣，于避风处温浴，洗后拭干，仍用花椒炒热，绢包裹熨患处，或炒盐亦可，熨之。

脚气冲心者，最为恶候也。四物汤治脚气冲心。依本方加炒黄柏，更于涌泉穴用附子末津唾调，捏作饼子贴穴上。

脚气转筋者，属血热也。四物汤治脚气转筋。依本方加酒炒黄芩、红花。

又方 治腿转筋，用油松节酽酒煎服。一方加乳香少许。

脚跟肿者，有痰、有血热也。脚跟热者，四物汤加黄柏、知母、牛膝之类；有痰唾者，五积散加木瓜。

两膝痛肿，脚胫枯细者，名鹤膝风也。四物汤加黄芪、人参、白术、附子、牛膝、杜仲、防风、羌活、甘草。又宜五积散加松节、杉节。

灸法 治两脚俱是青疙瘩，肿毒骨痛。用独蒜切片，铺放患处。每处一片，用艾灸二壮，去蒜，再换再灸，至愈。

补遗方

一粒金 专治风、寒、暑、湿脚气，不问远年近日，一切走注疼痛不可忍，临发时空心服一丸。赶到脚面上赤肿痛不散，再服一丸。赶至脚心中出黑汗，乃除根。如病在上，食后临卧酒下，自然出汗，定痛为验。及中风瘫痪，麻痹不仁，手足不能屈伸，偏枯，酒下二丸，日进二服。初中风，不省人事，牙关不开，研一丸酒调灌下，一醒是验。

白胶香另研 草乌去皮脐 五灵脂 地龙去土 木鳖子捶去油，各二两五钱 乳香 没药 当归各七钱五分 麝香二钱二分 京墨炙烟尽，一钱五分

上为细末，糯米粉糊为丸，如芡实大。温酒研化一丸，神效。

膝风 陈艾、菊花，二味作护膝内，久自除患。

立患丹 治湿气两腿作痛。

艾叶二两 葱头一根，捣烂 生姜一两五钱，捣烂。

上用布共为一包，蘸极热烧酒擦患处，以痛止为度。

寒湿脚气肿痛 花椒、陈皮各四两。同炒热，用绢袋装在火箱上，以脚底踏袋熏之最效。不可水洗。

一妇人，两足发热，两腿作痛，日晡热甚。余以为肝肾血虚。用加味逍遥散、六味丸五十余剂，诸症悉愈。加味逍遥散、见妇人虚劳。六味丸方见补益。

陈大尹，两腿酸软，或赤或白，足跟患肿，或痛或痒后痛，而或如无皮，或如皱裂，日晡至夜胀痛焮热。用补中益气汤加八味丸料，补其肝肾而愈。二方俱见补益。

一儒者，脚心发热作痒，以滚汤浸渍，溃而出水，肌体骨立，作渴吐痰。此脾肾虚而水泛为痰也。服补中益气汤、六味丸，年余元气复而诸症愈。方见补益。

癞 疝

脉：疝脉弦急，积聚所酿；察其何部，肝为本脏；心滑肺沉，风疝易荡；关浮而迟，

风虚之恙；阳急为瘕，阴急疝状；沉迟浮涩，疝瘕寒痛；痛甚则伏，或细或动；牢急者生，弱急者丧。

疝气者：疝本肝经，宜通勿塞，绝与肾经无干。或无形有声，或有形如瓜，有声似蛙，是疝气病也。始初湿热在经郁久，后感寒气外束，不得疏散，所以作痛。不可执作寒论，须用寒热相兼，用神效汤加减。川乌以散寒气，山栀以清湿热，皆是下焦主药，其效速。

肠中走气作声，或痛者，是盘肠气也。小肠阴囊，手按作响声痛者，是膀胱气也。小肠脐旁一梗升上钓痛者，是小肠气也。小腹下注，上奔心腹急痛者，是肾虚也。阴子偏大偏小者，是偏坠也。阴子虽硬，大而不痛者，是水肾气也。一切疝气者，多因热郁于中而寒束于外也。以上俱宜后方。

神效汤　治一切疝气。

木香另磨　吴茱萸各七分　茴香酒炒　玄胡索　益智仁　苍术米泔浸　香附　当归　川乌炮去皮减半　山栀炒，各一钱　砂仁七分　甘草三分

上锉一剂，姜三片，灯心一团，水磨广木香调服。胀闷如痛加乳香、枳实；有瘀血胀痛加桃仁、川芎，去益智、山栀；肾气注上，心痛闷欲绝者，加沉香、枳实，去益智、山栀。

乌苓通气散　治一切疝气，无问远近、寒热、风湿寒气。

乌药　当归　芍药　香附　糖球　陈皮各一钱　茯苓　白术去芦　槟榔　玄胡索　泽泻各五分　木香　甘草各三分

上锉一剂，生姜三片，水煎服。如恶寒、脉沉细加吴茱萸。

木香金铃丸　治疝气，外肾肿痛，如神。

木香　乳香　没药　大附子炮去皮脐　小茴香盐水炒　全蝎去毒　玄胡索　川楝子去核　人参去芦，各等分

上为细末，好酒打糊为丸，如梧桐子大。每服百丸，空心黄酒送下，一服即止。

神妙丸　治小肠气、膀胱气、疝气、盘肠气、水肾气、偏坠。

硫黄熔化倾入水中，捞起研细末，二分　荔枝核一钱五分，砍碎炒黄色　川芎盐水煮，捞起切片，五分　吴茱萸盐、酒炒，一钱　大茴香一钱半　木香　沉香　乳香　橘核各一钱

上为末，酒糊为丸。每服五十丸，空心米汤下，酒亦可。

疝气因气恼而起者，宜顺气也。

行气香苏散　治偏坠气疼痛，初发憎寒壮热甚效。方见伤食。依本方加茴香、青木香、三棱、莪术、木通。

香楝酒　治偏坠气。

南木香　小茴香　大茴香　川楝肉各三钱

上合作一服，锅内炒至香，入葱白连须五根，用水一碗，淬入锅内，以碗罩住，候煎至半碗取出去滓，加好酒半碗合和，入炒盐一茶匙，空心热服。极痛者，一服立愈。

疝气因劳役而发者，此夹虚也。每遇劳役即发，其脉沉紧、豁大无力，是夹虚也。其痛亦轻，但重坠牵引耳。

和气益荣汤　治夹虚疝痛。

人参五分　当归　川芎　青皮去瓤　茴香盐、酒炒　玄胡索　苍术米泔浸，各一钱　木香另磨　沉香另磨　川乌炮，去皮。各五分　山栀　砂仁　吴茱萸各七分，炒　甘草二分

上锉一剂，姜一片，水煎，磨沉、木香调服。发热加柴胡，去吴茱萸；腹痛加枳实、沉香，去人参。

疝气发于寒月者，多是寒邪入膀胱也。

加减五积散　方见中寒。

疝气发于暑月者，多是暑入膀胱也。

加减香苓散　治偏坠气初起，憎寒壮热，发表药轻者，一服而愈。

枳壳　陈皮　香附　苍术　麻黄　香薷　猪苓　泽泻　木通　滑石　车前子　三棱　莪术　川楝子　玄胡索　甘草

上锉剂，姜葱煎，热服。

一切疝气，年久不愈者，宜攻补兼施也。

川楝汤　治一切疝气。

川楝子去核　小茴香酒炒　破故纸酒炒
青盐　三棱煨　山茱萸酒蒸去核　莪术煨　通
草　橘核　荔枝核各等分　甘草减半

上锉一剂，水煎，空心服。立效收功，
加马蔺花、苍术；如夏秋之月，暑入膀胱，
疝气作痛加黄连、香薷、扁豆、木通、滑石、
车前子。

大小茴香丸　治疝气如神。

大茴香　小茴香　吴茱萸　川楝子去核
川椒各一两

上共为末，连须葱白八两，同药捣成饼
子晒干；用黏米半升，同药饼捣碎，微火炒
黄为末，酒糊为丸，如梧桐子大。每服八九
十丸，空心，盐汤或酒送下。忌发气物。

茱萸内消丸　治肾经虚弱，膀胱为邪气
所袭，结成寒疝。阴囊偏坠痛，牵引脐腹，
或生疮疡时出水。

吴茱萸半酒半醋浸一宿，焙干　山茱萸蒸，
去核　马蔺花醋浸，焙　黑丑炒取顶末　玄胡
索炒　川楝子蒸去核　海藻盐水洗，焙　青皮
官桂　舶上茴香盐水炒　陈皮各一两　桃仁
去皮尖　木香　白蒺藜炒，各五钱

上为末，酒煮稀糊为丸，如梧桐子大。
每服四十丸，空心，温酒或盐汤下。

四炒楝实丸　治疝气、一切下部之疾，
肿痛缩小。虽多年，服此除根。

川楝子肉一斤，净肉分作四份：一份用巴戟
一两、麸一合，同炒黄色，去麸、巴戟不用；一份
用斑蝥四十九个，同麸一合炒黄色，去麸、蝥不用；
一份用巴豆仁四十九个，同麸炒黄色，去豆、麸不
用；一份用茴香一合，盐一两，同炒黄色，去茴香、
盐不用　木香　破故纸各一两

上为末，酒糊为丸，如梧桐子大。每服
五十丸，空心，盐汤下。甚者，日进三服。

灸法　治偏坠气痛。用蓖麻子，一岁一
粒，去皮研烂，贴头顶囟门上，却令病人仰
卧，将两脚掌相对，以带子绑住二中指。于
两指合缝处，艾炷如麦粒大，灸七壮即时止
立效。

补遗方

治疝气偏坠、肿痛不可忍　槐子一钱，
炒褐色为末，入盐三分，空心黄酒送下，
立效。

秘方　治偏坠疝气神效。

五去风即五倍子，用五六个焙存性
为末，以好酒调服，以醉为度。

雄黄汤　治阴肿大如斗，核痛。

雄黄一两　白矾二两　甘草五分
共煎水洗。

治偏坠疝气、小肠气　荔枝内子焙黄色，
为细末。每服三分，黄酒调下。

治疝气方　用干丝瓜穰，火烧存性。每
服二钱，热黄酒下。

治疝气及心痛方

荔枝核四十九粒　陈皮连白九钱　硫黄
四钱

上为细末，盐面打糊为丸，如绿豆大。
遇痛，黄酒下九丸，良久，再服九丸。遇痛
则可长服。如冷气心痛可服；热心痛不可服。

治外肾着惊缩上者　麝香三钱、潮脑三
钱、莴苣子一茶钟，用莴苣叶捣为膏，贴脐
上下。

治气胞木肾水胞偏坠　净沙土炒红，待
温时入花椒、小茴、艾叶拌匀，放一盆内，
中按一窝，上盖布一片。将病胞坐在上，遍
身汗出。胞内冷血、冷水、冷气尽化汗而出，
将沙土湿透再炒。如此数遍除根。

一船家，患小肠疝气，肿痛不可忍。又
病两眼肿痛，眵泪瘾涩，两寸脉洪数，两尺
脉微，此上盛下虚之症。用凉药治眼，则疝
痛愈增；用热药治疝，则眼痛愈盛。诸医措
手，莫之能愈。予以木香金铃丸空心顿服，
以治下焦之虚寒；以退血散卧时服，以治上
焦之风热。各三服均愈。

赵雪山，患因房劳后，五更起早，忽感
其寒，作疝气肿痛不可忍，憎寒战栗。予诊
六脉微而无力。以五积散加吴茱萸、小茴香；
又以蟠葱散俱不效。后以艾灸之，将患人两
脚掌相对，以带子绑住，两中指合缝处以艾

炷麦粒大，灸七壮完痛止，神效。

痿躄

脉：痿因肺燥，脉多浮弱；寸口若沉，发汗则错；足痛或软，专审于尺；滑痰而缓，或沉而弱。

痿者，上盛下虚，能食不能行也。痿主内伤，血气虚损。治用参归养荣汤加减、虎潜丸消痰降火。不可误作风治，且风为外感，痿为内伤。人若足常热者，后必痿也，多年不得起者有之矣。

参归养荣汤　治痿症。

人参　当归　熟地黄　白术去芦　茯苓去皮　白芍酒炒　陈皮　黄柏酒炒　知母酒炒　牛膝去芦，酒洗　杜仲姜、酒炒　破故纸酒炒，各等分　甘草减半

上锉，水煎服。肥人属气虚有痰加半夏，去白芍；瘦人属血虚有火，倍加当归、熟地黄。

症属虚热者，宜此。

虎潜丸

人参去芦　当归酒洗　黄芪蜜炙　白术去芦　白茯苓去皮　熟地黄　山药　杜仲姜、酒炒　牛膝酒洗　破故纸酒洗　虎胫骨酒炒　知母酥炙　龟板酥炙，各等分

上为细末，炼蜜为丸，如梧子大。每服五十丸，空心，好酒送下，清米汤亦可。若梦遗，加锁阳酒洗。

症属虚寒者，宜此。

鹿角霜丸　治四时虚弱，两足痿软，不能行动，久卧床褥之症。方见中风。

蒸法　治肾气虚弱，脾肾府三经受风寒湿，停于腿膝，使经脉凝滞而不行，变成脚痹，故发疼痛。此能和荣卫、通经络。

川椒一把　葱三大茎，切　盐一把　小麦麸约四五升　酒一钱。

上用醋和，湿润得所，于银器炒令极热，摊卧褥上。将所患脚腿就卧熏蒸，薄衣被盖。将汗出匀遍，约半个时辰，撤去炒麸，止就

熏褥中，卧两个时辰，觉汗稍解，勿令见风，立效。

补遗方

清燥汤　六七月间，湿令大行，子能令母实而热旺，湿热相合而刑伤太阳，故寒凉以救之。燥金受湿热之邪，绝寒水生化之源。源绝则肾亏，痿厥之病大作，腰下痿软，瘫痪不能动。

黄芪蜜炙，一钱半　苍术米泔炒，一钱　白术去芦　陈皮　泽泻各五分　人参去芦　白茯苓　升麻各三分　麦门冬去心　当归　生地黄　神曲　猪苓各二分　黄柏酒炒　柴胡　黄连各一分　五味子九个　甘草炙，二分

上锉一剂，水煎空心服。

消渴

脉：消渴肝病，心滑而微，或紧洪数，阳盛阴惫；血虚濡散，劳则浮迟；短浮莫治，数大难医。

消渴者，口常渴也。小便不利而渴者，知内有湿也。湿宜泻之。小便自利而渴者，知内有燥也。燥宜润之。大抵三消者，俱属内虚有热也。

缲丝汤　治三焦渴如神。如无缲丝汤，却以原蚕茧壳丝煎汤皆可代之，无时饮之，大效。盖此物属火，有阴之用，大能泻膀胱中伏火，引阴水上潮于口而不渴也。

黄连地黄汤

黄连去须　生地黄　天花粉　五味子去梗　川当归　人参去芦　干葛　白茯苓去皮　麦门冬去心　甘草各一钱

上锉一剂，生姜一片、枣一枚、竹叶十片、水二盏煎，去渣温服。若上焦渴者，加山栀、桔梗；中焦渴者，加黄芩；头眩渴不止者，加石膏；下焦渴者，加黄柏、知母。若作丸，加薄荷，炼蜜为丸，如弹子大。每服一丸，嚼化咽下。

玉泉丸

黄连　干葛　天花粉　知母　麦门冬去

心 人参 五味子 生地汁 莲肉 乌梅肉
当归 甘草各等分 加人乳汁 牛乳汁
甘蔗汁 梨汁 藕汁

上先将各汁入蜜一斤半，煎熬成膏，后将各药为末，和前膏蒸热，汁数沸。每服五茶匙，食前清米汤调下。忌一切辛热之物。

上消者肺火，饮水多而食少也。

黄芩汤 治上焦渴症。

黄芩 山栀 桔梗 麦门冬去心 当归
生地黄 干葛 人参 天花粉 白芍各等分 乌梅一个

上锉一剂，食远频服。

中消者胃火，消谷易饥，不生肌肉，小水赤黄是也。用人参白虎汤治之。

滋阴降火汤 治下焦渴症。方见虚怯。依本方加白术、天花粉、山栀、葛粉、乌梅、焙炒黄连、知母，去白芍。

六味地黄丸 治心肾不交，消渴引饮。方见虚怯。依本方加麦门冬、五味子。

丹溪曰：三消者，多属血虚不生津液，俱宜四物汤为主治之。方见补益。上消者，加人参、五味、麦门冬、天花粉，煎熟入生藕汁、生地黄汁、人乳；饮酒之人加生葛根汁。中消者，加知母、石膏、滑石、寒水石，以降胃火。下消者，加黄柏、知母、熟地黄、五味子，以滋肾水；又当间饮缫丝汤为上策。

秘方 总治三消，兼治吐血。

黄连 天花粉二味为末 藕汁 人乳汁
生地黄汁

上以姜、蜜和二味为膏，每次一指头大。放在舌上，徐徐白汤送下。

痉 病

脉：痉病弦直，或沉细些；汗后欲解，脉泼如蛇；伏坚尚可，伏弦伤嗟。

痉病，是难治也。多是血气内虚者，风痰而成痉病。头项强直、身热足寒、头面赤、独头摇、卒口噤、目脉赤、背反张、手挛急、脚如弓、脉弦紧，是痉病也。开目无汗是刚痉，属阳；闭目有汗为柔痉，属阴。凡治伤寒杂症，汗吐后入风亦成痉病；大发湿家汗亦成痉病；发疮家汗亦成痉；产后去血过多亦成痉；有跌磕打伤，疮口未合贯风者亦成痉，此名破伤风也。若身凉手足冷、脉沉细者，名阴痉。若是眼牵嘴扯，手足战摇伸缩者，是风痰痉。俱宜参归养荣汤加减。若发热喘嗽生痰，脉滑数者，名痰火痉。用瓜蒌枳实汤加减，不可全用风药，以风药散气，死之速矣。若是目瞪口开，真气昏冒，不知人者，断死无医。若小儿吐泻惊风发痉者，谓之角弓反张病，与痉病用药同法也。

参归养荣汤 治一切痉病。

人参 当归 川芎 白芍 熟地黄 白术 白茯苓 陈皮 甘草

上锉一剂，生姜一片、枣一枚，水煎温服。刚痉身热，面赤脉紧加防风、羌活、柴胡、黄芩、干葛，去白术；身热烦渴脉数加麦门冬、知母、柴胡、黄芩、葛粉，去川芎、白术；身热饱闷，气急生痰加苏子、瓜蒌、枳实、黄芩、桔梗、柴胡、砂仁、竹沥、姜汁，去人参、熟地、白芍、川芎；身热烦渴、口噤咬牙、手足挛急、卧不着席、大便不通、脉数者加枳实、大黄、柴胡、黄芩、厚朴，去白术、人参、川芎、茯苓；柔痉身不热、手足冷、脉沉细加熟附子、羌活；汗多加黄芩，去川芎；风痰痉加羌活、防风、瓜蒌、枳实、桔梗、片黄芩、竹沥、姜汁，去人参、白术、熟地黄；破伤风痉加僵蚕、全蝎、防风、羌活、南星、瓜蒌、枳实、黄芩、桔梗、竹沥、姜汁，去白术、人参、熟地黄；汗吐泻多发痉者，本方倍人参、黄芪、当归、生地、荆芥、羌活、白术。

瓜蒌枳实汤 治痰火发痉。

瓜蒌仁 枳实 贝母 桔梗 片芩 陈皮 山栀 麦门冬去心 茯苓去皮 人参 当归 苏子各等分 甘草三分

上锉一剂，姜一片，入竹沥、姜汁少许，水煎同服。

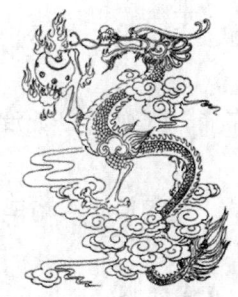

万病回春 卷之六

妇人科

脉：《脉经》曰：寸关调如故，而尺脉绝不至者，月水不利，当患小腹引腰痛、气滞上攻胸臆也。寸口脉浮而弱，浮则为虚，弱则无血。尺脉来而断绝者，月水不利。尺脉滑，血气实，妇人经脉不利。肝脉沉，主月水不利、腰腹痛；少阴脉弱而微，微则血少。脉来至，状如琴弦，若小腹痛，主月水不利、孔窍生疮。胃脉涩、少阴脉微而迟，微则无精，迟则阴中寒，涩则血不来，此为居经，三月一来。少阴脉滑而数者，阴中生疮；少阴脉数，则气淋、阴中主疮；少阴脉弦者，阴中必挺核；少阴脉浮而动，浮则为虚，动则为痛，妇人则漏下。

妇人生死脉诀：

《脉经》曰：妇人漏下赤白，且下血数升，脉急数者死，迟者生。妇人漏下赤白不休，脉小虚滑者生，大紧实数者死。妇人新生乳子，脉沉小滑者生，实大弦急者死。妇人疝瘕积聚，脉弦急者生，虚弱者死。妇人生产，因中风寒热病，喘鸣而肩息，脉实而浮缓者生，小急者死。妇人生产之后，寸口脉焱疾不调者死，沉细附骨不绝者生。金疮在阴处，出血不绝，阴脉不能至阳者死，接阳而复出者生。怀孕六七月，脉实大牢强弦急者生，若沉而细者死。

丹溪曰：产前脉细，小产后脉洪数者死。又曰：产前当洪数，既生而洪数如故，岂得不死。此亦大概言之，亦有洪数而生者。

调 经

妇人诸病者，多是气盛而血虚也。

调气养血汤 专治妇人、室女血气不和，胎前产后诸病。盖妇人以血为主，殊不知血气先不调，然后血脉不顺，即生诸病。

香附米炒，一钱　乌药一钱　砂仁一钱　当归　川芎　熟地黄姜汁浸炒，各一钱　白芍酒炒　甘草

上锉一剂，生姜、枣煎服，或丸或散皆可。气痛加吴茱萸；痰盛加二陈汤全服。

妇人经水或前或后，或多或少，或逾不来，或一月两来者，俱是不调之故也。

千金调经散 治妇人经水不调，或曾经小产，或带下二十六病，腹痛口干，或发热、小腹痛急、手足烦热、六腑不调、时时泄血、经水不调、久不怀孕。

当归　川芎　白芍酒炒，各二钱　人参　阿胶炒　牡丹皮　肉桂各一钱　吴茱萸炒，一钱　麦门冬去心　半夏姜制，各一钱五分　甘草五分

上锉一剂，生姜煎服。

经水先期而来者，血虚有热也。治当补血清热，经自准也。

当归一钱半　川芎五分　白芍酒炒，八分　生地黄一钱　阿胶炒，五分　艾叶三分　条芩一钱　黄芩姜炒，八分　黄柏五分　知母五分　香附一钱　甘草三分

上锉一剂，水煎，空心温服。

经水过期不来作痛者，血虚有寒也。治

当温经养血，痛自止也。

当归一钱半　川芎五分　白芍酒炒，一钱　熟地黄一钱　桃仁二十个，去皮尖研　红花三分　香附一钱　肉桂五分　蓬术一钱　苏木一钱　木通八分　甘草五分

上锉一剂，水煎，空心温服。

经水将来作痛者，血实气滞也。腹中阵阵作痛，乍作乍止，气血俱实，治当行经顺气，痛自止也。

当归　川芎　白芍　生地黄　黄连　香附　桃仁去皮尖　玄胡索　牡丹皮　莪术各等分　红花减半

上锉一剂，水煎，空心温服。发热加柴胡、黄芩。

经行着气，作心腹腰胁疼痛者，乃瘀血也。治当顺气消瘀，痛自止也。

当归　川芎　白芍　生地黄　桃仁去皮尖　红花　玄胡索　莪术　青皮各等分

上锉一剂，水煎温服。

经水过期而来，紫黑成块者，气郁血滞也。治当调经顺气，经自准也。

当归　川芎　白芍　生地黄　桃仁去皮尖　红花　牡丹皮　青皮　香附　玄胡索　甘草

上锉一剂，水煎服。

经水过期而来，色淡者，痰多也。治当活血化痰，经自调也。

当归　川芎　白芍　生地黄　陈皮　半夏姜炒　白茯苓去皮　甘草各等分

上锉一剂，生姜三片，水煎服。

经水过期而来作痛者，血虚有热也。治当生血清热，痛自止也。

当归　川芎　白芍酒炒　生地黄　牡丹皮　桃仁去皮尖　红花　木香　玄胡索　香附　甘草

上锉，水煎温服。

经水过多，久不止者，成血崩也。治当凉血补血，经自止也。

当归　川芎　白芍酒炒　生地黄　白术　条芩　阿胶炒　白茯苓皮不用　山栀　地榆

荆芥　香附　甘草

上锉，水煎，空心服。久不止者，加茅根汁磨墨同服。

经水行后作痛，气血虚也。治当调养气血，痛自止也。

当归　川芎　白芍酒炒　熟地黄　人参　白术去芦　干姜炒　甘草

上锉一剂，姜枣煎服。

经水去多、久不止，发肿满者，是脾经血虚也。治当补血健脾、利小水，肿自消也。

当归　川芎　白芍酒炒　木香　熟地黄　茯苓　白术　砂仁　大腹皮　陈皮　厚朴姜汁炒　苏子　猪苓　木通　香附　玄胡索　牛膝去芦　甘草

上锉一剂，水煎温服。

经水月久不行、发肿者，是瘀血渗入脾经也。治当活血健脾行气，肿自消也。

当归　川芎　白芍　桃仁去皮　红花　牡丹皮　干姜　肉桂　厚朴　枳壳麸炒　木香　香附　牛膝去芦　玄胡索

上锉剂，水煎服。

经水月久不行，腹胁有块作疼者，是血作结癥瘕也。治当调经止痛，块渐消也。

当归　川芎　砂仁　木香　小茴　乳香　枳实麸炒　厚朴姜炒　桃仁　红花　牡丹皮　肉桂　香附　玄胡索　牛膝去芦

上锉剂，水煎温服。

错经妄行于口鼻者，是火载血上，气之乱也。治当滋阴降火，顺气调经，经自准也。脉必芤涩，久而不治，乃成虚怯也。

当归　川芎　白芍　生地黄　黄芩　山栀　牡丹皮　阿胶炒　犀角　白茯苓去皮　麦门冬去心　陈皮

上锉一剂，水煎服。

经行身痛麻痹，寒热头疼者，乃触经感冒也。加减五积散，治妇人遇经行时沿身疼痛、手足痹麻，或生寒热头痛、目眩等症。依本方去干姜，加羌活、独活、牛膝，姜枣煎服。方见中寒。

经水不调，或腹痛白带，或淋沥不止，

或肌瘦者，此血气俱虚也。

大补经汤　治妇人气血虚弱、血海寒冷，经水不调，或时心腹疼痛，或下白带如鱼脑髓。或似米泔色错乱不分，信期每月淋沥不止，面色萎黄，四肢无力，头目眩晕，肌体羸瘦。

当归酒洗　白芍　香附各六分　川芎　熟地黄各五分　白术去芦　白茯苓　黄芪　陈皮
玄胡索各四分　人参　砂仁　阿胶炒　沉香另研　小茴酒炒　吴茱萸炒　肉桂　粉甘炙，各三分

上锉一剂，姜枣煎服。

经验调经汤　治妇人经水或前或后、或多或少。

当归　熟地黄　香附各一钱二分　白芍酒炒　吴茱萸炒　大腹皮　紫荆皮　肉苁蓉各一钱　川芎　条芩各七分　粉草五分

上锉一剂，生姜三片、枣一枚，水煎，待经至之日服起，一日一剂，服至四剂而止，即经对期。

艾附暖宫丸　治妇人经水不调，小腹时痛，赤白带下，子宫虚寒。

南香附米一斤，四两醋浸，四两汤浸，四两童便浸，四两酒浸，各浸一宿，焙干　北艾叶焙干捣烂，去灰，醋浸炒，四两　当归　川芎　白芍酒炒　熟地黄姜汁炒，各一两　玄胡索子炒，二两　甘草生用，八钱

上为细末，醋糊为丸，如梧桐子大。每服七八十丸，空心米汤下，酒亦可。

调经八物丸　养血调经，如期；除赤白带，久服立孕。

当归酒洗，二两　南芎盐汤浸，切，一两　白芍酒炒，一两半　熟地黄酒浸，二两　白茯苓去皮，一两　白术米泔浸焙一两　橘皮盐汤洗晒，一两　牡丹皮一两　条芩酒炒，一两　玄胡索酒炒，一两

上为末，炼蜜为丸，如梧桐子大。每服八九十丸，空心，淡盐汤下，寒月酒下。

一妇人，晡热、肢体瘦倦、食少无味、月经不行，或鼻衄，或血崩，半载矣。或用顺气、清热等剂不应，更加寒热，且时欲作呕。余以为郁怒亏损，脾胃湿火，错经妄行而然耳。遂朝用补中益气汤，夕用六味丸，各数剂，半载而痊。方见补益。

一妇人，经行遇怒，其经即止，甚则口噤、筋挛、鼻衄、头痛、痰气搐搦、瞳子上视，此肝火炽甚。以小柴胡汤加熟地黄、山栀、钩藤而愈。方见伤寒。

一妇人多怒，经行旬余方止，后淋沥无期，肌体倦瘦，口干内热，盗汗如洗，日晡热甚，皆由肝脾亏损，无以生发元气。用补中益气汤加茯神、远志、酸枣仁、麦门、五味、牡丹皮、龙眼肉治之即痊。方见补益。

一妇人，经行感冒风邪，昼则安静，夜则谵语，此热入血室也。用小柴胡汤方见伤寒。加生地黄治之顿安。但内热头晕，用补中益气方见补益。加蔓荆子而愈。后因怒恼寒热、谵语、胸胁胀痛、小便频数、月经先期，此肝火血热妄行。用加味逍遥加生地黄而愈。方见妇人虚劳。

经　闭

妇人壮盛经闭者，此血实气滞，宜专攻也。

通经丸　治经闭并干血气。

斑蝥二十个，糯米炒　大黄五钱　桃仁四十九个

上为末，酒糊为丸，如梧桐子大。空心，酒下五七丸；甚者十五丸。如血枯经闭者，四物汤送下。

通经甘露丸　治妇人经血不通，崩漏肠风，赤白带下，血气五淋，产后积血，男女五劳七伤及小儿骨蒸劳热，夫妇阴血阳精不交，诸疾神效。

大黄四两，用头红花四两，入水取汁浸一日，不用红花；四两，童便入盐二钱，浸一日取出晒干，不用童便；四两，用好酒浸一日，令软，切片如杏核大，晒干，入巴豆，去皮，三十五粒，同炒黄色，去巴豆不用；四两，用当归四两，入淡醋浸一日，

晒干，不用当归

上四份共合一处，入南木香二两、百草霜五钱，共为细末，以当归、醋红花水煮米糊为丸，如梧桐子大。每服三四十丸，空心温酒下。

反经丸 治妇人经闭不通，不论新久。

乳香 没药 孩儿茶 巴豆去壳 葱白各五分 斑蝥五个

上为末，共捣为丸，绵裹三层，系放筒上，将线系住，送入阴户内三四寸许，俟一炷香时，经水即下。

一粒仙丹 治妇人干血痨，并赤白带下，种子如神。

巴豆一百二十个，去壳，用新砖一块，将豆纸包放砖上，捶去油，令净如面白，方好用 斑蝥六十个，去翅足为末 穿山甲五钱 油煎过，为末 皂角一两，刮粗皮，火炮为末 苦葶苈末，一两 大黄末，一两

上合一处，以枣煮，去皮、核，丸药如弹子大。用绵茧张开裹药在内，穿入三寸竹筒上，头后仍留系二三寸余，挽一转，不令药气出外。用时先以温水洗阴内，令洁净拭干；却以葱汁浸湿药头，送入子宫极深处整一日一夜取出，药不用。此药用后，少间耳；冷气下行，发寒发热如伤寒之状不怕，饮食任意食用无妨，半日即通，或鲜血，或死血，一切恶物悉下。忌生冷发物。自此，子宫和暖而交媾则有孕矣。

妇人虚弱经闭者，此血脉枯竭，宜补，经自通也。

通经调气汤 治妇人经闭虚弱者。

当归酒洗 川芎 白芍酒炒 生地黄酒浸 香附童便炒，各一两 牡丹皮八钱 柴胡六钱 黄柏酒炒 知母酒、童便炒，八钱 黄芩酒炒，六钱 牛膝去芦酒洗，八钱 桃仁 红花二味量入

上锉作十剂，水煎，空心一服，临卧一服。

牡丹皮汤 治室女经闭，咳嗽发热。

牡丹皮一钱半 当归一钱半 川芎八分

白芍 生地黄 陈皮 白术 香附各一钱 柴胡 黄芩各一钱 甘草四分

上锉一剂，水煎服。

养真汤 治妇人经闭不通，脐下一块，已经三载，颜色如故，百药无功。服此数剂经行，又投数服而块消矣。

当归酒洗 川芎 白芍酒炒 益母草 香附酒、醋、米泔、童便同浸，炒 熟地黄姜汁炒 山茱萸去核 白茯苓去皮 栀子炒 小茴酒炒 陈皮各等分

上锉六剂，水煎服尽。经通后，此作丸服。

六味地黄 治妇女经闭发热或咳嗽等症。妇人半虚半实经闭者，宜攻补兼施也。

通经汤 治妇女经闭者。

当归 川芎 白芍 生地黄 大黄 官桂 厚朴 枳壳 枳实 黄芩 苏木 红花 乌梅

上锉一剂，姜枣煎服。

调经养血丸 治妇女经脉不行或不调，或前或后，赤白带下，久不成孕。服此有孕，任服。

香附十二两，酒、醋、盐汤、童便各浸三日，取出，炒 当归酒洗 白芍酒炒，各二两 川芎一两 生地黄酒洗，二两 茯苓去皮 白芷各一两 牡丹皮酒洗，二两 干姜炒，一两 肉桂一两 红花一两 桃仁泡去皮，一两 玄胡索六钱 没药一两 半夏香油炒，一两 甘草蛤粉炒成珠，一两 小茴炒，三钱 莪术煨，醋炒，五钱 阿胶炙，五钱

上为末，醋糊丸。每服八十丸，空心，白汤、黄酒任下。

妇女经闭有积块者，宜养血破积也。

四物调经汤 治妇女或十五六岁经脉不行，日夜生寒热，手足麻痹，饮食少进，头痛恶心呕吐，腹中忽然结一块。冲动痛者宜。此误食生冷感而致也。

当归酒洗 川芎 白芍酒炒 柴胡 枳壳去穰麸炒，各八分 黄芩 熟地黄酒浸 陈皮 莪术醋炒 三棱醋炒 白术去芦 白芷 小

茴盐水炒　玄胡索各五分　香附童便炒，一钱二分　青皮麸炒　砂仁　红花　甘草各四分

上锉一剂，生姜三片、葱白三根，水煎温服。若有块不通，须与调经丸间服；遍身疼痛加羌活、独活；咳嗽加杏仁、五味子各五分；肚痛加炒干漆七分；疟疾加草果、常山；泄泻去枳壳，加肉蔻。

调经丸

当归酒洗，二两　川芎　熟地黄姜汁炒　青皮麸炒　陈皮　枳壳去瓤炒　白术去芦　厚朴姜汁炒　小茴香炒　艾叶去筋，各一两　香附醋炒，五两　三棱煨醋炒　莪术煨醋炒　砂仁　白芷　牛膝去芦，酒洗　玄胡索各一两　粉草　琥珀各五钱，另研入

上为末，醋打糊为丸，如梧桐子大。每服八九十丸，米汤下，酒亦可。若肚痛加苍术、白术。

妇人经通之后，宜调理之剂也。加减四物汤加香附、陈皮之类。方见补益。

滋阴百补丸　治女人劳伤，气血不足，阴阳不和，乍寒乍热、心腹疼痛、不思饮食、尪羸乏力。

香附一斤，炒去毛，分四制，酒、醋、盐汤、童便各浸四两，俱炒焙干　益母草八两，捣末　当归六两，酒浸　熟地黄酒洗　白术去芦，各四两　人参去芦　茯苓去皮　玄胡索各二两　白芍三两，炒　甘草炙，一两　川芎二两

上为末，炼蜜丸，梧桐子大。每服六十丸，空心，宿砂汤下，或酒、醋、白滚水任下。

一妇人胃气素弱，为哭母，吐血咳嗽、盗汗发热、经水三月不行。余以为悲则伤肺，思则伤脾，遂朝服补中益气汤方见补益。加桔梗、贝母、知母；夕用归脾汤，方见健忘。服六味丸而愈。方见补益。

一妇人久患疟疾，作则经不行，形虚脉大、头痛懒食、大便泄泻、小便淋沥、口干唇裂、内热腹胀，盖由久疟，正气已虚，阴火独旺。用补中益气汤治之寻愈。唯不时头痛，乃加蔓荆子而痛止；又兼六味地黄丸而

经行。方见补益。

魏宪副宠夫人，患逆经吐血不止。予诊六脉微涩有力，此血虚火盛也。以四物去熟地，用生地共一两，加酒蒸大黄一两同煎，入童便服之。服后，血止经通矣。

徐宪副宠夫人，患经闭，人皆拟有孕。乃七八个月渐觉黄瘦，腹中左右有块如鼓，发热面赤，不思饮食。余诊六脉微涩，此血枯气郁也。以四物汤加香附、牡丹皮、白术之类十数服；又加桃仁、红花又数服，方与四炒枳壳丸，不三四服，打下血块若许，始愈。

血　崩

脉：带下崩中，脉多浮动；虚迟者生，实数者重。

崩漏者，有新久虚实之不同也。初起属湿热者，宜解毒也。黄连、黄芩、黄柏、生地黄、蒲黄。上锉一剂，水煎，空心服。

治妇人血崩。年四十以上，悲哀太甚，则心闷急，肺叶举焦，而上焦不通，热气在中，故血走崩而面黄肌瘦。慎不可服燥热之药。盖血热而流行，先以黄连解毒汤，后以凉膈散合四物汤调治，效。

稍久属虚热者，宜养血而清火也。

温清散　治妇人经脉不住，或如豆汁，五色相杂，面色萎黄，脐腹刺痛，寒热往来，崩漏不止。

当归　白芍　熟地黄　川芎　黄连　黄芩　黄柏　栀子各一钱半

上锉一剂，水煎，空心服。

日久属虚寒者，宜温补也。

益母汤　治妇人血崩。

当归　川芎　白芍酒炒　熟地黄姜汁炒　条芩　陈皮　香附醋炒　阿胶蛤粉炒，各一钱　益母草　白术去芦，各一钱半　玄参　蒲黄炒，各八分　甘草四分

上锉一剂，水煎，空心服。

五灰散　治血不止成血崩。

莲蓬壳　黄绢　血余　百草霜　棕皮

上各烧灰，加山栀炒黑、蒲黄炒黑、墨、血竭，共为细末调入，煎药服之。或炼蜜为丸，每服五十丸，清米汤送下。

秘传经验治血崩杂方

一方　用干黑驴粪为粗末，入坛内烧烟，令崩妇坐其上，烟熏，久久自愈。

一方　用京墨烧烟尽为末，服二钱，黄酒送下。

一方　用管仲烧存性为末，黄酒调下。

一方　用刺刺芽汁，加童便和酒服。

一方　用干漆三钱、五灵脂一钱，研为末，同黄酒下。

一方　用柿饼烧灰，二钱，白熟水下。

一方　用棉花子仁炒黄色，甘草、黄芩等分为末，每服二钱，空心，黄酒下。

一方　用香附炒，四钱；五灵脂炒，二两；归尾一两二钱；共为末。每服二钱，空心黄酒下。或米糊为丸，如梧桐子大。每服五十丸，空心醋汤下。

一方　治漏不止。用槐子烧存性为末，空心温熟水下三钱即止。

一方　治崩漏如神。童子发焙干，小桃红子不拘多少，共为细末，黄酒送下。

一方　治经崩不止。狗头骨烧灰，末罗细，用好无灰黄酒一钟，用灰一分；二钟用二分；三钟用三分。如不止者，照常服酒七钟，用七分，神效。

一妇人崩漏，面黄或赤，时觉腰间、脐下痛，四肢困倦，烦热不安，其经行先发寒热、两胁如束。此乃脾胃亏损，元气下陷，与相火、湿热下迫所致。用补中益气汤加防风、芍药、炒黑黄柏，兼服归脾汤而愈。补中益气汤方见内伤，归脾汤方见健忘。

一女子，漏下恶血，月经不调，或暴崩不止，多下水浆之物，或白带脱漏不止。皆因饮食不节、劳倦所伤；或素有心气不足，致令心火乘脾，必怠惰嗜卧、困倦乏力、气短气急。脾主滋荣周身者也。脾胃虚而心胞乘之，故漏下月水不调也，况脾胃为血气阴

阳之根蒂也。当除湿去热抑风气，土伸以胜其湿。又云：火郁则发之。用补中益气汤去陈皮、人参、白术，加苍术、藁本、防风、羌活、独活、蔓荆子。

补遗方

樗白汤　治崩漏不止。

樗白皮即臭椿根皮二钱，涩血　枯芩一钱半，凉血　熟地黄一钱，补血　当归头一钱半，止血　地榆一钱，收血　川芎一钱　白芍酒炒，八分　生地黄七分　伏龙肝一钱　艾叶炒，六分

上锉一剂，水二钟、醋一匙，煎八分，空心服。三五剂即止。

带　下

妇人赤白带下者，皆因月经不调、房色过度，或产后血虚，胃中湿痰流下，渗入膀胱而带也。腰酸、头晕、眼花、小腹胀痛、四肢无力、困倦而虚。用八物汤加减，吞下止带丸。肥人多痰有带症，瘦人多火亦有之。带与梦遗同法。

带下属气血虚者。

加减八物汤　治妇人赤白带下。

当归　川芎　白芍酒炒　生地黄　人参去芦　白术去芦　茯苓去皮　山药　杜仲酒炒　香附各等分，炒　甘草减半　乌梅一个

上锉一剂，姜枣煎，食前温服。肥人加半夏；瘦人加黄柏；饱闷去人参，加砂仁；腹痛加小茴、玄胡，去人参；冬加煨干姜少许。

止带丸

当归酒洗　川芎　白术去芦　人参去芦　山药　杜仲姜汁，酒炒去丝　香附醋炒　青黛减半　牡蛎火煅　破故纸酒炒　续断　椿根皮此药大治白带，酒炒，各等分

上为细末，炼蜜为丸，如梧桐子大。每服五十丸，空心清米汤吞下。腹痛加玄胡索、茴香，去人参；饱闷加砂仁，去人参；夏月加黄柏；冬月加煨干姜少许；肥人加姜汁、

半夏，瘦人加酒炒黄柏。

带下属虚寒者，五积散治妇人赤白带下，方见中寒。依本方加香附子、小茴香、吴茱萸。

四仙散 治妇人白带。

苍术一两，酒浸去黑皮炒干 白芷 川芎 大附子面包裹，去皮脐，各五钱

上为末，每服五分，空心，好酒调下。

香术丸 治妇人白带，脐腹胀痛。

香附醋浸煮干，八两 苍术米泔浸，四两 陈皮 当归酒洗 川芎 白芍酒炒 熟地黄姜汁，酒浸焙，各二两

上为末，酒糊为丸，如梧桐子大。每服三十丸，空心温酒送下。

带下属湿痰者，加味二陈汤。

带下属湿热者。

固经丸

黄柏酒浸炒 香附炒，各一两 山栀炒黑，二两 苦参五钱 白术去芦 白芍酒炒，各七钱半 山茱萸酒蒸去核 椿根皮酒炒，各五钱 贝母去心 干姜炒，各二钱 败龟板酒炙，二两

上为末，酒糊为丸，如梧桐子大。每服八十丸，空心，白滚水下。

加减六合汤 治妇人上有痰火，下有白带，腹痛。

当归酒洗，一钱 白芍酒炒，八分 川芎盐水浸，八分 熟地黄酒洗焙，一钱 橘红盐水洗去白，八分 白茯苓去皮，七分 甘草炙，四分 半夏姜制，七分 贝母去心 糯米拌炒，七分 白术去芦，二钱 黄柏酒浸，七分 知母酒浸，七分 椿根皮酒炒，一钱

上锉一剂，生姜三片，水煎，空心热服。若上痰火盛，加枯芩七分，临卧服。

收带六合丸 一名益气固肠丸 治赤白带下、肚腹疼痛。和脾胃，燥中宫之湿，提下陷之气，化痰清火。

白术米泔浸焙 苍术米泔浸焙 白茯苓去皮 陈皮盐水炒去白 当归酒洗 白芍酒炒，各二两 熟地黄酒洗 半夏姜制，各一两半 椿根白皮洗炒 牡丹皮 黄柏酒炒，各一两二钱

防风九钱 甘草炙，一两 升麻八钱

上为末，酒糊丸，如梧桐子大。每服百丸，空心米汤下，盐汤亦可。一方加香附、枳壳。

滋荣收带丸 治崩后气下陷，或白带，小腹胀满痛甚等症。

当归酒洗 白芍酒炒 苍术米泔制 白茯苓去皮 黄柏酒炒 椿根皮焙，各一两 白术二两 半夏姜制，八钱 川芎盐汤浸，切，七钱 香附米盐水浸，炒，六钱 防风 升麻 青皮醋炒，各五钱 木香 大甘草炮，各四钱

上为细末，酒打糊为丸，如梧桐子大。每服一百二十丸，空心，盐汤、米汤、白汤送下。

双白丸 治白带如神。

石灰一两，白茯苓二两为末，水丸。每服三十丸，空心，白水送下。

专治赤白带下 荞麦面不拘多少，用鸡子清为丸。每服三五十丸，白汤送下即愈。

一妇人头晕吐痰、胸满气喘，得食稍缓，苦于白带二十余年，诸药不应。此气虚而痰饮也，痰饮愈而带自愈。遂朝用六君子汤，夕用六味丸，不月而验。方见补益。

一妇人带下，四肢无力。余曰：四肢者，土也；此脾胃虚弱，湿痰下注。以补中益气、归脾二药治之而愈。

一妇人，年逾六十，内热口干，劳则头晕吐痰、带下。或用化痰行气，前症益甚，饮食愈少，肢体或麻；恪服祛风化痰、肢体常麻，手足或冷或热，日渐消瘦。余曰：症属脾气虚弱而不能生肺，祛风之剂复损诸经也，当滋化源。遂用补中益气加茯苓、半夏、炮姜，二十余剂，脾气渐复，饮食渐加，诸症顿愈。方见补益。

虚 劳

脉：脉来数大，或虚细弦急。

虚劳者，多因气结、忧思惊恐，或情欲动心，或经水不调，变成诸病。上盛下虚，

脚手心热，或皮焦骨热，或午后怕寒、夜间发热，或日夜不退，盗汗减食，嘈杂怔忡，呕哕烦躁，胸腹作痛，饱闷作泻，痞块虚惊，面白唇红，头目眩晕，腰背酸疼，四肢困倦无力，小水赤色；重则虚火上攻，两颊颧红，骨蒸劳热，阴虚火动也。治之宜养血健脾以治其本，降火清郁以治其标，以逍遥散、茯苓补心汤之类，选而用之。

虚劳吐血者。

清肺饮子 治妇女虚劳发热、咳嗽吐血。先服此清热止血，后服逍遥散加减调理。

当归酒洗 川芎 黄芩 贝母去心 知母蜜水炒 阿胶珠 蒲黄炒 陈皮各八分 白芍酒炒 生地黄 天门冬去心 麦门冬去心 前胡各一钱 薄荷六分 枳壳麸炒，五分 藕节十片 甘草炙，三分

上锉一剂，水一钟半，煎至一钟，食后，徐徐温服。

虚劳热嗽有汗者。

逍遥散 治肝脾血虚发热，或潮热，或自汗、盗汗，或头痛、目眩，或怔忡不宁、烦赤口干，或月经不调，或肚腹作痛，或小腹重坠，水道涩痛，或肿痛出脓，内热作渴。

当归酒洗 白芍酒炒 白术土炒 白茯苓柴胡酒炒，各一钱 甘草炙，五分

上锉一剂，煨姜一片，薄荷少许，水煎服。加牡丹皮、栀子炒，名加味逍遥散。

滋阴至宝汤 治妇人诸虚百损，五劳七伤，经脉不调，肢体羸瘦。此药专调经水、滋血脉、补虚劳、扶元气、健脾胃、养心肺、润咽喉、清头目、定心慌、安神魄、退潮热、除骨蒸、止喘嗽、化痰涎、收盗汗、住泄泻、开郁气、疗腹痛、利胸膈、解烦渴、散寒热、祛体疼，甚有奇效。

当归酒洗 白术去芦 白芍酒炒 白茯苓去皮 陈皮 知母生用最能泻虚中之火 贝母去心 香附童便炒 地骨皮去骨 麦门冬去心。各八分 薄荷 柴胡酒炒 甘草各三分

上锉一剂，用煨生姜三片，水煎温服。

虚劳热嗽无汗。

茯苓补心汤 治妇人以血旺气衰为本。心生血、肝藏血，今血衰而气盛者，由心气虚耗，不能生血，又不能制乎肺金，使肺气得以乘乎肝木；肝之亏损，则不能藏血，渐至枯涸不荣经络，故月信不调矣。此药专补心元之虚，抑其肺气之盛，调和荣卫，滋养血脉，其疾自愈。兼治去血过多，虚劳发热及吐血咳嗽、痰喘上壅、胸膈不利。

当归 川芎 白芍酒炒 熟地 陈皮半夏姜炒 白茯苓去皮 桔梗 枳壳麸炒 前胡去芦，各一钱 干葛 紫苏各七分 人参木香各五分 甘草三分

上锉一剂，姜枣煎服。

滋阴地黄丸 治妇人经水不调或不通，虚劳吐血、衄血、咳血、便血、发热、咳嗽、盗汗、痰喘，一切虚损瘦怯之病。

熟地黄姜汁浸、焙，四两 山药一两 山茱萸酒蒸去核，二两 白茯苓去皮 牡丹皮去皮泽泻去毛，各一两半 天门冬去心 生地黄酒洗 麦门冬去心 知母酒炒，去毛 贝母去心当归酒洗 香附米童便浸、炒，各二两

上为细末，炼蜜为丸，如梧桐子大。每服百丸，空心，盐汤下；痰吐，淡姜汤下。

乌骨鸡丸 治妇人虚弱，咳嗽吐痰，或骨蒸劳热，或赤白带下，或经水不调、形体瘦倦无力，或口干舌燥。

人参去芦，五钱 当归酒洗 熟地姜汁浸、焙 白芍酒炒 白茯苓去皮，各一两 香附童便浸、炒，一两 川芎 陈皮 秦艽 玄胡索贝母去心 牡丹皮七钱 甘草五钱

上俱锉成饮片听用。用黄芪为末，拌饭喂乌鸡，喂至肌肥，眼生眵，缢死。燥去毛，破开取出肠胃，好酒洗净，入前药饮片在鸡肚内，线缝住。用酒、醋等分，煮鸡烂如泥，捞起焙干，或晒干，为细末。将鸡汁打面糊为丸，如梧桐子大。每服五十丸，空心，清米汤吞服。

一妇人，为哭母吐血咳嗽、发热盗汗、经水不行，此悲伤肺、思伤脾。朝服补中益气加桔梗、贝母、知母，夕服归脾汤方见健

忘。送下六味丸而愈。

一女子，怀抱素郁，胸满食少，吐血面赤。用六味丸及归脾加山栀、贝母、芍药而愈。

一妇人，素勤苦，冬初咳嗽、发热、吐血、盗汗、遍身作痛，或寒热往来。用化痰降火之药，口噤筋挛，此血本虚而药复损之耳。予用八味丸为主，佐以补中益气、麦门、五味、山药，年余而愈。

一妇人患劳嗽，不时发热，或时寒热。或用清热之剂，其热益甚，盗汗口干，两足如炙，遍身皆热，昏愦如醉，良久，热止方苏，或晡热至旦方止，此阴血虚而阳气弱也。余朝用六味丸一料，夕用十全大补汤，月余，诸症稍愈；更兼以补中益气，两月余而痊愈。以上方俱见补益。

求　嗣

脉：求嗣之脉，专责于尺。右尺偏旺，火动好色；左尺偏旺，阴虚非福。唯沉滑匀，易为生息。微涩精清，兼迟冷极。若见微涩，入房无力。女不好生，亦尺脉涩。

一气既分两仪，肇判万物之中，而唯人最灵。通天地之幽微，达圣贤之蕴奥，审神仙之法术，穷造化之根源，无所不知矣。自盘古及今，逮羲农之为帝，分阴阳运会之源流，有夫妇人伦之道理，故普天率土之姓，贵贱穷达之人，无子复宗，绝嗣者宁不恻然而痛哉！则夫男女之生，本阴阳自然之奥理。若非智术，勉强之为也。但世情早立嗣者，以为常；未立嗣者，以为变。滔渎鬼神，斋僧布施，以求获嗣，其愚甚矣。其实，万户之侯，无能以继百亩之田，无后孰能与守，是诚可悲也。无嗣有不动心求者寡矣。故孟子曰：不孝有三，无后为大，诚哉是言也。求嗣者，不若求之于己，其理甚明，人所易晓。愚窃闻黄帝之论，验百家之仙方秘诀，虽乃不经之言，是或一种之道。唯取其生育立昭之理，胎月合配之妙，虚阴老阳之说，

其道专生乎男，其诀不生乎疮疹，其子且寿而弗夭，胎连生女而转男。乏嗣者效之，每每经验，百无二谬。好事者，潜心于此，不唯得嗣子，凡兴阳采战、固精取药、养身之术，无不在其中矣，岂指专论事而已哉？人间大道，乃我众仙师之秘诀，诚不可轻泄而易露也。珍之！重之！轩辕曰：妇人有彻老不生男女者，何也？多因房事损动脏腑，或天癸不通、子宫挟寒，或男子事狂，阳弱精少，清寒不能射，又不能济而相胜，此所以不生长故也。或有正生产当年，便断六七年，数岁不生，何也？亦由女人上有数疾，劳损身体，以致经脉不调，虽有亦微弱，亦难以容纳阳精。如主请客而无备，客来多而不管待，此宾主不能相欢，客何以久留，此又难以生长也。须要阳事举，经脉匀，子宫暖，精纯熟，且壮射而相济，然后可成。故足月生者中道，不足月生者贫薄，过月生者，其子贵重决矣。

交合月日时刻佳期论：

凡女人生长十三岁为始，至四十九岁为终。五十岁生者，四十九岁受胎来也。每年十二月，有生男生女之月不同。按妇岁数有三十七图交合，可拣生男之月，以待妇人经水来时，有两日半净者、三日净者，亦有女人血旺气盛六七日净者，不可拘定。但观宝田，看经水之颜色何如耳。乃以洁白之物，或绵或帛，夹之于户口取而目之。金色者，乃佳期也；鲜红者未净，不及也；浅淡者，太过也。唯以败血去净、新血生如金者为佳期。此时交合，无不成矣。若先期而交者，纵便施精，则金水太盛，子宫瘀塞，且无受精之处，胎亦难成；后期而交者，则子宫已闭，施精亦无门而入，胎岂有成也哉？所谓败血已净，子宫空虚，新血复生，正等阳时，乃是乾道之日。以此时施精，如炉炼金，如浆点腐，立胎个个成矣。又云：经水净后，单日下种则成男，双日下种则成女，四日以后不成矣。施精亦要在子时后方可也。盖子时后夜气清明，一阳发生。古语云：一阳动

处外兴工是也。此时施精，顺则成人也；此时修炼，逆则成丹也；此时再遇天晴月朗，风日清和，又是成定吉日，又逢天月二德，合日行房，不唯成子，而子且贵，神气清秀，聪明必过人矣。或拣生女月交合却生男、拣生男月交合却生女何也？盖阴阳运会之差，以致胎气之错。如女胎当以男名唤，男胎当以女名唤，易名呼唤，可保长生矣。

结胎交合妙诀：

美子要摘金丹，先要点穴动情。结胎若要都成，须明交合之道。要兴阳、要动情、要耐战、要采药、要顿挫、要斟酌、要谨慎、要用功，然后胎可成。未交之先，要种子，先将红印纸剪下烧灰，用无根水调，女人面东服之，然后交接。使夫妇各饮微醺，乃有兴趣，或以言语引戏、手足抚摩，挑挽皮面相猥，女人面赤，用手抱搂，可见欲动矣。如男子阳事未举，却取月华秀气以意运下兴阳，再战蟠桃，煨炉铸剑，走马抚琴，以招凤至。然后交合，望风而进龟。第一要藏神，只可体交，不可神交。令鼎气端睡正卧，甚勿偏斜。如泄精，却用五字之诀：霭、霹、霆、霰、霈，以使神于利害怒恶之地进退交合。以待女人乐生，果见目瞑、身颤、两颊赤热、鼻口凉气、两手若紧抱，美子亦开弓，鼻口接吸女人真气，却用神交，着力深入，直撞凤凰灵台，女人肢体不收，滑精流溢，此则女子快美之极，子宫正开之际，男子亦泄精。阳先至裹阴定生女，阴先降包阳定生男，此所谓阴阳固济相盛，一种一子，百种百男，胎皆成也。切记泄精之时，猛咬女人上唇，令其自惊，仍用男呼女吸，如忍大小便之状，则精始混融而成胎矣。殊不知子宫有一穴，男在左穴，女在右穴。入炉偏于左，施精亦在于左。交合毕，令女人稳睡，勿动，屈左足而左侧卧者，男胎多成；若屈右足焉右侧卧，而女胎多成。顿饮时节，不可动身。如交之时，令鼎器先去小便，交后不可小解，此胎定成无错矣。且若不用壮阳败阴之手段，假若阴盛之妇而遇衰老之夫，将何以使阴精

之先至而必于生男哉？

胎成禁忌秘诀：

胎既成矣，则阴阳之精且纯，浑融一气，已无杂气。脉精血蕊嫩而未老，动之易克而易化，第恐风邪感入，损伤胎气。切忌复后连交、挟持重物、过险超壑、深怒、大笑、大惊、高语是何也？盖以胎婴之结，一月如白露，二月如桃花，三月之后男女分，可当静以守之，逸以待之，故曰"静而有常"故也。且如连交一次，则胎息反被动摇，感受风邪入于子宫。譬如果木开花，若遇风寒雾露，花定不能结果，纵有结成，必定生虫风落。结胎后，若要连交，亦不能以成子耳。纵有一成，亦不能以结实完真，非小产则脐风，非生虫落而何将产？若连交，则胎受毒秽，产后满头生疮之必然也。慎之！忌之！

未及三月转女成男妙诀：

东南桃枝作斧柄，亲夫张目自作成。
孕妇床下刀向上，无人见之男孕成。
若置抱鸡巢下安，满巢尽是鸡之雄也。
雄黄一块坠骑当，真阳朝上产仙郎。
宜男萱草发左簪，此花珮带产儿童。
弓弦系腰百日间，转女成男有万千。
夫发手足指甲剪，身铺席下男即转。
雄鸡长尾扯二茎，插安床下男即定。
轩辕野云传至今，此诀种种皆曾应。
人伦大道是真诀，不遇明传莫与命。

画八卦算生男女诀：

父母之年上下举，坐胎之月为中主。
乾坎艮震定是男，巽离坤兑决是女。
算男却生女，三六九岁死；
算女却生男，终久鬼来缠。
若是正胎者，寿考不须言。

妇人之道，始于求子。求子之法，莫先调经。每见妇人无子者，其经必或前或后，或多或少，或将行作痛，或行后作痛，或紫或黑，或淡或凝而不调。不调则血气乖争不能成矣。

妇人无子，多因血气俱虚，不能摄养精神故也。

肥人痰多，躯脂满溢，闭塞子宫，治消痰养血顺气，四物汤加白术、茯苓、陈皮、枳实、半夏、砂仁、香附、甘草、竹沥；瘦人火多，子宫干燥无血，治宜清热补血，四物汤加人参、茯苓、黄芩、山栀、香附、生地、甘草、陈皮。

调经种玉汤 调经种子，百发百中。

当归酒洗 川芎各四钱 熟地黄六钱 香附炒，六钱 白芍酒炒，三钱 白茯苓去皮，三钱 陈皮三钱 吴茱萸炒，四钱 牡丹皮 玄胡索各三钱

若过期而经水色淡者，乃血虚有寒也，加官桂、炒干姜、熟艾各二钱；若先期三五日色紫者，加条芩三钱。

上锉作四剂，每一剂用生姜三片、水一碗半，煎至一碗，空心温服。渣再煎，临卧服。待经至之日服起，一日一服，药尽经止，则当交媾，即成孕矣。纵未成孕，经当对期，候经来再服四剂，必孕无疑矣。

种子济阴丹 常服，顺气养血、调经脉、益子宫、疗腹痛、除带下、种子屡验。

香附米四两，四制：一两醋、一两酒、一两米泔、一两童便，各浸三日，焙干为末 益母草二两 当归酒洗，一两半 川芎一两 白芍盐、酒炒，一两三钱 熟地黄二两，姜汁炒 陈皮去白，一两 半夏姜汁浸，香油炒，一两 白术去芦，土炒，一两半 阿胶蛤粉炒成珠，一两 艾叶醋煮，一钱 条芩酒炒，一两 麦门冬去心，一两 没药五钱 牡丹皮酒洗，一两 川续断酒洗，一两 小茴盐、酒炒，五钱 玄胡索四钱 吴茱萸炮炒，五钱 炙甘草二钱 白茯苓去皮，一两

上为细末，酒糊为丸，如梧桐子大。每服百丸，空心米汤下。

螽斯胜宝丸 治妇人经水不调、脐腹冷痛、赤白带下，一切虚寒之疾，久无子嗣，服之即孕，屡用屡验。

黄芪蜜炙 人参去芦 白术去芦 白茯苓去皮 当归酒洗 川芎 白芍酒炒 肉桂 大附子面裹，火煨，去皮 干姜炒 胡椒小茴香盐、酒炒 破故纸酒炒 艾叶醋炒 乌药炒，以

上各二两 吴茱萸三两，盐水炒 香附六两，醋炒 苍术四两，米泔浸炒 甘草炙，一两

上锉作片，用白毛乌骨鸡一只，重一斤半或二斤者，吊死，水泡去毛、肠屎，并头、脚、翼尖不用；将鸡放砂锅里，将前药片盖上，入好酒煮烂为度；取去骨，同药在锅焙干为末，将煮鸡酒汁打稀米糊为丸，如梧桐子大。每服五十丸，空心好酒吞下。

女金丹

当归酒洗 川芎 白芍酒炒 人参去芦 白术去芦 白茯苓去皮 桂心 藁本 白薇 白芷 牡丹皮 赤石脂另研 玄胡索 没药另研 甘草各等分

上各等分，除石脂、没药另研，其余皆以醇酒浸三日，烘干，晒亦可，为末，足秤十五两。外用香附米去皮毛，以水、醋浸三日，略炒为末，足秤十五两。上共十二味，和合重罗筛过，炼蜜为丸，如弹子大，磁器收封。每取七丸，空心，鸡未鸣时服一丸。先以薄荷汤或茶灌漱咽喉，后细嚼，以温酒或白汤送下。咸物干果压之。服至四十九丸为一剂，以癸水调平受孕为度。孕中三日一丸，产后二日一丸。百日上尽人事，而不孕焉天矣。一方去没药，加沉香，治妇人久虚无子及胎前产后一切病患，男子积年血气，手足麻痹，半身不遂。血崩带下，产后腹中结痛，吐逆心痛，并妇人诸虚不足、心腹疼痛并治。一方去桂，用熟地黄，丸如梧桐子大。每服五十丸，空心，温酒或白汤送下，干物压之。

百子建中丸 女人服此药，调经养血、安胎顺气，不问胎前产后、月事参差，有余不足诸症，悉皆治之。

真阿胶二两，蛤粉炒成珠 蕲艾叶二两，去筋梗，醋煮汁 香附米十二两，杵去皮毛，醋浸炒干 熟地黄姜汁浸焙，二两 南川芎二两 白芍药酒炒，二两 当归酒洗，二两

上为细末，炼蜜为丸，如梧桐子大。每服八十丸，空心，白沸汤点醋少许下；内寒者，温酒下。

六味地黄丸 方见补益。 治妇人久无孕育者，加香附二两，童便炒用，殊效。男子无嗣必用之药。

固本健阳丹 凡人无子，多是精血清冷，或禀赋薄弱；间有壮盛者，亦是房劳过甚，以致肾水欠旺，不能直射子宫，故令无子。岂可尽归咎于血之不足与虚寒耶？

菟丝子酒煮，一两半　白茯神去皮木　山药酒蒸　牛膝去芦酒洗　杜仲酒洗，去皮，酥炙　当归身酒洗　肉苁蓉酒浸　五味子去梗　益智仁盐水炒　嫩鹿茸酥炙，以上各一两　熟地酒蒸　山茱萸酒蒸去核，各三两　川巴戟酒浸，去心，二两　续断酒浸　远志制　蛇床子炒，去壳，各一两半　加人参二两　枸杞子三两

上为细末，炼蜜为丸，如梧桐子大。每服五七十丸，空心盐汤送下，酒亦可。临卧再进一服。若妇人月候已尽，此是种子期也，一日可服三次无妨。如精不固，加龙骨、牡蛎火煅，盐酒淬三五次，各一两二钱，更加鹿茸五钱。

刘小亭公，年四十无子嗣，阳事痿弱，精如冰冷，求治于予。曰：君留神调理，倘生子，愿当重极。因诊，两寸脉洪、两尺脉沉微无力，此真元衰惫，乃斲丧过度所致也。以固本健阳丹加人参、附子、枸杞子、覆盆子各二两，制一料服尽，觉下元温暖如前；又制一料，服至半料而乃止。果孕，生一子，渠甚悦。遂成莫逆焉。后传之于刘柏亭、刘敏庵俱服之，皆生子。

妊　娠

脉：妊孕初时，寸微五至，二部平匀，久按不断。妊孕三月，阴搏于阳，气衰血旺，脉正相当；肝横肺弱，心滑而洪；尺滑带散，久按益强；或关滑大，代止尤忙；洪且脉迟，其胎必伤。四月辨质，右女左男；或浮或沉，疾大实兼；左右俱盛，胎有二三；更审经脉，阴阳可参。但疾不散，五月怀耽；太急太缓，肿漏为殃。六七月来，胎喜实长；沉迟而涩，

堕胎当防；脉弦寒热，当暖子房。八月弦实，沉细非良；少阴微紧，两胎一伤；劳力惊怔，胎血难藏；冲心闷痛，色青必亡。足月脉乱，反是吉祥。

经脉不行已经三月者，尺脉不止，则是胎也。

验胎散 川芎为末，每服一钱，空心艾叶煎汤调下。觉腹内微动，则有胎也。若服后一日不动，非胎，必是经闭。

艾醋汤 如凭月难明有无，如月数未足难明。

用好醋绞艾，服半盏后，腹中大痛是有孕；不为痛定无。

安胎者，养血健脾清热也。

素有热者宜：

当归二钱　川芎一钱半　生地一钱　益母草一钱　白术二钱　条芩一钱　砂仁八分　香附米童便炒，一钱　苏梗一钱　黄连炒，八分　甘草三分

上锉一剂，生姜三片，水煎温服。

安胎丸 妊娠常宜服之。

当归　川芎　白芍　条芩各一两　白术去芦，五钱

上为末，酒糊丸，如梧桐子大。每服五十丸，茶汤任下，空心服，日进三服。此方，养血清热之药也。瘦人血少有热、胎动不安、素惯半产者，皆宜服之，以清其源而后无患也。

素虚弱者宜：

芎归补中汤 治妇人怀孕，血气虚弱，不能荣养，以致数月而堕，名半产。

黄芪蜜炙　人参　白术　当归　川芎　白芍酒炒　干姜煨炒　阿胶炒　五味子　杜仲酒炒　木香　甘草

上锉剂，水煎服。

千金保胎丸 凡女人受胎经二月而胎堕者，虽气血不足，乃中冲脉有伤。中冲脉，即阳明胃脉，供应胎孕。至此时，必须节饮食、绝欲、戒怒，庶免小产之患，服此可以保全。

当归酒洗，二两　川芎一两　熟地姜汁炒，四两　阿胶蛤粉炒，二两　艾叶醋煮　砂仁炒，五钱　条芩炒，二两　益母草二两　杜仲去粗皮，姜汁、酒炒，四两　白术土炒，四两　陈皮一两　续断酒洗，一两　香附米二两，酒、醋、盐水、童便各浸二日炒

上为细末，煮枣肉为丸，如梧桐子大。每服百丸，空心，米汤下。

恶阻者，恶心阻其饮食也。

当归　白芍煨　陈皮　香附炒　白术去芦　半夏姜汤泡，香油炒过，不伤胎气　白茯苓去皮　藿香　神曲炒　砂仁各等分　甘草减半

上锉剂，生姜三片、枣一枚，水煎温服。

子烦者，心神闷乱也。

白茯苓去皮，二两　防风一钱　麦门冬去心　黄芩各一钱半

上锉一剂，竹叶五片，水煎服。

子痫者，目吊口噤也。

当归　川芎　防风　独活　茯苓　五加皮　薏苡仁　杏仁　酸枣仁　木香　羚羊角　甘草

上锉一剂，生姜五片，水煎服。

子悬者，心胃胀痛也。胎前诸病，总宜此方加减。

当归　川芎　白芍　人参　紫苏　陈皮　大腹皮水洗　甘草

上锉一剂，生姜五片、葱白七寸，同煎服。腹痛加香附、木香，咳嗽加枳壳、桑白皮；热加条芩；呕加砂仁；泻加白术、茯苓。

子肿者，面目虚浮也。

当归　川芎　白芍　地黄　茯苓　泽泻　白术　条芩　栀子　麦门冬　厚朴　甘草

上锉剂，水煎温服。

子气者，两足浮肿也。

天仙藤即青木藤洗略炒　紫苏　陈皮　香附　乌药　木香　甘草

上锉，生姜煎服，加苍术尤良。

子淋者，小便涩少也。

麦门冬　赤茯苓　木通　淡竹叶

上锉水煎，空心服。

转胞者，卒不得小便也。

冬葵子五钱　山栀子五钱　木通三钱　滑石五钱

上锉一剂，水煎温服。外用山栀子、冬葵子、滑石为末，田螺肉捣膏，或生葱汁调膏贴脐中，立通。

崩漏者，属血虚漏下也。

芎归汤　治胎漏下血不止，或心腹胀，一服立效。

当归尾　川芎各五钱

上锉一剂，酒煎，入童便一盏，同煎服。

胶艾四物汤　一名安胎饮，治胎漏下血腹痛。

当归　川芎　白芍酒炒　熟地　阿胶炒　条芩　白术去芦　砂仁　香附炒　艾叶少许

上锉剂，糯米一撮，水煎，空心服。

胎动者，因有所伤也。

佛手散　治妊娠五七个月，因事筑磕着胎，或子死腹中，恶露下，痛不已，口噤欲绝。用此药探之，若不损，则痛止，子母俱安；若胎损，即便遂下。

当归六钱　川芎四钱　益母草五钱

上锉一剂，水煎，入酒一盏，再煎一沸，温服；如人约行五里，再进一服。

胎逆喘急者，火动也。条芩、香附。

上各等分为末，每服二钱，白汤调下。

妊娠伤寒护胎法　井底泥、青黛、伏龙肝。上为末搅匀，涂于孕妇脐中二寸许；如干，再涂上，以保胎孕也。

一妊妇下血，服凉血之药，下血益甚，食少体倦，此脾气虚而不能摄血。余用补中益气汤而愈。后因怒而寒热，其血仍下，此肝火旺而血沸腾。用加味逍遥散血止，用补中益气汤而安。

一妊妇下血，发热作渴，食少体倦，属脾气虚而肝火所侮。用四君加柴胡、山栀，血止。因怒复作，用六君加柴胡、山栀、升麻而安。

一妊妇胎六月，体倦懒食、面黄晡热而胎不长，因劳欲坠，此脾气不足也。用八珍

汤倍加参、术、茯苓，三十余剂，脾胃渐健，胎安而长矣。

一妊妇，堕胎昏愦、不时吐痰，自用养血化痰之剂，昏愦不省，自汗发搐，痰涎壅出。彼以为中风，欲用祛风化痰。予曰：此属脾气虚寒所致。遂用十全大补汤加炮姜，二十余剂，寻愈。

一妊妇，因怒吐血，两胁胀痛，小便淋涩，此怒而血蓄于上，随火出也。用小柴胡合四物，四剂血止；用六君子、安胎饮调理而安。

一妇人，经闭八月，肚腹渐大，面色或青或黄，用胎症之药不应。余诊视之曰：面青脉涩、寒热往来，肝经血病也。此郁怒伤脾肝之症，非胎也。不信，仍用治胎散不验。余用加味归脾、逍遥二药各二十余剂，诸症稍愈。彼欲速效，别服通经丸一服，下血、昏愦、自汗、恶寒、手足俱冷、呕吐不食。余用人参、炮姜二剂渐愈，又用十全大补汤五十余剂而安。已上俱见补益。

刘尚书宠夫人，有孕患恶阻，呕吐不止、饮食不下、心中烦躁、头目眩晕。诸医以和脾胃之药，二陈汤、藿香正气散、保生汤之类，遍投罔效。余诊左脉微数、气口数，此血虚气盛有火也。若不养血则火不降，火不降则呕不止。以茯苓补心汤加姜汁、炒黄连、竹茹，二服痊愈。

一妇人，每怀孕至三个月必堕，不肯服药。余以四五年老母鸡煮汤，入红谷、小黄米煮粥食之，不数次而胎固，至月满而生男。

产　育

脉：临产六至，脉号离经；或沉细滑，若无即生。浮大难产，寒热又顿。此时凶候，急于色征。面颊唇舌，忌黑与青。面赤母活，子命必倾；若胎在腹，子母归冥。

夫产育之难者，此由产妇不曾预闻讲说生育道理，临事怆惶，用力失宜，遂有难产之患。是故有逆产者，则先露足；有横产者，则手先露；坐产者，则先露其臀，此皆用力太早之过。夫当脐腹疼痛之初，儿身才转而未顺，用力一逼遂致横逆。若手足先露者，用针刺儿手足心一二分深，三四刺之，以盐涂其上，轻轻送入。儿得痛惊转一缩即顺生矣。或先足下者，谓踏莲花生，急以盐涂儿脚底，又可急搔之，并以盐摩母腹上，则正生矣。

凡胎衣不下，乃母生儿讫，流血入衣中，衣为血所胀，故不得下。治之稍缓，胀满腹中，以次上冲心胸，痛疼喘急，必致危笃。若偶得此症，急系脐带急断之，以物坠住，使其子血脉不潮入胞中，则胞衣自当萎缩而下；纵淹延数日，亦不害人。只要产母心怀安泰，不可轻信稳婆妄用手法，多因此而损者，良可叹哉！又胞衣不下，因产母元气衰薄者，用芎归倍桂以温之，自下。

凡妊妇欲产，痛阵尚疏，经三两日不生，或产母气之委顿，产道干涩，致令难产。才觉腹痛，但破水后，便可服以五积散加杏仁七粒、木香磨、顺流水、姜枣煎，调百草霜末一钱服之。未经破水者勿服。

凡生产先知此十证，庶免子母之命折于无辜也。世之救生者，少有精良妙手，多致倾命。余因伤痛而备言之。

一曰正产：正产者，言怀胎十月，阴阳气足，忽然作阵疼痛，胎至谷道，浆破血下，儿即正产。

二曰伤产：伤产者，言怀胎未足月，有所伤动，以致忽然脐腹疼痛，或服催药过早，或产母努力太早，逼儿错路不能正生。凡分娩，须待儿身转顺，头对产门，努力一送，儿即正生。

三曰催生：催生者，言欲产时，儿头至产门，方服药催之。或经日久，产母困倦难生，宜服药以助其血气，令儿速生。

四曰冻产：冻产者，言天气寒冷，产母血气迟滞，儿不能速生。故衣裳宜厚，产室宜暖，背心亦宜温和，庶儿易生。

五曰热产：热产者，言盛暑之月，产妇

当温凉得宜。热甚，产母则头疼、面赤、昏晕。若产室人众，热气蒸逼，亦致前患，名曰血晕。若夏月，风凉阴雨亦当谨避。

六曰横产：横产者，言儿方转身，产母用力逼之故也。凡产母，当令安然仰卧，稳婆先推儿身顺直，头对产门，以中指探其肩，不令脐带羁扳，方用药催之，继以产母努力儿即生。

七曰倒产：倒产者，言儿未能转身，产母努力故也。当令产母仰卧，稳婆推入，候儿自顺。若良久不生，令稳婆手入产户一边，拨儿转顺近产门，却服催药，并努力即下。

八曰偏产：偏产者，言儿回身未顺生路，产母努力，逼儿头偏一边，产虽露顶非也，乃额角耳。当令产母仰卧，稳婆轻手正其头向产门，却令产母努力，子即下。若儿顶后骨偏在谷道露额，令稳婆以绵衣灸暖裹手于谷道外旁轻手推正，令产母努力，儿即生。

九曰碍产：碍产者，言儿身已顺，门路已正，儿头已露，因儿转身，脐带绊其肩，以致不能生。令产母仰卧，稳婆轻推儿向上，以中指按儿肩，脱脐带，仍令儿身正顺，产母努力，儿即生。

十曰坐产：坐产者，言儿之欲生，当从高处牢系手巾一条，令产母以手攀之，轻轻屈坐，令儿生下。不可坐抵儿生路。

十一曰盘肠产：赵都运恭人，每临产则子肠先出，然后产子，其肠不收，名曰盘肠。稳婆以醋水半盏，默然噀产妇面背方收，不可不知。

子死腹中：夫子死腹中者，多因惊动太早，或触犯禁，或抱腰太重，或频探试水胎衣先破，血水先尽而胎干涸故耳。其候产母唇舌青黑者，子母俱死。若舌黑，或胀闷甚者，然其子已死矣。先以平胃散一两，酒水各半煎，却投朴硝半两（即熟皮硝）服；或用硝一两，以童便调下亦妙。

平胃散

苍术米泔浸　陈皮　厚朴姜汁炒　甘草

上锉一剂，酒水煎，加朴硝再煎一二沸，温服。

如因难产，或大寒时，急以大油纸捻，徐徐断其脐带。虽儿已死，令暖气入腹，多得复生。切不可用刀断之。

产生难者，燥涩紧敛也。催生只用芎归汤，最稳当又效捷。

催生饮

当归　川芎　大腹皮洗　枳壳麸炒　白芷各等分

上锉一剂，水煎温服。此五味下胎催生立应。

柞木饮　催生，亦治横生逆产、死胎烂胀不下者，服之立下如神。柞木生枝如小指大者一握，净洗锉碎，一叶一刺，处处有之，甘草五寸。

上锉一大剂，水一碗半，砂锅内纸二重密封，慢火煎至一半。候产母腹痛甚时，温饮一杯，不过一二服，觉下重即生。

催生汤　候产母腹痛腰痛、见胞浆水下方服。

桃仁炒，去皮　赤芍　牡丹皮净　官桂　白茯苓去皮，各一钱

上锉一剂，水煎热服。

如神散　催生屡效灵妙，于理固难通，于事实殊效。临产时，令人路上寻草鞋一只，取耳烧灰，温酒调下三钱。如得左足者生男，右足者生女，复者儿死，侧者有惊。此药委是神奇。

催生散　治难产并胞衣不下。

白芷　伏龙肝　百草霜　滑石各等分　甘草减半

上为细末，用芎归汤入酒、童便少许，调前末服之，二次立效。

脱衣散　治胞衣不下。

川牛膝三钱　归尾二钱　木通三钱　滑石四钱　冬葵子二钱半　加枳壳二钱

上锉剂，水煎热服。

有胞衣不下，因产母元气虚薄者，用芎、归倍桂以温之自下。

补遗方

治妇人难产　用蛇退一钱，焙存性为末，黄酒调下即生。

治横生逆产　服诸符药不下者，灸右足小指尖头三炷，艾炷如小麦大。

治死胎不出　麝香五分另研，官桂末三钱　作一服，黄酒调下，须臾，如手推下效。

治胎死腹中，疼痛不已　鹿角烧灰存性为末，每服三钱，温黄酒送下。

一孕妇，交骨不开，产门不闭，皆由元气虚弱，胎前失于调摄，以致血气不能运达而然也。交骨不开，阴气虚也，用加味芎归汤、补中益气汤。产门不闭，气血虚也，用十全大补汤。加味芎归汤，即芎、归各一两，加自死龟板一个酥炙，妇人头发一握烧存性，为散。每服五钱，水煎服，如人行五里即生，如胎死亦下。炙过龟板亦可。

小　产

小产重于大产，将息当过十倍。大产乃栗熟自脱，小产如采生栗，破其皮壳，去其根蒂，非自然者。盖胎脏损伤，胞系腐烂，然后胎堕，岂不过于大产？但多以小产为轻，以致损命。大抵小产宜补血，生肌肉，养脏气，生新血，去瘀血。

补气养血汤　治小产气虚，下血不止。

人参　黄芪蜜炒　当归　白术去芦　白芍药酒炒　艾叶　炙甘草　阿胶炒　川芎　青皮去瓤　香附炒　砂仁各等分

上锉一剂，水二盏，煎至一盏，去渣温服。

补血定痛汤

当归　川芎　熟地　白芍酒炒，各一钱　玄胡索七分　桃仁去皮研细　红花各三分　香附　青皮炒　泽兰　牡丹皮各五分

上锉一剂，用水一盏半，入童便、酒各一盏半，煎至一盏，温服。若以手按腹愈痛，此是瘀血为患，宜用此药。若按之反不痛，此是血虚，宜用四物汤、参苓白术。若痛而作泻，此是脾虚，宜六君子加破故纸炒、肉

豆蔻煨、姜枣煎服。

产　后

脉：产后缓滑，沉细亦宜；实大弦牢，涩疾皆危。

妇人产毕，饮热酒、童便共一钟，闭目少坐，上床倚高，立膝仰卧，不时唤醒及以醋涂鼻，或用醋浇炭及烧漆器，更以手从心揉至脐下，使恶露不滞。如此三日，以防血晕、血逆。酒虽行血，亦不可多，恐引血入四肢，且能昏晕，宜频食白粥少许。一月之后，宜食羊肉、猪蹄少许。仍慎言语、七情、寒暑、梳头洗足，以百日为度。若气血素弱者，不计日月，否则患手足腰腿酸疼等症，名曰蓐劳，最难治疗。初产时，不可问是男女，恐因言语而泄气，或以爱憎而动气，皆能致病。不可独宿，恐致虚惊。不可刮舌，恐伤心气。不可刷齿，恐致血逆。须血气平复，方可治事。犯时微若秋毫，或病重如山岳，可不戒哉！

产后诸疾，以末治之，大补气血为主也。

芎归补血汤　治产后一切诸病，气血虚损，脾胃怯弱，或恶露不行，或去血过多，或饮食失节，或怒气相冲，以致发热恶寒、自汗口干、心烦喘急、心腹疼痛、胁肋胀满、头晕眼花、耳鸣、口禁不语、昏愦等症。

当归　川芎　白术去芦　白茯苓去皮　熟地黄　陈皮　乌药　香附童便炒　干姜炒黑　益母草　牡丹皮　甘草

上锉一剂，生姜一片、枣一枚，水煎温服。看病加减于后：

一、产后恶寒发热、头疼体痛、脉大无力者，是气血俱虚也。依本方加人参、黄芪，去川芎、牡丹皮、益母草。

一、产后早起劳动，发热恶寒，依本方加人参、黄芪。

一、产后恶露不尽，胸腹饱闷疼痛，或腹中有块，恶寒发热，有恶血也。依本方加桃仁、红花、肉桂、牛膝、枳壳、木香、玄

胡索、童便、姜汁少许，去熟地黄。

一、恶血去后，腹不满、不硬、不痛，但虚热不退，依本方加人参，去牡丹皮、益母草。

一、产后恶露不尽，瘀血上冲，昏迷不醒，腹满硬痛者，当去恶血。依本方加桃仁、红花、肉桂、玄胡索、牛膝、童便、姜汁少许。

一、产后腹软、满，不硬痛者，不是瘀血，乃是脾虚故也。依本方加人参、砂仁、厚朴，去益母草、牡丹皮。

一、产后恶露不尽，败血流入肝胃二经，或腹胁刺痛，或发肿满。依本方加远志、红花、厚朴、玄胡、肉桂、青皮、木香，去熟地。久不愈，成血臌。

一、产后血去不止，是血虚血热。依本方加人参、黄芪、生地黄、炒栀子、荆芥、阿胶、乌梅，去益母草、牡丹皮、乌药。血甚不止，加地榆，次茅根汁，磨墨调。血久不止成血崩，服五灰散。方见血崩。

一、产后去血过多，大肠干燥无血，大便闭结不通。依本方加麻黄、生地、桃仁、杏仁、黄芩、枳壳、厚朴、红花，去川芎、白术、茯苓、乌药、干姜、益母草、陈皮。

一、产后气大脱、血虚极，昏晕不醒者，切不可惊哭叫动，则惊散真气乘昏晕死。可用热米汤布按元气复醒。依本方加人参、黄芪，去牡丹皮、益母、乌药，先将热醋熏即醒。

一、产后泄泻，脾虚发肿。依本方加人参、苍术、厚朴、砂仁、猪苓、木通、大腹皮、白芍炒，去熟地黄、川芎、乌药、益母草、牡丹皮；泻甚不止，加肉蔻、柯子、乌梅，去厚朴；久不愈，成产后脾泻中满。

一、产后食伤脾胃，饱闷泄泻，后变痢者，难治。依本方加砂仁、木香、山药、苍术、厚朴、白芍炒，去熟地、川芎、益母草、牡丹皮、乌药。泻甚不止，加肉蔻、诃子煨、乌梅，去厚朴、木通。

一、产后恶心、呕哕不止，若去血过多，乃是脾胃虚寒、血少之故。依本方加人参、半夏、乌梅，去益母草、牡丹皮、香附、乌药。

一、产后恶露去少、呕哕恶心、胸胀，或胸膈疼痛，是恶血冲胃。依本方加肉桂、砂仁、厚朴、红花，去熟地、白术、茯苓。

一、产后因怒伤肝，胸胁刺痛、饱胀、不进饮食，发热。依本方加砂仁、木香、厚朴、青皮、玄胡索、茴香，去熟地黄、白术、茯苓、益母草、牡丹皮。

一、产后血虚，发烦躁、虚惊、睡卧不宁、错语失神。依本方加人参、酸枣仁、竹茹、炒山栀、麦门冬、辰砂，去乌药、牡丹皮、益母草、干姜。

一、产后口眼喎斜、手足牵引，或筋惕肉瞤，或惊悸、战掉不止，或作寒热，脉或大无力，或虚细，皆是气血俱虚，不能荣养筋脉。依本方加人参、黄芪、辰砂，去乌药、干姜、益母草、牡丹皮。若脉来浮紧有力，恐血虚中风，本方去黄芪、辰砂，加防风、荆芥、羌活。不可全作风治，以风散气，误矣。有痰加竹沥、姜汁少许、半夏姜炒，去黄芪，二三服药除防风、荆芥、羌活，依本方加减调理。

一、产后心血空虚、神无所依，或因悲思郁结、怒气忧惊。惊则神舍空，舍空则生痰，是神不守舍，使人惊狂烦乱、时骂欲走、悲歌妄笑，头摇手战。依本方加人参、竹茹、酸枣仁、麦门冬、山栀、贝母、枳实、辰砂、竹沥、姜汁，去川芎、乌药、干姜、益母草、牡丹皮。

产后血少，脾虚生痰，痰迷心窍，使人昏迷，不能言语。依本方加瓜蒌、贝母、枳实、人参、菖蒲、桔梗、竹沥、姜汁少许，去香附、乌药、干姜、益母草、牡丹皮。

一、产后心血空虚，心无血养，口不能言，精神短少，依本方加人参、酸枣仁、石菖蒲、远志、茯神、生地、桔梗、麦门、竹沥、姜汁少许，去牡丹、益母、乌药、干姜、香附。

一、产后去血过多，血虚发肿者，依本方加砂仁、大腹皮、厚朴、猪苓、木通，去牡丹皮、益母草、乌药、干姜。

一、产后恶血去不止，流入脾经，发肿满者，依本方加红花、大腹皮、厚朴、砂仁、木香、猪苓、木通，去益母草、乌药、白术、茯苓。

一、产后脾虚，饱闷不进饮食，依本方加砂仁、白豆蔻、厚朴、益智、木香，去川芎、益母、牡丹皮、乌药、干姜。

一、产后血虚，烦渴不止，津液枯竭，依本方加人参、麦门、五味子、天花粉、葛根、莲肉、乌梅、白芍，去川芎、干姜、牡丹皮、益母草、乌药、香附。

一、产后脾虚，发痰喘气急，依本方加沉香、木香、苏子、厚朴、白芍、砂仁、枳实、贝母、竹沥、姜汁少许，去益母草、牡丹皮、干姜、白术、香附、乌药。

一、产后因去血过多，遍身骨节痛难转侧，是血虚不能荣养筋骨，依本方加生地黄、白芍、红花、人参、牛膝、乳香、薄桂少许，去益母草、牡丹皮、乌药、干姜。

一、产后因去血过多，血虚发痉者，依本方加黄芪、人参、生地、白芍，去益母草、牡丹皮、姜汁、乌药。发热加柴胡、黄芩少许；有痰加瓜蒌、贝母、枳实、竹沥、姜汁少许，去熟地黄。

一、产后形体壮盛，手足瘫痪，遍身疼痛，难以动缩者，是血虚有风痰也，依本方加贝母、枳实、薄桂、牛膝、炒黄芩、羌活、苍术、白芍、竹沥、姜汁少许，去益母草、牡丹皮、干姜、乌药、白术。

一、产后初起腹中有块，升举作痛，无寒热者，俗云儿枕，七日痛自已。或腹痛、块痛、作寒热者，痛不移处，是死血痛，当去恶血，痛自止矣。

一、产后初起蒸乳发寒热者，依本方加枳实、通草。

益母丸 治妇人胎前产后，或难产、胎肥不下，血晕不醒，或恶露不尽，俱可服之。

五月五日午时取益母草阴干，捣为细末，炼蜜为丸，如圆眼大。每服一丸，童便、好酒各半研化服之。不饮酒，姜汤化下。

回生丹 长葛孙奎亭经验

大黄一斤，为末 苏木二两，锉，用河水五碗，煎汁三碗，去渣不用，存汁 红花三两，炒黄色，入好酒一大壶，同煮三五滚，去红花不用，存汁用 黑豆三升，煮熟取汁三碗，去豆不用，只用豆汁

先将大黄末以好米醋三四碗搅匀，以文武火熬成膏，如此二遍。次下红花酒、苏木汤、黑豆汁，搅开，大黄膏入内，又熬成膏取出。如有锅粑再焙干，入后药：

当归 川芎 熟地黄 白茯苓去皮 苍术米泔浸 香附米 乌药 玄胡索 桃仁另研 蒲黄 牛膝去芦，各一两 白芍酒炒 甘草 陈皮 木香 三棱 五灵脂 羌活 地榆 山萸酒浸去核，各五钱 人参 白术去芦 青皮去穰 木瓜各三钱 良姜四钱 乳香 没药各一钱

上为细末，用大黄膏为丸，如弹子大。每服一丸，酒炖化通口服。若产后头疼、身热、有汗，谓之伤风，加桂枝末三分，姜葱煎汤炖化服之；若产后头疼、身热、无汗，谓之伤寒，加麻黄末三分，姜葱煎汤，炖化服之；若产后无乳加天花粉三分，当归尾三分、穿山甲炙三分、黄连三分，为末，同入酒内化开，不拘时服。令乳母将乳头揉千余转，其乳如涌泉自出。

保生论回生丹功效：

养胎益血和子，治妊妇失宜、劳复胎动，或胎漏恶露时下；脏极寒、久不成胎、痿燥不长、过期不产；日月虽满，动作无力，或致损坠；产时未至，恶露先下，胞终枯燥，致令难产；或逆瘤闷乱，连日不产，子死腹中，腹上冰冷，口唇青黑，出冷沫；恶露上攻，昏闷不省，喘促汗出；及血未尽，脐腹冷痛，寒热往来；或因产劳虚损，身羸而黄，体瘦心怯，盗汗，饮食不进，渐成劳疾。八月常服，壮气养胎顺产，滋阴养血，调和阴

阳，密腠理，实脏腑，治风虚，实痼冷。闺门宝鉴经验医方，治妊妇胎前产后，崩漏带下，室女绝闭，月水不调。

第一，子死腹如何？答曰：妊母因染热病，六七日经传，脏腑热极，以致子死腹中，坠脐下不分离，命在须臾，急服回生丹三丸便生。

第二，难产如何？答曰：缘胎气已成，子食母血，临月足余，血化成块，俗呼为儿枕。临产时儿枕先破，及将生时，枕破，血裹其子，故难产。但服此药，遂去败血，须臾自生，横生逆产同治。

第三，产后胎衣不下如何？答曰：母子分解既讫，母受其寒，产血入胎衣中，被血所胀。此胎衣不下，令人胀闷、饮食不进。去衣中败血，自然下矣。

第四，产后血晕，起止不得，眼见黑花如何？答曰：产后三日，血气未定，还走五脏，奔克于肝。医人不识，呼为暗风，差矣。宜此丹治之即愈。

第五，产后口干心闷如何？答曰：产后七日以来，血气未定，因三日食面，面与血结，积聚在心，是以烦渴。医人不识，呼为胸膈壅闷。但服此药，万无一失。

第六，产后寒热似疟如何？答曰：产后虚羸，血入于心肺，热入于脾胃，则寒热极反渴。医人不识，呼为疟疾，误伤产妇，不可胜纪。若服此救之，百发百中。

第七，产后四肢浮肿如何？答曰：败血走注，五脏转满，四肢停留，回转不得，乃化为浮肿，遂致四肢俱肿。医人不识，遂呼为水肿与血肿，不问水肿气闭而小便涩；血肿气竭而四肢寒。先服此丹去败血，后用利水气药。

第八，产后血邪，如见鬼神，癫狂，言语无度如何？答曰：产后败血，热极冲心，所以烦躁、言语癫狂。医人不识，呼为风邪。若以风治之，是庸医误人。若急服此丹，万无一失。

第九，产后失音不语如何？答曰：心有七孔三毛，败血冲心，流入孔中，被血所闭，言语不得。医人不识，呼为脱阳。脱阳失音，甚是为难，无方下药。除不审视产妇败血行与不行、顺与不顺，令血气妄行，流入心孔，却反为难语。若服此，万无一失。

第十，产后泄痢腹痛如何？答曰：妊妇未满月，误食酸冷坚硬之物，与血相搏，流入大肠，不得克化，或泄脓血，或作污刺，不得安稳，但服此即愈。

第十一，产后百节酸疼如何？答曰：生产妊妇，百骨脂中开张，产后余血流入经络，停留日久，结聚不散，壅滞虚胀，是以百节酸疼。医不识此，呼为湿症，用药误损者多矣。但服此丹二三服，去其滞血即痊。

第十二，产后小肠尿如鸡肝如何？答曰：产妇月中调理失宜，饮食不得应时，兼以气怒，以致余血流入小肠，闭却水道，是以小便涩结、血似鸡肝；流入大肠，闭却肛门，遂致大便涩难。医人不识，呼为五脏淋沥，伤损心肝，以致瘀血成块，形似鸡肝。殊不知败血流入大肠，闭塞水谷，以致如此。但服此药立痊。

第十三，产后下血似崩中如何？答曰：产后败血恶露尽止之间，亦当服药以调五脏。或食酸咸之物，寒热不一，因此荣卫不得调和，以致腹中，便作漏崩。形如肝色、浑身潮热、背膊拘急、心中烦闷。医人不察，云为崩下，但妇人癸水将至，暴下不止，愆期过度，故曰崩下。产妇血气正行，失于保养，以成此疾。但服此丹，其病即痊。

第十四，产后胸膈气满、呕逆不定如何？答曰：产后血停于脾胃，食充气充，心气不安，胸膈胀满，呕吐偏多。医人不识，呼为翻胃，口不容受饮食，故曰翻胃。况妊妇血停于脾，心气相冲，而为呕逆。如何谓之翻胃，但服此丹三二丸，百无一失。

第十五，产后咳嗽、寒热往来如何？答曰：产后不能忌口，食面结痰为块，气喘咳嗽、四肢寒热、心闷口干、浑身烦躁、睡梦多惊、体虚无力、经水不来，名曰血闭。肠痛面赤，因此难治。变作骨蒸，治须仔细。若服此丹不应，卢医不起。

第十六，产后喉中似蝉声如何？答曰：败血冲遏于心，转入肺，气与血并，结成块入喉中，作声似蝉鸣，人以为怪产。得此病者，十不救一。

第十七，产后面黄舌干、鼻中流血、遍身色点生斑如何？答曰：产后败血入五脏六腑皆满，流入肌肤，败血出入，流走四肢，热结流注，传送不得，故有此疾。可畏可慎！产后有此，十无一活。但此疾百中无一二，如遇此丹，可保无虞。

第十八，产后眼涩，腰痛似角弓如何？答曰：产后百日之后，方得脱体。今在月中，七日以来食麦、爽口之物，以致烦躁、不得安宁。因循不肯服药调理，兼百日之内过伤房事，或久病，或坐卧当风，取其一时快乐，殊不知产后血气亏损，倘一犯之，则不能免此患也。

第十九，产后小便涩、大便不通如何？答曰：血入肠中谁得知，小便淋沥大便迟；乍寒乍热常多汗，如醉如痴似鬼迷；花发目前如碎锦，病缠身内总成虚；只消一粒回生药，产妇从今免困危。

产后诸疾补遗：

一产妇，略闻音响，其汗如水而昏愦。诸药到口即呕。余以为脾气虚败，用参、附细末为丸，时含三五粒，随液咽下，乃渐加之，至五钱许，却服参附汤而痊。

一产后生肠不收，皆由气虚血弱，所以悬下。但养气和血，其物自收。用补中益气汤去柴胡、陈皮，加川芎升提之；用热手心常熨腰肚，气暖，其物自收。

一产妇，阴脱肿痛，脉滑数，欲作脓也。用十全大补汤而脓成，又数剂而溃。但小便频数，患处重坠，此元气虚而下陷也。用补中益气汤而寻愈。

一产妇，生门不闭，发热恶寒，用十全大补加五味，数剂而热退；用补中益气加五味，数剂生门闭。

一产妇，血崩因怒，其血如涌，仆地，口噤目邪，手足搐搦，此肝经血耗生风。余用六味丸一料，诸症悉退。但食少、晡热，佐以四君子、柴胡、牡丹皮而愈。

一产妇泄泻，四肢、面目浮肿，喘促恶寒。余谓脾肺虚寒，用六君子加姜、桂而泄泻愈；又补中益气而脾胃健。

一产妇，泄痢腹痛日久，形体骨立、内热晡热、自汗盗汗、口舌糜烂、吐痰，脉洪大，重按全无，此命门火衰、脾土虚寒而不能摄痰归元。用八味丸补火以生土；用补中益气汤兼补肺金而痊。

一产妇，牙关紧急、腰胀、背反张、四肢抽搐、两目连札，此血去过多、元气亏损、阴火炽盛。用十全大补汤加炮姜一剂而苏，数剂而安。

一产妇，筋挛臂软、肌肉抽掣，皆属气血虚。用十全大补汤而痊。已上诸方，俱见补益。

乳　病

乳汁不通，结核成饼不散，寒热作痛者，宜速揉散，乳汁亦通，饼核自消。如不消，结成乳痈，急用连须葱捣成饼，搭乳上，用炭火一罐盖葱上，须臾，汗出立消。

乳汁不通者，有盛有虚也。

盛宜：桔梗二钱　瞿麦　柴胡　天花粉各一钱　通草七分　青皮　白芷　木通　赤芍　连翘　甘草

上锉一剂，水煎频服，更摩乳房。

虚宜：王不留行　木通　天花粉　当归　川芎　白芍酒炒　生地各等分

上锉一剂，用獖猪蹄膀肉四两，煎汤二钟，入药同服。先将葱汤频洗乳房。

涌泉散　治乳汁不通，不问虚盛，先用木梳频刮乳房，后服药，效。

穿山甲炒　白僵蚕炒　肉豆蔻面包煨熟各四钱　皂角五钱　胡桃仁去皮，四两　芝麻叶半斤上为细末，每服不拘多少，温酒调下，任意食之。

治乳汁不通

王不留行　天花粉　甘草各三钱　当归　穿山甲

上为细末，每服三钱，猪蹄汤或热酒调下，其乳即通。

乳痈发痛者，血脉凝注不散也。

天花粉　金银花　皂角刺　穿山甲土炒　当归尾　白芷稍　瓜蒌仁　贝母　甘草节

上锉，酒煎服。此方治吹乳、乳痈痛肿不可忍者。

瓜蒌散　治妇人乳疽、乳痈、奶劳。

黄瓜蒌子多者，不去皮，研烂　当归五钱　乳香一钱，研碎　没药一钱，研　生甘草五钱

上合一剂，好酒三碗，于银、石器中，慢火熬至碗半，分为二次，食后服。如有乳劳，便服此药，杜绝病根。如毒气已成，能化脓为黄水。毒未成，即内消。疾甚者，再合一服，以愈为度。

妇人吹乳，用秫子一合，黄酒下即散。

治妇人吹乳硬肿、身发热、憎寒、疼痛难忍、不进饮食者，服之良验。鹿角一两，炭火煅存性，为末，分作二服。先将末药五钱入锅，次下无灰酒一碗，滚数沸，倒在碗内，乘热尽饮，临卧服。汗出即安。

治吹乳仙方　用葱一大把捣成饼，一指厚摊乳上；用炭火一罐覆葱上。须臾汗出，肿痛立消。

一产妇劳役，忽乳汁如涌，昏昧吐痰，此阳气虚而厥也。灌以独参汤而苏；更以十全大补汤而安。方见补益。

一妇人血气方盛，乳房作胀，或无儿饮，胀痛、憎寒发热。用麦芽二三两炒熟，水煎服，立消。其耗散气如此，何脾胃虚弱，饮食不消，方中多用之。

乳　岩

妇人乳岩，始有核肿，如鳖，棋子大，不痛不痒，五七年方成疮。初便宜多服疏气行血之药，须情思如意则可愈。如成之后，则如岩穴之凹，或如人口有唇，赤汁脓水浸淫胸腹，气攻疼痛。用五炭膏去蠹肉，生新肉，渐渐收敛。此疾多生于忧郁积忿，中年妇人。未破者，方可治；成疮者，终不可治。宜服十六味流气饮。

十六味流气饮　治乳岩。

当归　川芎　白芍　黄芪　人参　官桂　厚朴　桔梗　枳壳　乌药　木香　槟榔　白芷　防风　紫苏　甘草

乳痈加青皮。亦治痘疹余毒作痈瘤。

上锉一剂，水煎，食远临卧频服。

妇人诸病

妇人与鬼交通者，由脏腑虚，神不守舍，故鬼气得为病也。其状不欲见人，如有对晤，时独言笑，或时悲泣是也。脉息迟伏，或为鸟啄，皆鬼邪为病也。又脉来绵绵，不知度数，而颜色不变，此亦是斯候也。宜灸鬼哭穴。以患人两手拇指相并，用线扎紧，当合缝处半肉半甲间灼艾灸七壮。若果是邪祟病者，即乞求免灸，云：我自去矣。

茯神散　治妇人与鬼交通，妄有见闻，言语杂乱。

白茯神一钱半　白茯苓去皮　人参　石菖蒲各一钱　赤小豆五分

上锉一剂，水煎服。外用辟邪丹祛之。方见瘟疫。

妇人伤寒发热，经水适来，昼则明白，夜则谵语，如见鬼状，此为热入血室也。小柴胡汤，方见伤寒。依本方加生地黄。一方用四物汤去熟地黄，用生地黄，加柴胡，各等分煎服，亦治此症。

妇人阴肿者，是胞络虚，为风邪所客也。

黑白散　治阴中肿痛。

小麦　朴硝　白矾　五倍子　葱白

上件煎汤频洗。一方用马鞭草捣烂涂之。

妇人阴痒者，是虫蚀阴户也。治阴痒，

用蛇床子、白矾煎水淋洗即止。一方用牛肝或猪肝三寸，纳入阴中，其虫尽入肝内，取出立效。

妇人阴中生疮者，是湿热也。

疗女人阴中生疮 杏仁 雄黄 矾石各二分 麝香二分半

上研细，敷入阴中。一方单用硫黄敷之亦效，研细末。

一妇人，素郁闷，阴内痛痒，不时出水，饮食少思，肢体倦怠，用归脾汤加牡丹皮、山栀、芍药、柴胡、生甘草主之而安。

一妇人，病愈后，小便出屎，此阴盛失于传送，名大小肠交也。先用五苓散二剂而愈；又用补中益气汤而安。

一妇人，阴中寒冷，小便澄清，腹中亦冷，饮食少思，大便不实，下元虚寒。治以八味丸月余，饮食渐加，大便渐实；又月余，诸症悉痊。

一妇人，每交接出血作痛，此肝火动脾而不能摄血。用补中益气、济生归脾，二汤而愈。若出血过多而见他症，但用前药调补脾肝。

一妇人，阴中挺出一条五寸许，闷痛重坠，水出淋沥，小便涩滞。夕与龙胆泻肝汤分利湿热，朝与补中益气汤升补脾气，诸症渐愈；再服归脾加山栀、茯苓、川芎、黄柏，间服调理而愈。后因劳役或怒气，下部湿痒，小便不利，仍用前药即愈。亦有尺许者，亦有生诸虫物者，皆用此治。

一妇人，小便自遗，或时不利，日晡益甚，此肝热阴挺不能约制。用六味丸料加白术、酒炒黑黄连七分、知母五分，数剂，诸症悉愈。若误用分利之剂，愈损真阴，必致不起。

一妇人有孕，小便不利，小腹肿胀，几至于殒。用八味丸一服，小便淋沥；再以前丸之料加车前子一剂即利，肚腹顿宛而安。

一妊妇，无故自悲，用大枣十枚、甘草、小麦各三两，分三剂，水煎服而愈。后复患，又以前汤佐以四君子加山栀而安。

一妇人，身颤振、口妄言，诸药不效。余以为郁怒所致。询其故，盖为素嫌其夫，而含怒久矣。投以小柴胡汤稍可；又用加味归脾汤而愈。

一妇人，惊悸怔忡、无寐、自汗盗汗、怠惰嗜卧、饮食不甘。用归脾汤而愈。至年余，怀抱郁结，患前症，兼衄血、便血，仍用前汤而愈。

一妇人，忽昏愦发谵语，自云：为前生赖某人银两，其神责我，将你解往城隍理问。两脚踝膝臀处皆青，肿痛不可忍，口称苦楚。次日方苏，痛尚不止。用金银藤两许，水煎服即愈。

一女子，年二十岁，未婚。每见男子，即咬住不放，后昏倒，阴户流出冷精，顷间即醒。其厥阴肝脉弦出寸口，乃阴盛、思男子不可得也。余令其父母用棍痛责，因思痛而失欲也，后服抑阴丸而愈。

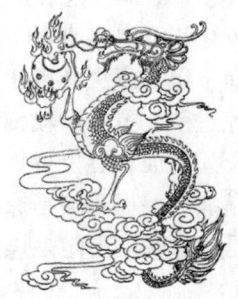

万病回春 卷之七

小儿科

小儿神色总断:

凡小儿病,宜先观形症神色,然后察脉。假如肝之为病则面青;心之为病则面赤;脾之为病则面黄;肺之为病则面白;肾之为病则面黑。先要分别五脏形症,次看禀受盈亏、胎气虚实。明其标本而治之,无不可者。

入门审候歌:

观形察色辨因由,阴弱阳强发硬柔。
若是伤寒双足冷,要知有热肚皮求。
鼻冷便知是疮疹,耳冷应知风热症。
浑身皆热是伤寒,上热下冷伤食病。
五指稍头冷,惊来不可当。
若逢中指热,必定是伤寒。
中指独自冷,麻痘症相传。
女右男分左,分明仔细看。

观面部五色:

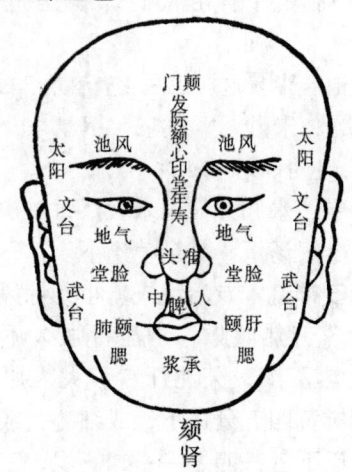

面赤为风热,面青惊可详。
心肝形此见,脉症辨温凉。
脾怯黄疳积,虚寒眺白光。
若逢生黑气,肾败命须亡。

面部观形察色:

下颏属肾水,北;左腮属肝木,东;额上属心火,南;鼻准属脾土,中;右腮属肺金,西。

小儿三岁以下有病,须看男左女右手虎口三关。从第二指侧看,第一节名风关,第二节名气关,第三节名命关。辨其纹色,紫者属热,红者属寒,青者惊风,白者疳病,黑者中恶,黄者脾之困也。若现于风关为轻,气关为重,过于命关,则难治矣。

三关脉纹主病歌:

紫黑红伤寒,青惊白是疳。
黑时因中恶,黄即困脾端。
又:
青色大小曲,人惊并四足。
赤色大小曲,水火飞禽扑。
紫色大小曲,伤米面鱼肉。
黑色大小曲,脾风微作搐。

手指脉纹八段锦:

Ⲩ 鱼刺形,主惊风、痰热。

∣ 悬针形,主伤风、泄泻、积热。

ⵡ 水字形,主惊疳、食积、咳嗽。

ʔ 乙字形,主肝病惊风。

ꝑ 虫形,主肝虫、大肠秽积。

ꝑ 环形,主疳积吐逆。

ⵥ 乱纹主虫。

ꝑ 珠形主死。

虎口三关脉纹图：

风关第一节，寅位；气关第二节，卯位；命关第三节，辰位；虎口叉手处是也。

凡小儿至三岁以上，乃用一指按寸、关、尺三部，常以六七至为率。添则为热，减则为寒，浮洪风盛，数则多惊，沉迟为虚，沉实为积。

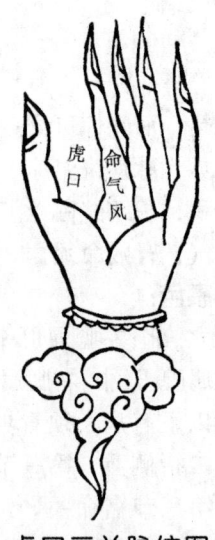

虎口三关脉纹图

小儿脉法总歌：

小儿有病须凭脉，一指三关定息数。
迟冷数热古今传，浮风沉积当先识。
左手人迎主外证，右手气口主内疾。
外候风寒暑湿侵，内候乳食痰积致。
洪紧无汗是伤寒，浮缓伤风有汗液。
浮洪多是风热盛，沉细原因乳食积。
沉紧腹中痛不休，弦紧喉间作气急。
紧促之时疹痘生，紧数之际惊风至。
虚软慢惊作瘈疭，紧实风痫发搐搦。
软而细者为疳虫，牢而实者因便闭。
脉芤大小便中血，虚濡有气兼惊悸。
滑主露湿冷所伤，弦急客忤君须记。
大小不匀为恶候，二至为危三至卒。
五至为虚四至损，六至平和曰无疾。
七至八至病尤轻，九至十至病热极。
十一二至死无疑，此诀万中无一失。

小儿死候歌：

眼生赤脉贯瞳人，囟门肿起又作坑。
指甲黑色鼻干燥，鸦声忽作肚青筋。
虚舌出口咬牙齿，自多直视不转睛。
鱼口气急啼不得，蛔虫既出死形真。
手足掷摇惊过节，灵丹十救一无生。
鱼目定睛夜死，面青唇黑昼亡。
啼而不哭是痛，哭而不啼是惊。
嗞煎不安是烦，嗞哇不定是燥。

急 惊

急惊风症，牙关紧急，壮热涎潮、窜视反张、搐搦颤动、唇口眉眼牵引、口中热气、颊赤唇红、二便闭结、脉浮洪数紧，此内有实热、外挟风邪，当截风定搐。若痰热尚作，仍微下之，痰热既泄，急宜调养胃气；搐定而痰热少退，即宜调补脾气。此大法也。

急惊属肝，风邪、痰热有余之症也。急惊者，阳症也，治宜解表，败毒散主之。若急惊，肚腹胀痛，灵砂丸、万亿丸之类。

败毒散 治急惊风初起，发热、手足搐搦、上宫天吊、角弓反张，并一切感冒风寒，头疼发热、咳嗽喘急、鼻塞声重，及疮疹欲出发搐，并宜服之。

人参 羌活 独活 柴胡 前胡 茯苓去皮 桔梗去芦 川芎 枳壳去瓤炒 天麻 全蝎去毒 僵蚕炒 白附子煨 地骨皮各等分 甘草减半

上锉一剂，生姜三片，水煎服。

灵砂丸 治小儿风痰惊积至危笃者，如神。

南星泡 半夏泡 巴豆去壳酒煮干二次。各五钱 全蝎 朱砂一半入药，一半为衣，各三钱 僵蚕炒，七分 轻粉少许

上为末，水和丸如黍米大，每一次三丸。如惊风，金银汤下。其余姜汤下。

龙脑安神丸 专治大人、小儿惊风癫痫，男、妇骨蒸劳热咳嗽，语涩舌强久不瘥者，及伤寒大热不解，久无汗者。大人服一丸，井花水调雄黄四五分送下，或细嚼，或研下。小儿一岁以下者，四之一；二三岁，三之一；

四五岁以上者，二之一。极神效。

牛黄五分 片脑三分 乌犀角二钱 朱砂飞过，二钱 人参去芦，二钱 白茯神去皮，三钱 地骨皮二钱 麦门冬去心，二钱 桑白皮二钱 麝香三分 马牙硝三分 甘草二钱

上各为末，分两秤停，合为一处，炼蜜为丸。每两作十丸，金箔四大张为衣，阴干，磁器内放，用黄蜡作盖，恐泄脑麝之气。此方百发百中，其功不能尽述。

千金散 治小儿一切痰喘，急慢惊风，虽至死，但能开口灌下，无不活者。

全蝎炙 僵蚕各三分 朱砂四分 牛黄六厘 冰片 黄连 天麻各四分 胆星 甘草各二分

上为末，每用五七厘，薄荷、灯心、金银煎汤，不拘时调下。

保生锭 治小儿急慢惊风，痰涎壅盛、胎惊内吊、多啼、夜间恍惚不宁、久患癫痫、咳嗽发热、夏月中暑发搐皆治。常服，镇惊安神宁心。

牛黄三钱 天竺黄 辰砂各一两 雄黄三钱 麝香五分 片脑五分 琥珀一两 珍珠五钱 大赭石三钱，火煅七次 蛇含石三钱，火煅七次 金银箔四帖 天麻 防风 甘草 茯苓去皮 人参各三钱 僵蚕 血竭各五钱 远志去心，三钱 陈皮 牛胆南星各一两

上为细末，用米粉糊为锭，辰砂为衣，用薄荷汤化下。

大圣夺命金丹 治小儿急慢惊风、癫痫天吊，客忤物忤中恶，及初生脐风、撮口着噤、胎惊胎痫、牙关紧急、惊风痰热、搐搦瘈疭、反躬窜视、昏闷不醒，但是一切惊风危恶紧急之症并皆治之，其效如神。其他惊药俱不及此，真起死回生之良剂也。杨绳雨传。

天麻泡 全蝎去毒 僵蚕炒 胆星 防风去芦 羌活 白附子炮 茯神去皮木 川芎 远志泡去心 桔梗去芦，炒 石菖蒲 半夏姜制 人参去芦 白术去芦 茯苓去皮 酸枣仁炒 荆穗 细辛各五钱 川乌炮去皮脐，一个

乌蛇尾酒浸、炙，五钱 甘草 大赤头蜈蚣一条，薄荷汁浸焙 沉香 犀角 羚羊角 辰砂水飞 珍珠 琥珀各一钱 天竺黄一两 牛黄一钱五分 雄黄 麝香各一钱 金箔三十片银箔四十片

上为末，姜汁打糊为丸，如芡实大，朱砂为衣。每服一丸，用金银同薄荷煎汤研化，不拘时服。

一小儿潮热发搐，痰涎上壅，手足指冷，申酉时左腮青色隐白，用补中益气汤调补脾肺，六味丸滋养肝肾而痊。二方俱见补益。

一小儿三岁，因惊搐搦、发热痰盛，久服抱龙丸等药，面色或赤或青，此心肝二经血虚、风热生痰也。用六味丸滋肾生血，用六君、柴胡、升麻调补脾胃而安。三方俱见补益。

慢 惊

慢惊症，因病后或吐泻，或药饵伤损脾胃，肢体逆冷、口鼻气微、手足瘛疭、昏睡露睛，此脾虚生风，无阳之症也。

慢惊属脾，中气虚损不足之病也。慢惊者，阴症也，治宜固里，醒脾散主之。

醒脾散 治小儿吐泻不止，作慢惊风，脾困昏沉，默默不食。

人参去芦 白术去芦 白茯苓去皮 木香 全蝎去毒 天麻 白附子煨 僵蚕炒，各等分 甘草炙，减半

上锉生姜三片、枣一枚，水煎温服。一方去天麻、僵蚕，加南星炮、半夏泡、陈仓米二百粒，煎服，累效。

黄芪汤 治小儿慢惊风之神药也。

黄芪二钱，蜜水炒 人参三钱 炙甘草五分 加白芍炒，一钱

上锉一剂，水煎，食远服。

治小儿吐泻脾惊 一二岁可服。

朱砂五厘，二岁以上一分，三岁以上四五分 全蝎一个，去足、翅毒、一岁一个，三岁两个

上为细末，乳汁调服。

凡慢惊，元气虚损而致昏愦者，急灸百会穴。若待下痰不愈而后灸之，则元气脱散而不救矣。此乃脏腑传变已极，总归虚处，唯脾受之。无风可逐，无惊可疗，此因脾虚不能摄涎而似痰也。

紫金锭子 治急慢惊风，涎潮发搐，或吐或泻、不思饮食、神疲气弱。

人参去芦 白术去芦 白茯苓去皮 白茯神去皮木 山药炒 乳香 赤石脂醋煅七次 辰砂各三钱 麝香一钱

上为末，以糕一两为丸，如弹子大，金箔为衣。每一粒，薄荷汤研化服。

一小儿伤食发丹，服发表之剂，手足搐搦；服抱龙丸，目润痰盛。余谓脾胃亏损而变慢惊也。无风可祛，无痰可逐，只宜温补胃气，遂用六君子加附子，一剂而愈。方见补益。

一小儿搐搦、痰涎自流，或用惊风之药益甚。视其面色黄白，余用六君子、补中益气二汤，补脾气而愈。二方俱见补益。

混元丹 治小儿急慢惊风、痰嗽喘热、吐泻腹胀，小儿百病，大有功效。方见通治。

惊后调治

牛黄镇惊丸 治惊后调理，安心神、养气血、和平预防之剂。

天竺黄另研 麦门冬去心 当归身酒洗 生地黄酒洗 赤芍药煨 薄荷 木通去皮 黄连姜汁炒 山栀仁炒 辰砂另研，水飞 牛黄另研 龙骨火煅，各二钱 青黛另研，一钱

上为末，炼蜜为丸，如绿豆大。每服二三十丸，淡姜汤送下。

一小儿五岁。因看会，见妆鬼脸被惊吓。两眼黑睛翻向里，白睛翻向外，视物微觉一线。诸医不能治，求治于余。余曰：此子曾出痘疹否？对曰：未。俟出痘疹可治。逾月，痘疹盛行，其子发热，似有将出之几，其家果召余治。以绵胭脂将水泡出汁，慢火熬成膏，涂儿两眼泡上下。一日涂两次，直至痘疹收靥后，其眼复旧。

疳 疾

夫小儿疳病，由乳母寒热失理、动止乖违、饮食无节、甘肥过度、喜怒气乱、醉饱劳伤使乳儿者，故成疳病。又因久吐之后、久泻之后、久痢之后，以致久渴、久汗、久热、久疟、久嗽、下血、久疮之后，皆能亡失津液，并成疳病。钱氏云：疳皆脾胃伤、亡津液之所作也。

凡养小儿宜戒敬，酒肉油腻偏生病。

生冷硬物凉水浆，不与自无疳癖病。

消疳汤 治小儿大便色疳白，小便浑浊，或澄之如米泔，此疳病也。

山楂肉 白芍炒 黄连姜汁炒 白茯苓去皮 白术去芦 泽泻各一钱 青皮四分 甘草生，三分

上锉一剂，姜枣水煎。

消疳丸 治五疳皮黄肌瘦，发直尿白，肚大青筋，好食泥、炭、茶、米之物，或吐或泻，腹内积块，诸虫作痛。

苍术米泔浸炒 陈皮 厚朴姜汁炒 枳壳面炒 槟榔 神曲炒 山楂去子 麦芽炒 三棱煨 莪术煨 砂仁 茯苓去皮 黄连炒 胡黄连 芜荑仁 芦荟 使君子去壳

上各等分为末，使君子壳煎汤，泡蒸饼为丸，如弹子大。每服一丸，清米汤化下。

肥儿丸 消疳化积，磨癖清热，伐肝补脾，进食杀虫，润肌肤、养元气。

人参三钱半 白术去芦 茯苓各三钱 黄连姜炒，三钱半 胡黄连五钱 使君子去壳，四钱 神曲炒 麦芽炒 山楂肉各三钱半 甘草炙，二钱 芦荟三钱半，碗盛，泥封固，置坑中，四面煨透用

上为末，黄米糊为丸，米汤化下。或作丸，黍米大。每服二三十丸，米汤下。看儿大小加减。

快活丸 治小儿下利疳病，皮肤瘦削、骨露如柴、肚大青筋、小便浊、睡卧躁乱、

神气昏沉。常服，健脾化积、进食肥肌，其效如神。

蒸饼 面一斤，作饼子十六个，每一个重一两，预开一窍，取出饼屑，入青矾五分，仍以饼屑填紧，外以湿纸包固，炭火内煨，透干取出，候冷用之。

上为细末，别以肥小枣用米泔水浸，经一宿，饭上蒸熟，去核、皮，烂杵如糊，同前饼末杵匀为丸，如黍子大。每服三五十丸，不拘时，清米汤送下；或研化，米汤调服亦可。

芦连消疳丸 治小儿生疳、痞块发热、肚胀，壮脾胃、消饮食、清肝火、磨积块。

芦荟 胡黄连 宣黄连酒炒，各五钱 白术米泔浸，焙 白茯苓去皮 当归全身用酒洗，各一两 白芍酒炒，八钱 人参 神曲炒，各六钱 使君子去壳晒干 山楂肉各七钱 芜荑炒 槟榔各五钱 大甘草节去粗皮，主用四两

上为细末，汤泡蒸饼打糊为丸，绿豆大。每服五六十丸，临晚米汤送下。或炼蜜为丸，如龙眼大。每晚嚼化一丸，或米汤下，或酒亦可。

一小儿肝疳、白膜遮睛；筋疳泻血；肾疳，身瘦疮痒；骨疳，喜卧冷地。又治胃怯不言，解颅并年长不能行者。用六味丸各等分，炼蜜丸，久服神效。方见补益。

一小儿，四肢消瘦、肚腹胀大、行步不能，颇能饮食、作渴发热、去后臭秽，此脾脏伤也。用异功散、方见补益。肥儿丸调理而安。

一小儿，面色萎黄、眼泡微肿、作渴腹胀、饮食少思、腹中一块或移动、小便澄白、大便不实，此脾疳之患。用四君子方见补益。加山栀、芜荑、肥儿丸而愈。

一小儿，尿浊如米泔。余以江南做酒小曲炒为末，酒调下。三服愈。

癖　疾

钱仲阳云：癖块者，僻于两胁；痞结者，否于中脘。此因乳哺失调，饮食停滞，邪气相搏而成。或乳母六淫七情所致，古人多用克伐。痞癖既久，饮食减少，脾气必虚，久而不愈，必先以固胃气为主，使养正则积自除。若欲直攻其结，不唯不能善消，抑且损其脾土。凡脾土亏损，必变症百出矣，当参各类及随儿症而主治之。若癖块日久，元气脾胃俱虚，宜朝服补中益气汤，夕服千金消癖丸，间与混元丹，兼服治之，获效者多矣。

癖者，生于皮里膜外也。

净府汤 治小儿一切癖块、发热口干、小便赤，或泄泻。

柴胡 白茯苓去皮 猪苓 泽泻 三棱醋炒 莪术醋炒 山楂去核，各一钱 黄芩 白术去芦 半夏姜制 人参各八分 胡黄连 甘草各三分

上锉一剂，姜枣煎服。

肥儿丸 治癖如神。方见疳疾。

千金消癖丸 治小儿癖疾、积块，有殊效。

芦荟 阿魏另为糊 青黛 木香 厚朴姜炒 槟榔 陈皮去白穰，各一钱 麦芽炒，四钱 使君子去壳 胡黄连 山楂肉 香附水浸 三棱醋炒 莪术煨，醋炒，各二钱 水红花子微炒 神曲炒，各四钱 人参去芦 茯苓去皮 白术去芦，各三钱 甘草炙，一钱

上为末，将阿魏一钱，白水和面打糊为丸，绿豆大。每服四五十丸，米饮、白汤吞下。

益儿饼 治小儿癖疾。

水红花子 使君子去壳 山楂肉各五钱 白术去芦，四钱 槟榔一钱半 木香一钱 神曲炒，二钱半

上为末，入黄蜡、面，水和作煎饼吃。

至宝丸

真阿魏二钱 芦荟 天竺黄 胡黄连 雄黄 川山甲炒 沉香 白草乌泡 硇砂 没药各二分

上为极细末，用好酒和成一块，入铜锅内，再入酒半茶钟，熬成膏。勿令火大，恐

伤药力，量可丸取出。丸如豌豆大，每丸黄酒送下。十岁以上，服二丸，临卧时服。待其自然汗出，三日服一次。重者，五七服，轻者，二三服，热即退，块亦消。须要忌口。如服后热不止，可后服金花丸；如羸弱不进食者，可先服平胃散。

癖疾方

麝香二分　全蝎去毒　斑蝥去头、翅、足红娘子去头、尾、足、翅，女人用，男子去阿魏　蟅虫去足翅　血竭　雄黄　硇砂　芦荟　木香　当归尾酒浸　三棱醋煮　莪术醋煮香附米炒　白豆蔻去皮　萝卜子炒，各一钱

上为细末，醋糊丸，如梧桐子大。每服三五十丸，或酒，或温水下。壮盛者可服。

癖疾方

芦荟五分　阿魏五分　急性子即小桃红子水红花子各一钱　黑白牵牛共一钱　猴烧灰一钱

上为细末，每服三分，黄酒送下，三帖全好。

癖疾方

牛黄四分　雄胆四分　血竭一钱　芦荟四分　炉甘石五分　天竺黄五钱　黄蜡五钱　净皮硝一两　蜂蜜四两

上将蜡化开，与蜂蜜一处，滚熟住火，倾入细磁碗内，凉冷后，将群药为细末，方入蜜蜡内搅匀。每日常服。先服用筋头蘸吃，后多服不怕，十日全消。忌醋冷油腻之物。

又方

核桃仁一斤　槟榔二十个　硇砂一钱　大黄一两

上三味为细末，入桃仁，水煮一炷香。水滚时，陆续入皮硝半斤，香尽硝亦尽，止食桃仁亦好。

清香散　治癖疾生牙疳、溃烂臭秽。

乳香　没药　孩儿茶　轻粉炒　象皮炒灰　象牙焙黄　红褐炒灰　珍珠焙黄　海巴焙干，各等分

上为细末，搽患处，立时痛止，生肌如神。

桃花散　治癖气上攻，牙腮腐烂。

桃花信一块，桑柴火内烧红，淬入细茶浓卤内。如此七次，去信，将茶卤入雄黄一块，研末入卤内，用鸡翎频扫患处。止痛生肌，立时见效。

克坚膏　专治小儿癖块、发热羸瘦。

木鳖子　川山甲　川乌　甘遂　甘草当归

上各八钱，先用真香油一斤入锅内，将前药熬成灰，滤去渣，再慢火熬，滴水不散，方下黄丹八两，熬滴水成珠，方下细药入内，再不见火。

芦荟　阿魏　硼砂　皮硝　水红花子各五钱　硇砂三钱　麝香一钱

上为细末，入内搅匀不熬，摊为膏药。贴时，先用皮硝水洗皮肤，以膏贴癖。二三日后，觉肚内疾作疼，四五日发痒，粪后有脓血之物是其验也。

抓癖膏李沧溪传

香油半斤　桐油半斤　生猪脑子半斤　男子血余灰水洗净，不拘多少　桃仁四两　白蜡四钱

上俱下锅内，文武火熬的脑子尽，用布绢滤去渣，次下飞过黄丹十四两，熬成膏，待温下：胡黄连、香白芷、苏木、红花、三棱、莪术各三钱，当归尾、硇砂各五钱，麝香一钱半。各为细末，照分两重罗，入前膏内搅匀收贮。勿令泄气。如有积块，先用皮硝煎水洗患处，令净，次用生姜擦之，方用绢帛摊药贴上；贴后，用热鞋底炙热熨之五七十遍，觉内热方可。如贴后，癖即消缩如神。

灸法　穴在小儿背脊中，自尾骶骨将手揣摸脊骨两旁有血筋发动处两穴。每一穴用铜钱三文压在穴上，用艾炷安孔中，各灸七壮。此是癖之根，贯血之所。灸之，疮即发，即可见效。灸不着血筋，一则疮不发，而不效矣。

化癖如神散　治痞块积聚。

蟾酥　黄蜡各二钱　羚羊角　牛黄各五分

麝香三分　巴豆肉一钱　硇砂　冰片各一分

上为末，丸如菜子大。每用一丸，用扁头针，或患处刺破皮入之，用膏药贴上。一伏时揭起，其癣化脓血出尽，服调理脾胃药。

一小儿，患痞癖，服槟榔、蓬术、枳实、黄连之类，痞益甚。余曰：此脾经血虚痞也，不可克伐。遂用六君子加当归数剂，胃气渐复，诸症渐愈；乃朝用五味异功散加升麻、柴胡，夕用异功散加当归、芍药而愈。方见补益。

诸　热

小儿诸热辨例：

伤寒热：手足梢冷，发热恶寒而无汗，面色青惨而不舒，左额有青纹。

伤风热：手足梢微温，自汗，面赤而光。

伤食热：目泡肿，右额有青纹，身热而头额、腹肚尤甚，夜热昼凉，面黄，或吐利腹疼。

惊风热：面色青红，额正中有青纹，手心有汗，时作惊惕，手脉络微动而发热。

风热：身热，倍能食，唇红颊赤，大小便秘。

潮热：如水之潮，依时而至。

变蒸热：身体上下而蒸热，上气虚惊，耳热微汗，唇上下有白泡，状如珠子。重者，身热脉乱、腹痛啼叫、不能乳食，或吐呗。周岁以后，无此症也。

潮热，发渴有时；惊热，颠叫恍惚；夜热，夕发且止；余热，寒邪未尽；食热，肚背先热；疳热，骨蒸盗汗；背热，一向不止；烦热，心躁不安；积热，颊赤口疮；风热，汗出身热；虚热，困倦少力；客热，来去不定；癖热，涎嗽饮水；寒热，发如疟状；血热，辰巳时发；疹热，耳鼻尖冷。诸热得之，各有所归，其间有三两症交互者，宜随其轻重而治之。

诸热为病者，宜清热也。

大连翘饮　治小儿伤风感冒，发热、痰壅、风热、丹毒肿痛、颈项有核、腮赤痛疖、眼目赤肿、口舌生疮、咽喉疼痛、小便淋沥、胎毒痘疹余毒、一切热毒并治。

连翘　瞿麦　滑石　车前子　牛蒡子赤芍　栀子　木通　当归　防风各四分　柴胡　黄芩　荆芥各一钱二分　蝉退五分　甘草一钱六分

上锉，竹叶十个、灯心十茎，水煎，不拘时温服。风痰热变蒸加麦冬；实热、丹热加大黄；胎热、疮疹余毒加薄荷叶；痛疖热毒加大黄、芒硝。

五福化毒丹　治小儿壅积热毒，唇口肿破生疮、牙根出血、口臭颊赤、咽干烦躁，或痘疹余毒未解，或头目身体多生疮疖。

犀角　桔梗去芦　生地黄酒洗　赤茯苓去皮　牛蒡子微炒，各五钱　朴硝　连翘　玄参黑者　粉草各六钱　青黛二钱，研极细

上为末，炼蜜丸，如龙眼大。每服一丸，薄荷汤化下。兼有惊，加朱砂为衣。

感　冒

感冒者，宜发散也。

惺惺散　治外感风寒，鼻塞、痰嗽、发热。

人参　白术　白茯苓　桔梗　瓜蒌根细辛　甘草　薄荷

上锉，水煎服。

羌活膏　治小儿风寒外感，惊风内积，发热喘促、咳嗽痰涎、潮热搐搦，并痘疹初作。

人参　白术　独活　前胡　川芎　桔梗羌活　天麻各五钱　薄荷三钱　地骨皮二钱甘草二钱

上为细末，炼蜜为丸，如芡实大。每服一丸，姜汤研化下。

一小儿八岁。患伤寒，头疼身痛、发热口干、面赤无汗。诸医以伤寒治之，百药罔效。已经旬日，袖手待毙。余以龙脑安神丸一服，其汗如雨即瘥。

一小儿外感风邪，服表散之剂，汗出作喘，此邪气去而脾肺虚也。用异功散而汗、喘止；再剂而乳食进。

一小儿沉默昏倦、肢冷惊悸、其纹如弓之向里，此属胃气虚而外感寒邪也。先用惺惺散以解外邪、调胃气，诸症顿愈。但手足逆冷，又用六君子汤调补元气而安。异功散、六君子汤俱见补益。

伤 食

伤食者，宜消导也。

万亿丸 治小儿乳食生冷所伤，发热肚胀诸症。方见通治。

消食丸 治小儿宿食不消。又名消乳丸。

砂仁 陈皮 三棱炒 神曲炒 麦芽炒，各五钱 香附炒，一两 加白术炒，五钱

上为末，面糊为丸，如麻子大。食后白汤送下，大小加减。

消食饼 治小儿时常伤食，皮黄肌瘦、肚大腹胀。用此焦饼，令常服之。

莲肉去皮 山药炒 白茯苓去皮 神曲炒 麦芽炒 扁豆炒

上各等分为末，每四两入面一斤，水同和，烙焦饼用。

一小儿伤寒呕吐、发热面赤。服消导清热之剂，饮食已消，热亦未退。余以为胃经虚血，用六君、升麻、柴胡，四剂而痊。

一小儿十四岁。伤食发热，服消导丸，胸腹膨胀、发热作渴，此脾气复伤也。先用四君、升麻、柴胡，饮食渐进；用补中益气汤而愈。后因劳心发热少食，用四物、升麻、柴胡而愈。

一小儿伤食发热、抽搐、呕吐、喘嗽，属脾肺虚、气虚有热。用六君、炒黑黄连、栀子而愈。上方俱见补益。

腹 胀

腹胀者，脾胃气虚也。

消胀散 治小儿腹胀。

萝卜子炒 苏梗 干葛 陈皮 枳壳各等分 甘草少许

上锉，水煎服。食少者，加白术。

一小儿伤食腹胀，胸满有痰。余用异功散而痊。后复伤食，腹胀作痛，或用药下之，痛虽止而胀益甚，更加喘粗，此脾气伤而及于肺也。用六君加桔梗调补而痊。

一小儿停食，服通利之剂，作呕腹胀，此脾胃复伤也。用补中益气汤而愈。上方俱见补益。

呕 吐

呕吐者，乳食伤胃也。

定吐饮 治吐逆，投诸药不止，服此神效。

半夏汤泡透切片，焙干为末，二两 生姜洗净，和皮一两 薄桂去粗皮锉，三钱

上姜切作小方块，如绿豆大，同前半夏和匀，入小铛内，慢火顺手炒，令香熟带干，方下桂再炒匀，微有香气，以纸摊开地上去火毒，候冷，略播去黑焦末。每服二钱，水一盏、姜三片，煎七分，空心，少与缓服。

定吐紫金核 治呕吐。

丁香 木香 藿香 半夏姜汤泡七次 人参去芦 白术去芦，各一钱

上为末，姜汁打糊为丸，如枣核大，用沉香、朱砂各一钱为衣，阴干。每用一丸，用枣一枚去核，放药丸在内，姜片夹，湿纸裹，灰火内煨熟，去姜纸，嚼吃，用米饮压之。

一小儿伤食，发热面赤、抽搐呕吐、气喘吐痰，此饮食伤脾、肺气虚弱所致。用六君子汤、炒黑黄连、山栀各二分，一剂而愈。方见补益。

泄 泻

泄泻者，乳食伤脾也。

参苓白术散　治脾胃虚弱，饮食不进、多困少力、中满痞噎、心中气喘、呕吐泄泻。此药中和不热，久服养气育神、醒脾悦色、顺正辟邪。

人参　白术炒　茯苓去皮　山药炒　甘草炙，各二钱　莲肉去心　白扁豆一钱半，姜汁浸炒　薏苡仁炒　砂仁　桔梗去芦，各一钱

上为细末，每服二钱，枣汤调下。量儿岁数加减。

启脾丸　消食止泻、止吐消疳、消黄消胀、定腹痛、益脾健胃。

人参　白术去芦，炒　白茯苓　山药炒　莲肉各一两，去心　山楂肉　陈皮　泽泻　甘草炙，各五钱

上为末，炼蜜为丸，梧桐子大。每服二三十丸，空心米汤下，或米汤研下服亦可。小儿常患伤食，服之立愈。

一方　益元散加白术末一两，每服一二钱，米汤调下，止小儿泄泻殊效。

一方　止治溏泻，用柿饼烧熟食之即止。

治小儿水泻不止　五倍子为细末，陈醋调稀，熬成膏，贴脐上即止。

水泻痢疾方　生姜四两　真香油四两　黄丹二两

熬成膏药贴脐，立效。

一小儿饮食后即泻，先用六君子、升麻、神曲、山楂而止；又用五味异功散加升麻而痊。后吐泻腹痛，用保和丸二服，又用异功散调补脾气而安。

一小儿伤食，作泻腹胀、四肢浮肿、小便不利，先用五苓散方见中暑。加木香，旬余，诸症渐退；又用五味异功散为主，佐以加减肾气丸，又旬日，二便调和，饮食渐进，浮肿旋消，乃用异功散调理而安。

一小儿因惊久泻，面色青黄，余谓肝木胜脾土也。朝用补中益气汤，夕用五味异功散加木香，子母俱服而愈。

一小儿久泻兼脱肛、小腹重坠、四肢浮肿、面色萎黄、时或兼青，诸药到口即呕吐。审乳母，忧郁伤脾，大便不实。先用补中益气汤、五味异功散及四神丸调治其母，不两月，子母俱愈。右方俱见补益。

吐　泻

上吐下泻者，脾胃俱伤也。

白术散　治吐泻，或病后津液不足，口干作渴，和胃生津，止泻痢，将欲成慢惊风者。

人参去芦　白术去芦　茯苓去皮　藿香　木香　干葛　甘草炙，各等分

上锉剂，水煎服。若小儿频频泻痢，将成慢惊，加山药、扁豆、肉豆蔻煨各一钱，姜一片，水煎服；若慢惊已作，加细辛、天麻各一钱，全蝎三个，白附子八分煨。若冬月，小儿吐蛔，多是胃寒、胃虚所致，加丁香三粒；如胃虚不能食而大渴不止者，不可用淡渗之药，乃胃中元气少故也，以此汤补之，加天花粉；若能食而渴者，白虎汤加人参；如中气虚热，口舌生疮，不喜饮冷，服之即效。

烧针丸　治小儿吐泻。

黄丹　朱砂　白矾枯过

上为末，枣肉为丸，如黄豆大。每服三四丸。戳针尖上灯焰上烧过，凉，米泔研烂调服。泻者食前，吐者无拘时。外用绿豆粉，以鸡子清作膏。如吐，涂两脚心；如泻，涂囟门上。止则去之。

又方　治吐泻。四君子汤加藿香、陈皮，一剂而愈。

助胃膏　治元气、脾胃虚弱，吐泻不止，不思饮食及久泻虚寒。

人参　白术去芦　茯苓去皮　甘草炙，各一钱半　白豆蔻去壳　木香　山药炒，各五钱　肉豆蔻面包煨，捶去油，二个　砂仁炒，二十个　丁香　官桂　藿香各三钱　陈皮五钱

上为细末，炼蜜为丸，弹子大。每服一丸，米汤化下。

秘方 治小儿水泻。白矾、黄丹各五钱，用葱白捣烂，涂脐上即止。

治小儿吐泻 小丁香、陈皮各等分，水煎温服。

一小儿数岁间，每停食，辄服峻利之药，后肚腹膨胀、呕吐泄泻。先用六君子汤，诸症渐愈；又用补中益气汤而安。

一小儿腹胀，饮食后即泻，手足逆冷，此脾气虚寒也。先用人参理中丸，后用六君子汤而愈。

一小儿吐泻乳食，色白不化，露睛气喘，此脾肺不足、形病俱虚也。先用异功散加桔梗、柴胡顿愈；再用补中益气汤而安。

一小儿因惊吐泻腹胀，先用六君、木香、柴胡治之稍可；又以五味异功散而愈。后因惊搐痰甚，或用镇惊化痰之药，倦怠不食而泄益甚。先用异功加木香、钩藤，四剂而愈。方俱见补益。

一小儿面黄肌瘦、泄泻无度、腹胀如鼓、不思饮食，百药不效。余教用好生白术，酒磨浓汁，以温酒调，空心服，二三日即愈。

痢　疾

东垣云：白者，湿热伤气分；赤者，湿热伤血分；赤白相杂，气血俱伤也。

痢疾者，腹中实积也。

万亿丸 方见通治。治小儿下痢赤白、腹痛初起者，一服即愈。

一方 治小儿痢。用鸡子一个，冷水下锅煮一沸，取出，去白用黄研碎，以生姜汁小钟半钟和匀，与儿食。忌茶。

姜茶煎 治痢疾腹痛，不问赤白冷热，皆可用之。

老生姜切片、三钱　细茶三钱

用新汲水煎服。

一方 用生姜、细茶、连根韭菜，三味同姜汁酒调，立止。

仙梅丸 治痢疾发热发渴者。

细茶　乌梅水洗则去核，晒

上为末，用生蜜揭作丸，弹子大。每一丸，水冷热随意化下。

铁门拴 治赤白痢疾、五种泄泻。

文蛤炒黄色，一两　白矾半生半煅，共三钱
黄丹二钱

上为细末，黄蜡一两，熔化为丸，如绿豆大。每服大人十五丸，小儿五七丸，茶一钱、姜二钱煎汤下。

泻痢方 五倍子炒黄色为末，乌梅肉水浸为丸，如弹子大，每服一丸。白痢，冷米汤下；赤痢，姜汤下；水泻，冷水下。

水泻痢疾方 飞白矾一钱，丁香五分，共为末，水泻白水下，痢疾黄酒下。

石莲散 治小儿禁口痢，呕逆不食神效。

石莲肉炒去心。上为末，每服一二钱，陈仓米饮调下。如呕，加生姜汁二匙同服。一方，山药末半生半炒，米饮调下。

香连丸 黄连十两，用吴茱萸五两，水拌湿，入磁器，顿滚汤中半日，炒焦黑　木香二两

上为末，醋糊丸，如赤豆大。每服二三丸，白汤下。

固肠丸 治红白痢，日久不止。

黄蜡一两　黄丹一两，水飞

共化一处为丸，如黄豆大。每服三丸。红痢甘草、白痢干姜、红白痢甘草、干姜汤下，空心服。

治水泻痢疾 用凤眼草蜜水炒，为细末，每服一钱，水煎，空心服，立止。

一小儿患痢脱肛，色赤或痛，用补中益气汤送香连丸而愈。后伤食作泻，复脱肛不入，仍用前汤，更以蓖麻仁研，涂顶门而愈。

一小儿患痢，口干发热，用白术散煎与恣饮，时与白术散送下香连丸而安。

一小儿久痢，里急后重，欲去不去，手

足并冷，此胃气虚寒下陷也。用补中益气汤加木香、补骨脂，倍升麻、柴胡而愈。

疟 疾

疟者，膈上痰结也。万亿丸。方见通治。

芫花散 治小儿疟疾。

芫花根为末，每用一二分，三岁儿用三分。以鸡子一个，去顶入末搅匀，纸糊顶口，外用湿纸裹，灰火煨熟，嚼吃。

天灵散 天灵盖烧存性，为细末。每服五厘，黄酒调下立止。

消癖丸 治疟母、停水结癖、腹胁坚痛。

芫花炒 朱砂各等分

上为细末，炼蜜为丸，如小豆大。每十丸，枣汤送下。

祝由科 治疟疾不愈。咒曰：吾从东方来，路逢一池水，水里一条龙，九头十八尾，问伊食甚的，只吃疟疾鬼。右念一遍，吹在果子上，念七遍在上。令病人于五更鸡犬不闻时，面东而立食讫，于静室中安睡。忌食瓜果荤肉热物。此法十治八九，无药处可以救人。果者，谓桃、杏、枣、栗之类。

一小儿先因停食腹痛，服峻厉之剂，后患疟，日晡而作。余以为元气下陷。欲治，以补中益气汤。不信，泛行清热消导，前症益甚，食少作泻。余朝用前汤，夕用异功散加当归，月余而愈。

一小儿每午前先寒后热，不久愈。用六君子加炮姜，丸如芡实大，每服一丸。旬余而安。方见补益。

咳 嗽

咳嗽者，肺伤风也。

参苏饮 治小儿四时感冒、发热头痛、咳嗽喘急、痰涎壅盛、鼻塞声重、涕睡稠黏及内伤外感、一切发热喘嗽。

紫苏 陈皮 前胡 桔梗 半夏姜汁炒 白茯苓去皮 干葛 枳壳麸炒，各等分 甘草 人参二味减半 木香少许

上锉生姜三片，水煎，食后服。若肺实有邪，去人参，加黄芩、桑白皮、杏仁。

参花散 治咳嗽发热、气喘吐血。人参、天花粉，各等分为末，每服五分，蜜水调下。

蜜梨噙 治咳嗽喘急。甜梨一个，刀切勿断，入蜜于内，面裹，灰火煨熟，去面吃梨愈。

一方 治小儿喉中痰壅喘急。用巴豆一枚，去壳捣烂，作一丸，以棉花包裹，男左女右，塞鼻中，痰即坠下而愈。

一方 治伤寒潮热痰咳。男妇小儿皆可用。

郁金三钱 石膏一两，煅过

上共为末，每服二三匙，清茶送下。

一小儿伤风，咳嗽发热，服解表之剂，加喘促出汗。余谓脾肺气虚，欲用补中益气汤加五味子补之。不信，乃自服二陈、桑皮、枳壳，而发搐痰壅，仍用前药加钩藤钩而痊。

喘 急

喘急者，痰气盛也。

一捻金 治小儿风痰吐沫、气喘咳嗽、肚腹膨胀、不思饮食。小儿肺胀喘嗽，多人看作风喉；大黄槟榔二牵牛，人参分两等求；五味研成细末，蜜水调量稀稠；每将一字下咽喉，不用神针法灸。上其症，肺胀喘满，胸高气急，两胁摇动，陷下作坑，两鼻窍张，闷乱嗽渴，声嘎不鸣，痰涎涌塞，俗云马脾风。若不急治，死于旦夕也。

治小儿喉中痰壅喘甚 用巴豆一粒捣烂，作一丸，以棉花包裹，男左女右塞鼻，痰即坠下，效。

一小儿患喘，服发汗之剂，汗出而喘益甚。用异功散顿愈；又用六君子汤而痊愈。

方见补益。

一小儿有哮病，其母遇劳即发，儿饮其乳亦嗽。用六君子、桔梗、桑皮、杏仁治之，母子并愈。方见补益。

小儿初生杂病

小儿初生，宜先浓煎黄连甘草汤，急用软绢或丝绵包指蘸药，抠出口中恶血。倘或不及，即以药汤灌之，待吐出恶沫，方与乳吃。令出痘亦稀，诸毒疮亦少。

一初生三五月，宜绷缚令卧。勿竖头抱出，免致惊痫。

一乳与食，宜相远，不宜一时混吃，令儿生疳癖痞积。

一宜用七八十岁老人旧裙、旧袄改作小儿衣衫，真气相滋，令儿有寿。富贵之家，切不宜新制纻丝缕罗毡绒之类与小儿穿，不唯生病，抑且折福，必致夭殇。

一小儿生四五个月，止与乳吃；六个月以后，方与稀粥哺之；周岁以前，切不可吃荤腥并生冷之物，令儿多疾。若待二三岁后，脏腑稍壮，才与荤腥方好。

延生第一方 小儿初生，脐带脱落，收置新瓦上，用炭火四围烧，至烟将尽，放土地上，用瓦盏之类盖之存性，研为细末；预将朱砂透明者为极细末，水飞过；脐带若有五分重，朱砂用二分五厘、生地黄、当归身煎浓汁一二蚬壳，调和前两味，抹儿上腭间及乳母乳头上，一日之内，晚至尽；次日大便遗下秽污浊垢之物，终身永无疮疹及诸疾，生一子则得一子，十分妙法也。

涤秽免痘汤 用练树子一升，至正月初一日子时，父母只令一人知，将楝子煎汤，待温，洗儿全身头面上下，以去胎毒。洗后不出痘疹。如出亦轻，或只三五颗而已。

一方 用五六月间收丝瓜小小蔓藤阴干，约重二两半收起，煎汤洗。

一方 用葫芦上藤蔓，如前法亦可。

稀痘万金丹 治婴儿未出痘时，胎毒在脏腑，因时气而发也。如在春秋二分，每服一丸，使痘毒渐消，出时稀少。如遇出痘时气，身一发热，即磨服一丸，毒从大便而出。若有黑陷倒靥，化下一丸，即起死回生。如痘出至七日，若服，恐泄元气。修合者不可加减，以取不效。

麻黄根 升麻各一两半 羌活 桦皮 茜草根 瓜蒌根 鼠黏子炒 天麻 连翘各一两 当归 芍药 川芎各七钱

上锉作片，用水五升，煎至半升，去渣，入银器内，以汤炖成膏，入炼蜜少许，调匀，入后药：

朱砂五钱 冰片 雄黄各五分 蛤蟆灰一钱半 麝香七分 全蝎十四个，炙

上为末，入前药和匀，分作十丸，以蜡封之，如弹子大，临时用猪心血，或兔血调匀，热酒调下，温服。

凡初生小儿，口腭并牙根生白点，名马牙，不能食乳。此与鹅口不同，少缓即不能救，多致夭伤。急用针缚筋头上，将白点挑破出血，用好京墨磨薄荷汤，以手指捻母油头发蘸墨遍口腭擦之。勿令乳食。待睡一时，醒方与乳食，再擦之。

小儿不时变蒸，变者，异常也，蒸者，发热也，所以变换五脏、蒸养六腑，须要变蒸多变，气血方荣，骨脉始长，情性有异，则后来出痘轻可。凡变蒸，不宜服药。或因伤食、因伤风、因惊吓等项夹杂，相值而发，令人疑惑，亦须守候一二日，俟病势真的，是食则消食，是风则行痰，是惊则安神。若变蒸而妄投药饵，则为药引入各经，症遂难识，而且缠绵不脱，反药有所误也。

一小儿月内发搐鼻塞，乃风邪所伤。以六君子汤加桔梗、细辛，子母俱服；更以葱头七茎、生姜一片，细擂摊纸上，合置掌中，令热急贴囟门，少顷，鼻利搐止。

一小儿未满月发搐呕乳、腹胀作泻，此乳伤脾胃。用五味异功散加漏芦，令母服之，儿亦服匙许，遂愈。

小儿杂病

胎热胎寒者，禀受有亏也

胎热：小儿生下，面赤、眼间口中气热、焦啼烦躁。

甘草一钱　黑豆二钱　淡竹叶五个

上锉一剂，灯草七茎，水煎，频频少进，令乳母多服。

胎寒：母孕时受寒，儿生下面色青白、四肢厥冷、大便青黑、口冷腹痛、身起寒慄。

当归炒　黄芪蜜炒　桂心　黄芩炒　细辛
龙骨细研　白芍煨，各等分

上为细末，每服一匙，以乳汁调下。

脐风撮口者，胎元有毒也

脐风：多因断脐之时，被风湿所乘，或者胎元禀有热毒，则儿下胎时，视按其脐，必硬，直定有脐风，必自脐发出一道青筋，行肚则分两岔。行至心者必死。于青筋初发，急用灯心点油燃于灯上，自青筋头并岔行尽处燎之，以截住，不致攻心；更以外灸中脘三壮，内服万亿丸一二粒，以泄其胎毒也。

五通膏　治小儿脐风撮口。

生地黄　生姜　葱白　萝卜子　田螺肉
各等分

上件共捣烂，搭脐四围一指厚，抱住一时，有屁下泄而愈。

治小儿断脐不如法，七日内有风出，用直僵蚕二三条，炒去丝，为末，蜜调，敷口或乳头上、带下亦可。

香螺膏　治脐风肿硬如盘。

田螺三个，入麝少许，捣烂，搭脐上，须臾，再易，肿痛立消。

宣风散　初生小儿，脐风撮口、多啼不乳、口出白沫。

全蝎二十八个，头尾全者，去毒，用酒炙，为末　麝香一字，另研

上同和匀细末，每用半字，金银煎汤调服。

撮口：由胎气挟热，风邪入脐，毒流心脾之经，故令舌强唇青、聚口啼哭不得，当视其齿根之上有小泡子如粟米状，急以温水蘸青绵布裹指，轻轻擦破，即开口便安。甚者，用牛黄二分，将竹沥调，滴入口即愈。

胎惊夜啼者，邪热乘心也

胎惊宜：

镇惊散　治小儿在胎受惊，故生下来满月而惊也。

朱砂研细入　牛黄少许　取猪乳汁调稀，抹入口中，加麝香少许尤效。

夜啼宜：

花火膏　治邪热相乘，焦躁夜啼。

灯火三颗，以乳汁调，抹儿口，或抹母乳上，令儿吮之。

一方　用灯心烧灰，敷乳上，令儿吮之。

一方　加朱砂，共研末，用白蜜调，待儿睡，抹儿口内。

蝉花散　治小儿夜啼不止，状若鬼祟。

蝉退七个，下半截为细末，用薄荷汤调入，好酒少许，食后服。或者不信，将上半截为末，依前法服，复啼如初。古人立法，莫知其妙。小儿触犯禁忌而夜啼者，宜醋炭熏，服苏合香丸。

一方　用火柴头一个，长四五寸，削平，面用朱砂写云：拨火杖、拨火杖、将来作神，将捉着夜啼鬼，打杀不要放，急急如律令。

小儿夜啼不止，将朱砂书"甲寅"二字，贴床头即止。

中恶天吊者，冒犯邪气也

中恶宜：

辟邪膏　治小儿卒中恶毒，心腹刺痛、闷乱欲死等症。

降真香　白胶香　沉香　虎头骨　鬼臼　龙胆草　人参　白茯苓各五钱

上为细末，入雄黄半两、麝香一钱，炼蜜为丸，乳香汤下。

天吊宜：

钩藤散　治小儿天吊、潮热。

钩藤　人参　犀角各五钱　全蝎　天麻各二钱半　甘草炙，一钱半

上锉一剂，水煎服。

鹅口、口疮者，胃中湿热也

牛黄散　治小儿口中百病，鹅口口疮、重腭不能吮乳及咽喉肿塞、一切热毒。

牛黄　冰片　硼砂　辰砂研，各一分　雄黄　青黛各二分　牙硝一分半　黄连末八分　黄柏末八分

上共入乳钵内研匀，每用少许，敷入口内。

泻心汤　治小儿口疮。净黄连为细末，蜜水调服。

一方　治小儿白口疮。用黄丹、巴豆仁同炒焦，去豆用丹，掺口疮上立愈。

重舌、木舌者，脾经实火也 附弄舌

重舌，乃舌下生舌也。宜：

当归连翘汤　治小儿心脾有热，舌下有形如舌而小者，名曰重舌，及唇口两旁生疮。

归尾　连翘　白芷各三钱　大黄煨　甘草炙，各一钱

上锉剂，水煎，食后频服。

千金方　治重舌。竹沥青、黄柏末。二味和匀，无时点舌上即退。

又方　用蒲黄涂之即瘥。

又方　用胆矾研细敷之。

又方　用百草霜、芒硝、滑石，共为末，酒调敷之。

木舌，乃肿硬不柔和也。宜：

雪硝散　治木舌。

朴硝五钱　真紫雪二分　盐半分

上为末，入竹沥二三点，用白汤调敷。咽津无妨。

泻黄散　治小儿木舌、弄舌。

藿香叶七分　山栀一钱　软石膏五分　防风四分　甘草七分

上锉一剂，水煎，不拘时服。

走马牙疳者，气虚湿热也

立效散　治走马牙疳。

青黛　黄柏　枯矾　梧子末各一钱

上研细末，用米泔水先漱口内，掺贴患处。

清胃升麻汤　治小儿牙肿、流涎腮肿、走马牙疳，主阳明之热。

升麻　川芎　白芍　半夏汤泡，各七分　干葛　防风　黄连酒炒二次　生甘草各五分　软石膏煅，一钱　白术七分　白芷三分

上锉一剂，水煎，食后热服。能漱即含漱而吐之。漱药不用白术、半夏。

爱吃泥土者，脾脏生疳也

清胃养脾汤　治小儿爱吃泥土，乃脾虚胃热所致，此药主之。

黄芩　软石膏　陈皮　白术去芦　甘草

上各等分，水煎服。

砂糖丸　腻粉一钱，和砂糖为丸，如麻子大，米饮送下，泻出其土立愈。

黄金饼　治小儿好吃泥土。

干黄土为末，浓煎黄连汁和为饼，食之立愈。

丹毒者，火行于外也

赤肿者，游走遍体也

犀角消毒饮 治风毒赤紫丹瘤、壮热狂躁、睡卧不安、胸膈满闷、咽喉肿痛、九道有血妄行、遍身赤毒及痘疹已出未出，不能决透，或已出热不解，急服此。

牛蒡子四钱，微炒 荆芥穗 防风 黄芩各一钱 犀角镑 甘草各五分

上锉一剂，水煎，不拘时服。无犀角，以升麻代之。

冰黄散 治赤游丹毒。

土硝 大黄末各一钱

上合一处，新汲水调匀，用鸡翎蘸药，频频涂扫。

又方 用伏龙肝，不拘多少，用鸡子清调敷患处，专治赤毒、赤肿、火毒走注。

泥金膏 治一切无名肿硬焮赤，但是诸般丹瘤、热瘰湿烂，大人亦同此治。

阴地上蚯蚓粪、熟皮硝，蚯蚓粪三分之二。共一处研细，新汲水、井水浓调厚敷患处，干则再上。

喉痹者，热毒也

会厌两旁肿者，为双乳鹅，是易治。一旁肿者，为单乳鹅，是难治。乳鹅差小者，为喉痹。热结于咽喉，且麻且痒，肿绕于外，名咽喉风。喉痹暴发暴死者，名走马喉风是也。

甘桔汤 治小儿咽喉肿痛，风热等毒。

桔梗二钱 防风 荆芥 薄荷 黄芩 甘草各一钱

上锉一剂，水煎，食后频频温服。

碧雪 治心肺积热，上攻咽喉，肿痛闭塞，水浆不下，或生疮疖，重舌、木舌并治。

碧雪真青黛，硼砂与焰硝，蒲黄甘草末，等分掺咽喉。

眼痛者，火盛也

拔毒膏 治婴儿患眼肿痛。

用熟地黄一两，以新汲水浸透，捣烂贴脚心，布裹住，有效。

通天散 治赤眼暴发肿痛。

芒硝五钱 雄黄三钱

共为细末，吹入两鼻内流水，双目流泪，即效。

脓耳者，肾气热冲也

羽泽散 治耳中出脓，或痛或疼，或出水。

枯矾少许，为细末，吹入耳中即愈。

一方 用五倍子烧灰存性为末，吹入耳亦效。

一方 用抱出鸡卵皮，炒黄色，为细末，香油调，灌耳内，即时止疼。

黄龙散 治聤耳。小儿因沐浴，水入耳中，水湿停留，搏于血气，酝酿成脓耳。

枯矾 龙骨煅 黄丹水飞 胭脂烧灰 麝香少许 海螵蛸煅

上为细末，先将纸条拭干脓水，后以药掺入，勿令入风。

治聤耳、脓耳，不问新久，痛不止，用黄蜡如皂角子大，搓成条；外用好绵艾捶熟，裹蜡条烧着，烟熏患处，痛止住熏。

鼻疮者，风湿气攻也

鼻疮：热壅伤肺，肺主气，通于鼻。风湿之气乘虚客于皮毛，入于血脉，故鼻下两旁疮湿痒烂，是名鼻䘌。其疮不痛，但所流处即又成疮，泽泻散主之。

泽泻散 治鼻疮。

泽泻 郁金 山栀仁 甘草炙，各一钱

上为细末，用甘草煎汤，食后调服。

头疮者，热毒也

一扫光 治小儿头上肥疮，或多生虮子，搔痒成疮，脓水出不止。

细茶三钱，口嚼烂　水银入茶内研，一钱
牙皂　花椒各二钱

上为细末，香油调搽。

腊油膏　治小儿头疮。

腊猪油半生半熟　雄黄　水银各等分

上研三味和匀，先将水洗净脓汁，后
敷药。

脐疮者，风湿也

枯矾散　治小儿因剪脐外伤于风邪，以
致脐疮不干。

枯矾、龙骨煨，各五分，共为细末，每
用少许，干掺脐上。

一、小儿脐中汁出并痛，用枯矾末干敷，
或黄柏末敷之。又蚕茧空烧灰存性，掺之
亦可。

诸虫痛者，胃气伤也

追虫散　治小儿虫积痛。凡腹痛，口中
出清水者，虫积也。

使君子用肉二钱，用壳五分　槟榔一钱

上锉一剂，水煎，食远服。

一方　用使君子一钱　槟榔一钱　雄黄
五分

上为细末，每服一钱，苦楝根煎汤调下。

灵矾散　治小儿虫咬，心痛欲绝。

五灵脂末，二钱　枯矾五分

上为细末，每服二钱，水煎，不拘时服，
当吐出虫即愈。

练阳汤　治小儿蛔虫。歌曰：

蛔虫出口有三般，口鼻中来大不堪；
如或白虫兼黑色，灵丹纵服病难安。

苦楝根皮二钱　陈皮　半夏　茯苓各一钱
甘草五分

上锉一剂，生姜煎服。

钱氏白术散　治小儿冬月吐蛔，多是胃
寒胃虚所致。

人参去芦　白术去芦　茯苓去皮　藿香
甘草各二钱　木香二钱　丁香二粒　干葛二钱

上锉，每剂一二钱，水煎温服。

尾骨痛者，阴虚痰也

小儿尾骨痛，乃是阴虚痰火所致。若阴
虚而痛者，宜补阴降火汤主之；痰火作痛者，
宜化痰降火汤主之。

补阴降火汤　治阴虚尾骨节痛。

当归酒洗　川芎　白芍酒炒　熟地黄酒蒸
黄柏炒　知母酒炒，各等分

上锉，少用官桂为引，或以前胡、木香
为引。如痛不止加乳香、没药。

化痰降火汤　治痰火尾骨节痛。

陈皮去白　半夏姜汁制　茯苓去皮　泽泻
黄柏酒炒　知母酒炒　甘草各等分

上锉，必用前胡、木香为引。盖阴虚，
故痰盛也。若痛不止，加乳香、没药。

阴肿疝气者，寒所郁也

秘方　治小儿偏坠气痛。

五倍子烧灰存性为末，以好酒调服，出
汗立愈。

又方　治小儿外肾肿大。

牡蛎，不拘多少，为末，用鸡子清调涂，
即消。

又方　治阴囊忽肿，或坐地多时，或风
邪，或虫蚁吹者。

蝉退五钱，水一大碗，煎汤洗肿处，其
痛立止。若不消，再煎再洗，后服五苓散，
灯草煎服。

又方　用葱园内蚯蚓粪，以甘草汁调，
涂肿处，或薄荷汁调亦可。

仙传方　治风热，外肾焮赤肿痛，日夜
啼叫，不数日，退皮如鸡卵壳。愈而复作，
用老杉木烧灰，入腻粉，清油调敷患处即效。

盘肠气痛者，风冷所搏也

小儿盘肠气痛者，则腰曲干啼、额有汗，
是小儿为冷气所搏而然。其口闭脚冷，或大
便青色不实、上唇干者是也。此多因生下洗
迟，感受风冷而致也。急用葱汤淋洗其腹、
揉葱熨脐腹间，良久，尿自涌出，其痛自止、

宜服乳香散。

乳香散　治盘肠气痛。

乳香　没药各等分

共为细末，以木香煎汤调服。

脱肛者，大肠虚滑也

小儿脱肛，皆因久患泻痢所致。大肠头自粪门出而不收。宜用葱汤熏洗，令软送上。或以五倍子为末，敷而频托入；又以五倍子煎汤洗亦可。又以鳖头烧灰存性，香油调敷；一法，以此物烧灰熏之，久自收。又以东壁土泡汤，先熏后洗亦效。

提肛散　小儿大肠气虚，肛门脱出。

龙骨一钱半　诃子煅去核　没石子　赤石脂　罂粟壳去蒂，穰，醋炙，各等分

上为末，用米饮调，食前服。仍将葱汤熏洗，令软，款款托上。

一方　用蓖麻子捣烂，贴顶上，肠收即去之。

脱肛洗药　苦参　五倍子　陈壁土

上等分，水煎汤洗，次用木贼末搽上。

遗尿者，膀胱冷弱也

鸡膍胵散　治小儿遗尿。

鸡膍胵一具　鸡肠一具，烧存性　猪泡炙焦

上为末，每服一钱，黄酒调服。男用雌、女用雄。

破故纸散　破故纸一两，炒为末，每服一钱，热汤调下。

桂肝丸　治小儿睡中遗尿不自去者。

官桂为末，雄鸡胆一具，等分捣，丸如小豆大。温水送下，每日进三服。

尿浊者，湿滞脾胃也

澄清散　治小儿大便白、小便浊，或澄之如米泔。

白术　茯苓　白芍炒　黄连姜汁炒　泽泻　山楂去子，各一钱　青皮四分　甘草生，二分

上锉一剂，水煎，空心服。

便血者，热传心肺也

凡初生婴儿，七日之内，大小便有血出者，此由胎气热盛之所致也。因母食酒面炙煿热毒等物，流入心肺，儿在胎内受之。热毒传入心肺，且女子热入心，故小便有之；男子热入于肺，故大便有之。治法，以生地黄取自汁，入蜜少许和匀，温服，男女皆效，或甘露饮兼服尤妙。

甘露饮　治小儿胃中客热，牙宣口臭、齿龈肿烂、时出脓血、饥烦不欲饮食及目赤肿痛、不任凉药、口舌生疮、咽喉肿痛及身面皆黄、肢体微肿、大便不调、小便赤涩并治。

熟地黄　生地黄酒洗　天门冬去心　麦门冬去心　枳壳酒炒　茵陈　黄芩酒炒　枇杷叶　石斛　甘草各等分

上锉一剂，水煎，食后临卧服。

一方　用生蒲黄、油头发烧灰，各一钱，为末，生地黄汁，或米饮、乳汁调，同服。

下淋者，膀胱郁热也

五淋散　治膀胱有热，水道不通，淋沥不出，或尿如豆汁，或如沙石，或冷淋如膏，或热拂便热。

赤茯苓六钱　赤芍药　山栀仁各二钱　条黄芩三钱　当归　甘草各五分

上锉一剂，每服三钱，灯心一团，水煎服。

一方　用生地黄、泽泻、木通、滑石、车前各二钱。

吐血者，荣卫气逆也

黄金丸　治小儿吐血、衄血、下血。

黄芩不拘多少为末，炼蜜为丸，如鸡头实大。三岁儿，每一丸，盐汤化下。

柏枝散　治小儿衄血、吐血。

柏枝晒干　藕节晒干

各等分为末。三岁者，服半钱，藕汁和

蜜一匙调白汤下。

一方 用山栀子炒黑，每用三钱，生姜煎。

又方 治咯血、吐血、衄血。用白芍药为末，磨犀角汁调服愈。

秘方 治小儿吐血不止。用黄连末一钱、豆豉二十粒，水煎温服。

小便不通者，膀胱火也

通神散 治小便紧急不通，或去血。

小便闭塞不堪言，唯用儿茶末一钱。萹蓄煎汤来送下，霎时溲便涌如泉。

五苓散

猪苓 泽泻 茯苓 白术各等分 官桂减半

上锉一剂，水煎，食前服。加车前子、灯草尤效。

大便不通者，脏腑热也

万亿丸治大便不通如神。方见通治。

没药散 治小儿风与热滞留蓄上焦，胸膈高起、大便不通。

没药 大黄 枳壳炒 桔梗各二钱 木香 甘草各一钱，炙

上锉，每剂一钱，姜三片，水煎服。

治新生小儿二三日不大小便，用葱汁、人乳各半，调匀，抹在口中同乳带下即通。

掩脐法 治小儿大小便不通。

取连根葱白一茎、生姜一块、淡豆豉二十粒、盐一小匙，同研烂、捏作饼子，贴脐中。烘热贴之，用绢帛扎定。良久，气透自通。不通，再易一饼。

二妙散 治小儿大小便不通。

六七月间，寻牛粪中有蜣螂，不拘多少，用线串起阴干收贮。用时，取一个，要全者，放净砖上，四面以炭火烘干，以刀从腰切断。如大便闭，用上半截；小便闭，用下半截；二便俱闭，全用。为细末，新汲水调服。

水肿者，土亏水旺也

加味五皮饮 治小儿四肢肿满，阳水阴水皆可服。

五加皮 地骨皮 生姜皮 大腹皮 茯苓皮各一钱 加姜黄 木瓜各一钱

上锉一剂，水煎服。一方去五加皮，加陈皮、桑白皮。

牵牛散 治小儿诸般肿胀。

黑牵牛半生半炒，取头细末，每服一二匙，桑白皮煎汤，磨木香汁调服。

黄疸者，脾胃湿热也

茯苓渗湿汤 治小儿黄疸，寒热呕吐而渴欲饮冷水、身体面目俱黄、小水不利、不得安卧、不思饮食。

茯苓 茵陈 山栀 黄连 黄芩 防己 白术 苍术 陈皮 青皮 枳壳 猪苓各一钱 泽泻三分

上锉，水煎，徐徐温服。如小便不通加木通；如伤食不思食加砂仁、神曲炒、麦芽炒。

汗者，阴阳偏胜也

团参汤 治小儿虚汗，或心血液盛亦发为汗。此药收敛心气。

新罗人参 川当归各三钱

上细锉，用雄猪心一个，切二片。每服二钱，猪心一片，井水一盏半煎，食前作两次服。

止汗散 治小儿肿而自汗。

故蒲扇灰（如无扇，只将旧蒲烧灰）为末，温酒调服。

牡蛎散 治小儿盗汗，因食生冷之物过度，或热水淘饭，大能损土，为水之所伤，不能制其津液，故汗自出也。

牡蛎煅，二钱 黄芪蜜炙 生地黄各一两

上锉一剂，水煎服。

斑者，阴阳毒气也

治小儿身常发热风斑，及脚指常红肿，此脾经风热也。用防风通圣散去硝黄，加鼠黏子、酒炒黄连，为末，亦用防风、白芷、

薄荷、黄连、黄芩、黄芪、黄柏煎汤浴之，宜避风。

解颅鹤节者，胎元不全也

解颅宜八物汤。有热加酒炒黄连、黄芪、甘草，水煎服。外绢帛紧束，及以白及末敷之。

人参地黄丸　治小儿颅囟开解、头缝不合，此乃肾气不成。胝主肾髓而脑髓海，肾气不盛，所以脑髓不足，故不能食。

人参二钱　怀熟地四钱　嫩鹿茸　干山药　白茯苓去皮　牡丹皮　山茱萸去核，各二钱

上为细末，炼蜜为丸，如芡实大。用人参煎汤研化，食远服。

鹤节宜：

当归地黄丸　治小儿血气不充，故肌瘦薄、骨节呈露如鹤之膝。

怀熟地酒蒸，八钱　山茱萸酒蒸，去核　山药蒸　泽泻去毛　牡丹皮去梗　白茯苓去皮　当归酒洗，各三钱　一方加鹿茸酥炙　牛膝酒洗，各四钱，去芦

上为细末，炼蜜丸，如芡实大。每用热水研化，食前服。仍以大南星炮去皮脐，研细末，入米醋调，敷绢帛上，烘热贴之，亦良法也。

行迟发迟者，血气不充也

行迟宜：

调元散　治小儿禀受元气不足，颅囟开解、肌肉消瘦、腹大而胀、语迟行迟、手足如筒、神色昏慢、齿生迟。

干山药五钱　白芍炒　茯苓去皮　茯神去皮木，各二钱　白术二钱半　石菖蒲一钱　人参去芦　熟地　当归　川芎　黄芪蜜炙，各二钱半　甘草炙，一钱半

上锉，生姜三片、枣一枚同煎，不拘时服。婴儿、乳母同服。

钱氏地黄丸　治肝肾虚弱、骨髓不充、不能行。依本方加酒炙鹿茸、牛膝、五加皮同服，自然髓生而骨强，即能渐渐行也。

语迟者，邪乘心也

菖蒲丸　治小儿语迟。

石菖蒲　人参　麦门冬炒去心　川芎　乳香　当归　远志甘草水泡去心　朱砂

上为末，炼蜜丸，黍米大。每服十丸，食远，粳米汤饮下。

齿迟者，肾不足也

芎归散　治小儿齿迟。

川芎　干山药　当归　白芍炒　甘草炙，各二钱半

上为细末，每服二钱，白汤调下，食后服。将此干药末擦牙龈即生。

龟胸者，肺热胀满也

龟胸丸　治小儿龟胸，高如覆掌。

川大黄煨，六钱　天门冬去心　百合　杏仁去皮尖，麸炒　木通去节　枳壳麸炒　桑白皮蜜炙　甜葶苈隔纸炒　软石膏各一钱

上为细末，炼蜜为丸，如绿豆大。每服五丸，温水化下，食后临卧服。仍宜灸两乳前各一寸半，上两行三骨间，六处各灸三壮。春夏从下灸起，秋冬从上灸起。依法灸之。

龟背者，风邪入脊也

龟背丸　治小儿龟背。

枳壳麸炒　防风去芦　独活　大黄煨　前胡去芦　当归　麻黄去节，各三钱

上为细末，面糊丸，黍米大。每服十五六丸，看儿大小，以米饮下，食后服。仍灸肺俞穴，在三椎下两旁各一寸半；心俞穴，在五椎下各一寸半；膈俞穴，在七椎下两旁各一寸。六处穴各灸三壮。以小儿中指节为一寸。艾炷以小麦大，但灸三壮而已。

小儿行迟、齿迟、解颅、囟填、五软、鹤膝、肾疳、齿龂、睛白、多愁，凡此，皆因禀受肾气不足，当以六味丸加鹿茸补之。若因精气未满而御女以通，多致头目眩晕、口渴吐痰，或发热足热、腰腿酸软，或自汗

盗汗、二便涩痛，变生诸疾，难以名状。余常用六味、八味二丸及补中益气之剂，加减用之，无不奏效。方见补益。

小儿五岁不能言，咸以为废人也。但其形色悉属肺肾不足，遂用六味丸加鹿茸及补中益气汤加五味，两月余，形气渐健；将五月半载，能发一二言；至年许，始声音明白。方见补益。

痘 疮

小儿痘疮何以知？腮赤眼泡亦赤时；呵欠喷嚏及惊怖，耳尖手指冰如之；证作三日疮不见，升发之药不可迟；败毒葛根堪选用，解热表汗最为宜；寒凉之剂慎勿用，脏腑一动致灾危。

小儿患痘疮，脏腑虚寒者见证（忌服寒凉药）：恶寒、寒热往来、自汗恶风、手足厥冷、面青、面色㿠白、目睛青色、粪色青白；体净、怠惰嗜卧、二便清利、吐泻不渴；昏睡、口鼻气冷、饮食不进、乳食不化；腹胀、声音微弱、足胫冰冷、精神慢弱；懒言、吐乳泻清、脉浮细而虚（乃表虚）、脉沉细而迟（乃里虚）。

小儿痘疮，脏腑实热者见证（忌服温热药）：面赤、大便闭、身体壮热、毛焦肤燥；唇紫、小便赤、手足热极、惊悸谵语、眼黄、口气热、吐利而渴、狂乱叫哭；鼻塞、流清涕、大便焦黄、腹胀不食；头痛、身皆痛、烦躁痰壅、胸膈痞满；呛喉、咽干燥、咳嗽喘促、上下失血；脉浮数而实大表、脉沉实而数里。

痘有十候：发热、初出、出齐、起泛、行浆、浆足、回水、收靥、结痂、还元。

初发热宜：

加味败毒散 初起发热即服此药，神效。

柴胡 前胡 羌活 独活 防风 荆芥 薄荷 枳壳 桔梗 川芎 天麻 地骨皮

上古方，除参、苓，恐补早助火也。宜加紫草、蝉退、苏叶、麻黄、僵蚕、葱白带根解热。泄泻加猪苓、泽泻，去紫草，水煎热服，出汗为佳。

升麻葛根汤 发热之初，未分麻痘、伤寒、伤食等症，宜此解散，庶无误事。

升麻 葛根 白芍各三钱 甘草一钱

上锉一剂，生姜三片，水煎热服。寒月加苏叶八分；四肢逆冷加桂枝一钱半；腰痛当知是痘，加桂枝钱半；时气酷烈，发热太甚，乃是毒气盛，加牛蒡子一钱半，只服前败毒散尤妙。

痘初出宜：

神功散 治痘出毒气太盛，血红一片，不分地界，如纹蚕种，或诸失血、呕、吐泻，七日以前诸症可服解毒。

黄芪 人参 白芍 紫草 生地 红花 牛蒡子各等分 前胡 甘草各减半

上锉，水煎，不拘时服。热甚加黄连、黄芩各一钱；未退者，再加大黄研入。有惊者，加蝉蜕一个去翅足。若头粒淡黑者，有寒乘之，加官桂一钱。

胡荽酒 痘初出时，宜用此酒遍喷四面床壁，及与患者服。役人皆饮，能辟秽毒；又以净胭脂点两眼角，防痘入眼。

胡荽一束，铜钱大，细切，用好酒热和与服。须臾，浑身通畅。过一二时，以纸蘸麻油点照于无痘处，又出如珍珠光亮数十颗矣。如无胡荽，即用胡荽子研亦可。

痘出齐宜：

保元汤

人参二钱 黄芪嫩者，二钱 甘草一钱

上锉一剂，生姜一片，水煎服。

四日以前有寒症，其色黑惨，宜用保元汤加官桂。五日以后，有寒中里者，用附子理中汤；不甚，只宜保元汤加官桂。

腹痛者，毒盛也，神功散主之。

面红不退，地界不分者，神功散倍前胡。

吐者毒盛，乘火炎而宣也，神功散主之。

泄泻者，火盛而奔越也，服神功散即止。却用升麻以升提之，不可用止涩之药，唯解其毒则自止矣。

渴者，红花子汤加牛蒡子，虽口中如烟起即解。发渴者，或用人参、麦门冬汤饮之亦可。切不可用枣汤。大渴者，取真黄土百沸汤，碗盖泡取水，少加砂糖调饮立止。

汗不止者而身已凉，乃血随气溢也。用当归五钱、黄芪三钱、酸枣一钱。共锉一剂，水煎温服，立止。

痰，用白附子水磨服，效。不可用二陈汤，使燥阳明经，使孤阳无阴，不能施化也。

嗽，用杏仁煎汤，磨白附子服。

三日内顶陷者，非虚也，乃火盛阳极，反为阴降，如当午树枝向下。宜用九味神功散退其火。

三四日色惨不明，宜用神功散活血退火，使其莹满光明。

或有失治，不知解毒，五六日间，以灯照之，生气未戕，其毒太盛作热，地界红燥，宜用神功散治之。观随其变而施治，犹或可救一二。过此则不能施其神功矣。

认痘法：故曰气尊血分者生，谓火靖而后出，气得其令，头粒尖而白，根颗红而不散，譬如一颗珍珠放在胭脂上也，头粒白于上，见气升而尊；根红于下，见血附而安其分也，故生。故曰毒参阳位者死，谓带火而出，气不得令，头粒红紫、地界不分，譬如虾血、猪肝，势极而不返，故死。若朱砂胭脂包者，生息之气犹存，可治也。

痘不治法：初出涌壮者不治；出如蚕种者不治；随出随没者不治；如蚊虫咬者不治；气血相失者不治；倒出者不治；饮水如促鼻者不治。与肺气不能疏理也。

大凡七日以前为里实，不可投温燥之剂，能助毒也。八日以后为里虚，不可投寒凉之剂，能伐生气也。

起泛宜：

当起泛而不起，用川山甲炒成珠，研二钱，温酒调服。

血弱不起，根底淡薄，用保元汤加丁香三粒，肉桂一钱，当归二钱，川芎一钱，水煎服。

凡痘不起胀、灰白色、顶陷者，气血不足、虚寒症也，宜托里散加丁香。

凡痘紫红不起胀者，火盛血热，宜服内托散去桂，加紫草、红花；热盛加黄芩；若紫黑陷伏，用此药调川山甲炒成珠为末，五分，同服。

内托散 治血气虚损，或风邪秽毒冲触，使疮毒内陷，伏而不出，或出而不匀。用此药活血匀气、调出补虚、内托疮毒，使之尽出易收。

黄芪蜜炙 人参 当归各二钱 川芎 防风 桔梗 白芷 厚朴姜汁炒 甘草各一钱 木香 官桂各三分

上方于红紫黑陷属热毒者，去桂，加紫草、红花、黄芩；若淡白、灰黑、陷伏属虚寒者，加丁香救里，官桂救表；当贯脓而不贯脓者，倍参、芪、当归，煎热，临服入人乳汁、好酒同参温服，此贯脓之巧法也；泄泻加丁香、干姜、肉蔻。

行浆宜：

八日浆不行，其根虚薄，血少故耳。盖以初起时毒载血妄行，未免蹿进，其血亏矣。至此不能成浆，急以归茸汤益之。

归茸汤

鹿茸酥炙，一两 当归五钱

锉，酒煎服。

凡痘属虚寒，八九日色光、白如水泡，顶陷根白、痒塌寒战等症。

回阳酒

鹿茸酥炙焙 大附子面包煨，去脐皮 嫩黄芪 当归酒洗

上锉，好酒煎服。兼有痰嗽，加牛胆南星。

灰陷黑陷，呕吐白沫为表虚，用木香散。

呕甚，用木香散加白豆蔻。此正治也。若未曾解毒，另有法。

寒战咬牙、痒塌泄泻为里虚，用异功散。泄泻甚，用异功散加肉豆蔻。

干呕属胃虚里热，用异功散。

木香散

木香磨　前胡　黄芪　白茯苓去皮　白术　厚朴姜汁炒　诃子煨，取肉　陈皮各一钱　肉桂八分　人参　丁香雄者五粒

上锉一剂，水一钟，煎八分，温服。

异功散

当归　川芎　人参减半　黄芪　白术去芦　白茯苓去皮　诃子煨，取肉　大附子面包煨，去皮脐　半夏姜汁炒，各一钱　厚朴姜汁炒　肉桂各八分　小丁香七枚

上锉一剂，水一钟，煎至八分，温服。

浆行而作痒，此内热而外为风寒所束。用荆芥穗纸裹紧搓糊，粘指头，令不散，灯上烧过，却于桌上吹去灰，快放手，指定痒痘头用荆芥穗火点痒处一下即放退。患者自以为妙，每痒痘悉点之立止。

行浆行足而发疔，认定是黑疔痘，或黑而硬，或有红丝，或为大紫泡，未曾解毒者，仍以神功散加雄黄、黄芩、黄连、大黄煎服。却用点法：雄黄一钱，研胭脂，重浸水合浓，调雄黄末，点疔痘顶上，立时即出红活，亦神法也。盖雄黄能拔毒，胭脂能活血水。

浆足宜：

此时有咳逆，胃气上越欲绝也。以真黄土，鼻边闻之，立止。

九日而寒者异功散，甚者宜。九日寒战，大附子半个面裹煨热七钱、干姜炒黑五钱、白术五钱、人参三钱，水煎温服。

此时浆满，或为寒所薄，一时痘俱紫黑，即如紫葡萄样，不必惊恐，急以肉桂磨汤服之，立见如旧。

回水宜：

九日十日，回水之时，元气熏蒸，真阳运化，其水自然消燥，此循环之妙理也。其有未曾解毒，至此时水不能化，反归于胃，与所伏之毒伏于阳明，则脾胃受戕，宜以定中汤治之。

定中汤

用真黄土，能镇安胃气，收敛中土，取真正黄色不杂者，用一块在碗内百沸汤泡，即以碗盖，少倾出用。如冷倾入盏内，外以热水顿热，用两酒盏和药：朱砂研细五分，能镇心胞络，使小肠不奔也；雄黄研细一钱，能解毒，使胃气宁也。二味同和匀，以黄土汤少加砂糖温服，二服立效。烦躁、闷乱、发渴，定中汤加片脑半分，牛蒡子汤二盏和服。

有寒战咬牙等症，宜用附子理中汤。

有擦破周身不能回水，急以新瓦椿作粉，掺在破处，立收。此妙法也。

收靥宜：

若解毒不尽，或未经解毒，到当靥而不靥，发热蒸蒸者，用甘露回天饮：砂糖半酒盏，百沸汤调一大碗，温服，立时退热，痘即靥。万发万中，回天之力也。

若痘靥时湿靥，乃外溃之痘淋漓粘沾者，宜以甄陶散敷之：新瓦不拘多少，为细末，筛过，绢袋包，扑患处。若干痂堆积不落，内又窨脓，即以瓦粉用鸭蛋清调敷，立收而落痂矣。

当靥时腹痛不靥，其痛着在中脘，乃热毒凝滞、瘀血作痛也。

手捻散

牛蒡子　白芍　桃仁　大黄各一钱　红花八分　桂枝五分

上锉一剂，水煎温服。一服立愈。

若将靥时，其痘一时尽黑，非靥也，乃火极攻里，即凶矣。

结痂宜：

外溃不结痂者，甄陶散敷之。结痂而误犯风寒，恶寒发热者，以补中益气汤主之。

补中益气汤

当归　黄芪各一钱　人参五分　白术八分　柴胡　升麻　干葛各一钱　甘草五分

上锉一剂，生姜一片，水煎服。

结痂后虚烦者，宜加味保元汤。

加味保元汤

黄芪二钱　人参一钱　麦门冬去心，二钱半　知母一钱半　栀子炒，一钱半　甘草五分

上锉一剂，水煎温服。结痂后有余热者，以前药加牛蒡子一钱半，白附子一钱。

还元宜：

痂落，血气尚虚无力者，宜调理，八物汤主之，或十全大补汤。

还元痂落，有余毒，觉其聚于脏腑，时复作热，腹内疼痛，宜牛蒡子饮主之。

牛蒡子饮

牛蒡子 前胡 黄连 黄芩 连翘 白附子 玄参 赤芍各一钱 羌活 防风 甘草各五分

上锉一剂，水煎服。

五福化毒丹 治痘疹后余毒，神效。方见前诸热。

祖传经验秘方 凡痘后，不问痈毒发于何经，初起红肿时用。

黑、绿、赤三豆，以酸醋浸，研浆，时时以鹅翎刷之，随手退去，效。

补遗秘方

治小儿痘疹不起发。用李树上津胶，每用些须熬水，饮之即起。

复生丸 治小儿痘疹不起发，紫黑陷伏，并痘疹初作，已发未发，服之，其毒即解。五日以前可服，其效如神。大梁钟云山传。

当归 白芍 西芎 升麻 葛根 甘草各五钱 嫩紫草茸一两 辰砂一两一钱

上为末，炼蜜为丸，如梧桐子大。每服一丸，冰、雪、雨三水送下。如无，河水亦可；或糯米汤入酒一匙送下亦可。

桃红痘疔方

雄黄一钱 紫草三钱

上为细末，胭脂汁调，将银簪挑破黑疔，将药点入内即效。

发痘方

穿山甲用钱铺炒焦黄色 麝香少许

上为细末，六七岁者，热酒调下三分，不可多用，盖被片时，通身汗出。

牛黄散 治痘黑陷，虚弱而不起发。

朱砂一分 牛黄三厘

上为细末，蜂蜜打湿胭脂汁，取蜜调药，用银簪刺黑陷上为之三次，一日涂一次，去黑。

麻 疹

麻疹，乃六腑肠胃之热蒸于肺，外感内伤并发。与痘疹表似同、里实异。初热三日，出胀共三日，出而又没，没而又出，一周时许。重者，遍身绷胀，眼亦封闭。有赤白微黄不同，仍要红活，最嫌黑陷及面目、胸腹稠密，咽喉攒缠者逆。发不出而喘者，即死。与大科瘾疹相似，又与发斑相似，如锦纹，有空缺处，如云头状。麻即如麻，遍身无空，但疏密不同耳，仍有夹斑、夹丹、夹疮同出者。

初起，呵欠、发热、恶寒、咳嗽、喷嚏、流涕、头眩，宜升麻葛根汤加紫苏、葱白以解肌。切忌大汗。斑不红者亦宜，乃麻痘初起之神方。潮热甚，加芩、连、地骨皮；谵语，调辰砂、六一散；咳嗽，加麻黄、杏仁、麦冬、石膏；咳甚，另用凉膈散加桔梗、地骨皮；泄泻，宜四苓散；便血，合犀角地黄汤；吐、衄血，加炒山栀；小便赤，加木通；寒热似疟，小柴胡汤。

初起全类伤寒，但面赤、中指冷为异耳。

已出烦躁作渴者，解毒汤合白虎汤；喘便闭者，前胡枳壳汤加赤茯苓、大黄、甘草、五味，水煎服；便闭三四日者，小承气汤、防风通圣散；谵语尿闭者，导赤散；如泔者，四苓散加车前、木通；谵语如狂者，解毒汤调辰砂六一散；大便血、小便亦见血者，犀角地黄汤合解毒汤；吐血衄血，解毒汤加炒山栀、童便；泄泻，解毒汤合四苓散；喘兼泄泻溺涩者，柴苓汤；烦渴、吐、作泻者，白虎汤加苍术、猪苓汤；热盛干呕，解毒汤；伤食呕吐，四君子汤；夏月因暑作呕，四苓散加人参。忌用豆蔻、木香、姜、桂热药。

麻症初起，已出已没及一切杂症，与痘毒大同，但始终药宜清凉。虽麻喜清凉、痘爱温暖，不易常道，虚则补，实则泻，医家活法。故治麻亦有血虚而用四物汤，气虚用四君子汤，天寒伤冷则温中、理中之药，一时之权变用也。

麻症没后，余热内攻，循衣摸床、谵言妄语、神昏丧志者死。如热轻，余毒未除，必先见诸气色，虽预防之始终，以升麻葛根汤为主，或消毒饮、解毒汤，随症选用。仍忌鱼腥葱蒜之物。

升麻葛根汤方见痘疹。

辰砂六一散即益元散，方见中暑。

凉膈散方见火证。

四苓散即五苓散，方见中暑。

犀角地黄汤方见吐血。

小柴胡汤方见伤寒。

解毒汤方见伤寒。

白虎汤方见伤寒。

小承气汤即大黄、枳实、厚朴、水煎服。

防风通圣散方见中风。

导赤散即生地、木通、甘草、淡竹叶七个，水煎服。

柴苓汤即小柴胡汤合五苓。

四君子汤方见补益。

四物汤方见补益。

理中汤方见中寒。

消毒饮牛蒡子、防风、荆芥、甘草，水煎服。

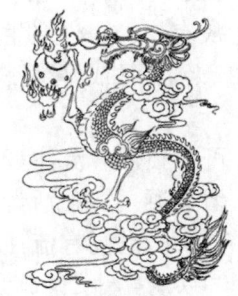

万病回春　卷之八

痈　疽

脉：痈疽脉数，浮阳沉阴。浮数不热，但恶寒侵。若知痛处，急灸或针。洪数病进，将有脓淫。滑实紧促，内消可禁。宜托里者，脉虚濡迟。或芤涩微，溃后亦宜。长缓易治，短散则危。结促代见，必死无疑。

疮疡之症，当察经之传受，病之表里，人之虚实而攻补之。假如肿痛热渴、大便闭结者，邪在内也，疏通之。肿焮作痛、寒热头疼者，邪在表也，宜发散之。焮肿痛甚者，邪在经络也，和解之。微肿微痛而不作脓者，气血虚也，补托之。漫肿不痛、或不作脓，或脓成不溃者，血气虚甚也，峻补之。色黯而微肿痛，或脓成不出，或腐肉不溃者，阳气虚寒也，温补之。若疑其未溃，而概用败毒，复损脾胃，不唯肿者，不能成脓而溃者，亦难收敛，七恶之症蜂起，多致不救。经云：诸痛痒疮疡，皆属心火。若肿赤烦躁，发热引冷，便闭作渴、脉洪数实，是其常也。虽在严寒之时，必用大苦寒之剂，以泻热毒。若脉微皮寒，泻痢肠鸣，饮食不入，呕吐无时，手足逆冷，是变常也。虽在盛暑之时，必用大辛温之剂，以助阳气。经曰：用寒远寒，用热远热。有假者反之，虽违其时，必从其症。

痈疽，大按乃痛者，病深；小按便痛者，病浅。按之处陷不复者，无脓；按之处即复者，有脓。不复者可消。若按之都牵强者，未有脓也；按之半软者，有脓也。又手按上下不热者无脓；若热甚者有脓。凡觉有脓，急当破之。无脓但气肿，若有血，慎之慎之！不可针破也。

痈者，大而高起属乎阳，六腑之气所生也。疽者，平而内发属乎阴，五脏之气所成也。

凡痈疽未破，毒攻脏腑，一毫热药不敢用。若已溃破，脏腑既亏，饮食少进，一毫冷药不敢用也。

肿疡者，痈疽未见脓而肿也。肿疡内外皆壅，宜以散毒表散为主。设欲行大黄者，宜审其虚寒之原。

痈疽初起之时宜：

灸法　治痈疽发背初生，累试累效。凡人初觉痈疽发背，已结未结，赤热肿痛，先以湿纸覆其上，立视，候其纸先干处即是结疽头处。取大蒜切成片，如三个铜钱厚，安在头上，用火艾壮灸之三壮，换一蒜片。痛者，灸至不痛；不痛者，灸至痛时方住。最要早觉早灸为上；方发一二日者，十灸十愈；三四日者，六七愈；五六日者，三四愈；过七日，则不可灸矣。若有十数头作一处生者，用大蒜捣成膏作饼子，铺疮头上，聚艾烧之，亦能安也。若背上初发赤肿，内有一粒，黄如粟米者，即用独蒜切片如前灸法治之，次日去痂，脓自溃也。

竹筒吸毒方　诸般恶疮并治。

用苦竹长一二寸，用头节妙，刮去青皮，似纸薄为佳，其大小随疮斟酌，应毒疮初发时用：

白蒺藜　苍术　乌柏皮　白厚朴各五钱重

上四味锉片，用水一碗，同煎竹筒，煎煮以药将干为度。乘竹筒热，以手按之于疮上，顷之，其筒自粘在疮上，不必手按也。仍更用前药分两再煮，候前竹筒冷，以手拔去，再换热者，如前法，其脓自吸入筒中而愈。

荆芥败毒散 治痈疽疔肿、发背乳痈等症，憎寒壮热，甚者头痛拘急，状似伤寒，一二日至四五日者，一二剂散其毒。轻者，内自消散。

防风 荆芥 羌活 独活 柴胡 前胡 薄荷 连翘 桔梗 枳壳 川芎 茯苓 金银花 甘草

大便不通加大黄、芒硝，热甚痛急加黄芩、黄连。

上锉，生姜煎服。疮在上，食后服；在下，食前服。

千金漏芦汤 治一切恶疮肿毒、丹瘤瘰病、疔肿鱼睛、五发瘰疽。初起一二日，便如伤寒，头痛烦渴、拘急恶寒、肢体疼痛、四肢沉重、恍惚闷乱、坐卧不宁、皮肤壮热、大便闭结、小便赤黄并治。妊妇勿用。

漏芦 白蔹 黄芩 麻黄 枳实麸炒 升麻 芍药 甘草炙 大黄 芒硝 连翘

上锉作剂，水煎服。

追风通气散 治痈疽发背、脑疽流注、肿毒、救坏病、活死肌，弭患于未萌之前，拔根于既愈之后。此药顺气匀血，扶植胃本，不伤元气，涤荡邪秽，自然通顺，不生变症，兼治打破伤折、疝气血疝脚气、诸气痞塞、块痛腰痛，一切痰饮为患。

当归 何首乌不犯铁器 木通去皮节 赤芍 白芷 乌药 小茴香 枳壳麸炒 甘草

上锉剂，酒、水各煎。病在上，食后服；在下，食前服。

一、痈疽初萌，必气血凝滞所成，为日既久，则血积于所，滞而后盛作，故病人气血盛者减当归，多则生血，发于他所再结痈毒，生生不绝矣。

一、痈疽发背在上者，去木通，恐导虚下元，为上盛下虚之病，难于用药。

一、痈疽生痰有二：一胃寒生痰，加半夏健脾化痰；二乃郁而成风痰，加桔梗、生姜。

一、流注，可加独活。流注者，气血凝滞，故气滞则血留而凝。加独活者，可以动一身血脉，血脉既动，岂复有流注乎？一方以醋湿纸贴痛处，以炒盐熨之即消。

一、流注起于伤寒，伤寒表未尽，遗毒于四肢经络，涩于所滞而后为流注也。如病尚有潮热，则里有寒而未尽散，加升麻、苏叶；热不退，加干葛；头痛加川芎、姜、葱；无汗，用酒、水各半煎，大能行血生气故也。

一、发背既久不愈，乃前医用凉药过也。凉药内伤其脾，外冰其血。脾主肌肉，脾既受伤，饮食必减，颜色痿瘁，肌肉不生；血为脉络，血一受冰，则气不旺，肌肉糜烂。故必理脾，脾健肉自生。本方去木通，少用当归，加厚朴、陈皮；盛则加白豆蔻。

一、凡病痈疽之人，有泄泻者，不可便服此药。宜先服蜡矾丸止泻，后用此。

一、肠肚内痈，宜十宣散与此方相间服之，并宜加忍冬藤。

一、肿毒坚硬不穿加川芎、独活、麻黄、连须葱煎服，出汗即穿。

一、伤折在头上去木通，加川芎、陈皮。

一、经年腰痛加萆薢、玄胡索，酒煎。

一、脚气加木瓜、槟榔、穿山甲，水煎。

一、痰饮为患，或喘或咳或晕、头痛睛疼、遍身拘急、骨节痹疼、胸背头项腋胯腰腿手足聚结肿硬，或痛或不痛，按之无血潮，虽或有微红亦淡薄不热；坚如石，破之无脓，或有薄血，或清水，或乳汁；又有坏肉如破絮；或又如瘰病在皮肉之间如鸡卵，可移动，软活不硬，破之亦无脓血，针口胬肉突出，唯觉咽喉痰实结塞，作寒作热加南星、半夏。

神功散 治痈疽发背、一切疔毒并瘰病等症，已成未成患者神效。

川乌泡去皮尖 川黄柏炙去粗皮，各等分

上为细末，用唾调成膏。如唾少，漱口

水亦可。发背痈疽等疮才起者，敷患处留顶。候药干，用淘米水时常润湿。每日药敷一次。如疮已成重患将溃烂者，先将槐枝、艾叶煎汤顿温，将疮洗净，用绢帛展去脓血，以香油润患处，用绵纸仍照患处剪成圆钱留顶贴上，后用药涂于纸，如干，依前用淘米水润。日换一次，听其自然流脓，不可手挤。如敷药后，病人疮觉住痛，减热即愈。如生肌，则腐肉自落。腐如不落者，剪割亦可，最不宜用针。发背不宜贴膏药。凡医疮，屏去别医，止饮别药方可治。忌气怒、房事、劳复并孝服体气；饮酒之人，饮食忌酒，并鸡、羊、鱼、肉、瓜、茄、姜辣之物。若因气怒，再复发肿，依前治之。如治对口并脑疽，不必洗去旧药，逐次添药，恐动疮口惹风也。一肿毒，加南星、赤小豆等分，醋调涂即消，姜汁亦可。

真人夺命饮 治一切痈疽疔肿，不问阴阳虚实善恶，肿溃大痛或不痛。然当服于未溃之先与初溃之际。如毒已失溃不可服。仍用一剂，大势已退，然后随症调治，其功甚捷，诚仙方也。

穿山甲三大片，切，蛤粉炒成珠 天花粉 甘草节 乳香明透者 赤芍 白芷各一钱 防风 贝母各七分 没药 皂角刺各五分，炒 陈皮一钱半 归尾一钱半 金银花二钱

上锉一剂，好酒煎，空心、热服。能饮者，服后再饮酒三五杯，滓再煎服。在背俞，倍皂角刺；在腹膜，倍白芷；在胸次，加瓜蒌仁二钱；在四肢，倍金银花。

吕洞宾仙传化毒汤 治痈疽、发背、乳痈、一切无名肿毒。初起服之立消。已成已溃，服之立愈。

防风 甘草节 白芷 茯苓 贝母 黄芩 连翘 白芍各一钱 天花粉 金银花各一钱二分 半夏七分 乳香 没药各五分

上锉一剂，好酒煎。胸前，饭前服；背上，饭后服；下部，空心；上部，食后。俱要出汗为度。如无汗，用木香熏脚膝腕内，被盖汗出而愈。

神仙排脓散 治恶疮毒、风毒、疔疮、背花疮、小儿恶疮，脓血俱从大便中出。亦治气滞腹胀及妇人经闭不通。此方，壮实之人可用，虚弱者当忌之矣。

大黄十二两，酒浸一宿晒干 白芷 沉香 木香 乳香 没药 穿山甲陈壁土炒，各五钱

上各为细末，量人虚实用之。实者不过三钱，虚者二钱半。临卧，用好生酒调服。服后，禁饮食汤水半日。五更觉腹内疼痛，动三五次，以稀米粥补之。服此药内有穿山甲，恐令人作呕，须慎之，即嚼生葱可止。凡修合此药要诚意，不可令妇人、鸡犬见，又不可多合，恐久放则不效矣。

芙蓉膏 治痈疽发背诸毒。

芙蓉叶或皮或根亦可 黄荆子

上各等分，入石臼内捣极烂，用鸡子清调，搽于疮上留顶，不过二次收功。顶如烟起，立时止痛。其效如神。

一方 治发背痈疽，不问已溃未溃，敷上立消，止痛如神。

白金凤花科，连根叶同捣烂。先用陈米醋洗净患处，后敷药，一日一换。疮将好，用桑叶醋煮一滚即捞起贴疮上，即生肌收口而愈。

溃疡者，痈疽之脓已溃出也。疡溃，内外皆虚，宜以补接为主。设欲行香散者，宜防其虚实之失。由是言之，则痈疽之肿时与溃时不同。

痈疽已溃之后，宜后方。李氏云：疽疾将安，每日当服十全大补汤以补气血，宜与千金内托散相间服。

托里消毒饮 治一切痈疽六七日未消者。服此药，疮未成即消，已成即溃，能壮气血、固脾胃，使毒气不能内攻，使毒脓易溃、肌肉易生。切不可早用生肌之药，恐毒未尽反溃烂难愈。

金银花三钱 黄芪蜜水炒 天花粉各二钱 防风 当归酒洗 川芎 白芷 厚朴姜汁炒 桔梗 穿山甲炒成珠 皂角刺炒，各一钱

陈皮三钱

上锉一剂，酒、水各一盏煎服。疮在上，食后服；在下，空心服。后用水煎服。

千金内托散 治痈疽疮疖，未成者速败，已成者速溃，脓自去，不用手挤；恶肉自去，不用刀针。服药后，疼痛顿解。此药活血匀气、调胃补虚、祛风邪、辟秽气，乃王道之剂。宜多服之大效。

黄芪蜜炙 人参 当归酒洗，各二钱 川芎 防风 桔梗 白芷 厚朴姜汁炒 薄荷 甘草生用，各一钱 加金银花亦可

上为细末，每服二钱，黄酒调下。不饮酒，木香汤调下亦可。或都作一剂，用酒煎尤佳。痈疽肿痛，倍白芷；不肿痛，倍官桂；不进饮食加砂仁、香附；痛甚加乳香、没药；水不干加知母、贝母；疮不穿、加皂角刺；咳加半夏、陈支、杏仁、生姜五片；大便闭加大黄、枳壳；小便涩加麦门冬、车前子、木通、灯草。

十全大补汤 治痈疽溃后，补气血、进饮食，实为切要。凡脓血出多，阴阳两虚，此药有回生起死之功。但不分经络，不载时令，医者触类而长之可也。或见肿平痛宽，遂以为安。慢不知者无补调养之功，愈后虚证复见，因而转为他病而危剧者多矣。

神仙蜡矾丸 治痈疽及肺痈、肠痈，能消毒、固脏腑、止疼痛、护脂膜、止泻漏、化脓痈疽溃后宜。兼治诸疮毒、粉瘤、痰核，三五年者，半料即消。不问恶疮新起者亦效。

黄蜡二两 白矾三两

上为末，熔蜡为丸，如梧桐子大。每服三十丸，酒下。不饮酒，熟水下。一日服三次。肺痈，蜜汤下。咳嗽，姜汤下。

五善七恶主治：夫善者，动息自宁，饮食知味、便利调匀、脓溃肿消、水鲜不臭、神彩精明、语声清朗、体气和平是也。此属腑症，病微邪浅，更能慎起居、节饮食，勿药自愈。恶者，乃五脏亏损之症。或因汗下失宜，荣卫消灼；或因寒凉克伐，气血不足，或因峻厉之剂，胃气受伤，以致真气虚而邪气实，外似有余而内实不足。法当纯补胃气，多有可生。不可因其恶遂弃而不治。

若大渴发热，或泻泄淋闭者，邪火内淫，一恶也。竹叶黄芪汤。气血俱虚，八珠汤加黄芪、麦门冬、五味子、山茱萸。如不应，佐以加减八味丸同服。

若脓血既泄，肿痛尤甚，脓色败臭者，胃气虚而火盛，二恶也。人参黄芪汤。如不应，用十全大补汤加麦门、五味。

若目视不正、黑睛紧小、白睛青赤、瞳子上视者，肝肾阴虚而目系急，三恶也。六味丸加炒山栀、麦冬、五味子。如不应，用八珍汤加炒山栀、麦冬、五味子。

若喘粗气短、恍惚嗜卧者，脾肺虚火，四恶也。六君子加大枣、生姜。如不应，用补中益气汤加麦门、五味。心火刑克肺金，人参平肺散。阴火伤肺，六味丸加五味子煎服。

若肩背不便、四肢沉重者，脾肾亏损，五恶也。补中益气汤加山茱萸、山药、五味。如不应，用十全大补汤加山茱萸、山药、五味。

若不能下食、服药而呕、食不知味者，胃气虚弱，六恶也。六君子汤加木香、砂仁。如不应，急加附子。

若声嘶色败、唇鼻青赤、面目四肢浮肿者，脾肺俱虚，七恶也。补中益气汤加大枣、生姜。如不应，用六君子汤加炮姜。更不应，急加附子，十全大补汤加附子、炮姜。

若腹痛泄泻、咳逆昏愦者，阳气虚、寒气内淫之恶症也。急用托里温中汤，后用六君子汤加附子，或加姜桂温补。

若有溃后发热、恶寒作渴、或怔忡惊悸、寤寐不常、牙关紧急、或头目赤痛、自汗盗汗、寒战咬牙、手撒身热、脉洪大、按之如无，或身热恶衣、欲投于水、其脉浮大、按之微细、衣厚仍寒，此气虚极，传变之恶症也。

若手足逆冷、肚腹疼痛、泄痢肠鸣、饮食不入、呃逆呕吐，此阳气虚、寒气所乘之

恶症也。

若有汗而又恶寒，或无汗而恶寒、口噤足冷、腰背反张、颈项头强，此血气虚极，变痉之恶症也。急用参、芪、归、术、附子救之，间有可生者。

大抵五善见三则吉，七恶见四必危。虚中见恶症者难治，实症无恶候者易治。

六味丸　又名六味地黄丸　此壮水之剂。夫人之生，以肾为主。凡病皆由肾虚而致。此方乃天一生水之剂，无有不可用者，世所罕知。若肾虚发热作渴、小便淋闭、痰气壅盛、咳嗽吐血、头目眩晕、小便短少、眼花耳聋、咽喉内燥、口热疮裂、齿不坚固、腰腿痿软、五脏齐损、肝经不足之症，尤当用之，水能生木故也。若肾虚发热、自汗盗汗、便血诸血、失喑，水泛为痰之圣药，血虚发热之神剂也。

熟地黄用生者自制，八两　山茱萸酒浸去核取肉　山药各四两　白茯苓去皮　牡丹皮　泽泻各三两

上地黄酒蒸黑杵膏，余为末，炼蜜丸，如梧子大。每服七八十丸，滚水下。

八味丸　治命门火衰，不能生土，以致脾土虚寒而患流注鹤膝等症，不能消溃收敛，或饮食少思、或食而不化、脐腹疼痛、夜多漩溺。即六味丸加肉桂、附子各一两。经云：益火之源，以消阴翳，即此方也。

加减八味丸　治痈疽疮疡痊后及将痊，口干渴甚、舌或生黄及未患先渴，此肾水不能上润，致心火上炎，水火不能既济，故心烦躁、小便频涩，或白浊阴痿、饮食减少、肌肤瘦削诸症。服此以生肾水、降心火，诸症顿止。及治口舌生疮不绝。

山药一两　山茱萸去核净肉酒浸杵膏　桂心去粗皮　泽泻　白茯苓去皮，各五钱　五味子二两半　牡丹皮五钱　熟地黄用生者半斤，酒拌砂锅蒸半日捣膏

上为末，入膏加蜜少许同丸，如梧子大。每服六七十丸，五更初未言语前，或空心用盐汤送下。

补中益气汤　治元气虚损，或因克伐，恶寒发热、肢体倦怠、饮食少思，或不能起发消散、生肌收敛，或兼饮食劳倦、头疼身热、烦躁作渴、脉洪大弦虚，或微细软弱。

黄芪蜜炙　人参　白术去芦　甘草炙用，各一钱五分　当归一钱　陈皮五分　升麻　柴胡各三分

上锉一剂，姜枣煎服。

四君子汤　治脾胃虚弱，或因克伐，肿痛消散，溃敛不能，宜用此以补脾胃，诸症自愈。若误用攻毒，七恶随至，脾胃虚弱，疮口出血、吐血便血，尤宜用之，益气能摄血故也。凡气血俱虚之症，宜此汤但加当归。脾胃既壮，饮食自进，阴血自生。若用四物汤沉阴之剂，脾胃复伤，诸症蜂起。若命门火衰而脾胃虚寒，必用八味丸以补土母。

人参　白术去芦　茯苓各二钱　甘草炙，一钱

上锉一剂，姜枣水煎服。

六君子汤　治脾胃虚弱，或寒凉克伐，肿痛不消，或不溃敛，宜服此汤，以壮荣气，诸症自愈。即四君子汤加陈皮、半夏。

八珍汤　治脾胃虚损，恶寒发热、烦躁作渴，或疮疡溃后，气血亏损，脓水清稀，久不能愈。即四物、四君子合方。

十全大补汤　治疮疡气血虚弱，肿痛不愈，或溃疡脓消，寒热、自汗盗汗、食少体倦、发热作渴、头痛眩晕似中风状。即八珍汤加黄芪、肉桂。

托里温中汤　治疮疡脓溃，元气虚寒，或因克伐，胃气脱陷，肠鸣腹痛、大便溏泄、神思昏愦，此寒变内陷，缓则不治。

羌活　附子炮去皮脐，各四钱　干姜炒益智　丁香　沉香　木香　茴香　陈皮各二钱　甘草炙，三钱

上锉，姜水煎服。

人参黄芪汤　治溃疡饮食少思、无睡发热。

人参　白术　陈皮　麦门冬　苍术米泔浸，各五分　黄芪一钱　归身　升麻各五分

黄柏炒，四分

上锉，水煎服。

竹叶黄芪汤 治痈疽气血虚、胃火盛而作渴。

淡竹叶一钱 芍药 麦门冬 半夏 川芎 黄芪炒 人参 当归 甘草 石膏 生地黄各二钱

上锉作二剂，水煎服。

人参平肺散 治心火克肺，传为疽瘘，咳嗽喘呕、痰涎壅盛、胸膈痞满、咽嗌不利；若因肺火太过，而治当补肺；若因肾水不足而患，当补脾肺；若因心火旺而自病，当利小便。

人参 茯苓 陈皮 地骨皮 甘草各一钱 知母炒，七分 五味子 青皮 天门冬去心，各四分 桑白皮炒，一钱

上锉一剂，水煎服。

一痈疽发背、诸疮出脓溃烂，日久不愈，饮食少思、身体倦怠、口舌干燥，或寒热往来、惊怖少睡，用补中益气汤去柴胡，加苍术、麦门冬、神曲、五味子、黄柏；少睡加炒酸枣仁；疮肉生迟，加白蔹一钱、肉桂五分；如脓多或清，倍加黄芪、人参、当归、白术。

外治敷贴之药

琥珀膏 治痈疽发背、诸般肿毒、久年顽疮。

香油四两，下沉香一钱，炸浮待油熟去之，次下嫩松香八两，文武火不住手搅，如琥珀色住火，下乳香、没药、银朱、血竭各一钱为末，搅入膏内，令匀，退火毒，用油纸摊贴神效。

白龙膏 治背疽及瘰疮皆效。

香油四两，煎数沸，入官粉一两研细，次入黄蜡一两熔化，搅匀退火，待药将皱面，用厚连四纸剪大小下一拖药在上收候。若贴时，先将葱须煎汤洗净贴之。

治发背 官粉不拘多少，研细，用槐枝大梃锉碎，拌炒官粉，黄色去槐枝。每粉一两，入银朱一钱研匀，用猪蜡油调，摊膏棉纸上贴之。

一、疮疡肌肉不生。若赤色而不生者，血热也，四物汤加牡丹皮；若脓水清稀，气血俱虚也，十全大补汤；食少体倦，脾气虚也，补中益气汤；烦热作渴，起居如常，胃火也，竹叶黄芪汤；烦热作渴，日晡热甚，肾虚也，用加减八味丸。

瘰疬

绕项起核，名曰蟠蛇疬；延及胸前、腋下起，名曰瓜藤疬；左耳根肿核者，名曰惠袋疬；右耳根肿核者，名曰蜂窝疬。

结核连续者，为瘰疬也。形长如蛤者，为马刀也。

夫瘰疬初发，必起于少阳经。不守禁戒，必延及阳明经。大抵饮食厚味，郁气之积，曰毒、曰风、曰热，皆此三端招引变换。须分虚实。彼实者故易，自非痛断厚味与发气之物，虽易亦难，殊为可虑，以其属胆经，主决断有相火，而且气多血少。妇人见此，若月信不作寒热可生。稍久转为潮热，其证危矣。自非断欲绝虑食淡，虽圣神不可治也。

瘰疬先从结喉起者：紫苏 乌药 枳壳 桔梗 柴胡 前胡 防风 羌活 独活 川芎 芍药 茯苓 大腹皮 甘草各等分

上锉，水煎，食后服。

瘰疬先从项上起者：紫苏 连翘 桔梗 枳壳 防风 柴胡 羌活 独活 白芷 当归 川芎 芍药 甘草各等分

上锉，水煎，食后服。

瘰疬先从左边起者：紫苏 厚朴 当归 羌活 枳壳 桔梗 前胡 防风 川芎 芍药 萝卜子 苏子 甘草

上锉，水煎，食后服。

瘰疬先从右边起：紫苏 香附 青皮 乌药 半夏 厚朴 桔梗 茯苓 柴胡 防风 羌活 甘草

上锉，水煎，食后温服。

人稍壮者宜：

内消散　治瘰疬结核。

朱砂　血竭各一钱　斑蝥去翅足，三分，生用

上为细末，每服一分，空心，烧酒调服。一日一服。未破者，三五服立消。已破者，内服此药；外用金头蜈蚣一条，焙研极细末，用麻油一小钟浸三旦夕，搽患处，其疮即肿溃。过一二日肿消，可贴膏药。疮势大者，二十日痊；小者，十余日可保平复。

琥珀散　治瘰疬结核，内消神效。

滑石　白牵牛头末，各一两　斑蝥三钱，去翅足　僵蚕一两　枳壳五钱　赤芍　柴胡各五钱　木通　连翘各七钱　琥珀二钱　黄芩一两　甘草三钱

上锉作六剂，水煎服。

斑蝥散　即神效散。

斑蝥去翅足，酒炒，净一钱　穿山甲土炒　僵蚕去头足酒炒　丁香　白丁香　苦丁香　红小豆　磨刀泥各一钱

上为细末，每服一钱。五更无根水调服，至未时打下毒物，其形如鼠。后用田中野菊花焙黄色为末，陈醋调，贴疮上。一日一换，七日全安。

赤白丸　治瘰疬未破。

白矾三两　朱砂九钱

上为细末，酒糊为丸，如绿豆大。每服二十丸，清茶送下。日进三服，药尽即消。

人虚弱者宜：

益气养荣汤　治怀抱抑郁，瘰疬流注，或四肢患肿、肉色不变，或日晡发热，或溃不敛。

黄芪　人参　白术炒，各一钱半　当归　川芎　白芍　生地　陈皮　香附　贝母去心，各一钱　柴胡　桔梗炒　地骨皮　甘草炙，各五分

上锉一剂，水煎食远服。有痰加橘红；胁下刺痛加青皮、木香；午后有热，或头微眩加炒黄柏；脓水清倍参、芪、当归；女人有郁气，胸膈不利倍香附、贝母；月经不通加牡丹皮、当归。

益气内消散　治瘰疬并诸瘤结核。

当归　川芎　白芍酒炒　白术去芦　青皮去瓤　陈皮　半夏姜炒　桔梗　羌活　白芷　独活　厚朴姜汁炒，各八钱　防风　黄芩　乌药　香附　槟榔各一两　苏叶一两半　沉香二钱　木香　人参　粉草各五钱

上锉，水煎温服。服十余剂即消。若再服，照分量制酒糊为丸，如梧桐子大。每服七十丸，酒下。

瘰疬外施之药：

神品膏　历年久不愈瘰疬疮神效。

香油一斤　官粉二两半　黄蜡二两　乳香　没药　孩儿茶　血竭各四钱　胡椒六钱

先将香油熬滴水不散，方下官粉熬成膏，下黄蜡再熬、滴水成珠，离火，方入细药。疮久者，胡椒加半搅匀，入磁器内收贮，退火毒，油单纸摊贴。每用先将葱须、花椒、艾、槐条熬水洗疮，净后贴之。

奇效膏　贴瘰疬，未破内消，已破则合。

真香油一斤二两、大黄六两入油，炸浮滤去渣；慢火下净黄丹半斤，慢火再熬；滴水成珠，下古石灰炒过五钱、乳香四钱、没药四钱、黄蜡二两。成膏，用油单纸摊膏贴。

治瘰疬鼠疮甚效：

嫩槐条一斤　蕲艾四两　川椒三两净

上三味，用新大炒锅一个盛水满，煎至七分，去渣待温，将所患之疮徐徐洗一炷香，去脓水并甲，用软白布擦待干；至午时，仍将药渣入水一锅，又煎至六分，去渣，照前洗一炷香掺干；待晚，仍将熬洗一炷香。次日，用大蒜瓣切薄片，围疮上，用麦子大艾炷灸蒜上。如痒再灸，以痛为止，渐渐自愈。

乌龙膏　治瘰疬溃烂久不愈者神效。

木鳖子带壳炒存性去壳　柏叶焙　人中血即乱发烧灰　青龙背即锅脾面上垢腻　纸钱灰　飞罗面各一钱

上俱为末，用好陈米醋调成膏涂疮上，外用纸贴。

瘰疬膏

真香油四两、象皮三钱，熬热去滓，入

黄蜡三钱、官粉一两五钱，离火晾温，入乳香、没药各三钱、孩儿茶一两、龙骨一钱五分、血竭一钱搅匀，以磁器收贮，任意点之。

马刀疮者，项侧有疮，坚而不溃是也。

柴胡通经汤

柴胡　连翘　当归尾　黄连　黄芩　牛蒡子　三棱各一钱　桔梗二两　生甘草一钱　红花少许

上锉，水煎，食后服。忌苦药泄大便。

散肿溃坚汤　治马刀结核硬如石，或在耳下至缺盆中，或至肩上，或于腋下，皆属手足少阳经；及瘰疬遍于颏下，或至颊车，坚而不溃，在足阳明所出；或疮已破出水，并皆治之。兼治瘿瘤大如升，久不溃者。

昆布冷水洗　海藻微炒　黄柏酒炒　知母酒浸　天花粉　桔梗各五钱　连翘　三棱酒浸　莪术各三钱，酒浸　龙胆草　黄连　黄芩酒炒　干葛　白芍酒炒，各三钱　升麻　柴胡各五分　甘草炙，五钱　归尾五分

上锉，每一两水二盏，先浸半日，煎至一盏，去渣，热服。于卧处伸足在高处，头微低。每噙一口，作十次咽下。至服毕，依常安卧，取意在胸中停蓄之意也。另拣半料作细末，炼蜜为丸，如绿豆大。每服百丸，或百五十丸，用此汤留一口送下。

一妇人，瘰疬后遍身作痒，脉大按而虚，以十全大补加香附治之而愈。大凡溃后，午前痒作气虚，午后痒作血虚，若作风症治之，必死。

一儒者，瘰疬愈后，体瘦发热，昼夜无定，此足三阴气血俱虚。八珍汤加麦门冬、五味子二十剂愈，又用补中益气汤加麦门冬、五味子及六味丸而愈。

疔　疮

疔疮皆生四肢，发黄泡，中或紫黑，必先痒后痛、先寒后热也。其中或紫黑色有条如红丝直上，仓卒之际，急以针于红丝所至处必刺出毒血，然后以蟾酥丹药于刺处涂之。针时以病者知痛出血即好。否则，红丝入腹攻心，必致危矣。

疔疮者，风邪热毒相搏也。

退疔夺命丹　专治疔疮。

防风八分　青皮七分　羌活一钱　独活一钱　黄连一钱　赤芍六分　细辛八分　僵蚕一钱　蝉退四分　泽兰叶五分　金银花七分　甘草节一钱　独脚莲七分　紫河车一名金线重楼，七分

上锉五钱先服，倍金银花一两、泽兰一两少用叶、生姜十片，同内捣烂，好酒镟热泡之，去渣热服，不饮酒者，水煎亦可，然后用酒水各一半，煎生姜十片。热服出汗，病退减后，再加大黄五钱同煎，热服，以利二三次，去除毒。若有脓，加何首乌、白芷梢；在脚加槟榔、木瓜；要通利加青皮、木香、大黄、栀子、牵牛。

治龙芽一醉饮　治疔疮如神。

龙芽草，五月五日端午采收阴干，将好酒浸，捣取汁，量加乳香、没药、绿豆粉，入汁内同饮，将渣敷疮上。此日不许吃一些茶水，只可饮酒就洗，亦不可用水。

秘传妙方　治误食瘟牛、马、羊肉生出疔疮、疔毒。

用桐油树叶捣烂，绞汁一二碗，顿服，得大泻毒气乃愈。如冬月无叶，挖取嫩根研水服之，以利二三次为度。

神效丹　即黑舌丹　治伤寒初起，诸般恶毒、疔疮、发背，一切肿毒、遍身痒痛；又治伤寒咳嗽、鼻涕劳嗽久咳、小儿痘疮黑陷不起、喉痹肿痛；又治蛊毒并破伤风。

朱砂　雄黄　片脑各五分　乳香　没药　轻粉各三分　血竭三钱　真蟾酥一钱　麝香当门子者二分

上共为末，用酥油或乳汁为丸，如扁豆大。每一丸，噙化，用好酒嗽咽下。

飞龙夺命丹　治疔疮、脑疽、发背、乳痈、附骨疽、一切无名肿毒、恶疮，服之便有头迹。不痛者，服之便痛。已成者，服之立愈。此皆恶症，乃药中至宝。危者，服之

立安。

雄黄二钱　蟾酥干者二钱，老酒化开　铜绿　乳香　没药　胆矾　寒水石　血竭各三钱　朱砂一钱，研，为衣　轻粉　片脑　麝香当门子者，各五分　蜈蚣一条，酒浸炙黄去头足　蜗牛二十个

上件俱为细末，先将蜗牛连壳研如泥，和药为丸，如绿豆大。如丸不就，入酒打面糊丸之。每服二十丸。用葱白三寸，令病人嚼烂，吐于男左女右手心，将丸药放在内，用无灰热酒三四杯送下。于避风处以衣被盖之，约人行五里之久；再用热酒三四杯以助药，发热大汗为度。如重者无汗，再进二丸，汗出即愈。如疔疮走黄过心者，并出汗冷者，难治。病人不能嚼葱者，研烂裹之与服。疮在上，食后服；在下，食前服。忌冷水、黄瓜、茄子、油腻、鸡、鱼肉、湿面，一切发物不可食。

神仙解毒丸　治一切疔疮、发背、鱼口、诸般恶疮、无名肿毒，初发，一服即消。白矾不拘多少，熔化作丸，如绿豆大，朱砂为衣。每服十丸，用连须葱七八根水煎至二碗送下。汗出立愈。已成者不伤，未成者即消。

疔疮外施之药：

蟾酥丹　用大癞蛤蟆，以针破眉棱上，手捻出酥，于油纸上或桑叶上，用竹篦刮下。然后插在背阴处自干取用。蟾酥以白面、黄丹等分拌和丸，如麦粒状，针破患处，以一粒内之。

类圣散　治一切疔疮恶毒肿痛如神。

川乌　草乌　苍术　细辛　白芷　薄荷　防风　甘草炙，五钱

上为细末，鸡子清调，涂患处留顶。

追毒膏　治诸般恶疮及无名肿毒。

乳香五分　没药一钱　儿茶二钱　血竭一分　青木香一钱　广木香五分　芙蓉叶四两　白及四两

上各为细末，匀在一处，临用时，看疮大小，以生蜜调，涂患处，以绵纸附之。不过三五次即消。

疔毒方　急将毒用针刺破，葱白捣烂敷上，手帕系住，人行五里之时，其疔出。然后用热醋洗净。

一切疔疮，用黄花苗、老葱、蜂蜜共一处捣烂，贴疮即好。

治疔疮方

核桃仁一个、古铜钱一个，二者细嚼，黄酒送下。至重不过二服，其效如神。

小夺命丹　治脑疽及疔疮恶毒、无名肿毒，其效如神。

千头子即扫帚子　槐花子　地丁

上三味各等分，水煎，通口温服，加蟾酥尤妙。

铁柱杖　治疔疮、发背、头风。

用草乌头不拘多少，去皮净为末，用葱白去须叶，捣烂为丸，豌豆大，以雄黄为衣。每一丸，先将葱细嚼，热酒下。或恶心吐三四口，冷水一口止之即卧，以被厚盖汗出为度。

一男子患疔，服夺命丹，汗不止而疮不痛，热不止而便不利，此汗多亡阳、毒气盛而真气伤矣。用参、芪、归、术、芍药、防风、五味子二剂，诸症悉愈，唯以小便不利为忧。余曰：汗出不宜利小便，汗既止，阳气复而自利矣。仍用前药去防风，加麦门冬，用当归、黄芪，四剂便行，疮溃而愈。

灸法　治疔疮恶毒。

用大蒜捣烂成膏，涂肿处四围，留露肿顶，以艾炷灸之，以爆为度。如不爆稍则难愈，宜多灸百余壮，无不愈者。

便　毒

便毒，一名跨马痈。此奇经冲任为病，而痛见于厥阴经之分野。其经少血，又名血疝，或先有疳疮而发，或忽然起核疼痛而发，皆热郁血聚而成也。初发宜疏利之即散；成脓后如常用托里内补之药。

便毒是厥阴湿热，因劳倦而发，用射干

三寸，以生姜煎，食前服。得行二三次立效。凡射干用开紫花者是。

便毒者，生两腿合缝之间也。

归尾 白芍 金银花 天花粉 白芷梢各一钱 木鳖子十个 僵蚕二钱 大黄三钱芒硝二钱 穿山甲三片，土炒

上锉一剂，好酒二碗煎至一碗，次入硝黄再煎二沸，连药罐露一宿，五更温服，厚盖出汗，利一二次即愈。

神奇散 治便毒鱼口。

穿山甲三片，土炒 木鳖子去壳三个 牡蛎 大黄各三钱 黄连 黄芩 黄柏 金银花 连翘各一钱半 黄蜡三钱

上锉一剂，酒、水各半煎，空心服。

斑白散

斑蝥去翅、足，炒，一钱 白芷八分

上共为细末，每服六分，空心黄酒送下，即刻立效。

龙胆泻肝汤 治肝经湿热，或囊痈便毒、下疳悬痈、肿痛焮作、小便涩滞，或妇人阴癍痒痛，或男子阳挺肿胀或出脓水。

龙胆草酒洗炒 泽泻各一钱半 车前子 木通 黄芩 生地黄酒拌 归尾酒洗 山栀

上锉一剂，水煎，空心温服。

便毒溃破，即鱼口疮也。

大黄二钱 僵蚕 穿山甲炒成珠 五灵脂炒，各一钱 金银花二钱

上为细末，每服三钱，空心，黄酒送下。

立消散 治鱼口便毒。大蛤蟆一个，剥去皮，连肠捣烂，入葱五钱再捣，敷肿处，却用皮覆贴其口。

下　疳

下疳者，阴头肿痛而生疮也。乃厥阴肝经主病。宜：

防风 独活各六分 连翘 荆芥 黄连 苍术 知母各七分 黄柏 赤芍 赤茯苓 木通 龙胆草各九分 柴胡一钱半 甘草梢三分

上锉一剂，灯草二十四根，水煎，空心热服。如有便毒，量人虚实，加大黄一二钱。

凉血解毒丸 先服升麻葛根汤发其毒，毒出后，服此丸即愈。不必服轻粉之类。

苦参八两 黄连四两 连翘 牛蒡子 生地黄 白芷各二两 防风 石膏各一两 大黄二两半

上为末，荆芥汤打糊为丸，如梧桐子大。每服百丸，空心、温水送下。

下疳外治之药：

珍珠散 治下疳疮如神。

枯白矾 雄黄 珍珠 黄柏 官粉煅过，各等分

上为末，以米泔水洗疮，令净后擦药。

治疳疮

蜗牛焙干，一钱 枯白矾一钱

上为细末，湿则干掺，干则以香油调，敷上即愈。

治下疳并玉茎蚀了也长出来如初，止少元首，就是舌头被人咬去，抹上药也长全有效。

黑铅五钱化开，即投汞二钱五分研不见星，入寒水石三钱五分、真轻粉二钱五分、好硼砂一钱。共为极细末听用。如遇此患，用葱、艾、花椒熬水洗患处；若怕洗，将汤入瓶内，将龟头向瓶口熏之，止了痛再洗拭干，掺上此药。若治舌咬去，先以乳香、没药煎水口噙，止痛后，上药即长也。

洗疳汤

川楝子 黄连 瓦松 花椒 艾叶 葱根

上锉各等分，煎水倾入盆内，用青布展洗疮上，立效。

治下疳

用皮硝一碗、乳香、雄黄、孩儿茶各五分，入小坛内，外用干牛粪火煨热坛，其硝自化，熏之，晚上使心口凉为度。

下疳方 抱过鸡卵壳略炒为末、孩儿茶末各一钱，和匀，先用茶洗净，后擦药。

杨梅疮

杨梅天泡者，风湿热毒也。初起宜：

消风散毒散

归尾　川芎　赤芍　生地黄　升麻　干葛　黄芩各一钱　黄连　黄柏　连翘　防风各八分　羌活　金银花　甘草各五分　蝉退二个

初服加大黄二钱　芒硝一钱半，通利恶物去净后勿用

上锉一剂，水煎热服。

毒发出宜：

二十四味风流饮

防风　荆芥　连翘　白芷梢　归尾　川芎上部疮多宜焙用　赤芍　黄芩　黄连　栀子　地骨皮　五加皮　白鲜皮　木通下部疮多宜焙用　木瓜　苦参　金银花　皂角刺　薏苡仁　蝉退　僵蚕　黄柏　白蒺藜　甘草　土茯苓白实者三斤

疮痛加羌活、独活；体弱加人参、茯苓，去栀子。

上锉作五十剂，每日服二剂，水煎。忌牛肉、烧酒、盐宜炒过，食则不生癣。

茯苓汤

土茯苓四两，捣汁　桔梗　防风各一两　乳香　没药各五分

上锉，水五碗，煎至三碗，温服。一日服尽。忌茶水诸物，五帖全除。忌铁器。

茯苓糕　治杨梅疮毒。

土茯苓去粗皮为细末一斤，白蜜一斤，糯米粉一斤，三味和匀，蒸糕食之。常以茯苓煎服当茶吃，不可饮茶水。

雄黄败毒丸

雄黄　朱砂　轻粉　孩儿茶各一钱　苦参一两净末

上为细末，粳米饮为丸，如梧桐子大。每服二十丸，米汤送下，日进二服，口嚼绿豆汤。

遗毒为患，宜：

香螵汤　治杨梅，筋骨疼痛久不愈者立效。

茜草　麻黄　乌药　细茶　鱼螵三钱，用项麻同炒成珠　槐子炒　花椒各五钱　乳香一钱

上锉一剂，水二钟、姜五片、葱五根，煎至一钟，通口温服，二三帖即愈不发。

通仙五宝散　凡人病过杨梅、天泡、绵花等疮，致成一切难名状之疾；或杨梅疮烂见骨，经年不收口者；或筋骨疼痛，举发无时；或通身疙瘩不消；或手足皱破出血；或通身起皮发屑，好一层起一层；或赤癜、白癜，鹅掌风癣；或皮好骨烂、口臭难当，及年久臁疮不愈；一切顽疮恶毒并皆治之。

钟乳粉三分　大丹砂二分　琥珀五厘　冰片五厘　珍珠二厘半

上为细末，每服五厘。另入飞白霜二分半，炒过合作一服，每一料分作十二帖，每一日用土茯苓一斤，水煎作十二碗，去渣，清晨只用一碗，入药一帖，搅匀温服。其茯苓汤须一日服尽，不可别用汤水并茶，日日如是。服尽一料，至十二日即愈。或有不终剂而愈者。如病重，须再服一料，无不愈也，百发百中。忌鸡、鹅、牛肉、房事，服药完不忌。此方乃王范泉游广东传来，极真，治杨梅疮乃天下古今第一仙方也，幸宝之宝之！

西圣复煎丸　治杨梅疮后，肿块经年，破而难愈，以致垂危。百方不效，用此如神。此方乃扶沟宝林僧传，殊效。

乳香　没药　儿茶　丁香焙，各一两　阿魏　白花蛇　血竭各四钱，俱为末　白面炒，一斤　蜂蜜炼熟，六两　香油四两，煎熟　枣肉水煮去皮核

上共一处为末，捣千余下，丸如弹子大。每用一丸，土茯苓四两，水四碗煎至二碗，入丸煎化，去渣温服。

茯苓饼　治远近顽疮、烂不敛口并治。

防风　人参　五加皮　白鲜皮　当归　川芎　丁皮　木瓜　皂角刺　海桐皮　乳香　没药　金银花　甘草各一钱　土茯苓半斤

上共为细末，将药末四两对麦面四两，水和一处作饼，焙干熟用，不拘时。外将细

粗末煎作汤饮，以疮好为度。

杨梅天泡愈后，疤痕红黑，用大黄、白矾二味等分同研，擦患处，其痕即去，色亦如旧。

玉脂膏 治杨梅愈后，发出鹅掌风癣起白皮，去一层发一层，久不愈者。

牛油 香油 柏油 黄蜡各一两，化开待温入 银朱一两 官粉二钱 麝香五分

以上三味为细末，入油内搅匀，火烤癣令热，将药搽上，再烤再搽即效。

秘方 治杨梅疮。

官粉二钱，入一文钱豆腐，将粉掺于内，重汤煮食，立瘥。

灸法 治杨梅疮。

初起那一个，灸三五壮后不再发。

臁 疮

臁疮肿痛者，风热湿毒也。荆防败毒方见痈疽。

三香膏 治远年近日，一切臁疮溃烂至骨疼痛。

乳香二钱 松香三钱

共为细末，用香油调，用包棕子的箬叶薄者密密刺孔，将药摊其上，用箬叶贴患处，药居中上，用完箬叶盖之，帛扎住，当时止痛生肌。

黄柏散 治臁疮湿痛及遍身热疮。

黄柏一两 轻粉三钱

共为末，用猪胆汁调涂。湿则干掺。

臁疮膏 并治杖疮。

古石灰 枯矾各二钱 乳香 没药 血竭各一钱半

上为细末，用桐油一半，香油一半。先用槐花一合入内煎黑，滤去渣后，入松香三钱煎沸，又滤去渣，入黄蜡五钱熬成膏，滴水不散为度，将药末于内再熬黑色，滴水成珠即好。不问远年、新发臁疮，先用葱白、防风煎水洗净敷药。其有不平，唾津涂指，捻药成块，填于不平处，用油单纸摊膏贴患

处，候疮愈皮老为度。棒疮亦然，神效。

隔纸膏

黄香研烂 轻粉 银朱各五钱 冰片半分

上合研极细末，香油调，用油单纸摊，先以针密密刺孔，将药摊于孔上夹于中。每贴以孔口向疮贴。先将葱头、花椒、细茶煎水洗净疮毒后贴上，用布带紧孔。夏月一日一换，冬月二日一换一洗。其臭烂不可闻者，不过五帖而愈，神效。宜忌诸般发物。凡摊药，看疮大小形式摊贴。

贴臁疮方 治不拘新久臁疮，并棒疮、疔痂，贴之即效。

花红绢烧灰，二分 蛾口茧烧灰，二分 枯矾一分 珍珠火煨，三分 血余灰二分 飞罗白面一分 官粉二分

上研细末，用黄蜡二两熔化入药内，好纸摊，神效。

臁疮方 五倍子炒为末，加百草霜化黄蜡入内，摊隔纸膏贴之愈。

一男子，腿患痛，服克伐之药，亏损元气，不能成脓。余谓托里而溃，大补而敛。若大便燥结，用十全大补汤加麦门、五味而润。月余仍结，自服润肠丸而泻不止。余用补中益气汤送四神丸，数服而止。补中益气汤见补益，四神丸见泄泻。

鸿胪瞿少溪，两臁生疮，渐至遍身发热、吐痰口干、咽燥盗汗、心烦溺赤、足热日晡益甚、形体日瘦，此肾经虚火也。用六味丸不月，诸症悉愈；三月，疮见平复。方见痈疽。

疥 疮

五疥者，干、湿、虫、砂、脓也。五疥者，由五脏壅毒而发也。

防风通圣散 治风热疮疥久不愈者。方见中风。

仙子散 治遍身疮疥，经年举发者。

威灵仙 蔓荆子 何首乌 荆芥 苦参

上各等分为细末，每二钱，食前温调服。

日进二服。忌发风物。

五疥灵丹 服此可以除根。

苦参糯米泔浸，一两 白芷一两 白鲜皮炒，一两 枳壳麸炒 连翘 羌活 栀子 当归 荆芥各七钱

上为细末，炼蜜为丸，如梧桐子大。每服五十丸，滚汤下。

断根方 治未患疮疥之前，用此服之，永不生疮。或已成疮，服此可保。用田螺不拘多少，煮熟，去肠屎取净，用好酒洒醉炒热食之，能除一身之疮疥也，神效。

一扫光

枯白矾一两 硫黄七钱 五倍子炒 花椒各五钱 砒二分

上为末，用香油煎鸡子令熟，去鸡子不用，只用香油搽疮。

金不换 治血风疮、癣疮、疥疮、虫疮及坐板疮、疥癞等疾，立效。

蛇床子五钱 大枫子去壳，五钱 水银二钱 白锡一钱 枯白矾一钱

上各为末，先将锡化开，次入水银研匀不见星，再入末药、柏油，共捣匀搽疮，宜干些。或无柏油，腊猪油亦可。

治疥癞瘙痒 先用药水洗，后用熏药被盖熏之。

防风 荆芥 马鞭草 白矾 花椒 苦参 野菊花

上锉，水煎频洗。

熏药 苦参五钱 苍术一钱 半夏 大黄 雄黄各二钱 熟艾叶

上为末，分作筒，以熟艾、绵纸卷筒，每一晚被盖熏一筒。

又方

银朱一钱 雄黄一钱 木鳖子一个 好香一钱 艾三钱

上为细末，以绵纸卷筒，被盖留头在外熏之，大小便亦要包裹。

治男妇小儿遍身生疥癣，并脚上疯块痛痒不止。

硫黄二钱 蛇床子二钱 白矾二钱 水银

渣三钱

上为细末，用生姜汁调，擦患处立已。

治满身生牛皮疥癞。

花椒一钱 大枫子去皮，六个 巴豆仁八个 人言一钱 雄黄一钱 艾一两

上共为细末，将艾槌熟入药，纸卷作二筒。每晚熏一筒，被盖头露在外。仍要包裹大小便，免伤毒气。作瓦二片，阴阳盛药于中，放脚脘下熏。甚者，不过二次愈。

补遗方

祛热搜风饮 治疥及脓泡疮。

苦参 金银花二味为君 柴胡 连翘 片芩 荆芥 黄柏炒 黄连炒，六味为臣 生地黄 薄荷 独活 枳壳麸炒 防风五味为佐 甘草蜜炙，为使

上锉，水煎，食远热服。

癣 疮

五癣者，湿、顽、风、马、牛也。疥癣皆血分热燥，以致风毒克于皮肤。浮浅为疥，深沉者为癣。疥多挟热，癣多挟湿。

防风通圣散 治癣疥去硝、黄，加浮萍、皂角刺。方见中风。

浮萍散 治诸风癣疥、癞疮。

浮萍 当归 川芎 赤芍药 荆芥 麻黄 甘草各三钱

上锉二剂，葱白二根、豆豉五六十粒，煎至八分，热服出汗。

治干湿癣

雄黄一钱 斑蝥七个 轻粉四分 硫黄三分 蛇床子五分 金毛狗脊五分 寒水石五分 芒硝三分

上为末，香油调搽，湿则干掺。

治鹅掌风癣，层层起皮，且痒且痛，用此一洗立愈。

川乌 草乌 何首乌 天花粉 赤芍 防风 荆芥 苍术 地丁各一两 艾叶四两

上锉，煎水，先熏后洗立愈。

又方 治鹅掌风癣。

核桃壳、鲜皮者佳。鹁鸽粪等分，煎水频洗立愈。

又方 用白豌豆一升，入楝子同熬水，早、午、晚洗，每七次立愈。

治鹅掌风并癣 用黑铅不拘多少打成片，熬一炷香时，入绿豆一碗，再煮烂去渣，以水乘热洗数次立效，或搽亦可。

治癣方 用蒜瓣煮水，洗浴展干，再用生桐油搽掺，炭火上炙即愈。

治癣疮方

枯白矾四钱　潮脑二钱

为末，用极好醋调起，将癣抓破，搽上即愈。

治癣疮方

雄黄煅过，六钱　川槿树皮一两　白芨一两

上为细末，用无根水调，在饮锅上炖，以赤色为度，癣疮不可抓破。忌七八日不可见水，神效。上用小磁器罐一个，用盐泥封，置雄黄在内，用灯盏盖定，用铁线缚紧，周围以木炭泥固完封口，慢火煅过半炷香，黄升盏上取用。

秃 疮

防风通圣散 治癞头疮，用本方为末，酒浸焙干凡三次，食后白汤调服，日三服，至头有汗效。方见中风。

小儿头生白秃疮。

陀僧散

鹁鸽粪一两，炒，研末用五钱　密陀僧五钱　硫黄一钱　花椒五钱　人言半分

上为细末，香油渣调搽患处，晚间洗去。

治男妇小儿头生白秃疮胡前溪传。

公鸡屎晒干半升，能去病根　人言一钱，火煅过杀虫　塘中黑泥晒干筛过二两，杀虫　蛇床子五钱，杀虫　白矾煅三钱，止痒　硫黄五钱，杀虫　五倍子炒五钱

上为细末，先用鸡子二个，香油煎饼热贴在头上，引出虫去尽，用白矾、倍子煎水

洗一次，后用香油调前药搽头上。一日搽一次，搽过六七日即愈。

扫雪膏 治小儿秃疮。

松树厚皮烧灰三两　黄丹水飞一两　寒水石细研一两　枯矾　黄连　大黄各五钱　白胶香熬飞顽石上二两　轻粉一分

上为细末，熟熬油调敷疮上。须先洗净疮痂后敷药。

治秃疮、清水疮、薄皮疮、羊须子疮。 槐枝不拘多少，截四指长，用真香油放锅内，浸过槐枝为止熬数沸，将槐枝拿出一根掐两截，看内渣黑色，通去槐枝，加黄些须入油搽之。

治秃疮 用花椒、艾熬滚汤放深盆内，将秃疮倒放熬汤泡浸。如汤冷再换。将疮甲洗净，用枯矾、黄丹、葱汁、蜂蜜调搽包住，不许见风。

癜 风

白癜紫癜一般风，附子硫黄最有功。
姜汁调匀茄蒂搽，但患痒处并无踪。

上将粗布搽洗患处令净，以茄蒂蘸擦之。一说白癜用白茄蒂，紫癜用紫茄蒂。

追风丸 治白癜风。

何首乌　荆芥　苍术米泔浸　苦参各等分

上为末，用好大肥皂去皮弦锉碎，煮汁滤去渣，入面少许，打糊为丸，如梧桐子大。每服五十丸，空心清茶送下。忌一切动风之物。

治汗斑 用密陀僧为细末，以隔年酽醋调搽斑上，随手而愈。

治黑白癜风

硫黄一钱　密陀僧一钱　信六分

以上三味俱为细末，用隔年陈醋调和擦之，一二次即愈。晚间搽上，次早洗去。

疠 风

疠风者，天刑之疾。阴阳肃杀之气砭人肌肤、伤人肢体，初起白屑云头紫黑疙瘩、

流脓；甚者，鼻崩肉陷，致死危矣。初见云头皮木就当施治。患者屏绝欲情、清淡饮食，十活一二，否则难治。

通天再造饮

郁金五钱 皂角刺黑大者 大黄煨，各一两 白牵牛头末六钱，半生半炒

上为细末，每服五钱。日未出时，无灰酒送下，面东服之。当日必利下恶物，或臭不可近，或虫或脓如虫。口黑色，乃是多年；赤色，乃是近者。数日后，又进一服，无虫乃止。

洗大风方

地骨皮 苦参 荆芥 细辛 防风 苍耳子

上锉片，水煎熏洗遍身，血出为效。如洗，务要宽汤浸洗良久方佳，多洗数次为妙。

灸法

治大风断根方。于大母指筋骨缝间约半寸，灸三炷香，以出毒气。

诸 疮

防风通圣散

治诸疮肿毒神效。方见中风。

隔蒜灸法

治一切恶疮毒、大痛或不痛，或麻木。如痛者，灸至不痛；不痛者，灸至知痛而止。其毒随火而散。盖火有畅达之义，此从治之法也，大有回生之验。用大蒜头切三文钱厚，安疮头上，用艾壮于蒜上灸之三壮，换蒜复灸。未成者即消，已成者即败，大势不能为害。如疮大，用大蒜捣烂摊疮上，将艾铺上烧之，蒜败再换。如不痛或不作脓、不起发或阴毒痛，更宜多灸。灸而仍不痛、不作脓者不治，此气血虚也。

葱熨法

治虚怯人患肿块，或痛或不痛，或风袭于经络、肢体疼痛，或四肢筋挛骨痛；又治流注、跌扑损伤肿痛、棒打刺痛及妇人吹乳、阴症腹痛、手足厥冷并治。

用葱头细切杵烂，炒热敷患处，冷则易之再熨，肿痛即止，如神。

豆豉饼

治疮疡肿硬不溃及溃而不敛，并一切顽疮恶疮。

用江西豆豉为末，以唾调作饼子三文钱厚，置患处，上将艾壮灸之，干则易之。如疮势大及发背，用水漱口，水调作饼，覆患处，以艾铺饼上灸之。如未成即消，已成即败，其毒势易愈。如不效者，气血虚也。

一切无名肿毒。

洪宝丹

治一切肿毒，败血消肿，及汤烫火烧、金疮打扑，血出不止并效。

天花粉三两 白芷二两 赤芍二两 郁金一两

上为末，热毒用茶调，冷用酒调，涂患处。衄血不止，冷水调涂颈项上。此药最绝血路。

三白散

治一切肿毒、诸疮疼痛。

白及一两 白蔹一两 白矾煅，五钱

上为细末，用时入药于水碗中即沉底，外用桑皮纸托水搭于患处。热则再易，连搭连易，直待其肿处冰冷，将药敷上，立时即消。

千金消毒散

治一切恶疮、无名肿毒、发背疔疮、便毒初发，脉洪数、弦、实，肿甚欲作脓者。

连翘 黄连 赤芍各一钱 归尾一两 金银花一两 皂角刺 牡蛎 大黄 天花粉 芒硝各三钱

上锉，酒、水各半煎服。

祛毒汤

治一切无名肿毒、疼痛初起神效。

贝母 穿山甲土炒成珠 僵蚕各一钱 大黄三钱，半生半熟

上锉作剂，水煎热，用好生酒一盏搅匀，空心热服。渣再煎服，以利为度。

一切恶疮洗法：

洗毒汤

治一切恶疮疥癣。

地肤子即扫帚子 用升半煎汤频浴，数次渐愈。

涤法

洗诸般恶毒。

艾叶 细茶 葱白 桃柳枝 花椒

上锉，水煎，入盐少许，频洗。

杖 疮

一、杖后，即饮童便和酒一钟，以免血攻心；再用热豆腐铺在杖紫色处，其气如蒸，其腐即紫，复易之。须得紫血散尽，转淡红色为度。

又方 用凤仙花科连根带叶捣烂涂患处，如干，又涂，一夜血散即愈。如冬月无鲜的，秋间收起阴干的为末，水调涂搽上亦效。一名金凤花。

又方 并打伤皮不破内损者，用萝卜捣烂奄之。

又方 用猪胆汁涂之亦好。

又方 用绿豆粉微炒、鸡子清调涂上。

又方 用隔年风化石灰不拘多少，取新汲水一碗，银簪子顺搅千余下如膏，鹅翎刷上患处即佳。

乌龙解毒散 已杖之后服此。如人受杖责，不拘轻重，致于伏不能起动者，及疔甲烂肉连腿肿、面青、疼痛难忍、昼夜无眠、浑身憎寒壮热、神魂惊怖，此药可治，即时可止疼痛，善能动履及疔甲痛肿，其效如神。

用木耳四两，入净砂锅内炒焦存性为末。每服五钱，热黄酒一碗调服。服药后，坐待少时，其药力行开至杖疮上，从肉里面往外透，如针刺痒甚，不时流血水。或以药水洗净，贴上膏药，其杖处疼痛肿硬次日即消。

散破殴斑痕方 用热麻油、黄酒各二碗，同煎数沸服。服毕，卧火烧热地上一夜，疼止消肿无痕。有打伤人者，仇家阴令术士以此治之，次日验，即无一毫伤痕。

救刑法方

土鳖一个，瓦上焙干为末 沉香末二分 银朱五分

上三味为末，合一处。刑后，随用好酒温调服，消肿去毒止疼神效。隔宿不用。

退血止疼痛饮 治杖后肿，瘀血不散，血气攻心，或憎寒壮热。

归尾 赤芍 生地黄 白芷 防风 荆芥 羌活 连翘 黄连 黄芩 黄柏 栀子 薄荷 枳壳 桔梗 知母 石膏 车前 甘草

上锉剂，水煎温服。

生血补气汤 治杖后溃烂久不愈者。

人参 白术炒 茯苓 当归 白芍 熟地黄 陈皮 香附 贝母各等分 桔梗 甘草二味减半

上锉剂，水煎服。寒热往来，加柴胡、地骨皮；口干加五味子、麦门冬；脓清加黄芪；脓多加川芎；肥肉迟生，加白蔹、肉桂。

棒疮疔甲膏药 止疼痛、收血水、消肿、去疔甲。

乳香 没药 孩儿茶 雄黄各三钱 轻粉一钱 官粉一两 黄蜡一两

先将猪脂入锅炼出油冷定，却将诸药研成细末，入油搅匀，随将黄蜡化开投入一处，又搅匀，用油单纸摊成膏药贴患处，量大小贴之。极能去疔甲、收脓水、消肿止痛。内宜用木耳散。先用此药水洗，好的便快。防风、荆芥、苦参，各等分，煎水洗。

生肌散 用前药水洗后，掺药。

乳香、没药、孩儿茶，各等分为细末掺上，即止痛生肌。

去疔甲方 用鸡子清加麝香少许，银簪打成稀水，照疔甲处轻轻用簪子尖点上，上不多时，其疔甲化烂取去，上散药，外贴膏药。一日一换。化尽死肉之后，三四日换一次，不数日如初。

郁金膏 贴一切肿毒杖疮。

生猪脂熬去渣净油一斤 郁金四两 生地黄忌犯铁器

咀片入猪油内煎枯，去药渣，又入净黄蜡半斤化开，又入好潮脑一两，磁罐收入。每用一两，加官粉二钱，熔化搅匀，摊油单纸上贴之。

英雄丸

乳香 没药 密陀僧 自然铜烧红淬二次 地龙即蚯蚓，焙干 木鳖子去壳 花椒各等分

上为细末，炼蜜为丸，如弹子大。每一

丸，以酒化下。或临刑方用，打不觉痛，任打，血不浸心，妙不可言。

折 伤

折伤者，多有瘀血凝滞也。宜用童便、黄酒各一钟和而温服，最能散瘀消滞，效。

通导散 治跌扑伤损极重，大小便不通，乃瘀血不散、肚腹膨胀、上攻心腹、闷乱至死者，先服此药打下死血、瘀血，然后方可服补损药。不可用酒，饮愈不通矣。亦量人虚实而用。

大黄 芒硝 枳壳各二钱 厚朴 当归 陈皮 木通 红花 苏木各一钱 甘草

上锉一剂，水煎热服，以利为度。唯孕妇、小儿勿服。

麦斗散 治跌扑骨折，用药一厘，黄酒调下。如重车行千里之候，其骨接之有声。初跌之时整调如旧对住，绵衣盖之，勿令见风，方服药、休移动。端午制，忌妇人鸡犬等物。孙都督传。

土鳖一个，新瓦上焙干 巴豆一个，去壳 半夏一个，生用 乳香半分 没药半分 自然铜火烧七次，醋淬七次，用些须

上为细末，每服一厘，黄酒送下。不可多用，多则补得高起。神效。

天灵散 天灵盖用柴火烧存性为末，每二钱，黄酒，神效。

接骨效方 山栀生为末五分，飞罗面三钱，姜汁调和搽患处，一夜，皮肉青黑是其验也。一方治跌扑伤损，逆气作肿，痛不可忍者，用栀、白面为末，井水调搽，干则扫去，即效。

接骨膏

当归七钱半 川芎五钱 乳香二钱半 没药五钱 广木香一钱 川乌四钱，煨 黄香六钱 古钱三钱，火煨酒淬七次 骨碎补五钱 香油一两五钱

上先将各药为末，和油成膏，用油纸摊贴患处。如骨碎筋断，用此复续如初。

白膏药 治跌打或刀斧所伤，候血尽，用葱、花椒煎水，将患处洗净拭干敷药，不必包裹，其效如神。

白及一两 猪脂油六两 芸香四两 樟脑四两 轻粉 乳香 没药 孩儿茶各二钱 片脑五分

上各为末，将油铜锅化开，先下白及，次下芸香、樟脑、儿茶，一二时取出离火，方下乳香没药，候冷又下片脑、轻粉。此方不但生肌，凡疮毒皆可贴之。膏成，将磁罐内盛之，每用油纸摊贴患处。

接骨散 治跌打损伤，能接筋续骨。用窝苣子不拘多少，微炒研细末，每服二三钱，同好酒调服。

接骨方 白蒺藜炒为末，每服一钱，热酒调下，被盖汗出即愈。

神效葱熨法 治跌扑伤损。用葱白细切，杵烂烧热敷患处。如冷易之，肿痛即止。其效如神。

人坠马，腹内作痛，饮酒数杯，翌早，大便自下瘀血即安。此元气充实，挟酒势而行散。

一男子坠马，腹有瘀血，服药下之，致发热、盗汗、自汗、脉浮涩。予以为重剂过伤气血所致，投以十全大补汤益甚，时或谵语，此药力未及而然也。以前药加炮附子五分，服之即睡，觉来顿安，再剂而安。

金 疮

热粘皮 治金疮出血不止。

龙骨煅，三钱 五倍子二两，半生半炒 白矾半生半枯，各一两 没药 乳香各二钱 无名异一两

上共为末，干掺患处。不作脓、不怕风、立时止血、住痛、生肌，如神。

军中一捻金

治金疮伤破出血并狗咬。要端午日制。矿石灰不拘多少炒研、生韭菜连根同捣作饼，阴干为末掺上，止血生肌。

出箭方 花蕊石，其形似硫黄，出在陕西，有白斑点者，一味火煅七次，为细末，撒在伤处周围，箭头即出。

止痛生肌散 治刀斧伤、出血不止。

乳香　没药　儿茶　象皮炒　龙骨水飞　石膏煅，水飞　黄丹　三七

上八味，各等分，共为细末用之。

金疮出血不止，用楮树叶为末，搽上血即止。

梁阁老侄，金疮肿痛，出血不止，寒热口干，此气虚血无所附而血不归经也。用补中益气汤、五味、麦门主之，阳气复而愈。方见痈疽。

破伤风

破伤风症，河间云：风者，善行数变，入脏甚速，死生在反掌之间，宜急分表里虚实而用之。

破伤风，邪在表者，则筋脉拘急、时或寒热、筋惕搐搦、脉浮弦也，宜散之。

羌活防风汤 治破伤风，邪初在表者，急服此药以解之。稍迟，则邪入于里，与药不相合矣。

羌活　防风　甘草　川芎　藁本　当归　白芍各一钱　地榆　细辛各五分

上锉一剂，水煎食服。

破伤风，邪在半表半里者，则头微汗、身无汗也，宜和之。

羌活汤 治破伤风在半表半里，急服此汤。稍缓，邪入于里，不宜用。

羌活　菊花　麻黄　川芎　石膏　防风　前胡　黄芩　细辛　甘草　枳壳　白茯苓　荆芥子各五分　薄荷　白芷各二分半

上锉一剂，水煎服。

破伤风，邪传入里者，舌强口噤、项背反张、筋惕搐搦、痰涎壅盛、胸腹满闷、便溺闭赤、时或出血、脉洪数而弦也。宜导之。

大芎黄汤 治破伤风在里，宜疏导，急服此药。

川芎　羌活　黄芩　大黄各三钱

上锉一剂，水煎温服，脏腑通和为度。

一人斗殴，眉棱被打破伤风，头面肿大发热。以九味羌活汤热服取汗，外用杏仁捣烂，入白面少许，新汲水调敷疮上，肿消热退而已。

金刀如圣散 治破伤风。

苍术八钱　白芷　川芎　细辛　麻黄各五钱　川乌炮　草乌炮，各四钱　薄荷一钱

上为末，每服一钱，热黄酒调服，盖覆，遍身汗出有验。如治痛风，加滴乳香一钱。

玉真膏 治破伤风及金刃伤、打扑伤损，并癫狗咬伤，能定痛生肌。

天南星为防风所制，服之不麻人　防风各等分

上为末，破伤风以药敷疮口，然后以温酒调一钱。如牙关紧急、角弓反张，用药一钱，童便调下。

一、打伤欲死，但心头微温，以童便灌下二钱，并进二服。

一、癫狗咬破，先口嚼浆水洗净，用绵拭干贴药，更不再发，无脓大有功。

一方 治破伤风。

槐子一合炒，好黄酒一碗煎八分，热服，汗出为愈。

一方 治破伤风。用野苏子半生半炒为末，炼蜜丸如指头大。每服一丸，热黄酒下。

破伤风外治之法：治跌打破头面及刀伤破手足大口血流不止：沥青即松香不拘多少，碾为细末，将伤破疮口用手捏凑一处，以用药末厚敷上，将净布扎住。不怕风、不惧水，旬日即痊。

治破伤风 甘草、甘遂各等分，研成末，将蜂蜜并隔年老葱头共捣一块，将疮甲揭起，微将麝香先撒于上，然后搭药在上，点香至四寸，浑身汗出即愈。

灸法 治破伤风及癫狗咬伤，此方最易而神效。用核桃壳半边，内填稠人粪满，仍用槐白皮亲扣伤处，用艾灸桃核上。灸之，若遍身汗出，其人大困即愈。若远年，只在

疮上灸之亦愈。

汤　火

治汤火伤　蛤蜊壳不拘多少，炙焦黄色，研细末，用生香油调膏敷之。

一方　以蜜调敷之，疼立止，不脓不痂效。

治汤火伤　用桐油二分、水一分，搅令匀，调入黄丹、石膏末敷之效。

黄白散　用榆树根白皮为细末一两、黄丹二钱，搅匀。看疮大小，用井水花调匀敷患处。若干，再以凉水敷之。不唯止痛，三五日即痊。或人家失火烧了牲畜，照患处涂之。须臾，流水出可治；不流水，是烧得太重，不可治也。然人彼烧亦同此断。

汤火疮方　槐子烧灰为末，香油调上即好。用槐皮炒，为末，香油调上亦好。

一男子火伤，两臂燉痛、大小便不利，此火毒传于下焦。用生地黄、当归、芍药、黄连、木通、山栀、赤茯苓、甘草，一剂便清利，其痛亦止。乃以四物、参、芪、白芷、甘草而坏肉去，又数剂而新肉生。

一男子，因醉被热汤伤腿，溃烂发热、作渴饮水、脉洪数而有力，此火毒为患。用生地黄、当归、芩、连、木通、葛根、甘草十余剂，诸症渐退；却用生芪、川芎、当、芍、炙草、白芷、木瓜，新肉将完。因劳忽寒热，此气血虚而然也。仍用参芪之药而五味、酸枣而安。又月余而疮痊。

一人夜间回禄，烟熏致死者，以萝卜汁灌之即苏。

虫　兽

一、狗咬伤。杏仁、甘草，口嚼搭伤处；又宜银杏涂伤处；又宜蓖麻子五十粒去壳，以井花水研成膏，先盐水洗伤处，后敷此药。

一、癫狗咬伤。用斑蝥七个，去翅足为末，酒调服。于小便桶内见尿沫似狗形者为效。如无，再服，须六七次，无狗形亦不再发，甚效。又宜以斑蝥去翅，用糯米一撮，同炒黄去米，将斑蝥研末。面糊丸如绿豆大，每七丸，温酒下。又以番木鳖即马前子。磨水吃，即看脑顶上有红头发，急宜摘去。又宜用艾灸蒜切片一二七炷、五倍子末撒上包住，勿见风。

一、蛇咬伤。用雄黄五钱、五灵脂一两，共为末；每服二钱，好酒调服。仍敷患处良久，再进一服。又宜贝母去心，好酒服。又宜白芷为末，麦门冬汤调服立愈。又宜扛板归不拘多少，其药四五月生，至九月，见霜即无叶，尖青如犁头尖样，藤有小刺，有子圆黑如睛，味酸；用藤叶捣汁，酒调，随量服之，用渣搭伤处立愈。

又方　治蛇咬。食蒜饮酒，更用蒜捣烂涂患处，加艾于蒜上灸之，其毒自解。凡毒虫伤并效。

一蝎螫伤。

妙化丹　治螫蝎蛇伤，宜端午日制，忌妇人、鸡、犬冲之。

乳香　没药　轻粉　海螵蛸　雄黄各五钱　硫黄二分

上为细末，左边被伤点左眼，右边被伤点右眼，立刻神效。

六神散　治蝎螫疼痛不可忍者。

川乌　草乌　南星　半夏　香白芷　九节菖蒲各等分

上为末，每用少许。先以涎唾抹伤处，即将此药搽之立止，神效。

一、蜘蛛咬成疮。用雄黄一钱、麝香半分，为末，用蓼兰汁和，涂疮上。如无蓼汁，以青黛五分入水内和，涂之立愈。

治蝎螫方

川乌　草乌　狼毒　半夏　南星　雄黄　胆矾各三钱

上共为细末，五月五日午时，以醋调丸，如鼠粪大，涂患处立愈。

一臭虫方　用荞麦秸熬水溜淋，其虫即死。

蝉花散 治夏月犬伤，蛆虫极盛，臭恶不可近者。晋州吴推官佃客，五月收麦，用骡车搬载，一小厮引头被一骡跑倒，又咬破二三处，痛楚不可忍。五七日，脓水臭恶难近，又蛆蝇极盛不能救，无如之何，卧于大门外车房中。偶一化饭道人见之，云我有一方，用之殊效，我传与汝，修合服之，蛆皆化水而出，蝇亦不敢近；又以寒水石水敷之，旬日良愈。众以为神，故录之。

蝉退 青黛各五钱 蛇退一两，烧存性
华阴细辛一钱五分

上为细末，每服三钱，黄酒送下。

中 毒

人为百毒所中伤，其脉洪大者生，微细者死。又曰：洪大而迟者生，微细而数者死。

大凡百毒所中，用甘草、绿豆水煎服之，能解百毒。

又方 不问一切诸毒，急宜多灌香油无虑。

解毒丹 治砒毒。若饮食中者易治，酒中得者难治。若在胸中作楚，可吐，急用胆矾三分研水灌之即吐。若在腹中，宜下，后服此。

黄丹 水粉 青黛 焰硝 绿豆粉各等分

上为细末，以小蓝按水调下。腹痛倍黄丹、豆粉，井花水调下。

解砒毒神方 用江西豆豉一两、干蚯蚓一两为末，凉水调服，不拘多少，立效。又宜用黄连煮水，取汁去渣熬成膏，用黑牛胆停对加蜜少许，调稠得所，入磁瓶内。每用凉水化下，入口即活，虽不言，但心口动者，还治得。又宜硫黄四钱、绿豆粉五钱，共为末，冷水调服，缓缓服之。冬月温水服。如肚痛，再加一服。待不痛，用鸡毛探吐。吐后，用温温稀粥啜下。四五日不可食饭粿。

误吞木屑，抢喉不下，死在须臾，用铁斧磨水灌下即效。

误吞铜钱、铜物，多食核桃、或荸荠，其铜自烂。

误吞针，蚕豆煮热，同韭菜吃下，针同菜从大便而出。

误吞水蛭，宜食蜜即化为水。又宜用田泥作丸，如樱桃大，每一丸，白水下，水蛭即抱泥同下。一方用浓茶多服亦效。

误吞金银铜钱等物不能化者，以砂仁浓煎汤服之，其物自下。

白衣丸 治男、妇、小儿误吞麦芒、针刺、铜钱、杂鱼等骨哽在喉中及喉闭肿痛，死在须臾。

乌贼鱼骨 白茯苓 砂仁 山豆根 甘草 僵蚕各五钱 管仲一两五钱 硼砂 麝香 珍珠 象牙 脑子各少许

上为细末，飞罗白面打糊丸，如梧桐子大，用蚌粉为衣，阴干。每用二丸，冷水浸化，频频咽服。又将一丸口嚼化尤妙。

治误食粉毒 用伏龙肝水为末，百草霜为衣，淋秆灰水送下即解。

一男子，偶然低头往暗处藏身，不言亦不答，以饮食俱背人窃食，人见之则食不下。诸人以为中邪，用三牲祭之，其物经宿，乃妻食之，病亦如是。诸医莫识。余思必中鼠涎，盖鼠有大毒，用吴茱萸塞入猫口，以猫涎自出，将茱萸令夫妇服之，悉愈。

一药室家人，正锉药，忽仆地，不省人事，诸人以为中风痰厥，乃讯于余。余曰：此非病也，必药气熏蒸，中于药毒. 令与甘草煎汤灌之立醒。

一妇人，将烧酒贮在锡壶内，经旬取服，止饮一小钟，即醉闷不省，众莫识其症。余曰：此中铅毒也。令以陈土搅水澄清，入甘草煎汤灌之即醒。

骨 鲠

神仙钓骨丹 治诸骨鲠喉，其骨自随药带下或吐出，如神。

朱砂　丁香各一钱　血竭　磁石　龙骨各
五钱

上为细末，黄蜡三钱为丸，朱砂为衣。每服一丸，香油煎好醋吞下。如要吐，用矮荷煎好醋吃，后用浓茶任服。如无矮荷，以桐油代之。

治诸骨鲠喉　以象牙末吹之妙。又宜将狗倒吊起，涎出碗盛，以徐徐咽下，其骨化水，如神。又宜灯心，以竹筒填满，火烧过，取灯心灰，用米糖化开灌下，勿犯牙。

治骨鲠　白饧粉大口嚼咽即下。又宜硼砂大块者，水洗净，日夜噙化咽，其骨自软。

治鸡骨焦骨鲠　用霜梅肉槌成指大，作丸子，将绵裹，用线穿在肉，冷茶送下，扯住线头在手，一呕即出。又宜用胡荽略擂，拌醋并渣咽下即下。

五　绝

五绝病者，一曰自缢死，气已绝；二曰墙壁屋崩坠压死，气已绝；三曰溺水死，气已绝；四曰魇死，气已绝；五曰产乳死，气已绝。并可救治，又治卒然死，并中风不省人事等症。半夏为末，如黄豆大吹入鼻中即活，心头温者，一日可治。

一、自缢死者，自旦至暮，虽已冷可治；自暮至旦则难治。此阴气盛故也。然夏月夜短于昼，又热，犹应可治。又云：心下若微温者，一日已上犹可治之。当徐徐抱解，不得截绳上下，安被卧之。一人以脚踏其两肩，手挽其发，常令弦急，勿使纵缓；一人以手按据胸上数摩动之；一人摩将臂胫屈伸之。若已僵直，但渐渐强屈之并按其腹。如此少顷，虽得气从口出，呼吸眼开，仍按莫置，亦勿劳之。须臾可治，以温饮粥灌之，更令两人以管吹两耳，此法最效。

一、自缢者，切不可割断绳。宜以膝盖或用手厚裹衣物紧顶谷道，抱起解绳放下，揉其项痕，搐鼻及吹其两耳，待其气回，方可放手。若便泄气，则不救矣。

一、自缢死者，宜从容安定心神，徐徐解下，慎勿割断绳抱取。心下犹温者，刺鸡冠血滴口中即活。男用雌、女用雄。一方鸡屎白如枣大，酒半盏和，灌吸鼻中尤妙。千金方以兰汁灌之，余法同上。

卒堕压倒打死，心头温者，皆可救。将本人如僧打坐，令一人将其头发控放低，用半夏末吹入鼻中。如活，却以生姜汁、清油搅匀灌之。

一救溺死方　取灶中灰两担埋之，从头至足，水出七孔即活。

一、溺水者，放大凳上卧着，将脚后凳站起二砖，却蘸盐擦脐中，待其水自流出，切不可倒流，水出此数等。但心头微热者，皆可救治。又方，溺水死者，过一宿尚活。捣皂角为末，绵裹内下部，须臾，水出即活。一方，急解死人衣带，艾灸脐中即活。

一、救鬼魇死不省并中恶者。皂角为末，如绿豆大许，吹入鼻中即嚏，则气通而活。

一、魇死，不得近前唤，但痛咬其脚跟及唾其面。不省者，移动些少卧处，徐徐唤之。原有灯则存，无灯则不可点灯。用皂角末吹两鼻则活。

一、卧忽不语，勿以火照之杀人。但以痛啮大拇指甲际而唾其面则活。取韭菜汁吹鼻孔，冬月用韭菜根捣汁灌口中。

一、卒魇，用雄黄末吹鼻孔中即活。

一、从高处堕下，瘀血中心欲死，淡豆豉一盏，水煎去渣服。若便觉气绝不能言，取药不及，掰开口，以热小便灌之。

一、救冬月堕水冻死，凡四肢冷、口不能言，只有微气者，不可便以火灸。用布袋盛热灰放在心头，冷即换热者。待眼开，却用温酒或姜汤灌之。

一、救挟暑死，不可使冷水，冷之即死。宜用温汤常摩洗其心腹间。如途路，急切用路上热土置脐间，令人便尿其脐中即活。一用路上热土、大蒜等分，捣研水调去渣浸饮之即活。

膏 药

彰德府、赵王府秘传。

万病无忧膏 治风、寒、湿气所致，跌扑闪挫伤损，一切疼痛，皆贴患处。心腹痛，俱贴患处；哮吼喘嗽，贴背心；泻痢，贴脐上；头痛、眼痛，贴太阳穴，及治一切无名肿毒、痈疽发背、疔疮疖毒、流注湿毒、臁疮，初觉痛痒便贴患处即消；已成，亦能止痛箍脓、长肉生肌。百发百中，其功不能尽述。

川乌 草乌 大黄各六钱 当归 赤芍 白芷 连翘 白蔹 白及 乌药 官桂 木鳖子各八钱 槐 桃 柳 桑 枣枝各四钱 加苦参、皂角各五钱

上锉剂，用真香油二斤浸药一宿，用火熬至药焦色，以生绢滤去渣不用，将油再熬一滚，入飞过黄丹十二两炒过，陆续下，槐柳棍搅不住手，滴水成珠为度。离火，吹入乳香、没药末各四钱，搅匀收贮，退火毒听用。一方加苏合香二钱尤妙。

万应紫金膏 治跌扑伤损、手足肩背并寒湿脚气风毒，痛不可忍。

沥青二斤半 威灵仙二两 蓖麻子一百粒，去壳研 木鳖子二十八个，去壳研烂 乳香一两，笋箬炙为末 没药一两，为末 黄蜡二两 生姜一斤，捣汁一碗 麻油夏二两，春秋三两，冬四两，先同灵仙熬，去渣，滴水不散为度

上将沥青研末，同二汁下锅熬化，看二汁尽时，却起火，桃柳条不住手搅匀，却入前灵仙油同熬，再下木鳖子、蓖麻子捣匀入内搅，又下乳没、黄蜡再搅，即成膏矣。每用好厚绢纸摊贴，先将姜擦患处，后贴上，即用烘热鞋底熨之。泻痢贴丹田；咳嗽、吐血贴背心；心疼贴心上；风损贴患处。

海仙膏 治风损诸疮、痈疽肿毒并效。

赤葛 苦参各等分

上二味锉片，用香油浸过，煎至焦枯滤去滓，秤香油一斤净，再煎沸，徐徐入密陀僧、水粉各四两。

千捶膏

用松香明净者，不拘多少为末，蓖麻子仁，同入石臼内捣烂成膏。如稀，则加松香；如稠，则加麻仁。须要稀稠得所，取出入水中，扯拔数次，再入乳香、没药、血竭、孩儿茶，各为末少许。顽疮加轻粉、龙骨，再扯令匀，磁器收贮。每用时，重汤化开，绵帛摊上贴患处神效。

通 治

尹蓬头祖师秘传混元丹 专治大人、小儿诸虚百损、五劳七伤，小儿百病随后引用之。

诗曰：

百花未放此花先，修合成丹号混元。
能除腹内诸般疾，安神定志最延年。
婴儿胎毒惊风症，疳积泻痢呕痰涎。
立奏奇功真可羡，老无风疾少无癫。

又曰：

乘鹤西风出华州，袖藏千载混元球。
红铅黑汞东西产，白雪黄芽次第收。
孔子泣麟周道否，卞和识玉楚王休。
药中消息谁人会，脱却红尘自在游。

混元衣干者二钱，按中央 梅花三钱，按北方明白雪解痘元方一两 辰砂甘草一两水煮，过半日，一两研细为衣，按西方，去甘草 甘松四钱，去毛，按秋金 滑石六两，牡丹皮二两煎水，去丹皮用汁煮干为度，按北方 粉草一两，去皮，按东方 莪术三钱，火煨过，按东方 宿砂三钱，去皮，按西方 益智仁六钱，去壳，按西方 人参一钱，去芦，按东方 木香一钱，按东方 黄芪一钱，按西方 山药二钱五分，按北方，姜汁炒香附一两，按东方 桔梗去芦，一钱，按东方白茯苓二钱五分，去皮，按北方 白茯神二钱五分，去皮木，按北方 远志一钱五分，甘草水泡去心 麝香三分，按中央 丑玄三分，按中央 空个玄一钱，按西方 金箔二帖为末，按西方

上共为细末，炼蜜为丸，如龙眼大。量

人大小加减丸数用之。中风痰厥、不省人事，姜汤研下，宜出汗。伤寒夹惊发热，葱姜汤研下，宜出汗。停食呕吐、大便酸臭腹胀，姜汤下。赤白痢，里急后重，陈仓米汤下。大便去血，槐花、陈仓米汤下。小便不通，车前子汤下。夜出盗汗，浮小麦汤下。发热，金钱薄荷汤下。痘疹不出，升麻汤下。积聚腹痛，姜汤下。喘急咳嗽，麻黄杏仁汤下。疝气偏坠，小茴、大茴汤下。虫痛，苦楝根皮汤下。急惊搐搦，薄荷汤下。夜啼不止，灯心灰汤下。慢惊，人参白术汤下。诸病后，无精神、少气力、不思饮食，姜枣汤下。胎寒，手足冷、口气凉、腹痛肠鸣，姜葱下。面目四肢浮肿面黄，茯苓皮、桑白皮、大腹皮、陈皮、姜皮汤下。即五皮散。疟疾，槐、柳枝各五寸、姜三片煎熟一宿，五更温热送下。疳热身瘦、肚大、手足细，大便或淋或泄，小水如泔，陈仓米汤下。

敕封通微显化真人 即赤脚张三峰神仙所授。

神仙万亿丸

朱砂透明镜面者佳 巴豆去壳并心膜 寒食面于清明前一日名寒食，用白面不拘多少，好酒和面一块包细干面在内，蒸熟听用

上各五钱，先将朱砂研细，以入巴豆，又研极细，却将寒食面去包皮取内细面，用好酒打成膏蒸熟入药内，仍又同研百余下为丸，如黍米大。每服三五丸，看人大小，加减用之。各随症用引于后：感冒风寒发热，姜葱煎汤下，出汗；内伤饮食生冷，茶下；心痛，艾醋汤下；腹痛，淡姜汤下；霍乱吐泻，姜汤下；赤痢，茶清下；白痢，姜汤下；赤白痢疾，姜茶汤下；疟疾作寒，姜汤下；心膨胀，姜汤下；伏暑伤寒，冷水下；诸虫作痛，苦楝根皮汤下；小便不通，灯心汤下；积聚发热，茶清下；大便闭结，茶清下；急慢惊风，薄荷汤下；咳嗽痰喘，姜汤下。

神应救苦丹 治诸风百毒如神。

大川乌略炮 肥草乌略炮 苍术 青皮去瓤 生地黄 西芎 枳壳麸炒 白芍各五钱

五灵脂二两

上共为细末，酒打糊为丸，如弹子大。每服一丸，细嚼，热酒送下，汗出即效。若为小丸亦可。不饮酒者，冬月热水下。一治头风肿痛、心腹痛、脚跟痛、疝气痛、手背痛、遍身骨节痛、破伤风痛、棒疮痛、痈疽发背及一切恶疮痛。

奇 病

一、项上生疮如樱桃大有五色，疮破则项皮断，但逐日饮牛乳自消。

一、寒热不止，经月后，四肢坚如石，以物击之，一似钟磬，日渐瘦恶。用茱萸、木香等分煎汤服即愈。

一、大肠头出寸余痛苦，直候干自退落又出，名为截肠病。若肠尽乃不治。但初截寸余可治。用芝麻油器盛之，以臀坐之，饮火麻子汁数升愈。

一、口鼻中腥臭水流，以碗盛之，有铁色虾鱼如粳米大，走跃不住，以手提之，即化为水，此肉坏矣。任意馔食鸡肉愈。

一、腹上麻痹不仁，多煮葱白吃之自愈。

一、妇人，小便中出大粪，名交肠。服五灵散效。如未尽愈，可用旧幞头烧灰酒服之。

一、两足心凸如肿，上面青黑色，豆疮硬如钉子，履地不得，胫骨破碎，跟髓流出，身发寒颤，唯思饮食，此是肝肾气冷热相吞。用炮川乌头末敷之，煎韭菜汤服，效。

一、腹胀经久，忽泻数升，昼夜不止，服药不验，乃为气脱。用益智子煎浓汤服立愈。

一、四肢节脱，但有皮连，不能举动，名曰经解。用酒浸黄芦三两，经一宿取出，焙干为末，每服二钱，酒调下，服尽安。

一、玉茎硬不痿，精流不歇，时时如针刺，捏之则脆，乃为肾满漏疾。用韭菜、破故纸各二两为末。每服三钱，水一盏煎至六分，作三次饮之，愈则住服。

一、咽喉间生肉，层层相叠，渐渐肿起不痛，多日，乃有窍子，臭气自出，遂退饮食。用臭橘皮煎汤连服愈。

一、腹中如铁石，脐中水出，旋变作虫行之状，绕身匝啄，痒痛难忍，拨扫不尽。用浓煎苍术浴之，以苍术末入麝香少许，水调服，痊。

一、眼前常见诸般禽虫飞走，以手提之则无，乃肝胆经为疾。用酸枣仁、羌活、玄明粉、青葙子花各一两为末。每服二两，水一大盏，煎至七分，和渣饮，一日三服。

一、大肠虫出不断，断之复生，行坐不得。用鹤虱末，水调五钱服之自愈。

一、眼睛垂出至鼻，如黑角色，痛不可忍，或时时大便出血，名曰肝胀。用羌活煎汁，服数盏自愈。

一、腹中有物作声，随人语言。用板蓝汁一盏分五服服之。又名应声虫，当服雷丸自愈。

一、有饮油五升以来，方始快活，又得吃则安，不尔则病，此是发入胃，被气血裹了化为虫。用雄黄半两为末，水调服，虫自出。如虫活者，置于油中，逡巡间连油泼之长江。

一、治卧于床，四肢不能动，只进得食，好大言，说吃物，谓之失说物望病。治法：如说食猪肉时，便云尔吃猪肉一顿，病者闻之即喜，遂置肉令病人见，临要却不与吃。此乃失他物望也，当自睡中涎出自愈。

一、手十指节断坏，唯有筋连，无节虫行如灯心，长数尺余，遍身绿毛卷，名曰血余。以茯苓、胡黄连煎汤饮之愈。

一、遍身忽皮里混混如波浪声，痒不可忍，抓之血出不能解，谓之气奔。以人参、苦梗、青盐、细辛各一两，作一服，水二碗，煎十数沸，去渣饮尽便愈。

一、眼白浑黑，见物依旧，毛发直如铁条，虽能饮食，不语如醉，名曰血溃。用五灵脂为末二钱，酒调下。

一、着艾灸讫，大痂便退落，疮内鲜肉片子飞如蝶形状，腾空去了，痛不可忍，是血肉俱热。用大黄、朴硝各半两为末，水调下，微利即愈。

一、临卧浑身虱出约至五升，随至血肉俱坏，每宿渐多，痒痛不可言状。虽吃水卧床，昼夜号哭，舌尖出血不止，身、齿俱黑，唇动鼻开。但饮盐醋汤十数碗即安。

一、眼赤、鼻孔大喘、浑身出斑、毛发如铜线，乃胃中热毒气结于下焦。用白矾、滑石各一两为末，作一服，水三碗煎，至半冷不住饮，候尽乃安。

一、有虫如蟹走于皮肤下，作声如小儿啼，为筋肉之化。用雄黄、雷丸各一两为末，掺在猪肉片上，热吃尽自安。

一、手足甲忽然长倒生肉刺如锥，痛不可忍，吃葵菜自愈。

一、鼻中毛出，昼夜可长一二寸，渐渐粗圆如绳，痛不可忍。虽忍痛摘去一茎，即后更生，此因食猪羊肉过多。遂用乳香、硇砂各一两为末，以饭丸，如梧子大。空心、临卧各一服，水下十粒，自然脱落。

一、面上及遍身生疮，似猫儿眼，有光彩、无脓血，但痛痒不常、饮食减少，久则透胫，名曰寒疮。多吃鱼、鸡、韭、葱自愈。

一、肠破，肠出臭秽，急以香油沫肠，用手送入，煎人参、枸杞淋之，皮自合矣。吃羊肾粥十日即愈。

一、鼻中气出盘旋不散，涎如黑墨色，过十日，渐渐至肩胸，与肉相连，坚胜金铁，无由饮食，此多因疟后得之。煎泽泻汤，日饮三盏，连服五日愈。

一、遍身忽肉出如锥，既痒且痛，不能饮食，此名血拥。若不速治，溃而脓出。以青皮葱烧灰淋洗，吃豉汤数盏自安。

一、眉毛摇动，目不能视，交睫，唤之不应，但能饮食，有经日不效者，用蒜三两取汁，酒调下即愈。

一、毛窍节次血出，若血不出，皮胀膨如鼓，须臾，眼、鼻、口被气胀合，此名脉溢。饮生姜、水汁各一二盏即安。

一、忽然气上喘，不能言语，口中汁流吐逆，齿皆摇动，气出转大则闷绝苏复，如是名曰伤寒并热霍乱。用大黄、人参末各半两，水三盏煎至一盏，去渣热服可安。

一、口内生肉球臭恶，自己恶见，有根线长五寸余如钗股，吐球出饮食也，却吞其线，以手轻捏，痛彻于心，困不可言。用水调生麝香一钱，服三日，验。

一、浑身生潦泡如甘棠梨，每个破出水，内有石一片如指甲大，泡复生摘肌肉不可治。急用荆三棱及蓬莱术各五两为末，分二服，酒调连进愈。

一、头面发热有光色，他人手近之如火烧，用蒜取汁半两，酒调下，吐如蛇状，遂安。

一、人自觉自形作两人，并卧不别真假，不语问亦无对，乃是离魂。用辰砂、人参、茯苓浓煎汤服，真者气爽，假者化也。

一、男子，自幼喜饮酒，成丁后日饮一二升不醉，片时无酒，叫呼不绝。全不进饮食，日就衰弱。其父用手巾缚住其手足，不令动摇，但扶少立，却取生辣酒一坛，就于其子口边打开，其酒气冲入口中，病者必欲取饮，坚不与之饮。须臾，口中忽吐物一块，直下坛中，即用纸封裹坛中。用猛火烧滚，约酒干一半，即开视之。其一块如猪肝样约三两重，周围有小孔如针眼，不可数计。弃之于江，饮食复旧，虽滴酒不能饮矣。

一、夜间饮水，误吞水蛭入腹，经停月余日，必生下小蛭，能食人肝血，肠痛不可忍，面目黄瘦，全不进食。若不早治，能令人死。用田中干泥一小块、死鱼三四个，将猪脂熔搅匀，用巴豆十粒去壳膜研烂，入泥内为丸，如绿豆大，用田中冷水吞下十丸，小儿只用三丸至五丸。须臾大便，蛭虫一时皆泻出。却用四物汤加黄芪煎服，生血补理。方见补益。

一、妇人产后，忽两乳伸长细小如肠，垂下直过小肚，痛不可忍，危亡须臾，名曰乳悬。将川芎、当归各二斤，半斤锉散于瓦石器内，用水浓煎，不拘时候多少温服；余一斤半锉作大块，用香炉慢火逐渐烧烟，安在病人面前桌子下，要烟气在上不绝，令病人低伏桌子上，将口鼻及病乳常吸烟气，直候用此一料药尽，看病症如何。或未全安，略缩减，再用一料如前法煎服及烧烟熏吸必安。如用此二料已尽，虽两乳略缩上而不复旧，用冷水磨蓖麻子一粒，于头顶心上涂，片时后洗去，则全安矣。

一、妇人临产，服催生药惊动太早，夫肉离经而用力太过，以肓膜有伤，产后水道中垂出肉线一条约三尺，母牵引心腹痛不可忍，以手微动之，则痛欲绝。先服失笑散数服，仍用老生姜三片净洗，不去皮，于石钵臼内研烂，用清油二斤拌匀，入锅内炒熟，以油干焦为佳。先用熟绢缎缕五尺长折作结，左令稳重妇人轻轻盛起肉线，使之屈曲作一团，放在水道口，却用绢袋兜裹，候油姜稍温，专在肉线上熏。觉姜渐冷，又用熨斗火熨热，使之常有姜气。如姜气已去，除去又用新者。如此熏熨一日一夜，其肉线已缩大半。再用前法，越二日，其肉缩尽入腹中，其病全安。却再服失笑散、芎归汤补理。切不可使肉线断作两截，则不可医。

一、人患劳瘵两年，诸药不效。一日闻肉味，其腹痛不可忍，又恐传染，移至空房。候其自终经停三日，病者腹痛，气息将绝，思忆肉味之急，忽有人惠鸡子三枚，其病人俯仰取火，低头取瓦铫煎熟，吹火，屡燃屡灭，鼻中如有所碍。将熟间，忽嚏喷一声，有红线一条自鼻中出，牵抽约二尺长，趋下瓦铫中。病人知是怪物，急用碗复，煎铫中，尽力烧火不住，其铫自裂，方住火。开铫视之，乃是小虫一条，头目皆见，已锻死，如铁线样。示家人后，弃之于江，其病即安。

一、居民，逃避石室中，贼以烟火熏之，欲死。迷闷中摸索得一束，其以萝卜嚼汁下咽而苏。又炭烟熏之往往致死，含萝卜一片着口中，烟起不能毒人。或预曝干为末备用亦可。或新水擂烂干萝卜饮之亦可。

一、自行癫穿断舌心，血出不止。以米醋用鸡翎刷所断处，其血即止。仍用真蒲黄、杏仁去皮尖、硼砂少许研为细末，炼蜜调药，稠稀得所，噙化而安。

一、身上及头面上浮肿如蛇伏者，用雨滴阶磉上苔痕一钱，水化开，噙蛇头上立消。

一、病人，齿无色、舌上白，或喜睡不知痛痒处，或下利，宜急治之下部。不晓此者，但攻其上，不以为意则下部生虫，食其肛烂见五脏便死。烧艾于管中熏下部，令烟入，更入少雄黄良。

一、人被蜘蛛咬，腹大如孕。其家弃之，吃食于道，有僧遇之，教饮羊乳，未几日而平。

一、妖魅猫鬼病人，不肯言鬼。以鹿角屑捣末，以水调服方寸匕即实言也。

一、蛟龙生子在芹菜上，食之入腹，变成龙子，须慎之。用锡粳米、杏仁、乳饼煮粥，食之二升。三服，吐出蛟龙子，有两头。

一、鬼击之病，得之无渐卒者，如刀刺状，胸胁腹内切痛不可抑按，或即吐血、衄血、下血，一名鬼排。断白犬头取热血一升饮之。

一、马希圣，年五十余。性嗜酒，常痛饮不醉，糟粕出前窍，便溺出后窍，六脉皆沉涩。与四物汤加海金沙、木香、槟榔、木通、桃仁，服而愈。此人酒多气肆，酒升而不降，阳极虚，酒湿积久生热，煎熬血干，阴亦太虚，阴阳偏虚，皆可补接。此人中年后，阴阳虚时，暂可活者，以其形实，酒中谷气尚在，三月后，其人必死。后果然。

云林暇笔 凡十二条

一、医家十要：

一存仁心，乃是良箴，博施济众，惠泽斯深。

二通儒道，儒医世宝，道理贵明，群书当考。

三精脉理，宜分表里，指下既明，沉疴可起。

四识病原，生死敢言，医家至此，始至专门。

五知气运，以明岁序，补泻温凉，按时处治。

六明经络，认病不错，脏腑洞然，今之扁鹊。

七识药性，立方应病，不辨温凉，恐伤性命。

八会炮制，火候详细，太过不及，安危所系。

九莫嫉妒，因人好恶，天理昭然，速当悔晤。

十勿重利，当存仁义，贫富虽殊，药施无二。

一、病家十要：

一择明医，于病有裨，不可不慎，生死相随。

二肯服药，诸病可却，有等愚人，自家担搁。

三宜早治，始则容易，履霜不谨，坚冰即至。

四绝空房，自然无疾，倘若犯之，神医无术。

五戒恼怒，必须省悟，怒则火起，难以救获。

六息妄想，须当静养，念虑一除，精神自爽。

七节饮食，调理有则，过则伤神，太饱难克。

八慎起居，交际当袪，稍若劳役，元气愈虚。

九莫信邪，信之则差，异端诳诱，惑乱人家。

十勿惜费，惜之何谓，请问君家，命财孰贵。

一、医家、病家通病

一、南方人有患病者，每延医至家诊视后，止索一方，命人购药于市。不论药之真伪，有无炮制辄用。服之不效，不责己之非，唯责医之庸，明日遂易一医。如是者数致使病症愈增，而医人亦惑乱，莫知其所以误也。吁！此由病家之过欤，亦医家之不明欤？

一、北方人有患病者，每延医至家，不论病之轻重，乃授一二金而索一二剂，刻时奏效。否则，即复他求，朝秦暮楚。殊不知人禀有虚实，病感有浅深，且夫感冒腠理之疾；一二剂可愈。至于内伤劳痛瘵之症，岂可一二剂可愈哉？此习俗之弊，误于人者多矣，唯智者辨之。

一、医道，古称仙道也。原为活人，今世之医，多不知此义。每于富者用心，贫者忽略，此非医者之恒情，殆非仁术也。以余论之，医乃生死所寄，责任匪轻，岂可因其贫富而我之厚薄哉？告我同志者，当以太上好生之德为心，慎勿论贫富。均是活人，是亦阴功也。

一、凡病家延医，乃寄之以生死，礼当敬重，慎勿轻亵。贫富不在论财，自尽其诚，稍亵之，则非重命者耳。更有等背义之徒，本得医人之力，病愈思财，假言昨作何福易于某人之药。所为吝财之计，不归功于一人。吁！使不得其利，又不得其名，此辈之心，亦不仁之甚矣。

一、常见今时之人，每求医治，令患者卧于暗室帷幄之中，并不告以所患，止令切脉。至于妇人，多不之见，岂能察其声色？更以锦帕之类护其手，而医者又不屑于问，纵使问之，亦不说，此非所以求其愈病，将欲难其医乎。殊不知古之神医，尚且以望、闻、问、切四者，缺一不可识病。况今之医未必如古之神，安得以一切脉而洞知脏腑也耶？余书此奉告世之患病者，延医至家，罄告其所患，令医者对症切脉，了然无疑，则用药无不效矣。昔东坡云：吾求愈疾而已，岂以困医为事哉！

一、吾道中有等无行之徒，专一夸己之长，形人之短。每至病家，不问疾疴，唯毁前医之过，以骇患者。设使前医用药尽是，何复他求？盖为一时，或有所偏，未能奏效，岂可概将前药为庸耶？夫医为仁道，况授受相传，原系一体同道。虽有毫末之差，彼此亦当护疵。慎勿訾毁，斯不失忠厚之心也。戒之戒之！

一、人道至要

存心以仁为主，修己以敬为主，慎独以诚为主，克欲以刚为主。

出语以确为主，制行以清为主，接物以恭为主，处事以义为主。

容貌以壮为主，衣冠以正为主，饮食以节为主，滋味以淡为主。

起居以早为主，步履以安为主，坐卧以常为主，游览以适为主。

读书以勤为主，作文以精为主，穷经以理为主，观史以断为主。

吟诗以情为主，立言以训为主，学术以儒为主，异端以关为主。

日用以俭为主，交际以称为主，辞受以礼为主，事君以忠为主。

事亲以孝为主，兄弟以让为主，子孙以教为主，妻妾以分为主。

男女以别为主，宗党以睦为主，朋友以信为主，故旧以厚为主。

食之以济为主，争斗以释为主，祀先以思为主，祭神以齐为主。

御下以恩为主，奉上以谨为主，处常以经为主，处变以权为主。

守官以廉为主，御众以恕为主，行政以德为主，教民以伦为主。

断狱以哀为主，使民以时为主，税敛以薄为主，形罪以省为主。

良善以旌为主，奸宄以惩为主，民财以惜为主，民力以宽为主。

田土以垦为主，蚕桑以植为主，城廓以完为主，阛阓以宁为主。

盗贼以息为主，流移以还为主，兵甲以缮为主，士卒以练为主。

马政以挈为主，盐铁以均为主，商贾以通为主，交易以平为主。

器皿以备为主，材木以储为主，鱼鳖以蕃为主，鸡豕以育为主。

桥梁以葺为主，道路以平为主，关市以积为主，河漕以疏为主。

边塞以防为主，夷犯以霸为主。

一、间评世病

常见人家子弟，在于父母之前有因分财产而怨父母不均者，有听妒妻言而怨父母不慈者，有撼实己过而怨父母不道者，有放肆奢侈而怨父母拘管者，有饮酒嫖赌而怨父母钤束者，有私其妻而不顾父母衣食者，有厚于外戚而薄于父母用度者，有兄弟执定轮养而致父母饥寒者，有父劳于耕收，母劳于井臼，夫妻闲过而还说父母不是者，有父母患病不请医药而借言老疾难治者，有父母衰老不行扶劳而辄言应该作蛊者。若此之类，难以备述。呜呼！父母在日，不行孝敬，视如路人，及至殁后，却乃披麻戴孝，扬声号哭，请僧供佛，修斋追荐，盛张鼓乐，唱戏暖伴，置备佳肴，美馔，异果醇浆，侍奉宾客，恐不尽情，扎造楼碑，做纸马人等物，炫目壮观。徒有千金之费，全无一毫之益。语云：生事之以礼，死葬之以礼，祭之以礼。不遵大圣之成言，且悖文公之家礼；不唯取讥于达者，抑且贻笑于大邦。端书兹数句，谨白世人一览，有则改之，无则加勉。暗室亏心，神会搜检，祸福报应，不错半点。言虽不文，意思浮浅，世病可革，古风可迁，慎之！戒之！愚言可觇。

一、放肆训

尝见世人负少年豪气，胸襟高傲，言语刚强，将谓无人，唯知有己；眼空四海，欺侮一方；好议人之丑态，不责己之过失；口胜鱼肠利剑，舌赛吹毛快刀，尤善于拒谏饰非，难逃乎乡间舆论。一日时衰运去，祸起萧墙，常抱造次之惊，恒怀颠沛之厄，陷入重典，淹禁缧绁。浪费万贯，难求一生，盖为不仁之所召也。呜呼！岂若遵礼惧法，屈己右人，存心恭敬，安分修德，使乡党称为端人乎。

一、斗讼训

窃见今人，偶因一言之忿不忍，或锱铢之利不均，则然斗殴构讼。夫我欲求胜于彼，则彼欲求胜于我矣。仇仇相结，怨怨相报，遭官刑考讯，身罹重罪，久禁囹圄，苦不堪言，以致父母忧泣，兄弟愁悲，妻子惊哭，朋友叹息，损千金而身命不保，尽百计而无隙可脱，破家荡产，祸贻儿孙，尚未已也。呜呼！岂若念忍一时，后退一步，饶让一着，庶几安家乐业，得享康福，使乡里称为善人乎。

叙云林志行纪

　　志行纪何纪？云林生平之志，素履之行也。志行何纪之？昔余先君令扶邑构恙几危。余请告就省，当时皇皇惊怖，赖云林诊摄救药，先君得以康复。余为先君而戴云林，诚通家而骨肉者也。稔知其为人之实，因历举其志行，而为之纪，重嘉善也。

　　云林世为金溪人，姓龚氏，名廷贤，字子才。生而岐嶷，仁孝天界，襟度汪洋，卓乎为昭代人豪。早岁业举子，饱经术，操觚染翰，发为文辞，云锦天葩，灿然立就。将有志南溟，效用廊庙，以大究厥施，缘数奇不第，遂缵父业，精于医。谓达则为良相，不达则为良医，均之有补于世道也。

　　始游许昌，如扶沟，诣都下，即受知于太学士中玄高公，定西侯文益蒋公，大司寇三川刘公。声名烨烨播京师，随被命拜官荣归。既而由金陵复抵大梁，在在驰声，起死回生，活人无算。王侯公卿宾礼敬慕，迎候接踵，赠以诗章，旌以匾额，络绎不绝。而周藩海阳王昆湖，安昌王静观，大宗正西亭，及当道抚台洪溪衷公，翰林玉阳张公，学宪一申杨公尤加愍焉！然赋性廉介，乐于施济而不责报。诸元老荐绅先生酬以金币而不可却者，虽受之，亦不私己，遗归以赈宗族乡党之贫困者。

　　事乃父西园公纯孝，温清定省，聚百顺以养志。如父志在仁天下，即推所传之秘集《古今医鉴》《种杏仙方》《万病回春》三书刊行于世，使人人按书而察其病，得以终天年而登寿域，大有功于天下后世。父志在钟爱庶母所生二幼子，即以其所爱者而加爱焉，视之犹父然也。凡家业悉推让之，又且另赠之以田，使安享其逸以承父欢，可谓善继善述而恪守义方者也。

　　至于让祖产于叔父，贻厚资于仲弟，建祠堂以承先，立家训以启后，创大门以华宗，置义田以赡族，此皆仁人义士之所为也。又尝输谷粟、赈饥民，而不忍其颠连；施棺木、瘗旅衬，而不忍其暴露；解衣裘、救寒士，而不望其后偿；崇礼节、友贤良，而不爽其信行；还鬻女、返卖僮，而不索其聘财；怜鳏寡、恤孤独，而不吝其厚费。志行卓荦，奇伟不可枚举，此特其彰明较著，可纪而传之以风世教也。

　　行将懿行上闻，征书叠下，垂名竹帛，端有在耳。且阴德动天，天心福善，胤祚永昌，食厚报于无穷，宁非理之必然也哉！不佞嘉其善而纪之，以俟太史观风者采焉！夫何谀是为纪。

时　万历十六年强圉大渊献之岁陬月之吉

赐进士第亚中大夫、浙江布政使司参政、临川敬吾徐汝阳撰

后　序

　　嘉靖丙辰岁六月十有一日，世宗肃皇帝遣平江伯陈王谟偕诸司持节授册袭封余为王。时值溽暑，祗乃事罔恤劳瘁，症中痰火，头眩喘嗽，膝趾肿痛，不能动履，四时疾作，苦楚莫禁。余嫡长子朝陛遍延诸医，治皆罔效，诚堕痼病也。万历丙戌五月复炽，殆岌岌矣。长子昼夜惊怖，吁天身代，皇皇无措。天假良缘，适金溪龚生云林以应抚台洪溪衷公之聘，即汴邸，获与荆识，叩其学术，印乃父西园公家传儒医奕业鸣世久矣。余忻然景慕，遂隆礼币，延生为人幕上宾。生感其诚，乃曰：司鼎鼐者务为良相，佐圣主成雍熙之世；专方脉者务为良医，跻生民登仁寿之域。余弗类，不克为良相以光辅太平，愿以良医济世，保王躬享遐龄增上寿，以永国祚。复沉潜诊视，植方投剂，获效如响，不旬日而渐离榻，又旬日而能履地，又旬日而康复如初。三十余禩沉疴，一旦起而痊愈之。噫！亦神矣哉！生其圣于医者乎？因悉叩其生平蕴借，出《古今医鉴》《种杏仙方》二帙，已刊行于世，览之者，人人击节叹赏，如醉春风矣！然尤以为未展尽其底蕴，又括百家奥旨，成《万病回春》一集，其精微玄妙，诸名公已序其首矣！夫复何言？顾余感其惠，深嘉其用心之仁，敢借一言以续于后。夫集以《万病回春》名之者，数总于万也，病而曰万则无不该括；时和于春也，春而曰回则无不发生。如万物当严凝肃杀之余，挽之以阳春太和之盛，天之造化，生斡旋之矣。行且大有补于世道，医国医民，何忝于良相乎？是以售诸梓以广其传云。

万历十六年岁次戊子孟秋之吉
周藩海阳王昆湖勤烨撰

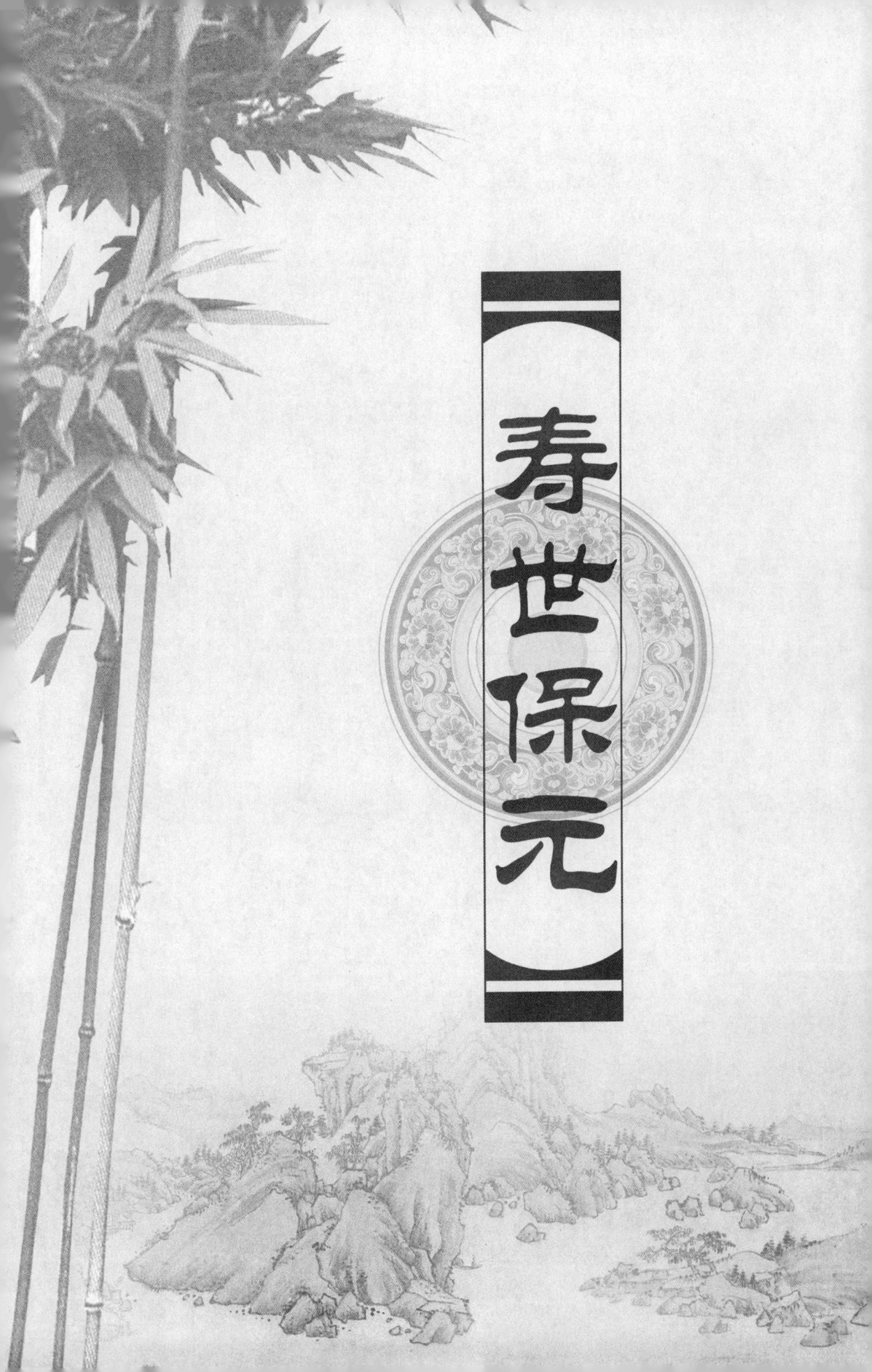

寿世保元

寿世保元　张序

余解绶归卧林麓间，于故箧中取《医鉴》《回春》《仙方》《神彀》《鲁府禁方》诸书，时披阅焉。宛然叹曰：奇哉！金溪龚子，术至此乎！其用意良博，其济世之念良殷且苦也。余诚慨慕，冀昕夕遇之矣。

乃一日飘然来谒，余辗然喜甚，徐揖而聆之。领略绪论，津津名理，悉皆凑底芝兰也。乃龚子复出秘书十卷以示余，其命曰《寿世保元》。余反复玩视，见其立论高，著方妙，其调治疗理，核实而有法，大都九折臂而成，真得医门家钵矣。嘻！亦大奇矣哉！曩者诸书，业已传世，今兹之集，思且殚矣，苦尤剧矣。方之前刻，则昔固精而此尤精之精者也，昔固详而此尤详之详者也，所谓发诸名医之所未发，传诸名医之所未传者，端不在是也邪！

夫医非仁爱不可托，非聪明理达不可任，非廉谨淳良不可信，是以古之用医，必选名医之后。知天地神祇之次，明性命吉凶之数，处虚实之分，定逆顺之理，原疾量药，贯微达幽，度节气而候温冷，参脉理而合轻重，必参知而隐括焉，斯善矣。云林龚子，身儒行之粹美，跻医道之圣功，固回天国手，所藉以上培圣天子之元和，而下跻斯民于仁寿之天者也。顷闻鲁藩币聘，起其元妃于九死，彼且介然却其千金。鲁藩益高其谊，复宠以御医院荣衔，赐以鬐带华饰，赐以龙牌匾额，题以"医林状元"，龚子盖亦有荣遇哉！

夫儒林有玉，其独步者命之曰国士，医林亦有玉，其十全者命之曰国手，龚子者得不称为国手而当国士哉，得不称为国士而实国手哉。以国手汇成国医之集，以故分门别类，靡不具悉，溯流穷源，靡不究竟，起死回生，靡不效验。将前登岐黄，后咸刘要，自俞跗涪翁而下，卓荦无与俪矣。集成以付剞劂氏，公诸宇内，则遵而守之，可以寿一人，亦可以寿千万人，推而广之，可以寿一世，亦可以寿千万世，其所裨益，宁以家计年算哉！

余故善龚子，喜其集成而启后，询有地也，特为之弁言简端。

赐进士第荣禄大夫文渊阁大学士太子太保户部尚书侍经筵新建洪阳张位撰

寿世保元　自序

余读父书，往往欲寿一世而未能也。间尝窃取岐、黄、仓、越、刘、张、朱、李诸家之秘旨，经验之良方，汇成五书，曰《古今医鉴》，曰《万病回春》，曰《种杏仙方》，曰《云林神彀》，曰《鲁府禁方》，业已灼灼于世。虽然医妙无穷，其间标本异治，虚实瞬易，损增互换，歧中之歧，变外之变，胶古不得师，心又不得失，岂五书所能竟哉！近来倦游家居，睹闻觉日益多，缔练觉日益熟，乃采掇名藩之异授，内府之珍藏，宇内士夫之所家袭，方外异人之所秘传，间亦窃附己意，发诸前人之所未发，参互勘验，百投百效者，分门别类，汇次成编，命曰《寿世保元》，以示大全，于以补诸书之缺。夫人之一身，有元神，有元气，神官于内，气充乎体，少有不保，而百病生矣。余谬为《保元》云者，正欲保其元神，常为一身之主，保其元气，常为一身之辅，而后神固气完，百邪不能奸，百病无由作矣。如世道之在浇漓者，则用劝世歌砭而规之，使天下后世之人咸跻于仁寿之域，故曰《寿世保元》，即调元也。调元者，宰相之事，而窃取为名，高哉噫嘻！余，放民也，遨游湖海，涉迹燕、赵、梁、豫之间，辱王公缙绅，谬为恭敬，盖四十祀于兹。曩鲁藩君侯与余为淮南八公之交，却其千金之酬，又颜其匾而赠之，命曰："医林状元。"以余佽俩子不获，致青云居。尝空语奇字，扁以荣衔。若谓经术有元，业术亦有元，余幸窥杏林之一斑，或者亦夺方伎之一元乎，然非余意也。书成而付剞劂氏，要亦备养生之饩饫云尔，何敢与《青囊》《肘后》争埒，而用文以自点也。

时　万历四十三年岁次乙卯春王正月上浣之吉
太医院吏目金溪云林龚廷贤撰

寿世保元　凡例

一是集以《内经》为宗旨，用刘、张、朱、李为正印，其余诸家为变法，间亦窃附己意，旁求可法之言以广之。繁者删之，简者采之，奇而良者遵之，掇拾其义，绸绎其旨，无非欲融会贯通，以成其全书耳。

一首论自轩岐以来，历代名医方书之宜法者，斑斑可考，列之于前，俾后学者溯流穷源，知所自来而识所宗焉。

一人身五脏六腑，十二经络，血气脾胃，阴阳标本，五运六气，亢则害、承乃制，虚实寒热，受病之原，皆《内经》之本旨也，学者宜熟读细玩，则知病之原，而生死吉凶可概矣。

一脉诀，宗王叔和七表八里，总归于刘三点浮、沉、迟、数四脉，正所谓有博则有约也。然知要则能守约，守约则足以尽其博矣。

一药性，予集《回春》已有二百四十味，今增补共四百味，编成四韵，下注制法，以示后学。此皆常用之药，足给常病之用。其余古怪冷药，用之者少，不能全具，故缺之。

一各门，先以脉息，某病宜某脉，某病忌某脉，脉之生死于此可见。次之以病原，病起于何脏腑，何经络，或在表，或在里，或在半表半里。而治之或汗，或吐，或下，或和解，或先攻后补，或先补而后攻，或攻补兼施。有病后宜补以杜后患，有病后不须补而复元者。有急则治标，缓则治本。大抵病有新久虚实之异，治有补泻宣通之殊耳。

一论病原后，随立一方，是某病用某方，以某方用某药，条款具陈，证治区别，俾学者以症选用，效不旋踵耳。此明白易知，虽未业医者，一见了然，亦可对症而投剂也。

一古方乃历代名医所制，百发百中者。虽诸书迭出，如四君、四物、益气汤、六味丸之类，乃诸病必用之药，千古不易之方，可厌烦而不录乎？此系古人所制，姓名人所共知，兹不复赘。

一今方乃内阁珍奇，诸藩异授，海内缙绅家藏秘录，并方外异人及家君与予所制。历试四方之病，曾经累效者录之，未效者舍之。每方之下，即载所传人氏、官衔、姓号，示不忘本也。

一医案，有古人所经验者，亦有予用之而效者，盖析门分类。方法虽详，然间有用奇效好于本方之外，不妨详载，仍具于各门之后，亦以观变达权之意，以俟学者采用。无者缺之。

一病证多端，时医偏执古方，妄逞臆见，非唯不能奏效，而反加重其病。此皆由晰理未精，审脉未确以故。或发之太过而致亡元阳，或下之太骤而内损阴血。稍热则遽用牵牛、硝、黄，稍寒则遽用附子、姜、桂，不偏于热则偏于寒，攻击太过，能损人天真之气，有损脾胃。盖脾土一伤，则不能生肺金，金衰不能生水，是肾绝生气之源，肾水枯竭，而根本坏矣，其余诸脏者，皆失相生之义，则次第而衰惫焉。正气既虚，而运用无籍，血滞不行，以致气血耗散，传变失常。浸淫日甚，一虚而而百虚出矣。由是诸病蜂起，怪症百端，难以名状。治以滋补为主，故方虽杂见，而补中益气汤、六味地黄丸、十全大补汤，但是诸般不足之病，无不能收万全之功，盖立斋薛先生论之详矣。古来作者代不乏人，而薛先生慧心巧识，撷英咀华，其于三方，无窥厥奥，治病标的，殆无以易此者。予虽未尽胶于三方，而各诸病皆可收效，今载于各门之后，随机损益，变化无穷，则亦仿此而善通之。学者能自加体认，其于医道，思过半矣。

一书已纂成，而又传来妙方，不忍弃之，故补遗于各门之末，以备采用。

一灸法虽有劫病之功，但取其素所试验者集为一处。凡病有宜灸者，可依法灸之，必奏效矣。未奏效者，故缺之。

毕。

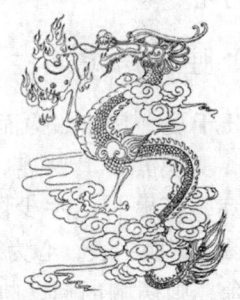

寿世保元 卷一

医 说

大哉医乎，其来远矣，肇自开辟。厥初生民，有寿夭则有札瘥，有札瘥则有医药，故神农尝百草，黄帝著《内经》，伊尹作汤液，雷公制炮炙。与夫著书立言垂世者，若《内经》，其言深而要，其旨邃以宏，其考辨信而有证，实为医家之祖。下此则秦越人、和、缓者。缓独能知齐侯之膏肓，而未有著述。唯越人所著《八十一难经》，则皆发明《内经》之旨。又下此则淳于意、华佗。佗之熊经鸱顾，固亦导引家之一术，至于刳腹背、湔肠胃而去疾，则涉于神怪矣。意之医状，司马迁备志之。又下此则张机之《金匮玉函经》及《伤寒》诸论，诚千古不刊之妙典。第详于六气之所伤，而于嗜欲、饮食、疲劳之所致者，略而不议。又下此则王叔和，纂岐伯、华佗等书为《脉经》，叙阴阳内外，辨三部九候，分人迎气口，条陈十二经络，洎夫三焦、五脏、六腑之病，最为著明。又下此则巢元方《诸病源候论》，似不为无所见者，但论风寒，而不著湿热之篇，乃其失也。又下此则王冰，推五运六气之变，撰为《天元玉策》，周详切密，亦人之所难。苟泥之，则局滞而不通矣。又下此则孙思邈、王焘。思邈以绝人之识，操慈仁恻隐之心，其叙《千金方》《翼》，及粗工害人之祸，至为愤切。后人稍闯其藩垣，亦足以其术鸣。但不制伤寒之书，或不能无遗憾也。焘虽阐明《外台秘要》，所言方证、符禁、灼灸之详，

颇有所祖述，然谓针能杀生人、不能起死人者，则一偏之见也。又下此则钱乙、庞安时、许叔微。叔微俱在准绳尺寸之中，而无所发明，安时虽能出奇应变，而终未离于范围，二人皆得张机之粗者也。唯乙深造机之阃奥，而撷其精华，建五脏之方，各随所宜。谓肝有相火，则有泻而无补，肾为真水，则有补而无泻，皆启《内经》之秘，尤知者之所取法也。奈世知乙之浅，其遗书散亡，出于阎孝忠所集居多，孝忠之意，初非乙之本真也。又下此则上谷张元素、河间刘完素、睢水张从正。元素之与完素，虽设为奇梦异人，以神其授受，实闻乙之风而兴起者焉。若从正，则又宗乎完素者也。元素以古方今病决不能相值，治病一切不以方，故其书亦不传，其有存于今者，皆后来之所附会。其学则东垣李杲深得之。杲推明内外二伤，而多注意于补脾土之设，盖以土为一身之主，土平则诸脏平矣。从正以汗、吐、下三法，风、寒、暑、湿、燥、火六门，为医之关键，其治多攻利，不善学者杀人。完素论风火之病，本《内经》论病机气宜一十九条，著为《原病式》，阃奥粹微，有非大观官局诸医所可仿佛，究其设施，则不越攻补二者之间也。近代名医，若吴中罗益，沧州吕复，皆承东垣之余绪，武林罗知悌，丹溪朱彦修，各挹完素之流风。又若台之朱佐，越之滑寿，慈溪王节斋，余杭陶节庵，吴郡薛立斋，咸有著述，未易枚举。嗟夫！自《内经》以来，医书汗牛充栋，不为不多矣。盖医之有《内经》，犹儒道之六经，无所不备，后贤著述，

若仲景、东垣、河间、丹溪四子之说，可谓医书之全备，犹学、庸、论、孟为六经之阶梯，不可缺者也。故曰外感法仲景，内伤法东垣，热病用河间，杂病用丹溪。然《素问》论病之因，《本草》著药之性，《脉诀》详证之原，运气法天之候，一以贯之于《内经》。斯医道之大成，乃千古不易之定论，实为万世之师法矣。

五脏六腑脉病虚实例

凡十一条

肝脏脉病虚实

肝象木，旺于春，其脉弦，其神魂，其候目，其华在爪，其充在筋，其声呼，其臭臊，其味酸，其液泣，其色青，其藏血，足厥阴其经也。与胆合，胆为腑而主表，肝为脏而主里。肝气盛为血有余，则病目赤，两胁下痛引小腹，善怒，气逆则头眩，耳聋不聪，颊肿，是肝气之实也，则宜泻之。肝气不足，则病目不明，两胁拘急，筋挛，不得太息，爪甲枯，面青，善恐，如人将捕之，是肝气之虚也，是宜补之。于四时，病在肝，愈于夏，夏不愈，甚于秋，秋不死，持于冬，起于春。于日，愈在丙丁，丙丁不愈，加于庚辛，庚辛不死，持于壬癸，起于甲乙。于时，平旦慧，下晡甚，夜半静。禁当风。

肝部，在左手，关上是也。关部脉来，绰绰如按琴瑟之弦，如揭长竿。春以胃气为本，春肝木旺，其脉弦细而长，是平脉也。反得微涩而短者，是肺之乘肝，金之克木，谓之贼也，大逆不治。反得浮大而洪者，是心乘肝，子之乘母，为实邪，虽病当愈。反得沉濡而滑者，是肾乘肝，母之克子，为虚邪，虽病当愈。反得缓而大者，是脾之乘肝，为土之凌木，为微邪，虽病不死。肝脉来，盈实而滑，如循长竿，曰平。病肝脉来，急益劲，如新张弓弦，曰肝死。真肝脉至，中外急，如循刀刃责责然，如新张弓弦，色青

白不泽，毛折乃死。

心脏脉病虚实

心象火，旺于夏，其脉如钩而洪大，其候舌，其声言，其臭焦，其味苦，其液汗，其养血，其色赤，其藏神，手少阴其经也。与小肠合，小肠为腑而主表，心为脏而主里。心气盛为神有余，则病胸内痛，胁支满，胁下痛，膺背膊间痛，两臂内痛，喜笑不休，是心气之实也，则宜泻之。心气不足，则胸腹大，胁下与腰背相引痛，惊悸恍惚，少颜色，舌本强，善忧悲，是心气之虚也，则宜补之。于四时，病在心，愈于长夏，长夏不已，甚于冬，冬不死，持于春，起于夏。于日，愈于戊己，戊己不已，加于壬癸，壬癸不死，持于甲乙，起于丙丁。于时，日中慧，夜半甚，平旦静。禁温衣热食。

心部，在左手寸口是也。寸口脉来，累累如连珠，如循琅玕，曰平。夏以胃气为本，夏心火旺，其脉浮洪大而散，名曰平脉也。反得沉濡而滑者，肾之乘心，水之克火，大逆不治。反得弦而长，是肝乘心，母之克子，虽病当愈。反得缓而大，是脾乘心，子之乘母，虽病当愈。反得微涩而短，是肺之乘心，金之凌火，为微邪，虽病不死。病心脉来，喘喘连属，其中微曲，曰心病。死心脉，前曲后倨，如操带钩，曰心死。真心脉至，牢而搏，如循薏苡累累然，其色赤黑不泽，毛折乃死。

脾脏脉病虚实

脾象土，旺于长夏，其脉缓，其候口，其声歌，其臭香，其味甘，其液涎，其养形肉，其色黄，其藏意，足太阴其经也。与胃合，胃为腑主表，脾为脏主里。脾气盛为形有余，则病腹胀，溲不利，身重苦饥，足痿不收，胻善瘈，脚下痛，是为脾气之实也，则宜泻之。脾气不足，则四肢不用，后泄，食不化，呕逆，腹胀肠鸣，是为脾气之虚也，则宜补之。于四时，病在脾，愈在秋，秋不

愈，甚于春，春不死，持于夏，起于长夏。于日，愈于庚辛，庚辛不愈，加于甲乙，甲乙不死，持于丙丁，起于戊己。于时，日中慧，平旦甚，下晡静。脾欲缓，急食甘以缓之，用苦以泄之，甘以补之。禁温食饱食，湿地濡衣。

脾部，左右手关上是也。六月脾土旺，其脉大阿阿而缓，名曰平脉也。长夏以胃气为本，反得弦而急，是肝之乘脾，木之克土，为大逆不治。反得微涩而短，是肺之乘脾，子之乘母，不治自愈。反得浮而洪者，是心之乘脾，母之归子，当差不死。反得沉濡而滑者，是肾之克脾，水之凌土，为微邪，当差。脾长而弱，来疏去数，再至曰平，三至曰离经，四至曰夺精，五至曰命尽，六至曰死。病脾脉来，实而盛数，如鸡举足，曰脾病。死脾脉来，坚锐如乌之啄，如鸟之距，如屋之漏，如水之溜，曰脾绝。真脾脉至，弱而乍数乍疏，其色不泽，毛折乃至。

肺脏脉病虚实

肺象金，旺于秋，其脉如毛而浮，其候鼻，其声哭，其臭腥，其味辛，其液涕，其养皮毛，其藏气，其色白，其神魄，手太阴其经也。与大肠合，大肠为腑主表，肺为脏主里。肺气盛为气有余，则病喘咳上气，肩背痛，汗出，尻阴股膝腨胫足皆痛，是为肺气之实也，则宜泻之。肺气不足，则少气不能报息，耳聋，嗌干，是为肺气之虚也，则宜补之。于四时，病在肺，愈在冬，冬不愈，甚在夏，夏不死，持于长夏，起于秋。于日，愈在壬癸，壬癸不愈，加于丙丁，丙丁不死，持于戊己，起于庚辛。禁寒饮食、寒衣。于时，下晡慧，夜半静，日中甚。肺欲收，急食酸以收之，以辛泄之。

肺部，在右手关前寸口是也。平肺脉，微短涩如毛。秋以胃气为本，病肺脉来，上下如循鸡羽，曰病。肺病，其色白，身体但寒无热，时时欲咳，其脉微迟，为可治。秋金肺旺，其脉浮涩而短，是曰平脉也。反得

浮大而洪者，是心之乘肺，火之克金，为大逆不治。反得沉濡而滑者，是肾之乘肺，子之乘母，不治自愈。反得缓大而长阿阿者，是脾之乘肺，母之归子，虽病当愈。反得弦而长者，是肝之乘肺，木之凌金，为微邪，虽病当愈。肺脉来，泛泛而轻，如微风吹鸟背上毛，再至曰平，三至曰离经，四至曰夺精，五至曰死，六至曰命尽。肺脉来，如物之浮，如风吹毛，曰肺死。秋胃微毛曰平，胃气少毛多曰肺病，但如毛无胃气曰死，毛有弦曰春病，弦甚曰今病。真肺脉至，大而虚，如毛羽中人肤然，其色青白不泽，毛折乃至。

肾脏脉病虚实

肾象水，旺于冬，其脉如石而沉，其候耳，其声呻，其臭腐，其味咸，其液唾，其养骨，其色黑，其神志，足少阴其经也。与膀胱合，膀胱为腑主表，肾为脏主里。肾气盛为志有余，则病腹胀飧泄，体肿喘咳，汗出憎风，面目黑，小便黄，是为肾气之实也，则宜泻之。肾气不足，则厥，腰背冷，胸内痛，耳鸣苦聋，是为肾气之虚也，则宜补之。肾病者，腹大体肿喘咳，汗出憎风，虚则胸中痛。于四时，病在肾，愈在春，春不愈，甚于长夏，长夏不死，持于秋，起于冬。于日，愈于甲乙，甲乙不愈，甚于戊己，戊己不死，持于庚辛，起于壬癸。无犯尘垢，无衣炙衣。于时，夜半慧，日中甚，下晡静。肾欲坚，急食苦以坚之，咸以泄之，苦以补之。

肾部，在左手关后尺中是也。肾脉来，如引葛，按之益坚，曰肾病。肾属水，其脉大紧，身无痛，形不瘦，不能食，善惊悸，以心萎者死。冬肾水旺，其脉沉濡而滑，名曰平脉也。反得浮大而缓者，是脾之乘肾，土之克水，为大逆不治。反得浮涩而短者，是肺乘肾，母之归子，为虚邪，虽病可治。反得弦细而长者，是肝之乘肾，子之乘母，为实邪，虽病自愈。反得浮大而洪者，是心

之乘肾，火之凌水，虽病不死。死肾脉来，发如夺索，辟辟如弹石，曰肾死。冬胃微石曰平，胃少石多曰肾病，但石无胃曰死，石而有钩曰夏病，钩甚曰今病。脏真下于肾，肾藏骨髓之气。真肾脉至，搏而绝，如弹石辟辟然，其色黄黑不泽，毛折乃死。

诸真脏脉见者，皆不治。

胆经虚实病候

胆象木，旺于春，足少阳其经也，肝之腑也，谋虑出焉，诸腑脏皆取决断于胆。其气盛，为有余，则病腹内冒冒不安，身躯习习，是为胆气之实也，则宜泻之。胆气不足，其气上嗌而口苦，善太息，呕宿汁，心下澹澹，如人将捕之，嗌中介介，数唾，是为胆气之虚也，则宜补之。

小肠虚实病候

小肠象火，旺于夏，手太阳其经也，心之腑也，水液之下行为溲便者，流于小肠。其气盛，为有余，则病小肠热，焦竭干涩，小腹䐜胀，是小肠之气实也，则宜泻之。小肠不足，则寒气客之，肠病，惊跳不言，乍来乍去，是为小肠气之虚也，则宜补之。

胃经虚实病候

胃象土，旺于长夏，足阳明其经也，脾之腑也，为水谷之海，诸脏腑皆受水谷之气于胃。气盛为有余，则病腹䐜胀，气满，是为胃气之实也，则宜泻之。胃气不足，则饥而不受水谷，飧泄呕逆，是为胃气之虚也，则宜补之。胃脉实则胀，虚则泄。关脉滑，胃内有寒，脉滑为实，气满，不欲食。关脉浮，积热在胃内。

大肠虚实病候

大肠象金，旺于秋，手阳明其经也，肺之腑也，为传导之官，变化糟粕出焉。气盛为有余，则病肠内切痛，如锥刀刺，无休息，腰背寒痹挛急，是为大肠气之实也，则宜泻之。大肠气不足，则寒气客之，善泄，是大肠气之虚也，则宜补之。诊其右手寸口脉，手阳明经也，脉浮则为阳，阳实者，大肠实也，苦肠切痛，如锥刺，无休息时。

膀胱虚实病候

膀胱象水，旺于冬，足太阳其经也，肾之腑也，五谷五味之津液，悉归于膀胱，气化，分入血脉，以成骨髓也，而津液之余者入胞，则为小便。其气盛，为有余，则病热，胞涩，小便不通，小腹偏肿痛，是为膀胱气之实也，则宜泻之。膀胱气不足，则寒气客之，胞滑，小便数而多也，面色黑，是膀胱气之虚也，则宜补之。

三焦虚实病候

三焦者，上焦、中焦、下焦是也。上焦之气，出于胃上口，并咽以贯膈，布胸内，走腋，循太阴之分而行，上至舌，下至足阳明，常与营卫俱行，主纳而不出也。中焦之气亦并于胃口，出上焦之后，此受气者泌糟粕，承津液，化为精微，上注于肺脉，乃化而为血，主不上不下也。下焦之气别回肠，注于膀胱而渗入焉，主出而不纳，故水谷常并居于胃，成糟粕而俱下于大肠也。谓此三气，焦干水谷，分别清浊，故名三焦。三焦为水谷之道路，之气所终始也。三焦气盛为有余则胀。气满于皮肤内，轻轻然而不牢，或小便涩，或大便难，是为三焦实也，则宜泻之。三焦气之不足，则寒气客之，病遗尿，或泻利，或胸满，或食不消，是三焦之虚也，则宜补之。诊其寸口脉迟，上焦有寒，尺脉迟，下焦有寒，尺脉浮者，客阳在下焦。

五脏补泻主治例

肝虚者，陈皮、生姜之类补之。虚则补其母，肾者肝之母也，以熟地、黄柏补之，如无他症，六味地黄丸主之。实则白芍泻之，如无他症，泻青丸主之。实则泻其子，以甘草泻心汤主之，心者，肝之子也。

心虚者，炒盐补之。虚则补其母，肝者心之母，生姜补之，如无他症，以安神丸主之。实则甘草泻之，如无他症，重则泻心汤，轻则导赤散主之。

脾虚者，甘草、大枣之类补之。虚则补其母，心乃脾之母，以炒盐补之。实则泻其子，肺乃脾之子，以桑白皮主之，又云实则黄连、枳实泻之，如无他症，益黄散主之。

肺虚者，五味子补之。实则桑白皮泻之，如无他症，阿胶散。虚则补其母，脾乃肺之母，以甘草、大枣补脾。实则泻其子，肾乃柿之子，以泽泻泻肾。

肾虚者，熟地、黄柏补之。肾无实，不可泻，钱仲阳止有补肾地黄丸，无泻肾药。虚则补其母，肺乃肾之母，以五味子补肺。

十二经络 径而直者为经，支而横者为络。

手太阴之脉，起于中焦，下络大肠，还循胃口，上膈属肺，从肺系横出腋下，下循臑内，行少阴心主之前，下肘中循臂内上骨下廉，入寸口上循鱼际，出大指之端。其支者从腕后直出次指内廉，出其端，次注手阳明。

手阳明之脉，起于大指、次指之端，循指上廉，出合谷两骨之间，上入两筋之中，循臂上廉，入肘外廉，上臑外前廉，上肩，出髃骨之前廉，上出于柱骨之会上，下入缺盆，络肺，下膈，属大肠。其支者从缺盆上颈贯颊，下入下齿中，还出夹口，交人中，左之右，右之左，上夹鼻孔，次注足阳明。

足阳明之脉，起于鼻交頞中，傍纳太阳之脉，下循鼻外，入上齿中，还出夹口循唇，下交承浆，却循颐后下廉，出大迎，循颊车，上耳前，过客主人，循发际，至额颅。其支者从大迎前下人迎，循喉咙，入缺盆，下膈，属胃，络脾。其直者，从缺盆下乳内廉，下夹脐入气街中。其支者起于胃口，下循腹里，

下至气街中而合，以下髀关抵伏兔，下膝膑中，下循胫外廉，下足跗，入中指内间。其支者下廉三寸而别，下入中指外间。其支者别跗上，入大指间，出其端，次注足太阴。

足太阴之脉，起于大指之端，循指内侧白肉际，过核骨后，上内踝前廉，上腨内，循胫骨后，交出厥阴之前，上膝股内前廉，入腹，属脾络胃，上膈夹咽，连舌本，散舌下。其支者复从胃别上膈，注心中，次注手少阴。

手少阴之脉，起于心中，出属心系，下膈络小肠。其支者从心系上夹咽，系目系。其直者复从心系却上肺，下出腋下，下循臑内后廉，行太阴心主之后，下肘内循臂内后廉，抵掌后锐骨之端，入掌内后廉，循小指之内，出其端，次注手太阳。

手太阳之脉起于小指之端，循手外侧，上腕出踝中，直上循臂骨下廉，出肘内侧两筋之间，上循臑外后廉，出肩解，绕肩胛，交肩上，入缺盆，络心，循咽，下膈抵胃，属小肠。其支者从缺盆循颈，上颊，至目锐眦，却入耳中。其支者别颊，上䪼，抵鼻，至目内眦，斜络于颧，次注足太阳。

足太阳之脉，起于目内眦，上额交颠。其支者从颠至耳上角。其直者，从颠入络脑，还出别下项，循肩膊内，夹脊抵腰中，入循膂，络肾，属膀胱。其支者从腰中下夹脊贯臀，入腘中。其支者，从膊内左右别，下贯胛夹脊内，过髀枢，循髀外，从后廉下合腘中，以下贯腨内，出外踝之后，循京骨，至小指外侧，次注足少阴。

足少阴之脉，起于小指之下，斜趋足心，出于然谷之下，循内踝之后，别入跟中，以上腨内，出腘内廉，上股内后廉，贯脊属肾，络膀胱。其直者从肾上贯肝膈，入肺中，循喉咙，夹舌本。其支者从肺出络心，注胸中，次注手厥阴。

手厥阴之脉起于胸中，出属心包络，下膈，历络三焦。其支者从胸出胁，下腋三寸，上抵腋下，循臑内，行太阴、少阴之间，入

肘中循臂内，入掌中，循中指，出其端。其支者从掌中循小指、次指，出其端，次注手少阳。

手少阳之脉起于小指、次指之端，上出两指之间，循手表腕，出臂外两骨之间，上贯肘，循臑外，上肩交出足少阳之后，入缺盆，布膻中，散络心包，下膈循属三焦。其支者从膻中上出缺盆，上项系耳后，直上出耳上角，以屈下颊，抵颛。其支者从耳后入耳中，出走耳前，过客主人前，交颊至目锐眦，次注足少阳。

足少阳之脉，起于目锐眦，上抵头角，下耳后循颈，行手少阳之前，至肩上，却交出手少阳之后入缺盆。其支者从耳后入耳中，出走耳前，至目锐眦后。其支者别锐眦，下大迎，合于手少阳，抵于颛，下加颊车，下颈，合缺盆，以下胸中，贯膈，络肝属胆，循胁里，出气街，绕毛际，横入髀厌中。其直者从缺盆下腋，循胸过季胁，下合髀厌中，以下循髀阳，出膝外廉，下外辅骨之前，直下抵绝骨之端，下出外踝之前，循足跗上，入小指、次指之间。其支者别跗上，入大指之间，循大指歧骨内，出其端，还贯爪甲，出三毛，次注足厥阴。

足厥阴之脉起于大指丛毛之际，上循足跗上廉，去内踝一寸，上踝八寸，交出太阴之后，上腘内廉，循股阴，入毛中，过阴器，抵小腹，夹胃属肝，络胆，上贯膈，布胁肋，循喉咙之后上入颃颡，连目系，上出额，与督脉会于颠。其支者从目系下颊里，环唇内。其支者复从肝别贯膈，上注肺，次注手太阴。

奇经八脉

督脉者，起于下极之腧，并于脊里，上至风府，入属于脑。

任脉者，起于中极之下，以上毛际，循腹里，上关元，至咽喉，上颐循面，入目，络舌。

冲脉者，起于气街，并足阳明之经，夹脐上行，至胸中而散。

带脉者，起于季胁，回身一周。

阳跷脉者，起于跟中，循外踝上行，入风池。

阴跷脉者，起于跟中，循内踝上行，至咽喉，交贯冲脉。

阳维，起于诸阳之会。

阴维，起于诸阴之交。

诊　脉

《皇极经》云：人之四肢，各有脉也。一脉三部，一部三候，以应天数也。一脉三部，寸、关、尺也，一部三候，浮、中、沉也，所以应之九数也。愚谓脉之理亦微矣。人有四时之正脉，有平生之常脉，有内伤之变脉，有外感之邪脉，有重阴之脉，有重阳之脉，有阳虚而阴乘之脉，有阴虚而阳乘之脉，有阳极而阴生之脉，有阴极而阳生之脉，有独见之脉，有兼见之脉，有初病之脉，有久病之脉，有可治之脉，有不治之脉。其左、右、上、下、表、里之间，有余不足，唯在乎分别阴阳。能分别阴阳，斯可以识脉之体。刘复真曰：昔王叔和以七表八里脉决人之生死，然又文理浩繁，今撮其枢要，以浮、沉、迟、数四脉为宗，知风气冷热主病。且浮而有力者为风，浮而无力者为虚，沉而有力为积，沉而无力为气，迟而有力为痛，迟而无力为冷，数而有力为热，数而无力为疮。更分三部，在何部得之，若在寸部，主上焦头面胸膈之疾，关部主中焦、肚腹、脾、胃之疾，尺部主下焦、小腹、腰、足之疾。诊其五脏，何脏得之，六腑亦然。学者又当以意会而加精别，庶不致按寸握尺之诮云。

七表八里总归四脉

浮脉属阳主表，举指轻按而得之曰浮。浮而有力为洪，浮而无力为芤，浮而长大为实。

沉脉属阴主里，举指重按而得之曰沉。沉而有力为滑，沉而无力为弱，沉而似有似无为微，沉而至骨为伏。

迟脉属阴在脏，举指半重按之在内，再按乃见，一息三至曰迟。迟而有力为涩，迟而无力为濡，迟而似有似无为缓。

数脉属阳在腑，举指轻按而极急，一息六至曰数。数而有力为弦，数而无力为紧。

寸部，主上焦头面之疾。凡诊脉，按至骨而见者，谓之有力，按至骨而无者，谓之无力。余皆仿此。

浮而有力主风，无力主虚，主头面眼目虚浮，体重，风寒齿痛，口眼㖞斜。

沉而有力主积，无力主气，主胸膈痞满，咳嗽气急，膈气翻胃，胸满不食。

迟而有力主痛，无力主冷，主呕吐痞满，不入水谷，虚汗拘急，疼痛不已。

数而有力主热，无力主疮，主吐食烦躁，口苦咽干，客热烦渴，头痛口疮。

关部主中焦胸腹之疾。

浮而有力主风，无力主虚，主两臂拘挛，不能举运，背脊筋痛，身体麻木。

沉而有力主积，无力主气，主膨胀虚鸣，心腹疼痛，上下关格，不思饮食。

迟而有力主痛，无力主冷，主痃癖腹痛，游走不定，上下攻刺，反胃吐食。

数而有力主热，无力主疮，主口热作渴，呕吐霍乱，怔忡烦躁，寒热交争。

尺部主下焦腰足之疾。

浮而有力主风，无力主虚，主寒邪腰痛，腿膝麻木，阴茎肿痛，大小便不利。

沉而有力主积，无力主气，主脐下肿痛，腰膝酸痛，下虚盗汗，小便频数。

迟而有力主痛，无力主冷，主小腹急痛，外肾偏坠，小便频数，大便泄泻。

数而有力主热，无力主疮，主小便不通，大便闭塞，或作肾痈，烦渴不止。

五脏见浮脉，主风虚之病。

心脉浮，主心虚，触事易惊，神不守舍，舌强不语，语言错乱。

肝脉浮，主中风瘫痪，筋脉挛搐，面肿牙疼，肠风下血。

脾脉浮，主脾虚作膨，饮食不进，上气喘急，呕逆泄泻。

肺脉浮，主咳嗽气急，大便风秘，面浮面疮，吐血吐脓。

肾脉浮，主腰疼牙痛，小腹气痛，腿足生疮，足膝无力。

五脏见沉脉，主积气之病。

心脉沉，主小便淋沥，咯血尿血，小便不通，痼而不寐，心惊。

肝脉沉，主怒气伤肝，胁痛肥气，眼目昏痛，肚腹胀满。

脾脉沉，主中满不食，痞气色黄，手足不仁，呕吐泄泻，贪睡。

肺脉沉，主咳嗽多痰，上气喘急，呕血失声，息贲肺痈。

肾脉沉，主风滞腰痛，小便不利，阴癞作胀，奔豚腹满。

五脏见迟脉，主冷痛之病。

心脉迟，主小便频数，心疼呕水，怔忡多悸，伏梁脐痛。

肝脉迟，主筋挛骨痛，目昏多泪，触事易惊，转筋麻木。

脾脉迟，主咳嗽泄泻，腹中有虫，痰涎多壅，饮食不化。

肺脉迟，主咳嗽喘满，大便溏泻，皮肤燥涩，梦涉大水。

肾脉迟，主小便频数，滑精不禁，膝胫酸痛，阴湿盗汗。

五脏见数脉，主疮热之病。

心脉数，主烦躁狂言，舌上生疮，小便赤涩，眼目昏花。

肝脉数，主眼痛翳膜，目昏多泪，头风眩晕，妇人血热骨蒸及中风。

脾脉数，主口臭胃翻，齿痛牙宣，多食不饱，四肢不举。

肺脉数，主咳嗽吐血，喉腥目赤，大便

闭结，面生痤痱。

肾脉数，主消渴不止，小便血淋，下疳生疮，阴囊湿痒。

论五脏见四脉应病诗

左寸心部：

浮数头疼热梦惊，浮迟腹冷胃虚真，沉数狂言并舌强，沉迟气短力难成。主气不相接续。

左关肝部：

浮数患风筋即抽，浮迟冷眼泪难收，沉数背疮常怒气，沉迟不睡损双眸。

左尺肾部：

浮数劳热小便赤，浮迟阴肿浊来侵，沉数腰疼生赤浊，沉迟白浊耳虚鸣。

右寸肺部：

浮数中风喉热闭，浮迟冷气泻难禁，沉数风痰并气喘，沉迟气弱冷涩停。

右关脾部：

浮数龈宣并盗汗，浮迟胃冷气虚膨，沉数热多并口臭，沉迟腹满胀坚生。

右尺命门部：

浮数泄精三焦热，浮迟冷气浊时临，沉数渴来小便数，沉迟虚冷小便频。

内因脉

喜怒忧思悲恐惊，内应气口。

喜怒伤心脉必虚，思伤脾脉结中居，因忧伤肺脉必涩，怒气伤肝脉便濡，恐伤于肾脉沉是，缘惊伤胆动相须，脉紧因悲伤胞络，七情气口内因之。

外因脉

风寒暑湿燥火，外应人迎。

紧则伤寒肾不移，虚因伤暑向胞推，涩缘伤燥须观肺，细缓伤湿要观脾，浮则伤风肝部位，弱为伤火察心知。六邪合脉须当审，免使将寒作热医。

不内不外因脉

劳神役虑定伤心，虚涩之中仔细寻。劳役阴阳伤肾部，忽然紧脉必相侵。房帏任意伤心络，微涩之中宜忖度。疲极筋力便伤肝，指下寻之脉弦弱。饮食饥饱定伤脾，未可轻将一例推，饥则缓弦当别议，若然滑实饱无疑。叫呼损气因伤气，燥弱脉中宜熟记。能通不内外中因，生死吉凶都在是。

定死脉形候歌

指下如汤沸涌时，旦占夕死定无疑。尾掉摇摇头不动，鱼翔肾绝亦如期。去疾来迟势劈劈，命绝脉来如弹石。三阳谷气久虚空，胃气分明屋漏滴。散乱还同解索形，髓竭骨枯见两尺。虾游状如虾蟆游，魂去行尸定生忧。雀啄连连夹数急，脾无谷气定难留。欲知心绝并营绝，如刀压力细推求。更有肺枯并胃乏，如麻蹙促至无休。指下浑然如转豆，三光正气已漂流。

脉辨生死

洞虚之曰：虾游、雀啄、代止之脉，故名死证，须知痰气关格者，时复有之，若非谙练数历，未免依经断病，而贻笑于大方也。盖病势消铄殆尽者，其气不能相续，如虾游水动，屋漏滴点而无至者，死脉也。其或痰凝气滞，关格不通，则其脉固有不动者，有三两路乱动，时有时无者，或尺寸一有一无者，有关脉绝骨不见者，或时动而大小不常者，有平居之人忽然而然者，有素禀痰病而不时而然者，有僵仆卒中而然者，皆非死脉也。

诊杂病生死脉歌

五十不止身无病，数内有止皆知定。

止犹代脉也，脉来五十动而不见一止者，无病也。五十配天地造化之数，《易·系辞》曰：大衍之数五十，五十乃备。一乃数之始，十乃数之极，人之脉息，昼夜循环五脏，脉一动循一脏，五动循环五脏，遍五十动，是十次五数，循环遍则数皆极处，而不见止者，五脏皆平，故无病也。

四十一止一脏绝，却后四年多没命，三十一止即三年，二十一止二年应，十五一止一年殂，以下有止看暴病。

四十动而见一止者，是一脏欠动脉之极数，故知一脏绝也，先绝肾经。何以言之？夫天一生水，肾属水，生成之一数也。人之五脏所生，先生乎肾，肾水生肝木，肝木生心火，命门火生脾土，脾土生肺金，所以先绝肾，期应四年而死。三十动而见止者，两脏欠动脉之极数，是知肾与肝二经无气，期应三年而死。二十动而止者，三脏欠动脉之极数，是肾、肝、心三脏无气，期应二年而死。十五动而一止者，知肾、脾、肝、心四脏皆无气，期应一年而绝也。

新注云：上言脉之动止，未知诊切何部而得据？谨按《素问》《难经》云，每于平旦寅时，日未出，饮食未进，血气未乱，医者可以存神定意，心无外驰，诊于指下，右手寸口，默数脉息至止以决之。夫寸口者，右手气口也。《内经》曰：气口何以独为五脏主？岐伯曰：胃者水谷之海，六腑之大源也。五味入口，藏于胃，变现于气口。又曰：脉会太渊，寸口是太渊穴也，是知寸口为脉大会之处，故能决断五脏六腑生死吉凶矣。

诊暴病歌

两动一止或三四，三动一止六七死，四动一止即八朝，以此推排但依次。

池氏曰：暴病者，喜、怒、惊、恐，其气暴逆，至风、寒、暑、湿所侵，病生卒暴，损动胃气而绝即死，不过十日也。脉两动而一止，乃胃气将绝，犹得三四日方死，三动一止，而胃气将尽，犹得六七日死。谷气绝尽方死，仿此而推。若至十五动而一止，乃死期在一年矣。

又歌曰：寸平无病何谓死，尺泽原来脉不存，君知此理是何物，犹如草木已无根。

诸脉宜忌生死类大数

中风，宜浮迟，忌急实。

伤寒热病，宜洪大，忌沉细，主有变。

伤寒已得汗，脉沉小生，浮大者死。

咳嗽，宜浮濡，忌伏沉。

心腹痛，宜沉细迟，忌浮大弦长坚疾。

腹胀，宜浮大，忌虚小。

头痛，宜浮滑，忌涩短。

下利，宜微小，忌大浮洪。

喘急，宜浮滑，忌涩。

温病穰穰大热，其脉细小者死。

心腹积聚，脉坚强急者生，虚弱者死。

癫病，脉虚可治，实则死。又云脉坚实者生，沉细小者死。

狂病，宜实大，忌沉细。

唾血，宜沉弱，忌实大。

霍乱，宜浮洪，忌微迟。

上气浮肿，宜沉滑，忌微细。

鼻衄，宜细沉，忌浮大。

中恶，宜紧细，忌浮大。

金疮，宜微细，忌紧数。

中毒，宜洪大，忌细微。

肠癖下脓血，宜小沉迟，忌数疾大。

吐血，宜沉小弱，忌实大。

坠堕内伤，宜紧弦，忌小弱。

风痹痿软，宜虚濡，忌数。

腹中有积，忌虚弱。

病热，脉静者危。

血脱而脉实者危。

泄而脉大者危。

病在中，脉虚者危。

病在外，脉涩者危。

痈疽，脓血大泄，脉滑数者危。

妇人带下，宜迟滑，忌浮虚急疾。

妇人妊六七个月，宜实大弦紧，忌沉细虚弱。

妇人产前，脉细小者危。

妇人虚劳，右寸数者危。

妇人已产，宜小实沉细缓滑微小，忌浮虚实大弦急牢紧。

头痛目痛，卒视无所见者死。

肠澼下血，身热则死，寒则生。

洞泄、食不化、不得留、下脓血，脉微小迟者生，紧急者死。

咳嗽羸瘦，脉形坚大者死。

消渴，脉数大者生，细小浮短者死。

水病，脉洪大者可治，微细者不可治。

厥逆汗出，脉紧强急者生，虚缓者死。

病风不仁痿躄，脉虚者生，坚急疾者死。

上气喘急低昂，其脉滑，手足温者生，脉涩，四肢寒者死。

扁鹊、华佗察声色秘诀

病人五脏已夺，神明不守，声嘶者死。

病人循衣缝谵语者，不治。

病人阴阳俱绝，掣衣撮空，妄言者死。

病人妄语错乱及不能言者不治，热病者可治。

病人阴阳俱绝，失音不能言者，三日半死。

病人两目眦有黄色起者，其病方愈。

病人面黄目青者不死，青如草兹者死。

病人面赤目黄者不死，赤如衃血者死。

病人面黄目白者不死，白如枯骨者死。

病人面黄目黑者不死，黑如煤者死。

病人两目俱等者不死。

病人面黑目青者不死。

病人面青目白者死。

病人面赤目青者，六日死。

病人面黄目青者，九日必死。是谓乱经。饮酒当风，邪入胃经，胆气妄泄，目则为青，虽有天赦，不可复生。

病人面赤目白者，十日死。忧恚思虑，心气内索，面色反好，急求棺椁。

病人面白目黑者死。此谓荣华已去，血脉空索。

病人面黑目白，八日死，肾气内伤，病因留积。

病人面青目黄者，五日死。

病人着床，心痛气短，脾竭内伤，百日复愈。能起彷徨，因坐于地，其立倚床。能治此者，可谓神良。

病人面无情彩，若上气不受饮者，四日死。

病人目无精光及齿牙黑色者，不治。

病人口张者，三日死。

病人耳目及颧颊赤者，死在五日中。

病人黑色出于额上、发际下、鼻脊、两颧上者，亦死，在五日中。

病人及健人黑色，若白色起，入目及口鼻者，死在三日中。

病人及健人面忽如马肝色，望之如青，近之如黑者死。

病人面黑，目直视，恶风者死。

病人面黑唇青者死。

病人面青唇黑者死。

病人面黑，两胁下满，不能自转反者死。

病人目不回，直视肩息者，一日死。

病人阴结阳绝，目精脱，恍惚者死。

病人阴阳竭绝，目眶陷者死。

病人眉系倾者，七日死。

病人口如鱼口，不能复闭，而气出多不返者死。

病人耳目口鼻有黑色起，入于口者，必死。

病人唇青，人中反者，三日死。

病人唇反，人中满者死。

病人唇口忽干者，不治。

病人唇肿齿焦者死。

病人齿忽变黑者，十三日死。

病人舌卷卵缩者，必死。

病人汗出不流，舌卷黑者死。

病人发直者，十五日死。

病人发如干麻，善怒者死。

病人发与眉冲起者死。

病人爪甲青者死。

病人爪甲白者，不治。

病人手足爪甲下肉黑者，八日死。

病人营卫竭绝，面浮肿者死。

病人卒肿，其面苍黑者死。

病人手掌肿，无文者死。

病人脐肿，反出者死。

病人阴囊茎俱肿者死。

病人脉绝，口张足肿者，五日死。

病人足跗肿，呕吐头重者死。

病人足趺上肿，两膝大如斗者，十日死。

病人卧，遗尿不觉者死。

病人尸臭者，不可治。

肝病皮白，肺之日庚辛死。

心病目黑，肾之日壬癸死。

脾病唇青，肝之日甲乙死。

肺病烦赤目肿，心之日丙丁死。

肾病面肿唇黄，脾之日戊己死。

青欲如苍碧之泽，不欲如蓝。

赤欲如白裹朱，不欲如赭。

白欲如鹅羽，不欲如盐。

黑欲如重漆，不欲如炭。

黄欲如罗裹雄黄，不欲如黄土。

诊五脏六腑气绝症候

病人肝绝，八日死。何以知之？面青，但欲伏眠，目视而不见人，肝一作泣。出如水不止。一曰二日死。

病人胆绝，七日死。何以知之？眉为之倾。

病人筋绝，九日死。何以知之？手足爪甲青，呼骂不休。一曰八日死。

病人心绝，一日死。何以知之？肩息回视，立死。一曰目亭亭，二日死。

病人肠一云小肠。绝，六日死。何以知之？发直如干麻，不得屈伸，自汗不止。

病人脾绝，十一日死。何以知之？口冷足肿，腹热胪胀，泄利不觉，出无时度。一曰五日死。

病人胃绝，五日死。何以知之？脊痛，腰中重，不可反复。一曰脺肠平，九日死。

病人肉绝，六日死。何以知之？唇舌皆肿，溺血，大便赤泄。一曰足肿，九日死。

病人肺绝，三日死。何以知之？口张，但气出而不收。一曰鼻口虚张短气。

病人大肠绝，不治。何以知之？泄利无度，利绝则死。

病人肾绝，四日死。何以知之？齿为暴枯，面为正黑，目中黄色，腰痛欲折，自汗出，如流水。一曰人中平，七日死。

病人骨绝，齿黄落，十日死。

诸浮脉无根者，皆死。

以上五脏六腑为根也。

脏腑论

心藏神，肾藏精，脾藏魂，胆藏魄。胃受物而化之，传气于肺，传血于肝，而传水谷于脺肠矣。肾北方，天乙水，故以藏精。精始为魂魄，乃精之所自出，是精气之佐使，而并其出入。水能生木，木为之子，故胆中藏魄。心南方，太虚火，用以藏神。生阳曰魂魄，乃神之所自出，是为神气之所弼，而随其出入。火能生土，土为之子，故脾中藏魂。人之一身，精神其主，而魂魄其使也。人之主也，精神魂魄，性之用也，血气水谷，形之用也。唯内外交相养，则精神强而魂魄盛。性者受之天，必有藏焉。心者神所藏，肾者精所藏，脾者魂所藏，胆者魄所藏。统其藏者，心也，故能发见于声臭言视之间，而不违其则者，所以灵也。形者资于地，必有腑焉。肺为传气之府。胃为化水谷之府，又为之脬肠，以流其渣滓浊秽。故天地之性，人为贵，岂若异端者之言魂魄哉！愚谓人之饮食入口，由胃管入于胃中，其滋味渗入五脏，其质入于小肠乃化之，则入于大肠，始分别清浊，渣滓浊者，结于广肠，津液清者，入于膀胱。膀胱乃津液之府也，至膀胱又分清浊，浊者入于溺中，其清者入于胆，胆引入于脾，脾散于五脏，为涎，为唾，为涕，为泪，为汗。其滋味渗入五脏，乃成五汁，五汁同归于脾，脾和乃化血，行于五脏五腑，而统之于肝，脾不和乃化为痰。血生气于五脏五腑，而统之于肺。气血化精，统之于肾。精生神，统之于心。精藏二肾之间，谓之命门。神藏于心之中窍，为人之元气。气从肺管中出，鼻为呼吸也。

血气论

人生之初，具此阴阳，则也具此血气，所以得全性命者，气与血也，血气者，乃人身之根本乎。气取诸阳，血取诸阴。血为营，营行脉中，滋荣之义也。气为卫，卫行脉外，护卫之义也。人受谷气于胃，胃为水谷之海，灌溉经络，长养百骸，而五脏六腑，皆取其气，故清气为营，浊气为卫。营卫二气，周流不息，一日一夜，脉行五十度，平旦复会于气口。阴阳相贯，血营气卫，常相流通，何病之有！一窒碍焉，则百病由此而生。且气之为病，发为寒热，喜怒忧思，积痞疝瘕癥癖，上为头旋，中为胸膈，下为脐间动气，或喘促，或咳噫，聚则中满，逆则足寒。凡此诸疾，气使然也。血之为病，妄行则吐衄，衰涸则虚劳，蓄之在上，其人忘，蓄之在下，其人狂，逢寒则筋不荣而挛急，挟热毒则内瘀而发黄，在小便为淋痛，在大便为肠风，妇人月事进退，漏下崩中，病症非一。凡此诸疾，皆血使之也。夫血者，譬则水也，气者，譬则风也，风行水上，有血气之象焉。盖气者，血之帅也，气行则血行，气止则血止，气温则血滑，气寒则血凝。气有一息之

不运，则血有一息之不行，病出于血，调其气，犹可以导达，病原于气，区区调血，又何加焉。故人之一身，调气为上，调血次之，先阳后阴也。若夫血有败瘀滞泥诸经，壅遏气之道路，经所谓去其血而后调之，不可不通其变矣。然调气之剂，以之调血而两得，调血之剂，以之调气则乖张。如木香、官桂、细辛、厚朴、乌药、香附、三棱、莪术之类，治气可也，治血亦可也，若以当归、地黄辈施之血证则可，然其性缠滞，有亏胃气，胃气亏则五脏六腑之气亦馁也。善用药者，必以胃药助之。凡治病，当识本末，如呕吐痰涎，胃虚不食，以致发热，若以凉剂退热，则胃气愈虚，热亦不退，宜先助胃止吐为本，其热自退。纵然不退，但得胃气已正，旋与解热。又有伤寒大热，累用寒凉疏转，其热不退，若与调和胃气，自然安愈。

心为血之主，肝为血之藏，肺为气之主，肾为气之藏，止知血之出于心，而不知血之纳于肝，知气之出于肺，而不知气之纳于肾，往往用药南辕北辙矣。假如血痢，以五苓、门冬等剂行其心，巴豆、大黄逐其积，其病犹存者，血之所藏，无以养也，必佐以芎、归，则病自止。假如喘嗽，以枳壳、桔梗、紫苏、桂、姜、橘等剂调其气，以南星、半夏、细辛豁其痰，而终不升降者，气之所藏，无以收也，必佐以补骨脂辈，则气归原矣。病有标本，治有先后，纲举而目斯张矣。噫！此传心至妙之法，敢不与卫生君子共之。

脾胃论

夫脾胃者，仓廪之官也，属土以滋众脏，安谷以济百骸，故位于中宫，职司南政，旺于四季，体应四肢。胃形如囊，名水谷之海，脾形若掌，乘呼吸而升降，司运化之权，其致呼吸者，元气也。脾居其间，附胃磨动，所以谷气消而转输也。胃属于戊，脾乃己也。至哉坤元，万物滋生，人之一元，三焦之气，

五脏六腑之脉，统宗于胃，故人以胃气为本也。凡善调脾胃者，当惜其气，气健则升降不失其度，气弱则稽滞矣。运食者，元气也，生血气者，饮食也，无时不在，无时不然，故无专名，亦无定位，经言胃气脉不可得见，衰乃见耳。六脉之偏胜，而出独弦、独浮、独洪、独沉之脉，是脉无胃气之神也。甚至屋漏、雀啄等脉，必元气先竭，然后胃气不相接济故也。气将绝，是升降之道废，运化之机弛也。大凡膈不快、食不美者，是气之虚也。苟或饮食自倍所伤，乃一时膨闷，过则平矣。若伤之日久，仍不宽快者，得非元气亏损，而胃气弱乎。古今论脾胃及内外伤辨，唯东垣老人用心矣，但繁文衍义，卒难措用。盖内伤之要，有三致焉。一曰饮食劳倦即伤脾，此常人之患也，因而气血不足，胃脘之阳不举，宜补中益气汤主之。二曰嗜欲而伤脾，此富贵之患也，恣以厚味，则生痰而泥膈，纵其情欲，则耗精而散气。《内经》曰：肾者胃之关，夫肾脉从脚底涌泉穴起，上股内廉，夹任脉，抵咽嗌，精血枯，则乏润下之力，故吞酸而便难，胸膈渐觉不舒爽，宜加味六君子汤，加红花三分、知母（盐炒）一钱主之。三曰饮食自倍，肠胃乃伤者，藜藿者之患也，宜保和丸、三因和中丸权之。此内伤之由如此。而求本之治，宜养心健脾疏肝为要也。夫心气和则脾土荣昌，心火，脾土之母，肝木，脾土之贼，木曰曲直作酸，故疏肝则胃气畅矣。肺乃传送之官，肺主气属金，肺金为力，则能平肝木，不能作膈闷矣。人多执于旧方香燥耗气之药，致误多矣。予家传三因和中健脾丸，为脾胃家之通用，其功效不可尽述。原夫世欲但知枳术丸为脾胃之要药者，肤略之传也。人或信为健脾养胃之药而可久服，谬之甚矣，不特无效，抑且剥削真气。凡知《素》《难》大旨者，察安危，全在于胃气。盖三焦司纳、司化、司出者，本诸元气，凡治内伤，不知惜气者，诚实实虚虚之谓，学者宜致思焉。

五运六气论

夫五运者，金、木、水、火、土也，六气者，风、寒、暑、湿、燥、火也。天干取运，地支取气。天干有十，配合则为五运，地支有十二，对冲则为六气。天气始于甲，地气始于子，天地相合，则为甲子，故甲子者，干支之首也。天气终于癸，地气终于亥，天地相合，则为癸亥，故癸亥者，干支之末也。阴阳相隔，刚柔相须，是以甲子之后，乙丑继之，壬戌之后，癸亥继之。三十年为一纪，六十年为一周，太过不及，斯皆见矣。然以天干兄弟次序言之，甲乙东方木也，丙丁南方火也，戊己中央土也，庚辛西方金也，壬癸北方水也。以其夫妇配合言之，甲与己合而化土，乙与庚合而化金，丙与辛合而化水，丁与壬合而化木，戊与癸合而化火，故甲己之岁，土运统之，戊癸之岁，火运统之。诗曰：甲己化土乙庚金，丁壬化木尽成林，丙辛化水滔滔去，戊癸南方火焰侵。然以地支循环之序言之，寅卯属春木也，巳午属夏火也，申酉属秋金也，亥子属冬水也，辰、戌、丑未属四季土也。以其对冲之位言之，子对午而为少阴君火，丑对未而为太阴湿土，寅对申而为少阳相火，卯对酉而为阳明燥金，辰对戌而为太阳寒水，巳对亥而为厥阴风木，故子午之岁，君火主之，丑未之岁，湿土主之，寅申之岁，相火主之，卯酉之岁，燥金主之，辰戌之岁，寒水主之，巳亥之岁，风木主之。诗曰：子午少阴君暑火，丑未太阴湿土雨，寅申少阳相火炎，卯酉阳明燥金主，辰戌太阳司水寒，巳亥厥阴风木举。然五运有主运有客运，六气有主气有客气，主运主气，万载而不易，客运客气，每岁而迭迁。然则客运也，也太过焉，有不及焉。太过之年，甲丙戊庚壬五阳干也，不及之年，谓乙丁己辛癸五阴干也。太过者，其至先，不及者，其至后。客气也，有正化焉，有对化焉。正化之岁，谓午未寅酉辰亥之年也，对化之岁，谓子丑申卯戌巳之年也。正化者，令之实，对化者，令之虚。假令甲子年，甲为土运，统主一年，子为君火，专司一岁。一期三百六十五日零二十五刻，正合乎周天三百六十五度四分度之一也。一期之中，主运以位而相次于下，客运以气而周流于上。主运者，木为初之运，火为第二运，土为第三运，金为第四运，水为第五运。客运者，假令甲己年，甲为土运，初之运即土也，土生金，二之运即金也，金生水，三之运即水也，水生木，四之运即木也，木生火，五之运即火也，火生土。每一运，各主七十三日零五刻。太过之年，大寒前十三日交，名曰先天。不及之年，大寒后十三日交，名曰后天。平气之年，正大寒日交，名曰齐天。一岁之内，主气定守于六位，客气循行于四时。主气者，风为初之气，火为二之气，暑为三之气，湿为四之气，燥为五之气，寒为终之气。客气者，假令子午年，少阴君火司天，阳明燥金司地，太阴湿土为天之左间，厥阴风木为天之右间，所以面南而命其位也。一气在上，一气在下，二气在左，二气在右。经曰：天地者，万物之上下也。左右者，阴阳之道路也。地之左间为初之气，天之右间为二之气，司天为三之气，天之左间为四之气，地之右间为五之气，司地为终之气。每一气，各主六十日七十八刻半有奇。申子辰之年，大寒日寅初一刻交初之气，至春分日子时之末交二之气，至小满日亥时之末交三之气，至大暑日戌时之末交四之气，至秋分日酉时之末交五之气，至小雪日申时之末交终之气，所谓一六天也。巳酉丑之年，大寒日巳初一刻交初之气，至春分日卯时之末交二之气，至小满日寅时之末交三之气，至大暑日丑时之末交四之气，至秋分日子时之末交五之气，至小雪日亥时之末交终之气，所谓二六天也。寅午戌之年，大寒日申初一刻交初之气，至春分日午时之末交二之气，至小满日巳时之末交三之气，至大暑日辰时之末交四之气，至秋分日卯时之末交五之气，至小雪日寅时

之末交终之气，所谓三六天也。亥卯未之年，大寒日亥初一刻交初之气，至春分日酉时之末交二之气，至小满日申时之末交三之气，至大暑日未时之末交四之气，至秋分日午时之末交五之气，至小雪日巳时之末交终之气，所谓四六天也。盖因客运加于主运之上，主气临上客气之下，天时所以不齐，民病所由生也。

五运主病

诸风掉眩，皆属肝木。

掉，摇也，眩，昏乱旋运也，风主动故也。所以风气盛而头目眩晕者，由风木旺，必是金衰不能制木，而木复生火，风火皆属阳，多为兼化，阳主乎动，两动相搏，则为之旋转，故火本动也，焰得风，自然旋转。如春分至小满，而为二之气分，风火相搏，则多起飘风，俗谓旋风是也。四时皆有之，由五运六气，千变万化，冲荡击搏，推之无穷，安得失时而便谓之无也，但有微甚而已。人或乘车跃马，登舟环舞，其动不止，而左右迁曲，经曰曲直动摇，风之用也。眩晕而呕吐者，风热甚故也。

诸痛痒疮疡，皆属心火。

人近火气者，微热则痒，热甚则痛，附近则灼而为疮，皆火之用也。或痒痛如针轻刺者，犹飞迸火星灼之然也。痒者，美疾也。故火旺于夏，而万物蕃鲜荣美也。炙之以火，渍之以汤，而痒转甚者，微热之所使也。因而痒去者，热令皮肤宽缓，腠理开通，阳气得泄，热散而去故也。或夏月皮肤痒，而以冷水沃之不去者，寒能收敛，腠理闭密，阳气郁结，不能散越，怫热内作故也。痒得抓而解者，抓为火化，微则亦能令痒，抓令皮肤辛辣，而属金化，辛能散，故金化见而火力分解矣。或云痛为实，痒为虚，非谓虚为寒也，正谓热之微甚。或疑疮疡皆属火热，而反腐出脓水者，何也？犹谷肉菜果，热极则腐烂，而溃为汁水也，溃而腐烂，水之化

也。盖所谓五行之理，过极则胜己者反来制之，故火热过极，则反兼于水化。又如盐能固物，令不腐烂者，咸寒水化，制其火热，使不过极，安得久固也。万物皆然。

诸湿肿满，皆属脾土。

地之体也。土湿过极，则痞塞肿满，物湿亦然，故长夏属土，则庶物隆盛也。

诸气膹郁，病痿，皆属肺金。

膹谓膹满也，郁谓奔迫也，痿谓手足痿弱，无力以运动也。大抵肺主气，气为阳，阳主轻清而升，故肺居上部，病则其气膹满奔迫，不能上升。至于手足痿弱，无力运动者，由肺金本燥，燥之为病，血液衰少，不能荣养百骸故也。经曰：目得血而能视，掌得血而能握，指得血而能摄，足得血而能步。故秋金旺，则雾气蒙郁而草萎落，病之象也。萎，犹痿也。

诸寒收引，皆属肾水。

收敛引急，寒之用也，故冬寒则拘缩矣。

六气为病

风　类

诸暴强直，支痛缓戾，里急筋缩，皆属于风。厥阴风木，乃肝胆之气也。

暴，卒也，强直，坚劲也。支痛，支持也，谓坚固支持，筋挛不柔而痛也。缓，缩也，戾，乖戾也，谓筋缩里急，乖戾失常而病也。然燥金主于紧敛，短缩劲切，风木为病，反见燥金之化者，由亢则害，承乃制也。况风能胜湿而为燥也，风病热甚而成筋缓者，燥之甚也，故甚者皆兼于燥也。

热　类

诸病喘呕吐酸，暴注下迫，转筋，小便混浊，腹胀大，鼓之如鼓，痈疽疡疹，瘤气结核，吐下霍乱，瞀郁肿胀，鼻窒鼽衄，血溢血泄，淋闭，身热恶寒战栗，惊惑悲笑，谵妄，衄蔑血汗，皆属于热。少阴君火主之，乃真心小肠之气也。

喘，火气甚为夏热，衰为冬寒，故病寒则气衰而息微，病热则气盛而息粗，而为喘也。呕，胃膈热甚则为呕，火气炎上之象也。吐酸者，肝木之味也，由火盛制金，不能平木，而肝木自甚，故为酸也，如饮食热则易于酸矣。或言吐酸为寒者，误也。且如酒之味苦而辛热，能养心火，故饮之则令人色赤气粗，脉洪大而数，语涩谵妄，歌唱悲笑，喜怒如狂，冒昧健忘，烦渴呕吐，皆热症也，其吐必酸，为热明矣。况热则五味皆厚，经曰在地为化，化生五味，故五味热食，则味皆厚也。是以肝热则口酸，心热则口苦，脾热则口甘，肺热则口辛，肾热则口咸，或口淡者，胃热也。胃属土，土为万物之母，胃为五脏之本，故伤生冷坚硬之物，则令人噫醋吞酸，犹寒伤皮毛，能令阳气壅滞，而为病热也。俗医妄以为冷，主温和脾胃而复愈者，犹伤寒麻黄、桂枝药发表，令汗出而愈也。若久吐酸不已，则不宜温之，当用寒药以下之，后以凉药调之。所以中酸而不宜食油腻之物者，皆因能令气之壅塞也。暴注，卒泻也，肠胃热甚，而传化失常，火性疾速故也。下迫，里急后重也，火能燥物，能令下焦急迫也。转筋，热燥于筋而筋转也。或言转筋为寒者，误也。所谓转者，动也，阳动阴静，热证明矣，霍乱吐泻之人，必有转筋之症。大法，吐泻烦渴为热，不渴为寒，霍乱转筋而不渴者，未之有也。或曰以温汤渍之则愈，以冷水沃之则剧，何也？盖温汤能令腠理开发，热气消散，转筋即止，冷水能令腠理闭密，热气郁塞，转筋不止。世俗见温汤渍之而愈，妄疑为寒也。小便混浊，天气寒则水清洁，天气热则水混浊，如清水为汤，则自混浊也。腹胀大，鼓之如鼓，气为阳，热甚则气盛，故腹胀满也。痈，浅而大也，经曰热盛血则为痈脓也。疽，深而恶也。疡，有头小疮也。疹，浮小隐疹也。瘤气，赤瘤丹熛，热胜气也。结核，热气郁结坚硬，如果中核出，不必溃发，但令热气散，自然消也。吐下霍乱，三焦为水谷传化之道路，热气甚则传化失常，而吐泻霍乱也。或言吐泻为寒者，误矣。大法，吐泻烦渴为热，不渴为寒，或热吐泻初得之，亦有不渴者，若止则亡液，而后必渴，或寒不渴，若亡津液过多，则亦燥而渴也。大抵完谷不化而色白，吐利腥秽，澄澈清冷，小便清白不涩，身凉不渴，脉沉细而迟者，寒证也。如小儿病热吐利，乳未消而色尚白，不可便言为寒，当以饮食药物之色别之。若谷虽不化，而色变非白，小便赤黄，吐利烦渴，脉洪大而数者，热证也。盖泻白为寒，余皆为热。泻白者，肺金之色也，由寒水甚而制火，不能平金，肺金自甚，故色白也。泻青者，肝木之色也，由火盛制金，不能平木，肝木自甚，故色青也。如伤寒少阴下利清水，色纯青，仲景以大承气汤下之，为热明矣。泻黄者，脾土之色也，由火盛水衰，脾土自旺，故色黄也。泻红者，心火之色也。泻黑者，肾水之色也，由亢则害，承乃制，火热过极，反兼水化制之，故色黑也。下痢色黑者，即死。又如疮疖，皆属火热，其本一也，其标则有五焉，以其在皮肤之分，属肺金，故出白脓，以其在血脉之分，属心火，故为血疖，以其在肌肉之分，属脾土，故出黄脓，以其在筋之分，属肝木，故其脓色带苍，深至骨，属肾水，故紫黑血也。若以下痢黑者为寒，然则疮疖之出紫黑血者亦为冷欤？又如赤白痢，本湿热之相兼也，举世皆言赤痢为热、白痢为寒者，误之久矣。殊不知阴阳之道，犹权衡也，一高则必一下，一盛则必一衰，故阳盛者阴必衰，阴盛者阳必衰，自然之理也，岂有阴阳二气俱盛于肠胃，而同为赤白之痢乎！夫痢何也？盖因六七月之间，世之谷肉果菜饮啖无度，湿热大甚，人食之，感其毒气，于肠胃而化为污水，腐烂为脓血，而下赤白也。治痢之法，当以苦寒之药治之，如宋朝钱仲阳处香连丸，以治小儿之痢，深得玄理。木香苦温，黄连苦寒，苦能燥湿，寒能胜热，温能开发肠胃之郁结，愈痢多矣。

今世俗医，但以辛热姜桂之药以治诸痢，病之微者，能令肠胃开通，郁结消散，苟或一愈，病之甚者，怫热不开，痢疾转甚，轻则为小溲不通水肿之疾，重则为瞀乱之病而死矣，深可叹哉！又如妇人赤白带下之病，同乎呼痢也。盖人有十二正经脉，有奇经八脉，带脉者，奇经之一也，起于季胁，回身一周，如束带然，妇人下焦湿热太甚，津液涌溢，从带脉淋沥而下也。举世皆言白带为寒者，亦误矣。凡病此者，必头目昏眩，口苦舌干，咽嗌不利，小便赤涩，大便闭滞，脉实而数，皆热症也。治带下之法，亦以辛苦寒药为主，不可骤用燥热之药，以损人生命也。又如酒蛊而大便濡泻者，亦中湿热也。或水肿，或发黄，皆湿热也。呜呼！人既有形，不能无病，有生不能无死，然医者但当按法治之，若标本不明，阴阳不审，误投汤药，实实虚虚而死者，是谁之过欤？故曰世无良医，枉死者半，诚不诬矣。瞀，神昏而气浊也。郁，热极则腠理郁结，而气道不通也。肿胀，阳热太甚，则肿满膜胀也，如六月庶物隆盛，肿胀之象，明可见矣。鼻窒，谓鼻塞也，伤风寒于腠理，而为鼻窒，寒能收敛，阳气不通畅也。人侧卧，则下窍通利上窍反塞者，谓阳之经左右相交于鼻也。鼽，鼻出清涕也。衄，鼻出血也。血溢，血出于上窍也。血泄，血出于下窍也。淋，热客膀胱，小便涩痛也。或曰小便涩而不通为热，遗溲不禁为冷，岂知热甚客于肾部，干于足厥阴之经，廷孔郁结极甚，气液不能宣通，故痿痹而神无所用，津液渗入膀胱，而为溲也，如伤寒少阴热极则遗溲，其理明矣。世传众方，又有冷淋之说，可笑也已。及观其所制之方，还用榆皮、瞿麦苦寒之药，其说虽妄，其方乃是。由不知造化变通之理宜乎认是而作非也。学不明而欲为医，难矣哉！闭，大便涩滞也，由火盛制金，不能平木，肝木生风，风能胜湿，湿能耗液故也。身热恶寒，邪热在表而反恶寒也，故仲景治伤寒之法，以麻黄汤汗之。或曰寒在皮肤则热在骨髓，热在皮肤则寒在骨髓，此说非也。战栗，谓火热过极，反兼水化制之，故战栗而动摇也。伤寒日深，大汗欲出，必先战栗，热极故也。人恐惧而战栗者，恐则伤肾，水衰故也。惊，心卒动而不宁也。惑，疑惑而志不一也。悲，谓心血热盛，则凌肺金，金不受制，故发悲哭也。悲哭而涕泪俱出者，如火炼金，反化为水也。是以肝热盛则出泣，心热盛则出汗，脾热盛则出涎，肺热盛则出涕，肾热盛则出唾，犹夏热太盛，则林木流津也。笑，心火热盛，喜志发也。或以轻手扰人胁肋胭腋，令痒而笑者，扰乱动摇，火之化也。谵，多言也，心热神乱，则语言妄出也。妄，狂妄也，心热神昏，则目有所见也。衄衊血汗，谓鼻出黑血也。

湿 类

诸痉强直，积饮痞膈中满，吐下霍乱，体重胕肿，肉如泥，按之不起，皆属于湿。太阴湿土，乃脾胃之气也。

痉，痓也，强直，谓项强也，太阳经中湿，则令人项强，有汗者曰阴痉，仲景所谓柔痉是也，无汗者曰阳痉，仲景所谓刚痉是也。积饮，谓留饮也。痞，否也，谓气不升降也，如否卦，阳在上、阴在下，则天地闭塞矣。隔，阻滞也，肠胃湿甚，则传化失常也。中满，土位中央，湿则令人中焦满也。吐下霍乱，谓肠胃湿饮相兼故也。体重，清阳为天，浊阴为地，湿土为病，体重宜也。胕肿，湿胜于下也。肉如泥，按之不起，湿胜于身也。

火 类

诸热瞀瘛，暴瘖冒昧，躁扰狂越，骂詈惊骇，胕肿疼酸，气逆冲上，禁栗如丧神守，嚏呕，疮疡，喉痹，耳鸣及聋，呕涌溢，食不下，目昧不明，暴注胭瘛，暴病暴死，皆属于火。少阳相火，乃心包络三焦之气也。

瞀，昏也，君火化同。瘛，热令肌肉跳动也。暴瘖，卒痖也，心火热盛，上克肺金，不能发声也。冒昧，昏愦也。躁扰，谓热盛于外，手足不宁也。狂越，谓乖越礼法而失常也，经曰登高而歌，弃衣而走，骂詈不避亲疏，热极故也。骂詈，言之恶也，水数一，道近而善，火数二，道远而恶，心火热极，则发恶言也。惊骇，君火化同。胕肿，热胜于内也。疼酸，酸疼者，由火胜制金，不能平木故也。气逆冲上，火气炎上也。禁栗如丧神守，栗，战栗也，禁，冷也，丧神守，火极而似水化也。嚏，鼻中因痒而气喷，作于声也。呕、疮疡，君火化同。喉痹，热客上焦而咽嗌肿也。耳鸣，热冲听户，耳中作声也。聋，水衰火盛，气道闭塞，耳不闻声也。微则可治，久则难通。呕涌溢，食不下，胃膈热盛，火气炎上之象也。目昧不明，五脏热极，则目昏不能视物也。暴注，卒泻也，君火化同。胭瘛，惕跳而肉动也。暴病暴死，火性疾速故也，由其平日饮食衣服，性情好恶，不循其宜，而失其常，久则气变盛衰而为病也。盖因肾水衰虚，心火暴盛，水不能制之，热气怫郁，心神昏冒，则筋不用，卒倒而无所知也。若热甚至极而死，微则发过如故，俗云暗风。若血气郁结，不得宣通，郁极乃发，则一侧得通利，否者，痹而瘫痪也。

燥 类

诸涩枯涸，干劲皴揭，皆属于燥。阳明燥金，乃肺与大肠之气也。

涩，遍身涩滞，不滑泽也。枯，不荣生也。涸，不流通也。干，不滋润也。劲，不柔和也。皴揭，皮肤开裂也。皆血液病尔。

寒 类

诸病上下所出水液，澄澈清冷，癥瘕癫疝，坚痞腹满急痛，下痢清白，食已不饥，吐利腥秽，屈伸不便，厥逆禁固，皆属于寒。足太阳寒水，乃肾与膀胱之气也。

上下所出水液，澄澈清冷，如天气寒，则水自然澄清也。癥，气聚之积，或聚或散，无有常处也。瘕，血结之块，盖由女子月水沉滞，久而成瘕也。经曰：小肠移热于大肠，为虑瘕，为沉，然则血瘕亦有热者也，当以标本明之。癫疝，足厥阴经受寒，则阴肿也。坚痞腹满急痛，如水寒则冰，坚硬如地也。下痢清白，水寒则清而明白也。食已不饥，胃热能消谷，寒则不能消谷，虽已而亦不饥也。吐利腥秽，寒水甚而制火，则不能平金，肺金自盛，故水腥也。屈伸不便，厥逆禁固，谓手足蜷挛而冷也。

亢则害承乃制体用说

夫气淫太过，曰亢则害，物极而得复，则曰承乃制也。盖阴阳互藏，平气以为和，五行偏胜而为眚。轩岐法则天地，把握阴阳，人禀太极全体至理而生成者也。故《内经》所言君火之下，阴精承之，相火之下，水气承之，木气之下，金气承之，水气之下，土气承之，土气之下，木气承之者，谓土必克水，以水之子木也，承于土之下，此乃先天和平之配偶耳。经言亢则害，承乃制者，谓其亢之为害，必得受害者之子以承其胜而制之也，即子复母仇之义耳。原夫木极似金，火极似水，土极似木，金极似火，水极似土。如风木为病，掉眩甚则肢体拘挛，刚劲而不能动，动极静也。火之太过，则毁木溶金，人为渴汗。土极之病，肉胸筋惕，慢惊瘿痃之类，静极动也。金暴敛则反热，水极则冰凝如石，人病则收引癃结。时工昧知阴阳生杀之机，不究火亢则害阴金。证出战栗恶寒，当辨目之黄赤，口之干渴，二便通塞，脉之迟数，以别是是非非，庶无误人之弊。设若口燥便赤，脉不迟，纵寒战之甚，急宜清凉为当，时医辄见战栗厥逆恶寒，不谙厥深热亦深之理，径投热药，则如《伤寒赋》云：桂枝下咽，阳盛则毙。又有阴证似阳者，亦有谵言妄语，欲奔泥水，但不甚渴，便清脉迟，俗工认为阳治，《赋》亦云：承气入胃，阴盛乃亡。凡为良医者，须博理广见可也，

所以承气、解毒等汤，可治似阴之证，理中、四逆等汤，可疗似阳之急。庸常昧知亢极之变，误指附子可以治热病，凉药可以疗寒厥，殊不知有义理当然而用之也。吁！附子、承气，备为明医以救人，何其又为庸医之杀人，仁人君子，其亢则害、承乃制之理，岂容不加究此心哉！且如杂症，木亢则害其土也，土受木之克害，则不善食，木曰曲直，曲直作酸，故为膈噎中满等症生焉。其所承于木之下者，肺金也，土之子。缘肺金主气，气属阳，阳行健，其播敷运化，气之力也。肺金大肠，职司传送，今夫木之亢也，则侮金而害土，必当扶土之子，金气之壮，则能制其木之过，所以法当资益肺金之气，则木可平，而土可保矣。俗夫反以耗气散气之药，则土益衰而木愈克，可胜惜哉！又如火亢则害其肺金，金受火克之极，病则恶寒战栗，而发晚热咳渴，直俟夜半之后，气血传过肺经，得微汗方解，此系承乃制之义也，苟不扶水以济金，即元气日索矣，法当培其阴精真水，以御君相二火之暴，则恶寒退而潮热减，自汗而凉，正气回也。人或以辛甘之剂兼以解散疗之，则精液愈涸而真精愈竭，则虚其虚也。余可类推。人身安危之机，在于阴阳互藏以为和，否则五行更胜，克害而生病也，故经曰：气之胜者，则薄其所不胜，而害其所能胜。嗟夫！亢之所以为害，责在承之不足而起之也，确乎论欤！致中和以全生者，良医也。《大易》曰：造物不致终穷，其久病有待时令迁转而承乃制，而自愈矣。如伤寒，待日期传过而凉者，即承乃制而痊也，此造物化工之妙耳。僻处乏医，则从《汉书》有云：不药当中医可也，与其亢则害、承乃制之说，略乎论次。

医　论

扁鹊论医，病有六不治：骄恣不论于理，一不治也；轻身重财，二不治也；衣食不能适，三不治也；阴阳并，脏气不定，四不治

也；形羸不能服药，五不治也；信巫不信医，六不治也。云林子曰：越人之论，一、三、四、五、六是矣，二则于予心有未适然者。何也？轻者，彼轻也，重者，彼重也，彼轻而我重之，则彼之生，可治矣，不然，彼以一音而丧生，固病者之不智，予以一音而不治，亦医者之不仁。噫！古之神医，于此意犹存，则世医可知矣。

本草门

药　论

夫药者，天地间之万物也。昔古神农，悯苍生之疾苦，格物理之精微，其用心可为仁矣。故本草药品虽多，然其味不过五，乃甘、辛、咸、苦、酸也，而其性不过六，温、凉、补、泻、升、降者也，且甘辛温补升者阳也，苦咸凉泻降者阴也，淡渗泄而属阳，酸性阳而味阴。故药有纯阳者，有纯阴者，有阴中之阳，有阳中之阴，有专用其气者，有独用其味者。大抵味之厚者必补，气之重者必降，味淡则泻，性轻则升。升者治在上在表之病，降者治在下在里之疾，诸寒凉者治乎血热，诸温热者治乎气郁气虚，润以濡燥，涩以收脱，又甘为诸补之原，苦为诸泻之本，辛香者亦升泄之类，酸咸者皆补降之属。所谓补者，性味各有所补，而其泻者，亦各有所泻，然补中有泻，而泻中有补。如酸入肝，生津以制燥，至苦入心，滋阴以降火，辛能温肺以退寒，咸可坚肾以御热。如欲去其邪，在使复其正，泻阳有以补阴，泻阴有以补阳，降则通，其自升，升则欲其自降。唯病有兼成，而法当合用，故方有奇偶，而药有君臣。制之以散者，散也。或成之以锭者，镇也。用汤者，荡也，取气味荡漾，而无所不至。用丸者，缓也，取气味缓达，而有所及远。汤有生熟，泻则宜生，补则宜熟。丸有大小，病在上者宜小，俱服于食后，或散末以轻调，或含丸以缓化，病在下者宜

大，俱服于食前，或服后以食压，或汤药以顿服。吞补剂于早，于未语之前，服疾药当脱衣临睡之际，郁气妙舐嚼之方，温证利丸散之功。凡用甘草者，解诸药毒，取甘以缓脾，剂投生姜者，行诸药力，取辛以开胃，故病以脾胃为主，始得以攻病之力。用酒者，欲其上达，用盐者，取其下行。丸用蜡者，柜其毒，裹用蜡者，藏其气，水丸求其速化以清利，蜜丸取其缓行以滋润。用新者，速其功，用陈者，远其毒。调脾胃之药，丸宜五谷，和气血之剂，利用醋酒炒以缓其性，泡以剖其毒。浸能滋阴，炼可助阳。但制有太过不及之弊，忌用有相反畏恶之情。有疗之于理者，有疗之以意者。又有不药之术，出乎才智之巧，如针灸、熏、熨、淋、渍之类，治六淫外病之药也。有以人事真伪之机，委屈旁求之变，动人耳目，移病者之心志，郁者散之，散者郁之，劳者逸之，静者动之，乃治七情内病之药也。致有导引运行，调乎饮食起居，存中正之心，无欺妄之忧者，乃修养之药也。故药者，非徒药物之为药，而人事所宜之间，莫不为之药也。

古有剖积吐利蛇虫鱼鳖等法，有真有假，真固能去其病，假亦可治其疾。故世之引媚淫神，符师压禳，异端虚巫，故虽出诳诱之事，亦或能解其病。但世迷而成俗，反致耽误，何其不明理之甚哉！间或有好异之士，亦乃君民邪胜之灾，实无能以治正病，反有以起其邪惑。所以天下之理，有常有变，常者人事之大义，变者异端之虚妄。如人之有邪术者，妖也，而物之有灵异者，精也，神者，清阳之所化，鬼者，阴气之所成，四者虽殊，然其变则一也。且人身之疾，有正有邪，正者，血气之本病，邪者，莫测之怪疾，如狐媚、妖惑、蛟蜮、射影、鬼魅、中恶、传尸之类也。大抵妖不胜正，而明足以通神。精乃有形之灵，畏秽浊猛厉之物，惧有毒以伤其体，故狐媚利猎犬厌恶之制也。妖乃无形之气，畏辛香清阳之药，惧有声能破其气，治鬼魅因以焚香击鼓之法也。昔古针能愈鬼，

而药可驱瘟，灸邪祟于鬼眼，知病厄于膏肓，烹白衣之丈男，毁土木之侍女。此乃前贤经验之传，以为后学治怪之则也。

药有五法

汤剂，煎成清液也。补须要熟，利不嫌生，并先较定水数，煎蚀多寡之不同耳。去暴病用之，取其易升易散，易行经络，故曰汤者荡也。治至高之分加酒煎，去湿加生姜煎，补元气加大枣煎，发散风寒加葱白煎，去膈病加蜜煎，止痛加醋煎。凡诸补汤，渣滓两剂并合，加原水数复煎，待熟饮之，亦敌一剂新药。其发表攻里二者，唯前药取效，不必煎渣也，从缓从急之不同故耳。

膏剂，熬成稠膏也。药分两虽多，水煎膏宜久，渣滓复煎数次，绞取浓汁，以熬成耳。去久病用之，取其始蚀力大，滋补胶固，故曰膏者胶也。可服之膏，或水或酒随熬，渣犹酒煮饮之，可摩之膏，或酒或醋随熬，滓宜捣敷患处，此盖尽药力也。

散剂，研成细末也。宜施制合，不堪久留，恐走泄气味，服之无效耳。去急病用之，不循经络，只去胃中及肠腑之积，故曰散者散也。气味厚者，白汤调服，气味薄者，煎熟和酒服。

丸剂，作成丸粒也。治下焦之疾者，如梧桐子大，治中焦疾者，如绿豆大，治上焦疾者，如粒米大。因病不能速去，取其舒缓，遂旋成功，故曰丸者缓也。用水丸者，或蒸饼作稀糊丸者，取其易化，而治上焦也。用稠面和丸者，或饭糊丸者，取略迟化，能达中焦也。或酒或醋丸者，取其收散之意。犯半夏、南星，欲去湿痰者，以生姜自然汁作稀糊为丸，亦取其易化也。神曲丸者，取其消食。山药糊丸者，作其涩。炼蜜丸者，取其迟化，而易循经络。蜡丸，取其难化，能固护药之味气，势力全备，直过膈而作效也。

渍酒，渍煮药酒也。药须细锉，绢袋盛之，入酒，罐密封，如常法煮熟，地埋日久，气烈味浓，早晚频吞，经络速达，或攻或补，并著奇功。滓滤出，曝干，捣末，别渍，力虽稍缓，服亦益人，为散亦佳，切勿倾弃。补虚损证，宜少饮，缓取效。攻风湿证，宜多饮，速取效。

凡丸药用蜜，每药末一斤，则用蜜十二两，文火煎炼，掠去沸沫，令色黄，滴水成珠为度，再加清水四两和匀，如此丸庶可曝干，经久不坏。或用重汤熬炼成珠，尤妙。

药性歌括共四百味

诸药之性，各有奇功，温凉寒热，补泻宜通。君臣佐使，运用于衷，相反畏恶，立见吉凶。

人参味甘，大补元气，止渴生津，调营养卫。去芦用。反藜芦。

黄芪性温，收汗固表，托疮生肌，气虚莫少。绵软如箭杆者。疮疡生用。补虚蜜水炒用。

白术甘温，健脾强胃，止泻除湿，兼祛痰痞。去芦，淘米泔水洗，薄切，晒干，或陈东壁土炒。

茯苓味淡，渗湿利窍，白化痰涎，赤通水道。去黑皮。中有赤筋，要去净，不损人目。

甘草甘温，调和诸药，灸则温中，生则泻火。一名国老，能解百毒，反甘遂、海藻、大戟、芫花。

当归甘温，生血补血，扶虚益损，逐瘀生新。酒浸，洗净切片。体肥痰盛，姜汁浸晒。身养血，尾破血，全活血。

白芍酸寒，能收能补，泻痢腹痛，虚寒勿与。有生用者，有酒炒用者。

赤芍酸寒，能泻能散，破血通经，产后勿犯。宜用生。

生地微寒，能清湿热，骨蒸烦劳，兼消瘀血。一名苄。怀庆出者，用酒洗，竹刀切片，晒干。

熟地微温，滋肾补血，益髓填精，乌须黑发。用怀庆生地黄，酒拌蒸至黑色，竹刀切片，勿犯铁器。忌萝卜、葱、蒜。用姜汁炒，除膈闷。

麦门甘寒，解渴祛烦，补心清肺，虚热自安。水浸，去心用，不令人烦。

天门甘寒，肺痿肺痈，消痰止嗽，喘热有功。水浸，去心皮。

黄连味苦，泻心除痞，清热明眸，厚肠止痢。去须，下火童便、痰火姜汁、伏火盐汤、气滞火吴黄、肝胆火猪胆、实火朴硝、虚火酒炒。

黄芩苦寒，枯泻肺火，子清大肠，湿热皆可。去皮、枯朽，或生或酒炒。

黄柏苦寒，降火滋阴，骨蒸湿热，下血堪任。去粗皮，或生或酒，或蜜或童便，或乳汁炒。一名黄蘗。

栀子性寒，解郁除烦，吐衄胃热，火降小便。生用清三焦实火，炒黑清三焦郁热，又能清曲屈之火。

连翘苦寒，能消痈毒，气聚血凝，湿热堪逐。去梗心。

石膏大寒，能泻胃火，发渴头痛，解肌立妥。或生或煅。一名解石。

滑石沉寒，滑能利窍，解渴除烦，湿热可疗。细腻洁白者佳，粗纹青黑者勿用。研末，以水飞过。

贝母微寒，止嗽化痰，肺痈肺痿，开郁除烦。去心。黄白色、轻松者佳。

大黄苦寒，实热积聚，蠲痰润燥，疏通便闭。

柴胡味苦，能泻肝火，寒热往来，疟疾均可。去芦。要北者佳。

前胡微寒，宁嗽化痰，寒热头痛，痞闷能安。去芦。要软者佳。

升麻性寒，清胃解毒，升提下陷，牙痛可逐。去须。青绿者佳。

桔梗味苦，疗咽肿痛，载药上升，开胸利壅。去芦。洁白者佳。

紫苏叶辛，风寒发表，梗下诸气，消除胀满。叶背面并紫者佳。

麻黄味辛，解表出汗，身热头痛，风寒发散。去根节，宜陈久。止汗用根。

葛根味苦，祛风发散，温疟往来，止渴解酒。白粉者佳。

薄荷味辛，最清头目，祛风化痰，骨蒸宜服。一名鸡苏。用姑苏龙脑者佳。辛香通窍而散风热。

防风甘温，能除头晕，骨节痹痛，诸风口噤。去芦。

荆芥味辛，能清头目，表汗祛风，治疮消瘀。一名假苏。用穗。又能止冷汗、虚汗。

细辛辛温，少阴头痛，利窍通关，风湿皆用。华阴者佳。反藜芦。能发少阴之汗。

羌活微温，祛风除湿，身痛头痛，舒筋活血。一名羌青。目赤亦要。

独活甘苦，颈项难舒，两足湿痹，诸风能除。一名独摇草，又名胡王使者。

知母味苦，热渴能除，骨蒸有汗，痰咳皆舒。去皮毛，生用泻胃火，酒炒泻肾火。

白芷辛温，阳明头痛，风热瘙痒，排脓通用。一名芳香。可作面脂。

藁本气温，除头巅顶，寒湿可去，风邪可屏。去芦。

香附味甘，快气开郁，止痛调经，更消宿食。即莎草根。忌铁器。

乌药辛温，心腹胀痛，小便滑数，顺气通用。一名旁其，一名天台乌。

枳实味苦，消食除痞，破积化痰，冲墙倒壁。如龙眼，色黑，陈者佳。水浸去瓤，切片，麸炒。

枳壳微温，快气宽肠，胸中气结，胀满堪尝。水浸去瓤，切片，麸炒。

白蔻辛温，能去瘴翳，益气调元，止呕和胃。去壳取仁。

青皮苦寒，能攻气滞，削坚平肝，安胃下食。水浸去瓤，切片。

陈皮甘温，顺气宽膈，留白和胃，消痰去白。温水略洗，刮去瓤。又名橘红。

苍术甘温，健脾燥湿，发汗宽中，更去瘴疫。米泔水浸透，搓去黑皮，切片炒干。

厚朴苦温，消胀泄满，痰气下利，其功不缓。要厚，如紫莹者佳，去粗皮，姜汁炒。

南星性热，能治风痰，破伤强直，风搐自安。姜汤泡透，切片用。或为末装入牛胆内，名曰牛胆南星。

半夏味辛，健脾燥湿，痰厥头痛，嗽呕堪入。一名守田。反乌头。滚水泡透，切片，姜汁炒。

藿香辛温，能止呕吐，发散风寒，霍乱为主。或用叶，或用梗，或梗叶兼用者。

槟榔味辛，破气杀虫，祛痰逐水，专除后重。如鸡心者佳。

腹皮微温，能下膈气，安胃健脾，浮肿消去。多有鸩粪毒，用黑豆汤洗净。

香薷味辛，伤暑便涩，霍乱水肿，除烦解热。陈久者佳。

扁豆微凉，转筋吐泻，下气和中，酒毒能化。微炒。

猪苓味淡，利水通淋，消肿除湿，多服损肾。削去黑皮，切片。

泽泻苦寒，消肿止渴，除湿通淋，阴汗自遏。去毛。

木通性寒，小肠热闭，利窍通经，最能导滞。去皮切片。

车前子寒，溺涩眼赤，小便能通，大便能实。去壳。

地骨皮寒，解肌退热，有汗骨蒸，强阴凉血。去骨。

木瓜味酸，湿肿脚气，霍乱转筋，足膝无力。酒洗。

威灵苦温，腰膝冷痛，消痰痃癖，风湿皆用。去芦酒洗。

牡丹苦寒，破血通经，血分有热，无汗骨蒸。去骨。

玄参苦寒，清无根火，消肿骨蒸，补肾亦可。紫黑者佳。反藜芦。

沙参味苦，消肿排脓，补肝益肺，退热除风。去芦。反藜芦。

丹参味苦，破积调经，生新去恶，祛除带崩。反藜芦。

苦参味苦，痈肿疮疥，下血肠风，眉脱赤癞。反藜芦。

龙胆苦寒，疗眼赤痛，下焦湿肿，肝经热烦。

五加皮寒，祛痛风痹，健步坚筋，益精止沥。此皮浸酒，轻身延寿，宁得一把五加，不用金玉满车。

防己气寒，风湿脚痛，热积膀胱，消痈散肿。

地榆沉寒，血热堪用，血痢带崩，金疮止痛。如虚寒水泻，切宜忌之。

茯神补心，善镇惊悸，恍惚健忘，兼除怒恚。去皮木。

远志气温，能驱惊悸，安神镇心，令人多记。甘草汤浸一宿，去骨，晒干。

酸枣味酸，敛汗驱烦，多眠用生，不眠用炒。去核取仁。

菖蒲性温，开心利窍，去痹除风，出声至妙。去毛。一寸九节者佳。忌铁器。

柏子味甘，补心益气，敛汗扶阳，更疗惊悸。去壳取仁。即柏仁。

益智辛温，安神益气，遗溺遗精，呕逆皆治。去壳取仁，研碎。

甘松味香，善除恶气，治体香肌，心腹痛已。

小茴性温，能除疝气，腹痛腰痛，调中暖胃。盐水炒。

大茴性辛，疝气脚气，肿痛膀胱，止呕开胃。即茴香子。

干姜味辛，表解风寒，炮苦逐冷，虚热尤堪。纸包水浸，火煨。切片慢火炒至极黑。亦有生用者。

附子辛热，性走不守，四肢厥冷，回阳有功。皮黑，头正圆，一两一枚者佳。面裹火煨，去皮脐，童便浸一宿，慢火煮，晒干密封，旋切片用。亦有该用生者。

川乌大热，搜风入骨，湿痹寒痛，破积之物。顶歪斜。制同附子。

木香微温，散滞和胃，诸风能调，行肝泻肺。形如枯木，苦口粘牙者佳。

沉香降气，暖胃追邪，通天彻地，卫气为佳。

丁香辛热，能除寒呕，心腹疼痛，温胃可晓。公丁香如钉子长，母丁香如枣核大。

砂仁性温，养胃进食，止痛安胎，通经破滞。去壳取仁。

荜澄茄辛，除胀化食，消痰止哕，能逐邪气。系嫩胡椒，青时摘取者是。

肉桂辛热，善通血脉，腹痛虚寒，温补可得。去粗皮，不见火。妊娠用要炒黑。厚者肉桂，薄者官桂。

桂枝小梗，横行手臂，止汗舒筋，治手足痹。

吴萸辛热，能调疝气，心腹寒痛，酸水能治。去梗，汤炮，微炒。

延胡气温，心腹卒痛，通经活血，跌扑血崩。即玄胡索。

薏苡味甘，专除湿痹，筋节拘挛，肺痈肺痿。一名穿谷米。去壳取仁。

肉蔻辛温，脾胃虚冷，泻利不休，功可立等。一名肉果。面包，煨熟切片，纸包，捶去油。

草蔻辛温，治寒犯胃，作痛吐呕，不食能食。建宁有淡红花，内白色子，是真的。

诃子味苦，涩肠止利，痰嗽喘急，降火敛肺。又名诃藜勒。六棱黑色者佳。火煨去核。

草果味辛，消食除胀，截疟逐痰，解瘟辟瘴。去壳取仁。

常山苦寒，截疟除痰，解伤寒热，水胀能宽。酒浸切片。

良姜性热，下气温中，转筋霍乱，酒食能攻。结实秋收，名红豆蔻，善解酒毒，余治同。

山楂味甘，磨消肉食，疗疝催疮，消膨健胃。一名糖球子，欲呼山里红。蒸，去核用。

神曲味甘，开胃进食，破积逐痰，调中下气。要六月六日制造方可用，要炒黄色。

麦芽甘温，能消宿食，心腹膨胀，行血散滞。炒。孕妇勿用，恐堕胎元。

苏子味辛，驱痰降气，止咳定喘，更润心肺。

白芥子辛，专化胁痰，疟蒸痞块，服之能安。微炒。

甘遂苦寒，破症消痰，面浮蛊胀，利水能安。反甘草。

大戟甘寒，消水利便，腹胀癥坚，其功瞑眩。反甘草。

芫花寒苦，能消胀蛊，利水泻湿，止咳痰吐。反甘草。

商陆辛甘，赤白各异，赤者消风，白利水气。一名章柳。

海藻咸寒，消瘿散疬，除胀破症，利水通闭。与海带、昆布散结溃坚功同。反甘草。

牵牛苦寒，利水消肿，蛊胀痃癖，散滞除壅。黑者属水力速，白者属金效迟，并取头末用。

葶苈辛苦，利水消肿，痰咳癥瘕，治喘肺痈。隔纸略炒。

瞿麦辛寒，专治淋病，且能堕胎，通经立应。

三棱味苦，利血消癖，气滞作痛，虚者当忌。去毛，火煅，切片，醋炒。

五灵味苦，血痢腹痛，止血用炒，行血用生。

莪术温苦，善破痃癖，止渴消瘀，通经最宜。去根，火煨，切片，醋炒。

干漆辛温，通经破瘕，追积杀虫，效如奔马。捣，炒令烟尽，生则损人伤胃。

蒲黄味苦，逐瘀止崩，补血须炒，破血用生。

苏木甘咸，能行积血，产后月经，兼治扑跌。

桃仁甘寒，能润大肠，通经破瘀，血瘕堪尝。汤浸，去皮尖，研如泥。

姜黄味辛，消痈破血，心腹结痛，下气最捷。

郁金味苦，破血生肌，血淋溺血，郁结能舒。

金银花甘，疗痈无对，未成则散，已成则溃。一名忍冬，一名鹭鸶藤，一名金钗股，一名老翁须。

漏芦性温，祛恶疮毒，补血排脓，生肌长肉。一名野兰。

蒺藜味苦，疗疮瘙痒，白癜头疮，翳除目朗。

白芨味苦，功专收敛，肿毒疮疡，外科最善。

蛇床辛苦，下气温中，恶疮疥癞，逐瘀祛风。

天麻味辛，能驱头眩，小儿惊痫，拘挛瘫痪。

白附辛温，治面百病，血痹风疮，中风痰症。

全蝎味辛，祛风痰毒，口眼㖞斜，风痫发搐。去毒。

蝉蜕甘平，消风定惊，杀疳除热，退翳侵睛。

僵蚕味咸，诸风惊痫，湿痰喉痹，疮毒瘢痕。去丝嘴炒。

蜈蚣味辛，蛇虺恶毒，止痉除邪，堕胎逐瘀。头足赤者佳。炙黄，去头足。

木鳖甘寒，能追疮毒，乳痈腰痛，消肿最速。

蜂房咸苦，惊痫瘛疭，牙疼肿毒，瘰疬肺痈。

花蛇温毒，瘫痪㖞斜，大风疥癞，诸毒称佳。两鼻孔，四撩牙，头戴二十四朵花，尾上有个佛指甲是。出蕲州者佳。

蛇蜕辟恶，能除翳膜，肠痔蛊毒，惊痫搐搦。

槐花味苦，痔漏肠风，大肠热痢，更杀蛔虫。

鼠黏子辛，能除疮毒，瘾疹风热，咽痛可逐。一名牛蒡子，一名大力子，一名恶实。

茵陈味苦，退疸除黄，泻湿利水，清热为凉。

红花辛温，最消瘀热，多则通经，少则养血。

蔓荆子苦，头痛能医，拘挛湿痹，泪眼堪除。微妙，研碎，去筋。

兜铃苦寒，能熏痔漏，定喘消痰，肺热久嗽。去隔膜。根名青木香，散气。

百合味甘，安心定胆，止嗽消浮，痈疽可唉。

秦艽微寒，除湿荣筋，肢节风痛，下血骨蒸。新好罗文者佳。

紫菀苦辛，痰喘咳逆，肺痈吐脓，寒热并济。去头。

款花甘温，理肺消痰，肺痈喘咳，补劳除烦。要嫩茸，去木。

金沸草寒，消痰止嗽，明目祛风，逐水尤妙。一名旋覆花，一名金钱花。

桑皮甘辛，止嗽定喘，泻肺火邪，其功不少。风寒新嗽生用，虚劳久嗽，蜜水炒用。去红皮。

杏仁温苦，风寒喘嗽，大肠气闭，便难切要。单仁者，泡去皮尖，麸炒入药。双仁者有毒，杀人，勿用。

乌梅酸温，收敛肺气，止渴生津，能安泻痢。

天花粉寒，止渴祛烦，排脓消毒，善除热痰。

瓜蒌仁寒，宁嗽化痰，伤寒结胸，胸渴止烦。去壳，用仁，重纸包，砖压糁之，只一度，去油用。

密蒙花甘，主能明目，虚翳青盲，服之效速。酒洗，蒸过，晒干。

菊花味甘，除热祛风，头晕目赤，收泪殊功。家园内味甘黄小者佳。去梗。

木贼味甘，益肝退翳，能止月经，更消积聚。

决明子甘，能祛肝热，目痛收泪，仍止鼻血。

犀角酸寒，化毒辟邪，解热止血，消肿毒蛇。

羚羊角寒，明目清肝，却惊解毒，神智能安。

龟甲味甘，滋阴补肾，逐瘀续筋，更医颅囟。即败龟板。

鳖甲酸平，劳嗽骨蒸，散瘀消肿，去痞

除崩。去裙，蘸醋炙黄。

海蛤味咸，清热化痰，胸痛水肿，坚软结散。

桑上寄生，风湿腰痛，安胎止崩，疮疡亦用。

火麻味甘，下乳催生，润肠通结，小水能行。微炒，砖擦去壳，取仁。

山豆根苦，疗咽肿痛，敷蛇虫伤，可救急用。俗名金锁匙。

益母草甘，女科为主，产后胎前，生新祛瘀。一名茺蔚子。

紫草苦寒，能通九窍，利水消膨，痘疹最要。

紫葳味酸，调经止痛，崩中带下，癥瘕通用。即凌霄花。

地肤子寒，去膀胱热，皮肤瘙痒，除湿甚捷。一名铁扫帚子。

楝根性寒，能追诸虫，疼痛立止，积聚立通。

樗根味苦，泻痢带崩，肠风痔漏，燥湿涩精。去粗皮，取白皮，切片，酒炒。

泽兰甘苦，痈肿能消，打扑伤损，肢体虚浮。

牙皂味辛，通关利窍，敷肿痛消，吐风痰妙。去弦子皮，用不蛀者。

芜荑味辛，驱邪杀虫，痔瘘癣疥，化食除风。火煅用。

雷丸味苦，善杀诸虫，癫痫蛊毒，治儿有功。赤者杀人，白者佳。甘草煎水泡一宿。

胡麻仁甘，疗肿恶疮，熟补虚损，筋壮力强。一名巨胜。黑者佳。

苍耳子苦，疥癣细疮，驱风湿痹，瘙痒堪尝。一名枲耳。实多小刺。

蕤仁味甘，风肿烂弦，热胀胬肉，眼泪立痊。

青葙子苦，肝脏热毒，暴发赤障，青盲可服。

谷精草辛，牙齿风痛，口疮咽痹，眼翳通用。一名戴星草。

白薇大寒，疗风治疟，人事不知，鬼邪堪却。

白蔹微寒，儿疟惊痫，女阴肿痛，痈疔可啖。

青蒿气寒，童便熬膏，虚汗盗汗，除骨蒸劳。

茅根味甘，通关逐瘀，止吐衄血，客热可去。

大小蓟苦，消肿破血，吐衄咯唾，崩漏可啜。

枇杷叶苦，偏理肺脏，吐秽不已，解酒清上。布拭去毛。

木律大寒，口齿圣药，瘰疬能治，心烦可却。一名胡桐泪。

射干味苦，逐瘀通经，喉痹口臭，痈毒堪凭。一名乌翣根。

鬼箭羽苦，通经堕胎，杀虫祛结，驱邪除怪。一名卫矛。

夏枯草苦，瘰疬瘿瘤，破癥散结，湿痹能瘳。冬至后发生，夏至时枯瘁。

卷柏味苦，癥瘕血闭，风眩痿躄，更驱鬼疰。

马鞭味甘，破血通经，癥瘕痞块，服之最灵。

鹤虱味苦，杀虫追毒，心腹卒痛，蛔虫堪逐。

白头翁温，散癥逐血，瘿疬疮疝，止痛百节。

旱莲草甘，生鬓黑发，赤痢堪止，血流可截。

慈菇辛苦，疗肿痈疽，恶疮癍疹，蛇虺并施。

榆皮味甘，通水除淋，能利关节，敷肿痛定。取里面白皮，切片，晒干。

钩藤微寒，疗儿惊痫，手足瘛疭，抽搐口眼。苗类钓钩，故曰钩藤。

豨莶味甘，追风除湿，聪耳明目，乌须黑发。蜜同酒浸，九晒，为丸服。

葵花味甘，带痢两功，赤治赤者，白治白同。

辛夷味辛，鼻塞流涕，香臭不闻，通窍

之剂。去心毛。

续随子辛，恶疮蛊毒，通经消积，不可过服。一名千金子，一名拒冬实。去皮壳，取仁，纸包，压去油。

海桐皮苦，霍乱久痢，疳䘌疥癣，牙痛亦治。

石楠藤辛，肾衰脚弱，风淫湿痹，堪为妙药。一名鬼目。女人不可久服，犯则切切思男。

鬼臼有毒，辟瘟除恶，虫毒鬼疰，风邪可却。

大青气寒，伤寒热毒，黄汗黄疸，时疫宜服。

侧柏叶苦，吐衄崩痢，能生鬓眉，除湿之剂。

槐实味苦，阴疮湿痒，五痔肿痛，止涎极莽。即槐角黑子也。

瓦楞子咸，妇人血块，男人痰癖，癥瘕可瘥。即蚶子壳。火煅，醋淬。

棕榈子苦，禁泄涩痢，带下崩中，肠风堪治。

冬葵子寒，滑胎易产，癃利小便，善通乳难。即葵菜子。

淫羊藿辛，阴起阳兴，坚筋益骨，志强力增。即仙灵脾，俗呼三枝九叶草也。

松脂味甘，滋阴补阳，驱风安脏，膏可贴疮。一名沥青。

覆盆子甘，肾损精竭，黑鬓明眸，补虚续绝。去蒂。

合欢味甘，利人心志，安脏明目，快乐无虑。即交枝树。

金樱子甘，梦遗精滑，禁止遗尿，寸白虫杀。霜后红熟，去核。

楮实味甘，壮筋明目，益气补虚，阴痿当服。

郁李仁酸，破血润燥，消肿利便，关格通导。碎核取仁，汤泡去皮，研碎。

没食子苦，益血生精，染发最妙，禁痢极灵。即无食子。

空青气寒，治眼通灵，青盲赤肿，去暗回明。

密陀僧咸，止痢医痔，能除白癜，诸疮可治。

优龙肝温，治疫安胎，吐气咳逆，心烦妙哉。取年深色变褐者佳。

石灰味辛，性烈有毒，辟虫立死，堕胎极速。

穿山甲毒，痔癖恶疮，吹奶肿痛，鬼魅潜藏。用甲锉碎，土炒成珠。

蚯蚓气寒，伤寒瘟病，大热狂言，投之立应。

蜘蛛气寒，狐疝偏痛，蛇虺咬涂，疔肿敷用。腹大黑色者佳。

蟾蜍气凉，杀疳蚀癖，瘟疫能治，疮毒可祛。

刺猬皮苦，主医五痔，阴肿疝痛，能开胃气。

蛤蚧味咸，肺痿血咯，传尸劳疰，邪魅可却。

蝼蛄味咸，治十水肿，上下左右，效不旋踵。

蜗牛味咸，口眼㖞僻，惊痫拘挛，脱肛咸治。

桑螵蛸咸，淋浊精泄，除疝腰痛，虚损莫缺。

田螺性冷，利大小便，消肿除热，醒酒立见。浊酒煮熟，挑肉食之。

象牙气平，杂物刺喉，能通小便，诸疮可瘥。

水蛭味咸，除积瘀坚，通经堕胎，折伤可痊。即马蝗蜞。

贝子味咸，解肌散结，利水消肿，目翳清洁。

蛤蜊肉冷，能止消渴，酒毒堪除，开胃顿豁。

海粉味咸，大治顽痰，妇人白带，咸能软坚。即海石。火煅研。如无以蚧粉代之。

石蟹味咸，点睛肿翳，解蛊肿毒，催生落地。

海螵蛸咸，漏下赤白，癥瘕惊气，阴肿

可得。一名乌贼鱼骨。

无名异甘，金疮折损，去瘀止痛，生肌有准。

青礞石寒，硝煅金色，坠痰消食，神妙莫测。用焰硝同入锅内，火煅如金色者佳。

磁石味咸，专杀铁毒，若误吞针，系线即出。

花蕊石寒，善止诸血，金疮血流，产后血泄。火煅，研。

代赭石寒，下胎崩带，儿疳泻痢，惊痫鬼怪。

黑铅味甘，止呕反胃，鬼疰瘿瘤，安神定志。

银屑味辛，谵语恍惚，定志养神，镇心明目。

金屑味甘，善安魂魄，癫狂惊痫，调和血脉。

狗脊味甘，酒蒸入剂，腰背膝痛，风寒湿痹。根类金毛狗脊。

骨碎补温，折伤骨节，风血积痛，最能破血。去毛。即胡孙良姜。

茜草味甘，蛊毒吐血，经带崩漏，损伤虚热。

预知子贵，缀衣领中，遇毒声作，诛蛊杀虫。

王不留行，调经催产，除风痹痉，乳痈当啖。即剪金子花。取酒蒸，火焙干。

狼毒味辛，破积瘕癥，恶疮鼠瘘，杀毒鬼精。

藜芦味辛，最能发吐，肠澼泻痢，杀虫消蛊。取根去头。用川黄连为使，恶大黄，畏葱白，反芍药、细辛、人参、沙参、玄参、丹参、苦参，切忌同用。

蓖麻子辛，吸出滞物，涂顶肠收，涂足胎出。去壳取仁。

荜拨味辛，温中下气，疝癖阴疝，霍乱泻痢。

百部味甘，骨蒸劳瘵，杀疳蛔虫，久嗽功大。

京墨味辛，吐衄下血，产后崩中，止血甚捷。

黄荆子苦，善治咳逆，骨节寒热，能下肺气。又名荆实。

女贞实苦，黑发乌髭，强筋壮力，去风补虚。一名冬青子。

瓜蒂苦寒，善能吐痰，消身肿胀，并治黄疸。即北方甜瓜蒂也，一名苦丁香。散用则吐，丸用则泻。

粟壳性涩，泄痢嗽祛，劫病如神，杀人如剑。不可轻用。蜜水炒。

巴豆辛热，除胃寒积，破癥消痰，大能通利。一名江子，一名巴椒。反牵牛。去角，看证制用。

夜明砂粪，能下死胎，小儿无辜，瘰疬堪裁。一名伏翼粪，一名蝙蝠屎。

斑蝥有毒，破血通经，诸疮瘰疬，水道能行。去头翅足，米炒熟用。

蚕砂性温，湿痹瘾疹，瘫风肠鸣，消渴可饮。

胡黄连苦，治劳骨蒸，小儿疳痢，盗汗虚惊。折断一线烟出者佳。忌猪肉。

使君甘温，消疳消浊，泻痢诸虫，总能除却。微火煨，去壳取仁。

赤石脂温，保固肠胃，溃疡生肌，涩精泻痢。色赤粘舌为良。火煅，醋淬，研碎。

青黛咸寒，能平肝木，惊痫疳痢，兼除热毒。即靛花。

阿胶甘温，止咳脓血，吐血胎崩，虚羸可啜。要阿井者佳。蛤粉炒成珠。

白矾味酸，化痰解毒，治症多能，难以尽述。火煅过名枯矾。

五倍苦酸，疗齿疳罿，痔痢疮脓，兼除风热。一名文蛤，一名百虫仓。百药煎即此造成。

玄明粉辛，能蠲宿垢，化积消痰，诸热可疗。用朴硝以萝卜同制过者是。

通草味甘，善治膀胱，消痈散肿，能医乳房。

枸杞甘温，添精补髓，明目祛风，阴兴阳起。紫熟味甘膏润者佳。去根蒂。

黄精味甘，能安脏腑，五劳七伤，此药大补。与钩吻略同，切勿误用。洗净，九蒸九晒。

何首乌甘，添精种子，黑发悦颜，长生不死。赤白兼用。泔浸，过一宿捣碎。

五味酸温，生津止渴，久嗽虚劳，金水枯竭。风寒咳嗽用南，虚损劳伤用北。去梗。

山茱性温，涩精益髓，肾虚耳鸣，腰膝痛止。酒蒸，去核取肉。其核勿用，滑精难治。

石斛味甘，却惊定志，壮骨补虚，善驱冷痹。去根。如金色者佳。

破故纸温，腰膝酸痛，兴阳固精，盐酒炒用。一名补骨脂。盐酒洗炒。

薯蓣甘温，理脾止泻，益肾补中，诸虚可治。一名山药，一名山芋。怀庆者佳。

苁蓉味甘，峻补精血，若骤用之，更动便滑。酒洗，去鳞用，除心内膜筋。

菟丝甘平，梦遗滑精，腰痛膝冷，添髓壮筋。水洗净，热酒砂罐煨烂，捣饼，晒干，合药同磨末为丸，不堪作汤。

牛膝味苦，除湿痹痿，腰膝酸痛，小便淋沥。怀庆者佳。去芦酒洗。

巴戟辛甘，大补虚损，精滑梦遗，强筋固本。肉厚连珠者佳。酒浸过宿，捶去骨，晒干。俗名二蔓草。

仙茅味辛，腰足挛痹，虚损劳伤，阳道兴起。咀，禁铁器，制米泔。十斤乳石，不及一斤仙茅。

牡蛎微寒，涩精止汗，带崩胁痛，老痰祛散。左顾大者佳。火煅红，研。

楝子苦寒，膀胱疝气，中湿伤寒，利水之剂。即金铃子。酒浸，蒸，去皮核。

萆薢甘苦，风寒湿痹，腰痛冷痛，添精益气。白者为佳。酒浸切片。

寄生甘苦，腰痛顽麻，续筋壮骨，风湿尤佳。要桑寄生。

续断味辛，接骨续筋，跌仆折伤，且固遗精。酒洗切片。如鸡脚者佳。

龙骨味甘，梦遗精泄，崩带肠痈，惊痫风热。火煅。

人之头发，补阴甚捷，吐衄血晕，风惊痫热。一名血余。

天灵盖咸，传尸劳瘵，温疟血崩，投之立瘥。即人脑盖是也。烧灰存性。

雀卵气温，善扶阳痿，可致坚强，当能固闭。

鹿茸甘温，益气滋阴，泄精尿血，崩带堪任。燎去毛，或酒或酥炙令脆。

鹿角胶温，吐衄虚羸，跌仆伤损，崩带安胎。

腽肭脐热，补益元阳，驱邪辟鬼，疝癖劳伤。酒浸，微火炙令香。

紫河车甘，疗诸虚损，劳瘵骨蒸，滋培根本。一名混沌皮，一名混元衣，即胞衣也。长流水洗净，或新瓦烘干，或用甑蒸烂。忌铁器。

枫香味辛，外科要药，瘙疮瘾疹，齿痛亦可。一名白胶香。

檀香味辛，升胃进食，霍乱腹痛，中恶鬼气。

安息香辛，辟邪驱恶，逐鬼消蛊，鬼胎能落。黑黄色。烧香鬼惧，神效。

苏合香甘，诛恶杀鬼，蛊毒痫痉，梦魇能起。

熊胆味苦，热蒸黄疸，恶疮虫痔，五疳惊痫。

硇砂有毒，溃痈烂肉，除翳生肌，破癥消毒。水飞去土石。生用败肉，火煅可用。

硼砂味辛，疗喉肿痛，膈上热痰，噙化立中。大块光莹者佳。

朱砂味甘，镇心养神，祛邪杀鬼，定魄安魂。生饵无害，炼服杀人。

硫黄性热，扫除疥疮，壮阳逐冷，寒邪敢当。

龙脑味辛，目痛头痹，狂躁妄语，真为良剂。即冰片。

芦荟气寒，杀虫消疳，癫痫惊搐，服之即安。俗名象胆。

天竺黄甘，急慢惊风，镇心解热，驱邪

有功。出天竺国。

麝香辛温，善通关窍，伐鬼安惊，解毒甚妙。不见火。

乳香辛苦，疗诸恶疮，生肌止痛，心腹尤良。去砂石用，灯心同研。

没药温平，治疮止痛，跌打损伤，破血通用。

阿魏性温，除癥破结，却鬼杀虫，传尸可灭。

水银性寒，治疥杀虫，断绝胎孕，催生立通。

轻粉性燥，外科要药，杨梅诸毒，杀虫可托。

灵砂性温，能通血脉，杀鬼辟邪，安魂定魄。系水银、硫黄水火炼成形者。

砒霜大毒，风痰可吐，截疟除哮，能消沉痼。一名人言，一名信。所畏绿豆、冷水、米醋、羊肉，误中毒，服其中一味即解。

雄黄甘辛，辟邪解毒，更治蛇虺，喉风□肉。

珍珠气寒，镇惊除痫，开聋磨翳，止渴坠痰。未钻者，研如粉。

牛黄味苦，大治风痰，定魄安魂，惊痫灵丹。

琥珀味甘，安魂定魄，破瘀消症，利水通涩。拾起草芥者佳。

血竭味咸，跌仆伤损，恶毒疮痈，破血有准。一名麒麟竭。敲断有镜脸光者是。

石钟乳甘，气乃慓悍，益气固精，明目延寿。

阳起石甘，肾气乏绝，阴痿不起，其效甚捷。火煅，酒淬七次，再酒煮半日，研碎。

桑椹子甘，解金石燥，清除热渴，染须发皓。

蒲公英苦，溃坚消肿，结核能除，食毒堪用。一名黄花地丁草。

石苇味苦，通利膀胱，遗尿或淋，发背疮疡。

萹蓄味苦，疗瘙疽痔，小儿蛔虫，女人阴蚀。

赤箭味苦，原号定风，杀鬼蛊毒，除疝疗痫。即天麻苗也。

鸡内金寒，溺遗精泄，禁利漏崩，更除烦热。

鳗鲡鱼甘，劳瘵杀虫，痔漏疮疹，崩疾有功。

螃蟹味咸，散血解结，益气养筋，除胸烦热。

马肉味辛，堪强腰脊，自死老死，并弃勿食。好肉少食，宜醇酒下，无酒杀人。怀孕、痢疾、生疮者，禁食。

白鸽肉平，解诸药毒，能除疥疮，味胜猪肉。

兔肉味辛，补中益气，止渴健脾，孕妇勿食。秋冬宜啖、春夏忌食。

牛肉属土，补脾胃弱，乳养虚羸，善滋血涸。

猪肉味甘，量食补虚，动风痰物，多食虚肥。

羊肉味甘，专补虚羸，开胃补肾，不致阳痿。

雄鸡味甘，动风助火，补虚温中，血漏亦可。有风人并患骨蒸者，俱不宜食。

鸭肉散寒，补虚劳怯，消水肿胀，退惊痫热。

鲤鱼味甘，消水肿满，下气安胎，其功不缓。

鲫鱼味甘，和中补虚，理胃进食，肠□泻利。

驴肉微寒，安心解烦，能发痼疾，以动风淫。

鳝鱼味甘，益智补中，能去狐臭，善散湿风。血涂口眼㖞斜，左患涂右，右患涂左也。

白鹅肉甘，大补脏腑，最发疮毒，痼疾勿与。

犬肉性温，益气壮阳，炙食作渴，阴虚禁尝。不可与蒜同食，颇损人。

鳖肉性冷，凉血补阴，癥瘕勿食，孕妇勿侵。合鸡子食杀人，合苋菜食即生鳖瘕，切忌多食。

芡实味甘，能益精气，腰膝酸痛，皆主湿痹。一名鸡头。去壳取仁。

石莲子苦，疗噤口痢，白浊遗精，清心良剂。

藕味甘甜，解酒清热，消烦逐瘀，止吐衄血。

龙眼味甘，归脾益智，健忘怔忡，聪明广记。

莲须味甘，益肾乌髭，涩精固髓，悦颜补虚。

柿子气寒，能润心肺，止渴化痰，涩肠止痢。

石榴皮酸，能禁精漏，止利涩肠，染髭尤妙。

陈仓谷米，调和脾胃，解渴除烦，能止泻利。愈陈愈佳，黏米、陈粟米功同。

莱菔子辛，喘咳下气，倒壁冲墙，胀满消去。即萝卜子。

芥菜味辛，除邪通鼻，能利九窍，多食通气。

浆水味酸，酷热当茶，除烦消食，泻利堪夸。

砂糖味甘，润肺利中，多食损齿，湿热生虫。

饴糖味甘，和脾润肺，止渴消痰，中满休食。

麻油性冷，善解诸毒，百病能除，功难悉述。

白果甘苦，喘嗽白浊，点茶压酒，不可多嚼。一名银杏。

胡桃肉甘，补肾黑发，多食生痰，动气之物。

梨味甘酸，解酒除渴，止嗽消痰，善驱烦热。勿多食，令人寒中作泻。产妇、金疮属血虚，切忌。

榧实味甘，主疗五痔，蛊毒三虫，不可多食。

竹茹止呕，能除寒热，胃热咳哕，不寐安歇。

竹叶味甘，退热安眠，化痰定喘，止渴消烦。味淡者佳。

竹沥味甘，阴虚痰火，汗热渴烦，效如开锁。截尺余，直劈数片，两砖架起，火烘，两头流沥。每沥一盏，姜汁二匙。

莱菔根甘，下气消谷，痰癖咳嗽，兼解面毒。俗云萝卜。

灯草味甘，能利小水，癃闭成淋，湿肿为最。

艾叶温平，驱邪逐鬼，漏血安胎，心痛即愈。宜陈久者佳。揉烂醋浸炒之。

绿豆气寒，能解百毒，止渴除烦，诸热可服。

川椒辛热，祛邪逐毒，明目杀虫，温而不猛。去目，微炒。

胡椒味辛，心腹冷痛，下气温中，跌仆堪用。

石蜜甘平，入药炼熟，益气补中，润燥解毒。

马齿苋寒，青盲白翳，利便杀虫，癥痛咸治。

葱白辛温，发表出汗，伤寒头痛，肿痛皆散。忌与蜜同食。

胡荽味辛，上止头痛，内消谷食，痘疹发生。

韭味辛温，祛除胃热，汁清血瘀，子医梦泄。

大蒜辛温，化肉消谷，解毒败痈，多用伤目。

食盐味咸，能吐中痰，心腹卒痛，过多损颜。

茶茗性苦，热渴能济，上清头目，下消食气。

酒通血脉，消愁遣兴，少饮壮神，过多损命。用无灰酒。凡煎药入酒，药热方入。

醋消肿毒，积瘕可去，产后金疮，血晕皆治。一名苦酒。用味酸者。

乌梅味酸，除烦解渴，霍疟泻痢，止嗽劳热。去核用。

淡豆豉寒，能除懊忱，伤寒头痛，兼理

瘴气。用江西淡豉，黑豆造者。

莲子味甘，健脾理胃，止泻涩精，清心养气。食不去心，恐成卒暴霍乱。

大枣味甘，调和百药，益气养脾，中满休嚼。

人乳味甘，补阴益阳，悦颜明目，羸劣仙方。要壮盛妇人香浓者佳，病妇勿用。

童便味凉，打仆瘀血，虚劳骨蒸，热嗽尤捷。一名回阳汤，一名轮回酒，一名还元汤。要七八岁儿清白者佳，赤黄者不可用。

生姜性温，通畅神明，痰嗽呕吐，开胃极灵。去皮即热，留皮即冷。

药共四百，精制不同，生熟新久，炮煅炙烘，汤丸膏散，各起疲癃。合宜而用，乃是良工。

云林歌括，可以训蒙，略陈梗概，以候明公，再加斫削，济世无穷。

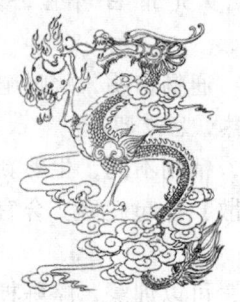# 寿世保元　卷二

中风

脉微而数，中风使然。风邪中人，六脉多沉伏，亦有脉随气奔，指下洪盛者。夹寒则脉带浮迟，夹暑则脉虚，夹湿则脉浮涩。大法浮迟者吉，急疾大数者凶。

风者，百病之长也，即《内经》所谓偏枯、风痱、风懿、风痹是也，而有中腑、中脏、中血脉、中经络之分焉。夫中腑者为在表，中脏者为在里，中血脉、中经络俱为在中。在表者宜微汗，在里者宜微下，在中者宜调营。中腑者，多着四肢，手足拘急不仁，恶风寒，为在表也，其治多易，用疏风汤之类。中脏者，多滞九窍，唇缓失音，耳聋目瞽，二便闭涩，为在里也，其治多难，用滋润汤之类。中血脉者，外无六经之形证，内无便溺之阻隔，肢不能举，口不能言，为在中也，用养荣汤之类。中经络者，则口眼㖞斜，亦在中也，用复正汤之类。其间又有血气之分焉。血虚而中者，由阴血虚而贼风袭之，则左半身不遂，用四物汤，加钩藤、竹沥、姜汁，以补血之剂为主。气虚而中者，由元气虚而贼风袭之，则右半身不遂，用六君子汤，加钩藤、竹沥、姜汁，以补气之剂为主。气血俱虚而中者，则左右手足皆不遂，用八珍汤，加钩藤、竹沥、姜汁，或用上池饮，乃治诸风左瘫右痪之神方也。然则类中风者，如中寒、中暑、中湿、中火、中气、食厥、劳伤、房劳等症。如中于寒者，谓冬月卒中寒气，昏冒口噤，肢挛恶寒，脉浮紧也，用理中汤之类。中于暑者，谓夏月卒暴炎暑，昏冒痿厥，吐泻喘满，用十味香薷饮之类。中于湿者，乃丹溪所谓东南之人，多因湿土生痰，痰生热，热生风也，用清燥汤之类，加竹沥、姜汁。中于火者，河间所谓肝木之风内中，六淫之邪外侵，良由五志过极，火盛水衰，气热怫郁，昏冒而卒仆也，用六味地黄丸、四君子汤之类。内有恚怒伤肝，火动上炎者，用小柴胡汤之类。中于气者，由七情过极，气厥昏冒，或牙关紧闭，用苏合香丸或藿香正气散之类。若误作风治者，死也。食厥者，过于饮食，胃气自伤，不能运化，故昏冒也，用六君子汤加木香之类。劳伤者，过于劳役，耗损元气，脾胃虚衰，不任风寒，故昏冒也，用补中益气汤之类，伤于房劳者，用肾虚精耗，气不归元，故昏冒也，用六味地黄丸之类。此皆类中风也，盖《内经》主于风，河间主于火，东垣主于气，丹溪主于湿，而为暴病暴死之证。类中风，非真中风也，治者审之。有卒中昏冒，口眼㖞斜，痰气上壅，咽喉有声，六脉沉伏，此真气虚而风邪所乘，用三生饮一两，加人参一两，煎服即苏。若遗尿手撒，口开鼻鼾者不治。用前药亦有得生者，是乃行经络祛寒痰之药，有斩关夺旗之功。每服必用人参两许，以祛其邪而补助真气，否则不收效矣。有因虚火与湿，痰涎壅盛，口眼㖞斜，不能言语，牙关紧闭，昏倒不知人事，将病人足大指中间半甲半肉上并人中各重掐一下至体，即用夺命通关散搐鼻。候有嚏可治，无嚏不治。如牙噤不开，用乌梅肉揉和南星、

细辛末，以中指蘸药擦牙，自开，随以蜜汤调夺命通关散二匙，即吐其痰，以通经络，亦上涌意也。得嚏气转，即进摄生饮或清热导痰汤之类，皆效。人事稍醒，关节动活，且先以理气为急。中后气未尽顺，痰未尽消，调理之剂，唯当以藿香正气散，加南星、木香、当归、防风，一二剂后，次随证而调之。予观古人之方，多用攻击之剂，施于北方风土刚劲之人，间或可也，用于南方风土柔弱之人，恐难当耳。予僭补古人之缺略，以备天下之通宜。若天地之南北，人身之虚实，固有不同，其男子、妇人，大略相似，学者当变通而治之，慎毋胶柱以调瑟也。

理中汤见中寒。

十味香薷饮见中暑。

清燥汤见痿躄。

四君子汤见补益。

小柴胡汤见伤寒。

藿香正气散见霍乱。

苏合香丸见诸气。

中风恶证

夫口开者心气绝，遗尿者肾气绝，鼻鼾者肺气绝，手撒者脾气绝。及发直吐沫，睛如直视，声如鼾睡者，不治之证也。及筋枯不活，举动则筋痛，是无血以滋养其筋故也。面赤如妆，环口黧黑，汗缀如珠，不治之证也。

一论中风、中气，痰厥，不省人事，牙关紧急，汤水不下，宜：

夺命通关散

皂角如猪牙者去皮弦二两。用生白矾一两，以苎布包，入水与牙皂同煮化去帛再煮，令干取出，晒干为末 辽细辛去土叶为末，五钱

上合匀，每遇痰厥或喉闭，不省人事者，先以少许吹鼻。候有嚏可治，无嚏不可治。却用蜜汤调服二匙，即吐痰。不吐，再服。一方用半夏为末，少许吹鼻，即效。

一治牙噤不开，用乌梅肉揉和南星、细辛末，以中指蘸药擦牙，自开。

一治中风痰厥，不省人事者，用巴豆去壳，纸包，槌油在纸上，将麝少许入纸卷作筒，油浸透，烧烟，吹灭，熏鼻。

一治中风不语，或倒地不省人事，及左瘫右痪，口眼㖞斜，须以诸药末服之。先用真麝香三分，为细末，加麻油三两，搅匀，将病人口撬开灌下，通其关窍，即便苏醒。

一论卒中，不问中风、中寒、中暑、中湿及痰饮、气厥之类，不省人事，初作，用此服方。

摄生饮

南星湿纸煨，一钱五分 半夏汤泡，一钱五分 木香一钱五分 苍术生，一钱 辽细辛一钱 石菖蒲一钱 甘草生，一钱

上锉一剂，生姜七片，水煎温服。痰盛加全蝎（炙）二枚。仍先用通关散吹鼻。

一论中风，痰涎壅盛，不能言语，不省人事，牙关紧急，有火、有痰、有气，或面赤身热，手足温暖，脉紧盛，宜服此方。

清热导痰汤

黄连八分 黄芩二钱 瓜蒌仁四钱，去壳 枳实二钱，麸炒 桔梗八分 白术一钱五分，去芦 白茯苓三钱，去皮 陈皮二钱，去白 半夏二钱 南星二钱 人参三钱 甘草八分

上锉一剂，生姜三片、枣一枚，水煎熟，入竹沥、姜汁同服。一方加防风、白附子，尤效。

一论中风昏冒，不知人事，口眼㖞斜，半身不遂，咽喉作声，痰气上壅，无问外感风寒、内伤喜怒，或六脉沉伏，或指下浮盛，并宜服之，兼治痰厥、食厥及气虚眩晕，证属虚寒者，宜服：

三生饮

南星生，五钱 川乌去皮尖，生，一钱 大附子去皮尖，生，一钱 木香一钱半

上锉一剂，生姜十片，水煎温服。气虚之人，虚弱之甚，加人参一两。如气盛人，只用南星五钱、木香一钱、生姜十四片，水煎服，名星香散。

一论中风，卒然倒仆，牙关紧急，不省

人事，并解上膈壅热，痰涎不利，咽喉肿闭，一应热毒，又能消食化气，兼治食疟，取积下热，并缠喉风、卒死，心头犹温，灌起立苏，雄黄解毒丸，方见小儿通治。壮盛之人暂服。

一论中风、暗风、痰厥、气厥，不省人事，宜服：

牛黄紫金丹

牛黄三分　朱砂二分　阿芙蓉一钱　沉香一钱　冰片三分　广木香五分　麝香二分

上为细末，人乳为丸四十数，阴干，每服一丸，梨汁送下。如无梨汁，薄荷汤研化灌下，立苏。

一论初中风邪，四肢麻痹，骨节疼痛，手中瘫痪，语言謇涩，宜服此方。

乌药顺气散

乌药　陈皮各二钱　麻黄去节　川芎　白芷　桔梗　枳壳麸炒，各一钱　僵蚕炒　干姜各五分，炮　甘草炙，三分

上锉一剂，姜、枣煎服。口眼㖞斜加姜炒黄连、羌活、防风、荆芥、竹沥、姜汁。左瘫右痪加天麻、当归。皮肤燥痒加蝉退、薄荷。

一论风中腑者，多着四肢，手足拘急不仁，面加五色，恶风寒，为在表也，宜用此方。

疏风汤

当归　川芎　白茯苓去皮　陈皮　半夏姜炒　乌药　香附　白芷　羌活　防风各八分　麻黄五分　甘草　细辛各二分

上锉一剂，生姜三片，水煎热服。

一论风中脏者，多滞九窍，唇缓失音，耳聋鼻塞，目瞀，二便闭涩，为在里也，宜服此方。

滋肠汤

当归　生地黄　枳壳去穰　厚朴姜炒　槟榔　大黄　火麻仁　杏仁去皮，各二钱　羌活七分　红花三分

上锉一剂，水煎，空心温服。

一论中风，一切风热，大便闭结，小便赤涩，头面生疮，眼目赤痛，或热极生风，舌强口噤，或鼻生紫赤，风刺瘾疹，而为肺风，或成风疠而世呼为大风，或肠风而为痔漏，或肠郁而为诸热，谵妄惊狂，并皆治之。

防风通圣散

防风　当归　川芎　白芍　连翘　薄荷　麻黄各四分　石膏　桔梗　黄芩各八分　白术　栀子　荆芥各三分　滑石二钱四分　大黄　芒硝各四分　甘草一钱

上锉一剂，生姜煎服。自利，去硝、黄。自汗，去麻黄。解利四时伤寒两感，每一两加益元散一两、葱白十根、豆豉一撮、生姜五片，水煎热服。

一论风中血脉者，外无六经之形证，内无便溺之阻隔，肢不能举，口不能言，为在中也，宜服此方。

养荣汤

当归三钱，酒洗　川芎一钱五分　生地黄四钱　白芍二钱，酒炒　麦门冬三钱，去心　远志八分，甘草汤泡，去心　石菖蒲一钱，去毛　南星二两，姜制　半夏二钱，姜制　陈皮一钱五分　白茯苓三钱，去皮　枳实二钱，麸炒　乌药一钱　黄连八分，姜炒　防风一钱五分　羌活二钱　秦艽二钱　甘草八分

上加竹茹一团，生姜三片，水煎服。

一治中风瘫痪，舌謇不语，并失音不能言语，用此方。

转舌膏

连翘一两　栀子五钱　黄芩酒炒，五钱　薄荷一两　桔梗五钱　大黄酒蒸，五钱　玄明粉五钱　防风五钱　川芎三钱　远志甘草汤泡，一两　石菖蒲六钱　甘草五钱　犀角二钱　柿霜一两　牛黄五钱　琥珀一钱　珍珠一钱

上为细末，炼蜜为丸，如弹子大，朱砂五钱为衣，每服一丸，细嚼，薄荷汤送下，食后临卧服。

一治中风失音，用韭菜汁灌之，或用白僵蚕末，酒调服。

一治舌大，不能言语。

青黛三分　冰片三分　硼砂二钱　牛黄三

分　南薄荷叶三钱

上为细末，先以蜜水洗舌上，后以姜汁擦之，将药蜜水调稀，搽舌上。

一治中风不语，痰迷心窍，舌不能言。

南星一两　防风五钱

上为细末，面糊为丸，如梧桐子大，每服五十丸，姜汤送下。

一治中风，卒不得语，以苦酒煮白芥子敷颈周，以帛包之，一日一夕即瘥。

一治中风，喑哑不能言。

大黄一两　芒硝二两　当归二两　甘草五钱

上锉，水煎服。泻下后，用四物汤，加僵蚕一两，作二服服之。

一治肾气虚弱，舌喑不能言，足痿不能行。

地黄饮子

熟地黄四钱　巴戟三钱，去心　石枣三钱，酒蒸去核　肉苁蓉三钱，酒洗　薄荷八分　石斛三钱　大附子八分，泡　五味子三分　白茯苓三钱，去皮　石菖蒲一钱　远志八分，甘草水泡，去心　官桂八分　麦门冬三钱，去心

上锉，生姜、枣子，水煎温服。

一论风中经络，则口眼㖞斜也，宜此方。

复正汤

防风一钱　荆芥一钱　细辛八分　黄芩二钱　乌药二钱　天麻二钱　当归三钱，酒洗　白芍二钱，酒炒　川芎一钱五分　白术一钱五分，去芦　陈皮一钱五分，去白　半夏二钱　枳壳一钱，去穰，麸炒　白芷八分　桔梗八分　僵蚕三钱　甘草八分　白茯苓二钱，去皮

上锉，生姜煎服。

一治口眼㖞斜，及手足顽麻。

苍术米泔炒，一两半　陈皮三两　南星一两五钱　半夏二两五钱　白茯苓二两五钱　防风一两五钱　羌活六钱　天麻三两五钱　白僵蚕一两　大川乌炮，六钱　粉草六钱

上锉，生姜三片，水煎，临服入生姜汁三匙，温服。

一治诸风，口眼歪斜。

金刀如圣散

川乌炮，二钱　草乌炮，二钱　防风一钱　川芎二钱　白芷四钱　雄黄三分　细辛二钱　苍术四钱　天麻五分　白术五分　麻黄五分

上锉细末，每服五分，临卧温酒调服。

一治中风，口眼不正，语则牵急，四肢如故，无他苦，由居处不便，因卧而邪风入耳，客于阳明之经，故令筋急不调，而口歪僻也。

皂角膏

大皂角五两，去皮子，为末，以三年米醋和成膏，左歪涂右，右㖞涂左，干，更涂之。

一方，用新矿石灰一合，以酸醋炒，调如泥，口面㖞向右，即于左边涂之，向左即于右边涂之，候正如旧，即须以水洗下，大效。

一治卒暴中风，口眼㖞斜。

天仙膏

天南星　草乌　白芨俱用大者，各一两　僵蚕七个

上为细末，姜汁调，如前涂，正便洗去。

一治口眼㖞斜。

正颜丹

白芷二两　独活二两　薄荷一两

上为细末，蜜丸如弹子大，每服一丸，细嚼，茶清下。

一论瘫痪之证，因虚而痰火流注为病，当时速治为妙。若失之于初，痰火停久便成郁，郁久便生火，火能伤气耗血，而痰犹难治矣。如疼痛，则为实，用疏通关节之药，而与脑、麝少许为引经。如不痛，则为虚，服此疏通关节之药，亦要兼服补气血药。如此攻补兼施，而瘫痪可愈矣。

一论瘫者，坦也，筋脉弛纵，坦然而不举也，痪者涣也，血气散漫，涣然而不用也。或血虚，或气虚，皆正气虚，不足之证也。

一论中风，手足软弱，不能举动，外症自汗者，虚中风也。若手足强急，口眼㖞斜，伸缩痛者，实中风也。

一论中风左瘫，左半身不遂，属血虚，乃痰火流注于左，而为左瘫也，宜后方。

一论中风右痪，右半身不遂，属气虚，乃痰火流注于右，而为右痪也，宜后方。

一论一切中风，左瘫右痪，半身不遂，口眼歪斜，语言謇涩，呵欠喷嚏，头目眩晕，筋骨时痛，头或痛，心中怔忡，痰火炽盛，此乃血气大虚，脾胃亏损，有痰，有火，有风，有湿，此总治诸风之神方也。

上池饮 即愈风润燥加人参、乌药。

人参去芦，二钱　台白术去芦，炒，一钱五分　白茯苓去皮，一钱　当归酒洗，一钱二分　川芎一钱二分　杭白芍酒炒，一钱　怀生地黄姜汁炒，一钱　熟地黄姜汁炒，一钱　南星姜汁炒，一钱　半夏姜制，一钱　陈皮盐水洗，八分　羌活六分　防风六分　天麻一钱，去油　牛膝去芦，酒洗，八分　川红花酒洗，四分　柳枝六分，寒月二分　黄芩酒炒，八分　黄柏酒炒，三分，夏月加一分　酸枣仁炒，八分　乌药四分　甘草炙，四分

上锉一剂，水煎，入竹沥、姜汁，清旦时温服。言语謇涩加石菖蒲。

一患风痰人，多有痰热，每汤药宜加竹沥、荆沥、姜汁同服，甚妙。三味和一处温服，亦可。

一论中风等证，因内伤者，非外来风邪，乃本气自病也。多因劳役过度，耗散真气，忧喜愤怒，伤其气者，而卒倒昏不知人，则为左瘫右痪、口眼㖞斜、四肢麻木、舌本强硬、语言不清等症，宜此方。

补中益气汤

黄芪蜜水炒，一钱五分　人参去芦，一钱　白术去清芦，炒，一钱　陈皮一钱　当归酒洗，一钱　柴胡去芦，五分　升麻五分　甘草炙，一钱

上锉一剂，生姜、枣子，水煎服。加酒炒黄柏三分，以滋肾水，泻阴中之伏火也，红花三分，而入心养血。中风卒倒，因劳伤者，过于劳役，耗损元气，脾胃虚弱，不任风寒，故昏冒也，宜本方。左瘫右痪，加防

风、羌活、天麻、半夏、南星、木香。语言謇涩加石菖蒲、竹沥。口眼㖞斜加姜炒黄连、羌活、防风、荆芥、竹沥、姜汁。中风痰喘，因中气虚，饮食素少，忽痰壅气喘，头摇目劄，扬手掷足，难以候脉，视其面色，黄中见青，此肝木乘脾土，依本方，加白茯苓、半夏，水煎，临熟加姜汁同服。中风，面目十指俱麻，乃气虚也，加大附子、制木香、羌活、防风、乌药、麦门冬。善饮，舌本强硬，语言不清，此脾虚湿热，加神曲、麦芽、干葛、泽泻。

一论中风等证，因房劳者，名曰内风。房劳过度，则真精暴亡，舌本欠柔，言不利也。精血一亏，即水竭而心火暴甚，肾水虚衰，不能制之，则阴虚阳实，而热气怫郁，心神昏冒，筋骨不用，而卒倒无所知也。或一肢之偏枯，或半身而不遂，或口眼之㖞斜，或言语之謇涩。悉宜此方，或汤或丸，皆可。

六味地黄丸

怀生地黄酒拌蒸一日，令极黑，晒干，八两　山茱萸酒蒸去核，取肉，四两　牡丹皮去骨，三两　怀山药四两　白茯苓去皮，三两　泽泻三两

上为细末，炼蜜为丸，如梧桐子大，每服三钱，空心盐汤任下。忌三白。兼补右尺相火，加大附子面裹火煨，去皮脐，切片，童便浸，焙干二两，官桂二两，名八味丸。

一论中风，气血衰弱，痰火上升，虚损之证，左瘫右痪，中风不语，手足臂体疼痛，步履不便，饮食少进，人乳二酒盏，壮盛妇人香甜者好。甜梨汁一酒盏，倾放银镟中或锡器内，入汤锅内炖滚热，有黄沫起开清路为度，每日五更后一服，能消痰，补诸虚，生血延寿，乃以人补人，其效无加。其中风不语，半身不遂，曾照此方治验。予尝以此乳与此黄丸兼进，屡屡获效。

一论补中益气汤、六味地黄丸二方，一治元气脾胃之虚，一治肾水真阴之弱，若病人素禀虚弱者，或患病久不愈者，或误服攻击之过者，又非外中于风二者，悉宜此二方

兼而济之，乃王道平和之剂，能收万全之功也。若病者虚寒之甚，年过四旬之外者，又当以十全大补汤、斑龙固本丹之类，专治左瘫右痪，年久不愈，大补虚寒之圣药也。

加味十全大补汤

黄芪蜜水炒　人参去芦　白术去油芦，炒　白茯苓去皮　当归酒洗　川芎　白芍酒炒　熟地黄各八分　大附子面裹煨，去皮脐　沉香　木香各三分　乌药　牛膝去芦，酒炒　杜仲去皮，酒炒　木瓜　防风去芦　羌活　独活　薏苡仁各五分　肉桂　甘草炙，各三分

上锉一剂，姜、枣煎服。

一论中风，左瘫右痪，手足不能动，舌强謇于言，与上池饮或地黄饮子兼服，神效。

健步虎潜丸

黄芪盐水炒，一两五钱　人参一两　白术去芦，二两　白茯神去皮木，一两　当归酒洗，一两五钱　白芍盐水炒，二两　生地黄酒洗，二两　熟地黄二两　甘枸杞子一两五钱　五味子五钱　虎胫骨酥炙，二两　龟板酥炙，一两五钱　牛膝去芦酒洗，二两　杜仲姜炒，二两　破故纸盐酒炒，一两半　黄柏人乳拌，盐酒炒，三两　知母同上制，二两　麦门冬去心，二两　远志甘草水泡，去心，一两　石菖蒲一两　酸枣仁炒，一两　沉香五钱　木瓜一两　薏苡仁炒，一两　羌活酒浸，二两　独活酒洗，一两　防风酒洗，一两　大附子童便浸三日，面裹煨，去皮脐，切四片，童便浸，煮干，五钱半

上为细末，炼蜜和猪脊髓五条和为丸，如梧桐子大，每服百丸，空心盐汤、温酒任下。

一论经验之方，滋补之圣药，专治诸虚百损，五劳七伤，形容羸瘦，颜色衰朽，中年阳事不举，精神短少，未至五旬，鬓发先白，并左瘫右痪，步履艰辛，脚膝酸软，小腹疝气，妇人下元虚冷，久无孕育，服之神效。

斑龙固本丹

人参去芦，二两　干山药一两　怀生地黄二两　熟地黄酒蒸，二两　天门冬去心，二两　菟丝子酒煨，捣饼，焙干，四两　山茱萸酒蒸去核，二两　巴戟酒浸去心，二两　甘枸杞子二两　麦门冬去心，一两　杜仲姜炒，二两　五味子二两　肉苁蓉酒浸，一两　牛膝酒洗，去芦，二两　远志甘草水泡，去心，一两　覆盆子二两五钱　泽泻一两　地骨皮一两五钱　老川椒一两　白茯苓去皮，二两　石菖蒲一两　车前子一两五钱　大附子面裹煨，去皮脐，切片，童便浸炒，一两　木香二两　虎胫骨酥炙，二两　柏子仁二两

上为细末，用好酒化五仁斑龙胶为丸，如梧桐子大，每服百丸，空心温酒送下。斑龙胶方见补益。服至半月，阳事雄壮。服至一月，颜如童子，目视十里，小便清滑。服至三月，白发变黑。久服神气不衰，身轻体健，可升仙位。

一治瘫痪秘方

蛤蚧一对　麻黄二两　川乌二两　草乌二两　透骨草四两　艾一把　川椒四两　白花蛇二钱　防风四两　紫花地丁一升　大盐四两　槐枝一条

上用水二桶煎，用大缸半埋在地，待水温时，坐上洗。再用水二桶煎渣，候冷时，再入热水，或一日，或一夜。临出时，有水浇顶心数次，再用芥末稀贴患处，纸绢裹，热炕上睡，汗出尽为度。忌早起，饮食就卧。甚妙。

一论仙传史国公浸酒良方：臣谨沐圣恩，叨居相职，节宜弗谨，遂染风疾，半体偏枯，手足拘挛，不堪行步。宣医诊治，良剂屡投，今越十载，全无寸效，乞归故里。广访名医，途至奉先驿，获遇异人，臣陈病状，蒙授一方。臣依方浸酒，未服之先，非人扶之不能起，及饮一升，便手能梳头，服二升，手足屈伸有力，服三升，言语舒畅，行步如故，服四升，肢体通缓，百节遂和，举步如飞，其效如神，言之不可尽述。乞赐颁行天下，使其黎庶咸臻寿域。谨录是方，随表拜进以闻。

防风去芦，一两　秦艽去芦，四两　甘枸

杞子五两　白术去芦，二两　草薢酒炙，二两　羌活一两　干茄根饭上蒸熟，八两　牛膝去芦，酒洗，二两　虎胫骨酥炙，二两　鳖甲九肋者，炙，一两　当归三两　油松节捶碎，一两　晚蚕砂炒，二两　苍耳子捶碎，四两　川杜仲姜酒炒，二两

上细锉，用好酒三十五斤，将生绢袋盛药，悬浸坛内，封固，过十四日，将坛入锅，悬空着水，煮令坛内滚响，取出，埋入土内三日，去火毒，每开坛取酒，不可以面对坛口，恐药力冲伤眼目，每饮一两钟，毋令药性断绝。忌动风之物。凡制此酒，不可煮之太过，则无效，只可尽一炷香为度。凡左瘫右痪，口眼㖞斜，四肢麻痹，筋骨疼痛，三十种风，二十四般气，无不效也。一方，加白花蛇（酒浸，去皮骨）四两，其效如神。

治偏风，手足不遂，皮肤不仁等症。

仙灵酒

仙灵脾一名淫羊藿。一斤，切碎，以生绢袋盛不渗器中，用好酒浸之，厚纸重重封固，春夏三日，秋冬五日，后开坛，随量饮之，当令醺醺，莫得大醉。合时，勿令妇人鸡犬见之。治一切冷风劳气，补腰膝，强心力，丈夫绝阳不起，女子绝阴无子，老人昏耄健忘，服之最良。

一论男妇小儿诸般风证，左瘫右痪，半身不遂，口眼歪斜，腰腿疼痛，手足顽麻，语言謇涩，行步艰难，遍身疮癣，上攻头目，耳内蝉鸣，痰涎不利，皮肤瘙痒，偏正头风，无问新旧，及破伤风，角弓反张，蛇犬咬伤，金刀所伤，出血不止，敷贴立效，痔漏脓血，痛楚难禁，服之顿愈。

千金不换刀圭散太府刘水山传。

人参　川乌　草乌二味俱用火炮，去皮脐　白茯苓去皮，各一钱五分　两头尖一钱　苍术米泔浸，二两　甘草炙，一两五钱　僵蚕炒，三钱五分　真白花蛇酒浸三日，弃酒，火炙，去皮骨　石斛酒洗，各五钱　川芎　白芷　细辛　当归酒洗　防风去芦　麻黄　藁本各二钱五分　全蝎瓦上焙干　天麻　何首乌米泔浸，忌铁

器　荆芥各二钱五分

上为细末，每服三分或五分，渐加至六七分，临卧酒调下。不饮酒者，茶亦可用。

一论治男妇血气衰败，筋骨寒冷，外感风湿，传于经络，手足麻木，遍身筋骨腰腿疼痛，久则成左瘫右痪，口眼㖞斜，诸种风气，不能步履。

仙传黑虎丹

苍术米泔浸二宿，去皮，切片　草乌洗净，去皮，切片　生姜洗净，研碎，各四两　生葱连须白叶研，二两

上四味，和一处，拌匀淹之，春五、夏三、秋七、冬十，每日一翻，拌匀，候日数足，晒干，入后药。

五灵脂　乳香　没药各一钱二分半　穿山甲炮，去灰土，五钱　自然铜火煅，醋淬七次，二钱五分

上同前药为末，好醋糊为丸，如梧桐子大，每服三十丸，空心热酒送下，间日服尤妙。妇人血海虚冷，肚腹疼痛，临卧醋汤下，只服二三十丸，不可多服，服后不可饮冷水冷物，但觉麻木为效。孕妇不宜服。

一女子，鸡爪风，十指搐搦，服之立愈。

一治手足拘挛不伸。

牙皂　木香各等分

上锉，水煎，一服立效。

一治中风，失音不语，偏风，口眼㖞斜，时吐涎水，四肢麻痹，骨间疼痛，腰膝无力，一切风湿。

豨莶丸

豨莶草，五月五日、六月六日、九月九日采者，取叶洗净晒干，入瓶中，层层洒酒，与蜜蒸之，又晒，如此九遍，为末，炼蜜为丸，如梧桐子大，每服五七十丸，温酒送下。

一人，年近四旬，忽发潮热，口干，喜饮冷水。求医，治以凉药，投之罔效。四五日，浑身沉重，不能动履，四肢强直，耳聋，谵言妄语，眼开，不省人事，六脉浮大无力。此气血脾胃亏损之极。予以十全大补汤，去芍药、地黄，加熟附子，一服，须臾，病者

齁睡痰响，人咸以为服桂、附、参、芪之误。予曰：此药病交攻，不必扰疑。又进一服，过一时许，即能转身动止。次日连进数剂，则诸病次第而潜瘳矣。此从脉不从证而治之也。

一人，因素弱，饮食起居失宜，左半身并手足不遂，汗出神昏，痰涎上壅。一医用参芪大补之剂，汗止而神思渐清，颇能动履。后不守禁，左腿自膝至足肿胀甚大，重坠如石，痛不能忍，其痰极多，肝脾肾脉洪大而数，重按则软涩。朝用补中益气，加黄柏、知母、麦门、五味，煎送地黄丸，晚用地黄丸料，加黄柏、知母，数剂，诸症悉退，但自弛禁，不能全愈耳。

一治瘫痪诸风。秦高中玄阁老曾服，奏效。

乳香三钱　没药三钱　棉花子六钱　白糖六钱

上为细末，黄酒化服，出汗。

一男子，体肥善饮，舌本强硬，言语不清，口眼㖞斜，痰气涌盛，肢体不遂。余以脾虚湿热，用六君子加葛根、山栀、神曲而痊。

一人，中风痰嗽，因中气虚，饮食数少，忽痰壅气喘，头摇目劄，扬手掷足，难以候脉，视其面色，黄中见青。此肝木乘脾土，用补中益气汤，加白茯苓、半夏，水煎，临卧加姜汁同服。

预防中风

一论中风者，俱有先兆之证。凡人如觉大拇指及次指麻木不仁，或手足少力，或肌肉蠕动者，三年内必有大风之至。经曰：肌肉蠕动，名曰微风。故手大指、次指，手太阴、阳明经，风多着此经也。当预防之，宜朝服六味地黄丸或八味丸，暮服竹沥枳术丸与搜风顺气丸。二药间服，久而久之，诸病可除，何中风之有。是以圣人治未病，而不治已病。

一论此方，专化痰清火，顺气除湿，祛眩晕，疗麻木，消酒食，开郁结，养气血，健脾胃，平常可服。

竹沥枳术丸

白术去芦，土炒　苍术米泔浸，盐水炒，各二两　木香二钱　枳实麸炒　陈皮去白　白茯苓去皮　半夏白矾、皂角、生姜煎水浸一日，煮干　南星制同上　黄连姜炒　条芩酒炒　当归酒洗　山楂去子　白芥子炒　白芍酒炒，各一两　人参五钱

上为细末，以神曲六两、姜汁一盏、竹沥一碗煮糊为丸，如梧桐子大，每服百丸，食远临卧淡姜汤送下。

一论三十六种风，七十二般气，上热下冷，腰脚疼痛，四肢无力，多睡少食，日渐羸瘦，颜色不完，恶疮下注，口苦无味，憎寒毛悚，积年癥瘕气块，丈夫阳气断绝，妇人久无嗣息，久患寒疟，呕吐泻痢，肠胃积热，以致胁间痞闷，大便结燥，小便赤涩，肠风痔漏，肢节顽麻，手足瘫痪，步履艰辛，言语謇涩，不问男子、妇人、小儿，皆可服之。

搜风顺气丸

锦纹大黄酒浸，九蒸九晒，要黑色，五两，为主　火麻仁微炒，去壳，二两　郁李仁泡去皮，二两　枳壳麸炒，二两　山茱萸酒蒸去核，二两　车前子炒，二两五钱　槟榔二两　干山药酒蒸，二两　怀牛膝去芦，酒洗，二两　菟丝子水洗净，酒煨烂，捣成饼，焙干，二两　独活一两

上为末，蜜丸如梧桐子大，每服七八十丸，茶酒任下，百无所忌，早晚各一服。觉脏腑微动，以羊肚肺羹补之。久患肠风便血，服之除根。瘫痪语涩，服之平复。酒后能进一服，宿酒尽消。中年之后之人，过用厚味酒肉，多有痰火，且不能远房事，往往致阴虚火动，动则生风，所谓一水不能胜五火也，故以此方疏风降火为主。不论年高、气弱、雄壮、妇人，并皆治之。孕妇勿服。

伤 寒

脉阳浮而阴弱，谓之伤风。邪在六经，俱弦，加之阳浮，卫中风也。阴弱，营气弱也。风伤阳，故浮虚。

脉浮紧而无汗，谓之伤寒。寒伤营，营实卫虚，阳脉紧。邪在上焦，主无汗。

脉浮，头项痛，腰脊强，病在太阳。

脉长，身热鼻干，目痛，不得卧，病在阳明。

脉弦，胸胁痛，耳聋，往来寒热，病在少阳。

脉沉细，咽干，腹满自利，病在太阴。

脉微缓，口燥舌干而渴，病在少阴。

脉沉涩，烦满囊缩，病在厥阴。

脉阴阳俱盛，重感于寒而紧涩，变为温疟。阴阳紧盛，伤寒之脉，前病热未已，复感于寒也。

脉阳洪数，阴实大太过，湿热相合，变为湿毒。洪数大皆热，两热相合也。

脉阳濡弱，阴弦紧，更遇湿气，变为瘟疫。

病发热，脉沉细，表得太阳，名曰痉病。

脉阳浮而滑，阴濡而弱，更遇于风，变为风温。阳脉浮滑，阴脉濡弱，皆风脉也。前脉未除，风木乘热也。

病太阳，关节疼痛而烦，脉沉细，名曰湿痹。

病太阳，身热疼痛，脉微弱弦芤，名曰中暍。

若发汗已，身灼然热，名曰风温。风温为病，脉阴阳俱浮，自汗出，身重，多眠睡，鼾，语难。更被下者，小便不利。若被火者，微发黄色，剧者则惊痫，时瘛疭，色如火熏，则死矣。

脉沉细而疾，身凉，四肢冷，烦躁，不欲饮水，狂闷，名曰阳厥。伤寒热盛，脉浮而大者生，沉小者死。已汗，沉小者生，大者死。

脉 歌

伤寒伤风何以判，寒脉紧涩风浮缓，伤寒恶寒风恶风，伤风自汗寒无汗。阳属膀胱并胃胆，阴居脾肾更连肝。浮长弦细沉微缓，脉证先将表里看。阴病见阳脉者生，阳病见阴脉者死。

伤寒总论

夫伤寒者，乃大病也，生死反掌之间，要随机应变而治之也。盖伤寒，发热恶寒，腰痛脊强，则知病在太阳经也。身热，目痛，鼻干，不得眠，则知病在阳明经也。胸胁痛，耳聋，口苦舌干，往来寒热而呕，则知病在少阳经也。腹满咽干，手足自温，或自利不渴，或腹满时痛，则知病在太阴经也。烦满囊缩，则知病在厥阴经也。引衣蜷卧，恶寒，或舌干口燥，则知病在少阴经也。潮热自汗，谵语发渴，不恶寒，反恶热，揭去衣被，扬手掷足，或发黄斑，狂乱，五六日不大便，则知病在阳明腑也。设若脉证不明，误用麻黄，令人汗多亡阳，误用承气，令人大便不禁，误用姜、附，令人失血发狂。正为寒凉耗其胃气，辛热损其汗液，燥热助其邪热，庸医杀人，莫此为甚。伤寒之邪，实无定体，或入阳经气分，则太阳为首，其脉必浮，轻手便得，或入阴经血分，则少阴为先，其脉必沉，重手乃得。浮而有力无力，是知表之虚实，沉而有力无力，是知里之寒热，中而有力无力，是知表里缓急。脉有浮沉虚实，证乃传变不常。治疗之法，先分表里、阴阳、虚实、寒热、标本。先病为本，次病为标。先以治其急者，此为第一义也。问证以知其外，察脉以知其内，全在活法二字，不可拘于日数。但见太阳证在，直攻太阳，但见少阴证在，直攻少阴，但见真寒，直攻真寒，但见一二症具，便作主张，不必悉具。当何如处，此为活法。若同而异者明之，似是而非者辨之，在表者汗之散之，在里者下之利之，在上者因而越之，下陷者升而举之，从乎中者和解之，直中阴经者温补之。若解表，不可攻里，日数虽多，但有表证而脉浮者，尚宜发散。此事不明，攻之为逆，经云一逆尚引日，再逆误命期。若表证解而里证存者，不可攻表，日数少，但有里热而脉沉实者，急当下之。此事不明，祸如反掌，经云邪热未除，复加燥热，如抱薪救火矣。如直中阴经，真寒证也，无热恶寒不渴，宜温补，切忌寒凉。此事不明，杀人甚速。阴证似阳证者温之，阳证似阴证者下之。阳毒者分轻重下之，阴毒者分缓急温之。阳狂者下之，阴厥者温之。湿热发黄者利之下之，血证发黄者清之下之。发斑者清之下之。谵语者下之清之。痞满者消之泻之。结胸者解之下之。太阳证似少阴者温之，少阴证似太阳者汗之。衄血者解之止之。发喘者汗之下之。咳嗽者利之解之。正伤寒者大汗之，大下之。感冒寒者，微汗之，微下之。劳力感寒者，温之散之。温热病者，微解之，大下之。此经常之大法也。有病一经，而用热药寒药之不同，如少阴证，有用白虎汤、四逆散之寒药者，少阴证有用四逆汤、真武汤之热药者。庸俗狐疑，讵能措手哉。呜呼！能察其伤寒之证名，而得其伤寒之方脉，如此亲切，乃为良医。是知寒药治少阴，乃传经里热也，热药治少阴，乃直中真寒也。辨脉定经，识证用药，真知其为表也而汗之，真知其为里热而下之，真知其为直中阴经而温之。如此而汗，如彼而下，又如彼而温，麻黄、承气，投之不差，姜附、理中，用之必当，病奚逃乎。然必须分轻重缓急，老少虚实，久病新发，妇人胎产，室女经水。大凡有临产而伤寒者，与男子伤寒治法不同，若无胎产，治亦相同。妇人室女，经水适来适断，寒热似疟者，即是热入血室，但当和解表里。久病者，过经不解，坏证也。新发者，始病也。老者血气衰，少者血气壮。缓者，病之轻也。急者，病之重也。寒药热服，热药凉服，中和之剂，温而服之。战汗分四证，要知邪正盛衰，类伤寒四证，照常例而治之也。学者宜究心焉。

伤寒金口诀

真伤寒，世罕稀，多少庸医莫能知，仲景石函节庵泄，千金不易伤寒秘。方不同，法更异，四时伤寒各有例，唯有冬月正伤寒，不与春夏秋同治，发表实表两妙方，用在三冬无别治。真伤寒，真中风，表实表虚各自中。表虚自汗脉浮缓，疏邪实表有奇功，表实无汗脉浮紧，升阳发表汗自松。背恶寒，背发热，头痛脊痛一般说，俱属太阳膀胱经，有汗无汗须分别，有汗表虚无汗实，脉浮缓紧胸中别。春夏秋，别有方，通用羌活冲和汤，春温夏热秋治湿，随时加减细斟量，病证与冬皆相似，浅深表里脉中详。脉有浮，脉有沉，半浮半沉表里停，有力无力求虚实，或温或下细推寻。更有汗吐下三法，当施当设莫停留。两感证，日双传，一日太阳少阴连，肾与膀胱脉浮大，口干头痛是真原。二日阳明与太阴，沉长之脉脾胃兼，目又痛，鼻又干，腹满自利不能安。三日少阳厥阴病，肝胆脉息见浮弦，耳聋胁痛囊蜷缩，古人不治命堪由天。今有方治两感证，见后补遗。

陶节庵，泄漏方，不问阴阳两感伤，通用冲和灵宝饮，一服两解雪浇汤。更明表里多少病，治分先后细推详。表病多，里病微，麻黄葛根汤最奇。表缓里急宜攻里，调胃承气急通之。寒中阴经口不干，身痛发热自下利，脉沉细，又无力，回阳急救汤最的。都言两感无治法，谁知先后有消息。结胸症候分轻重，双解六一二方觅。阳明证，不得眠，鼻干目痛是根源，柴葛解肌汤一剂，犹如渴急遇甘泉。耳聋胁痛半表里，柴胡双解立苏痓。腹又痛，咽又干，桂枝大黄汤可蠲。太阳发黄头有汗，茵陈当归汤独羡。无热自利是脏寒，加味理中汤最端。时行疫病身大热，六神通解须当啜。小便不利导赤饮，下焦蓄血凭斯诀。一切下证并结胸，六一顺气分明说。身有热，头无痛，面赤饮水不下咽，庸医误认为热病，岂知心火泛上炎，自是戴阳多不晓，复元汤服得安然。汗如珠，眼似火，发斑狂叫误认我，病在三焦无人识，三黄石膏汤最可。发斑之证先咳呕，耳聋足冷定无他，休发汗，愈斑斓，消斑青黛饮莫慢。劳力感寒证又异，调营养卫金不换。内伤血气外感寒，莫与伤寒一例看，身出汗，热又渴，如神白虎汤最确。食积证，类伤寒，发热不恶寒呕逆，身不痛，休疑痰，只消加味调中饮，气口紧盛休变延。小水利，大便黑，桃仁承气对君说，热邪传里蓄血证，血热自利病妥贴。吐血衄血另有方，生地芩连汤最切。阴隔阳，难遍详，阴极发厥面戴阳，欲赴井中脉无力，急救回阳返本汤。水不下咽瘀血证，加减犀角地黄汤。真中寒，真厥证，回阳救急汤连进。阳毒发斑脉洪数，三黄巨胜汤之证，原无热，精采不与人相摄，热结膀胱休误下，桂苓饮子真奇绝。心下硬痛利清水，热结利证医莫测，又谵语，又作渴，身热黄龙汤莫错。口噤摇头名痉痓，如圣饮内抽添诀。痓后昏沉百合病，柴胡百合汤休越。亡阳证，过汗多，头痛振振病不和，筋惕肉瞤虚太甚，温经益元汤最和。男女劳复阴阳易，逍遥汤治脉沉疴。脚气证，类伤寒，禁用补剂与汤丸。暑中身热寒中冷，浮风湿热脉之端，便闭呕逆难伸屈，加减续命汤保全。撮空证，仔细认，休认风证误人命，循衣摸床为证验，叉手摸胸不识人，只因肝热相伤肺，升阳散火效如神。睡觉中，忽言语，梦寐昏昏神不主，汤粥与之难吞咽，形如中酒多不举，心火克肺越经证，泻心导赤汤急取。身热渴，不头痛，神思昏昏乱语言，小水不利大便黑，误投凉药丧黄泉。病传心肺夹血证，当归活血汤最玄。夹痰证，类伤寒，寒热昏迷头又眩，涎出口中为证验，七情内损伤之根，神出舍空乱语言，加味导痰汤可安。大头病，是天行，项肿恶寒热并煎，一剂芩连消毒饮，痰火喉痹尽安痊。此是先贤千古秘，不是知音莫浪传。

出汗良法

一严冬伤寒，不得汗出，宜葱姜各半斤，煎汤一斛，倾大盆中，用小板一块，横加盆上，令患人坐卧其上蒸之，外以席被围定，露其口鼻外，可进发汗药。

一病人用大指捏住中指中节，紧捏莫放，十指俱屈，合掌，夹在两大腿中，紧紧坐住，待良久其汗自出。

一用发表药，不出汗，将苏叶煎汤，以器盛之，置于被内两膝下熏之。又法，用姜渣，绵裹，周身擦之，其汗即出。

一伤寒，连日不出汗，昏睡不省，身热语乱，此汗不得出也。用滚水一大茶壶，布包，放病人脚下踏之，一时汗自下而上，其病即愈。

一伤寒，不得汗出，用樟树白皮捣烂炒热，绢巾包，烙浑身上，一时汗出即已。

一伤寒发热，头痛身痛，用生姜、连须葱、淡豆豉等分，共捣烂为饼，搭脐上，帛紧勒，汗自出而已。王景明传。

一伤寒无汗，或日久汗不出者，用甜梨一个，生姜一块，同捣为汁，再入童便一碗，量汤煮热服之，即汗。

一伤寒单潮，发热无汗，五七日不大便，死在须臾，以桃仁承气汤，打下硬粪如石，二次即出大汗而已。后以温胆汤二剂，调理而安。

一治伤寒发热头痛，亦治感冒。

生姜一块　核桃七个，打碎连壳　葱白连须，七根　茶叶一撮

上，水三碗，煎热服，盖被出汗。

一论伤寒，昏迷不省人事，以皂荚刺燃烟入鼻，有嚏可治，无则不治，肺气上绝也。可治者，随用皂荚、半夏、生白矾各一钱五分，共为末，入姜汁调服，探吐痰去，苏醒为效。

一论汗出不止，将病人发按在水盆中；足冷于外，用炒麦麸皮、糯米粉、龙骨、牡蛎（煅），为末和匀，周身扑之，其汗自止。

伤寒诸方

一论冬月正伤寒，头痛发热恶寒，项脊

强重，脉浮紧无汗，是足太阳膀胱经表证，若头如斧劈，身似火炙者，宜此方。

升阳发表汤

麻黄一钱　杏仁三钱　桂枝一钱　川芎一钱五分　白芷二钱　羌活二钱　防风一钱五分　升麻八分　甘草一钱

上锉，姜、葱、豆豉，水煎，热服出汗。汗出药止，勿多服。

一论冬月正伤风，头痛发热恶寒，鼻塞，项脊强重，脉浮缓自汗，为表证也，此足太阳膀胱经受邪，当实表散邪。无汗者不可服。

疏邪实表汤

桂枝一钱　白术一钱五分，去芦　芍药二钱　甘草一钱　防风一钱五分　羌活二钱　川芎

上锉，生姜三片，枣二枚，水煎温服。汗不止。加黄芪蜜水炒。喘加柴胡八分、杏仁三钱。胸中饱闷，加枳壳一钱，麸炒去穰，桔梗八分。

一论春、夏、秋非时感冒暴寒，头痛发热，恶寒无汗，脊强，脉浮紧，此足太阳膀胱受邪，是表证，宜发表，不与冬时正伤寒同治法。此汤非独治三时暴寒，春可治温，夏可治热，秋可治湿，治杂病亦有神也，可代麻黄汤、桂枝汤、大青龙汤、各半汤，乃太阳经神药也。

羌活冲和汤　又名神解散

苍术泔制，一钱　羌活一钱　防风一钱五分　川芎一钱五分　白芷一钱　细辛二分　黄芩一钱　生地一钱　甘草三分

上锉，生姜、葱白，水煎，热服出汗。胸中饱闷加枳壳去穰、桔梗去芦。夏月加石膏、知母。有汗去苍术，加白术。再不止去细辛，加黄芪蜜炙。如再不止，以小柴胡汤加桂枝、芍药各一钱，名神术汤。不作汗加苏叶。

一论足阳明胃经，身热，鼻干不眠，微恶寒，头痛，眼眶痛，脉微洪，宜解肌。此属阳明经病，其正阳明腑病，别有治法。

柴葛解肌汤

柴胡八分　黄芩二钱　芍药二钱　葛根二钱　羌活二钱　石膏三钱　桔梗八分　甘草八分　白芷一钱

上锉，姜、枣煎服。本经无汗恶寒，去黄芩，加麻黄一钱。

一论足少阳胆经，耳聋胁痛，寒热，呕而口苦，脉来弦数，属半表半里，宜和解。此胆经无出入，有三禁，不可汗、下、利小便也。

柴胡双解散　即小柴胡汤是也，加茯苓、白芍

柴胡一钱　黄芩二钱　半夏二钱，汤泡　人参三钱　甘草八分　白茯苓三钱　白芍药二钱

上锉散，姜、枣煎服。呕加陈皮一钱五分、竹茹四钱、姜汁。痰多加瓜蒌三钱、贝母三钱。口干加知母一钱五分、石膏三钱。心中饱闷加桔梗三分、枳壳一钱。心下痞满加枳实二钱、黄连八分。内热甚，错语心烦，不得眠，合黄连解黄汤。小便不利，大便泄泻，合四苓散。挟热而利，加炒黄连八分、白芍二钱。

一论足太阴脾经，腹满而痛，咽干而渴，手足温，脉沉而有力，此因热邪从阳经传入阴经也。

桂枝大黄汤

桂枝一钱　大黄二钱　芍药二钱　甘草八分　枳实二钱　柴胡八分

上锉，生姜煎，临服加槟榔（磨水）二匙，入药温服。

一论伤寒，自受其寒，病直中阴经是也，初得病无热，无头痛，只有腹痛，怕寒厥冷，或下利呕吐不渴，脉沉迟无力。

加味理中汤

人参三钱　白术一钱五分　干姜一钱，炮　甘草八分　肉桂八分　陈皮一钱五分

上锉，生姜三片，水煎，临服加木香磨一匙，姜汁同服。

一论足太阴脾经腹满，身目发黄，小便不利，大便实，发渴，或头汗至颈而还，脉来沉重者，宜此方。

茵陈将军汤

茵陈　大黄　栀子　黄芩　枳实各一钱
甘草梢三分　滑石末二钱　厚朴八分

上锉，滚水煎，热服，以利为度。但头汗出，身无汗，小便不利，渴饮水浆，身目发黄，宜此药调下五苓散。

一论伤寒小水不利，小腹满，或下焦蓄热，或引饮过多，或小水短赤而涩，脉沉数者，以利小便为先。唯汗后亡津液与阳明汗多者，则以利小便为戒。

导赤饮

茯苓三钱　猪苓二钱　泽泻二钱　桂枝八分　白术一钱五分　甘草八分　滑石三钱　山栀三钱

上锉散，生姜一片、灯心十根，入盐二字调服。中湿，身目黄者加茵陈三钱。水结胸证加木通二钱、灯心十根。如小水不利，而见头汗出者，乃阳脱也。如得病，起无热，但谵语，烦躁不安，精采不与人相当，此药治之。

一论伤寒，邪热传里，大便结实，口燥咽干，怕热谵语，揭衣狂妄，扬手掷足，斑黄阳厥，潮热自汗，胸腹满硬，绕脐疼痛等症，可代大小承气、谓胃承气、三一承气、大柴胡、大陷胸等汤之神药也。谵语妄语，身当有热，脉宜洪大，反手足厥冷，脉沉细而微者，死。

六一顺气汤

柴胡八分　黄芩二钱　芍药二钱　枳实二钱　厚朴八分　大黄二钱　芒硝一钱　甘草八分

上锉散，水煎，临服入铁锈水三匙调服。

一论身热，渴而有汗不解，或经汗过，渴不解者。脉来微洪，无渴不可服。

如神白虎汤

石膏三钱　知母一钱五分　甘草八分　糯米一撮　人参二钱　麦门冬三钱　五味子四分　山栀子三钱　天花粉四钱

上锉，生姜一片、枣一枚、淡竹叶十片，同煎服。湿温证，热不退而大便溏者，依此

方加苍术一钱。

一论阳毒发斑，身黄如涂朱，眼珠如火，狂叫欲走，六脉洪数，烦渴欲死，鼻干面赤齿黄，过经不解，已成坏病，表里皆热，欲发其汗，病热不退，又复下之，大便遂频，小便不利，亦有错治温病而成此证者，又治汗下后，三焦生热，脉洪谵语，昼夜喘息，鼻时加衄，狂叫欲死者。

三黄石膏汤

黄连八分　黄芩二钱　黄柏二钱　栀子三钱　麻黄一钱　石膏三钱　豆豉二钱

上锉，生姜、细茶煎服。

一治伤寒发黄证，身口俱黄如金色，小便如浓煎柏汁，诸药不效者。

茵陈退黄散

柴胡八分　升麻八分　茵陈二钱　龙胆草二钱　木通二钱　甘草八分　滑石三钱　黄连八分　黄芩二钱　栀子三钱　黄柏一钱五分

上锉散，灯草煎服。大便实加大黄一钱。目睛黄倍龙胆草。虚弱人加人参三钱。外用生姜捣烂，时时于黄处擦之，其黄自退。

一论阳毒发斑，狂妄乱言，大渴叫喊，面赤，脉数有力，发斑发黄，大渴，大便燥实，上气喘急，舌卷囊缩者，难治。

三黄巨胜汤

石膏三钱　黄芩二钱　黄连八分　黄柏二钱　甘草八分　大黄二钱　芒硝一钱　枳实二钱

上锉，姜、枣煎服。

一论两感伤寒，头痛身热恶寒，舌干口燥，以阳先受病者，先以此汤投之。如阴先受病者，当先以六一顺气汤攻里下之。如里先下利，身体痛者，又当以回阳救急汤。

冲和灵宝饮

羌活二钱　防风一钱五分　生地黄四钱　川芎一钱五分　细辛八分　甘草八分　黄芩二钱　柴胡八分　白芷二钱　葛根二钱　石膏三钱

上锉，姜、枣煎，临服加薄荷十片，煎一沸，热服，中病即止。冬月去黄芩、石膏，

加麻黄。

一论热邪传里，热蓄膀胱，其人如狂，小水自利，大便黑，小腹满痛，身目黄，谵语燥渴，为蓄血证，脉沉有力，宜此下尽黑物则愈。未服前而血自下者为欲愈，不必服。

桃仁承气汤

桃仁八分　桂枝一钱　大黄二钱　芒硝一钱　柴胡八分　甘草八分　青皮一钱五分　枳实二钱　芍药二钱　当归三钱

上锉，姜、枣煎，临服入苏木二钱，煎二沸，热服。

一论热邪传里，里实表虚，血热不散，热气乘虚出于皮肤，而为斑也，轻如疹子，重如锦纹，重甚则斑斓皮肤，或本属阳，误投热药，或当汗不汗，当下不下，或下后未解者，皆能致此。不可发汗，重令开泄，更加斑斓也。其或大便自利，怫郁短气，燥粪不通，黑斑，主不治。凡汗下不解，耳聋足冷，烦闷咳呕，便是发斑之候。

消斑青黛饮

柴胡八分　玄参三钱　黄连三钱　知母一钱五分　石膏三钱　甘草八分　生地黄三钱　山栀子三钱　犀角五分　青黛八分　人参三钱

上锉，姜、枣煎，临熟入醋一匙服。大便实，去人参，加大黄一钱。

一论鼻血成流不止者，或热毒入胃，吐血不止者，并治。若见耳、目、口、鼻并出血者，则为上厥下竭，不治之证也。

生地芩连汤

生地黄四钱　柴胡八分　黄连八分　黄芩二钱　犀角五分，如无，以升麻代之　山栀子三钱　甘草八分　川芎一钱五分　桔梗八分　芍药二钱

上锉，枣煎，临服入捣韭汁、磨墨各一匙，调之，温服。

一论烦躁，渴欲饮水，水入不下者，属瘀血在上焦，则邪热入里也。

加减犀角地黄汤

犀角五分　生地黄三钱　当归三钱　黄连八分　苦参二钱　甘草八分　枳壳一钱　桔梗八分　赤芍二钱　红花八分　牡丹皮三钱

上锉，生姜一片，临服入藕汁二匙，如无，韭汁亦可。

一论有伤寒衄血，将解未尽，或热极及吐血不尽，医不知其证，遂用凉药之剂，止住其衄血，留结于心胸之分，故满痛而成血结胸也，用加减犀角地黄汤治之。

一论伤寒初起，无头痛，无身热，便就怕寒，四肢厥冷，或过于肘膝，或腹痛吐泻，或口吐白沫，或流冷涎，或战栗，面如刀刮，引衣蜷卧，不渴，脉沉迟无力，即是寒中阴经真寒证，不从阳经传来。

回阳救急汤

大附子八分，制　干姜八分　人参二钱　肉桂五分　半夏二钱　五味子四分　白茯苓三钱　甘草八分，炙　白术一撮，炒　陈皮一钱五分

上锉，姜、枣煎服。无脉者，加猪胆汁一匙。呕吐不止加姜汁。泄泻不止加升麻八分、黄芪二钱。呕血吐沫，或有小腹痛，加盐炒吴茱萸。

一论阴极发躁，微渴面赤，欲坐卧于泥水井中，脉沉迟无力，或脉全无欲绝者，不可服凉药。若误认为热证而用凉药，死不可复生矣。服热药而躁不止者，宜再服，躁自定矣。决不可服凉药！

回阳返本汤

大附子八分，面裹火煨，去皮脐　干姜八分，炒　甘草八分，炙　人参二钱　肉桂五分　麦门冬三钱　五味子四分　陈皮一钱五分　腊茶一钱

上锉，姜、枣煎，临服入蜜二匙，顿合服之。无脉，加猪胆汁一匙。呕者，入姜汁炒半夏二钱。

一论伤寒，瘥后，昏沉发热，渴而谵语，失神，及百合、劳复、食复等证。

柴胡百合汤

柴胡八分　人参二钱　黄芩二钱　百合三钱　知母一钱五分　茯苓三钱　芍药二钱　鳖甲三钱　甘草八分

上锉，姜、枣煎，临服入生地黄捣汁一匙，温服。

一论伤寒，重感寒湿，则成刚柔二痉，头面赤，项强直，手足搐，头摇口噤背张，与瘈疭同治法。

如圣散

羌活二钱　防风一钱五分　川芎一钱五分　白芷二钱　柴胡八分　甘草一钱　芍药二钱　当归三钱　乌药二钱　半夏二钱　黄芩二钱

上锉散，生姜三片，水煎，临服入姜汁、竹沥，温服。有汗是柔痉，加白术一钱五分、桂枝八分。无汗是刚痉，加麻黄一钱、苍术一钱五分。口噤咬牙者，大便实，用大黄利之。

一论汗下后头眩，振振欲倒地，及肉瞤筋惕，或大汗后卫虚亡阳，汗出不止，或下后利不止，脉来无力。

温经益元汤

大附子八分，制　人参二钱　白术一钱五分，去芦，炒　甘草八分，炙　白芍二钱，炒　当归三钱，酒炒　黄芪二钱，蜜炒　生地黄四钱　干姜八分　肉桂五分

上锉，姜、枣、糯米炒，水煎温服。

一论伤寒瘥后，血气未平，劳动助热，复还于经络，因与妇人交接淫欲而复发。不易有病者，谓之劳复。因交接淫欲而无病人反得病者，谓之阴阳易，予曾见舌出数寸而死者多矣，此证最难治。然瘥后发大热，昏沉错语失神，小腹绞痛，头不能举，足不能移，眼中生花，百节解散，热气冲胸，男子则阴肿，入腹刺痛，妇人则里急腰胯重，引腹内痛，此男女劳复、阴阳易也，宜服：

逍遥汤

人参三钱　知母二钱　竹青三钱　滑石三钱　生地黄四钱　柴胡八分　犀角五分　韭根

上锉，姜、枣煎，临服入烧裈裆末一钱半，调服。有汗为效，汗不出，再服。以小水利，阴头肿，即愈。如卵缩腹痛，再加黄连一钱、甘草一钱。

一论伤寒热证，叉手摸心，循衣摸床，谵语昏沉，不省人事，俗医不识，见病便为风证，因而用风药，误人多矣。殊不知肝热乘于肺金，元气虚，不能自主持，名曰撮空证。小便利者，可治，不利者，不可治。

升阳散火汤

人参二钱　当归三钱　黄芩二钱　柴胡八分　麦门冬三钱，去心　芍药二钱　白术一钱五分，去芦，炒　陈皮五分　白茯苓三钱，去心木　甘草八分

上锉，姜、枣煎，入金首饰同煎，热服。有痰加半夏二钱。大便燥实，谵语发渴，加大黄一钱。泄泻者，加升麻三分、炒白术一钱。

一论患头痛发热，项脊强，恶寒无汗，用发汗药二三剂，汗不出者，此阳虚不能作汗，名曰无阳证，宜：

再造散

黄芪二钱　熟附子八分　人参二钱　桂枝八分　白芍二钱，炒　甘草八分　细辛八分　煨生姜二片　羌活二钱　防风一钱五分　川芎一钱五分

上锉，枣一枚，水煎温服。夏月加黄芩、石膏，冬月不必加。

一论有患心下硬痛，下利纯清水，谵语发渴，身热，庸医不识此证，但见下利，便呼为漏底伤寒，而便用热药止之，就如抱薪救火，误人死者多矣。殊不知此因邪热传里，胃中燥屎结实，此利非内寒而利，乃逐日自饮汤药而利也，宜急下之，名曰结热利证，身有热者，宜用此汤。

黄龙汤

大黄二钱　芒硝一钱　枳实一钱　厚朴八分　甘草八分　人参二钱　当归三钱

上锉，姜、枣煎，再加桔梗八分，煎一沸，热服。年老气血虚者，去芒硝。

一论有患头痛身热，恶寒微渴，澉然汗出，身疼，脚腿酸痛，无力沉倦，脉空浮而无力，庸医不识，因见头痛恶寒发热，便呼为正伤寒，而大发其汗，所以轻变重，而害人者多矣。殊不知劳力内伤气血，外感寒邪，

宜甘温之剂则愈，名曰劳力伤寒证，宜服：

调营养卫汤　即补中益气汤去升麻，加川芎、羌活、防风。

黄芪二钱　人参三钱　白术二钱　陈皮一钱五分　当归三钱　柴胡八分　甘草八分

上锉，生姜、枣子、葱白煎服。内伤夹外感者，以补中益气汤八味为主，从六经所见之症，加减用之。如见太阳证，头项痛，腰脊强，加羌活一钱、藁本二钱、桂枝八分。如阳明，则身热目痛而鼻干，不得眠，加葛根一钱，倍升麻。如少阳，则胸胁痛而耳聋，加黄芩二钱、半夏二钱，倍柴胡。如太阴，则腹满而嗌干，加枳实一钱、厚朴八分。如少阴，口燥舌干，加生甘草八分、桔梗八分。如厥阴，烦满囊缩，加川芎一钱五分。如变证发斑，加葛根一钱，玄参二钱，倍升麻。内伤夹痰，加半夏、竹沥，仍入姜汁传送。

一论伤寒，渐变神昏不语，或睡中独语一二句，目赤舌焦，将水与之则咽，不与则不思，形如醉人，此邪传入心经，因心火上逼肺金，所以神昏，故名曰越经证，宜用：

泻心导赤汤

黄连八分　黄芩一钱五分　甘草八分　犀角五分　麦门冬三钱　滑石三钱　山栀三钱　茯神三钱　知母二钱　人参二钱

上锉散，姜、枣、灯心煎，临服入生地黄汁二匙。

一论有患伤寒，无头痛，无恶寒，身微热，面赤微渴，目无精光，口出无伦语，脉数无力，此汗下太过，下元虚弱，此无根虚火泛上，名曰戴阳证，宜：

复元汤

熟附子八分　甘草八分　干姜八分　人参二钱　五味子四分　麦门冬三钱　黄连八分　知母一钱五分　芍药二钱

上锉散，姜、枣、葱煎，临卧入童便三匙温服。

一论伤寒初得，证无热，狂言烦躁不安，精采不与人相当，不可认为发狂，而用下药，死者多矣。不知此因邪热结膀胱，名曰如狂

证，宜服：

桂苓饮子

猪苓二钱　泽泻二钱　桂枝八分　甘草八分　黄柏一钱五分　知母一钱五分　白术一钱五分　山栀三钱　滑石二钱

上锉，生姜、灯心二十四茎，煎服之。

一论有患无头痛，无畏寒，只发大渴，小便利，大便黑，口出无伦语，此内伤血郁肝脾之证，使人昏迷沉重错语，名曰夹血，如见鬼祟。

当归活血汤

当归三钱　赤芍二钱　甘草八分　红花八分　桂枝八分　干姜八分　枳壳八分，麸炒　柴胡八分　人参一钱　生地黄三钱　桃仁泥八分

上锉，姜一片，水煎，入酒三匙同服。二剂后去桃仁、红花、干姜、桂枝，加白术一钱、茯苓三钱。

一论有患憎寒壮热，头痛昏沉迷闷，上气喘急，口出涎沫，此因内伤七情，以致痰迷心窍，神不守舍，神出舍空，空则痰生也，名曰夹痰，如鬼祟痰证。类伤寒，与此同法。

加味导痰汤

茯苓三钱，去皮　半夏二钱，汤泡　南星一钱五分，姜炒　枳实一钱，麸炒　黄芩二钱　人参三钱　白术一钱五分，去芦　桔梗八分　黄连八分　瓜蒌仁二钱　甘草八分　陈皮一钱五分

上锉，姜、枣煎，临服入竹沥、姜汁同服。

一论食积，类伤寒，头痛身热恶寒，气口脉紧盛，但身不痛，此为异耳。经云：饮食自倍，肠胃乃伤。轻则消化，重则吐下，宜用：

加味调中饮

苍术一钱五分，米泔浸，炒　厚朴八分，姜汁炒　陈皮一钱五分　白术一钱五分，去芦，炒　山楂二钱，去子　干姜八分，炮　神曲二钱，炒　草果一钱　黄连八分，姜汁炒　甘草八分　枳实一钱，麸炒

上锉，生姜煎服。腹中痛加桃仁八分。

痛甚，大便结实，加大黄二钱下之，去草果、干姜，锉散，姜、枣煎，临服入竹沥、姜汁同服。

一论脚气类伤寒，头痛身热恶寒，肢节痛，便闭呕逆，脚软屈不能转动，但起于脚膝耳，禁用补剂及淋洗，宜服：

加减续命汤

防风一钱五分　芍药二钱　白术一钱五分　川芎一钱五分　防己二钱　桂枝八分　麻黄八分　甘草八分　苍术一钱五分　羌活二钱

上锉，姜、枣、灯心煎服。暑中三阳，所患必热，脉来数，去桂枝、麻黄，加黄芩一钱、黄柏一钱五分、柴胡八分。寒中三阴，所患必冷，脉来迟，加附子一钱五分。起于湿者，脉来弱，加木瓜二钱、牛膝三钱。起于风者，脉来浮，加独活二钱。元气虚，加人参少许。大便实加大黄二钱。

一论天行大头病，发热恶寒，头项肿痛，脉洪，取作痰火治之，其喉痹者，亦照此方治之。

芩连消毒汤

柴胡八分　甘草八分　桔梗八分　川芎一钱五分　黄芩二钱　荆芥一钱　黄连八分　防风一钱五分　羌活二钱　枳壳一钱　连翘二钱　射干二钱　白芷二钱　鼠黏子二钱

上锉散，生姜煎，临服加竹沥、姜汁同服。先加大黄利一二次，后依本方去大黄，加人参二钱、当归二钱调理。

一论三月前后，谓之晚发，感冒寒疫，头痛发热恶寒，体痛而渴，脉浮紧有力，无汗，年力壮盛之人，用羌活冲和汤恐缓，故用此。

六神通解散

麻黄八分　甘草八分　黄芩二钱　石膏三钱　滑石三钱　苍术一钱五分　川芎一钱五分　羌活二钱　细辛八分

上锉，姜、葱、豆豉煎，热服。出汗，中病即止。

一论伤寒，虚烦，心惊微热，四肢无力，体倦者，又治六七日，别无刑克症候，昏沉不知人事，六脉俱静者，无脉欲出汗者，宜此。

安神益志汤

柴胡八分　人参二钱　知母二钱　甘草八分　竹茹四钱　茯神三钱　当归三钱　黄连八分，姜炒　麦门冬三钱　五味子四分　生地黄三钱　远志一钱，甘草汤泡，去心

上锉散，姜、枣煎服。

一论伤寒，头痛发热，身痛恶寒，口干，不思饮食，时医误投发表攻击之药过多，发得表虚，上气喘急，口干不食，肢体昏沉，冷汗大出，以致亡阳等症，用此加减补中益气汤。方见内伤。依本方加柴胡八分，升麻一钱蜜炒，白芍二钱酒炒，桂枝八分，酸枣仁二钱炒，熟附、麻黄根各八分，浮小麦三钱，倍加黄芪。

一论伤寒，头痛，发热口干，屡服发表解肌之药，而日晡发热尤甚，或日轻夜重，此阴虚火动也，宜用六味地黄丸。方见劳瘵。依本方六味作汤药，加酒炒黄柏一钱五分、知母一钱五分。

一论伤寒狐惑，多眠，声嘎，及唇口生疮，宜用：

槐子　桃仁　艾各一两　枣子十五个

上锉，每服五钱，水煎温服。

一论汗、吐、下后，心胸满闷，或头痛微汗，虚烦不得眠，反复颠倒，心中懊侬，乃燥热怫郁于内，而气不宣通故也，宜服：

栀豉汤

肥栀子三钱　淡豆豉三钱

上，水煎温服。烦躁者，懊侬不得眠也，懊侬者，沉闷不舒之貌。烦者气也，火入于肺也，躁者血也，火入于肾也，故用栀子以治肺烦，豆豉以治肾燥。少气虚满，加甘草。呕哕，加生姜一钱、橘皮二钱。有宿食而烦躁者，加大黄二钱。下后腹满而烦，加枳实二钱、厚朴八分。下后身热而烦，加甘草一钱、干姜二钱。瘥后劳复，加枳实二钱。

一论伤寒，已经汗下，表里俱虚，津液枯竭，心烦发热，气逆欲吐，及诸烦热，并

宜服之。

竹叶石膏汤

石膏二钱　半夏一钱五分　人参一钱　甘草一钱　麦门冬去心，一钱五分

上锉一帖，青竹叶、生姜各五六片，粳米百余粒，水煎服。热极发狂，倍加知母、石膏。

一论阳毒伤寒，药下虽通，结胸不软，痛楚喘促，或发狂乱者，宜用：

地龙水

大头缩地龙四条，洗净研烂，入生姜自然汁一匙、白蜜半匙、薄荷叶一匙，更入片脑一分或半分，研匀，徐徐灌，令尽。良久渐快。稳睡一顿饭时久，即与揉心下片时，再令睡。当有汗，即愈。若服下半时不应，须再服一次，效。

一论伤寒自汗，大便闭结不通，最便于老人，并日久不能服药者，又恐硝黄变为别证，有屎已入直肠者，以此法最便益。

蜜煎导法方见大便闭。

一论伤寒阳明自汗，反小便利而大便燥硬，不可攻者，用此。

猪胆汁导法方见大便闭。

一伤寒，小便不通，先将麝香、半夏末填患人脐中，外用葱白、田螺捣烂成饼，封于脐上，用带缚住，良久，下用皂荚烧烟熏入阴中，其水窍自通。妇人亦用皂荚煎汤旰洗小便处，小水亦通。

一论伤寒，日数过多，其热不退，梦寐不宁，心惊恍惚，烦躁多痰，宜：

竹茹温胆汤

柴胡一钱　竹茹二钱　桔梗一钱　枳实麸炒，一钱　黄连一钱五分　人参五分　麦门冬去心，五分　陈皮一钱　半夏姜炒，八分　茯苓一钱　甘草二钱　香附八分

上锉一剂，生姜三片、枣二枚，水煎温服。

一论伤寒，曾经汗下后，而热不退，头痛不清，脉数实，心尚烦躁，渴不止，是阴阳交，此证甚危，其人平素有积热，而或因

心事起火也，宜用：

加减解毒汤

黄连一钱五分　栀子一钱五分　黄芩一钱五分　柴胡二钱　知母二钱　葛根三钱　羌活二钱　防风一钱　连翘一钱　人参一钱五分　当归一钱　生地黄一钱　甘草一钱

上锉一剂，水煎温服。

一论伤寒新瘥方起，劳动应事，或多言劳神，而身复发热者，曰劳复，宜：

益气养神汤

人参一钱　白茯苓七分　当归三分　生甘草三分　麦门冬　知母　栀子各一钱　前胡七分　陈皮五分　升麻三分　白芍三分

上锉一剂，枣一枚，水煎温服。

一治伤寒身热，大小便赤如血色者。

胡黄连一两　山栀子二两，去皮，入蜜半两拌和，炒令微焦

二味捣烂为末，用猪肠子和丸，如梧桐子大，每服用生姜二片、乌梅一个、童便三合浸半日，去渣，食后暖小便同温，下十丸，立效。

一伤寒，妇人得病，虽瘥未满百日，不可与男子交合，为阴阳易病，必拘急，手足拳欲死，丈夫病名为阴易，妇人名为阳易，速当汗之，当瘥，满四日不可疗，宜服此药。

干姜四两，为末

每服二钱，米汤调，顿服。覆衣被出汗，得解，手足伸遂愈。

一论伤寒，汗下后不解，或投药错误，致患人困重至死，或阴阳二证不明，七日以后皆可服，或终日昏闷，不省人事，发热发渴，似有狂言，一切危急之症，宜此。

夺命独参汤

栋参一两

上切作一剂，水煎，不拘时服，渣再煎服。服后额下鼻尖微汗，是其应也。

一论伤寒，见吐蛔者，虽有大热，不可下之，盖胃虚寒则蛔上膈，大凶之兆，急用干炮姜、理中汤，加乌梅一个、花椒十粒，盖蛔闻酸苦则安，却用小柴胡汤退热。

理中汤

人参三钱　白术二钱,去芦　干姜一钱,炮
甘草一钱,炙

上锉,姜、枣煎服。

一论阴阳二证结胸神效方,此胜陷胸、承气、泻心三方。

鹤顶丹

白矾一钱　银朱五分

上同研为末,用小瓦盏置炭火上炒末一钱,入盏中溶化,急括为丸,如遇前证,每用一丸,研细,茶清调匀,温服,或入姜汤少许。听其心上有隐隐微声,结者自散。不动脏腑,不伤真气,无问虚实,皆可用之。盖白矾化痰解毒,银朱是水银炼成,能破积,故治结胸。又治痰火声嘶,神效。

姜熨法

有伤寒胸膈不宽,一切寒结、热结、水结、食积、痞积、血结、痰结、支结、大小结胸、痞气结者,俱用生姜,捣烂如泥,去汁,取渣,炒热,绢包,渐渐揉熨心胸胁下,其满痛豁然自愈。如姜渣冷,再入姜汁,再炒再熨。热结不用炒。

一伤寒结胸,有痰,有热,有气滞,并咳嗽失声、喘急口渴等症。

解热下痰汤

苏子三钱　白芥子三钱　枳实二钱　黄连八分　黄芩二钱　黄柏一钱五分　杏仁三钱
乌梅二钱　石膏三钱　瓜蒌三钱　桔梗八分
甘草一钱

上锉,生姜三片,水煎频服。

一伤寒结胸,声哑,用白果去壳捣烂,加蜜调匀,重汤煮熟,划成块,取出,无时服。浓茶送下,立已。

一伤寒湿蜃方:

黄连八分　生姜一钱　艾叶一钱　苦参
二钱

上锉,水煎服。

一热病有蜃,上下食人,猪胆一枚,苦酒一合,同煎三两沸,满口饮之,虫立死,即愈。

四时感冒

一论四时伤寒、瘟疫,头痛,寒热往来,及治内外两感之证,春月得病,宜用此方。

香苏散

紫苏叶二钱　香附三钱　陈皮三钱　甘草
五分

上锉,姜、枣煎,热服。头痛加川芎、白芷、细辛。发汗加麻黄、苍术。咳嗽加杏仁、桑白皮。疹痘未成加升麻、干葛。痢疾加枳壳、黄连。疟疾加槟榔、草果。泄泻加白术、茯苓。恶寒潮热加桂枝、麻黄。身痛加羌活、乌药。胸膈饱闷加桔梗、枳壳。心下痞加枳实、黄连姜炒。有痰加半夏。呕吐加藿香、半夏。脚膝拘挛加木香、槟榔、羌活、木瓜,名槟榔散。口干加干葛。夹食加山楂、神曲。

一论时令不正,瘟疫妄行,感冒,发热恶寒,头痛身痛,咳嗽喘急,或欲出疹,此药不问阴阳两感,并皆服之。

十神汤

川芎　甘草　麻黄　紫苏　白芷　升麻
陈皮　香附　赤芍　干葛

上锉,每服一两,姜、葱煎,热服出汗。潮热加黄芩、麦门冬。咳嗽加桔梗、桑白皮、半夏。头痛加细辛、石膏、葱白。心胸胀满加枳实、半夏。胸膈膨闷加枳壳、桔梗。饮食不思加砂仁、白术。呕逆加丁香、砂仁。鼻衄不止加乌梅、黄芩。腹痛加酒炒白芍。冷气痛加官桂。大便闭加大黄、芒硝。痢加枳壳、当归。

一论伤寒头痛,壮热恶寒,及伤风痰涎咳嗽,鼻塞身重,四时瘟疫热毒,头面肿痛,痢疾发热,诸般疮毒,及小儿惊风喘嗽,痘疹时行,一切恶毒并治。

人参败毒散

柴胡　前胡　羌活　独活　枳壳　茯苓
川芎　桔梗　人参　甘草

上锉一两,生姜、薄荷煎服。咳嗽加半

夏。热毒加黄连、黄芩、黄柏、栀子。风热加荆芥、防风，名荆防败毒散。酒毒加干葛、黄连。疮毒加金银花、连翘，去人参。

一论四时伤寒、伤风，头痛项强，壮热恶寒，身体烦痛，咳嗽上壅，涕唾稠黏，自汗恶风等症，宜服：

消风百解散

苍术　荆芥　麻黄　白芷　陈皮各一钱　甘草三分

上锉一两，姜、葱煎热服。咳嗽加乌梅，合升麻葛根汤同服。

一论伤寒时疫，憎寒壮热，头痛身痛，发热恶寒，鼻干不得眠，兼治寒暄不时，人多病疫，乍暖脱衣，及小儿痘疹已发未发，疑似之间并治。

升麻葛根汤

升麻　葛根　白芍　甘草

上锉一两，生姜煎服。头痛加葱白，煎热服。咳嗽加杏仁二钱、桑白皮三钱。上焦热加黄芩二钱、薄荷八分。无汗加麻黄一钱。咽痛加桔梗八分。发黄、丹毒加玄参三钱。

一论伤寒，伤风，头痛发热，口干鼻涕，四时瘟疫流行，先用：

发表散

葛根二钱　西芎一钱五分　黄芩二钱　甘草八分

上锉一剂，生姜三片、葱白三根，水煎热服，出汗。

一论伤寒无汗，头痛发热，身痛口干等症，宜服：

发表丸

甘草　麻黄　升麻　葛根各四两　苍术二两

上为细末，炼蜜为丸，如肥皂子大，每服一丸，生绿豆汤送下。如过三日外，加黄酒一钟，再加一丸。

一论伤寒，前三日在表，法当汗，可用双解散，连进数服，必愈。

双解散合后二方。

防风通圣散，方见中风。益元散，方见中暑。此二方合而服之，当得汗而解。若不解者，病已传变。

一治伤寒行军散秘方。

用绿豆、麻黄各一升，雄黄三钱，共为末，每服一钱，重者二钱，无根水下。走出汗愈。

一治四时感冒，伤寒发汗后，经中余热未解。

柴胡八分　前胡二钱　枳壳一钱　桔梗八分　连翘三钱　黄芩二钱　赤芍二钱　干葛一钱　茯苓三钱　半夏一钱　川芎一钱五分　薄荷八分　甘草一钱

上锉，生姜煎服。烦躁加麦门冬三钱、淡竹叶二钱。

一论伤寒，大热不止，烦躁干呕，口渴喘满，阳厥极深，蓄热内甚，及汗、吐、下后，诸药不能退其热者，用：

黄连解毒汤

黄连八分　黄芩二钱　黄柏一钱五分　栀子二钱

上锉，水煎服。

一治伤寒热极发狂，不认亲疏，燥热之极，长垣成都宪传。用熊胆一分，研末，凉水调服，立效。

一论恶风寒，鼻流清涕，寒噤喷嚏，此脾肺虚，不能实腠理，补中益气汤，方见内伤。依本方加麦门冬三钱、五味子三分。

一治伤寒感冒，头痛发热。

古石灰　绿豆粉　闹羊花各等分

上为末，每少许吹两鼻，一二次效。

一论伤风寒后，余毒未散，上攻头颈，鼻塞声重，怒气上攻，时常有血从脑上落至口中，或出红痰，此阳道不利作梗，非血证病也。

防风五分　川芎七分　辛夷五分　生甘草四分　薄荷五分　羌活三分　独活七分　升麻六分　葛根七分　白芷四分　藁本四分　黄芩酒炒，八分

上锉一剂，生姜一片，水煎服。清阳道以通关窍，然后可以养正也。

次服：

人参养荣汤

熟地黄六分　白芍七分　麦门冬一钱　五味子六个　黄柏酒炒，三分　远志四分　陈皮三分　人参四分　白术六分　白茯苓四分　归身酒洗，四分　川芎四分

上锉一剂，水煎温服。

中　寒

中寒脉紧者，阴阳俱盛，法当无汗，有汗伤命。

一论中寒卒倒，昏迷不省者，先用热酒、姜汁各半盏灌服，稍醒后，进理中汤。方见于后。

一论真阴证，四肢厥冷，腹痛如锥，胀，急服大附姜桂如水，此中焦寒冷之证，宜急灸脐上三穴、脐下一穴、脐左右两穴，每七壮，即效。

一论四肢浑身冷极，唇青，厥冷无脉，阴囊缩者，宜急用葱熨法，并艾灸脐中与气海、关元二三十壮。

一论三阴中寒，一切虚冷，厥逆呕哕，阴盛阳虚，及阴毒伤寒，四肢厥冷，脐腹刺痛，咽痛呕吐，下利，身背强，自汗流，脉沉细，唇青面黑，诸虚寒等症，宜用：

葱熨法

葱细切　麦麸各三升　盐二升

上用水和匀，分作二次，炒令极热，用重绢包之，乘热熨脐上，冷再易一包。其葱包既冷，再用水润湿炒焦，依前用之，至糜烂不用，别取葱麸，日夜熨之勿住。如大小便不通，用此亦可以行其势。

一论五脏中寒，口噤失音，四肢强直，兼胃脘停痰，冷气刺痛，又治脏毒下寒，泄利腹胀，大便或黄，或白，或青黑，或有清谷，宜此方。

理中汤

人参三钱，去芦　白术二钱，去芦，炒　干姜一钱，炒　甘草一钱，炒

上锉一剂，生姜三片、枣一枚，水煎热服。如寒冷之甚，加大附子面裹煨，去皮脐一钱，名附子理中汤。苦寒加干姜五分。腹痛去白术，加附子一钱。

一中寒，脉虚而微细，燥热烦渴，可煎理中汤，水中浸冷服之，不可热服。用寒凉之药，服之决死。

一论中寒，怕冷身凉，四肢厥冷，腹痛吐泻，无脉者，此寒中阴经也，宜服此方。

回阳急救汤

人参三钱，去芦　白术二钱，去芦，炒　白茯苓三钱，去皮　陈皮一钱五分　半夏二钱　肉桂八分　大附子八分，炮，去脐　五味子三分　甘草八分，炙　干姜八分，炒

上锉，生姜煎服。无脉加猪胆汁一匙。

一论中寒，外感寒邪，头痛身痛，内伤生冷，肚腹胀痛，表里皆中寒邪也，宜此方。

五积散

白芷　陈皮　厚朴姜炒　桔梗　枳壳去穰，麸炒　川芎　白芷酒炒　白茯苓去皮　苍术米泔浸　当归酒洗　半夏汤泡，各一钱　干姜　官桂各五分　麻黄八分　甘草三分

上锉，姜、枣煎，热服。

一治阴毒伤寒，面青心硬，四肢冷。

正阳散

大附子八分　干姜八分　甘草八分　麝香一厘　皂荚一钱，引入厥阴经也。

上锉，水煎热服。

瘟　疫

脉阳濡弱，阴弦紧，更遇湿气，变为瘟疫。

温病汗不出，出不至足者死。厥逆汗自出，脉坚强急者生，虚软者死。

一论天行瘟疫传染，凡患瘟疫之家，将出病人衣服于甑上蒸过，则一家不染。若亲戚乡里有患瘟疫，欲去看问，先将清油抹鼻孔，任进，候出外，又将纸捻于鼻内，探取喷嚏三五个，则不染。

又方，以雄黄末涂鼻孔，行动从客位而入。男子病秽气出于口，女子病秽气出于阴门，其相对坐立之间，必须识其向背。

一断瘟疫法，令人不相传染，密以艾灸病人床四角各一壮，勿令人知，秘法也。

一论瘟疫之气，令人不相传染瘟病及伤寒，用：

屠苏酒 屠苏是羽帐名。丰贵之家，正旦眷属会羽帐之中，饮此酒以辟瘟疫邪气。

大黄十五铢 白术十铢 桔梗十五铢 川椒十五铢，炒出汗，六钱二分 防风六铢 乌头六铢 桂枝十五铢 菝葜六铢，即今之二钱半，二十四铢为一两

上㕮咀，绛囊盛，以十二月晦日早，悬沉井中至泥，正旦平晓出药，置酒中，屠苏之东，向户中饮之。屠苏之饮，先从小起，多少自在。一人饮一家无病，一家饮一里无恙。饮药酒三朝，还置井中。若能岁岁饮，可代代无病。当家内外，并皆着药，辟瘟疫也。忌猪肉、生葱、桃、李、雀肉等物。

一宣圣辟瘟方

用腊月二十四日井花水，在平旦第一汲水，盛净器中，量人口多少，浸乳香，至岁旦五更暖令温，从小至大，每人用茶杯盛一小块，饮水一二呷，咽下，则一年不患疫。

一凡入温病之家，常以鸡鸣时，存心念四海神名三七遍，百邪不犯。东海神阿明，西海神巨乘，南海神祝融，北海神禺强。每入病人室，存心念三遍，勿出口。

一论瘟疫之病，皆是大热之症，不可妄用热药。天灵盖数年白者，用雄黄为末，醋调搽上，用外抹之，晾干，每用童便或解毒汤大凉药将天灵盖磨浓，服之立效。

一治瘟疫不相传染方，用赤小豆，以新布袋盛，入井中，浸二日，举家人各服二十一粒。

辟秽丹

乳香 苍术 细辛 甘松 川芎 真降香

上为末，烈火焚之，疫邪远辟。

一九味羌活汤，治瘟疫初感，一二日间服之，取汗而愈，其效如神。

一论众人病一般者，天行时疫也，其证头面肿大，咽喉不利，舌干口燥，憎寒壮热，时气流传，不问四时瘟疫，通用此方。

加减败毒散

防风一钱五分 荆芥二钱 羌活二钱 独活二钱 前胡二钱 升麻五分 干葛一钱 赤芍二钱 桔梗八分 川芎一钱五分 白芷二钱 薄荷八分 牛蒡子三钱 甘草八分 柴胡八分

上锉，姜、葱煎，热服出汗。

一论时毒，头面红肿，咽嗌堵塞，水药不下，若素有脏腑积热，发为肿毒疙瘩，一切恶毒，红肿而痛，宜此方：

漏芦汤

漏芦二钱 升麻一钱五分 玄参一钱 牛蒡子炒，一钱 连翘一钱 桔梗一钱 黄芩酒洗，一钱五分 大黄酒浸 甘草各一钱 蓝叶二钱半，如无，以青黛五分代之

上锉一剂，水煎温服。大便实，加芒硝一钱。

一治大头瘟病，额大项肿。

八圣散 大尹许印洲传。

黄芩 黄连 黄柏 蒲黄各五钱 雄黄 蛇退炒 鸡内金炒 白丁香各二钱

上为末，每服一钱，用蓝靛根煎汤送下。

瘴 气

一论夹岚瘴气，溪源蒸毒之气，其状血乘上焦，病欲来时，令人迷困，甚则发躁狂妄，亦有哑不能言者，皆由败血瘀于心，毒涎聚于脾经所致，宜：

驱瘴汤

人参 柴胡 黄芩 半夏 大黄 枳壳甘草各等分

上锉，每服一两，姜、枣煎，空心服。哑瘴，食后服。

一论海内缙绅，游宦四方，水土不服，

常用此方，若任两广，尤宜多服。

理脾却瘴汤

陈皮炒　白术去芦，炒　茯神去皮木　黄芩炒　栀子炒　半夏姜制，各一钱　神曲炒，八分　山楂肉一钱　黄连姜汁炒　前胡各七分　苍术米泔水浸，盐水炒，八分　甘草五分

上锉，生姜煎服，不拘时，一日一服，或间日一服，可免瘴病。何也？苍白二术去湿，芩连清热解毒，二陈化痰，楂曲理脾，百病自却去矣。更宜戒酒色，慎起居。

一论四时不正之气，寒瘴时气，山岚瘴气，雨湿蒸气，或中寒腹痛吐利，中暑冒风吐泻，中湿身重泄泻，或不服水土，脾胃不和，或饮食停滞，复感外寒，头痛憎寒，或吐逆恶心，胸膈痞闷，或发寒热，无汗者，宜藿香正气散主之。方见霍乱。

一论四时伤寒、瘟疫时气及山岚瘴气，寒热往来，霍乱吐泻，下痢赤白，或出远方，不服水土，并治之。

金不换正气散

苍术二钱，米泔浸　陈皮一钱五分　厚朴八分，去皮，姜汁炒　藿香三钱　半夏二钱，汤泡，姜汁炒　甘草八分

上锉，姜、枣煎服。有湿，加白术、茯苓，名除湿汤。头痛加川芎、白芷。潮热加柴胡、黄芩。口燥心烦加柴胡、干葛。冷泻不止加木香、诃子、肉豆蔻。疟疾加常山、槟榔、草果。痢疾加黄连、枳壳，去藿香。咳嗽加桔梗、杏仁、五味子。喘急加麻黄、苏子、桑白皮。身体疼痛加麻黄、桂枝、赤芍。感寒腹痛加干姜、官桂。呕逆加丁香、砂仁。气块加三棱、枳壳、槟榔、小茴香。热极，大便不通加大黄、芒硝。腹胀加香附、枳壳、白豆蔻。胸胁胀满加枳实、砂仁、莪术。两足浮肿加木瓜、大腹皮、五加皮。加人参、茯苓、草果，名人参养胃汤。加川芎、官桂，煎吞安肾丸，治脾、胃、肝、肾俱虚，风入四体，筋骨缓弱不仁，仍早晨常服炒黑豆淋酒。

一论伤风、伤寒，头目不清，如被疫气所侵之人，少觉头昏脑闷，急取嚏之，毒气随散，永无传染，真仙方也。

救苦散　芎藿藜芦三，雄芷皂角四，玄胡牡丹皮，朱砂为伴侣。一点透玄门，起死回生路，有人知此术，永无伤寒苦。

川芎　藿香　藜芦各三钱　牡丹皮　玄胡索　朱砂水飞，各三钱　雄黄水飞　白芷　牙皂各四钱

上为末，用一些儿先噙水在口中，以竹筒吹入两鼻内，嚏之，出清涕为佳。凡畜类受瘟者，吹之即愈。

中　暑

脉虚微细弦芤迟，皆为中暑，不可汗下，但解热利小便为要。

夫暑者，乃长夏盛热之令也。人当避酷热之亢，相安于燔炙之宜，毋冒灼灼，毋致怆怆。其知道者，夏以养阴扶阳，顺之则祥，逆之则殃。故三伏炎炎，三暑蒸蒸，腠理开泄，真气不藏。孙思邈云：长夏宜服五味子、人参、麦门冬，以固耗散之金。真气不足者，倍加人参。其不善养者，坐卧于风凉之处，扇不息于寝寐之时，或拭以冷布，或浴以凉泉，则腠理寒侵，逆其时令，即病曰伤暑矣。其藏于肌表之间，至秋收敛阳回，邪正交争，故寒热竞竞作，病名曰疟者也。其有过食瓜果，好饮梅浆冷水，吞泉噙水，及爱食凉汤生蔬，此伤暑于肠胃，或为霍乱等症，遗于秋，病发曰痢疾、脾寒等症，此皆人伤于暑者也，饥渴于道途，及乘虚而冒暑，或运气之兼胜而病，曰暑病，感之深者，曰中暑，皆作头痛昏愦发热。伤寒则身热而脉大，唯伤暑则身热而脉小。又有暑风者，神昏，身体拘急，类若中风、痉病相似，此为极重之候。盖必其人元气素弱，真阴不足，感于金消水涸之时，则内外两虚。法当清补，倍加生脉散。缘夏乃阳外阴内，表里不实，清暑益气汤，最为精确，以香薷饮为却暑之药。

一论暑者，天地炎热之气，中之多成吐

泻，身热头痛烦渴，甚则昏迷不知人事。如遇是病，切不可饮以冷水，令卧湿地，当以热汤灌之，俟其苏醒，投之以药可也。盛暑时切戒劳苦淫欲之事，谚云六月莫入房，胜似灸膏肓，诚哉是言也！虚弱之人，尤宜谨焉。

一论凡行人，或农夫，于日中劳役得之者，名曰中热，其病必苦头痛，发燥热，恶热，扪之肌肤大热，必大渴引饮，汗大泄，无气以动，乃以天热外伤肺气也，宜人参白虎汤主之。方见伤寒。

一论凡人之暑，于深堂大厦而得病者，名曰中暑，其病必头痛恶寒，身战而急，肢节痛而烦心，肌肤大热无汗，为房室之阴寒所遏，使周身阳气不得伸越，宜辛温之剂，以解表散寒，五积散主之。方见中寒。

一论伤暑，则脉虚而身热，口燥咽干，或吐或泻，或背恶寒者，盖暑伤心，心不受邪，则包络受之，包络相火，以火助火，则热盛而昏不醒也，大抵清心利小便为主。

黄连香薷饮 加黄连（姜汁炒），名黄连香薷散。

川厚朴去皮，姜汁浸炒，五钱　白扁豆微炒，五钱　香薷去土，五钱

上锉一剂，水煎，入酒一分，澄冷，不拘时服，热则作泻。心烦热多，或吐逆，加姜汁炒黄连。手足搐搦，不省人事加黄连、羌活。小便不利加滑石、赤茯苓。吐加藿香、陈皮，少加姜汁。呕加生姜、半夏。口渴加干葛、天花粉。泻利加白术、茯苓。脉虚弱加人参、五味子、麦门冬。虚汗不止，加黄芪、白术。心烦躁加栀子、姜炒黄连，调辰砂末服之。胸膈饱闷加枳壳、桔梗。

一论伤暑饮冷，当风取凉，呕吐不止，用二陈汤合香薷饮，加生姜、乌梅，煎服。

一论一切外感风、寒、暑、湿之病，内伤饮食生冷之证，悉宜此方。

二香散

香薷一钱二分　扁豆炒　厚朴姜汁炒　黄连姜汁炒　藿香　半夏姜汁炒　陈皮　大腹皮

桔梗去芦　紫苏　白茯苓去皮　苍术米泔浸　白芷各一钱　甘草二分

上锉一剂，姜、枣煎服。

一论夏月中暑危笃，而大便下血者。

香薷解毒汤

旧香薷三钱　厚朴姜炒　白扁豆炒　山栀炒　黄连　黄柏炒　黄芩炒，各二钱

上锉，水煎服。

一论伤暑身热，烦渴引饮，小便不利者，此胃脘积热也。

益元散 一名天水散，一名六一散。

白滑石水飞，六两　粉草微炒，一两

上为细末，每服二三钱，加蜜少许，热汤冷水任下。如欲发汗，以葱白豆豉煎汤调下，或用生蜜和为丸，如弹子大，每服一丸，凉水研化服亦可。

一论伤暑身热，口干烦渴，心神恍惚，小便赤涩，大便泄泻者，此脾胃虚而阴阳不分也，宜服：

五苓散

猪苓二钱　泽泻二钱　白术一钱五分，去芦　白茯苓三钱，去芦　肉桂五分

上锉散，白水煎服。本方去桂名四苓散，加茵陈名茵陈五苓散，加辰砂名辰砂五苓散。一方加大黄，治初痢，亦治积聚食黄，并酒疸，量人虚实，多则三钱，少则二钱，须煎药八分熟，然后入之。阳毒加芍药、升麻，去肉桂。狂言乱语加辰砂、酸枣仁。头痛目眩加川芎、羌活。咳嗽加五味、桔梗。心气不定加人参、麦门冬。痰多加半夏、陈皮。喘急加马兜铃、桑白皮。大便不通加大黄、芒硝。气块加三棱、莪术。心热加黄连、石莲肉。身痛拘急加麻黄。口干嗳水加干葛、乌梅。眼黄，酒疸及五疸加茵陈、木通、滑石。鼻衄加栀子、乌梅。伏暑鼻衄加茅根，煎调百草霜末。五心热如劳加桔梗、柴胡。有痰有热加桑白皮、人参、前胡。水肿加甜葶苈、木通、滑石、木香。吊肾气加吴茱萸、枳壳。小肠气痛加小茴、木通。霍乱转筋加藿香、木瓜。小便不利加木通、滑石、车前

子。喘咳心烦、不得眠加阿胶炒。疝气加小茴香、川楝子、槟榔、官桂、姜、葱，煎入盐一捻同服。女子红汗加桃仁、牡丹皮。呕吐去桂，加半夏、生姜。

一论伏暑作寒热未解，宜五苓散合白虎汤主之。伏热后，或冷水沐浴，或吃冷物，清气在脾，令日作寒栗壮热，浑身洒淅，更加桂出汗，便解。

一论伤暑烦渴，小便不利，大便泄泻者，宜用香薷散合四苓散，名薷苓汤，加木通二钱、滑石三钱。内热心烦，加姜炒黄连八分、山栀三钱，调辰砂末。虚倍加人参三钱。

一论伏暑，身体倦怠，神昏头重，吐利，宜服：

十味香薷饮

黄芪二钱，蜜炙　人参三钱　白术二钱，去芦　白茯苓二钱，去皮　陈皮二钱　厚朴一钱，姜炒　木瓜二钱　香薷二钱　扁豆三钱　甘草一钱

上锉，水煎温服。

一论长夏湿热蒸人，人感之，四肢困倦，精神短少，懒于动作，胸满气促，肢节痛，或气高而喘，身热而烦，心下痞闷，小便黄而数，大便溏而频，或利或渴，不思饮食，自汗体重，或汗少者，血先病而气未病也，其脉中得洪缓，若湿热未消，必加以迟迟，病虽互换少差，其脉暑湿合则一也，宜清燥之药治之，用：

清暑益气汤

黄芪蜜炙，一钱　苍术米泔浸，一钱半　升麻一钱　人参　白术去芦　陈皮　神曲炒　泽泻各五分　甘草炙　黄柏酒炒　当归酒洗　青皮去穰　麦门冬去心　干葛各三分　五味子九粒

上锉一剂，水煎服。

一论发热恶寒，身重疼痛，小便涩，洒然毛耸，手足逆冷，小有劳，身即热，口开，前板齿燥，脉弦细虚迟，表里中暍也，补中益气汤。方见内伤。依本方加香薷、扁豆。有热加黄芩。

一论外不受寒，止是内伤冰水冷物，腹痛泄泻，或霍乱吐逆者，宜理中汤，方见中寒。加神曲、麦芽、苍术、砂仁。此专治内，温中消食也。

一论疰夏者，属阴血虚，元气不足也。夏初春末，头痛眼花，腿酸脚软，食少体弱，五心烦热，口苦舌干，精神困倦，无力好睡，胸膈不利，形如虚怯，脉数无力，是名疰夏，宜服：

参归益元汤

人参去芦，五分　当归酒洗　白芍酒炒　怀熟地黄　白茯苓去皮　麦门冬去心，各一钱　五味子十粒　陈皮　黄柏酒炒　知母酒炒，各七分　甘草三分

上锉一剂，枣一枚、乌梅一个、炒米一撮，水煎服。饱闷加砂仁、白豆蔻。恶心加乌梅、莲肉、炒米。哕加竹茹。烦躁加辰砂、酸枣仁、竹茹。泻加白术、山药、砂仁、乌梅，去熟地、知母、黄柏。小水短赤加木通、山栀。胃脘不开，不思饮食加厚朴、白豆蔻、益智仁、砂仁、莲肉，去熟地黄、黄柏、知母。腰痛加杜仲、破故纸、小茴香。腿酸无力加牛膝、杜仲。皮焦加地骨皮。头目眩晕加川芎。虚汗加黄芪、酸枣仁、白术。梦遗加牡蛎、山药、辰砂、椿根皮。虚惊烦热加辰砂、酸枣仁、竹茹。口苦舌干加山栀、乌梅、干葛。

一论夏月最难调理，而途中尤甚，故附方预却暑毒，清热解烦，可免中暑、霍乱、泄泻、痢疾等证。

驱暑益元汤

人参一钱二分　白术去芦，一钱五分　五味子十粒　白芍酒炒　麦门冬去心　甘草炙，各五分　陈皮　知母酒炒　香薷各七分　黄芩炒，三分　白茯神去皮木，一钱

上锉，生姜煎服。

一论途中伤暑，而作水泻，腹痛烦渴者，行人不服水土，夏秋月宜随身备此丸以防之。

胃苓丸

苍术米泔浸，炒，一两　陈皮一两　厚朴姜

汁炒，一两　白术去芦，土炒，一两　白茯苓去皮，二两　肉桂五钱　猪苓一两　泽泻一两　人参五钱　黄连姜汁炒，一两　白芍炒，一两　甘草炙，五钱

上为末，炼蜜为丸，如梧桐子大，每服五六十丸，清米汤下。

一论此方清上焦热，润肺、生津、止渴。

清上梅苏丸

乌梅不拘多少，清水洗净，取肉，半斤　白砂糖半斤

上为细末，入南薄荷头末半斤，共捣成膏，丸如弹子大，每用一丸，口中噙化。行路备之，解渴最妙。

千里梅花丸长途备用

枇杷叶　干葛末　百药煎　乌梅肉　蜡梅花　甘草各一钱

上俱为末，用蜡五两，先溶蜡开，投蜜一两，和药末，捣二三百下，丸如鸡头实大，夏月长途，噙化一丸，津液顿生，寒香满腹，妙不可言。

一夏末秋初，热气酷烈，不可与中庭脱露身背，受风取凉，五脏俞穴，并会于背，或令人扇风，或袒露手足，此中风之原。若染诸疾，便服八味丸，补理脏腑，御邪气。仍忌三白，恐冲克药性。

一人，盛暑发热，胸背作痛，饮汤自汗。用发表之药，昏愦谵语，大便不实，吐痰甚多。用十全大补一剂顿退，又用补中益气加炮姜，二剂痊愈。

一人，夏月入房，食水果腹痛，余用附子理中汤而愈。有同患此者不信，别用二陈芩连之类而死。

一人，虽盛暑，喜燃火，四肢常欲沸汤渍之，面赤吐痰，一似实火，吐甚，宿食亦出，唯食椒姜之物方快。余谓食入反出，乃脾胃虚寒，用八味丸及十全大补加炮姜全愈，不月平复。

一伤暑与伤寒，俱有发热，若误作伤寒治之，则不可也。盖寒伤形，热伤气，伤寒则外恶寒而脉浮紧，伤暑则不恶寒而脉虚，此为异耳。经云：脉盛身寒，得之伤寒，脉虚身热，得之伤暑。治宜小柴胡汤，渴加知母、石膏，或人参白虎汤。天久霪雨，湿令大行，苍术白虎汤。若元气素弱，而伤之重者，清暑益气汤治之。

八味丸见补益。

补中益气汤见内伤。

十全大补汤见补益。

附子理中汤见中寒。

六味丸见补益。

小柴胡汤　白虎汤俱见伤寒。

中　湿

脉浮而缓，湿在表也，脉沉而缓，湿在里也，或弦而缓，或缓而浮，皆风湿相搏也。《脉经》曰：湿家为病，一身尽痛，发热而身色似熏黄也。

湿者，因坐卧湿地，远行涉水，或冒风雨，久着汗衣，多食生冷湿面，酒后多饮冷水，类能致之，不自觉耳。盖湿能伤脾，脾土一亏，百病由是生焉。滞而为喘嗽，溃而为呕吐，渗而为泄泻，溢而为浮肿。湿郁热则发黄，湿遍体则重着，湿入关节则一身尽痛，湿聚痰涎则昏不知人。至于为身热，为鼻塞，为直视，为郑声，为虚汗，为脚气，为腹中胀，脐下坚，为小便难，大便自利，皆其证也。治湿之法，必以健脾燥湿分利为主。经云：治湿不利小便，非其治也，宜苍术、白术、茯苓、猪苓、泽泻、车前之类。或因湿而生痰，故用二陈汤，加羌活、防风、酒芩，去风行湿，盖风能胜湿故也。大抵宜微汗及利小便，使上下分消其湿，是其治也。

一论中湿而一身尽痛者，乃风湿相搏，邪在表也。

除湿羌活汤

羌活一钱五分　防风　升麻　柴胡各一钱　藁本　苍术米泔浸，各二钱

上锉一剂，生姜煎服。

一论中湿而肿胀泄泻者，乃湿伤脾，邪

在里也。

渗湿汤

苍术米泔制 白术去芦 陈皮 猪苓各一钱五分 甘草三分 泽泻一钱 厚朴姜炒 抚芎各七分 砂仁 香附 茯苓各一钱五分

上锉一剂，姜、枣、灯心煎服。

一论肾气虚弱，坐卧湿地，腰背拘急，筋挛骨痛，当风取凉过度，风邪流入脚膝，为偏枯冷痹缓弱，疼痛牵引，脚重行步艰难，并白虎历节风痛。

独活寄生汤

独活 桑寄生 牛膝去芦，酒炒 杜仲姜汁炒 秦艽 细辛 桂枝 川芎 白芍酒炒 茯苓去皮 人参 当归酒洗 熟地黄 防风去芦，各等分 甘草减半

上锉，姜、枣煎，空心温服。外用金凤花、柏子仁、朴硝、木瓜煎汤洗浴，每日洗三次。一方用各一两，好酒炒，日饮三次，良验。

一论寒湿客于经络，脚膝酸痛，浑身麻木，五积散主之。方见中寒。

一论脾胃受湿，身重倦怠好卧，背脊痛，项强似折，顶似拔，上冲头痛，及足太阳经不行。

羌活胜湿汤

羌活 独活各一钱 藁本 防风各五分 蔓荆子三分 川芎二分 甘草五分 白术一钱 防己一钱 外加黄芪一钱

上锉一剂，生姜煎服。如身重，腰沉沉然，经中有湿热也，加黄柏一钱、大附子五分、苍术二钱。

一论中湿遍身疼痛，不能转侧，及皮肉痛难忍者。

经验白术酒

白术去芦油，土炒，一两

上锉作一剂，好酒煎，温服。

一论湿气作痛，或肿或胀，或黄或泻。

苍术膏

苍术米泔浸，揉去黑皮，切片，晒干，不拘多少

上用水熬成膏，白汤调服。如暴发红肿痛甚者，以酒糟敷之。

一论筋骨疼痛，或湿热流注，腰下作痛。

二妙汤

川黄柏盐酒炒，五钱 苍术米泔浸，炒，一两

上为末，每用一匙沸汤，入姜汁调，食煎服。痛甚者，加葱三根，水煎，空心热服。

一论中湿，遍身骨节疼痛。

除湿膏

广胶三两 生姜半斤，捣汁 乳香 没药取末，各一钱半

上入铜勺内，火上熬化，移在滚汤内炖，以箸搅匀，入花椒末少许，再搅匀，摊厚纸或绢上，贴患处，用鞋底烘热熨之。

一夏月患湿，不能行走，足肿者，九月间收茄根，悬檐下，煎汤洗之。

一凡空室久闭者，不宜辄入，欲入，先以香物及苍术之类焚之，俟郁气发散，然后可入，不然感之成病。久闭井窖，尤宜慎之。

一凡湿气流注之病，痛不可忍，用金银花带叶和酒糟研烂，用净瓦罐于火中烘热，敷患处立已。

膏药方

生姜带皮取汁一碗，葱汁一碗，葱连青带须用，加牛膝半斤，慢火熬成膏，入麝一钱在内，用布帛摊膏药，贴痛处，收出湿水，如汗出，即愈。

火 证

脉浮而洪数为虚火，沉而实大为实火。洪大见于左寸为心火，见于右寸为肺火，见于左关为肝火，见于右关为脾火，两尺为肾经命门之火。男子两尺洪大者，必遗精，阴火盛也。

人之脏腑，各皆有火，但有虚实之不同耳。然实火可泻，如黄连泻心火，黄芩泻肺火，芍药泻脾火，石膏泻胃火，柴胡泻肝火，知母泻肾火，此皆苦寒之味，能泻有余之火。若饮食劳役，内伤元气，火不两立，为阳虚

之病，以甘温之剂除之，如黄芪、人参、甘草之属。若阴微阳弦，相火炽盛，以乘阴位，为血虚之病，以甘寒之剂降之，如当归、地黄之属。若心火亢极，郁热内实，为阳强之病，以咸冷之剂降折之，如大黄、芒硝之属。若肾水受伤，真阴失守，无根之火，为阴虚之病，以壮水之剂制之，如生地、玄参之属。若有肾经命门火衰，为阳脱之病，以温热之剂济之，如附子、干姜之属。若胃虚过食冷物，抑遏阳气于脾土，为火郁之病，以升发之剂发之，以升阳散火汤主之。诸经实火，照后方调之毋执。

一论男子妇人，四肢发热，筋骨间热，肌表热如火，扪之烙手，此病多因血虚而得之，或胃虚过食冷物，抑遏阳气于脾土之中，火郁则发之。

升阳散火汤

升麻　葛根　羌活　独活　白芍　人参各六分　炙甘草二分　柴胡三分　防风二分半生甘草二分

上锉一剂，生姜煎，热服。忌生冷等物。

一论三焦实火，六经积热，烦躁作渴，口舌生疮，小便赤，大便结，一切有余之火。

凉膈散

连翘一钱五分　黄芩一钱　栀子一钱　桔梗一钱　薄荷五分　大黄一钱　芒硝一钱　甘草三分

上锉，水煎，入蜜同服。咽喉痛加桔梗、荆芥。酒毒加黄连、干葛，名清心汤，用蜜、竹叶同煎。咳而呕加半夏、生姜。衄血、呕血加当归、赤芍、生地。小便淋沥加滑石、赤茯苓。风眩加防风、川芎、石膏。斑疹加干葛、荆芥、川芎、赤芍药、防风、桔梗。咳嗽加桑白皮、杏仁、桔梗。阳毒发斑加当归。结胸，心下满加桔梗、枳壳。谵语发狂，越墙赴井，皆阳热极盛，加黄连、黄柏、赤芍药。眼中翳障，赤涩流泪，加菊花、木贼、生地黄。

大金花丸　解诸热，藏伏火。

黄连去毛　黄芩　黄柏去皮　栀子去壳，各等分

上为末，滴水为丸，如梧桐子大，每服四五十丸，白温水下。一方加桔梗、大黄酒煨，治上焦一切热症，兼治鼻红。

一论积热积痰，并五脏三焦有余之热，夹热下利，食癥膈闷，咽痛，眼目赤肿，中暑中热烦躁等症，及初发肿毒兼治。

黄金丸

大黄煨　郁金即姜黄，要极小者佳　牙皂去筋膜，各等分

上为细末，用牛胆汁入磁罐内，煎成稀膏，和药为丸，如梧桐子大，每服三五十丸，量病轻重加减，白汤下。大便少行一二次即止，不伤元气。

一论上焦积热，风痰壅滞。头目赤肿，或有疮疖，咽喉不利，大小便闭涩，一切风热，亦能磨酒食诸滞。

神芎丸

黑丑四两　滑石四两　大黄一两　黄芩二两　黄连五钱　川芎五钱　薄荷五钱

上为末，滴水为丸，如梧桐子大。每服五十丸，用温水送下。

上清丸　朱全吾传。治上焦痰火咳嗽，乃心脾之有热也。

龙脑二分，另研　硼砂二分，另研　薄荷末一两　川芎末五钱　桔梗末二钱　甘草末二钱

上为细末，炼蜜为丸，如圆眼大，每服一丸，临卧嚼化，或食后茶清咽下。

一妇人年四十余，夜间发热，早晨退，五心烦热，无休止时，半年后六脉皆数，伏而且牢，浮取全不应手。以升阳散火汤四剂，而热减大半，胸中觉清快胜前，再与二剂，热悉退，后以四物汤加黄柏、知母，少佐以炒黑干姜，二十剂全安。

一治骨蒸内热之病，时发外寒，寒过内热附骨，蒸盛之时，四肢微瘦，足跗肿者，其病在脏腑之中。

太白散

白石膏火煅为末，新汲水调下方寸匙，

以身无热为度。

内 伤

东垣曰：右手气口脉，大于人迎一倍，过在少阴则二倍，太阴则三倍。右手三部属三阴，少阴在关主脾，太阴在寸主肺，肌肤大热，故脾、肺二脏之脉皆紧盛。

右寸气口脉急大而数，时一代而涩。涩者肺之本脉，代者元气不相接续，此饮食失节，劳役过甚，大虚之脉也。

右关脾脉大而数，谓独大于五脉也。数中显缓，时一代也。此不堪劳役之脉也。

右关胃脉损弱，甚则隐而不见，但内显脾脉之大数，微缓时一代。此饮食不节，寒温失所之脉也。

右关脉沉而滑。此宿食不消之脉也。

内外伤辨

人迎脉大于气口为外伤，气口脉大于人迎为内伤。外伤则寒热齐作而无间，内伤则寒热间作而不齐。外伤恶寒，虽近烈火不除，内伤恶寒，得就温暖即解。外伤恶寒，乃不禁一切风寒，内伤恶风，唯恐些小贼风。外伤证显在鼻，故鼻气不利而壅盛有力，内伤者不然，内伤证显在口，故口不知味而腹中不和，外伤者无此。外伤则邪气有余，发言壮厉，且先轻而后重，内伤则元气不足，出言懒怯，且先重而后轻。外伤手背热而手心不热，内伤则手心热而手背不热。外伤头痛，常常有之，直须传里方罢，内伤头痛，有时而作，有时而止。若显内证多者，则是内伤重而外感轻，宜以补养为先，若显外证多者，则是外感重而内伤轻，宜以发散为急。

一论饮食劳倦伤脾，则不能生血，故血虚则发热，热则气散血耗而无力，或时易饥，或食饱闷，不思饮食，变病百端。如遇外感重者，则先理外感六分，而治内伤四分，见效即住。如外感轻，则内伤药用六分矣。能治万病，其效如神。

东垣曰：夫饮食不节则胃病，胃病则气短，精神减少，气不足以息，言语怯弱，腹中不和，口不知谷味，或胃当心而痛，或上支两胁痛，甚则气高而喘，身热而烦。胃既病则脾无所禀受，故亦从而病焉。若形体劳役而脾病，脾病则怠惰嗜卧，四肢不收，或食少，小便黄赤，大便或闭，或泄，或虚坐，只见些白脓，或泄黄糜，无气以动，而懒倦嗜卧。脾既病则胃不能独行津液，故亦从而病焉。若外感风寒，俱无此证，故易分别耳。

虚实之证，不可不知，因往往以内伤不足之病，误作伤寒外感有余之证，汗之吐之。差之毫厘，谬之千里，实实虚虚，医杀之耳。

夫伤寒为六淫之病，风寒始于表，而渐传于里，则初病头项强痛，发热恶寒，身痛，当汗之。及其邪入于里，热盛内实，谵语狂妄，当下之。不愈即发斑黄厥逆，变生诸症矣。

夫内伤因七情郁结，饮食劳役，为不足之病，始生于里，而发于表也，其病倦怠，四肢不收，头痛时作时止，其热始发于心膈间，次发于肢体，稍遇风寒，时时畏惧，气短喘促，懒于言语，脉必微细，或弦而数，或虚而大。只此分别，则内外易见矣。

一论中气不足，或误用克伐，四肢倦怠，口干发热，饮食无味，或饮食失节，劳倦身热，脉洪大无力，或头痛恶寒自汗，或气促而喘，身热而烦，脉微细软弱，自汗身倦目合，或中气虚弱，而不能摄血，或饮食劳倦，而患疟痢等症。因脾胃虚而不能愈者，或元气虚弱，感冒风寒，而不胜发表，用此代之。或入房而后劳役感冒，或劳役感冒而后入房者，急加附子。愚谓人之一身，以脾胃为主，脾胃气实则肺得其所养，肺气既盛，水自生焉，水升则火降，水火既济，而全天地交泰之令矣，脾胃既虚，四脏俱无生气。故东垣先生著《脾胃》《内外伤》等论，谆谆然皆以固脾胃为本。所制补中益气汤，又冠诸方之首，观其立方本旨可知矣，故曰补肾不若补脾，正此谓也。前所治证，概举其略，余当仿此而类推之。是方之妙，并注以表明之。

补中益气汤

黄芪蜜炒，一钱五分　人参一钱　白术去芦，炒，一钱五分　当归酒洗，一钱五分　陈皮七分　柴胡六分　升麻八分　甘草炙，五分

上锉一剂，姜、枣煎服。如感风寒，头痛发热，加川芎、防风、白芷各一钱，羌活七分。汗多加黄芪五分。如汗多去升麻、柴胡，加炒酸枣仁一钱，夜间不睡亦加之。如虚火炎上加玄参一钱。如阴虚生火加酒炒黄柏、知母各七分，夏月亦可常用。如阴虚吐痰加贝母一钱。如泄泻去当归，加白茯苓一钱、泽泻一钱、白芍（煨）一钱。如气虚甚者必少加大附子（制过），以行参芪之力也，手足冷或腹痛亦如之。如心刺痛者，乃血涩不足，加当归五分、白豆蔻七分（研）。如用心太过，神思不宁，怔忡惊悸，加茯神、酸枣仁（炒）、柏子仁各一钱，远志、石菖蒲各七分。如咽干及渴者加干葛七分、天花粉一钱。如饮食少，或伤饮食，加神曲、麦芽、山楂各一钱。如精神短少者，倍加人参，夏加五味子十粒、麦门冬（去心）一钱。如梦遗加牡蛎、龙骨（煅）各一钱。如头痛加蔓荆子七分，痛甚加川芎七分。如巅顶痛者加藁本一钱、细辛三分。如腰痛加牛膝、杜仲（姜炒）各一钱。如脚弱加木瓜一钱、汉防己五分。如有痰加半夏（姜制）七分、贝母一钱。如咳嗽，夏加片芩、知母、麦门冬各一钱。如久嗽，肺中有伏火者，减人参，加片芩、紫菀各一钱。如食不下，胸中有寒，或塞滞，加青皮五分、木香三分。如脚软乏力或痛，加酒炒黄柏一钱，牛膝、五加皮各一钱。如五心烦躁，加生地黄。若气浮心乱，以朱砂安神丸镇固之则愈。方见怔忡。

一论中气虚而胃弱，不爱食，及食不生肉，不长力，或常微热怯冷，神疲倦怠，或带痰嗽。

加味六君子汤

人参一钱　白术去芦，炒，一钱五分　陈皮八分　白茯苓去皮，一钱　半夏姜制，八分　干葛七分　山楂肉一钱　甘草炙，五分　砂仁五分

上锉一剂，姜、枣煎服。

一论此方药性中和，专理心脾气弱，神昏体倦，多困少力，饮食不进，中满痞噎，心忪上喘，呕吐泻利等症，久服养气育神，醒脾益胃，扶正辟邪。

参苓白术散

人参一钱　白术去芦，一钱　白茯苓去皮，七分　白扁豆炒，一钱　山药一钱　莲肉去心皮，七粒　桔梗去芦，七分　薏苡仁一钱　砂仁五个　甘草炙，四分

上锉一剂，姜、枣煎服。

一论凡遇劳行辛苦，用力过多，即服此二三剂，免生内伤发热之病。

补气汤

嫩黄芪蜜水炒，一钱半　人参　白术去芦，炒　陈皮　麦门冬去心，各二钱　五味子十粒　甘草炙，七分

上锉一剂，生姜三片、枣二枚，水煎，食前服。劳倦甚者加附子五分。

一论凡遇劳心思虑，损伤精神，头目昏眩，心虚气短，惊悸烦热等症。

补血汤

当归酒洗　白芍酒炒　白茯苓去皮木　酸枣仁炒　麦门冬去心，各一钱　人参一钱二分　川芎六分　怀熟地黄二钱　陈皮　栀子炒，各五分　五味子十五粒　甘草炙，五分

上锉一剂，水煎温服。

一论脾胃虚弱，元气不足，四肢沉重，食后昏沉，怠于动作，嗜卧无力。

神胃汤

黄芪蜜炒，三钱　人参五分　甘草炙，一钱　当归三分　神曲炒，七分　柴胡三分　升麻三分　苍术米泔浸，一钱　青皮去穰，五分　黄柏酒炒，三分

上锉一剂，水煎，食后服。

一论病后元气虚弱，脾胃亏损，此药补气和血，健脾理胃，进美饮食，壮健身体，充实四肢，清火化痰，解郁顺气。

参苓白术丸

人参一两　白术去芦，土炒，一两半　白茯苓去皮，一两　怀山药炒，一两　白扁豆姜汁炒，一两　桔梗去芦，一两　薏苡仁炒，一两　莲肉去心皮，二两　陈皮一两　半夏汤泡，姜汁炒，一两　砂仁五钱　黄连姜汁炒，一两　神曲炒，一两　香附童便炒，一两　白芍酒炒，一两　当归酒炒，二两　甘草炙，五钱

上为末，姜、枣煎汤，打神曲糊为丸，如梧桐子大，每服百丸，食后米汤下。加远志（去心）一两亦妙。

一论此方养元气，健脾胃，生肌肉，润肌肤，益血秘精，安神定志，壮筋力，养心神，进饮食之上品也，又治虚劳瘦怯，泄泻腹胀，肿满喘嗽等症。

阳春白雪糕

白茯苓去皮　怀山药　芡实仁　莲肉去心皮，各四两，共为细末　陈仓米半升　糯米半升　白砂糖一斤半

上先将药米二味用麻布袋盛放甑内，蒸极熟取出，放簸箕内，却入白砂糖，同搅极匀，揉作一块，用小木印印作饼子，晒干收贮，男妇小儿任意取食，妙不可言。

一秀才劳役失宜，饮食失节，肢体倦怠，发热作渴，头痛恶寒。误用人参败毒散，痰喘昏愦，扬手掷足，胸膈发斑，如蚊所咬。余用补中益气汤，加姜、桂、麦冬、五味，补之而愈。

一男子发热烦渴，时或头痛。因服发散药，反加喘急腹痛，其汗如水，昼夜谵语。余意此劳伤元气，误汗所致，其腹必喜手按，询之果然，遂与十全大补汤，加附子一钱，服之熟睡，唤而不醒，举家惊惶，及觉，诸病顿退，再剂而痊。凡人饮食劳役，起居失宜，见一切火症，悉属内真寒而外假热，或肚腹喜暖，口畏冷物，此乃形气病气，俱属不足，法当纯补元气为善。

一人因劳役失于调养，忽然昏愦。此元气虚，火妄动，挟痰而作。急令灌童便，神思渐爽。更用参、芪各五钱，芎、归各三钱，

玄参、柴胡、山栀、炙甘草各一钱，服之稍定。察其形倦甚，又以十全大补汤，加五味、麦冬治之而安。凡人元气素弱，或因起居失宜，或因饮食劳倦，或因用心太过，致遗精白浊，自汗盗汗，或面热、晡热、潮热、发热，或口干作渴，喉痛舌裂，或胸乳膨胀，胁肋作痛，或头颈时痛，眩晕目花，或心神不宁，寐而不寐，或小便赤涩，茎中作痛，或便溺余滴，脐腹阴冷，或形容不充，肢体畏寒，或鼻气急促，或更有一切热症，皆是无根虚火，但服前汤，固其根本，诸症自息。若攻其风热，则误矣。

一人面如血红，发热，终日不食，沉困。相火冲上，予以补中益气汤，煎半碗，童便半碗，合而服之，日进五服而愈。

一论大凡大病后，谷消水去，精散卫亡，多致便利枯竭，实当补中益气为主，盖为中州浇灌四旁，与胃行其津液者也。况大肠主津，小肠主液，亦皆禀受于胃，胃气一充，津液自行矣。燥甚者，则当以辛润之，以苦泄之。

饮　食

东垣云：胃中元气盛，则能食而不伤，过时而不饥。脾胃俱旺，则能食而肥也。脾胃俱虚，则不能食而瘦。或少食而肥，虽肥而四肢不举，盖脾实而邪气盛也。又有善食而瘦者，胃伏火邪于气分也，则能食。脾虚则肌肉削，即食㑊也。

大抵饮食不进，以脾胃之药治之，多不效者，亦有谓焉。人之有生，不善摄养，房劳过度，真阳衰败，坎火不温，不能上蒸脾土，冲和失布，中州不运，致饮食不进，胸膈痞塞，或不食而胀满，或已食而不消，大便泄溏，此皆真火衰弱，不能蒸蕴脾土而然。古云补肾不若补脾，予谓补脾不若补肾，肾气若壮，丹田之火上蒸脾土，脾土温和，中焦自治，则能饮食矣。今饮食进少，且难消化，属脾胃虚寒，盖脾胃属土，乃命门火虚，

不能生土而然，不宜补脾胃，当服八味丸，补火生土也。方见补益。

夫食者谓谷肉菜果之物也。经云：阴之所生，本在五味，阴之五宫，伤在五味。谷肉菜果，口嗜而欲食之，心自裁制，勿使过焉，过则不伤其正矣。或有伤于食者，必先问其人，或因喜食而多食之耶？或因饥饿而急食之耶？或因人勉强劝而强食之耶？或因病后宜禁之物而误食之耶？或因喜食得之，当先和其胃气，胃气素强，损谷自愈，消导耗气之药，不必服也。如因饥饿得之，当先益其胃气，胃气强，所伤之物自消导矣，宜香砂养胃汤主之。如因勉强劝而得之，宜行消导之剂，百消丸主之。若因病后得之，当以补养为主，宜参苓白术散主之。

其所伤之物，有寒热之不同，所伤之人，有强弱之各异，主治之法，无一定也。所谓热物者，如膏粱辛辣厚味之物是也，谷肉多有之，寒物者，水果瓜桃生冷之物是也，菜果多有之。治热以寒，大黄、牵牛是也，治寒以热，丁香、巴豆是也。如以热攻热，以寒攻寒，则食虽去，药毒犹存，胃气重伤，祸不旋踵矣。故伤热物者，三黄枳术丸，甚则利气丸导之，伤冷物者，香砂养胃汤，甚则万亿丸通之，如冷热不调者，备急丹主之。

人知饮食所以养生，不知饮食失调亦以害生，故能消息，使适其宜，是谓贤哲防于未病。凡以饮食，无论四时，常令温暖，夏月伏阴在内，暖食尤宜。不欲苦饱，饱则筋脉横解，肠澼为痔，因而大饮，则气乃暴逆。养生之道，不欲食后便卧，及终日稳坐，皆能凝结气血，久即损寿。食后常以手摩腹数百遍，仰面呵气数百口，趑趄缓行数百步，谓之消化。食后便卧，令人患肺气、头风、中痞之疾，盖营卫不通，气血凝滞故尔。食讫当行步踌躇，有所作为，乃佳。语曰流水不腐，户枢不蠹，以其动然也。食饱不得速步走马，登高涉险，恐气满而激，致伤脏腑。不欲夜食，脾好音声，闻声即动而磨食，日入之后，万响俱绝，脾乃不磨，食之即不消，

不消即损胃，损胃即翻，翻即不受谷气，谷气不受，即坐卧祖肉操扇，此当毛孔尽开，风邪易入，感之令人四肢不遂。不欲极饥而食，食不可过饱，不欲极渴而饮，饮不可多。食过多，则结积，饮过多，则成痰癖，故曰大渴不大饮，大饥不大食，恐血气失常，卒然不救也。荒年饿殍，饱食即死，是验也。嗟呼！善养生者养内，不善养生者养外。养内者，以恬脏腑，调顺血脉，使一身之流行冲和，百病不作；养外者，恣口腹之欲，极滋味之美，穷饮食之乐，虽肌体充腴，容色悦泽，而酷烈之气，内蚀脏腑，精神虚矣，安能保合太和，以臻遐龄！《庄子》曰：人之可畏者，衽席饮食之间，而不知为之戒过也，其此之谓乎。

一论治内伤生冷饮食，厚味坚硬之物，肚腹胀满疼痛，外感风、寒、湿气，头痛身热憎寒，遍体骨节麻木疼痛，七情恼怒相冲，饮食不下，心腹气痛。

行气香苏散

紫苏一钱　陈皮二钱　香附二钱　乌药二钱　川芎一钱五分　枳壳一钱　羌活二钱　麻黄五分　甘草一钱

上锉，生姜煎服。外感风寒，头痛，加葱白三根。内伤饮食，加山楂二钱、神曲二钱，去麻黄。因湿加苍术二钱。

一论脾胃虚弱，不思饮食，口不知味，胸腹痞胀疼痛等症，用：

香砂养胃汤

人参七分　白术去芦，炒，一钱　白茯苓去皮　香附炒　砂仁　苍术米泔水浸，炒　厚朴姜汁炒　陈皮各八分　白豆蔻去壳，七分　木香五分　甘草炙，二分

上锉，姜、枣煎服。脾胃虚寒加干姜、官桂。胃热加姜汁炒黄连、栀子（炒）。肉食不化加山楂、草果。米粉面食不化加神曲、麦芽。生冷瓜果不化加槟榔、干姜。胸腹饱闷加枳壳、萝卜子、大腹皮。伤食胃口痛加木香、枳实、益智仁。伤食泄泻加干姜、乌梅、白术。伤食恶心、呕吐，加藿香、丁香、

半夏、乌梅、干姜。吐痰加半夏。

一论脾胃虚弱，不思饮食，呕吐泄泻，胸痞腹胀噎膈，并虚劳咳嗽吐痰，大便频数或腹痛等症，寻常无病之人服之，百病皆除。

理气健脾丸

白术去芦，炒，二两　白茯苓去皮，三两　陈皮洗，二两　半夏泡，姜汁炒，三两二钱　当归酒洗，六两　黄连姜汁炒，三两　枳实麸炒，一两五钱　桔梗炒，一两五钱　神曲炒，二两五钱　山楂肉去子，一两八钱　香附童便炒，二两　木香五钱　甘草炙，二两

上为细末，荷叶一块煎汤，下大米，煮粥为丸，如梧桐子大，每服八十丸，食后白汤下。如元气虚弱加黄芪（蜜炙）二两、人参一两、怀山药二两、莲肉（去心，炒）二两。如泄泻去桔梗，加白芍（煨）二两。

一论人禀素弱，脾胃虚怯，上焦有火，有痰，有郁气，有食积，胸中不快，饮食少思，常可服：

大补枳术丸

白术去芦,炒,二两　陈皮去白,一两　枳实麸炒,二两　黄连姜汁炒,五钱　黄芩醋炒,五钱　黄柏青盐水炒,一两　白茯苓去皮,五钱　贝母去心,八钱　神曲炒,五钱　山楂去核,五钱　麦芽炒,五钱　加砂仁三钱　香附醋炒,三钱

上为细末，荷叶煎汤，下粳米，煮稀粥，同药捣和为丸，如梧桐子大，每服一百丸，食后姜汤送下，有热，茶清送下，服后饮食自然多进。人之精血皆因谷气而生，盖脾乃肺之母，母实乃消化气下降，何痰之有！

一论中气虚损，脾胃怯弱，饮食不下，或泻或痢，有调胃实肠之功。用大鲫鱼去肠洗净，入蒜五六瓣于内，用纸包，水湿，火煨熟，去蒜食鱼，日二三次，自然进食。又治膈噎食不下。

一论此方能消酒消食，消痰消气，消水消痞，消肿消胀，消积消痛消块。此药消而不见，响而不动，药本寻常，其功甚捷。

百消丸

黑丑头末，二两　香附米炒　五灵脂各

一两

上为细末，炼蜜为丸，如绿豆大，每服二三十丸，或五六十丸，食后姜汤送下。

一治胃中停滞寒冷之物，乃疗心腹诸卒暴痛，并胀满不快，宜用：

备急丹

大黄　巴豆去壳　干姜各一两

上为细末，炼蜜为丸，如梧桐子大，每服三丸，温水送下。若卒中客忤，心腹胀满，卒痛如锥，气急口噤，停尸卒死者，用热酒灌下，以腹中鸣转即吐下立效。

万亿丸方见通治。治一切饮食所伤，腹满胀疼痛。

一治过食寒硬冷物，食伤太阴厥阴，或呕吐痞满肠澼。

陈皮　半夏　茯苓各三钱　枳实一钱　山楂二钱　神曲二钱,炒　干生姜一钱　砂仁六分　三棱一钱　莪术一钱

上锉，生姜煎服。

一治过食热物，煎炒厚味，有伤太阴、厥阴，呕吐痞胀，或泻利者。

青皮　陈皮　枳实炒　白术炒　白芍炒　黄连姜炒　山楂肉　麦芽炒，各一钱　大黄酒蒸，一钱五分　甘草三分

上锉，水煎温服。

嗜酒丧身

夫酒者，祭天享地，顺世和人，行气和血，乃可陶情性，世人能饮者，固不可缺。凡遇天寒冒露，或入病家，则饮酒三五盏，壮精神，辟疫疠。饮者不过量力而已，过则耗伤血气也。古云：饮酒无量不及乱，此言信矣。饮者未尝得和气血，抑且有伤脾胃，伤于形，乱于性，颠倒是非，皆此物也。早酒伤胃，宿酒伤脾，为呕吐痰沫。醉后入房，以竭其精，令人死亦不知，虽知者亦迷而不戒。养浩高人，当寡欲而养精神，节饮食以介眉寿，此先圣之格言，实后人之龟鉴也。本草云：酒性大热有毒，大能助火，一饮下咽，肺先受之，肺为五脏之华盖，属金本燥，

酒性喜升，气必随之，痰郁于上，溺涩于下，肺受贼邪，不生肾水，水不能制心火，诸病生焉。其始也病浅，或呕吐，或自汗，或疮疥，或鼻衄，或泄利，或心脾痛，尚可散而出也。其久也病深，或为消渴，为内疽，为肺痿，为痔漏，为鼓胀，为黄疸，为失明，为哮喘，为劳嗽，为吐衄，为颠痫，为难状之病，倘非高明，未易处治。凡嗜酒者，可不慎乎！

一论治酒病，当发汗，其次莫如利小便，使上下分消其湿可也。此药治饮酒太过，呕吐痰逆，心神烦乱，胸膈痞塞，手足战摇，小便不利，大便稀溏，饮食减少等症，宜服：

葛花解酲汤

葛花五钱　砂仁五钱　白豆蔻去壳，五钱　人参二钱五分　白术去芦，炒，二钱　白茯苓去皮，一钱五分　青皮去穰，一钱五分　陈皮一钱五分　木香五钱　猪苓一钱五分　泽泻二钱　神曲二钱，炒　干生姜二钱

上为细末和匀，每服三钱，白汤调下。但得微汗，酒病去。论云：此盖不得已用之，岂可恃赖以日日饮酒耶！是方气味辛温，偶因病酒服之，则不损元气。何者？敌酒病故也。若频服之，则损人天年也。素有热者加黄连，姜汁炒一钱。

一治烧酒醉伤不醒者，急用绿豆粉荡皮切片，将箸开口，用冷水送下。

一论此药能壮脾进饮食，令人饮酒不醉，用：

八仙锉散

丁香　砂仁　白豆蔻去壳，各三钱　粉葛二两　百药煎一钱半　木瓜盐窨（窖藏），一两　烧盐一两　甘草一钱半

上细锉，人不能饮酒者，只抄一钱细嚼，温酒下，即能饮酒不醉。只可暂服，过服未有不伤人之元气也。

一论饮酒过多，大醉难醒，服此即解。

石葛汤

石膏五两　葛根锉　生姜锉，各五钱

上锉，每服五钱，水煎温服。

一论腹中膈气痞满，面色黄黑，将成癖疾，饮食不进，日渐肌瘦，如欲饮酒，先服之，多饮不醉。

百杯丸

丁香五十个　橘红　小茴香　三棱炮，各三钱　莪术炮，三钱　砂仁　白豆蔻各三十个　干姜三钱　生姜一两，去皮，切片，盐一两，浸一宿，焙干　甘草炙，二钱　人参三钱　木香三钱

上为细末，炼蜜为丸，朱砂为衣，每一两作五丸，每服一丸，细嚼，生姜汤送下。

一论酒积，面黄黑色，腹胀不消，甘遂一钱为末，用槽头猪肉一两细切如泥，入遂末在内，和匀，通作一丸，纸裹，烧令香熟，取出，临卧细嚼，好酒送下。

解酒仙丹鲁府传

白果仁八两　葡萄八两　薄荷叶一两　侧柏枝一两　细辛五分　朝脑五分　细茶四两　当归五钱　丁香五分　官桂五分　砂仁一两　甘松一两

上为细末，炼蜜为丸，如芡实大。每服一丸，细嚼，清茶送下，极能解酒。

神仙醒酒丹周藩京山王传

葛花五分　赤小豆花　绿豆花各二两　家葛花捣碎，水澄粉，八两　真柿霜四两　白豆蔻五钱

上为细末，和匀，用生藕汁捣和作丸，如弹子大，每用一丸，嚼而咽之，立醒。

一论饮酒人，元气虚弱，四肢无力，饮食减少，面红如妆，宜用补中益气汤，方见补益。加陈皮、半夏、干葛、白芍、神曲、麦芽、枳壳。小便闭加麦门冬三钱。大便闭加桃仁一钱、红花一钱、火麻仁一钱五分。

一儒者善饮，便滑溺涩，食减胸满，腿足渐肿。症属脾肾虚寒，用加减金匮肾气丸，进食消肿，更用八味丸，胃强脾健而愈。

一人善饮酒，泄泻腹胀，吐痰作呕口干。此脾胃之气虚，先用六君子加神曲止呕，再

用益气汤加茯苓、半夏泄胀，亦愈。此证若湿热壅滞，当用葛花解醒汤分消其湿，湿即去而泻未已，须用六君子加神曲实脾土，化酒积。然虽为酒而作，实因脾土虚弱，不能专主湿热。

醒醉汤

用青橄榄，黄损者不用，瓦上磨去粗皮核，细切如缕一斤，以粉草末二两、炒盐二两，拌匀，入磁罐内密封，以沸汤点服，自然生津液，醒醉极妙。

饮酒不醉方

薄荷五钱　干葛二两　桂花三钱　白梅肉五钱

上为末为丸，先放口内舌下，自然化酒。

断酒法

用驴驹衣，烧灰调酒服。

伤酒不药法

心中酒食停积，或被人劝饮过多，一切服下，胸腹胀满不消。用盐花频擦牙齿，温水漱下，不过三次，如汤泼雪，即时宽肠通快，诚妙法也。

一治饮酒过多，蕴热胸膈，以致吐血、衄血。

葛花二两　黄连四两

上为末，以大黄末熬膏，和为丸如梧子大，每服百丸，温水送下。

一人饮酒过度，大醉不醒，一家怆惶，无计可施来告予。用樟树上嫩叶（晒干为末）、真葛花（末），二味各等分，每服三钱，白滚水调服，立醒。

郁　证

脉多沉伏，或促，或细，或代。气郁则必沉而涩，湿郁则必沉而缓，热郁则必沉而数，痰郁则脉弦滑，血郁则脉芤而结促，食郁则脉必滑而紧盛。郁在上，见于寸，郁在中，见于关，郁在下，见于尺，左右皆然。

夫郁者，结聚而不得发越也。当升者不得升，当降者不得降，当变化者不得变化也。

此为传化失常，六郁之病见矣。气郁者胸胁痛，脉沉涩。湿郁者周身走痛，或关节痛，遇阴寒则发，脉沉细。痰郁者动则喘，寸口脉沉滑。热郁者，瞀闷，小便赤，脉沉数。血郁者四肢无力，能食便红，脉沉。食郁者嗳酸腹饱，不能食，人迎脉平和，气口脉紧盛者是也。

一论丹溪曰：血气冲和，百病不生，一有怫郁，诸病生焉。其证有六：气、血、痰、湿、热、食是也。此方开诸郁之总司也。

六郁汤

香附童便炒　苍术米泔浸　神曲炒　栀子炒　连翘　陈皮　川芎　贝母　枳壳麸炒　白茯苓　苏梗各一钱　甘草五分

上锉一剂，水煎服。痰郁加南星二钱、半夏二钱。热郁加柴胡八分、黄芩二钱。血郁加桃仁八分、红花八分。湿郁加白术一钱五分、羌活一钱。气郁加木香一钱、槟榔一钱。食郁加山楂二钱、砂仁八分。

一论解诸郁火痰气，开胸膈，思饮食，行气消积散热，用此。

加味越鞠丸

苍术米泔浸，姜汁炒，一两　抚芎一两　香附童便浸三日，炒，一两　神曲炒，一两　栀子炒，五钱　陈皮去白，一两　白术去芦，炒，三两　黄连酒炒，一两　山楂去子，二两　白茯苓去皮，一两　萝卜子炒，五钱　连翘五钱　枳实麸炒，一两　当归酒洗，一两　广木香五钱

上为末，姜汁打稀糊为丸，如梧子大，每服五六十丸，食后白汤送下。

一论气、湿、痰、热、血、食六郁，此宽胸快膈之药也。

越鞠二陈丸

苍术米泔浸　山栀子炒黑　南芎　神曲炒　香附童便炒　山楂肉　陈皮　半夏姜汁炒　白茯苓去皮　海石　南星　天花粉各二两　枳壳去穣，麸炒，一两五钱　甘草炙，五钱

上共为细末，滚水和成丸，如梧桐子大，每用二钱，食后用萝卜汤或姜汤、清茶任下，食后服。

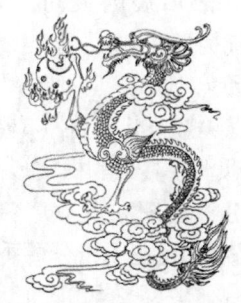

寿世保元　卷三

痰　饮

脉双弦者，寒饮也。其脉偏弦者，饮也。肺饮不弦，但喘短气。经云：脉浮而细滑，伤饮。脉弦数，有寒饮，春夏难治。脉沉而弦者，悬饮内痛。其人短气，四肢历节走痛，脉沉者，有留饮。左右手关前脉浮弦大而实，膈上有稠痰也，宜吐之。病人百药不效，关上脉伏而大者，痰也。眼胞及眼下如炭烟熏黑者，亦痰也。久得涩脉，痰饮胶固，脉道阻涩也，卒难得开，必费调理。

痰者，病名也，生于脾胃，然脾胃气盛，饮食易克，何痰之有！或食后，因之气恼劳碌，惊恐风邪，致饮食之精华不能传化，而成痰饮矣。有流于经络皮肤者，有郁于脏腑支节者，游溢遍身无所不至。痰气既盛，客必胜主。或夺于脾之大络也，气壅则倏然仆地，此痰厥也。升于肺者则喘急咳嗽。迷于心者，则怔忡恍惚。走于肝则眩晕不仁，胁肋胀满。关于肾则咯而多痰唾。流于中脘则呕泻而作寒热。注于胸则咽膈不利，眉棱骨痛。入于肠，漉漉有声。散于胸背则揪触一点疼痛。或塞于手足，或背痹一边，散则有声，聚则不利，一身上下，变化百病。治当各从所因，是以虚宜补之，火宜降之，气宜顺之，郁宜开之，食宜导之，风、寒、湿、热，宜发散清燥以除之，故曰治病必求其本。

一论有湿痰、热痰、风痰、老痰、寒痰、食积痰，宜后方加减。

二陈汤

陈皮去白，一钱　半夏汤泡，二钱　白茯苓去皮，一钱　甘草五分

上锉一剂，生姜三片，水煎温服。

一湿痰盛者，身软而重，加苍白二术。

一热痰，加黄连、黄芩。痰因火盛逆上，降火为先，加白术、黄芩、软石膏、黄连之类。

一眩晕嘈杂者，火动者痰也，亦加山栀、黄连、黄芩之类。

一风痰，加天麻、枳壳、南星、白附子、僵蚕、牙皂之类。气虚者加竹沥，气实者加荆沥，俱用姜汁。

一老痰，用海石、半夏、瓜蒌、香附、连翘之类。五倍子佐此药，大治顽痰，宜丸药。喉中有物，咯不出，咽不下，此痰结也，用药化之，加咸药软坚之类，宜瓜蒌、杏仁、海石、桔梗、连翘、香附，少佐朴硝、姜汁，炼蜜和丸，嚼服之。脉涩者，卒难得开，必费调理。气实，痰热结者，吐难得出，或成块，吐咯不出。气滞者难治。

一寒痰痞寒胸中，倍加半夏，甚者加麻黄、细辛、乌头之类。痰厥头痛加半夏。

一食积痰，加神曲、麦芽、山楂、炒黄连、枳实以消之，甚者必用攻之，宜丸药。兼血虚者，用补血药送下。中焦有痰者，食积也，胃气亦赖所养，卒不便虚，若攻之尽则虚矣。噫气吞酸，此系食积而郁，有热，火气动上，加黄芩、南星。

一血虚有痰，加天门冬、知母、瓜蒌仁、

香附米、竹沥、姜汁。带血者更加黄芩、白
芍、桑皮。血滞不行，中焦有饮者，取竹沥，
加生姜汁、韭汁，饮三五盏，必胸中烦躁不
宁后愈。

一气虚有痰，加人参、白术。脾虚者宜
补中气，以运痰降下，加白术、白芍、神曲、
麦芽，兼用升麻提起。内伤挟痰加人参、黄
芪、白术之类，姜汁传送，或加竹沥尤妙。

一痰在膈上，必用吐法，泻之不去，胶
固稠浊者，必用吐。脉浮者宜吐，痰在经络
间，非吐不可，吐中就有发散之义。凡用吐
药，宜升提其气，便吐，加防风、川芎、桔
梗、茶芽、生姜、蕲汁之类，或瓜蒂散。凡
吐用布紧勒肚，于不通风处行之。

一痰在肠胃间，可下而愈，枳实、甘遂、
巴豆、大黄、芒硝之类。凡痰用利药过多，
脾气易虚，则痰易生而多。

一痰在胁下，非白芥子不能达。

一痰在皮里膜外，非姜汁、竹沥不可及。
在四肢非饮沥不开。在经络中，亦用竹沥，
必佐以生姜、韭汁。膈间有痰，或颠狂，或
健忘，或风痰，俱用竹沥，与荆沥同功，气
虚少食，用竹沥，气实能食，用荆沥。

一凡人身上中下有块，是痰也，问其平
日好食何物，吐下后，方用药。

一凡人头面颈颊身中有结核，不痛不红，
不作脓者，皆痰注也，宜随处用药消之。

一凡痰之为物，无处不到，为随气升降
故也。

一论竹沥，大治热痰，又能养血清热，
有痰厥不省人事几死者，得竹沥灌之遂苏，
诚起死回生妙药也。用水竹、早笔篁竹，截
长二尺许，小者每段劈作二片，大者劈作四
片，入井水浸一时许，以薄砖两块排定，将
竹片排于砖上，两头露一二寸，下以烈火迫
之，两头以盆盛沥，每六分中加姜汁一分服
之，热甚者止可加半分耳。以竹沥加入汤药
内服之，尤妙。取荆沥亦治热痰，亦照此法
取之。

一论痰属湿，乃津液所化，因风、寒、
湿、热之感，或七情饮食所伤，以致气逆液
浊，变为痰饮，故曰痰因火动，降火为先，
火因气逆，顺气为要。

加减二陈汤

橘红去白，一钱　半夏制，一钱半　白茯
苓去皮，一钱　贝母一钱半　枳实炒，一钱　白
术去芦，一钱二分　连翘五分　黄芩酒炒，一钱
防风去芦，五分　天花粉七分　香附童便炒，
一钱　甘草三分

上锉，生姜三片，水煎温服。

一论热痰在胸膈间不化，吐咯不出，寒
热气急，满闷作痛者，名曰痰结。

开结化痰汤

陈皮一钱　半夏制，二钱　茯苓二钱　桔
梗八分　枳壳七分　贝母一钱　瓜蒌仁二钱
黄连五分　黄芩二钱　栀子二钱　苏子二钱
桑皮三钱　朴硝八分　杏仁三钱　甘草八分

上锉，水煎，入姜汁、磨木香服。

一论遍身四肢骨节走注疼痛，牵引胸背
亦作寒热，喘咳烦闷，或作肿块，痛难转侧，
或四肢麻痹不仁，或背心一点如冰冷，脉来
沉滑，乃是湿痰流注经络，关节不利故也。

清湿化痰汤

南星泡，二钱　半夏制，二钱　陈皮一钱五
分，去白　茯苓三钱，去皮　苍术一钱五分，米
泔炒　羌活二钱　白芥子三钱　甘草八分

上锉，水煎，入竹沥、姜汁、磨木香，
温服。骨节痛甚及有肿块作痛者，名曰痰块，
加乳香一钱、没药一钱、海石三钱、朴硝五
分。头顶痛加川芎一钱五分、威灵仙三钱。
手臂膊痛加薄桂，引南星至痛处。

一论内伤七情，痰迷心窍，神不守舍，
神出舍空，空则痰生，以致憎寒壮热，头痛
昏沉迷闷，上气喘急，口出涎沫，证类伤寒，
兼治中风、痰厥、气厥，不省人事者。

清热导痰汤

人参二钱　白术一钱五分，去芦　茯苓三
钱，去皮　陈皮二钱，去白　半夏二钱，姜制
南星二钱，姜制　枳实三钱，麸炒　桔梗八分
黄连五分　黄芩二钱　瓜蒌仁三钱　甘草八分

上锉，生姜煎，入竹沥、姜汁同服。

家传清气化痰丸 制造甚得法，化痰清火，开膈顺气，消痞除胀，醒酒消食殊效。

天南星四两 大半夏四两，二味先用米泔水各浸三五日，以透为度，洗净，切片，以碗一个盛贮，晒干。先姜汁，次皂汁，又次矾汁，又次硝水，晒干。一用生姜汁浸一旦夕，晒干，一用皂角煎水去渣浸一旦夕，晒干，一用白矾一两煮水浸一旦夕，晒干，一用朴硝一两煮水浸一旦夕，晒干 青皮去穰 陈皮去白 枳壳去穰，麸炒 枳实麸炒 白术去芦 白茯苓去皮 苏子炒 白芥子炒 萝卜子炒 香附盐水炒 瓜蒌仁 干葛 桔梗去芦 苦杏仁去皮 黄芩酒炒 神曲炒 麦芽炒 山楂蒸，去子 白豆蔻去壳 前胡去芦 甘草各一两

上为细末，用前浸四味药水，加竹沥一碗泡，蒸饼为丸，如梧子大，每服五七十丸，或茶或姜汤送下。

一论健脾胃，清火化痰，顽痰能软，结痰能开，疏风养血，清上焦之火，除胸膈之痰，清头目，止眩晕。

千金化痰丸

胆星四两 半夏姜、矾、牙皂同煮半日用，四两 陈皮去白，三两 白茯苓去皮，二两 枳实麸炒，一两 海石火煅，一两 天花粉二两 片芩酒炒，二两 黄柏酒炒，二两 知母酒炒，一两 当归酒洗，四两 天麻火煨，三两 防风去芦，二两 白附子炮，二两 甘草生，三两 大黄酒蒸九次，五两 白术米泔浸，炒，四两

上为细末，神曲二两打糊为丸，如梧子大，每服七八十丸。茶水送下。气虚加人参八钱。

一秤金 一名金珠化痰丸。治痰嗽如神，又治劳嗽。

用半夏十斤，米泔水浸十日，换水三次，取出，切作两半，晒干。用白矾五斤，水一桶，入铁锅内化开，将半夏入矾水内浸二十日，取出，切作四瓣，晒干。用生姜十斤，另研取汁，再入半夏浸二十日，取出，晒干，为细末，听用。粉草十斤，去皮，为粗末，

入锅内，添水煮数沸，取出，以布滤去渣，将净水仍入锅内，熬成膏子，和成剂。每病重者，用药二钱半，轻者二钱，金箔十张，和一大丸，与病人嚼化。忌房事。此药神效，不可轻忽。

一治痰壅方。

梨汁一钟 生姜汁半钟 蜜半钟 南薄荷末三两

上和匀，重汤煮十余沸，任意食。降痰，验如奔马。

一论痰饮为病，或狂，或眩晕等证，无不奏效。

白丸子 中州傅明岐传

川南星四两 半夏十两 白附子五两 小川乌三两

上俱切片，春七、夏三、秋八、冬十日，水浸，一日一换，日晒夜露。南星、半夏放磁器内，少加姜汁同浸，去麻性。次将前药磨，又将绢巾滤去渣，澄白粉，晒干，白米糊为丸，如梧子大，每服五六十丸，姜汤滚水任下。其药放舌上不麻为度方妙。

钓痰仙方 鲁府秘方

硼砂一钱 白矾半生半枯，一钱 磁青上细磁器，打下青，研细，一钱 甜瓜蒂五分 青礞石煅红，浸姜汁内，一钱

上共研细末，每用二厘，薄荷浓汤调入鼻内即愈。

一人气短有痰，小便赤涩，足跟作痛，尺脉浮大，按之则涩。此肾虚而痰饮也，用四物送八味丸，不月而康。仲景先生云：气虚有饮，用肾气丸，补而逐之，诚开后学之蒙瞆，济无穷之夭枉。肾气丸即八味丸也。

一儒者体肥善饮，仲秋痰喘，用二陈、芩、连益甚，加桑皮、杏仁，盗汗气促，加贝母、枳壳，不时发热。余以为脾肺虚寒，用八味丸以补土母，补中益气以安中气而愈。

一妇人因怒吐痰，胸满作痛，服四物、二陈、芩、连、枳壳之类不应，更加祛风之剂，半身不遂，筋渐挛缩，四肢痿软，日晡益甚，内热口干，形体倦怠。余以为郁怒伤

肝脾，气血复损而然，遂用逍遥散、补中益气汤、六味地黄丸调治，喜其谨疾，年余悉愈，形体康健。

补中益气汤 见内伤。

六味丸八味丸 俱见补益。

咳 嗽

脉辨咳嗽所因，浮风紧寒，数热细湿，房劳虚涩。右关濡者，饮食伤脾。左关弦短，疲极肝衰。浮短肺伤，法当咳嗽。五脏之嗽，各视本部。浮紧虚寒，沉数实热，洪滑多痰，弱涩少血。形盛脉细，不足以息，沉小伏匿，皆是死脉，唯有浮大而嗽者生。

夫咳谓有声，脉气伤而不清，嗽谓有痰，脾湿动而生痰，咳嗽者，因伤肺气而动脾湿也。病本须分六气五脏之殊，而其要旨主于肺，盖肺主气而声出也。戴云：因风寒者，鼻塞、声重、恶寒者是也。因火者，有声、痰少、面赤者是也。因劳者，盗汗出。兼痰者，多作恶热。肺胀者，动则喘满，气急息重。痰者，嗽动便有痰声，痰出嗽止。五者大概耳，亦当明其是否也。治法须分新久虚实。新病，风寒则散之，火热则清之，痰涎则化之，湿热则泻之。久病便属虚属郁，气虚则补气，血虚则补血，兼郁则开郁，滋之、润之、敛之、降之，则治虚之法也。

一论四时感冒，发热头痛，咳嗽声重，涕唾稠黏，中脘痞满，呕吐痰水，宽中快膈，不致伤脾，此药大解肌热潮热，将欲成劳，痰嗽喘热并效，用：

参苏饮

紫苏　前胡　桔梗　桔壳去穰　干葛　陈皮　半夏汤泡　白茯苓去皮，各一钱　甘草三分　人参五分　木香三分，初病热嗽去之

上锉一剂，姜、枣煎服。若天寒感冒，恶寒无汗，咳嗽喘急，或伤风无汗，鼻塞声重，加麻黄三钱、杏仁一钱、金沸草一钱，以汗散之。若初感冒，肺多有热加杏仁、桑皮、黄芩、乌梅。胸满痰多加瓜蒌仁。气促

喘嗽加知母、贝母。肺寒咳嗽加五味、干姜。心下痞闷，烦热嘈杂恶心，停酒不散，加姜炒黄连、枳实、干葛，陈皮倍用之。鼻衄加乌梅、麦门冬、白茅根。火盛发热加柴胡、黄芩。头痛加川芎、细辛。咳嗽吐血加升麻、牡丹皮、生地黄。心热咳嗽，久不愈，加知母、贝母、麦门冬。见血加阿胶、生地黄、乌梅、赤芍、牡丹皮。吐血痰嗽加四物汤，名茯苓补心汤。妊娠伤寒去半夏，加香附。

一论上气喘逆，咽喉不利，痰滞咳嗽，口舌干渴。

二母清顺汤

天门冬去心，一钱　麦门冬去心，一钱　知母姜汤浸，二钱　贝母甘草汤洗，二钱　人参五分　当归身一钱　枯芩一钱　玄参一钱　山栀子炒，一钱　桔梗一钱　天花粉一钱　薄荷七分　生甘草三分

上锉，水煎服。

清热宁嗽化痰定喘丸

橘红五钱　青黛三钱　贝母七钱　胆星一两　天花粉七钱　桑白皮七钱　杏仁去皮尖，七钱　桔梗七钱　黄芩五钱　前胡七钱　甘草三钱

上为细末，炼蜜为丸，如龙眼大，每服一丸，淡姜汤化下。

一论痰嗽，服前方不效者，多属气血虚弱，四肢沉困，宜八物汤，加黄柏、知母、贝母、麦冬、五味、瓜蒌、紫苏、陈皮等分，姜、枣煎服。

一论咳嗽，早间吐痰甚多，夜间喘急不寐，然早间多痰，乃脾虚饮食所化，夜间喘急，乃肺虚阴火上冲，以后方服之。补中益气汤，方见内伤。依本方加麦门冬、五味子。

六味地黄丸方见补益。依本方加麦门冬、五味子。

一论伤风寒，鼻流清涕，寒噤喷嚏，此脾肺气虚，不能实腠理，以补中益气汤主之。

一论咳嗽面白，鼻流清涕，此肺气虚而兼外邪，补中益气汤，加茯苓、半夏、五味而愈。

一论咳嗽吐痰，失音声哑，此元气虚弱而致也，补中益气汤，加黄柏、知母、天门冬、麦门冬、五味、杏仁、黄芩、瓜蒌仁。

一论咳嗽吐痰，手足时冷，此脾肺虚寒，以补中益气汤，加炮干姜、半夏。

一论声音不出，用新槐花不拘多少，瓦上慢火炒焦，置怀中袖中，时时将一二粒口中咀嚼咽之，使喉中常有味，久声自出。

一治言语不出，用：

诃子三个　真苏子二钱　杏仁三十个　百药煎二两

上为末，每服二钱，热汤调服。

一治久嗽，语音不出。

诃子去核，一两　杏仁泡，去皮尖，一两　通草二钱

上锉，每服四钱，煨姜五片，水煎，食后温服。

一论年老人日久咳嗽，不能卧者，多年不愈，用：

猪板油四两　蜂蜜四两　米糖四两

上三味，熬化成膏，时刻挑一匙，口中噙化，三五日其嗽即止。

一论久年咳嗽吐痰。

银杏膏

陈细茶四两，略焙，为细末　白果肉四两，一半去白膜，一半去红膜，擂烂　核桃肉四两，擂家蜜半斤

上药入锅内，炼成膏，不拘时服。

一治久咳不瘥，并虚劳喘嗽。

紫菀去芦头　款冬花各二两　百部五钱

上为末，每服三钱，生姜三片、乌梅一个，同煎汤调下，食后卧睡时各一服。

一论久嗽，并连嗽四五十声者，用连皮生姜自然汁一勺，加白蜜二茶匙，同放茶碗内，煎一滚，温服三四次即止。

一切咳嗽上气者，一道士专卖此药，不拘新久，皆效。

干姜　桂心紫色辛辣者，去皮　皂荚泡，去皮子，肥大无孔者

上三味，并另捣，下筛子，各秤分两和合，后更捣筛一遍，炼白蜜搜和，又捣一二千杵，每服三丸，如梧桐子大，不限食之先后，嗽发即服，日进三五服。忌葱、蒜、油腻、面食。

一论年久近日，咳嗽哮吼喘急等症。

神吸散 国子博士颜心吾传。

鹅管石火煅，醋淬七次，一钱　余粮石火煅，醋淬七次，一钱　粉草三分　枯白矾五分　石膏煅，五分　款冬花五分　官桂三分

上为细末，每服三分二厘，准秤，至夜食后，静坐片时，将药放纸上，以竹筒五寸长，直插喉内，用力吸药，速亦不怕，吸药令尽为度，以细茶一口，漱而咽之。忌鸡、鱼、羊、鹅，一切动风发物，并生冷诸物，唯食白煮猪肉、鸡子，戒三七日。宜用公猪肺一副，加肉半斤，栀子一岁一个，炒成炭，桑白皮不拘多少，用水同煨至熟烂，去药，至五更，病人不要开口言语，令人将汤肺喂之，病人嚼吃任用，余者过时再食，效。

一论久嗽痰喘，百药不效，并年久不瘥者，或能饮酒人，久嗽尤效。

清金膏 曲阜令孔桂宿传

天门冬去心，八两　麦门冬去心，四两　贝母四两　杏仁去皮，四两　半夏姜制，四两

上五味切片，水熬去渣，取汁五碗，入白粉葛末四两、蜜一斤，共煎汁入坛内，重汤煮一日，成膏取出，每日无时频频服之。

一人时唾痰涎，内热作渴，肢体倦怠，劳而足热，用清气化痰，益甚。余曰：此肾水泛而为痰，法当补肾。不信，另进滚痰丸一服，吐泻不止，饮食不入，头晕眼闭，始信。余用六君子汤数剂，胃气渐复，却用六味丸，月余诸症悉愈。

一人咳嗽气喘，鼻塞流涕，余用参苏饮一剂，以散寒邪，更用补中益气以实腠理而愈。后因劳怒仍作，自用前饮益甚，加黄连、枳实，腹胀不食，小便短少，二陈、四苓，前症愈剧，小便不通。余曰：腹胀不食，脾胃虚也，小便短少，肺肾虚也，悉因攻伐所致。投以六君子加黄芪、炮姜、五味，二剂

诸症顿退，再用补中益气，加炮姜、五味，数剂痊愈。

一治咳嗽秘方。

款冬花三钱　石膏三钱　硼砂七厘　甘草三钱

上为末，吹入喉内，用细茶漱下，即好。

喘　急

脉滑而手足温者生，脉沉涩而四肢寒者死，数者亦死，为其形损故也。肺受邪则喘，手太阴肺专主外感。无汗而喘属表实，有汗而喘属表虚。凡久喘未发，扶正气为要，已发，攻邪为主。大概喘急甚者，不可便用苦药，火气盛故也。

一论外邪在表，无汗而喘者。

五虎汤

麻黄三钱　杏仁去皮尖，三钱　石膏五钱　甘草一钱　细茶一撮

上锉一剂，生姜、葱，水煎热服。加桑白皮一钱，尤良。有痰加二陈汤。

一论在里，邪实不便，脉实而喘者。

三一承气汤

大黄　芒硝　厚朴　枳实　甘草　加木香　槟榔

上锉，生姜三片，水煎热服。

一论痰盛而喘者，此治痰喘不能卧，人扶而坐，数日，一服而安。

千缗导痰汤

南星一钱　半夏七个，水泡，去皮，分四片　赤茯苓　枳壳麸炒，各一钱　皂角一寸，炙，去皮，一钱　甘草一寸，炙

上锉，生姜一指大，水煎服。

一论七情郁，上气而喘者，用：

四磨汤

人参　槟榔　沉香　乌药

上四味，各用水磨汁，合一处，温服之。

三子汤

苏子　白芥子　萝卜子

水煎服，立愈。

一论腹胀气喘，坐卧不得者，宜服：

沉香散

沉香二钱半　木香二钱半　枳壳麸炒，三钱　萝卜子三钱

上锉一剂，生姜三片，水煎温服。

一论喘急，因内伤元气，气不接续而喘者，宜用补中益气汤。方见内伤。

一论阴虚火动，火炎上攻而喘者，宜此清离滋坎汤。方见劳瘵。一用六味丸，加黄柏、知母，亦效。

一论虚阳上攻，气不升降，上盛下虚，痰涎壅盛，喘促短气，咳嗽而喘者。

苏子降气汤

苏子三钱　陈皮　厚朴姜汁炒，各一钱前胡　肉桂各二钱　半夏姜汁炒，五钱　当归三钱　甘草一钱

上锉，姜、枣煎服。

一论老人痰嗽气喘，宜服：

三子养亲汤

白芥子研，八分　萝卜子研，八分　南星水泡，八分　半夏水泡，八分　陈皮去白，六分　枳实炒，六分　片芩去朽，八分　赤茯苓去皮，八分　苏子研，八分　甘草二分

上锉一剂，生姜三片，水煎温服。

一人，体肥善饮，仲秋痰喘，用二陈、芩、连益甚，加桑皮、杏仁，盗汗气促，加贝母、枳壳，不时发热。予以为脾肺虚寒，用八味丸见补益。以补土母，补中益气汤接补中气。

哮　吼

脉大抵浮而滑易治，微细而涩难治。

夫哮吼以声响名，喉中如水鸡声者是也，专主于痰，宜用吐法，亦有虚而不可吐者。治之有以紫金丹导痰、小胃丹劫之而愈者，有以六味地黄丸、补中益气汤兼进而愈者。必须量虚实而治之也。

千金定喘汤　治哮吼如神。

麻黄三钱　桑白皮蜜炙，三钱　杏仁一钱

五分　苏子二钱　白果二十一个,炒　款冬花三钱　黄芩一钱五分,炒　半夏甘草水泡　甘草各一钱

上锉,白水煎,食远服。

诸病原来有药方,唯愁齁喘最难当。麻黄桑杏寻苏子,白果冬花更又良,甘草黄芩同半夏,水煎百沸不须姜。病人遇此仙方药,服后方知定喘汤。

一论人素有喘急,遇寒暄不常,发则哮吼不已,夜不能睡者,用此。

苏沈九宝汤

紫苏　薄荷　麻黄　杏仁去皮尖　桑白皮　大腹皮　陈皮　官桂　甘草

上锉,用生姜三片,乌梅一个,水一碗,煎至八分,食后服,即效,且住服。唯慎劳碌,戒厚味,节欲。日间常服些顺气化痰丸,夜卧时服抑火润下丸。如除根,须修合六味地黄丸,加黄柏、知母、人参、紫菀、五味子、百合各二两,浮小麦粉、熟蜜四两打糊为丸,每服百丸,空心柿饼汤送下,饼随食之。

二母丸　治哮喘。

知母去皮毛,二两　贝母去心,二两　百药煎一两

上为细末,将乌梅肉蒸熟,捣烂为丸,如梧子大,每服三十丸,临卧或食后,连皮姜汤送下。

一论喘气哮吼,上喘不休,或是盐哾水哾肺窍,俗谓之喘气病,用此秘方。

小蓟草一把,用精猪肉四两,入水同煮,令熟,食肉并汤立已。其草三月生,七八月有四棱茎,叶尖,杪有花子。

一论凡遇天气欲作雨者,便发齁喘,甚至坐卧不得,饮食不进,此乃肺窍中积有冷痰,乘天阴,寒气从背自鼻而入,则肺胀作声。此病有苦至终身者,亦有子母相传者。每发时即服,不过七八次,觉痰腥臭,吐出白色,是绝其根也,用此方。

紫金丹

白砒一钱,生用　枯白矾三钱,另研　淡豆豉出江西者,一两,水润,去皮,蒸,研如泥,旋加二味末,合匀

上捻作丸,如绿豆大,但觉举发,用冷茶送下七丸,甚者九丸,以不喘为愈。再发,不必多增丸数,慎之!小儿服一二丸。

导痰小胃丹　方见痰饮。治哮吼经年不愈,宜久久服之,断根。

一论哮喘气急,而不息者,宜用:

均气八仙汤

麻黄二钱　杏仁二钱　石膏三钱　桔梗一钱　片芩二钱　知母二钱　贝母一钱,用北细辛三分煎汤,拌炒二母　生甘草一钱

上锉一剂,水煎温服。

一治上气喘息,经年咳嗽齁齁,久不愈,遇发即服,三五次,永不再发。

夺命丹

人言一钱　白矾二钱　白附子二钱　南星四钱　半夏泡,五钱

上先用人言与白矾一处,于石器内,火煅红,出火,黄色为度,切不可犯铁器,却和半夏、南星、白附为末,生姜汁煮,面糊为丸,黍米大,朱砂为衣,每服七丸,小儿三丸,井水化下。忌食热物。

哮吼灵秘丹　海上异人传

胆南星二两　大半夏二两,用白矾五钱、牙皂五钱,同煅一夜,不见白星　赤茯苓去皮,二两　苦葶苈二两　大贝母三两　沉香一两　青礞石硝煅,五钱　天竺黄二钱　珍珠三钱,豆腐煮　羚羊角一支,锉末　乌犀角三钱　白矾一两　硼砂一两　风化硝五钱　花蕊石火煅,五钱　孩儿茶五钱　款冬花一两　铅白霜五钱

上为细末,炼蜜为丸,如梧桐子大,每服二三十丸,临卧淡姜汤下。外制六味地黄丸,空心服。百发百中,真仙方也。

一治素患哮吼之疾,发则喘急,痰涎上壅,不时举发,令慎劳役,戒厚味,节欲,早服六味丸加黄柏、知母、人参、紫菀、五味、百合各二两,浮小麦粉、熟蜜四两打糊为丸,每服百丸,空心柿饼汤下,饼随食之。夜卧时服后方各一料而愈。

千金定吼丸

南星 半夏各四两，用生姜、牙皂各二两，煎汤浸星、半一宿。切片，再加白矾二两，入汤内，同星，半煮至汤干，去姜，皂不用，只用星、半 贝母 枳实麸炒 黄连姜炒 黄芩酒炒 连翘去心 白附子 天麻 僵蚕炒 桔梗 瓜蒌仁各一两 锦纹大黄酒拌，九蒸九晒，一两 青礞石用硝煅如金色，五钱 沉香五钱

上为细末，竹沥、姜汁和为丸，如弹子大，每服一丸，临卧口嚼化下，或丸如黍米大，姜汤下亦可。

一人哮吼十数年，发则上气喘促，咳嗽吐痰，自汗，四肢发冷，六脉沉细，此气虚脾弱，用：

黄芪二钱，蜜水炒 人参二钱 白术二钱，去芦 白茯苓二钱，去皮 半夏二钱，姜炒 杏仁三钱，去皮 五味子三分 麦门冬二钱，去心 陈皮一钱五分 甘草八分

上锉，姜、枣煎服。

一人自幼患哮吼之病，每遇寒即发，发则上气喘急，咳嗽，痰涎上壅，年久不愈，已成痼疾，百药罔效。予制此方，一料痊愈。

清上补下丸

怀生地黄砂锅内酒拌，蒸黑，四两 南枣酒蒸，去核，二两 怀山药二两 白茯苓去皮，一两五钱 牡丹皮一两五钱 泽泻一两五钱 辽五味子一两五钱 天门冬去心，一两五钱 枳实麸炒，一两五钱 贝母一两五钱 麦门冬去心，一两五钱 桔梗去芦，一两五钱 黄连姜炒，一两五钱 杏仁去皮，一两五钱 半夏姜炒，一两五钱 瓜蒌仁去油，一两五钱 枯芩酒炒，一两五钱 甘草五钱

上为细末，炼蜜为丸，如梧桐子大，每服三钱，空心淡姜汤下。

疟 疾

脉弦数滑实皆顺，沉细虚微为逆；疟脉自弦，微则为虚，代散则死。

疟证皆因先伤于暑，后感于风，客于营卫之间，腠理不密，复遇风寒，闭而不出，舍于肠胃之外，与营卫并行，昼行于阳，夜行于阴，并则病作，离则病止。并于阳则热，并于阴则寒。浅则日作，深则间日。在气则早，在血则晏。

【按】本经曰：疟脉自弦，弦数者多热，弦迟者多寒，弦短者伤食，弦滑者多痰。弦而紧者宜下，浮大者宜吐，弦迟者宜温，此治疟之大法。其病热多寒少，心烦少睡者，属心，名曰温疟，用柴苓汤。但寒少热，腰痛足冷者，属肾，名曰寒疟，用桂附二陈汤。先寒而后大热，咳嗽者属肺，名曰瘅疟，用参苏饮。热长寒短，筋脉挛缩者，属肝，名曰风疟，用小柴胡汤，加乌药、香附。寒热相停，呕吐痰沫者，属脾，名曰食疟，用清脾饮。疟愈之后，阴阳两虚，梦遗咳嗽，不善保养，遂成劳瘵，若能清心养体，节食避风，如此调治，无不愈矣。

一论疟疾无汗，要有汗，散邪为主，大凡疟疾初起，宜服此发散，出汗立愈，用此方。

散邪方

川芎 白芷 麻黄 白芍 防风 荆芥 紫苏 羌活 甘草

上锉，生姜三片、葱白三根，水煎，露一宿，次早温服。有痰加陈皮。有湿加苍术。夹食加香附。

一论疟疾有汗，要无汗，正气为主，宜用：

正气汤

柴胡八分 前胡二钱 川芎一钱五分 白芷一钱五分 半夏二钱 麦门冬二钱 槟榔一钱 草果一钱 青皮二钱 茯苓三钱 桂枝六分 甘草八分

上锉，姜、枣煎，预先热服。

一论疟疾，不论先寒后热，先热后寒，诸疟通用。

清脾饮

青皮去穰，二钱 厚朴姜炒，八分 白术去芦，一钱五分 半夏二钱，姜炒 柴胡八分 黄

芩二钱　茯苓三钱　草果一钱　甘草八分

上锉，生姜五片，水煎温服。

一论诸疟，寒热交作，阴阳不分，口干发渴，小便赤涩，或作吐泻，用：

加减柴苓汤

柴胡八分　黄芩三钱　半夏姜制，二钱　猪苓二钱　苍术米泔浸，一钱五分　青皮二钱　厚朴姜炒，八分　槟榔一钱　草果一钱　乌梅二钱　甘草八分

上锉，姜、枣煎服。

一论五脏气虚，喜怒不节，致阴阳相胜，结聚涎饮，与卫气相传，发为疟疾，并治诸疟。

四兽饮

人参一钱五分　白术去芦，一钱五分　白茯苓去皮，三钱　橘红一钱　半夏姜制，二钱　草果仁三钱　乌梅去核，二钱　甘草八分　生姜二片　枣子四个

上锉，以盐少许腌食顷，用厚皮纸包裹，以水湿之，慢火炮，令香熟，焙干，每服一两，水一碗，煎半碗，温服。未发前，连进数服，神效。

一论人平素不足，兼以劳役内伤，夹感寒暑，以致疟疾，寒热交作，肢体倦息，乏力少气，或疟发经年不愈，则气血皆虚，疟邪深入，名曰痨疟，此方主之。

加味补中益气汤

黄芪蜜炒，二钱　人参八分　白术去芦，八分　陈皮六分　当归八分　柴胡一钱　升麻三分　白芍八分　黄芩一钱　半夏制，八分　甘草五分

上锉，姜、枣煎，空心服。有汗加桂枝五分，倍黄芪。热盛倍柴、芩。渴加麦门冬、天花粉。

一治伤暑发疟，宜服：

香薷散

香薷四钱　厚朴姜汁炒　扁豆各一钱　乌梅一个

上水煎，临熟入姜汁一匙，温服。

一论热疟火盛，舌卷焦黑，鼻如烟色，

六脉弦洪而紧，此乃阳毒内深，先以青布折叠数重，新汲水浸之，搭于胸上，须臾更易，如此三次，热势稍退，即服此药。

龙虎汤

柴胡一钱五分　黄芩七分　半夏七分　石膏二钱五分　知母一钱　黄连一钱五分　黄柏八分　栀子八分　粳米五十粒

上锉，姜、枣煎服。

一治瘴疟，大热烦躁，宜用：

地龙饮子

生地龙三条研，入生姜汁、薄荷汁、生蜜各少许，新汲水调和服。如热加龙脑少许。

一治虚弱之人，患疟初起，感寒者，宜五积散，依本方用姜、葱煎服。方见中寒。

一论体虚之人，患疟寒多，久不愈者，不可用截药，宜用：

分利顺元散

川乌一两，去皮，半生半熟　附子一两，去皮，半生半熟　南星二两，半生半熟　木香五钱，不见火

上锉，每服四钱，生姜十片、枣七枚，水一盏，煎七分，当发早晨，速进二三服。半生半熟，能分解阴阳也。

一论诸疟，不问先寒后热，或先热后寒，或寒热独作，或连日并发，或间日一发，头痛恶心，烦渴引饮，气息喘急，口苦咽干，诸药不效者，宜服此截之。

常山饮子

常山二钱　草果不去皮，二钱　知母二钱　良姜一钱五分　乌梅一钱五分　甘草炙，一钱

上锉，一两一剂，枣五个，未发之前，连进二服。

一论疟疾夜发者，乃阴经有邪，宜散血中之风寒也，用此。

麻黄桂枝汤

麻黄一钱，去节　桂枝二钱　黄芩二钱　桃仁去皮，三十个　甘草炙，三钱

上锉，水煎服。桃仁散血缓肝之药。

一久疟腹中有癖，用水磨沉香下雄黄解毒丸，打下黑血如泥，极臭，是其验也。方

见通治。

一海外高僧，传于周少峰，治疟疾，不问新久虚实寒热，诸般鬼疟，邪疟、温疟、瘴疟，一服立愈，其效如神。

番木鳖即马钱子，去壳荚，炒至黑色，一两　雄黄一钱　朱砂一钱　甘草一钱

上共为细末，每服四分，其疟将发，预先吃饭一碗，将药水酒调服，盖被卧即愈。

一治疟先寒后热，热多寒少，或单热不寒者。

桂枝五钱　石膏一两五钱　知母一两五钱　黄芩一两

上锉，水煎服。

一治疟疾服药，寒热转加者，知太阳、阳明、少阳三阳合病也，小柴胡汤加石膏、知母、桂枝，水煎服。

一治久疟，不能食，胸中郁闷，欲吐而不吐，以此吐之。

雄黄　甜瓜蒂　赤小豆各等分

上为末，每服五分，温水调下，以吐为度。

一论久疟积成癥瘕，癖在胸胁之间，诸药不愈者，宜：

疟疾饮

苍术米泔浸　草果去皮　桔梗　青皮　陈皮　良姜各五钱　白芷　白茯苓　半夏汤泡，姜炒　枳壳麸炒　桂心　苏叶　干姜炮，各三钱　川芎二钱　甘草炙，二钱

上，每服一两，水煎，入盐少许，空心服。

一治久疟腹中痞块，用：

阿魏丸

鳖甲醋炙，五钱　三棱醋浸，炒　莪术醋浸，炒　香附子米泔浸，各一两五钱　陈皮一两　真阿魏五钱

上为末，醋糊为丸，如梧桐子大，每服三十丸，淡姜汤送下。

一论疟疾一日一发，或二日一发，或三五日一发，或经三两月，或半年一载，或误用止截太过，久不能愈者，此元气脾胃大虚，

以补中益气汤，方见内伤。依本方加常山、知母、槟榔、贝母，一二剂效。已愈后去四味，只用本方调理。多服自然正气盛，邪气自退矣。

一论患疟寒热，用止截之剂，反发热恶寒，饮食少思，神思昏倦，脉或浮洪，或微细，此阳气虚寒，以补中益气汤，方见内伤。依本方，参、芪、归、术各用三钱，甘草一钱五分，加炒干姜、炮附子各一钱，一剂寒热止，数剂元气复。

一论经年久疟，气血俱虚，而三日五日一发者，以十全大补汤，方见补益。依本方。盖邪气在阳分，浅而易治，邪气在阴分，深而难治，宜多服为良。

一治三年久疟不瘥，用楝参、干生姜各五钱，酒调服，汗出立止。

一凡疟后，形体骨立，发热恶寒，食少体虚，补中益气内参、芪、归、术各加二钱，甘草一钱五分，炮姜二钱，一剂而寒热止，数剂而元气复。

一妇人疟久不已，发后口干倦甚，用七味白术散，加麦门冬、五味，作大剂，煎与恣饮，再发稍可，乃用补中益气加茯苓、半夏，十余剂而愈。凡截疟，余常以参、术各一两，生姜四两（煨熟），煎服即止，或以大剂补中益气加煨姜尤效，生姜一味亦效。

一凡久疟，多属元气虚寒，盖气虚则寒，血虚则热，胃虚则恶寒，脾虚则发热，阴火下流则寒热交作，或吐涎不食，战栗泄泻，手足厥冷，皆脾胃虚弱，宜补中益气汤，诸症悉愈。若手足厥冷，加大附子。

一妇人久患疟，疟作则经不行，形虚脉大，头痛懒食，大便泄泻，小便淋沥，口干唇裂，内热腹胀。盖由久疟，正气已虚，阴火独旺，以益气汤治之即愈。唯不时头痛，加蔓荆子而止。又兼六味丸而经行。

痢 疾

脉宜微小，不宜浮滑大，不宜弦急。身

寒则生，身热则死。

痢者，古之滞下是也，多由感受风、寒、暑、湿之气，及饮食不节，有伤脾胃，宿积郁结而成者也。其证大便窘迫，里急后重，数至圊而不能便，腹中疼痛，所下或白或赤，或赤白相杂，或下鲜血，或如豆汁，或如鱼脑，脓血相杂，或如屋漏水，此为感之有轻重，积之有深浅也。其湿热积滞，干于血分则赤，干于气分则白，赤白兼下，气血俱受邪也。虽有赤白二色，终无寒热之分，通作湿热治之。

但分新久，更量元气用药。凡痢初患，元气未虚，必须下之，下后未愈，随证调之。痢稍久者，不可下，胃虚故也。痢多属热，亦有虚与寒者，虚则宜补，寒者宜温。年老及虚弱人，不宜下。大便了而不了者，血虚也，数至圊而不便者，气虚也。丹溪曰：痢赤属血，自小肠来，白属气，自大肠来。

下痢不治证

下如鱼脑，半生半死。
下若屋漏水者，必亡。
下若尘腐色者，必死。
下纯黑者，死。
下如竹筒直出者，死。
下纯红者，难治。
身热脉大者，死。是亦大概言之耳。
小便绝不通。多胃绝。

镇固将军丸　治痢之总司也。

锦纹好大黄一斤，切薄片，分作四份，听用。一份用川黄连去毛一两，切片，水浸汁，拌大黄，同炒干为度；一份用吴茱萸去梗一两，用水泡出汁，拌大黄，同炒干为度；一份用人乳汁浸拌大黄，炒干为度；一份用童便浸大黄，炒干为度。上四份共合一处，为细末，酒打米糊为丸，如梧桐子大，将一半三蒸三晒，将一半晒干，各包听用。如白痢用吴茱萸煎汤送下三十丸，半生半熟。如赤痢用黄连煎汤送下三十丸，半生半熟。如赤白痢，用吴茱萸、黄连煎汤送下三十丸，半生半熟。

一论赤白痢疾初起，积滞不利，里急后重，频登圊而去少，腹痛等症，宜先用此下之。

香连化滞汤

当归尾一钱　白芍一钱半　黄连一钱，去毛　黄芩一钱，去皮　黄柏一钱，去皮　枳壳去穰，麸炒，一钱五分　槟榔一钱　木香一钱　大黄三钱，虚人减半　滑石三钱　甘草三分

上锉，水煎，空心热服。

一论下痢白多，不拘新久，或用前药下后未愈，用此和之。

白术和中汤

当归酒洗，二钱五分　白芍土炒，一钱　白术去芦，土炒　白茯苓去皮，各二钱　陈皮一钱　黄芩炒，一钱　黄连炒，八分，红者多加　甘草五分　木香少许

上锉，水煎，食前服。

一论下痢红多，不拘新久，或用前药下后未愈者，用此调之。

当归调血汤

当归一钱五分　川芎一钱　白芍三钱　黄连一钱　黄芩一钱　桃仁去皮尖，研，一钱　升麻五分

上锉一剂，水煎，空心服。如白痢加吴茱萸（炒）一钱，芩、连（用酒炒）。

赤白痢加白术、茯苓、陈皮、香附各一钱。

一治赤痢、血痢，痛不可忍，又治血痔，其效如神，病虽垂殆，一服即愈。

逐瘀汤

阿胶炒　枳壳麸炒　茯神　茯苓　白芷　川芎　生地黄　莪术　木通　五灵脂炒尽烟　赤芍　生甘草各一钱　桃仁去皮尖　大黄各一钱五分

上锉一剂，水一钟半，入蜜三匙，再煎，温服。

一治素有积热，下痢白脓，腹痛膨胀，昼夜无度，渐至大便闭结，小便不通，此三焦有实热也，服此即愈，或下痢纯红，或赤

白相杂，皆效。

清脏解毒汤

黄连　黄芩　黄柏　栀子　大黄　连翘　滑石　木通　车前子　海金沙　枳实　莪术

上锉，水煎，空心服。

一治脾疳、泄泻、痢疾，属气虚，宜此。

加味六君子汤

人参　白术去芦　白茯苓去皮　黄芪各一钱　怀山药二钱　砂仁研，一钱　甘草五分

上锉一剂，枣三枚，水煎，空心服。如腹痛加炒黑干姜、木香各五分，乌梅一个。

一论下痢赤白，脓血相杂，腹痛，里急后重，昼夜无度，日久不愈，不能起床，不思饮食，疲倦之甚，或服寒凉峻利太过者，宜加减补中益气汤，方见内伤。依本方去柴胡，加白芍（炒）、泽泻、木香、砂仁、白豆蔻、地榆、御米壳（醋炒，三分）。

一论曾经服推涤药过多，又服攻击杀伐等他药而不效者，以致形气极弱，痢无休息，积久恶候出者，并与救之。

养脏复元汤

人参三钱　白术去芦，炒，一钱半　白茯苓去皮，一钱　白豆蔻去壳，研，一钱　干姜炒黑，一钱　粟壳去芦，炒，一钱半　制附子五分　乌梅二个　木香一钱　甘草炒，五分

上锉一剂，北枣三枚，水煎，空心服，渣再煎服。谨节饮食。

一论噤口痢，其证有冷有热，有冷热不调，皆须先发散表邪。如手心热目赤，是热，宜败毒散加陈米煎服。如手心冷及纯下白痢者，是寒，宜用莲肉（不去心）为末，用米饮调服三钱。

败毒散 方见感冒

又治疫痢发热，合境皆然者，神效。加白芍、黄连，尤效。

一治虚弱之人噤口痢，饮食不下，参苓白术散，方见内伤。依本方加石莲肉、石菖蒲各一两，或有气加木香五钱，共为末，每服二钱，枣汤调下。噤口痢，粳米汤下。休息痢，砂糖汤下。

一治下痢诸药不效者，以醇酒半盏、姜汁半盏、仓米汤半盏，三味合一处，入陈干松菜一撮，揉烂，一并食之，胃口立开。如口不开，用铁箸拨开牙齿，灌下立已。

一治噤口，药食俱不受，用田螺数枚，连壳捣烂，入麝香少许，调匀，填满脐内，引热下降，服药再不吐矣。

一治噤口痢，食不下，老仓米（炒香熟，为末）、淮盐（火煅），每米粉三四匙，盐少许，白滚水下。

一治下痢噤口，点眼方，黄宾江传。用首胎粪炙干，每一钱，加雄黄一分、胡黄连四分、片脑少许，共为细末，筛点眼两角。

一治下痢噤口，傅明岐传。用首胎粪，磁器收入，水银养住，入麝少许点眼角，即能食。

一治下痢噤口，胡养恒传。用鸡一只，去毛粪，切片，入罐内，用胡椒末五钱，入水同炖，用皮纸重重密封，待熟，用簪子刺孔，令患痢人鼻孔闻之，即立时思食。

一治下痢噤口，饮食不下，多是胃气热甚，用黄连三钱、人参一钱五分、甘草五分，一方加石莲肉一钱，上用水煎，终日呷之。如吐，再强饮，但得一呷下咽，便好。

又方，以秤锤烧红，用好醋淋，令病人开口吸气，吞之即效。

一治痢疾发呃，益元散，用人参、白术煎汤送下，频服自止。

一治久痢休息不止，百方不效，用黄连末、木香末十分之一，猪肠头（去油），入药，水煮烂，捣为丸，如梧子大，每服五十丸，空心米汤下。

一人年老，久痢不止，肌瘦如柴，昼夜苦楚，命已垂危，用人参一两，水煎服之，鼻有微汗而苏，后用十全大补汤调理而安。

一人下痢，小腹急痛，大便欲去不去，此脾胃气虚而下陷也，用补中益气送八味丸，二剂而愈。此等症候，因利药致损元气，肢体肿胀而死者，不可枚举。

一人停食患痢，腹痛下坠，或用疏导之剂，两足肿胀，食少体倦，烦热作渴，脉洪数，按之微细，予以六君子加姜、桂各二钱，吴茱萸、五味子各一钱，煎熟，冷服之，即睡，觉而诸症退，再剂全安。此假热而治以假寒也。

一人呕吐不食，腹痛后重，自用大黄等药一剂，腹痛益甚，自汗，发热昏愦，脉大。予用参、术各一两，炙甘草、炮干姜各三钱，升麻一钱，水煎，一服而苏，又用补中益气汤加炮干姜，二剂而愈。

一人痢后两足浮肿，胸腹胀满，小便短少，用分利之剂，遍身肿，兼气喘。予曰：两足浮肿，脾气下陷也；胸腹胀满，脾虚作痞也；小便短少，肺不能生肾也；身肿气喘，脾不能生肺也。予用补中益气汤加附子而愈。半载后，因饮食劳倦，两足浮肿，小便短少，仍服前药，顿愈。

一人下血，服犀角地黄汤等药，其血愈多，形体消瘦，发热少食，里急后重。此脾气下陷，余用补中益气加炮姜，一剂而愈。

一人血痢及下血不止，以六味丸加地榆、阿胶、炒黄连、黄芩、生地黄，一剂即效。

一人患痢后重，自知医，用芍药汤，后重益甚，饮食少思，腹寒肢冷。予以为脾胃亏损，用六君子汤，加木香、炮姜，三剂而愈。

泄 泻

脉多沉，伤于风则浮，伤于寒则沉细，伤于暑则沉微，伤于湿则沉缓，泄而腹胀，脉弦者死。又云：脉缓，时微小者生，浮大数者死。

夫泄泻属湿，属气虚，有火，有痰，有食积，有寒，有脾泄，有肾泄。凡泻水，腹不痛者，湿也；饮食入胃不住，完谷不化者，气虚也；腹痛泻水如热汤，痛一阵泻一阵者，火也；或泻或不泻，或多或少者，痰也；腹痛甚而泄泻，泻后痛减者，食积也；肚腹痛，

四肢冷者，寒也；常常泄泻者，脾泄也；五更泄者，肾泄也；宜分别而治也。大概泄泻因湿伤其脾者居多，以胃苓汤加减主之。

一论中暑伤湿，停饮夹食，脾胃不和，腹痛泄泻作渴，小便不利，水谷不化，阴阳不分者，湿也。

胃苓汤 主方

苍术米泔浸　厚朴姜汁炒　陈皮　猪苓　泽泻各一钱　白术去芦，炒，二钱　白茯苓一钱五分　白芍炒，一钱五分　肉桂　甘草炙，各三分

上锉一剂，生姜三片、枣二枚，水煎温服。泄泻稍久加升麻、防风。有热者加酒炒黄连。有寒者加炒干姜。暴泄、水泻加滑石。食积加山楂、神曲。有痰加半夏、乌梅。气虚加人参、白术。气恼加木香。久泻加干姜、肉蔻。暴痢，赤白相杂，腹痛，里急后重，去肉桂，加槟榔、木香、黄连，水煎服。

一论泄泻，饮食入胃不住，完谷不化者，气虚也。

益气健脾汤

人参二钱　白术一钱五分，去芦，土炒　白茯苓去皮，三钱　陈皮二钱　白芍炒，三钱　苍术一钱五分，米泔浸　干姜炒黑，八分　诃子煨，二钱　肉蔻面裹煨，六分　升麻酒洗，四分　甘草炙，八分

上锉，枣、姜煎服。腹痛，加桂心。忌油腻。

一论泄泻腹痛，泻水如热汤，痛一阵泻一阵者，火也，宜：

加味四苓散

白术去芦，一钱五分　白茯苓去皮，二钱　猪苓二钱　泽泻二钱　木通二钱　栀子三钱　黄芩二钱　白芍三钱　甘草八分

上锉，灯心十茎，水煎，空心服。

一论泄泻或多或少，或泻或不泻者，痰也，宜：

加味二陈汤

陈皮二钱　半夏姜炒，二钱　白茯苓去皮，三钱　苍术米泔浸，炒，一钱五分　厚朴姜汁炒，

八分　砂仁八分　山药炒，一钱半　车前子二钱

木通二钱　甘草炙，八分　白术去芦，土炒，二钱

上锉一剂，生姜三片、乌梅一个、灯心十茎，水煎温服。

一论泄泻，腹痛甚而泄泻，泻后痛减者，食积也，用：

香砂平胃散

苍术米泔浸，一钱五分　陈皮二钱　厚朴姜炒，八分　白术去芦，炒，一钱五分　白茯苓去皮，三钱　半夏姜炒，二钱　砂仁一钱　香附炒，二钱　神曲炒，三钱　白芍炒，二钱　甘草炙，八分

上锉，生姜煎服。

一论刘草窗痛泻要方，伤食腹痛，得泻便减，今泻而痛不止，故责之土败木贼也。

白术三钱，炒　白芍一钱，炒　陈皮炒，一钱五分　防风一钱

上锉，水煎温服。

一论泄泻肚腹疼痛，四肢厥冷者，寒也，宜：

附子理中汤

白术去芦，炒土，一钱五分　干姜炒，八分　人参二钱　白茯苓去皮，三钱　砂仁一钱　厚朴姜汁炒，八分　苍术一钱五分，米泔浸，炒　熟附子八分　甘草炙，八分

上锉，生姜水煎服。

一论泄，气弱易饱，常便稀溏者，此脾泄也，用：

扶脾散

莲肉去心不去皮，一两半　陈皮一两　白茯苓一两　白术东壁土炒，二两　麦芽炒，五钱

上为细末，每服二钱，白砂糖二钱，白滚水送下。补脾助元气，令人能食止泻。

一论滑泻，日夜无度，肠胃虚寒不禁，宜服：

八柱散

人参二钱　白术去芦，土炒，一钱五分　肉蔻煨，二钱　干姜炒，八分　诃子煨，二钱　大附子八分，面裹煨，去皮脐　粟壳蜜水炒，二钱

甘草炙，八分

上锉一剂，姜一片、乌梅一个、灯心一团，水煎温服。

补脾丸　证治同前。

白术去芦，十两，分四份，一肉蔻、二五味、三故纸、四吴茱萸，各二两，拌炒，去四味，只用白术　莲肉去心，炒　人参各一两　甘草　白芍炒，各五钱　木香煨，四钱　山药炒　陈皮各七钱　干姜三钱，炒

上为细末，煮粥加炒神曲末，打糊为丸，如梧桐子大，每服百丸，空心淡姜汤下。专治老人、弱人，脾泄飧泄俱中。

一论泄泻，脾肾虚弱，清晨五更作泻，或全不思食，或食而不化，大便不实者，此肾泄也。凡饭后随即大便者，盖脾肾交济，所以有水谷之分，脾气虽强，而肾气不足，故饮食下咽，而大肠为之飧泄也，治法用二神丸主之。

二神丸

破故纸四两，炒　肉豆蔻二两，生用

上为末，用大红枣四十九个、生姜四两切碎，同枣用水煮熟，去姜，取枣肉和为丸，如梧桐子大。每服五十丸，空心盐汤下。加吴茱萸（炮，炒）一两、五味子二两，名四神丸，治经年久泄不止者神效。

一人善饮便滑，溺涩，食减胸满，腿足渐肿。证属脾肾虚寒，以金匮肾气丸治之，食进肿消，更用八味丸，胃强脾健而愈。

一人病泄，每至五更辄即利，此肾泄也，用五味子散，数服而愈。因起居不慎，泄复作，年余不差，此命门火虚，不能生脾土，法当补其母，火者土之母也，遂用八味丸补其母，泻即止，食渐进。东垣云：脾胃之气盛，则能食而肥，虚而不能食而瘦，全赖命门火，为生化之源，滋养之根也，故用八味丸奏效，只用六味丸亦可。

一论大便滑利，小便闭涩，或肢体渐肿，喘嗽唾痰，为脾肾气血俱虚，用十全大补汤，方见补益。送下四神丸。

一论肾虚久泻不止，用六味地黄丸，加

五味子、破故纸、肉豆蔻、吴茱萸。方见补益。大抵久泻，多由泛用消食利水之剂，损其真阴，元气不能自持，遂成久泻，若非补中益气汤、四神丸滋其本源，后必胸痞腹胀，小便淋沥，多致不起。

一人患泄泻，日久不止，以致元气下陷，饮食入胃不住，完谷不化，肌肉消削，肢体困倦，面目两足肿满，上气喘急，此元气脾胃虚之甚也，宜补中益气汤，方见内伤。依本方减当归，加酒炒白芍、茯苓、泽泻、山药、莲肉、木香、干姜（炒黑），止泄泻之良方也。

一泄泻因内伤劳倦，饮食化迟而泻，及脾胃素蕴湿热，但遇饮食劳倦即发，而肢体酸软沉困，泄泻者以益气汤，去当归，加炒白芍、茯苓、苍术、猪苓、泽泻、姜、枣煎服。

【按】上诸方治泄泻，有湿泻，有气虚泻，有火泻，有痰泻，有食积泻，有土败木贼泻，有寒泻，有脾泻，有脾胃泻，有元气下脱泻，有肾泻，有虚寒滑脱，久泻不止者，宜依病对方而用也。

一人食下即响，响而即泻，不敢食一些，食之即泻，诸药不效。以生红柿核，纸包水湿，灰火烧熟食之，不三四个即止。

一秘方，治泄泻，用鸡子一个，将小头破开，入胡椒七粒，纸糊顶，煨熟，好酒送下，烧酒更妙，将胡椒完吞下。

一泄泻二三日，或腹疼痛，生姜、豆豉、胡椒煎汤，热服，立止。

一治暴泄不止，小便不通，车前子炒为末，每服二钱，米饮调下。其根叶亦可捣汁服。此药利水道，而不动元气。

一治泄泻，用猯猪肚一枚，洗净去脂膜，入大蒜在内，以水煮烂捣膏，入苍术（泔制）、陈皮、厚朴（姜炒）、甘草（炙）各等分为末，同杵为丸，如梧桐子大，每服二三十丸，空心米汤下，盐汤亦可。

一治许州黄太守患泄泻，二三年不愈，每饮烧酒三钟则止二三日，以为常，畏药不

治。召余诊之，六脉弦数，先服此药，以解酒毒，后服理气健脾丸加泽泻而愈。方见伤寒门。

宣黄连一两　生姜四两

上为一处，以慢火炒令姜干脆色，去姜取连，捣末，每服二钱，空心腊茶清下。甚者不过二服，专治久患脾泄。

一大便溏泄，米谷不化，用：

黄连酒炒　白芍煨　吴茱萸炒，各等分

上为细末，用小米饭为丸，如梧桐子大，每服五六十丸，空心米汤送下。

一治泄泻手足冷，不渴腹痛，用人参、白术、干姜、甘草，水煎热服。中寒重者加附子。

一治久泻大肠滑泄，五倍子炒五两，为末，面糊为丸，如梧子大。每服五丸，米饮下，日三服。

六味丸　金匮肾气丸　八味丸　十全大补汤俱见补益。

补中益气汤见内伤。

补　遗

三白散　治一切泄泻如神。

白术去芦，炒，一钱五分　白芍炒，一钱五分　白茯苓去皮，一钱　泽泻一钱　厚朴姜炒　黄连炒，各一钱　干姜炒，五分　乌梅肉煎用二钱，丸用三钱

上锉，生姜三片，水煎，食前服。为末，神曲为丸服，尤效。如兼伤食，加神曲（炒）、麦芽（炒）各一钱。

霍　乱

脉大者生，脉微弱而迟者死。脉代者，霍乱，气少不语，舌卷囊缩者，皆不治。

夫霍乱者，挥霍变乱也，其证心腹卒痛，呕吐下利，发热憎寒，头痛眩晕，或泻而不吐，或吐而不泻，先心痛则先吐，先腹痛则先泻，心腹俱痛则吐泻俱作，甚则转筋颓顿，手足厥冷，死生反掌间耳。治宜藿香正气散

加生姜为上，不唯可以温散风邪，抑亦可以调理吐泻。盖有吐有泻，名湿霍乱，死者少也。若上不得吐，下不得泻，名干霍乱，而死者多也，治之急须以盐汤灌之，令其大吐，庶有可生者。切莫与谷食，虽米饮一呷，入口即死，必待吐泻过二三时，直至饥甚，方可与稀粥，慢慢调理可也。转筋不住，男子以手挽其阴，女子以手牵其乳近胧两边，此千金妙法也。

一诊四时不正之气，寒疫时气，山岚瘴气，雨湿蒸气，或中寒腹痛吐利，中暑冒风吐泻，中湿身重泄泻，或不服水土，脾胃不和，饮食停滞，复感外寒，头痛憎寒，或呕逆恶心，胸膈痞闷，或发热无汗者并治。

藿香正气散

藿香二钱　紫苏　陈皮　厚朴姜汁炒　半夏姜汁炒　白术炒，去芦　白茯苓去皮　桔梗　大腹皮　白芷各一钱　甘草五分

上锉一剂，生姜、枣子煎服。霍乱转筋，加木瓜二钱。腹痛加炒白芍二钱。寒痛加官桂八分。冷甚加干姜八分。饮食不化，心下痞闷，加香附、砂仁各一钱。米谷不化加神曲二钱。中暑冒风加香薷一钱、扁豆二钱。时气憎寒壮热加柴胡一钱、干葛二钱。发热加麦门冬二钱、淡竹叶三钱。口渴作泻，小便不利，合五苓散。湿热相搏，霍乱转筋，烦渴闷乱，合黄连香薷散。心腹绞痛加木香一钱。若频欲登圊，不通利者，加枳壳一钱。

一论霍乱之疾，未有不由内伤生冷、外感风寒而致也，余用藿香正气散治之，百发百中，一岁之内，常治百人，未有弗效者。但有热者，须加姜炒黄连六分，寒甚者加干姜八分，万无一失。又腹痛加桂五分。痛甚去藿香，加吴茱萸四分。小便不利加茯苓三钱。如干霍乱加枳壳一钱、白茯苓三钱、官桂五分，最佳。

一治虚弱之人，上吐下泻，霍乱，手足厥冷，腹痛，脉微者，乃阴证也。

理中汤

人参二钱　白术去芦，炒，一钱五分　干姜炮，八分　甘草炙，八分

若为寒气湿气所感者，加附子一钱，名附子理中汤。若霍乱吐泻，加青皮二钱、陈皮一钱，名治中汤。若干霍乱，心腹作痛，先以盐汤频服，候吐出，即进此药。若呕吐者，于治中汤内加丁香五分、半夏二钱、生姜二片。若泄泻加橘皮、茯苓，名补中汤。若溏泻不已，于补中内加附子一钱。若不喜饮食，米谷不化，加砂仁八分、附子八分、陈皮二钱、茯苓三钱。若霍乱吐泻，心腹作痛，手足厥冷，去白术，加附子八分，名四顺汤。若伤寒结胸，先以桔梗汤，再不愈，及诸吐利后，胸痞欲绝，心膈高起，急紧痛，手不可近，加枳实二钱、茯苓三钱，名枳实理中汤。若渴者，再于枳实理中汤加天花粉三钱，渴欲饮水，加白术一钱五分。若霍乱转筋，理中汤加火煅石膏三钱。若脐上筑者，肾气动也，去白术，加桂五分。肾恶燥，故去白术，恐作奔豚，故加官桂。若悸多加茯苓三钱。若腹满去白术，加附子八分。若饮酒过多，或啖炙煿热食，发为鼻衄，加川芎一钱五分。若伤胃吐血，以此药能理中脘，分利阴阳，安定血脉。

一论转筋霍乱，上吐下泻，腹内疼痛，及干霍乱，俗名绞肠痧，真阴证，手足厥冷，宜服：

理中丸

人参二钱　干姜炮，八分　白术三钱　甘草炙，八分

上为末，炼蜜为丸，每丸重一钱，细嚼，淡姜汤下。忌食米汤。此即理中汤改为丸，取土能塞水之义。若仍煎汤，则不效矣。

一论干霍乱者，俗名绞肠痧，其证因宿食不消，心腹绞痛，欲吐不吐，欲泻不泻，挥霍撩乱，所伤之物，不得泄出故也，死在须臾。急宜多灌盐汤探吐之，令物出尽，却服理中汤，或理中丸亦可，更刺十指出血，并委中出血。

一霍乱，身热口渴，此热暑中也。

加减薷苓汤

猪苓二钱　泽泻二钱　香薷一钱　干葛二钱　赤茯苓三钱

上锉一剂，生姜煎服。如热极加石膏二钱、知母二钱。泄极加升麻五分、滑石三钱。腹痛加炒芍药二钱、桂三分，寒痛亦如此。

一霍乱吐泻，用生姜细切，以新汲水调益元散，炖热服之立止。

一论霍乱吐泻，因饮冷，或冒寒，或失饥，或大怒，或乘车舟，伤动胃气，令人上吐下泻不止，头晕眼花，手足转筋，四肢厥冷，用药迟缓，须臾不救。

百沸汤

吴茱萸五钱　木瓜五钱　食盐五钱

上三味同炒焦，用沸汤煎，随病人意，冷热服之。

一方，用枯白矾为末，每服一钱，百沸汤煎服。

一治伤食吐泻腹胀。

顺逆丹

白术去芦，土炒　白茯苓去皮　陈皮　川厚朴去皮，姜炒　泽泻各一两　猪苓八钱　苍术米泔浸，炒，一两半　神曲炒，七钱　麦芽炒，七钱　砂仁三钱　木香三钱　甘草炙，五钱

上为细末，炼蜜为丸，如龙眼大。每服一丸，米汤研化下。

一治脾虚气陷，吐泻烦渴，用：

参术散

人参　白术炒　白茯苓去皮　山药　藿香　葛根　升麻

上为细末，每服二钱，米汤调下。

一论霍乱已愈，烦热多渴，小便不利，宜：

麦门冬汤

人参二钱　白术去芦，一钱五分　白茯苓去皮，三钱　陈皮二钱　半夏姜炒，二钱　麦门冬三钱，去心　甘草八分　小茴香八分　乌梅二钱

上锉，生姜五片，水煎服。

一论干霍乱，上不得吐，下不得利，出冷汗欲绝者，盐一大把，炒令黄，入童便一碗，温和服之，少顷吐下即愈。

一治霍乱吐泻，心腹作痛，炒盐两碗，纸包纱护，顿其胸前，并肚腹上截，以熨斗火熨，气透则苏，续又以炒盐熨其背，则十分无事。

一治霍乱转筋，用皂角末入笔杆，吹入鼻中，得嚏即愈。

一霍乱转筋，用大蓼一握，煎汤荡洗，北人以麦糖代之，使腠理开泄，阳气散，则愈也。河间云：热气燥烁于筋，则挛瘲而痛也。

一转筋入腹欲死者，生姜一两捣烂，以酒五杯煎服。

一霍乱上吐下泻，邓对峰传。用韭菜捣汁一盏，重汤煮热服之，立止。

一霍乱，吐泻腹痛，服药即吐，无法可施，用百沸汤半碗，井泉水半碗，合而服之即安，名阴阳汤，极效。

一霍乱吐泻，樟树皮一把，煎汤温服，立止。

一论霍乱不拘寒暑，吐泻不出，腹痛烦躁，谓之干霍乱，死在旦夕，急将病人腿腕横纹上蘸温水拍打，紫红脉见，以布针或磁瓦刺破，出紫血即愈。

一治霍乱吐泻，藿香梗一味，水煎服，立效。一方加陈皮，尤妙。

呕　吐

脉滑数为呕，代者霍乱。微滑者生，涩数凶断。

呕吐者，饮食入胃而复逆出也。有声无物谓之哕，有物无声调之吐，呕吐谓有声有物，胃气有所伤也，中气不足所致。有外感寒邪者，有内伤饮食者，有气逆者，三者俱以藿香正气散加减治之。有胃热者，清胃保中汤。有胃寒者，附子理中汤。有呕哕痰涎者，加减二陈汤。有水寒停胃者，茯苓半夏汤。有久病胃虚者，比和饮。医者宜审而治之也。

藿香正气散 方见霍乱。治诸呕吐，照后加减。

一论外感寒邪呕吐者，依前方。

一论内伤饮食呕吐者，依前方加砂仁八分、山楂二钱、神曲二钱。

一论有气逆呕吐者，依前方加木香八分、砂仁八分、白豆蔻八分。

一论胃虚有热呕吐者，宜后方。

清胃保中汤

藿香一钱　白术土炒，一钱　陈皮八分　半夏姜炒，八分　砂仁五分　黄连土炒，一钱　白茯苓去皮，八分　黄芩土炒，二钱　栀子姜炒，二钱　甘草三分　加枇杷叶去毛，一钱

上锉一剂，生姜三片，长流水和黄泥搅，澄清二钟，入药煎至一钟，稍冷服。气逆吐甚，加伏龙肝一块。因气加香附（炒）一钱、枳实（麸炒）八分、白术一钱。心烦不寐加竹茹二钱。酒伤脾胃加干葛八分、天花粉三钱、白豆蔻八分。

一论呕哕痰涎者。

加减二陈汤

陈皮二钱　半夏姜炒，二钱　白茯苓去皮，三钱　甘草八分　人参二钱　白术一钱五分　竹茹二钱　砂仁八分　山栀炒，三钱　麦门冬去心，一钱

上锉一剂，生姜三片、枣一枚，水煎，徐徐温服。

一论水寒停胃作呕吐者。

茯苓半夏汤

白茯苓去皮　半夏姜炒　陈皮　苍术米泔浸　厚朴姜炒，各一钱　砂仁五分　藿香八分　乌梅一个　干姜炒，三分　甘草三分

上锉一剂，生姜三片，水煎，徐徐服。

一论阴证呕吐，或手足厥冷，腹痛，属虚寒，冷甚者，附子理中汤。方见中寒门。

一论久病胃虚，呕吐月余，不纳水谷，闻食即呕，闻药亦呕者。

比和饮

人参一钱　白术一钱　白茯苓去皮，一钱　藿香五分　陈皮五分　砂仁五分　神曲炒，

一钱　甘草炙，三分

上锉一剂，用陈仓米一合，顺流水二钟，煎沸泡伏龙肝，研细，搅浑澄清，取一钟，生姜三片、枣二枚，同煎七分，稍冷服，别以陈仓米煎汤时啜之，日进药二三服即止，神效。

一论卒暴呕吐，虚弱困乏无力，及久病人呕吐，饮食入口即吐者，人参一两切片水煎，徐徐服之立已。

一治胃气冷，饮食即欲吐，白豆蔻五钱为末，以好酒一盏，微温调服，日三盏。

一治冷涩呕吐，阴证干呕。

吴茱萸汤泡，炒，一两五钱　生姜一两五钱　人参三分　大枣五个

上锉，水煎，食前服。

一治患呕吐，闻药即呕，百方不效，以伏龙肝为末，水丸，塞两鼻孔，却服对证药，遂不再吐，如神。

一治热症呕吐，或憎寒发热口苦，小柴胡汤，多加生姜、人参，或加乌梅。

一治胃热而呕吐，欲知胃热，手足心皆热者是。

竹茹汤

半夏姜汁炒，二钱　干葛二钱　青竹茹四钱　甘草八分，生

上锉，姜、枣煎温。或加前胡三分。

一治呕吐属热者。

黄连姜炒，一钱　石膏二钱，火煅

上为末，白滚水送下。

一治热吐不止。

栀子炒黑　朴硝各等分

上为末，每服二三匙，白滚水送下。

一论大肠结燥，呕吐不止，汤药不入，老人、虚人多有此证，幽门不通，上冲窍门，呕吐泛满之症，法须先以蜜煎导通其幽门，然后服药。盖人身之气，上下周流，下不通，必宣其上，如前吐法是也，上不安，必撤其下也。

藿香　厚朴姜炒　陈皮　白术去芦，炒　半夏姜制　白茯苓去皮，各一钱　砂仁炒，五分

枇杷叶擦去白毛，三片　甘草三分　生姜一钱

　　上锉，水煎服。

　　一治呕吐宿滞，脐腹痛甚，手足俱冷，脉微细，用附子理中丸一服益甚，脉浮大，按之而细，用参附汤一剂而愈。

　　一论阴虚于下，令人多呕者，乃诸阳气浮，无所依从，故呕咳上气喘，以六味地黄丸盐汤送下。

　　一呕吐不食，腹痛后重，自用大黄等药一剂，腹痛益甚，自汗发热，昏愦脉大。予用参、术各一两，炙甘草、煨姜各三钱，升麻一钱，水煎服而苏，又用益气汤加泡姜，二剂而愈。

反　胃

　　脉浮缓者生，沉涩者死。脉涩而小，血不足，脉大而弱，气不足。

　　夫反胃之证，其来也，未有不由膈噎而始者。膈噎者，喜怒不常，忧思劳役，惊恐无时，七情伤于脾胃，郁而生痰，痰与气抟，升而不降，饮食不下，血气留于咽嗌，五噎结于胸膈者，为五膈。法当顺气化痰，温脾养胃。如阳脉紧而涩者，为难治之症。夫反胃即膈噎，膈噎乃反胃之渐。大法有四：血虚、气虚、有痰、有热。血虚者，脉必数而无力，气虚者，脉必缓而无力，气血俱虚者，则口中多出沫，但见沫大出者必死。有热者，脉必数而有力，有痰者，脉必滑数，二者可治。血虚者，则以四物汤为主，左手脉无力。气虚者，则以四君子为主，右手脉无力。粪如羊屎者，断不可治，大肠无血故也。痰以二陈汤为主。寸关脉沉，或伏或大，有气结滞，通气之药皆可用。寸关脉沉而涩大，不可用香燥热剂，宜薄滋味。又曰：膈噎反胃之疾，得之六淫七情，遂有火热炎上之作，多升少降。又有外为阴火上炎反胃者，作阴火治之，大便必结，用童便、竹沥、韭汁、姜汁、牛羊乳，分别而用。

　　一论膈有十般之病，其实同出一源，皆因动性，不能发泄，则郁于肝。人之膈膜属肝木，否则木乘土位，木曰曲直作酸，然酸则能收塞，胃脘因之而收小窒碍，乃作膈证，宜用此汤。

当归活血润膈汤

　　当归酒洗，一钱半　桃仁去皮尖，一钱　广陈皮青色者，八分　川厚朴姜炒，一钱　黄连吴茱萸煎汤炒，一钱　大腹皮甘草汤洗，一钱　片白术盐水炒，一钱　红花七分　炙甘草二分

　　上锉一剂，水煎温服。善饮酒者，加葛根七分。

　　【按】五噎名虽有五，原其要在于气弱血枯之人，思虑劳欲而成者也。气弱则运化不开，血枯则道路闭塞，盖心生血，肾生气，任脉乃阴之母，枯则精涸，任脉不润矣。任脉循咽嗌、胸中、胃之三脘，一直而下，肾虚则丹田清气不升，故中焦失顺下之化，脾虽思味而爱食，因升降不利，而成噎矣。宜绝欲以复精血，须节顺志以和心脾，用当归活血润膈汤，去白术，加人参一钱、白豆蔻七个、黄柏（酒炒）七分、知母七分、栀（炒）一钱、瓜蒌仁（炒）一钱、远志（甘草汤泡，去心）八分、红枣三个，水煎服。

　　一论膈噎，胸中不利，大便结燥，痰嗽喘满，脾胃壅滞，此能推陈致新，治膈气之圣药也。

人参利膈丸

　　人参三钱　当归二钱　藿者一钱五分　厚朴姜汁炒，二两　枳实麸炒，一两　大黄酒蒸，一两　木香一钱五分　槟榔一钱五分　甘草炙，三钱

　　上为末，滴水为丸，如梧桐子大，每服五十丸，温水下。

　　一论噎食转食，宜：

加减不换金正气散

　　苍术米泔浸，一钱半　陈皮去白，二钱　厚朴姜汁炒，八分　藿香三钱　半夏姜汁炒，二钱　枳实麸炒，二钱　白术去芦，一钱五分　白茯苓去皮，三钱　白豆蔻去壳，八分　甘草八分　黄连土炒，六分

上锉，生姜三片，水煎服。

一论噎膈反胃之证，皆由七情之气太过，郁则生火生痰而致病，病则耗气耗血以致虚，气虚不能运化而生痰，血虚不能滋润而生火，或朝食而暮吐，或暮食而朝吐，或食已即吐者，日久不愈，误投香燥攻克之药过多，以致危殆，宜以补中益气汤。方见内伤。依本方，去柴胡、升麻，加半夏二钱、白茯苓三钱、白芍（酒炒）三钱、枳实（麸炒）一钱、神曲（炒）二钱、黄连（姜炒）六分。

一反胃不食，脾胃虚弱，不进饮食，宜：

太仓丸

丁香一两　砂仁一两　白豆蔻去壳，一两　陈仓米六两，黄土炒米熟，去土不用

上为细末，生姜自然汁为丸，如梧桐子大，每服百丸，食后用淡姜汤送下。有怒气加香附子（姜汁炒）一两。

一论五噎者，气忧劳食思也。气噎者，心悸，上下不通，噎哕不彻，胸胁苦痛。忧噎者，天际苦厥逆，心下悸动，手足厥冷。劳噎者，苦气膈，胁下支满，胸中填塞，令手足厥冷，不能自温。食噎者，食无多少，胸中填塞，常痛不能喘息。思噎者，心悸动，善忘，目视𥅴𥅴。皆忧恚嗔怒，寒气上攻胸胁。

五噎丸　治胸中虚寒，日久呕逆上气，饮食不下，结气不消。

人参五分　白术去芦，四分　白茯苓四分　陈皮四分　细辛四分　川椒五分　吴茱萸五分　大附子煨，去皮脐，四分　桂心五分　干姜炒，五分

上为末，炼蜜为丸，如梧子大，每服三丸，酒送下，日服三次。

保和丸　治实热反胃。

陈皮　半夏姜汁炒　白茯苓去皮　连翘　神曲炒　山楂肉　萝卜子炒，各三钱　黄连姜炒，二钱

上为末，稀米糊为丸，胭脂为衣，粟米大，每服六七十丸，人参煎汤，入竹沥，同下。

一论胃反不受食，食已即呕吐出。

人参二两　白术去芦，一两　半夏汤泡，三两　生姜二两　白蜜一碗

上五味㕮咀，以水五升，和蜜捣之二三百下，煮取一升半，分三次服之。

一论反胃，呕吐无常，粥饮入口即吐，困弱无力，垂死者，人参二两，咀片，水煎顿服，立效，再用人参汁、稀粥与服。

一治反胃，用六君子汤，加炮姜、白豆蔻、黄连。用吴茱萸酒拌，过宿炒，去茱萸。

一治转食方，反翅鸡一只，煮熟去骨，入人参、当归、盐各五钱为末，再煮取与食之。勿令人共食。

一人年过五十，得噎证，胃脘作痛，食不下，或食下良久复出，大便结燥，人黑瘦甚，诊其脉，右关弦滑而洪，关后略沉小，三部俱沉弦带芤。此中气不足，木来侮土，上焦湿热，郁结成痰，下焦血少，故大便结燥，阴火上冲吸门，故食不下。用四物汤以生血，四君子汤以补气，二陈汤以祛痰，三合成剂，加姜炒黄连、麸炒枳实、瓜蒌仁，少加砂仁，又间服润肠丸，百余剂全安。润肠丸方，见大便秘方。

一治反胃，用大附子一个最大者，坐于砖上，四面着火渐逼，淬入生姜自然汁，又依前火逼干，复淬之，约生姜汁可尽半碗许，捣为末，每服一钱，用粟米汤下，不过三服立效。

一治噎膈，大便燥结。

橘杏麻仁丸

陈皮为末　杏仁去皮尖　火麻仁去壳，各三两　郁李仁去壳，五钱

上三仁俱捣为膏，用枣肉和入石臼内，杵为丸，每服五十丸，枳实煎汤送下。

呃　逆

脉浮而缓者，易治。弦急，按之而不鼓者，难治。脉结，或促或微，皆可治。脉代者，危。右关脉弦者，木乘土位，难治。

发呃者，气逆上冲而作声也，一名呃逆，因气逆奔急上行，作呃发声。有数者不同，不可不辨。有胃虚膈热者，宜橘皮竹茹汤。有胃虚寒者，宜丁香柿蒂汤。有肾气虚损，阴火上冲者，宜六味地黄丸。有中气不足，脉虚数，气不相续而发呃者，宜补中益气汤，加生姜、炒黄柏以降虚火，或少加附子，服之立愈。有阳明内实，失下而发呃者，宜六一顺气汤下之。有渴而饮水太过，成水结胸，而又发呃者，宜小陷肠汤，或用小青龙汤，去麻黄，加附子，治水寒相持发呃，大妙。有传经伤寒热证，误用姜桂等热药，助起火邪，痰火相持而为呃逆者，黄连解毒汤、白虎汤及竹沥之类治之。

一论呃逆，因吐利后，胃虚膈热而呃逆者。

橘皮竹茹汤

陈皮去白，二钱　人参二钱　甘草一钱，炙　竹茹一钱　柿蒂一钱　丁香五分

上锉一剂，生姜五片、枣二枚，水煎温服。身热发渴，加柴胡、黄芩，去丁香。

一论吐利后，大病后，胃中虚寒，呃逆至七八声相连，收气不回者，难治。

丁香柿蒂汤

人参二钱　白茯苓二钱　陈皮二钱　良姜二钱　丁香二钱　柿蒂二钱　甘草五分

上锉，生姜五片，水煎服。

一论呃逆而无脉者，用：

人参复脉汤

人参二钱　白术一钱五分，去芦　麦门冬去心，二钱　白茯苓去皮，三钱　五味子四分　陈皮二钱　半夏姜炒，二钱　竹茹四钱　甘草八分

上锉，生姜五片，水煎服。

一论人因饱食后得气，发呃逆，连声不止者，宜：

顺气消滞汤

陈皮二钱　半夏姜炒，二钱　白茯苓去皮，三钱　丁香三分　柿蒂二个　黄连姜炒，二分　神曲炒，二钱　香附二钱　白术一钱五分　竹

茹四钱　甘草八分

上锉，生姜五片，水煎服。

一论肾气虚损，虚火上冲，而作呃逆者，自脐下上冲，直出于口者，难治。六味地黄丸。方见补益。依本方作汤，加柿蒂二个、沉香八分、木香一钱、砂仁八分。

一论中气不足，脉虚微，气不相接续，而作呃逆者，宜补中益气汤。方见内伤。依本方，加麦门冬二钱、五味子四分、黄柏（酒炒）三钱，少加附子六分（制）。

一论伤寒阳明内实，失下而作呃逆者，用六一顺气汤。方见伤寒。

一论伤寒发热，而作呃逆者，用蔓荆子（炒），不拘多少，水煎服。

一论伤寒发渴，而饮水太过，成结胸而发呃者，用：

小陷胸汤

黄连二钱　半夏姜炒，二钱　瓜蒌实三钱

上锉一剂，生姜三片，水煎服。

一论伤寒表证未解，心下有水气，干呕咳逆，又治受寒喘嗽，宜以：

小青龙汤

桂枝八分　干姜八分　细辛八分　半夏二钱　芍药二钱　五味子四分　麻黄八分　甘草八分

上锉，水煎服。

一论伤寒阳证，呃逆潮热，小柴胡汤，加生姜二片、竹茹四钱、橘皮二钱。

一论有传经伤寒，误用姜桂等热药，助起痰火，而作呃逆者，用黄连解毒汤，方见感冒。白虎汤。方见伤寒。

一论因服攻病药，致伤胃气下陷而元气将离，以致胃气共丹田之气疲敝，或久病人而至于呃者，乃三焦元气与胃气急矣，乃危急之兆也，宜用：

大补元汤

嫩黄芪蜜水炒，一钱半　楝参去芦，一钱五分　白术去芦，炒，二钱　怀山药一钱　广陈皮七分　石斛七分　白豆蔻研，六分　沉香二分　广木香三分　甘草炙，七分

上锉一剂，生姜三片、红枣二枚、粳米一撮，水煎，不拘时温服。

一论一切呃逆，用柿蒂烧存性为末，酒调服，立止。一方，每服用柿蒂七个，焙为末，用黄酒调下。

一嗅法，治呃逆服药无效者，用硫黄、乳香各等分为末，以酒煎，急令患人嗅之。一方，用雄黄二钱、酒一盏，煎七分，急令患人嗅其热气，即止。

一灸呃逆法。见灸法。

一治哕逆欲死者，其肺脉弱者不治，用半夏、生姜各一两，每服五钱，水煎服。

一治咳逆，连咳四五十声者，用姜汁半合、蜜一匙，共煎令熟，温服。如此三服瘥。

嗳　气

嗳气嘈杂，审右寸关，紧滑可治，弦急则难。两寸弦滑，留饮胸间。脉横在寸，有积上拦。

夫嗳气者，胃虚火郁之所成也。因胃中有火，治疗之法，虚则补之，热则清之，气则顺之，气顺则痰消也。

一论嗳气者，胃中有火痰也，宜用：

星半汤

南星姜制，二钱　半夏姜制，二钱　石膏二钱　香附二钱　栀子炒，三钱

上锉一剂，生姜煎服，或以姜汁糊作丸亦可。盖胃中有郁火，膈上有稠痰故也。

一论嗳气声闻于外，因气胸膈闷，有痰，舌黑，乃痰之证也，宜服：

导痰汤

陈皮二钱　半夏姜炒，二钱　白茯苓去皮，三钱　白术一钱五分，去芦　香附二钱　青皮去穰，二钱　黄芩炒，二钱　瓜蒌仁三钱　砂仁八分　黄连姜炒，二钱　甘草八分

上锉，生姜三片，水煎服。

一论妇人嗳气，胸紧，连嗳十余声不尽，嗳出气，心头略宽，不嗳即紧，宜：

破郁丹

香附醋煮，四两　栀子仁炒，四两　黄连姜汁炒，二两　枳实麸炒，一两　槟榔二两　莪术煨，一两　青皮去穰，一两　苏子一两　瓜蒌仁一两

上共为末，水丸，如梧桐子大，每服三十丸，食后滚水送下，或以分心气饮服之，立效。

一上舍饮食失宜，胸膈膨胀，嗳气吞酸，以自知医，用二陈、枳、连、苍、柏之类，前症益甚，更加足指肿痛，指缝出水，余用补中益气加茯苓、半夏治之而愈。若腿足浮肿，或焮肿，寒热呕吐，亦用前药。

吞　酸

脉弦而滑，两手或浮而弦，或浮而滑，或沉而迟，或紧而洪，或洪而数，或沉而迟，胸中有寒痰。洪数者，痰热在胸膈，时吐酸水，欲成反胃也。

夫酸者，肝木之味也，由火盛制金，不能平木，则肝木自甚，故为酸也。如饮食热，则易于酸矣。或言吐酸为寒者，误也。乃湿热在胃口上，饮食入胃，被湿热郁遏，食不得化，故作吞酸。如谷肉覆盖在器，湿则易为酸也。必用吴茱萸，顺其性折之，乃为得法。

一论吞酸嘈杂，酸水刺心者，乃痰火郁气也，宜：

清郁二陈汤

陈皮　半夏姜炒　茯苓　香附　黄连姜炒　栀子炒，各一钱　苍术米泔浸，炒　川芎　枳实炒，各八分　神曲炒，五钱　白芍炒，七分　甘草二分

上锉一剂，生姜煎服。

一论郁结吐酸者，用：

茱连丸

苍术米泔浸，一两　陈皮一两　半夏姜炒，一两　白茯苓去皮，一两　黄连一两半，姜炒，夏月倍用　吴茱萸炒，一两，冬月倍用

上为细末，蒸饼为丸，如绿豆大，每服

三五十丸，食后白滚汤送下。

一论噫气吞酸嘈杂，有痰，有热，有气，有食，胸膈不宽，饮食不化，以：

香蔻和中丸

白术去芦，炒　山楂肉　连翘各四两　莱菔子炒，五钱　白茯苓去皮　枳实去穰，麸炒　陈皮去白　半夏姜汁炒　神曲炒，各二两　干生姜一两　白豆蔻炒，五钱　木香二钱五分

上为细末，神曲糊为丸，如梧桐子大，每服百丸，食后白汤送下。

一论妇人心酸，乃痰饮积在脾胃间，时时酸心或吐水，用：

吴茱萸丸

大麦芽炒，五钱　肉桂五钱　吴黄一两，盐汤洗　苍术米泔浸，一两　陈皮去白，五钱　神曲炒，五钱

上为细末，水煮稀面为丸，如梧桐子大，每服五七十丸，米饮送下。

一论酸心，每酸气上攻如醋醋不可当者，用吴茱萸一合，水一钟，煎七分，顿服，纵浓亦须强饮。曾有人心如螯破，服此方立效。

一治口吐清水，用：

苍术二钱，壁土炒　白术一钱半，去芦，炒　陈皮一钱五分　白茯苓三钱　滑石炒，三钱

水煎服。

一儒者，四时喜极热饮食，或吞酸嗳腐，或大便不实，足指缝湿痒，此脾气虚寒下陷，用六君子汤加姜、桂治之而愈。稍为失宜，诸疾仍作，用前药，更加附子钱许，数剂不再发。

一妇人吞酸嗳腐，呕吐痰涎，面色纯白，或用二陈、黄连、枳实之类，加发热作渴，肚腹胀满，予曰：此脾胃亏损，末传寒中。不信，仍作火治，肢体肿胀如蛊。余以六君加附子、木香治之，胃气渐醒，饮食渐进，虚火归原，又以补中益气加炮姜、木香、茯苓、半夏兼服，痊愈。

一治愈后吐酸水，用干姜、吴茱萸各二两为末，每服方寸匙，酒调服，日二服。胃冷者，服之立效。

嘈　杂

夫胃为水谷之海，无物不受，若夫湿面鱼腥，水果生冷，以及烹饪不调，黏滑难化等物，恣食无节，朝伤暮损，而成清痰稠饮，滞于中宫，故为嘈杂嗳气，吞酸痞满，甚则为反胃膈噎，即此之由也。夫嘈杂之为证也，似饥不饥，似痛不痛，而有懊憹不自宁之况者是也。其证或兼嗳气，或兼恶心，或兼痞满，渐至胃脘痛作，实痰火之为患也。治法以南星、半夏、橘红之类以消其痰，芩、连、栀子、石膏、知母之类以降其火，苍术、白术、芍药之类以健脾行湿，壮其本元，又当忌口节欲，无有不安者也。

一论嘈杂，乃痰因火动也，宜：

化痰清火汤

南星姜炒，二钱　半夏姜炒，二钱　陈皮二钱　黄连六分　黄芩二钱　栀子三钱　知母一钱五分　石膏二钱　苍术一钱半，米泔浸　白术一钱五分，去芦，炒　白芍炒，二钱　甘草八分

上锉，生姜煎服。

一论嘈杂，因血虚而作者，宜：

养血四物汤

当归三钱　川芎一钱五分　白芍炒，二钱　熟地黄姜炒，四钱　人参二钱　白术去芦，一钱五分　白茯苓去皮，二钱　半夏姜炒，二钱　黄连姜炒，六分　栀子炒，三钱　甘草八分

上锉，生姜煎服。一方去人参，加香附二钱、贝母二钱。

一论妇人心胸嘈杂。多是痰证。或云是血嘈，而用猪余血炒食之则愈，此以血导血归原耳。此方治中脘心腹冷痰，心下嘈杂，口出清水，胁肋急，腹满痛，不欲食，此胃气虚冷，脉沉迟弦细，宜此。

旋覆花汤

陈皮　半夏姜炒　赤茯苓　旋覆花去皮　人参　白芍炒　细辛　桔梗　官桂　甘草

上锉，生姜七片，水煎服。

一论妇人心胸嘈杂，用茯苓补心汤即四

物汤合参苏饮是也。

一治心中嘈杂，坐卧不宁。蔡完体传。

陈皮一钱　半夏八分　白茯苓一钱半　赤茯神八分　酸枣仁炒，八分　益智仁三分　麦门冬去心，一钱　甘草二分

上锉一剂，生姜水煎，半空心温服。

一人多思虑，以致血虚，五更时嘈杂是也，宜以四物汤加香附、山栀、黄连、贝母。

一肥人嘈杂，宜用二陈汤，少加抚芎、苍术、炒栀子，水煎服。

一论嘈杂者，痰火内动，如阻食在膈，令人不自安也，用：

痰火越鞠丸

海石研，水飞，三两　胆星二两　瓜蒌仁去油，三两　山栀炒黑，三两　青黛水飞过，八分　香附童便浸，二两　苍术米泔浸透，搓去黑皮，切片，炒，二两　抚芎二两

上为细末，汤泡，蒸饼为丸，如绿豆大。每服百丸，临卧白汤送下。

一论嘈杂属郁火者，宜：

加味三黄丸

黄芩二两，去朽，酒炒　黄连六钱，去毛，姜炒　黄柏一两五钱，去皮，童便炒　香附二两，米醋浸透，炒　苍术一两五钱，米泔浸透，搓去黑皮，切片，炒

上为细末，水打稀糊为丸，如绿豆大。每服七八十丸，卧时清茶送下。

诸　气

下手脉沉，便知是气。沉极则伏，涩弱难愈。其或沉滑，气兼痰饮病也。

人禀天地阴阳之气以生，藉血肉以成其形，一气周流于其中，以成其神，形神俱备，乃为之全人。故气阳而血阴，灌溉周身，而无一毫之间断也。血则随气而行，气载乎血者也。有是气必有是血，有是血必乘乎是气，二者行则俱行，一息有间，则病矣。今之人不知忿怒惊恐悲哀而损其身，忧愁思虑以伤其气，故人之病，多从气而生，致有中满腹胀，积聚喘急，五膈五噎，皆由于气也。

一论男子妇人，一切气不和，多因忧愁思虑忿怒伤神，或临食忧戚，或事不随意，使抑郁之气，留滞不散，停于胸膈之间，不能流畅，致心胸痞闷，胁肋虚胀，噎塞不通，嗳气吞酸，呕哕恶心，头目昏眩，四肢倦怠，面色萎黄，口舌干苦，饮食减少，日渐消瘦，或大肠虚闭，或内病之后，胸中虚痞，不思饮食，并皆治之。

分心气饮

青皮去穰，二钱　陈皮二钱　半夏二钱，姜炒　白茯苓去皮，二钱　木通二钱　官桂五分　赤芍二钱　桑白皮三钱　大腹皮三钱　紫苏一钱　羌活二钱　甘草八分

上锉一剂，生姜三片、枣一枚、灯心十茎，水煎温服。性急加柴胡。多怒加黄芩。食少加砂仁、神曲。咳嗽加桔梗、半夏。胸膈痞闷加枳实、香附。三焦不和加乌药。气闭加萝卜子、枳壳。气滞腰痛加木瓜、枳壳。上焦热加黄芩。下焦热加栀子。反胃加沉香磨服。水气，面目浮肿，加猪苓、泽泻、车前、木瓜、葶苈、麦门冬。气块加三棱、莪术。一方，去赤芍、羌活，加枳壳、桔梗、木香、槟榔、香附、莪术、藿香，治忧思郁怒诸气。

一论七情之气，结成痰涎，状如破絮，或如梅核，在咽喉之间，咯不出，咽不下，或中脘痞闷，气不舒快，或痰涎壅盛，上气喘急，或因痰饮，恶心呕吐等症。

加味四七汤

半夏汤泡，五两　白茯苓去皮，四两　川厚朴姜炒，三两　紫苏二两　桔梗二两　枳实麸炒，二两　甘草一两

上锉作十剂，生姜七片、枣一枚，水煎热服。一方，治梅核气，加槟榔。

一论一切气滞，心腹饱闷疼痛，胁肋胀满难消，呕吐酸水，痰涎不利，头目昏眩，并食积酒毒，及米谷不化，或下痢脓血，大小便结滞不快，风壅积热，口苦烦躁，涕唾稠黏，此药最能流湿润燥，推陈致新，滋阴

抑阳，散郁破结，活血通经，治气分之圣药也，宜此。

利气丸

大黄生用，六两　黑丑头末，六两　木香一两　槟榔一两　枳壳麸炒，一两　香附米炒，四两　青皮去穰，一两　陈皮去白，一两　莪术煨，一两　黄连一两　黄柏三两

上为细末，水丸梧子大。每服六七十丸或百丸，临卧淡姜汤送下，以利为度。如不利再加丸数，通利则愈。瑞竹堂加黄芩、当归各一两。

一论脾胃不和，过食生冷、油腻、面粉、湿面，停滞不化，胸膈满闷，呕逆恶心，腹胁膨胀，心脾疼痛，憎寒壮热，或面目四肢浮肿，甚至脏腑闷涩，上气喘息，卧睡不安，俱是因气所伤，寒气、咽气、膈气、滞气、气痞、气癖、气块，一切气并治，用此。

沉香化气丹

香附子一斤，炒，内四两生用　黑牵牛头末，八两　苍术米泔浸，炒，四两　青皮去穰，炒，五两　陈皮五两　山药二两　枳壳麸炒，二两　枳实麸炒，二两　川厚朴姜汁炒，一两　三棱煨，二两　莪术煨，二两　紫苏二两　木香一两　沉香七钱半　丁香二两　丁皮二钱二分　官桂五钱　干姜一两　砂仁一两　良姜一两　白豆蔻去壳，一两　南星泡，一两　半夏泡，一两　人参五钱　草果去壳，一两五钱　槟榔一两　白茯苓去皮，一两　石菖蒲二两　萝卜子炒，一两　神曲炒，二两　山楂去子，二两

上为细末，醋糊为丸，如梧桐子大，每服五十丸，临卧淡姜汤送下。膀胱疝气，空心盐汤下。如要大便通利，渐加至百丸。仍看老幼盛衰，增减丸数。此药蠲积聚，化滞气，逐利病原，立见神效。药性温平，不损元气，常服三五丸，疏风顺气，和胃健脾，消酒化食，宽中快膈，消磨痞块。孕妇不宜服。

一论男妇中风中气，牙关紧闭，口眼㖞斜，不省人事，并传尸、骨蒸、劳瘵、卒暴心痛，鬼魅瘴疟，小儿急慢惊搐，妇人产后中风，赤白痢疾，一切急暴之证，最能顺气化痰，神效。

苏合香丸

沉香　木香　丁香　白檀香　安息香酒熬膏，各一两　麝香三钱　香附米　白术去芦　诃子肉　荜拨各一两　犀角锉屑，二钱　朱砂一两　片脑　苏合油入安息香膏内，各五钱

上将各味切成片，研为细末，入脑、麝、安息香、苏合油，同药搅匀，炼蜜为丸，每丸秤过一钱，用蜡包裹。每用大人一丸，小儿半丸，去蜡皮，以生姜自然汁化开，擦牙关，另煎姜汤少许，调药灌下。

一人饮酒大醉后，气往外，仰头出不尽，有出气无收气，此乃气不归元，死在须臾，诸药不效。余以韭菜根捶烂，入陈酽醋炒热，绢包熨脐下，此一包冷了，又另换一包，熨至脐下温暖，气渐降而归元矣，妙不可言！

痞满

脉来坚实者顺，虚弱者逆。

痞满与胀满不同，胀满是内胀而外亦形，痞则内觉痞闷而外无胀急之形也。盖由阴伏阳蓄，气血不运而成，位心下之中，腹满痞塞，皆土邪之所为耳。有因误下，里气虚，邪乘虚而入于心之分野。有因食痰积，不能施行，而作痞者。有湿热太甚，上来心下，而为痞者。治之用黄连、黄芩、枳实之苦以泄之，生姜、半夏、厚朴之辛以散之，人参、白术之甘温以补之，茯苓、泽泻之咸淡以渗之，大概与湿同治，使上下分消可也。

一论按之坚而软，无块为痞，多是痰气郁结，或饮食停滞者。

加味二陈汤

陈皮二钱　半夏姜炒，二钱　枳实麸炒，一钱　黄连姜炒，六分　山楂去子，二钱　木香八分　青皮去穰，二钱　白茯苓去皮，三钱　砂仁八分　甘草八分

上锉，生姜煎服。

一论痞满，宜调中补气血，消痞清热，

攻补兼施，简而当也。

平补枳术丸

白术去芦，土炒，三两　白芍酒炒，一两　陈皮　枳实麸炒　黄连酒炒，各一两　人参　木香各五钱

上为细末，荷叶煎汤，打米糊为丸，如梧桐子大，每服五十丸，食远米汤下。渐加至六七十丸。

一论内伤元气脾胃，而作心下痞者，宜大补元气也，服加减补中益气汤。方见内伤。如脉缓有痰而痞，加半夏、黄连。脉弦，四肢满闭，便难而心下痞，加黄连、柴胡、甘草。大便闭燥加黄连、桃仁，少加大黄、归身。心下痞胸闷，加白芍、黄连。心下痞，腹胀加白芍、砂仁、五味子。如天寒，少加干姜或官桂。心下痞，中寒者，加附子、黄连。心下痞，呕逆者，加陈皮、生姜、黄连。夏月加黄连，少加丁香、藿香。能食而心下痞，加枳实三钱、黄连五分。如不能食，心下痞者，勿加之，依本方。食已心下痞，则服前枳术丸而愈。

一论一切心下痞，及年久不愈者，宜用：

大消痞丸

黄连土炒，六钱　黄芩土炒，六钱　枳实麸炒，五钱　半夏泡，四钱　陈皮四钱　厚朴姜炒，四钱　猪苓二钱五分　泽泻三钱　姜黄一两　干生姜二钱　人参四钱　神曲二钱，炒　砂仁三钱　甘草二钱，炙　白术去芦，土炒，一两

上为细末，蒸饼为丸，如梧桐子大，每服五十丸，渐加至百丸，空心白滚汤送下。

一男子胸膈作痞，饮食难化，服枳术丸，久而形体消瘦，发热口干，脉浮大而微，用补中益气加姜、桂，诸症悉退。唯见脾胃虚寒，遂用八味丸，补命门相火，不月而饮食进，三月而形体充。此证若不用前丸，多变腹胀喘促、腿足浮肿、小便淋沥等症，急用加减肾气丸，亦有得生者。

一治痞闷气结食积，宜服：

内消丸

青皮　陈皮　三棱煨　莪术煨　神曲炒

麦芽　香附炒，各等分

上为细末，醋糊为丸，如梧桐子大。每服三五十丸，清茶送下。

一腹中狭窄，须用苍术。若肥人自觉腹中窄狭，乃是湿痰流灌脏腑，气不升降，燥饮，用苍术、香附行气。如瘦人自觉腹中窄狭，乃是热气熏蒸脏腑，宜黄连、苍术。

一论心下坚，如盘者。

枳实麸炒，一钱　白术去芦，三钱

上锉一剂，水煎温服。

补中益气汤方见内伤。

八味丸方见补益。

鼓　胀

经云：其脉大坚以涩者，胀也。关上脉浮则内胀，迟而滑者胀，脉盛而紧者胀。胀，脉浮大者易治，虚小者难治。水病腹大如鼓，脉实者生，虚者死，脉洪者生，微细者死。中恶腹大，四肢满，脉大而缓者生，浮而紧者死。

丹溪云：七情内伤，六淫外感，饮食不节，房劳致虚，脾土之阴受伤，转输之官失职，胃虽受谷，不能运化，故阴阳不交，清浊相混，隧道壅塞，郁而为热，热留为湿，湿热相生，遂成胀满，经云鼓胀者是也。以其外虽坚满，中空无物，有似于鼓。其病胶固，难以治疗，又名曰蛊，若蛊侵蚀之义。阴阳愆伏，营卫凝滞，三焦不能宣行，脾胃不能传布，胀满之所由生也。曰谷胀，曰水胀，曰气胀，曰血胀，谓之四病。或寒或热，或虚或实，又不可以无别也。若久病羸乏，卒病胀满，喘息不得，与夫脐心突起，或下痢频数，百方调治，未见一愈者矣。朝宽暮急者为血虚，暮宽朝急者为气虚，朝暮俱急者，气血俱虚。《脉经》曰：胃中寒则胀满，此论内伤不足之邪，乃久病也。寒者非寒冷之寒，乃阳虚之义，故用参、术以补脾为君，苍术、茯苓、陈皮为臣，黄芩、麦门冬为使，以制肝木，少加厚朴，以消腹胀。气不运，

加木香。气下陷，加升麻、柴胡提之。血虚加四物汤。有痰加半夏。经云塞因塞用者是也。病胀久，脾胃虚者，虽有大小便不利之症，乃气不运、血不润也，当大补气血为主，慎不可用下药也。鼓胀为病多端，宜照后方加减调治，毋得执泥以误人也。

一论病人补起心腹胀满，因于食伤脾胃，湿痰气郁，食积而作胀也，用此通治之剂，宜：

香砂和中汤

藿香一钱二分　砂仁一钱二分　苍术炒，一钱半　厚朴姜汁炒　广陈皮去白　半夏姜汁炒　白茯苓去皮　神曲炒　枳实麸炒　青皮去穰　山楂肉各一钱　白术去芦，炒，一钱半　甘草三分

上锉一剂，生姜煎服。

一论脾虚鼓胀，手足倦怠，短气溏泄者，此调治胀满王道之药，久病虚弱之人宜服。

六君子汤

人参二钱　白术一钱五分，去芦，炒　白茯苓去皮，三钱　半夏姜制，二钱　陈皮去白，二钱　甘草八分

上锉，生姜煎服。一方，加当归、白豆蔻、苏梗，尤妙。

【按】经曰塞因塞用，故用补剂以治胀。初服则胀，久服则通，此唯精达经旨者知之，庸医未足道也。若朝宽暮急，为血虚，加当归、川芎。暮宽朝急，为气虚，依本方。朝暮俱急，亦加芎、归。

一论男妇因于气恼，而心腹胀满，或痰嗽喘急者，予常见因气而作胀满者甚多，用此方甚效。分心气饮，方见诸气。依本方，加槟榔、枳壳、香附、乌药。

木香消胀丸　治证同前

木香二钱半　槟榔五钱　陈皮一两　大腹皮一两　枳壳麸炒，一两　桑白皮一两　苏子一两　香附子一两，炒　萝卜子二两，炒

上为细末，水煮稀神曲为丸，如梧桐子大，每服五七十丸，淡姜汤送下。

一论腹胀发热，以阳并阴，则阳实而阴虚，阳盛则外热，阴虚生内热，脉必浮数，浮则为虚，数则为热，阴虚不能宣导，饮食如故，因致胀满者，谓之热胀，宜用：

枳实分消汤

川厚朴去皮，姜汁炒，五钱　枳实麸炒，二钱半　大黄酒蒸，一钱半　官桂一钱二分　甘草炙，一钱五分

上锉一剂，姜、枣煎服。呕吐加半夏。自利去大黄。寒多加干姜。

一论中满、鼓胀、气胀、水胀、热胀，宜：

中满分消丸

人参二钱半　白术去芦，炒，二钱半　姜黄二钱半　猪苓去黑皮，二钱　甘草炙，二钱　砂仁二钱　干生姜二钱　泽泻三钱　陈皮三钱　知母去毛，酒炒，三钱　白茯苓去皮，二钱　枳实麸炒，五钱　半夏姜炒，五钱　黄连姜汁炒，五钱　黄芩酒炒，六钱　川厚朴姜炒，五钱

上为细末，水浸蒸饼为丸，如梧桐子大，每服百丸，食远白汤送下。

一论老人、虚人，中寒下虚，心腹膨胀，不喜饮食，脉浮迟而弱，此名寒胀，宜：

朴香丸

川厚朴姜汁炒，五钱　大附子炮，去皮脐，三钱八分　木香一钱半

上锉一剂，生姜七片、枣二枚，水煎热服。

一论中满寒胀寒疝，大小便不通，阴躁，足不收，四肢厥逆，食入反出，下虚中满，腹胀心下痞，下焦躁寒沉厥，奔豚不收，宜：

中满分消汤

益智五分　半夏姜炒，五分　升麻二分　茯苓五分　木香三分　黄芪炒，五分　吴茱萸炒，五分　川乌炮，二分　川朴姜炒，五分　草豆蔻五分　人参三分　泽泻三分　青皮去穰，三分　当归五分　柴胡二分　黄连二分　澄茄二分　黄柏酒炒，三分　干姜三分　生姜三分

上锉一剂，水煎服。忌房劳、酒、湿面、生硬冷物。

一论中满腹胀，内有积聚，如石坚硬，

令人坐卧不宁，二便涩滞，上气喘促，或通身虚肿，宜：

广术溃坚汤

川厚朴姜炒，五分　黄芩炒，五分　黄连五分　益智仁五分　草豆蔻五分　当归五分　半夏姜炒，七分　广术三分　升麻二分　红花二分　吴茱萸二分　生甘草二分　柴胡二分　泽泻三分　神曲五分　陈皮五分　青皮去穰，二分

上锉一剂，生姜煎，食远温服。忌酒、醋、湿面。口干加葛根四分。

一论浊气在上，则生膜胀，清气在下，则生飧泄，宜：

木香顺气汤

木香三分　厚朴姜炒，四分　青皮去穰，五分　陈皮五分　益智仁五分　泽泻五分　干生姜五分　茯苓五分　半夏姜炒，五分　吴茱萸五分　当归五分　苍术米泔炒，五分　升麻二分　柴胡二分　草豆蔻三分　白术一钱

上锉一剂，水煎温服。忌生冷硬物。

一治蛊胀。

黑丑头末　木香　甘遂各一钱

上为细末，用猪腰一对，俱分破，将药撒在二腰子内，合住，纸包，炭火烧熟，空心或食一个，或食二个。大便行脓血见效。

一论血蛊，腹如盆胀，积聚痞块，宜：

化蛊丸

三棱煨　莪术煨　干漆炒尽烟　硇砂　虻虫糯米炒　水蛭石灰炒　琥珀　肉桂　牛膝去芦，酒炒　大黄各等分

上为末，用生地黄自然汁和米醋调匀为丸，如梧桐子大，每服十丸，空心温酒下，童便亦可。

四炒枳壳丸　治脾胃不和，血气凝滞，腹内蛊胀。

枳壳四两，去穰，切作两指大块，分四处，一两用萝卜子一两炒，去子不用；一两用苍术四两炒，去苍术不用；一两用干漆一两炒，去干漆不用；一两用小茴香一两炒，去小茴香不用。

上用原炒枳壳四味，用水二碗，煎至一碗，去渣，煮糊为丸，如梧桐子大，每服五十丸，食后米汤下。

水　肿

水肿之证，有阴有阳，察脉观色，问证须详。阴脉沉迟，其色青白，不渴而泻，小便清涩。脉或沉数，色赤而黄，燥粪赤溺，兼渴为阳。水肿气急，而小便涩，血肿气满，而四肢寒。

蛊证大要有二：曰单腹胀，曰双腹胀。喘急气满，肿而不安，四肢微肿，此单腹胀；因内伤七情所致，取效微迟，四肢浮肿，肚大身重，此双腹胀。因外感风湿所致，取效甚速。又有水肿、气肿之分。以指按肿处，有陷随起，随起者气肿，先须理气，陷指起迟者，水肿也，只须导水，立愈。凡人年四十以上，气血壮盛者，得效之后，善自调理，终身不发。五十以后，气血稍衰，调理不谨，时或再复，此药尚能治之，但屡复屡治，而元气耗，则难为矣。脉浮洪易治，沉细难治。浮洪者，只用金不换木香丸，沉细者，兼用沉香快脾丸，先服木香流气饮。

一论诸气痞滞不通，胸膈膨胀，口苦咽干，呕吐不食，或肩背腹胁走注刺痛，及喘急痰嗽，面目虚浮，四肢肿满，大小便闭涩，又治忧思太过，怔忡郁积，脚气风湿，聚结肿痛，喘满胀急，此药调顺营卫，流通血脉，快利三焦，安和五脏。凡治蛊胀，宜先用此。

木香流气饮

木香七钱五分　丁皮七钱五分　藿香七钱五分　半夏汤泡，二钱五分　人参五钱　白术去芦，五钱　赤茯苓五钱　厚朴姜炒，二两　青皮去穰，二两　陈皮四两　草果七钱五分　槟榔七钱五分　香附二两　紫苏二两　大腹皮七钱五分　木瓜五钱　白芷五钱　麦冬去心，五钱　莪术煨，七钱五分　肉桂七钱半　木通一两　石菖蒲五钱　甘草二两

上锉八钱，生姜三片、枣二枚，水一碗

半，煎至七分，去渣，热服。本方加沉香、枳壳、大黄，去藿香、石菖蒲，名二十四味流气饮。蛊肿加白豆蔻。肿满加黑牵牛。头面肿加葱白。肚腹肿加枳实，倍青陈皮。脐至脚肿加桑白皮。

一论金不换木香丸，治蛊肿之神药也。先服木香流气饮三五剂，通加白豆蔻，次用金不换木香丸收功，后用沉香化气丸调理。或心头烦热者，竹叶石膏汤。热甚加黄芩。前贤论蛊肿之证，有五不治者：面黑如炭，肚大青筋，掌中无纹，脚肿无坑，脐中凸起。此五症亦能治之，间有得生者。如败下黑水者不治，阳事不举者不治，其余青、黄、红、紫，皆能治之。又一证，或肿或消，或作泄泻，知脾弱即泻，名曰洪水横流，服此宜之，其肿自消，其泻自止。忌一切生冷毒物，油、盐、酱、醋、鱼鲜、鹅、鸭、房事等件百日，无有不效者。

金不换木香丸

大戟五钱　芫花炒，五钱　甘遂五钱　黑丑头末，二钱　生大黄五钱　青皮去穰，五钱　陈皮五钱　南木香五钱　青木香五钱　胡椒一钱，病冷倍用　川椒去目，五钱　槟榔五钱　益智仁五钱　射干三钱　桑白皮五钱　苦葶苈五钱，炒　大腹皮五钱　泽泻五钱　木通去皮，五钱　连翘五钱　砂仁五钱　巴豆去壳，半生半熟，五钱

上二十二味为末，醋煮面糊为丸，如梧桐子大，每服五十丸，壮盛人加至七八十丸，第一消头面肿，五更初用葱白、酒送下。第二消中膈胸腹肿，五更初用陈皮汤送下。第三消脐以下脚肿，五更初用桑白皮汤送下。

沉香快脾丸

青皮四钱　陈皮四钱　三棱煨，四钱　莪术煨，四钱　苍术米泔浸，炒，四钱　白术去芦，四钱　白茯苓四钱　砂仁三钱　草果仁四钱　木香四钱　沉香二钱　丁香二钱　藿香四钱　良姜三钱　大腹皮二钱　肉桂三钱　连翘四钱　商陆白的，四钱　黑丑头末，四钱　僵蚕三钱　神曲四钱　麦芽四钱　益智仁四钱　雄附子五钱，看病虚实，实者不用

上二十四味为末，面糊为丸，如梧桐子大，每服三四十丸，照前用之，第一五更葱白汤下，第二五更陈皮汤下，第三五更桑白皮汤下。

沉香化气丸　治蛊，常服调理。

青皮去穰　陈皮　三棱　莪术煨　人参　白术去芦　白茯苓　山药　砂仁　丁香　木香　沉香　槟榔　白豆蔻　石菖蒲各六钱　官桂一两　萝卜子二两　黑丑头末，二两八钱

上为末，醋糊为丸，如梧桐子大，每服五七十丸，姜汤下。

一治前证，服药忌盐醋，一百日之后，用药开盐法。

猪苓　泽泻　白术　白茯苓　肉桂　盐各等分

上锉，每用七钱，用鲫鱼一个，破肚去净肠杂，将前药入鱼肚内，加麝香少许，入瓦内，火焙黄色，存性为末，姜、枣汤调服。

一论腹胀紧硬如石，或阴囊肿大，先用甘草煎汤一钟，热服之，后即用此药敷之。

大戟　芫花　甘遂　海藻各等分

上为末，醋糊各药涂肿处。一加椒目，尤效。

【按】上诸方，治诸鼓胀肿满殊效。其中有病人气血虚不敢服者，又有服之而不效者，此皆得病日久，或误投攻击太过，以致脾肾元气虚损之极，宜服后诸方，实有起死回生之功也。

一凡看蛊识证：一、朝肿暮消，是阳蛊。二、朝消暮肿，是阴蛊。三、腹上青筋起，气喘潮热，是气蛊。四、四肢不收，无肉肚大，是食蛊。五、遍体肿，肚不胀，是翳油蛊。六、遍身潮热，是脾蛊。七、房室过多，是肾蛊。八、泄泻潮热，是肠蛊。九、衄望上下，大小便不通，是胃蛊。

一论水肿，四肢头面皆浮而肿，或单腹鼓胀，皆属脾虚不能制水，气虚不能运化，治之补元气，养心血，健脾胃，以培其本，清湿热，平肝木，利水道，以治其标，此药

主之。

行湿补气养血汤

大棣参二钱，去芦　陈皮二钱　当归三钱　川芎一钱五分　白芍酒炒，二钱　白茯苓三钱　苏梗一钱　不油白术一钱五分，去芦　川厚朴姜炒，八分　大腹皮三钱，洗　萝卜子三钱，炒　海金沙三钱　木香八分　木通二钱　甘草八分

上锉，姜、枣煎服。气虚倍参、苓、术。血虚倍芎、归、芍。小便短少加猪苓、泽泻、滑石，以消其肿也。服后肿胀俱退，惟面足不消，此阳明经气虚，倍用白术、茯苓。

一论单腹蛊胀，只宜补中行湿利小便，切不可下，宜用：

行湿补中汤

人参八分　白术麸炒，一钱　白茯苓一钱　苍术米泔浸，一钱　陈皮一钱　厚朴姜炒，一钱　黄芩八分　麦冬去心，五分　泽泻五分

气不运加木香八分、木通二钱。气下陷加柴胡八分、升麻四分。朝宽暮急，血虚加当归三钱、川芎一钱五分、五芍（炒）二钱、香附二钱、黄连（姜炒）六分，去人参。朝急暮宽，气虚，倍参、术。朝暮急者，气血俱虚，宜双补之。

一论肿胀之证，因内伤而得者，或误服攻击克伐之过，以致元气脾胃虚损之极，肿胀尤甚于前，此气血两虚，肾水干涸，用此方，以金匮肾气丸兼进。

加味补中益气汤

黄芪炒，二钱　人参一钱　白术去芦，炒，二钱　白茯苓二钱　陈皮八分　柴胡四分　升麻三分　白芍酒炒，一钱五分　当归酒炒，三钱　萝卜子炒，一钱　厚朴姜炒，一钱　甘草炙，二分　枳实麸炒，五分

上锉一剂，生姜煎服。

一论脾肾虚，腰痛脚肿，小便不利，或肚腹胀痛，四肢浮肿，或喘急痰盛，已成蛊证，其效如神。此证多因脾肾虚弱，治失其宜，元气复伤而变证者，非此药不能救。必以补中益气汤早晚兼济，可收全功矣。

金匮肾气丸

怀熟地黄四两　白茯苓三两　牛膝去芦，酒炒，一两　泽泻一两　车前子一两　山萸肉酒蒸，去核，一两　山药一两　牡丹皮一两　大附子炮，去皮脐，五钱　肉桂一两

上为细末，炼蜜为丸，如梧桐子大，每服百丸，空心米饮送下。临卧服补中益气汤。

一论单腹胀，及脾虚肿满，膈间闭塞，或胃口作痛，此补中有消之意也。

调中健脾丸

黄芪蜜炙，二两　人参去芦，二两　白术黄土拌炒，六两　白茯苓二两　陈皮盐水炒，二两　半夏泡七次，三两　苍术米泔浸，炒，二两　黄连吴茱萸煎水炒，去茱萸，二两半　香附童便浸，炒，三两　白芍炒，三两半　苏子炒，一两五钱　萝卜子炒，一两半　山楂肉炒，三两　薏苡仁炒，三两　沉香六两，另研　泽泻炒，一两半　五加皮炒，二两　草豆蔻酒炒，一两半　法制瓜蒌一两，用大瓜蒌二个，镂一孔，每个入川椒三钱，多年粪硷二钱，敲米粒大，外用棉纸糊完，再加纸筋盐泥封固，晒干，炭火煨通红，取出，去泥，要黑色，一并入药

上为细末，煎荷叶、大腹皮汤，打黄米糊为丸，如梧桐子大。每服百丸，日进三服，白滚汤送下。

上方法制瓜蒌，多不便制，予每不用此味，亦获奇功。如有更妙。

【按】上诸方，治肿胀属虚，皆宜用此王道之剂。病者苦其肿胀难堪，予令朝服丸药，夕服汤药，或三朝五日间服蟠桃丸或石干散一服，谓之下棋打劫而治，病者暂抒一时之宽，医者一补一攻，亦善治之良法也。

一人脾胃虚弱，肚腹鼓胀，遍身肿，按之成窠，其脉沉细，右寸为甚。此脾胃虚寒之证，治以八味丸或金匮肾气丸，以补肾阳，行生化之源，至暮服之，小便通，又数剂，肿消，即止前药，复与六君子汤，加木香、官桂、炮姜，以燥脾导气而瘥。后因不戒慎病复作，但有气恼，或饮食稍多，即泄泻，仍用八味丸，倍附子。

一儒者失于调养，饮食难化，胸膈不利，或用行气消导药，咳嗽喘促，服行气消食化痰，肚腹渐胀，服行气分利药，睡卧不能，两足浮肿，小便不利，大便不实，脉浮大，按之微细，两寸皆短。此脾胃亏损，朝用补中益气加姜、附，夕用金匮肾气加骨脂、肉果，各数剂，诸症渐愈，再佐以八味丸，两月乃能步履，却服补中益气，半载而康。

补　遗

蟠桃丸 益国主秘传。治男妇浑身头面手足浮肿，肚腹胀满疼痛，上气喘急，千金不传之妙！

沉香三钱　木香三钱　乳香三钱，箸上炙　没药三钱，箸上炙　琥珀一钱或五分　白丑生用，头末，八钱　黑丑用牙皂煎浓汁，浸半日，铺锅底，焙，一半生，一半熟，取出，研末，八钱　槟榔一两，一半生，一半用牙皂煎汁浸透，焙熟

上为细末，牙皂水打稀面糊为丸，如梧桐子大，每服二钱七分，五更晨，砂糖煎汤送下。

石干散 张静虚道人治蛊胀神方。薛兵巡传。

石干一钱　黑丑一钱，头末　沉香五分　木香五分　槟榔一钱　葶苈八分　琥珀五分　海金沙一钱

上共为末，听用，患者先服五皮饮一二帖，然后服此末药，实者一钱，虚者九分，空心葱白汤下，隔一日一服。轻者二帖，重者不过三帖。痊愈后，服健脾养胃之药，永不发也。服药要忌盐、荤腥二七，则肠胃清，病根拔。

一治肿胀仙方，名金枣儿。

红芽大戟一斤、红枣三斤，水煮一日夜，去大戟，用枣晒食之，立消。

一治水胀，黑豆煮去皮，焙干为末，每服二钱，米饮调服。

一治肿胀仙方，名天命饮。

白商陆根似人形者，捣取汁一合，生姜自然汁二合，点黄酒一盏和匀，空心服，三日服一次，元气厚者服五次，薄者三次。忌盐、酱。凡人年五十以里者可服，五十以外者不必用。

一治肿，用粟米、绿豆各一抄，猪肝一叶切碎，三味煮作粥食之。至重者，不过五次，其肿自消。忌气恼、生冷之物。

一治十种水病不瘥，垂死者，用青头雄鸭一只，治如食法，细切，和米并五味，煮极熟，化粥食之。

一方用鲤鱼一尾，重一斤，和葱白、冬瓜煮食之。

一方用癞蛤蟆一个，入猪肚内，煮熟，去蛤蟆，将猪肚一日俱食尽。

一治蛊肿，用田螺不拘多少，水漂，加香油一盏于水内，其涎自然吐出，取其涎，晒干为末，每服不过三分，酒调下，其水自小便而下，其气自大便而出，其肿即消，即服养脾胃之药为妙。

一治水气肿满腹胀者，用黑白牵牛头末，每服二钱，大麦面三钱，水和为饼，以火煨熟，取出食之，茶汤送下。

一治十种蛊胀，轻者服此效，苦丁香去梗，微焙为末，用枣肉为丸，如梧桐子大。每服二十丸，空心米饮下。行水，日进二服。

一治十种水气，五蛊胀气，其效如神。一人患腹胀，阴囊肿大，不一剂而病愈，真仙方也。甘遂赤皮细花不蛀者不拘多少，用荞麦面、水和，作厚饼，内掺神曲末，将纸厚包甘遂在内，炭火中烧熟，取出，晒干为末。每用一钱二分，以细面约一两许合和，水调，擀作面片，次用商陆二钱半、巴豆一个去壳，水一碗半，砂锅内煎至一碗，去渣，再入铁锅内，入前面片，煮熟食之，其商陆汤，任其意，服与不服，不在其限。服不一二时，水从大便出，如是血蛊则下血，气蛊即下气，当时肿消。若有喘嗽，尽皆妥贴，若腹中块渐消散，只一服见效。忌盐、酱、冬瓜、香油、荤腥之物。半月后用盐，亦须炒过用之。若蛊证加胡椒一钱，与巴豆同煮，其巴豆须看虚实加减，其壮者加至二三个，

无不效。

积 聚

脉来大强者生，沉小者死。脉来附骨者，积也。在寸口，积在胸中。在关上，积在脐傍。在尺部，积在气冲，脉在左，积在左。脉在右，积在右。脉两出，积在中央。脉来小沉而实者，脾胃中有积聚，不下食，食则吐。

积者，生于五脏之阴也，其发有根，其痛有常处，脉必结伏；聚者，成于六腑之阳也，其发无根，其痛无常处，脉必浮结。由阴阳不和，脏腑虚弱，四气七情失常，所以为积聚也。久则为癥瘕成块，不能移动者是癥，或有或无，或上或下，或左或右者，是瘕，气不能成块，块乃有形之物，痰与食积死血，此理晓然。在中为痰饮，右为食积，左为死血。治法咸以软之，坚以削之，行气开痰为要。积块不可专用下药，徒损其气，病亦不去，当消导，使之熔化其死血，块去须大补。痞块在皮里膜外，须用补药，宜六君子汤，加香附、枳实开之。

一论五积六聚，癥瘕痃癖，痰饮食积，死血成块者。

化坚汤

白术去芦，二钱　白茯苓去皮，三钱　当归三钱　川芎一钱五分　香附炒，二钱　山楂二钱　枳实一钱　陈皮二钱　半夏姜炒，二钱　桃仁去皮尖，十粒　红花八分　莪术煨，一钱　甘草八分

上锉一剂，生姜三片，水煎温服。肉积加黄连六分。面积加神曲二钱。左有块，倍川芎。右有块，加青皮二钱。饱胀加萝卜子三钱。壮人加三棱一钱。弱人加人参二钱。

一论五积六聚，痰积、血积、食积、气积，一切积成，或中或左，或右或上，或下，久不愈者，用此。

消积保中丸

陈皮去白，一两　半夏汤浸，切片，姜汁炒，一两　白茯苓去皮，二两　白术去芦，炒，二两　香附醋炒，一两　青皮去穰，四钱　木香三钱，不见火　槟榔七钱　莪术醋炒，八钱　三棱醋炒，八钱　莱菔子炒，一两　砂仁炒，四钱　神曲炒，一两　麦芽炒，六钱　白芥子炒，一两　川芎八钱　黄连姜汁炒，一两　桃仁去皮尖，一两　栀子仁姜汁炒，一两　红花五钱　当归酒炒，一两　干漆炒尽烟，五钱　真阿魏醋浸，五钱

上为细末，姜汁、酒打稀糊为丸，如梧桐子大，每服八十丸，食后白汤送下。体虚人加人参一两。外宜化铁膏贴之。

一论五积六聚，状如癥瘕，随气上下，发作有时，心腹疼痛，上气窒塞，小腹胀满，大小便不利，宜以：

大七气汤

三棱一钱　莪术一钱　青皮二钱　陈皮二钱　桔梗八分　藿香三钱　益智仁一钱五分　香附二钱　肉桂八分　甘草八分

上锉一剂，生姜三片、枣一枚，水煎温服，渣再煎服。心脾痛加乌药、枳壳。

一论心腹坚胀，胁下紧硬，胸中痞塞，喘满短气，癥瘕积块，化痰饮，宽胸腹，顺气进食，消胀软坚，用此。

三棱煎丸

三棱生，细锉，半斤，捣为末，以酒三升，于砂锅内慢火熬成膏　青皮去穰，二两　萝卜子炒，二两　神曲炒，二两　麦芽炒，三两　干漆炒令烟尽，三两　杏仁汤泡，去皮尖，炒黄色，三两　硇砂用磁盏细研，入水调和，坐于炭火上，候水干，取出，为末

上为细末，三棱膏为丸，如梧桐子大，每服十五丸，加至二十丸，食远米饮送下。

一论男妇五积六聚，七癥八瘕，破一切血，下一切气，宜：

消癥破积丸

三棱煨　干漆炒去烟　大黄煨　硇砂入醋煎干　巴豆去油，各一两

上为末，醋糊为丸，如绿豆大，每服三丸至七丸，空心米汤送下，量虚实加减服之，

不可过服，损人之真气。

一论癥积，心腹内结一块如拳，渐上撞心，及腹胀痛。

保安丸

大黄三两，酒浸一宿，蒸，焙　干姜炮，一两　大附子炮，去皮脐，五钱　鳖甲醋煮一伏时，炙黄，一两五钱

上为末，陈米醋一升，煮取四五合，和药为丸，如梧桐子大，每服二十丸，五更醋汤下，天明时再服五丸。去积，如鱼肠脓血烂泥而下。

一论虚弱之人，腹内积聚癖块，胀满疼痛，面黄肌瘦，肚大青筋，不思饮食，此药消痰利气，扶脾助胃，开胸快膈，消痞除胀，清热消食，久服积块渐消，大效。

加味保和丸

白术去芦，炒，五两　枳实麸炒，一两　陈皮去白，三两　半夏泡，姜炒，二两　白茯苓去皮，三两　苍术米泔浸，炒，一两　川厚朴姜炒，二两　香附酒炒，一两　神曲炒，三两　连翘二两　黄连酒炒，一两　黄芩酒炒，一两　山楂肉三两　麦芽炒，一两　萝卜子二两　木香五钱　三棱醋炒，一两　莪术醋炒，一两

上为细末，姜汁糊为丸，如梧桐子大，每服五十丸，加至七八十丸，食后白滚汤送下。

一论五积六聚，七癥八瘕，或左或右，或上或下，或腹中有时攻作疼痛，诸医误治，以攻击太过，以致面黄肌瘦，四肢困倦，不思饮食等症，宜以此方久服，则元气渐复，脾胃健壮。盖养正积自除，譬如满坐皆君子，纵有一小人，自无容地而出。此洁古之言，岂欺我哉！

加减补中益气汤

黄芪蜜水炒，一钱半　人参一钱　白术去芦，炒，一钱半　白茯苓去皮，一钱　陈皮七分　柴胡五分　当归酒炒，一钱　半夏泡，姜汁炒，七分　山楂肉五分　枳实麸炒，五分　厚朴姜汁炒，七分　甘草炙，四分

上锉一剂，生姜三片、枣一枚，水煎温服。与前加味保和丸兼而服之，久则病根自拔。

【按】上诸方，虚弱人患积块久不愈者，宜：

化铁膏

肥皂四两（熬膏），生姜四两，葱半斤，蒜半斤，皮硝半斤（化水），大黄末四两，入膏再熬，贴块上。内服前方保中丸。

一治痞块，心下坚硬，状若覆杯者，服此一料即愈。

三棱二两　莪术二两　槟榔二两　草果二两　陈皮二两　枳壳二两　山楂二两　小茴一两　甘草一两　砂仁五钱　木香五钱　浮铁皮五钱　厚朴姜炒，四两　沉香三钱　枳实一两　神曲酒炒，二两　麦芽炒，二两　青皮二两　苍术米泔浸，四两

上为细末，酒糊为丸，如梧桐子大，每服十五丸，姜汤下。

一治痰块痞块，血块气块，不拘冷热，诸块皆效。

莪术二两　麦芽二两　神曲二两　鳖甲二两　山楂二两　青皮三两　砂仁一两　枳实一两　巴豆仁一两，不去油　香附二两

上巴豆仁同莪术、香附，将水浸煮一昼夜，去巴豆不用，炒干为末，醋打米糊为丸，如梧桐子大，每服五十丸，空心酒送下。如妇人腹内血块、气块作痛，加红花（酒炒）一两、当归一两、荔枝核一两、乌药一两、官桂五钱。如痰块加陈皮一两、半夏曲一两。

一治腹中痞气，两胁痞积，血块痰积等症。

琥珀二两　阿魏二两五钱，绵纸包，水浸，煨干为度　青皮去穰，四两　陈皮去白，二两　三棱煨去毛，三两，用前阿魏，以水化，取前青皮同三棱共一处，炒干　赤药子童便炒，三两　黄连二两，内一两用吴茱萸一两炒，去茱萸，用黄连，内一两，酒浸炒　片芩三两，微炒　辰砂三钱，炭火炒过，以紫为度　枳实二两半　瓜蒌仁去油，三两　沉香八钱　白豆蔻二两　甘草节五钱

上为末，神曲一斤打糊为丸，如梧桐子

大，每服五七十丸，食远白汤送下。

一论诸气食积，及噎膈痞满，胸胁刺痛，癥瘕疝气并治。

神仙一块气

青皮　陈皮　三棱　香附童便炒　莪术各一两　神曲　麦芽　萝卜子　白丑头末　槟榔　郁金　黄连各五钱　枳实三钱　皂角二钱半　百草霜二钱半

上为细末，面糊为丸，如绿豆大，每服三五十丸，视疾上下，为食之先后，热酒姜汤任下。

一中州吴仰泉夫人，年五旬，患腹中积块，如盘大，腹胀年余，后渐卧不倒床，腹响如雷，嗳气不透，口干，吐白沫，下气通则腹中稍宽，五心烦热，不思饮食，肌瘦如柴，医更八人，并无寸效，一家哭泣，后事俱备，束手待毙而已。召余至，诊六部涩数，气口紧盛，余知是前医误以寒凉克伐之过，使真气不运，而瘀血不行，予以八物汤，加半夏、陈皮、木香、厚朴、萝卜子、大腹皮、海金沙，服三剂后，小便下血块，如鸡肝状，服至十二剂，打下黑血块盆许，腹中仍有数块。又以八物汤加枳实、香附，五剂而痊。正是养正而积自除也，信哉不诬。

一人腹中积块，面黄肌瘦，腹大如鼓，死在旦夕，用端午日收下菖蒲，阴干，切薄片，放碗内，用滚米汤泡熟，盖之，待温饮之，打下小蜈蚣百条，内一大条长二尺余，病即愈。

补　遗

贴痞妙方 照磨陈柘所传。

甘草五钱　甘遂五钱　没药五钱　葱白七寸　白蜜一小盏

上用马齿苋同鳖肉捣成膏，贴块上，立效。

千金贴痞膏 薛兵巡传

黄丹十两，水飞七次，炒紫色　陈魏三钱　乳香三钱　没药五钱　两头尖五钱　当归三钱　白芷五钱　川山甲十片　木鳖子十个　麝香

一钱

上俱为细末，用香油一斤，槐、桃、柳、桑、榆各二尺四寸，巴豆一百二十个（去油、壳），蓖麻子一百二十个（去壳），先将铁锅盛油，炭火煎滚，入巴豆、蓖麻在内，熬焦，捞去渣，次下前药，用桃、柳等条不住手搅匀，然后下丹，滴水成珠为度，磁器收贮。若男子腹内有痞者，先以烫热好醋将痞上洗净，量所患大小，用面圈圈定，用皮硝一升，放入面圈内铺定，用纸盖硝上，熨斗盛水，不住手熨，俟硝化尽，再用烫醋洗去，用红绢摊膏，贴于患处，用旧鞋底炙热，熨两三次，每七日一换贴药，重者不过三七，脓血化去。小儿幼儿患痞者，酽醋熬硝洗之，用红绢摊膏贴患处，一人将小儿双手抱住在肩上，却用木鳖子捣烂搽于双肾上，后用膏贴，炙鞋底熨之，觉腹内大热为度。

一戴雷门夫人，年近三旬，患腹左有一大块，坚硬如石，有时作痛，肚腹膨闷，经水不调，或前或后，或多或少，或闭而不通，白带频下，夜间发热，脉急数，予以：

千金化铁丸

当归酒洗，一两半　白芍酒炒，一两半　川芎七钱五分　怀生地酒洗，一两半　白术去芦，炒，一两半　白茯苓去皮，一两　陈皮去白，一两　青皮去穰，七钱半　半夏姜汁炒，一两　枳实麸炒，七钱五分　木香二钱五分　香附炒，一两　槟榔五钱　萝卜子炒，五钱　三棱醋炒，一两五钱　红花五钱　干漆炒尽烟，五钱　桃仁去皮尖，五钱　莪术醋炒，一两五钱　硇砂为末，磁器内煨过，五钱　琥珀五钱

上为细末，醋打面糊为丸，如梧桐子大，每服三钱，白汤送下，早晚各进一服。服尽药，其块潜消，经水即调，而后孕生一女也。

五　疸

《脉经》曰：凡黄候寸口脉，近掌无脉，口鼻黑色，并不可治。大抵脉大者死，微细者生，无脉，鼻气冷者，不治也。凡渴欲饮

水，小便不利者，必发黄也。

《内经》曰：诸湿肿满，皆属脾土。夫黄疸为病，肌肉必虚肿而色黄。盖湿热郁结于脾胃之中，久而不散，故其土色形于面与肌肤也。盖脾主肌肉，肺主皮毛，母能令子虚，母病子亦病，是故有诸内者，必形诸外。其证有五：曰黄汗、曰黄疸、曰酒疸、曰谷疸、曰女劳疸。虽有五者之分，终无寒热之异。丹溪曰：不必分五，同是湿热，如盦曲相似，故曰治湿热不利小便，非其治也。又曰：湿在上，宜发汗，湿在下，宜利小便。二法并用，使上下分消其湿，则病无有不安者也。

一论治肾疸，目黄，甚至浑身俱黄，小便赤涩者，宜：

肾疸汤

羌活 防风 藁本 独活 柴胡各五分 白茯苓二分 泽泻三分 猪苓四分 白术五分 神曲炒，六分 苍术一钱 黄柏二分 人参二分 葛根五分 升麻一钱 甘草三分

上锉一剂，水煎热服。

上论湿热发黄，汗黄尿赤，及寒热呕吐，而渴欲饮冷水，身目俱黄，小便不利，不思饮食，用：

茯苓渗湿汤

猪苓 泽泻 苍术米泔浸 白茯苓 陈皮 枳实麸炒 黄连炒 黄芩 栀子 防己 茵陈 木通

上锉，生姜三片，水煎服。如饮食不思，乃伤食，加砂仁、神曲、麦芽（炒）各三分

一论黄疸专属湿热，盦曲相似。

茵陈五苓散

茵陈三钱 白术 赤茯苓各一钱半 猪苓 泽泻各一钱 苍术 山栀 滑石各一钱二分 官桂 甘草各二分

上锉，灯心水煎服。

一论五疸，俱是脾胃湿热相蒸，以致遍身发黄，如栀子水染者是也。病延日久，医误以寒凉之过，损伤元气脾胃，以致身体黑瘦、四肢沉困、憎寒发热、不思饮食等症，宜以：

加味益气汤

黄芪蜜炒，一钱五分 人参一钱 白术去芦，炒，二钱 陈皮八分 当归一钱 柴胡五分 升麻五分 茵陈四分 苍术米泔浸，炒，四分 栀子炒，四分 猪苓四分 赤茯苓一钱 泽泻四分 黄连四分 滑石四分 甘草炙，四分

上锉，生姜煎服。以六味地黄丸，加苍术、白术、茵陈、黄柏各二两，蜜丸，相兼而进之。

一治发黄证，身口俱发如金色，小便如浓煮柏汁，诸药不效，用：

加味解毒汤

黄芩二钱 黄连六分 黄柏一钱五分 栀子三钱 柴胡八分 茵陈二钱 龙胆草二钱 木通二钱 滑石三钱 升麻五分 甘草八分

上锉，灯心煎服。大便实加大黄二钱。目睛黄倍龙胆草。

一治发黄，脉沉细而迟，体逆冷，腰以上自汗，宜用：

加味姜附汤

茵陈二两 大附子一枚，面裹煨，去皮脐 干姜炮，一两五钱 甘草炙，一两

上锉四剂，水煎服。

一治黄疸。安陵马进斋传，极效。

露珠饮

露珠即土豆，形如姜，捣烂，取汁半碗，温服，立效。

一治黄肿妙方。王少川传。

苍术一斤 广陈皮半斤 川厚朴五两 草果一两 砂仁一两 青矾四两 茵陈穗半斤 香附米一斤

上青矾同香附米炒烧过，俱为细末，醋打面糊为丸，如梧桐子大，每空心酒下，姜汤亦可。

一治黄肿病最捷，用此。

绿矾丸

五倍子半斤，炒黑 绿矾四两，姜汁炒白 针砂四两，醋炒红 神曲半斤，炒黄

上为细末，生姜汁煮红枣肉为丸，如梧

桐子大，每服六七十丸，温酒下，不能饮酒，米汤下，终身忌食荞面。

一论黄胖，饮食无味，四肢无力，行步倦怠，脉涩而濡，或腹有积块胀满。

加减胃苓汤

苍术米泔浸，一钱五分　陈皮一钱五分　厚朴姜炒，八分　猪苓　泽泻各二钱　白术去芦，炒，一钱五分　白茯苓三钱　藿香三钱　半夏姜炒，二钱　大腹皮三钱　山楂二钱　萝卜子三钱　三棱一钱　莪术一钱　青皮一钱　甘草八分

上锉，生姜三片，枣二枚，水煎温服。

一治黄疸，倦怠，脾胃不和，食少，小便赤，宜以平胃散合五苓散，加滑石。

一治黄肿，腹中有积块胀满者，用：

退金丹山东李西岭传。

苍术酒炒，八两　香附八两　青皮去穰，三两　陈皮四两　良姜一两　厚朴姜炒，二两　乌药四两　三棱煨，一两　莪术煨，一两　青矾八两，用百草霜同炒

上为细末，醋糊为丸，如梧桐子大，每服五十丸，米汤送下。

一治酒疸食疸，五积六聚，七癥八瘕，心腹疼痛，潮热等症，不问大人小儿，皆可用此。

紫金丸

血竭二两　沉香一两　青皮去穰，二两　陈皮二两　枳壳去穰，麸炒，二两五钱　厚朴姜炒，二两　百草霜一两　皂矾四两，用醋煮过　蓬术醋炒，三两　香附去毛，一两　针砂醋煮，一两　干漆炒过性，二两　槟榔二两　黄石榴矾二两，即金丝矾是也　秦艽一两　三棱醋炒，三两　甘草五钱

上为细末，用大枣，煮烂，去皮核，打糊为丸，如梧桐子大，每服六七十丸，温酒送下，米饮亦可。一方加苍术、白术各一两。

一治遍身发黄，妄言如狂，苦于胸痛，手不可近，此中停蓄血为患，宜用桃红承气汤，打下瘀血即愈。

一治黄病爱吃茶者，用：

白术去芦，炒，三两　苍术米泔浸，三两　软石膏煅，二两　白芍炒，一两　黄芩一两　薄荷叶七钱　胆星一两　陈皮一两

上为细末，砂糖水调神曲糊为丸，如梧桐子大，每服五六十丸，砂糖水下。

一治黄病爱吃壁泥者，用：

黄泥一斤　砂糖四两，同泥炒干

上为细末，黄连膏为丸，如梧桐子大，每服五六十丸，空心糖汤下。

一治黄病爱吃生米者。

陈皮　白芍炒　神曲炒　麦芽炒　山楂　白茯苓去皮　石膏各一钱　厚朴七分　苍术一钱二分　藿香五分　白术一钱五分　甘草三分

上锉，水煎熟，入砂糖一蛤蜊壳，食前服。

一治黄疸秘方。

大蛤蟆一个，黑矾三钱，猪肚一个，上二味装入肚内，煮烂，蛤蟆去骨，用煮汤洗令肚净，吃之即愈。

一治女劳疸方。

四苓散合四物汤，去川芎，加茵陈、麦门冬、滑石、甘草。

一治诸黄疸，口淡怔忡，耳鸣脚软，恶寒发热，小便白浊，此为虚证，用八味丸，方见补益。用四君子汤吞下。

一治黄疸病，医不愈，耳目悉黄，饮食不消，胃中胀热，生黄衣，盖胃中有干粪，用煎猪脂一小升，温热，顿服之，日三次，燥粪下去，乃愈。

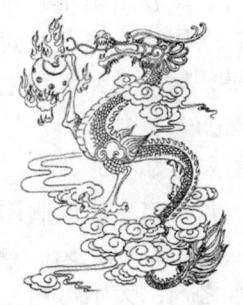

寿世保元　卷四

补　益

脉法：气虚，脉细或缓而无力，右手弱。血虚，脉大或数而无力，左手弱。阳虚，脉迟。阴虚，脉弦。真气虚，脉紧。男子久疾，气口脉弱则死，强则生。女人病久，人迎强则生，弱则死。

夫人之正气不足，曰虚，复纵嗜欲，曰损。致病之因，有六焉，一曰气，二曰血，三曰精，四曰神，五曰胃气，六曰七情忧郁。六气委和，则各司其职，曰无病，失养违和，阴阳偏胜克剥，则诸病生焉。夫气乃肺之主，血乃肝藏之，精乃肾之主，神乃心之主，饮食乃脾胃之主，七情则七神主之。凡应事太烦则伤神，喋谈朗诵、饥而言多则伤气，纵欲想思则伤精，久视郁怒则伤肝，饮食劳倦则伤脾，久行伤筋，久立伤骨，久坐伤肉，此五劳七伤之属也。其有禀赋素薄之人，又兼斫丧太早者，真阴根本受亏。肾水一亏，则火必胜，胜则克肺金，肺主皮毛，则腠理不密，鼻不闻香臭，火炎痰升，而致咳嗽，甚致肾水枯竭，肺子能令母虚是也。金水既病，则五脏六腑皆为火贼。此火乃内出之火，宜补精血，而火自退，当服五仁斑龙胶丸，培复精神之圣药也。夫鹿者，得先天气质之厚，又食灵苗之精，故曰寿牲，角乃众体之首，一身精华所聚者也。方名五仁者，黄精、参、杞之类是也。男女虚弱之病，服之以复真元，非此不能。故斑龙胶丸为血肉上品之良剂，善斡旋心肾，资填五内，益精神，充

气血，滋益于一身，兼以参、杞、门冬、鲜地骨皮等为佐，配以八物汤。如干咳嗽，痰中见血者，加二门冬、牡丹、知母、五味、制柏，其却病延年之功，诚在斯矣。世俗补阴丸，以知母、黄柏为主者，但可施于壮盛人纵欲，相火之多者可矣，若虚损，精血不足之证已成者，及五十岁外人服之，则元阳精气，何由而生！又人辄以人参肺热还伤肺之说，将人参为虚损人之忌物者，盖不究心于《本草经》耳。参本味甘微寒，善补五脏，安精神，健脾胃，生津液，况《素问》言虚者治以甘温，乃万世不易之定论也，彼何期后学泥近书所注肺热还伤肺之句惑焉！则可说体壮人患内外感并积热固结于膈，宜清凉涤导言之，若概以虚损虚火痰嗽及气虚中满者妄议人参为不可用，是惑世诬人，陷于不寿甚矣！

一论元气亏损，脾胃虚弱，饮食少进，或肢体肿胀，或大便不实，体瘦而黄，或胸膈虚痞，痰嗽吞酸等症。

四君子汤

人参二钱　白术一钱五分　白茯苓去皮，二钱　甘草炙，一钱五分

上锉一剂，姜、枣煎服。加陈皮，名异功散。加半夏、陈皮，名六君子汤。去茯苓，加干姜，名理中汤。

一论心血亏损，肝、脾、肾血虚，发热，或晡热甚，头目不清，或烦躁不寐，胸膈作胀，或胁肋作痛等症。

四物汤

当归酒洗　怀熟地黄各三钱　白芍酒炒，

二钱　川芎—钱

上锉一剂，水煎温服。

一论气血虚弱，恶寒发热，烦躁作渴，或不时寒热，眩晕昏愦，或大便不实，小便赤淋，或饮食少思，或小腹痛等症，宜用八物汤，又名八珍汤，即四君子汤合四物汤是也。

一论凡人元气素弱，或因起居失宜，或因用心太过，或因饮食劳倦，致遗精白浊，盗汗自汗，或内热晡热，潮热发热，或口干作渴，喉痛舌裂，或胸乳膨胀，或胁肋作痛，或头颈时痛，眩晕眼花，或心神不宁，寤而不寐，或小便赤淋，茎中作痛，或便溺余沥，脐腹阴冷，或形容不充，肢体畏寒，或鼻气急促，或更有一切热症，皆是无根虚火，宜服后方。

十全大补汤

人参去芦，二钱　白术去芦，一钱五分　白茯苓去皮，三钱　当归酒洗，二钱　川芎一钱五分　白芍酒炒，二钱　熟地黄三钱　黄芪蜜炙，二钱　肉桂五分　麦门冬去心，二钱　五味子三分　甘草炙，八分

上锉一剂，生姜、枣子，水煎温服。

一论年老，房有少艾，致头痛发热，眩晕喘急，痰涎壅盛，小便频数，口干引饮，遍舌生刺，缩敛如荔枝然，下唇黑裂，面目俱赤，烦躁不寐，或时喉间如烟火上冲，急饮凉水少解，已滨于死，脉洪大而无伦且有力，扪其身烙手。此肾经虚火游行于外，投以十全大补汤，加山萸、泽泻、丹皮、山药、麦门冬、五味、附子，水煎服，熟寐良久，脉证各减三四。再与八味丸，服之而愈。

一论中气不足，肢体倦怠，口干发热，饮食无味，或饮食失节，劳倦身热，脉洪大而虚，或头痛恶寒自汗，或气高而喘，身热而烦，或脉微细软弱，自汗体倦少食，或中气虚弱而不能摄血，或饮食劳倦而患疟痢，或疟痢因脾胃虚而不能愈。或元气虚弱，感冒风寒，不胜发表，宜用此代之。或入房而后感冒，或感冒而后入房，亦用此汤，急加

附子。或泻痢腹痛，急用附子理中汤。此方能治一切诸症，误用攻击之药太过，以致元气脾胃虚损之极，病已垂殆，用之实有起死回生之效，宜此。

补中益气汤 方见内伤

一论经云，壮水之主，以制阳光。夫人之生，以肾为主，人之病，多由肾虚而致者，此一方天一生水之剂，无不可用，若肾虚发热作渴，小便淋闭，痰壅失音，咳嗽吐血，头目眩晕，眼花耳聋，咽喉燥痛，口舌疮裂，齿不坚固，腰腿痿软，五脏亏损，盗汗自汗，便血诸血。凡肝经不足之证，尤当用之，盖水能生水故也。此滋水化痰之圣药，血虚发热之神剂也。又治肝肾精血不足，虚热不能起床，加大附子、肉桂各二两，名八味丸。又治肾阴虚弱，津液不降，败浊为痰，能治咳逆。又治小便不禁，收精气之虚脱。为养气滋肾，制火导水，使机关利而脾土健实，宜此。

六味地黄丸

怀生地黄八两，要真怀庆生干地黄，酒洗净，入砂锅内，蒸黑为度。如病胃弱，畏滞，再加生姜汁拌匀，再蒸半响，取出，用手掐断，入后药，同捣成饼。今市卖熟地黄，皆是用铁锅煮者，不可用　山茱萸酒蒸，剥去核，取肉晒干，四两　怀山药四两　白茯苓去皮，三两　牡丹皮去筋，三两　泽泻去毛，三两

上忌铁器，将药精制，秤为一处，入石臼内，捣成饼，晒干，或微火焙干，或碓杵，或石磨为细末，炼熟蜜一斤，加水一碗，和为丸，如梧桐子大，晒干，用磁器收贮，每服三钱，空心盐汤、酒任下。忌三白。肾水不能摄养脾土，多吐痰唾，姜汤下。加麦冬、五味，名八仙长寿丸。腰痛加鹿茸、木瓜、续断。消渴加五味子。诸淋沥倍茯苓、泽泻。老人夜多小便，加益智仁，去泽泻，茯苓减半。老人下元虚冷，胞转不得小便，膨急切痛，四五日，困笃垂危者，倍泽泻。遗精去泽泻。虚火耳聋加黄柏、知母、远志、石菖蒲。小儿遗尿加破故纸、益智仁、人参、

肉桂。小儿鹤节加鹿茸、牛膝、人参。小儿解颅，头缝开解不合，亦加人参。小儿禀赋肾经虚热，耳内生疮，或肌肉消瘦，骨节皆露，名节疳，加鹿茸、牛膝各一两，五味子四两。若颅解不合，牙齿不生，眼睛不黑，腿软难行，最宜此药。

一论大补元气，培填虚损之圣药也，即六味地黄丸，依本方再加五味是也。

五子益肾养心丸

甘枸杞子四两　柏子仁二两　覆盆子二两　楮实子炒，二两　沙苑蒺藜子微炒，二两

上共十一味，为细末，用蜜八两，入斑龙胶先炼，次入浮小麦粉四两、芡实粉四两，水调，亦入胶、蜜同炼熟，和药，再杵千余下，为丸，如梧桐子大，每日服百丸，淡盐汤下。

一论肾虚不能制火，六味地黄丸主之。肾非独水也，命门之火并焉，肾不虚，则水足以制火，肾水虚，则火无所制，而热证生矣，名曰阴虚火动，河间氏所谓肾虚则热是也，令人足心热，阴股热，腰脊痛，率是此证。老人得之为顺，少年得之为逆，乃咳血之渐也。地黄、茱萸味厚者也，经曰味厚为阴中之阴，故能滋少阴，补肾水。泽泻味甘咸，气寒，甘从土化，咸从水化，寒从阴化，故能入水脏而泻水中之火。丹皮气寒，味苦辛，寒能胜热，苦能入血，辛能生水，故能益少阴，平虚热。山药、茯苓，味甘者也，甘从土化，土能防水，故用之以制水脏之邪，且益脾胃，而培万物之母也。

一论肾虚移热于肺，咳嗽者，六味地黄丸主之。有足心热，内股热，腰痛，两尺脉虚大者，病原于肾虚也。地黄、茱萸味厚者也，味厚为阴中之阴，故能益肾。肾者水脏，虚则水邪归之，故用山药、茯苓，以利水邪。水邪归之，则生湿热，故用泽泻、丹皮，以导坎中之热。滋其阴血，去其邪热，则精日生而肾不虚，病根既去，咳嗽自宁矣。

一论下消者，烦渴引饮，小便如膏，六味地黄丸主之。先有消渴善饮，而后小便如膏者，名曰下消。惧其燥热渐深，将无水矣，故用此方，以救肾水。地黄、茱萸质润味厚，为阴中之阴，故可以滋少阴之肾水。丹皮、泽泻取其咸寒，能制阳光。山药、茯苓取其甘淡，能疗消渴。

一论渴而未消者，用八味丸主之，此即六味地黄丸加附子、肉桂是也。渴而未消，谓其人多渴，喜得茶饮，不若消渴之求饮无厌也。此为心肾不交，水不足以济火，故令液亡口干，乃是阴无阳而不升，阳无阴而不降，水下火上，不相既济耳，故用附子、肉桂之辛热壮其少火，用六味丸益其真阴。真阴益则阳可降，少火壮则阴自升，故灶底加薪，枯笼蒸溽，槁禾得雨，生意维新，唯明者知之，昧者鲜不以为迂也。昔汉武帝病渴，张仲景处此方，至圣玄开，今犹可想。

一论肾间水火既虚，小便不调者，八味丸主之。肾主水火，主二便，司开合，肾间之水竭，则火独治，能合而不能开，令人病小便不出，肾间之火熄，则水独治，能开不能合，令人小便不禁。是方也，以肉桂、附子之温热益其火，以地黄、茱萸之濡润壮其水，火欲实，则丹皮、泽泻之咸酸者可以收而泻之，水欲实，则茯苓、山药之甘淡者可以制而渗之，水火既济，则开合治矣。

一论肾间水火俱虚者，八味丸主之。君子观象于坎，而知肾具水火之道焉，故曰七节之旁，中有小心，小心，少火也。又曰肾有两枚，左为肾，右为命门，命门，相火也，相火即少火耳。夫一阳居于二阴为坎，水火并而为肾，此人生与天地相似也。今人入房甚而阳事愈举者，阴虚火动也，阳事先痿者，命门火衰也。真水竭则隆冬不寒，真火熄则盛夏不热，故人乐有善药饵焉。是方也，地黄、茱萸、丹皮、泽泻、山药、茯苓，六味丸也，所以益少阴肾水，附、桂辛热物也。所以益命门相火，水火得其养，则二肾复其天矣。

一论阴虚于下，令人呕甚者，六味丸，以盐汤送下。诸阳气浮，无所依从，故呕咳，

气上喘，此阴虚于下而令孤阳上浮耳。是方也，地黄、茱萸质润味厚，可使滋阴，丹皮、泽泻气味咸寒，可制阳光，山药、茯苓味甘而淡，可使调下。

一论肾气热，则腰脊不举，骨枯而髓减，发为骨痿，宜六味丸加黄柏、知母主之。肾者水脏，无水则火独治，故令肾热。肾主督脉，督脉者，行于脊里，肾坏则督脉虚，故令腰脊不举。骨枯髓减者，枯涸之极也。肾主骨，故曰骨痿。是方也，地黄、茱萸味厚而能生阴，知、柏苦寒而能泻火，泽泻、丹皮能去坎中之热，山药、茯苓能制肾间之邪。王冰曰：壮水之主，以制阳光，此方主之。

一论入房太甚，宗筋纵弛，发为阳痿，八味丸主之。肾，坎象也，一阳居于二阴为坎，故肾中有命门之火焉。凡人入房甚而阳事作强不已者，水衰而火独治也，阳事柔痿不举者，水衰而火亦败也。丹溪曰：天非此火，不足以生万物，人非此火，不能以有生，奈之何而可以无火乎！是方也，桂、附，味厚而辛热，味厚则能入阴，辛热则能益火，故能入少阴而益命门之火，地黄、茱萸味厚而质润，味厚则能养阴，质润则能壮水，故能滋少阴而壮坎中之水，火欲实，则丹皮、泽泻之酸咸可以引而泻之，水欲实，则山药、茯苓之甘淡可以渗而制之，水火得其养，则肾宫不弱，命门不败，而作强之官，得其职矣。

一论肾劳背难俛仰，小便不利，有余沥，囊湿生疮，小腹里急，小便赤黄者，六味地黄丸加黄柏、知母主之。肾者，藏精之脏也，若人强力入房，以竭其精，久之则成肾劳。肾主精，精主封填骨髓，肾精以入房而竭，则骨髓已枯矣，故背难俛仰。前阴者，肾之窍，肾气足则能管摄小便而溲溺唯宜，肾气怯则欲便而不利，既便而有余沥，斯之谓失开合之常度也。肾者水脏，传化失宜，则水气留之，而生湿热，水气留之，故令囊湿生疮也。小腹里急者，此乃是真水枯而真火无制，真水枯，则命门之相火无所畏，真火无

制，故灼膀胱小腹之筋膜而作里急也。便赤黄，亦皆火之所为。地黄、茱萸味厚者也，味厚为阴中之阴，故足以补肾间之阴血，山药、茯苓甘淡者也，甘能制湿，淡能渗湿，故足以去肾间之阴湿，泽泻、丹皮咸寒者也，咸能润下，寒能胜热，故足以去肾间之湿热，黄柏、知母苦润者也，润能滋阴，苦能济火，故足伏龙雷之相火，夫去其灼阴之火，滋其济火之水，则肾间之精血自生矣。

一论气短有痰，小便赤涩，足根作痛，尺脉浮大，按之则涩，此肾虚而有痰饮也，用四物送六味丸而已。

一论六味地黄丸，专补左尺肾水之药，八味丸既补左尺肾水，兼补右肾相火之药。少年水亏火旺，宜服六味丸，老年水火俱亏，宜服八味丸。况老年肾脏真水既虚，邪水乘之，而为湿热，以作腰痛足痿、痰唾消渴、小便不禁、淋闭等症，非附桂之温散而能治之者乎！

一论八味丸，治下元虚惫，心火上炎，渴欲饮水，或肾水不能摄养，多吐痰唾，及男子消渴，小便反多，妇人转胞，小便不通。

一《养生书》曰：立秋后，宜服张仲景八味丸，治男子虚羸百病，众所不疗者。久服轻身不老，加以摄养，则成地仙。

一论命门火衰，不能生土，以致脾胃虚寒，而患流注鹤膝等症，不能消溃收敛，或饮食少思，或食而不化，或脐腹疼痛，夜多漩溺，经云益火之源，以消阴翳，即此方也。又治妇人脬转，小便不通，殊效。

八味丸

怀生地黄用酒蒸黑，八两　山茱萸肉酒蒸，去核　山药各四两　白茯苓去皮　牡丹皮各三两　肉桂用三分厚者，去皮，方能补肾，引虚火归源　大附子一两半重者，切四片，童便浸，火焙干，各二两　泽泻三两

上忌铁器，共为细末，炼蜜为丸，如梧桐子大，每服八十丸，空心滚白水送下。

一治肾脏虚弱，面色黧黑，足冷足肿，耳鸣耳聋，肢体羸瘦，足膝软弱，小便不利，

或多或少，腰脊疼痛，用八味丸加鹿茸、五味子，名十补丸。

一论凡有人不耐劳，不能食冷，或饮食胀，大便不实，或口苦，常破如疮，服凉药愈甚，或盗汗不止，小便频数，腰腿无力，或咽津，或呼吸觉冷入腹，或阴囊湿痒，或手足冷，或面白，或黧黑，或畏寒短气，以上诸症，皆属虚甚，八味丸主之。此丸用附子有功。夫附子一物，大辛热，除三焦痼冷，六腑沉寒，气味劲悍，有回阳之功，命门火衰，非此不补。唯虽有毒，但炮制如法，或用防风、甘草同炒，或童便久浸，以去其毒，复以地黄等味同用，以制其热，润其燥，缓其急，假其克捷之功，而驾驭慓悍之势，则虽久服，亦有功而无害，唯在善用之而已。若热泥有毒，果有沉寒痼冷之疾，弃而不用，其能疗乎！观东垣八味丸论，则昭然矣。

一论诸虚百损，五劳七伤，滋肾水，降心火，补脾土，添精补髓，益气和血，壮筋骨，润肌肤，聪耳明目，开心定智，强阴壮阳，延年益寿，此药性味温而不热，清而不寒，久服则坎离既济，阴阳协和，火不炎而神自清，水不渗而精自固，平补之圣药也。

加减神仙既济丸 尚书刘春冈方

楝参去芦，二两　嫩鹿茸酥炙，二两　肉苁蓉酒洗，二两　甘枸杞子酒洗，二两　山茱萸酒蒸，去核取肉，二两　怀山药二两　辽五味子二两　石菖蒲去毛，二两　嫩黄芪蜜水炒，二两　川巴戟水泡，去心，二两　川黄柏酒炒，二两　知母去毛，二两　柏子仁二两　怀熟地黄酒蒸，二两　菟丝子酒蒸，捣饼，晒干，二两　天门冬去心，二两　当归身酒洗，二两　麦门冬去心，二两　远志甘草水泡，去心，二两　小茴香盐酒炒，二两　白茯神去皮木，二两　怀生地黄酒洗，二两　川杜仲去皮，酒炒，二两　川牛膝去芦，酒洗，二两

上为细末，炼蜜和熟枣肉为丸，如梧桐子大，每服百丸，空心盐汤送下，或酒任下。忌三白。

一论此方，主滋养肝肾，补益心血，利足膝，实肌肤，悦颜色，真卫生之良药也。

归茸丸

怀熟地黄酒蒸，四两　怀山药酒浸，二两　山茱萸酒蒸，去核，二两　白茯苓去皮，二两　牡丹皮一两　怀牛膝去芦，酒洗，二两　当归酒洗，二两　大附子炮，去皮脐，二两　嫩鹿茸酥炙，四两　泽泻一两　辽五味子四两　官桂二两

上为细末，鹿角胶半斤，酒打稀糊为丸，如梧桐子大，每服五十丸，空心盐汤、温酒送下。

一论五仁斑龙胶，专治真阳元精内乏，以致胃气弱，下焦虚惫，及梦泄自汗，头眩，四肢无力，此胶能生精养血，益智宁神，顺畅三焦，培填五脏，补肾精，美颜色，却病延年，乃虚损中之圣药也。

五仁斑龙胶法

鹿角连脑盖骨者佳，自解者不用，去盖用生，净五十两，截作三寸段，新汲淡泉井水浸洗去垢，吹去角内血腥秽水尽，同人参五两、天门冬（去心）五两、麦门冬（去心）五两、甘枸杞子（去蒂）八两、川牛膝（去芦）五两，五品药以角入净坛内，注水至坛肩，用笋壳、油纸封固坛口，大锅内注水，用文武火蜜煮三昼夜足，时常加入沸汤于锅内，以补干耗，取出，滤去渣，将汁复入阔口砂锅内熬成胶，听用。和药末，其角去外精皮，净者为细末，名鹿角霜也。

仙传斑龙丸 滋补中之圣药。

鹿角霜　鹿角胶　柏子仁另研　菟丝子酒制　怀生地黄酒蒸一日至黑，各十两

上为末，先将鹿角胶磁器内慢火化开，却将胶酒煮糊和药，捣二千下，为丸，如梧桐子大，每服五十丸，淡盐汤下，酒亦可。

昔有一道人卖此药，歌曰：尾闾不禁沧海竭，九转神丹具慢说，唯有斑龙顶上珠，能补玉堂关下血。此药理百病，养五脏，补精髓，壮筋骨，益心智，安魂志，令人悦泽驻颜，轻身延年益寿，久服成地仙。

长生固本方

人参　甘枸杞子　怀山药　辽五味子

天门冬水润，去心　麦门冬水润，去心　怀生地黄　怀熟地黄各二两

上锉片，用生绢盛之，煮酒三十斤，以箬封坛口，放锅内，水煮，坛水不过坛口，以米百粒放箬叶上，候气熏蒸米熟，住火，埋土，出火毒，饮之。此药甚平和，治劳疾，补虚弱，乌鬓发，久服面如童子。忌萝卜、葱、蒜，食之与地黄相反，令人易白发。肉面不忌，亦忌绿豆饭。

一论仙家酒，大能益心气，补脑髓，治消渴劳怯，及风火证，老人尤宜。拣年幼壮盛洁净无病妇人之乳，每用一吸，即以指塞鼻孔，按唇贴齿而漱，乳与口津相和，然后以鼻内引上吸，使气由明堂入脑，方可徐徐咽下，凡五七次为一度。不漱而服者，何异饮酪于肠胃尔。

一论治诸虚百损，五劳七伤，用人乳两盏，好酒半盏，入银镟或锡镟器内荡滚，每五更服。又方，壮室人经血，或首经最佳，以棉帛收之，阴干，入乳香末少许，乳汁和丸，如樱桃大，每噙一粒，取女人气一口，乳汁送下。

一论主壮元阳，益真气，助胃润肺，宜：

补精膏

牛髓捣烂，去粗　胡桃肉去皮　杏仁去皮人参各四两　山药姜汁拌，蒸熟，去皮，八两红枣去皮核，半斤

上将杏仁、胡桃肉、枣子、山药四味捣为膏，用蜜一斤，炼去白沫，与牛髓同和匀，入磁罐内，重汤煮一日，空心以一匙用酒或白汤化服。

吕祖洞宾补屋修墙养生诀

少年豪气往前为，岂料中年力弱亏，体将药饵调真息，自有元阳养气时。君子小人，莫知阴阳相媾之妙，幼年之人，精强力壮，不顾身形，唯贪快乐，以泄为美，不知老之将至，百病来侵。盖因幼年骨脉未坚，父母愚蒙，早娶妻室，或因幼失父母，任意飘荡，醉饱行房，以致口苦舌干，虚热盗汗，诸症侵染，无药治疗。吕公传下秘诀，用人参不

拘多少，切碎，将米同煮，候熟，取起阴干，选小雌鸡二三只，每日将米喂养，待鸡生卵，每日食三五个，不过百日之内，大有功效，形容娇美，返本还元。若有乌鸡，更好。如用雄鸡，同食此参，生抱小鸡，日往月来，其功不可具述。

一论治伤寒汗、吐、下后，及行倒仓法吐下后，与诸病症用攻击之过，以致元气耗惫，用此补之。韩飞霞曰：人参炼膏，回元气于无何有之乡，王道也。又肺虚嗽，亦宜人参膏补之。如肺虚兼有火邪者，人参膏与天门冬膏对服之最妙！

人参膏

人参去芦，不拘多少，切片，入砂锅内，放净水，文武火熬干一半，倾入瓶内，将渣又煎，又如前并之于瓶，凡熬三次，验参渣，嚼无味，乃止，却将三次所煎之汁滤去渣，仍入砂锅内，文武火慢慢熬成膏。如人参一斤，只好熬成一碗足矣。及成膏入碗，隔宿必有清水浮上，亦宜去之，只留稠膏。每服二三匙，清米汤一口漱下。

白术膏

白术要好雪白者，去芦油不用，净一斤，入砂锅内，水熬三次，取汁，滤去渣，再入砂锅内，文武火慢慢熬至三碗，入蜜四两，又熬成膏，入磁罐收贮封固，土埋七日，出火毒，取出，每服四五匙，不拘时，米汤调服。善补脾胃，进饮食，生肌肉，除湿化痰，止泄泻。

茯苓膏

大白茯苓坚硬者，不拘多少，去黑皮，为细末，用水漂去浮者，漂时先令少用水，如和面之状，令药湿，方入水漂澄，取下沉者，用净布扭去水，晒干，复为细末，再漂再晒，反复三次，复为细末。每末一斤，拌好白蜜二斤令匀，贮长磁瓶内，箬皮封口，置锅内，桑柴火悬胎煮尽一日，抵晚连瓶坐埋五谷内，次早倒出，以旧在上者装瓶下，旧在下者装瓶上，再煮，再入五谷内，凡三日夜，次早取出，埋净土中七日，出火毒。

每早晚用三四匙，嚼嚼少时，以白汤下。补虚弱，治痰火，殊效。

延寿丹

用白茯苓十斤，净锅内煮一夜，晒一日，去皮切片，拌蜂蜜二斤，蒸三炷香，晒干，再加蜂蜜，再蒸再晒，如是三次，为细末，炼蜜为丸，如梧桐子大，每服三五十丸，温水送下。久服大补，殊效。

地黄膏

真怀庆大生地黄一斤，酒洗令净，加麦门冬（去心）四两，贮砂锅内，入水，熬干一半，倾入磁盆内，又入水，又熬，凡三次，将汁滤去渣，用文武火慢慢熬至三碗，入蜜四两，又熬成膏，入磁罐内封固，入土埋，出火毒，取出，每服二三匙，空心白汤点服。能补肾水真阴，填髓固精，生血乌发。

枸杞膏

甘枸杞子一斤，放砂锅内，入水熬十余沸，用细绢罗滤过，将渣滤取汁净，如前再入水熬，滤取汁，三次，去渣不用，将汁再滤入砂锅内，再慢火熬成膏，入磁器内，不可泄气，不论男妇，每早晚用酒调服。能生精，补元气，益营卫，生血，悦颜色，大补诸虚百损，益寿延年。

一论此膏能镇玉池，存精固漏，通二十四道血脉，锁三十六道骨节，主一身之毛窍，贴之血脉充畅，龟健不衰，精髓充盈，养精聚神，有百战之功，壮阳助气，返老还童，固下元，通透三关，乃通行之道。老人贴之，夜不小便，大人精不泄，补益虚损，延年益寿，至珍至宝。又治男子下元虚冷，小肠疝气，痞疾，单腹胀满，并一切腰腿骨节疼痛，半身不遂，贴三日，神效。妇人子宫久冷，赤白带下，久不坐胎，产后战肠风，贴之三日神效。

千金封脐膏内阁秘传

天门冬　生地黄　熟地黄　木鳖子　大附子　蛇床子　麦门冬　紫梢花　杏仁　远志　牛膝　肉苁蓉　官桂　肉豆蔻　菟丝子　虎骨　鹿茸各二钱

上为末，入油一斤四两，文武火熬黑色，去渣，澄清，入黄丹半斤（水飞过）、松香四两熬，用槐柳条搅，滴水不散为度，再下硫黄、雄黄、朱砂、赤石脂、龙骨各三钱，为末入内，除此不用见火，将药微冷定，再下膃肭脐一副，阿芙蓉、蟾酥各三钱，麝香一钱（不见火），阳起石、沉香、木香各三钱（俱不见火），上为细末，入内，待药冷，下黄蜡六钱，磁器内盛之，封口，放水中浸三日，去火毒，取出，摊缎子上，或红绢上亦可，贴之。六十日，方无力，再换。一方，加乳香、没药、母丁香。此方其效如神，不可尽述，宜谨藏，宁将千金与人，灵膏不可轻授。歌曰：灵龟衰弱最难全，好把玄书仔细看。助老精神还少貌，常时贴上返童颜。金龟出入超凡圣，接补残躯越少年。虽然不到天仙位，却向人间作地仙。

太和丸

饮食劳役，所关非细，饮食失节，损伤脾胃，劳役过度，耗散元气，脾胃损伤，元气衰竭，乃成内伤，诸病难治。保合太和，预防无虑，大补诸虚，专进饮食，清痰降火，解郁消滞，养气健脾，王道之剂，不问老幼，男女通治。

白术去油，土炒，四两　白茯苓去皮，二两　怀山药一两　莲子去心皮，二两　当归身酒炒，四两　白芍药酒炒，二两　陈皮一两　川黄连姜炒，一两　山楂去子，一两　枳实麸炒，一两　半夏汤泡，切片，姜炒，一两　神曲炒，一两　香附童便炒，一两　木香五钱　龙眼肉一两　炙甘草五钱　人参五钱　白豆蔻去壳，五钱　嫩黄芪蜜水炒，一两

上为细末，荷叶如掌大者煎汤，下陈仓米半钟，煮稀粥，和为丸，如梧桐子大，每服百丸，食后临卧米汤送下。年幼壮者，去参、芪。

坎离丸

治灯窗读书辛苦，学问易忘，士大夫勤政劳心，精神昏倦，妙不可言。思虑房欲，人为所累，思虑过度，心血耗散，房欲失节，肾水枯瘁，肾水一虚，心火即炽，酿成劳瘵，杂证难治。防其未然，坎离既济，

补髓添精，调营养卫，聪耳明目，定神安志，滋阴降火，百病皆治，日诵千言，不忘所记。

龙骨火煅，五钱　远志甘草水泡，去骨，一两　白茯神去皮木，一两　石菖蒲去毛，五钱　龟甲炙酥，五钱　酸枣仁炒，一两　当归身酒洗，一两　人参五钱　麦门冬水润，去心，一两　天门冬水润，去心，一两　生地黄酒洗，二两　熟地黄酒蒸，二两　山茱萸酒蒸，去核，一两　川黄柏去皮，酒炒，一两　五味子一两　柏子仁一两　山药一两　甘枸杞子一两　知母去毛，酒炒，一两

上忌铁器，精制，合为一处，石臼内捣成饼，晒干，磨为细末，炼蜜滴水成珠，每蜜一斤，加水一碗，调和前药为丸，如梧桐子大，每服三钱，清晨空心盐汤或酒任下。节欲，忌三白。

长春不老仙丹　治诸虚百损，五劳七伤，滋肾水，养心血，添精髓，壮筋骨，扶元阳，润肌肤，聪耳明目，宁心益智，乌须黑发，固齿坚，返老还童，延年益寿，壮阳种子，却病轻身，长生不老，真陆地神仙。

仙茅酒浸洗，四两　山茱萸酒蒸，去核，二两　赤何首乌米泔浸洗，捶碎如枣核大，入黑豆同蒸三日，极黑　白何首乌同赤首乌制，各四两　川草薢酒洗，二两　补骨脂酒炒，二两　黄精酒蒸，四两　大怀生地黄酒洗净，掐断，晒干，二两　大怀熟地黄用生地黄，酒浸洗，碗盛，放砂锅内蒸一日，极黑，掐断，晒干，二两　巨胜子二两　怀山药二两　甘枸杞子二两　天门冬水润，去心，二两　麦门冬水润，去心，二两　白茯苓去皮，人乳浸晒三次，二两　辽五味子二两　小茴香盐酒炒，二两　覆盆子二两　楝参二两　嫩鹿茸酥炙，二两　怀牛膝去芦，酒洗，二两　柏子仁二两　青盐二两　川杜仲去皮，酒炒，二两　当归身酒洗，二两　川巴戟水泡，去心，一两　菟丝子酒洗净，入砂锅，酒煮烂，捣成饼，晒干，二两　肉苁蓉酒洗，二两　川椒去目，微炒，一两　远志甘草水泡，去心，二两　锁阳炙酥，三两

上忌铁器，黄道吉日精制。秤和一处，石臼内捣成饼，晒干，磨为细末，用炼蜜为丸，如梧桐子大，每服三钱，空心好酒送下。忌三白，阴虚火动，素有热者，加川黄柏（酒炒）二两、知母（酒炒）二两、紫河车一具（用壮盛妇人首生男胎，先以米泔水浸洗净，次入长流水中再洗，新瓦上慢火焙干）。如极虚，用后八仙斑龙胶化为丸，乃补益天下第一方也。

八仙斑龙胶

人参　天门冬去心　怀生地黄酒洗　怀熟地黄酒蒸　麦门冬去心　怀牛膝去芦，各五两　甘枸杞子　白何首乌　赤何首乌以上俱锉，咀片，各八两　老鹿茸燎去毛，截二寸长，劈两片，水洗净，二十两

上将药均入大砂锅内，熬汁五次，将渣滤净，再熬至五碗，则成胶矣，每服银茶匙二三匙，好酒调化，空心服，或酒化胶为丸，更佳。

万病无忧酒　常服能除百病，理风湿，乌髭鬓，清心明目，利腰肾，健腿膝，补精髓，疗跌仆损伤筋骨，和五脏，平六腑，快脾胃，进饮食，补虚怯，养气血。

当归五钱　川芎五钱　白芷五钱　白芍一两　防风七钱五分　羌活一两　荆芥穗五钱　地骨皮五钱　牛膝五钱　杜仲炒，一两五钱　木瓜五钱　大茴香五钱　破故纸一两　五加皮一两五钱　威灵仙一两　钩藤一两　石楠藤一两　乌药五钱　紫金皮一两五钱　自然铜火煅　木香　乳香　没药　甘草炙，各五钱　雄黑豆二两

上共二十五味，调匀，有绉布为囊盛之，无灰酒一大坛，入药在内，春秋五日、夏三日、冬十日后，取酒温饮之，或晨昏午后随量饮之。能去风活血，养神理气，其味更佳。如饮一半，再加好酒浸饮，极妙。

延寿瓮头春又名神仙延寿酒，周藩宗正西亭传，真仙方也。

天门冬去心，一两　破故纸一两　肉苁蓉麸炒，一两　粉草一两　牛膝去芦，一两　杜仲麸炒，一两　大附子水煮，五钱　川椒去目，一

两。以上八味，为末，入曲内，同和糜 淫羊藿一斤，米泔水浸，仙灵脾，俗名 羯羊脂一斤，拌淫羊藿，同炒黑色 当归四两 头红花一斤，捣烂，晒干 白芍一两 生地黄二两 苍术米泔浸，炒，四两 熟地黄二两 白茯苓四两 甘菊花一两 五加皮四两 地骨皮四两，以上十二味，锉，咀片，绢袋盛贮，铺缸里 缩砂仁五钱 白豆蔻五钱 木香五钱 丁香五钱，以上四味，后用，煮酒，为末用

上药二十四味，共五斤四两，用糯米二斗淘净，浸一日夜，又淘一次，蒸作糜取出，候冷，用细面末四斤，同天门冬等八味和匀，却将淫羊藿等十二味贮于粗绢袋，置缸底，将前糜拍实于其上，然后投上品烧酒四十斤，封固七日，榨出，澄清，方入坛，加砂仁等四味，固封，重汤煮三炷香，埋土中三日，以出火毒，每日量饮数杯。一七日百窍通畅，浑身壮热，丹田微痒，痿阳立兴。切忌醉酒饱食行房，只待气血和平，缓行无禁。久久纯熟，自然身轻力健，百病不生。若男妇俱服，精血和合，一度成胎。攻效多端，未可名状，珍之重之！

一论长春酒，大补气血，壮筋骨，和脾胃，宽胸膈，进饮食，祛痰涎，行滞气，消酒食，除寒湿等症。

长春酒方尚书刘三川传。

黄芪蜜炙 人参 白术去芦 白茯苓去皮 当归 川芎 白芍 熟地黄 官桂 橘红 南星 半夏姜炒 苍术米泔水浸 厚朴姜炒 砂仁 草果仁 青皮去穰 槟榔 丁香 木香 沉香 五味子 藿香 木瓜 石斛 杜仲 白蔻壳 薏苡仁 枇杷叶 桑白皮蜜炙 神曲炒 麦芽炒 甘草炙

上各件制了，净秤三钱，等分为二十包，每用一包，以生绢袋盛之，浸酒一斗，春七、夏三、秋五、冬十日，每日清晨一杯，甚有功效。

呼吸静功妙诀

人生以气为本，以息为元，以心为根，以肾为蒂。天地相去八万四千里，人心肾相去八寸四分。此肾是内肾，脐下一寸三分是也，中有一脉，以通元息之浮沉，息总百脉，一呼则百脉皆开，一吸则百脉皆合。天地化工流行，亦不出呼吸二字。人呼吸常在于心肾之间，则血气自顺，元气自固，七情不炽，百骸之病自消矣。每子午卯酉时于静室中，厚褥铺于榻上，盘脚大坐，瞑目不视，以绵塞耳，心绝念虑，以意随呼吸一往一来，上下于心肾之间，勿急勿徐，任其自然。坐一炷香后，觉得口鼻之气不粗，渐渐和柔，又一炷香后，觉得口鼻之气似无出入，然后缓缓伸脚开目，去耳塞，下榻行数步，又偃卧榻上，少睡片时，起来啜淡粥半碗，不可作劳恼怒，以损静功。每日能专心依法行之，两月之后，自见功效。

不炼金丹，且吞玉液，呼出脏腑之毒，吸采天地之清。太上玉轴六字气诀，道藏有《玉轴经》，言五脏六腑之气，因五味熏灼不和，又六欲七情，积久生疾，内伤脏腑，外攻九窍，以致百骸受病，经则痼癖，甚则肓废，又重则丧亡。故太上悯之，以六字气诀，治五脏六腑之病。其法以呼字而自泻去脏腑之毒气，以吸字而自采天地之清气以补之，当日小验，旬日大验，年后万病不生，延年益寿，卫生之宝，非人勿传。呼有六，曰呵、呼、呬、嘘、嘻、吹也，吸则一而已。呼有六者，以呵字治心气，以呼字治脾气，以呬字治肺气，以嘘字治肝气，以嘻字治胆气，以吹字治肾气，此六字气诀，分主五脏六腑也。凡天地之气，自子至巳为六阳时，自午至亥为六阴时。如阳时，则对东方，勿尽闭窗户，然忌风入，乃解带正坐，叩齿三十六以定神。先搅口中浊津，漱炼二三百下，候口中成清水，即低头向左而咽之，以意送下。候汨汨至腹间，低头开口，先念呵字，以吐心中毒气。念时耳不得闻呵字声，闻即气粗，乃损心气也。念毕，仰头闭口，以鼻徐徐吸天地之清气，以补心气，吸时耳亦不得闻吸气，闻即气粗，亦损心气也。但呵时令短，

吸时令长，即吐少纳多也。吸讫，即低头念呵字，耳复不得闻呵字声。呵讫，又仰头以鼻徐徐吸清气以补心，亦不得闻吸声。如此吸者六次，即心之毒气渐散，又将天地之清气补之，心之元气，亦渐复矣。再又依此式念呼字，耳亦不得闻呼声，如此呼者六次，所以散脾毒，而补脾元也。次又念呬字，以泻肺毒，以吸而补肺元，亦须六次。次念嘘字，以泻肝毒，以吸而补肝元。嘻以泻胆毒，吸以补胆元。吹以泻肾毒，吸以补肾元。如此者并各六次，是谓小周。小周者，六六三十六也，三十六而六气遍，脏腑之毒气渐消，病根渐除，神气渐完矣。次看是何脏腑受病，如眼病，即又念嘘嘻二字各十八遍，仍每次以吸补之，总之三十六讫，是为中周。中周者，第二次三十六，通为七十二也。次又再依前呵、呼、呬、嘘、嘻、吹六字法，各为六次，并须呼以泻之，吸以补之，愈当精虔，不可怠废，此第三次三十六也，是为大周。即总之为一百单八次，是谓百八诀也。午时属阴时，有病即对南方为之，南方属火，所以却阴毒也。然又不若子后巳前面东之为阳时也，如早起床上面东，将六字各为六次，是为小周，亦可治眼病也。凡眼中诸症，唯此诀能去之，他病亦然。神乎神，此太上慈旨也，略见于《玉轴真经》，而详则得之师授也。如病重者，每字作五十次，凡三百，而六腑周矣，乃漱炼、咽液、叩齿如初。如此者三，即通为九百次，无病不愈。秘之秘之，勿与人传。孙真人云：天阴雾恶风猛寒，勿取气也，但闭之。

相国袁君八十八翁介溪记

正德戊寅岁二月中旬，一胡僧貌黔而顾者，造门诣余。与之语，语不异常人，问其所长，自称善啖饭。余曰：啖饭何奇？僧曰：人皆啖饭，多啖则饱，僧且无饱，弗啖则饥，僧且无饥。余亦未深信，因呼从者，延之于别室，漫试之。为炊米三升，面如之，杂以幽菽菜蕈诸物，僧据案狼食，斯须殆尽。时余方治官，未暇叩所以。从者问以师饱乎？吾以复面主人翁耳。僧曰：吾安得饱！居两日，问以师饥乎？曰：吾安得饥！时遂去，去不可物色。久之，僧复来。踵门语余曰：余方欲为公营一切功德，乞十金，斋百僧，公诺之乎？余对曰：十金可办也。僧因复留，与之食，食如前。值有客从海上来者，顾余论金丹，僧摇手闭目曰：公劳矣，适所讲求者，遑论未成，成竟尔食乎？余以其言异，复悄悄叩之。僧曰：天地间自有一种丹耳，非石非金，丹在灵台，金石无用也。时夜将半矣，僧手出一物示余，乃剃度谱也，以羊皮为之，字迹渐磨灭，犹依稀可观。僧指示余曰：此宋元以前人也。昔在五台山趺坐，时有一黄冠者，授我服食方，今不可记年矣。余得而服之，十年之后，不知其身轻于鸿也。公倘欲闻乎，则举以告，公慎毋学金丹，金丹不可学也。笔楮既具，僧口诵其诀，命余自书。书讫读之，卒无他奇。僧知余易之，则起而执余手曰：公勿讶，然吾非赝于人者，其幸藏是也，再稔而试之可也。飘然而行，莫能留。余亦寝，置于箧笥中，不复措意焉。后余请告归，每意有不慊，辄闷闷废餐，又时而慸然若饥也，方坐而自诊脉，制方以疗之。莱妇忽言曰：公不忆胡僧乎，公尝言渠大嚼弗饱，弗食弗饥也，今其方尚存，盍请试之。余笑曰：微汝言，吾且忘之。向固疑其鹿马而博十金也，今姑妄为之，不中，无损也。乃命童采取其所修制者，一唯其方是依，服后即诸疴如遗矣。未见而肌粟遍体生，生而复平，平若换皮骨焉。始信胡僧弗欺人，而不佞之自皮相也。当其时，彼岂无他奇术可摄生乎？美玉在门，余自失售耳。抑余服是方多年矣，即未能忘饥饱，若胡僧，延寿算若胡僧然，使余得至耄耋，而余耳目聪明及人也，敢忘胡僧力哉！是方也，欲举而授他人也，安知不以余之疑胡僧者疑余乎？因志其颠末，俾子孙藏之，留俟知音者，携之同登寿域云。

扶桑至宝丹 扶桑扶桑高拂云，海东日出气氤氲，沧海变田几亿载，此树移根今尚存，结子如丹忽如漆，绿叶英英翠可扪。真人采窃天地气，留于红霞共吐吞，濯磨入鼎即灵药，芝术区区未许群。餐松有人已仙去，我今朝夕从此君。叶兮叶兮愿玉汝，绿阴里面有桃源。

胡僧曰：蚕食吐丝，结成锦绣，人食生脂，延年除咎。盖嫩桑之叶，性本和平，不冷不热。生于郊野之外者，俱为蛇蝎所沿，须择家园中嫩而存树者采数十斤，洗以长流之水，摘去其蒂，曝于日中，以干为度，复取巨胜子为臣，炼蜜为丸，如梧桐子大，卜吉日，择一诚实之人，面授修制之方，不可委诸童仆，仍宜在静室中，屏去妇人女子及鸡犬等物，修合既成，日服二次，约可百丸，白滚水下。三月之后，体生疹粟，此是药力所行，慎勿惊畏，旋则遍体光洁，如凝脂然。服至半年之后，精力转生，诸病不作。久服不已，自跻上寿。老人服之，步健眼明，鬓白返黑。又能消痰生津，补髓添精，功效不细。此是仙家服食上品，秘密难逢，传非其人，当有殃咎，戒之！宝之！

老　人

老者安之，不以筋力为礼，广筵端席，何当勉强支陪，衰年之戒，一也。戒之在得，举念浑无去取，家之成败开怀，尽付儿孙，优游自在，清心寡欲，二也。衣薄绵轻葛，不宜华丽粗重，慎于脱着，避风、寒、暑、湿之侵，小心调摄，三也。饮温暖而戒寒凉，食细软而远生硬，务须减少，频频慢餐，不可贪多，慌慌大咽，四时宜制健脾理气补养之药，四也。莫为寻幽望远而早起，莫同少壮尽欢而晚归，唯适兴而止，五也。不问子孙贤否，衣衾棺椁，自当预备，身虽强健，譬如春寒秋热，可得久乎，常以朝不保暮四字介意，六也。老人持此六戒，虽不用药，庶乎且安矣。若家贫，子孙不能称意，只当安命持守，闭门端坐，颐养天年而已，不可

贪饕责备，反生恼恨，自速其寿矣。

延年良箴

四时顺摄，晨昏护持，可以延年。

三光知敬，雷雨知畏，可以延年。

孝友无间，礼义自闲，可以延年。

谦和辞让，损己利人，可以延年。

物来顺应，事过心宁，可以延年。

人我两忘，勿竞炎热，可以延年。

口勿妄言，意勿妄想，可以延年。

勿为无益，常慎有损，可以延年。

行住量力，勿为劳形，可以延年。

坐卧顺时，勿令身怠，可以延年。

悲哀喜乐，勿令过情，可以延年。

爱憎得失，揆之以义，可以延年。

寒温适体，勿侈华艳，可以延年。

动止有常，言谈有节，可以延年。

呼吸清和，安神闺房，可以延年。

静习莲宗，礼敬贝训，可以延年。

诗书悦心，山林逸兴，可以延年。

儿孙孝养，僮仆顺承，可以延年。

身心安逸，四大闲散，可以延年。

积有善功，常存阴德，可以延年。

救苦度厄，济困扶危，可以延年。

衰老论

夫二五之精，妙合而凝，两肾之间，白膜之内，一点动气，大如箸头，鼓舞变化，开合周身，熏蒸三焦，消化水谷，外御六淫，内当万虑。所虑昼夜无停，八面受攻，由是神随物化，气逐神消，营卫告衰，七窍反常，啼号无泪，笑如雨流，鼻不嚏而涕，耳无声蝉鸣，吃食口干，寐则延溢，溲不利而自遗，便不通而或泄，由是真阴妄行，脉络壅涩，昼则对人瞌睡，夜则独卧惺惺。故使之导引按摩，以通壅滞，漱津咽液，以灌溉焦枯。虽于老者，非肉不饱，饱则生气，非帛不暖，暖则生淫。侥幸补药者，如油尽添油，灯焰高而速灭。老子云：以其厚生，所以伤生也，况有明修礼貌，暗伏奸雄，曲糵腐其肠胃，

脂粉惑其清真，孤阳独盛，水谷易消，自恃饮啖过人，恣造欺天之罪，宿缘既尽，恶根临头。其或餍腴沉酗，身居勤俭，老益贪婪，方聚龟毛之毡，忽作女子之梦，倾天下之色不足以止其欲，遍天下之财不足御其贪。

一论年高之人，阴虚筋骨柔弱无力，面无光泽或暗淡，食少痰多，或喘或咳，或便溺数涩阳痿，足膝无力者，并治形体瘦弱无力，多因肾气久虚，憔悴寝汗，发热作渴，并皆治之。

八仙长寿丸

大怀生地黄酒拌，入砂锅内蒸一日至黑，掐断，慢火焙干，八两　山茱萸酒拌蒸，去核，四两　白茯神去皮木筋膜　牡丹皮去骨，各三两　辽五味子去梗，二两　麦门冬水润，去心，二两　干山药四两　益智仁去壳，盐水炒，二两

上忌铁器，为细末，炼蜜为丸，如梧桐子大，空心温酒或炒盐汤送下，夏秋白滚汤下。腰痛加木瓜、续断、鹿茸、当归。消渴加五味子、麦门冬各一两。老人下元冷，胞转不得小便，膨急切痛四五日，困笃欲死者，用泽泻，去益智。诸淋沥，数起不通，倍茯苓，用泽泻，去益智。夜多小便加益智一两，减茯苓一半。治虚火牙齿痛浮，治耳聋及肾虚耳鸣，另用全蝎四十九枚，炒微黄色，为末，每服三钱，酒调送下百丸，空心服。

一论此膏填精补髓，坚骨强筋，万神具足，五脏盈溢，髓实血满，发白变黑，返老还童，行如奔马，日进数服，终日不食亦不饥，开通强记，日诵万言，神识高迈，夜无梦想。人生二十七岁以前服此一料，可寿三百六十岁，四十五岁以前服者，可寿二百四十岁，五十四岁以前服者，可寿一百一十岁，六十三岁以上服之，可寿至百岁。服之十剂，绝其欲，修阴功，成地仙矣。一料分五处，可救五人瘫疾，分十处，可救十人痨瘵。修合之时，沐浴志心，勿轻示人。

琼玉膏

人参拣好者，去芦，十二两　真怀生地黄十斤，洗净，捣取汁　白茯苓坚白者，去皮及筋膜，

二十五两　白砂蜜五斤

上将参、苓为细末，忌铁器，蜜用生绢滤过，地黄取自然汁，去渣，同药一处拌和匀，入磁器内封固，净纸二十余重密封，入重汤煮，用桑柴煮六日，如连夜火即三日夜，取出，蜡纸数重包瓶口，入井内，去火毒，一伏时取出，再入旧汤内煮一日，出水气，取三匙，作三盏，祭天地百神，焚香设拜，至诚端心，每清晨以二匙温酒调服，不饮酒者白汤化下。忌鸡犬声及妇人、孝子见之。

瞿仙曰：予所制此方，加沉香、琥珀各五钱，其功效异于世传之方。干咳嗽者，有声无痰之名也，火乘于肺，喉咙隐隐而痒，故令人咳。病原于脾者，有痰；病不由脾，故无痰也。《易》曰：燥万物者，莫熯乎火，相火一熯，则五液皆涸，此干咳嗽之由也。生地黄能滋阴降火，蜜能润燥生津，损其肺者益其气，故用人参，虚则补其母，故用茯苓，又地黄、白蜜皆润燥，铢两又多，人参、茯苓甘而属土，用之以佐二物，此水位之下，土气承之之义，乃立方之道也。

一论阳春白雪膏方见内伤。凡年老之人，当以养元气、健脾胃之主，每日三餐，不可缺此糕也。王道之品，最益老人。

保生杂志

齐大夫褚澄曰：羸女则养血，宜及时而嫁，弱男则节色，宜待壮而婚。

男子破阳太早，则伤其精气，女子破阴太早，则伤其血脉。

书云：精未通而御女以通其精，则五体有不满之处，异日有杂状之疾。书云：男子以精为主，女子以血为主，故精盛则思室，血盛则怀胎。若孤阳绝阴，独阴无阳，欲心炽而不遂，则阴阳交争，乍寒乍热，久则成劳。

彭祖曰：美色妖丽，娇姿盈房，以致虚损之祸，知此可以长生。《阴符经》云：淫声美色，破骨之斧锯也。世之人，若不能秉灵烛以照迷津，仗慧剑以割爱欲，则流浪生

死之海，害生于恩也。

书云：年高之人，血气既弱，觉阳事辄盛，必慎而抑之，不可纵心恣意。一度一泄，一度火灭，一度增油，若不制而纵欲，火将灭，更去其油。

春秋秦医和视晋侯之疾，曰：是谓近女室，非鬼非食，惑以丧志。公曰：女不可近乎？曰：节之。

《灵枢》曰：元气者，肾间动气也，右肾为命门，精神之所舍。爱惜保重，则营卫周流，神力不竭，与天地同寿。

书曰：恣意极精，不知惜，虚损身也。譬枯朽之木，遇风则折，将溃之岸，值水先颓。苟能爱惜节情，亦长寿也。

抱朴子曰：才不逮，强思之，力不胜，强举之，伤也，甚矣强之一字，真戕生伐寿之本。夫饮食，可以养生也，然使醉而强酒，饱而强食，未有不疾而丧身，况欲乎？欲而强，元精去，元神离，元气散。戒之！

书云：饱食过房，劳损血气，流溢渗入大肠，时便清血腹痛，病名肠癖。又云：大醉入房，气竭肝伤，丈夫则精液衰少，阳痿不举，女子则月事衰微，恶血淹留，生恶疮。

书云：忿怒中尽力行房事，精虚气竭，发为痈疽。恐惧中入房，阴阳偏虚，自汗盗汗，积而成劳。远行疲乏入房，为五劳。月事未绝而交接生驳，又冷气入内，身面萎黄，不产。

一金疮未瘥而交会，动于气血，故令金疮败坏。忍小便而入房者，得淋疾，茎中疼，面失血色，致胞转脐下，急痛死。

书云：时疾未复犯房者，舌出数寸长而死。

摄　养

薄滋味，省思虑，节嗜欲，戒喜怒，惜元气，简言事，轻得失，破忧诅，除妄想，远好恶，收视听。

惜气存精更养神，少思寡欲勿劳心。食唯半饱无兼味，酒至三分莫过频。每把戏言多取笑，常含乐意莫生嗔。炎热变诈都休问，任我逍遥过百春。

附大学士高等题：今日伏闻圣躬益安，中外无不欢欣。乃臣等窃闻往哲有言：调理疾病，尤当慎于初愈之时。盖客火初退，不可犯触，当以惩忿为要。元气初还，不可有挠，当以寡欲为要。以此自持，日复一日，则客火益消，元气尽复，自壮盛矣。此真调摄之谓也。皇上圣明，必然洞见，何待臣等言之。但犬马微忠，实有不能自已者。伏望平气宁神，倍加静养，勿以思虑劳心，勿以动作劳形，节慎起居，多进粥食，以保卫天和。不止今日如此，即大安之后，仍复如此。久之自然圣躬强固，精神倍增，万万年无疆之庆，端在是也。臣等下情，无任忠爱，倦恳仰望之至。

奉圣旨：朕知道了。

痼　冷

丹溪曰：人之一身，贵乎阴阳升降，和平无偏，若有偏胜，即为之患。痼冷之证，由人之一身真阳耗散，脾胃虚弱，加餐冷物，有伤脾胃，固结其寒于脏腑不散，以至手足厥冷，畏冷憎寒，饮食不化，呕吐涎沫，或大肠洞泄，或小便频数。治法宜暖下元，兼理脾胃。又有肺虚而畏寒者，令人咳嗽，尤当详而治之。

一论阴证，身静而重，言语无声，气少难以喘息，目睛不了了，口鼻冷气，水浆不入，大小便不禁，面上恶寒，有如刀刮，先用葱熨法，次用理中汤。

葱熨法　方见中寒。

加味理中汤

大附子面包煨，去皮脐　人参　白术去芦，炒　干姜炒　肉桂　陈皮　白茯苓去皮，各等分　甘草减半，炙

上锉，生姜三片、枣二枚，水煎热服。

一论阳证归阴，阴囊缩入，手足厥冷，腹痛胀满，冷汗大出，脉或洪弦。

固阳汤

黄芪蜜水炒　人参各一钱　白术去芦,炒
二两　白茯苓去皮,二钱　干姜一钱,炒　白姜
一钱,炒　良姜一钱,腹痛倍用　厚朴姜汁炒,
一钱　大附子炮,一钱

上锉一剂,水煎热服。

一脱阳证,多因大吐大泻之后,四肢逆
冷,元气不接,不省人事,或伤寒新瘥,误
与妇人交,小腹肾痛,外肾缩入,面黑气喘,
冷汗自出,须臾不救,先以葱白(炒令热)
熨脐下,次用:

附子一枚,去皮,重一两者　白术去芦,炒
去油　干姜炮,各五钱　木香二钱五分

上锉,每剂五两,水煎服,须臾又一服。

一方,用葱白(连须)六七根,研烂,
热酒调服,外用炒盐熨脐下气海,勿令
气冷。

一治阴证腹痛,手足厥冷,急用:

三仙散

太附子炮,去皮脐　官桂　干姜炒,各
等分

上共为细末,每服三钱,滚酒调服。
即愈。

一论阴证,腹痛身冷,宜:

回阳散

硫黄四分　胡椒六分

上为细末,每服三分,烧酒调服。

一治阴证秘方。

用硫黄,化开,倾入井水内,取出为末,
饭为丸,如梧桐子大,每服一钱,温酒送下。

一治阴证,用鱼鳔一个,烧存性,胡椒
四十九粒,为末,热酒调下。

又方,用黑豆不拘多少,锅内炒熟,乘
热以好酒淬之,就以盖住,勿令泄气,候温
饮酒,大效。

一治阴证腹痛,手足厥冷,阴缩,用朝
脑二钱或三钱,滚酒和服,用枯白矾以水调
涂于两手,相合于大腿内夹之,良久汗出
即愈。

一治阴毒手足厥冷,脉息沉细,头痛腰

重,兼治阴毒咳逆等疾,川乌头、干姜等
分,为粗散,炒令转色,候冷,再捣为细
末,每服一钱,水一盏,盐一撮,煎取半
盏,温服。

一治阴证,用大艾炷灸脐中,预将蒜捣
汁擦脐上,后放艾,多灸之,其脐上下左
右各开一寸,用小艾炷灸之,五七炷为度。

如玉茎缩入于内,速令人捉定,急将蕲
艾丸如绿豆大,放在马口灸二壮,其茎即出,
仍用加味理中汤主之。

一论阴证,小便缩入腹内,用极肥母鸡
一只,利刀将脊上急急劈破,用手扯开,连
毛带屎合放病人腹脐上,令人用脚踩鸡上,
须臾热透,小便即出。

一论因女色成阴证者,宜:

回阳膏

白矾生,三钱　黄丹二钱　干姜五钱　母
丁香十个　胡椒十五六枚

上为末,用醋和调得所,以男左女右手
握药搭脐上,盖被出汗即愈。

一治阴证极效方。

芥菜子七钱　干姜三钱

上为末,水调作饼,贴脐上,手帕缚之,
放些盐,以熨斗熨之数次,汗出为度。又将
病人小便攀阴茎往上尽头处,用艾炷灸七壮,
神效。

一治阴证不能服药,不得汗出者。

回阳散

丁香　干姜　乳香　没药　胡椒各三钱

上为末,每用三钱,以唾调涂在两手掌
心,按于两膝间,以手帕缚定,用绵被盖之,
其汗自出。

一紧阴及大小便不通,小芥菜子半碗,
为细末,黄丹一撮,腊醋烧滚调糊,摊脐上,
以纸盖住,热如火不妨,以一炷香为度。将
药去了,用青布沾水凉之。如忍得热,不用
水更妙。

一紧阴,用胡椒、干姜各二钱,为细
末,唾津调涂自己手心,绵纸盖按阴户上
侧卧效。

斑　疹

脉多沉伏，或细而散，或绝无。滑伯仁曰：脉者，血之波澜，故发斑者，血散于肌肤，故脉伏。脉阳浮而数，阴实而大。火盛在表，故阳脉浮数，下焦实热，故阴脉实大。

夫斑，有色点而无头粒者是也，疹，浮小有头粒者，随出随收，收则又出者是也，非若斑之无头粒者，当明辨之。若斑发赤红，为胃热，若紫不赤，为热甚，紫黑，为胃烂，故赤斑半生半死，黑色者九死一生。大抵鲜红起发稀朗者吉，紫黑者难治，杂黑斑烂者死也。凡斑欲出未出之际，宜先以升麻汤透其毒。脉虚加人参。食少而大便不实，加白术。斑已出，不宜再发者。斑不可汗。斑烂不宜下。如脉洪数，热盛烦渴者，人参化斑汤。

一论阳毒赤斑，出狂言，吐脓血，乃热毒蕴于胸中而发斑也，宜以：

升麻汤

升麻二钱　犀牛角屑　射干　人参　生甘草各一钱

上锉一剂，水煎温服。

一论只因内热发出，皮肤如蚊虫之啮，不宜汗下，但清热降火凉血气为要。若斑黑为不治之证，宜用：

人参化斑汤

人参三钱　石膏一两　知母二钱五分　当归　紫草茸　白茯苓去皮　甘草各三钱

上锉一剂，水煎服。

一论气分有热发斑者，宜：

柴胡汤

柴胡三钱　黄芩二钱　半夏姜炒，二钱　人参一钱　紫草二钱　黄连二钱　茯苓二钱　甘草一钱

上锉一剂，生姜煎服。

一论血分有热发斑者，宜：

当归散

当归三钱　赤芍二钱　生地黄三钱　黄连六分　红花八分　石膏二钱

上锉一剂，水煎服。

一论瘾疹，因风热客于肌腠，气血积阻而成也，宜：

加味败毒散

羌活　独活　前胡　柴胡　当归　川芎　枳壳去穰　桔梗　茯苓　人参各五分　薄荷　甘草各二分　白术　防风　荆芥　苍术米泔水浸　赤芍药　生地黄各五分

上锉一剂，姜、枣煎服。此因感冒风湿，以致发斑者，服之良验。

一论斑者，如胭脂点而不起粒者是也。红斑可治，紫斑十活其一，黑斑十无一生。如有斑见，宜服：

解毒化斑汤

牡丹皮　生地黄　木通　归尾　远志甘草汤泡，去心　犀角以乳汁磨下一二钱　紫草茸　知母　牛蒡子　茜草　甘草生，带梢者　穿山甲炒成珠，研末，各一钱

上用水煎药，调下山甲末并犀角汁，同服。

发　热

夫发热者，非止一端，杂病中俱有发热，医者宜照各门治法治之。盖病有虚、实、寒、热之不同，岂可一例而治耶！

一论伤寒发热，是寒邪入卫，与阳气交争，而为外热。阳气主外，为寒所薄，而失其职，故为热。其脉紧而有力，是外之寒邪伤卫也。治主外，宜服九味羌活汤。方见伤寒。

一论伤暑发热，是火邪伤心，元气耗散，而热邪入客于中，故发为热。汗大泄，无气以动，其脉虚迟而无力，是外之热邪伤营也。治主内，宜服清暑益气汤。方见中暑。

一论内伤发热，是阳气自伤，不能升达，降下阴分，而为内伤，乃阳虚也，故其脉大而无力，属肺脾，宜服补中益气汤。方见内伤。

一论阴虚发热，是阴血自伤，不能制火，阳气升腾内热，乃阳旺也，故其脉数而无力，属心肾，经曰脉大无力为阳虚，脉数无力是阴虚，宜服清离滋坎汤。方见劳瘵。

一论大病后，气血两虚，遂成劳怯，潮热往来，盗汗自汗，或无汗燥热，世俗便以柴胡、地骨皮，往往不效，其病愈甚。

一论男子血虚，有汗潮热者，以人参养荣汤。方见后。

一论男子气虚，有汗潮热者，以补中益气汤。方见内伤。

一论血虚，无汗潮热者，以茯苓补心汤。方见妇人虚劳。

一论气虚，无汗潮热者，以人参清肌散。方见后。

一论女子血虚，有汗潮热者，以茯苓补心汤。

一论气血两虚，无汗潮热者，以逍遥散。方见妇人虚劳。

一论发热，咳嗽咯血，以人参五味子散。骨蒸者，五蒸汤、清骨散。以上皆治劳热之圣药也。方俱见后。

一论男妇四肢发热，肌表如火烙，扪之烙手，此病多因血虚而得之，或胃虚遇食冷物，郁遏阳气于脾土之中，即火郁，则发之，宜用：

升阳散火汤

升麻　葛根　白芍　羌活　独活　人参各五分　柴胡八分　生甘草　防风　炙甘草各三分

上锉一剂，生姜煎服。忌寒凉生冷之物。

一论夜则静，昼则发热者，此热在气分也，宜小柴胡汤。方见伤寒。依本方加栀子、黄连、地骨皮。

一论昼则静，夜则发热者，此热在血分也，宜四物汤。方见补益。依本方加栀子、黄柏、知母、黄连、牡丹皮、柴胡。

一论昼夜俱发热者，此热在气血之分也，宜四物汤。方见补益。合小柴胡汤。方见伤寒。依本方，加黄连、山栀子仁，一剂而安。

一论子午潮热者。

加减逍遥散

当归二钱　白芍二钱　白术一钱五分　茯苓三钱　柴胡八分　甘草八分　胡黄连六分　麦门冬二钱　黄芩二钱　地骨皮三钱　秦艽三钱　木通二钱　车前子三钱　灯草十根

上锉，水煎服。

一论一切发热憎寒，并杂病发热者，此邪在半表半里也，宜柴苓汤。小柴胡汤，方见伤寒。五苓散，方见中暑。二方相合是也。

一论积劳虚损，四肢倦怠，肌肉消瘦，颜色枯槁，汲汲短气，饮食无味也。

人参养荣汤

人参三钱　当归二钱　陈皮一钱五分　黄芪蜜炙，二钱　桂心五分　白术去芦，一钱五分　白芍二钱，酒炒　熟地黄三钱　白茯苓三钱，去皮　五味子四分　远志八分，去心　甘草炙，八分

上锉，姜、枣煎服。

一论男妇气虚，无汗潮热者，宜：

人参清肌散

人参二钱　白术一钱五分，去芦　白茯苓三钱，去皮　当归二钱　赤芍二钱　柴胡八分　半夏二钱　葛粉二钱　甘草八分

上锉，姜、枣煎服。

一论虚劳潮热，咳嗽红痰，盗汗，宜：

人参五味散

黄芪二钱　人参三钱　白术一钱五分　白茯苓三钱　当归二钱　熟地黄三钱　桔梗八分　地骨皮三钱　陈皮二钱　前胡二钱　柴胡八分　五味子四分　枳壳一钱　桑白皮三钱　甘草八分

上锉，生姜、乌梅半个，水煎，加知母、青蒿。

一论男妇五心烦热，骨蒸劳热，宜：

清骨散

人参一钱　赤茯苓五钱　柴胡二钱　秦艽五钱　生地黄二钱　熟地黄一钱　薄荷七分　胡黄连五分　防风一钱

上锉，水煎服。

一论发热口干，小便赤涩，夜则安静，昼则发热，此热在气分也，清心莲子饮。方见赤白浊。

一论男妇肌肉燥热，目赤面红，烦渴引饮，昼夜不息，其脉洪大而虚，重按全无。《内经》曰：脉虚血虚，脉实血实，又名血虚发热，证象白虎，唯脉不正实为辨也，若误服白虎，必死，此病得之于饥，因劳役起，宜服：

当归补血汤

嫩黄芪蜜水炒，一两　当归酒洗，二钱

上锉一剂，水煎温服。

一人虚劳，发热自汗，诸药不能退其热者，服当归补血汤一剂，如神。

一沈大尹不时发热，日饮冰水数碗，寒药二剂，热渴益甚，形体日瘦，尺脉洪大而数，时或无力。王太仆曰：热之不热，责其无火，寒之不寒，责其无水。又云：倏往倏来，是无火也，时作时止，是无水也。法宜补肾，用加减八味丸，不月而愈。

一男子七十有九，头痛发热，眩晕喘急，痰涎壅塞，小便频数，口干引饮，遍舌生刺，缩敛如荔枝然，下唇黑裂，面目俱赤，烦躁不寐，或时喉间如烟火上冲，急饮凉水少解，已濒于死，脉洪大而无伦，且有力，扪其身烙手。此肾经虚火游行于外，投以十全大补，加山茱萸、泽泻、丹皮、山药、麦门冬、五味、附子，一钟，熟睡良久，脉证各减三四，再与八味丸服之，诸症悉退，后畏冷物而痊。

一儒者发热口干，小便频浊，大便秘结，盗汗遗精，遂致废寝。用当归六黄汤二剂，盗汗顿止，用六味地黄丸，二便调和，用十全大补汤及前丸兼服，月余诸症悉愈。

一人年近四旬，忽发潮热，口干，喜饮冷水，求医治，以凉药投之，数服罔效，四五日，浑身沉重，不能举止，四肢强直，耳聋，谵语妄言，眼闭，不省人事，六脉浮大无力。此气血脾胃虚损至极，余以十全大补汤，去地黄、白芍，加熟附子，一服，须臾病者鼾睡痰响，人咸以为服桂、附、参、芪

之误。予曰：此病药交攻，不必忧疑也。又强进一服，过一二时许，即能转身动止。次日连进数剂，则诸病次第而潜瘳矣。此从脉不从证而治之也。

一人发热烦渴，时或头痛，因服发散药，后增喘急腹痛，自汗如雨，昼夜谵语。余意此劳伤元气，误汗所致，其腹必喜手按，询之果然，与十全大补汤，加熟附子一钱服之，熟睡，唤而不醒，举家惊惶，及觉，诸症顿退，再剂而痊。凡人饮食劳役，起居失宜，见一切火症，悉系内真寒而外假热，故肚腹喜暖，口畏冷物。此乃形气病，气血既虚，属不足，法当纯补元气，为善治者矣。

六味丸　十全大补汤俱见补益。
八味丸俱见补益。

劳 瘵

骨蒸劳热，脉数而虚，微而涩小，必殒其躯，盗汗咳嗽，非药可除。

夫阴虚火动，劳瘵之疾，盖由相火上乘肺金而成之也。伤其精而阴虚而火动，耗其血则火亢而金亏。人身之血，犹水也，血之英华最厚者，精也，不谨者，纵其欲而快其心，则精血渗涸，故脏腑津液渐燥，则火动熏肺而生痰。因其燥，则痰结肺管，不利于出，故咳而声干。原乎精乏则阴虚，阴虚则相火行于胃，而变为涎也。二火熏逼，则痰涎逆上，胃脘不利，则多嗽声。盖痰因火动，嗽因痰起。痰之黄厚者，为有元气，可治。状如鱼涎白沫者，为无元气，难愈。然斯病之起，非止过欲而已，或五味之偏，或七情之极，或劳役之过，耗散元气，损伤脾胃，气血亏损，脏腑虚弱，六脉沉细，微涩而数，百病由是次第而生。盖肾水一虚，则相火妄动，相火上炎，熏克肺金，肺受火邪所克，所以为咳，为嗽，为热，为痰，为喘息，为盗汗，为吐血衄血，为便血尿血，为四肢倦怠，为五心烦热，为咽干声哑，为耳鸣眼花，为遗精便浊，为蛊胀肿满，为一切难状之证。

治之宜滋肾水，养心血，扶元气，健脾胃，以培其本，降相火，清湿热，化痰涎，润肺金，以治其标。宜以清离滋坎汤、补中益气汤、河车地黄汤、太平丸、瑞莲丸、宁嗽膏、白雪膏之类。宜对证选用，慎毋执泥。盖此病非一朝一夕之故，其所由来者渐矣，然治之，非大方一药所能疗焉，宜以上诸方，对证投之，功不可以间断，效有难于速期，久而肾水上升，则相火下降，火降则痰消嗽止，水升则气足神完，水火既济，又何疾之不愈哉！又须病者坚心爱命，绝房劳，戒恼怒，息妄想，节饮食，广服药，以自培其根可也。万一毫厘不谨，则诸症迭起，纵卢扁复生，亦难为矣，可不慎乎！

一论因房欲过度，而成阴虚火动痨瘵之证，发热咳嗽，吐痰喘急，盗汗，五心烦热，吐血衄血，咽疮声哑，夜梦泄精，耳鸣眼花，六脉沉数而涩。

清离滋坎汤

怀生地黄一钱　怀熟地黄一钱　麦门冬去心，一钱　当归酒洗，一钱　白芍酒炒，一钱　怀山药一钱　牡丹皮六分　炙甘草三分　天门冬去心，一钱　白茯苓去皮，一钱　山茱萸酒蒸，去核，一钱　白术去油芦，炒，一钱　泽泻五分　黄柏蜜水炒，五分　知母五分

上锉，姜、枣煎，温服。痰盛加竹沥、姜汁。热盛加童便、人乳同服。盗汗加黄芪（蜜水炒）、酸枣仁（炒）。嗽甚加五味子。痰盛加贝母、瓜蒌仁。热盛加地骨皮。心下怔忡，恍惚不寐，加远志（去心）、酸枣仁（炒）。遗精加龙骨、牡蛎（煅）。胸中不快加陈皮。泄泻加莲肉、陈皮，去知母、黄柏。吐血衄血加犀角、玄参。气虚加人参。阳虚加熟附子。咽疮声哑加桔梗、玄参。

一论虚劳发热，口干咳嗽，吐痰喘急，自汗，四肢困倦无力，不思饮食，大便泄泻，肚腹蛊胀肿，六脉浮数无力。

加减补中益气汤

黄芪蜜水炒，一钱　人参一钱　白术去油芦，炒，一钱五分　当归酒洗，一钱　白茯苓去皮，一钱　陈皮六分　白芍酒炒，一钱　莲肉一钱　怀山药一钱　甘草炙，三分半

上锉，姜、枣煎服。痰盛加姜制半夏；嗽甚加五味子；口渴加麦门冬；腹胀加厚朴（姜炒）；胸痞加枳实（麸炒）；泄泻加炒黑干姜；呕吐加姜炒半夏；肿满加猪苓、泽泻、木通。憎寒发热加柴胡；元气下陷加升麻；元气虚惫加熟附子、肉桂。

一论年少之人，禀赋薄弱，不能谨慎，斫丧太过，以致肾水枯竭，相火妄动，而成阴虚火动之证，浑身发热，咳嗽吐痰，喘急上壅，夜多盗汗，五心烦热，日轻夜重；吐血衄血，尿血便血，咯血唾血，肺痈肺痿，咽疮声哑，口干发渴，耳鸣眼黑，头眩昏沉，蛊胀肿满，小便淋沥，夜梦遗精，足膝酸软，肌肉消瘦，四肢困倦，饮食少思，血虚发热之圣药也。

河车地黄丸

怀生地黄先将酒洗令净，再入酒拌匀，粗碗盛，坐放砂锅内，重汤蒸半日，取出，加酒再蒸至极黑为度，再入生姜汁拌匀，慢火焙干，八两　山茱萸酒拌蒸，去核，取肉，四两　怀山药四两　白茯苓去皮筋膜，乳汁浸酒三次　牡丹皮去骨　泽泻各三两

上忌铁器，为细末，用头生胞衣一具，男用男胎，女用女胎，长流水洗净，磁碗盛，放砂锅内，用文武火蒸一日，极烂，入白内，杵如泥，入药再杵千余下，丸如梧桐子大，每服百丸，空心滚白汤送下，肾水不能摄养脾土，多吐痰唾，姜汤送下，或用斑龙胶酒化开为丸，尤妙。如病人大便干燥，口干作渴，此相火太旺，加黄柏（酒炒）、知母（酒炒）、麦门冬（去心）、五味子各一两，同丸服。

一论虚劳，久嗽红痰，肺痿肺痈，卧不倒床，嗽声不绝者，宜用：

噙化太平丸

天门冬去心　麦门冬去心　知母去毛　贝母去心　款冬花　杏仁去皮，各二两　当归酒洗　生地黄　熟地黄　黄连　阿胶蛤粉炒成

珠,各一两五钱 蒲黄一两 京墨一两 桔梗去芦,一两 麝香少许 白蜜四两 南薄荷叶一两

上为细末,炼蜜为丸,如弹子大,临卧浓煎薄荷汤先灌漱喉中,细嚼一丸,津液送下。

一论阴虚火动,吐血咯血,咳嗽痰涎喘急,大敛肺气,止咳化痰定喘之圣药也。

如神宁嗽膏

天门冬去心,八两 杏仁泡,去皮尖,四两 贝母去心,四两 百部四两 百合四两 款冬花五两 紫菀三两

上俱为细末,长流水煎三次,入饴糖八两、蜜一斤,再熬,又入阿胶四两、白茯苓(水飞去筋膜)四两,晒干,二味入前汁内,调匀如糊成膏,每服三五匙。

一论治虚劳,脾胃虚弱,不思饮食,泄泻等症,宜参苓白术散。

理气健脾丸方见饮食。治男妇虚劳,肚腹胀痛,泄泻不止,咳嗽吐痰,上喘痞闷。

阳春白雪膏方见内伤。治虚劳百病,可兼前汤丸进之,大有补益。

一论虚劳发热,痰嗽喘汗,泄泻腹痛,脾胃虚弱,饮食少思,骨瘦如柴,宜:

瑞莲丸

干山药炒,二两 莲肉去心皮,二两 白术去芦,土炒,三两 芡实去壳,炒,二两 楝参一两 白茯苓去皮,一两 陈皮一两 白芍火煨,酒炒,一两 粉草炙,五钱

上为细末,用公猪肚一个,洗净,水煮烂,捣和为丸,如梧桐子大,每服百丸,米汤送下。

一论此膏能治五劳七伤,诸虚劳极,元气虚损,脾胃亏弱,养血和中,滋阴抑阳,宁嗽化痰,退热定喘,止泻除渴,真王道之剂也。

调元百补膏张尚书传

当归身酒洗,四两 怀生地黄一斤 怀熟地黄四两 甘枸杞子一斤 白芍一斤,用米粉炒 人参四两 辽五味子一两 麦门冬去心,五两 地骨皮四两 白术去芦油,四两 白茯苓去皮,十二两 莲肉四两 怀山药五两 贝母去心,三两 甘草三两 琥珀一钱三分 薏苡仁米粉炒,八两

上锉细末,和足水十斤,微火煎之,待干,再加水十斤,如此四次,滤去渣,取汁,文武火熬之,待减去三分,每斤炼净熟蜜四两,春五两,夏六两,共熬成膏,每服三匙,白汤调下。吐血加牡丹皮二两。骨蒸加青蒿汁、童便各二碗,同熬。

一人足热口干,吐痰头晕,服四物、黄连、黄柏,饮食即减,痰涎益甚。用十全大补加麦门冬、五味、山药、山茱萸而愈。

一男子年十六,夏月作渴,发热吐痰,唇燥,遍体生疠,两腿尤多,色暗作痒,日晡愈炽,仲冬腿患疮,尺脉洪数。余曰:疠,肾疳也;疮,骨疽也,皆肾经虚证。针之脓出,其气氤氲。余谓火旺之际,必患瘵证,遂用六味地黄、十全大补,不二旬而诸症愈,瘵证俱,仍用前药而愈。抵冬娶妻,至春其证复作,父母忧之,俾其外寝。唯其年少谨疾,亦服地黄丸数斤,煎药三百余剂而愈也。

一余尝闻士子读书作文辛苦,最宜节欲,盖劳心而不节欲则火动,火动则肾水日耗,水耗则火炽,火炽则肺金受害,传变为瘵。此固深知读书之苦,洞得病情之由,而患者不可不知所预防也。

一阴虚火动,发热烦躁,服诸药不效者,非童便不能奏效,益气汤,去柴、升,加生地、赤茯苓、白茯苓、天冬、麦冬、赤芍、五味、黄柏、地骨皮、知母、贝母、银柴胡、龟板。

一若热来复去,昼见夜伏,夜见昼伏,不时而动,或无定处,而作口舌生疮者,若从脚起,乃无根之火也,以八味丸、十全大补汤加麦门冬、五味子。

一治阴虚火动,五心烦热,用七八岁无病童子小便,去头尾,用白色者一盏,或食前或食后服之,每日二三次,服之降火滋阴最速。童便红黄者勿用,若误服,伤脾胃而

作泄泻,慎之!

一儒者形体魁伟,冬日饮水,自喜壮实。余曰:此阴虚也。不信。一日,口舌生疮,或用寒凉之剂,肢体倦怠,发热恶寒,余用六味地黄、补中益气而愈。

一治痨瘵阳旺不倒,用皮硝,不拘多少,放劳宫,即手掌心内,两手合住,自化,其阳自痿。病愈,用起阳法,好烧酒和黄泥,涂阴毛际处一日,其阳即起。

一方,治阳旺,用丝瓜小藤,捣烂,敷玉茎,阳即倒矣。

一方,痿阳,用经霜丝瓜,不拘大小,白马尿浸一日,阴干,为末,每服三钱,空心白酒送下。

一方,缩阳法,马螗蜫一名马鳖,寻起九条,入水养住,至七月七日取出阴干,称有多少,入麝香并合衣香,三样一般多,研为细末,用蜜少许为饼,遇阳旺时,即将少许擦左脚心,即时阳痿。过日复旺,又擦。

一论劳者劳于神气,伤者伤于形容,饥饱过度则伤脾,思虑过度则伤心,色欲过度则伤肾,起居过常则伤肝,喜怒悲愁过度则伤肺,又风、寒、暑、湿则伤外,饥饱劳役则伤内,昼感之则病营,夜感之则病卫。营卫经行,内外交运,而各从其昼夜。始劳于一,一起为二,二传于三,三通于四,四干其五,五复犯一,一至于五,邪乃深藏,真气自失,使人肌肉消,神气弱,饮食减,行步难。及其如此,则虽有命,亦不能久也。

摄养良箴

养生之术,凡百有节。人之寿夭,在乎调摄,一有所偏,百病俱发。五劳七伤,损伤气血,酿成阴虚,痰嗽喘热,脉来涩数,病成虚怯。犹树根枯,治当补接,斡旋元气,滋养枯竭,神医妙手,庶免夭折。病者心坚,嚼钉咬铁,调摄经年,药饵千帖。妄想要息,房劳要绝,恼怒要除,饮食要节,若犯丝毫,噬脐莫及,洗心涤虑,谨遵成法。云林格言,非为浪说,却病延年,千金秘诀。

羊城马伏所,昔遭沉疴,诸医罔效,召予治愈,遂成莫逆之交。万历庚戌夏,乃郎年二旬余,素禀清弱,酷嗜酒欲,频年遭惊骇,至今遂成虚劳之恙。召予至,诊其六脉,弦数无力,其证潮热憎寒,盗汗如雨,时微痰嗽,手掌热而手指冷,心惊悸而梦遗。以上诸症,皆系肾水枯竭,心血干涸,相火上炎,熏克肺金,元气受伤,脾胃亏损,而脏腑气血皆耗惫矣。余治以十全大补汤,看病加减施治,用地黄丸,壮水之主,以制阳光,加归、麦、酸、志,以补心血,用瑞莲丸、白雪糕,以补元气脾胃。每日如此服之,如弹天平一般,不可偏胜,倘万有一偏,则病剧而不可复救药矣。何也?若偏于补阳药多,则阳旺而阴愈消,相火愈炽,则咽喉肿痛生疮声哑之症,可立而待矣,若偏于补阴药多,而用地黄、当归,泥滞脾胃不运,而为泻利肿胀喘满等症生焉,所以用药不可偏胜,有如此矣。将前四药服之旬日,颇有微效,分付病家,执此以往,调摄期以岁年,投剂积以千百,庶可免危而就安也。余缘有司召,遂暂离而去,殊料病家欲速即愈,更医不审病由,误认为阳虚,辄投乌、附、参、芪之类,数服诸症消灭,一家欣然,而反罪予用归、地之过。遂连进补阳之药,不半月而阳火愈炽,则喉痛声哑诸症出矣。病之至此,虽日进归、地数斤,亦无用矣。医之至此,急进人乳、童便以遏其火,将脾胃复惫,以致上热未除而中寒复生,泄泻之病又作,若两斧之伐一枯木,不数月而告终矣。吁!医者不悟妄治之失,病家不悔欲速之差,唯付诸天命,可胜叹哉!

补 遗

神仙粥

山药蒸熟去皮,一斤,鸡头实半斤,煮熟去壳,捣为末,入粳米半升,慢火煮成粥,空心食之,或入韭子末二三两在内,尤妙。食粥后,用好热酒饮一二杯,更妙。此粥善补虚劳,益气强志,壮元阳,止泄精,神妙!

一论男子劳伤，而得瘵疾，渐见疲瘦，并传尸劳瘵，宜服：

还元酒

獖猪腰一对，用童便两盏、无灰酒一盏，以新瓦瓮贮之，密封，慢火煮熟，至终夜五更初，温热，饮酒食腰子，病笃，一月效。平日瘦怯者，亦可服。盖以血养血，全胜金石草木之药。如吐血，加绣针草根二两，极效。

一治骨蒸劳热方。

生地黄一斤，捣取汁，三度捣，绞汁尽，分再服。若利即减之，以身凉为度。如瘵瘦骨蒸，日晚寒热，咳嗽喘急，用生地黄汁三合，煮白粥，临熟入地黄汁，搅令匀，空心食之。

一论治虚劳咳嗽，痰喘自汗，用公猪肺，不见水，用银簪剐烂，加苋菜子在内，蒸烂，五更醒时细嚼吃下。

一治骨蒸痨嗽，及肠风下血，传尸痨虫，并虫咬心痛，用鳗鲡鱼三斤，制如食法，切作骰子块，入锅内，用酒两盏煮，后入盐醋于中食之。

一论传尸痨瘵，有传染灭门者，用鳗鲡鱼，白水煮食之，用骨烧烟熏病人，断根。

一论治传尸痨病，乃有虫，百物思吃者，用此方百发百中。

白梗蓖麻子净仁，一两，为末　乳香　没药各五分　石膏一钱　葱三根

上用猪肝心肺一副，莫下水，将药和作一处，灌入猪肺眼内，管口用线扎住，用五十斤桑柴慢慢文火煮烂，不拘时食之。

一论久嗽痰火方。

生姜汁　生藕汁　白果汁　萝卜汁　梨汁　荸荠汁以上各汁七钱，同入砂锅内火熬，加白糖霜四两，再煎数次，下蜜二两，再煎，入猪油二钱，同煎成膏，听用　白茯苓去皮，二两　白硼砂一两五钱　白术去芦油，一两

上为细末，入前膏，搅匀为丸，如芡实子大，每用一丸，噙化，五更时再进一丸，以愈为度。

一论血虚肺燥，皮肤圻裂，肺疾咳咯脓血吐血，喘急咳嗽失音等症，又云去积聚风痰，补肺润五脏，去三虫伏尸，除瘟疫，轻身益气，令人不饥，延年不老。

天门冬膏

天门冬，每料用十斤或五斤，先用温水洗净拣过，再用半温水浸一时，即去水，只待软透至骨，去皮心，捣碎，每斤先入水五碗，同煮，一半干，却倾出，滤去汁，再入水，再煎，再滤汁，如此三次，将三汁一同再熬成膏，再入蜜四两，慢火熬成膏，埋土三日，出火毒。每服二三匙，不拘时白滚水送下。

吐 血

一切诸失血证，脉沉小身凉者生，脉大身热者死。吐后脉微者可治，吐衄后复大热，脉反躁急者死。

夫人身之血，名曰营，营者，谓营润于身之物也。血生精，故血充则力强体健，颜色青为血虚，色赤为血热，白色气血两虚。血属阴，阴乃阳之守也。阴有质者，则阳气得以倚附焉，其阴精一虚，则众火炎上，众液沸腾妄行矣。盖人之五内，心主血，脾生血，肝藏血，犹水也，中和则循经调畅，寒则凝滞，热则涌射。唯小儿不知冷热，衣被过厚，亦致客热，则鼻衄也。郁热结于阳明之经，及伤寒鼻流血，名曰红汗，邪随而解矣。治法不同。其男妇阴血，皆系于心脾，君相二火协动，以致妄行而成血证。其先天真阴不足者，欲虽不淫，亦作斫丧精竭而论。相火暴炽冲上，血涌诸络管而来，鲜者宜凉补之剂止之，瘀者不可用京墨及十灰散、三七等劫药阻塞，唯清凉引血归元，补益滋阴降火，乃为良策也。

一论吐血，皆因虚火妄动，血得热而妄行，此方主之。

凉血地黄汤

犀角乳汁磨，临服，入药内，或锉末煎用，四

分 生地黄酒洗，一钱 牡丹皮二钱 赤芍七分 黄连酒炒，一钱 黄芩酒炒，一钱 黄柏酒炒，五分 知母一钱 玄参一钱 天门冬去心，一钱 扁柏叶三钱 茅根二钱

上锉，水煎，入后十汁饮同服。吐血成块者加大黄一钱、桃仁十个（去皮尖，研如泥）。衄血加栀子、沙参、玄参。溺血加木瓜、牛膝、条芩、荆穗、地榆，倍知、柏。便血加黄连、槐花、地榆、荆穗、乌梅。善酒者加干葛、天花粉。

十汁饮

藕节 甜梨 茅根 韭菜 萝卜 家园生地黄 沙蜜 竹沥 童便 京墨磨藕汁

上十汁合作一处，不见火，入前汤药半钟，频频服之，不可间断。服至血止，再服后滋阴清火汤同服。

一治吐血不止神方。

家园生地黄半斤，洗净，捣烂，扭汁 生大黄末一方寸七

上，煎地黄汁三沸，下大黄末调匀，空心服，温饮一小盏，一日三服，血即止。

一治吐血咳嗽，上喘心慌，脉洪火盛，死在须臾，家园生地黄，北人呼为婆婆奶，遍地有之，取来洗净，捣汁半钟，白童便半钟，二味合一处，重汤煮一沸，温服立效。

一论吐血，觉胸中气塞，上吐紫血者，此上焦积热也，宜桃核承气汤。方见伤寒。

一治诸失血，韭菜连根洗净，石臼内捣烂，入童便在内，用布扭去渣，重汤煮荡令热，浊者居下不用，止用清者，或单服，或入药服俱好，或调百草霜二钱服之，血止效。

一论吐血衄血，宜用：

滋阴清火汤

当归一钱 川芎五分 赤芍七分 生地黄一钱五分 黄柏乳汁炒，一钱 生知母一钱 麦门冬去心，一钱 牡丹皮一钱 玄参一钱 犀角一钱 山栀仁炒黑，一钱 阿胶炒，五分 甘草三分

上锉一剂，水煎，入十汁饮同服。如不思饮食，加白术（去芦）一钱。

一治吐血不止，属实热者。胡云阁传。

将军丸

锦纹大黄酒拌，九蒸九晒，为末，水丸如梧桐子大，每服四五十丸，白滚水送下，下血，条芩汤送下。

一论先吐血而后见痰者，是阴虚也。宜：

清火滋阴汤

天门冬去心 麦门冬去心 生地黄 牡丹皮 赤芍 栀子 黄连 山药 山萸茱去核 泽泻 赤茯苓去皮 甘草

上锉一剂，水煎，入童便同服。

一论先吐痰而后见血者，是积热也。宜：

清肺汤

白茯苓去皮 陈皮 当归 生地黄 芍药 天门冬去心 麦门冬去心 黄芩 山栀 紫菀 阿胶炒 桑白皮各等分 甘草减半 乌梅一个

上锉一剂，枣一枚，水煎服。喘急加苏子，去天门冬。

一治吐血，一服立止。

归尾 赤芍 生地黄 百合 贝母 栀子炒 麦门冬去心，各一钱 蒲黄炒黑 牡丹皮各七分 川芎 阿胶炒 熟地黄 桃仁去皮尖，各五分

上锉一剂，生姜一片，水煎服。

一论痰中见血。

当归一钱 白芍一钱 白术一钱五分 青皮五分 桃仁去皮尖，一钱 牡丹皮一钱五分 黄芩八分 桔梗五分 贝母一钱 栀子炒黑，八分 甘草三分

上锉一剂，生姜三片，水煎温服。潮热加柴胡、赤茯苓。

一论每言语过多，即吐血一二口，久有此病，遇劳即作。此劳伤肺气，其血必散，视之果然。宜服补中益气汤。方见内伤。依本方，加麦门冬、五味子、山药、地黄、茯神、远志立效。

一论吐血，每遇劳即作，咳嗽有痰，吐血，脾、胃、肾三脉皆洪数，宜补中益气汤。依本方加贝母、茯苓、石枣、山药、麦门冬、

五味。

一男子鳏居数年，素勤苦，劳则吐血，发热烦躁，服犀角地黄汤，气高而喘，前病益甚，更遗精白浊，形体倦怠，饮食少思，脉洪大，举按有力。服十全大补汤，加麦门冬、五味、山药、山茱而愈。

一儒者素勤苦，吐血发痉，不知人事，余以为脾胃虚损，用十全大补汤及加减八味丸而痉愈，用归脾汤而血止。

一童子年十四，发热吐血，余谓宜补中益气汤，兼滋化源。伊信用寒凉降火，愈甚，始谓余曰：童子未室，何肾虚之有？参、芪补气，奚为用之？余述丹溪先生云：肾主闭藏，肝主疏泄，二脏俱有相火，而其系上属于心，心为君火，为物所感，则易于动，心动则相火翕然而随，虽不交会，其精亦暗耗矣。又精血篇云：男子精未满而御女以通其精，则五脏有不满之处，异日有难状之疾。遂用补中益气汤及六味地黄丸料加麦门冬、五味治之而愈。后因劳怒，忽吐紫血块，先用花蕊石散，又用独参汤渐愈。后劳则咳嗽吐血一二口，脾、胃、肾三脉皆洪数，用补中益气汤、六味地黄丸而痉愈。

补　遗

一凡人因酒色过度，或劳役过度，或场屋劳心，内省极深，或心肺脉破，血气妄行，血如泉涌，口鼻俱出，须臾不救。黄滨东方。

侧柏叶　楝参去芦，各等分

上为细末，每服二钱，入飞罗面二钱，新汲水调和如稀糊服。

一方，用釜底墨（研末）三钱，米饮汤调下，连进三服。

一方，单用侧柏叶，阴干，水煎服，代茶吃。

一人，吐血不止，发热面红，胸膈胀满，手足厥冷，烦躁不宁，用：

当归身二钱　川芎一钱五分　官桂三钱

上锉，水煎服，立效。

衄　血

衄血者，鼻中出血也。阳热怫郁，干于足阳明上热，则血妄行，故衄也。治宜凉血行血为主。如左孔流，用线将右手中指根紧扎，右孔流，扎左手中指，血即止，如两孔俱出，两手俱扎。

生地黄汤　治衄血。

生地黄三钱　川芎一钱　枯芩一钱　桔梗一钱　栀子一钱　蒲黄一钱　阿胶炒，一钱　侧柏三钱　牡丹皮一钱　茅根三钱　甘草三分　白芍一钱

上锉一剂，水煎温服。

一治衄血秘方。

人乳　童便　好酒

上三味各等分，碗盛，重汤煮热饮之，立止。

一治衄血，勿令患人知，以井花水忽然猛噀其面，立止。

一治衄血久不止，素有热而暴作者，诸药不效，用大纸一张，作八折或十折，于水内湿，置顶中，以热熨斗熨至一重或二重纸干，立止。

一治鼻衄久不止，用驴粪（焙干，为末）、血余（烧灰）等分，每少许吹鼻，立止。

一治鼻衄，用萝卜自然汁和酒饮之，则止。盖血随气运转，气逆不顺，所以妄行，萝卜最下气而消导，止一服即效。

一治衄血不止，将头顶发分开（百会穴），将新汲泉井水一匙滴百会穴上，立止。

一治鼻衄不止，用山栀子、白芷等分，烧存性，为细末，吹入鼻中，其血立止。

又方，用大蒜去皮捣烂，如左鼻出血，贴左脚心，右鼻出血，贴右脚心，如两鼻出血，两脚心贴之，血立止。即以温水洗脚心。

一治鼻血不止，用绿豆粉、细草为末，凉水调服，立止。

又方，刮人中白，置新瓦上焙干，以温汤调服。

又方，人中白一钱、头发（烧灰）一

钱、麝香一分，为细末，吹鼻少许，立止。

又方，大蚯蚓十余条，捣烂，入井花水和稀，患轻，澄清饮，重则并渣汁调服，立愈，久不复作。

一人年近五旬，素禀怯弱，患衄血，长流五昼夜，诸药不止，六脉洪数无力。此去血过多，虚损之极，以八物汤加龙骨、熟附子等分，又加真茜草五钱，水煎频服，连进二剂，其血遂止，又依前方，去茜草、龙骨调理，十数剂而痊。

一治鼻中流血，用小儿胎发烧灰吹之，其血立止。

一女子因翻身望后一跌，鼻血长流，止后，一有所感，其血即出，诸医不效。一方用水和白面，包大附子一个在内，火煨熟去附子用面，烧存性为末，每用二钱，白水和服，永不发。

八物汤 方见补益。

咳 血

一论咳血出于肺，咳嗽痰中带血也。

清咳汤

当归 白芍 桃仁去皮 贝母各一钱 白术去芦 牡丹皮 黄芩 栀子炒，各五分 青皮去穰，五分 甘草三分 桔梗五分

上锉一剂，水煎服。潮热加柴胡、赤茯苓。咳血不易治，喉不容物毫发，咳血即渗入喉，愈渗愈咳，愈咳愈渗，饮溲溺，百不一死，服寒凉百不一生。

一论因咳而吐痰，痰中有血者是也，宜用：

当归一钱 白芍一钱 生地黄一钱五分 贝母一钱二分 知母一钱 白茯苓八分 天花粉一钱五分 桔梗一分 麦门冬去心，一钱 甘草五分

上锉一剂，水煎温服。

一论咳血方。

天地丸

天门冬一斤 怀生地黄酒拌，砂锅内蒸至黑，半斤

上为细末，炼蜜为丸，如弹大子，每服三丸，温酒送下，日进三服。

一论咳血痰盛身热，多是血虚，用青黛、瓜蒌仁、诃子、海石、山栀为末，姜汁、蜜为丸，噙化。咳甚加杏仁，后以八物汤加减调理。痰盛加痰药。

咯 血

一论咯血者，出于肾，咯出血屑者是，亦有痰带血丝出者，宜：

清咯汤

陈皮 半夏姜汁炒 白茯苓 知母 贝母去心 生地黄各一钱 桔梗 栀子炒，各七分 杏仁去皮 阿胶炒 甘草 柳枝各五分 桑白皮一钱五分

上锉，生姜煎服。

一方，治证同前。

白术一钱五分 当归一钱 芍药一钱 牡丹皮一钱五分 桃仁研，一钱 山栀炒黑，八分 桔梗七分 贝母一钱 黄芩八分 青皮五分 甘草三分

上锉一剂，水煎服。一方无青皮、黄芩，有知母、麦门冬、黄柏。

一论吐血咯血，大能润肺止嗽，宜：

天门冬丸

天门冬去心，一两 白茯苓去皮 阿胶 杏仁去皮尖 贝母 甘草各五钱

上为细末，炼蜜为丸，如芡实子大，每服一丸，含口中噙化下，日夜可服十丸。

呕 血

一论先恶心，而呕出成升碗者是，多因怒气逆甚所致，方用：

当归三钱 川芎一钱五分 芍药三钱 生地黄四钱 炒山栀三钱

上锉，水煎，临服入童便一盏、姜汁少许同服。

一论呕血，脉大发热，喉中痛者，此是气虚，宜用：

黄芪二钱　人参二钱　黄柏一钱五分　生地黄三钱　荆芥一钱　当归二钱

上锉一剂，水煎服。

一论怒气逆甚而呕血，用：

瓜蒌仁三钱　当归二钱　生地黄四钱　桔梗八分　通草一钱五分　牡丹皮三钱

上锉一剂，水煎服。

唾　血

一论唾血者，出于肾，鲜血随唾而出也。

麦门冬去心　天门冬去心　知母　贝母　黄柏　桔梗　熟地黄　玄参　远志去心，各等分　干姜炒，减半

上锉，水煎服。

便　血

一论下血者，大便出血也，乃脏腑蕴积湿热之毒而成，或因气郁，酒色过度，及多食炙煿热毒之物，或风邪之冒，或七情六淫所伤，使气血逆乱，营卫失度，皆能令人下血，此方治大便下血，不问粪前粪后，并肠风下血，皆治。

解毒四物汤

当归酒洗，八分　川芎五分　白芍炒，六分　生地黄一钱　黄连炒，一钱　黄芩炒，八分　黄柏炒，七分　栀子炒黑，七分　地榆八分　槐花炒，五分　阿胶炒，六分　侧柏叶六分

上锉一剂，水煎温服。腹胀加陈皮六分；气虚加人参三分、白术三分、木香三分；肠风下血加荆芥五分；气下陷加升麻五分；心血不足加茯苓六分；虚寒加炒黑干姜五分；一方去阿胶，加苦参七分。

一论大便下血，去多心虚，四肢无力，面色萎黄，宜：

滋阴脏连丸

怀生地黄　怀熟地黄各四两　山茱萸酒蒸，去核　牡丹皮　白茯苓去皮，各一两　川黄连酒炒，二两　泽泻三两　山药四两　槐花人乳拌蒸　大黄酒蒸九次，极黑，各二两

上为细末，装入雄猪大肠头内，两头扎住，糯米三升，水浸透米，去水，将药肠藏糯米甑内，蒸一炷香时为度，捣药肠为丸，如梧桐子大，每服八十丸，空心盐汤下。

一虚人大便下血，用补中益气汤，方见内伤。加炒阿胶、酒炒椿根皮、地榆、槐花。

一下血，服脏连丸等药，其血愈多，形体消瘦，发热少食，里急后重，此脾气下陷，以补中益气汤，加炒黑干姜，立止。

一论肠风下血者，必在粪前，是名近血，色清而鲜，其脉又浮，宜人参败毒散。方见感冒。依本方加黄连。

柏叶汤　治肠风下血。

侧柏叶　当归　生地黄　黄连　枳壳麸炒　槐花　地榆　荆芥　川芎各等分　甘草减半

上锉一剂，乌梅一个、生姜三片，水煎，空心服。

槐角丸　治肠风下血，不问粪前粪后，远年近日，皆效。

槐角子一两　枳壳麸炒　黄芩酒炒　地榆　荆芥　黄连　侧柏叶酒浸，各五钱　黄柏酒浸　防风　归尾酒洗，各四钱

上为细末，酒糊为丸，如梧桐子大，每服五七十丸，空心米汤送下。忌生冷、烧酒、蒜、葱等物，戒房事。

一论脏毒下血，必在粪后，是名远血也，宜：

八宝汤

黄连　黄芩　黄柏　栀子　连翘　槐花各一钱五分　细辛　甘草各四分

上锉一剂，水煎，空心服。

一论大便下血，大肠痛不可忍，肛门肿起，此下焦热毒盛也，宜：

加味解毒汤

大黄　黄连　黄芩　黄柏　栀子　赤芍　连翘　枳壳麸炒　防风　甘草

上锉，水煎，空心服。

一治肠胃闭闷，下血，积热脏毒。

黄连四两，炒　枳壳去穰，炒，四两

上为细末，水糊为丸，如梧桐子大，每服七十丸，清茶送下。

一论肠风脏毒便血，痔痛下血，宜：

槐黄丸

槐花四两，炒　黄连酒炒，四两

上为细末，入猪大肠内，两头扎住，入韭菜二斤，水同煮烂，去菜，用药肠捣为丸，如梧桐子大。如湿加些面，每服八十丸，空心米汤送下。

一论大便下血，久不止者，此脏腑虚寒故也。面色萎黄，身体弱瘦，宜：

断红丸

鹿茸去毛，醋煮　大附子炮，去皮脐　当归酒洗　续断酒浸　黄芪炒　阿胶蛤粉炒　侧柏叶炒，各一两　白矾枯，五钱

上为细末，醋煮米糊为丸，如梧桐子大，每服七十丸，空心米汤送下。丹溪云：下血久不愈者，后用温剂，先用四物汤，加炮干姜、升麻，后服断红丸收效。

一论肠风下血，热者其血鲜，寒者其血青黑或成块。

一儒者素勤苦，因饮食失节，大便下血，或赤或黯，半载之后，非便血则盗汗，非恶寒则发热，血汗二药，用之无效，六脉浮大，心脾则涩。此思伤心脾，不能摄血归源。然血即汗，汗即血，其色赤黯，便血盗汗，皆火之升降微甚耳。恶寒发热，气血俱虚也。在午前，用补中益气，以补肺脾之源，举下陷之气；午后，用归脾，加麦冬、五味，以补心脾之血，收耗散之液。不两月而诸症悉愈。

一人素善饮酒，不时便血，或在粪前，或在粪后，食少体倦，面色萎黄。此脾气虚而不能统血，以益气汤，加吴茱萸、黄连。

一男子便血精滑发热，一男子便血发热，一男子发热遗精，或小便不禁，俱属脾肾亏损，用六味地黄丸、益气汤以滋化源，并皆

得愈。

一论下血，服犀角地黄汤等药，其血愈多，形体消瘦，发热少食，里急后重，此脾气下陷，以益气汤加炮姜，立效。

一治大便下血，用石莲肉四两，去壳捶碎，入公猪肚内，水煮烂，去莲肉，将肚并汤食之，立止。

一治大便下血秘方。

观音救苦方马伏所传。

木香四两　黄连二两

上将黄连切片煎汁，浸木香，慢火焙干，为末，乌梅肉捣为丸，如梧桐子大。每服六十丸，空心白滚水送下。

一患肠风下血者，何也？人肠皆有脂裹之，厚则肠胃以安，肠中本无血，血缘有风或有热以消其脂，肠遂薄，渗入身中血。初患时，必服凉药而愈，服之过者，则肠寒而脂愈不生，其血必再作。凡热者，其血鲜，冷者，其血青黑，察其冷热用药可也。冷者用断红丸，热者用四物汤合黄连解毒汤，加苦参、槐角、地榆、侧柏叶。

一肠胃流热，则粪门暴肿，用蜗牛细研，涂之则消。

一治脏毒下血，用黄连解毒汤合四物汤，和调为末，滴水为丸，每服八九十丸，空心陈米饮送下。

补中益气汤方见内伤。

归脾汤方见健忘。

六味丸方见补益。

溺　血

一论溺血者，小便出血，乃心移热于小肠也，宜用：

清肠汤

当归　生地黄焙　栀子炒　黄连　芍药　黄柏　瞿麦　赤茯苓　木通　萹蓄　知母去心，各一钱　甘草减半　麦门冬一钱，去心

上锉一剂，灯心、乌梅，水煎，空心服。溺血茎中痛，加滑石、枳壳，去芍药、茯苓。

金黄散 治尿血。

槐花净，炒　郁金湿纸包，火煨，各一两

上为细末，每服二钱，淡豆豉汤送下。

一治小便下血不止，地骨皮，烧酒一钟，煎至七分，去渣，空心服，立止。

一治小便溺血，旱莲草、车前草，各取自然汁，每服半茶钟，空心服，愈。

又方，用壮年无病人头发，不拘多少，烧存性，将侧柏叶捣汁，糯米糊为丸，如梧桐子大，每服百丸，以四物汤送下。

一治溺血不止效方。

小蓟根　生地黄各二钱　通草　滑石
蒲黄炒　淡竹叶　当归　藕节　山栀　甘草
各六分　赤茯苓　车前草各八分

上锉一剂，水煎，空心服。

一治尿后有鲜血，用柿子三枚，烧灰，陈米煎汤调服，因柿性寒故也。

一治尿血，六味地黄丸，加黄柏、知母，殊效。

一尿血，因心肾气结所致，或忧劳房事过度而得之，实由精气滑脱，阴虚火动，营血妄行耳，尿行则不痛，尿淋血行则痛。

一治暴热尿血，山栀子去皮炒，水煎服。

一治小便出血，以车前草根叶，多取洗净，取汁频服，可通五淋。

恶　热

恶热非热，明是虚证。经曰：阴虚则发热。阳在外，为阴之卫，阴在内，为阳之守，精神外驰，淫欲无节，阴气耗散，阳无所附，遂致浮散于肌表之间，而恶热也。当作阴虚火动治之。

恶　寒

恶寒非寒，明是热证。亦有久服热药而得之，河间谓火极似水，热甚而反觉自冷，实非寒也。有用热药而少愈者，辛能发散，郁遏暂开耳。又曰：火热内炽，寒必荡外，故恶寒，实非寒证。凡背恶寒甚者，脉浮而无力者，阳虚也，用参、芪之类，加附子少许。

一妇人六月恶寒之极，怕风，虽穿绵袄，亦不觉热，此火极似水也，六脉洪数，小水赤少，予以皮硝五钱，温水化服而愈。

一罗工部仲夏腹恶寒而外恶热，鼻吸气而腹觉冷，体畏风而恶寒，脉大而虚微，每次进热粥瓯许，必兼食生姜瓯许，若粥离火食，腹内即冷。余曰：热之不热，是无火也，当用八味丸，益火之源，以消阴翳。彼反服四物玄参之类而殁，惜哉！

汗　证自汗　盗汗

脉大而虚，浮而濡者，汗。在寸为自汗，在尺为盗汗。伤寒脉阴阳俱紧，当无汗，若自汗者，曰亡阳，不治。

自汗者，无时而濈濈然出，动则为甚，属阳虚，卫气之所司也；盗汗者，寐中出，通身如浴，觉来方止，属阴虚，营血之所主也。大抵自汗宜补阳调卫，盗汗宜补阴降火。心虚而冷汗自出者，理宜补肝，益火之源，以消阴翳也。阴虚火炎者，法当补肾，壮水之主，以制阳光。又有火气上蒸，胃中之湿，亦能生汗，凉膈散主之。凡汗出发润，汗出如油，汗缀如珠者，皆不治也。自汗大忌生姜，以其开腠理故也。

一论自汗属阳虚，时常而出也，宜：

参芪汤

黄芪蜜炙　人参　白术去芦，炒　白茯苓
去皮　当归酒洗　熟地黄　白芍酒炒　酸枣仁
炒　牡蛎煅，各一钱　陈皮七分　甘草炙，二分
乌梅一个

上锉一剂，枣一枚、浮小麦一撮，水煎温服。

一论自汗虚弱之人，可服：

大补黄芪汤

黄芪蜜炒　人参　白术去芦，炒　白茯苓
去皮　当归酒洗　白芍酒炒　熟地黄　山茱萸

酒蒸，去核　肉苁蓉酒洗，各一钱　五味子十个
肉桂五分　防风七分　甘草炙，三分

上锉一剂，枣二枚，水煎温服。

一论盗汗，属阴虚，睡中而出，醒则止也，此方治盗汗之圣药也。

当归六黄汤

当归酒洗　黄芪蜜炙　生地黄　熟地黄各二钱　黄柏　黄连　黄芩各一钱

上锉一剂，水煎，空心服。

一论治盗汗，属气血两虚者，宜：

滋阴益阳汤

当归酒洗　熟地黄　生地黄　白芍酒炒，各一钱　黄柏蜜水炒　知母蜜水炒，各八分　人参五分　白术去芦　白茯苓去皮　黄芪蜜水炒，各一钱　陈皮八分　甘草炙，三分

上锉一剂，枣二枚、浮小麦一撮，水煎温服。

一论自汗盗汗，宜实腠理也。男子失精，女子梦交，自汗盗汗，宜：

白龙胶

桂枝　白芍酒炒　龙骨煅　牡蛎煅，各三钱　甘草炙，一钱

上锉一剂，枣二枚，水煎服。

四制白术散

白术四两　黄芪炒，一两　石斛炒，二两　牡蛎煅，一两　甘草炙，一钱　麦麸炒，一两

有止用白术为末，每服三钱，粟米调服。

一论心汗者，心孔有汗，别处无也，宜：

茯苓补心汤

白茯苓去皮　人参　白术去芦　当归　生地黄　酸枣仁炒　麦门冬去心　陈皮　黄连炒，各等分　甘草炙，二分　辰砂研末，临服调入，五分

上锉一剂，枣二枚、乌梅一个、浮小麦一撮，水煎，食远服。

一秘方，治冷汗时出，用公猪肚洗净，装糯米入内，令满，用线缝口，入砂锅内，水煮烂，将肚与汤一并食之，用糯米晒干为末，每用小盏，空心米汤调服。

一额上常有汗出，不论冬夏者，得之醉后当风所致，头乃诸阳之会，酒能发阳，所以饮酒必见汗，醉后阳气上升，头面之阳气必开，当风坐卧，风时入之，以致头面出汗，名曰漏风，宜：

黄芪六一汤

黄芪六两　甘草一两

上各用蜜炙十余次，出火毒。每服一两，水煎温服。加肉桂、白芍，名黄芪建中汤。

一论自汗不休，因内伤及一切虚损之证所得者，用补中益气汤。柴胡、升麻俱用蜜水炒，少加制附子、麻黄根、浮小麦。方见内伤。

一论肾气虚弱，发汗发热，用六味地黄丸。方见补益。

一论肾气虚弱，盗汗恶寒，用八味丸。方见补益。

一论气血俱虚而盗汗者，用十全大补汤。方见补益。

秘方，治盗汗自汗。

五倍子为末，津液调，搽脐中，绸勒住，一宿即止。

一方，用何首乌末，津液调搽脐中亦效。

一论自汗邪在诸经，有蓄血，亦有头汗。有头汗，小便不利者死。关格不得尿，有头汗者死。元气下脱，有头汗如珠不流者死。柔汗发黄者死。

镇液丹

防风去芦，酒洗，三两　黄芪蜜炙，二两五钱　白术去芦，微炒，一两　中桂一两　白芍酒炒，一两五钱　大附子面包煨，去皮脐，童便炒，二两

上为细末，酒糊为丸，如梧桐子大，每服五七十丸，空心酒下，加酸枣仁（炒）一两。

一治脚汗方。

白矾五钱　干姜五钱

上锉为末，逐日洗，连五日，自然无汗。

一治盗汗，用牙猪心一个，水二碗，入砂锅内，煮烂熟为度，去心不用，另用当归、人参各二钱半，入猪心汁内，熬至大半瓯，

去渣，不拘时服，猪心食否不拘。

一论凡内伤及一切虚损之证，自汗不休者，总用益气汤，加熟附子、麻黄根、浮小麦，其效捷于影响。但升麻、柴胡俱用蜜水炒过，以杀其升发勇悍之性，又欲引参、芪等药至肌表，不可缺也。如左寸脉浮洪而自汗者，心火炎也，本方倍参、芪，加麦冬、五味、黄连各五分。如左关脉浮弦而自汗者，挟风邪也，本方加桂枝、芍药；若不阴虚，只用桂枝可也。左尺脉浮洪无力而有汗者，水亏火盛也，本方加黄柏、知母各五分，熟地一钱，壮水之主，以制阳光。右关脉浮洪无力而自汗者，只依本方，倍参、芪。右尺脉洪数无力而自汗者，或盗汗，相火挟心火之势而上伐肺金也，宜当归六黄汤。

一论自汗盗汗，乃阴阳两虚，或睡或醒时而出也，益气汤，去升麻，加茯苓、酒芍、酸枣（炒）、牡蛎（煅）各一钱，黄柏（蜜炒）、知母（蜜炒），乌梅一个、枣一枚、浮小麦一撮，水煎服。

一人四时出汗，畏风不敢当，虽炎天必须棉衣，冬天气喘，气不相接，偶有便淋白浊，服八物汤不效，服补中益气汤少已。予以荆芥、防风、桂枝、薄荷、甘草、羌活，一剂而痊。

一治自汗盗汗久不止者，以清晨采带露桑叶为末，每服三钱，空心米饮调服。

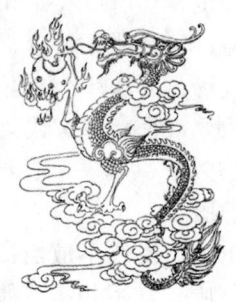

寿世保元　卷五

眩　晕

风寒暑湿，气郁生涎，下虚上实，皆晕而眩。风浮寒紧，湿细暑虚，涩弦而滑，虚脉则无。治眩晕法，尤当审谛，先理痰气，次随证治。

眩者言其黑，晕言其转，冒言其昏，眩晕之与冒眩，其义一也。其状目闭眼眩，身转耳聋，如坐舟车之上，起则欲倒。盖虚极乘寒得之，亦不可一途而取轨也。风则有汗，寒则掣痛，暑则热闷，湿则重滞，此四气乘虚而眩晕也。喜怒哀乐，悲恐忧思，郁而生痰，随气上厥，七情致虚，而眩晕也。淫欲过度，肾家不能纳气归原，使诸气逆奔而上，此眩晕之出于气虚也明矣。吐衄崩漏，肝家不能收摄营气，使诸血失道妄行，此眩晕之生于血虚也又明矣。以至新产之后，血海虚损，或瘀不行，皆能眩晕。是可不推寻致病之因乎。治法随机应敌，其间以升降镇坠行焉，最不可妄施汗下。然而眩晕欲解，自汗则有之。若诸逆发汗，剧者言乱目眩，与夫少阴病下利止而头眩，时时自汗者，此虚极而脱也，识者将有采薪之忧。

清晕化痰汤主方。治眩晕之总司也。

陈皮去白　半夏姜汁炒　白茯苓去皮，各一钱半　防风　羌活各七分　甘草三分　枳实麸炒，一钱　川芎　黄芩酒炒，各八分　白芷　细辛　南星姜汁炒，各七分

上锉一剂，生姜三片，水煎服，以此作丸亦可。气虚加人参七分、白术（去芦）一

钱。血虚加当归，倍川芎。有热加黄连（姜炒）七分。

一论头旋眼黑，恶心烦闷，气短促上喘，无力言语，心神颠倒，目不敢开，如在风云中，头若裂，身重如山，四肢厥冷，不得安睡，此乃胃气虚损，停痰而致也，半夏白术天麻汤。方见头痛。

一论劳役之人，饥寒眩晕者，脉虚弱也，补中益气汤。方见内伤。依本方，加半夏、天麻、白芍、熟地黄。

一眩晕属气虚有湿痰者，依本方去升麻、柴胡，加白茯苓、川芎、半夏、天麻、桔梗、白芷。

一论阴虚火动眩晕者，脉必数也，清离滋坎汤。方见痨瘵。依本方加川芎、天麻、山栀、竹沥少许。

一论真阳不足，上气喘急，气短自汗，虚极欲倒，如坐舟车，眩晕，手足冷，脉沉细也。

参附汤

人参五钱　大附子炮，三钱

上锉一剂，生姜三片，水煎热服。

一论眩晕之证，因气虚痰火炎上故也。

清阳除眩汤

人参六分　白术去芦，一钱　白茯苓一钱　陈皮一钱　半夏汤泡，一钱　明天麻八分　槟榔八分　旋覆花八分　甘草四分

上锉一剂，生姜三片，水煎服。

一论肥白人，日常头眩目花，卒时晕倒者，名曰痰晕。

清痰祛眩汤

天南星姜炮　半夏姜汁制　天麻　苍术米

泔浸　陈皮　茯苓去皮　桔梗　枳壳去穰　乌药　酒芩　羌活各八分　甘草三分

上锉一剂，生姜水煎，临服入竹沥、姜汁同服。

一论虚体之人，一时为寒所中，口不能言，眩晕欲倒，手足厥冷。

姜附汤

干姜一两　大附子生，去皮脐，一两

上锉，每五钱，水煎温服。

一论一切失血过多，眩晕不醒者。

芎归汤

川芎　当归各等分

上锉一剂，水煎服。虚甚加炮过大附子。

一论气血两虚而挟寒，作头目眩晕者，十全大补汤，方见补益。依本方。如有痰加陈皮、半夏。

一人气短痰晕，服辛香之剂，痰盛遗尿，两尺浮大，按之如无。予以为肾家不能纳气归原，香燥致甚耳，用八味丸料，三剂而愈。八味丸见补益。

一人形体丰厚，劳神喜怒，面带阳色，口渴吐痰，或头目眩晕，或热从腹起，左三脉洪而有力。予以为足三阳亏损，用补中益气汤，加麦门冬、五味，及加减八味丸而愈。

大方痰晕汤

半半夏法制，一钱　橘红一钱　赤茯苓一钱　黄芩酒洗，七分　白术一钱五分　川芎五分　黄连五分　黄柏酒炒，七分　知母七分　石膏一钱　薄荷五分　甘草炙，五分

上锉一剂，生姜三片，水煎，临卧服。

一生员形体魁梧，不慎酒色，因劳怒头晕仆地，痰涎上涌，手足麻痹，口干引饮，六脉洪数而虚。予以为肾经亏损，不能纳气归原而头晕，不能摄水归原而为痰，阳气虚弱而麻痹，虚火上炎而作渴，补中益气合六味丸料治之而愈。其后或劳役，或入房，其病即作，用前药而愈。

一孟都宪，气短痰晕，服辛香之剂，痰盛遗尿，两尺浮大，按之如无。余以为肾家不能纳气归原，香燥致甚耳，以八味丸料三剂而愈。

一孙都宪形体丰厚，劳神喜怒，面带阳色，口渴吐痰，或头目眩晕，或热从腹起，左三脉洪而有力，右三脉洪而无力。余谓足三阳亏损，用补中益气加麦门、五味，及加减八味丸而愈。

十全大补丸见补益。

补中益气汤见内伤。

八味丸　六味丸俱见补益。

麻木

脉浮而濡，属气虚，关前得之，麻在上体，关后得之，麻在下体也。脉浮而缓属湿，为麻痹。脉紧而浮属寒，为痛痹。脉涩而芤属死血，为木，不知痛痒。

《内经》曰：风、寒、湿三气，合而为痹。故寒气胜者为痛痹，湿气胜者着痹。河间曰：留着不去，四肢麻木拘挛也。经又曰：痛者，寒气多也，有寒，故痛也。其不痛不仁者，病久入深，营卫之行涩，经络时疏，故不痛，皮肤不荣，故为不仁。夫所谓不仁者，或周身，或四肢，唧唧然麻木，不知痛痒，如绳扎缚初解之状，古方名为麻痹者是也。丹溪曰：麻是气虚，木是湿痰死血，然则曰麻曰木者，以不仁中而分为二也。虽然亦有气血俱虚，但麻而不木者，亦有虚而感湿，麻木兼作者，又有因虚而风、寒、湿三气乘之，故周身掣痛，兼麻木并作者，古方谓之周痹。治法宜先汗而后补，医者宜各以类推而治之，不可执一见也。

一论麻木，遍身手足俱麻者，此属气血两虚，宜：

加味八仙汤

当归酒洗　川芎　熟地黄各七分　白芍酒炒，八分　人参六分　白术去芦，二钱　陈皮八分　半夏曲七分　白茯苓去皮，一钱　桂枝三分　柴胡四分　羌活五分　防风五分　秦艽六分　牛膝六分　甘草炙，三分

上锉一剂，生姜一片、枣一枚，水煎，

食远服。气虚加黄芪（蜜炒）八分。

一论麻是浑身气虚也。

加减益气汤

黄芪蜜炒　人参　白术去芦　陈皮　当归各一钱　升麻　柴胡　木香各五分　香附　青皮去穰　川芎各八分　桂枝　甘草各三分

上锉一剂，生姜、枣煎服。

一论十指尽麻，并面目皆麻，此亦气虚也，加减益气汤，依前方去青皮、川芎、桂枝，加麦冬、羌活、防风、乌药，共十四味。

一论木是湿痰死血也。

双合汤

当归　川芎　白芍　生地黄　陈皮　半夏姜炒，各一钱　桃仁去皮尖，八分　白茯苓去皮，一钱　红花三分　白芥子一钱　甘草三分

上锉一剂，姜十片，水煎熟，入竹沥、姜汁同服。

一论手足麻痹，因湿所致者，香苏散。方见感冒。依本方加苍术、麻黄、桂枝、白芷、羌活、木瓜。

一论感风湿，手膊或痛或木，或遍身麻木，五积散。方见中寒。

一论妇人七情六郁，气滞经络，手足麻痹，宜：

开结舒经汤

紫苏　陈皮　香附　台乌　川芎　苍术米泔浸　羌活　南星　半夏　当归各八分　桂枝四分　甘草三分

上锉，生姜三片，入姜汁、竹沥服。

一论口舌麻木，延及嘴角，头面亦麻，或呕吐痰涎，或头晕眼花，恶心，遍身麻木，宜：

止麻消痰饮

黄连　半夏　瓜蒌仁　黄芩　白茯苓桔梗　枳壳麸炒　陈皮　天麻　细辛　南星　甘草

上锉，生姜三片，水煎服。血虚加当归；气虚加人参。亦有十指麻木，胃中有湿痰死血，加苍术、白术，少佐熟附子。行经中死血者，四物汤加红花、桃仁、韭叶。忌生冷、鱼腥、发风发热之物。

一论十指疼痛，麻木不仁，大附子、木香各等分，每服三钱，姜三片，水一碗，煎七分服。

一论妇人遍身麻痹，谓之不仁，皆因血分受风湿所致，用祛风散送下五补丸。

祛风散

生川乌　白术去芦　白芷各三钱　甘草二钱

上为细末，酒调，吞下五补丸。

五补丸

黄芪蜜炒，一两　人参五钱　附子一个当归三钱　白芍酒炒，五钱

上为细末，炼蜜为丸，如梧桐子大，每服五七十丸，祛风散送下。

一论不仁者，谓不凝和也，痛痒不知，针灸不知是也。经曰：诸虚乘寒，而郁冒不仁。盖其血气虚弱，不能周流于一身，于是正气为邪气所伏，故肢体顽麻，不知痛痒，寒过厥如死尸，而郁且冒也，用麻桂各半汤。不愈者，补中益气汤，入姜汁。设或身汗如油，喘不休，喘而直视，水浆不入者，此为命绝也。

一论风热血燥，皮肤瘙痒，头面手足麻木。

清凉润燥汤

当归酒洗　生地黄各一钱半　黄连　黄芩白芍煨　川芎各一钱　天麻　防风　羌活荆芥各八分　细辛六分　甘草五分

上锉，水煎，食远服。麻甚加川乌（炮）三分。

一论面上木处，可将桂枝为末，用牛皮胶和少水化开调敷之，厚一二分。若脚底硬木处，可将牛皮胶溶化，入姜汁调和，仍入南星末五钱，和匀，用厚纸摊贴二三分，乘半热裹贴脚底，用温火烘之。此外治也。

一治两手指麻木，四肢困倦，怠惰嗜卧，乃热伤元气也。

黄芪八钱　人参五钱　白芍三钱　柴胡二钱五分　升麻二钱　五味子一百四十粒　生甘

草五钱　炙甘草二钱

上锉，水煎，稍热空心服。

一治两腿麻木，沉重无力，多汗喜笑，口中涎下，身重如山，语声不出，右寸脉洪大。

黄芪三钱　当归二钱　苍术四钱　陈皮五钱　藁本三钱　黄柏酒炒，一钱　柴胡三钱　升麻一钱　知母酒炒，一钱　五味子一钱　生甘草二钱五分

上每锉一钱，水煎，空心服，少待以早饭压之。

一治皮肤间有麻木，乃肝气不行故也。

黄芪一两　白芍一两半　橘皮一两半，不去白　泽泻五钱　炙甘草一两

上锉，水煎温服。

癫 狂

癫脉搏大滑者生，沉小紧急不治。狂脉实大生，沉小死。癫脉虚可治，实则死。

《内经》曰：巨阳之厥，则肿首头重，脚不能行，发为眴仆。眴摇其目而暴仆也。是盖阳气逆乱，故令人卒然暴仆而不知人，气复则苏，此则痫之类也。又曰：阳明之厥，则癫疾欲走呼，腹满不得卧，面赤而热，妄见妄言。又曰：甚则弃衣而走，登高而歌，逾垣上屋，骂詈不避亲疏。是盖得之于阳气太盛，胃与大肠实热，燥火郁结于中而为之耳，此则癫狂之候也。曰癫曰狂，分而言之，亦有异乎。《难经》谓：重阴者癫，重阳者狂。《素问》注云：多喜为癫，多怒为狂。然则喜伤于心而怒伤于肝，乃二脏相火有余之证，《难经》阴阳之说，恐非理也。大抵狂为痰火实盛，癫为心血不足，多为求望高远，不得志者有之。痫病独主乎痰，因火动之所作也。治法，痫病宜吐，狂宜下，癫则宜安神养血，兼降痰火。虽然此三证者，若神脱而目瞪，如愚痴者，纵有千金我酬，吾未如之何也已矣。癫者，喜笑不常，颠倒错乱之谓也。狂者，大开目，与人语所未尝见

之事，为狂也。又云狂者，狂乱而无止定也。谵语者，合目自言日用常行之事，为谵也。又蓄血证，则重复语矣。郑声者，声颤无力，不相接续，造字出于喉中，为郑声也。阴附阳则狂，阳附阴则癫。脱阴者目盲，脱阳者见鬼。

一论癫者，心血不足也，此方主癫狂喜笑不常。

养血清心汤

人参　白术去芦　白茯苓去皮　远志去心　酸枣仁炒　川芎各一钱　生地黄一钱　石菖蒲一钱　当归一钱五分　甘草五分　麦门冬去心，一钱五分

上锉一剂，水煎服。

一论狂者，痰火实盛也，宜后清心滚痰丸主之。若风热盛者，宜防风通圣散。方见中风。依本方加生地黄、桃仁、丹皮主之，治一切大风癫狂之疾。

一论喜笑不休者，心火之盛也，以海盐二两，火烧令红，研细，以河水一大碗，煎三五沸，待温，三次啜之，以钗探吐热痰，次服黄连解毒汤，方见感冒。依本方加半夏、竹叶、竹沥、姜汁少许。

一论妇人癫疾，歌唱无时，逾垣上屋者，乃营血迷于心包所致也。

加味消遥散

当归　白芍炒　白术去芦　白茯苓去皮　生地黄　柴胡　远志去心　桃仁去皮尖　苏木　红花　甘草

上锉一剂，煨姜一片，水煎服。有热加小柴胡汤、生地、辰砂，水煎服。

一论发狂无时，披发大叫，欲杀人，不避水火。古人治狂，谓之失心，苦能主心腹结气，故足以治时热狂言。

苦参丸

苦参为末，炼蜜为丸，如梧桐子大，每服二三十丸，薄荷汤送下。

一论一切癫痫风狂，或因惊恐怖畏所致，及妇人产后血虚，惊气入心，并室女经脉通行，惊邪蕴结，顿服，比此经效。

抱胆丸

水银二两一钱　朱砂一两,研　铅一两半　乳香一两,研

上,将铅入銚内,水银结成砂子,次下朱砂、乳香,乘热用柳木棍搅匀,丸如芡实大,每服一丸,空心井花水吞下。病者得睡,切莫惊动,觉来即安。再服一丸,除根。一方,薄荷汤化下,亦可。

一论癫狂失心不寐,此方用朱砂能镇心安神,酸可使收引,故枣仁能敛神归心,香可使利窍,故乳香能豁达心志。许学士加人参,亦谓人参能宁心耳。

宁志膏

辰砂一两　酸枣仁淡,五钱　乳香五钱　加人参一两

上为细末,炼蜜为丸,如弹子大,每服一丸,薄荷汤化下。

一论癫狂失心,此病因忧郁得之,痰涎包络心窍,此药能开郁痰。

白金丸

白矾三两　川郁金七两

上为末,米糊丸,每服五十丸,温水送下。

一论癫狂五痫惊悸,一切怪证,此皆痰火实盛也。

清心滚痰丸

大黄酒蒸,四两　黄芩四两　青礞石煅,五钱　沉香二钱半　牙皂五钱　犀角五钱　麝香五分　朱砂五钱,为衣

上为细末,水为丸,每服四五十丸,滚水送下。

一论心风者何?盖君火在心,因怒发之,相火助盛,痰动于中,挟气上攻,迷其心窍,则为癫为狂,所怒之事,胶固于心,辄自言谈,失其条序,谓之心风。与风何干也?若痰不盛者,则有感亦轻。

一论久患心风,癫狂健忘,怔忡失志,及恍惚惊怖入心,神不守舍,多言不定,此药大能安神养血,宁心定志,以紫河车一具,长流水洗净,慢火焙干为末,炼蜜为丸,空

心酒送下。

一人癫狂乱打,走叫上房,用瓜蒂散,吐出其痰数升,又以承气汤下之,即愈。

一人患心风,即痰迷心窍,发狂,用真花蕊石煅,黄酒淬一次,为细末,每服一钱,黄酒调下。

一论癫狂五痫,眩晕时作时止,痰涎壅盛,心神昏愦,此属气血虚而挟风痰郁火也。

驱风化痰汤

人参　白术去芦　白茯苓去皮　半夏姜炒　陈皮　枳实酒炒　当归酒洗　川芎　白芍酒炒　桔梗去芦　南星　远志甘草水泡,去心　瓜蒌仁　白附子　僵蚕　天麻　黄连姜炒　黄芩酒炒　甘草　怀生地

上锉一剂,生姜五片,水煎温服。

一癫狂健忘失志,及恍惚惊怖入心,神不守舍,多言不定,一切真气虚损,用紫河车入补药内服之,大能安神养血宁志,治健忘惊悸,怔忡不寐,以六味丸加远志、石菖蒲、人参、白茯苓、当归、酸枣仁(炒)。

一治心恙狂惑,用无灰酒一碗、真麻油四两,共和匀,杨枝二十条,逐一条搅一二下,搅遍杨枝,直候油酒相和如膏,煎至八分,狂者强灌之,令熟睡,或吐或不吐,觉来即醒。

一治狂言乱语,用虾蟆一下,烧灰为末,酒调服。

一治癫狂诸病。

将军汤

大黄四两,酒浸一宿

上用水三升煎之,分作三服。

癫狂病者,多怒为癫,多喜为狂。癫者,精神不守,言语错乱,妄见妄言,登高骂詈是也,狂之病始发,少卧少饥,自贤自贵,妄笑妄动,登高而歌,弃衣而走是也。癫病者,责邪之并于肝,狂病者,责邪之并于心也。此皆实证,宜泻而不宜补,故用大黄以泻之,取其苦寒,无物不降,可以泻实。又必数日后方可与食,但得宁静,便为吉兆。不可见其瘦弱减食,以温药补之,及以饮食

饱之，病必再作，戒之！戒之！缓与之食，方为得体，故曰损其谷气，则病易愈。所以然者，食入于阴，长气于阳故也。又宜滚痰丸下之。

一治癫狂不止，得之惊忧，极者用甜瓜蒂半两为末，每服一钱，井水调一盏投之，即大吐，后熟睡，勿令惊起，神效。

一治邪狂癫痫，不欲眠，妄行不止，用白雄鸡二只，煮熟，五味调和，作羹食。

一治因惊忧失心，或思过多，气结不散，积有痰涎，留灌心包，窒塞心窍，以致妄言妄语，叫呼奔走。

雄朱丸

朱砂颗块者，二钱半，研　雄黄明净者，研，一钱半　白附子一钱

上和匀，以猪心血和为丸，如梧桐子大，另用朱砂为衣，每服三粒，以人参、菖蒲汤送下。常服一粒，能安魂定魄，补心益智。

一牧童小子，平日口中胡说，一片鬼话，令人惊骇，予诊之，脉洪大。是实热也，以蚯蚓数条研烂，井水调服，立愈。

痫 证

脉虚弦为惊，为风痫。

痫证者，发则仆地，闷乱无知，嚼舌吐沫，背反张，目上视，手足搐搦，或作六畜声者是也。盖痫疾之原，得之于惊，或在母腹之时，或在有生之后，必因惊恐而致疾。盖恐则气下，惊则气乱，恐气归肾，惊气归心，并于心肾，则肝脾独虚，肝虚则生风，脾虚则生痰，蓄极而通，其发也暴，故令风痰上涌，而痫作矣。《内经》曰：然，所以令人仆地者，厥气并于上，上实下虚，清浊倒置，故令人仆地。闷乱无知者，浊邪干于心君，而神明壅闭也。舌者心之苗，而脾之经络连于舌本，阳明之经络入上下齿缝中，故风邪实于心胸则舌自挺，风邪实于阳明则口自噤，一挺一噤，故令嚼舌。吐沫者，风热盛于内也，此风来潮涌之象。背反张，目

上视者，风在太阳经也，足太阳之经，起于睛明，夹脊而下，风邪干之，则实而劲急，故目上视而背反张也。手足搐搦者，属肝木，肝木主筋，风热盛于肝，则一身之筋牵挛，故令手足搐搦也。搐者四肢屈曲之名，搦者十指开握之义也。或作六畜声者，风痰鼓其气窍，而声自变也，譬之弄笛焉，六孔闭塞不同，而宫商别异是也。

夫痫之为病，角弓反张，手足搐搦，口吐涎沫，俗云猪圈风也。亦因金衰木旺，生风外出，惊邪入内以致之。盖痫病一月数发者易治，周年一发者难治，虚实之判也。实则即攻之，虚者先补可也。治法当先以瓜蒂散吐之，用甜瓜蒂为末，每服一钱，井水调一盏投之，即大吐，后熟睡，勿令惊起即效，后以汤药调理。

一论痫证宜下宜吐，茶子喜涌而能吐顽痰，宜取一升，捣烂，煎汤服，得大吐便止。

一论诸痫神智不宁，时发狂躁，多言好怒，面容不泽。

定神至宝丹

生地黄姜汁炒，五钱　橘红　贝母　白茯苓去皮　黄连　远志去心　石菖蒲　酸枣仁炒　枳实麸炒　瓜蒌仁　天花粉　甘草少许

上锉，生姜三片，水煎服。

一论痫者，痰涎壅然也。

加减导痰汤　主方，神效。

南星姜制　半夏　陈皮去白　白茯苓去皮　瓜蒌仁　枳实麸炒　桔梗　山栀子　黄芩各一钱　黄连姜炒，一钱　甘草　木香各五分，另研　辰砂五分，为末

上锉一剂，生姜煎，入竹沥、姜汁、磨木香末，调辰砂末同服。

一论痫属气血虚而兼痰火者，此攻补兼施，平肝解郁，清火化痰，除眩晕诸痫之证。

清心抑气汤

当归酒洗　白芍酒炒　白术去芦，炒　白茯苓去皮　陈皮去白　半夏姜汁炒　枳实麸炒　竹茹　石菖蒲　黄连姜炒　香附炒，各一钱　麦门冬去心　川芎　人参　远志去心　甘草

各四分

上锉一剂，生姜煎服。

一论大人小儿，忽然昏晕倒地，五痫之证。

朱砂水飞，用猪心一个割开，入砂末五钱，湿纸包，慢火炙熟，取净砂，入后药，猪心于病人空心食 南星沸汤浸三次，锉，姜制，二两 巴豆仁五钱，石灰一碗，炒红，入仁在内，灰冷取仁，将灰又炒，又以仁入内再炒，拣出，用草纸捶去油，灰不用 全蝎去头足尾，炙，二钱 龙胆草二两

上为末，面糊丸如梧桐子大，每服十五丸，姜汤送下。

一论风痫搐搦，心志发狂，弃衣而走，登高而歌，或数日不愈，逾垣上屋，妄言骂詈，不避亲疏，妄见鬼神，一切潮热，及风中厥逆，牙关紧闭，并可治之。

三圣散

防风去芦，三两 瓜蒂炒，二两 藜芦去苗，加减用，或一两，或半两，或二两

上为粗末，每服五钱，用虀汁二盏，煎三沸，滤于大碗中，再用虀汁一盏，煎渣三沸，却入先煎药，同熬三沸，澄清，候温，徐徐投下，不必尽剂。吐，如吐不止，煎葱白汤，咽三五口，立解，如不吐，再加服之。如服药多，不吐出涎，再饮虀汁、盐汤各一两盏。投之如不出，以光钗喉中探引，即出矣。须用白盆一个，黑盆不见涎形状，吐出青黄涎沫二三升为效。吐罢之后，吃微温白粥一二顿。

此三圣散，汗、吐、下三法俱行，防风发汗，瓜蒂下泄，藜芦涌吐。凡用法则禁忌症候，小者勿服，病久虽合吐，勿服，吐血人勿服，主病不正勿服，众口不能正勿服。先正病人心神，居净室中，善侍病者一二人，温克和柔，善诱患人，则妙矣。提防吐后眩晕，跌仆呼叫。病人吐泻，必损津液，吐泻罢，可与冰水及新水降心火，勿食热物。

一论诸风瘫痪，不能言语，怔忡健忘，恍惚去来，头目眩晕，胸中烦郁，痰涎壅塞，精神昏倦，心气不足，神志不宁，惊恐忧惨，虚烦少睡，或发癫狂，小儿惊痫风搐，大人暗风羊癫风癫，发叫如雷，其效如神。

千金保命丹 侍御何中寰经验。

朱砂二钱 珍珠一钱 胆星三钱 甘草 麻黄去根节 白附子炮 雄黄 薄荷各一钱 防风 琥珀 金箔 牛黄各一钱 僵蚕炒 犀角镑 麦门冬去心 枳壳去穰 桔梗去芦 地骨皮 神曲炒 白茯苓去皮木 白术去芦 人参各三钱 远志去心，三钱 柴胡三钱 天麻二钱 胆矾一钱七分 冰片少许 黄芩七钱 麝香少许 紫河车七钱 天竺黄一钱 荆芥七钱 蝉退一钱七分 川芎 牙皂各一钱

上为细末，炼蜜为丸，如弹子大，金箔为衣，用蜡包裹，用时取开，每服一丸，薄荷煎汤磨化下，不拘时服。忌猪羊肉、虾米、核桃、动风之物。

一参伯王摺庵公子，患痫七年，诸医罔效。召余治，以追风祛痰丸、安神丸，二丸兼进，半年而愈，逾四年未发。复因不善保守，病发如前，差役复求余治，余以此方制药一料，投之辄效，迄今数载不发，气体已复原矣。曩辱公优渥，赠余匾曰：医士无双。余因此方屡验，故更一字，名曰：

医痫无双丸

南星一两 半夏一两，二味用白矾、皂角、生姜煎汤，浸一日夜，透，切片，随汤煮干，去矾、皂、姜不用 川芎三钱 归身酒洗 软石膏各一两 天麻七钱 僵蚕五钱 怀生地黄酒洗，一两 荆芥穗五钱 辰砂五钱 川独活五钱 乌犀角五钱 白茯苓去皮木 楝参各一两 远志甘草水泡，去心 麦冬去心 白术去油芦 陈皮去白，各五钱 酸枣仁炒，五钱 黄芩三钱 川黄连去毛，五钱 白附子煨 珍珠 甘草各三钱 金箔三十片

上为细末，好酒打稀糊为丸，如梧桐子大，金箔为衣，每服五十丸，空心白汤送下。最能祛风化痰，降火补益，养血理脾，宁心定志。轻者半料奏效，重者一料除根。

一儿十五岁，御女后，复劳役，考试失意，患痫证三年矣，遇劳则发，用十全大补

汤、加味归脾汤之类，更以紫河车，生研如膏，入蒸糯米饭为丸，如梧桐子大，每服百丸，日三四服而痊。后患遗精，盗汗发热，仍用前药及六味丸而愈。此方治痫，不拘老幼皆效。

清心滚痰丸 治诸风癫痫有殊效。

一治惊痫方。

白矾一两，半生半枯 荆芥穗二两

上为末，面糊为丸，如黍米大，朱砂为衣，每服二十丸，姜汤送下。

健 忘

夫健忘者，陡然而忘其事也，尽心力思量不来，为事有始无终，言谈不知首尾。皆主于心脾二经，盖心之官则思，脾之官亦主思。此由思虑过度，伤于心则血耗散，神不守舍，伤于脾则胃气衰惫，而疾愈深，二者皆主人事，则卒然而忘也。盖心主血，因血少而不能养其真脏，或停饮而气郁以生痰，气既滞，脾不得舒，是病皆由此作。治之必须先养其心血，理其脾土，凝神定志之剂以调理，亦当以幽闭之处，安乐之中，使其绝于忧虑，远其六欲七情，如此日渐安矣。

一论思虑伤脾，不能摄血，致血妄行，或吐或下，或健忘怔忡，惊悸不寐，发热盗汗，或心脾伤痛，嗜卧少食，大便不调，或血虚发热，或肢体重痛，妇人月经不调，赤白带下，或晡热内热，瘰疬流注，不能消耗溃敛，或思虑伤脾，而作疟痢。

归脾汤主方。

人参三钱 黄芪蜜炒，二钱 白术去芦，一钱五分 白茯苓去皮，三钱 当归酒洗，三钱 远志一钱，甘草水泡，去心 龙眼肉十枚 酸枣仁三钱，炒 木香八分 甘草六分，炙

上锉，姜、枣煎服。加柴胡、附子，名加味归脾汤。神不宁而健忘，倍酸枣仁、茯神、当归，加柏子仁。

一论诸虚健忘，及惊悸怔忡等症。

加减补心汤

人参 白茯苓 陈皮 白芍酒炒 远志甘草水泡，去心 酸枣仁炒 知母 白术 生地黄 当归 石菖蒲 麦门冬去心 黄柏酒炒 甘草

上锉，姜、枣煎服。

一论宁心保神，益血固精，壮力强志，令人不忘，清三焦，化痰涎，祛烦热，疗咽干，除惊悸，定怔忡，育养心神，大补元气，读书劳神，勤政劳心，常宜服之。

天王补心丹大中丞松石刘公传。加石菖蒲、百部、杜仲、甘草。

怀生地四两 天门冬去心 桔梗各五钱 当归 柏子仁 酸枣仁炒 五味子各一两 麦门冬去心 远志甘草水泡，去心 白茯苓去皮 元参 丹参 人参各一两

上为细末，炼蜜为丸，如梧桐子大，朱砂为衣，每服二三十丸，临卧灯心、竹叶煎汤送下，灯心、枣汤亦可。一方加酒炒黄连五钱。如饮食不思，大便不实，恐不宜也，又当服后方。

安神定志丸 功同补心丸。

人参一两五钱 白术去芦，炒 白茯苓去皮 白茯神去心 远志甘草水泡，去心 石菖蒲去毛，忌铁 酸枣仁炒，各一两 麦门冬去心，一两 牛黄另研，一钱 辰砂三钱半，水飞，为衣

上为细末，圆眼肉四两熬膏，和炼蜜三四两为丸，如梧桐子大，辰砂为衣，每服三十丸，清米汤送，不拘时，日三服。

一论凡人多识不忘者，心血足而无所蔽也，若心血不足，邪气蔽之，则伤其虚灵之体，而学问易忘矣。龟，介虫之灵物也，龙，鳞虫之灵物也，假二物之灵，以养心之灵，欲其同气相求云尔，远志辛温味厚，辛温可使入心，味厚可使养阴，菖蒲味辛气温，味辛则利窍，气温则通神，以之而治易忘，斯近理矣。

聪明丸春元周用廷经验。

败龟甲炙酥 龙骨入鸡腹中，煮一宿 远志去心苗 石菖蒲九节者，各等分

上为末，每服一钱，酒调下，日三服。

一论读书辛苦，而有房劳者。

当归　生地黄　白术　玄参各一钱　川芎　白芍　白茯苓　黄柏酒炒　知母酒炒　麦门冬去心　山栀炒　甘草各五分

上锉一剂，生姜煎服。

一论癫狂健忘失志，及恍惚惊怖入心，神不守舍，多言不定，一切真气虚损，用紫河车入补药内服之，大能安神、养血、宁志，治健忘惊悸怔忡不寐，用六味丸，加远志、石菖蒲、人参、白茯神、当归、酸枣仁（炒）。

一论诸虚健忘等症，以十全大补汤，去川芎、肉桂、黄芪，加陈皮、远志、石菖蒲、麦门冬、酸枣仁、黄柏、知母。

惊　悸

寸口脉动而弱，动为惊，弱为悸。心中惊悸，脉必大结。饮食之悸，沉伏动滑。

夫惊悸，即动悸也，动之为病，惕然而惊，悸之为病，心下怵怵，如恐人捕，皆心虚胆怯之所致也。又曰：惊者，恐怖之谓，悸者，怔忡之谓。怔忡、惊悸、健忘三证，名异而病同。又云：惊悸者，蓦然而跳跃惊动，如有欲厥之状，有时而厥者是也，属血虚，时觉心跳者，亦是血虚。盖人之所主者心，心之所养者血，心血虚，神气不守，此惊悸之肇端也。

一人闻声即惊，医者令病人坐于堂下，使两人扶之。医自堂上，以小凳木槌手击，而口云吾击凳，亦常事耳，尔何必惊。且击且言，患者视之久，而惊遂定。此深得乎治之法也。

一论惊悸怔忡，健忘不寐，属心血虚者。

补心汤主方。

当归一钱二分　川芎七分　白芍炒，一钱　生地黄三钱二分　白术去芦，一钱　远志去心，八分　白茯神一钱二分　酸枣仁炒，八分　麦门冬去心，一钱　黄连姜汁炒，一钱　元参五钱　甘草炙，三钱

上锉一剂，水煎温服。一方加柏子仁。

一论血虚，心神不安，惊悸怔忡不寐并治。

安神镇惊丸

当归酒洗，一两　贝母去心，一两　川芎七钱　生地黄酒洗，一两半　麦门冬去心，一两　酸枣仁炒，二两　白芍酒炒，一两　远志去心，七钱　陈皮去白，一两　白茯神去皮木，七钱　黄连姜汁炒，五钱　甘草三钱　朱砂研末，水飞，为衣，一两

上为末，炼蜜为丸，如绿豆大，每服五十丸，食远枣汤送下。

一论七情六欲相感而心虚，夜多梦寐，睡卧不宁，恍惚惊怖痰痫，属心气虚者。

益气安神汤

当归一钱二分　黄连姜汁炒　生地黄　麦门冬去心　酸枣仁炒　远志去心，各一钱　白茯苓去皮心，一钱二分　人参　黄芪蜜炒　胆星各一钱　淡竹叶一钱　甘草六分

上锉一剂，姜一片、枣一枚，水煎服。

一论小儿大人被惊，神不内守，痰迷心窍，恍惚健忘，诸痫、疾风、心风等症。

安神醒心丸

南星末，五两　川连末，一两五钱，先以姜汁拌浸半日，入南星末调，和匀，成饼，于饭甑内蒸半日　人参末，一两五钱　制远志末，一两五钱　飞过辰砂研，七钱五分　琥珀七钱五分　酸枣仁炒，研末，一两

上用雄猪心三个，入竹沥，打面糊为丸，如梧桐子大，金箔为衣，每服五十丸，食远白汤送下，小者二三十丸。

一论异梦多惊有二法：一于髻中戴粗大灵砂一囊，一于枕中置真麝香一囊，皆能杜绝异梦，而疗夜魇。

一论夜梦，阴盛梦大水恐惧，阳盛梦大火燔灼，阴阳俱盛梦相杀，上盛梦飞，下盛梦堕，饱梦与人食，饥梦取人食，心实梦燔灼，心虚梦救火、阳物坚，肝虚梦细草芒芒，肝实梦伏树下不望地天，脾虚梦饮食不足，

脾实梦筑墙盖屋，肺虚梦白物、斩血籍，肺实梦兵刃血战，肾虚梦舟船溺水，肾实梦伏水中，若有所畏。

怔仲

夫怔仲者，心中不安，惕惕然如人将捕是也，属血虚。有虑便动，属虚。时作时止者，痰因火动。瘦人多是血少，肥人属痰。怔仲者，心胸躁动，谓之怔仲，此心血不足也。多因汲汲富贵，戚戚贫贱，不遂所愿而成。

一论血虚火盛，怔仲，心慌，恍惚，烦躁不宁。

养血清心汤

当归酒洗，一钱　川芎七分　白芍酒炒，一钱　生地黄酒洗，一钱　黄连姜汁炒，一钱　甘草三分　片芩去朽，八分　栀子炒，八分　酸枣仁炒　远志去心　麦门冬去心，各一钱

上锉一剂，生姜煎服。

一论心烦懊恼，惊悸怔仲，胸中气乱，此血虚而火盛也。

朱砂安神丸

朱砂另研，水飞，滤过，五钱　当归酒洗，二钱五分　黄连酒洗，六钱　生地黄酒洗，一钱五分　甘草炙，二钱五分

一方加人参、白术、茯神、酸枣仁（炒）、麦门冬（去心），各等分，为末，炼蜜为丸，如黍米大，每服五十丸，食远米汤送下。

一论思虑即心跳者，是心中无气少血，故作怔仲也。

四物安神汤

当归酒洗　白茯神去皮木　白芍酒炒　熟地黄　黄连姜汁炒　人参　白术去芦　辰砂研末，临服调入　竹茹　酸枣仁炒　麦门冬去心　乌梅一个　栀子　生地黄酒洗

上锉一剂，煎服。

一论心气怔仲，而自汗者，不过一二服而愈。

参归腰子

人参五钱　当归身五钱　猪腰子一对

上先以腰子用水二碗，煮至一碗半，将腰子细切，入二味药，同煎至八分，吃腰子，以药汁送下。如吃不尽腰子，同上二味药渣焙干，为细末，山药糊为丸，如梧桐子大，每服三五十丸，米汤送下。

一论精神虚愦，恍惚不宁，心思不定，气不足，健忘怔仲。

加味宁志丸

人参　白茯苓去皮　远志甘草水泡，去心　石菖蒲米泔浸　酸枣仁炒　黄连去毛　柏子仁各一两　当归酒洗，八钱　生地黄酒洗，八钱　木香四钱　朱砂研，水飞，一两二钱半，一半入药，一半为衣

上为细末，炼蜜为丸，如绿豆大，半饥时麦门冬（去心）煎汤送下五六十丸。

虚烦

夫虚烦者，心胸烦扰而不宁也。多是体虚，摄养有乖，营卫不调，使阴阳二气皆有所偏胜也。或阴虚而阳盛，或阴盛而阳虚。《内经》曰：阳虚则外寒，阴虚则内热，阳盛则外热，阴盛则内寒，令人虚烦，多是阴虚生内热所致。虚劳之人，肾水有亏，心火内蒸，其烦必躁，吐泻之后，津液枯竭，烦而有渴，唯伤寒及大病后，虚烦之症，却无霍乱，临病宜审之。巢氏《病源》曰：心烦不得眠者，心热也。但虚烦不得眠者，胆冷也。

一论病后虚烦不得眠，及心胆虚怯，触事易惊，短气悸乏，或复自汗等症。

温胆汤

半夏汤泡，七钱　竹茹　枳实麸炒，各三钱　陈皮四钱半　白茯苓去皮，二钱五分　甘草炙，二钱五分

上锉，分二剂，姜、枣煎服。一方加酸枣仁（炒）、远志（去心）、五味子、熟地黄、人参各等分。

一论大病后表里俱虚，内无津液，烦渴心躁，及诸虚烦热，与伤寒相似，但不恶寒，身不痛，不可汗下，宜服竹叶石膏汤。方见伤寒。

不寐

不寐有二种，有疾后虚弱及年高人阳衰不寐者，有痰在胆经，神不守舍，亦令不寐。虚者用六君子汤，加炒酸枣仁、黄芪，痰者用温胆汤，减竹茹一半，加南星、炒酸枣仁。伤寒不寐者，当求之本门。

一论心胆虚弱，昼夜不眠，百方无效，服此如神。

高枕无忧散

人参五钱　软石膏三钱　陈皮　半夏姜炒　白茯苓去皮　枳实麸炒　竹茹　麦门冬去心　酸枣仁炒　甘草各一钱五分

上锉一剂，龙眼五个，水煎服。

一论勤政劳心，痰多少睡，心神不足。

养心汤

人参　麦门冬去心　黄连微炒　白茯苓去皮　白茯神去木　当归酒洗　白芍酒炒　远志去心　陈皮　柏子仁　酸枣仁炒　甘草各等分

上锉，莲肉五个（去心），水煎温服。

安神复睡汤

当归　川芎　白芍酒炒　熟地黄　益智仁　酸枣仁炒　远志甘草水泡，去心　山药　龙眼肉各等分

上锉，姜、枣煎服。

一论心气不足，恍惚多忘，或劳心胆冷，夜卧不睡，此药能安神定志。

加味定志丸

人参三两　白茯神去皮木，二两　远志甘草水泡，去心　石菖蒲各二两　酸枣仁炒，二两　柏子仁炒，去壳，二两

上为细末，炼蜜为丸，如梧桐子大，朱砂、乳香为衣，每服五十丸，临卧枣汤送下。

附睡法

睡不厌蹴，觉不厌舒。蹴者，曲膝蜷腹，以左右肋侧卧，修养家所谓狮子眠是也。如此则气海深满，丹田常暖，肾水易生，益人多宏。舒体而卧，则气宣而寡蓄，神散而不潜，故卧唯觉时可舒体耳。西山蔡季通引《千金方·睡诀》云：睡则必侧，觉正而伸，早晚以时，先睡心，后睡眠。晦庵以为此古今未发之妙。

一论胆虚，睡卧不安，心多惊悸，酸枣仁一两，炒令香熟，为末，每服二钱，不拘时，竹叶汤调下。

一治心下怔忡，睡倒即大声打鼾睡，醒即不寐，余以羚羊角、乌犀角，各用水磨浓汁，入前所用养心汤或复睡汤内，服之立效。盖打鼾睡者，心肺之火也。

一治胆虚，常多畏恐，不能独卧，如人捕状，头目不清。

人参　枳壳　五味子　桂心各三分　柏子仁一钱　甘菊花　白茯苓　枸杞子各三分　山茱萸五分　熟地黄一钱

上为末，每服二钱，温酒调下。

厥证

阳厥脉滑而沉实，阴厥脉细而沉伏。

气虚则发厥，血虚则发热，厥者，手足冷也。气属阳，阳虚则阴凑之，故发厥也，血属阴，阴虚则阳凑之，故发热也。气虚发厥者，当用温药，血虚发热者，不宜用凉药，当用温养气血之药以补之，宜养阴，黄芪建中汤之类是也。又有一种病实热者，极而手足厥冷，所谓热深厥亦深，此当用凉药，须以脉别之，此最难辨。

一论阳厥者，是热深则厥深，盖阳极则发厥也，急以六一顺气汤治之。

一论阴厥者，始得之，身冷脉沉，四肢厥逆，足蜷卧，唇口青，或自利不渴，小便色白，宜四逆、理中汤之类，仍速灸关元百壮，鼻尖有汗为度。

一论痰厥者，卒然不省人事，喉中有水鸡声者是也，用牙皂、白矾等分研末，吹鼻，

即以香油一盏，入姜汁少许，灌之立醒，或烧竹沥、姜汁灌之，亦可。

一论蛔厥者，乃胃寒所致，经曰蛔者，长虫也，胃中冷，即吐蛔，宜理中汤，加炒川椒五粒、槟榔五分，吞乌梅丸。

一论气厥者，与中风相似，但风中身温，气中身冷，以藿香正气散，加南星、木香、乌药。如有痰，以四七、导痰汤主之。

一论暴怒暴死者，名曰气厥，盖怒则气上，气上则上焦气实而不行，下焦气逆而不吸，故令暴死，气上，宜降之。

五磨饮子

木香　沉香　槟榔　枳实　台乌药

上五味等分，白酒磨服，立苏。

建中汤见汗证。

六一顺气汤见伤寒。

四逆汤见中寒。

理中汤见中寒。

藿香正气散见霍乱。

四七汤见诸气。

导痰汤见痰饮。

心胃痛

脉沉细而迟者易治，浮大弦长者难治。

胃脘痛者，多是纵恣口腹，喜好辛酸，恣饮热酒煎煿，复食寒凉生冷，朝伤暮损，日积月深，自郁成积，自积成痰，痰火煎熬，血亦妄行，痰血相杂，妨碍升降，故胃脘疼痛，吞酸嗳气，嘈杂恶心，皆膈噎反胃之渐者也。俗医以燥热之药治之，以火济火，误矣。古方有九种心痛，曰饮，曰食，曰风，曰热，曰冷，曰悸，曰虫，曰疰，曰去来痛，夫所谓冷者，唯一耳，岂可例以热药治之乎！须分新久，若明知身犯寒气，口得寒物而病，于初得之时，当用温散温利之药，若病久，则成郁矣，郁则成热，宜用炒山栀为君，热药为之向导，则邪易伏，病易退。病安之后，若纵恣不改，病必再作，难治矣。此病虽日久不食，不死，必须待服药数剂，痛定，过

一日，渐而少食，方得痊安。其有真心痛者，大寒触犯心君，又曰污血冲心，手足青过节者，旦发夕死，夕发旦死，非药所能疗焉。

一论胃脘积有郁热，刺痛不可忍者，此方治心胃痛之主方也。

清热解郁汤

山栀仁炒黑，二钱　干姜炒黑，五分　川芎一钱　黄连炒，一钱　香附炒，一钱　枳壳去穰，麸炒，一钱五分　苍术米泔浸，七分　陈皮五分　甘草三分

上锉一剂，生姜三片，水煎热服。服后戒饮食大半日，再服一剂，神效。如痛甚，加姜汁二三匙，入药同煎。

一论诸积气为痛，心膈痛、腹痛、血积痛、肾气痛、胁下痛、大便不通、气噎、宿食不消等症。

神保丸

木香二钱五分　胡椒二钱五分　全蝎全者七枚　巴豆十枚，去皮心，研，去油

上为末，入巴豆霜，再研，汤浸，蒸饼为丸，如麻子大，朱砂三钱为衣，每服三十粒。心膈痛，柿蒂、灯心汤下。腹痛，柿蒂、煨姜汤下。血积痛，炒姜、醋汤下。肺气盛者，白矾、蛤粉、黄丹各一钱，同研为散，煎桑白皮、糯米饮调三钱下。气喘，桑白皮、糯米饮下。肾气痛，胁下痛，炒茴香、酒下。大便不通，蜜调槟榔末一钱下。气噎，木香汤下。宿食不消，茶下，或酒浆饮任下。酒面热毒过度，痰饮致臂痛，柿蒂汤下。诸气，唯膀胱气、胁下痛最难治，独此药能去之。有人病项筋痛，诸医皆以为风，治之数月不瘥，乃流入背膂，久之又注右胁，挛痛甚苦，乃合服之，一投而瘥，再服除根。

一论治心胃刺痛，并两胁肋痛，呕吐胸痞，大便坚，六脉数，或发热口干。

清上饮

柴胡　黄芩　赤芍　厚朴　枳实　栀子　郁金　黄连　半夏　青皮　大黄　芒硝　甘草

上锉，生姜三片，水煎热服。

一治心气及胃脘诸痛，郁火所致者。

肥栀子去壳，十五枚，姜汁炒黑　抚芎一钱
香附童便炒，一钱

上锉，水煎三滚，入姜汁三四匙，再煎一滚，去渣，入百草霜二匙，调和服之。

一治心胃痛不可忍者，或心神恍惚，栀子（炒）、黄连（炒），二味停，用茯苓、茯神减半，水煎服，立止。

一治因多食煎炒、烧饼、米拌热面之类，以致热郁胃脘，当心而痛，或呕吐不已，渐成翻胃。

黄连六钱　甘草一钱

上锉，水煎温服，立止。

一治胃脘心气作痛，有热者。

酒饼炒　栀子炒　石膏煅，各三钱

上锉，水煎，一服立止。

上论男妇小儿，惯常心腹作痛，宜服此一料，以拔病根，永不再发，此药能清痰涎，消食积、酒积、肉积、茶积，一切诸积在胃脘，当心而痛，及痞满、恶心、嘈杂、呕吐、嗳气、吞酸、脾痛、诸痛，神效。

无价金丹

白术去芦，炒，三两　枳实麸炒，一两　苍术米泔浸，炒，二两　猪苓一两　麦芽炒　神曲炒　半夏汤泡，各二两　泽泻　赤猪苓去皮　川芎　黄连陈土炒　白螺蛳壳煅，各七钱　砂仁　草豆蔻　黄芩陈土炒　青皮去穣　莱菔子炒　生姜各五钱　陈皮去净白　香附子童便炒　瓜蒌仁　槟榔各三钱　川厚朴去皮，姜炒，二钱　木香二钱　甘草二钱

上为细末，青荷叶泡汤浸晚粳米，研粉作糊为丸，如梧桐子大，每服七十丸，多至百丸，米汤送下。吞酸，加吴茱萸（汤泡），寒月用五钱，热月用二钱半。久病夹虚加人参、扁豆、石莲肉各五钱。时常口吐清水加炒滑石一两、牡蛎（煅）五钱。

一论胃脘痛，属寒者。

丁胡三建汤

丁香　良姜　官桂各一钱五分

上锉一剂，水一碗，煎七分，用胡椒五十粒，炒为末，调入药内，顿服。一方用良姜末三分，米汤调下，立止。

一治心胃刺痛不可忍者，胃口冷气所致者。

干姜炒　官桂　苍术米泔浸，炒　半夏姜汁炒

上锉，生姜煎服。

上论一切气痛、心痛、肚疼及冷气痛。

良姜一两三钱　吴茱萸四两，炒　胡椒一两

上为末，每服五分，轻者三分，用飞过盐三分，温酒调服。

一论气自腰腹间攻心，痛不可忍，腹中冰冷，自汗如洗，手足挛急厥冷。

山栀子大者四十九个，连皮捣碎，炒黑　大附子一枚，炮，去皮脐

上为粗末，每服二三钱，酒煎八分，入盐一捻，温服。

一治诸般心腹气痛，或瘀血作痛。

桃灵丹

桃仁五钱　五灵脂五钱，火煨制

上为末，醋糊为丸，如梧桐子大，每服二十丸，酒下，或醋汤下。

一人心胃刺痛，手足梢冷，出汗，指甲青，百药不效，余用当归三钱煎汤，外用水磨木香、沉香、乌药、枳壳，磨浓调服，立止。

一论寒邪冷气入乘心络，或脏腑暴感风寒，上乘于心，令人卒然心痛，或引背膂，甚则经年不瘥。

桂附丸西园公屡验。

川乌头炮，去皮脐，三两　附子三两　干姜炮，二两　官桂二两　川椒去目，微炒，二两　赤石脂二两

上为细末，炼蜜为丸，如梧桐子大，每服三十丸，温水下，觉至痛处即止。若不止，加至五十丸，以知为度。若是朝服无所觉，至午后再进二十丸。若久心痛，每服三十丸至五十丸，尽一剂，终身不发。治心痛彻背如神。

一论心腹疼痛，每作必胸满，呕吐厥冷，面赤唇麻，咽干口燥，寒热不时，而脉洪大，屡服寒凉损真之故，内真寒而外假热也，且脉弦洪而有怪状，乃脾气损亏，肝木乘之而然，当暖补其胃，补中益气汤。方见内伤。依本方加半夏、茯苓、吴茱萸。

一妇人胃脘当心而痛剧，右寸关俱无，左虽有，微而似绝，手足厥冷，病势危笃，察其色，眼胞上下青黯。此脾虚肝木所乘，用参、术、茯苓、陈皮、甘草补其中气，用木香和胃以行肝气，用吴茱萸散脾胃之寒止心腹之痛，急与一剂，俟滚先服，煎熟再进，诸病悉愈。何可泥其痛无补法，而反用攻伐之药，祸不旋踵！

一妇人怀抱郁结，不时心腹作痛，年久不愈，诸药不应，余用归脾加炒山栀而愈。

一唐仪部胸内作痛月余，腹亦痛，左关弦长，右关弦紧。此脾虚肝木所乘，以补中益气加半夏、木香，二剂而愈，又用六君子汤二剂而安，此面色黄中见青。

一论有虫者，必面上斑白唇红，又痛后便能食，时作时止是也，是二陈汤加苦楝根皮煎服。上半月虫头向上，易治，下半月虫头向下，难治。或曰痛而久卧不安，自按心腹，时大叫，面色或青或黄，唇缓，目无睛光者，此虫痛也。

一治蛔虫作痛神方，用苦楝根上皮洗净，白水煎，露一宿，次日早，烧猪肉一块，嗅其气，然后服药，其法，上半月服，其虫尽下。

一治寸白虫作痛，用酸石榴东南根二两、槟榔五钱、大黄五钱，白水煎，露一宿，次日五更冷服，未服先烧些猪肉，嗅其气，不可食，其药上半月服之，立效。

一论胃冷，蛔虫上攻，心痛呕吐，四肢冷。

乌梅丸

当归四钱　人参六钱　炮姜一两　肉桂六钱　大附子炮,六钱　川椒去目,炒,四钱　细辛六钱　黄连一两六钱,酒炒　黄柏六钱,酒炒

上为细末，乌梅三十个，去核捣烂，入蜜为丸，如梧桐子大，每服五十丸，空心盐汤送下。乌梅用好醋渍一宿，去核，于五升米饭上蒸熟，杵如泥，和药令相得，纳臼中杵三千下，入蜜和为丸。又治胃腑发咳，咳而呕，呕甚则长虫出。

一论虫攻心痛，并腹中块块，按之不见，往来痛无休止。

化虫丸

鹤虱三钱　胡粉炒　枯矾　苦楝根皮去浮皮　槟榔各五钱

上为细末，面糊为丸，如梧桐子大，每服十五丸，米饮入真芝麻油一二点，打匀服之，其虫小者化为水，大者自下。

一妇年四旬，心胃刺痛，时痛时止，不思饮食，食则即吐，手足厥冷，胸中痞闷，口干作渴。余曰：此胃中有虫也，以二陈汤加槟榔、枳实、乌梅、花椒、炒黑干姜、苦楝根皮、生姜，煎一服，打下虫一大碗，遂止。

一论急心痛。

玄灵散

五灵脂去砂石　玄胡索炒　莪术火煨　良姜炒　当归各等分

上为末，每服二钱，热醋汤送下。

一论诸心气痛，不可忍者。

绛雪散

白矾枯,一两　朱砂一钱　金箔三片

上为末，每服一钱五分，轻者一钱，空心白汤送下。

一治心痛方。

白矾枯,一两　白硼砂一钱五分

上为细末，姜汁打面糊为丸，如黄豆大，每服一丸，温酒送下。

一治心胃气痛如神，用生矾、枯矾等分为末，面糊丸如樱桃大，每服三丸，烧酒送下，立止。

一治心胃刺痛，黑砂糖半钟，热酒调服。

一治心气痛，五灵脂一钱、枯矾二分，为末，温酒调下。

一治心胃痛欲死，用良姜末三分，米汤调下，立已。

一徐四可治胃脘痛，用炒盐一钱、生姜七片，水煎一钟，温服立止。

一论心腹痛，不问寒热新久，一服立止。

官桂一钱五分　白芍二钱，酒炒　甘草五分

上锉，水煎服。如感冒寒邪，加香、苏。如有热加芩、连。如大便闭，及下痢初起，任服凉药不通，腹痛不止，加大黄、枳壳，立效。

一治胃脘痛甚，诸药不效者。

黄连六钱　大附子去皮脐，炮，一钱

上锉一剂，生姜三片、枣一枚，水煎，稍热服。

一治心痛，黄荆子炒焦为末，米饮调下。

又方，蜜一小钟，酒一碗，同蜜煎滚，调枯矾末一钱，温服出汗。

一治诸血诸气痛不可忍，及心脾气血诸痛，又治血滞腰痛。

三香沉麝丸内翰苏沈方

朱砂　血竭　没药各一分　沉香三分　木香五分　麝香半分

上锉为末，磁器煮，生甘草膏丸如皂角子大，每服一丸，姜、盐汤嚼下。妇人产后气血痛并主之。亦治脾痛，血滞腰痛，用续断、牛膝、桃仁（炒）煎汤送下。血晕用乳香汤泡研化服。

腹　痛

心腹痛不得息，脉细小迟者生，脉大而疾者死。

夫腹痛，有寒气客于中焦，干于脾胃而痛者，有宿积停于肠胃者，有结滞不散而痛者，有痛而呕者，有痛而泻者，有痛而大便不通者，有热痛者，有虚痛者，有实痛者，有湿痰痛者，有死血痛者，有虫痛者，种种不同。治之皆当辨其寒热虚实，随其所得之证施治。若外邪者散之，内积者逐之，寒者温之，热者清之，虚者补之，实者泻之，泄

则调之，闭则通之，血则消之，气则顺之，虫则追之，积则消之，加以健理脾胃，调养气血，斯治之要也。

一论风寒外感，饮食内伤，七情恼怒过度，肚腹疼痛初起者，行气香苏散。方见饮食。

一论外中寒邪，内伤冷物，肚腹绵绵痛不已，而手足厥冷者，五积散。方见中寒。

一论肚腹疼痛，有寒有热，有食有气，治一切肚腹痛之总司也。

开郁导气汤

苍术米泔浸，炒，一钱　陈皮五分　香附童便浸，炒，一钱　白芷一钱　川芎一钱　白茯苓去皮，一钱　干姜炒，五分　滑石一钱　山栀子炒黑，一钱　神曲一钱　甘草少许

上锉一剂，水煎温服。

一论绵绵痛，无增减，脉沉迟者，寒痛也。

姜桂汤

干姜　肉桂　良姜各七分　枳壳去穰，麸炒　陈皮　砂仁　厚朴姜汁炒　吴茱萸炒，各一钱　香附一钱五分　木香五分　甘草二分

上锉，生姜煎服。痛不止，加玄胡索、茴香、乳香。寒极，手足冷，加附子，去吴茱萸、良姜。泄泻去枳壳。

一论乍痛乍止，脉数者，火痛也。

散火汤

黄连炒　白芍炒　栀子炒　枳壳去穰　厚朴去皮　香附　川芎各一钱　木香　砂仁　茴香各五分　甘草三分

上锉一剂，生姜一片，水煎服。痛甚不止，加玄胡索。

一论肚腹满硬，痛久不止，大便实，脉数而渴者，积热也。

枳实大黄汤

枳实　大黄　槟榔　川厚朴各二钱　甘草三分　木香五分，另研

上锉一剂，水煎温服。

一论痛不移处者，是死血也。

活血汤

当归尾　赤芍　桃仁去皮尖　牡丹皮

玄胡索　乌药　香附子　枳壳去穰,各一钱
红花　官桂　木香各五分,另磨汁　川芎七分
甘草二分

上锉一剂,生姜一片,水煎服。

一论小便不利而痛,腹中勾引,胁下有声者,是湿痰也,二陈汤加减。方见痰饮。

一论以手按之,腹软痛止者,是虚痛也。

温中汤

良姜五分　官桂五分　益智仁一钱　砂仁四分　木香另研　香附米　厚朴姜炒　陈皮　小茴香酒炒　当归　甘草各八分　玄胡索六分

上锉一剂,生姜煎服。

一论食积腹痛,其脉弦,其痛在上,以手重按愈痛,甚欲大便,利后其痛减是也。

加味平胃散

苍术米泔浸,炒,一钱　陈皮一钱　厚朴姜炒,八分　半夏姜炒,八分　川芎五分　香附一钱　炒枳实一钱　木香八分　神曲炒,一钱　山楂一钱　干姜七分　甘草三分

上锉一剂,生姜三片,水煎温服。

一论时痛时止,面白唇红者,是虫痛也。

椒梅汤

乌梅　花椒　槟榔　枳实　木香　香附　砂仁　川楝子去核　肉桂　厚朴去皮,姜炒　干姜　甘草炙,各等分

上锉一剂,生姜一片,水煎服。

三仙丸　治虫痛。

雄黄　白矾　槟榔各等分

上为末,饭丸如黍米大,每服五分,食远白水下,干痛者,不吐不泄而但痛也,有时者,淡食而饥则痛,厚味而饱则否也。经曰:腹疾干痛有虫,此之谓也。

一孩子腹中作痛,看看至死,腹中揣摸,似有大小块,诸医不效。余只令人慢慢以手搓揉痛处,半日,其虫自大便出而愈。

一妇人腹痛如锥刺,每痛欲死,不敢着手,六脉洪数。此肠痈毒也,用穿山甲(炒)、白芷、贝母、僵蚕、大黄,合一大剂,水煎服,打脓血自小便中出,即愈。

一李仪部常患腹痛,治以补中益气加炒山栀即愈。

一朱太守因怒腹痛作泻,或两胁作胀,或胸乳作痛,或寒热往来,或小便不利,饮食不入,呕吐痰沫,神思不清。此肝木乘脾土,用小柴胡加山栀、炮姜、茯苓、陈皮、制黄连,一剂即愈。制黄连,即黄连、吴茱萸等分,用盐水拌湿,越二三日,同炒焦,取连用。

一人内停饮食,外感风寒,头痛发热,恶心腹痛,予以藿香正气散加香附、川芎,一服而止。次日,前病悉除,唯腹痛不止,以手重按,其痛稍止,此客寒乘虚而作也,以香砂六君加木香、炮姜服之,睡觉,痛减六七,去二香,再服,即愈。

一妇人脐腹疼痛,不省人事,只此一服,立止。人不知者,云是心气痛,误矣,予用白芷、五灵脂、木通(去皮),三味等分,每服五钱,醋、水各半盏,煎至七分服。

一论白芍药味酸微寒,补中焦之药,得炙甘草为辅,治腹中痛之圣药也。如夏中热腹痛,少加黄芩。若恶寒腹痛,只少加肉桂一钱、白芍三钱、甘草一钱五分,此三味为治寒腹痛,此仲景神品药也。如深秋腹痛,更加桂三钱。如冬月大寒,腹中冷痛,加桂枝一钱五分,水二盏煎服。

腰　痛

丹溪曰:脉必沉而弦,沉为滞,弦为虚。涩者是瘀血;缓者是湿;滑者伏者是痰;大者是肾虚也。

夫腰乃肾之府,动摇不能,肾将惫矣。因嗜欲无节,劳伤肾经,多有为喜、怒、忧、思、风、寒、湿、毒伤之,遂致腰痛,牵引于脊项,旁及二胁下,不可俯仰。此由肾气虚弱所致,宜滋肾调气,病可除矣。

一论常常腰痛者,肾虚也,此方主之。

补肾汤

当归酒洗　白芍酒炒　生地黄　熟地黄　陈皮　小茴香盐酒炒　破故纸酒炒　牛膝去芦,

酒洗　杜仲去粗皮，酒炒　白茯苓去皮，各一钱　人参五分　黄柏去皮，酒洗　知母酒炒，各七分　甘草炙，三分

上锉一剂，枣二枚，水煎服。痛甚者加乳香、砂仁、沉香，去白芍、生地、陈皮。如常服合丸药，俱为细末，炼蜜为丸，如梧桐子大，每服五十丸，米汤下，酒下亦可。

一论腰胯湿热作痛者。

清热胜湿汤

苍术米泔制　黄柏盐水炒　羌活　白芍酒炒　陈皮去白　牛膝去芦，酒洗　木瓜　杜仲姜汁炒　威灵仙　泽泻各五分　甘草三分

上锉，生姜三片，水煎服。痛甚者加乳香、没药，为末，各五分。水湿停下，入黑丑、槟榔各五分。血痛加归尾、桃仁（去皮尖）各一钱，红花（酒洗）五分。冷风作痛，加熟附子一钱、虎胫骨（末）五分，去黄柏、泽泻各三分。倦怠，脚如欲坠，加苍术、防己、薏苡仁、白术各五分。游走而痛加紫金皮。湿热加炒栀子。气不顺加乌药。酸软加牛膝、当归、地黄。肾虚加破故纸（炒）五分。

一论气滞腰痛，并闪挫腰痛，肾虚腰痛。

立安散

当归　官桂　玄胡索炒　杜仲去粗皮，姜炒　小茴香酒炒，各一两　木香三钱　黑丑一两，半生半炒

上为细末，每服二匙，空心温酒调下。一方去黑丑，以酒煎服。

一论腰痛神方，鱼鳔炒成珠，好酒一碗淬于内，温热，通口连渣服。

一论此方专滋肾水，壮元阳，益筋骨，又能乌鬓，治肾虚腰痛，足膝痛，神效。

青娥丸

破故纸酒炒　川草薢童便浸　杜仲姜汁炒　牛膝去芦，酒洗　黄柏盐水炒　知母酒炒，各四两　胡桃肉去皮，泡，八两

上为细末，炼蜜为丸，如梧桐子大，每服八十丸，空心酒送下。

一论肾气虚弱，肝脾之气袭之，令人腰膝作痛，伸屈不便，冷痹无力。夫肾水脏也，虚则肝脾之气凑之，故令腰膝实而作痛，屈伸不便者，筋骨俱病也。经曰：能屈而不能伸者病在筋，能伸而不能屈者病在骨，故知屈伸不便，为筋骨之病也，冷痹者，阴邪实也，无力者，气血虚也，独活寄生汤。方见中湿。

一论元气虚弱，腰痛白浊，以补中益气汤。方见内伤。依本方加黄柏、知母、白芍（俱酒炒）、牛膝（去芦，酒洗）、杜仲（姜酒炒）。

一论肾经虚损，腰腿遍身疼痛。

壮肾散 扶沟何晴狱传。

仙灵脾酒浸，五两　远志去心，四两　巴戟去心，六两　杜仲酒炒，五两　破故纸酒炒，五两　肉苁蓉酒浸，六两　青盐八两　大茴香五两　小茴香炒，五两

上为末，每服二钱，用猪腰切开，掺药末在内，纸裹，火煨熟，细嚼，酒下。

一论腰痛，人皆作肾虚治，诸药不效者，此瘀血痛也，大黄半两，更入生姜半两，同切如小豆大，于锅内炒黄色，投水二碗煎，五更初顿服，天明取下腰间瘀血物，用盆器盛，如鸡肝样，痛即止。

一治腰痛不能转侧，点药后，少顷复旧，神妙。

雄黄二钱　黄丹一钱　焰硝一钱

上为细末，令病人仰睡，以银簪蘸药，点眼大角头少许，一二次，神效。要天德明合，忌鸡犬等见之。去黄丹，名龙火丹。

一治腰痛良方。

杜仲姜酒炒，二钱　破故纸炒，五分　小茴香盐酒炒　人参各三分

上为末，用猪腰子二个，切开入药，蒸熟，带水渣同食即愈。

一治腰痛秘方。王明景传。

当归酒洗　杜仲酒炒　大茴香酒炒　小茴香酒炒　羌活

上锉一大剂，用头生酒浸一宿，次早滤汁，温热服之，用渣将酒再煎，温服立效。

补 遗

青娥丸马伏所秘传。 治诸虚百病，大补之圣药也，素患腰痛者殊效。

仙茅酒浸洗，勿犯铁器，四两 白茯神去皮，四两 破故纸四两，酒浸一日 怀生地黄酒浸，砂锅内蒸黑，四两 甘枸杞子四两 小茴香盐酒炒，二两 黄精酒蒸，四两 川杜仲去粗皮，姜汁炒，四两 天门冬去心，四两 菟丝子酒炒，捣饼，四两 当归酒洗，四两 肉苁蓉酒洗，去鳞，三两 怀熟地黄酒洗净，四两 巴戟盐水泡，去心，四两 青盐四两，水洗去泥，打碎，炒 牛膝去芦，酒洗，四两 楝参二两 锁阳三两 鹿茸一两，酥炙 川草薢四两，童便浸七日，长流水洗净，去臭气 核桃肉去壳，一百五十个，捣如泥

上为细末，好酒打糊为丸，如梧桐子大，每服百丸，空心好酒、盐汤任下。忌三白。

一治一切腰痛如神，宋东园传。黑丑半生半炒为细末，水和丸，如梧桐子大，硫黄末为衣，每服五十丸，空心盐汤下。

胁 痛

脉双弦者，肝气有余，两胁作痛。

夫胁痛者，厥阴肝经为病也，其症自两胁下痛引小腹，亦当视内外所感之邪而治之。若因暴怒伤触，悲哀气结，饮食过度，冷热失调，颠仆伤形，或痰积流注于胁，与血相抟，皆能为痛，此内因也。若伤寒少阳，耳聋胁痛，风寒所袭，而为胁痛者，此外因也。治之当以散结顺气、化痰和血为主，平其肝而导其滞，则无不愈矣。

一论左胁下痛，肝积属血，或因怒气所伤，或颠仆闪挫所致，而为痛也。

疏肝散主方

黄连吴茱萸煎汁炒，二钱 柴胡 当归酒洗，各一钱五分 青皮去穰 桃仁研如泥 枳壳麸炒，各一钱 川芎 白芍酒炒，各七分 红花五分

上锉一剂，水煎，食远服。

一论右胁痛者，肝邪入肺也。

推气散

片姜黄 枳壳麸炒，各一钱 桂心少许 甘草炙，五分

上锉一剂，生姜三片，水煎，食远服。一方加广陈皮一钱五分、半夏姜炒一钱。

一论左右胁俱痛，肝火盛而木气实也。

柴胡归芎汤

柴胡 川芎 白芍 青皮去穰 枳壳麸炒，各一钱五分 甘草 香附子 当归 龙胆草 木香 砂仁各五分

上锉一剂，姜一片，水煎温服。

一论因内有湿热，两胁痛甚，伐肝木之气，泻肝火之要药也。

当归龙荟丸

当归 龙胆草 山栀子 黄连 大黄酒浸，纸裹煨 芦荟 青黛各五钱 木香二钱五分 麝香另研，五分 加柴胡五钱 青皮去穰，醋炒，一两

上为细末，神曲打糊为丸，如梧桐子大，每服二十丸，姜汤送下。

一论劳伤身热胁痛者，脉必虚也，补中益气汤。方见内伤。依本方加川芎、白芍、青皮、木香、砂仁、小茴香、枳壳，去白术、黄芪、升麻。

一论左胁下有块作痛不移者，是死血也，活血汤。方见腹痛。依本方加青皮，去白芍。

一论男子房劳兼怒，风府胀闷，两胁胀痛，此色欲损肾，怒气伤肝，六味地黄丸料加柴胡、当归，一剂而安。方见补益。

一妇人口苦胁胀，此肝火也，用小柴胡汤加黄连、栀子稍愈，更以四君子汤加当归、白芍、柴胡调理脾胃而瘥。

臂 痛

臂为风、寒、湿所搏，或睡后手在被外，为寒邪所袭，遂令臂痛，及乳妇以臂枕儿，伤于风寒，而致臂痛者，悉依后方对症用之。

一论有因湿痰横行经络而作臂痛者。

二术汤

苍术米泔浸，一钱半　白术去芦　南星　陈皮　白茯苓去皮　香附　酒芩　羌活　威灵仙　半夏　甘草各一钱

上锉一剂，生姜煎服。

一论臂痛因于寒者，五积散。方见中寒。

一论臂痛因于气者，乌药顺气散。方见中风。

一论臂痛因于湿者。

蠲痹汤

当归　赤芍　黄芪　羌活　姜黄　防风　甘草炙，各等分

上锉，生姜五片，煎服。

一论臂冷痛，起手甚艰，或一臂痛，或两臂俱痛者。

五积交加散。 叶主簿传。效。五积散合人参败毒散，加木瓜、姜、枣，煎服。未效再加牛膝。可服乌药顺气散，加羌活、木瓜。

一论凡臂软无力，不任重者，乃肝肾气虚，风邪客滞于营卫之间，使血气不能周养四肢，故有此证，肝主项背与臂膊，肾主腰胯与脚膝，其二脏若偏虚，则随其所主而病焉，今此证乃肝肾偏虚，宜补肝肾，六味丸主之。

一男子年六十余，素善饮，两臂作痛，恪服祛风治痹之药，更加麻木发热，体软痰涌，腿膝拘痛，口斜语涩，头目晕重，口角流涎，身如虫行，搔起白屑，始信，谓余曰：何也？余曰：臂麻体软，脾无用也。痰涎自出，脾不能摄也。口斜语涩，脾气伤也。头目晕重，脾气不能升也。痒起白屑，脾气不能营也。遂用补中益气加神曲、半夏、茯苓，三十余剂，诸症悉退，又用参、术煎膏治之而愈。

肩背痛

一论脉洪而大，脉促上紧者，肩背痛，沉而滑者，痰痛也。

豁痰汤

半夏制　栀子炒　陈皮　海桐皮　枳壳

各八分　桔梗　赤芍　苍术制　香附各七分　茯苓去皮，六分　川芎　姜黄各五分　甘草三分

上锉一剂，生姜煎服。如痛甚，头剂加朴硝二钱。

一论肩背痛，不可回顾者，太阳气郁而不行也，以风药散之。脊痛腰强，腰似折，项似拔，此足太阳经不通行也。以：

羌活胜湿汤

藁本二钱　防风　羌活　独活各一钱　川芎一钱　蔓荆子六分　甘草六分

上锉一剂，水煎服。身痛腰沉，经中有湿寒，加防己一钱，轻者炮附子，重者炮川乌各五分。

一论背心一点痛者，痰气之所聚也。

参合汤

陈皮　半夏制　茯苓去皮　乌药　枳壳麸炒　僵蚕炒　川芎　白芷　麻黄　桔梗　干姜　紫苏　香附　苍术　甘草　羌活各等分

上锉，姜、枣煎服。

一论风热乘肺，肩背强直作痛。

提肩散

防风　羌活　藁本　川芎　白芍炒，各七分　黄连酒炒　黄芩酒炒，各五分　甘草四分

上锉一剂，生姜三片，煎服。湿加苍术、防己、薏苡仁各五分。气虚加人参。汗多加黄芪（蜜炒）一钱。血弱阴虚加芎、归、地黄。

一治肩背痛，汗出，小便数而少，风热乘肺，肺气郁甚也，当泻风热则愈。以：

迎气防风汤

防风　羌活　陈皮　人参　甘草各五分　藁本　青皮各三分　白豆蔻　黄柏各二分　升麻四分　柴胡　黄芪蜜水炒，各一钱

上锉一剂，水煎，食后温服。如面白脱色气短者，不可服。

一论体虚人，背上恶风，或夏月怕脱衣，及妇人产后，被冷风吹入经络，故常冷痛，或手足冷入骨者。又治腰痛，及一切冷痹痛，又治湿气。

御寒膏

用生姜八两，取自然汁，入牛膝三两，乳香、没药末各一钱五分，铜勺内煎化，就移在滚水内炖，以柳条搅令成膏，又入花椒末少许，再搅匀，用皮纸将纸作壳子，视痛处阔狭贴患处，用鞋烘热熨之。候五七日脱下，或起小痕，不妨。

痛　风

夫痛风者，皆因气体虚弱，调理失宜，受风、寒、暑、湿之毒，而四肢之内，肉色不变。其病昼静夜剧，其痛如割者，为寒多。肿满如剂者，为湿多。或汗出入水，遂成斯疾。久而不愈，令人骨节蹉跌，股胫消瘦者，为难疗矣。予考痛风，脉理多端，有旦定而夜甚，脉弦而紧者，是痛风也，脉沉而伏，中气也，不可一例而治，临证当审辨矣。经曰痹者，谓风、寒、湿三气合而成痹。故曰痛痹，筋骨掣痛也。曰着痹，着而不行也。曰行痹，走痛不定也。曰周痹，周身疼痛也。皆邪气有余之候耳。

一论痛风，腰背手足肢节疼痛，乃血虚气弱，经络枯涩，寒滞而然也。午后夜甚者，血弱阴虚。午前早甚者，气滞阳弱。痛甚者，曰白虎历节风、走注风。膝大胫瘦，曰鹤膝风是也。

参五秦艽汤

当归三钱　赤芍酒炒，七分　苍术童便浸，一钱　生地黄酒浸，一钱　草薢一钱　黑狗脊去根毛，二钱　川芎七分　羌活一钱五分　秦艽去芦，一钱五分　川独活一钱　五加皮二钱　黄连姜汁炒，二钱　黄柏酒炒，一钱　红花酒洗，八分　黄芩酒炒，一钱五分　黄芪酒炒，三钱　人参二钱　牛膝去芦，酒浸，一钱五分　杜仲每一两用茴香一钱、盐一钱、水二钟拌炒，此用二钱　生甘草二分

上锉，桃枝七根，每长一寸半，灯心七根，水煎，临服入童便、好酒各一盏，空心温服，渣再煎服。忌酒、面、鲤鱼、湿热、羊、鹅。如天将作雨，阴晦时日，而预先觉痛甚者，加防风、天麻、升麻。午后夜甚者，血弱阴虚，加升麻五分、牡丹皮一钱。早上午前甚者，气滞阳弱，加连翘、沉香、竹沥、乳汁。痛甚者，倍羌活、红花、酒炒黄芩，凉血则痛止。此证乃筋与骨证，幼者乃外淫侵入，大人及年近衰者，不善养而得，盖筋属肝血，骨属肾水，内损所致耳。

一论湿热作痛，不拘上下用之，苍术妙于燥湿，黄柏妙于去热，二物皆有雄壮之性，亦简易之方也。加牛膝则治湿热下流，两脚麻木，或如火燎之热者。

二妙散

苍术米泔浸　黄柏乳汁浸透

上为末，每服三钱，用酒调下。痛甚加生姜汁，热服。

一论血脉凝滞，筋络拘挛，肢节疼痛，行步艰难，活血理气第一品也。

舒筋散

玄胡索炒　当归　辣桂各等分

上为末，每服二钱，酒调下。玄胡索活血除风理气。

十全大补汤　治劳倦遍身疼痛，加半夏（姜制），倍桂。

一妇人年七十余，遍身作痛，筋骨尤甚，不能伸屈，遍身作痒如虫行，口干目赤，头晕痰涌，胸膈不利，小便短赤，夜间殊甚，用六味地黄丸料加山栀、柴胡，水煎服。

一论瘀血湿痰，蓄于肢节之间，筋骨之会，空窍之所，而作痛也，肢节沉重者，是湿痰，晚间病重者，是瘀血也。

赶痛汤

乳香　没药　地龙酒炒　香附童便浸　桃仁　红花　甘草节　牛膝酒浸　当归　羌活　五灵脂酒淘去土

上锉，水煎温服。

一论寒湿之气，痹滞关节，麻木疼痛。

续断丸

黄芪一两　人参七钱　白茯苓一两　山茱萸肉一两　薏苡仁一两　续断一两　防风七钱

桂心一两　山药一两　白术七钱　熟地黄二两　牡丹皮一两　麦门冬一两　石斛一两　鹿角胶

上为细末，炼蜜为丸，如梧桐子大，每服五十丸，空心温酒下。

一论人手足不能屈伸，周身疼痛。

消风饮临川徐培鸿试验。

陈皮　白术去芦　当归酒洗　白茯苓去皮，各一钱　防己　独活　木瓜　秦艽各六分　半夏姜制　牛膝去芦　桂枝各八分　玄胡索　羌活　枳壳去穰　甘草　防风各五分

一锉一剂，生姜煎，不拘时服。气虚加人参八分。

一论一切遍身骨节疼痛，或流注作痛，不可忍者，神效。

人参　白术去芦　白茯苓去皮　当归　川芎　天麻　陈皮　甘草　赤芍　防风　生地黄　羌活　独活　南星　黄芩

上锉，生姜煎服。

一论风湿相搏，一身尽痛，以益气汤加羌活、防风、藁本、苍术治之。如病去，勿再服，以诸风药损人元气而益其病故也。

一男子两胯痛不可忍者。临川徐扩吾试效。

黄芪蜜炒，一两　楝参二钱　苍术米泔制，一两五钱　当归身酒洗，一两五钱　秦艽一两　牛膝去芦，酒洗，一两　独活一两　杜仲酒炒，一两五钱　熟地黄一两　桑寄生一两五钱　官桂三钱　木瓜五钱　小茴香盐酒炒，五钱

上为细末，酒打面糊为丸，如梧桐子大，每服百丸，空心酒下。

一论雷火针。

苍术五钱　川芎三钱　硫黄二钱半　川山甲三钱，炒　蔓荆子三钱　皂角三钱　麝香五分　雄黄二钱　艾叶不拘

上为末，纸卷如指大，以草纸七层贴患处，将药燃起淬之，知痛则止。

一论熨法，治诸风恶毒，冷痹麻木肿痛，或遍身骨节痛，始觉肿痛，熨之无不即效。

苍术二两　羌活一两　独活一两　蛇床子五钱　蔓荆子五钱　川山甲五钱，土炒　雄黄三钱　麝香三分　硫黄三钱

上为末，炒热，以绢包熨患处。一法，以醋拌炒作饼，用绢包，烧秤锤放饼上熨之。

一论雷火针法。

咒曰：

天火地火，三昧真火，针天天开，针地地裂，针鬼鬼灭，针人人得长生，百病消除，万病消灭。摄过。

上法可遇患人应痛处针之，用纸三层或五层，量病加减，衬纸于痛处穴上，将桃针向灯火点着，随后念咒三遍，针疾立愈。其针用五月五日东引桃枝，削去皮，两头如锥子样，长五六寸，用尖。

一人每劳肢体时痛，或用清痰理气之剂，反不劳常痛，加以导湿，臂痛漫肿，形体倦怠，内热盗汗，脉浮大，按之微细。此阳气虚寒，用补中益气，加附子一钱、人参五钱，肿痛俱愈，又以十全大补百余剂而康。

一人形体丰厚，筋骨软痛，痰盛作渴，喜饮冷水，或用愈风汤、天麻丸等药，痰热益甚，服牛黄清心丸，更加肢体麻痹。余以为脾肾俱虚，用补中益气汤、加减八味丸，三月余而痊，以后连生七子，寿跻七旬。《外科精要》云：凡人久服加减八味丸，必肥健而多子，信哉！

一治白虎历节风，走注疼痛，两膝热肿。

虎胫骨酥炙　黑附子炮制，去皮脐，各一两

上为细末，每服二钱，温酒调下，七日再服。

脚　气

脉弦者风，濡弱者湿，洪数者热，迟涩者寒，微滑者虚，牢坚者实，结则因气，散则因忧，紧则因怒，细则因悲。

脚气者，湿热在足，而作气痛也。湿热分争，湿胜则令人憎寒，热胜则令人壮热，此其为证，亦有兼头痛者，颇类伤寒，唯其得病之始，本于脚气为异耳。又不可以脚肿

为拘，亦有痛而不肿者，名曰干脚气。亦有缓纵不随者，名曰缓风，亦有疼痛不仁者，名曰湿痹，亦有转筋挛急者，名曰风毒，此在医者体会而辨证耳。各有治法不同。大抵脚气之疾，壅疾也，喜通而恶塞。故孙真人曰：脚气之疾，皆由气实而死，终无一人以服药致虚而殂。故脚气之人，皆不得大补，亦不得大泻。凡脚气攻心，喘气不止，呕吐不休，皆死，水犯火故也。

一论专治脚气憎寒壮热者，此湿热在足而作气痛也。

防己饮

苍术盐水炒　白术　黄柏酒炒　防己　生地黄酒炒　川芎　槟榔　木通　犀角　甘草梢

上锉，水煎，空心服。是方也，木通、防己、槟榔，通剂也，可以去热，苍白二术，燥剂也，可以去湿，然川芎能散血中之气，犀角能利气之血，先痛而后肿者，气伤血也，重用川芎，先肿而后痛者，血伤气也，重用犀角。若大便实者，加桃仁；小便涩者加牛膝；有热加芩、连；时热加石膏；有痰加竹沥。全在活法，切勿拘也。

一论脚气初发，一身尽痛，或肢节肿痛，便溺阻隔，先用此药导之，次用当归拈痛汤，服愈。

羌活导痰汤

羌活　独活各一钱　防己炒，一钱　当归一钱　大黄酒蒸，一钱五分　枳实炒，一钱

上锉，水煎服。

一论湿热脚气为病，肢节烦痛，肩背沉重，胸胁不利，兼遍身疼痛，下注足胫肿痛，脚膝生疮赤肿，及踝外生疮，脓水不绝，或痒或痛，并宜服：

当归拈痛汤

羌活　茵陈各一钱　防风去芦　猪苓　苦参　白术去芦，各五分　葛根四分　黄芩酒炒　泽泻　当归酒洗　知母去毛　人参　升麻　苍术米泔浸，炒，各四分　甘草一钱

上锉，水煎，空心服。

一论三阳经脚气流注脚踝上，焮热赤肿，寒热如疟，自汗恶风，用人参败毒散各一钱，方见感冒门。加苍术（米泔浸）、大黄（酒蒸）各二钱，作一服，加生姜煎，空心服。皮肤瘙痒赤疹，加蝉退。

一论风湿流注经络间，肢节缓纵不随，老人脚膝疼痛，不能履地。

七圣散

川牛膝酒浸　杜仲姜酒炒　续断　川萆薢　防风　川独活　甘草各一两

上焙干为末，每服二钱，酒调服。

一治脚气，止痛奇方。

乳香　没药　天麻　白附子　僵蚕

上锉，各等分，为微末，每服五分，空心酒调服。

一治湿气攻注，腰脚痛，行步不得。

当归酒洗　肉桂　玄胡索　萆薢　没药各三两　杜仲酒炒，一两五钱

上为细末，每服三钱，空心温酒调下。

一治脚气浮肿。

川牛膝去芦，酒洗，一钱五分　威灵仙一钱　汉防己一钱　五加皮一钱五分　川独活一钱五分　苍术米泔水浸，一钱五分　当归身一钱　川黄柏盐酒炒，一钱

上锉一剂，生姜煎熟，入酒一杯，同服。

一人有气如火，从脚下入腹者，此虚极也，盖火起于九泉之下也，此病十不救一，治法以四物汤加黄柏、知母降火之药服之，外以大附子为末，津调，贴脚心涌泉穴，以引火下行。

【按】此条言犹有未尽者，如果劳怯阴虚之人有此，固当作阴虚治，若壮实之人有此，则是湿郁成热之候也。予尝冒雨途行，衣湿得此证，以后所制加味二妙丸一料服之而愈，后医数人皆验。若误作阴虚治，则成痿疾矣。

一治足跟痛，有痰，有血热。血热，四物汤加黄柏、知母，牛膝；有痰唾者，五积散加木瓜。

一论两足湿痹疼痛，或如火燎之热，从

足跗热起，渐至腰胯，或麻痹痿软，乃湿热为病，皆贪酒嗜欲，乘风所致然耳。

加味二妙丸

苍术米泔制，四两　黄柏酒浸，晒干，二两　牛膝去芦，一两　当归尾酒洗，一两　草薢一两　防己一两　龟板醋炙，一两，或去龟板，加熟地黄二两亦可

上为细末，好酒打糊为丸，如梧桐子大，每服七十丸，空心盐、姜汤下。

一治一切寒湿虚冷脚气，肿痛焦枯，经年卧床，不能动履者，独活寄生汤各等分，入好酒煮熟饮之，效。方见中湿门。

一论男妇五劳七伤，肾气衰败，精神耗散，风湿流注，脚膝酸痛，行步艰辛，饮食无味，耳焦眼昏，皮肤枯燥，妇人脏冷无子，下部秽恶，肠风痔漏，吐血泻血诸气，并皆治之。

经进地仙丹　西园公屡验

黄芪炒，一两五钱　人参一两　白茯苓去皮，一两　白术去芦，一两　大附子炮，去皮，四两　覆盆子二两　首乌二两　川乌炮，一两　白附子炮，四两　牛膝酒浸，四两　肉苁蓉酒浸，四两　川草薢二两　菟丝子酒制，一两　乌药二两　天南星炮，二两　骨碎补去毛，炒，三两　防风二两　赤小豆二两　木鳖子去壳，二两　羌活二两　川椒去目，炒，四两　地龙去土，三两　金毛狗脊去毛，二两　甘草二两

上为细末，酒煮面糊为丸，如梧桐子大，每服三四十丸，空心温酒送下。陶隐君以此地仙丹编入《道藏经》。时有人自幼年时得风气疾，久治不瘥，五十余年，隐居修合，日进三服，诸病顿愈，发白返黑，齿落更生。人常言，看方三年，无病可治，治病三年，无药可用，噫！有是哉。余近苦脚膝酸痛，服经进地仙丹，三月而愈，由是知天下无不可治之病，医书无不可用之方，特在于遇医之明耳。

二十四味轻脚丸　脚气通用。

当归酒洗，二两　川芎一两　草薢净水煮干，一两　木香七钱　海桐皮七钱　细辛一两　牛膝酒洗，一两　枳壳一两　苍术米泔浸，炒，七钱　防风七钱　石楠藤一两　麻黄七钱　杜仲姜炒，一两　木瓜七钱　威灵仙七钱　羌活一两　薏苡仁一两　乳香五钱　续断酒洗，七钱　槟榔一两　五加皮七钱　独活七钱　五灵脂七钱　没药七钱

上为细末，酒浸雪膏为丸，如梧桐子大。每服五十丸，辣桂、荆芥汤下，或枳壳、木瓜汤下。

一论寒湿脚气，疼痛不仁，两尺脉来沉细者，此痹证也。《内经》曰：寒气胜者为痛痹，湿气胜者为着痹。今疼痛不仁，是寒而且着也。两尺主两足，脉来沉者为里，迟者为寒。是方也，用桂、附治其寒，苍术治其湿。甘、苓脾家药也，扶土气之不足，制湿气之有余。然必冷服者，欲桂、附之性行于下而不欲其横行于上也。

六味附子汤

白茯苓去皮，三两　大附子炮，去皮脐桂心　防己各四钱　白术去芦　甘草炙，各一钱

上锉一剂，水煎，空心服。

一论两膝肿痛，脚胫枯细者，名鹤膝风也。或利后不谨，感冒寒湿，或涉水履雪，以致两足痛痹，如刀剔虎咬之状，膝胫肿大，不能行动。用补中益气汤去升、柴、陈皮，加附子、防风、牛膝、杜仲、羌活、川芎、白芍、熟地、草薢、防己、生姜、枣，煎服。

一论两腿酸软，或赤或白，足跟患肿或痛，或痒后痛，或如无皮，或如皱裂，日晡至夜，胀痛焮热，以补中益气汤加入八味丸料，补其肝肾。

一论两足心发热作痒，以滚汤浸渍，溃而出水，肌体骨立，作渴吐痰，此脾肾虚而水泛为痰也，以补中益气汤，兼进六味丸，久而元气复而诸症愈。

一论脚发热，则咽喉作痛，内热口干，痰涎壅上，此肾经亏损，火不归经，以补中益气汤加麦冬、五味，及加减八味丸服愈。

一论两腿逸则筋缓痿软而无力，劳则作

痛如针刺，脉洪数而有力，此肾肝阴虚火动之象，用六味丸而愈。

一论八味丸治脚气，足少阴经脚气入腹，腹胀痛，上气喘急，肾经虚寒所致也。此证最急，以肾水乘心火，死不旋踵，八味丸。方见补益。

一论八味丸治脚弱，加续断、萆薢，老人加牛膝、鹿茸，治鹤膝风加牛膝、人参、鹿茸。

一人以两足发热，或脚跟作痛，用六味丸及四物汤加麦冬、五味、玄参治之而愈。后因劳役，发热恶寒，作渴烦躁，用当归补血汤而安。

一人足热口干，吐痰头晕，服四物汤加黄连、黄柏，饮食即减，痰热益甚，用十全大补汤加麦冬、五味、山药、山茱萸而愈。

一论风湿气，足胫肿痛，用此熏洗，立效。

防风 荆芥 苦参 翻白草 地榆 青藤 麻黄 苍耳 苍术 生葱 炒盐 威灵仙各一两

上用水一桶，煮热，于桶内熏蒸痛处，出微汗。待汤少温，再洗痛处一二次，觉痛减。如贫者，只用桃、柳、榆、槐、桑、椿六件木枝煎水洗，亦效。

一论凡人患寒湿脚气，疼痛不仁者，内服煎剂，外宜以此汤煎洗之，盖冷疾洗之，无有不良。

一椒汤洗法，用川椒一两、葱一握、生姜掌大一块，水一盆，煎汤洗之。

一治远行脚打成泡，用水调生面糊贴，过夜间干，不可撬破。

一论两足痛如刀剜，不可忍者，先用生姜一片，蘸香油擦痛处，随用生姜，火烧熟，捣烂敷患处，须臾，姜干而痛止，神效！

一论脚气冲心，用白矾三两，煎水浸洗两足良久，自愈。

一论脚走急，脚底被石块垫肿，不能行步，痛不可忍者，以烧红砖一块，将草鞋浸于尿缸内一宿或半日，取来放在红砖上，将

肿脚底立在草鞋上，火逼尿气入皮里，即消。此病诸方不载，如不早治，烂入脚底，俗曰鼍。

一治脚气肿痛，鹤膝风，不能动履，用真生姜汁一碗，入牛胶一两，熬成膏，入乳香、没药末各一钱，搅匀，绢帛摊贴，肿消痛止，次日将滚水入药碗内，去水，又摊又贴，效不可言。

补中益气汤见内伤。

六味丸 八味丸俱见补益。

当归补血汤见发热。

十全大补汤见补益。

补 遗

一论鹤膝不能动履，肿痛难当，及麻木风湿，属虚寒者宜之。

神仙风药酒

秦归身一两 大川芎一两 片白术去芦，五钱 白茯苓去皮 大川乌炮，各五钱 软防风五钱 荆芥穗五钱 羊角天麻五钱 全蝎炒，二钱 香白芷五钱 北细辛五钱 何首乌五钱 新草乌五钱 威灵仙五钱 金钗石斛五钱 川牛膝去芦，五钱 川独活五钱 羌活三钱 麻黄节三钱 石楠藤七钱 薏苡仁酒洗，二两 川干姜五钱 赤桂五钱 尖槟榔五钱 宣木瓜五钱 真石乳五钱 明没药二钱 川续断五钱 白苍术米泔浸，炒，一两 嫩黄芪五钱 两头尖五钱 南木香二钱 汉防己五钱 桑寄生五钱 赤茯神一两 骨碎补五钱 甘草节五钱 虎胫骨煅，乳浸，五钱

上合一处，用生头酒五斤，文武火熬熟，去火毒，早晚饮酒随量。

一治男妇风湿相搏，腰膝痛，或因坐卧湿地，雨露所袭，遍身骨节疼痛，风湿脚气并治。

秘传药酒方

白芷 桔梗 白芍 川芎 麻黄 茯苓 半夏 肉桂 甘草各一两 陈皮 川厚朴姜汁炒 枳壳炒 牛膝各二两 杜仲酒炒，二两 木瓜一两五钱 槟榔一两五钱 乌药二两 防

己一两　独活一两五钱　当归一两五钱　苍术米
泔浸，炒，四两

上各锉，以麻布袋盛，用无灰好酒三斗，
将药袋悬浸于坛内，密封坛口，放锅内，煮
一时久，然后取出，过三日后，去药，随量
饮之。渣晒干为末，酒糊为丸，如梧桐子大，
每服七八十丸，空心温酒下。腿膝疼痛加川
乌、虎胫骨；腰痛加破故纸、肉苁蓉、枸
杞子。

江侯秘传药酒方　治脚膝肿痛，并手
足痛。

五加皮八两　川牛膝去芦　杜仲酒炒，各
三两　当归　怀生地黄各三两　地骨皮二两

上锉散，好酒一坛，入药，重汤煮二炷
香，土埋三日，出火毒，随量饮之。

一妇人下体肿痛，用人参败毒散加苍术、
黄柏、威灵仙，痛减，又以四物汤加苍术、
黄柏、防己、红花、泽泻。

一秘方，治脚气肿痛，用木瓜为末，好
酒调敷患处，立止。

一治两脚俱是疙瘩肿毒，骨痛，用独蒜
切片，铺放痛处，每蒜一片，用艾二壮，去
蒜再换再灸，痛自愈。

癞　疝

《内经》曰：肝脉大急沉，皆为疝。心
脉滑搏急，为心疝。肺脉沉搏，为肺疝。又
三阳急为瘕，三阴急为疝。

夫疝者，由营卫虚弱，寒湿不调，致令
邪气乘虚入于心腹中，遂成诸疝。发则小腹
疼痛，或绕脐逆上抢心，甚则手足厥冷，或
大小便闭经。其诸疝因邪气留滞，乃成积聚，
令人羸瘦少气，洒淅寒热，嗜卧，饮食不养
肌肤，或腹满呕泄，遇寒则痛。又有妇人小
腹肿痛，攻及二腿者，亦疝气也。

一论疝气者，阴肿腹痛也。

川楝子　小茴香　破故纸　青盐　山茱
萸酒蒸，去核　吴茱萸　三棱　莪术　通草
橘核　荔枝核　甘草各等分

上锉，水煎，空心服，立效。收功加马
兰花、苍术。如夏秋之月，暑入膀胱，疝气
作痛，加黄连、香薷、扁豆、木通、滑石、
车前子。

一论疝气肿痛，或大便闭结，或小便赤
涩，或有寒有热，兼治之神方也。

川楝子酒蒸，去核取肉　葫芦巴酒炒　小
茴香盐酒炒　青盐　黑丑捣碎　木香　大黄
滑石　木通　吴茱萸炒　乌药　车前子各等分

上锉，水煎，空心服。

一治疝气、小肠气。南塘侄试效。

猪苓　泽泻　苍术　赤茯苓　陈皮　川
木通　白芍　川楝子　乌药　玄胡索　青皮
紫苏　马兰花　尖槟榔　甘草各等分　橘
核仁三十个

上锉，生姜煎服。

一论治七疝，及奔豚、小肠气，脐腹
大痛。

七疝汤　知府刘水山传，二方。

玄胡索　小茴香酒炒　川楝子　全蝎炒
人参　大附子炮　山栀子　木香各等分

上为细末，每服三钱，空心温酒调服。

秘方　治证同前。

青盐二钱　木通　甘草各一钱　川乌炮，
三钱　灯草一钱

上锉一剂，水煎温服。

一论治外肾肿痛，诸般疝气，不论新久，
一服如神。予尝用此丸治患疝气偏坠，已经
十余年，服至一料除根，永不再发。

木香金铃丸严副使方

木香　乳香　没药　大附子面裹，火煨
小茴香盐酒炒　川楝肉　玄胡索　全蝎　人
参各等分

上为细末，好酒打糊为丸，如梧桐子大，
每服百丸，空心热酒送下，一服立止。

一论疝气发于寒月者，寒邪入膀胱也，
加减五积散，方见中寒。依本方加玄胡索，
专治醉饱后色欲不节，触伤下腹，致成疝气，
其证自小腹连两胁下，心头吊痛，额出微汗，
宜之。

一论疝气，其证发于暑月者，暑气入膀胱也。

加减香苓散

枳壳麸炒　陈皮　香附　苍术　麻黄　香薷　猪苓　泽泻　木通　滑石　车前子　三棱　莪术　川楝子　玄胡索　甘草

上锉，姜、葱煎服。专治偏坠气，初起憎寒壮热。发表，轻者一服而愈。

一论疝气偏坠疼痛，属肾虚者，久服除根，六味地黄丸。方见补益。全料，内加人参三两、甘枸杞子二两、巴戟肉三两、怀生地黄六两（用桂一两，酒二碗，煎一碗，拌地黄蒸之）、破故纸二两（水三碗，大小茴香各一两、青盐三钱，煎至一碗半，同拌巴戟、故纸，其四味同炒，同用之）。上为细末，酒打面糊为丸，如梧桐子大，每服百丸，淡盐汤下。

一论狐疝者，昼则气出而肾囊肿大，令人不堪，夜则气入而肿胀皆消。稍无疾苦，盖狐之为物也，昼则出穴而溺，夜则入穴而不溺，以斯证肖之，故曰狐疝。夫昼，阳也，夜，阴也，昼病而夜否者，气病而血不病也，补中益气汤。方见内伤。依本方加酒炒黄柏、知母。

一论癫疝者。顽疝也，睾丸虽大而无疾苦也，此以父子相传，得于有生之初已然，非若有生之后三因所致之疾也，故不必主治。

一论诸疝疼痛。太学生徐扩吾传。

猪苓　泽泻　木通　赤茯苓　葫芦巴　川楝肉　海藻　牵牛　巴戟　桂心　竹茹

上锉，水煎，空心服。

一论治疝气，许碧沚传。

槟榔一两　木通一两五钱　橘核　川楝子　小茴香　白茯苓　白术　猪苓　泽泻各一两

上锉，水煎，空心服。

一治偏坠气痛，用江枳壳、橘核、角茴三味，同炒至褐色，去壳，将三味捣烂，头酒煎服，立愈。

一论治偏坠气，猪悬蹄烧存性为末，每服三钱，黄酒调服。

一论治小肠偏坠气，用猪毛烧灰，每服二钱，空心热酒送下，立已。一方，加小茴香（炒）。

一治疝气偏坠，肿痛不可忍，槐花一钱炒为末，入盐三分，空心热酒送下，立消而止。

一治阴囊风痒，浮萍煎水洗之。如成疮用黄连、轻粉、鸡蛋壳烧灰，将末擦之，即已。

一治阴囊痒，不可忍者，猪肉汤加胡椒，煎汤洗之，立已。

一治阴囊、肾茎、肛门瘙痒，抓破出血，好了又痒者，人言，酽醋二碗，熬至一碗，洗患处，立已。

一治外肾肿大疼痛者，大黄末，酽醋调敷患处，立消。

一周少峰亲家患疝气，偏坠肿痛，不可忍者，遇一秀才传一方，用黄土，水和作干泥，拍作大饼，火炷架于火上烘热，熨痛处，冷则再易，立愈。

一外肾因仆损而伤，睾丸偏大，有时疼痛者，中有瘀血，名曰血疝。宜于夜分之时，自以一手托其下，一手按其上，由轻至重，玩弄百回，弥月之间，瘀血尽散，陈气皆行，诚妙术也，虽年深日久，无不愈之。

一治外肾着惊缩上者。

麝香二钱　朝脑三钱　莨菪子一茶匙

上用莨菪叶捣为膏，贴脐上。

一治疝气偏坠，车左源传。

苍术一斤，童便、人乳各浸三日，炒干　橘核一两

上为末，酒糊为丸，每服百丸，空心送下。

一治疝气，戴耕愚传。

荔枝核三钱，烧存性　小茴香炒，一钱　川楝肉一钱　橘核一钱

上为末，盐、酒调服。看时令，先要发散寒暑。

一治外肾肿大，麻木痛硬，及奔豚、疝

气偏坠。

七制金铃丸

川楝子不蛀者四十九个，去皮核，切片，分七制，各用七个 小茴香二钱五分，慢火同炒，并用茴香 破故纸二钱五分，同炒，并用故纸 黑牵牛二钱五分，同炒，并用牵牛 盐一钱，同炒，并用盐 斑蝥十四个，先去翅，同炒，去斑蝥不用 巴豆肉十四个切作四段，同炒，去巴豆不用 萝卜子二钱五分，同炒，去萝卜子不用 外加大茴香炒 青木香 南木香 辣桂各二钱五分

上为细末，酒糊为丸，如梧桐子大，每服三十丸，食前盐、酒下，积日计功。打坠瘀血证，本方加玄胡索半两（略炒）、没药（为末），酒调下。

一治肾大如斗，不过三服除根。

大小茴香 青皮 荔枝核各等分

上锉散，炒黄，出火毒，为细末，酒调下二钱，日进三服。

一治疝气，外肾肿胀，神效。

四圣散

小茴香炒 穿山甲炒 全蝎炒 南木香各等分

上为末，每服二钱，酒调服，一服立效。

痿躄

痿者，手足不能举动是也，又名软风。下身痿弱，不能趋步，及手战摇，不能握物，此证属血虚，血虚乃阴虚，阴虚生内热，热则筋弛。步履艰难而手足软弱，此乃血气两虚。风湿之证，古方通用风药治之，非也，独东垣、丹溪二先生治法，始合经意，而以清燥汤主之，丹溪又分血热、湿痰、气虚、血虚、瘀血等法。湿热用东垣健步丸，燥湿降阴火，加苍术、黄柏、黄芩、牛膝之类。湿痰，二陈汤，加苍术、白术、黄芩、黄柏、竹沥、姜汁。气虚，四君子汤，加苍术、黄芩之类。血虚，四物汤，加黄柏、苍术，煎送补阴丸。亦有食积死血妨碍不得下降者，宜从食积死血治之。他如潜行散、二妙散、虎潜丸，皆治痿妙药也。

一论六七月间，湿令大行，子能令母实而热旺，湿热相合，而刑庚金大肠，故寒凉以救之，燥金受湿热之邪，绝寒水生化之源，源绝则肾亏，痿躄之病大作，腰下痿软，瘫痪不能动履。

清燥汤

黄芪蜜水炒，一钱五分 苍术米泔浸，一钱 白术去芦，炒 陈皮 泽泻各五分 人参 白茯苓去皮 升麻各三分 麦门冬去心 当归身酒洗 生地黄 神曲炒 猪苓各二分 黄柏酒炒 柴胡 黄连各一钱 五味子九个 甘草炙，二分

上锉一剂，水煎，空心温服。

一论此药能去风顺气，活血壮筋，又治利后脚弱缓痛，不能行履，名曰利风，或两脚肿痛，足胫枯细，名曰鹤膝风，兼治一切痹麻痿软、风湿夹虚之证。

大防风汤

当归酒洗，一钱 川芎七分 白芍酒洗，一钱 熟地黄一钱 黄芪蜜炙，一钱 人参五分 大附子炮，去皮脐，七分 防风一钱 牛膝酒洗，五分 杜仲姜炒，一钱 甘草炙，五分 羌活五分 白术去芦，一钱五分

上锉一剂，生姜五片、枣一枚，水煎温服。

【按】上四物以补血，参、芪、术、草以补气，羌、防以散风湿，以利关节，牛膝、杜仲以补腰肾，以附子行参、芪之气，而走周身脉络，盖治血气两虚，夹风湿而成痿痹不能行者之圣药也，观其治利后风可见矣。然可以治不足之痿弱，而不可治有余之风痹也。

一论五子益肾养心丸，治精血亏损，下部痿软无力，不能步履。方见补益。

养血壮筋健步丸　治证同前。

黄芪盐水炒，一钱 山药一两 五味子一两 破故纸盐水炒，一两 人参一两 白芍酒炒，一两五钱 熟地黄四两 枸杞子一两 牛膝去芦，酒炒，一两 菟丝子酒炒，二两 当归酒洗，二两 白术去芦，炒，一两 杜仲姜汁炒，

二两　虎胫骨酥炙，一两　龟板酥炙，一两　苍术米泔浸，二两　黄柏盐水炒，二两　防风六钱　羌活酒洗，三钱　汉防己五钱

上为细末，用猪脊髓七条，炼蜜为丸，如梧桐子大，每服百丸，空心盐汤下。

一治一切麻痹、痿软、风湿、血虚之候，又治利后脚软缓痛，不能行履，名曰利风，或两脚肿痛，足胫枯细，名曰鹤膝风，以十全大补汤，去肉桂，加防风、羌活、牛膝、桂仲、大附子（煨）。

一人，两足痿弱，不能动止，予用人参、鹿茸各五钱，锉一剂，水煎，空心温服，连进数服而愈。

一治两足痿弱，不能行者，用新砖火烧红，以好醋浇之，候温布包，烙脚下遍处，立能行动。

一治肾气虚惫，腰膝酸痛，行步无力。

起痿丹

菟丝子酒洗，煨烂，捣饼，晒干，二两五钱　肉苁蓉酒浸，二两　川萆薢　破故纸酒炒　葫芦巴酒炒　沙苑蒺藜微炒　川牛膝去芦，酒洗　川杜仲酒炒　防风酒洗　甘枸杞子各一两

上为末，酒煮猪腰子捣烂和丸，如梧桐子大，每服七八十丸，空心酒下。河间方，去枸杞子，加桂枝减半。

消　渴

消渴脉数大者话，虚小病深厄难脱。

夫消渴者，由壮盛之年，不自保养，任情纵欲，饮酒无度，喜食脍炙，或服丹石，遂使肾水枯竭，心火燔炽，三焦猛烈，五脏干燥，由是渴利生焉。烦渴、燥渴、强中三证者，烦渴也，多渴而利；燥渴者，由热中所作，但饮食皆作小便，自利而渴，令人虚极短气；强中者，阳具不交，而精溢自出。凡消渴之人，常防患痈疽。所怕者，一饮酒，二房劳，咸食及面，俱宜忌也。大抵脉大者易治，细小者，难医也。

一论消渴，引饮无度，脉实者是也。

黄连　牛乳汁　生地黄汁　生藕汁各等分

上二味，熬汁为膏，入和牛乳、黄连，佐姜和蜜为膏，徐徐于舌上，以白汤些少送下。或将前二味药和汁为丸，如梧桐子，每服五十丸，白汤送下，一日进十次。

一论治三消总治之方，服之立应。

人参　白术去芦　白茯苓去皮　当归酒洗　生地黄各一钱　黄柏酒炒　知母去毛　黄连　麦门冬去心　天花粉　黄芩各八分　桔梗五分　甘草三分

上锉一剂，水煎服。

天池膏　治三消如神。

天花粉　黄连各半斤　人参　知母去毛　白术炒，去芦，各四两　五味子三两　麦门冬六两，去心　藕汁二碗　怀生地黄汁二碗　人乳　牛乳各一碗　生姜汁二酒杯

上先将天花粉七味切片，用米泔水十六碗，入砂锅内浸半日，用桑柴火慢熬至五六碗，滤清，又将渣捣烂，以水五碗煎至二碗，同前汁又煎去二三碗，入生地等汁，慢熬如饧，加白蜜一斤，煎去沫，又熬如膏，乃收入磁罐内，用水浸三日，去火毒，每用二三匙，安舌咽之，或用白汤送下。

一论消渴，口干心热，用天花粉，长流水煎，当茶服之，立效。

一论治三消渴神效，用缲丝汤，如无缲丝汤，却以原蚕茧壳、丝绵煎汤，皆可代之，不时饮之，极效。盖此物属火，有阴之用，大能泻膀胱中伏火，引阴水上潮于口，而不渴也。

一论阴虚火盛，烦渴引饮无度。

养血清火汤

当归一钱　川芎八分　白芍酒炒，一钱　生地黄酒洗，一钱　麦冬一钱　石莲肉五分　天花粉七分　知母一钱　黄连八分　薄荷五分　乌梅肉五分　黄柏蜜水炒，五分　甘草五分

上锉，水煎温服。

一治消渴病通用。

生地黄膏

生地黄，束如碗大一把，洗切研细，以新水一碗调开，入冬蜜一碗，煎至半，取出，入人参五钱、白茯苓（去皮）一两（为末），拌和，磁器密收，用匙挑服。夏月可加五味子、麦门冬。

一治消渴。

玉泉丸

人参　黄芪半生半蜜炙　白茯苓　干葛　麦冬　乌梅肉焙　甘草各一两　天花粉一两五钱

上为细末，炼蜜为丸，如弹子大，每服一丸，温汤嚼下。

一人消渴，引饮无度，或令食韭苗，或炒，或作羹，勿入盐，日二三次，其渴遂止。

一人消中，日夜尿七八升者，鹿角烧令焦为末，以酒调服五分匕，日三次，渐加至方寸匕。

一治消渴。

天华散

天花粉一两　生地黄一两　麦门冬五钱　五味子五钱　葛粉五钱　甘草五钱

上锉，糯米一撮，水煎服。

一论肾水枯竭，不能运上，作消渴，恐生痈疽。

参芪救元汤

黄芪蜜炒　人参　粉草炙　麦门冬去心　五味子各等分

上锉，水煎，入朱砂少许，不拘时服。

一论一常人平日口干作渴，因饮酒、食炙煿、补剂、房劳，凡若此类过多，致令肾水枯竭，不能上制心火，故有此证，后必有疽发也，宜先服此以绝其源，及痈疽发后，服此尤有益也。

八味丸

怀生地黄酒浸，瓦焙干，二两　山药一两　牡丹皮八钱　泽泻酒浸，焙干，八钱　山茱萸去核，瓦焙，一两　肉桂五钱　白茯苓去皮，六钱　五味子微焙，一两五钱

上为细末，炼蜜为丸，如梧桐子大，每服五六十丸，五更时盐汤送下，温酒亦可。

一论心肾不交，消渴引饮，有人病渴用渴药，累年不愈，用加减八味丸而愈。其疾本以肾水枯竭，不能制火，心火上炎，是以生渴，此药降心火，生肾水。

一人不时发热，日饮冷水数碗，寒药二剂，热渴益甚，形体日瘦，尺脉洪大而数，时或无力。王太仆曰：热之不热，责其无火，寒之不寒，责其无水。又云：倏热往来，是无火也，时作时止，是无水也。法当补肾，用加减八味丸，不月而愈。

一治肾水不足，虚火上炎，发热作渴，口舌生疮，或牙龈溃蚀，咽喉作痛，或形体憔悴，寝汗发热，五脏齐损，以六味丸，加肉桂一两、五味子四两。

一人形体魁伟，冬日饮水，自喜壮实。余曰：此阳虚也。不信。一日，口舌生疮，或用寒凉之剂，肢体倦怠，发热恶寒，以八味丸、补中益气汤而愈。

一晡热内热，不时而热，作渴痰唾，小便频数，而口舌生疮者，此下焦阴火也，以六味丸，效。

痓　病

痓，痉字之误也。强痓者，坚强而劲直，颈项牵急而背反张也。此因风、寒、湿三者客于太阳，伤其大筋，筋牵而急，故令痓也。然得之风湿者，令人有汗而不恶寒，名曰柔痓，昔人以桂枝加葛根汤主之是也。得之寒湿者，令人无汗恶寒，名曰刚痓，昔人以葛根汤主之是也。小续命汤有麻黄、杏仁，可以发表散寒，有桂枝、芍药，则可以解肌驱风，有防风、防己，则可以驱邪胜湿，有人参、甘草，则可以益气柔筋，有川芎、黄芩，则可以和阴去热，乃附子之热，则可以温经，而亦可以去湿者也。

二痓歌

原来痓病属膀胱，口噤如痫身反张。此是伤风感寒湿，故分两证有柔刚。无汗为刚须易识，唯有葛根汤第一，有汗为柔见的端，

桂枝葛根汤救急。二证皆宜续命汤，刚痓去桂用麻黄，柔痓去麻当用桂，只依此法最为良。

小续命汤

麻黄去节　人参　黄芩酒炒　白芍酒炒　川芎酒洗　防己　杏仁去皮尖　桂枝　甘草各一钱　防风　附子炮，去皮，各五分

上锉一剂，水煎温服。

葛根汤

葛根二钱　麻黄八分　桂枝八分　芍药二钱　甘草八分

上锉，生姜、大枣，水煎服。

一论刚柔二痓，头摇口噤，身反张，手足挛缩，头面赤，项强急，与瘈疭同治法。

如圣饮

柴胡　黄芩　半夏　赤芍　川芎　甘草　白芷　当归　防风　羌活　乌药

上锉，生姜水煎服。有汗是柔痓，加白术、桂枝。无汗是刚痓，加麻黄、苍术。口噤咬牙，大便实，加大黄利之。

一论痓病有二，发热恶寒，头项颈强，腰脊反张，口噤面赤，瘈疭如痫，有汗柔痓，无汗名刚，以补中益气汤，去黄芪、柴胡、升麻，加川芎、白芍、熟地、白茯苓。刚痓，身热，面赤，脉紧，加羌活、防风、黄芩、干葛，去白术。柔痓，身不热，手足冷，脉沉细，加熟附子、羌活。风痰痓，加羌活、防风、瓜蒌、枳实、桔梗、片芩、竹沥、姜汁，去人参、白术。破伤风痓，加僵蚕、全蝎、防风、羌活、南星、瓜蒌仁、枳实、黄芩、桔梗、竹沥、姜汁，去白术、人参。汗、吐、下多发痓者，本方倍人参、黄芪、当归、生地、荆芥、羌活、白术。

浊　证

两尺脉洪数，必便浊失精。

精之主宰在心，精之藏制在肾，凡人酒色无度，思虑过情，心肾气虚，不能管摄，往往小便频数，便浊之所由生也。因小便而出者，曰尿精。因见闻而出者，曰漏精。心不足而挟热者，为赤浊。心不足而肾冷者，为白浊。阴不升，阳不降，上下乖戾，是以有清浊不分之证。大率多是湿痰流注，直燥中宫之湿，兼降火升举之法，此为至要之语也。

一论便浊之证，因脾胃之湿热下流，渗入膀胱，故使便溺赤白混浊不清也，宜燥中宫之湿，用升麻、柴胡提气，使大便润而小便长，不宜用寒凉伤血之药。

主方

陈皮八分　半夏八分　茯苓一钱　苍术米泔浸，炒，七分　黄柏酒炒，七分　柴胡七分　升麻三分　白术去芦，五分　神曲炒，五分　牡蛎五分　栀子炒，一钱　蛤粉三分　滑石一钱　甘草三分

上锉一剂，生姜二片、白果九枚，水煎，空心服，渣再煎服。忌煎炒辛辣物。

一论心中烦躁，思虑忧愁抑郁，小便赤浊，或有砂膜，夜梦遗精，遗沥疼痛，便赤，或酒色过度，上盛下虚，心火上炎，肺金受克，故口苦咽干，渐成消渴，四肢倦怠，男子五淋，妇人带下赤白，五心烦躁，此药温平清心，养神秘精。

清心莲子饮

石莲肉　人参各二钱五分　黄芪蜜炙　赤茯苓各二钱　麦冬去心　地骨皮　黄芩各一钱五分　车前子一钱五分　甘草三分

上锉一剂，灯草十根、生姜三片，水煎，空心服。上盛下虚，加酒炒黄柏、知母各一钱。热加柴胡、薄荷各一钱五分。

一论心经伏暑，小便赤浊而有热也。

加味四苓散

人参减半　白术去芦　赤茯苓去皮　猪苓　泽泻　香薷　石莲肉　麦冬去心，各等分

上锉，水煎，空心温服。

一论小便白浊，频数无度，漩白如油，光彩不定，漩脚澄下，凝如膏糊，此真元不足，下焦虚寒之所致也。

萆薢饮

益智仁　川萆薢　石菖蒲　乌药

上各等分，锉一剂，水煎，入盐一捻，空心温服。肾虚加牛膝三钱、杜仲三钱、山药三钱。便赤加泽泻二钱、麦冬二钱。一方加茯苓三钱、甘草八分。

一论白浊初起，或半月者，下焦虚热之所致也。

滋肾散

川萆薢二钱　麦冬去心，二钱　远志去心，一钱　黄柏酒炒，二钱　菟丝子酒炒，三钱　五味子酒炒，四分

上锉一剂，竹叶三片、灯草一团，水煎，空心服。

一论赤白浊，乃水火之不分也。

水火分清散

益智仁一钱五分　石菖蒲一钱　赤茯苓三钱　车前子三钱　猪苓三钱　泽泻二钱　白术去芦，一钱五分　枳壳麸炒，一钱　萆薢二钱　麻黄三分　甘草八分　陈皮二钱

上锉，半水半酒煎，空心服。久病，去麻黄，易升麻。

一治遗精白浊。

玉环丹弟云嵩传。

五色龙骨　左顾牡蛎　莲花须　芡实　石菖蒲　五味子　黄柏酒炒，各一两

上为细末，用金樱子煎汤为糊，入臼内捣千余下，成剂为丸，如梧桐子大，每服五十丸，盐汤下，干物压之。一方用石莲子，去石菖蒲。

一治遗精白浊。

山药一两　黄柏酒炒，二两　牡蛎火煅，醋淬七次，五钱　白茯苓去皮，一两

上共为细末，酒糊为丸，如梧桐子大，每服五十丸，空心水、酒下。

一论白浊，梦泄遗精，及滑出而不收者。

樗根丸

樗根白皮有荚者是　黄柏炒褐色　蛤粉炒　青黛　干姜炒黑　滑石各等分

上为细末，水和为丸，如梧桐子大，每服百丸，空心温酒送下，虚劳，四物汤下。

一论白浊经年不愈，或时梦遗，形体瘦弱，当作心虚治之。

定志丸

远志甘草水浸，去心　石菖蒲各二两　人参一两　白茯神去木，二两　黄柏酒炒，二两　蛤粉炒，一两

上为细末，炼蜜为丸，如梧桐子大，朱砂为衣，每服三十丸，空心米汤送下。

一治小便白浊，出髓条者。

人参　白术　白茯苓　青盐　破故纸　大茴香　益智仁　酸枣仁炒　左顾牡蛎煅，各一两

上为末，酒调为丸，如梧桐子大，每服三十丸，温酒、米饮任下。

一论瘦人阴虚火动，患赤白浊下，清离滋坎汤。方见劳瘵。依本方加萆薢、牛膝、山栀、萹蓄、赤芍。

一论久患白浊不止，而作头昏者，以益气汤，加白茯苓、半夏。

一论发热口干，小便频浊，大便闭结，盗汗遗精，甚至废寝，用当归六黄汤二剂；盗汗顿止，用六味丸；方见补益。二便调和，用十全大补汤，方见补益。及前丸兼服，月余悉愈。

一论肥人湿痰，患赤白浊者，二陈汤。方见痰饮。依本方加苍术、白术、人参、当归、生地、麦冬、山栀、黄柏、萆薢、牛膝、口蓄。

一论肝、肾、脾、肺虚损，赤白浊，久不愈者，六味丸、补中益气汤，早晚兼服。六味丸，方见补益。补中益气汤，方见内伤。依本方加白茯苓、半夏。

一人久患白浊，发热体倦，用补中益气加炮姜四剂，白浊稍止，再用六味地黄丸兼服，诸症悉愈。

一人患头晕白浊，余用补中益气汤，加茯苓、半夏，愈。而复患腰痛，用山药、山茱萸、五味、萆薢、远志，顿愈。又因劳心，盗汗白浊，以归脾汤加五味而愈。后不时晕眩，用八味丸而愈。

补　遗

一治遗精白浊。

木贼　小川芎各五钱　粉葛一两，居其中
蛇退一寸半，头向上者，挂壁显神通

上用酒炒，空心服。

一治赤白浊。陈云岳传。

木通去节，七钱　滑石三钱　粉草四钱
黄荆子一勺

上锉水煎，空心服，立已。

遗　精

遗精白浊，当验于尺，结芤动紧，二证
之的。

梦泄者，其候有三。年少壮盛，鳏旷逾
越，强制情欲，不自知觉，此泄如瓶之满而
溢也，是以无病，不药可也。或心气虚，不
能主事，此泄如瓶之侧而出也，人多有之，
其疾犹轻，则以和平之剂治之。真元久虚，
心不摄念，肾不摄精，此泄如虚瓶而漏者也，
其病最重，须作大补汤丸治之，不可少缓。

一论心所慕而作梦遗，此君火既动而相
火随之，治在心。

黄连清心汤

黄连六分　生地黄三钱　当归三钱　人参
二钱　远志去心，一钱　白茯神三钱，去皮木
酸枣仁炒，一钱五分　石莲肉一钱　甘草八分

上锉，水煎服。加麦门冬（去心）
尤妙。

鲁藩泰兴王验方　治遗精。

人参二钱　石莲肉一钱　莲须二钱　芡实
三钱　麦门冬二钱　白茯神三钱　远志一钱
甘草八分

上锉，水煎温服。一方加酸枣仁一钱、
柏子仁二钱、石菖蒲一钱、黄柏（酒炒）
二钱。

一论心神宁静则精固，君相火熄则溺清，
有是证者，始因挠乎心、摇乎精而然也。龙
雷火动，其水浊而不精，尾闾不禁，即精关

弛而不固，治宜补心宁神，滋阴固本。

益智固真汤

黄芪蜜炒，一钱五分　人参三钱　白术酒
炒，去芦，一钱　白芍酒炒，一钱　白茯神去皮
木，一钱　五味子十二粒，夏用十六粒　当归身
酒炒，一钱　麦门冬去心，一钱　巴戟肉三钱
益智仁去壳，一钱　酸枣仁炒，一钱　山药一钱
泽泻一钱　升麻五分　黄连酒炒，一钱五分
黄芩一钱　黄柏酒炒，七分　知母一钱　莲花
蕊一钱　生甘草梢一钱五分

上锉，分二剂，水煎，空心服。

一论心神不安，肾虚，每自泄精等症。

宁神固精丸

黄柏酒炒　知母酒炒，各一两　牡蛎煅
龙骨煅　芡实　莲蕊　白茯苓去皮　远志去心
山茱萸肉各三两

上为细末，煮山药糊为丸，如梧桐子大，
朱砂为衣，每服五十丸，米汤送下。

一论夜梦遗精或滑精，虚损之极，久不
能止者。

滋补丸

人参　白术去芦，炒　白茯苓去皮　当归
酒洗　川芎　白芍酒炒　熟地黄酒蒸　甘枸杞
子　杜仲酒炒　牛膝去芦，酒洗　天门冬去心
麦门冬去心　破故纸酒炒　远志甘草水泡，
去心　牡蛎煅　龙骨煅　金樱子去毛　莲蕊
甘草炙，各等分

上为细末，山药打糊为丸，如梧桐子大，
每服百丸，空心酒下。

一论男子发热遗精，或小便不禁，俱属
脾肾亏损，补中益气汤，方见内伤。合六味
丸，方见补益。二方合作汤剂，水煎服。

一论嗜欲无度，梦遗精滑，日夜长流，
百方罔效，病将垂危者。

玉堂丸　扶沟何晴狱传。

莲须色黄者佳，一斤　石莲肉净肉，一斤
芡实净肉，十二两　麦冬水润，去心，四两

上用公猪肚一个，入家莲肉（带心皮）
一斤，入砂锅内，水煮烂，去肚，将莲肉晒
干，同前药为细末，炼蜜为丸，如梧桐子大，

每服百丸，空心莲须煎汤送下，其效如神。

一男子水脏虚惫，遗精盗汗，往往夜梦鬼交，獖猪腰子一枚，以刀开去筋膜，入大附子末一钱匕，以湿纸包，煨熟，空心稍热服之，便饮酒一二钟，多亦甚妙，三五服效。

一论养元气，生心血，健脾胃，滋肾水，止盗汗，除遗精，降相火，壮元阳。

养心滋肾丸 临川徐昭志传。

人参一两　芡实去壳，一两　酸枣仁炒，二两　天冬去心，二两　远志甘草水泡，去心，一两　当归酒洗，一两　柏子仁去油，炒，一两　石菖蒲去毛，六钱　怀熟地黄酒蒸，一两　辽五味子一两　麦门冬去心，二两　知母去毛，酒炒，二两　白芍盐酒炒，一两五钱　白茯神去皮木，一两　莲肉去皮心，一两　牡蛎火煅，一两　怀山药炒，三两　怀生地黄酒洗，二两　黄柏去皮，盐水炒，二两

上为细末，炼蜜为丸，如梧桐子大，每服七十丸，空心盐汤下。

一论神者，精气之室也，神以御气，气以摄精，故人寤则神栖于心，寐则神栖于肾，心肾，神之舍也。昼之所为，夜之所梦，男子梦交而精泄，女子梦交而精出，是皆不知清心寡欲之道者也。斯人也，神不守舍，从欲而动，昼有所感，夜梦随之，心不摄念，肾不摄精，久而不已，遂成虚损，或有神气萎靡，念虑猖狂，风邪乘其虚，鬼气干其正，与妖魅交通者，是又难状之疾也，以镇神锁精丹主之。

人参　白茯神　远志甘草水煮，去心　柏子仁　酸枣仁炒，各一两　石菖蒲去毛，一两　白龙骨煅　牡蛎煅，各一两五钱　辰砂水飞，五钱，留一钱为衣

上共为末，炼蜜为丸，如弹子大，每服一丸，枣汤下。

一治精滑久不愈，牡蛎砂锅内煅，醋淬七遍为末，醋糊为丸，如梧桐子大，每服五十丸，空心盐汤下。

一治心虚梦泄，用白茯苓（去皮）一味为末，空心米饮调下。

一治遗精虚漏，小便余滴，及夜多小便者，用益智仁十四个，水煎，入盐少许，同服。

一梦泄不止，脉弦而大。

石莲肉六两　甘草二两

上为细末，每服二钱，食前灯心汤下。

一人劳则遗精，齿牙即痛，以补中益气加半夏、茯苓、芍药，并六味地黄丸渐愈，更以十全大补加麦门冬、五味而痊。

一人白浊梦遗，口干作渴，大便闭涩，午后热甚，用补中益气加芍药、玄参，并加减八味丸而愈。

一人茎中痛，出白津，小便闭，时作痒，用小柴胡加山栀、泽泻、炒连、木通、龙胆草、茯苓二剂，顿愈，又兼六味地黄而痊。

一人便血精滑发热，一男子尿血发热，一男子发热遗精，或小便不禁，俱属肾经亏损，用地黄丸、益气汤以滋化源，并皆得愈。

一人午后有热，遇劳遗精，其齿即痛，此脾肾虚热，先用益气汤送六味丸，更以十全大补汤而愈。

一人梦遗精滑，气血虚损，用十全大补汤，加山茱萸、山药、五味、麦冬。

补中益气汤方见内伤。

六味丸　八味丸　十全大补汤俱见补益。

诸　淋

脉盛大而实者生，虚细而涩者死。

夫淋者，有五淋之别，气、砂、血、膏、劳是也。皆由膏粱之味、湿热之物，或烧酒炙肉之类过多，或用心太过，房劳无节，以致心肾不交，水火无制，而成五淋之证。名虽有五，大概属热者居多，故有新久虚实之不同耳，学者审证而变通焉，慎毋胶柱以调瑟也。

一论气、砂、膏、劳、血五淋，气淋为病，小便涩滞，常有余沥不尽也，砂淋为病，阴茎中有砂石而痛，溺不得卒出，砂出则痛止也，膏淋为病，溺浊如膏也，劳淋为病，

遇房劳即发，痛引气冲也，血淋为病，遇热则发，甚则尿血，候其鼻准色黄者，知其为小便难也。

一论心经蕴热，脏腑闭结，小便赤涩，癃闭不通，及热淋尿淋，如酒后恣欲而得者，则小便将出而痛，既出而痒，以此药主之。

八正散

大黄三钱　瞿麦二钱　木通二钱　滑石三钱　萹蓄二钱　栀子二钱　车前子三钱　甘草八分

上锉一剂，灯心水煎，空心服。

【按】上方治诸淋，属实热者宜之。

一治五淋神方。

海金沙散

当归酒洗，二钱　雄黄一钱　川牛膝三钱，去芦，酒浸　大黄酒浸，三钱　木香八分　海金沙三钱

上为末，每服一钱五分，临卧酒调服，两服见效。

【按】上方治诸淋，不问虚实，宜之。

一治淋沥疼痛，兼红淋。

滋阴清火散

当归二钱　生地黄三钱　熟地黄三钱　黄柏酒炒，二钱　知母酒炒，二钱　黄芩三钱　黄连八分　木通三钱　桑白皮三钱

上锉，水煎，空心温服。

一治诸淋久不止者。

加味滋阴散

当归二钱　川芎一钱五分　白芍二钱　熟地黄三钱　陈皮二钱　半夏姜炒，二钱　白茯苓去皮，三钱　甘草八分　升麻三分　柴胡五分　牛膝去芦，二钱　黄柏酒炒，一钱五分　知母酒炒，一钱五分　白术去芦，一钱五分　苍术米泔浸，去芦，炒，一钱五分

上锉，水煎，露一宿，空心服。

一论诸淋，多属膀胱之气虚弱，不能运用水道，而成诸淋也，宜补中益气汤，殊效。方见内伤。

一论下淋久不止，乃元气下陷故也，宜补中益气汤。方见内伤。依本方，参、芪减半，加川芎、白芍、熟地、半夏、茯苓、牛膝、黄柏、知母、苍术，水煎，露一宿，空心服。

一论纵欲强留不泄，淫精渗下，而作淋者。

益元固精汤

人参　白茯苓　莲蕊　巴戟　升麻　益智仁　黄柏酒炒，各二钱　山药　泽泻各一钱五分　甘草梢三钱

上锉，水煎，空心温服。

一治小便淋沥不通，又治老人虚寒者，患死血作淋，痛不可忍者，宜六味地黄丸。方见补益。依本方倍茯苓、泽泻。又治小便频数不禁，去泽泻，用益智仁。

一治病苦淋沥，而茎中痛不可忍者，六君子汤，方见补益。加黄柏一钱五分、知母一钱五分、石苇三钱、滑石三钱、琥珀八分，水煎服。

一治冷淋，诸药不效者，四君子汤，方见补益。加猪苓、泽泻、木通，连进三服，又以菟丝子研极细，用鸡翎管吹入小便孔内，极效。

一治心经积热，小便涩及五淋。

火府丹

生地黄一两，捣膏　木通　黄芩炒，各一两

上为细末，炼蜜为丸，如梧桐子大，每服三十丸，木通煎汤送下。加甘草名导赤散。学士云：一卒病渴，日饮水斗许，不食者三日，心中烦闷。时已十月，余谓心经有伏热，与火府丹数服，而渴止食进。此本治淋，用以治渴，可谓通变也。

一李司马茎中作痛，小便如淋，口干唾痰。此思色精降而内败，用补中益气汤、六味地黄丸而愈。

一儒者发热无时，饮水不绝，每登厕，小便涩痛，大便牵痛。此精竭复耗所致，用六味丸加五味子，及补中益气，喜其谨守，得愈。若肢体畏寒，喜热饮食，用八味丸。

一老人阴痿思色，精不出，内败小便，

水道涩痛如淋，用八味丸，加车前、牛膝，立效。

一老人精已竭而复耗之，大小便牵痛，愈痛愈便，愈便愈痛，服以八味丸，最有功效。

补 遗

一治血淋。

阿胶炒，二两　猪苓　泽泻　滑石　赤茯苓各一两　车前子五钱

上锉，水煎，空心服。

关 格

夫关格者，谓膈中觉有所碍，欲升不升，欲降不降，饮食不下，此为气之横格也。必用吐，其气之横格，必在吐出痰也。有痰，以二陈汤探吐之，吐中便有降。有气虚不运者，补气药中升降。

丹溪曰：此证多死，寒在上、热在下也。寒在胸中，遏绝不散，无入之理，故曰格，热在下焦，填塞不通，无出之由，故曰关。格则吐逆，关则不得小便。

《内经》云：人迎与气口俱盛四倍以上，为关格。关格之脉赢。不能极于天地之精气，则死矣。

一论关格，上焦痰壅，两手脉盛是也。

枳缩二陈汤

枳实麸炒，一钱　砂仁七分　白茯苓去皮　贝母去心　陈皮　苏子　瓜蒌仁各一钱　厚朴姜炒，七分　川芎八分　木香五分　沉香五分　香附童便炒，七分　甘草三分

上锉一剂，生姜三片，水煎，入竹沥，磨沉木香服。

一阴阳关格，前后不通，寻常通利大府，小水自行。中有转胞一证，诸药不效，失救则胀满闷乱而死，予尝以甘遂末，水调，敷脐下，内以甘草节煎汤饮之，及药汁至脐，二药相反，胞自转矣，小水来如涌泉，此救急之良诀也。

遗 溺

夫尿者，赖心肾二气之所传送，膀胱为传送之府，心肾气虚，阳气衰冷，致令膀胱传送失度，则必有遗尿失禁之患矣。经云：膀胱不利为癃、不约为遗尿也。大宜温补，清心寡欲。又有产后不顺，致伤膀胱，及小儿胞冷，俱能令人遗尿失禁，各须随证治之。

一论小便不禁，出而不觉者，是有热，不禁者，宜五苓散。方见中暑。依本方去桂，加黄柏、黄芩、黄连、栀子、山茱萸肉、五味子，水煎，空心服。

一治小便不禁，虚弱者，用五苓散，方见中暑。依本方合四物汤，方见补益。加山茱萸肉、五味子，共十一味，水煎，空心服。

一治肾气不足，小便频数，日夜百余次。

缩泉散

乌药　益智仁各等分

上为细末，山药糊为丸，如梧桐子大，每服七十丸，空心盐汤下。

一治遗尿不禁。

鸡胜胵一具，并肠，晒干，去秽净，不用水洗，男用雌鸡，女用雄鸡

上为细末，每服二钱，空心滚汤调下，二三服即愈。

一治遗尿失禁，益智仁七个、桑螵蛸七个，为末，酒调服，用熟白果七个送下。

一治夜多小便，用益智仁二十四个，研碎，入盐，同煎服。

一治小便多者，草薢夜煎服之，永不夜起。

一治夜多小便，用胡桃灰火煨熟，临卧温酒嚼下。

一治小便内虚热者，频数不禁，用六味地黄丸，服效。

一治气不足，脉微而涩，小便频数，用小茴香不拘多少，同盐炒，为末，取糯米糕一片炙软，热蘸药吃，立效。

一治小便频数，用猪尿胞洗净，以糯米

煮烂，入椒少许，同煮去椒，只用胞切吃。

一治小便遗尿失禁，多气虚，以益气汤去柴胡，加茯苓、熟地黄、益智仁、肉桂。

一治小便频数，或劳而益甚，属脾气虚弱，以益气汤，加山药、五味子。

一论身体虚瘦，夜常遗尿失禁。

人参八分　白术麸炒，一钱　山药一钱　益智仁七分　山茱萸去核，七分　当归一钱　白芍酒炒，一钱　黄芪蜜炙，一钱　酸枣仁炒，七分　甘草炙，四分

上锉作一剂，水煎服。

一论遗尿失禁，身体虚瘦，补中益气汤。方见内伤。依本方去柴胡，加山药一钱、益智仁七分、山茱萸一钱。

一人因劳发热，小便自遗，或时不利。余作肝火阴挺，不能约制，午前用补中益气加山药、黄柏、知母，午后服地黄丸，月余诸症悉退。此证若服燥剂，而频数，或不利，用四物、麦冬、五味、甘草。若数而黄，用四物加山茱萸、黄柏、知母、五味、麦冬。若肺虚而短少，用补中益气，加山药、麦冬。若阴挺痿痹而频数，用地黄丸而愈。

一论肾与膀胱俱虚，冷气乘之，不能约制，故遗尿不禁，或睡中自出。

加味地黄丸

怀生地黄酒蒸，四两　怀山药二两　牡丹皮一两五钱　白茯苓一两　山茱萸酒蒸，去核　破故纸炒，各二两　益智仁一两　人参一两　肉桂五钱

上为细末，炼蜜为丸，如梧桐子大，每服百丸，空心盐汤下。

一小便桶内，起泡盈桶，此肾水衰也，用红鸡冠花为末，每服三钱，空心，温酒调下。

小便闭

小便不通，由膀胱与肾俱有热故也。肾主水，膀胱为津液之府，此二经为表里，而水行于小肠，入胞者为小便。肾与膀胱既热，

热入于胞，热气大盛，故结涩，令小便不通，小腹胀满。气急甚者，水气上逆，令心急腹满，乃至于死。诊其脉紧而滑直者，不得不小便也。

一论膀胱有热，小便闭而不通也。

导水散

当归二钱　瞿麦三钱　车前子二钱　滑石三钱　赤茯苓三钱　泽泻二钱　猪苓二钱　木通二钱　石莲子去壳，一钱　山栀子三钱　黄连六分　黄柏一钱五分，酒炒　知母一钱五分　甘草八分

上锉，灯草煎，空心温服。

一论小便不通，百法不能奏效，服此无不愈。

禹功散

陈皮　半夏姜制　赤茯苓　猪苓　泽泻　白术炒　木通各一钱　条芩八分　升麻三分　甘草三分　山栀子炒，一钱

上锉一剂，水二钟，煎至一钟，不拘时服。少时以鸡翎探吐之，得解而止。妙在吐，譬如滴水之器，闭其上窍则不通，拔之则水通流泄矣。

一论溲溺不通，非细故也。期朝不通，便令人呕，名曰关格，经曰不通而死矣。一见呕证，便不可救。经曰：出入废则神机化灭，升降息则气立孤危，此之谓也。

一论小便闭塞，用凉药过多而不通者，是元气虚而不能输化也，以补中益气汤主之。

一论小便淋沥不通，以六味丸倍茯苓、泽泻。

一论小便不通，先将麝香半分填患人脐中，上用葱白、田螺，各捣烂成饼，封于脐上，用布带缚住，良久，下用皂荚烧烟熏入阴中，其水窍自通。妇人亦用皂荚煎汤熏洗便处，即通。

一论小便不通，膀胱发热者，朴硝为细末，每服二钱，大茴香煎，酒调下。

一论小便不通，腹胀，土蒺藜炒黄为末，黄酒调下。

一论小便不通，用猪胆汁投热酒中，服

之立通。又方，用蚯蚓研，以冷水滤浓汁，服半碗立通，大解热疾，不知人事，欲死者，服之立效。

一论小便不通，脐下满闷者。

满金沙一两　腊茶五钱

上为细末，每服三钱，生姜、甘草梢煎汤调下。

一论小便不通，两尺脉俱沉微，乃阳虚故也，曾服通滑寒凉之药所致者，用大附子一枚（重一两者，炮去皮脐，盐水浸）、泽泻一两，二味锉，作四剂服，水二盏，灯心七根煎，食远服。

一论小便不通，体肿喘嗽，用补中益气汤、金匮肾气丸兼服。

一论小便不通，服凉药过多，胀满几死，以附子理中汤加琥珀末，一服立通。

一妇人病，饮食如故，烦热不得卧，而反倚息，以胞系了戾不得溺，故致此病，名曰转胞，但利小便则愈，八味丸主之。方见补益。

一治男子消渴，小便反多，妇人转胞，小便不通，宜服八味丸。又治妇人阴冷。

立斋云：治老人阴痿思色，精不出，内败，小便道涩如痛如淋，八味丸，加车前子、牛膝。若老人精已竭而复耗之，大便小便牵痛，愈痛愈欲便，愈便则愈痛，此药最效，八味丸主之。方见补益。

一治小便不通，用蝼蛄一个，焙熟嚼吃，黄酒送下，立通。

一治小便不通，并伤寒杂证，而不可以药通利者，用此药立通，以皮硝煎化，用青布蘸水搭脐上并小便上，热则易之。

一治小便不通，已经七八日，遍身手足肿满，诸医罔效，余以紫苏煎汤，入大脚盆内，令病人坐上熏蒸，冷则添热滚汤，外用炒盐熨脐上、遍身肿处，良久便通肿消而愈。

一治小便不通，小腹胀满，不急治，即杀人，连根葱白一斤，捣烂，炒热，以布裹，分作二处，更替熨脐下，即通。加些麝香尤效。

一治小便不通，诸药无效，或转胞至死，此法用之，小便自出。猪尿胞一个，倾出尿，用鹅毛管去头尾，插入窍孔内，线扎定，以口吹气，令满胞，用线管下再扎住，将管口放在小便头上向窍孔，解后下线，手搓，其气透里，自然小便即出，效。

大便闭

脉多沉伏而结。阳结，脉沉实而数，阴结，脉伏而迟或结。老人虚人便结，脉雀啄者，不治。

夫阴阳二气，贵乎不偏，然后津液流通，肠胃润溢，则传送如经矣。摄养乖理，三焦气滞，运棹不行，遂成闭结之患。有五：曰风闭、气闭、热闭、寒闭、湿闭是也。更有发汗利小便，及妇人产后亡血，走耗津液，往往皆能令人闭结。燥则润之，涩则活之，闭则通之，寒则温之，热则清之，此一定之法也。

一论大肠实热，大便闭结不通，用大黄、皮硝、牙皂三味各等分，水煎，一服立效。又方，用大黄末三钱、皮硝五钱，用好烧酒一碗，泡化服之，立效。又方，用皮硝五钱，热酒化开，澄去渣，加香油三四茶匙，温服立通。

一论凡大便难，幽门不通上冲，吸门不开噎塞，大便燥结，气不得下，治在幽门，以辛润之，专治大肠血少，结燥不通。

润肠汤 通幽汤去大黄、火麻仁。

当归一钱五分　生地黄二钱　熟地黄二钱　桃仁一钱五分　红花五分　升麻一钱　大黄煨，一钱　火麻仁一钱　甘草五分

上锉，水煎，去渣，调槟榔末二钱，稍温服。

一论大便闭结至极，昏不知人事，用大田螺二三枚，以盐一小撮，和壳生捣碎，置病人脐下一寸三分，以宽帛紧系之，即通。

一论大便闭结。

导气丸

木香 槟榔 火麻仁 枳壳

上将枳壳每个切作四片，用不蛀皂角三寸、生姜五片、巴豆三枚（略捶碎，不去壳油），用水一盏，将枳壳同煮熟，滤去三味不用，只将枳壳锉细，焙干为末，入前三味末，炼蜜为丸，蜜汤下，不拘时服。

一治大便不通，乌桕木方停一寸，劈破，以水煎取小半盏，服之立通，不用多吃，极神！

一人大小便闭，数日不通，用商陆捣烂敷脐上，立通。

一论自汗大便闭结不通，且便于老人，并日久不能服药者。

蜜导法

蜜炼如饴，乘热捻如指，长二寸，两头如锐，纳谷道中，良久，下燥粪者。加皂角末少许，更效。

香油导法

用竹管蘸葱汁，深入大便内，以香油一半，温水一半，同入猪尿胞内，捻入竹管，将病人倒放，脚向上，立时即通。

一论自汗，小便利而大便燥硬，不可攻，以此方导之。

猪胆导法

猪胆一枚，倾去一小半，仍入好醋在内，用竹管相接，套入谷道中，以手指捻之，令胆汁直射入内，少许即通，盖酸苦益阴，以润燥也。

一论大便不通，并伤寒杂证，用药不行者，粟米，水煮至熟，入火麻仁，微炒，不拘多少，入粥内，再煮二三沸，饮汤，即通。

一论虚弱老人，大便闭涩不通。

润肠丸

杏仁炒，去皮尖 枳壳炒，去穰 火麻仁炒 陈皮炒。各五钱 阿胶炒 防风各二钱五分

上为细末，炼蜜为丸，如梧桐子大，每服五十丸，白汤送下。

一老儒，素有风热，饮食如常，大便十七日不通，肚腹不胀，两尺脉洪大而虚。此阴火内燥津液，用六味丸二十余剂，至三十

二日始欲去，用猪胆润而通利如常。

一妇人，年七十有三，痰喘内热，大便不通，两月不寐，脉洪大，重按散乱。此属肝、肺、肾亏损，朝用六味丸，夕用逍遥散，各三十余剂，计所进诸药百余碗，腹始痞闷，乃以猪胆汁导而通之，用十全大补调理而安。若服前药，饮食不进，诸症复作。

一治老人大便闭涩，连日不通，火麻仁一盏半（研，水浸，取汁）、芝麻半盏（炒，研，水浸，取汁）、荆芥穗一两、桃仁（去皮尖，炒，研）一两，入盐少许，同煎，服之立效。

一治大便常闭结，宜久服。

活血润燥丸

当归酒洗，二两 怀生地黄一两 怀熟地黄一两 火麻仁一两五钱 枳壳麸炒，七钱 杏仁去皮，五钱

上为细末，炼蜜为丸，如梧桐子大，每服七十丸，空心温水送下。

一治大便不通。

大黄 皮硝 牙皂

上三味，各等分，水煎，一服立通。

二便闭

一论大小便不通，关格不利，烧皂角，细研，粥饮下三钱，立通。一方，用不蛀皂角，安瓦上，烧着，置马桶内，坐上，熏其粪门，自通。二便闭结甚难医，急炒盐来塞满脐，蒜片覆盐推艾熨，利便良方少人知。

一论葱豉饼，专治老人大小便不通。

生姜半两 葱白根叶一大茎 盐一捻 豆豉三十粒

上捣烂，安脐中，须烘热，以帛扎定，良久气透，即通，或再换一饼。又方，用蜂蜜一钟，入皮硝二钱，滚汤一茶钟化下。

一治大小便不通，明矾末一匙，安脐中，冷水滴之，冷透腹内，自然通。如是曾灸无脐孔，即于灸盘上用纸作圈子，笼灸盘，着矾末在内，仍以水滴之。若仓卒无矾，以盐

烧过，入脐内，蒜片上灸之。

一论关格胀满，大小便不通，独蒜，烧熟，去皮，绵裹，纳下部，气立通，冷则易，腹满不能服药者用之。

一论大小便不通者，此气闭也。

铁脚丸

皂角，去皮子，炙，不拘多少，为细末，酒打面糊为丸，如梧桐子大，每服三十丸，酒送下。

一论大小便不通，此方治之，殊效。

蜗牛膏

用蜗牛三枚，去壳，捣如泥，加麝香少许，纳脐中，以手揉按之，立通。或用田螺，亦可。

一治大小便不通。

猪牙皂角末，猪胆汁调，竹管吹入粪门，小便不通，葱汁吹入马口，愈。

六七月间，寻牛粪，中有大蜣螂，不拘多少，用线穿起，阴干，收贮，用时取一枚，要全者，放净砖上，四面以炭火烘干，以刀从腰切断，如大便闭，用上半截，小便闭，用下半截，各为细末，新汲水调服，二便俱闭者，则全用之。

一人，大小便不通十余日，腹胀欲死，诸医用硝、黄、牵、巴等无效，予以冬葵子一剂，水煎服，立通。

一论大小便不通，垂危者。

苏危散

苦瓜蒂五钱　川乌炮，八分　草乌炮，九分　香白芷　牙皂炮　细辛各三钱　胡椒一钱　麝香少许

上为细末，用小竹筒，将药少许，吹入肛内，即通，神速！

一论脏腑实热，或小便不通，或大便不通，或大小便不通。

颠倒散

大黄六钱　滑石三钱　皂角五钱

上为细末，温酒送下。如大便不通，依前分两。如小便不通，黄三、石六，角如前。如大小便俱不通，黄、石均分，角亦如前。

一治大小便不通，百方不效，肚腹胀痛，咽喉饱塞，或痰壅盛，气喘，伤寒结胸，卧不倒床，水米不下，死在须臾。此幽门气闭不通，用甘遂五分，面裹，火煨熟，取出为末，入麝香三厘，用饭捣为丸，淡姜汤下，立通。或小便不通，或大便不通，或大小便俱不通者，皆效。

痔　漏

脉沉小实者易治，浮洪而软弱者难愈。

夫痔漏之原，由乎酒色过度，湿而生热，充于脏腑，溢于经络，坠于谷道之左右，冲突为痔，久而成漏者也。痔轻而漏重，痔实而漏虚。治痔之法，不过凉血清热而已，至于治漏，初则宜凉血清热燥湿，久则宜涩窍杀虫，而兼乎温散也。或曰痔漏火是根原，何故而用温涩？殊不知痔止出血，始终是热，漏流脓水，始是湿热，终是湿寒，不用温药，何以去湿而化寒乎！非止痔漏，百病中多有始热而终寒者，如泻利，如呕吐，初作则肠胃气实而热，久则肠胃气虚而为寒矣。

一论痔疮肿痛初起，立效。

祛风解毒汤

黄连一钱　黄芩一钱　连翘一钱五分　赤芍一钱　枳壳麸炒，一钱　大黄酒蒸，一钱五分　苦参一钱五分　黄柏一钱　槐花一钱

上锉，水煎，空心服。为末，水丸，用温水下，亦可。

一论《内经》曰二阴皆属肾，虽见证于大肠，实阴虚而火盛也。

祛毒养荣汤

当归一钱　芍药二钱　生地黄酒洗，一钱　黄连酒炒，一钱五分　黄芩一钱　黄柏酒炒，五分　知母一钱　连翘一钱　升麻五分　荆芥一钱　槐角二钱　皂角子二钱　皂角刺二钱　天花粉二钱　黄芪一钱　人参一钱　甘草节一钱

上锉一剂，水煎，空心热服。远酒色，则痊愈。

一论千金不换刀圭散，治痔漏，百发百中。方见中风。

一论专治通肠痔漏。

济生莲蕊散

莲蕊焙，一两　当归五钱　五倍子五钱　黄连五钱　乳香五钱　没药五钱　红矾四两　黑丑头末炒，一两　锦纹大黄半生半熟，一两

上共九味，为细末，欲服药，前一日勿食晚饭，次日空心，用淡猪肉汁一钟，好酒一钟半和猪肉汁煎，秤药一钱二分，调服。

午后于干净黄土上大便，见紫血为验，或如烂杏，五色相杂，亦为验矣。如散药难服，用酒糊丸，如绿豆大，每服一钱五分，淡猪肉汤下。此方神效，不可轻忽。切忌烧酒、色欲、发物、鱼、羊、犬肉。

一论治痔漏，累验。

猬皮丸长葛张明山传。

刺猬皮一个，连刺酒浸，炙干　当归酒洗，二两　槐角酒浸，炒，二两　黄连酒炒，二两　地骨皮酒炒干，二两　甘草蜜炙，二两　乳香二钱　核桃十个，内取膈三十六片

上为细末，醋糊为丸，如梧桐子大，每服二十五丸，白汤或酒早晚二服。一月后平复，神效。

一论凡人衣食丰饶患痔，必由于饮食色欲所致，及有乘酒犯房。欲要除根，必须服此滋阴补内之药，大戒醇酒厚味，寡欲可也。

脏连固本丸

怀生地黄六两　山药四两　山茱萸肉四两　白茯苓去皮，三两　牡丹皮三两　泽泻二两　黄连四两　黄柏去皮，四两　槐角三两　知母去毛，三两　人参三两　当归二两　皂角二两　天花粉二两

上各为细末，用雄猪大肠一段，去脂油，灌药末于内，两头用丝线缚住，用糯米二升煮饭，将半熟时捞起，去汤，将药肠盘藏于饭中，如蒸饭之熟，待冷些取出，去两头无药线缚之肠，将药肠入净石臼内杵烂，拣出肠渣筋，如不粘，加些饭，杵之好，丸如梧桐子大，晒干，每服百丸，白滚水送下。

一论痔漏多年不瘥者，神方也。

收功补漏丸临川徐学韦验。

白茯苓去皮　赤茯苓去皮　没药各二两　破故纸四两

上药俱不犯铁器，于石臼内捣成块，春秋酒浸三日，夏二日，冬五日，取出，木笼蒸熟，晒干，为末，酒糊为丸，如梧桐子大。每服二十丸，缓缓加至五十丸止，空心温酒送下。予尝以此方加入全料六味地黄丸，同作一处，同丸服，治年久漏不愈者，一料痊愈。

一论漏疮，先须用补药以补气血，用参、芪、归、术为主，大剂服之，外以附子，为细末，津调，作饼子，如铜钱厚，以艾火灸之，漏大者艾炷亦大，漏小者艾炷亦小，灸令微热，不可令痛。饼干即易之，再和再灸，又以补气血药作膏贴之。

一论痔疮，脓血淋沥，口干作渴，晡热便血，自汗盗汗，以益气汤加茯苓、半夏、炮干姜，脾胃渐醒，后以六味丸兼进而愈。

一治莲花痔疮。余绍坪得效。

黄连三钱　乌梅三十个　大黄三钱　穿山甲炒，三钱

上锉一剂，水煎，空心温服。

补　遗

一治痔漏热证，有瘀血，作痛，取出恶物，通利大小肠。

川芎一钱五分　白芷一钱　赤芍二钱　枳壳一钱　阿胶炒，二钱　莪术一钱　生地黄三钱　茯神三钱　木通二钱　五灵脂一钱　桃仁十粒　大黄二钱　白茯苓三钱　甘草八分

上锉一剂，生姜三片、蜜三匙，水煎，食前服，以利为度。

一治痔漏、脱肛、便血方。

川黄连多用酒浸，约三日许，净四两　防风去芦，四两　枳壳去穰，麸炒，二两　当归全用，四两

上四味，为细末，以前浸黄连酒和面糊为丸，如梧桐子大，每服七八十丸，空心米

饮或沸汤送下。忌煎炒、酒、面、羊、鸡、鱼腥之物。

生肌散

五倍子炒黄色，三两　乳香　没药　孩儿茶各一钱　白矾枯，五分

上为细末，每次以竹管吹入漏疮口内。

一治痔，谷道中虫痒不止，用水银、枣膏各二两，同研相和，捻如枣核状，薄绵片裹，纳下部，明日虫出。若痛者，加用三分，作丸。

体 气

天香散 内阁秘传。

琥珀　乳香各一钱五分　白胶香三钱　白芷二钱　当归　蛤粉各一钱五分　枯矾三钱　密陀僧五分

上为细末，洗净腋下，每日擦之。有加铜绿者。

一治体气方，蜘蛛一个，生捉大者，将瓦灯盏二个，一盛一盖，泥封固，火煅，轻粉一钱、枯矾一钱、赤石脂一钱，先服通药，后用自己小便洗，以此擦之。

一治体气并口齿恶臭方。

丁香五钱　藿香叶　零陵香　甘松各三两　香附　白芷　当归　桂心　槟榔　益智仁各一两　麝香五分　白豆蔻去壳，一两

上为细末，炼蜜为丸，杵千下，丸如梧桐子大，每嚼五丸，至二十日，身体即香。

一治体气方。

枯矾一钱　轻粉二分　蛤粉二分　密陀僧五分

上为细末，研匀，每以少许擦之。

一治腋气方。

乌龙丸

当归酒洗，一两　怀生地一两，捣烂　白茯苓去皮，二两　甘枸杞子炒，一两　石莲肉炒，一两　丁香三钱　莲肉炒，五钱　木香五钱　乳香五钱　青木香五钱　冰片一分五厘，另研　京墨五钱

上为细末，用陈米饭、荷叶包，烧过，捣烂，入地黄，为丸，如黄豆大，麝香一分，黄酒化，为衣，每服三四十丸，临卧，半饥半饱，砂仁一二分（炒），入黄酒内送下。妇人加乌药（醋炒）三钱、香附米（童便炒）三钱。

收功后药。

人参　当归　生地黄　乳香　没药　官桂　木香各一钱　麝香以上八味，用陈酒浸过一宿　青皮　陈皮　白芷　良姜　麻黄　米壳　甘草各一钱

上锉，水煎服。出汗，外用枯矾、川椒各一两，为末，搽腋下。终身忌鳜鱼、羊肉。去大小便，不可与女人同厕。

一治狐臭神方，真轻粉，研细，先用水洗令净，次搽上药，立愈。每三日搽一次，搽一月，断根。何以知断根也？其患人多是油耳，若病根一去，则油耳自愈，此为验也。

一治腋气，五更时用猪精肉二大片，以甘遂末一两拌之，夹腋下，至天明，以生甘草一两煎汤饮之，良久，泻出秽物，须在荒野之处则可，恐秽气传人故也，依法三五次，即愈。虚弱者，间日为之。其他密陀僧、胡粉之类，皆塞窍以治其末耳。

一治体气秘方，专治五膈五噎痞塞，诸虚百损，五劳七伤，体气口气额气，一切诸般臭气。初服一匕，百体遍香，若常服，身体康健，壮阳滋肾，补益丹田，其功不可尽述。

透体异香丸

沉香　丁香　木香　藿香　没药　甘松　缩砂　丁皮　官桂　白芷　零陵香　细茶　槟榔　香附子　孩儿茶　白豆蔻　人参各一两　乳香　檀香　山奈　细辛　益智仁　当归　川芎　乌药各五钱　麝香　潮脑各一钱　薄荷一两

上，先将大粉草半斤锉片，水煮汁，去渣，将汁熬成膏，将前药为末，炼蜜并膏捣和为丸，如芡实大，每清晨嚼化一丸，黄酒送下。忌生冷毒物解之。

沐浴方

防风　荆芥　细辛　当归　羌活　独活　皂角　藿香　白芷　藁本　翻白草　水红花　川芎　甘松

上锉，水煎沐浴。令人香肌肤，去风癣。

脱　肛

脉小而缓者，易愈。

夫脱肛者，乃虚寒下脱。其病或因肠风痔漏，久服寒凉，或努而下脱，或因久痢，里急窘迫而脱也，又有产妇用力过多，及小儿叫号努气，久利不止，风邪袭虚而脱也。

夫脱肛者，肛门翻出也。盖肺与大肠为表里，肛者大肠之门，肺实热则闭结，虚寒则脱出。肾主大便，故肺肾虚者，多有此证。若大肠湿热，用升阳除湿汤。若血热，用四物加条芩、槐花。血虚，四物加白术、茯苓。兼痔，加黄连、槐花、升麻。虚弱，用补中益气汤加芍药。肾虚，六味地黄丸主之。

升阳除湿汤　自下而上者，引而竭之。

升麻八分　柴胡八分　防风一钱五分　麦芽三钱　泽泻三钱　苍术一钱五分　陈皮二钱　神曲二钱　猪苓二钱　甘草八分

上锉，水煎，空心温服。胃寒肠鸣，加益智仁一钱五分、半夏二钱。

一论脱肛，乃脾肺虚寒下脱，肛门翻出也。

提气散

黄芪二钱，蜜炙　人参三钱　白术二钱，去芦，炒　当归身三钱　白芍二钱，炒　干姜炒，八分　柴胡八分　升麻四分　炙甘草八分　羌活一钱五分

上锉，水煎服。

洗法

用五倍子三钱、白矾一块，水煎，温洗，以芭蕉叶或荷叶缓缓托之。

一治脱肛方，以蜘蛛七个，烧存性，为末，每用少许，香油调敷。一方，以生蜘蛛捣，搭脐上，即收。一方，以死鳖头一枚，烧令烟尽，捣末敷上，以手按托之。一方，以乌龙尾，即梁上尘灰。同鼠粪和之，烧烟于桶内，令坐其上熏之，数遍即上，不脱为效。

一论脱肛者，肛门翻出，虚寒而脱也，益气汤，去柴胡，加生地、白芍、茯苓、桔梗、炒干姜，姜、枣煎服。

一治脱肛气热者，宜：

熊胆五分　片脑一分　孩儿茶三分

上为末，以人乳调，搽肛上，热汁自下，而肛收矣。

诸　虫

脉沉实者生，虚大者死。尺脉沉而滑者，为寸白虫。蜃蚀阴证，阴虚小者生，劲急者死。

《外台》云：虫脉当沉弱而弦，今反洪大，即知蛔虫甚也。

九虫形状：一曰伏虫，长四寸，为群虫之长。二曰蛔虫，又曰长虫，动则吐清水，出则心痛，贯心则杀人。三曰白虫，长一寸，又曰寸白虫，相生子孙，转大长至四五寸，或因脏腑虚弱而动，或因食甘肥而动，其发动则腹痛，发作肿聚，去来上下，痛有休息，亦攻心痛，口喜吐涎，及吐清水，贯伤心者死。四曰肉虫，状如烂渣，令人烦满。五曰肺虫，状如蚕，令人咳而声嘶。六曰胃虫，状如蛤蟆，令人呕逆，吐，喜哕。七曰弱虫，状如瓜瓣，又名膈虫，令人多唾。八曰赤虫，状如生肉，令人肠鸣。九曰蛲虫，形至微细，状如菜虫，居洞肠之间，因脏腑虚弱而致发动，则为痔，为疥癣，因人疮处，以生诸痈疽癣瘘痫疥齇，虫无所不为。

谷道虫者，由胃弱阳虚，而蛲虫下乘也。谷道肛门，大肠之候，蛲虫者，九虫内之一虫也，在于肠间，若脏腑气爽，则不妄动，胃弱阳虚，则蛲虫乘之。轻者，或痒或虫从谷道中溢出，重者，侵蚀肛门，疮烂。

一论诸般痞积，面色萎黄，肌体羸瘦，

四肢无力，皆缘内有虫积，或好食生米，或好食壁泥，或好食茶、炭、咸、辣等物者，是虫积，只此一服除根。

指迷七气汤

青皮去穰　陈皮　三棱醋炒　莪术醋炒　香附　益智仁　藿香　官桂　桔梗　大黄　槟榔　甘草

上锉，水煎，露一宿，五更空心温服。不得些少饮食，不然则药力减而虫积不行矣。服药顷，肚腹必痛，当下如鱼冻，或长虫，或血鳖。至日午，虫积下尽，方用温粥止之。后服退黄丸一料，痊愈。

退黄丸

平胃散六两　绿矾一两

上用醋糊为丸，如梧桐子大，每服六十丸，枣汤送下。忌生冷、发热、湿面等物。

万应丸　治诸虫。

大黄八两　黑牵牛四两　槟榔四两

上为细末，用楝根皮一斤、皂角（不蛀者）十锭，用水二大碗，煎成膏，搜和前三味药为丸，如梧桐子大，外用沉香、木香、雷丸各一两，为细末，先用沉香为衣，后用木香、雷丸为衣。每服三丸，四更时分用砂糖水送下。

一论蛔虫，或心如刺，口吐清水，用生艾，取汁，宿勿食，但取肥猪脯一方寸片先吃，令虫闻香，然后饮汁，当下虫。

一论小儿诸疳生虫，不时啼哭，呕吐清水，肚腹胀痛，唇口紫黑，肠头湿䘌，宜服：

化䘌丸

青黛　芦荟　胡黄连　芜荑仁　蛤蟆烧灰　川芎　白芷各等分

上为细末，猪胆汁浸，蒸糕丸如麻子大，每服一二十丸，食后卧时杏仁汤送下。

一治下部生虫，䘌蚀肚烂，见五脏便死，艾叶，入雄黄末，入管中，熏下部，令烟入，即愈。

一治下部虫痒，大枣，蒸，取膏，以水银和，捻长三寸，以绵裹，宿纳下部中，明日虫皆出。又治痔漏。

一治虫已蚀下部，肛尽肠穿者，取长股蛤蟆（青背者）一枚、鸡骨一分，烧灰，合纳下部，令深，大效。

一论妇人阴中生疮，如虫咬痛，用桃叶，捣烂，绵裹，纳阴户中，一日换三次，即安。

一论妇人阴蚀疮，阴户中有细虫，其痒不可当，食人脏腑即死，令人发寒热，与劳证相似，用猪肝，切作大片，以花椒、葱拌猪油，煎干，待冷，纳阴户中，少顷取出，再换一片，其虫入肝，尽出，再用后方洗之。

洗拓散

五倍子　花椒　蛇床子　苦参　葱　白矾各等分

上，水煎，熏洗，神效。

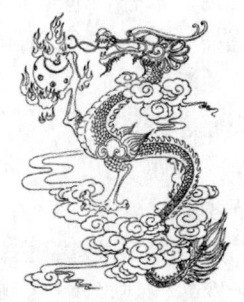

寿世保元　卷六

头　痛

头痛短涩脉病乖，浮滑风痰必易解。寸口紧急，或短，或浮，或弦，皆主头痛。

夫头者，诸阳所聚之处也，诸阴至颈而还，唯足厥阴有络上头至颠顶。其脉浮紧弦长洪大者，属风热痰火而致也。其脉微弱虚濡者，属气血两虚，必丹田竭而髓海空虚，为难治也。其有真头痛者，脉无神而脑中劈劈痛，其心神烦乱，为真头痛也，旦发夕死，夕发旦死。盖头痛暴起者，如鼻塞发热恶寒，乃感冒所致也。其曰头痛者，有虚，有火，有痰厥。头痛者有偏，有正。其偏于左边头痛者，宜小柴胡汤加川芎、当归、防风、羌活。其偏于右边头痛者，补中益气汤加白芷、独活、蔓荆子、酒芩。其眉棱处痛者，二陈汤加酒炒片芩、羌活、薄荷。其脑顶痛者，宜人参败毒散加川芎、藁本、酒炒黄柏、木瓜、红花、酒炒大黄。

一论一切头痛，主方，不问左右偏正新久，皆效。

清上蠲痛汤

当归酒洗，一钱　小川芎一钱　白芷一钱　细辛三分　羌活一钱　防风一钱　菊花五分　蔓荆子五分　苍术米泔浸，一钱　麦冬一钱　独活一钱　生甘草三分　片芩酒炒，一钱五分

上锉一剂，生姜煎服。左边痛者，加红花七分、柴胡一钱、龙胆草（酒洗）七分、生地黄一钱。右边痛者，加黄芪一钱、干葛八分。正额上眉棱骨痛者，食积痰壅，加天麻五分、半夏一钱、山楂一钱、枳实一钱。当头顶痛者，加藁本一钱、大黄（酒洗）一钱。风入脑髓而痛者，加麦门冬一钱，苍耳子一钱，木瓜、荆芥各五分。气血两虚，常有自汗，加黄芪一钱五分，人参、白芍、生地黄各一钱。

一论年深日近偏正头痛，又治肝脏久虚，血气衰弱，风毒之气上攻，头痛头眩目晕，怔忡烦热，百节酸痛，脑昏目痛，鼻塞声重，项背拘急，皮肤瘙痒，面上游风，状若虫行，及一切头风，兼疗妇人血风攻注，头目昏痛，并皆治之。

追风散

防风去芦，一两　荆芥穗一两　羌活五钱　川芎一两　白芷五钱　石膏煅，一两　全蝎去头尾，五钱　白僵蚕炒，一两　白附子炮，五钱　天南星炮，一两　天麻五钱　地龙五钱　川乌炮，一两　草乌炮，一两　雄黄二钱五分　乳香二钱五分　没药二钱五分　甘草炙，一两

上为细末，每服五分，茶汤调，食后临卧服。清头目，利咽膈，消风化痰。

一论痰厥头痛，其证眼黑头旋，恶心烦闷，气短促上喘，无力以言，心神颠倒，目不敢开，如在风云中，头苦痛如裂，身重如山，四肢厥冷，不得安卧，此乃胃气虚损，停痰而致也。

半夏白术天麻汤

黄柏酒洗，二分半　干姜炒，二分　泽泻　白术去芦，炒　天麻　黄芪蜜炒　人参　苍术米泔浸，炒，各三分半　神曲炒　白茯苓去皮　半夏姜炒　陈皮各七分半　麦芽炒，七分半

上锉，生姜三片，水煎热服。可一剂而愈。

一论头痛偏左者，属血虚火盛也。

加味四物汤

当归　川芎　生地黄　黄柏酒炒　知母酒炒　蔓荆子　黄芩酒炒　黄连酒炒　栀子炒，各等分

上锉一剂，水煎温服。风盛，加防风、荆芥。

一论头痛偏右者，属痰与气虚也。

黄芪益气汤

黄芪蜜炙　人参　白术去芦　陈皮　半夏姜汁炒　当归酒洗　川芎　藁本　甘草炙，各五分　升麻　黄柏酒炒　细辛各三分

上锉一剂，姜、枣煎服。

一论头左右俱痛者，气血两虚也。

调中益气汤

黄芪蜜炒　人参　甘草炙　苍术米泔浸，炒　川芎各六分　升麻　柴胡　陈皮　黄柏酒炒　蔓荆子各三分　当归六分　细辛二分

上锉一剂，水煎温服。

一论偏正头风，一切头痛，诸风眩晕，头目昏重。

都梁丸

香白芷，切碎，晒干，为细末，炼蜜为丸，如弹子大，每服一丸，荆芥穗点腊茶细嚼下。

一论眉棱骨痛者，风热并痰也。

选奇汤

羌活　防风各二钱　酒片芩一钱五分，冬月不用，或甚者炒用　半夏姜汁炒，二钱　甘草一钱，夏月生，冬月炙

上锉一剂，水煎，食后服。

一论雷头风者，头痛而起核块也，头面疙瘩，恶寒发热拘急，状如伤寒。

升麻汤

升麻　苍术米泔浸　薄荷叶各等分

上锉，水煎服。

一谭侍御，但头痛即吐清水，不拘冬夏，吃姜便止，已三年矣。余作中气虚寒，用六

君子加当归、黄芪、木香、炮姜而瘥。

一论颈项强急，筋痛不能回顾者，乌药顺气散加羌活、独活、木瓜。

一治偏正头痛、头风。

羌活　细辛　白芷　川芎　蔓荆子　薄荷　防风　甘草各等分

上为细末，每服二三茶匙，白汤调下。

一人，头痛发热，眩晕喘急，痰涎壅盛，小便频数，口干引饮，遍舌生刺，缩敛如荔枝然，下唇黑裂，面目俱赤，烦躁不寐，或时喉间如咽火上冲，急饮凉茶少解，已至于死，脉洪大无伦，且有力，扪其身烙手。此肾经虚火，游行于外，投以十全大补加山茱萸、泽泻、牡丹、山药、麦冬、五味、附子一钟，熟睡良久，脉证略减三四，再以八味丸服之，诸症悉退，后畏冷物而瘥。

一治头风肿痛，偏正不拘，用艾，槌烂，铺纸上，将筷卷成筒，次将黄蜡熔化，灌入筒内，以满为度，如左边痛，将药烧烟入右耳，右熏左，即安。

一论半边头痛。

祛痛膏

防风　羌活　藁本　细辛　菊花各五分　南星　草乌　白芷各一钱

上为细末，用连须葱一把，洗净，同前药捣成膏，铜锅炖热，量痛大小，以油纸摊，贴痛处，周围以生面糊封之，再用干帕包定，其痛即止。一方加菊花、独活各一钱五分，草乌一钱，麝香一分。

鬓　发

医者所论，人鬓发眉，虽皆毛类，而所主五脏各异，故有老而鬓白而眉发不白者，或发白而鬓眉不白者，脏气有所偏故也。大率发属于心，禀火气，故上生，鬓属于肾，禀水气，故下生，眉属于肝，故侧生。男子肾气外行，上为鬓，下为势，故女子、宦人无势，则亦无鬓，而眉发无异于男子，则知不属肾也明矣。

妇人无鬚，无血气乎？岐伯曰：今妇人之生，有余于气，不足于血，冲任之脉，不荣唇口，故鬚不生。宦者其鬚独去，其故何也？曰：宦者伤其宗筋，血泄不复皮肤，故鬚不生。天宦未尝被伤，其鬚不生，其故何也？曰：天宦禀赋不足，宗筋不成，故鬚不生。

天下第一乌发方 阁老高中玄传。

五倍子一斤，择整个者，个个捶破，去虫土，择粗者如黄豆大，次者如赤豆大，又次者如绿豆大，分三样入新锅内，炒如栗壳色，以青湿布包之，以脚踏成饼，晒干，为末，锡罐盛贮，筑实封口，勿令泄气，听用　红铜末半斤，淘去皮土，见清水，令干，入铁锅内，炒大热，倾入酽醋少半碗，拌匀湿透，再炒，入醋七次，研为末，箩过，以绵纸另包，听用　白矾四两，为末，另包　皂矾四两，为末，另包　白及四两，切片，焙干，研为细末，纸包。

上，每遇染鬚时，量鬚鬓多少用药。如五倍子九钱，铜末一钱八分，白矾、白及、皂矾各九分，再加食盐九分，共入于碗内，再研极细，入小铜杓内，以浓茶卤调如稀糊，放木炭火上徐徐熬之，不住手搅匀，熬成稠糊为度。预先以肥皂水洗净鬚鬓，待干，以抿子挑药，乘热敷鬚鬓上，用油纸兜住，外用乌帕包裹至顶，解衣护枕而睡。至半夜，验药将干，以后搜去残药，如干甚，用茶卤湿润，去药。至天明洗面，略洗鬚鬓，如面皮上有黑处，以指蘸油涂摩，即用软纸擦去油迹。染后仍以香油少许润之，即明黑可观。先一月染上四次，后半月染一次，永不露白。

野狐倒上树 尚书刘三川传。

黑铅四两　汞二钱

上，先将铅化成汁，后入汞，凝成叶子，剪成钱样，外用铁丝穿作二三串，听用。再用大磁罐一个，入无盐好醋三碗，将铅钱入罐内，悬于醋上，离醋二指，内泡卷柏二个、鸭嘴胆矾四钱，用磁碟封口盖之，再用黄泥封固，夏月日中晒七日，冬月糠火煨七日，出，罐底摘一孔，出醋不用，揭起碟来，扫

下药霜来，用脂皮包住，收之。临用药时，将鬚发以温水洗净，就湿再用脂皮包手指拈药霜，粘在鬚发上，自然黑到根。神效。切忌香肥皂水洗。

乌鬚方 刺史周如海传。

宫粉一两二钱五分　白矾三钱　白石灰二钱　樟脑二分　麝香一分　轻粉三分　真百草霜八分　水银一钱，先将铅一钱化开，入水银，结成砂子

上为末，用咸水和，熬滚，涂鬚鬓上，烧半炷香，即洗去。

青云独步丹 乌鬚黑发，延年益寿。

赤白何首乌共一斤，黑豆三升半，煮汁，浸何首乌一昼夜，去汁后，将豆拌首乌，木甑内蒸，浸五次　当归身酒洗，三两　赤茯苓半斤，用牛乳浸过，煮干　白茯苓半斤，用人乳浸过，煮干　补骨脂盐酒炒，四两　甘杞子酒浸，焙，三两　菟丝子半斤，酒浸，蒸，捣饼，焙干　怀牛膝甘草水泡，四两　怀生地黄酒浸，入砂仁三钱，同蒸干，为末　真没药一两五钱，去砂

上忌铁器，晒干，为末，炼蜜为丸，如梧子大，每服三十丸，空心酒下，午间姜汤下，临卧盐汤下。忌三白。

造酒乌鬚方 本府麦推府传。

怀生地黄四两　大当归二两　小红枣肉三两，净　赤白何首乌各一斤，煮水制过地黄，勿犯铁器　生姜汁四两　麦门冬去心，三两　胡桃肉三两　甘枸杞二两　莲肉二两　土蜜三两

上，先用酒洗净地黄，将何首乌水去渣，入地黄煮，俟干，再用姜汁水煨干为度，便将地黄捣烂，以一官斗糯米，水十二斤，作酒曲，药如常，俟酒浆来，方以水调匀地黄，入酒糟内，过三日，去糟，将前药切片，入绢袋中，悬酒坛内，笋壳包封，毋令出气，放锅内，煮三炷香为度，后以酒坛埋土中三宿，去火毒，任意饮三五杯。

乌鬚秘方用龟尿，研墨涂鬚乌立时。要取龟尿亦有法，猪鬃刺鼻龟即尿。

乌鬚秘方

用蚂蝗蜞，寻起数条，纸包，要用时将

鸡血或猪血，将蚂蝗入血内，令食饱，针出血，用龟尿同研墨，浓涂鬓发上，可乌一月，乃乌鬓第一方也。

乌鬓神妙方 本府苏通府传。

五倍子炒黑，为末 铜末一钱 白及末，八分 食盐三分 诃子末，三分 没食子末，三分 白矾三分 黑矾三分 细辛末，三分

上为细末，热茶调稀，重汤煮，入黑矾，再煮，面上生光，搽鬓上，油纸裹，立黑。

乌鬓狐狸倒上树 周宾崇传。自蜀中得来。

山茄，要选顶黑者，收约有八九升来，去蒂，以夏布包，洗去浆水，将山茄扭自然汁四五碗，入上等好墨四五钱，打碎黑矾四五钱，二味俱入山茄汁内，贮薪瓦罐中，每用，将竹片蘸药汁于鬓发上，自尾倒上。切莫粘肉上，则洗不去矣。

一论乌鬓生发良方。

蒲公英摘净，切，四两 血余洗净，四两 青盐四两，研

上，用磁罐一个，盛蒲公英一层，血余一层，青盐一层，盐泥封固，春秋五日，夏三日，冬七日，桑柴火煅，令烟尽为度，候冷取出，碾为末，每服一钱，侵晨酒调下。

一儒者，因饮食劳役及恼怒，鬓发脱落。余以为劳伤精血，阴火上炎所致，用补中益气加麦门冬、五味，及六味地黄丸加五味，鬓发顿生如故。

一男子，年二十，顶发脱尽，用六味地黄丸，不数日，发生寸许，两月复初。

一史万湖云：男女偶合，鬓发脱落，无药调治，至数月后复生。

面 病

《难经》云：人面独能耐寒者，何也？盖人头者，诸阳之会也。诸阴脉皆至颈项中而还，独诸阳脉皆上至头，而足阳明胃之经起鼻交頞中，入齿中，夹口环唇，倚颊车，上耳前，过客主人穴，其或胃中风热，或风热乘之，令人面肿，或面鼻色紫，风刺瘾疹，

或面热面寒，随其经证而治之。

一论面寒者，阳明经虚寒也。

升麻附子汤

升麻 葛根 白芷 黄芪各七分 大附子炮，七分 人参 草豆蔻各五分 益智仁三分 炙甘草五分

上锉一剂，连根葱白二根，水煎温服。

一论面热者，阳明经风热也。

升麻黄连汤

升麻 葛根各一钱五分 白芍七分 川芎四分 薄荷 荆芥各三分 苍术八分半 黄连酒洗，五分 黄芩六分 犀角四分半 白芷二分 甘草五分

上锉，水煎，食后服。

一论面生疮者，上焦火也。

清上防风汤

防风一钱 荆芥五分 连翘八分 山栀五分 黄连五分 黄芩酒炒，七分 薄荷五分 川芎七分 白芷八分 桔梗八分 枳壳五分 甘草三分

上锉一剂，水煎，入竹沥同服。

一论面唇紫黑，乃阳明经不足也。

升麻白芷汤

升麻 防风 白芷各一钱 芍药 苍术各三分 黄芪 人参各五分 葛根一钱半 甘草四分

上锉一剂，姜、枣煎服。宜早后午前，取天气上升于中，使阳达于面也。

一论面生粉刺者，肺火者。

清肺饮

连翘 川芎 白芷 黄连 黄芩 荆芥 桑皮 苦参 山栀 贝母 甘草

上锉，水煎，临卧服。

一点痣方。

以巴豆七个，石灰等分，为末，以溏水浸在盏内，藏糯米于巴豆、石灰内，候米烂，将痣用针拨动，以米膏点之绝，三日不洗，自然脱落。

一起字出青方。

矿石灰 紫蓼灰各一钱 苦参五钱 碱一

钱　加百草灰　辣蓼灰各三分

上为末，水调，写字上，有泥起，拂去，再上。

一出刺青方，马肉，不拘多少，尽令苍蝇作坏，生蛆出，晒干，为末，以针挑动青处，掺药，其青自出。

一抓破面皮，用生姜自然汁调轻粉搽患处，便无痕迹。

一洗面方，每早以漱口水吐在手掌中洗面，久久自光润，粉刺自消。

一治赤红烂脸，水银、柏油、蜡各一钱，共捣，涂之。

一治面上齄鼻酒刺方。

雄黄一钱　硫黄五分　铅粉一钱

上共为末，乳汁调涂，晚上敷，次日温水洗之。如此三上，去矣。

耳　病

两寸脉浮洪上鱼为溢，两尺脉短而微，或大而数，皆属阴虚，法当补阴抑阳。左寸洪数，心火上炎。两尺脉洪者，或数者，相火上炎，其人必遗精，梦与鬼交，两耳蝉鸣或聋。

耳者属肾，而开窍于少阳之部，通会于手三阳之间，坎离交则聚气以司聪，以善听也，关于肾而贯于脑。《内经》曰：五脏不和，则九窍不通。其耳鸣、耳痒、耳聋者，皆属肾虚，水不上头，清气不升所致也，从补益门治之。其壮年及小儿，耳肿、耳痛、耳聤，乃三阳风热壅遏所致也，宜升阳散火汤加黄柏、知母，晚间兼服金花丸可矣。

一论思虑烦心而神散，精脱于下，则真阴不上泥丸，而气不聚，故耳鸣，耳重不聪，及耳内痒。

安神复元汤

黄芪蜜炒，一钱五分　人参一钱五分　当归酒洗，一钱五分　柴胡一钱　升麻五分　黄连酒炒，一钱　黄芩酒炒，一钱　黄柏酒炒，一钱　知母一钱　防风一钱　蔓荆子七分　麦门冬一

钱　茯神一钱　酸枣仁炒，一钱五分　川芎一钱　甘草五分　甘枸杞子一钱五分

上锉一剂，圆眼肉三枚，水煎服。

一论劳聋、气聋、风聋、虚聋、毒聋、久聋、耳鸣。劳聋者，劳火鼓其听户也；气聋者，经气滞塞于听户也；风聋者，风热闭塞其听户也；虚聋者，气血虚耗而神不用也；毒聋者，脓血障碍，妨于听户也；久聋者，病非一日，邪气痹塞也。凡是聋者，势必耳鸣，故总系其耳鸣也。

千金补肾丸

当归酒洗　白芍酒洗　怀熟地黄酒蒸　黄芪蜜炒　人参　白茯神去皮木　山茱萸酒蒸，去核　牡丹皮　泽泻　菟丝子酒制　石斛　蛇床子　肉苁蓉　干姜　桂心　大附子炮，去皮脐　巴戟去心　远志去心　细辛　甘草各二两　石菖蒲一两　防风一两五钱　羊肾二枚

上为细末，炼蜜为丸，如梧桐子大，每服十五丸，加至三四十丸，盐汤下。共二十三味。西园公加山药二两，殊效。

一论虚火上升，痰气郁于耳中，或闭或鸣，痰火炽盛，或忧郁痞满，咽喉不利，烦躁不宁。

通明利气汤

苍术盐水炒，一钱　白术去芦，炒，一钱　抚芎八分　陈皮盐水浸，二钱　香附童便炒，一钱　黄柏酒炒，二钱　栀子仁炒，一钱　贝母三钱　生地黄姜汁浸，一钱　黄连一钱半，酒浸，猪胆汁炒　玄参酒洗，二钱　木香五分　槟榔一钱　甘草炙，四分　黄芩一钱半，酒浸，猪胆汁炒

上锉二剂，生姜水煎，入竹沥同服。

一论阴虚火动而耳聋或鸣者，六味地黄丸。方见补益。依本方，加黄柏、知母、石菖蒲、远志（去心），屡验。

一治耳鸣主方。

黄连　黄芩　栀子　当归　陈皮　胆星各一钱　龙胆草　香附各八分　玄参七分　青黛　木香各五分　干姜炒黑，三分

上锉一剂，生姜三片，煎七分，入玄明

粉三分，痰盛加五分，食后服。如作丸子，加芦荟五分、麝香二分，为末，神曲糊为丸，每服五十丸，淡姜汤送下。如肾虚耳鸣者，服六味地黄丸。

一论耳主风者，耳肿作痛，牙关紧急，乍寒乍热，饮食不下是也。

射干散 苦竹吴绍源传。

升麻　桔梗　射干　昆布　连翘　甘草

上锉，水煎热服，汗出立愈。并治面肿，牙痛，咽喉痛，神效。

一治耳鸣如流水声，耳痒及风声，不治久成聋，生乌头一味，掘得，乘湿削如枣核大，塞耳中，旦易一次，夜易一次，不三日愈。

一论塞药治耳聋，殊效。

石菖蒲一寸　巴豆一粒，去壳　全蝎一个，去足尾

上为末，葱汁为丸，如枣核大，绵裹，塞耳中，即通。

一论塞药专治耳聋，或因病因气，及感风邪而聋者，若年老而聋者，不治。蚯蚓（去土，阴干，为末）七分、麝香三分，用葱，截寸许，塞药于内，左聋塞右耳，右聋塞左耳，左右俱聋，两耳俱塞，即效。

一治耳聋。

通灵丹

安息香一钱五分　桑螵蛸一钱五分　阿魏一钱五分　朱砂五分　蓖麻子仁七个　巴豆仁七个　独蒜七个

上为细末，入二仁与蒜，同研为丸，如枣核大，每用一丸，绵裹，入耳内，觉微痛，即去。

一论聤耳，生脓并黄水。

红棉散

枯白矾五分　干胭脂粉二分半　麝香少许　片脑二分　熟炉甘石五分

上为末，先以棉杖子搌干脓水，另将鹅翎管子送药入耳底。一方，用蛀竹粉易矾、甘，亦效。

一治耳卒肿，出脓水，用枯矾，为末，以笔管吹耳内，日三四次，或以绵裹，塞耳中。

一治上热，耳出脓汁。

甘草炙　升麻　木通　赤芍　桑白皮炒　生地黄　前胡　赤茯苓　蔓荆子　甘菊花各等分

上锉，姜、枣煎服。

一治人耳如蝉鸣，服四物汤，耳鸣益甚，此元气虚损之证，五更服六味丸，食前服补中益气汤，顿愈。此证若血虚而有火，用八珍汤加山栀、柴胡，气虚而有火，四君子汤加山栀、柴胡。若因怒即聋或鸣，实用小柴胡加芎、归、山栀，虚用补中益气汤加山栀。午前甚，用四物加白术、茯苓，久用补中益气，午后甚，用地黄丸。

一论治人因怒耳鸣，吐痰作呕，不食，寒热胁痛，用小柴胡合四物，加山栀、茯苓、陈皮而瘥。

一论耳鸣，因虚火妄动，心神不宁，以益气汤，去升麻、参、芪，加半夏、茯苓、川芎、白芍、竹茹、黄柏、黄连、天麻、蔓荆子、细辛。

一论耳中常鸣，生地黄，截，塞耳，数易之，以瘥为度。一法，以纸裹，灰火中煨之用，良。

一治耳鸣，肺火盛，肾气虚，以四物汤四钱、黄柏三钱，童便煎，空心服。

一寡妇，耳内外作痛，不时寒热，脉上鱼际，此血盛之证，用小柴胡汤加生地黄，以抑其血而愈。又，项间结核如串珠，寒热，用加味归脾汤、加味逍遥散，调补肝脾而愈。

一专治耳内常鸣，耳聋。

独胜丸

川黄柏去皮，八两，人乳拌匀，晒干，再用盐水炒褐色

上为细末，水糊为丸，如梧子大，每服百丸，空心盐汤送下。

一治耳内肿痛，脓血出，枯白矾末，入麝香少许，吹耳中，日三四度，或绵裹，塞耳中，立瘥。

一治耳聋，细辛，为末，熔黄蜡为丸，如鼠粪大，绵裹，塞耳中，又以灸耳前陷中七壮。

一治气道壅塞，两耳聋聩，用甘遂，如枣核大，绵裹，塞耳中，却以甘草放口内随嚼，又宜生葱白塞耳内，频换，即通。

六味丸方见补益。

补中益气汤方见内伤。

八珍汤方见补益。

四君子汤方见补益。

小柴胡汤

加味逍遥散

加味归脾汤方俱见妇人虚劳。

四物汤方见补益。

鼻 病

右手脉浮洪而数，为鼻衄鼻渊。左手脉浮缓，为伤风鼻塞，鼻流清涕。

夫鼻者，肺之候，时常和则吸引香臭矣。若七情内郁，六淫外伤，饮食劳役之过，则鼻气不能宣调，清道壅塞，即为病也，为衄血，为壅，为塞，为疮疡，为窒塞不通，为浊涕不闻香臭。此皆脏腑不调，邪气郁于鼻，而清道壅塞矣。寒则温之，热则清之，塞则通之，壅则散之可也。

一论肺热，鼻流浊涕，窒塞不通，又治鼻不闻香臭。

神愈散

细辛白芷与防风，羌活当归半夏芎，桔梗茯苓陈皮辈，十味等分锉和同，三钱薄荷姜煎服，气息调匀鼻窒通。

一治脑漏。

防风 荆芥 独活 连翘 藁本 辛夷 甘草 细辛 牙皂 石菖蒲

上锉，水煎服。如数服未效，可将后药三味为末，绵裹，塞鼻内，即效。

一论鼻流浊涕不止者，名曰鼻渊，乃风热在脑，伤其脑气，脑气不固，而液自渗泄也。

苍耳散

白芷一两 辛夷仁 苍耳炒，各一钱五分 薄荷五分

上锉，水煎服。

一论鼻中流出臭脓水，名曰脑漏。

辛夷散

辛夷花一钱 黄芪一钱 人参一钱五分 当归一钱 白芍一钱 川芎一钱 白芷一钱 细辛八分 黄芩酒炒，一钱 甘草六分

上锉一剂，灯心三十根，水煎，远食服。

一治颡疳或鼻疳。

乳香五分 没药五分 孩儿茶一钱 鸡腥腔焙黄色，一钱

上为末，擦患处。

一老人，鼻中流涕不干，独蒜四五个，捣如泥，贴脚底心下，用纸贴之，其涕不再发。

一男子，酒齇鼻，雄猪胆，每日早以好酒调服一个，不过半月如旧。

一治糟鼻验方，用硫黄，为细末，甚者加草乌，同为末，以酥油调稀，涂患处。如觉痛苦，用栀子煎汤服之，或洗药处之，即愈。

一论鼻赤久不瘥，用大黄、芒硝、槟榔等分，为末，水调，敷患处，三四次，洗净，以新银杏，去壳，嚼烂，敷于鼻上，不过五七次复旧。

一治赤鼻，槟榔，为片，将茄汁浸晒一二次，为末，面上红累，硫黄，以人乳浸，满碗倾入汤锅，煮干，先须用唾湿鼻，方抹药末。

一论鼻渊头眩。

清泥丸敛神汤

人参 防风 麦门冬去心 当归头 枯芩酒炒 川芎 黄连酒炒，各一钱 蔓荆子八分 升麻三分 生甘草三分 明天麻制 半夏各七分

上锉，水煎，食远服。脑漏者，加苍耳子二钱、黄芪一钱。

一论鼻流涕，久而不愈，乃成脑漏，必

因亏损元阳，以致外寒内热，甚则有滴下腥臭之恶者也，知保养服药，方可渐次许痊。

加味防风汤

防风一钱　片芩酒炒，一钱五分　人参白及各一钱　麦门冬去心，二钱　生甘草五分知母一钱　白芍一钱　怀生地酒洗，一钱　黄柏酒炒，一钱　黄芪一钱　黄连酒炒，一钱　当归头　百合各一钱

上锉，水煎，食远温服。

一论鼻涕长流，名鼻渊也。

当归　川芎　白芷　人参　白茯苓　苍耳子　香附子各一钱　天竺黄三钱　防风　秦艽　荆芥　薄荷　麦门冬　蔓荆子　甘草各一两

上为细末，炼蜜为丸，如梧子大，每服三四十丸，米汤送下，效。

一男子，面白，流清涕，不闻馨秽三年矣，用补中益气汤加麦门冬、山栀而愈。

一论色欲太过，虚损白浊，衄，出清涕，如泉涌者，补中益气汤。方见内伤。依本方，加黄柏、知母、白芷、细辛、藁本、五味子、白芍、辛夷、苍耳叶，水煎温服。

一论肺虚，为四气所干，鼻内壅塞，涕出不已，或气息不通，或不闻香臭。

川芎　白芷　细辛　藁本　防风　木通辛夷仁　甘草

上锉，水煎服。

一治鼻中肉赘，臭不可近，痛不可摇，以白矾末，加硇砂少许，吹其上，顷之化水而消，与胜湿汤合泻白散二剂。此味厚壅遏，湿热蒸于肺门，如雨霁之地突生芝菌也。

一治鼻中肉赘，用藕节有毛处一节，烧灰存性，为末，吹患处，即瘥。

一治血热入肺，名曰酒齄鼻，此方主之。

苦参净末，四两　当归净末，二两

上为匀，酒糊为丸，如梧子大，每服七八十丸，食后热茶服。

一治鼻疳烂通鼻孔。

鹿角一两　白矾一两，俱放在瓦上隔火煅过人头发五钱，在灯上烧过

上为末，先用花椒汤洗净，搽药于疮上，三四次即愈。如疮不收口，用瓦松，烧灰存性，研末，干搽之，即放。余治陈都宪夫人患此，得效。

一人，酒齄鼻，红赤，予用此方，晚服用六味地黄丸全料，加当归二两、苦参四两，空心服，不两月而愈。

金花丸

黄连二两　枯芩二两　黄柏二两　栀子一两　大黄二两，酒蒸九次　桔梗　白粉葛各二两

上为细末，水糊为丸，如梧子大，每服七八十丸，白温水下。

口　舌

脉左寸洪数，心热口苦。右寸浮数，肺热口辛。左关弦数而虚，胆虚口苦，洪甚而实，肝热口酸。右关沉实，脾胃有实热，口甘，兼洪数者，口疮，或为重舌木舌。脉虚者，中气不足，口苦，若服凉药不愈者，宜理中汤。

夫口舌之为病，或为重舌木舌，或为糜烂生疮之类。经云：肝热则口酸，心热则口苦，脾热则口甘，肺热则口辛，肾热则口咸。有口淡者，胃热也。口臭者，乃脏腑臊腐之气蕴积于胸臆之间而生热，冲发于口也。口疮者，脾气凝滞，加之风热而然也。治当以清胃泻火汤主之，此正治之法也。如服凉药不已者，乃上焦虚热，中焦虚寒，下焦阴火，各经传变所致，当分别而治。如发热，作渴饮水，口疮者，上焦虚热也，补中益气汤主之。如手足冷，肚腹作痛，大便不实，饮食少思，口疮者，中焦虚寒也，附子理中汤主之。如晡热内热，不时而热，作渴痰唾，小便频数，口疮者，下焦阴火也，六味地黄丸主之。如食少便滑，面黄肢冷，火衰土虚也，八味丸主之。若热来复去，昼见夜伏，夜见昼伏，不时而动，或无定处，若从脚起，乃无根之火也，亦用八味丸及十全大补汤加麦门、五味，更以附子末，唾津调，搽涌泉

穴。若概用凉药，损伤生气，为害非轻。

一论心肺蕴热，口疮，咽痛膈闷，小便淋浊不利。

清金导赤散

黄连六分　黄芩一钱五分　栀子二钱　木通二钱　泽泻二钱　生地黄四钱　麦门冬三钱　甘草八分

上锉一剂，生姜三片，水煎，食后频服。

一论上焦实热，心胃二经之火而作口舌生疮肿痛者，并咽喉、牙齿、耳面肿痛，皆效。

清胃泻火汤

连翘　桔梗　黄连　黄芩　栀子　干葛各七分　玄参　升麻　生地各一钱　薄荷五分　甘草三分

上锉，水煎，频频温服。

一论饮酒过度，舌本强肿，言语不清，此脾虚湿热，以益气汤加神曲、麦芽、干葛、泽泻。

一论上焦虚热，发热作渴，饮食劳役则体倦，此内伤气血，而作口舌生疮者，宜补中益气汤。方见内伤。依本方，加麦冬、五味子。

一论中焦虚寒，手足冷，肚腹痛，大便不实，饮食少思，而作口舌生疮者，以附子理中汤，方见中寒。依本方。

一论晡热内热，不时而热，作渴痰唾，小便频数，而作口舌生疮者，此下焦阴火也，以六味地黄丸，方见补益。依本方。

一论如食少便滑，面黄肢冷，而作口舌生疮者，此火衰土虚也，以八味丸，方见补益。依本方。

一论若热来复去，昼见夜伏，夜见昼伏，不时而动，或无定处，而作口舌生疮者，若从脚起，乃无根之火也，以八味丸及十全大补汤，方见补益。依本方，加麦门冬、五味子。

一论口疮，臭气秽烂，久而不瘥者，用黄柏五钱、青黛一钱五分，为末，每用一钱，于舌上，津咽下。

一论口疮，用黄连、川椒等分，为末，每少许，搽疮上，噙漱良久，以凉水漱咽。咽喉有疮，加孩儿茶。

一治口舌生疮。

加味阴阳散

黄连　干姜　青黛　孩儿茶各等分

上为末，每用少许，搽患处，立效。一方，用五味子为末，搽疮上，即愈。

一治口疮良方。徐杏庄老师传。

生白矾一钱　朱砂二分

上共为末，敷上立愈。

一论口舌生疮，咽喉肿痛，咳嗽痰涎，清声润肺，宽膈除热。

上清丸 黄滨江传

百药煎四两　薄荷净末，四两　砂仁二两　诃子　桔梗　甘松各五钱　寒水石二两　玄明粉五钱　硼砂五钱　片脑一钱

上为末，甘草熬膏，丸如梧桐子大。每服三五丸，茶清下。

一论口疮连年不愈者，此虚火也。

玄门丹

天门冬去心　麦门冬去心　玄参各等分

上为细末，炼蜜为丸，如弹子大。每服一丸，噙化下。

一人，口内如无皮状，或咽喉作痛，喜热饮食，此中气真寒而外虚热也，用加减八味丸而愈。

一人，舌肿，舒出口外。舌者心之苗，又脾之经络连舌本，散舌下，其热当责于心脾二经，所谓热胜则肿也。用蓖麻子，去壳，纸裹，槌出油，透纸，作捻，烧烟熏之而愈。《本草》云：蓖麻主浮肿恶气。取油涂之，叶主风肿不仁，捣蒸敷之，则其能解风肿内热也可知矣。

一人，胃弱痰盛，口舌生疮，彼服滚痰丸，愈盛，反泻不止，恶食倦怠，此胃气被伤也，予以香砂六君子汤数剂少可，再以补中益气汤加茯苓、半夏而愈。夫胃气不足，饮食不化，亦能为痰，补中益气，乃治痰之法也，苟虚证而用峻利之剂，岂不危哉！

一人，脾胃虚，服养胃汤、枳术丸，初有效，而久反虚，口舌生疮，劳则愈盛。此中气虚寒，用理中汤少愈，更以补中益气汤加半夏、茯苓而安。夫养胃汤，香燥之剂也。若饮食停滞，或寒滞中焦，服则燥开胃气，宿滞消化，最为近理，使久服，则津液愈燥，胃气愈虚，况胃气本虚而用之，岂不反甚其病哉！亦有房劳过度，真气衰败，或元气不足，不能上蒸，中州不运，致饮食不进者，以补真丸治之，苟丹田之火，上蒸脾土，脾土一和，中焦自治，饮食自进，何口疮之不愈哉！

一人，舌青黑有刺，乃热剧也，良由思虑过度，怒气所得，病者要将舌来土壁上贴之方好，予制此方，即效。

清心散

赤茯苓去皮，一钱　酸枣仁一钱　麦门冬去心，一钱　远志甘草水泡，去心，五分　黄连一钱　胡麻仁一钱　枳壳去穰，八分　小木通八分　小甘草二分

上锉，水煎温服。

一男子，口臭，牙龈赤烂，腿膝痿软，或用黄柏等药，益甚，时或口咸，此肾经虚热，以六味丸，悉愈。

一治口疮喉痛牙痛妙药。陈上余传。

硼砂一钱　孩儿茶二分　雄黄二分　青黛七分　胡黄连三分　冰片一厘　玄明粉二厘

上共研末，搽上。

一香薷治口气甚捷，盖口臭是脾有郁火，溢入肺中，失其清和甘美之意，而浊气上干故也。

一补舌唇方。贾兰峰传。

用鲜蟹，烧灰，每二钱，用乳香、没药各二分半，涂之即生肉。如去多唇舌，用川乌、草乌，为末，摊纸一条，以凉水调和贴之，即不觉痛。可用刀取，如流血，以陈石灰涂之。愈后舌硬，用白鸡冠血点之，即软。

一生舌方。

以活蟹一个，炙干，为末，收之，如遇此患，敷上，合口即已。

一治舌上肿硬，以百草霜、海盐等分，为末，井花水调敷患处，又宜真蒲黄末频搽舌上，内以黄连一味煎汤服，以泻心火。

一治舌长过寸，研冰片敷之，即收。

一治舌无故出血如泉，槐花，炒，为末，搽之即止。

一治舌忽胀出口外，俗云蜈蚣毒，用雄鸡冠血一小盏浸之，即缩入。

一舌吐不收，名曰阳强。

一舌缩不能言，名曰阴强。

一男子，舌常破而无皮状，或咽喉作痛，服清咽利膈散愈甚，予以理中汤治之乃愈。

茧　唇

《内经》云：脾气通于口。又云：脾之荣在唇。盖燥则干，热则裂，风则肿，寒则揭。若唇肿，起白皮，皱裂如蚕茧，名曰茧唇。有唇肿重出如茧者，有本细末大，如茧如瘤者。或因七情动火伤血，或因心火传授脾经，或因厚味积热伤脾。大要审本病，察兼症，补脾气，生脾血，则燥自润，火自除，风自熄，肿自消。若患者忽略，治者不察，妄用清热消毒之药，或用药线揭去皮，反为翻花败证矣。

一论肝经怒火，风热传脾，唇肿裂，或患茧唇。

柴胡清肝散

柴胡　黄芩炒，各一钱　黄连一钱五分　山栀七分　当归一钱五分　川芎六分　生地黄一钱　升麻二钱　甘草三分　牡丹皮一钱五分

上锉一剂，水煎，食后频服。若脾胃弱，去芩、连，加白术、茯苓。

一论阴虚火动，唇燥裂如茧。

济阴地黄丸

熟地黄四钱　山茱萸酒蒸，去核，二钱　干山药三钱　辽五味子四分　麦门冬三钱　当归酒洗，三钱　肉苁蓉二钱　甘枸杞子三钱　甘菊花三钱　巴戟肉三钱

上为细末，炼蜜为丸，如梧桐子大，每

服百丸，空心白汤送下。

一论中气伤损，唇口生疮，或齿牙作疼，恶寒发热，肢体倦怠，食少自汗，或头痛身热，烦躁作渴，气喘，脉大而虚，或微细软弱。

补中益气汤

人参　黄芪蜜水炒　甘草各一钱五分　白术去芦　当归　橘红各一钱　柴胡　升麻各五分

上锉一剂，姜、枣煎服。

一论唇素燥裂生疮，用橄榄，烧灰，为末，以猪油调，涂患处，立已。

一论冬月唇干血出，用桃仁，捣烂，猪油调，涂唇上，即效。

牙　齿

右寸关脉洪数，或弦而洪，肠胃中有风热，齿痛。尺脉洪大而虚者，肾虚，主齿动摇疏豁，相火上炎而痛。

夫牙齿者，乃骨之萃也。骨乃肾主之，则诸经血脉津液，皆润泽清凉矣。盖血旺则凉，凉则骨坚固，血虚则热，热则齿浮动。人之上唇人中之下牙属肾脉，下前齿属任脉，其两颐上下及环口皆属乎阳明二经，故牙床属土，牙齿犹如木栽土上，土凉则根固，土热则齿摇。牙即骨也，骨不能痛，其痛者，牙龈筋肉也，人食梅多者，牙即矬麻，瘘而不能力嚼者，非木酸制土耶！其牙龈肉脱，胃火也。牙疏脆者，肾之相火也。经曰：诸痛痒疮疡，皆属心火。缘心火之下，阴精承之，若承之不缺，何痛之有！其牙患之名，有风牙、虫牙、牙疳、牙宣，盖由于火之不齐也。故热则生风，风字有虫。又曰血遇火则沸而出，牙宣也，热兼外邪则肿痛。真阴未成而热炽者，曰疳，乃溃塌之速。凡为治者，保肾水者知其本，清胃火者知其标，疏风邪者知其权。盖风药善通经开腠，则是火郁宜发之义耳。修养家常食淡些，则血不凝，戒慎厚味甘辛香辣，则不积火。治牙至药不

效时，热之积也。盖因纵欲而阴虚，嗜味以为补，而益增其火，其目下嗜欲之节，乃为后边晚景不甚苦于牙也。素阳明火多者，易作牙病也。凡用椒、姜、巴豆、荜拨性热辣者擦而定痛，虽快于一时，实乃资邪益深矣，戒之戒之！其小儿牙疳牙痛者，恣以甘，嗜以味，而不知节，厚其衣，重其绵，而不知摄。乳儿作疳者，母之遗热也。烘焙纯绵，夜暖图于睡寐，况脏腑真阴未成，所以为害暴也，固不可不留心究明于斯矣。

经云：肾衰则齿豁，精固则齿坚。

一论一切牙齿肿痛，皆属胃经火盛，多辛热厚味，及服温暖之药过多，以致胃热，上下牙痛，牵引头脑，面热，其齿喜冷恶热者。

加味清胃散

当归尾二钱　生地黄三钱　牡丹皮三钱　升麻四分　黄连六分　加防风一钱五分　荆芥一钱　软石膏三钱

上锉一剂，水煎服。若牙颧额半边痛者，加防风、羌活、白芷、细辛。若牙龈脱而出血者，加扁柏叶、黄芩、荆芥、栀子。若虚损人牙痛者，加黄柏、知母、人参、甘草。若满口浮而痛，不能力嚼者，加连翘、玄参、芍药。小儿牙疳者，乳母服，加天花粉、玄参、白芷。醇酒厚味，唇齿作痛，或牙龈溃烂，连头面颈项作痛者，并加犀角、连翘、甘草。胃气齿痛，加草豆蔻、细辛、防风、羊胫骨灰，去牡丹皮。

一论胃有实热齿痛，或上牙痛尤甚者。

凉膈散

连翘　栀子各三钱　大黄四钱, 酒蒸　芒硝一钱　黄芩三钱　薄荷八分　知母一钱五分　升麻四分　石膏三钱　黄连六分　甘草八分

上锉一剂，水煎频服。

一论风牙疼痛。

草乌二钱, 米泔水浸，去皮，炒焦　细辛一钱　全蝎梢五钱, 洗去躁　白僵蚕五条，炒，去丝　冰片一分

上研匀，搽患处，开口流涎。内服清

胃散。

一治风牙肿痛。

保牙散

软石膏一两　川乌三钱　草乌三钱　花椒三钱

上俱生用，为末，擦牙，漱口，吐之，立已。

一陈省斋遇一道人，治牙痛如神。

巴豆去壳，三枚　真川椒七粒

上，先将川椒略焙，为末，次入巴豆，同研极烂，入红米饭些须，捣研为丸，如黍米大，每用一丸，贴痛处。

一陈恕轩治牙痛不可忍者。

花椒炒　胡椒　白矾半生半枯　食盐炒

上各为末，合和同研，每少许，擦痛处，吐涎，即止。

一治风冷齿痛。

白芷　细辛　良姜　荜拨　川椒　香附　蜂房炒

上各等分，为细末，擦牙搐鼻。

一治牙痛方。

黑豆一两，炒　盐六钱　花椒五钱　生姜六钱　连须葱六钱　艾六钱

上，白水煎，漱口，吐去。

一论牙属肾，骨之余，不作痛，作痛者，乃手足阳明经之火沸血壅，牙根齿龈浮起作痛也，宜清胃火为主。其牙齿疏脆剥削，渐觉齿稀，牙蛀去，乃属肾之真阴亏欠，牙不坚实矣，宜服六味地黄丸。

滋阴清胃固齿丸　善治牙痛，且能固齿。

山药末，一两　牡丹皮末，一两　黄柏酒炒，为末，二两　黄连酒炒，为末，一两　升麻末，二两　当归，酒洗，一两　玄参末，一两　干葛末，一两

上，用知母一两、山楂肉二两，煎浓汤，去渣，净汁煮葛粉为糊，又用籼米饭一盏，研烂，和葛粉，同又研匀，调以上八味末为丸，如绿豆大，以水飞过朱砂为衣，晒干，每服三钱，食后白汤送下。要忌一切厚味、姜、蒜、椒、辣，诸般等物。

一治胃经虚热，齿牙作痛者，补中益气汤。方见内伤。依本方，加熟地黄、牡丹皮、白茯苓、白芍药。

一论齿动作渴，属脾胃虚弱，阴火炽盛者，补中益气汤。方见内伤。依本方，加酒炒黄柏、知母。

一治每劳心则齿缝肿而不能咀嚼，此元气虚弱也，补中益气汤，方见内伤。依本方。

一论齿浮作痛，耳面黑色，口干作渴，日晡则剧，此脾虚也，用益气汤、加减八味丸而愈。

一朱工部，午后有热，遇劳遗精，其齿即痛，此脾肾虚热，先用补中益气汤、六味丸，更以十全大补汤而愈。

一男子，齿浮作痛，耳面黧色，口干作渴，日晡则剧，此脾虚弱也，用补中益气汤、加减八味丸而愈。

一男子、口臭，牙龈赤烂，腿脚痿软，或用黄柏等药，益甚，时或口咸，此肾经虚热，余用六味地黄丸而瘥。

一男子，每足发热，牙即浮肿，此足三阴虚火，用加减八味丸，而不复作。

一论肾气虚寒，牙齿作痛，面色黧黑，精神憔悴，脚膝无力，饮食少思，或痰气上升，小便频数，齿不坚固，或口舌麻闷，畏饮冷水，以八味丸数服而安。

一治胃中客热。牙疳，出血口臭，齿龈肿痛腐烂。

甘露饮

枇杷叶三钱　石斛三钱　黄芩二钱　枳壳一钱　天门冬三钱　生地黄　熟地黄　山茵陈　麦门冬各三钱　甘草八分

上锉，水煎服。

一李小园，患满口牙齿疼痛，溃烂动摇，饮食不下，乃牙疳也，诸医不效，忽遇一道人传方，一擦即愈。

川椒炒，一钱半　铜青一钱　硼砂一钱

上三味，为末，每少许，擦患处，流涎，立已。

一治牙疳，根内臭烂黑色，有虫作痛。

鸡内金即鸡脭腔内粗皮，阴干，一具　白芷二钱　铜青一钱　麝香一分

一为细末，以温盐水漱口，贴患处。

一治牙疳，臭烂，久不愈。

白硼砂二钱　白枯矾一钱　芦荟五分　青黛三分　轻粉三分　雄黄二分　冰片一分

上为细末，候睡去时，以竹管引药吹在牙疳上，或以鸡翎扫敷之。

一论牙痛或肿，风牙、虫牙、动牙，长痛不可忍。宋知府传。

马蜂窝　白蒺藜　花椒　艾叶　葱头荆芥　细辛　白芷各等分

上锉散，醋煎，口嚼良久，吐出，即瘥。

一治牙痛，虫蛀不已，诸药不效者。

救苦丹

蟾酥三分，研细，乳汁些少溶化磁器内　雄黄二分　细辛二分　冰片二分

上将酥乳调和，细细纳蛀牙孔内或痛牙龈缝中，口中涎任流出之。内服加味清胃汤。

一方，治虫牙肿痛，用雄黄二分，麝香少许，搽于虫孔中，虫死，痛止。

一方，治风牙、虫牙作痛，用黄蜂窝一个，以花椒填满其窍，以白盐一钱封口，烧存性，入白芷、羊胫骨灰各一钱，同研为细末，先以清茶漱口净，然后以药擦之，及敷痛处。如有虫蛀孔作痛，以少许塞孔中，立验。

固齿明目乌鬚黑发良方

牙痛胃火，厚味所起，齿痛肾虚，房劳过矣。补肾牙牢，清火痛止，节欲甘淡，何疾不愈。经验良方，擦牙固齿，明目乌鬚，香口润体，久而用之，其妙无比。

何首乌黑豆拌蒸一次，牛膝拌蒸一次，四两　旱莲草四两　槐角黑豆煮汁拌蒸，四两　怀生地黄酒拌，砂锅内蒸一日至黑，二两　骨碎补刮去皮毛，炒七次，一两五钱　青盐二两　没食子公母成对，二两

上共为细末，每早擦牙，滚水咽下。能用于鬚发未白之先，可免染鬚之劳，乌鬚黑发，百岁不白，固齿牢牙，永世不落，真仙方也！

牢牙固齿乌鬚黑发秘方 临川刘云来传。

没食子四钱　青盐二两　细辛一两　地骨皮二两　熟地黄二两　破故纸炒，二两

上共为细末，每早擦牙良久，滚水咽下。

擦牙乌鬚方 本县丁侯传。

白茯苓去皮　细辛　牙皂烧成灰，存性五倍子炒黑。各等分

上为细末，频频擦牙，日久鬚白者转黑。

一擦牙固齿，牙宣口臭，乌鬚乌发。吏部吴继疏试效。

旱莲草阴干，切碎，半斤　香附米四两

上二味，入砂锅炒黑存性，为末，擦牙。

一固齿乌鬚。王斗岳传。

青盐炒，一两　槐角子炒，一两　牡丹皮酒洗，一两　破故纸酒炒，七钱　细辛酒洗，五钱　熟地黄酒浸一日，晒干，一两　没食子三钱　百药煎二钱

上共为末，每早擦牙，咽下。

一擦牙，防齿患，取青槐枝，捶半碎，半斤，水四碗，煎二碗，去渣，入好盐一斤，煮干，更将盐炒，研细，擦牙，温水漱口，吐水洗眼，明目固齿。修合日期，五月五日，六月六日。

眼　目

左寸脉洪数，心火炎上也。关弦而洪，肝火盛也。右寸关俱弦洪，肝木挟相火之势，而来侮所不胜之金，而制己所胜之土也。

夫天运拂经，则两曜薄蚀，人身违和，则两目眵昏，是眼目之在人，犹日月之丽天，明则其常，而昏则其变也。一身之中，唯目最为贵重者，脏腑之精华萃焉，血脉之宗会系焉。东垣曰：按《阴阳应象论》云，诸脉皆属于目。又曰目得血而能视。五脏六腑之精气，皆上注于目而为之精。精之窠为眼，骨之精为瞳子，筋之精为黑眼，血之精为目窠之总络，气之精为白眼，肌肉之精则为约束，裹撷筋骨血气之精而与脉并而为系，上

属于脑，后出于项。是故瞳子、黑眼法于阴，白眼、赤目法于阳，故阴阳合德，而为精明也。是以五脏六腑，十二经脉，三百六十五络，其血气皆禀受于脾土，上会于目而为明。故目者心之使也，心者神之舍也，若精神乱而不守，卒然见非常之怪，邪中其精则精散，则视歧，观一物为两也。因事烦扰，饮食失节，劳役过度，致脾胃虚弱，心火大盛，则百脉沸腾，血脉并行，经曰：天明日月不明，邪害空窍是也。董院吏云：目之首尾，赤丝属心，其满眼白睛属肺，其乌睛圆大属肝，其上下肉胞属脾，而中间黑瞳一点如漆者，肾实主之，是随五脏，各有证应，然论其所主，则瞳子之关系重焉。何以言之？目者，肝肾外候也，肝取木，肾取水，水能生木，子肝母肾，焉有子母而能相离者哉！故肝肾之气充则精彩光明，肝肾之气乏则昏蒙眩晕。乌轮赤晕，刺痛浮浆，此肝热也。眼生清泪，枯黄绕睛，此肝虚也。瞳人开大，淡白偏斜，此肾虚也。瞳人焦小，或带微黄，此肾热也。又曰白睛带赤，或红筋者，其热在肺。上胞下胞或目唇间如疥点者，其热在脾。又曰：眼者，轻膜裹水，照彻四方，溯源反本，非天一之水入目，孰为之主宰乎！析而论之，则拘急牵扬，瞳青胞白，痒而清泪，不赤不痛，是之谓风眼。乌轮突起，胞硬肿红，眵泪湿浆，里热刺痛，是之谓热眼。目浑而泪，胞肿而软，上壅朦胧，酸涩微赤，是之谓气眼。其或风与热并，则痒而浮赤。风与气抟，则痒涩昏沉。血热交聚，故生淫肤、粟肉、红缕、偷针之类。气血不至，故有眇视、胞垂、雀眼、盲障之形。淡紫而隐红者，为虚热。鲜红而兼赤者，为实热。两眦呈露，生臛肉者，此心热血旺。白睛红膜，如纸伞者，此气滞血凝。热证，瞳人内涌，白睛带湿，色浮而赤也。冷证，瞳人青绿，白睛枯槁，气沉而浊也。眼热经久，复为风冷所乘，则赤烂。眼中不赤，但为痰饮所注，则作痛。肝气不顺而夹热，所以羞明。热气蓄聚而伤胞，所以胞合。刘河间曰：在腑则为表，当除风散热。在脏则为里，当养血安神。如暴失明、昏涩、翳膜、眵泪，斑入眼，此风热也，一云斑入眼，此肝气盛，而发在标也，宜表散以去之。如昏弱不欲视物，内障见黑花，瞳子散大，皆里也，血少神劳，肾虚也，宜养血补水安神以调之。观诸公所论治疗之法，大概以清心凉肝、调血顺气为先，不可固执水能生木之说，而偏补养。盖肾水恶燥，设遇虚证，亦不过以当归、地黄等药润养之，轻则温补之亦可也，况夫脾能发燥，肝亦好润。古方率用杏仁、干柿、饴糖、砂蜜为佐，果非润益之意乎，抑且脾者诸阴之首，目者血脉之宰也，故脾虚则五脏之精气皆失所司，不得归明于目矣。心者，君火也，主藏神明，宜静而安，相火代行其令，相火乃胞络之火，主百脉，皆荣于目，既劳役妄动，又因邪气所并，而损血脉，是故诸病生焉。翳目者，虽宜养血安神，又当兼理脾胃，乃良法也。至于退翳一节，尤关利害。夫翳起于肺，肺家受热，轻则朦胧，重则生翳。有曰真珠翳，状如碎米者，易散，有曰梅花翳，状如梅花者，难消。虽翳自热生，然治法先退翳而后退热者，谓热极生翳，若先去赤热，则血为之凝而翳不能去。其有赤眼，与之凉药过多，又且涤之以水，不反掌而水凝。眼特一团水耳，水性清澄，尤不可规规于点洗。缘其喜怒失节，嗜欲无度，劳役眼力，泣涕过伤，凌寒冲风，当暑冒日，不避烟火，饮啖诸多，此皆患生于脏腑者也，专事点洗可乎哉！在乎察受病之因，究标本之理，推明运气以调之，斟酌药饮以平之，患者又能静坐闲居，澄神息虑，节饮食，戒色欲，专内视，简外观，爱护目力，则无有不安者矣。

一论暴发眼肿如桃，并赤眼痛涩难开者。

祛风清热散

当归尾二钱　赤芍二钱　川芎一钱五分　生地黄三钱　黄连六分　黄芩二钱　栀子三钱　连翘三钱　薄荷八分　防风一钱五分　荆芥一钱　羌活二钱　桔梗八分　枳壳一钱　甘草八分　白芷梢一钱

上锉一剂，灯草七根，水煎，食后服。肿痛甚，加大黄、芒硝。风热，加蔓荆子、牛蒡子。乌珠痛，加天麻、川乌（生用，三片）。犯眼，加苍术、朱砂。眼生翳障，加白蒺藜。眼目被人打伤，青肿，加大黄。如杖疮，肿痛未破，作憎寒壮热，或打重血气攻心，加大黄、桃仁。如打仆伤损内重，瘀血不散，加大黄、桃仁，服之立愈。

一论治眼暴发赤肿，睑高，苦痛不可忍。

救苦汤

连翘　桔梗　红花　细辛各二分　当归身夏月减半　甘草炙，各一钱　苍术米泔浸　龙胆草各一钱四分　羌活太阳　升麻阳明　柴胡少阳　防风　藁本　黄连各二钱　生地黄　黄柏　黄芩　知母各三钱　川芎六分

上锉一剂，水煎，临卧服。

一治火眼赤眼，暴发肿痛，不可忍者。

黄连　黄柏　生白矾各二分

上锉，胶枣一枚，煎水半钟，洗之立消。

一洗暴发烂弦风眼，用皂矾不拘多少，瓦器盛，于三伏内晒之至白色，须晒十余日方好，再入黄连末十分之一，每用少许，水和，纸隔，洗眼，立效。

一治眼暴发肿痛，用白矾，枯过，为末，每用三钱，以生姜，去皮，取自然汁，调如膏，抹纸上，令患人闭目，将药贴眼上，烧一炷香尽，痛即止，用温水轻轻洗去，神效。

一外治火眼肿痛，用青矾（炒）三钱、黄土六钱，各为细末，井花水调作两饼子，如眼大，先将水洗净眼，次用纸贴眼上，后用饼贴纸上，令病人仰睡，用水润饼，如干再润，二三时即已。

一治眼暴发赤肿痛泪，隐涩难开，用大黄末，新汲水调，涂两眉正上头两脑，水润之，须臾肿消痛止。

一治证如前，用黄连末五钱、薄荷二钱半，为末，用鸡蛋清和，隔纸涂眼上良久，干则以水润之，即效。

一论凡眼疾暴发，新久肿痛，痛不可忍者，皆缘心家火起所致也，并治一应障翳等疾。

光明丸　李中山传。

生地黄　白芷　羌活　独活　甘草　薄荷　防风　荆芥　木贼　甘菊花　草决明　黄连　黄芩　黄柏　大黄　连翘　桔梗各二钱　归尾　川芎各三钱

上十九味，为末，炼蜜为丸，如绿豆大。每服三五十丸，白滚汤送下，清早晚上各进一服。

一论暴发眼。

泻火升阳汤

黄芪八分　人参七分　甘草五分　柴胡一钱五分　栀子二钱　菊花二钱　枳实一钱六分　甘枸杞子二钱　当归三钱　川芎三钱　黄芩二钱　升麻一钱八分　薄荷二钱　藁本二钱　生地黄三钱　龙胆草二钱

上锉一剂，用水一钟、酒一钟、煎至一钟，临卧服，渣再用水三钟，煎至一钟，温服，即愈。如未痊愈，将第三次渣，用水一钟，煎至半钟，温服。忌鱼、鸡。

一论内障眼，得之脾胃元气虚弱，心火与三焦皆盛，饮食失节，形体劳役，不得休息，故上为此证也。

冲和养胃汤

黄芪一钱五分　人参一钱　炙甘草一钱五分　当归酒洗，一钱　白术去芦，一钱　白芍酒炒，六分　白茯苓三分　柴胡七分　升麻一钱　羌活一钱五分　防风五分　黄连七分　黄芩七分　干姜一分　五味子二分　葛根一钱

上锉一剂，水煎，稍热服。

一论肝主目，肝受热则不能视，血弱则肝气无以荣养，肝气有亏则有花也，久视艰涩，大眦赤色者，此血不足，肝之失养也，迎风有泪，肾之虚也，黑睛有翳不散，此亦因劳受风，血弱不能行也，宜服此药，补肝血，滋胆水，益肾气，大有殊效。

家传养肝丸

羚羊角镑，另研，五钱　生地黄酒浸　熟地黄酒蒸　肉苁蓉酒洗　甘枸杞子　防风去芦　草决明炒　菊花　羌活　当归酒洗　沙苑

蒺藜炒，各一两　楮实子炒，五钱　羊子肝小肝叶，煮，焙干，为末

上为细末，炼蜜为丸，如梧桐子大，每服五十丸，加至七十丸，至百丸，早盐汤下，午茶下，临卧酒下，不饮酒人，当归汤下。即补肝重明丸去赤芍、甘草。

一论素禀虚弱，勤劳，眼目昏暗。

当归酒洗，一钱五分　白芍酒炒，一钱　川芎一钱　黄柏人乳浸，炒，一钱　生地黄二钱　龙胆草酒洗，四分　密蒙花五分　白术去芦，一钱　人参五分　知母人乳浸，炒，一钱　茺蔚子一钱　黄芩酒炒，七分

上锉一剂，水煎服。

一论病目，用凉药过多，以致隐涩难开。

防风七分　黄芪一钱　炙甘草五分　蔓荆子三分　当归五分　白芷三分　升麻七分　柴胡五分

上锉一剂，水煎服。

一论日晡两目紧涩，不能瞻视者，此元气下陷也，补中益气汤。方见内伤。依本方，倍参。

一论肾水枯竭，神光不足，眼目昏暗，此壮水之主，以制阳光。

壮水明目丸

熟地黄一两二钱　山药一两二钱　泽泻八钱　山茱萸酒蒸，取肉，一两二钱　茯苓去皮，一两　川芎三钱　牡丹皮八钱　当归酒洗，一两　生地黄五钱　蔓荆子一两　甘菊花五钱　黄连五钱　柴胡三钱　五味子五钱

上为细末，炼蜜为丸，如梧桐子大，每服四五十丸，酒送下。

一论远年近日，烂弦风眼，翳障青盲，肿痛百病。

点眼仙方　临州马伏所传。

薤仁三钱，净，去皮，将竹纸碾去油，方入药，用笔筒卷纸，将药铺纸上，重层卷碾　珍珠二分五厘，生用，绵纸包，打碎，研烂　琥珀二分，生用，纸包，打碎，研烂　熊胆一分五厘，生，研　牛黄一分，生用　麝香半分，生，研　片脑一分五厘，生，研　蜂蜜三钱五分，用慢火煨化，滤去渣

上，先秤眼药罐，次加蜜，秤后入药，搅以上八味，和匀，点睛。

一论暴发风热，时行火眼，神效。

紫金锭　陈省斋秘传方。

川黄连四两，锉粗末，将井花水十钟浸二三日，入锅煎至三钟，去渣，再熬至半钟，下水胶一钱二分，溶化，调后药，为锭　铜绿五钱　轻粉二钱　宫粉三两

上共为细末，将黄连汁调，为锭，阴干，用时将井花水磨。加熊胆五分、冰片二分，尤妙。

一论两目翳障，烂弦风热，昏朦色眼，皆治。

光明散

炉甘石用上好的，四两　珍珠四钱

上二味，用竹纸包定，将新倾银紫泥罐作饼，包石、珠在内为丸，外用熊胆一钱、硼砂二钱、火硝三钱，研末，为衣，再用紫泥罐包裹，晒干，用炭火煅炼，以七根线香为度，炼四炷香，用童便淬之，浸黑色为妙，又炼根半香，以好醋淬之，再炼根半香，歇火，听用。前炼过末药一钱，加熊胆一分、火硝一分，为极细末，点眼，其效如神。

一论远年近日，内障青盲，云翳推移，火眼暴发，迎风冷泪，怕日羞明，肝肾虚损等疾，点之悉愈，能治七十二种眼疾，能医二十年目不明者。唯有瞳人反背而睛散者不治。

仙传珊瑚紫金膏　薛巡兵秘传。

白炉甘石南方出，名羊脑炉甘，童便浸七日，用灰火，销银砂锅内煅，投入童便内，共十日，晒干，细研，一两　麝香拣净，去皮，细研，五分　黄丹高者，名国丹，滚水飞过三次，晒干，细研为末，一两　海螵蛸即乌贼鱼骨，剥去皮甲，微火炙过，细研，二钱　乳香光明者，入砂锅，微火炒出烟，研细，二钱　没药光明者，入砂锅内，微火炒出烟，细研，二钱　白硼砂明净，二钱，细研　青盐去泥土，细研，五分　片脑细研，三分

上，将前七味各研细，称足，合入一处，

入乳钵内，再研细极无声，后入麝、片二味，再研极匀，将蜂蜜用绢袋滤过，熬蜜滴水成珠，夏老冬嫩，春秋酌老嫩之间，用蜜调药，令稀稠得所，磁器内封固，不可泄气，点眼，神效。

一人，两目作痛，服降火去风之药，两目如绯，热倦殊甚，余用十全大补汤数剂，诸症悉退，服补中益气汤兼六味丸而愈。复因劳役，午后目涩热倦，再用十全大补而痊。

一人，年二十，素嗜酒色，两目赤痛，或作或止，两尺洪大，按之微弱。余谓少年得此病，目当失明。翌早，索途而行，不辨天日，众皆惊异。余以六味丸料加麦冬、五味一剂，顿明。

一人，目赤不明，服祛风散热药，反畏明重听，脉大而虚。此因劳心过度，饮食失节，以补中益气加茯神、酸枣、山药、石枣、五味，顿愈。又劳役，复甚，用十全大补兼以前药渐愈，却用补中益气汤加前药而痊。

一儒者，日晡两目紧涩，不能瞻视。此元气下陷，用补中益气，倍加参、芪，数剂而愈。

一论眼病之后，微有上热，白眼红，多眵泪，每疼痛而隐涩难开。此苦寒太过，而真气不能通九窍也，故眼目昏花不明，以补中益气汤，去参、术、陈，加防风、白芷、蔓荆子。

一论内障眼，得之元气脾胃虚弱，心火与三焦俱盛，饮食失节，形体劳役，不得休息，故上为此证也。以益气汤，加黄连、黄芩、干姜、五味，去陈皮。

一论诸般翳障，攀睛胬肉，内障青盲等证。

益府秘传拨云龙光散

蕤仁五两，去粗壳，取仁，用温水浸，去嫩皮膜尖心，用上好白竹纸包裹，捶去油，以尽为度，用五钱　牛黄二分五厘　白磁砂即好白细磁器四五钱重，用头酸醋一碗，将磁器以砂罐盛，放炭火内烧红，先投入醋内，以七次为度，又用童便一碗，烧红投便内，以七次为度，又将醋童便合一碗，又

烧红投入，以七次为度，先将磁研烂，以水澄净，用中间的，阴干，五分　好珍珠八九分，将雄鸡一只，以珠入鸡肚内，过一宿，然后杀鸡取出珠，用豆腐蒸过，用五分　硼砂二钱五分　琥珀五分　真熊胆三分，以磁瓦盛，放火上，烘去水，用二分五厘，炼　硇砂三四分，将冷水一碗，以火煮干为度，用一分　当门子一分　白丁香一分　海螵蛸水煮过六七次，二分　冰片一分　人龙用男人孩子口内吐出食虫，即用银簪破开，河水洗刮令净，阴干，二分

上精制，一处细研，任意点眼，盲者复明。古今天下第一仙方，不可妄传非人，秘之秘之！

一治气血虚损，眼目昏暗，此壮水以制阳光，有误服寒凉之过，黑暗全不通路，以十全大补汤，加沉香、大附子、白豆蔻。

东垣谓：目能远视，不能近视，火盛而水亏也，法当补肾，六味地黄丸主之。目能近视，而不能远视，有水而无火也，法当补心，定志丸加茯苓主之。又曰：不能近视，晨服地黄丸，不能远视，卧服定志丸，是以通手足少阴经也。是以知不能近视者，肾水亏，火盛也，不能远视者，心血不足也。

定志丸

远志去心　石菖蒲各二两　人参一两　白茯神三两　加白茯苓一两

上为细末，炼蜜为丸，朱砂为衣，每服二十丸，米汤下。

六味地黄丸　方见补益。

喉痹 声哑　痄腮

两寸脉浮洪而溢者，喉痹也。脉微而伏者，死。

《内经》曰：一阴一阳结，谓之喉痹。一阴者，手少阴君火，心主之脉气也，一阳者，手少阳相火，三焦之脉气也，二脉并络于喉，其气热则内结，结甚则肿胀，肿胀甚则痹，痹甚则不通而死矣。夫推原十二经，唯足太阳则下项，其余皆凑于喉咙，然《内

经》何独言一阴一阳结为喉痹？盖君相二火，独胜则热中络，故痛者速也。余谓一言可了者，火也。故十二经中，言嗌干嗌痛，喉中颔肿，舌本强，皆君火为之也，唯咽痹急速，相火所为也。夫君火者，犹人火也，相火者，犹龙火也，人火焚木其势缓，龙火焚木其势速。《内经》之言喉痹，则与咽舌其两间耳，然其病同于火，故不分也。后之医者，各详其状，强立八名，曰单乳蛾、双乳蛾、子舌胀、木舌胀、缠喉风、走马喉风。热气上行，故传于喉之两旁，近外作肿，以其形似，是谓乳蛾，一为单，二为双。其比乳蛾差小者，名喉痹。热结于舌下，复生一小舌子，名曰子舌胀。热结于舌中，舌为之肿，名曰木舌胀，强而不柔和也。热结于咽喉，肿绕于外，且麻且痒，肿而大者，名曰缠喉风。喉痹暴发暴死者，名曰走马喉风。此八种之名虽详，若不归之火，则相去远矣。其微者，可以咸软之，而其大者，以辛散之。今之医者，皆有其药也，如薄荷、乌头、僵蚕、白矾、朴硝、铜绿之类。至于走马喉痹，何恃此乎，其生死人反掌之间耳。其最不误人者，无如砭针出血，血出则病已。《易》曰：血去惕出，良以此乎？昔余治一妇人，木舌胀，其舌满口，诸医不愈，余以银针小而锐者砭之五七度，肿减，三日方平，计所出血，几至盈斗。又治一男子，缠喉风肿，表里皆作，药不能下，余以凉药灌于鼻中，下十余行，外用拔毒散敷之，阳起石（烧淬）与伏龙肝各等分，细末之，以新水扫百遍，三日热始退，肿始消。又尝治一贵妇，喉痹，盖龙火也，虽用凉剂，而不可使冷服，为龙火，宜用火逐之，人火者，烹饪之火是也，乃使曝于烈日之中，登于高堂之上，令侍婢携火炉，坐药铫于上，使药常极热，不至太沸，通口时时呷之，百余次，其火自然散。此法以热行寒，不为热而扞格故也。大抵治喉痹，用针出血，最为上策。但人畏针，委曲旁求，瞬息丧命。凡用针而有针创者，宜捣生姜块，调以熟白汤，时时呷之，则创

口易合。《铜人》亦有灸法，然病微者可用，病速者恐迟则杀人，故治喉痹之人，与救人同，不容少待。《内经》火郁发之，发谓发汗，咽喉中岂能有汗，故出血者，乃发汗之一端也。后之君子，毋执小方，而曰吾药不动脏腑，又妙于出血，若幸遇小疾而获效，不幸遇大病而死矣，毋遗后悔可也。

一论喉痹危急，死在须臾，牙关紧闭，病人大指外边指甲下根，不问男左女右，用衣针针之，令血出，即效。如大势危急，两手大指俱针之，其功尤捷。

一论治不测急慢喉痹，咽喉肿塞不通。

开关神应散

盆硝研细，四钱　白僵蚕微炒，去嘴，八分　青黛八分　蒲黄五分　麝香一分　甘草八分　马勃三分　片脑一分

上各为细末，称足，同研极匀，磁瓶收贮。如有病证，每用药一钱，以新汲水小半盏调匀，细细呷咽。如是喉痹，即破出血，便愈，如不是喉痹，自然消散。若是诸般舌胀，用药半钱，以指蘸药，擦在舌上，下咽津唾。如是小儿，一钱作四五服，亦如前法用，并不计时候。

马勃，一名马疕，菌也，虚软如紫絮，弹之紫灰出，状如狗肺，生湿地园中久腐处，主恶疮马疥，敷诸疮良，以蜜拌调呷，治喉痹咽痛。

一论咽喉肿痛，痰涎壅盛，初起或壮盛人上焦有实热者可服。

清咽抑火汤

连翘一钱五分　片芩一钱　栀子一钱　薄荷七分　防风一钱　桔梗二钱　朴硝一钱　黄连一钱　黄柏五分　知母一钱　玄参一钱　牛蒡子一钱　大黄一钱　甘草五分

上锉一剂，水煎，频频热服。闻生过杨梅疮者，加防风、山豆根二两。

一论虚火上升，喉痛并喉内生疮，喉闭热毒，最能降火滋阴。

滋阴降火汤

当归一钱　川芎一钱　白芍一钱二分　川

黄柏蜜水炒，一钱　生知母一钱　怀熟地黄一钱五分　天花粉二钱　生甘草一钱　加元参二钱　白桔梗去芦，三钱

上锉一剂，水煎，入竹沥一盏，温服。

一论喉痹肿痛，声哑不出，饮食不下，阴虚，相火上炎，咳嗽痰喘，潮热虚劳等证，内服此药，外用神仙通隘散吹之，即愈。

滋阴清火汤

怀熟地黄一钱　山茱萸酒蒸，去核，一钱　白茯苓去皮，一钱　山药一钱　泽泻一钱　桔梗二钱　玄参一钱　牡丹皮一钱　黄柏蜜水炒，一钱　天门冬去心，一钱　麦门冬去心，一钱　甘草一钱

上锉一剂，水煎温服。外用硼砂一味，嚼化咽下，降痰消毒如神。

一论咽喉肿痛，属素虚弱者，或服凉药过多，而作泻者，皆可服。

清上养中汤

小甘草　桔梗各二钱　玄参　当归　黄芩各一钱　陈皮去白　白术去芦　白茯苓去皮　麦门冬去心　连翘各八分　人参　防风　金银花各五分

上锉，水煎，食远频服。有痰加贝母。

一论咽喉肿痛，不能言语，或吐，或泻，或不食，或四肢冷痹，但可进药，无不愈者，此从治法也。

通关散

炙甘草一钱五分　人参　白术去芦　白茯苓去皮　桔梗各二钱　防风七分　薄荷五分　荆芥　干姜炒　或加大附子炮，各五分

上锉，水煎，频频而服。

一论喉痹，双单乳蛾，风肿，吐咽不下，死在须臾，治一应痹之总司也。

山豆根为末，用熊胆和为丸，用鸡胚皮阴干研末为衣，如绿豆大，每用一丸，放舌上，徐徐咽下，即愈。

一治喉风等证。

起死回生散

蜈蚣三钱，焙存性　胆矾一钱　全蝎二钱，焙存性　蝉蜕一钱，焙存性　僵蚕去丝嘴，一钱，炒　穿山甲麸炒，三钱　蟾酥三钱　乳香五分　川乌一钱

上为细末，每服一钱五分或二钱，小儿每服一分或六七厘，用葱头捣烂，和药，酒送下，出汗为度。如口不开，灌服。忌鸡、猪、羊、油、面七日。

一论单乳蛾、双乳蛾、风喉、喉痹肿痛，水浆不入，死在须臾。宾崇周渊家试验。

胆矾一钱五分　硼砂一钱八分　鸡内金制过，一钱　枯白矾一钱　百草霜三钱，以众末黑为度

上各为细末，用绢罗过，用中指盛药，按上患处，久嚼，令痰多去，后用薄荷汤漱口。如甚，将鹅翎削尖，刺破，用药按上，或用鹅毛蘸醋带药刷上，满口刷搅，引痰出尽，即愈。一方加熊胆五分，更效。

一论喉风肿痛几死。双桥周姻家屡验。

茶子　霜梅　酽醋

上三味，研烂，去渣，将药汁蘸扫咽喉，即时吐痰而愈。

一论喉痹肿痛，汤水不下，死在须臾，用此一吹即活。

牛黄二钱　硼砂一钱　雄黄三分

上为细末，每用一分五厘，吹入喉内。

一论喉痹肿痛。车左源传，效。

郁金一钱　雄黄五分　巴豆肉去壳，四个，两个生用，两个用猪油包裹，灯上烧熟，存性

上为末，三味搅匀，每用一分二厘，入竹筒内，吹患处。小儿用六厘。

一治喉闭风闭难治者，猪牙皂角一条，用蜜调和，水煎，如急，立服，缓则露一宿，尤妙。倘如口紧者，撬开灌之，将危者即苏。

一治喉风危急，大黄，为末，竹筒盛之，安青鱼胆七个，入末，待干，研末听用，遇患喉痹，吹入鼻中或喉中，立效。

一论时气缠喉，渐入喉塞，水谷不下，牙关紧急，不省人事。

神应散

雄黄　枯矾　藜芦生用　牙皂炙黄

上各等分，为末，每用豆大一粒，吹入

鼻内，吐痰，神效。

一论喉痹乳蛾，咽喉肿痛，汤水不入，死在须臾之急，巴豆去壳，捣为末，入细辛末少许，同研匀，卷在纸内，中间剪断，如左患塞右鼻，如右患塞左鼻孔中，双肿左右相替塞之，咽喉立开，如神。

一论喉痹肿痛，水浆不入，死在须臾，扶沟刘昆汇传。先用皂角、细辛为末擦牙，次用陈盐、松菜（烧灰）、霜梅肉、生艾叶擂烂，同扎于筷头上，蘸喉数次，吐痰尽，即食百沸汤，食后用米粥调服。

一治喉肿痛。

百药煎　硼砂　甘草　生白矾各等分

上四味，为细末，每服一钱，食后，用米汤调，细细呷咽。

一论缠喉肿痛，皂角为末，用醋调，涂外颈上，干则易，其乳蛾即破而愈。

一论喉风肿痛，不可忍者，霜梅五个或七个（去核）、白矾一两，研烂，用好醋一碗，入药同煮，以矾化为度，待温，用筷扎绵，蘸药绞齿上下至喉，先绞牙外，自外而绞至舌下，自舌下又绞至舌上，绞至喉，其痰自然涌出，痰带丝者即愈。无丝者、丝断，不治。

一论喉痹壅塞不通者，用红蓝花，捣绞取汁一小钟服之，以瘥为度。如冬月无湿花，可浸干者，绞取浓汁如前，服之有效。

一论咽喉肿痛。

吹喉散　周印池传。

牙硝一两五钱　硼砂五钱　雄黄二钱　僵蚕二钱　冰片二分

上共为细末，每用少许，吹喉立效。

一治咽喉肿痛，水吞不下，用青盐、白矾、硼砂各等分，为末，吹患处，有痰吐出而愈。

一治咽喉肿痛，水浆不入，死在须臾，真蟾酥为末，用筷头点入对嘴上，即时消散，其效速如风。

一论久嗽喉痛。

小太平丸

人参二分　五味子三分　天门冬去心，五

分　麦门冬去心，二钱　玄参八分　徽墨三分

上为细末，炼蜜为丸，噙化下。痰盛加贝母。

一论劳役过伤，忽咽喉肿闭，不省人事，喘促痰涌，汗出如水，肢体痿软，脉浮大而数，此饮食劳役，无根虚火上炎也，补中益气汤，方见内伤。依本方加肉桂，顿苏。

一论咽喉肿痛，口舌生疮，劳则愈甚，此脾肺气虚，膀胱有热也，补中益气汤，方见内伤。依本方加玄参、酒炒黄柏、知母，稍愈；去知、柏，加山药、山茱萸。

一论咽喉肿痛，服凉药过多或过劳，痛愈甚，此中气虚热也，补中益气汤。方见内伤。依本方加炒芩、连。

一论积热上攻，痰涎壅盛，喉痹声哑，肿痛难禁。

上宫清化丸　内阁秘传。

黄连去毛，六钱　桔梗去芦，六钱　山豆根四钱　粉草四钱　薄荷叶一钱　白硼砂六分

上为细末，炼蜜为丸，如芡实大，时常噙化。

一论喉痛，有痰，声哑。

薄荷二两　细茶一两　白硼砂七钱　乌梅肉二十一个　贝母二钱　冰片三分　孩儿茶五钱

上为细末，炼蜜为丸，如皂角子大，每噙化下。

一论声哑。

甘草　乌梅　桔梗　乌药

上锉，水煎温服。

一治出声音方。

诃子炮，去核，一两　木香一两　甘草五钱

上锉，水煎，入生地黄汁一合，再煎数沸，放温，分六服，每食后，日进半料。

一论声嘶失音。

铁笛丸

当归酒洗，一两　怀熟地黄一两　怀生地黄一两　天门冬去心，盐炒，五钱　黄柏蜜炒，一两　知母五钱　麦门冬去心，盐炒，五钱　玄参三钱　白茯苓去皮，一两　诃子五钱　阿胶

炒，五钱　人乳一碗　牛乳一碗　乌梅肉十五个　甜梨汁一碗

上为细末，炼蜜为丸，如黄豆大。每服八九十丸，诃子汤下，萝卜汤亦可。

一治失音，用槐花新瓦上炒熟，怀之，随处细嚼一二粒，久久自愈。

一治失音，用生白矾，炼蜜为丸服，效。

一治声哑失音不出，用猪板油切烂，入蜜内，重汤煮熟食之。

一论疟腮肿痛。

防风　荆芥　羌活　连翘　牛蒡子　甘草各等分

上锉，水煎服。外用赤小豆末，醋调敷。恐毒气入喉难治。

一方，用石灰不拘多少，炒七次，地下窨七次，醋调，涂肿处立愈。

一论疟腮疙瘩肿痛及吹乳。

南薄荷三钱　斑蝥去翅足，炒，三分

上为细末，每服一分，烧酒调下，立消。服药后，小便频数，服益元散一服。

一治卒喉中生肉，以绵裹筷头蘸盐措肉上，日六七度易。

一人患喉闭，以防风通圣散治之，肿不能咽，此证须针之，无奈牙关已闭，遂刺少商穴出血，口即开，更以胆矾吹患处，吐痰一二碗许，仍投前药，乃愈。尝见患此疾者，畏针不刺，多毙。少商穴在手大指内侧，去爪甲角如韭叶许。

一人喉闭，肿痛寒热，脉洪数，此少阴心火、少阳相火二经为病，其证最恶，唯刺患处出血为上，因彼畏针，先以凉膈散服之，药从鼻出，急乃愿刺，则牙关已紧，不可针，遂刺少商二穴，以后勒去黑血，口即开，仍刺喉间，治以前药，及前吹喉散吹之，顿愈。又以人参败毒散加芩、连、牛蒡子、玄参四剂而平。经曰：火郁发之，谓发汗，出血乃发汗之一端也。河间云：治喉之火，与救火同，不容少怠！尝见喉闭不出血，喉风不去痰，以致不救者多矣。每治咽喉肿痛，或生疮毒，以荆防败毒散加芩、连，重者用防风

通圣散。

一男子口舌常破，如无皮状，或咽喉作痛，服诸凉药愈甚，余以理中汤一剂，乃可。

一人脚发热则咽喉作痛，内热口干，痰涎上壅，此肾经亏损，火不归经，用补中益气加麦冬、五味及加减八味丸而愈。

一人患喉痛，日晡益甚，此血气虚而有热，用八珍汤而愈。后每入房，发热头痛，用补中益气汤加麦冬、五味及六味丸常服，后不复作。

一丹溪先生云：咽痛属血虚，用四物汤，加竹沥。阴虚火上炎者，必加玄参。气虚加人参、竹沥。又云：咽喉肿痛，有阴虚阳气飞越，痰结在上者，脉必浮大，重取必涩，去死为近，宜人参一味，浓煎，细细饮之。如作实证治之，祸如反掌。此发前人之未发，救无穷之夭亡。此亦一方，宜斟酌用之，看证按方，不可泥执也。

一人因怒气大叫，将下腮脱落，任掇不上，众视束手。余以乌梅捶饼，塞于两腮坐牙尽头空处，张口流涎，须臾，随手掇上。

补　遗

一治喉痛如生毒物，并单蛾喉咙并治，用巴豆、半夏各等分，将此两味，用上好醋，放小罐内煎熟，取巴豆、半夏，一起研末，用麻布包做数粒，如豆子大，以前醋浸之，取一粒，含在喉痛处，至热，又换别粒含之，直至吐泻而后已，即以稀粥补之而愈。忌冷水、猪油。

一利膈生津，止渴清音，常用之药也。

乌梅一两　苏州薄荷叶四两

上为细末，白糖霜四两，蜜为丸，如芡实大，每用一丸，嚼化。

一治喉风、咽痛、双单乳蛾，姜师周传。乌梅去核，竹签插在蟒蜓身上，阴干，取烧灰存性为末，点患处立已。

一治咽喉肿痛，生疮声哑，危急之甚，及治虚劳声嘶喉痛。

神仙通隘散　贾兰峰秘方

白硼砂二钱　孩儿茶一钱　蒲黄六分　青黛一钱　牙硝六分　枯矾六分　白滑石一钱　片脑二分　黄连末，五分　黄柏末，五分　寒水石一钱

上为细末，吹喉中，立效。

一治喉中热毒肿痛，喉闭乳蛾等证。

清上丸

熊胆一分　雄黄五分　硼砂一钱　薄荷叶五钱　青盐五分　胆矾少许

上为细末，炼化白糖为丸，如芡实大，卧时舌压一丸，自化入喉，神效。

一治声音不出。

真苏子二两　诃子三个　杏仁三十个　百药煎二两

上为末，每服二三钱，热酒调下。

一治欲好声音，用杏仁一升（熬去皮尖）、酥一两，蜜少许为丸，如梧桐子大，空心米汤下十五丸。

一治失音，皂角一条（去皮子）、萝卜三个（切作片），水煎服之，不过三服，能语声出。

结　核

结核者，火因痰注而不散，郁结坚硬，如果中核也。或在颈胁，或在手足，或在颈项，或在臂在腋，如肿毒，不红不痛，不作脓，不必溃发，但令热气散，核自消。大法宜二陈汤加竹沥，多服为效。

梅核气者，窒碍于咽喉之间，咯之不出，咽之不下，如梅核之状者是也。始因喜怒太过，积热蕴隆而成，疠痰郁结，致有斯疾耳。治宜导痰开郁，清热顺气，加陈皮、半夏、川芎、香附、山栀、黄芩、枳壳、苏子之类是也。如老痰凝结不开，以咸能软坚之药，海石是也。

一论咽喉结核成块，如核桃者，肿硬疼痛，两腋下俱有，及颈项肿硬，不能转头。

消解散

南星三钱，泡　半夏二钱，姜炒　陈皮二钱

枳实一钱　桔梗八分　前胡二钱　柴胡八分　黄连六分　白附子八分　连翘三钱　赤芍二钱　防风一钱五分　独活二钱　莪术一钱　木通二钱　苏子三钱　白芥子二钱　蔓荆子二钱　甘草八分

上锉，生姜、灯草煎服。

一论不问男妇，遍身疙瘩成块如核，不红不痛，皆痰流注而成结核也。

醉瓮仙方　海上异人传。

白头翁一斤，去叶用根，分作四服，每一服四两，用酒煎，一日三次服之，二日服尽而已。

一秘方治证同前，效不可言。

蓖麻子一斤，去壳用肉，放入公猪肚内，酒煮，肚烂为度，取去蓖麻子，晒干为末，用前烂猪肚捣千余下，为丸，酒送下，一日服三次。

一论妇人遍身痰核，不痛不红不肿，内消之剂。

陈皮二钱　半夏二钱　白茯苓三钱　当归三钱　川芎一钱五分　白芍二钱　枳实一钱　黄连六分　香附二钱　桔梗八分　龙胆草三钱　连翘三钱　防己二钱　羌活二钱　柴胡八分　甘草八分

上锉，生姜三片，水煎服。

一论结核，浑身手足俱有核，如胡桃者，并治胸中胃脘至咽门窄狭如线疼痛者，此风痰气热所致也。

开结导痰汤

陈皮一钱　半夏七分　枳实七分　枳壳七分　桔梗五分　前胡八分　黄芩一钱　香附童便浸，三分　威灵仙七分　荆芥七分　羌活七分　木香五分　槟榔八分　僵蚕二分　射干七分　甘草七分

上锉一剂，生姜三片，水煎服。

一论痰核气核，痄腮疙瘩，及吹乳等证。

内消散　朱宾湖得效。

南薄荷三钱　斑蝥去翅足，三分，炒

上为细末，每服三分，烧酒调下，立消。服之后，小便频数，服益元散。以乌鸡子清

丸如绿豆大，每服一丸，茶下，加至五丸，却每日减一丸，减至一丸后，每日服五丸，名内消丸。

一论痰核方。庠生石介伯传。

归尾一两　赤芍梢一两五钱　连翘一两　藁本七钱五分　细辛八分　羌活一两　独活一两　防风一两五钱　荆芥八分　小川芎六钱　薄荷一两　白芷梢一两　桂枝一两　甘草节六钱　赤芍一两

上为细末，每服二三钱，食后酒调服。

一论痰核，在喉咙上下左右，或生在两腋下，并治瘰疬。庠生敏所兄传。

防风一两五钱　山慈姑一两　川山甲七钱　射干二两　红内硝二两　白芷梢一两　乌药一两　连翘一两　车前子一两　汉防己二两　何首乌二两　牛蒡子　薄荷各一两　金银花桔梗各一两五钱　独活一两　僵蚕一两　半夏一两　赤芍一两五钱　夏枯草二两　皂角刺二两　小川芎一两　当归尾一两　甘草五钱

上锉一剂，水煎，食后服。有潮热，加黄芩、柴胡各五钱。

一男子素善怒，忽项微肿，渐大如升，用清痰理气，而大热作渴，小便频浊。余谓肾水亏损，用六味地黄丸、补中益气而愈。亦有项胁等处，大如升斗，或破如菌瘤，不问大小，俱治以前法。必多服，以愈为度。

补 遗

神效治痰疬妙方　陈柘所传。

天花粉三两　昆布酒洗，八钱　贝母一两　炒僵蚕一两五钱　全蝎酒洗，五个　炒黄连五钱　知母一两　蒲公英二钱　陈皮一两　青皮炒，一两　归尾七钱　黄芩酒炒，一两　栀子一两五钱　红花五钱　土木鳖去壳，十个　川山甲土炒，一两　连翘去心，一两五钱　海藻酒洗，一两半　夏枯草一钱五分

上将前十七味君臣药分为十剂，其蒲公英、夏枯草，每剂各照数用，用白水煎，临服时加浓酒一杯同服。

一治痰核。

金星膏　苏九宁传。

金星凤尾草一两五钱　实竹叶一两　葱白三十根　侧柏叶一两五钱

上用香油一斤，浸药一日，用火熬，看药焦黄为度，用绵布袋滤去渣，仍入锅内熬，熟油一斤（净），入顶好铅粉三两，用竹搅匀，文武火熬，看烟起黑色，再入铅粉四两，着四五十下锅，仍用竹不住手搅匀，滴水成珠，取起放在地上，再搅，去火毒。

一治痰核气核。陈出实传。

黄芩一钱五分　枳实一钱　苏子　贝母连翘各一钱　海藻　香附各七分　桔梗　白芥子各八分　甘草三分

上锉，水煎，食后服。

一治痰气核，用柏子仁一斤，晒干为细末，每用末二两，又将天门冬、连翘心各用一两为末，入小布口袋内，将白水、酒两小瓶煨熟，窨二三日，食后每服一碗，半月内即消。

一治痰气核，颈大。戴雷门传。

牛蒡子五分　枳实五分　僵蚕五分　防风桔梗　黄芩　连翘各八分　贝母一钱　海藻水洗　金银花　枯矾各一钱　夏枯草八分

上锉一剂，白水煎，食后服。

一治痰核，心泉侄传。用黄泥作窝，入生白矾四两、鹿角蛇一条，在窝内阴干，火煅化为末，每服一分，温酒调服，立消。

一治项后侧少阳经中疙瘩，肉色不变，不问大小及日月深浅，或有赤硬肿痛。

生山药一排，去皮　蓖麻子二个，去壳

上二味，研匀，摊帛上，贴之如神。

一治梅核气。

加减四七汤

苏梗八分　陈皮一钱五分　厚朴八分　南星二钱　半夏二钱　茯苓三钱　枳实一钱　青皮二钱　砂仁八分　益智仁一钱五分　白豆蔻八分　神曲炒，二钱　槟榔一钱

上锉，生姜煎服。

瘿瘤

夫瘿瘤者，多因气血所伤，而作斯疾也。大抵人之气血循环，无滞瘿瘤之患，如调摄失宜，血凝结皮肉之中，忽然肿起，状如梅子，久则滋长。瘿有五种：曰石、肉、筋、血、气是也。瘤有六种：曰骨、脂、石、肉、脓、血是也。治法，瘿瘤二者，切不可针破，针破则脓误漏，则杀人！唯脂瘤可破去脂数，即为异，不可轻易。余将瘤瘿之分于后，医者宜审辨之，则不误也。

消瘿汤

海藻洗　龙胆草　海蛤粉各二两　通草　昆布烧存性　枯白矾　松萝各一两　半夏二两五钱　麦曲一两五钱　白芷一两

上为末，每服五钱，酒煎。忌甘草、虾、鱼、猪肉、五辛、诸毒等物。又要吞矾蜡丸。

一论治瘿瘤、痈疽、便毒、恶疮、久漏不愈者。

经验矾蜡丸

白矾用生，四两为末，黄蜡二两，熔化，众手为丸如梧桐子大，每服三十丸，空心白汤下。

一论内府秘传方，治瘿气。

海藻热水洗净　昆布洗净　海带　海螵蛸　海粉飞过　海螺醋淬　甘草少许

上如颈下摇者用长螺，颈不摇用圆螺，各等分为末，炼蜜为丸，每夜临卧口中嚼化一丸，功效不可言也。

一论系瘤神方，兼去鼠奶痔及瘤肉，用芫花根洗净带湿，不可犯铁器，须于木石器中捣取汁，用线一条，浸半日或一宿，以线系瘤，经宿则落。如未落，再换一线，不过三次，自落。用龙骨、诃子、赤石脂各等分为末，敷疮口，即合。如无根，用芫花泡水浸线，系鼠奶痔，依法用之，无不效。

一论洗瘤秘方，用染指草（名金凤花）一棵，煎水频洗。夏用鲜，春、秋、冬用干，煎水洗。

一治瘿验方。

沉香　乳香　丁香　木香　藿香各一钱五分

上用腊月母猪屬子七个，同药配好，酒煮三炷香，露一宿，连药焙干为末，炼蜜为丸，如白果大，临卧嚼化，服一料，效。

一治颈下卒结囊，欲成瘿者，海藻一斤，洗去咸，酒浸饮之。加昆布等分为末，炼蜜为丸，如杏核大，含口中，稍稍咽下。

一治瘿消块。

神效开结散

沉香　木香各二钱　橘红四两　珍珠四十九粒，入砂罐内，以盐泥封固，煅赤，取出，去火毒　猪屬子肉四十九枚，用豚猪者，生项间，如枣子大

上为末，每服一钱，临卧酒调，徐徐咽下。患小三五服，大者一剂愈。忌酸、咸、油腻、滞气之物。须用除日于净室修合。

肺痈

寸口脉数而实者，肺痈也。其脉短而涩者自瘥，脉浮大者难治。

夫肺痈者，由寒热之气，内舍于肺，其气结聚之所成也。盖因调理失宜，劳伤血气，风寒得以乘之，寒生热，风亦生热，壅积不散，遂成肺痈。咳而脑漏，右胁隐痛，二脚肿满，咽干口燥，烦闷多渴，时出黄唾腥臭，状如糯米粥者，难治。有脓而呕者，不可治呕，脓尽而止，则自愈。若吐黄色脓臭，或带粉红色者，即肺痿也，大抵脉细而沉，里虚而变证矣。

一论咳嗽，吐脓血，腥臭不可闻者，肺痈也。

黄芪蜜水炒　防风　金银花　忍冬藤　金沸草　牛膝　桔梗各等分

上用鸭一只，缢死，破开，入前七味药于鸭肚内，用好酒煮，酒尽为度，吃鸭，药渣晒干，为末，酒调服。后服净脓汤。

净脓汤　此汤吃鸭后宜服。

甘草四两，锉作大帖，用水煎，顿服。如纳不得，吐出之，服后：

化痰止咳丸

白矾二两，枯的　百草霜一两

上二味为末，清水为丸，每服三五十丸，人参、五味各三钱，煎汤送下，作三日用。

一论治肺虚，用白鸭一只，去内脏，用薏仁、杏仁各一两，入鸭腹中，饭上蒸熟，去药，只用鸭肉吃，大能补肺。

一论肺痈，吐脓腥臭，用黄豆，以病人口嚼，不觉豆之气味，是肺痈也。

一论肺痈，以薏苡仁，略炒为末，糯米饮调服，入粥煮吃亦可，或水煎服，当下脓血而安。

保肺丹

凡治肺痈，必以此药间而服之，以护膈膜，不致溃透心肺，最为切当，即矾蜡丸，方见瘿瘤。用蜜水送下。

肺　痿

寸口脉数而虚者，肺痿也。

肺痿之候，久嗽不已，汗下过度，重亡津液，便如烂瓜，下如豕脂，小便数而不渴。渴者自愈，欲饮者欲瘥。此由肺多唾涎沫而无脓者，肺痿也。

一论肺痿，咳嗽，其证辟辟燥咳，胸中隐隐而痛，脉弱无力。

薏苡仁散

当归　白芍　黄芪　人参　五味子　麦门冬　桑白皮　黄芩　百部　薏苡仁

上锉，生姜煎服。

心　漏

一论胸前有孔，常出血水者，谓心漏也。

鹿子丸

嫩鹿茸去毛，酥炙微黄　大附子炮，去皮脐　盐花各等分

上为末，枣肉为丸，每服三十丸，空心酒送下。

一论胁下生漏疮，如牛眼之状，脓水不止，用盐少许，安白牛耳内，然后取耳中垢，以敷疮上，即瘥。如不用盐，即牛耳不痒，难取其垢。其诸漏疮，外用蒜切片放疮上，将艾灸之，不过数次灸即愈。

一论漏疮，血水出不止。

蛇皮烧灰，二钱　五倍子　龙骨各五钱　川续断五钱　乳香三分

上共为末，津唾调，敷患处，立止。

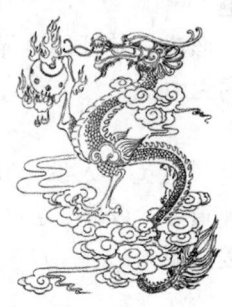

寿世保元 卷七

妇人科

妇人之病，有可治、有不可治者，皆由其心性善恶所关也。闻有德性柔良，举止端重，克尽妇道，孝敬翁姑，相夫教子，凡内助理家，女工、井臼、桑麻之事，无不尽善者，必无灾病，虽或有之，亦易为治也。有等逆妒险恶，罔尊凌卑，唯其衣食自私，全无宗祀之念，犯有七去，助无一能，天教病入膏肓，虽卢扁亦难治疗。予因痛识此病，借立医方，此为劝诫。其真胎前产后等病，各自有方，开列于后。

妇人总论

夫妇人乃众阴所集，常与温居，营卫和平，诸病无由而生。营卫虚弱，则百病生焉。经云：二七而天癸至，任脉通，太中脉盛，月事以时下，交感则有子矣。其天癸者，天一生水也。任脉通者，阴用之道泰也。太冲脉盛者，血气俱盛也。何谓之月经？月者，阴也，经者，经络也。过期而行经者，血寒也。未期而先行者，血热也。经行作痛者，气之滞也。来后或作痛者，气之虚也。其色紫者为风，黑者多热，淡者多痰，如烟尘水者，血不足。余考古方，耗其气以调其经，则以为人之正气不宜耗也。夫冲者，气也，任脉者，血也，气升则升，气降则降，血随气行，无有暂息，若独耗其气，血无所施，正气既虚，邪气必胜，故百病生焉，其经安得调乎！况心生血，脾统之，脉为之元也，养其心则血生，实其脾则血足，气盛则血行矣，安得独耗其气哉！此调经之要法也。行经之时，保如产母，一失其宜，为病不浅。当戒暴怒，莫损于冲任，远色欲，莫损于血海。一有抑郁，宿血必停，走于腰胁，注于腿胯，遇新血击搏，则疼痛不已，散于四肢，则麻木不仁，入于血室，则寒热不定，或怔忡而烦闷，或入室而狂言，或涌上出，或归大肠，皆因七情之气所致也。余考产后一科，胎前血气用药温暖，于理最当。产后治法，至于子和，论产后出血数斗，世人皆以血气两虚，妄用温热之剂养血补虚，止作寒治，举世皆然，故有误者。殊不知妊孕如天地之孕物，阴阳和合，人物俱生，阴阳偏胜，岂得孕乎！譬如瓜果，值水旱，花实萎落，故立秋后十八日，寸草不结，乃寒不发生也。今妇人终于十月而产者，反为寒治，则非理矣。若子和之法，当行温凉，温热之剂，实所禁也。以余常用和暖之剂，使血得暖以流通，其恶露自尽，故无后患耳。况生产有难易，血气有盛衰，岂可偏执一法，能尽产后无穷之变焉！余每经历新产，月里用温暖治效者十多八九，用温凉治效者百无二三。尝考子和之法，施于月外，蕴热自甚，阴虚潮热往来，当行温凉之剂，故无禁耳，其月里可不慎哉！人之受胎，虽系阳精所得，实赖母血而成，亦若瓜果，赖枝叶所荫也。今妇人终于十月而产者，即瓜熟蒂落脱壳之意，虽冒寒暑伤食，调理不宜急迫，则随手而愈。间有失珍重，不满十月而动胎产者，犹若枝蔓瓜果有所伤也，胞系腐烂，胎始堕落，故此得病，则难愈矣，昔人所谓小产伤如大产者，此也。凡妇人新产，营卫俱虚，腠理不密，或冒风寒，或伤饮食，或恶露不通，或血行过度，如此四者，俱能发寒热、身痛、腹痛，又不可相类而用药也。又如产后脾胃既虚，或多食鸡子、冷物，所伤脾胃，遂成伤食，以致身热，气口脉盛，当行消食之药。世人多因身热，便为外感，遂行温凉之药，发汗退热，胃气转伤，岂无死者。产后半月之前，虽去内外之邪，亦当兼行血气，如过半月以后，若有杂证，不可偏执产后一门治疗，又当各类中求之，庶无耽误病体矣。

调经诸方

一论此方调益营卫，滋养气血，治冲任虚损，月水不调，脐腹疼痛，崩中漏下，血瘕块硬，发歇疼痛，妊娠宿冷，将理失宜，胎动不安，血下不止，及产后乘虚，风寒内抟，恶露不下，结生癥聚，小腹坚痛，时作寒热，妇人百病，宜：

四物汤

当归身酒洗　川芎　白芍药酒炒　怀熟地黄各二钱

上锉一剂，水煎温服。看病加减。

经候将来，腹中阵阵作痛，乍作乍止者，血气实也，用生地，加黄连、香附、桃仁、红花、玄胡索、牡丹皮、莪术。

经水常不及期而行者，血热也，用生地，加黄连、黄芩、白芷。

经水常过期而来者，瘦人多是血少，倍当归、地黄，加黄芪、甘草，少佐以红花、桃仁泥，以为生血之引用也。肥人大概是气虚挟痰，阻滞升降然也，去地黄，加参、芪、甘草、茯苓、半夏、陈皮、香附。

一常过期而紫黑成块者，血热也，多作腹痛，用生地，加香附、黄连、玄胡索、五灵脂、乳香、没药。

一过期而血淡色者，痰多血少也，用生地黄，合二陈汤煎服。

一肥盛妇人，经水或二三个月一行者，痰盛而躯脂闭塞经脉，以导痰汤加芎、归、香附、苍术、白术。

一经水适来适断，往来寒热，如疟者，合小柴胡汤煎服。

一经行过三五日，腹中绵绵作痛者，此血行而滞气未尽行也，加木香、槟榔，煎服。

一经水行后而作痛者，血气俱虚也，加四君子汤煎服。

一经事欲行，脐腹绞痛，临经者，血涩也，加川楝子、小茴、木香、槟榔、玄胡索。

一经行时，忽着气恼，后得心腹腰胁痛不可忍，脉弦急不匀，乃瘀血作痛也，加桃仁、红花、元胡、莪术、青皮，行血即愈。

一经行不止，加炒阿胶、地榆、荆芥穗。

一妇人因经血过多，五心烦热，日晡潮热，加胡黄连，二三服效。

一妇人筋骨肢节痛及遍身，头痛，两手脉弦，憎寒如疟，每以散风止痛之剂罔效，加羌活、防风、秦艽、官桂，立效。

血崩初起，不问虚实，加荆芥穗（灯上烧过）、防风、升麻。如不止加蒲黄（炒）、白术（炒）、升麻。

一治血崩，加荆芥、黄芩、香附。

一治崩漏，加沙参、益母草、香附（炒）、阿胶（炒）、蒲黄（炒）、陈皮、白术、甘草，去当归不用。

一赤白带下，加柴胡、升麻（酒炒）各七分、半夏（姜汁炒）、白茯苓、苍术（米泔浸，炒）、黄柏（酒炒）、知母（酒炒）、干姜（炮），升阳除湿，带自除也。

一胎动下血不安，加艾叶、阿胶（炒）、黄芩、白术、砂仁、香附、糯米。

一胎死腹中，加官桂、白芷、麝香。

一产后恶露不行，加益母草、桃仁、苏木。

一产后血虚，昏晕不醒加人参、白术、白茯苓、干姜、香附、甘草。

一腹中气块，加木香、槟榔。

一血积块痛，加三棱、莪术、官桂。

一口干烦渴，加麦冬、干葛、乌梅。

一骨蒸劳热，加知母、地骨皮、柴胡。

一小便闭涩，加泽泻、木通。

一大便不通，加桃仁、大黄。

一虚烦不眠，加竹叶、人参、酸枣仁（炒）。

一心神恍惚，加远志、酸枣仁、白茯神、辰砂（另研）。

一呕，加藿香、半夏、砂仁、陈皮。

一泻，加白茯苓、白术、莲肉、山药、炮干姜。

一妇人经水先期而至，血紫有块，腰痛，手足冷痹，口干，头眩，胸痞，本方加条芩、荆芥、香附、小茴、玄胡、续断、地榆、杜仲、甘草。

一妇人血块作痛不可忍者，加三棱、莪术、青皮、陈皮、小茴、香附、吴茱萸、玄胡索、木香、甘草、姜、枣煎服。

一妇人经不下行，逆经吐血不止，本方一两，加川大黄（酒浸，炒）一两，水煎，入童便同服，立效。

一妇人女子，经信愆期，以至鼻衄，错经妄行，本方去地黄，加桃仁、山栀（炒）、大黄（酒炒）、甘草，共七味，水煎，临服入童便，同服。

一妇人经行三日后，来多不止，本方加伏龙肝、地榆、蒲黄、黄柏、侧柏叶、黄连、白茯苓、甘草、栀子十三味。因气恼加香附。脾胃虚少食，加白术。

一论妇人经不调，或腹痛白带，或淋漓不止，或肌瘦者，头目眩晕，面色萎黄，四肢无力，以十全大补汤加香附、陈皮、玄胡、砂仁、阿胶、沉香、小茴香、吴茱萸。

一论室女十四岁，经脉初动，名曰天癸水至，失于调理，心腹胀满，恶寒发热，头身遍疼，此感寒血气不顺，宜服小温经汤、利气散主之。

小温经汤

桂枝三分　白芷四分　白术五分　川芎七分　当归酒洗，一钱　熟地黄一钱　枳壳去穰，七分　白芍酒炒，一钱　羌活四分　柴胡四分　砂仁四分　黄芩七分　香附炒，一钱　甘草二分　小茴酒炒，四分

上锉一剂，生姜三片，水煎热服。血气刺痛心腹难忍，加玄胡五分。咳嗽加杏仁（去皮尖）七个、五味子十个、桔梗七分。

利气散

香附炒，五钱　黄芩四钱　枳壳去穰，炒，四钱　陈皮　藿香　小茴酒炒　白术去芦　玄胡索　砂仁　草果各三钱，去壳，炒　甘草八分　厚朴去皮，五钱

上为细末，每服二钱，空心米汤调服，酒亦可。

一论室女十五六岁，经脉不通，日夜寒热，手足麻痹，饮食少进，头痛，恶心呕吐，腹中忽然结一块痛者，此证误食生冷所伤，可服：

加减四物汤

香附炒，一钱　当归酒洗　川芎　枳壳去穰，炒　柴胡　白芍酒炒，各八分　黄芩　陈皮　三棱醋炒　莪术醋炒，各六分　熟地黄一钱　白芷　玄胡索　小茴酒炒　白术去芦，炒　青皮去穰　砂仁　肉桂　甘草各五分

上锉作一剂，水煎，空心热服。遍身痛加羌活。

一论室女十七八岁，经脉不通，或百日，或半年，颜色青黄，饮食少进，寒热往来，四肢困倦，头痛目眩，肚痛结块，五心烦热，呕吐膨胀，此乃脾胃受伤，血气俱弱，误食生冷，急宜和气血，扶脾胃，先以逍遥散，次服加味八物汤，后服调经丸。

逍遥散

当归酒洗，一钱五分　白芍酒炒，一钱　柴胡一钱　黄芩一钱　川芎七分　熟地黄七分　半夏姜炒，七分　人参五分　麦门冬去心，五分　甘草四分

上锉散，生姜三片，水煎热服。后服八物汤十剂，又可服调经丸数服。若少睡，加酸枣仁（炒），以敛心血。

加味八物汤

香附　当归　白芍酒炒　白术去芦　川芎
人参　熟地黄　小茴香炒　黄芩　柴胡
白茯苓去皮　甘草

上锉，水煎服。腹痛加玄胡索、枳壳、
干漆。呕吐恶心加良姜、砂仁。手足麻痹，
恶寒加肉桂。咳嗽加杏仁、五味子、款冬花。

调经丸

香附醋浸，晒干，三两　当归酒洗　白术去
芦，各一两半，如腹痛，以苍术代之　枳壳麸炒，
一两半　赤芍　陈艾醋炒　陈皮　小茴酒炒
川芎　厚朴姜汁炒，各一两半　熟地黄酒蒸，一
两半　青皮去穰，一两二钱　玄胡　砂仁　三
棱醋浸，煨　莪术　牛膝去芦，酒洗　白芷
粉草各一两

上为细末，醋打米糊为丸，如梧子大，
每服百丸，空心米汤送下。

一论妇人二十岁后，遇经脉动来，沿身
疼痛，手足麻痹，寒热头痛目眩，可服：

加减五积散

厚朴去皮，姜汁炒　苍术米泔浸　川芎
白茯苓去皮　当归酒洗　姜半夏炒　白芍酒炒
独活　羌活　牛膝去芦　桔梗　白芷　枳
壳麸炒　麻黄去根　陈皮各等分　甘草三分

上锉散，姜、葱煎，热服。咳加五味、
杏仁。泻去枳壳，加肉蔻。

一论妇人二十三四岁，经水不调，或赤
白带下，或如梅汁淋淋，或成片，有阻二三
月者，此乃气血虚弱，渐生潮热咳嗽，饮食
少进，四肢倦惰，久必变生骨蒸，即成劳瘵，
急当调治，可服前加味八物汤四剂，方可服
大温经汤。

大温经汤

香附八分　当归酒洗，八分　熟地黄　鹿
茸醋炙，各八分　白芍酒洗，七分　人参　白茯
苓去皮　白术去芦　吴茱萸炒　玄胡索　川芎
各五分　砂仁四分　陈皮四分　小茴酒炒，四分
沉香三分　黄芪蜜炒，三分　阿胶炒　肉桂
甘草各三分

上锉一剂，生姜三片，水煎，空心热服。

如汗不止加酸枣仁（炒）、黄芪（蜜炒）。咳
嗽加杏仁、五味、半夏、桔梗各五分。潮热
加柴胡、黄芩。

一论妇女二十四五岁，所服药饵，加味
四物六君汤。

加味四物六君汤

厚朴姜汁炒，五分　桔梗　白术去芦，各四
分　砂仁　红花各三分　黄连酒炒，三分　元
胡三分　陈皮二分　甘草二分　当归酒洗　香
附各五分　枳实麸炒　白茯苓去皮　川芎　赤
芍　苏叶　槟榔　半夏姜汁炒，各四分

上锉散，生姜三片，水煎，空心热服。

一论妇人二十五六岁，血海虚冷，经水
不调，或时小腹疼痛，或下白带如鱼脑髓，
或似米泔，不分信期，每日淋沥不止，面色
萎黄，四肢无力，头晕眼花目眩，宜服四物
补经汤，兼服乌鸡丸调理。

四物补经汤

香附　当归　白芍酒炒，各六分　熟地黄
川芎各五分　黄芪蜜炙　白茯苓去皮　白术
去芦　黄芩　玄胡索　陈皮各四分　砂仁　小
茴酒炒　人参　阿胶炒，各三分　沉香另研，三
分　吴茱萸三分　粉草三分

上锉，生姜三片，水煎，空心热服。

乌鸡丸

海金沙　侧柏叶盐水浸，焙干，各四两
香附炒，二两　厚朴姜炒，三两　当归酒洗，三
两　白术去芦　川芎各二两　白芍酒炒，二两
熟地二两　羌活一两半　防风一两半　人参一
两　砂仁一两　粉草三钱

上锉，用白毛乌肉膳鸡一只，不问三五
年者俱好，杀，净去肠屎毛，将药一半入鸡
肚中，放铜锅内，好酒五壶，水二瓶，文武
火煮至干取鸡，去骨取肉切细，同药晒干为
末，用粳米粉、酒、水煮糊为丸，如梧桐子
大，每服百丸，空心米汤吞下，酒亦可。

一论妇人二十七八岁，身体虚败，经水
不时淋沥，或成片，或下黑水，面色青黄，
头晕眼花，四肢困倦，宜服此四五剂，后服
前大温经汤十余帖。

止经汤

当归酒洗,一钱三分　白术去芦,八分　白芍酒炒　川芎　熟地黄　香附　阿胶炒　黄芩　蒲黄炒　侧柏叶　砂仁各七分　甘草炒,三分

上锉,生姜煎,空心热服。咳加五味子、杏仁（去皮）。肚痛加枳壳、玄胡索、干漆。气急加半夏、苏子各五分。

一治妇人经水来多不止,用蕲艾一两,好生酒炒三次,碗盖,淬入水,煎滚,去渣,温服,立止。

一论妇人三十一二岁,年年生育,败血过多,以致经水不匀,不时腹中疼痛结块,饮食少进,困倦目眩,潮热往来,五心烦躁,此血虚胃热,宜服红花当归散,兼用八物汤。

红花当归散

当归酒洗,八分　川芎　赤芍药　熟地黄　黄芩　香附各六分　枳壳五分　玄胡索五分　厚朴姜炒　小茴香酒炒　柴胡　陈皮　三棱醋煨,各四分　莪术醋煨,四分　牛膝去芦,四分　红花三分　甘草二分

上锉,生姜水煎,空心热服。

一论妇人三十四五岁,因经水来时当风坐卧,失于回避,腠理空虚,外邪乘入,遍身麻痹,不能转侧,肺经受风,咳嗽痰盛,宜服五积交加散三四剂,又服八物汤十余剂。

五积交加散　只可服一二剂,勿多服。

羌活一钱　苍术米泔浸　防风去芦　枳壳麸炒　陈皮　柴胡　当归酒洗　川芎　独活　白芷　半夏姜炒　麻黄　桔梗　白茯苓　厚朴姜炒,各八分　桂枝四分　甘草三分

上锉,姜、葱煎,热服。再服去柴胡,加乌药、僵蚕各一钱,酒煎热服。

一论妇人三十六七岁,经行太过,血气虚耗,胃气不足,故经水妄来,可进八珍汤同乌鸡丸治之。

八珍汤

当归酒洗　白术去芦,各一钱　白茯苓去皮　人参　川芎　熟地黄　白芍酒炒,各八分　甘草三分　加香附八分

上锉,生姜水煎,热服。

一论妇人三十八九岁,经水不行,腹中有块痛,头晕眼花,不思饮食,乃血断早,余血未尽,不时攻痛成疾,宜莪术散,逐去余血。

莪术散

香附三两　当归酒洗　莪术醋煨　玄胡索　赤芍药　枳壳麸炒　熟地黄　青皮去穰　白术去芦　黄芩各一两　三棱醋煨　小茴香炒　砂仁各八钱　干漆炒尽烟　红花各五钱　川芎八钱　甘草一钱

上为细末,每服二钱,空心好米酒调服。

一治妇人腹中常常作痛,上下不定,经年积血也。

青皮　陈皮　三棱　莪术　香附　乌药　干姜

上各等分,醋煮,焙干为末,空心陈皮汤调下。

一论妇人四十二三岁,经水断绝,五十一二复来,或淋漓,或成片条,漏下不止,宜服和经汤,兼四物补经汤、乌鸡丸,相间服之可好。和经汤若三帖,即去气药,乃香附、陈皮、小茴是也。

和经汤

白芍酒炒,一钱二分　当归酒洗　熟地黄　白茯神　黄芩　香附　白术去芦　川芎　酸枣仁炒　蒲黄炒　阿胶面炒,各八分　白芷一钱　陈皮　小茴酒炒,各七分　甘草三分

上锉,每服一两,姜、枣煎,热服。四物补经汤、乌鸡丸,方俱见前。

一凡妇人经水不调,或前或后,或多或少,时常头晕眼黑耳鸣,赤白带下,腰腹疼痛,五心烦热,四肢沉困,胸膈痞闷,不思饮食,肌肤减削,一切百病皆治,宜此。

调经滋补丸

香附米酒、醋、童便、盐汤各浸一两,各炒干,共四两　怀生地黄酒浸,砂锅蒸黑,二两　当归酒洗,二两　川芎　白芍酒炒,各一两　白

术去芦，炒，二两　白茯苓去皮，一两　陈皮一两　怀山药一两　牡丹皮一两　小茴盐酒炒，一两　玄胡索一两　阿胶蛤粉炒，一两　山茱萸酒蒸，去核，一两

上为细末，酒醋打面糊为丸，如梧子大，每服百丸，空心米汤送下。

一论妇人五十岁以外，经水犹不断，颠颠倒倒，不准而来，当预防，恐成败血证也，此丸甚妙。

十金丹

当归头二两　怀山药三两　白术三两　人参二两　黄芩酒炒，二两　绵地榆二两　鹿角霜三两　黄柏酒炒黑，二两　白茯神去皮木，一两　怀生地黄酒浸，烘干，四两

上共为细末，用艾叶三两，水二斤，煎至一斤，去渣，入浮小麦粉六两，搅匀，煮熟糊，和药为丸，每日空心服一百五十丸，扁柏叶煎汤送下。

一治妇人因怒吐痰，胸膈作痛，服四物、二陈、芩、连、枳壳之类不应，近加祛风之剂，半身不遂，筋渐挛搐，四肢痿软，日晡益甚，内热口干，形体倦息。予以为郁怒伤脾肝，血气复损而然，遂用逍遥散、补中益气汤、六味丸调治，喜其谨疾，年余悉愈，形体康健。

一治妇人晡热，形体瘦倦，饮食少无味，月经不行，或鼻衄，或血崩久矣，或用顺气清热等剂不应，更加寒热，且时欲作呕。此乃郁怒亏损脾胃，虚火错经妄行而然耳，以补中益气汤，兼进六味丸。

一治妇人多怒，经行旬余方止，后淋沥无期，肌体倦痿，口干内热，盗汗如洗，日晡热甚。皆由肝脾亏损，无以生发元气，以补中益气汤，加茯神、远志、麦门冬、酸枣仁、五味、牡丹皮、龙眼肉。

逍遥散方见虚劳。

补中益气汤方见内伤。

六味丸方见补益。

十全大补汤方见补益。

断产方总论

妇人欲断产者，不易之事，虽曰天地大德曰生，然亦有生产艰难，或生育不已，或不正之属，为尼为娼，不欲受孕，而欲断之者，故录验方，以备所用。然其方颇众，且多有用水银、虻虫、水蛭之类，孕虽不怀，难免受病。此方平和，而有异效，故具于后。

一妇人断产验方。

故蚕纸方圆一尺，烧为末，酒调服，终身不复怀孕也。

一千金断产方。

油煎水银，一日方熄，空心服如枣大一圆，永断不孕，且不损人。

一断子法。

用白面一升，无灰酒三斗，打作糊煮至二升半，绢袋滤去渣，分作三服，月经来日，晚吃一服，五更吃一服，天明吃一服，经事即行，终身无子。

经 闭

女人尺脉常胜，而右手脉大，皆其常也。或肾脉微涩，或浮或滑，而断绝不匀，或肝脉沉而急，皆经闭不调之候也。

丹溪曰：经候有枯闭不通者，有不及期与过期者，有妄行者，有色紫黑及淡者，有成块者，有作痛者。夫经不通，或因堕胎及多产伤血，或因久患潮热消血，或因久发盗汗耗血，或因脾胃不和，饮食少进，而不生血，或因痢疾失血。治宜生血补血、除热调胃之剂，随证用之。或因七情伤心，心气停结，故血闭而不行，宜调心气，通心经，使血生而经自行矣。

一治妇女经闭，不论虚实寒热新久，即服此方，有殊效。

清热通经汤

当归酒洗，一钱　川芎一钱　白芍酒炒，一钱　生地黄一钱半　大黄七分　官桂四分　厚

朴姜炒，八分　枳壳麸炒，一钱　苏木一钱　枳实麸炒，一钱　黄芩一钱　红花五分　乌梅一个　桃仁去皮尖，十个

上锉，生姜三片，水煎，空心温服，不数剂而奏效。

一论妇女经水不通，腹中积块，癥瘕，攻注刺痛，宜服：

归术破癥汤

归尾酒洗　赤芍　白芍　青皮各一钱　三棱醋炒，一钱　莪术醋炒，一钱　香附醋炒，一钱半　乌药七分　官桂　苏木　红花各五分

上锉一剂，水煎，入酒一盏，空心服。

一论妇女经闭，一二年不通，脐左下一块如碗口大，间或吐血或便血，发热，咳嗽，吐痰，盗汗等症，宜：

养血调经丸

当归酒洗，三两　川芎一两　熟地黄四两　山茱萸酒蒸，去核，二两　怀山药二两　生地黄酒洗，二两　益母草二两　白芍酒炒，二两　牡丹皮一两　白茯苓去皮，一两半　栀子仁炒，一两半　香附米酒炒，二两　泽泻一两半　陈皮一两半

上为末，炼蜜为丸，如梧子大，每服三钱，空心淡姜汤送下。

一治妇人血瘕作痛，脐下胀满，或月经不行，发热体倦。

当归八分　桂心六分　元胡索炒，四分　白芍酒炒，六分　血竭六分　蒲黄炒，六分

上为末，每服二钱，空心酒调下。

消积通经丸

香附米醋炒，十两　艾叶醋炒，二两　当归酒洗，二两　川芎一两　赤芍一两　生地黄二两　桃仁去皮，一两　红花酒洗，一两　三棱醋炒，一两　莪术醋炒，一两　干漆炒，一两

上为细末，醋糊为丸，如梧子大，每服八十丸，临卧淡醋汤送下。

一治妇女月经不通，鼻衄出血不止。侍郎张玉阳传。

当归一钱半　川芎一钱　白芍一钱半　生地黄一钱半　知母一钱　黄柏盐水炒，一钱二分

桃仁去皮尖，一钱　红花一钱　牡丹皮一钱　茅根　侧柏叶各二钱　大黄用红花、苏木、茜根煎，酒煮大黄一日，取出，晒干，三钱

上锉一剂，水煎，空心服。

一治室女经水不行。翰林张明宇传。

当归　川芎　赤芍　生地黄　荆芥穗　枳壳麸炒，各一钱　马鞭草一钱半　牡丹皮　川牛膝　生蒲黄各五分　桂心二分　乌梅二分

上锉一剂，水煎服，日二剂。过期不行，加泽兰叶。

一治室女经闭，咳嗽发热，属虚弱者，宜：

养血通经汤

牡丹皮　当归各一钱五分　白芍　陈皮　白术去芦　香附各一钱　川芎八分　柴胡七分　黄芩七分　甘草四分　生地黄一钱

上锉一剂，水煎，空心温服。

通经调气汤　治证同前。

当归酒洗　川芎　白芍酒炒　生地黄　香附米童便炒，各一两　牡丹皮八钱　柴胡六钱　黄柏酒炒，六钱　知母童便炒，八钱　牛膝酒洗，八钱　桃仁去皮尖　红花二味量加

上锉十剂，水煎，空心一服，食远一服。

一治妇人经闭不通，不论新久，下取良法。

下取通经丸

乳香　没药　孩儿茶　巴豆去壳　血竭　葱白各五分　斑蝥五个

上为末，共捣为丸，绵裹三层，系放筒口上，将线系住，送入阴户内三四寸许，俟一炷香，经水即下。

一治妇人胃气素弱，为哭母吐血咳嗽，发热盗汗，经水三月不行，此乃悲则伤肺，以补中益气汤加桔梗、贝母，兼进六味丸。

一妇人经闭八月，肚腹渐大，面色或青或黄，用胎证之药不应。余诊视之，曰：面青脉涩，寒热往来，肝经脉病也，此郁怒伤脾肝之证，非胎也。不信，仍用治胎散，不应。余用加味归脾、逍遥之药，各二十余剂，诸症稍愈。彼欲速效，别服通经丸药一服，

下血昏愦，自汗恶寒，手足俱冷，呕吐不食。余用人参、炮姜二剂渐愈，又用十全大补汤五十剂而安。

一妇人久患疟，形体怯弱，内热晡热，自汗盗汗，饮食少思，月事不行，或用通经丸，虚证悉具。此因虚而致疟，因疟以闭经也，用补中益气汤及六味地黄丸，疟愈经行。

一妇人性沉多虑，月经不行，胸满食少，或作胀，或吞酸。余以为中气虚寒，用补中益气汤，加砂仁、香附、煨姜，二剂而胸膈和，饮食进，更加六君，加芎、归、贝母、桔梗、生姜、大枣数剂，脾胃健而经自调矣。

一妇人素有胃火，或用清胃散而安，后因劳役，燥渴内热，肌肉消瘦，月经不行。此胃火消烁阴血，用逍遥散加牡丹皮、炒栀子以清胃热，用八珍汤加茯苓、远志以养脾，而经自行矣。

补中益气汤方见内伤。

六味丸方见补益。

十全大补汤方见补益。

逍遥散方见妇人虚劳。

归脾汤方见妇人虚劳。

六君子汤　八珍汤俱见补益。

崩　漏

妇人漏血下赤白，日下数升，脉急疾者死，迟者生。又曰：脉小虚滑者生，大紧实数者死。又云：尺寸脉虚者，漏血。漏血脉浮，不可治也。

夫妇人崩中漏下者，由劳伤血气，冲任之脉虚损故也。冲脉、任脉为经脉之海，皆起于胞内，而手太阳小肠之经也，手少阴心之经也，此二经上为乳汁，下为月水。妇人经脉调适，则月水依时。若劳伤冲任，气虚不能制其经脉，血非时而下，淋沥而不断，谓之漏下也，致五脏伤损。五脏之色，随脏不同，若五脏皆虚损者，则其色随血下。诊其脉，寸口弦而大，弦则为减，大则为芤，减则为寒，芤则为虚，虚寒相搏，其脉为牢，

妇人即半产而漏下。又云：尺脉急而弦大，风邪中少阴之经，女子漏白下赤。又漏下赤白不止，脉小虚滑者生，脉大紧实数者死也。又云：漏血下赤白，日下血数斗，脉急疾者死，迟者生也。又云：尺寸脉虚者，漏血。漏血脉浮，不可治也。若经候过多，其色瘀黑，甚者崩下，汲汲少气，脐腹冷极，则汗出如雨。尺脉微小，由冲任虚衰，为风冷客乘胞中，气不能固，可灸关元百壮。在脐下当中三寸，是其穴也。

一论女人漏下恶血，月事不调，或暴崩不止，多下水浆之物，皆因饮食不节，劳倦所伤，或素有心气不足，致令心火乘脾，必急惰嗜卧，困倦乏力，气短气急。脾主滋荣周身者也，脾胃虚而心包乘之，故漏下，月水不调也，况脾胃为血气阴阳之根蒂也。当除湿去热，抑风气上伸，以胜其湿。又云：火郁则发之，宜用：

升阳除湿汤

当归酒洗，五分　黄芪一钱半　苍术米泔浸，一钱半　柴胡一钱半　升麻一钱　藁本一钱　防风一钱　羌活一钱五分　独活五分　蔓荆子七分　甘草炙，一钱

上锉，作一剂水煎，空心温服，少时以早饭压之，可一服而愈。又灸足太阴脾经血海穴二七壮。此药乃从权之法，因风胜湿，为胃气下陷，而气迫于下，以收其血之暴崩也。住后必须服黄芪、人参、当归、炙甘草之类数服以补之。

一治妇人崩漏，多因气所使而下者。

黄芪蜜炒，五分　人参五分　白术去芦，一钱　当归身酒洗，一钱　川芎五分　白芍酒炒，一钱　熟地黄一钱　香附一钱，炒黑　蒲黄炒，五分　地榆五分　升麻三分

上锉一剂，水煎，空心服。

一治妇人经水过多不止者。

樗根皮七钱半　白芍炒，一两　黄芩炙，一两　龟板炙，一两　黄柏炒，三钱　香附子童便浸一宿，二钱五分

上为末，酒糊为丸，如梧子大，每服五

十九丸，空心温酒、白汤送下。

一治妇人血崩，气血两虚而兼热者。

当归酒洗，一钱　川芎七分　人参一钱　黄芪盐炒，一钱　防风一钱　荆芥一钱　白芍酒炒，八分　艾叶醋炒　真阿胶炒成珠，各一钱　蒲黄略炒，一钱　黄连酒炒，一钱半　黄芩酒炒，一钱　白术去芦，土炒　地榆各一钱　生地黄姜汁炒，一钱半　山栀子炒黑，一钱　甘草生，三分

上锉一剂，水煎，空心温服，或姜、枣煎服。

一治妇人血崩，或作肚腹刺痛者。

蒲黄炒　五灵脂　官桂　雄黄　甘草各一钱

上为细末，每服一钱，姜汤调下。

一治血崩，恶血去多，心神恍惚，战栗虚晕者，宜：

复元养荣汤

远志肉五分　人参一钱半　酸枣仁炒，一钱　黄芪蜜炒，一钱　荆芥八分　白芍酒炒，一钱　当归头一钱　地榆一钱　白术去芦，一钱　甘草三分

上锉一剂，枣一枚，水煎温服。如虚极发晕，不省人事，口噤，急以醋噀其面，又将铁锤烧通红，浸入醋碗内，沸起醋气，熏本妇鼻边。此产后通用法也。

一治妇人经候凝结，黑血成块，左厢有血瘕，水泄不止，食有时不化，后血块暴下，并水泄俱作，是前后二阴有形血脱竭于下，既久，经候犹不调，水泄日三四行，食罢烦心，饮食减少，人形瘦弱。血脱益气，古圣人之法也，先补胃气，以助生发之气，故曰阳生阴长，诸甘药为之先务也。甘能生血，阳生阴长之理，人身以谷气为宝，故先理胃气为要。

益胃升阳汤

黄芪蜜炒，一钱半　人参一钱二分　甘草炙，一钱　陈皮一钱　白术去芦，二钱　当归一钱　柴胡五分　升麻五分　神曲炒，一钱　生黄芩二分

上锉一剂，水煎服。腹痛加白芍三分、肉桂少许。如口干作渴加葛根五分。

一异人传授秘方，治血崩如神。

金凤膏

白毛乌肉雄鸡一只，吊死，水泡，去毛去肠杂不用，将金樱子之根洗净切片，装入肚内，酒煮令熟，去药，将鸡酒任意食之。

一治血崩试效方。云来弟传。

怀生地黄用砂仁、陈皮煎水蒸黑，六分　牡丹皮六分　石枣酒蒸，去核，六分　淮山药五分　条芩酒炒，八分　蒲黄六分，炒　阿胶炒，八分　香附醋炒，六分　白芍酒炒，八分　白术去芦，炒，六分　黄连姜汁炒，八分　陈皮五分　甘草一分

上合一剂，生姜三片、枣一枚，不拘时服。

一治妇人五十以上，经脉暴行，《内经》曰：火主速，不可以冷病治之，如下峻药，即死，止可用黄连解毒汤以清其上，加棕灰、莲壳灰以渗其下，然后用四物汤凉血和经可也。

一方治血崩，用槐花一两、百草霜半两，为末，每服二钱，烧红秤锤淬酒下。

一方治风热血崩，荆芥穗灯火烧焦为末，每服三钱，童便调服。

一方，治血虚内热，血不归元而崩，桂心烧存性，每服一二钱，米饮调下。

一方治血崩，枯矾为末，面糊为丸，指顶大，每服一丸，好酒下。

一方治血崩，棕烧灰一撮，好酒调，空心一服，立止。

一方治血崩，用益智仁为末，每服二钱，以烧红秤锤淬黄酒调服。

一方治血崩，用精肉四两，百草霜二两（筛过）蘸吃，即止。

一方用干驴粪为粗末，入坛内烧烟，令崩妇坐其上，烟熏，久久自止。

一方用腥腥草，锉一剂，水煎服，立止。

一方用鸡子一个去黄，入银珠三钱，搅匀，烧存性，温酒下。

一方蚕砂，拣净为末，每服三钱，空心温酒调下。

一方五灵脂炒尽烟，为末，每服一钱，温酒调下。一方半生半炒。

一方香附米炒黑为末，每服三钱，空心热酒调服，米饮亦可。

一妇人，崩漏，面色黄或赤，时觉腰间脐下痛，四肢困倦，烦热不安，其经行先发寒热，两胁如束，此脾胃虚损，元气下陷，与相火湿热下迫所致，以益气汤加防风、白芍、炒黄柏。

一女子漏下恶血，月经不调，或暴崩不止，多下水浆之物，或白带脱漏不止，皆因饮食不节，劳倦所伤，或素有心气不足，致令心火乘脾，必怠惰嗜卧，困倦乏力，气短气急。脾主滋荣周身者也，脾胃虚而心包乘之，故漏下，月水不调也，况脾胃为血气阴阳之根蒂乎。当除湿去热，抑风气上伸，以胜其湿。又云火郁则发之。以益气汤，去参、术、陈皮，加苍术、藁本、防风、羌活、蔓荆子。

一妇人经行太过，血气虚耗，胃气不足，故经水妄行，可以十全大补汤，去桂、芪，加香附。

一妇人患崩，过服寒凉之剂，其证益甚，更加肚腹痞闷，饮食不入，发热烦躁，脉洪大而虚。此脾经气血虚而发躁也，急用八珍汤加炮姜以温补之，缓则不救。不信，乃服止血降火之剂，虚证峰起，始信予言，缓不及治矣。

带　下

妇人带下，六极之病，脉浮则为肠鸣腹满，紧则为腹中痛，数则为阴中痒，痛则生疮，弦则阴户掣痛。带下，脉浮恶寒漏下者，不治。

妇女下白而不甚稠者，曰白淫，与男子白浊同也，系出于相火，如龙雷之扰而不澄清然耳，属于足少阴、太阳，治当清补为主。

其下赤白稠黏者，谓之带下，属于心包手厥阴、少阳，即若男子自遗之精，甚即如砂石之淋。原乎心包，系于脊，络于带脉，通于任脉，下抵涌泉，上至泥丸。王叔和云：崩中日久，为白带漏下，多时骨髓枯，言之切矣。治宜血肉之剂以培之，此乃穷源探本之论，百世不易之法。时人皆泥于常套，作湿痰以治，及以牡蛎、龙骨、地榆、胶、艾之类涩之，和以四物，兼以提升。殊不知根本损伤，以致腐败而来，彼涩滞不消之物，则益加其滞，升提不正之气，则增剧其郁。噫！或非医者之过，抑求治者之不贤也。凡遇是病，必以六龙固本丸、十六味保元汤主之。

十六味保元汤

黄芪一钱　石斛七分　巴戟肉二钱　白茯苓一钱　升麻七分　圆眼肉三钱　贯仲去根土，三钱　人参二钱　山药一钱　川独活一钱　当归身二钱　莲蕊一钱　黄柏酒炒，八分　生甘草三分　杜仲小茴、盐煎汤浸，炒，一钱五分　骨碎补先以稻草火上烙去毛，以粗布搓净，一钱

上锉一剂，水煎，空心温服。潮热加柴胡八分、黄芩（酒炒）一钱。带甚者，月经必少，其有聚而反来者，或紫，适来适断，滴滴落落而不净者，加荆芥一钱、黄连（酒炒）七分、地榆八分。若五心烦热而口舌干者，加知母一钱、麦门冬一钱、地骨皮八分。大便涩而燥者，乃血少，火燥阳明也，四物汤加麻仁、大黄等分，研如泥，半夜热服之。带下久不能止，服前药不能奏效者，宜六龙固本丸，大效。

一论此药能生血固真，补心益肾，带不漏则经水自调，月经调准则有孕，男妇元气充足，产子少病而且寿矣。此方不特赤白带下有效，凡小产后虚者，血出崩虚者，五劳七情女劳怯者，一切不足之证，并欲求嗣得孕，妇女诸虚，皆有殊效者也。

六龙固本丸

怀山药四两　巴戟肉四两　山茱萸肉四两　川楝子肉二两　黄芪二两　补骨脂二两，青盐三钱煎汤拌，半日搓去皮　黄柏五钱，酒煎，拌

骨脂，炒　小茴香一两，盐二钱煎汤拌楝肉，同炒干　人参二两　莲肉二两　木瓜二两，用水三碗，煎至一钟，拌上三味，同微炒干为度　当归身二两　生地黄二两　白芍一两　川芎一两，上药四味，用水三碗，童便二钟，好酒一钟，拌浸一日，烘，又浸，又烘干

上为细末，用斑龙胶一料和丸，如梧子大，每服百丸，空心淡盐汤送下。斑龙胶方见补益。人多难得，予常用炼蜜为丸服之，亦效。

一治妇人经水不调，肚腹冷痛，赤白带下，子宫虚冷，久无子息，先宜服五积散，加香附、吴茱萸、小茴香，入米糖一块，煎服，减麻黄，后服此丸药。

白凤丹

嫩黄芪蜜水炒　人参去芦　川芎　白茯苓去皮　当归酒洗　川干姜炒　大附子面裹煨，去皮脐　小茴香盐酒炒　白芍酒炒　肉桂　白术去芦，微炒　胡椒　艾叶醋炒　破故纸盐酒炒　乌药以上各二两　甘草炙，一两　香附米醋炒，六两　苍术米泔浸，炒，四两　吴茱萸炒，一两

上锉片，用白毛乌肉鸡一只，重二斤，吊死，水泡，去毛屎并头足不用，放锅内，将药片盖上，入好酒，煮烂为度，取去骨，同药在锅焙干为末，将鸡酒汁打稀米糊为丸，如梧桐子大，每服五十丸，空心好酒送下。

一治妇人赤白带下，宜补中益气汤，加黄柏、知母、香附、半夏、川草薢、川楝子肉，姜煎，先服此汤，次后进丸药。

归附地黄丸

当归酒洗，三两　川芎一两　白芍酒炒，二两　熟地黄酒蒸，二两　香附子童便浸，炒，二两　陈皮一两半　黄柏去皮，童便浸三日，晒干，一两半　知母去毛，一两半，酒浸，晒干　五味子一两半　苍术米泔浸，炒，二两　牡蛎煅，五钱　椿根皮酒炒，一两半

上为细末，酒糊为丸，如梧桐子大，每服五十丸，空心淡盐汤下，后用干物压之。忌葱白、萝卜、胡椒、煎炒发热之物。一方

有白葵花一两。一方无五味，有山茱萸（酒蒸，去核）二两，人虚加人参、白术。

一治妇人赤白带下，宜用：

溯源丹

当归酒洗　熟地黄酒蒸　蕲艾醋炒，各二两　香附醋浸，炒，三两　川芎米泔制　人参各一两二钱　白芍酒炒　阿胶蛤粉炒　白术去芦　茅根各六钱　椿根皮酒炒　黄柏酒炒，各一两　地榆七钱　白茯苓去皮，八钱　白石脂七钱

上为细末，米醋糊为丸，如梧桐子大，每服五六十丸，空心米汤送下。

一治妇人赤白带下，上热下寒，口出恶气，或咽干，或牙痛，或耳鸣，或遍身流注疼痛，发热憎寒，或口吐酸水，或心腹气痛，或下五色腥臭，用：

清玉散

当归酒洗　生地黄　川芎　牡丹皮　陈皮　黄连　升麻　甘草　半夏姜制　白茯苓　赤芍　苍术米泔浸　香附　黄芩　柴胡去芦

上锉一剂，生姜煎服。

一治妇人白带，其效如神。心泉侄传。

硫黄不拘多少，将豆腐剖去中一块，入硫黄居中，上仍用豆腐盖住，砂锅底放稻草铺之，放豆腐于内，上仍用草盖，入水煮一日，频频添水，煮豆腐至黑为度，取出硫黄，研为末，将白芍纸包，水湿火煨，切片为末，各等分，合一处和匀，水打面糊为丸，如梧桐子大，每早空心用五分，好烧酒一钟送下。服五日后，即愈，如未愈，每早服一钱，服至五日，痊愈。

一治妇人白带，男子白浊下淋。

干姜炮，一两　百草霜二两

为末，每服一钱，温酒调下。

一治妇人赤白带下，不论年月深久不瘥。

干姜炒黑，五钱　白芍酒炒，二两

上为细末，每服一钱，空心米饮调服。

又方，白鸡冠花捣末，每服三钱，空心酒调下。赤带用赤鸡冠花。

又方，用鹿角烧灰，存性为末，好酒调下，空心服二匙。

又方，鸡子开顶，入硫黄末三分，湿纸裹，火煨，嚼吃，好烧酒下。

又方，苍术（米泔浸，焙干）、干姜（炮）各等分，为末，每服二钱，空心酒调服。

又方，白芷四两，以石灰半斤淹三宿，去灰，炒焦为末，清米饮空心调服。

又方，硫黄五钱（炒化）、胡椒四十九个，为末，好酒调服。

又方，硫黄五钱，用乌梅肉三钱捣丸黄豆大，每服五丸，空心好酒送下。

又方，蔓荆子炒焦为末，空心米饮调服，以能燥湿痰也，亦可治心痛。

一治赤白带下。

五倍子炒　桃仁炒，去皮尖

上各等分为末，每服二钱，空心烧酒调服。

一治妇人久患白带，瘦削无力，倦怠欲睡，腰酸腿痛，饮食无味，面黄，日晡烦热，小水淋沥，用十全大补汤，去桂，加车前子、地骨皮、鹿角胶，大获全效。

一妇人带下，四肢无力。盖四肢者，土也，此脾胃虚弱，湿痰下注，以补中益气汤兼归脾汤二药治之，愈。

一妇人年逾六旬，内热口干，劳则头晕，吐痰，带下，或用化痰行气，前证益甚，饮食愈少，肢体或麻；恪服祛风化痰，肢体常麻，手足或冷或热，日渐消削。此证属脾气虚弱而不能生肺，祛风之剂复损诸经也，当滋化源，以补中益气汤，加白茯苓、半夏、炮干姜。

如圣丹

白矾　蛇床子各等分

上为末，醋糊为丸，如弹子大，胭脂为衣，薄绵裹，留绵线二尺许，系药丸深入玉户中，定坐半日，热极再换。大抵此疾多因子宫不洁，服药难以取效。

一治妇人带下，肠有败脓，淋露不已，腥秽殊甚，遂至脐腹更增冷痛，此盖为败脓所致，卒无已期，须以排脓乃已。

白芷一两　单叶红葵根二两　芍药白者白矾各五钱，枯，另研

上研为末，同以蜡丸梧子大，空心饭前米饮下十丸，或十五丸。候脓尽，仍用他药补之。

五积散方见中寒。

补中益气汤方见内伤。

十全大补汤方见补益。

归脾汤方见妇人虚劳。

虚　劳

夫人之生，以气血为本，人之病，未有不先伤其气血者。世有室女童男，积想在心，思虑过当，多致劳损，男子则神色先散，女子则月水先闭。何以致然？盖忧愁思虑则伤心，心伤则血逆竭，血逆竭则神色先散而月水先闭也。火既受病，不能荣养其子，故不嗜食，脾既虚，则金气亏，故发嗽，嗽既作，水气绝，故四肢干，木气不充，故多怒，发焦崩漏，传变五脏，至此成劳，最为难治。或有以为血热，用凉药解，殊不知血得热则行，冷则凝，凡经水少，渐至不通，手足骨肉烦痛，渐至羸瘦，渐生潮热，脉来微数，此阴虚血热，阳往乘之，水不能灭火，火逼水涸，当养阴血，慎勿以药通之。

一论治妇人，以血旺气衰为本。心生血，肝藏血，今血衰而气盛者，由心气虚耗，又不能生血，又不能制乎肺金，使肺气得以乘乎肝木，肝之亏损，则不能藏血，渐至枯涸，不荣经络，固月信不调矣。此药专补心元之虚，抑其肺金之盛，调和营卫，滋养血脉，其疾自愈。兼治血气过多，虚劳发热，及吐血衄血，咳嗽痰喘上壅，胸膈不利，虚劳热嗽，痰喘无汗者，可用：

茯苓补心汤

当归酒洗　川芎　白芍酒炒　怀熟地黄陈皮　半夏汤泡，切片，姜汁炒　白茯苓去皮桔梗去芦　枳壳去穰，麸炒　前胡去芦，各二钱干葛　紫苏各七分　人参　木香各五分　甘

草三分

上锉一剂，生姜、枣子煎服。

一论妇人诸虚百损，五劳七伤，经脉不调，肢体羸瘦，此药专调经水，和血脉，补虚劳，扶元气，健脾胃，养心肺，润咽喉，清头目，定心慌，安神魄，退潮热，除骨蒸，止喘嗽，化痰涎，收盗汗，住泄泻，开郁气，利胸膈，疗腹痛，解烦渴，散寒热，祛体痛，大有奇效，不能尽述。

济阴至宝丹

当归酒洗　白术去芦，炒，各八分　白芍酒炒，八分　白茯苓去皮，八分　生知母去毛　贝母去心　香附童便炒　地骨皮　麦门冬去心　陈皮各八分　薄荷　柴胡　甘草各三分

上锉一剂，煨生姜三片，水煎温服。

一论妇人脾经失血少寐，发热盗汗，或思虑伤脾，不能摄血，以致妄行，或健忘怔忡，惊悸不宁，或心脾伤痛，嗜卧少食，或忧思伤脾，血虚发热，或肢体作痛，大便不调，或经候不准，晡热内热，或瘰疬流注，不能消散溃敛，宜用：

归脾汤

黄芪蜜水炒　人参　白术去芦，炒　白茯神去皮木　当归酒洗　远志甘草水泡，去心　酸枣仁炒　龙眼肉各一钱　木香　甘草炙，各五分

上锉一剂，姜、枣煎服。

加味归脾汤　治瘀血已去，或脾经失血，小腹作痛，无寐，发热盗汗，或脾伤不能摄血，或心脾伤痛，嗜卧少食，或忧思伤脾，血虚发热，或肢体肿痛，大便不调，或经候不准，晡热内热等症，依前方，加柴胡、栀子是也。

一论妇人血虚劳倦，五心烦热，肢体疼痛，头目昏沉，心怔烦躁，口燥咽干，发热盗汗，减食嗜卧，及血热相持，月水不调，脐腹胀痛，寒热如疟，又治室女血弱阴虚，营卫不和，痰涎潮热，肢体羸瘦，以致骨蒸劳热，宜：

逍遥散

当归　白术去皮，炒　白芍酒炒　白茯苓去皮　柴胡　甘草炙，各一钱

上锉，煨姜一块，入薄荷少许，水煎温服。加牡丹皮、山栀仁炒，名加味逍遥散。

一论妇人血虚劳倦，五心烦热，或发热齿痛，日晡益甚，月水不调，此脾经血虚，加升麻，寻愈。后因怒腹痛，以前药加川芎而瘥。

一论妇人虚劳，血气脾胃虚损之极，发热痰嗽，喘急之甚，相火妄动，肌肉消削，四肢沉困，夜出盗汗，精神短少，或大便稀溏，或腹中积块，或疟母癥瘕，面黄肌瘦，百药罔效，宜：

五仙散

嫩黄芪蜜水炒　楝参去芦　白术去芦，炒　当归酒洗，各二钱　甘草炙，一钱

上锉一剂，龙眼五个，莲肉七个，水煎温服。有热加地骨皮、知母。嗽加五味子、桑白皮。痰加贝母、半夏。渴加五味子、麦门冬。吐血加生地黄、犀角、玄参、茅根汁。血虚加熟地黄、白芍药。

一论妇人气血两虚，五心虚热，或白带频频注下。先贤有云：妇人性悍，必多淫火，且少有不如意处，心中躁急，咸池之火上燔，五心如烈炭是也，宜：

十珍饮子

怀山药二钱半　杜仲盐炒，一钱　人参一钱　白术去芦，一钱　怀生地黄一钱　白茯神去皮木，七分　当归一钱　川芎七分　白芍酒炒，一钱　甘草三分

上锉，枣二枚、灯心七茎，水煎，空心服。

一治肝胆经证，寒热往来，晡热潮热身热，默默不欲食，或怒火口苦耳聋，咳嗽发热，或胁痛腹满，转侧不便，两胁痞闷，或泻利，或呕吐酸水，宜：

小柴胡汤

柴胡二钱　黄芩一钱半　人参七分　半夏一钱　甘草五分

上锉一剂，姜、枣煎服。

加味小柴胡汤　治肝胆经风热，耳前后

肿痛，或结核焮痛，或寒热晡热，或经候不调等症，即小柴胡汤加栀子、牡丹皮。

一论肾虚发热，作渴吐痰，小便淋沥，头晕眼花，咽燥唇裂，齿不坚固，腰腿酸软，自汗盗汗，便血诸血，失喑，水泛为痰之圣药，血虚发热之神剂。

六味丸

怀生地自制，八两，用酒蒸至黑　山茱萸酒蒸，去核　干山药各四两　牡丹皮　白茯苓去皮　泽泻各三两

上为末，炼蜜为丸，如梧桐子大，每服三钱，空心白滚水下。

一论妇人经水不调或不通，虚劳、吐血、衄血、咳血、便血，发热，咳嗽，盗汗，痰喘，心慌，一切虚损劳怯骨蒸危笃等症，并皆治之。此方作汤服亦可。

滋阴地黄丸

怀熟地黄姜汁浸，焙干，四两　怀山药二两　山茱萸酒蒸，去核，二两　白茯苓去皮　牡丹皮　泽泻去毛，各二两半　天门冬去心　麦门冬去心　生地黄酒洗　知母去毛，酒炒　贝母去心　当归酒洗　白芍酒炒　香附米童便浸，炒，各二两

上为细末，炼蜜为丸，如梧桐子大，每服百丸，空心盐汤送下。吐痰，淡姜汤送下。

一论妇女五劳、七情所伤，骨蒸，五心烦热，心虚怕惊，经水或前或后，或淡白，或紫色，时常注带下，或因烦劳，生气恼怒，产后失调，致赤白带渗，及夜卧身体上下疼痛，及午后神疲，腰腿酸软，或心嘈，又时饱闷，及梦寐不清，或冲任二脉结瘕痞隐隐，久服大有功效。

白凤丹

真正白丝毛乌骨雄鸡一只，先以黄芪末一两、当归末一两、甘草末五钱，三味和米粉七合，匀作七分，调成小块，鸡食之，约有六七日，吊死不出血，去毛肠不用　当归身酒洗，三两　川芎二两　白芍酒炒，三两　怀生地黄酒洗，五两　山药三两　鹿角霜四两　天门冬去心，三两　人参二两　丹参水洗净，二两　山茱萸酒蒸，去

核，三两　木瓜一两半　胡黄连一两　知母去毛，酒炒，三两　小茴酒炒，二两　麦门冬去心，一两　怀牛膝去芦，酒洗，二两　秦艽去芦，二两　银柴胡二两　鳖甲醋炙，一两　生甘草一两

上俱制如法锉匀，将鸡切作小块，俱盛于磁坛内，用水二分、好酒二分、米醋一分，坛口用柿漆纸封固，置大锅内，桑柴火煮三昼夜，取出，日晒夜烘，俟干，又入汁拌，又烘晒，以汁尽为度，为极细末，炼蜜和杵千余下，丸如梧桐子大，每服百丸，空心淡盐汤送下。

一妇人为哭母，吐血咳嗽，发热盗汗，经水不行。此悲伤肺，以补中益气汤加桔梗、贝母、知母多服，归脾汤送下六味丸。

一妇人热来复去，昼见夜伏，不时而动，或无定处，而作口舌生疮者，若从脚起，乃无根之火也，以十全大补汤，加麦门冬、五味子。

一妇人患劳嗽，不时发热，或时寒热，或用清热之剂，其热益甚，盗汗口干，两足如炙，遍身皆热，昏愦如醉，良久热止方苏，或晡热至旦方止。此乃阴血虚而阳气弱也，朝用六味丸料，夕用十全大补汤，月余诸症稍愈，更兼以补中益气汤，两月余而愈。

求　嗣

《易》曰：天地絪缊，万物化醇，男女媾精，万物化生。则絪缊者，升降凝聚之谓也，媾精者，配合交感之谓也，必二气合则生且成矣，否则独阴不成，孤阳不生，理有必然者。知此则人之不成孕育者，岂无由哉，抑岂夫妇竟无一交媾之遇哉，遇而不适其会，是亦独阴孤阳之谓也，不知者诿于天命，则泥矣。间虽有倡为资药饵以养经血，候月经以种孕育之说，又多峻补以求诡遇，则求嗣未得而害已随之，予之痛惜也久矣。夫种子之道有四：一曰择地，二曰养种，三曰乘时，四曰投虚是也。盖地则母之血也，种则父之

精也，时则精血交感之会也，虚则去旧生新之初也。予尝闻之吾师曰：母不受胎，气盛血衰故也，衰则伤于寒热，感于七情，气凝血滞，营卫不和，则经水先后不一，多寡不均，谓之阴失其道，何以能受！父不种子，气虚血弱故也，弱则原于色欲过度，伤损五脏，五脏皆有精，而藏于肾，精既弱，譬之射者力微矢弱，安能中的，谓之阳失其道，何以能施！究斯二者，皆由己之不能自实，以致元真耗散，阴涸阳枯，遂成不孕者多矣，动辄归咎天命，不亦误哉！故必地盛则种可投，又必时与虚俱得焉，则未有不成孕而生子者矣。虽然至难养者精与血，至难遇者时与虚，苟不凭以药饵之力，示以调摄之宜，候以如期之法，则养与遇者意茫然矣。是知种子之法，以调经养精为首，而用药须审平和。夫妇尤必各相保守，旬日之间，可使精与血俱盛。所待者，时也，当夫月经初来，即记其时而算，以三十时辰，乃两日半也，至此积秽荡涤既尽，新血初生，所谓时与虚者俱会矣，当此时而有人道之感，虽平生不孕者亦孕矣，尚何疑哉！是乃历试历验，百发百中者也。呜呼！是说也，岂畔道云乎哉！盖培植元气，颐养天真，特资药力以佐助之，所谓人定亦可以胜天者也。

及其既孕，特欲要定生男女，先以父生年一爻在上，母生年一爻在下，以受胎月居中，是乾、坎、艮、震阳象也，是巽、离、坤、兑阴象也，可预立某年某月为生男，某年某月为生女，可预定焉。予敢统为图后嗣者告。

画卦算生男女歌：

父母之年上下举，坐胎之月为中主，乾坎艮震定是男，巽离坤兑定是女。算男却生女，三五九岁死，算女却生男，终久鬼来缠，若是正胎者，寿考不须言。

乾☰ 坎☵ 艮☶ 震☳ 以上是男胎。

巽☴ 离☲ 坤☷ 兑☱ 以上是女胎。

千金种子方

进火之时，至阴节间而止，不尔则过一宫矣。盖深则少阴之分，肃杀之方，何以生化，浅则厥阴之分，融和之方，故能发生，所以受胎之处，在浅不在深也。非经后不可用事，经后一日男，二日女，三日男，此外皆不成胎。大风大雨，大寒大暑，阴晦，日月蚀，皆不可交接，生子瘖聋痴哑，四体不完，且自损寿。

一论凡妇人无子，多因七情所伤，致使血衰气盛，经水不调，或前或后，或多或少，或色淡如水，或紫如血块，或崩漏带下，或肚腹疼痛，或子宫虚冷，不能受孕，宜进此药，而效可通神。

调经种玉汤 少参姚范川传

当归身酒洗，四钱　川芎四钱　白芍酒炒，三钱　熟地黄酒蒸，六钱　白茯苓去皮，三钱　陈皮三钱　香附米炒，六钱　吴茱萸炒，四钱　玄胡索三钱　牡丹皮三钱

上锉作四剂，每一剂用生姜三片，水一碗半，煎至一碗，空心温服，渣再煎，临卧服。待经至之日服起，一日服一剂，药尽经止，则当交媾，即成孕矣。若未成孕，经当对期，俟经来再服四剂，必孕无疑矣，百发百中。若先期三五日，色紫者，血虚有热也，加条芩三钱。若过期，经水色淡者，血虚有寒也，加官桂、干姜（炒）、艾叶（醋炒）各三钱。

一论此方常服，顺气养血，调经脉，益子宫，疗腹痛，除带下，种子屡效，不可尽述。

种子济阴丹

香附米四两，一两醋浸，一两米泔浸，一两酒浸，一两童便浸，各浸三日，烘干为末　益母草二两，以上二味忌铁器　真阿胶蛤粉炒成珠，二两　艾叶醋浸，炒，一两　当归酒洗，一两五钱　白芍盐酒炒，一两二钱　怀熟地黄姜汁炒，二两　川芎一两　陈皮法制，一两　半夏汤泡，姜汁浸，香油炒，二两　白茯苓去皮，一两　白术去芦，土炒，一两半　条芩炒，一两　牡丹皮酒洗，一两　吴茱萸汤泡，五钱　玄胡索四钱　小茴香盐酒炒，五钱　川续断酒洗，一两　没药五

钱　麦门冬去心，一两　甘草炙，三钱

上为细末，酒糊为丸，如梧桐子大，每服百丸，空心米汤送下，温酒、滚水俱可。气虚加人参一两。一方加山药、石斛各一两。

一论孕育子嗣，全在调经理脾，血气充旺，调其经候，去其妒忌，再服孕方，自然有子。

调经育子汤

当归酒洗，一钱　川药七分　白芍酒炒，一钱　熟地黄姜汁炒，七分　陈皮八分　白术去芦，一钱　香附酒炒，一钱　砂仁三分　丹参五分　条芩酒炒，一钱　甘草炙，四分

水煎，空心服。先期者热，加黄连（姜汁炒）七分，倍黄芩。后期者血虚，加黄芪（蜜炙）一钱，倍芎、归。腹痛有块，加玄胡索（炒）、牡丹皮各一钱。发热加软柴胡、地骨皮。赤白带下加柴胡、升麻（俱酒炒）各七分，半夏（姜汁炒）、白茯苓、苍术（米泔浸）、黄柏、知母（俱酒炒）、干姜（炮），升阳除湿也。肥盛者，痰脂满子宫，加南星、半夏、苍术、茯苓。瘦怯者，血少不能摄精，倍芎、归。经血过多，加炮姜五分、荆芥穗（炒）八分、地榆九分。经闭不通加桃仁、红花、苏木。气盛善恼加乌药、陈皮、香附、柴胡。

一治妇人阴血不足，久无子者，能使胎孕，六味地黄丸。方见虚劳。依本方全料，加童便、炒香附二两，炼蜜为丸服。

一治妇人无子仙方。

乌鸡丸

香附米一斤，四制，酒、醋、童便、米泔各浸四两，炒干　白茯苓去皮，四两　当归二两　吴茱萸五钱，水浸，去苦汁　川芎一两　白芍一两　黄芪蜜炙，五钱　黄柏一两　大附子一个，看虚实　怀生地黄酒拌，砂锅内蒸黑，四两　陈皮去白，一两半　山药一两　白术去芦，陈土炒，一两　莲肉去心皮，二两　酸枣仁一两　知母一两　小茴香二两　阿胶蛤粉炒，五钱

上用雄乌骨鸡一只，吊死，去毛屎净，蒸熟，连骨捣烂，同前药为末，炼蜜为丸，每服二钱，临经之日，每日三服。半月见效，

多服恐生双胎。

补天育嗣丹大方伯王如永传

怀生地黄去轻浮者不用，沉实者八两，好酒浸一宿，入砂锅内蒸一日至黑　嫩鹿茸酥炙，二两　虎胫骨酥炙，二两　白茯苓去皮，切片，乳汁浸，晒干，再浸再晒三次，三两　败龟板酥炙，二两　淮山药四两　山茱萸酒蒸，去核，四两　牡丹皮去骨，三两　天门冬去心皮，二两　泽泻去毛，二两　当归身酒洗，四两　甘枸杞子四两　补骨脂盐水微炒，二两

上忌铁器，为细末，用紫河车一具，此乃混沌皮也，又名混元衣，取首男胎者佳，此乃初结之真气也，先用米泔水浸洗，再入长流长浸一刻，以取生气，取回，入碗内，放砂锅内蒸一日，极烂如糊，取出，先倾自然汁在药末内，略和匀，此天元真气汁也，将河车放石臼内，杵如泥，却将药末、汁同杵匀为丸，如干加些炼蜜，杵匀为丸，如梧桐子大，每服三钱，空心温酒送下。忌三白。此全天元真气，以人补人，玄妙不可言也。

续嗣壮元丹　种子天下第一方。

嫩鹿茸酥炙，一两　真沉香一两　肉苁蓉酒洗，去鳞，一两　天门冬去心，一两　甘枸杞子一两　麦门冬去心，一两　楝参一两　熟地黄酒蒸，一两　巴戟去心，一两　山药四两　柏子仁去壳，四两　白茯苓去皮，一两　辽五味一两　当归酒洗，一两　山茱萸酒蒸，去核，四两　川杜仲酒炒，一两　牛膝去芦，酒洗，一两　小茴香盐炒，一两　破故纸炒，一两　何首乌米泔浸，一两　石菖蒲去毛，一两　朱砂五钱　菟丝子陈酒洗，令净，酒炒干，捣成饼，晒干，为末，一两　鳖甲酥炙，一两

上为细末，酒打面糊丸如梧子大，每服四十丸，空心温盐汤下，临卧再进一服。忌烧酒、胡椒、干姜、煎炒之物。专治虚损，阳事不举，少弱多情癌冷，心肾不交，难成子嗣，遗精白浊，五劳七伤，一切亏损之疾，无不应验。

鲁府遇仙传种子药酒方

白茯苓去皮，净一斤　大红枣煮，去皮核，

取肉半斤　胡桃肉去壳，泡去粗皮，六两　白蜂蜜六斤，入锅熬滚，入前三味，搅匀，再用微火熬滚，倾入磁坛内，又加南烧酒二十斤、糯米白酒十斤，共入蜜坛内　绵黄芪蜜炙　人参　白术去芦　当归　川芎　白芍炒　生地黄　熟地黄　小茴　覆盆子　陈皮　沉香　木香　甘枸杞子　官桂　砂仁　甘草各五钱　乳香　没药　辽五味子各三钱

上为细末，共入蜜坛内和匀，笋叶封口，面外固，入锅内，大柴火煮二炷香，取出，埋于土中三日去火毒，每日早、午、晚三时男女各饮数杯，勿令大醉。安魂安魄，改易容颜，添髓驻精，补虚益气，滋阴降火，保元调经，壮筋骨，润肌肤，发白再黑，齿落更生，目视有光，心力无倦，行步如飞，寒暑不侵，能除百病，交媾而后生子也。神秘不可传与非人，宝之宝之！

一治妇人子宫虚冷，带下白淫，面色萎黄，四肢酸痛，倦怠无力，饮食减少，经脉不调，面无颜色，肚腹时痛，久无子息，服药更宜戒气恼，更忌生冷，其效如神。

艾附暖宫丸

香附米六两，醋浸　艾叶三两　当归酒浸，三两　川芎二两　白芍酒炒，二两　怀生地酒蒸黑，一两　黄芪蜜炙，三两　吴茱萸三两　官桂五钱　川续断一两半

上为细末，醋糊为丸，如梧子大，每服五十丸，空心淡盐汤下。

一论妇人气盛于血，变生诸症，所以无子，寻常头晕、膈满、怔忡，皆宜服。

抑气散

香附米童便浸，四两　白茯神去皮木，一两半　陈皮去白，二两　甘草炙，一两

上为末，每服二钱，空心滚水调下。

一论妇人妒妾误夫无子，盖正士入朝，小儿忌之，美色入室，少妇妒之，咸宜此，可免妒忌之病也。

去妒丸

天门冬去皮心　赤黍米去壳，微炒　薏苡仁去壳，炒，各等分

上为末，炼蜜为丸，每服百丸，食远白汤送下，妇人当服，则不妒也。

妊　娠

经云：阴搏阳别，谓之有子。此是气血调和，阳施阴化也。诊其手少阴脉动甚者，妊子也，少阴心脉也，心主血脉。又，肾名胞门子户，尺中肾脉也，尺中之脉，按之不绝者，妊娠之脉也。三部浮沉正等，按之无断绝者，有娠也。又左手沉实为男，右手浮大为女，左右俱沉实，生二男，左右俱浮大，生二女。又，尺脉左偏大为男，右偏大为女，左右俱大产二子。又，左右手尺俱浮，为产二男，不尔女作男生，俱沉为产二女，不尔男作女生。又左手尺脉浮大者男，右手尺脉沉细者女。又得太阴脉为男，得太阳脉为女，太阴脉沉，太阳脉浮。欲知男女，背面男行，还复呼之，左回首是男，右回首是女。又看上圊时，夫从后急呼之，左回首是男，右回首是女。妇人妊娠，其夫左边乳房有核是男，右边乳房有核是女。

妊娠一月，名曰始形。饮食精熟，酸美受御，宜食大麦，毋食腥辛之物，是谓才贞。足厥阴养之。足厥阴者，肝之脉也，肝主血，一月之时，血流涩如不出，故足厥阴养之。足厥阴穴，在足大指歧间白肉际处。

妊娠二月，名曰始膏。毋食腥辛之物，居必静处，男子勿劳，百节皆痛，是谓始藏也，足少阳养之，足少阳者，胆之脉也，主于精，二月之时，儿精成于胞里，故足少阳养之。足少阳穴，在足小指间本节后跗骨上一寸陷中者是。

妊娠三月，始胎。当此之时，血不流，形像始化，未有定仪，见物而变，欲令见贵盛公主好人，端坐庄严，不欲令见佝偻侏儒丑恶之人，及猿猴之类，毋食姜、兔，毋怀刀绳。欲得男者操弓矢，射雄鸡，乘肥马于田野，观虎豹及走犬。其欲得女者，则著簪珥环珮，弄珠玑。欲令子美好端正者，数视

白璧美玉，看孔雀，食鲤鱼。欲令儿多智有力，则啖牛心，食大麦。及欲令子贤良盛德，则端心正坐，清虚和一，坐毋邪席，立毋偏倚，行毋邪径，目毋邪视，耳毋邪听，口毋邪言，心毋邪念，毋妄喜怒，毋得思虑，食毋到腐，卧毋横足，思欲瓜果，啖味酸，菹好芬芳，恶见秽臭。是谓外象而变者也。手心主养之，手心主者，脉中精神内属于心，能混神，故手心主养之。手心主穴在掌后横纹是。诊其妊娠脉滑疾，重以手按之散者，胎已三月也。

妊娠四月之时，始受水精，以成血脉。其食宜稻粳，其羹宜鱼雁，是谓盛荣，以通耳目，而行经络，洗浴远避寒暑，是手少阳养之，手少阳者，三焦之脉也，内属于腑，四月之时，儿六腑顺成，故手少阳养之。手少阳穴，在手小指间本节后二寸是也。诊其妊娠四月，欲知男女，左脉疾为男，右脉疾为女，左右俱疾为生二女。当此之时，慎勿泻之，必致产后之殃。何谓也？是手少阳三焦之脉，内属于三焦。静形体，和心志，节饮食。

妊娠五月，始受火精，以成其气。卧必晏起，洗浣衣服，深其屋室，厚其衣裳，朝吸天光，以避寒殃。其食宜稻麦，其羹宜牛羊，和以茱萸，调以五味，是谓养气，以定五脏者也，一云宜食鱼鳖。足太阴养之，足太阴脾之脉主四季，五月之时，儿四肢皆成，故足太阴养之。足太阴穴，在足内踝上三寸也。诊其妊娠脉，重手按之不散，但疾不滑者，五月也。又其脉数者必血怀，脉紧者必胞阻，脉迟者必腹满喘，脉浮者必水怀为肿。

妊娠六月，始受金精，以成其筋。欲微劳，毋得静处，出游于野，数观走犬，及视走马。宜食鸷鸟猛兽之肉，是谓变腠膂筋，以养其爪，以牢其背膂。足阳明养之，足阳明者胃之脉，主其口目，六月之时，儿口目皆成，故足阳明养之。足阳明穴在太冲上二寸者是也。

妊娠七月，始受木精，以成体。劳躬摇肢，毋使定止，动作屈伸，居处必燥，饮食避寒。常宜食稻粳，以密腠理，是谓养骨牢齿者也。手太阴养之，手太阴者肺脉，主皮毛，七月之时，儿皮毛已成，故手太阴养之。手太阴穴在手大指本节后白肉际陷中。诊其妊娠七月脉，实大牢强者生，沉细者死。怀躯七月而不可知，时时衄而转筋者，此为躯衄，时嚏而动者，非躯也。怀躯七月，暴下斗余水，其胎必损而堕，此非时孤浆陨下故也。

妊娠八月，始受土精，以成肤革。和心静息，毋使气极，是谓密腠理而光泽颜色。手阳明养之，手阳明者大肠脉，大肠主九窍，八月之时，儿九窍皆成，故手阳明养之。手阳明穴，在大指本节后宛宛中是。诊其妊娠八月脉，实大牢强弦紧者生，沉细者死。

妊娠九月，始受石精，以成皮毛，六腑百节，莫不毕备。饮醴食甘，缓带自持而待之，时谓养毛发，多才力。足少阴养之，足少阴者肾之脉，肾主续缕，九月之时，儿脉续缕皆成，故足少阴养之。足少阴穴在足内踝后微近下前动脉是也。

妊娠十月，五脏俱备，六腑齐通，纳天地于丹田，故使关节人神咸备。然可预修滑胎方法也。

一论妇人经脉不行，已经三月者，尺脉不止，则是胎也。

验胎散

川芎为末，每服一钱，空心艾叶煎汤调下，觉腹内微动，则有胎也。若服后一日不动，非胎，必是经闭。

一治妇人经水过月不来，难明有无胎孕。

艾醋汤

用好醋炒艾，服半盏后，腹中翻大痛，是有孕。不为痛，定无孕。

一论妇人经脉不行，身无病似病，脉滑大而六脉俱匀，乃是孕妇之脉也，精神如故，恶闻食气，或但嗜一物，或大吐，或时吐清水，此名恶阻，切勿作寒病治之，宜服此药。如觉恶心呕吐，加丁香，生姜煎。

保生汤

人参二钱　白术五钱　橘红五钱　香附子
五钱　乌药五钱　甘草一钱

每锉一两，水一盏半，生姜五片，水煎
五分，去渣，温服，不拘时候，或为末，姜
汤调亦可。

一论恶阻，谓妇人有孕恶心，阻其饮食
也，宜服：

养胃汤

当归酒洗　白芍酒炒　白术去芦，炒　白
茯苓去皮　陈皮　藿香　砂仁　神曲炒　半
夏汤泡透，切片，用香油炒过，不伤胎气　香附
炒，各等分　甘草减半

上锉，生姜三片、枣二枚，水煎温服。

一妇人有孕，呕吐不止，予用二陈汤，
半夏姜汁炒，用一半，陈皮、茯苓、甘草用
一半，生姜七片，煎服，立止。

一妇人妊娠三月，其经月来三五次，但
不多，饮食精神如故，此血盛有余，儿大能
饮，自不来矣，后果然。

一论子烦，谓妊娠烦躁而闷乱心神也，
宜进：

竹叶汤

白茯苓去皮，一钱　防风去芦，一钱　麦
门冬水润，去心　黄芩各一钱半

上锉一剂，竹叶五片，水煎温服。

一论子痫，谓妊娠痰涎潮搐，目吊口噤，
不省人事也。

羚羊散

当归酒洗　川芎　防风　独活　白茯苓
去皮　五加皮　薏苡仁　酸枣仁炒　杏仁去皮
木香　甘草　羚羊角

上锉一剂，生姜一片，水煎温服。

一论儿在腹中哭，用多年空房下鼠穴中
土一块，令孕妇嚼之，即止。

一论子悬，谓妊娠心胃连痛，兼治胎气
不和，心腹胀满疼痛，或临产惊恐气结，连日不
下，及胎前一切诸疾，悉宜此方加减治之。

紫苏和气饮

当归酒洗　川芎　白芍酒炒　人参　紫苏
陈皮　大腹皮　甘草

上锉一剂，生姜五片、葱白七寸，水煎
温服。腹痛加香附、木香；咳嗽加枳壳、桑
白皮；热加黄芩；呕吐加砂仁；泄泻加白术
去芦炒、白茯苓去皮；感冒加羌活、麻黄；
伤食加山楂、香附；气恼加香附、乌药。

一论子肿，谓妊娠七八个月前后，面目
虚浮，肢体肿满也，宜：

茯苓汤

当归　川芎　白芍炒　熟地黄　白术去
芦，炒　白茯苓　泽泻　条芩　栀子炒　厚朴
姜炒　甘草　麦门冬去心

上锉一剂，水煎温服。

一论子气，谓妊娠自三月成胎之后，两
足自脚面渐肿腿膝以来，行步艰辛，以至喘
闷，似水气之状，至于脚指间有黄水出者，
谓之子气。

天仙散

天仙藤即青木香藤，洗清，略炒　紫苏　陈
皮　香附炒　乌药　木瓜　甘草

上锉，生姜煎服。加苍术，尤妙。

一论子淋，谓妊娠小便涩痛频数也，宜
后方。

子淋散

麦门冬去心　赤茯苓　大腹皮　木通
甘草

上锉，淡竹叶十片，水煎，空心服。

一论转胞，谓妊娠卒不得小便也，因胎
长逼近于胞，胞为所逼而侧，令人数溲，胞
即膀胱也。然子淋与转胞相类，但小便频数，
点滴而痛，谓子淋，频数出少而不痛，为转
胞，间有微痛，终是与淋不同。并宜五苓散
加炒阿胶，又宜冬葵散，治孕妇转胞，小便
不通，及男子小便不通，皆效。

冬葵散

冬葵子半两　山栀子半两，炒，研　木通
三钱　滑石半两，研，此药滑胎，临月可用，六七
个月以前不可用

上锉一剂，水一盏半，煎八分，温服。
外以冬葵子、滑石、栀子为末，田螺肉捣膏，

或生葱汁调膏，贴脐下，立通。

一妊娠转胞，不得小便者，用八物汤加半夏、陈皮，名三合汤，服之探吐，以升提其气，上窍通而下窍自利也。

一论胎漏，谓妊娠有胎而血漏下，属气血虚而有热也。

芎归汤

当归尾　川芎各五钱

上锉一剂，好酒煎，入童便一盏同服，一服立止，如神。

胶艾四物汤　治证同前。

当归酒洗，一钱　川芎八分　白芍酒炒，二钱　怀熟地黄酒蒸，一钱　条芩一钱半　白术去芦，炒，二钱　砂仁炒，一钱　香附炒，一钱　艾叶少许　真阿胶炒成珠，八分

粳米一撮，水煎服。一方，加蒲黄炒一钱、陈皮七分、杜仲盐水炒一钱、续断一钱、甘草炒四分，去艾叶不用，只用水煎服。

一治胎动出血，产门痛，黄连为末，酒调二钱，日三服。

一论胎动，谓妊娠因事跌仆，子死腹中，恶露妄下，疼痛不已，口噤欲死，用此药探之。若子死腹中，立便逐下。若腹痛，随止，子母俱安。又治临产难生，胞衣不下，及产后血晕，不省人事，状似中风，血崩，恶露不止，腹中血刺疗痛，血滞浮肿，血入心经，语言颠倒，如见鬼神，血风相抟，身热头痛，或似疟非疟，一切胎前产后，狼狈垂死等症，并皆治之，宜：

佛手散

当归酒洗，一两　川芎七钱

上锉一剂，水煎将熟，再入酒煎，温服。如口噤，撬开灌之，如人行五里许，再灌之，便醒，立产。如胎漏，下血不止，以酒煎，入童便一盏，温服。

一方，治胎气动，用鲤鱼一个，水煮熟，并汤食之，立效。

一因事动胎，致胎不安，动撞不已，及下血欲堕者，四物汤合四君子汤，加条芩、阿胶、砂仁、白芷、桑寄生。

一论安胎，谓安胎有二：有因病而胎动者，但疗母病，其胎自安，有胎不安，妄触母病，但安胎气，母病自瘥。

一论孕成之后，觉气不安，或腹微痛，或腰间作痛，或饮食不美，或胎动下血，及五六个月，常服数剂，甚妙。

安胎饮

当归身酒洗，一钱　川芎八分　白芍酒炒，一钱　条芩一钱五分　白术去芦，炒，二钱　砂仁微炒，二钱　陈皮一钱　苏梗八分　甘草四分　熟地黄酒蒸，一钱

上锉一剂，水煎温服。如下血不止，加蒲黄（炒）、阿胶（炒）各一钱。腹痛加香附（醋炒）、枳壳（麸炒）各一钱。

一论半产，谓妇人怀孕，气血虚弱，不能荣养，以致数月而堕也。

芎归补中汤

黄芪蜜水炒　人参　白术去芦，炒　当归　川芎　白芍炒　干姜炒　阿胶炒　五味子　木香　杜仲姜汁炒　甘草炙

水煎温服。

一论阳施阴化，胎孕乃成，血气虚乏，不足荣养，其胎则堕，又有劳恐伤情，内火便动，亦能堕胎，火能消物，造化自然。予见一妇，但有孕，及至三个月左右必堕，诊其脉，左手大而无力，重按则涩，知其血少，以其壮年，只补中气，使血自荣。时正初夏，教以浓煎白术汤下黄芩末一钱，与数十剂得全而生一子也。盖孕至三月，上属相火，所以易堕。

安胎丸　妊娠宜常服之。

当归酒洗　川芎　白芍酒炒　条芩各一两　白术去芦，炒，一两

上为细末，酒糊为丸，如梧子大，每服五十丸，茶汤任下，空心日服。养血清热之剂也，瘦人血少有热，胎动不安，素惯半产者，皆宜服此，以清其源而后无患也。

一妇人小产，常服此以保胎，孕十月完足，故莲肉（去心）四两、砂仁（炒）二两，共为末，每服二三匙，米饮调下，日服

二三次。

一论妇人惯常小产，久而不育者，可服。过七个月不必服。

千金保孕丹

当归酒洗，一两　熟地黄酒蒸，一两　人参一两五钱　白术去芦，炒，四两　条芩一两　陈皮一两　香附子童便浸，一两　续断酒浸，一两五钱　杜仲盐酒炒，一两半

上为细末，糯米饭为丸，如梧桐子大，每服七十丸，白汤下。一方，去人参，加砂仁、川芎、阿胶、艾叶、益母草，枣肉为丸。

一论妇人曾经小产，今有孕，预先培补为妙。大凡妇人堕胎，只是奇经废弛，冲任带脉受亏而然，宜服此汤，大有益也。

加味八珍汤

黄芪二钱　人参二钱　白术去芦，一钱　甘草炙，三分　防风七分　熟地黄酒洗，一钱　川芎七分　白芍酒炒，一钱　知母一钱　当归酒洗，一钱　山药一钱　益智仁研，八分　升麻四分　黄柏酒浸，炒褐色，一钱

上锉一剂，水煎温服。

一治妇人每怀胎至三四个月必堕，不肯服药，用四五年老母鸡煮汤，入红壳小黄米，煮粥食之，不数日胎竟固全，至月满而生。

一论妊娠身居富贵，口餍甘肥，忧乐不常，食物不节，既饱便卧，致令胎胞肥厚，根蒂坚牢，行动艰难，因致临产必是难生，八月可服此药，日进二服，补其血而顺其气，使子易生而胎易落也，又治小产，瘀血腹痛，及胎衣不下。

保生无忧散

当归　川芎　白芍各七分　乳香一钱　枳壳一钱二分，麸炒　木香　甘草各五分　血余烧灰，四分

上锉一剂，水煎温服。

一治胎肥壅隘，动止艰辛，临月服之，缩胎易产。

瘦胎散

枳壳五钱　香附子三钱　甘草一钱半

上为末，每服二钱，百沸汤调服。

一论妊娠至八九个月，服数剂甚好，令易产，腹亦少痛。

达生散

当归身酒洗　白芍酒炒　白术去油芦，炒，各一钱　人参　陈皮　紫苏各五分　大腹皮洗，一钱　甘草炙，三分

上锉一剂，葱五根，水煎服。如胎肥气喘，加黄杨脑七个，此黄杨树梢儿也，此物能瘦胎不长。夏加黄芩，春加川芎，冬加砂仁。气虚倍加参、术。气实倍陈皮、香附。血虚倍当归，加地黄。性急多怒，加柴胡。有热加黄芩。食少加砂仁、神曲。渴加麦门冬。食多易饥加黄杨脑。有痰加半夏（姜汤泡，切片，香油炒）、黄芩。腹痛加木香，或加砂仁五分、枳壳（麸炒）八分，尤妙。

一论妊娠七八月间，服此胎气敛束，令人易产。凡患产难者，多由内热灼其胎液，以致临产之际，干涩而难，或脾气怯弱，不能运化精微，而令胞液不足，亦产难之道也，故用白术、茯苓，益其脾土，而培万物之母，用黄芩清其胎热，泻火而存胞液，用陈皮者取其辛利，能流动中气，化其肥甘，使胎气不滞，儿身不肥耳，此束胎之义也。

束胎丸

茯苓七钱半　陈皮三两　黄芩夏一两，春秋三钱，冬五钱　白术二两

上为末，酒糊丸，梧子大，每服五十丸，米汤送下。

一治妇人胎痛。

当归　川芎　条芩酒炒　阿胶炒　香附　玄胡索

水煎温服。

一治孕妇心痛。

玄胡索五钱　当归一钱　乳香五分　甘草一钱

上锉，水煎温服。

一治孕妇腹痛，或胎动不安。

砂仁炒，二两　条芩炒紫黑，一两半　白术去芦，炒，一两

上为末，每服三钱，紫苏汤调下。

一治孕妇腰痛，状不可忍，补骨脂不拘多少，瓦上炒令香熟，为细末，嚼核桃肉半个，空心温酒调下二钱。

一治妊娠偶因所触，或堕高伤折，致胎动不安，腹中痛不可忍者，砂仁不拘多少，熨斗内盛，慢火炒，令热透，去皮，捣罗为末，每服二钱，用热酒调下，须臾，觉腹中胎动极热，即胎已安，神效！

一治妊娠大便闭涩艰难。

当归　川芎　白芍　生地黄　枳壳去穰
黄连

上锉，水煎温服。

一论妊娠下痢赤白，腹中疼痛。

当归五分　白芍二钱　白术五分　白茯苓五分　泽泻五分　木香三分　槟榔三分　黄连五分　黄芩五分　甘草三分

上锉作一服，水一盏半，煎至一盏，空心温服。如白痢腹痛甚者，恐有寒也，去芩、连，加干姜炒二分。

一治妊娠腹痛下痢，脓血不止。

黄连八分　厚朴姜炒　阿胶炒　当归各六分　艾叶　黄柏　干姜炒，各五分

上为末，空心米饮下方寸匕，日三服。

一论妊娠泄泻，肠鸣，腹冷痛，手足厥逆。

人参　白术炒　干姜炮　甘草炙　加肉蔻　砂仁

上锉，生姜三片、枣二枚，水煎，空心温服。

一论孕妇疟疾，寒热相半，并产后疟疾。

当归　川芎　白芍　青皮　陈皮　半夏
白茯苓　槟榔　草果　良姜　紫苏　干葛
甘草

上锉，姜、枣煎，临发日服。

一论妊娠风寒咳嗽，痰喘满闷。

百合　贝母　紫菀　白芍　前胡　赤茯苓　桔梗　甘草

生姜五片，水煎服。

一论孕妇咳嗽，用贝母麸炒，研为末，砂糖拌匀，丸如鸡头实大，口含化，效。

一论妊娠忽然口噤吐沫，不省人事，言语错乱。

三合汤

当归酒洗　川芎　白芍酒洗　生地黄　陈皮　白茯苓去皮　远志甘草水泡，去心　麦门冬去心　竹茹　石菖蒲　甘草　半夏姜泡，香油炒

上锉，生姜水煎服。

一论妊娠不语，非病也，闻有此者，不须服药，临产日但服四物汤之类，产后便语。

一论妊娠怀鬼胎，如抱一瓮，《脉经》云：设令宫中人，若寡妇无夫，常夜梦寐交通邪气，或怀似胎，而成症瘕之疾，急当治下，宜用：

斩鬼丹

吴茱萸　川乌头　秦艽　柴胡　白僵蚕炒　巴戟去心

上为末，炼蜜为丸，如梧桐子大，每服七丸，蜜酒送下，出恶物，即愈。

一论妊娠癥瘕痞块，及二者疑似之间者，久服安养胎气，消散癥瘕，调经进食。

消补丸

枳壳　槟榔　黄连　黄柏　黄芩　当归　阿胶炒　木香各一两

上为末，水糊丸，梧桐子大，不饱时温米饮下三十丸，日进二三服。

一论妊娠或时有白浊白带而下，四物汤合二陈汤，加苍术、牡蛎、龙骨等药。

一论妊娠遗尿失禁。

白薇　白芍酒炒，各等分

上为细末，酒调方寸匕，日三服。

一论妊娠，痰嗽见红。

当归身　熟地黄　天门冬去心　麦门冬去心　紫菀各五分　桑白皮蜜炙　杏仁去皮　甘草炙　桔梗　片芩　五味子　阿胶炒，各二分半

上锉，加竹茹一团，水煎，临服入小蓟汁同服。

一妇人每孕不数月而堕，忽又孕三月，患呕吐吞酸，嗳气嘈杂，肠鸣泄泻，胃脘

疼痛。

　　陈皮一钱　半夏泡，七分　白茯苓一钱
白术去芦，二钱　苍术米泔浸，炒，一钱　川芎
一钱　神曲炒，五分　藿香四分　香附炒，二钱
六分　甘草炙，四分　黄连姜汁炒，三分

　　上锉，姜、枣煎服。

　　一治胎孕九个月将产消息，用猪肚一个，依常法，着葱、五味煮熟，食之不尽，再服。不与别人食。

　　一妊娠误服草药及诸般毒物，白扁豆生去皮，为细末，清米饮调服方寸匕，神效。

　　一妊娠下血，服凉血之药，下血益甚，食少体倦，此脾气虚而不能摄血，以补中益气汤治之乃愈。

　　一妇人堕胎昏愦，不时吐痰，自用养血化痰之剂，昏愦不知，自汗发搐，痰涎壅出，以为中风，欲用祛风化痰。予曰：此属脾气虚寒所致，遂用十全大补汤去桂，加知母、防风、山药、升麻、黄柏、益智仁。

　　一妊娠气喘痰盛，诸药不应，问治于余，询之，云素有白带，始于目下浮，两月余，其面亦然。此阴虚有痰饮也，用六味丸料，数剂而愈。

　　一妊娠每至五月，肢体倦怠，饮食无味，先两足肿，渐至遍身，后及头面。此是脾肺气虚，朝用补中益气，夕用六君子加苏梗而愈。

　　凡治妊娠，勿泥其月数，但见某经症候，便用某药为善。

妊娠伤寒治法

　　一治妊娠伤寒，护胎法。
　　井底泥　青黛　伏龙肝
　　上为末，调匀，涂于孕妇脐中二寸许，如干再涂上，以保胎孕也。

　　一治妊娠伤寒伤风，勿轻服药，发热头痛，恶风身痛。
　　紫苏　陈皮　香附　川芎　白芷　甘草
　　上锉一剂，姜、葱煎服。

　　加味四物汤　专治妊娠伤寒诸症。

　　当归身　川芎　白芍　熟地黄各等分
　　上锉，每服五六钱，水煎温服。如妊娠伤寒，头痛，身热无汗，脉浮紧，加麻黄、细辛。如妊娠伤寒、中风，表虚自汗，头痛项强，身热恶寒，脉浮而弱，加黄芪、地骨皮。如妊娠中风湿之气，肢节烦疼，脉浮而热，头痛，加防风、苍术。如妊娠伤寒，胸膈满痛，脉弦加柴胡、黄芩。如妊娠伤寒，大便硬，小便赤，气满而脉沉数，加大黄（生）、桃仁（去皮尖，麸炒）。如妊娠伤寒，小便不利，加茯苓、泽泻。如妊娠伤寒，小便赤如血状者，加琥珀、茯苓。如妊娠伤寒，四肢拘急，身凉微汗，腹中痛，脉沉而迟，加附子（去脐）、桂（少用）。如妊娠伤寒蓄血证，加生地黄、大黄（酒浸）。如妊娠伤寒，身热大渴，蒸蒸发热，脉长而大者，加石膏、知母。如妊娠伤寒，下后过解而不愈，温毒发斑如锦纹，加升麻、连翘。如妊娠伤寒，下后咳嗽不止者，加人参、五味子。如妊娠伤寒，下后虚痞腹满，加厚朴（姜制）、枳实（麸炒）。如妊娠伤寒，不得眠者，加栀子、黄芩。如妊娠伤寒，汗后血漏不止者，胎气损者，加阿胶、炙甘草、黄芪。如妊娠伤寒，脉浮，头肿，自利，腹中痛，去地黄。如妊娠伤寒，自利，腹中痛，饮食不下，脉沉者，去地黄、川芎，加白术、炙甘草、茯苓、黄芪。如妊娠伤寒，头痛项强，身热口干、胸胁痛，用生地黄，加柴胡、前胡、人参、甘草。

妊娠食忌

　　受孕之后，不可食之物，切宜忌食。非唯有感动胎气之戒，然于物理亦有厌忌者，设或不能戒忌，非特延月难产，亦能令儿破形母损，可不戒哉！

　　鸡肉与糯米合食，令子生寸白虫。

　　食羊肝，令子生多厄。

　　食鲤鱼、鲶鱼及鸡子，令儿成疳多疮。

　　食犬肉，令子无声音。

　　食兔肉，令子缺唇。

食鳖，令子项短及损胎。

鸭子共桑椹同食，令子倒生心寒。

豆酱合藿食之，堕胎。

雀肉合豆酱食之，令子面生點黑子。

食水浆，绝产。

食山羊肉，令子多病。

食雀肉，令子不耻多淫。

食螃蟹，令子横生。

食子姜，令子多指生疮。

食驴骡马肉，延月难生。

食蛤蟆鳝鱼，令儿喑哑。

如此之类，无不验者，则知圣人胎教之法，岂非虑其自然乎。

产　育

一产母面赤舌青，母活子死。母面青口赤，口沫出，子活母死。母唇皆青，口两边沫出，身重寒热，舌上青黑，反舌上冷，遇此证者，子母俱死，不可治也。

一胎产横逆，多因坐草太早，努力过甚，儿身未转，或已破水，其血必干，致胎难转，若先露脚，谓之逆，先露手，谓之横，当以小绢针于儿手足心，针入一二分，三四刺之，以盐涂其上，轻轻送入，儿得痛，惊转一缩，即当回顺而生矣。

一论产难，或横或倒，死胎烂胀于腹中者，几觉腹痛，或腰重，欲坐草时，将神柞散，即温饮一盏，便觉心下开豁。如渴，又饮一盏，觉下重便产，更无诸苦，横生倒逆，不过三服即正，子死腹中，不过三服即下，能保母子两全，最为神验。

催生神柞散

生柞树刺枝如小指大者一握，净洗，锉碎，一叶一刺者，处处有之　甘草五钱

上锉一大剂，新汲水一碗半，入新瓦罐内，用纸三重密封之，文武火煎八分，温服。

有一妇人，横产，手出至胕，肿胀，但欲截其手，不保其生，屡服催生药不效，以此药浓煎一碗与服，少顷苏醒，再与一碗，

困睡少时，忽云我骨节都拆开了，快扶起我，血水俱下，拔出死胎，全不费力，可谓更生。以此救人，百发百中。

一治孕妇临产艰难，或一二日不下者，服此自然转动下生。

三合济生汤

当归三钱　川芎二钱　枳壳去穰，麸炒，二钱　紫苏八分　香附炒，一钱半　大腹皮姜汁洗，一钱半　甘草七分

上锉，水煎，待腰痛甚服之，即产。

催生如意散 临产腰痛，方可服之。

人参一钱　乳香一钱　辰砂五分

上为末，临产之时，急用鸡子清一个调药，用生姜自然汁调开，冷服。如横生倒产，即时顺生，子母俱安。

一论妊娠子死，或未死，胎已动，芎归汤加紫苏，酒水煎服，死者即下，未死者即安。

一论胞衣既破，其血已涸，或元气困惫，用八珍汤斤许，再加益母草半斤，水数碗，煎熟，时时饮之，饮尽再煎。孕妇临月，预制此药，日进二服，则子易生而胞易落也。

一论横生逆产，须臾不救，子母俱亡。

蛇退一条　蝉退十四个　胎发一丸，并烧灰

上为末，分作二服，酒调下，须臾进一服，仰卧霎时即下。

一治产难，凑心不下者，蛇退烧灰，同麝少许研细，温酒调下，立产。

一论临产破水，三五日不下，将死未绝者，江月池传。鱼鳔（用大者）三寸，香油浸过，灯上烧之，滴下油入酒内，其灰研末，酒调服，立下。

一论难产，沥浆胞干，胎不得下，香油、蜂蜜各三碗，和匀，入铜铫内，慢火煎一二沸，掠去沫，调白滑石末一两，搅匀，顿服，外以油蜜摩母腹上，胎即下。

一妇人分娩艰难，产子已死，元气劳伤，用油纸捻烧断脐带，取其阳气以补之，俄闻儿啼作声。若以刀物如常断之，其母亦难保生。

夫子死腹中者，多因惊动太早，或触犯禁，或抱腰太重，或频揉拭水，胞衣先破，血水先尽，而胎干涸故耳。其候产母唇舌皆青者，子母俱死，若舌黑或胀闷甚者，其子已死矣。先以平胃散一两，酒水各半煎，却收朴硝半两 即熟皮硝。服之，或用硝一两，以童便调下，亦妙。

一治胎衣不下，鸡子清三个，去黄，以酸醋一合和之，啜入口中，即下。

一方治胞衣不下，即嚼生葱白数根，即下。

一胞衣不下，红花一两炒，清酒五爵沃之，温服。此乃气弱而瘀血盈于胞也，故用清酒壮其气，红花败其血。

一治胞衣不下，因产母元气虚薄者，用芎归汤，倍桂以温之，自下。

一治妇人难产及横生逆产如神，用蛇退炒焦为末，每服五分，酒调下。

一治死胎不下，兼难产及横生倒生，用桂心为末，每二钱，痛阵密时，用温酒调下。

一方用麝香五分为末，加桂末二钱，酒和服。

一治产后胎衣不下，恶血冲心，腹中血块，锦纹大黄一两，为末，以好醋半升，熬成膏，丸如梧子大，以醋化五丸服之，须臾即下。又治月经不通。

一治横生逆产，胎死腹中不下。

公老鼠腰子一副　轻粉一分　松香一分

共捣作三四丸，辰砂为衣，温酒下。

一治胎衣不下，令产妇衔自己发尾于口中，令呕哕，衣即下。此方可用。

一论妇人分娩，交骨不开，或五七日不下，垂死者。

活命芎归汤

川芎　当归各一两　生男女妇人发一握，烧灰存性　自死龟壳一个，如无，枯过者亦可，酥炙

上为末，每一两水煎服。良久，不问生死，胎即下。

一论妊娠十月满足，或因恣情内伤，或患潮热之证，又兼产前多吃热毒之物，瘀血相抟，七情怒气所伤，临产横逆之厄，怆忙不谨，辄用稳婆下手取胎，触死胎儿在腹，不能施治，今备妙方，防此之患，但服一二帖。加乌金丸二颗，甚妙。

活水无忧散

益母草二两　大枳壳一两　当归四钱　川芎一钱　白芍二钱　生地黄二钱　生鲤鱼一个　官桂一钱　急性子四钱　陈皮一钱　甘草八分

上各锉，分二服，每用水三碗，煎至二碗，临服之时加好醋一匙，每一碗加乌金丸一粒。如其死胎不下，急取无根水再煎药渣，连进二服，即救其性命。奥妙不可轻传。

一论临产艰难，横生逆产，胎死不下，及产后诸病。

乌金丸

真阿胶一两八钱，蛤粉炒　苏木一两　艾叶端午日收，去根，二两　谷芽　麦芽晒干，各二两　龙衣即蛇退，要全者一条，焙干，又要蛇头下向者方好

上共为细末，炼蜜为丸，如芡实大，每用一丸，童便和酒化下。

凡修合此药，拣天月二德天医生气吉日，凝神安虑，洒扫净室，画太极而生两仪，九宫而分八卦，所忌妇人、鸡犬声、喊音，要在夜间寂静，斋戒至诚，先念净口、净心、净身、净天地神咒，又念咒曰：天精精，地灵灵，精精灵灵，左朝北斗，右朝北辰，人逢此药，各保安宁，急急如律令。

一治横生逆产，并三五日不下，死在须臾，姜师师周传。用从上往下蛇退一条，长尺余者，烧灰存性，鹁鸽粪等分，为末，黄蜡为丸一个，皮硝化水吞下。

一治妇人交骨不开，产门不闭，皆由元气虚弱，胎前失于调摄，以致血气不能运达而然也。交骨不开，阴气虚也，用活命芎归汤、补中益气汤，产门不闭者，气血虚也，用十全大补汤。活命芎归汤，方见前。

一治难产，兼胞衣不下及死胎不下。巴

三菱七脱衣裳，细研如泥入麝香，捏作饼儿脐下贴，须臾子母便分张。

一方，用蓖麻子十四粒去壳，研涂两脚心，衣即下，可即洗去。如不去，则肠出，如此时，就以此药贴顶心，缩回其肠。多用此药不妨，如肠入则洗之神效。

一治难产或横或逆，或血海干涸，或胎死不下，惶惶无措，死在须臾。戴有愚传。

皮硝二钱，壮者三钱，弱者或寒天可加大附子，煨，去皮脐，三五分

上用好酒半钟，童便半钟，入硝，煎一二沸，温酒服，立下，百发百中。

一治胎死腹中，或产母气乏委顿，产道干涩，或手足冷，腹痛，用五积散。见中寒。依本方去麻黄，加川乌、附子、南星、阿胶（炒）、木香、杏仁六味。

一治女人出生肠，用脚盆盛贮其肠，取芋煎水洗过，盖芋水甚滑，洗过则肠滑，后用冷水喷胸前，使患者因咳嗽气则肠收，又用人以手托之，使肠入内，后用马楂兜水洗，用渣搭于门口上，女人睡倒，脚高起些，过一时即愈。

补中益气汤方见内伤。

十全大补汤方见补益。

产　后

产后扶虚消瘀血，脉却宜虚。叔和云：新产之脉缓滑吉，实大弦急死来侵，寸口涩疾不调死，沉细附骨不绝生。

凡产毕，不问腹痛不痛，有病无病，以童子小便和酒共一钟温服，则百病不生。少坐上床，倚高，立膝仰卧，不时唤醒，及以醋涂鼻，或用醋浇炭，及烧漆器，更以手从心擦至脐下，使恶露不滞，如此三日，以防血晕血逆。酒虽行血，亦不可多，恐引血入四肢，且能昏晕，宜频食白粥少许。一月之后，宜食猪蹄少许。仍慎言语、七情、寒暑、梳头、洗足，以百日为度，若气血素弱者，不计月日，否则患手足腰腿酸痛等症，名曰

蓐劳，最难治疗。初产时，不可问是男女，恐因言语而泄泻，或以爱憎而动气，皆能致病。不可独宿，恐致虚惊。不可刮舌，恐伤心气。不可刷牙，恐致血逆。须血气平复，方可治事。犯时微若秋毫，成病重如山岳，可不戒哉！

夫产后血晕，其由有三：有用心使力而晕者；有下血多而晕者；有下血少而晕者。其晕虽同，其治特异。若下血多而晕者，当补血，以芎归汤为主。或恶露不止者，倍炒黑干姜止之。若去血少而晕者，黑神散主之。但凡血晕不省人事，用火炭置产母旁，以醋沃之，使醋气熏入产母口鼻，轻者即醒，重者亦省人事矣。一法，用韭菜细切，盛于有嘴瓶中，以热醋沃之，急封瓶口，以瓶嘴纳产妇鼻孔中嗅之，即醒。一法，用旧漆器烧烟，熏之即醒。一法，用荆芥穗研末，用一分吹鼻，即醒。一法，用鹿角烧存性，每一钱，酒灌下，即醒。

夫产后发热，有去血过多者，有劳力过伤者，有恶露不尽者，有饮食失节者，有感冒风寒者，有夹食伤寒者，有内伤挟外感者，有三日蒸乳者，俱能发热憎寒，并身疼腹痛，不可相类而用药也。

一论去血过多发热者，脉必虚大无力，内无痛楚，此非有余之热，乃阴虚生内热耳，以归术保产汤主之。

一论有伤力发热，或早起劳动发热者，亦用归术保产汤主之。

一论恶露不尽，亦发热恶寒，必胁肋胀满，连大小腹有块作痛者，宜黑神散主之。

一论脾胃虚弱，饮食必难克化，以致停滞发热，必有噫气作酸，恶闻食臭，而口中无味，胸膈饱闷，气口脉必紧盛，发热恶寒头痛，宜理脾汤主之。

一论感冒风寒而发热者，其脉弦而紧，或恶露欠通，头痛身痛，发热恶寒，手足厥冷，肚腹疼痛，宜五积散主之。此药祛除败血，生新血，调和营卫，滋养脏腑，使阴阳不相胜复，邪气不能相干，则无寒热之患，

并加米醋少许同煎，本方去麻黄。方见中寒。

一论伤寒夹食，必恶食胸痞，腹痛头痛，发热，气口脉来紧盛，宜行气香苏散，一消一发而治之。方见饮食。

一论内伤元气，外感风寒，其脉洪大而虚，其证身热而烦，头痛恶寒而渴，自汗气高而喘，宜补中益气汤加减治之。方见内伤。

一论产后蒸乳发热恶寒者，必乳间胀硬疼痛，令产母揉乳汁通，其热自除，不药而愈。

一论产后发热恶寒，或口眼㖞斜等症，皆是气血虚甚，当以大补气血为主。若左手脉不足，补血药多于补气药，右手脉不足，补气药多于补血药。

一论产后中风，切不可便作风治，不可服小续命汤之类，宜大补气血。若中风口噤，乃血虚而风入夹口，筋得风则急，故口噤也。若角弓反张，乃体虚而风入于诸阳之经，故独腰背挛急，如角弓反张之状也。以归术保产汤，去香附、干姜，加秦艽、羌活，又宜当归、荆芥各等分，水一盏，酒少许，煎七分灌之。如口噤，以匙斡开，微微灌下，但下咽即效。又宜荆芥略炒为末，每服三钱，黑豆淋酒调下，童便亦可。

一论产后虚羸诸病，唯宜十全大补汤，此药性温平，补养血气，壮健脾胃，乃诸虚百损第一方也。

一产后血晕者，乃下血过多而眩晕也，不省人事者，气血大脱而神不用也，故用人参锉两剂，水煎温服。盖人参甘温，益元气之品，可以回气，可以生血。身热气急者，加童便一杯。身寒气弱者，加大附子三钱。外以炭火，以酽醋沃之，使醋气熏蒸入鼻，则能收敛，神效！

一论产后诸疾，以本治之，大补气血为主，此方治一切诸证，气血虚弱，脾胃祛弱，或恶露不行，或去血过多，或饮食失节，或怒气相冲，以致发热恶寒，自汗口干，心烦喘急，心腹疼痛，头眩、眼黑、耳鸣等症，不语昏愦，不省人事，并皆治之。

归术保产汤

当归酒洗，一钱半　川芎一钱　白芍酒炒，一钱　熟地黄酒蒸，一钱　白术去芦，炒，一钱　甘草炙，三分　白茯苓去皮，一钱　陈皮八分　干姜炒黑，八分　香附米童便炒，一钱

上锉一剂，生姜三片，枣一枚，水煎温服。如去血过多，倍芎、归、干姜。胸膈胀满加枳实（麸炒）、砂仁、厚朴（姜炒）、山楂（去子）。两胁肋痛加青皮（去穰）、肉桂。小腹阵痛加玄胡索、桃仁、红花、苏木，甚者加三棱、莪术（俱煨，醋炒）。有汗加黄芪（蜜水炒）、酸枣仁（炒）。口干苦加麦门冬（去心）。身不发热，小腹痛不可忍，用桃仁（去皮，捣烂）五钱，韭菜汁和酒送下，立效。恶露不行加益母草、牡丹皮、桃仁，入童便、酒，同服。吐痰加半夏、贝母。咳嗽不止加辽五味、桑白皮。着气恼加乌药。昏愦，口噤不语，加荆芥穗。气虚加人参七分。

一论妇人产后一十八症，服之如神。

黑神散

棕皮灰　玄胡索　当归酒洗　赤芍　白芍　生地黄　五灵脂各一两　蒲黄一两　熟地黄一两　香附米炒，一两　干姜炮，一两　沉香五钱　乳香五钱　大黑豆五钱　莪术五钱　红花五钱

上为细末，每服二钱，温酒、童便调下。

一胞衣不下，败血攻心，眩晕欲绝，服此即苏。一将产血多，儿食不尽，余血裹胎难产，服此弃子救母。一临产用力太早，儿不及转，横生倒出，亦当急救母命。一子死腹中，母必肢体冷痛，口角出沫，指甲青黑，服此即出。一恶露未尽，失而不治，又过食酸咸收敛之物，因而得崩漏。一血虚眼花，坐起不得。一血迷心窍，不能言语。一败血乘虚，散流四肢，因而浮肿。一败血为害，口渴舌燥，乍寒乍热似疟。一败血入心，烦躁发狂，言语错乱，或见鬼神似癫。一败血停留肢节间，遍身疼痛。一月中饮冷，败血凝聚，腹痛难忍，或致泻利。一肺窍鼻中气

黑。一败血结聚，小便闭涩，大便艰难。一败血冲心，喉中气急发喘。一败血滞脾胃中，心腹胀满，呕吐，似翻胃。一产后诸般怪证，难以名状者，多是败血所致，服此立效，真仙方也。

一产后心腹痛，瘀血不行，或儿枕作痛，危急之甚。

当归三钱　川芎　白芷　官桂　玄胡索　牡丹皮　蒲黄　五灵脂　没药各一钱　白芍酒炒，三钱

上锉一剂，水煎，入童便，空心服。

一治产后小腹作痛有块，脉芤而涩，以四物汤加玄胡索、红花、桃仁、牛膝、木香。

一论产后停食，胸膈饱闷，身发寒热，不思饮食。

理脾汤

苍术米泔浸，炒，一钱　陈皮一钱　厚朴姜汁炒，一钱半　砂仁七分　神曲炒，一钱　山楂去核，一钱　麦芽炒，一钱　干姜炒黑，八分　甘草炙，三分

上锉一剂，生姜三片，水煎服。泄泻加白术、白茯苓；大便闭加桃仁、红花；小便闭涩加大腹皮。

一治产后三日，牙关紧急，眼目直视，四肢厥冷，干姜（炒黑）五钱，水煎，入童便，温服，立效。

一论产后晕倒，不省人事，眼黑耳鸣等症，并治中风不省人事，口吐涎沫，手足瘈疭。

加味佛手散

当归　川芎　荆芥各等分

上锉一大剂，水煎，入童便，温服。

一论产后恶露不快，腰痛，小腹痛，时作寒热头痛，不思饮食，亦治久积恶血，月水不调，又疗心痛，小肠气痛，血气痛，欲死者，又治心腹疼痛，及儿枕痛不可忍，又或血迷心窍，不省人事，又治北人青筋症，用三钱，酒调下。

失笑散

五灵脂水淘去砂，醋煮　真蒲黄炒，各等分

上锉一剂，水煎温服。一法，为细末，每服三钱，酽醋熬成膏，白汤化下。痛甚加川芎、肉桂、玄胡索各一钱。

一论产妇小腹作痛，忽牙关紧急，灌以失笑散，良久即苏，又用四物汤，加炮干姜、白术、陈皮。

一论产后血脱，昏晕不醒，以四物汤加香附、人参、白术、茯苓、炮干姜。

一论产后瘀血，心腹疼痛，或发热恶寒者，以四物汤加玄胡索、香附、桃仁、红花、青皮、泽兰、牡丹皮，水煎，入童便、酒各一盏，温服。若以手按腹愈痛，此是瘀血为患，宜服此药，或失笑散消之。若按之反不痛，是血虚，宜四物汤，加参、术、茯苓。若痛而作呕，是胃虚，宜六君子汤。若痛而作泻者，宜六君子汤，加干姜（炒）、白芍（酒炒）。

一论蓐劳者，产中之名也，产中虚羸喘乏，乍寒乍热，病如疟状，名曰蓐劳。此是气血之虚，不相顺接，虚故乍寒，壅故乍热，无时休息，证似疟，实非疟也。治宜大补气血，使其气血顺接，则病愈矣。故用人参补气，当归补血，糯米益胃，葱豉醒脾，用猪肾者，取其以类相从，能补系胞之区也。

猪肾汤　治产后蓐劳，发热盗汗。

人参　当归各等分　猪腰子一个，切片　白糯米半合　葱白三根　淡豆豉一合

以水煮米熟，取清汁一盏，入药二钱，煎至八分，不拘时服。

一方　治产后蓐劳发热，猪腰子一对，去白膜，切作柳叶片，用盐、酒拌，先用粳米一合，入葱椒，煮粥，先将盐、酒、腰子铺盆底，同热粥盖之，如作鲝生状，空心食之。

一治产后发热自汗，肢体疼痛，名曰蓐劳。

当归羊肉汤

当归酒洗　人参各七钱　黄芪一两　生姜五钱

上锉，用羊肉一斤，煮清汁五大盏，去

肉入前药，煎至四碗，去渣，作六服，早晚频进。

一论产妇牙关紧急，腰背反张，四肢抽搐，两目连劄，此去血过多，元气亏损，阴火炽盛，宜十全大补汤，方见补益。加炮姜，一剂而苏，又数剂而安。

一论产后筋挛背急，肌肉瘈动，此气血俱虚，用十全大补汤而愈。

一论产后血邪，心神恍惚，言语失度，睡卧不安，宜：

茯神散

白茯神去皮木，一钱　人参　龙齿研　琥珀研　赤芍　黄芪　牛膝去芦，各五分　生地黄一钱　桂心五分

上锉一剂，用水煎，温服。

一论产后不语者何？答曰：人心有七孔三毛，产后虚弱，多致停积败血，闭于心窍，神智不能明了。又心气通于舌，心气闭塞，则舌亦强矣，故令不语。如此者但服此药。

八珍散

人参　石菖蒲　怀生地黄　川芎各一两　细辛三钱　防风五钱　辰砂另研，五钱　甘草一钱

上为末，每一钱，薄荷汤调下，不拘时服。

一论产后咳逆不止，用干柿一个切片，以水一盏，煎至六分，热饮之即止。

一论产后汗出不止。

嫩黄芪蜜水炒　熟地黄　牡蛎粉　白术去芦，炒　麦门冬去心　防风去芦　白茯苓去皮　当归酒洗

上锉，红枣二枚，水煎温服。

一论产后消渴，饮水不止。

当归酒洗　川芎　白芍　生地黄　麦门冬去心　五味子　知母去心　白茯苓去皮　黄芪蜜水炒　甘草

上锉，水煎温服。

一论产后胸痞腹胀。

当归酒洗　川芎　白芍酒炒　白术去芦，炒　白茯苓去皮　陈皮　半夏汤泡，姜炒　砂仁　香附炒　厚朴姜汁炒　甘草

生姜煎服。

一论产后疟疾。

当归酒洗，一钱半　川芎一钱　白芍酒炒，一钱半　白术去芦，炒，一钱半　白茯苓去皮，一钱半　柴胡八分　青皮去穰，八分　甘草三分

上锉，白水煎服。

一论产妇血痢，小便不通，脐腹疼痛，以生马齿苋捣烂，取汁三大合，煎沸，下蜜一合调，顿服之即愈。

一治产后痢疾，不问赤白，主方。

当归酒洗　川芎　白芍炒　白术去芦，炒　白茯苓　陈皮　木香　香附炒　神曲炒　干姜炒　甘草炙

上锉，水煎温服。不思饮食，加砂仁。小便不利，加泽泻。

一论产后痢疾，久不止者，以四君子汤加黄芪、粟壳。

一治产后泄泻。

人参　白术去芦，土炒　白茯苓去皮　陈皮　白芍炒　干姜炒　泽泻　厚朴姜汁炒　砂仁　当归酒炒　甘草炙

上锉，姜、枣煎服。

一治产后呕吐。

陈皮　半夏汤泡，姜炒　白术去芦，炒　白茯苓去皮　砂仁　藿香　人参　神曲炒　当归酒洗　甘草炙

上锉，生姜五片，水煎温服。

一治产后头痛。

黄芪蜜水炒　人参　白术去芦，炒　陈皮　当归　升麻　柴胡　细辛　蔓荆子　川芎　藁本　甘草

上锉，生姜三片，水煎服。

一治产后咳嗽痰喘，发热。

当归酒洗　白芍酒炒　川芎　熟地黄　陈皮　半夏姜汁泡，炒　白茯苓去皮　枳壳去穰，麸炒　桔梗去芦　前胡　苏梗　葛根　人参　木香　甘草

上锉散，姜、枣，水煎服。

一产妇咳嗽痰盛，面赤口干，内热晡热，

彻作无时。此阴火上炎，当补脾胃，遂用补中益气汤、六味地黄丸而愈。

一论产妇粪后下血，诸药不应，饮食少思，肢体倦怠。此中气虚弱，用补中益气汤加吴茱萸炒黄连五分，四剂顿止，但怔忡少寐，盗汗未止，用归脾汤治之而愈。

一论产后大便不通，因去血过多，大肠干涸，或血虚火燥干涸，不可计其日期饮食数，多用药通之润之，必待腹满觉胀，自欲去而不能者，乃结在直肠，宜用猪胆汁润之。若服苦寒药润通，反伤中焦元气，或愈加难通，或通而泻不能止，必成败证。若属血虚火燥，用加味逍遥散。气血俱虚，八珍汤。慎不可用麻子、杏仁、枳壳之类。

一产前产后大便不通。

当归酒洗　川芎　防风去芦　枳壳麸炒，各一钱　甘草炙，二钱

上锉，姜、枣煎服。忌动风之物。用蜜导之，亦妙。

一产后五七日不大便，切不宜妄服丸药，用大麦芽炒为末，每服三钱，沸汤调下，与粥间服。

一论产后胞损，小便淋漓不止。

人参二钱半　白术去芦，二钱　白茯苓去皮，一钱　黄芪蜜炒，一钱半　陈皮一钱　桃仁去皮尖，一钱　甘草炙，五分

上锉一剂，水煎猪羊胞，后入药煎服。

一论妇人子宫肿大，二日损落一片，殊类猪肝，已而面黄体倦，饮食无味，内热晡热，自汗盗汗，用十全大补汤二十余剂，诸症悉愈，仍复生育。

一论产后阴门不闭，发热恶寒，用十全大补汤加五味子数剂而寒热退，又用补中益气汤加五味子数剂而敛。若初产肿胀，或㿗痛而不闭者，用加味逍遥散。若肿既消而不闭者，补中益气汤。切忌寒凉之剂。阴门不闭，用石灰煎汤，先熏后洗。一方，用荆芥、藿香、臭椿根皮，煎汤熏洗。

一论产后阴门痛极不可忍，桃仁泡去皮尖，研如泥，涂之即已。

一论产后阴户极痒不可忍，食盐一两涂之即愈。

一论产后生肠不收，皆由气虚血弱，所以悬下，但养气和血，其物自收。

人参　白术去芦，炒　黄芪蜜炒　当归川芎　甘草炙

上锉，水煎服。若悬二日，则入升麻五分升提之，日用热手心常熨腰肚，但腰肚气暖，其物亦收。

一治产后生肠不收，蓖麻子去壳，研成膏，贴头顶心即收，内服补中益气汤，倍升麻，去柴胡，加益母草一钱。

一论产后因子死，经断不行，一日小腹忽痛，阴户内有物如石硬塞之，而痛不禁，此乃石瘕也。

当归酒洗　川芎　白芍酒炒　生地黄　桃仁去皮尖　红花　大黄　三棱　槟榔　泽泻香附　玄胡索　血竭

水煎，空心服。

一论产后有疾，郁冒则多汗，汗则大便闭，故难于用药，唯此药最佳。

二子饮

苏子　火麻子去壳

二味各半合，拣净洗，研极细，用水再研，取汁一盏，分三次煮粥食之。此粥不唯产后可服，大抵老人、诸虚人风闭，皆得效。

一论产后阴户肿大，用吴茱萸煎汤洗之。

一论产后恶寒发热，余欲用八珍汤加炮姜治之，其家知医，以为风寒，用小柴胡汤。余曰：寒热不时，乃气血虚。不信，仍服一剂，汗出不止，谵语不绝，烦热作渴，肢体抽搐。余用十全大补汤二剂益甚，脉洪大，重按如无，仍以前汤加附子，四剂稍缓，数剂而安。

一产妇泻利年余，形体骨立，内热晡热，自汗盗汗，口舌糜烂，日吐痰三碗许，脉洪大，重按全无。此命门火衰，脾土虚寒而假热，然痰者乃脾虚不能统摄归原也，用八味丸补火以生土，用补中益气汤兼补肺金而健其脾胃。

小 产

小产重于大产，盖大产如粟熟自脱，小产如生采，破其皮壳，断其根蒂，岂不重于大产，但人轻忽致死者多矣。治法宜补形气，生新血，去瘀血。若未足月，痛而欲产，芎归补中汤倍加知母止之。若产而血不止，人参黄芪汤补之。若产而心腹痛，当归川芎汤主之。胎气弱而小产者，八珍汤固之。若出血过多而发热，圣愈汤。汗不止，急用独参汤。发热烦躁，肉瞤筋惕，八珍汤。大渴面赤，脉洪而虚，当归补血汤，即黄芪一两、当归三钱是也。身热面赤，脉沉而微，四君、姜、附。东垣云：昼发热而夜安静，是阳气自旺于阳分也。昼安静而夜发热，是阳气下陷于阴中也。如昼夜俱发热者，是重阳无阴也，当峻补其阴。王太仆云：如大寒而甚，热之不热，是无火也。热来复去，昼见夜伏，夜发昼止，时节而动，是无火也。如大热而甚，寒之不寒，是无水也。热动复止，倏忽往来，时动时止，是无水也。若阳气自旺者，补中益气汤。阳气陷于阴者，四物二连汤，即四物汤加胡连、川连是也。重阳无阴者，四物汤。无火者，八味丸。无水者，六味丸。

一论小产气虚，血下不止，宜：

人参黄芪汤

人参　黄芪蜜炒　当归　白术去芦，炒
白芍酒炒　艾叶醋炒，各一钱　阿胶炒，二钱

上锉一剂，水煎服。

一论半产气血虚，宜芎归补中汤。方见妊娠。

一论小产后瘀血心腹疼痛，或发热恶寒。

当归川芎汤

当归　川芎　白芍炒　熟地黄　玄胡索
桃仁　红花　香附　青皮　泽兰　牡丹皮

上水煎，入童便、好酒各半盏，同服。若小产腹痛，以手按腹愈痛，此是瘀血为患，宜用此药或失笑散消之。若按之反不痛，此

是血虚，宜用四物加参、苓、白术。若痛而作呕，此是胃虚，宜用六君子。若痛而作泻，此是脾虚，宜用六君子送二神丸。

一妊娠五月，服剪红丸而堕，腹中胀痛，服破血之剂益甚，以手按之益痛。余曰：此峻药重伤，脾胃受患。用八珍倍人参、黄芪，加半夏、乳香、没药，二剂而痛止，数剂而痊愈。

一妇人年二十余，疫疾堕胎，时咳，服清肺解表，喘急不寐，请治。余以为脾土虚，不能生肺金，药损益甚。先与补中益气加茯苓、半夏、五味、炮姜，四剂渐愈，往视之，又与八珍加五味，及十全大补汤，痊愈。

一小产下血不止，血气虚之甚也，以补中益气汤，去升、柴，加白芍、川芎、香附、砂仁、艾叶、阿胶。

乳 病

乳房阳明所经，乳头厥阴所属。乳子之母，不知调养，忿怒所逆，郁闷所遏，厚味所酿，以致厥阴之气不行，故窍不得通而汁不得出，阳明之血沸腾，故热甚而化脓。亦有所乳之子，膈有滞痰，口气焮热，含乳而睡，热气所吹，遂生结核。于初起时便须忍痛揉令稍软，吮令汁自透，可消散。失此不治，必成痈疖。治法，疏厥阴之滞以青皮，清阳明之热细研石膏，行污浊之血以生甘草之节，清肺导毒以瓜蒌子，或加没药、青橘叶、皂角刺、金银花、当归，或汤或散，或加减，随意消息，然须以酒少佐之。若加以艾火两三壮于肿处，其效尤捷。不可辄用针刀，必致危困。或因忧愁郁闷，朝夕积累，脾气消伤，肝气横逆，遂成隐核，如大棋子，不痛不痒，数年之后，方为疮陷，名曰乳岩，以其疮形峻曲似岩穴也，不可治矣。若于始生之际，便能消释病根，使心清神安，然后施之治法，亦有可安之理。

一论有儿者，名为外吹乳，有孕者，名为内吹乳，可以急治，宜服：

立效散

白芷　贝母

各等分为末，每服二钱，好酒调服。若无乳行，加漏芦，酒煎调服。

一论妇人乳肿作痛，欲成痈毒，宜：

神效瓜蒌散

瓜蒌黄熟者一个，连皮子穰，重重纸包，火煨，捣烂，每一剂半个　白芷一钱半　玄参二钱　升麻五分　归尾二钱　桔梗一钱　连翘二钱　柴胡一钱　青皮一钱　天花粉一钱半　穿山甲炒，一钱　川芎八分　知母一钱　木通一钱　木鳖子三钱　玄胡索二钱

上锉一剂，水煎温服。

一治妇人患吹乳肿痛，未成脓者，用生半夏一个为末，将葱白半寸，捣和为丸，绵裹塞鼻，一夜即愈，左乳塞右鼻，右乳塞左鼻，神效。

一外敷吹乳方。

葱一大把，捣烂作饼，厚摊乳上，将瓦罐盛灰火，铺在葱上蒸出汗，即消肿痛，甚妙。或将紫苏煎汤频服。

一治妇人吹乳，韭菜地中蚯蚓粪研细末，醋调，厚敷于上，干则再易，三次即愈。

一治吹乳，用益元散五钱，以豆豉、葱白汤调下，频服即愈。

一治吹乳法，入患家门，房上或墙头地上掐草四指长，以手捻，默念我佛面前一棵莲，结下子来献西方，金头娘子害吹奶。明问左边右边，患者应如实告，再说吹口气来医，即出，不可回顾，将草手心紧捻，出，放在墙缝，以厚土盖，不可透风，即能止痛消肿，妙哉！一法，治吹乳，用黄纸书山田火大人五字，贴乳上，立效。

一论妇人年五十外，乳痈初已，而又致穿破，不得收功者，宜：

冲脉饮子

黄芪每一两，用桂一钱煎汤拌，碗盛，饭上蒸熟，每一剂用二钱　人参一钱半　白术一钱　生地黄酒浸，一钱　茯苓七分　当归身二钱　白芍酒炒，一钱　川芎一钱　柴胡五分　青皮五分　宣木瓜四分　皂角子二钱　甘草二分

上锉一剂，水煎频服。大便不通润，加火麻仁（炒）二钱，黄连（酒炒）二钱。

一论内外吹乳，乳痈肿痛，已成未成，服之立瘥。牙皂烧过存性，蛤粉炒过，等分为末，每服五钱，好头生酒调下，以醉为度，热服，出汗立愈。外用巴豆三个烧存性，香油调敷，放痈头上，上用膏药贴之。四围用：

铁箍散

白蔹　白芨　白芷梢　赤芍梢

为末，蜜调敷疮四围，立愈。

一治内外吹乳及溃浆，服之立效。

黄芪　人参　当归　川芎　白芷　木通　连翘　漏芦　天花粉　青皮炒　橘蕊　防风　白芍　贝母　瓜蒌　乳香　甘草　穿山甲　皂角刺

水煎，食后临卧服。

一治乳劳乳痈，已成化脓为水，未成即消。治乳之方甚多，独此神效。瘰疬疮毒，其效无比，名：

神效瓜蒌散

瓜蒌大者两个，捣　当归酒洗　甘草各五钱　乳香另研　没药另研，各一钱

上作二剂，用酒三钱，煎至二碗，分三次饮之，更以渣敷于患处。一切痈疽、肿毒、便毒皆效。

补　遗

一切吹乳，肿痛不可忍者。

升麻　甘草节　白芷梢　青皮　归尾　金银花　瓜蒌仁倍用　橘叶七片　连翘　贝母

上锉，水煎，入酒半碗同服，不拘时服。

一治乳痈风神方。

北细辛一钱　白芷梢八分　归尾一钱　赤芍八分　防风一钱　莪术八分　桔梗八分　乌药一钱　麻黄二钱　小甘草三分

上锉一剂，水煎，加热酒同服，以渣敷患处，出汗为度。

乳 岩

妇人乳岩，始有核肿如鳖，棋子大，不痛不痒，五七年方成疮。初便宜多服疏气行血之药，须情思如意则可愈。如成疮之后，则如岩穴之形，或如人口有唇，赤汁脓水浸淫胸胁，气攻疼痛，用五灰石膏去其蠹肉，生新肉，渐渐收敛。此证多生于忧郁积忿中年妇人，未破者尚可治，成疮者终不可治，宜服：

十六味流气饮

当归　川芎　白芍酒炒　人参　乌药　槟榔　防风　黄芪蜜水炒　官桂　厚朴姜炒　桔梗　枳壳去瓤　木香　白芷　紫苏　甘草

上锉，生姜煎服。乳痈加青皮。亦治痘疹后余毒作痈瘤。

一治妇人乳岩，久不愈者。

桦皮　油核桃各等分，烧灰存性　枯矾　轻粉二味加些

共为细末，香油调敷。

一治妇人乳痈或乳岩初起，先服荆防败毒散一剂，以败其毒，次进蒲公英连根叶洗净捣汁，入酒饮之，将渣敷于患处，立消。败毒散即人参败毒散。方见伤寒。去人参，加防风、荆芥、连翘是也。

一妇人年逾三十，每怒后乳内作痛或肿。此肝火所致，与小柴胡合四物汤加青皮、桔梗、枳壳、香附而愈。彼欲绝去病根，自服流气饮，遂致朝寒暮热，益加肿毒。此气血被损而然，予与八珍汤三十余剂，喜其年壮，元气易复，而得愈也。

一妇人乳内肿一块如鸡子大，劳则作痛，久而不消，服托里药不应，此乳劳证也，属肝经血少所致，先与神效瓜蒌散四剂，更隔蒜灸之，肿少退，再服八珍汤，倍加香附、夏枯草、蒲公英，仍间服前散，月余而消。亦有乳疽一证，其状肿硬木闷，虽破而不溃，肿亦不消，尤当急服此散，及隔蒜灸。斯二证乃七情所伤，气血所损，亦劳证也。宜戒

怒，节饮食，慎起居，否则不治。

一妇人患乳痈，气血颇实，但疮口不合，百法不应，予与神效瓜蒌散，四剂少可，更与数剂，及豆豉饼灸之而愈。又一妇人，患此未溃，亦与此药三剂而消。良甫云：如有乳劳，便服此药，可杜绝病根。如毒已成，能化脓为水，毒未成者，则从大小便中散之。

神效瓜蒌散 方见前。

小柴胡汤 方见妇人虚劳。

四物汤　八珍汤 俱见补益。

通 乳

一论妇人素禀怯弱，血气虚耗，产后无乳，宜补养之剂，用：

当归补血汤

当归身酒洗，五钱　嫩黄芪蜜水炒，一两

上锉一剂，葱白十根，煎服。

一论产后乳脉不行，身体壮热疼痛，头目昏晕。此凉膈散热下乳。

玉露饮

当归一钱三分　川芎五分　芍药一钱半　人参　白茯苓　甘草各二钱半　白芷五钱　桔梗炒，五钱

上锉，水煎，临卧温服。如烦热甚，大便结，加大黄一钱二分。乳脉不行，结成痈肿、疼痛，加黄芪（蜜炙）、当归、金银花、甘草各二钱半，水煎，入酒半钟，食后温服。

一方，下乳。

二母散

牡蛎　知母　贝母

为细末，以猪蹄汤调下。

一论产后乳汁绝少，用猪蹄一只，通草四两，先水煎肉汁，后同通草再煎，去渣，食后服之。又用木梳上梳垢，取下男梳者，丸如梧桐子大，每服七八丸，空心顺流水下。

一论产后气血不足，经血衰弱，乳汁涩少。

猪蹄下截，四只　通草二两　川芎一两　穿山甲一两，炒　甘草一钱

上用水五升，煮汁饮之。忌生冷，避风寒，夏月不宜失盖。更以葱汤频洗乳房。

一治乳汁不通。

通草七分　瞿麦　柴胡　天花粉各一钱　桔梗　青皮　白芷　木通　赤芍　连翘　甘草各五分

水煎，食远服。更摩乳房。

一治乳妇思虑滞结，乳汁不行，宜：

涌泉散

王不留行酒浸　白丁香　漏芦　天花粉　白僵蚕炒　穿山甲炒黄色，各五钱

上为细末，每服三钱，食后用猪蹄汤调服。

一治乳汁不行，核桃仁十个去皮，捣烂，穿山甲末一钱，黄酒调服。

一治产妇少乳，穿山甲、天花粉各五钱，入猪蹄，水煮令烂，服之立愈。

一妇人产次子而无乳，服下乳药，但作胀。予谓人乳皆气血所化，今胀而无乳，是血气竭而津液亡也，当补其气血，自然有乳矣。乃与八珍汤倍加参、术，少加肉桂，十数剂奏效。

断　乳

一论小儿三四岁，或五六岁，当断乳，不肯断者，宜用：

断乳画眉膏

山栀子三个，烧灰存性　雄黄少许　辰砂少许

上三味为末，入生麻油、轻粉各少许，调匀，候儿睡了，抹于两眉上，醒来便不食。未效，再抹。

一论妇人欲断乳方。

归尾　赤芍　红花酒洗　牛膝酒洗

水煎，临卧服。

一论妇人血气方盛，乳房作胀，或无儿吃，乳胀痛，憎寒热，麦芽一二两炒，水煎服，立消。其耗散血气如此，何脾胃虚弱、饮食不消方中多用之？一云：麦芽最消肾。

若气血虚而乳汁自出者，宜十全大补汤，服之其子多不育。

妇人通治

夫通治方者，盖胎前产后，一切杂证，皆可治也，或一方而治数十证，不可入于专门，皆是素试之有验者。虽曰通治，亦不可胶柱而鼓瑟也。

一论妇人胎前产后诸病，三十六种冷血风，八十二种风，疝气，中风淋沥，血聚，胎孕不安，死胎不下，胞衣不落，一服立效。产后腹内脐下如刀刺，赤白带下，呕逆填塞，心气烦满。怀胎近产，一日一丸，临产不觉痛苦。经脉不通，或乘时不来，或来频并，饮食无味，面赤唇焦，手足顽麻，遍身生黑点血斑者。产后中风伤寒，体如板者，麻黄汤研化服。

神秘万灵丹

何首乌去皮，用黑豆拌，九蒸九晒，忌铁器　当归酒洗　两头尖各五钱　川乌火煨、去尖　大茴香　草乌水煮过，去尖　川芎　人参去芦　防风去芦尾　白芷　荆芥穗　桔梗米泔浸　甘草炙　天麻十一味，各二两　白术去芦，米泔浸　木香不见火　辽细辛　血竭另研，各五钱　苍术半斤，米泔水洗过，入酒浸一宿，晒干，为末　麻黄用水煮三四沸，去节，四钱

上共二十味，俱为细末，炼蜜为丸，如弹子大，每服一丸，细嚼，黄酒送下。

一论妇人胎前产后一切之证，功效甚大。

济阴返魂丹

益母草五月端午、六月六采梗叶并子，阴干，不拘多少

一上为细末，炼蜜为丸，如弹子大。每服一丸，细嚼，米饮吞下。

一胎前脐腹刺痛，胎动不安，下血不止，水煎秦艽、米汤，或当归汤亦可。

一胎前产后，脐腹作痛作声，或寒热往来，状如疟疾者，俱温米汤下。

一临产并产后，各先用一丸，童便、酒

化下，安魂定魄，血气自然调和，诸病不生，又能破血，养脉息，调经络，功效不能尽述。

一产后胎衣不下，落在胞中，及产前一切产难，横生不顺，死胎经日不下，胀满腹中，心闷心痛，炒盐汤下。

一产后中风，牙关紧急，半身不遂，失音不语，童便、酒各半送下。

产后气喘咳嗽，胸膈不利，恶心，口中吐酸水，面目浮肿，两胁疼痛，举动失力者，温酒下。

一产后两太阳痛，呵欠心松气短，肌肤羸瘦，不思饮食，血风身热，手足顽麻，百节疼痛，温米汤送下。

一产后眼前黑暗，昏晕血热，口渴烦闷，如见鬼神，狂言，不省人事，薄荷自然汁下，如无生者，浓煎干薄荷汤下，及童便、酒各半送下。

一产后面垢颜赤，五心烦热，或结成血块，脐腹奔痛，时发寒热，有冷汗者，童便、酒各半送下。

一产后未经满月，血气不通，咳嗽，四肢无力，临睡自汗不止，月水不调，久而不治者，则为骨蒸之疾，童便、酒下。

一产后鼻衄，口干舌黑，童便、酒各半送下。

一产后大小便不通，烦躁口苦者，薄荷自然汁下，如无生者，浓煎干薄荷汤下。

一产后痢疾，米汤下。产后漏血，水煎，枣汤下。

一产后赤白带下，煎胶艾汤下。血崩漏下，糯米汤下。

勒奶痛，或成痛，为末，水调，涂乳上，一宿自瘥，或生捣烂，敷上亦可。

一妇人久无子息，温酒下，服至一月，决有功效。

一论此方治产前产后腹痛，身热头痛，及诸疾，才产子，未进别物，即先服此药，能除诸疾，逐败血，生新血。

佛手散一名芎归汤。

川芎　当归酒洗，各三两

上锉，水酒各半煎，温服。治诸般失血，伤胎去血，产后去血，血崩去血，金疮去血，拔牙去血不止，一切去血过多，心烦眩晕，闷绝不省人事，头重目暗，举头欲倒，悉能治之。

一产后血晕，宜加酒炒芍药治之。

一产后腹痛，不可忍者，加桂心等分，酒与童便煎服，立效，名桂香散。

一妊娠子死，或未死，胎动不安，酒水同煎，连进数服，若已死，服之便下，未死其胎即安，此经累效，万不失一。

一妊娠临月服之，则缩胎易产，兼治产后诸疾。治虚损羸乏，腹中疼痛，往来寒热，汲汲少气，不能支持，头眩自汗，腹内拘急，每服用精羊肉一两、姜十片，水煮熟，温服。

一妇人室女，心腹疼痛，经脉不调，用水煎服。

一妊娠胎气不安，产后诸疾，加酒煎服。妇人血气，上喘下肿，二味等分，为细末，每二钱，空心艾汤调服。

一产后虚损，败血冲心，腹胀气绝者，神效。

一难产倒横，子死腹中，先用黑豆一大合，炒熟，水一盏，入童便一盏，药末四钱，煎至一盏，分为二服，未效，再作。

一产子后恶血注心，迷闷喘急腹痛，依前用黑豆，加生姜自然汁半合，煎服。

一脏毒下血，每服一钱半，拌入槐花末半钱，水煎服，三日取下血块即愈。

产后头痛加荆芥，煎服。

吐血，亦宜服之。

女圣丸

香附米，乃女中之圣药，以其气香则窜，无满气也，味苦能降无道之火，其性勇毅发畅，可解妇女郁结多怒之偏。《本草》只言益气，世俗多言耗气，男子不敢服，非也。先春去皮毛，用一斤，净，分作四制，一用盐水加姜汁浸透，煮熟，略炒，主降痰，调下部血，一用水醋浸透，煮熟，略炒，主敛气补血，一用山栀仁四两同炒，去栀子不用，主降郁火，一用童便洗过，不炒，为末。一方加芎、归各二两，共为末，酒煮面糊为丸，如梧桐子大，每五七十丸，随引子送下。

经水不调，酒送下。胎前诸病，艾汤下。产后诸病，芎归汤下。胸胁胀满，用姜汤下。头晕，薄荷荆芥汤，入姜汁下。白带非冷，乃自庚辛金来，主忿气所致，用小茴香汤或木香汤吞下。其余病者，与男子同证，随意用引，不能者，只用白汤下。

妇人杂病

一论室女、寡妇、师尼，恶风体倦，乍寒乍热，面赤心烦，或时自汗，证类时疫，但肝脉弦长，欲男子而不可得者。

断欲丸一名抑阴丸。

生地黄二两，酒浸，捣烂　黄芩五钱　硬柴胡五钱　赤芍一两　秦艽五钱

上为末，加炼蜜少许，丸如梧子大，每服二三十丸，乌梅煎汤下。

一论寡居，独阴无阳，欲心萌而不遂，是以恶寒发热，全类疟者。

柴胡抑肝散

苍术炒，一钱　柴胡二钱半　香附一钱神曲炒，八分　山栀炒，一钱　牡丹皮一钱半连翘五分　青皮炒，二钱　川芎七分　赤芍一钱五分　生地黄五分　地骨皮一钱

上锉，水煎服。

一论妇人与鬼交通者，由脏腑虚，神不守，故鬼气得为病也，其状不欲见人，如有对晤，时独言笑，或时悲泣是也，脉息迟伏，或如鸟啄，皆鬼邪为病也，又脉来绵绵，不知度数，而颜色不变，亦是此候也，宜：

安神散

白茯神去皮木，一两半　白茯苓去皮　人参　石菖蒲各一两　赤小豆一两半

上锉，水煎温服。

一论妇人心气不足，精神恍惚，夜梦颠倒，与鬼交通，语言错乱，或惊悸恐怖，悲忧惨戚，虚烦少睡，喜怒不常，夜多盗汗，

饮食无味，头目昏眩，常服补养气血，安神镇心，宜此。

妙香散

黄芪一两　人参一两　白茯苓去皮，一两白茯神去皮木，一两　山药姜汁炒，一两　木香二钱半　桔梗五钱　甘草炙，五分　麝香一钱，另研　辰砂三钱，另研　远志甘草汤泡过，去心，一两

上为细末，每服二钱，不拘时温酒调服。

一论妇人阴肿者，是虚损受风邪所为，胞络虚而有风邪客之，风气乘于阴，与血气相搏，令气否塞，腠理壅闭，不得泄越，故令肿也，宜：

菖蒲散

石菖蒲　当归　秦艽　吴茱萸

上锉，葱白五寸，水煎，空心服。

一治妇人阴中肿痛不可忍，洗法。

艾叶五两　防风三两　大戟二钱

上锉，水煎，热洗。切宜避风冷。

一洗法。

小麦　朴硝　白矾　五倍子

上锉，同葱白煮，热水洗之。

一论妇人阴痒者，是虫蚀，所谓三虫在于肠胃之间，因脏虚三虫动作，蚀于阴内，其虫作热，微则为痒，重乃痛也，宜：

将军散

大黄微炒　黄芩　黄芪炙，各一两　赤芍玄参　丹参　山茱萸取肉　蛇床子各五钱

上为细末，每服二钱，食前温酒调下。

一治阴痒，以小蓟不拘多少，水煮汤，热洗，日三次用之，蒜煮汤亦可。一方，用杏仁烧作灰，乘热绵裹纳阴中，日二易之。

一治妇人阴冷痒方。

远志二分　干姜生　莲花各三分　蛇床子五味子各四分

上为细末，先以兔尿涂阴门中，然后绵裹药一钱，纳阴中，热即为效。一方，以硫黄末，煎汤洗。

一治阴门下脱，先以淡竹根煎水洗，次用五倍子、白矾，为末，搽之。又方，用温

盐汤洗软，以五灵脂烧烟熏之，次用蓖麻子研烂涂顶上，吸入，即洗去。

一治妇人阴中生疮。

杏仁研末　雄黄　矾石　麝香少许

上四味，研细末，和敷阴中。

一治妇人阴户作痒，用猪肝炙燥，纳入阴户，则虫俱引出，而痒自止。

一治女人生门硬如石，衣撞着痛不可忍，用青鱼胆七个，或鲫鱼胆七个亦好，用丝绵二三钱，烧灰存性，同鱼胆调，取鸭毛搽上，立效，其硬不过半时即软。

一治女人生门翻出，流黄臭水作痛，取绵茧二三钱，烧灰存性，酒调，鸭毛搽上，其毒即收，一时即愈。

一妇人交肠病者，粪从小便出，尿从大便出，混浊不分，必是夏月伏暑而致，须用五苓散加牛膝、海金沙、木通、通草，但令大小便各归本脏即安。西园公治临颖徐少川母，服此药而愈，加车前子。

一治女人阴中生疮，如虫咬痛，用桃叶捣烂，绵裹纳阴中，三四次易，即瘥。

茄病

一治女人生门上茄病，取茄藤锉烂，煎水洗。若另出者，用巴豆挦丝线，二人牵住，用巴豆挦之，用丝线缠其毒上，过一晚即落，推生门边缚上，亦用茄藤煎水洗。如在内，用枯矾与茄藤同煎水洗。

一论妇人茄病，原因生产月未满足，因取重物，膀胱坠下。若是红茄、紫茄可治，白者不治。

人参三钱半　白术去芦，二钱半　当归三钱　白芍火煨，三钱　陈皮去白，三钱　怀熟地黄二钱半　沉香二钱　肉桂二钱　川芎二钱　甘草炙，五分　吴茱萸汤泡，二钱　枳壳麸炒，一钱半

上锉二剂，除沉香磨水，生姜一片，水煎，空心服。再服：

白薇散

白薇二钱　白芍火煨，一钱半　苍术米泔浸，三钱　当归三钱　怀熟地黄三钱　川芎三钱　牡丹皮一钱半　泽兰三十片　凌霄花即紫薇花，三钱

上锉一剂，泽兰叶每剂十片，水煎，空心服。后熏洗之，其物自上。

熏洗方

蛇床子一两　金银花一两　茄藤七钱　水杨柳根一两　五倍子八钱　鱼腥草一两　枯矾七钱

上为散，每帖要如数，大罐贮药，煎滚，放桶内，去罐上纸盖熏，候药水略温，倾小半在盆内洗，次日再将前药煎滚，熏洗如前，其物自收。次服三茱丸，断根。

三茱丸

吴茱萸水泡七次　家茱萸陈者佳，温水洗去尘垢　山茱萸去核，各一两　白蒺藜炒，去刺，八钱　海藻八钱，洗去盐　小茴香七钱，炒，入盐少许　玄胡索七钱半　牙桔梗八钱半　白茯苓七钱半　川楝子去核，一两半　五味子七钱半　花青皮去穰，七钱半

上十二味俱要足秤，不可缺少，为极细末，用真正头酒调早米粉打糊为丸，如梧桐子大，空心白汤、淡酒任下。

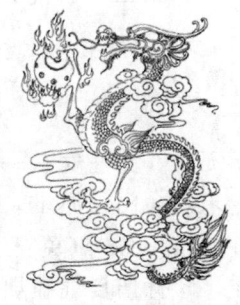

寿世保元 卷八

小儿科

论、歌、脉、证十五条

小儿形色论

夫小儿半周两岁为婴儿，三四岁为孩儿，五六岁为小儿，七八岁为龆龀，九岁为童子，十岁为稚子矣。小儿半岁之间有病，当于额前眉端发际之间，以名中食三指，轻手满额按之儿头。在左用右手，在右用左手，食指为上，中指为中，名指为下。若三指俱热，主感受风邪，鼻塞气粗，发热咳嗽。若三指俱冷，主外感内伤，发热吐泻。若食中指热，主上热下冷。名中指热，主夹惊。食指热，主胸膈气满，乳食不消。又要观形察色，假如肝之为病则面青，心之为病则面赤，脾之为病则面黄，肺之为病则面白，肾之为病则面黑。先要分别五脏形证，次看禀受盈亏，胎气虚实，明其标本而治之，无不可者。

入门审候歌

观形察色辨因由，阴弱阳强发硬柔，若是伤寒双足冷，要知有热肚皮求，鼻冷便知是疮疹，耳冷应知风热证，浑身皆热是伤寒，上热下冷伤食定。

观形察色面目图

眼胞络属脾。痒烂主风热。
眼乌珠属肝。青主肝有惊。
眼瞳人属肾。不转睛，肾亏。
眼尾角属心。红主心有热。
眼白睛属肺。白主肺受冷。
左腮属肝。
右腮属肺。
额属心。
鼻属脾。
颏属肾。

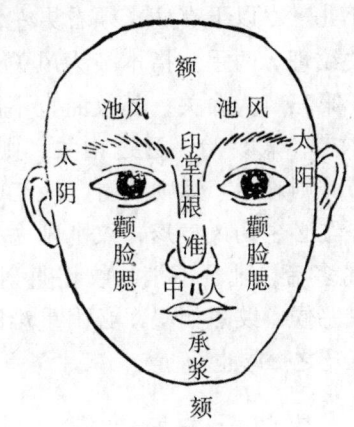

观面部

左腮属肝，其色青者为顺，白者为逆。若色赤主肝经风热，发热拘急。青黑主惊风腹痛。淡赤主潮热痰嗽。

右腮属肺，其色白者为顺，赤者为逆。若赤色甚者，主咳嗽喘急闷乱。饮水传于肾，则小便赤涩。或淋闭不通。

额上属心，其色赤者为顺，黑者为逆。若青黑主惊风，腹痛瘈疭啼哭。微黄主盗汗，头发干燥，惊疳骨热。

鼻属脾，其色黄者为顺，青者为逆。若色赤主脾经虚热，饮食少思。深黄主小便闭而鼻燥衄血。

颏属肾，其色黑者为顺，黄者为逆。若色赤主肾与膀胱有热，而小便不通。

又，面赤心家热，面黄脾有积，面白肺家寒，面青肝有风。唇赤心家热，唇黄脾有积，唇白肺虚寒，唇燥脾有热。眼赤心经热，眼青肝有惊，眼黄脾有积，眼白肺有寒。鼻青主吐泻。人中青感风，人中赤肺家痰，人中黑腹虫痛。风池红多啼，风池黄吐逆。山根紫伤食惊。承浆黄主吐，青主惊。唇红面赤伤寒，脸青唇黑惊风，唇青面白疟疾，面黄如土食癥。痢下眉头皱，惊风面颊红，渴来唇带赤，热甚眼朦胧，面黄多食积，青色是惊风，面白多成泻，伤寒色紫红。

手指脉纹式

夫小儿三岁以下有病，须看男左女右手虎口三关纹理。两手食指本节为风关，中节为气关，第三节为命关，其纹曲直不同。如纹只在本节，病易治，透过中关，则病重，过第三节，则难治。惊则纹青，淡红则寒热在表，深红必主伤风痘疹，纹乱则病久，纹细则腹痛多啼，乳食不消，纹粗直射指甲，必主惊风恶候，纹黑如墨，必困重难医。此乃神圣工巧之一端也。

虎口三关脉纹图

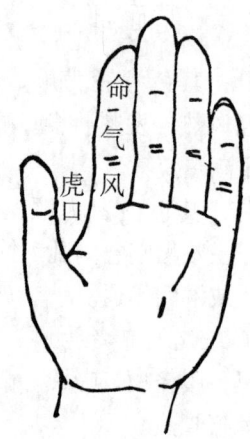

虎口，叉手处是也。三关在第二指，应看三节。

第一节名风关；第二节名气关；第三节名命关。

脉指歌

小儿食指辨三关，男左女右一般看，皆知初气中风候，末是命门易亦难。要知虎口气纹脉，倒指看纹分五色，红黄安乐五脏和，红紫依稀有损益，紫青伤食气虚烦，青黑之时证候逆，忽然纯黑在其间，好手医人心胆寒。若也直上到命关，粒米短长分两端，如枪冲射惊风至，分作枝叉有数般，弓反里顺外为逆，顺逆交连顺已难，叉头上短犹可救，如此医人仔细看。初看掌心中有热，便知身体热相从，肚热脚冷伤积定，脚热额热是感风，额冷脚热惊所得，疮疹发来耳后红。孩子无事忽大叫，不是惊风是天吊，大叫气促长声粗，误吃热毒闷心窍，急须吐下却和脾，若将惊药真堪笑。痢后努气眉头皱，不努不皱肠有风，冷热不调分赤白，脱肛因毒热相攻，十二种痢何为恶，噤口刮肠大不同。孩儿有病不可下，不热自汗兼自泻，神困囟陷四肢冷，干呕气虚神怯怕，吐虫面白毛憔悴，脐气潮热食不化，鼻塞咳嗽及虚痰，脉细肠鸣烦躁讶，方将有积与疏通，下了之时必生诈。孩儿实热下无辜，面赤睛红气壮强，脉大弦洪肚上热，胙腮喉痛尿如汤，屎硬腹胀胁肋满，四肢浮肿夜啼长，遍体生疮肚隐痛，下之必愈是为良。

小儿脉理

小儿一岁，变蒸已足，方有脉自寸口而生。予见小儿初生，未满月，手掌高骨之际，亦有脉息，吸吸而动。脉者，气血之波澜，既生乃成人，必有气血，焉得无脉，但不有大人察其端的之至意也。

小儿脉歌

小儿有病须凭脉，一指三关定息数，迟冷数热古今传，浮风沉积当先识。左手人迎主外证，右手气口主内疾，外候风寒暑湿浸，内候乳食痰积致，洪紧无汗是伤寒，浮缓伤风有自汗，浮洪多是风热盛，沉细原因乳食积，沉紧腹中痛不休，弦紧喉间作气急，紧促之时痘疹生，紧数之际惊风至，虚软慢惊作瘛疭，紧实风痫发搐搦，软而细者为疳虫，牢而实者因便闭，脉芤大小便中血，虚濡有气兼惊悸，滑主露湿冷所伤，弦急客忤君须记。大小不匀为恶候，二至为脱三至卒，五至为虚四至损，六至平和曰无疾，七至八至病犹轻，九至十至病势急，十一二至死无疑。此诀万中无一失。

小儿五脏主病脉歌

心脉： 心脉浮数惊与热，伤暑焦啼明白诀，吊肠疝气及盘肠，壅结口疮小腑涩。心脉沉迟脏腑寒，诸气有冷痛难当，小便频数肠中冷，下指端详仔细看。

肝脉： 肝脉浮数定主风，目赤翳膜又主筋，流泪出血眼生眵，或痒或痛怕羞明。肝脉沉迟主有寒，面青唇白眼喜张，诸病传入慢风候，良医仔细要参详。

脾脉： 脾脉浮数热痰涎，能食胃恶脾脏坚，滞颐口疮停壅结，唇红脸赤胃中热。脾脉沉迟主风吹，更加吐泻慢脾传，气虚胃弱不能食，滞颐呕恶醒脾丸。

肺脉： 肺脉浮数主便血，伤寒咳嗽遍身热，气急痰甚或疮疹，泻痢潮热大腑涩。肺脉沉迟主虚寒，脏腑滑肠或洞泄，仍有咳嗽与痰涎，下根不定即无根。

肾脉： 肾脉浮数实有热，偏坠膀胱痛又赤，口臭咬牙是肾惊：火热齿内出鲜血。肾脉沉迟定有寒，脏腑停留入肾囊，偏坠膀胱尤不痛，浮而虚大最难当。

小儿死证真诀

黑色如悬针眼下，卢医也须怕。忽然腹痛鼻青时，不必更求医。青色连目横入耳，此候必知死。黑色绕口及连目，看看定不足。黑起眉间也不良，十日必然亡。人中黑色入口来，孩子入泉埋。水肿之病准头黑，报君

肾气灭。咳嗽切忌白入眉，肺绝要君知。孩子吐时鼻色白，命断难再得。中风切忌面如妆，焉能得久长。目陷无光兼直视，必定三朝死。更有瞳人不动时，死候要君知。目似开如又不开，也是死之媒。口噤全然不进乳，此病终不起。泻下之物如溺血，孤儿不得活。长吐不止止又吐，休要劳心顾。痢久不食更啖人，终与死为邻。泻痢不歇歇又来，指日下泉台。小便艰难又大渴，毕竟难得活。大便用药全不通，扁鹊也无功。耳上主疮黑斑出，医人无此术。久嗽四肢皆逆冷，无由难得醒。体热多应睡不醒，休要费精神。痘疹出后热不退，此候应为害。下粪青黑不止时，不必觅良医。久渴之后加燥渴，命必难得活。腹肿胀时气又粗，终久命不苏。

小儿死候形证

太冲无脉，满口黏涎，身出黑汗，舌缩生疮，五心凸肿，泻出黑血，丹毒遍身，泻止又泻，直视看人，面黑狂躁，惊叫咬人，吐泻不止，鱼口气粗，鼻干黑燥，忽作邪声，啼哭无泪，两眼半开，四肢羸瘦，气喘无烟，肚大青筋，四肢逆冷，汗珠不流，唇反舌缩，用手撮人，摇头动项，囟门作坑，涎如牵锯，拗腰凸腹，鼻内气冷，患者皆死。以上并是死候，难以医疗，不可顺情。

看儿眼法

小儿诸病，但见两眼无精光，黑睛无运转，目睫无锋芒，如鱼眼猫眼之状，个个不治。或神藏于内，外若昏困者，无妨。其有病笃而眼中神气不脱者，可以活。眼者，五脏六腑神气之发，神气已脱，脉虽仅存，亦未能保。

相儿命短长法

儿初生，叫声连延相属者寿；声绝而复扬急者不寿。

啼声散，不成人。

啼声深，不成人。

脐中无血者好。

脐小者不寿。

通身软弱如无骨者不寿。

鲜白长大者寿。

自开目者不成人。

目视不正，数动者，大非佳儿。

汗血者多死不寿。

汗不流不成人。

小便凝如脂膏不成人。

头四破者不成人。

常摇手足者不成人。

早坐，早行，早齿，早语，皆恶性，非佳儿。

头毛不周匝者，不成人。

发稀少者，强不听人。一作不聪。

额上有旋志者，早贵，妨父母。

儿生枕骨不成者，能言而死。

尻骨不成者，能倨而死。

掌骨不成者，能匍匐而死。

踵骨不成者，能行而死。

膑骨不成者，能立而死。

身不收者死。

鱼口者死。

股间无生肉者死。

头下破者死。

阴不起者死。

阴囊下白者死。

卵缝通达黑者寿。

急　惊

《脉诀启蒙》曰：小儿脉促急，为虚惊。《直指》云：浮数洪紧为急惊，沉迟散缓为慢惊。虎口脉纹青紫为惊风，红者风热轻，赤者风热盛，青者惊积，紫者惊热，青紫相半，惊积风热俱有，主急惊风，青而淡紫，伸缩来去，主慢惊风，紫丝青丝或黑丝隐隐相杂，似出而不出，主慢脾风，形势弯入里者顺，出外者逆。

夫急惊风者，因内有郁热，外挟风邪，

心家受热而积惊，肝家生风而发热。夫木制在金，火盛则金受克，金衰不能平木，木能生火，火得风则焰烟起，故子母纵横，血乱气并，痰涎壅塞，关窍不通，风火燔盛而不得泄，暴烈而成急惊也。其证牙关紧急，壮热涎潮，窜视反张，搐搦颤动，唇口眉眼眨引频并，六脉浮散洪紧。治先搐鼻通关，痰涎壅盛，以吐风散吐之，次用败毒散、保命丹或雄黄解毒丸下之。惊退而神志未定，投安神散。但喷药不下，通关不嚏，眼睛翻转，口中出血，两足摆跳，肚腹搐动，或神缓而摸床寻衣，证笃而晨昏气促，心中热痛，忽大声叫者不治。

嚏惊散

半夏　牙皂

等分为末，用少许吹入鼻中。

一论小儿急慢惊风，发热口噤，不省人事，手心伏热，痰涎咳嗽，上壅喘急，并宜涌法。

吐风散

全蝎炒，一个　瓜蒂炒，十个　赤小豆三十个

上为末，每一岁儿服一丸，温米饮调下。未吐，再服。

一论小儿急惊风，初起发热，手足搐搦，眼上视等症，并一切感冒风寒，头痛发热，咳嗽，鼻塞声重，及痘疹欲出发搐，并时行瘟疫等症，宜：

加味败毒散

羌活　独活　前胡　柴胡　白茯苓去皮人参　枳壳去穰，麸炒　桔梗　天麻　全蝎僵蚕　白附子　地骨皮　川芎　甘草

上作一剂，生姜三片，水煎热服。

一论小儿急惊搐搦，眼翻口噤，摇头天吊，痰嗽喘热，服：

南极寿星汤

胆星　防风　白附子　蝉退　薄荷甘草

上锉，水煎服。

一小儿潮热惊啼。

木通 车前 赤茯苓 麦门冬 蝉退
防风 白芍 甘草 灯草

水煎服。

小儿惊风，咳嗽痰喘，天南星一个大者，
炮去皮，为末，每服一钱，生姜三片，水煎
温服。

一论小儿胎惊内吊，肚腹坚硬，目睛上
视，手足搐搦，角弓反张，痰嗽喘热，一切
急慢惊风，并皆治之。

至圣保命丹

南星炮，去皮用，白矾水浸一宿，再出晒干，
再用生姜水浸一宿，晒干，再炒 半夏同上制
青黛 薄荷各一两 全蝎去尾尖 天麻 白附
子略炒 僵蚕姜汁炒 防风 郁金 甘草各五
钱 麝香少许 朱砂为末，五钱

上为细末，炼蜜为丸，朱砂为衣，芡实
大，每服一丸，灯心、薄荷汤化下。

一论小儿痰喘，急慢惊风至死，但能开
口灌下，无不活者，用：

千金散 内阁秘传。

全蝎炙熟 直僵蚕各三分 朱砂四分 天
麻四分 冰片四分 牛黄六厘 黄连四分 胆
南星 甘草各二分

上为细末，每服五七厘，薄荷、灯心、
金银花煎汤不拘时调下。

一论惊风退后，恍惚虚怯，安神定志，
调理之剂。

安神散

人参 茯苓去皮 远志去心 天麻 白附
子 麦门冬 全蝎 莲肉 茯神去皮木 朱
砂各等分

上为细末，每服灯心汤调下。

一小儿沉困发热，惊搐不乳，视其脉纹，
如乱鱼骨。此风热急惊之证也，先用抱龙丸
少许，祛风化痰，后用六君子汤加柴胡，壮
脾平肝，遂热退而惊定愈矣。

一小儿，瘛疭啼叫，额间青黑。此惊风，
肝木乘脾，腹中作痛也，先用六君子汤加木
香、柴胡、钩藤钩，啼叫渐缓，更加当归，
又二剂而安。

一小儿目内色青，发搐，目上视，叫哭
不已，或用牛黄清心丸，不愈，反咬牙顿闷，
小便自遗。此肝经血气虚甚故耳，余用补中
益气汤及六味地黄丸而痊。

慢 惊

夫慢惊风者，因外感风寒，内伤乳食，
而作吐泻，或大病之余，或误吐下之过，脾
胃两虚者也。脾与肺，母子也，母虚亦令子
虚，而生黏痰，胃虚则能生风，风能动能开，
故其证目偏喜开，痰滞咽喉，如牵锯状，口
鼻气冷，唇缓面青，涎流口角，将复瘛疭是
也。治宜祛风活痰，健脾生胃，不可妄用脑、
麝、巴粉等药。其有眼闭，四肢厥冷者，名
曰慢脾风，极危笃，速用回阳之药，手足渐
温，复以醒脾散理之。其服药不效，太冲脉
尚有者，灸百会穴。但面暗神惨，鱼口鸦声，
脾痛胁动，身冷黏汗，头摇发直，睛定口疮，
喘嗌仄卧，唇缩气黏者，不治。

加味和中散 治小儿慢惊风。

人参 白术去芦，各一钱 白茯苓去皮
陈皮各五分 半夏七分 全蝎炒，五分 天麻
七分 细辛三分 薄荷三分 甘草二分

上锉一剂，生姜、枣煎服。乳母亦宜
服之。

一论小儿吐泻不止，作慢惊风，脾困昏
沉，默默不食，宜：

醒脾散

人参 白术去芦 白茯苓去皮 木香 全
蝎 僵蚕 白附子 天麻 甘草

上锉，生姜三片，枣一枚，水煎服。一
方，去天麻、僵蚕，加炮南星、半夏曲、陈
仓米二百粒，水煎熟，旋服之。

一论慢惊，乃元气虚损而至昏愦，急灸
百会穴。若待下痰不愈而后灸之，则元气脱
散而不救矣。此乃脏腑传变已极，总归虚处，
唯脾受之，无风可逐，无惊可疗，此因脾虚，
不能摄涎而作痰也，此方专治慢惊涎潮发搐，
或吐或泻，不思饮食，神昏气弱，宜用：

紫金锭子

人参　白术去芦　白茯苓去皮　白茯神去皮木　山药炒　乳香　辰砂各二钱　赤石脂醋炒，七分　麝香一钱

上为细末，以糕一两为丸，如弹子大，金箔为衣，每一粒，薄荷汤研化服。

一小儿呕吐不食，手足搐搦，痰涎上壅，手足指冷，额黑唇青。此肾水胜心火也，用五味异功散加木香、炮姜，顿安，乃去炮姜，再剂而愈。

一小儿潮热发搐，痰涎上涌，手足指冷，左腮至申酉时青中隐白，手足时搐。此肝经虚弱，肺金所胜而潮搐，脾土虚弱而手足冷也，用补中益气汤以调补脾肺，用六味地黄丸以滋补肝肾而愈。盖病气有余，当认为元气不足，若用泻金伐肝、清热伐痰则误矣。

一小儿慢惊，睡多惊啼，凡面黄脉细者难治，用此药与乳母服之。

酿乳法

木香　沉香　藿香　丁香减半　陈皮　人参　神曲炒　麦芽炒

上锉，每服四钱，紫苏十叶、生姜十片、枣二枚，水煎，先令乳母食，后捏去宿乳汁服之，即仰卧霎时，令药入乳之脉，次令儿吮，不可过饱。亦良法也。

五味异功能方见脾胃。

补中益气汤方见脾胃。

六味地黄丸方见诸疳。

慢脾

慢脾之证，面赤额汗，舌短头低，眼合不开，睡中摇头吐舌，频呕腥臭，噤口咬牙吐沫，手足微搐不收，或身冷，或身温而四肢冷，其脉沉微。阴气极盛，胃气极虚，十救一二。盖由慢惊之后，吐泻损脾，病传已极，总归虚处，唯脾所受，故曰慢脾风，若逐风则无风可逐，疗惊则无惊可疗，但脾间涎痰壅滞而然耳。世所谓慢惊难疗者，慢脾风是也，宜服：

加味四君子汤

人参三分　白茯苓三分　苍术三分　炮干姜四分　白术炒，六分　制附子一分　羌活三分　炙甘草四分

上锉，生姜三片、枣一枚，水煎服。

一论慢惊、慢脾危恶之证，药力不到者，但看两脚面中间陷处有太冲脉，即灸百会穴三五壮，炷如小麦大，灸后仍以醒脾之剂调之。

一论小儿慢脾风，内虚，昏迷不醒，宜：

加味大醒脾散

人参　白术去芦，炒　白茯苓去皮　橘红　丁香　木香　南星炮　全蝎去毒，炒　天麻煨　白附子煨　山药炒　石莲肉去壳　石菖蒲　肉豆蔻　砂仁　甘草炙

上锉，生姜三片、枣二枚，水煎服。回阳，加附子。

一论小儿惊风后，声哑不能言。及诸病之后不能言，天南星一个，炮去皮为末，每半字，五岁儿半钱，猪胆汁调，食前服。

一论治慢惊、慢脾之圣药也，一锭即有起死回生之功，顷刻奏效，故名回生锭，真海上仙方也，急惊亦效。

回生锭

人参五钱　白术去芦油，一两　白茯苓去皮　怀山药　桔梗各一两　甘草三钱　胆星五钱　赤石脂煨，五钱　辰砂二钱　乳香二钱半　礞石煅金色，三钱　牛黄一钱　麝香一钱

上为末，五月五日午时取，捣匀，印作锭子，金箔为衣，阴干，每服三五分，薄荷汤化下。

诸疳

《脉诀启蒙》曰：小儿脉单细为疳劳。虎口纹白色者为疳。

夫疳者，甘肥无节，乳哺不调，或禀赋怯弱，血气不足，盖十五岁以前为疳，以后为劳也。书载：五疳病关五脏，要亦脾家有积，失治而传其余也，脾家病去，余脏皆已。

证虽分乎冷热，治当以补为先，宜用地黄丸、五疳膏、肥儿丸之类。

一论小儿疳病，面黄肌瘦，肚大青筋，大便色白，小便浑浊，或澄之如米泔，此疳病也。

消疳汤
山楂去子　白芍炒　黄连姜汁炒　白茯苓　白术去芦　泽泻各一钱　青皮四分　甘草生，三分

上锉一剂，姜、枣煎服。

一治小儿疳积发热，肚大青筋，骨瘦如柴。

消疳退热饮
山楂去子　乌药　灯心　竹茹　槟榔尖　使君子去壳　芜荑仁　淮木通　黑牵牛　大黄　柴胡　莪术煨　枳壳去穰　黄芩　甜葶苈

上锉，水煎温服。

一论肝胆经热毒瘰病，或耳内耳下生疮，发热潮热，或肝经湿热下注，囊痈便毒肿溃，或小腹胁股结核，凡肝胆经部分一切疮疡发热，并用之。

九味柴胡汤
柴胡　黄芩炒，各五分　人参　山栀　半夏　龙胆草　当归　芍药各三分　甘草二分

水煎服。

一论小儿肝疳，白膜遮睛，肝经虚热血燥，或风客淫气，而患瘰疬结核，或四肢发搐，眼目抽动，痰涎上壅，凡伤损出血，多抽搐发热，又治肾肝脑热消瘦，手足如冰，寒热往来，滑泄肚胀，口臭干渴，齿龈溃烂，爪黑面黧，遍身两耳生疮，或耳内出水，或发热，自汗盗汗，便血诸血，失喑，或小便淋闭，咳嗽吐血，或咽喉燥痛，口舌疮裂，或禀赋不足，肢体瘦弱，解颅鹤节，五迟五软，或畏明下窜，或早近女色，精血亏耗，五脏齐损，凡属肾肝诸虚不足之症，皆宜用此，以滋化源，其功不能尽述。

六味地黄丸
怀生地黄酒浸，砂锅内磁碗盛，蒸至极黑，捣碎，入石臼内捣如泥，成膏，八两　山茱萸酒蒸，去核取肉　干山药各四两　牡丹皮去骨　白茯苓去皮　福泽泻去毛，各三两

上忌铁器，为细末，和地黄膏，加炼蜜为丸，如梧桐子大，每服三五十丸，空心白滚水下。

一治小儿五疳，潮热，面黄肌瘦烦渴，肚大青筋，手足如柴，精神困倦，历试有效，无疾预服此药，则诸病不生，元气虚弱者，服半月，身体健壮。

保婴五疳膏
青皮麸炒，二钱　橘红五钱　白术去芦，蜜水炒，一两半　白茯苓七钱半　麦门冬去心，一两　使君子肉锉，炒，七钱半　山楂肉五钱　麦芽炒，五钱　金樱子肉略炒，五钱　芡实仁一钱半　莲心肉隔纸炒，五钱　甘草一钱半

上为细末和匀，重七两，每次用药末一两、炼蜜四两，调成膏，每日中晌晚间各服一二茶匙，温水漱口。身热咳嗽，加地骨皮、百部。肚腹饱胀，大便稀水，腹鸣作声，或虫出不知，加槟榔二钱、木香一钱。禀受气弱，加人参二钱半。

一论消疳化积，磨癖清热，伐肝补脾，进食杀虫，润肌肤，养元气，真王道也。

肥儿丸
人参三钱半　白术去芦　白茯苓去皮，各三钱　黄连姜炒，三钱半　胡黄连五钱　使君子去壳，四钱　神曲炒　麦芽炒　山楂肉各三钱半　甘草炙，三钱　芦荟二钱半，碗盛，泥封固，置坑中，四面谷糠火煨透用

上为末，黄米糊为饼，白汤化下。或作丸，黍米大，每服二三十丸，看儿大小，米汤下。

癖　疾

夫癖块者，婴儿饮食失调，三焦关格，以致停滞肠胃，不得宣通，初得为积，久则气血与痰裹，积塞于腹胁，及疟家纵饮生冷浆水，亦能成之。其证作痛有时，面黄肌瘦，

倦怠无力，或生潮热寒热是也。治先除去寒热，次用消坚散结、和脾益胃之剂理之，更用灸法、贴药，久之自然收效。

一论小儿腹中癖块，发热憎寒，口干，小便赤，或大便稀溏，或腹胀肿满，或痰嗽喘热，不思饮食，面黄肌瘦，四肢困倦等症。

净府汤

柴胡一钱　黄芩八分　半夏姜炒，八分　人参三分　白术去芦，炒，八分　白茯苓去皮，二钱　猪苓五分　泽泻二钱　三棱煨，七分　莪术煨，七分　山楂肉一钱　胡黄连三分　甘草三分

上锉一剂，生姜三片、枣二枚，水煎温服。

一论小儿癖积，日久不消，元气虚弱，脾胃亏损，肌肉消削，肚大青筋，发热口干，肚腹胀满。

抑肝扶脾汤

人参五分　白术六分　茯苓八分　陈皮六分　青皮香油炒，六分　龙胆草酒洗，八分　白芥子炒，八分　柴胡三分　山楂肉八分　神曲炒，六分　黄连姜炒，一钱　胡黄连三分　甘草三分

上锉一剂，生姜三片、枣一枚，水煎温服。

黄龙丸扶沟刘小亭传。

雄黄一钱半　蜈蚣两条，砂锅内炒，去头足　芦荟三分　阿魏三分　牛黄一分　天竺黄三分

上为末，化黄蜡一两为丸，如绿豆大，先服七丸则热退，次服九丸则块消，三服十一丸则病根除，每用黄蜡煎鸡子清，入药于内，黄酒下。

肥儿丸方见诸疳。治癖疾如神。

一专贴癖积气块，身体发热，口内生疮，此药用狗皮摊贴患处，每个重七钱，贴三日止热，七日觉腹微痛，十日大便下脓血为验，大有神效。忌生冷、腥荤、发物百日。

神仙化癖膏

真香油二斤四两　秦艽五钱　三棱五钱　黄丹一斤二两，水飞过，炒紫色　黄柏五钱　穿山甲十四片　当归三钱　莪术五钱　全蝎十四个　大黄三钱　蜈蚣五钱　木鳖子七个　真阿魏二两　乳香五钱　没药五钱　麝香一钱　皮硝三钱，风化为末

上将药入油内，煎黄色为度，滤去渣，捣烂待用。油冷时，下黄丹，用文武火熬，槐柳条不住手搅，黑烟起，滴水成珠，手试软硬，方可离火，次下五味细药，并入捣烂粗渣于内搅匀，以磁器内盛之，如用，坐水中熔开，不可火上化。如有马刀瘰子疮，加琥珀一两在内，无有不效验。

将军百战百胜膏贴癖如神。

大黄　白芷各二两　三棱　莪术各一两　木鳖子十个　蜈蚣十条　穿山甲十五片　巴豆一百五十粒　蓖麻子一百五十个　栀子五个　黄连五钱　槐柳条三百寸

香油二斤，入药，熬黑色，去渣滤净，再加黄丹一斤熬，点水成珠，再加血竭五钱、芦荟五钱、天竺黄五钱、轻粉五钱、阿魏五钱、麝香五分、胡黄连二钱、硼砂二钱，为末，下油为妙。

一治小儿癖疾，发热之甚，及眼矇方。

明目化癖丹

牛黄一分　片脑一分　熊胆一分　麝香三厘　乳香三厘

上共为细末，先将乳汁于铜勺中炭火上滚黄色，下煎药，急取出搅匀，于油单纸上，丸如米粒大，男左女右，卧时点入大眼角内，合眼自化，头上汗出至胸前，第二丸汗至脐上，第三丸汗至脐下，再点二三丸，腹痛下脓血，即愈，妙不可言！

化癖金丹内阁秘传。

蟾酥水泡　黄蜡各二钱　羚羊角　牛黄各五分　麝香三分　巴豆肉一钱　硇砂　冰片各二分

上为末，丸如菜子大，每用一粒，用扁头针在患处刺破皮入之，用膏药贴上。一伏时揭起，其癖化脓血出尽，服调理脾胃之药而愈。

一论小儿患癖，年深不愈，诸医以攻克杀伐之剂，屡投不愈，以致元气耗惫，脾胃损伤，血气干涸，肢体羸瘦，面色痿黄，肚大青筋，身热自汗，喘急气促，泄泻腹胀，浮肿，不思饮食，遂以补中益气汤，久服而愈。

热　证

小儿之病，唯热居多。夫热有虚有实，实则面红目赤，气粗口干燥渴，小便赤涩，大便坚闭，五心烦热，日夜焦啼，发壮热，宜大连翘饮主之，虚则面白眼青，气微，口中清冷，恍惚神缓，大便稀而小便频，夜则盗汗，发虚热，宜惺惺散主之。其有身体乍冷乍热，怫郁惊惕，上盛下虚，此冷热不调候也，如热在表宜汗，在里宜下，表里俱热，则宜解散。其或表里已解，热又时来，此表里俱虚，气不归元，而阳浮于外，不可再服凉药，必使阳敛于内，身体自凉，宜参苓白术散主之。又有潮热，则发热有时；惊热，颠叫恍惚；夜热，夕发旦止；余热，寒邪未尽；食热，肚腹先发热；疳热，骨蒸盗汗；壮热，一向不止；烦热，心躁不安；积热，颊赤口疮；风热，汗出身热；虚热，困倦少力；客热，来去不安；癖热，涎嗽饮水；寒热，发如疟状；血热，巳午时发热；疮疹热，耳鼻尖冷。十六者大同而小异。诸证得之，各有所归，其间或有三两证交互者，宜随其轻重而处治之。盖小儿气禀纯阳，脏腑生热，阴阳气变，熏蒸于外，致令身热也。若肝热，则两眼赤痛，流泪羞明，或生翳障。心热则口内生疮，小便赤肿，淋沥不通。肺热则鼻衄不止，大便闭结。脾热则多涎沫，口内长流。心脾热则生重舌木舌。胃热则作口臭。肾热则耳聋，或出脓汁。此五脏所生，主热各不同，是不可以概论也。大抵热则生风，风则悸矣。

一论小儿心经邪热，心与小肠受盛，乃水窦之处，常宜通利，壅则结，滑则利，热则涩，盛则淋，平凉心火，三焦自顺，不待疾作而解，证成而疗者，疏散有之矣，一十五味加汤使用。才觉蕴热、客热、寒邪、风邪冒之肺经，心将受之，不受独传于小肠，或闭或涩，或赤或白，淋沥不通，营卫不通，壅之作疾，其发多端，以致膈热，眼目赤肿，唇口白疮，津液不生，涕唾稠盛，须在表里俱得其宜。惊风悉能散之，痰热亦自消除，连翘之功，可谓大矣。

大连翘饮

连翘　瞿麦穗　滑石　车前子　牛蒡子　赤芍药各八分　山栀子　木通　当归　防风各四分　黄芩一钱一分　柴胡　甘草各一钱六分　荆芥穗一钱二分　蝉退五分

上锉作一剂，竹叶十个、灯草十茎，水服。风痰热变蒸热，加麦门冬。实热、丹热，加大黄。胎热、疮疹、余毒加薄荷叶。瘑疽、毒热加大黄、芒硝。

一论小儿蕴积热毒，唇口肿破生疮，牙龈出血，口臭颊热，咽干，烦躁不宁，并痘疹余毒未解，或头面身体多生疮疖，宜：

五福化毒丹

犀角镑，三钱　桔梗一两　生地黄酒浸　赤茯苓去皮　鼠黏子微炒，各五钱　粉草　朴硝各三钱　连翘　玄参各六钱　青黛二钱

上为细末，炼蜜为丸，如龙眼大。每服一丸，薄荷汤研化下。兼有惊加朱砂为衣。

一论小儿变蒸一证，及小儿蒸皮长骨，变幻精神，不须服药。其有兼伤风，咳嗽痰涎，鼻塞声重，变蒸发热，宜服此方。

惺惺散

人参　白术去芦　白茯苓去皮　甘草炙　桔梗　白芍炒　天花粉　细辛　薄荷叶

上锉，每服三钱，水煎温服。

感　冒

一论小儿感风或冒寒，用老葱三四根，春极烂，以手抹来，相搽满掌，烘温暖，

向病者遍身擦之，通气处再遍擦几遍，暖处出汗，立愈，又不相妨出痘疹，屡验，绝妙！

一治小儿面青身冷，默默不语，用灯火遍身手足按穴爆之，立醒。

一论小儿伤寒，头痛，壮热恶寒，咳嗽，鼻塞声重，痘疹欲出，发搐惊风，喘嗽，手足搐搦等症，宜服：

人参败毒散

羌活　独活　柴胡　前胡　枳壳　桔梗　白茯苓　川芎　薄荷叶　人参　甘草

上锉，姜、葱煎服。

一论小儿风寒外感，惊风内积，发热喘促，咳嗽痰涎，潮热搐搦，并痘疹初作。

羌活膏

人参　羌活　独活　前胡　川芎　桔梗　天麻各五钱　薄荷　地骨皮各三钱　甘草二钱

上为细末，炼蜜为丸，如芡实大，每服一丸，姜汤研化下。

一论小儿四时感冒，伤风瘟疫，身热昏睡，气粗喘满，痰实壅嗽，及惊风潮搐，蛊毒中暑，并疮疹欲出发搐，皆可服之，壮实小儿，三五日服一丸，可免惊风、痰喘等疾。宜：

抱龙丸

南星为末，入腊月黄牛胆中，阴干百日，取出，八钱　天竺黄　雄黄　辰砂研，各四钱　麝香一钱

上为细末，煮甘草膏为丸，如皂角子大，每服一丸，薄荷汤研化下，百晬内者作三服。或用腊雪水煮甘草膏汁和药，尤佳。

【按】上方，若风热痰嗽，或急惊发搐，昏睡咬牙，形病俱实，宜用此方。若初冒风寒，咳嗽痰盛，气喘者，属客邪内伤也，先用十一味参苏饮。若邪既解，而腹胀吐泻，或发搐咬牙，睡而露睛，属脾肺气虚也，用四君子汤加陈皮，名异功散，切忌祛痰表散。若过服而致前证者，尤宜温补脾肺。参苏饮方见咳嗽。

脾　胃

一论小儿诸病，因药攻伐，元气虚损，脾胃衰惫，恶寒发热，肢体倦怠，饮食少思，或兼饮食劳倦，头痛身热，烦躁作渴，脉洪大弦虚，或微细软弱，右关寸独甚洪，宜用之。大凡久病，或过服克伐之剂，亏损元气，而诸症悉具之，最宜此汤调补。若无有前证之儿为患者，尤宜用之。

补中益气汤

黄芪蜜水炒　楝参各八分　白术去芦油，炒　当归身酒洗，各一钱　陈皮　甘草炙，各五分　升麻　柴胡各二分

上锉，姜、枣煎，空心温服。

一论小儿脾胃虚弱，或因克伐之过，致饮食少思，或食而难化，或欲作呕，或大便不实，脾胃虚损，吐泻少食，宜用：

四君子汤

人参　白术去芦，炒　白茯苓去皮　甘草炙，各等分

上锉，姜、枣煎服。

六君子汤　治脾胃虚弱，饮食少思，或大便不调，肢体消瘦，面色萎黄，即四君子汤加陈皮、半夏。

一论小儿脾胃虚弱，吐泻不食，或惊搐痰盛，或睡而露睛，手足指冷，或脾肺虚弱，咳嗽吐痰，或虚热上攻，口舌生疮，弄舌流涎。若母有疾，致儿患此者，母亦当服。

异功散

人参　白茯苓去皮　白术去芦，炒　甘草炙　陈皮各等分

上用姜、枣煎服。

伤　食

经云：脉滑者，有宿食也。虎口脉纹黄色，为脾家有积。小儿脉沉者，为乳不消。

夫小儿伤食，皆因乳哺不节，过食生冷坚硬之物，脾胃不能克化，积滞中脘，外为

风寒所搏，或因夜卧失盖，以致头痛身热，面黄，目胞微肿，腹痛胁胀，足冷肚热，喜睡神昏，不思饮食，或恶食，或恶心，或呕，或哕，或口嗳酸气，或大便败卵臭，或气短痞闷，或胃口作痛，或心下痞满，按之则痛，此皆为陈积所伤也，宜以万亿丸利之。若内停于食，或外又感寒邪者，则人迎、气口俱紧盛，头痛恶寒拘急，兼前等症，宜以太和散佐之。葛氏曰：乳者，奶也，哺者，食也，乳后不可与食，食后不可与乳。缘小儿脾胃怯弱，乳食易伤，难于消化，初得成积，久则成癖成疳，变为百病，可不慎乎。

万亿丸 方见通治。治伤食百病。

一论内伤乳食，肚腹胀痛，外感风寒，头痛发热，宜服：

太和丸

紫苏　陈皮　香附　羌活　苍术　川芎　枳壳　山楂　神曲炒　麦芽炒　甘草

生姜三片，水煎温服。

一治小儿食积，腹痛膨胀，肚硬青筋。塔山王景明传。

黑丑半生半炒　槟榔各三钱　木香五分

上为细末，每服五分，黑砂糖调入滚水服，立消。

一论小儿时常伤食，皮黄肌瘦，肚大腹胀，用此焦饼，令常食之。

消食饼

莲肉去皮　山药　白茯苓去皮　芡实去壳，炒　神曲炒　麦芽炒　扁豆炒　山楂去子

上各等分为末，每四两入白面一斤，水同和，烙焦饼用。

一论此药消食止泄，止吐消疳，消黄消胀，定肚痛，益元气，健脾胃。

启脾丸

人参　白术去芦，炒　白茯苓去皮　山药　莲肉去心皮，各一两　山楂肉　陈皮　泽泻　甘草炙，各五钱

上为末，炼蜜为丸，如绿豆大，每服三四十丸，空心米汤送下。小儿常患伤食诸疾，服之立愈。

一论小儿伤食，肚大腹胀，用做酒小曲一枚为末，打入鸡子一个，搅匀，入盐少许，蒸熟食之，每早服一次，可数次而愈。

一论健脾胃，进饮食，消积滞，杀疳虫，长肌肉，乃保婴第一方也。

保婴丸 临川徐培鸿试验。

人参三钱　白术去芦，五钱　橘红刮净，五钱　白茯苓去皮，四钱　甘草炙，二钱　青皮去穰，三钱　砂仁二钱半　木香二钱五分　山药五钱　莲肉去皮心，三钱　使君子去壳，三钱　山楂肉三钱　六神曲炒，三钱

上共为细末，用生荷叶包粳米，煮熟去荷叶，将米杵烂，以净布扭出，更煮成糊为丸，如麻仁大，每二十五丸或三十五丸至五十丸，陈米炒熟煎汤，不拘时服。

一小儿食粽后，咬牙欲吐，顷间腹胀昏愦，鼻青黄赤，此脾土伤而心肝所动，食积发厥也，先令鸡翎探吐出酸物，顿醒，节其饮食，勿药而愈。

一小儿好吃粽，忽腹胀痛，用白酒曲末同黄连末为丸，服之愈。

一小儿因停食腹痛，服峻利之药，后患疟，日晡而作，此元气下陷，以补中益气汤治之。

千金肥儿饼 小儿无病，日常食三五饼，可防患于未然，妙不可言。

婴儿恒缺乳，饮食不消停，脾胃一伤损，吐泻两相并，痰嗽加吭喘，热积致疳惊，面黄肌瘦削，腹胀肚青筋。赤子焦啼叫，兹母苦伤情，吾心怀忧切，家莲子茯苓，芡实干山药，扁豆薏苡仁，以上各四两，神曲麦芽陈，人参使君子，山楂国老并，六味每二两，白糯米二升，药米均为末，布裹甑内蒸，白糖二斤半，调和饼即成，每食二三饼，诸病即安宁。肥儿王道药，价可拟千金。

吐 泻

夫小儿吐泻，皆因六气未完，六淫易侵，兼以调护失常，乳食不节，遂使脾胃虚弱，

清浊相干，蕴作而然，大概有冷、有热、有食积三者之不同也。盖冷者，脾胃虚寒，水谷不化，小便白而大便青，或如糟粕，手足厥冷，或吐或泻，宜助胃膏主之。如上之证，或兼有外感风寒，内伤生冷，身热，乍凉乍热，作吐泻者，宜藿香正气散主之。热者脾胃有湿，大便黄而小便赤，口干烦渴，四肢温暖，或吐或泻，宜甘露散主之。如上之候，有兼中暑受热，作吐泻者，宜茹苓汤主之，或益元散亦可。食积者，因伤食过多，积滞脾胃，则肚胀发热，若吐如酸馊气，若泻如破卵臭，宜万亿丸，微利即愈。利后不愈，乃脾胃虚弱，仍以助胃膏主之。凡吐泻初起，即服烧针丸镇固之即效。大抵吐泻之证，多因乳食以伤脾胃，乳食伤胃，则为呕吐，乳食伤脾，则为泄泻，吐泻不止，渐至日深，导其胃气之虚，慢惊之候，自此而得，可不慎乎！

吐泻不治证

小儿泻不定，精神好者，脾败也，吐泻唇深红者，内热故也，不退必死。面黑气喘者不治。不渴不定，止之又渴，肾败也。遗泻不觉者死。

烧针丸 治吐泻如神。

黄丹水飞过 朱砂 白矾火煅，各等分

上为末，枣肉为丸，如黄豆大，每服三四丸，戳针尖上，放灯焰上烧过存性，研烂，凉米泔水调服，泻者食前，吐者无时。外用绿豆粉，以鸡子清和作膏，涂两脚心，如泻涂囟门上，止则去之。

一治脾胃虚弱，吐泻不食，凡虚寒证，先服此以正胃气。

五味异功散

人参 白术去芦 茯苓去皮 陈皮 甘草

上锉散，姜、枣煎服。

一论小儿吐泻，脾胃虚弱，饮食不进，腹胁胀满，肠鸣久泻，虚寒等症。

助胃膏

人参 白术炒 白茯苓去皮 丁香 木

香 砂仁 白豆蔻 肉豆蔻 官桂 藿香 甘草各一钱 陈皮四钱 山药四钱

上为细末，炼蜜为丸，如弹子大，每服一丸，米汤化下。兼治呃乳便青，或时夜啼，脾寒腹痛。

一论四时不正之气，寒疫时气，中岚瘴气，雨湿蒸气，或中寒腹痛，冒风吐泻，中湿身重泄泻，脾胃不和，或饮食停滞，复感外寒，头疼憎寒，呕逆恶心，胸膈痞闷，或发寒热无汗。

藿香正气散

藿香一钱 紫苏八分 陈皮 厚朴姜炒 半夏姜汁炒 白术去芦，炒 白茯苓去皮 桔梗 大腹皮 白芷 甘草炙，各五分

上锉一剂，姜、枣煎服。

一论小儿夏秋之月，霍乱吐泻，身热口渴。

加减薷苓汤

猪苓七分 泽泻七分 白术去芦，五分 赤茯苓去皮，一钱 黄连五分 香薷一钱 干葛七分 天花粉二钱 甘草五分

上锉，生姜煎服。如热极加石膏、知母。泻极加升麻。腹痛加炒白芍一钱、肉桂三分，寒痛亦加。

一论小儿五种泄泻，赤白痢疾，宜用：

铁门拴

文蛤一两，炒黄色 白矾一钱，半生半枯 黄丹三钱

上为末，用黄蜡一两，化开为丸，如绿豆大，大人每服十五丸，小儿五七丸，用茶一钱、姜二钱，煎汤下。

一小儿水泻痢疾，用蜜三匙、枯矾末三钱，萝卜汁调服，出微汗。忌醋。

一论小儿脾胃久虚，呕吐泄泻，频并不止，津液枯竭，发热烦渴多燥，但欲饮水，乳食不进，羸困失治，变成慢惊风痫，不问阴阳虚实，并宜服之。

七味白术散

人参 白术去芦，炒 白茯苓去皮 藿香 木香 干葛 甘草

上锉，姜、枣煎服。如小儿频频泻利，将成慢惊，加山药、扁豆、肉豆蔻各一钱，姜汁一钱，煎服。若慢惊已作，加细辛、天麻各一钱，全蝎二个，白附子八分。若小儿冬月吐泻，多是胃寒胃虚所致，加丁香两粒。若胃虚不能食，而大渴不止者，不可用淡渗之药，但胃元气少故也，以白术散补之。如不能食而渴者，倍干葛，加天花粉。如能食而渴者，白虎汤加人参。

一论小儿呕吐不止，宜：

金枣丸

木香　半夏　南星汤泡透，姜汁炒，各三钱　丁香　陈皮各二钱　砂仁　藿香各五钱　人参一钱半

上为细末，姜汁打糊和成锭，辰砂为衣，淡姜汤送下。

一论小儿久泻久痢不止，及满口生疮，白烂如泥，痛哭不已，诸医罔效。用：

巴豆去壳，一个　瓜子仁七个　烧纸钱二个

共捣一处如泥，津调，贴在两眉间正中待成泡，揭去即愈。

一论小儿泄泻，用巴豆研末为膏，贴在囟门上，烧线香一炷未尽，即去巴豆，立效。

一小儿泄泻不止，用山药炒为末，不拘多少，入粥，同粥食之，立止。

一小儿久泻兼脱肛，小腹重坠，四肢浮肿，面色萎黄，时或兼青，诸药到口即呕吐，审乳母忧郁伤脾，大便不实，先用补中益气汤，后用五味异功散及四神丸，调治其母，不两月而子母俱痊。

一小儿伤食呕吐，服克伐之药，呕中见血，用清热凉血之药，又大便下血，唇色白而或青，问其故于余。余曰：此脾土亏损，肝木所乘而然也。令空心用补中益气汤，食远用异功散，以调补中气，使涩血各归其源而愈。

一小儿吐泻不止，或攻伐过多，四肢发厥，虚风不省人事，用此四肢渐暖，神识渐醒。

回阳散

天南星为末，每服三钱，入京枣三枚同煎，温服。

一治小儿吐不定，五倍子两个，一生一熟，甘草一握，用湿纸裹，炮过，同为末，每服半钱，米泔水调下。

痢　疾

夫小儿八痢者，乃饥饱劳役，风、寒、暑、湿，因触冒天地八风之邪而得，故以命名也。大抵多由脾胃不和，饮食过度，停积于脾胃，不能克化，又为风、寒、暑、湿干之，故为此疾。伤热则赤，伤冷则白，伤风则纯下青血，伤湿则下如豆汁，冷热交并，赤白兼下。若下迫后重，里急窘迫，急痛者，火性急速，而能燥物故也。或夏末秋初，忽有暴折于盛热无所发，故客搏肌肤之中，发于外则为疟，发于内则为痢，内外俱发，则为疟痢。凡痢病久，则令肿满。下焦偏冷，上焦偏结，则为上实下虚，若脾胃湿热之毒，熏蒸清道而上，以致胃口闭塞，而噤口之证。又有一方，一家之内，上下传染，长幼相似，是疫毒痢也。当先推其岁运，以平其外，察其郁结，以调其内，审其所伤，别其虚实冷热以治之，条然明白，不致妄投也。

痢疾不治证

凡小儿下痢，如豆腐色者死。下如屋漏水者，死。下痢日久，大孔如孔者死。下痢如竹筒注水者死。又小儿赤白同下，久而不禁，小便赤涩，腹痛发热，唇红舌胎，气促心烦，坐卧不安，狂渴饮水，谷道倾陷，时复面容似妆，饮食全不进者，并不治。

清热化滞汤　治痢主方。

黄连吴茱黄煎汤拌炒　白芍药　陈皮　白茯苓去皮　枳壳去穰，炒　黄芩　甘草

上锉，生姜一片，水煎空心温服。初起积热正炽，加大黄、芒硝。血痢加酒炒黄芩、当归、地榆。白痢加厚朴、枳壳。赤白并下，

加川芎、归尾、桃仁、红花、滑石、陈皮、干姜炒黑。白痢久虚加白术、黄芪、茯苓，去芩、连、枳壳。赤痢久虚，下后未愈，去芩、连，加当归、白芍、白术、川芎、阿胶珠。里急后重加木香、槟榔。腹痛加白芍、川芎、玄胡索、枳壳。小便赤少加木通、猪苓、泽泻。下如豆汁，加白术、苍术、防风。食积加山楂、枳实、麦芽、神曲。久痢，气血两虚，加人参、黄芪、当归、川芎、升麻、肉蔻。下后二便流利，唯后重不去者，气陷于下也，以升麻提之。

一论小儿痢疾属热居多，用黄连、黄芩、大黄、甘草煎服。赤痢，加桃仁、红花。白痢，加滑石末同煎。

开板丹

黄丹飞过，一两　黄蜡一两　乳香一钱　没药一钱　杏仁去皮尖，八个　巴豆去油，八个

上将四味为细末，将黄蜡熔开后，将末药同蜡拌匀，搅冷成块，丸如黄豆大，每服一丸，空心服。红痢，冷甘草汤下。白痢，冷干姜汤下。水泻，冷米汤下。忌生冷、油腻。

一治休息痢及疳泻，日久不能安，用鸡子一枚打破，用黄蜡一块如指大，铫内熔，以鸡子拌和，炒熟，空心食之。

一治小儿痢疾方，用鸡子一个，冷水下锅，煮二三沸，取出，去白用黄，研碎，以生姜汁半小钟和匀，与儿服，不用茶，神效。

一治小儿患痢脱肛，色赤或痛，以补中益气汤送香连丸而愈。后伤食作泻，复脱肛不入，仍以益气汤服，更以蓖麻仁，研涂顶门。

一治小儿久痢，里急后重，欲去不去，手足并冷，皆胃气虚寒下陷也，以补中益气汤，加木香、补骨脂，倍加升麻、柴胡。

一治红痢及噤口，用田螺捣烂，填脐中，顷刻效。

一治痢不拘赤白，白萝卜汁、蜜各等分搅匀，服三四匙，即效。

一治小儿噤口痢，用甜梨一个，挖空，入蜜填满，纸包火煨熟吃，立止。

一治噤口痢，汤饮米谷不下者，石莲子去壳并内红皮及心，为细末，每服量儿大小，或五分，或一钱、二三钱，用陈仓米汤调下。如呕加生姜汁一二匙。

一治血痢，用苦参炒为末，每服三分或五分，米汤调下。

一治白痢，用肉豆蔻，面包煨乳香一粒，共为末，每服二三分，米汤调下。

一治久痢不止，用陈萝卜煎汤，一服立止。一方，用苋菜煎汤服效。

一治泻痢久不止，不肯服药，用肉豆蔻煨去油，为末三钱，麦面四两同和，切面入葱、盐煮，如常食之。

疟　疾

夫疟者，外因感受风、寒、暑、湿，内因饮食饥饱而作也。其证不一，先寒后热者，名寒疟，先热后寒者，名温疟，寒而不热者，名牝疟，热而不寒者，名瘅疟，不寒而热，骨节疼痛，身重腹胀，自汗善呕者，名湿疟，嗳气吞酸，胸膈不利者，名食疟。一日一发，受病一月，间日一发，发病半年，连发二日，间一日者，气血俱病也。起于三阳者，多热而发于日，起于三阴者，多寒而发于夜。发于日者，随证而治，发于夜者，加血药，并用升提。暂疟可截，久疟加补。经久不愈，纵儿饮水，结癖中脘，名曰疟母，此最难痊。一二发间，用截太早，必变浮肿疳痢之疾。然婴儿之疟，自饮食得之居多，治须以消导扶胃气为本，此秘诀也。

一论食疟，呕吐痰沫，及时行瘴疟，不问先寒后热，诸疟通用。

清脾饮

青皮　厚朴姜炒　草果　白术去芦　茯苓去皮　柴胡　黄芩　半夏姜炒　甘草

上锉，枣煎服。小便赤，加猪苓、泽泻。

一论停食感寒发疟，及中脘虚寒，呕逆恶心等症。

养胃汤

苍术米泔浸　厚朴姜汁炒　陈皮　半夏姜炒　白茯苓去皮　人参　草果　藿香　甘草

上锉，乌梅一个，生姜水煎服。

截疟饮

白术去芦　苍术米泔浸　陈皮　青皮去穰　柴胡　黄芩　猪苓　泽泻　常山　甘草

上锉，姜、枣水煎，露一宿，温服。有汗而热多者，加人参、黄芪、知母、前胡。无汗热多者加干葛、紫苏。寒多加干姜、草果。痰多加半夏、贝母。食积加枳实、山楂、麦芽、神曲。夜发者为阴分，加当归、升麻。二日三日一发者，加人参、黄芪、白术、乌梅，去苍术。单寒加干姜、附子、人参，去柴、芩、猪苓、泽泻。腹痛加厚朴、槟榔。室女、热入血室，加小柴胡汤。

截疟仙丹

五月五日午时，用雄黑豆四十九个，先一日以水泡去皮，研烂，入人言五分，同捣为丸，如黄豆大，雄黄一钱为衣，阴干收贮。临发日，早晨面东无根水下一丸。忌热酒、热物一时，仍忌鱼腥、生冷之物三日。雄黑豆圆者是也。

一乳儿疟疾痞块。

川芎　生地　白芍药各一钱半　陈皮　半夏　黄芩炒，各一钱　甘草四分

上作一服，姜三片煎，下鳖甲末半钱。

一治鬼疟、邪疟，用天灵盖烧存性为末，每服三厘，温酒调下，立已。

痰　喘

痰者风之苗，热生于心，痰生于火，火者，痰之根，静则伏于脾土，动则发于肺金。水澄则清，水沸则浑，小儿痰嗽，乃心火克制肺金，或寒邪停留肺腧，寒化为热，必生痰喘。咳逆上气，肺胀胸鼽，俗为马脾风，又为喉风，若不速治，立见危殆。

夺命丹　治小儿风涎灌膈，利痰去风。

青礞石煅为末，炼蜜为丸，如绿豆大，每七八丸，薄荷汤下。

一小儿风痰吐沫，气喘咳嗽，肚腹膨胀，不思饮食。

小儿肺胀喘嗽，人多看作风喉，大黄槟榔二牵牛，人参分两等匀，五味研成细末，蜜水调量稀稠，每将一字着咽喉，不用神针法灸。

上其证肺胀喘满，胸高气急，两胁扇动，陷下作坑，两鼻窍张，闷乱嗽渴，声嘎不鸣，痰涎壅塞，俗云马脾风，若不急治，死于旦夕也。

定喘汤　治齁喘气急。

麻黄六分　杏仁一钱　半夏六分，甘草水泡七次　黄芩微炒，三分　苏子一钱　款冬花六分　甘草二分　白果五枚，去壳，打碎，炒黄　桑白皮蜜炙，六分

上锉，水煎温服，不必用生姜。

一论小儿脾胃虚寒，久嗽不已，咽膈满闷，咳嗽痰涎，呕逆恶心，肚腹膨胀，腰背倦痛，虚劳冷嗽，诸药无效者，服：

人参款冬花膏

人参八钱　紫菀一钱　款冬花去梗，八钱　桑白皮炒，一两　贝母二钱半　桔梗炒，二钱半　紫苏五钱　槟榔五钱　木香五钱　杏仁去皮，炒，八钱　五味子八钱　马兜铃二钱半

上为末，炼蜜为丸，如龙眼大，每服一丸，姜汤化服。

一论小儿喉中痰壅喘甚神效方，用巴豆捣烂作一丸，以棉花包裹，男左女右塞鼻，痰即坠下。

咳　嗽

夫咳嗽者，肺为娇脏，外主身之皮毛，内为五脏华盖，形寒饮冷，燥热郁蒸，最为伤也，而肺实肺虚，皆能壅痰，而发咳也。咳嗽二症，难作一途，咳谓无痰有声，肺气伤而不清，嗽谓无声有痰，脾湿动而生痰，咳嗽谓有声有痰，因伤肺气，兼动脾湿也。其证，感风寒者，鼻塞声重，停

寒者，凄惨祛寒，夹热者则焦烦，受湿者为缠滞，停水者则㤭忡，若痰饮则咳有痰声，痰出咳止，火极则咳声不转，面赤痰结，肺胀则喘满，气结息重，风痰壅盛则咳至极，频吐乳食，与痰俱尽，方得少息。而或实或虚，则视痰之黄白，唾之稀稠，而可知也。以一岁论之，春乃上升之气，夏乃火气炎上，秋由湿热伤肺，冬则风寒外束。以一日论之，清晨嗽曰痰火，午后皆曰阴虚，夜间或有食积。其咳而吐脓血者，肺热盛也。久咳不已，必致惊悸顽涎，甚至眼眶紫黑，如物伤损，目珠红赤如血，大可畏也。治法：风寒宜疏散，烦热宜清利，受湿用胜湿之药，停水宜泻水之剂，痰饮即豁痰，火极则降火，肺胀则养血疏肝，风痰壅盛，宜养胃而去风痰也。况肺生胃门，更能温中，与表顺助其气，滋润肺经，和顺三焦者，将见气壮则咳渐减，胃复则痰不生，肺滋则咳不有。乳母节饮食，慎风寒，咳何从而生乎！

一论春夏秋伤风咳嗽，痰热喘急，并挟惊伤寒等症，宜：

雄朱丸

牛胆南星 天花粉各一两 薄荷 荆芥 防风 羌活 天麻 朱砂 雄黄各六钱 麝香三分

上为细末，粳米饭为丸，薄荷汤送下。

一论冬月感寒咳嗽，夜不得睡，以此发之。

九宝饮

薄荷 紫苏 大腹皮 麻黄 桂枝 桑白皮 杏仁 陈皮 甘草

上锉，生姜三片，乌梅一个，水煎温服。

一论小儿四时感冒，发热头痛，咳嗽喘急，痰涎壅盛，鼻塞声重，涕唾稠黏，及内伤外感，一切发热等症，宜服：

参苏饮

紫苏 陈皮 桔梗 前胡 半夏 干葛 白茯苓去皮 枳壳去穰 人参 木香 甘草

上锉，生姜煎服。

一论小儿咳嗽吐痰，用甜梨一个，挖小孔，入硼砂一分，烧熟与服，或捣汁亦可。

一论小儿一切咳嗽不已，用：

宁嗽膏

麻黄 杏仁去皮尖 桔梗去芦 甘草 知母 贝母 款冬花 黄芩 紫菀各五钱 黄连一钱 香附童便炒，二钱 牛胆南星一两

上为细末，炼蜜为丸，如芡实大，每一丸，白汤食后化下。

一论小儿身热感冒，鼻流清涕，或鼻塞咳嗽吐痰，轻者不药，候一二日自愈，重者服此方，治痰为主，轻轻解之。

白术去芦，一钱 白茯苓去皮，七分 桑白皮蜜炙，七分 川芎五分 桔梗五分 橘红五分 半夏泡，五分 防风四分 甘草三分 薄荷三分 枯芩炒，三分

上锉一剂，生姜，水煎服。

一治小儿伤风，咳嗽发热，服解表之剂，如喘促出汗，此脾肺气虚，以补中益气汤加五味子。

发 痧

小儿发痧，有阴有阳，阴痧则腹痛而手足冷，阳痧则腹痛而手足温。或其证似寒非寒，似热非热，四肢懈怠，饮食不思，容颜惨凄，为证不一，俗呼为痧病，非痧也，多由感冒风寒而耍水伤湿得之。其治之法，宜用热水蘸搭臂膊，将苎麻频频刮之，候红色出为度。甚者宜以针刺其十指背近其爪处一分许，可先将儿两手自臂捋下，血聚指头方刺。抑或视其身皆有红点，以灯草蘸香油点灯燎之。以上诸法，使腠理开通，寒邪易散，气血通畅而已矣。

一论小儿绞肠痧，心腹腰诸痛，用：

火龙丹

雄黄 焰硝各二钱

共研细末，每用簪挑些点眼角大眦，男左女右，立愈。

通　治

神仙万亿丸

朱砂　巴豆去壳　寒食面

上，先将朱砂研烂，即将巴豆同研极细，却以寒食面、好酒打成糕入药中，仍同研百余下，再揉和为丸，如黍米大，凡所服，不过三五七丸而已。看虚实加减，照后引下。

感冒风寒，姜、葱汤下，出汗。

内伤饮食，茶清下。

心痛，艾叶煎汤，入醋少许送下。

伏暑热，冷水送下。

心膨气胀，淡姜汤送下。

霍乱吐泻，姜汤下。

痢疾，空心茶清下。

肚腹痛，热茶送下。

疟疾，姜汤下。

急慢惊风，薄荷汤下。

一切杂病，茶清下。

太乙混元丹

紫河车晒干，二钱　白梅花三钱　辰砂一两，甘草一两，水煮半日，去甘草　滑石六两，用牡丹皮二两煎水，去丹皮，煮水干为度　香附米一两，蜜水煮透　粉草一两，半生半熟　甘松四钱

莪术煨，三钱　砂仁去皮，三钱　益智去壳，六钱　山药姜汁炒，二钱半　人参去芦，一钱　黄芪蜜水炒，一钱　白茯苓三钱　白茯神去皮木，二钱半　远志甘草水泡，去心，一钱半　桔梗去芦，一钱　木香一钱　麝香三分　牛黄二分　天竺黄一钱

上共为细末，炼蜜为丸，如龙眼大，金箔为衣，每服量儿大小加减。大人、妇女诸病，并皆治之。

中风痰厥，不省人事，姜汤研下。

伤寒夹惊，发热，姜、葱汤研下，宜出汗。

停食，呕吐腹胀，大便酸臭，姜汤下。

霍乱，紫苏、木瓜汤下。

泄泻，米汤下。

赤白痢疾，陈仓米汤下。

咳嗽喘急，麻黄、杏仁汤下。

积聚腹痛，姜汤下。

虫痛，苦楝根汤下。

疝气偏坠，大小茴香汤下。

夜啼不止，灯草灰汤下。

急惊抽搦，薄荷汤下。

慢惊，人参、白术汤下。

大便去血，槐花、陈仓米汤下。

小便不通，车前子汤下。

夜出盗汗，浮小麦汤下。

发热，金钱、薄荷汤下。

痘疹不出，升麻汤下。

中暑烦渴，灯心汤下。

疳热，身瘦肚大，手足细，或淋或泻，或肿或胀，或喘或嗽，陈仓米汤下。

一方无混元衣、梅花。

一论小儿诸病有余壮盛者，宜服万亿丸，小儿诸病不足，虚弱者，宜服混元丸。

雄黄解毒丸

雄黄二钱半　郁金三钱半　巴豆二十四个，去油

上为末，醋煮糊为丸，如绿豆大，每服七丸，热茶清吞下。

中风，卒然倒仆，牙关紧急，角弓反张，不省人事，茶清吞下。

小儿急惊、风痰热等症，加牛黄五分、硼砂一钱，水糊丸，薄荷汤下。

缠喉风、急喉闭，每七丸研化，以热水研白梅花调下，或热茶下，即苏。热则流通之意。

缠喉风卒死，心头犹温者，灌下即苏。

疟疾中有癖，用沉香（磨水）送下，泄下黑血如泥，极臭，立效。

诸积下痢，煎五苓散送之。

疔疮，加全蝎一钱、皂角一钱、麝香少许，滴水丸，每服二十丸，茶下。

若始不觉是疔疮，不曾发汗，过数日方觉，则寒热体痛皆罢，毒气入里，须用利药，使内中毒气下泄，此药主之。

瘰疬疮，加斑蝥七个，去翅足，糯米炒，冷茶下。

一切热毒壅盛，又能取积消食下热，茶下。

小儿初生

小儿五宜

一小儿分娩，初离母体，口有秽毒，啼声未发，急用软绵裹指，拭去口中恶汁。倘或不及，预煎甘草、黄连浓汁灌之，待吐出恶沫，方与乳吃。或用好朱砂，水飞过，炼白蜜调和成膏，如小豆大，乳汁化服，三日内，止进三粒，以除胎毒痘疹之患也。

一初生三五日，宜绑缚令卧，勿竖头抱出，免致惊痫。

一乳与食，不宜一时混吃，儿生疳癖痞积。

一儿衣宜用年老人旧裙旧裤，改作小儿衣衫，令儿有寿，虽富贵之家，切不可制□丝、绫罗、毡绒之类与小儿穿，不唯生病，抑且折福。

一儿生四五个月，止与乳吃。六个月以后，方与稀粥哺之。周岁以前，切不可吃荤腥并生冷之物，令儿多疾。若待二三岁后，脏腑稍壮，方与荤腥庶可。若到五岁后食之，尤佳。一云小儿永无杂疾，大忌鸡肉，绝妙。

洗 儿 法

初生儿洗浴，不可先断脐带，候洗了方断，不致水湿伤脐，可免脐风脐疮等症。浴儿调和汤水，须看冷热得宜，不可久浴，久浴则伤风寒。夏不可久浴，久浴则伤热。浴时当护儿背，免风邪侵入，不使发热成痫疾。用五根汤洗，以免疮疥之患。

五根汤

桃根　柳根　梅根　桑根　槐根

上每味一两，洗净切碎，用水煮去渣，加猪胆汁一枚，候水温洗，放金银器，则辟诸恶邪之气。加苦参、白芷同煎。

断 脐 法

一小儿初生，洗讫断脐，不可用刀割，以软绢裹脐，或隔单衣，咬断。盖脐不可令长，又不可太短，只取儿足掌长。如长引外风，则成脐风之患，短则伤脏内痛，面青啼叫。脐带中有秽虫，宜急拨去，不然入腹成疾。

变蒸论

夫小儿之初生，血气未足，阴阳未和，脏腑未实，骨骼未全，有变蒸之候。变者异常也，蒸者发热也，所以变生五脏，蒸养六腑。须要变蒸多遍，则骨节脏腑，由是而全，胎毒亦因变而散，气血方荣，性情有异，后来出痘，亦轻可也。自生之日始，每三十二日一变。凡人有三百六十五骨，除手足四十五碎骨外，止有三百二十骨，自生下骨而上，一日十骨，三十二日为一变，骨气始全。一变生一脏，或一腑，十变则脏腑始足。每变轻则发热微汗，其状似惊，重则壮热，脉乱而数，或吐或汗，或烦啼燥渴，轻则五日解，重则八日解。凡小儿之病，无有不由变蒸而得也，而不热不惊，无他病候，是暗变者多矣，此受胎气壮故也。凡变蒸，须看儿唇口，如上唇微肿，有如卧蚕，或有珠泡子者，是真变蒸之候也。此则决不可妄投针灸药饵，若误之，则为药引入各经，证遂难识，而且缠绵不脱，反为药之所害也。如或因伤食，因伤风，因惊吓等项，夹杂相值而发，令人疑惑，亦须守候二三日，俟其病势真的，是食则消食，是风则行痰，是惊则安神，随症调治。或非变蒸，时而得伤寒、时行瘟病，则口上无白泡，其诊皆相似，唯耳及尻通热，此为他病，可作余治。业幼科者，奚可不详究耶！

小儿初生杂证论方

夫小儿初出腹，骨气未敛，肌肉未成，犹尚是血，血凝则坚，而盛胎内也，书云如水上之泡，草头上露。夫初生一腊之内，天地八风之邪，岂能速害，良由在胎之时，母失爱护，或劳动气血相干，或坐卧饥饱相役，饮酒食肉，冷热相制，恐怖惊仆，血脉相乱，蕴毒于内，损伤胎元而降生之后，故有胎热、胎寒、胎肥、胎怯、胎惊、胎黄诸症生焉，外因浴洗、拭口、断脐、灸囟之不得法，或绑抱、惊恐、乳哺、寒温之乖其宜，致令噤口、脐风、锁肚、不乳等症。病而致此，亦难治疗，良可哀悯。小儿杂病诸方，悉陈于后。

胎热、胎寒、胎肥、胎怯、胎黄、胎惊、锁肚、不乳、脐风、撮口、噤风、客忤、不尿、夜啼、中恶、天吊、鹅口、口疮、重舌、木舌、弄舌、牙疳、吃泥土、丹毒、赤游、喉痹、乳蛾、眼疾、耳脓、鼻疮、头疮、脐疮、虫痛、尾骨痛、阴肿、疝气、盘肠气痛、脱肛、遗尿、尿浊、便血、下淋、吐血、衄血、小便闭、大便闭、水肿、黄疸、汗证、解颅、鹤节、行迟、语迟、齿迟、诸迟、龟胸、龟背、滞颐、囟陷、囟填、手拳、脚拳、痘疮、麻疹。

胎 热

一论小儿胎热，因母孕时，食热毒之物过多，令儿生下，身热面赤眼闭，口中气热，焦啼燥渴，或大小便不通，法当渐次解热，先令乳母服药，儿服乳即解，决不可速效，以凉药攻之，必致呕吐，而成大患也，慎之慎之！

酿乳方

生地黄二钱　泽泻二钱半　猪苓去黑皮
赤茯苓去皮　天花粉各一钱半　茵陈　甘草各一钱

上锉散，每服三钱，水一盏，煎七分，令乳母捏去宿乳，却服药，少顷乳之。

胎 寒

一论胎寒，乳母孕时受寒，生下再感外邪，令儿面色青白，四肢厥冷，大便青黑，口冷腹痛，身起寒栗等症，即宜当归散服之。

当归散

当归炒　黄芪蜜炙　桂心　黄芩　细辛
龙骨细研　赤芍各二钱

上为末，每服一字，以乳汁调下，日进三服。仍看儿大小加减。

胎 肥

一论胎肥，小儿生下肥，肉厚，遍身血色红，满月以后，渐渐羸瘦，目白，睛粉红色，五心烦热，大便难，时时生涎，当浴体。更别父母肥瘦，肥不可生瘦，瘦不可生肥。

胎 怯

一论胎怯，小儿面无精光，肌肉薄弱，大便白水，身无血色，时时哽气，多哕，目无精彩，宜以浴体法主之。

浴体法

天麻末，二钱　蝎梢去毒　朱砂各半钱
白矾　青黛各二钱　乌蛇肉三钱，酒浸，焙，为末　麝香一字

上同研匀，每用三钱，水三碗，桃枝一握并叶五七个，同煎至十沸，温热浴之，浴时勿浴背。

胎 黄

一论胎黄者，皆因乳母受热而传于胎也，儿生下，遍体面目皆黄，状如黄金色，身上壮热，大便不通，小便如栀子汁，乳食不思，啼哭不止，宜以地黄汤主之。

地黄汤

生地黄　赤芍　川芎　当归　天花粉
猪苓　泽泻　赤茯苓　茵陈　甘草各等分

上锉，每服五钱，水煎，食前乳母服，并略滴些与少儿口中。

胎惊

一论胎惊者，由孕妇调适乖常，饮食嗜欲，忿怒惊仆，母有所触，胎必感之，或外挟风邪，有伤于胎，故子乘母气，生下即病也。其候月内温壮，翻眼握拳，噤口咬牙，身腰强直，涎潮呕吐，抽搐惊啼，腮缩囟开，或颊赤，或面青眼合。其有诸噤撮口之类，亦此一种之所发也。视其眉间，气色红赤鲜碧者可治，若黯青黑者不治，虎口指纹曲入里者可治，反出外者不治。治宜解散风邪，镇惊化痰顺气，青金丸主之，慎不可作慢惊而用温药也。

青金丸

人参 天麻煨 白茯神去皮木 白附子炮 牛胆南星各二钱 甘草炙，一钱半 青黛一钱 朱砂水飞，半钱 麝香一分

上为细末，炼蜜为丸，如梧桐子大，用钩藤、皂荚子煎汤研化，不拘时服。

锁肚

一论锁肚者，由肚中受热毒，壅盛结于肛门，大小便闭而不通，腹胀欲绝者，急令妇人以温水先漱了口，吸咂于儿前后心并脐下、手足心，共七处，每一处，凡三五次，漱口吸咂，取红赤为度，须臾自通。不尔无生意。若有此证，知此法，可得再生。

不乳

一论不乳者，谓初出胞胎而不吮乳也。婴儿初出胎时，其声未发，急以手拭其口，令恶血净尽，不得下咽，即无他病。若拭口不全，恶秽入腹，则令腹满气短，不能吮乳，或产母取冷过度，胎中受寒，致令儿腹痛也。宜用：

茯苓丸

赤茯苓去皮 川黄连去毛 枳壳去穰，麸炒，各等分

上为末，炼蜜为丸，如梧子大，每服一丸，乳汁化下。

撮口

一论撮口者，由胎气挟热，风邪入脐，流毒心脾之经，故令舌强、唇青、聚口、啼声不出者，当视其齿龈之上有小泡子如粟米状，急以温水蘸青熟绵布裹手指，轻轻擦破，即开口便安。甚者，用牛黄三分、竹沥一蚬壳，调匀，滴入口中，即愈。

噤风

一论噤风者，眼开口噤，啼声渐小，舌上聚肉如粟米状，吮乳不得，口吐白沫，大小便皆通白，满月一百二十日，见此名曰犯风噤，可急看儿上腭有点子，先以指甲轻轻刮破，次服定命散。如口噤不开，诸药不效者，生南星，去皮脐，研为极细末，龙脑少许，和匀，指蘸生姜汁，于大牙龈上擦之，立开。凡脐风、撮口、噤风，三者虽异，其受病之原则一也，大抵里气郁结，壅闭不通，并宜服淡豆豉汁与吃，取下胎毒。《千金》云：小儿初生，其气高盛，若有微患，即须下之，若不下时，则成大疾，难为疗矣，紫霜丸量而与之。

定命散 治初生小儿，口噤不开。

蝉退十四个，去嘴足 全蝎十四个，去毒

上为细末，入轻粉少许，和匀，乳汁调，乳前服。

脐风

一论脐风，多因断脐为风湿所乘，或者胎元有热毒，则儿下胎时，视其脐必硬直，定有脐风，必自脐发出青筋一道，行至肚，却生两岔，行至心者必死，于青筋初发，急用灯心蘸香油，用灯于青筋头并岔行尽处燎之以截住，不致攻心，更以艾灸中脘三壮，内服万亿丸二三粒，以泄其胎毒也。

一治小儿脐风撮口，用完全生葱捣汁，用直僵蚕三个，研末调涂母乳头上，令儿吮之，或用乳调蚕末灌之，儿口即开。

一治脐风撮口，用田螺捣烂，入麝香一

分再捣，涂脐上立效。

经验五通膏　治小儿脐风撮口。

生地黄　生姜　葱白　萝卜子　田螺肉
各等分

上共捣烂，搭脐四围如一指厚抱住，候
一时许，有屁下泄而愈。

一治脐风，用蛴螬一条，将尾须两根剪
断，自然出水，滴入脐内，少顷即愈。其虫
只在多年墙孔内取，人家水缸底亦有。

一秘方，治脐风撮口。

僵蚕末，三分　牛黄六厘　冰片　麝香各
一厘

先将僵蚕、牛黄搽上，次将片、麝用蛤
蟆胆抹之。

一小儿犯撮口风、荷包风、鹅口风、脐
风等项，并牙龈边生白点，名为马牙，作痛
啼哭，不吃乳，即看口内坚硬之处，或牙龈
边白点，将针挑破出血，用好墨调薄荷汤，
以手指搅过，再用其母油发蘸墨遍口擦之，
仍用青绢蘸新汲井水揾口即愈。

客忤

一论客忤者，初生儿因别房异户外人来，
气息忤之，一名中人，是为客忤也，及家人
或乘马行，得马汗气息，或衣染秽暴之气，
未盥洗易衣便向儿边，皆令忤也。小儿衣布
帛中不得有头发，履中亦尔。白衣青带，青
衣白带，皆令中忤，亦能惊儿致病。欲防之
法，从外来所忌之物当将避之，勿令儿见，
慎护一岁之内，方无忌也。

不尿

一论小儿初生不尿者，皆因在胎之时，
母食糟腌煎炙等毒物，热气流入胎中，儿因
饮血，是以生下肚腹膨胀，肾肿，如觉脐四
旁有青黑色及口撮，即不可救也，如有青黑
色，不饮乳者，服：

葱乳汤

葱白切作四段，用乳汁半小盏，同煎片
时，分作四次服，即通。不饮乳者，服之
即饮。

夜啼

一论小儿夜啼者，此是邪热乘心也，宜：

化火膏

用灯花三颗，以乳汁调抹儿口，或抹母
乳上，令儿吮之。

一治小儿触犯禁忌而夜啼者，宜醋炭熏，
服苏合香丸。

一方，用火柴头一个，长四五寸，削平
一面，朱砂写云：拨火杖，拨火杖，差来捉
鬼将，捉着夜啼鬼，打杀不要放，急急如律
令。又方，治夜啼不止，用朱砂书甲寅二字，
贴床头，即止。

一治小儿夜啼，用竹园内无叶之竹，名
为仙人杖，取三尺于儿睡处，勿使人知，即
时愈。

一治小儿夜啼不止，作心经有热有虚治。

安神散

人参　黄连姜汁炒，各一钱半　甘草五分

上锉，竹叶二十片、生姜一片，水煎服。

一方，治惊啼，用乱发烧灰，酒调服。

一论小儿夜啼，状若鬼祟，蝉退七个，
下半截为末，初生抄一字，薄荷汤入酒少许
调下。或者不信，将上半截为末，依前汤调
下，复啼如初。古人立法，莫知其妙。

一治夜啼，用朱砂笔写在儿脐上子卯脐
酉午。

一治夜啼，用尿泼勺，水洗净，莫令人
知，覆在儿床下，即止。

中恶

一论中恶天吊者，冒犯邪气也，小儿卒
中恶毒，心腹刺痛，闷乱欲死等症。

辟邪膏　治中恶。

降真香　白胶香　沉香　虎头骨　鬼臼
龙胆草　人参　白茯苓去皮，各五钱

上为细末，入雄黄五钱、麝香一钱，炼
蜜为丸，乳香汤下。

天 吊

一治小儿天吊，潮热。

钩藤散

钩藤　人参　犀角镑屑，各五钱半　全蝎　天麻各二钱　甘草炙，一钱半

上锉作四剂，水煎温服。

鹅 口

一论小儿鹅口、口疮者，胃中湿热也。小儿口中百病，鹅口、口疮、重腭，不能吮乳，及咽喉肿塞，一切热毒。

牛黄散

牛黄　冰片　硼砂　辰砂研，各一分　雄黄　青黛各一分　牙硝一分半　黄连末，八分　黄柏末，八分

上共入乳钵内，研匀，每用少许，敷入口内。

一治小儿鹅口，不能食乳，用地龙擂水涂疮，即愈。即摩虫也。

口 疮

一治口疮。

泻心汤

用川黄连净为细末，每服一字，蜜水调下。

一论小儿口舌生疮，乃心脾受热，口疮赤，心脏热，口疮白，脾脏冷，口疮黄，脾脏热，宜用吴茱萸末，醋调敷脚心，移夜即愈。药性虽热，能引热下行，其功至良。

一论治小儿满口白烂生疮，名口糜。

白术　猪苓　泽泻　木通　生地　赤苓　肉桂　甘草各等分

水煎服。

一论小儿白口疮，黄丹、巴豆仁同炒焦，去豆用丹，搽疮上，立已。

咽喉并口疮，我也有妙方，白矾二钱许，硼砂一钱强，咽痛用吹入，口疮蜜调当，一次若不愈，再用保安康。

重 舌

一论重舌者，脾经实火也，小儿心脾有热，舌下有形如舌而小者，名曰重舌，及唇口两旁生疮。

当归连翘汤　治重舌。

归尾　连翘　白芷各三钱　大黄煨　甘草炙，各一钱

上锉作二剂，水煎，食后频服。

一方，治重舌，用蒲黄涂之。

一方，用胆矾研细敷之。

一治小儿重舌、木舌，乃舌下生舌也，用三棱针于舌下紫脉刺之，即愈。又宜竹沥调蒲黄末，敷之舌上。

一治小儿绊舌，用布针，舌下针数下，以溏鸡屎，一搽即愈。

一治小儿绊舌，不语啼哭，用布针蘸桐油烧红，针下颏挨骨边，一针即已。

木 舌

一论木舌，乃舌肿硬不柔和，脾经有实火也。

泻黄散　治木舌、弄舌。

藿香叶七分　山栀一钱　软石膏五钱　防风四分　甘草七分半

上锉一剂，水煎，不拘时服。

一治木舌。

百草霜　芒硝　滑石。

为末，酒调敷之。

弄 舌

一论小儿舌微露而即收，名弄舌，属心脾亏损，用补脾散补之。舌出长而收缓，名舒舌，乃心脾积热，少用前泻黄散主之。兼口舌生疮，作渴饮冷，胃经实热，用泻黄散。作渴畏冷，属脾经虚热，用四君子汤。食少作渴，或大便不实，脾胃虚弱也，用吐泻门七味白术散。若午后甚者，脾血虚也，四物汤，多加参、术、茯苓，未应，用内伤门补中益气汤。大病未已，而弄舌者凶。

弄舌微微露即收，得于病后最难瘳。出长收缓名舒舌，热在心脾不用忧。

补脾散　治弄舌。

人参　白术去芦，各一钱　白芍酒炒　茯苓各八分　陈皮　川芎各六分　黄芪蜜炒　当归酒洗　甘草炙，各四分

上锉，每剂三钱，生姜煎服。

牙 疳

一论牙疳者，阳明之热也。小儿齿肿流涎，腮肿，走马牙疳等症。

清胃升麻汤

升麻　川芎　白芍　半夏汤泡，各七分　干葛　防风去芦　黄连酒炒　生甘草各五分　软石膏煅，一钱　白术七分　白芷三分

上锉，水煎热服。能漱口，即含漱而吐之，漱药不用白术、半夏。

一治小儿走马牙疳，一时腐烂即死，用妇人溺桶白垢，火煅一钱许，入铜绿三分、麝香一分半，敷之，立效。

立效散　治走马牙疳。

青黛　黄柏　枯矾　五倍子各一钱

上为细末，用米泔水先漱口内，将药末掺入患处。

一论小儿走马牙疳，牙龈臭烂，侵蚀唇鼻，先用甘草汤洗皮令血出，涂之，亦理身上肥疮，但是疳疮，用之立效。

玉蟾散

蚵蚾即蛤蟆不鸣不跳者是，用黄泥裹，火煅焦，二钱半　黄连二钱半　青黛二钱　麝香少许

上为细末，湿则干搽，干则香油调抹之。

吃 泥 土

一论小儿爱吃泥土，乃脾虚胃热所致，面色青黄，或是虫动，此药皆治。若不急疗，癖证生焉。

清脾养胃汤

软石膏　黄芩　陈皮　白术去芦　甘草　胡黄连　使君子去壳　茯苓去皮

上锉等分，水煎温服。或为细末，放于饮食内，令儿服之。

黄金饼　治好吃呢土。

干黄土为末，浓煎黄连汁，和为饼，服之立愈。

丹毒赤游

一论小儿丹毒赤肿，风热狂躁，睡卧不安，胸膈满闷，咽喉肿痛，九窍有血妄行，遍身丹毒，乃痘疮已出未出，不能快透，或已出，热不解，急宜服。

犀角消毒饮

牛蒡子　荆芥穗　防风　黄芩各一钱　犀角镑　甘草各五分

上锉，水煎，不拘时服。如无犀角，以升麻代之。

泥金膏　治丹毒、赤游风。

阴地上蚯蚓粪，熟皮硝，蚯蚓粪三分之二，共一处研细，新汲井水浓调，厚敷患处，干则再上。

喉痹乳蛾

一论小儿喉痹，会厌两旁肿者，为双乳蛾，易治。一旁肿者，为单乳蛾，难治。乳蛾差小者，为喉痹。热积于咽喉，且麻且痒，肿绕于外，名缠喉风。喉痹暴发暴死者，名走马喉风。主方：

苏危汤　主方。

桔梗二钱　山豆根一钱　牛蒡子一钱　荆芥穗八分　玄参八分　升麻三分　防风八分　生甘草一钱　竹叶五个

水煎，频服。外用硼砂一味，噙化咽下，降痰消肿。

碧雪散　治咽喉肿痛，水浆不下，或生疮，重舌，木舌。

碧雪真青黛，硼砂与焰硝（飞过），蒲黄甘草末（俱生用），等分搽咽喉。

一治喉痹、乳蛾气绝者，即时返活，单乳蛾，用巴豆一粒，去壳，打碎，入绵茧壳内，塞鼻，在左塞左，在右塞右。若双乳蛾，用二粒，塞两鼻。

一喉痹、乳蛾风、口舌生疮，用黑牛胆一个、生白矾末二两、银朱五钱，入胆内阴干，取出研末，每少许吹入喉内，神效。

眼 疾

一论小儿两眼肿痛，上焦火盛也。

吹鼻散 暴病赤痛。

乳香 没药各五分 雄黄三分 焰硝一两 黄丹水飞，一分

上为细末，每少许吹两鼻孔。

一论小儿未周，患两眼肿痛。

拔毒膏

用黄连为末，水调，敷脚心、手心，自愈。如肿痛难开，加姜黄、牙皂、朴硝为末，同敷太阳穴、手心、足心，加葱捣烂敷之，尤妙。一方，用熟地黄一两，以新汲水浸透，捣烂，贴两脚心，布裹住，效。

一治小儿雀目，不计时月，苍术二两为末，每服一钱；不计时候，用好羊子肝一个，以竹刀子劈开，掺药在内，麻绳扎定，以粟米泔一大盏煮熟为度，患人先熏眼，后温服。

耳 疾

一论小儿耳肿、耳痛、聤耳，乃三阳风热壅遏所致，宜升阳散火汤，加黄柏、知母，晚服，兼服金花丸。

一论小儿耳热，出汁作痒，乃痰也，肾火上炎也，宜：

清肾汤

防风 天花粉 贝母 黄柏盐水炒 白茯苓 玄参 白芷 蔓荆子 天麻 半夏泡，各五分 生甘草二分半

生姜三片，水煎服。

一治小儿耳后月蚀疮，烧蚯蚓粪合猪脂敷之。

一治小儿患溃耳出脓水成疮，以蚯蚓粪末吹耳中。

又方，治脓耳。

羽泽散

枯矾为末少许，吹入耳中，即已。

一方，用五倍子烧存性为末，吹入耳中，亦效。

一方，用抱出鸡卵壳，炒黄色为细末，香油调，灌耳内，即时痛止。

鼻 疮

一论小儿鼻疮，热壅伤肺，肺主气通于鼻，风湿之气，乘虚客于皮毛，入于血脉，故鼻头下方疮湿痒烂，是名鼻䘌，其疮不痛，汁所流处又成疮，泽泻散主之。

泽泻散 治鼻疮。

泽泻 郁金 山栀仁 甘草炙，各一钱

上为细末，用甘草煎汤，食后临卧服。

一治久患鼻疮，脓极臭者，用百草霜研细，每服五分，冷水调服。

头 疮

一论小儿头生肥疮，或多生虮子，瘙痒成疮，脓水出不止。

一扫光

细茶一钱，口嚼烂 水银入茶内研，一钱 牙皂 花椒各二钱

为末，香油调搽。

一小儿疮痛，经年不瘥者。

白矾五钱 胡粉一两 水银一两 黄连一两半 黄芩一两 大黄一两半 苦参一两半 松脂一两半 蛇床子十八粒

上为细末，以腊月猪脂和研水银，不时敷之。

一小儿头疮胎毒，诸风热恶疮痘疮。

黄柏 黄连 白芷 五倍子各等分

上为细末，用井花水调，稀稠得所，涂开在碗内，覆架两砖上中空处，灼艾烟熏蒸，以黑干为度，仍取下前药，再研作末，清油调涂。如有虫，则用前油调搽，立效。

一小儿头生秃疮，用通圣散，酒拌，除大黄另用酒炒，共为末，再以酒拌，焙干，每服一钱，水调服，外以白炭烧红，淬入水中，乘热洗之，更以胡荽子、伏龙胆、悬龙尾、黄连、白矾为末，油调敷之。

脐疮

一论小儿因剪脐，外伤于风邪，以致脐疮不干，用：

矾龙散

枯矾　龙骨煅，各五分

共为细末，每用少许，干搽脐上。

一小儿脐中汁出，并痛，用枯矾末干搽。

又方，黄柏末敷之。

又方，蚕茧壳烧灰存性，搽之亦可。

虫疾

一论小儿虫积痛，凡腹痛，口中出清水者，虫积也。

追虫散

使君子去壳，二钱　槟榔一钱

作一剂，水煎，食远服。

使君散

使君子去壳，一钱　槟榔一钱　雄黄五分

上为末，每服一钱，苦楝根皮煎汤调下。

一治小儿虫积腹痛，用巴豆一枚，去壳，捶去油，以朱砂一粒，同研匀，用鸡子一个，开顶，微去白，入药在内，调匀，仍将纸糊口，用秆圈坐于锅内，水煮熟，令儿食之，或以茶清送下，即打下所积虫，效极捷。

一治小儿吐蛔虫。

蛔虫出口有三般，口鼻中来大不堪，如或白虫兼黑色，灵丹纵服病难安。

楝陈汤

苦楝根皮二钱　陈皮　半夏姜炒　白茯苓去皮，各一钱　甘草五分

上锉一剂，生姜煎服。

一女子肚大腹胀，虫积瘦弱，用马慈（一名地梨）食之，打下虫来，肚腹立消。

一治小儿冬月吐蛔虫，多是胃寒胃虚所致。

钱氏白术散

人参　白术去芦　白茯苓去皮　藿香　木香　干葛　甘草各二钱　丁香两粒

每服三钱，水煎服。

尾骨痛

一论小儿尾骨痛者，乃是阴虚痰火所致也。

滋阴化痰汤

当归酒炒　川芎　白芍酒炒　熟地黄　黄柏酒炒　知母酒炒　陈皮　半夏姜炒　白茯苓去皮　甘草各等分

上锉，少用官桂为引，或以前胡、木香为引。如痛不止，加乳香、没药。

阴肿　疝气

一论小儿阴肿、疝气者，寒邪所郁也，五倍子烧存性，为末，好酒调服，出汗而愈。

一治疝气偏坠，肿痛不可忍者，槐子炒为末，每服一钱，入盐三分，黄酒调下，立止。

一治小儿疝气，小腹痛引腰脊弯曲，身不能直。京师传。

青皮　陈皮　三棱　莪术炮　木香　槟榔　川楝肉　芫花醋炒，各五钱　辣桂　牵牛生，取末，各三钱　巴豆肉不去油，一钱

上为细末，面糊为丸，如麻子大，每三丸，空心一服，午前一服，姜汤下。

一治小儿阴囊忽肿，或坐地多时，或风邪，或虫蚁蛟者，蝉退半两，水一大碗，煎汤，洗肿处，其痛立止。若不消，再煎再洗。内服五苓散，灯草煎服。方见中暑。又方，用葱园内蚯蚓粪，用甘草汁调涂肿处，或薄荷汁调亦可。

盘肠气痛

一论小儿盘肠气痛，则腰曲干啼，额上有汗，是小儿为冷气所搏而然。其口闭脚冷，或大便青色不实，上唇干者是也。此多因生下洗迟，感受风冷而致也。急用葱汤淋洗其腹，揉葱熨脐腹间良久，尿且涌出，其痛自止。

乳香散　治盘肠气痛。

乳香　没药各等分

共为细末，以木香煎汤调服。

脱 肛

一论小儿脱肛，皆因久患泻痢所致，大肠头自粪门出而不收是也，用葱汤熏洗令软送上，或以五倍子末敷，而频托入。又以五倍子煎汤洗之亦可。

又方，以鳖头烧存性为末，香油调敷。一云：以此物烧烟熏之，久久自收。

又，以陈壁土泡汤，先熏后洗，亦效。

提气散 方见脱肛门。治小儿肛门脱下，极效。

遗 尿

一论小儿遗尿失禁者，膀胱冷弱也，益智仁七个、桑螵蛸七个，为末，酒调服，用熟白果七个送下。

胡纸散

用破故纸炒为末，每服一钱，热汤调下。

一治小儿遗尿，六味丸加破故纸、益智仁、人参、肉桂。

一治小儿睡中遗尿不自觉者，官桂为末，雄鸡肝一具，等分捣丸，如小豆大，温水送下，每日进三服。

一治小儿遗粪，用枯矾、牡蛎煅，等分为末，米汤调下。

尿 浊

一论小儿尿浊，澄之如米泔水也。

澄清饮

白术去芦　白茯苓去皮　白芍炒　黄连姜汁炒　泽泻　山楂去子，各一钱　青皮四分　生甘草五分

上锉一剂，水煎，空心服。

一治小儿尿浊如米泔水，江南做酒小曲，炒为末，每服五分，酒调下，三服效。

便 血

一论便血者，热传心肺也。凡初生婴儿，七日之内，大小便有血出者，此由胎气热甚

之所致也。因母食酒曲炙煿热毒等物，流入心肺，儿在胎内受之，热毒亦传于心肺，且女子热入于心，故小便有之，男子热入于肺，故大便有之。治法：生地黄取自然汁，入蜜少许，和匀温服，男女皆效。

一方，用生蒲黄、油头发烧灰，各一钱为末，生地黄汁或米饮、乳汁调服。

下 淋

一论小儿下淋，乃膀胱有热，水道不通，淋沥不出，或尿如豆汁，或如砂石，或冷淋如膏，如热淋尿血。

五淋散

赤茯苓去皮，六分　赤芍药去皮，二分　山栀子二分　条芩三分　当归　甘草各五分

上锉一剂，灯心一团，水煎温服。一方加生地、泽泻、木通、滑石、车前子各二分

吐血 衄血

一论小儿吐血、衄血、下血，宜用：

黄金丸

黄芩不拘多少，为末，炼蜜为丸，如鸡头实大，三岁儿每一丸，盐汤化下。

一治小儿吐血不止，黄连末一钱、淡豆豉三十个，水一盏，煎六分，去渣，温服，量儿大小加减。

一治吐血、衄血。

柏枝散

柏枝（晒干）、藕节（晒干），各等分为末，三岁儿服半钱，藕汁和蜜一匙，白汤调下。

大小便闭

一小儿初生，大小便不通，腹胀欲死，急令人以温水漱口净，口吸咂儿前后心并脐下、手足心共七处，每一处凡三五次，漱口吸咂，取红赤为度，须臾自通。不尔，则无生意。

一论小儿小便不通者，膀胱火盛也。

神通散

小便闭涩不堪言，为用儿茶末一钱，萹蓄煎汤来送下，霎时溲便涌如泉。

一治小便不通，腹胀欲死，野地蒺藜子，不拘多少，焙黄色为末，温酒调服，立通。又方，用火麻仁烧灰，酒调服。

一论小儿大便不通者，脏腑有毒也，小儿风与热滞，留蓄上焦，胸膈高起，大便不通。

没药散

没药 大黄 枳壳炒 桔梗各二钱 木香 甘草炙，各一钱

上锉，每二钱，姜三片，水煎服。

一治新生小儿两三日不大小便，用葱汁、人乳各半，调匀，抹在口中，同乳带下，即通。

一掩脐法，治小儿大小便不通，取连根葱白一茎、生姜一块、淡豆豉二十粒、盐一小匙，同研烂，捏作饼子，贴脐中，烘热贴之，用绢帛扎定，良久气透，自通。不通，再易一饼。

二妙散

六七月间，寻牛粪中有蜣螂，不拘多少，用线穿起，阴干收贮，用时取一个，要全者，放净砖上，四面以灰火烘干，以刀从腰切断，如大便闭，用上半截，小便闭，用下半截，二便俱闭，全用，为细末，新汲水调服。

肿 满

一论小儿肿满，土亏水旺也，并四肢肿满，阳水阴水皆可服。

加减五皮散

五加皮 地骨皮 生姜皮 大腹皮 茯苓皮各一钱

加姜黄、木瓜各一钱，锉散，水煎服。一方去五加皮，加陈皮、桑白皮。

一治小儿诸般肿胀，黑牵牛半生半熟，取头细末，每服一二匙，桑白皮煎汤，磨木香汁调服。

黄 疸

一论小儿黄疸，寒热呕吐而渴，或饮冷水，身体面目俱黄，小水不利，不得安卧，不思饮食。

茯苓渗湿汤

茯苓 茵陈 山栀 黄连 黄芩 防己 白术 苍术 陈皮 青皮 枳壳 猪苓各一钱 泽泻二钱

水煎，徐徐温服。如小便不通加木通。如伤食，不思饮食，加神曲、麦芽、砂仁。

汗 证

一论小儿盗汗，寒热往来，胡黄连、柴胡各等分，为细末，炼蜜为丸，如鸡头子大，每一丸至三丸，银器中用酒少许化开，更入水五分，重汤煮二三十沸，放温，食后和渣服。

一治小儿虚汗，或心血液盛，亦发为汗，此药收敛心气。

新罗人参 川当归各三钱

上细锉，用雄猪心一个，切三片，每服二钱，猪心一片，井水一盏半煎，食前作两次服。

一治小儿盗汗，因食生冷之物过多，或热水淘饭，大能损土，为水之所伤，则不能制其津液，故成汗自出也。

牡蛎煅，二钱 黄芪蜜炙 生地黄各一两

锉散，水煎服。

一治小儿盗汗，用五倍子为末，津液调，涂脐中，一宿即止。又方，用何首乌为末，津液调，涂脐，亦效。

解 颅

一论小儿解颅者，生下囟门不合也。长必多愁少笑，目白睛多，面色㿠白，肢体消瘦，皆肾虚也。

一治小儿颅囟开解，头缝不合，此乃肾气不盛。肾主骨髓，脑为髓海，肾气不盛，所以脑髓不足，故不能全。丹溪治解颅，以

八物汤，有热，加酒炒黄连、生黄芩、甘草，水煎服，外用布帛紧束，又以白芨末敷之。

人参地黄丸

人参二钱　怀熟地黄四钱　嫩鹿茸　山药　白茯苓去皮　牡丹皮　山茱萸酒蒸，去核，各三钱

上为细末，炼蜜为丸，如芡实大，用人参煎汤研化，食远服。

鹤节

一论小儿鹤节，因气血不充，故肌瘦薄，骨节呈露，如鹤之膝。

当归地黄丸

怀熟地黄酒蒸，八钱　山茱萸酒蒸，去核　干山药　泽泻去毛　牡丹皮去梗　白茯苓去皮　当归酒洗，各二钱

上为细末，炼蜜为丸，芡实大，每用热水研化，食前服。仍以天南星，炮，去皮脐，研细末，入米醋调敷绢帛上，烘热贴之，亦良法也。一方，加鹿茸（酥炙）、牛膝（去芦，酒洗）各二钱。

行迟

一论小儿行迟，肝肾虚弱，骨髓不充，不能行步。

加味地黄丸

怀熟地黄八钱　山药四钱　山茱萸酒蒸，去核，四钱　白茯苓去皮　牡丹皮　泽泻各三钱　嫩鹿茸酥炙，二钱　怀牛膝去芦，酒浸，二钱　五加皮三钱

上为细末，炼蜜为丸，黍米大，每服一钱，空心盐汤送下。

一论小儿禀受元气不足，颅囟开解，肌肉消瘦，腹大面肿，语迟行迟，手足如筒，神色昏慢，牙齿生迟，诸虚。

调元散

干山药五钱　人参　白茯苓去皮　白茯神去皮木，各二钱　白术去芦，二钱　石菖蒲一钱　白芍药炒　熟地黄　当归　川芎　黄芪蜜炙，各二钱半　甘草炙，一钱半

上锉，姜、枣煎，不拘时服，婴儿乳母同服。

语迟

一论小儿语迟者，心气不足也。

菖蒲丸

石菖蒲　人参　麦门冬去心　川芎　远志甘草水泡，去心　当归　乳香　朱砂另研，各一钱。

上为末，炼蜜为丸，黍米大，每服十丸，食远粳米饮送下。

齿迟

一论小儿齿迟者，肾不足也。

芎芍散

川芎　干山药　当归　白芍炒　甘草炙，各二钱半

上为细末，每服二钱，白汤调下，食后服。将此干药末擦牙龈，即生。

诸迟

一论小儿行迟、齿迟、解颅、囟陷、五软、鹤膝、肾疳、齿齼、睛白、多愁，凡此皆因禀受肾气不足，当以六味丸加鹿茸补之。若因精气未满，而御女以通，多致头目眩晕，作渴吐痰，或发热作热，腰腿酸软，或自汗盗汗，二便涩痛，变生诸疾，难以名状，余常用六味丸、八味丸及补中益气之剂加减用之，方见补益剂。无不奏效。

一小儿五岁不能言，咸以为废人矣，但其形瘦瘵，乃肺肾不足，遂用六味丸加五味、鹿茸，及补中益气汤加五味，两月余形气渐健，将半载能发一二言，至年许始声音朗朗。方在补益中。

龟胸

一论小儿龟胸者，因肺热胀满，攻于胸膈，即成龟胸也。又云：缘乳母食面热物、五辛，转使胸起高也。

龟胸丸

川大黄火煨，六分　天门冬去心　百合
杏仁去皮尖，麸炒　木通去节　炽壳麸炙　桑
白皮蜜炙　甜葶苈隔纸炒　软石膏各一钱

上为细末，炼蜜为丸，绿豆大，每服五
丸，温水化下，食后临卧服。仍宜灸两耳前
各一寸半上两行三骨鳞间六处，各灸三壮，
春夏从下灸起，秋冬从上灸起，依法灸之。

龟背

一论小儿龟背者，由儿生下，风邪客入
于脊，入于骨髓，致成龟背也。龟胸、龟背，
并用龟尿点其骨节，自愈。取龟尿法：用青
莲叶按在龟上，用镜照之，其尿自出。

龟背丸

枳壳麸炒　防风去芦　独活　大黄煨　前
胡去芦　当归　麻黄去节，各三钱

上为细末，面糊为丸，如黍米大，每服
十五六丸，看儿大小，以米汤下，食后服。
仍灸肺愈穴（在三椎下两旁各一寸半）、心
俞穴（在五椎下两旁各一寸半）、膈愈穴
（在七椎下两旁各一寸半），各灸三壮，以小
儿中指节为一寸，艾炷以小麦大，灸五
壮，愈。

一治小儿龟背，儿生下客风入脊，遂于
骨髓，即成龟背，治以龟尿点骨节，即平。
取龟尿法：用莲叶置龟背上，尿自出。

滞颐

一论滞颐，乃涎流出而溃于颐间也，涎
者脾之液，脾胃虚冷，故涎自流，不能收约，
法当温脾为主，宜服：

温脾丸

半夏姜汁炒，一两　木香五钱　丁香二钱
干姜炒，五钱　白术去芦，炒，一两　青皮去
白，五钱　陈皮五钱

上为细末，姜汁打稀糊丸麻子大，每二
三十丸，米饮送下。

囟陷

一论囟陷，乃脏腑有热，渴饮水浆，致

成泄痢，久则血气虚弱，不能上交脑骨，故
囟如坑，不得满平。宜用黄狗头骨灸黄为末，
鸡蛋清调敷之即合。

囟填

一论囟填者，囟门肿也。脾主肌肉，乳
食不常，饥饱无度，或热或寒，乘于脾家，
致使脏腑不调，其气不冲，为之填胀，囟突
而高，如物堆垛，毛发短黄，自汗是也。若
寒气上冲则牵硬，热气上冲则柔软。寒者温
之，热者凉之，剂量轻重。

手拳

一论手拳不展，禀受肝风怯弱，致筋脉
拘搐，两手伸展无力，宜服：

当归　薏苡仁　秦艽　米仁　枣仁　防
风　羌活各等分

上为末，炼蜜为丸，如鸡头实大，麝香
汤化下，量儿大小服之。

脚拳

一论脚拳不展，所禀肾气不足，营气未
充，脚指拳缩无力，不能伸放，宜服：

当归身酒洗　川牛膝去芦，酒洗　山茱萸
肉　人参　牡丹皮　怀生地黄　补骨脂

上为末，炼蜜如丸，如芡实大，空心盐
汤送下。

一治富翁子，八岁不能步履，皆因看得
太娇，放不落手，儿身未得土气，以致肌肉
软脆，筋骨薄弱，用黄土入于夹袄内与穿，
内服地黄丸，加人参、鹿茸、牛膝、虎胫骨，
服未半料，儿能行矣。

一治小儿禀赋肾经虚热，耳内生疮，或
肌肉消瘦，骨节皆露，名节疳，六味丸加鹿
茸、牛膝各一两，五味子四两。若颅解不合，
牙齿不生，眼睛不黑，腿软难行，最宜此药。

痘疮

夫痘疮者，乃胎毒之所致也。婴儿在胎

之时，感其秽毒之气，藏于脏腑之中，发时有近远之不同耳。若值寒暄不常之候，痘疹由是而发。因其所受浅深，而为稀稠焉。大抵始发之时，有因外感风寒而得者，有因内伤饮食而得者，有因时气传染而得者，有因跌仆惊恐而得者。大风初起，未见红点，与伤寒相类，发热烦躁，脸赤唇红，身痛头痛，乍寒乍热，喷嚏呵欠，喘嗽痰涎等症。身热未明，疑似之间，急须表散，可服败毒散，以微发其汗，则胎毒随汗而解，而痘疹亦随发而出矣。痘苗一见之际，则禁表药，恐发得表虚故也。唯视痘之稀稠，稀者轻，不须用药，而稠者重，宜以九味神功散，以化其毒。痘自出至齐，宜此加减用之，能除诸病。毒已解尽，又看痘之起胀如何，如痘不起胀，此元气虚也，宜保元汤主之，而痘必起胀。又看痘之灌脓如何，如痘不灌脓，此气血虚也，宜内托散，加人乳，好酒，此灌脓之巧法也。灌脓已满，又看收靥如何，若当靥不靥，灰陷黑陷，呕吐白沫，为表虚，宜木香散治之；若当靥不靥，寒战咬牙，痒塌泄泻，为里虚，宜异功散治之。有过服热药，以致热毒猖狂，血气弥盛，痘烂不靥者，宜小柴胡汤、猪尾膏解之。收靥已毕，又看痘后有无余毒，若余毒盛，必因过服附子，热毒失解，聚而不散，以致浑身手足赤肿，成痈毒也，宜消毒饮、五福化毒丹治之。又有毒攻，发为诸病，宜随证而疗之。大凡痘疮，七日以前为里实，不可投温燥中药，能助毒也，八日以后为里虚，不可投寒凉之剂，能伐生气也。但世俗不分寒热，但见痘出不快，举手悉用陈氏治虚寒热药。殊不如痘疮属燥热者多，急以丹溪凉血解毒治之，若概投热剂，岂无死者。今不知致病之因，又不求立方之意，仓卒之际，据证检方，漫尔一试，设有不应，并其书而废之，不思之甚也。余观陈氏，其意大率归重于太阴一经，盖以手太阴属肺，主皮毛，足太阴属脾，主肌肉，肺金恶寒，而易于外感，脾土恶湿，而无物不受，观其用丁香、姜、桂，所以治肺之寒，用术、附、半夏，所以治脾之湿。使肺果有寒，脾果有湿，而兼有虚也，量而与之，中病则已，何伤之有！今徒见痘之出迟者，身热者，泄利者，惊悸者，气急者，渴思饮者，不问寒热虚实，率投木香散、异功散，间有偶中，随手获效，设或误投，祸不旋踵。何者？古人用药制方，有向导，有监制，有反佐，有因用。陈氏之方，其时必痘疮而挟寒者，其用燥热补之，故其宜也。今未挟寒，而用一偏之方，宁不过于热乎！余尝会诸家之粹，求其意而用之，实未敢据其成方也。若痘疮虚寒，淡白色，痒塌，属虚寒者，宜用之。若发热壮盛，齐涌，红紫色，燥痒，此属热毒，宜凉血。自陈氏方盛行后，属虚寒者率得生，属热毒者悉不救。痘是胎毒，古人治法，只解毒。然气血虚，则又送毒气不出，及不能成就，故陈氏之法既行，而解毒之旨遂隐，只顾救其虚寒之痘，而不能治其燥热之疮也。予思治法，陈氏与丹溪，寒热兼用，俱不可废。如痘疮陷顶，灰白色，寒战闷乱，腹胀泄泻者，属虚寒，只用异功等方治之。如热甚，红紫燥痒，属热毒者，急用凉血之药、消毒等散，相兼而用之，岂有不中其病耶！予谓痘疹，乃小儿之酷疾，生死反掌。古人论之不一，有见于寒者，有见于热者，学者不可执一而误赤子之生。何也？盖痘疹乃胎毒所致，初生小儿，失于拭去口中秽毒者，一误也。及长，失于未用预解胎毒免痘之方者，二误也。初起发热，有当汗而不汗者，三误也。将出之际，有不当汗而汗者，四误也。既出之后，有毒盛当解毒而不解者，五误也。起胀灌脓之时，有当补虚而不补虚者，六误也。有首尾证平，不当下而下者，七误也。有首尾实热，当下而不下者，八误也。有首尾虚寒，当温补而不温补者，九误也。有过服热药，致痘疮后余毒，当解毒而不解毒者，十误也。凡此十误，当预慎之，务加通变。故曰寒者温之，热者凉之，虚者补之，实者泻之。又曰，化而裁之，神而明之，若斯治者，庶免小儿夭枉之祸耶。

视痘颜色轻重之法

空谷而响应，形动而影随，夫痘疮之发也，内热和缓，达于外者必轻，便闭烦躁，彰于外者必重，有诸中，形诸外者，理势之自然也。去颜色贵润泽而嫌昏暗，贵光彩而嫌枯涩，贵淡红而嫌黑滞，贵圆净而嫌破损，贵高耸而嫌平塌，贵结实而嫌虚薄，贵稀疏而嫌稠密。根窠收紧，痘分阴阳，见点动活，更怕脸浮，出要参差，血宜归附。耳后心喉，少于他处为佳，眉棱两颧额前，光润不泄为妙。一发热便出者重，疮夹疹者半轻半重。里外微红者轻，外黑里赤者微重，外赤里黑大重。疮内黑点如针孔者势极。青干紫陷，昏睡汗出，烦躁热渴，腹胀啼喘，大小便闭者，困也。善治者，观其形色而辨之，轻者获安，重能取效矣。

痘证辨疑赋

胎毒蓄积，发于痘疮。传染由于外感，轻重过于内伤。初起太阳，壬水克于丙丁，后归阳明，血水化为脓浆。势若燃眉，变若反掌，若救焚兮，徒薪何如焦额，如落水兮，拯溺不及褰裳。欲知表里虚实，须明寒热温凉。症候殊形，脏腑易状，肝火激成水泡，肺主涕而脓浆，必斑红紫，脾疹赤黄，肾经居下，不受汙浊，为变黑而可防。观其外证，推乎内脏，呵欠烦闷兮，肝木之因，咳涕喷嚏兮，肺金之象，目带赤兮，心火延于胸膈，手足厥冷而昏睡兮，脾土困于中央，耳尻属肾，温暖如常，二处烦热，痘疹乖张。先分部位，次察灾祥，阳明从目落鼻，太阳形于头上，心火炎热则舌干面赤，肺金郁结则胸膈先伤，手足属乎脾胃，肝胆主胁肋之旁，颈项三阳交会，腰背统乎膀胱。外证明分，用心想象，泄者邪盛于下，吐者邪甚于上，气逆而腹胀隐隐，毒甚而腰痛惶惶，心热甚而惊搐，胃邪实而癫狂，口燥咽干，肺受火邪而液竭，便闭尿涩，肾因火旺而津亡。欲识痘之轻重，当观热于形状，毒甚兮，心如炎上，毒微兮，内外清凉，寒热往来神气爽，

定知痘出必祯祥。数番渐出兮，春回阳谷，一齐涌出兮，火烈昆冈。蚊虫番斑，刻期而归阴府，蛇皮蝉退，引日而反泉乡。虽怕红紫，最嫌灰白，最宜淡红滋润，切忌黑陷干黄。色要明润兮，犹恐薄嫩之易破，痘贵干结兮，又愁痒塌之难当。面颊稀而磊落，清安可保，胸膈密而连串，吉凶难量。顶要尖圆，不宜平陷，浆宜饱满，切忌空疮。皮喜老而愁嫩，肤爱活而怕光。结实高耸，始终无虑，丹浮皮肉，必主刑伤。唇面颈肿兮，八九如何可过，腰痛胃烂兮，一切定主灾殃。疮堆口后，毒缠颈项，咽疮喉肿，饮食难尝，泄痢脓血，毒甚无浆，人力难尽，天命非长。痘疮焦落，辨别阴阳，人中上下，先靥为良，足腰先若黑靥，多凶而少吉祥。

神断秘诀

细嫩无分地，粘连一片红，七朝虚痒塌，干燥定无脓。皮肤无光亮，胸前不空闲，一身红紫泡，九日往西天。痘肿皮不肿，眼开口又开，阴阳俱无缝，六日一场空。满面皆稠密，仔细看阴阳，天庭浆不足，此儿必有伤。头身色不润，脓绿臭难当，此般脾气绝，不久命须亡。初起疮贴肉，起后肉难通，寒热不分别，痒塌七朝中。见点如肝样，焦枯黑陷伤，心肾二经绝，此痘火中央。头面方见大，顷刻又尖长，此般形像见，不羡有奇方。十四痂堪落，依然干燥脓，沉沉睡不食，延日不能生。目中光射斗，手足乱摇摇，若逢有此疾，不日命须倾。五经穴痘上，斜视肿不分，纵然与解毒，迟日一场空。舌尖上见黑，心经克肺经，皮红胭脂样，半月此儿亡。目白睛红赤，唇红痘三般，黄浆胃先烂，焦裂饮茶终。初见云中月，云中隐隐丹，两朝三日后，儿命待西天。脓黄色不活，干极脚摊红，牙疳泻不食，半月命须终。脐凸四肢浮，睛黄赤鼻头，类般颜色异，十五命难留。仔细看身疔，咽喉前后心，阴阳并脑后，唇舌顶阴生。十四痂该落，脓疮食不进，无神死蛇臭，儿命必身殒。见点如肝样，针苗

接一连，干红主绝水，十命九难延。目定神
昏热，喉痰膝下冰，饮汤并下泻，顷刻命难
存。舌上浮血点，喉疮咽不清，皮红痘不起，
心经克肺经。如神真秘诀，学者要精明。

预解胎毒免痘

一论小儿初生，脐带脱落后，取置新瓦
上，用炭火四周烧至烟将尽，置地土上，用
瓦盏之类盖之，存性研为末，预将朱砂透明
者为极细末，水飞过，脐带若有五分重，朱
砂用二分五厘、生地黄、当归身，煎浓汁一
二蚬壳，调和前二味，抹儿口上腭间及乳母
乳头上，一日之内，晚至尽次日大便遗下秽
汗浊垢之物，终身永无疮疹及诸疾，生一子，
得一子，十分妙法也。

一论小儿未出痘疹者，每遇交春分秋分
时服一丸，其痘毒能渐消化。若只服一二次
者，亦得减少，其毒尽能消化，必保无虞。
此方神秘，本不欲轻传，但慈幼之心自不能
已，愿与四方君子共之。

神效消毒保婴丹

缠豆藤一两五钱，其藤八月间收取，毛豆梗
上缠绕细红丝者是，采，阴干，妙在此药为主　黑
豆三十粒　赤豆七十粒　山楂肉一两　新升麻
七钱五分　荆芥五钱　防风五钱　生地黄一两
川独活五钱　甘草五钱　当归酒洗，五钱
赤芍五钱　连翘七钱五分　黄连五钱　桔梗五
钱　辰砂水飞，另研，二两　苦丝瓜两条，长五
寸，隔年经霜者方妙，烧存性

上为极细末，和匀，净砂糖拌，丸李核
大，一服一丸，浓煎甘草汤化下。其前项药
须子办精料，遇春分、秋分或正月十五日、
七月十五日修合，务在精诚。忌妇人、猫、
狗。合时向太阳祝药曰：神仙真药，体合自
然，婴儿吞服，天地齐年。吾奉太上老君急
急如律令敕。一气七遍。

全生保安散

麻黄　羌活　防风　升麻　生地黄　黄
柏酒浸，各五分　川芎　藁本　干葛　苍术
黄芩酒浸　茯苓　柴胡各二分　红花细辛　苏

木　白术　陈皮各一分　甘草　归身　黄连各
三分　连翘　吴茱萸各半分

上锉一剂，立春、立夏、立秋、立冬之
日水煎，露一宿，次早温服。如一年之内，
依时服此四服，神效，永不出痘。

涤秽免痘汤大尹王大中传自方上异人

十月经霜后，取楝树子一升收贮，到正
月初一日半夜子时，父母只令一人知，将楝
子入锅内，用水煮汤，待温，洗儿全身，永
不出痘，真仙方也！

乡邻出痘预防禁方

一凡乡邻如有时行痘疹，可以预防，宜
节其饮食，谨其起居，加减衣服，预其药饵，
亦制节谨度，顺天之道也。

麻油擦法

用麻油每夜临卧时，以手中三指蘸油擦
儿头、额、项、背、腰、两手腕、两足腕，
然后睡，即可以使轻，此亦畅达流通、升脱
凝滞之义也。

三豆汤

大黑豆、赤小豆、绿豆各一盏，甘草一
两细切，每日用四味，瓦罐水煨熟烂，连豆
带汤与儿食之。黑豆解肾经之毒，制相火也，
赤小豆解心经之毒，制君火也，绿豆解阳明
经之毒，制胃火也。用豆者，又以形治，以
类从也。易简而便。里闾食治以便童稚，其
为神巧矣乎。

永不出痘二五散贾兰峰传

用有雄鸡蛋七枚，内取一枚，开一孔，
去清黄净，装入鲜明好朱砂四钱九分，其孔
以纸糊，用鸡抱出鸡雏，将朱砂采日精月华
各七日夜，收贮听用，再用起头结丝瓜一个，
候老成种，干，烧灰存性为末，每服朱砂五
分，丝瓜灰五分，为细末，蜂蜜水调服，服
过三次，永不出痘疹。邻家出痘，尤宜服之。

油饮子　若遇痘疹行时，左右邻家有出
者，可预服之。

用真香油一斤，煎熟，逐日与儿饮尽，
永不出痘。

看耳后筋纹断法

凡耳后筋纹，似水红色为上，杏红色次之，大红色宜退火，紫黑青色皆不治。又须条匀直上耳尖，而无分枝者为上。若分枝缠绕者，虽淡红亦凶。其或过发际者，多不可救。

纸捻照法

用学书竹纸，或烧钱草纸，烘干作捻子，如小指大，蘸清油，于灯上往来熏炙，令纸条无泡，不爆咤，又饱蘸油，又熏炙，令油无泡，即点捻子。将患者房内窗门闭，令黑暗，有光处以衣蔽之，看其左颧有何色点，右颧有何色点，中庭有何色点。观两颧，宜以捻子在两耳边及鼻边平照，观中庭，宜以捻子在两目角平照，看其皮中，历历可指，是赤是紫，是块是点，晓然明白。若是麻疹，则浮于皮外，肉内无根。若是痘疹，根在肉内极深。若以捻子当颧及中庭正照，则黯而不见。捻子有灰暗，即掐去令明。如此照之，病情在内，可以预见。若日间，以天日光观之，则不见矣。

初起发热治法

一论发热之初，急宜表汗，使脏腑胎毒及外感不正之气，憎寒壮热，头痛腰痛，腹胀，或喘嗽痰涎，鼻流清涕，或因惊恐跌磕而发搐搦，角弓反张，上宫天吊，一切内外所感，尽从汗散，则痘出自然稀少，但热甚者，其毒亦甚，热微者，其毒亦微，然表药必在红点未见之前，可服：

败毒散

升麻　干葛　紫苏　川芎　羌活　防风
荆芥　前胡　薄荷　桔梗去芦　枳壳去穰
牛蒡子　蝉退　山楂肉　地骨皮　甘草

上锉一剂，生姜一片，水煎，临服加葱白汁五匙，热服。一方无干葛，加紫草。如热甚，加柴胡、黄芩。冬月加麻黄；暑月加香薷；泻加茯苓、泽泻。

一论小儿痘疹，才觉发热者，服之胀出，见苗者，服之出稀，陷伏者，服之起胀，妙不可言。

神效复生丸方伯王如水传

当归身　川芎　升麻　干葛　白芍　人参　黄芪　甘草　辰砂各一两二钱　紫草茸一两

上为末，糯米粽为丸，如鸡头子大，每服一丸，河水煎滚，入黄酒少许送下。

一论痘初发热，一服即轻，百发百中。

预防万灵丹

紫草茸一两　山豆根五钱　升麻小者　葛根　蝉退浮者　僵蚕炒，去丝　白附子　连翘去心，各一钱　全蝎去毒，十个　生甘草五分　雄黄一钱五分　麝香一钱　蟾酥一钱，好酒炖化如蜜

上十二味为末，用蟾酥丸如皂角子大，每服一丸，紫草汤下。

一论经痘疮初出，先用此药涂面，若用之时，则痘疹不生于面，用之迟，虽出亦稀少。

玉颜膏

黄柏去皮，一两　绿豆粉四两　甘草生四两　红花二两

上为末，香油调成膏，从耳前、眼、唇、面上并涂之，日三五度。

出痘治法

避秽气

腋下狐臭气，房中淫液气，行远劳汗气，沟粪浊恶气，妇人经候气，诸疮腥臭气，硫黄蚊烟气，吹灭灯浊气，误烧头发气，柴烟鱼骨气，葱蒜韭薤气，煎炒油烟气，醉酒荤腥气，麝香燥秽气。

又禁忌：生人往来，嗔骂呼怒，对梳头，对搔痒，勿扫地，勿对谎言，勿饮食歌乐，勿僧道师巫入房。

以上秽气、禁忌诸条，谨之则重可变轻，不谨则轻变重矣。

一论外解诸方，凡被房事、经水、生产之秽所犯者，以大枣烧烟解之。凡被五辛厌

者，以生姜烧烟解之。凡被酒厌者，以葛根、茵陈蒿烧烟解之。凡被死尸之气及厉气所犯者，以大黄、苍术烧烟解之。凡被狐臭、犬、羊厌者，烧枫球解之。凡遇风雨，烧苍术、枫球避之。

凡一切恶气，通过乳香烧烟熏之。仲景曰：小儿痘时，宜烧乳香，避诸恶气。盖营卫遇香则行，遇臭则凝故也。

世俗煮醋熏痘，谓其能活血。然醋主收敛，故妇人血崩者用熏之，痘毒欲升发而不欲收敛，故不宜耳。尝见用醋熏痘，发痒搔破而败事者，慎之！

一论痘疹初出时，宜用此酒遍喷四面床壁，及与患者服役人皆饮，能辟秽毒。又以净胭脂点两眼角，防痘入眼。

胡荽酒

胡荽三两细切，以酒两钟煎沸，用纸密封，勿令气出，候冷去渣，从顶至颐额微微涂之，再喷背脊胸腹及两脚皆遍，再于满房壁门户遍洒之，尤妙。

一论痘疮欲出未出，热尚未解，毒气太盛，稠密成片，急进此三四服，快透消毒如神。专治内蕴邪热，咽膈不利，痰涎壅嗽，眼赤睑肿，腮项结核，肿壅毒聚，遍身风疹，疮毒赤肿等症。

消毒散

牛蒡子微炒，四钱　荆芥　甘草　防风去芦，各一钱

上锉，水煎温服。一方加黄芩一钱、犀角（镑）五分。

一论痘疮已出，痘毒太盛，以此消毒，或出不快，皆宜服之。一云痘疮欲出，浑身壮热，不思饮食，若服此一剂，即内消，已有一两颗出，即解其半，若全出，即当日头焦，只三服瘥。予每用此治壮盛小儿痘出毒盛，殊效。若虚者，宜神功散尤妙。

化毒散

紫草茸五钱　川升麻　甘草各二钱半

上锉，每服二钱，糯米五十粒，同煎服。

一论痘出毒气大盛，血红一片，不分地界，如蚊蚕种，或诸失血，或吐泻，七日以前，诸症可服，解毒神效。

九味神功散

黄芪　人参　白芍　紫草　红花　生地黄　牛蒡子各等分　前胡　甘草各钱半

上锉，水煎服，渣再煎服。热甚者，加黄连、黄芩各一钱。未退再加大黄。有惊加蝉退（去头足）。若颗粒淡黑色者，有寒乘之，加桂一钱。如大便闭加大黄。

一痘发渴，服神功散，当不渴，或有渴者，用红花子一味煎汤饮，无子即用红花亦好，加牛蒡子尤妙，盖能散胃口之瘀血故也。切不可用荔枝、枣，能助阳经之火。大发渴者，用真黄土百沸汤，碗盖泡取出水，少加砂糖饮之，立止。

一痘出三日内顶陷者，非虚也，用神功散，活血退火。

一四日以前，有寒证，其色黑惨，保元汤加官桂。

一色白光者，寒乘之，神功散，加桂。

一腹痛者，毒盛也，神功散主之。

一面红不退，地界不分者，神功散倍前胡。

一吐者，毒盛乘火炎而宣也，神功散主之。

一泄泻者，火盛而奔越也，神功散加升麻以提之。

一身已凉，汗出不止者，血随气溢也，用当归五钱、黄芪三钱、酸枣仁炒三钱，作一剂，水煎服立止。

一有痰，用白附子磨服。切不可用二陈汤，便燥阳明经，使孤阳无阴，不能施化也。

一嗽用杏仁煎汤，磨白附子服，即止。

一遍身疼痛者，以木香一味磨服即止。

一浆行作痒，此内热而外为风寒所乘，用荆芥穗，纸裹紧，米糊粘住纸头，令不散，灯上烧了，却于桌上擦去灰，快放手，指定痒痘头，点痒处一下，即放退，每痘痒点之，立止。

一行浆，将足而发疔，认定是黑疔痘，或黑而硬，或有红丝，或为大紫泡，未曾解

毒者，仍以神功散，加雄黄、黄连、黄芩、大黄，煎服。却用点法，雄黄一钱，研胭脂重浸水令浓，调雄黄末点疗头上，立时即红活，亦神法也。盖雄黄能解毒，胭脂能活血也。

一痘九日十日作泻，先令解毒者，宜用：

定中汤

真正黄土一大块，碗盛，以百沸汤泡，即以碗盖，少顷出用，如冷倾于盏内，外以热水烫之，加入雄黄一钱、朱砂五分，二味为末和匀，以黄土汤两盏，少加砂糖温服，二服立止。

一论痘疮腹胀渴者，或泻渴者，或足指冷渴者，或惊悸渴者，或身温渴者，或身热面㿠白色渴者，或寒战渴不止者，或气急咬牙渴者，或饮水转渴不止者，以上九症，即非热也，乃脾胃肌肉虚，津液衰少故也，木香散主之。如不愈，更加丁香、官桂，多煎服。丁香攻里，官桂发表，其表里俱实，而疮不致痒塌喘渴而死矣。

一痘十一二日，当靥不靥，发热蒸蒸者，宜用：

甘露回天汤

砂糖半酒杯，百沸汤调一大碗，温服，立时热退痘靥，百发百中，真有回天之力也。

看痘不治法

初出涌壮者，不治。

出如蚕种者，不治。

随出随没者，不治。

如蚊虫咬者，不治。

气血相失者，不治。

倒出者，不治。

饮水如促鼻者，不治，以肺气不能疏理也。

看痘轻重歌

轻者热轻痘亦稀，大小后先出不齐，根窠红活疮肥满，饮食如常勿药宜。重者热中疮并出，密如蚕种若胭脂，根白顶红并紫黑，若逢血活尚堪医。

起胀治法

保元汤

人参去芦，二钱　嫩黄芪三钱　甘草一钱

上锉一剂，生姜一片，水煎温服。

一当起胀而不起，用穿山甲炒成珠，研末二钱，酒调服。

一血弱不起，根底淡薄，以保元汤加丁香三粒、肉桂一钱、当归二钱、川芎一钱，水煎温服。

一二日初出，圆晕成形，干红少润，毒虽犯上，其气血未离，以俟其气血交会也，然毒尚浅，急以保元汤加官桂，兼活血匀气之剂。如毒太盛，兼解毒之药。活血加当归五分、白芍一钱；匀气加陈皮五分；解毒加玄参七分、牛蒡子炒七分，水一盏，煎七分，温服。

二三日根窠虽圆，而顶陷者，血亦难聚，为气虚弱，不能领袖其血也，以保元汤加川芎、官桂，扶阳抑阴，岂有不痊者哉！

四五日根窠虽起，色不光泽，生意犹存，为气弱血盛，以保元汤加芍药、官桂、糯米，助卫制荣，斯为调燮之妙也。

五六日气盈血弱，色昏红紫，以保元汤加木香、当归、川芎，助血归附气位，以全中和之道也。

六七日气交不旺，血虽归附，不能成浆，为气血少，寒不能制，急投保元汤，加官桂、糯米助其成浆，而收济惠之伟功，斯为治矣。

七八日毒虽化浆而不满，为气血有凝，不能大振，以保元汤加官桂、糯米，发阳助浆，斯可谓保全生命矣。痘至此，专主灌脓，脓已满，虽有他证，不致坏事。若痘无脓灰暗，虽无他证，亦死矣。

八九日浆不充满，血附线红，气弱而险也，以保元汤加糯米，以助其气而驾其血，斯浆成矣。

痘疮至八九十日，视痘顶心上有一点，如水珠现出，此痘漏，无药可医，死证也。

十一二日，气血充满，血尽浆足，湿润不敛者，内虚也，以保元汤，血亦有力，加白术、茯苓，助其收敛而结痂也。

十三四日，毒虽尽解，浆老结痂之际，或有杂证相，仍以保元汤随证加减，不可峻用寒凉大热之剂，恐致内损之患故也。

十四五六日，痂落，潮热唇红，口渴不食，以四君子汤加陈皮、山楂、黄连。如渴甚用参苓白术散，如热不解，以大连翘饮去黄芩主之。证去之后，多有内损，或余毒未解，此则尤为难治也。

凡痘疮发渴者，为虚弱而津液枯竭也，保元汤加麦门冬、五味子，即止。如不止，以参苓白术散一二剂，即止。

凡痘疮不起发，脓浆不厚，保元汤加川芎五分、丁香四分（夏月二分）、糯米二百粒，煎熟，加好酒、人乳各半盏，同用。若头额不起胀，加川芎六分为引。若面部不起胀，加升麻四分为引。若胸膈不起胀，加桔梗四分为引。若两膝不起胀，加牛膝四分为引。若两手不起胀，加桂枝二分为引。

一论痘疮，胃虚不进饮食，或口干发渴，或吐泻等症。

参苓白术散

人参　白术去芦，炒　白茯苓去皮　甘草炙　白扁豆炒　莲肉去心　山药炒，各一钱五分　桔梗八分　薏苡仁八分　砂仁七分

上为细末，每服五六分或一钱，红枣煎汤调下，或姜汤亦可。

灌脓治法

一论痘疮，血气虚损，或风邪秽毒冲触，使疮毒内陷，伏而不出，或出参差而不匀快，此药活血匀气，调胃补虚，内托疮毒，使之尽出，易收易靥。

内托散

黄芪　人参　当归各二钱　川芎　防风　桔梗　厚朴姜汁炒　白芷　甘草各一钱　木香　官桂各三分

上方，如红紫、干燥、黑陷，属热毒者，去桂，加紫草、红花、黄芩，用此药调穿山甲（炒成珠，研末）五分，同服。若淡白、灰黑、陷伏，属虚寒者，加丁香救里，官桂救表。当灌脓而不灌脓者，倍参、芪、当归，煎熟，临服入人乳汁、好酒，同掺服，此灌脓之巧法也。泄泻加丁香、干姜、肉豆蔻。

一论痘疮已成，出齐而难胀，或已胀齐而难靥者，由内虚故耳，盖痘即出，灰白色及顶平不起或陷伏者，气血大虚也，宜此方。

归茸汤

嫩鹿茸酥炙　当归身酒洗

上锉五钱，好酒煎，温服。

上论痘属虚寒，八九日，色白如水泡，顶陷、根白、痒塌、寒战、咬牙等症。

回阳汤

鹿茸酥炙　大附子面包煨，去皮脐　嫩黄芪　当归酒洗

上锉，好酒煎，温服。

一论痘出至灌脓、收靥之时，倒塌伏陷，心慌喘急，闷乱，死在须臾，好楝参一两，水煎浓汁，灌下即苏。

一论灰白黑陷，呕吐白沫，为表虚。

木香散 十一味

木香磨，三分　前胡八分　甘草炙，三分　赤茯苓去皮，一钱　大腹皮一钱　人参五分　陈皮　肉桂各八分　丁香雄者五粒　半夏姜制，八分　诃子煨，去壳，一钱

上锉一剂，姜三片，水一钟，煎八分，温服。呕吐者，加白蔻，去壳。

一论寒战咬牙，痒塌泄泻，为里虚。

异功散 十二味

当归酒洗　肉豆蔻煨，去油　陈皮　白术去芦，炒　白茯苓去皮　大附子面包煨，去皮脐　半夏姜汁炒，各一钱　厚朴　肉桂各八分　人参五分　小丁香七粒　木香磨，八分

上锉一剂，生姜三片、枣一枚，水一钟，煎至八分，温服。泄泻甚，加诃子肉煨。

一论此方解毒发痘之圣药也，治红斑黑陷，顶不起，痘疗，一切恶症危者，用此立见起死回生之功也。

小灵丹

雄黄　朱砂各二钱　乳香　没药各一钱五

分　大蟾蜍取心肝，瓦焙干，五钱　麝香三分

上研细末，取猪心血、鸡冠血，丸如皂子大，每服一丸，身无大热，用酒化下，热甚，不饮酒者，紫草、灯心汤下，即时红活而起。如服此不效者，决无可生之也。

一论痘疮，初出光壮，忽然黑陷，心中烦躁，气急喘满，妄言妄语，如见鬼神，急宜治之，不然毒气入脏，必死。

人牙散

人牙烧存性为细末，每一个作一服，酒调下，立效。

又，秘方，用人牙一个火煅、朱砂三分、雄黄三分，为细末，先用甘草为末，熬成膏，调入三味，再用无灰好酒调稀灌下，治恶证痘疹不发，危急之甚，服之立效。

无价散　治证同前。

人牙　猫牙　猪牙　犬牙

上等分，各将炭火烧留烟，瓦碗盖蔽，存性为末，每五六岁服三四分，好热酒调下。痒塌、寒战、泄泻者，煎异功散调下。若无猫牙，用人前牙一味亦好，但不如四牙全为妙。

一论痘疮，咬牙寒战，六七日陷而不发，不灌脓，陷入黑色，气欲绝者，立效。有泻者不宜服。

三仙散　楚黄宾江传

穿山甲半斤，用好浆儿酒一斤，以山甲微火炙干，再浸再炙，以酒干为度。

穿山甲一两　麝香一分　朱砂以麻黄水煮过，一钱

上为细末，每服五七分或一钱，温酒调下。

一方，治前证，单用穿山甲，用炭火炒成珠为末，每服五七分，木香汤调服，亦效。

一论痘疮紫黑干枯，变黑归肾，身如火炙之热，不泻者，可服：

犀羚散　吴竺阳传

乌犀角　羚羊角

二味磨，凉水服之，有回生之妙。

一论痘疮不出，黑陷几死者，可服：

万金散

人猫猪犬腊晨烧，少许微将蜜水调，百者救生无一死，黄金万锭也难消。

上将前四物的粪，于腊日早晨日未出时贮于银锅内，用炭火烧，令烟尽为度，但是疮发不快、倒靥、黑陷者，及一切恶疮，每用一字，蜜水调服，其效如神。

一论痘疮，自出至收靥时，理不宜下者，用此导之。若既靥之后，有前证者，又当下也。

一论痘疮中有长大紫黑者，为疔毒把住，痘不起发，急用簪挑破，纳入后药。

四圣散

珍珠三五粒，铁器上焙微黄色，研　豌豆四十九粒，烧灰存性　头发烧存性，不拘多少

上为细末，用擦面油、胭脂调成膏子，将儿在温燠处安存，忌风寒秽气，先用簪尖平拨开疔口，将药纳入疔内，即变红色，余疮皆起。但挑破出黑血，或挑开用口咂去黑血，或用绵裹指捏去黑血，即愈。盖破疔而毒气即散也。

一女子出痘，至胀满将灌脓时忽紫黑，抓破流血。此痘属热毒太盛，用皮硝不拘多少，入花椒一撮，煎水，用青布蘸搭患处，频频良久，即起胀如旧。

收靥治法

一凡痘十日、十一二日，痘渐收靥，自上而下为顺，自下而上为逆。其遍身皆靥，虽数颗不靥，尚能杀人。犹蛇退皮，虽一节被伤，不能退者，是亦死也。

一十日至十一日，当靥不靥，其身不壮热，闷乱不宁，卧则哽气，烦渴咬牙，异功散，加木香、当归，以救阴阳表里。若以蜜水西瓜、红柿等冷物食之，速死。

一凡当靥不靥，泄泻，寒战，咬牙，抓破，此虚寒也，宜异功散。

一凡过服热药，以致热毒猖狂，血气弥盛，痘烂不靥者，内服小柴胡汤、猪尾膏解

之，外用败草散敷之。

一凡痘不收靥，气急上痰，声哑，目闭无神者死。靥后瘢红者吉。白无血色者，毒气滞内也，恐生余症。

一治痘疮抓搔成脓血淋漓，宜：

败草散

用盖房多年烂草，或盖墙烂草亦可，其草经霜露，感天地阴阳之气，并解疮毒，其功不能尽述。取草不拘多少，晒干或焙干为末，干贴疮上。或泻身疮破，脓水不绝，粘贴衣裳，难以坐卧，可用二三升摊于席上，令儿坐卧，其效如神。仍服木香散，加丁香、官桂，同煎服。

硝胆膏

硝胆膏疗口不收，疮瘢臭烂血脓流，宜研猪胆芒硝细，患处涂之病自瘳。

猪尾膏

龙脑半字研细，旋滴猪心血为丸，辰砂为衣，紫草汤化下。

一治痘疹抓破稀烂，用茧，孔内入土蜜，新瓦上焙干，烧灰存性，为末，如湿，干掺，如干，香油调搽，效。

一小儿三岁者，发热七日，疮出，倒靥色黑，唇口冰冷，危证也，祈福求神，无所不至。偶逢一士，曰：此疾有药可起。以少许，俾服之，移时即红活如常。不吝赀求方。其法，用狗蝇七枚擂细，和醋酒少许，调服。蝇，夏月极多，易得，冬月藏于耳中，不可不知。此蝇夏月狗身上飞者是也。

一痘疮属虚寒者，直可延至十数日后方死，属毒盛转色者，不过七八日。盖痘是胎毒，自内出外，一二三日方出齐，毒气尚在内，出至六日，则当尽出于外，七八九日，灌脓而结痂矣。若毒气盛，不能尽出，过六日，毒反内入脏腑，故须以六日以前，毒气该出之时，急服凉血解毒之药，以驱出之，六日以后，医无及矣，故其死最急。若虚弱，毒气少者，只是气血不足，不能灌脓成就，故绵延日久而后死。此虚实轻重之分也。

痘后余毒

小儿痘疹余毒，轻则肌表津淫瘙痒，重则肢节壅肿作痛。若发热而大便闭结者，消毒饮。发热而大便调和者，清热消毒散。大便调和而渴者，麦门冬饮。肿痛发热而渴者，仙方活命饮。大凡根赤而作痒者，血虚也，四物汤加牡丹皮。色白而作痒者，气虚也，四君加当归、芍药。色赤而作痛者，血热也，四物汤加连翘、金银花。色白而不焮痛者，血气虚也，托里散。不成脓或不腐，血气俱虚也，八珍汤。脓既溃而不敛，脾气虚也，六君子汤。按之随指复起者，内有脓也，即刺之，勿使内攻，脓出儿安，不必服药。如脓清稀，或反作痛，或倦怠热渴，或作痛等症，皆属气血虚甚，急以参、芪、犀、术之类补之。若虚中见恶证者，不可救。实中无恶证者，多自愈。

活命饮

托里散 方见痈疽。

一论痘后余毒，或先服附子，热毒失解，聚而不散，以致头顶、胸背、手足、肢节赤肿，成痈毒者，宜消毒饮，或五福化毒丹。

消毒饮

鼠黏子炒　荆芥穗　甘草　防风各五分　犀角镑末，一分　金银花三分

上锉，水煎服。

一论痘后余毒未解，头面身体多生疮疖，上焦热壅，唇口肿破生疮，牙龈出血，口臭，咽喉肿痛，口渴等症。

五福化毒丹

犀角镑，三钱，桔梗一两　生地黄　赤茯苓　牛蒡子各五钱　连翘六钱　玄参三钱　青黛二钱　朴硝　粉草各三钱

上为细末，炼蜜为丸，如龙眼大，每服一丸，薄荷汤化下。兼有惊，朱砂为衣。

一论痘后，不问痘毒发于何经，初起红肿时，却用黑、绿、赤三豆，以酸醋浸，研浆，时时以鸡翎刷之，随手退去，其效如神。

一论一切痈疽阳证，肿痛，发热作渴。

清热消毒散

连翘　山栀　黄连　当归各五分　川芎
芍药炒　生地黄各六分　金银花二钱　甘草
一分

上锉一剂，水煎服。

一论痘毒，发热作渴，咽痛。

麦门冬饮

麦门冬去心，四分　黄芩三分　甘草五分
人参　玄参各三分　金银花五分

上锉，水煎服。咽痛加桔梗五分。

一论痘后，失音不出。

天花粉　桔梗　白茯苓去皮　诃子肉
石菖蒲　甘草

上为末，水调半匙在碗内，外以小竹七
茎、黄荆七条，缚作一束，点火在碗内煎，
临卧时服。

一论痘疮愈后，疮痂虽落，其瘢犹黯，
或凸或凹，用白蜜涂于疮上，其痂易落，且
无痘痕，亦不臭秽。

一论痘疮后，身体及肢节生疳蚀疮，脓
水不干，用出蚕蛾绵茧不拘多少，用白矾研
碎，塞于茧内，令满，以炭火烧，候白矾汁
干，取出研，入麝少许，每用干贴疮上。若
不早治，则溃难消。

一痘疮入眼成翳，用蝉退为细末，羊肝
煎汤调化，食后服。

一痘疹后眼生翳膜。凡痘疮，不可食鸡
鸭卵，即时盲瞳子，其应如神，不可不戒。

拨云丹

兔粪芒花，芦花色者佳　蝉退　木通　白
蒺藜各二两　炙甘草一两

上为细末，炼蜜为丸，如梧桐子大，每
服八十丸，食后白汤下，日进三服，以愈
为度。

一论痘后余毒，眼生翳障。

通明散

当归　川芎　芍药　生地黄　防风　干
葛　菊花　蝉退　天花粉各等分　谷精草倍

上锉散，水煎服。眼赤肿加黄连、栀子。
翳厚加木贼。

秘方

黄丹　轻粉各一钱

上为末，用鹅管吹，如左眼患，吹入右
耳，右眼患，吹入左耳，一日吹三次。兼服
通明散。或用雌雄槟榔磨水服之，效。

一治痘疹伤眼，有白翳，用青果核磨水
点之，立去。

一论痘余毒在脾肺者，则发咳嗽，宜服：

清金散

陈皮中　半夏姜制，中　贝母上　天花粉
上　麦门冬去心，上　桔梗上　栀子炒　黄芩
各等分　甘草生，下

上锉，水煎，食远服。

一论小儿痘后咳嗽，不拘远年近日者。
有此失治，乃贻终身患也。

白砒一分　雄黄　枯矾　鹅管石　石膏
寒水石火煅，各一钱

上研细末，用绿豆粉打糊，丸绿豆大，
每服三丸，临卧井水送下。忌热物。一夜
无妨。

补　遗

益府秘传冲虚至宝丹　治痘初起，气血
两虚，倒塌黑陷不起，不分地界，或咳或泻，
兼治。

紫草茸八两　荆穗八两　当归四两　鲜笋
一斤　红花　木通　麻黄　白芷　白芨　牡
丹皮　赤芍　怀生地　牛蒡子　甘草各四两

上共咀片，用水三十碗，锅内煎去二分，
起来，再入水十碗，煎至五碗，去渣，共前
汁煎，滴水成珠，加蜂蜜四两，再熬成珠为
度，听用。

梅花蕊一钱半　蟾酥三钱　紫河车一具，
酒煮成膏，听用　僵蚕炒，一两　全蝎酒洗　穿
山甲炒　川黄连酒炒　杏仁去皮尖，另研　黄
芩　蜂房炒　连翘炒　地肤子炒　大胡麻以上
各一两

上为细末，煎膏一半为丸，如龙眼大，
每用一丸，鲜鸡汤下，立起，分地而出。

夺命象皮丸益藩传。治气不足，空壳无

脓，一丸即有。

象皮一两，酒炒，磨下用　稳小鹅即鹅蛋抱临出死于壳内者是，用一个，蜜纸封皮，煅黄色为度　大附子五钱，童便煮　黄花地丁净花，二两　人参五钱　血竭五钱　沉香二钱　麝香三分　冰片一钱　马槟榔五钱　牛黄五分　黄芪蜜炙，五钱　细辛五钱　射干一两　官桂一钱　鹿茸五钱　辰砂三钱　琐琐葡萄小小无核者是，一两　木香一钱　白附子二钱　仙茅一两，黑豆汁煮　甘草五钱

上共为末，白酒酵打秫米糊为丸，如龙眼大，每一丸，酒化下，立起。

神仙救苦丹 益藩传。治痘初起三五日，热不出，又泻又嗽，喉咙痛，腰痛，或痘，或惊，皆可治，如痘初出，葱白汤下，惊风泄泻，咳嗽痰喘，如神。

白附子五钱，山东者佳　天竺黄二钱　全蝎二钱　胆星一两　僵蚕炒，一两　肉豆蔻五钱　诃子面包煨，去核，五钱　麝香一分　射干五钱　蒲公英花五钱　朱砂一钱　雄黄二钱　川黄连二钱

上为细末，煎膏为丸，如龙眼大，金箔为衣，滚水化下。

起死回生散 治痘疮至七八日，忽然变黑，收入腹内，遍体抓破，哮喘，死在须臾，服此从新另发出，立可回生。扶沟赵神仙传

当归　川芎　白芍　生地黄　升麻　红花

上锉一剂，半水半酒煎服，从新发出。脚下有黑疔，至七八日，用针挑去，以太乙膏贴之，即拔去毒，连进二三服。上陷加白芷；下陷加牛膝；遍身黑陷加麻黄、野象粪微炒。如一岁儿，用二钱，大则用到三五钱者。

麻　疹

古谓麻即疹也，疹出如麻成朵，痘出如豆成粒，皆象其形而名也，夫胎毒一也。痘出于五脏，脏属阴，阴主血，故痘有形而有

汁，其证寒热备有也，疹出于六腑，腑属阳，阳主气，故疹有形而无浆，其形多实热而无寒也。为证既异，则治法亦殊，痘宜内实，可用补剂，疹忌内实，只宜解散，唯初热发表，略相似耳，既出之后，痘则补气以生血，疹宜补阴以制阳。何也？盖疹热甚，则阴分受其熬煎，而血多虚耗，故治以清火滋阴为主，而不可少动其气，所以人参、白术、半夏及诸燥悍之剂，首尾当深忌也。世知痘证所系之重，而不知疹之杀人尤甚，方书多忽而不备，良可太息矣。

一论疹发热之初，多似伤风，唯疹子则咳嗽喷嚏，鼻流清涕，眼胞肿，其泪汪汪，面浮肿，双腮赤，恶心干呕为异耳。但见此候，即是疹子，便宜谨避风寒，戒荤腥厚味，用药以表散之，使皮肤通畅，腠理开而疹毒易出也。

一论疹子初起，呵欠，发热恶寒，咳嗽喷嚏，流涕头眩，宜：

升麻葛根汤

升麻　干葛　白芍各一钱　甘草五分

上锉，生姜水煎服。加紫苏、葱白以解肌。切忌大汗。斑不红者，亦宜。乃麻疹初起之神方也。

一论麻疹既出一日，而又没者，乃为风寒所冲，麻毒内攻，若不治，胃烂而死，可用：

消毒饮

鼠黏子四钱　荆芥二钱　甘草生，一钱　防风去芦，五分

上锉，水煎服。加乌犀角尤妙。

一论麻疹已出而复没，或出不尽，心慌，哭啼不止，十分危急，死在须臾，或下痢腹痛，可用：

二仙汤 鄢陵刘孟卫传

黄芩去朽　白芍药生用

各等分，水煎温服，如神。

一论麻疹已出，谵语、烦躁、作渴者，可用：

白虎解毒汤

石膏　知母　黄连　黄芩　黄柏　栀子　甘草

上锉，水煎服。

一论麻疹已出，大小便闭，可服防风通圣散。方见中寒。

一论麻疹已出，谵语，小便闭塞者，宜：

导赤散

生地黄　木通　甘草　淡竹叶七片

水煎服。

一论麻疹已出，泄泻不止，可服：

四苓散

猪苓　泽泻　白术去芦　白茯苓各等分

水煎服。如小便如泔者，或小便不通者，加车前、木通。

一论麻疹已出，寒热似疟，可服：

柴苓汤

柴胡　黄芩　半夏钱半　猪苓　泽泻　白术去芦　白茯苓去皮　甘草

上锉，姜、枣煎服。

一论麻疹已出，大便下血，或小便下血，吐血、衄血，或二便闭涩，疮疹稠密，热渴赤痛。

犀角解毒汤

真犀角一钱，如无，升麻代之　生地黄五分　牡丹皮一钱　赤芍一钱　黄连　枯黄芩　黄柏　栀子

上锉，水煎服。如吐血、衄血，加炒山栀子，童便和服。

一诊麻疹前后，有潮热不退等症，并为血虚血热，可服：

四物汤

当归　川芎　白芍药　熟地黄血虚用熟，血热用生

上锉，水煎服。发渴加麦门、犀角汁；嗽加瓜蒌霜；有痰加贝母、陈皮去白。

一论麻疹正出之时，虽不进饮食者，但得麻疹淡红润泽，真正不为害也，盖热毒未解，内蕴实热，自不必食。退后若不食，当随用四物汤加神曲、砂仁，二帖，决能食矣。如胃气虚者忌，少下地黄。

一论麻疹既出之时，如色红紫，干燥晦暗，乃火盛毒炽，宜四物汤，用生地黄，加红花、酒炒黄芩。

一论麻疹既出，已过三日，不能没者，乃内有虚热，宜用四物汤进之。如失血之证，如犀角汁解之。

一论麻疹退后，若有牙根腐烂，鼻血横行，并为失血之证，急用四物汤，加茵陈、木通、生犀角之类以利小便，使热下行。如疳疮色白者，为胃烂不治之证也。

一论麻退之后，须避风寒，戒水湿，如或不谨，遂至终身之咳嗽、患疮，无有愈也。

一论麻疹前后，大忌猪肉、鱼、酒、鸡子之类，恐惹终身之咳。只宜用老鸡精肉煮食，小助滋味可也。

一论孕妇出麻，当以四物汤倍加白术、条芩、艾叶，安胎清热为主，则治决无危，而麻疹易出矣。如胎气上冲，急用苎根、艾叶煎汤，磨生槟榔服之，更以四物汤大进之。

一论疹子没后，余热内攻，循衣摸床，谵言妄语，神昏丧志者死。如热轻，余毒未除，必先见诸气色，遂预防之，始终以升麻葛根汤为主，或消毒饮、解毒汤，随证选用，仍忌鱼腥、葱、蒜之物。

黄连解毒汤

黄连　黄芩　黄柏　栀子

水煎温服。

补　遗

十仙汤序班孙双泉传。治疹后余毒。

柴胡　葛根　玄参　黄连　黄芩　栀子　陈皮　茯苓　枳壳　生地黄

上锉，生姜煎服。

一小儿疹后，咳嗽腹胀，喘急烦躁，泄泻声哑，唇口青黑。贾兰峰传。

黄连　黄芩　连翘　玄参　知母　桔梗　杏仁　白芍　麻黄　牛蒡子　干葛　陈皮　厚朴　甘草

上锉，水煎服。

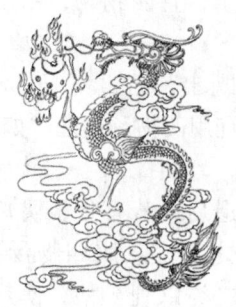

寿世保元　卷九

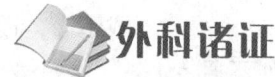

痈 疽

夫痈疽疮疖者，皆由气血不和，喜怒不时，饮食不节，寒暑不调，使五脏六腑之气怫郁于内，以致阴阳乖错，气血凝滞而发也。亦有久服丹石燥热之药，热毒结深，而发为痈疽也。夫此疾多生于膏粱富贵之人，以其平昔所食肥腻炙煿，安坐不劳，嗜欲无节，以致虚邪热毒内攻，煎熬气血而成也。痈者，壅也，大而高起，属乎阳，六腑之气所生也，其脉数浮。疽者，沮也。平而内发，属乎阴，五脏之气所成也，其脉沉数。疮者，其总名也。疖者，有头小疮也。经云诸痛痒疮，皆属心火，盖心主血而行气，若气血凝滞，挟心火之热，而生痈疽之类也。然所感有浅深，故所发有轻重大小之不同也。六腑积热，腾出于外，肌肉之间，其发暴甚，皮肿光软，侵表广大者，痈也。五脏风毒积热，攻注于肌肉，其发猛恶，初生一头，如蓓蕾，白色焦枯，触之而痛应心者，疽也。热发于皮肤之间，是以浮肿，根小不过二三寸者，疖也。夫痈生于六腑，若燎原之火，外溃肌肉，疽生于五脏，沉涩难疗，若陶室之燧，内溃骨髓。痈则易疗，唯难将息而迟瘥，疽则难疗，而易痊复。夫诸疮之中，唯背疽、疔疮，最为急证。其次莫如脑疽、肠痈、喉痈之类，

亦其急者也。至若瘰疬、悬痈、痔漏诸疮之类，其证可缓而治也。又有疥癣、臁疮、风疳之类，虽云俱属疮类，而其轻重缓急，自有不同也。夫痈疽之疾，须要察其是虚是实，是冷是热，或轻或重，对证用药，无失先后次序。凡人年四十以上，头项鬓颐背脊腰胁，或筋骨之上，所视不见之处，稍有疮疖，便不可轻易待之。若视之怠慢，以为常疾，每见从微至显，丧命者多矣。便宜速急治之，庶几得救，譬之救火，初起则易救，至于燎原之势，不可扑灭矣，其理亦犹是也。凡疮未破，毒攻脏腑，一毫热药，断不可用，若已破溃，脏腑既亏，饮食不进，一毫冷药，亦不可用，此先后次第之要诀也。夫疮有五善七恶，不可不辨。若动息自宁，饮食知味，一善也。便利调匀，二善也。脓溃肿消，色鲜不臭，三善也。神彩精明，语音清朗，四善也。体气和平，五善也。如烦躁时嗽，腹痛渴甚，泄利无度，小便如淋，一恶也。脓血大泄，焮痛尤甚，臭恶难近，二恶也。喘粗短气，恍惚嗜卧，三恶也。未溃先黑入陷，面青唇黯便污者，四恶也。肩项不便，四肢沉重，五恶也。不能下食，服药而呕，食不知味，六恶也。声嘶色脱，唇鼻青黑，面目四肢浮肿，七恶也。更有恶噫痞塞，咳逆身冷，自汗无时，目眩耳聋，恍惚惊悸，语言颠倒，皆是恶症。五善见三则善，七恶见四

必危。五善并至，则吉而安；七恶全见，必危而死矣。

审证虚实诀

一凡大按乃痛者，病深，小按便痛者，病浅。按之处陷不复者，无脓，按之处陷即复者，有脓，不复者可消。若按之都牵强者，未有脓也。按之半软者，有脓也。又，手按上下，不热者，无脓，若热甚者，有脓。凡觉有脓，急当破之，无脓，但气肿。若有血，慎之慎之，不可针破也。用诸拔毒之药敷散。四围坚，中软者，此为有脓。审也，一边软，亦可有脓。都坚者，此为恶核，或有气也。都软者，此为有血，血瘤也。当审坚软虚实为要。若坚疽积久，后更变热，偏有软处，当软处切不可针破也。软疽者，温暖裹衣置之耳，若针灸刺破，不可疗也。

杂忌须知

一凡病时，忌怒，忌疑虑，忌身体不洁人来看，忌鱼羊鹅肉、烧酒、面食、生冷、瓜果、腌藏等物。疮口敛，百日后，不作渴症，方可入房。

一凡一切痈疽疮肿毒痛，将好未好之时，如往有丧之家吊孝，并拜望等项，其疮肿即复发，切忌切忌！

用药治法

一凡痈疽等项大疮毒，初起一二三日内，即服飞腾神骏膏，此药治疮初起至将溃之际俱可服，服后汗出，恶毒尽皆发散，肿痛立消，其效如神。若疮已溃烂，勿服。如无神骏膏，初起即服槐花酒，或千金消毒散二三剂，患处即用灸法灸之。疮初出至七日内可灸，七日外不可灸。疮未及灸，初起即以葱蜜膏或以金蟾膏贴之，即消。至四五日，肿痛未消，用芙蓉膏敷之，立效。敷至六七日作脓，将溃未溃之时，不得妄破，用替针丸频点疮头，自然皮破出脓。疮自初起至此，脓将出未出之际，即服真人活命饮一二剂，

泻下脓血。其疮溃烂，用猪蹄汤洗净，以三神膏搽之，内服千金内托散，以托疮毒出外，间服蜡矾丸，以护膈膜，二药相兼服之勿间，不计其数。再看溃烂流脓不止，此气血衰惫，脾胃亏损，肌肉不生，疮不敛口，用猪蹄汤洗净，将生肌散搽上，外贴神异膏，内服十全大补汤，兼进八仙糕，久服自愈。好后再服加减八味丸，可以绝根，庶免再生。若平日无疮时，皆预服之，尤为防患于未然也。以上治法，俱要依次第而行，未有不奏效者，皆予百发百中之良法也。

一论飞龙夺命丹，乃外科恶毒第一方也。方见后诸疮。

一论痈疽、发背、瘰疬、鼠病、气病等证，此专门之方，其效捷如奔马。

飞腾神骏膏

麻黄二斤，去节，取一斤，净　杏仁四两，热水泡，去皮尖，用砂钵捣烂，又入水，同捣，澄去浊渣，用清汁　防风去芦，净四两　地骨皮去骨，净四两　甘草四两　木鳖子去壳，十四个　头发一大把，温水洗净　灯草一大把　黑铅一块

上熬膏法，不用柴烧，用白炭五十斤，大铁锅一口，将前药入锅内，注清水二三桶，煮至五六分，看药水浓时，药渣滤起，药水另放缸注内。又将前渣入锅内，再入水一二桶，又熬至五六分，药汁又注前汁内。如前法三次，去渣。将前二次汁并作一锅，煎至干，去黑铅、头发、灯草三味不用，其味香甜，磁罐收贮，五年不坏。遇病每服三钱，好热酒调膏，临卧服。厚被盖，出大汗为度。徐徐去被，不可被风吹。次早用猪蹄煨食，以汗后恐致虚人，以此补之，以复元气。好酒调服，随人酒量，以醉为度，汗出立愈。此治疮毒初起至溃破时，前后皆可服，神效！

一论凡人初觉患疽发背，已结未结，赤热肿痛，即用灸法。先以湿纸覆其上，立视后，其纸先干处，即是结疽头处。取大蒜，去皮，横切三文钱厚，安在头上，用大艾炷于蒜上灸之。三壮换一蒜片，复灸。痛者灸至不痛，不痛灸至痛，方住。最要早觉早灸

为上。方发一二日者，十灸十愈。三四日者，六七愈。五六日者，三四愈。过七日，则不可灸矣。若有十数头一处生者，用大蒜捣成膏，作饼子，铺疮头上，聚艾烧之亦可。若背上初发赤肿，内有一粒，黄如粟米者，即用独蒜切片，如前法灸之，次日去痂，脓自溃矣。

一论凡痈疽发背，一切无名肿毒初起。

葱蜜膏

生葱、生蜜、猪胆汁一个，倾石钵内，共捣成饼，贴患处，日换三四次，即消。

金蟾膏　治证同前。

生白矾末五钱，加麝香一分，取活蛤蟆一个，去肚肠，同捣烂如泥，四周留顶出气，不过一夜即愈。

一论发背及一切肿毒，不问已成未成，但焮痛者。

槐花酒

槐花四五两，炒黄，乘热入酒二钟，煎十余沸，去渣热服，其毒即消，神效！

一论痈疽发背及一切无名肿毒，疼痛，医所不识，初起壮盛人，宜用黑白牵牛各一两，捶碎，好酒一碗，煎八分，露一宿，次日温服，大便下脓血，即愈。

一论初起一切恶疮，毒肿疼痛，丹瘤瘰疬，疔肿鱼口，五发痈疽，初觉一二日，便如伤寒，头痛烦渴，拘急恶寒，肢体疼痛，四肢沉重，恍惚闷乱，坐卧不安，皮肤壮热，大便闭结，小便赤涩等症，并治。妊娠勿服。

千金消毒散

连翘二钱　黄芩一钱　当归尾一钱　金银花一钱五分　皂角刺一钱　赤芍一钱　天花粉一钱　牡蛎一钱　防风　大黄　芒硝　麻黄各一钱

上锉一剂，酒水各半煎服。

一论肠痈、便毒、疔肿、痈疽，初起即消，已肿即溃，血从大便中出。疮溃后勿服。

加减真人活命饮　又名千金内消散。

当归尾酒洗，一钱五分　赤芍一钱　白芷二钱　木鳖子去壳，一钱　穿山甲三大片，蛤粉炒　金银花三钱　皂角刺一钱　僵蚕一钱　天

花粉一钱　大黄二钱　瓜蒌仁去壳，二钱　乳香一钱　没药五分　甘草节五分

上锉一剂，水酒煎服。

一论痈疽发背，肿背如锥刺，不可忍者，顿时痛止。

芙蓉膏

芙蓉叶　黄荆子各等分，为末

上二味，入石臼内捣极烂，用鸡子清调敷患处，留顶，如烟起。此方用在未溃之先，或将溃之际。

一治痈疽发背，已溃烂者。

三神膏

蓖麻子仁一合　陈醋一大碗　盐一撮

上三味置锅中，用槐条搅成膏，先将猪蹄汤洗净，或米泔水洗净，用鸡翎陆续扫上，其皮即皱，其肉即生。

一论诸疮恶毒，发背痈疽，痛不可忍者，此药能卫护内膜，驱解诸毒，自然内消。

加味蜡矾丸

黄蜡一两　枯白矾一两　乳香一钱　没药一钱　雄黄二钱

上为细末，用蜡熔化为丸，朱砂为衣，如梧子大，每服五十丸，视疮上下，蜜水送下。

一论痈疽疮疖，皆由气血凝滞，风毒壅结，此药发散外邪，流行气血，排脓止痛，生肌长肉之剂，当用于五六日间，已溃未溃而作痛者，宜服之。

加味千金内托散

黄芪盐水炒　人参　当归酒洗　川芎　白芍酒炒　白芷　防风　川朴姜炒　桔梗　官桂　瓜蒌仁去壳　金银花　甘草节

上锉，生服一两，水煎，入好酒半盏，去渣，温服。日进二三服之后，疮口有黑血出者，及有汗出，此药之功也，不问症候猛恶，未成者自散，已成者即溃矣。痛甚加乳香、没药，倍当归、芍药。

一论痈疽溃后，须当大补气血，和脾胃，托毒外出，实为切要。凡脓血出多，阴阳两虚，此药有起死回生之功。但不分经络，不

载时令，医者当触类而长之可也。或见肿平痛宽，遂以为安，漫不知省，无补接调养之功，愈后虚证复见，因而转为他病，而危剧者多矣。

收功万全汤

黄芪蜜水炒，二钱五分 人参一钱 白术去芦，炒，一钱 白茯苓去皮，一钱 当归身一钱五分 川芎七分 白芍酒炒，七分 怀熟地黄一钱 官桂三分 白芷三分 陈皮五分 甘草三分 防风五分

上锉，生姜一片，水煎温服。如作渴加麦门冬、五味子；如烦躁加生地黄、麦门冬；如有痰加姜制半夏；如泄泻加厚朴姜炒；如小便不利加泽泻；如怔忡不寐加远志、酸枣仁炒。胸膈不宽，加厚朴姜炒、山楂肉。上方治痈疽发背诸疮毒溃脓后，毒气已尽，气血虚弱，不长肌肉，不合口，脓清，欲作余证，宜之。

一论患痈疽发背出脓后，脾胃亏损，不思饮食，或呕吐泄泻，四肢沉困无力。

八仙糕

人参去芦 茯苓去皮 干山药 芡实去壳 莲肉去心 不油白术去芦，米泔浸过一宿，切片，微炒，各四两 白糖霜一斤半 白粳米二升，水淘净，磨极细末

上将药末、米粉、糖霜和一处，搓揉极匀，筛放笼内，竹刀划成小片，蒸熟，入锅再焙干，任意食之。

敛疮止痛生肌散

宫粉火煅黄色 黄柏各一钱 黄连 乳香 没药 孩儿茶各五分

上为末，搽疮上。并治下疳、黄水、热泡等疮。

一论痈疽发背溃烂，便要此汤荡洗。

猪蹄汤

当归 赤芍 白芷 羌活 露蜂房 生甘草各五钱

上细锉，看疮大小用药，如疮大，加料用之。先将豮猪前蹄两只（一斤），只用白水三升煮软，将汁分两次，拨去上面油花并下面渣肉，每次用药一两，投于汁中，再用文武火煎十数沸，去渣，以故纸蘸药汤，温温徐徐薄揩疮上，死肉恶血，随洗而下，洗净讫，以布帛拭干，贴膏药。仍避风，忌人口气吹之。有□□人，并月经见行妇人，及猫犬，并不许入病人房内。洗疮切勿以手触着。一方加黄芪。

一论一切恶疮痈疽发背等证，此药能追毒，去死肉，有脓无头，用此点头上，自然皮破出脓。

替针丸

人言为末，入锅内，上盖明矾，烧不响为度，一钱 硇砂五分 巴豆十粒 乳香三分 没药三分 白雄丁香七分

上为细末，面糊为丸，如豆大，用时以温水磨化，频点疮头上，神效。

替针散

用木鳖子、川乌，二味磨水，以鸡翎蘸扫疮上，留口大一处出脓，如药水干，再刷上，不一时即穿。

一论治痈疽、发背、发项、发脑等大毒，不拘已溃未溃，俱用此敷贴，如肿毒未溃，通敷自消，如已溃，将此敷周围肿焮处，其破口处，以神异膏贴之，每日换两三次，不许见风，神效。

二合消毒散

文蛤捶碎，炒黑色，为末，三两六钱 轻粉研，三钱 黄柏去皮，蜜炙，为末，二两 寒水石煅，为末，一两

上末合为一处，用新凉水一半、蜂蜜一半调和，不稀不稠，如疮毒尚未开，将肿处遍敷之，用绵纸覆于上，但干，即以水扫之，朝夕更换一次，如夏月或午时，再换一次亦可。若已破，将此药敷于周围焮肿处，正有脓，破口处用神异膏满贴之，不必留口，亦一日三换。

一论痈疽发背溃烂，久不生肌肉，用此立效，但此方用之不可太早。

合口收功散

血竭一钱 乳香 没药 轻粉 龙骨各一

钱五分　赤石脂二钱　朱砂　海螵蛸各五分

上共为细末，散在疮口上，即生肌肉。

一论痈疽发背诸疮毒，不拘已成已溃未溃者，皆可用之。诸毒甚者，每日换二三次，中毒换一次，其药力方能胜毒。诸疮溃脓后，不长肌肉，不合口者，神效。

神异膏

归尾五钱　川芎五钱　赤芍二钱　生地黄四钱　防风　羌活　白芷　玄参　黄芪各五钱　官桂三钱　桃仁四十九个　杏仁四十九个　木鳖子十四个　何首乌三钱　牛蒡子五钱　穿山甲四钱　蜂房三钱　蛇退二钱　大黄二钱　黄柏二钱　乱发男者，一团，如鸡子大　槐柳皮四十九节，每长一寸

上用芝麻油二斤四两，将药入锅内浸，春五、夏三、秋七、冬十日，以桑柴文武火煎油黑色，以穿山甲浮起黑为度，绢滤去渣，再熬油，滴水成珠，陆续下黄丹十四两，柳条搅，不住手，成膏，软硬得所，再下乳香、没药各三钱，血竭三钱，降真香末三钱，次冷定，下麝香末二钱，水浸二三日，去火性，摊用。

一论痈疽疮疡痊后及将痊，口干渴甚，舌或生黄，及未患先渴，此肾水枯竭，不能上润，以致心火上炎，水火不能既济，故心烦躁作渴，小便频数，或白浊阳痿，饮食不多，肌肤渐削，或腿肿，脚先瘦，服此以生肾水，降心火，诸症顿止，及治口舌生疮不绝。

加减八味丸

怀生地黄八两，好酒拌，砂锅内蒸半日，捣膏　山药一两　桂心去皮，五钱　石枣净肉四两，酒蒸，捣膏　泽泻切片，蒸，焙干　白茯苓去皮，各五钱　辽五味子二两五钱　牡丹皮五钱

上为末，入二膏，加炼蜜少许，丸如梧子大，每服六七十丸，空心盐汤送下。

一凡人久服加减八味丸，必肥健而多子。晚年服，不生痈疽诸毒，不患消渴等证。

一患痈疽之人，虽或有热，皆因虚而得之，愈后发渴，及先渴而后痈疽，非八味丸不能治。

一人病痈疽，多有愈后发渴而不救者，治之唯八味丸最效。疽安而渴者，服此则渴止。疽安而未渴者，预服此丸，则永不生渴，气血壮盛。或未疽而先发渴者，服此不唯渴之，疽亦不作。

一人平日口干作渴，因饮酒食，炙煿，补剂，房劳，凡若此类过多，致今肾水枯竭，不能上制心火，故有此症，后必有疽发也，宜先服八味丸，以绝其源，及痈疽后服此，尤有益也。

一论痈疽发背诸疮，出脓溃烂，日久不愈，饮食少思，身体倦怠，口舌干燥，或寒热往来，惊悸少睡，以补中益气汤去柴胡，加苍术、麦门冬、神曲、五味、黄柏。少睡加炒酸枣仁；疮肉生迟加白薇一钱、肉桂五分。如脓多或清，倍加参、芪、归、术。

一加味十全大补汤，治痈疽溃后，补气血，进饮食，实为切要。凡脓血出多，阴阳两虚，此药有回生起死之功。但不分经络，不载时令，触类而长之可也。或见肿平痛宽，遂以为安，漫不知省，无补接调养之功，愈后虚证复见，因而转为他病，而危剧者多矣。

附骨疽

丹溪曰：附骨疽者，皆因久食厚味，及劳役与酒后涉水得此，阳滞于阴之证也。又曰：环跳空痛不止，生附骨疽。以苍术为君，佐以黄柏之辛，行以青皮，冬加桂枝，夏加条芩，体虚者加杜仲、牛膝，以生甘草为佐，作大粒煎，入姜汁，食前饮之。痛甚者，恐前药十数剂发不动，少加麻黄一二剂。又不动者，恐疽将成，急掘地坑，以火煅坑通红，沃以小便，令患者赤体坐于坑中，以席或绵衣围抱下体，使热气熏蒸，腠理开，气血通畅而愈。

一论疮生腿外侧，或因寒湿，得附骨疽于足少阳经分，微侵足阳明经，坚硬漫肿，

行步作痛，或不能行。

内托黄芪汤

柴胡 连翘 肉桂 大力子 黄芪 当归尾 黄柏 升麻 白芷 甘草各八分

上锉，水酒各一盏，煎至一盏，食前温服。

一治附骨疽。

黄连消毒饮

黄连 羌活各一钱 黄芩 黄柏 藁本 防己 桔梗 归尾各五分 生地黄 知母 独活 防风 连翘各四分 黄芪 人参 甘草 陈皮 苏木 泽泻各二分

上十九味，切作一剂，水煎服。

一老人年七十，因寒湿地气，得附骨疽，于左腿外侧，少阳胆经之分，微侵足阳明经分，阔六七寸，七一小尺，紧硬漫肿，不辨肉色皮泽，但行步作痛，以指按至骨内，大痛，与此药一服即止，次日坚硬肿消而愈。

一论顽疮恶毒，年久不愈，以有附有在内，先用贝母浓煎汤洗净，刮去腐肉，用刀拨去附骨，或用蛣蜋脑子五六个，捣烂敷上，其骨即出。然后用人言五厘，研细末，入黄铜灯盏内，用好醋一小钟，慢火熬干收起，过三日，即生出铜绿来，研极细，用鸡翎蘸药扫疮上，即痛出水，腐肉去净，然后用后药。

珍珠象牙膏楚黄宾江传

珍珠用豆腐一块，切两片，将珠铺在内，两片合住，缚定，入水煮三炷香为度，研细末，一钱 象牙末，一钱 天花粉末，五分 宫粉末，一钱 白蜡一钱 香油五钱

上共合一处，入碗内，重汤煮化，澄成膏，纸摊，贴患处，神效。

一治诸疮大疼痛，不辨肉色，慢肿光色，名曰附骨疽，又治疮口久不合，酒调服，烧灰，略存性。

三生散

露蜂房 蛇蜕 乱发洗净，各等分

上三味，烧灰存性，研末，酒调服一钱七分。

臀痛

丹溪曰：臀痛者，臀居小腹之后，在下，此阴中之阴，道远位僻，虽曰太阳多血气，然气运不到，血亦罕来，中年后尤虑患此。才有痛痛，参之脉证，但见虚弱，便与滋补血气，可保终吉。若无滋补之功，其祸多在结痂之后，或半年以来乃病，多致失手，慎之慎之！

一论足太阳经中，左右尺脉俱紧，按之无力，屁臀生痛，坚硬肿痛大作。

内托羌活汤

羌活 黄柏酒炒，各二钱 防风 藁本 归尾各一钱 黄芪一钱五分 苍术米泔浸 连翘 陈皮 甘草炙，各五分 肉桂三分

上锉一剂，酒水同煎，空心温服，以衣覆盖患处，使药力常行，不可去衣。

肠痛

丹溪曰：肠痛，常作湿热，积久入风，难治。

《千金》谓：肠痛妄治，必杀人。其病小腹重强，按之则痛，小便如淋，时时汗出，复恶寒，身皮甲错，肚腹紧急，如肿之状，脉数者，微有脓也。

巢云：洪数，已有脓。脉若迟紧者，未有脓。甚者腹胀大，转侧有水声，或绕脐生疮，或脓自脐出，或大便脓血，急服蜡矾丸，酒下，兼进后方。

一论肠痛、便毒、痈疽，初起即消，已肿即溃，血随大便中出，宜用千金内托散。方见痈疽，即加减真人活命饮。

一论肚内生痛，及痈疽恶毒，宜：

内消沃雪汤

当归身 白芍 黄芪 甘草节 射干 连翘 香白芷 贝母 陈皮 皂角刺 乳香 没药 穿山甲 天花粉 金银花 木香 青皮

上锉，酒水煎服。秘方是世所奇，投之

如神。甚者加大黄。

一论肠痈，腹痛不安，或腹满不食，小便赤，妇人产后虚热，多有此疾，但疑惑间便不服，服亦无害，视其右关脉芤者是也。

薏苡仁二两　牡丹皮一两　瓜蒌仁一两

上锉一两，水煎。一方，加川芎、桃仁。

一妇人腹痛如锥刺，每痛至死，不敢着手，六脉洪数，此肠痈毒也。用：

穿山甲炒　白芷　贝母　僵蚕　大黄

上锉一大剂，水煎服，打下脓血，自小便中出，即愈，后再无患。宜少食煎炒热物。

一治肠痈日久，溃烂出脓，腹内刺痛，不可忍者，用铁打一尺长三棱针，将鸭肠一条，贯针在内，将鸭肠曲转，轻轻送入粪门内，送到痛处，方是疮痈之处，即将鸭肠扯动，针尖出，刺破其毒，脓随针而出，用手重按痛处，脓出尽而愈，此仙传秘法也。

囊痈

丹溪曰：囊痈者，湿热下注也。有作脓者，此浊气顺下，将流入渗道，因阴道或亏，水道不利而然，脓尽自安，不药可也，唯在善于调摄耳。又有因腹肿，渐流入囊，肿甚而囊自裂开，睾丸悬挂，水出，以木炭末敷之，外以紫苏叶包裹，仰卧养之。

一论痈疽入囊者，曾治数人，悉由湿热入肝经处治，而用补阴药佐之，虽脓溃皮脱，睾丸悬者，皆不死。一方，用野紫苏叶，面青背红是也，焙干，为末，敷之。如燥者，以香油调敷。囊无皮者，外以青荷叶包之，其皮自生也。

悬痈

一论悬痈，此疮生谷道外肾之间，初发甚痒，状如松子，四十日赤肿如桃，治迟则破，而大小便皆从此出，不可治矣。

国老汤

用横纹大甘草一两，截长三寸许，取出山涧流水一碗，不用井水河水，以甘草蘸水，文武火慢炙，不可性急，须用三时久，水尽为度。劈，视草中润透，却以无灰酒二碗，煮至一碗，温服，一日一服，半月消尽为度。

将军散

大黄煨　贝母　白芷　甘草节各等分

上为末，酒调空心服。虚弱加当归一半。

一论肝经湿热，玉茎患疮，或便毒悬痈囊痈肿痛，或溃烂作痛，小便涩滞，或睾囊挂。

龙胆泻肝汤

龙胆草酒拌，炒黄　泽泻各一钱　车前子炒　木通　生地黄酒炒　当归尾酒炒　山栀炒　黄芩炒　甘草各五分

上锉一剂，水煎，空心服。

瘰疬

瘰疬属血气痰热，必起于少阳一经，不守禁忌，延及阳明，大抵食味之厚，郁气之积，曰风曰热，皆此二端，拓引变换。须分虚实，实者易治，虚者可虚。此属胆经，主决断，有相火，且气多血少。妇人见此，其月经如期，不作寒热者，易治，积久转为潮热，危矣。自非断欲食淡，神仙不治也。

一论瘰疬者，经所谓结核是也。或在耳前后连及颐颈，下连缺盆，皆为瘰疬，或在胸前及胸之侧，下连两胁，皆为马刀，手足少阳主之。独形而小者为结核。续数连接者为瘰疬。形长如蛤者为马刀也。

一论绕项起核，名曰蟠蛇疬。延及胸前连腋下者，名曰瓜藤疬。左耳根肿核者，名曰串袋疬。右耳根肿核者，名曰蜂窝疬。

一论瘰疬马刀，生耳前后，或项下胸腋间，累累如珠者，未破已破，皆治。

消毒化坚汤

当归一钱　白芍六分　黄芪一钱　玄参六分　天花粉六分　连翘一钱五分　柴胡一钱　黄芩五分　牛蒡七分　龙胆草四分　升麻七分　桔梗一钱　陈皮八分　羌活七分　薄荷四分

海昆布七分　甘草四分

上锉一剂，生姜煎服。一方加甘草节、知母、贝母、海藻，更佳。

升阳调经丸

升麻八钱　葛根五钱　芍药三钱，煨　连翘五钱　黄连五钱　黄芩酒炒，五钱　生黄芩四钱　黄柏酒炒，五钱　桔梗五钱　归尾三钱　三棱酒炒，二钱　莪术酒炒，五钱　胆草酒洗，五钱　夏枯草五钱　甘草炙，五钱

上药秤一半，另研为末，炼蜜为丸，如绿豆大。每服一百二十丸，白汤下。一半作咀片，每服五钱，水煎服。半月即痊。

一论久患瘰疬流注，以致血气两虚，怀抱抑郁，饮食少思，或四肢患肿，肉色不变，或日晡发热，或溃而不敛，久不愈者。

益气养荣汤

黄芪炙　人参　白术去芦，炒，各一钱五分　当归酒洗　川芎　白芍炒　怀生地黄炒　陈皮　香附　贝母各一钱　柴胡　地骨皮　桔梗　甘草各五分

上锉一剂，水煎，食远服。如有痰加橘红。如胁下刺痛加青皮，或木香。如午后有热，或头微眩，加黄柏炒。如脓水清，倍人参、黄芪、当归。如女人有郁气，胸膈不利，倍香附、贝母。如月经不调，加牡丹皮，倍当归。

一论瘰疬兼诸瘤皆治。

抑气内消散

当归　川芎　白芍炒　白术去芦，炒　青皮　白芷　半夏姜炒　陈皮　桔梗　羌活　独活　厚朴姜炒　防风　黄芩　乌药　香附　槟榔各一两　苏子一两五钱　没香三钱　木香　人参　粉草各五钱

上锉，水煎温服，十余服即消。若再发，照分两制为末，酒糊为丸，如梧子大，每服五十丸，酒送下。

一论瘰疬未破，在左为瘰疬，宜：

内消调经散 山东李西岭传

升麻　葛根　龙胆草　黄连　桔梗　连翘　黄芩　黄柏　莪术　三棱　甘草各五分　当归尾　白芍各一分

上锉，水煎服。稍虚加夏枯草；有痰加天花粉、知母各五分；少阳加柴胡四分。

一论在右为马刀，疮未破，宜：

柴胡通经汤

柴胡　连翘　归尾　甘草　黄芩　鼠黏子　三棱　桔梗各二分　黄连　红花

上锉一剂，水煎热服。

一论瘰疬已破者。

补中胜毒汤

黄芪一钱　人参三分　甘草五分　当归　生地黄　熟地黄　白芍　陈皮各三分　升麻　柴胡各五分　连翘一钱　防风五分

上锉，水煎热服。

一治瘰疬并颈项结核，或肿或痛，宜夏枯草，水煎，食后顿服。一方，用夏枯草一把，水煎三次，去渣，熬成膏，贴患处，立消。

一治瘰疬，元气无亏，用此以去之。若病既去而不收敛，服前益气养荣汤。若元气怯弱，宜先补后服，病毒已后，仍服前汤。庶无他疾，此方治瘰疬，未成者消，已溃者敛，元气壮者可服。

必效散

南硼砂二钱五分　轻粉一钱　麝香五分　巴豆五个，去皮，心用　白槟榔一个　斑蝥四十枚，去头足翅，用糯米炒熟，去米

上研极细末，取鸡子二个，去黄，用清调药，仍入壳内，以湿纸数重糊口，入饭甑蒸熟，取出曝干为末，每服五分，用生姜、酒炒，五更初调服。如觉小腹痛，用益元散一服，其毒俱从大便出。

一治远年鼠病疮神方。

千捶绿云膏

松香半斤，熔七次，滤去渣　乳香二钱五分　没药一钱五分　血竭一钱　铜绿二钱半　杏仁去皮，二钱　孩儿茶三分　蓖麻子去壳，二两　麻油二两　乳汁二盏

上为细末，合作一处，同乳汁、麻油搅匀，捶捣千下成膏，用绢上药，贴患处。

一妇人患瘰疬，久而不愈，或以为木旺之证，不宜于春，预用散肿溃坚汤，肿硬益甚。余以为肝经亏损，用六味丸、补中益气汤，至春而愈。此证若肝经风火自病，元气无亏，可用散坚泻青之剂。若肝自亏损，或水不生木，用六味丸。若金来克木，须补脾土，生肾水。若行攻伐，则脾胃伤而反致木克土矣。

一妇人项核肿痛，察其血气虚实，先以必效散一服去之，更以益气养荣汤三十余剂补之而消。盖此证初起，而气血虚弱者，先用益气养荣汤，待其气血稍充，乃用必效散，以去其毒，仍用补药，无不奏效。若已成脓者，即针而补托之。气血复而核不消者，服散坚之剂。倘不应而气血如故，仍以必效散、养荣汤。又不应，灸肘尖、肩髃二穴，用千捶绿云膏自愈。若气血壮实，不用追蚀，亦能自腐，用药以腐之者，便易于收敛耳。若血虚而用追蚀，不唯无益，适以取败。凡不慎饮食七情者不治。

疔疮

夫疔疮者，由四时迭更，阴阳交变，此二气互相激怒，必成暴气。然暴气卒然，大风、大雾、大寒、大热，若不能避，而遇袭于皮肤，入于四体，传注经络，遂使腠理结满，阴阳二气，不得宣通，遂成疔毒。而疔毒之名有十三种，必发于手足间，生黄泡，其中或紫色，有一带红线道直入者。用针于线处刺去毒血水。针时以知痛出血为妙，否则红线入腹攻心，必致危困。凡治疔毒，先以面浆水饮之，吐则是，不吐则非也。大抵脉洪而数者，难愈也。

一治疔疮、恶毒神效，飞龙夺命丹。方见诸疮。

一治疗肿及无名疮毒，掐头去白水，以葱、蜜捣贴，神效。

一治无名肿毒疔疮，手指无故生蛇头，指肿痛不可忍，有红筋入心者。

蜈蚣二条　归尾二钱　雄黄一钱　土赤芍二钱　白芷梢二钱

上锉为末，头生酒煨服，神效。

一论一切恶毒疔疮，诸般无名肿毒，及四时伤风伤寒，憎寒壮热无汗，初觉者。

赵府小灵丹

乳香　没药　轻粉　血竭　朱砂　川乌尖　草乌尖　细辛　巴豆霜　蟾酥　麝香减半

上为细末，糯米糊为丸，如黄米大，雄黄为衣，每服十三丸，小儿五七丸，用葱白三根劈开入丸在内，细嚼，好酒送下，以被盖出汗，避风。妇人有孕不可服。

一论一切疔疮恶毒肿痛神方。

类圣散

川乌　草乌　苍术　细辛　白芷　薄荷防风　甘草各五钱

上为细末，蛋清调涂患处，留顶。

一凡患疔疮、痈疽、疖毒，此药能令内消去毒，化为黑水，从小便出，万无一失，不可轻视。

知母　贝母　白芨　半夏　天花粉　皂角刺　金银花　穿山甲炒　乳香各一钱

上锉一剂，用无灰酒一碗，煎至一半，去渣，只作一服，温服，不得加减。再将渣捣烂，加过秋芙蓉叶一两捣烂，用蜜调井花水和敷疮口上，如干再用蜜水润湿，过一宿，自然消，不必用第二服药也。忌发物。

一人脚面生疔，形虽如粟，其毒甚大，宜峻利之药攻之，因其怯弱，以隔蒜灸五十余壮，痒遂止，再灸片时，乃知痛，更用膏药封贴，再以人参败毒散渐愈。夫至阴之下，道远位僻，且怯弱之人，用峻利之剂，则药力未到，胃气先伤，虚虚之祸，有所不免，不如灸之为宜。

便毒

便毒一名骑马痈，此奇经冲任为病，而痈见于厥阴经之分野，其经多血，又名血痈。

或先有疳疮而发，或卒然起核疼痛而发，皆热郁血聚而成也。初发宜疏利之，即散，或脓后如常，用托里内补之药。

一论便毒，是厥阴经湿热，因劳倦而发，用射干三寸，以生姜煎，食前服，得利二三行，立效。射干开紫花者是。

一论便毒极效方。

追毒散

当归尾　赤芍　白芷　金银花　天花粉各一钱　白僵蚕炒，六钱　木鳖子十个　穿山甲三片　大黄三钱　芒硝二钱

上锉一剂，好酒煎，露一宿，五更热服，厚盖发汗，利一二行，即愈。其硝、黄待群药煎将熟方入，再二沸用之。一方加射干，去芒硝。一方加五灵脂，更妙。

一论鱼口便毒方。

神异散

金银花　天花粉　木鳖子各二钱　甘草三分　连翘　黄芩各八分　山栀子七分　穿山甲炒，二钱　皂角刺三钱　木香五分　大黄三钱

上锉一剂，酒水煎，空心服。

一治便毒肿痛神方。徐完愚传。

大黄　全蝎　蝉退　僵蚕　穿山甲土炒成珠　白芷梢　贝母　当归尾各二钱

上合一帖，水煎，后加入大黄，再煎二沸，去渣，入好生酒，同服。如未散，加蜈蚣一条，同煎服。

一治鱼口疮方，用猪胆一枚，投热酒一碗，温服，即内消。

一治鱼口便毒方。

木鳖子去壳，三个　巴豆去壳，火烧，二个　穿山甲炒，四片　僵蚕三个　五倍子五个

上为末，黄酒调下。

一治鱼口便毒方。陈云岳传。

僵蚕炒，三十六个　穿山甲土炒，五钱　蜈蚣二条　甘草节一钱　大黄三钱　杏仁去皮尖，一钱　五灵脂二钱　全蝎一个　皂角子炒，一钱　金银花一钱

上锉一剂，酒水各半煎服。

下　疳

下疳疮，乃男子玉茎生疮。皆因所欲不遂，或交接不洁，以致邪毒浸渍，发成疮毒。日久不愈，或成便毒，或损烂阳物，多致危笃。又鱼口疮、妒精疮，皆其类也。俗云疳疮未已，便毒复来生也。

妒精疮，此盖因妇人阴中先有宿精，因而交接，虚热熏蒸，即成此疾。初发在阴头如粟米，拂之甚痛，两日出清脓，作白孔，蚀之大痛。妇人有生于玉门内，正似疳蚀疮，不痛为异耳。

消疳败毒汤

防风六分　独活六分　柴胡一钱五分　连翘七分　荆芥七分　黄柏八分　知母七分　黄连七分　赤芍九分　苍术七分　赤茯苓九分　木通九分　龙胆草九分　甘草三分

上锉一剂，灯心二十四寸，水煎，空心服。如有便毒，量人虚实，加大黄一二钱，煎服。

一治下疳疮，天灵盖（煅）、红褐、小红枣，烧存性，各等分，为极细末，先用好细茶煎浓，洗净搽之。

一治下疳，痛不可忍，如神。

宫粉煅，五钱　冰片一分　水银三分，用锡三分制

上为细末，搽疮上。

一治下疳溃烂。

珍珠烧存性　片脑　人手指甲　足指甲烧存灰，各一分　血余烧存灰，二分

上为细末，搽患处。

一熏下疳方。

皮硝一碗　乳香　雄黄　孩儿茶各五分

上入小坛内，外用牛粪火煨坛热，其硝自化，熏至晚上，使以心口凉为度。

一治阴头上疳疮。何和宇传。

五倍子烧灰存性，一钱七分　朱砂七分　孩儿茶五分　冰片五分　轻粉二分五厘　水银一分

上共为细末，撒患处。如从一边烂起，加狗骨（烧灰）二分。如从周围烂起，加鳖壳（烧灰）二分。

一治痄疮秘方。

八宝丹

乳香　没药　孩儿茶　红褐子灰　海蚆焙，一个　珍珠炒　象牙煨　龙骨煅，各五分

上为细末，先用米泔水洗疮，拭干搽上，神效。

一痄疮脓清不结痂，不合口，久不愈者用六味地黄丸，加黄柏、知母、麦门冬，四五剂而愈。

一治下痄疮擦药。陈钟岳传。

冰片二分　珍珠另研，三个　黄柏以猪胆涂土，火炙，二分　芦荟一分　轻粉炒，三分　天灵盖火煅白色，一分

上共研细末，搽患处。如有壳，香油调搽。

一治痄疮，用黄柏去皮，以猪胆汁炙透为末，搽疮上。

一治阴囊上生疮，用甘草煎水温洗，却用腊茶末敷之。

一治阴头生疮，用溪港中螺蛳，入干锅内煅过，先以温水洗五七次，后以此药敷之。

一治妒精疮，用大田螺两个，和壳煅过存性为末，加轻粉敷之。

一治外肾生疮，用绿豆粉一分、蚯蚓屎二分，水研涂，干又敷。

一治肾脏风发疮疥，用红椒去目，水浸半日，和生杏仁研烂，擦两手掌，掩外肾，极效。

一治下部生湿疮，热痒而痛，寒热，大小便涩，食亦减，身面微肿，用马齿苋四两研烂，入青黛一两，再研匀，敷上。

一治下痄疮。

白矾一两　黄丹八钱，熬飞，紫色
上研为细末，以沟渠中恶水洗过，拭干敷上。

一治蜡烛发神方。

钟乳石二分　朱砂三分　珍珠三分　琥珀

一分五厘　片脑一分五厘

上为细末，每用土茯苓四两、猪蹄二只，煎水三碗，早间服一碗，调前药末四厘，午间服一碗，调前药末四厘，晚间服一碗，调前药末四厘，一日服三次，共一分二厘，十日服尽，其疮必愈。其猪蹄随用之。忌动风发物，牛肉、烧酒最忌之。神良之秘方也。

杨梅疮

夫疠疮者，一名杨梅疮。因形相似，乃气受之，故坚实凸起。又名棉花疮，血受之，其形扁塌而溃。又名果子疮，亦类其象，而俗呼之也。北人曰天泡疮，皆一，名异而实同源，治疗当别，自致者重，传染者轻。盖自致者，必因淫欲太妄，以致阴处起火，及纵口恣味，三焦皆热，精竭血结，遗滞诸经而成者也。俗传以母猪、犬、羊肉、鸡、鲤、毒物发出，谓毒尽，殊不知在火上添油矣。又有怕露出而求速效者，过服败毒散，则伤五内胃气，毒益陷伏。以药线熏脐，致使出不能出，收不能收，延溃不能杜绝。手足心皮枯，似白鹅掌风，及后筋骨疼痛，风块恶候，皆未获良治而然也。凡遇此患，托里解毒汤，外用千里光明汤频频洗浴，大效。

托里解毒汤

当归一钱五分　赤芍一钱五分　川芎　生地黄　连翘　黄芩　黄连酒炒　防风各一钱　荆芥穗七分　苦参酒炒，二钱　羌活一钱　薏苡仁二钱　皂角子二十个　防己一钱　木瓜五分　生甘草二分　土茯苓二两，湿者四两

上锉，水二碗，煎至一碗，温服，渣再煎服。虚弱人，加人参一钱。自生者，加黄柏一钱、川牛膝一钱、川独活一钱，宜服二十帖，每帖煎三次，一日服一帖。

千里光明汤

青木香　黄连　黄柏　黄芪　防风　荆芥　苦参　苍耳子　蛇床子　羌活　升麻　麻黄　甘草各五钱　鸡肠草倍　冬青叶倍

上作一剂，用布包，水煎，于无风处服

此煎药，即以此汤浴洗，凉了又加热，药汤煮热，着实洗，微汗拭干。十日后不必频洗。其药渣并入煎药渣，再洗。鸡肠草一名千里光明草，又名九里明，俗名藤枯卖，其叶梢尖而歧，开花白色，处处有之。

一治杨梅疮初起，先服防风通圣散十余剂，后服此收功，永无后患。

十全丹云莱弟验

雄黄　朱砂　乳香　没药　孩儿茶　当归　白芷　丁香　槐角各一钱　轻粉用花椒一钱，煎水调蒸，八分

上为细末，饭为丸，如绿豆大，每服三十丸，土茯苓汤下。

一治杨梅疮，先服防风通圣散，加紫草一两，同煎服，后服此良，十九服验。

白藓皮二两　皂角子一百二十个　防风二两　细辛一两三钱　川乌一两　草乌二两　罂粟壳四两

上锉十剂，每一剂用土茯苓一斤、猪肉半两，同煎服。

一治杨梅疮。黄左川传。

连翘四两　金银花四两　牙皂二两　杏仁二十四个　蝉退二十一个　肥珠子三十一个　冷饭团一斤

上俱锉，用酒拌炒，作十帖，水煎服。

一治杨梅疮毒。黄仰溪传。

金银花一两五钱　青藤　归尾　皂角刺　五加皮　白藓皮各二两

上锉，分作十二剂，每剂用土茯苓四两，水煎服。先服通圣散。

一治杨梅疮。南圹伭验。

汉防己七钱　槐花二钱　五倍子四钱

上三味为末，用土茯苓半斤研烂、猪肉半斤切碎，共作一服，用酒煮熟，连渣并肉通服。

一治杨梅疮良方。胡云斋传。

归尾　牛膝　黄芩　大黄各一两三钱　木瓜一两　金银花二两三钱　皂角刺八钱　蝉退五钱　土茯苓二斤

上锉，分作十帖，每帖用红枣、白果、皂角子各十枚，葱白三根，水煎，临晚服。忌绿豆。

一治天泡疮神方，用铁锈钉，酽醋磨浓，搽疮上立已。

一论凡人患杨梅、天泡、棉花等疮，致成一切难状之疾，或杨梅疮烂见骨，经年不收口者，或筋骨疼痛，举发无时，或遍身疙瘩不消，或手足皱破出血，或遍身起皮发癗，好一层起一层，或赤癜、白癜、鹅掌风癣，或皮好骨烂，口臭难当，及年久臁疮不愈，一切顽疮恶毒，并皆神效。

通仙五宝汤

钟乳粉三分　大朱砂　琥珀　冰片　珍珠各一分五厘

上为细末，用白飞面炒三分，共一钱二分，分作十二帖，每一日一帖，用一分，用土茯苓一斤，水煎十二碗，每侵晨用半碗，和服，共十二碗，一日俱要吃尽，不可别用茶汤，一日一服。有不尽剂而愈者，有终剂而愈者。如病重未愈，须再服一料。忌鸡、鹅、鱼、牛、羊发物及房劳。

一治杨梅风块，作肿作痛，及痈疽瘰疬毒，并一切无名肿毒。

黑虎膏

草乌四两　南星　半夏各二两　五倍子三两，同绿豆五两共炒焦　大黄一两　黄柏一两　姜黄一两　干姜五钱

上为细末，共和匀，用葱汁、米醋调成膏，贴块上，时常以葱、醋润之，毋令干燥。其膏一日又取下，加些新的，复研，再贴，以消为度。

一杨梅疮愈后，遗癣毒，一层一层顽皮，痒不可当。

牛油　香油　柏油　黄蜡各二两，熔化，待温，入后三味　银珠一钱五分　宫粉一钱　麝香五分

上为末，入内和匀，先将火烤癣令痒，抓破擦上药，再烤再擦，如神。

一治杨梅疮，不论远近，先服防风通圣散十数剂，后服此丸收功，神效。

轻粉　孩儿茶　糯米饭　芝麻各一钱

上共捣为丸，作一百个，每早茶下十丸。忌荤、盐。要斋戒。

一治杨梅疮。

雄黄一钱五分　真轻粉一钱　杏仁去皮尖，三十个

上研为细末，入杏仁，再研如泥，用雄猪胆汁调搽疮，要先洗净，拭干擦药，二三日效。

疥疮

夫疥与癣，因热客于皮肤之所致。风毒浮浅者，为疥也，毒之深沉者，为癣也，多因风毒夹热得之。疥发于手足，或至遍身，癣则肌肉瘾疹，或圆或斜，或如苔癣走散，内藏汁而外有筐，曰干癣、苔癣、风癣、湿癣。四者莫不有虫者，治癣去风杀虫是也。

一论风疮、疥癣、瘾疹、紫白癜风、赤游风、血风、臁疮、丹瘤及破伤风，在上部者，加桔梗一钱，在下部者，加木瓜、牛膝各一钱。如湿气成患而在下，去蝉退、僵蚕。

祛风败毒散

枳实　赤芍　前胡　柴胡各五分　荆芥　薄荷　牛蒡子　独活　苍术各六分　僵蚕　连翘各七分　川芎　羌活各八分　蝉退　甘草各三分

上锉一剂，生姜三片，水煎服。

一熏疮如扫。

银朱一钱　雄黄一钱　木鳖子一个　好揸香一钱　艾叶三钱

上五味为末，以纸卷条，阴阳瓦盛，熏两腿腕，以被盖之，留头面在外，先以布包裹二便。

一熏疮疥虫疮。

花椒　雄黄　蕲艾

上三味，共为末，将纸卷筒放被内熏之。

一洗疥如神。

防风　荆芥　马鞭草　白矾　花椒　苦参　野菊花

上锉，水煎汤洗，神效。

一治疥如神。徐金坡传。

大枫子五钱　水银渣三钱　樟脑一钱五分

上用油核桃同捣烂，绢帛包，擦疥上。

一熏疥妙方，油核桃去囊一半，留一半捣烂，入人言末八厘，搅匀，仍合一处，放瓦上火烧烟熏之，即已。

一扫光又名玉绣球。治诸疮疥癞。

大枫子肉四十九个　杏仁泡，去皮，四十个，二味同研　花椒去目，四十九个　白矾生用，另研，二钱　水银三钱　茶叶另研末，一钱　樟脑二钱，另研，已上三味，同研　轻粉一钱

上合匀再研，听用。先以槐、柳、桃、楮、桑五木枝煎汤洗疥，拭干，将前药量疥多少，用柏油入盐少许，乘热和药搽上，一日搽三次。忌羊、鸡、鱼、猪头等物。

一治干疥疮，香油四两、花椒一两，熬至焦黑，研烂，入大枫子去壳七个、轻粉三钱、硫黄一钱、人言三分，为末，入油内，搽之。

十香膏

白矾枯　轻粉　水银　雄黄　川椒去目，炒　樟脑各一钱　槟榔一个，研末　杏仁四十个，去皮，同研　大枫子去皮用肉，四十个，另研

上共合匀，用柏油八钱，俱入乳钵内，研至不见水银星为度，丸如弹子大，待疮疥痒，将药丸于患处滚过。

一治遍身风痒，生疮疥，土蒺藜苗，煎汤洗之。

一治老人生皮风、疥疮，瘙痒，藜芦根为末，脂油调搽，即愈。

一鼻闻香疥药。后山李怀严传

大枫子三十个　朝脑三钱，研极白　水银一钱，研至不见水银星为度，后入　油核桃仁七个

上共一处，再研，用粗碗盛在内，用纸盖口，勿使泄气，用时擦手心内，以鼻闻数日即已，或擦亦可。

癣疮

一风癣脓疱，疥癞血风，诸疮肿毒。

归尾一钱五分　赤芍　黄芩　黄连　黄柏各一钱　大黄三钱　防风八分　金银花　苦参各二钱　木鳖子去壳，一个

上锉一剂，水煎，露一宿，五更服。若肠风脏毒下血，去木鳖子，加槐花一钱。

一治一切癣疮瘙痒甚者。

胡粉另研　雄黄另研　硫黄另研，各一钱五分　大草乌三钱，生用　斑蝥一钱　砒霜五分　全蝎梢三钱　麝香三分

上为细末，先用羊蹄根蘸醋擦动，次用药少许擦患处。

一治干癣不瘥。

天南星　草乌各一个，生用

上为末，用羊蹄根捣汁，和调涂。

一治遍身顽癣。

大枫子四十九个　川槿皮二两　斑蝥去翅足，五个　川椒一钱　轻粉二钱　杏仁三钱海桐皮二钱

上共为末，河水、井水各一碗，浸一夜，蘸汁擦之。

一治癣疮效方，万蒿鹤传。用马蜂窝一个，仰放炭火上，用枯矾末，渐渐填满下面，火炙令焦，为末，蜡脚醋调，涂癣上，即愈。

一切疥癞癣疮，及诸疮不能收口者，立见收口。

鱼腥草晒干，为末，为主　雄黄一钱　银朱一钱　木鳖子去壳，一个　艾叶不拘多少

上为末，纸卷烧烟熏患处，立效。

一治疥癣疮板，血风痛痒，神效。孙方李存吾传

大枫子去壳，四十九个　蛇床子二钱　木鳖子去壳，廿个　川椒二钱　枯矾　轻粉　水银各一钱　朝脑一钱

上为末，柏油捣匀，先将椒、艾汤洗令净，痒时抓破患处擦之，大效。

一治牛皮癣极痒抓烂，牛脚爪烧灰存性

为末，香油调搽，立效。

一治癣疮，用铧针磨极尖快，当痒时，于癣疮上各刺百针，血出尽，盐汤洗之。未愈，再刺再洗。

秃疮

白秃之候，头上白点斑剥，初似癣而上有白皮屑，久则生痂疱，成疮，遂至遍头。洗刮除其痂，头成疮孔如箸头大，里有脓汁出，不痛而有微痒时，其内有虫，甚细微难见，《九虫论》亦云：是蛲虫动作而成此疮。乃自幼小及长大不差，头发秃落，故谓之白秃也。宜以后方治之。

一治秃疮方。

藜芦二钱　枯矾　苦参　五倍子各二钱

上为细末，香油调搽。

一治秃疮方。临颍杨子登传

仙人垢即埋葬过人棺板底上垢腻也，研烂，不拘多少

上用鲫鱼，以香油煎熟，去鱼，将油调仙人垢，涂秃上一钱厚，一二次即愈。

一治秃疮，先用水洗令净，用烧酒和芥末，调涂患处，立已。

一治秃疮。

胆矾三钱　乳香二钱　没药二钱　紫草五钱　食盐三钱　木柏油一钱

油同草、盐煎久，下前三味，剃头方搽。

一治头疮如神。云松弟验。

紫草三钱　木柏油一两　胆矾一钱　没药三钱　石乳二钱　樟脑二钱　淮盐三钱，炒

上为细末，柏油调匀，先将头发剃净，再洗令净，擦药，一日搽一次，神效。

一治小儿白秃疮。

黄柏皮五钱　枯矾一钱五分　硫黄　韶粉　轻粉各一钱

上为细末，腊月猪油调，日擦三次。又用大蒜，每早揩白处。

一治秃头疮，用鲫鱼一个，重三四两，去肚肠，以乱发填满，纸裹烧存性，雄黄二

钱，共为末，清油调敷，先以薤洗，拭后用药。又方，以苦楝皮，烧猪脂调敷。

癜 风

紫癜风、白癜风乃因心火汗出，及醉饱并浴后毛窍开时乘风挥扇得之，扇风侵逆皮腠所致。宜服胡麻散，或追风丸，外以洗擦药涤之。

上论紫白癜风并癣及面上酒齇，又名粉齇面刺，俱可服之。

胡麻散

胡麻子赤色扁者佳，另研，五两　白芷二两　何首乌二两　防风二两　蔓荆子一两五钱　甘菊花一两　威灵仙二两　升麻二两　苦参酒炒，三两　川当归二两　川芎䓖二两　牛蒡子微炒，二两，另研　白蒺藜三两　荆芥穗二两　薄荷叶二两　片黄芩酒炒，二两　白芍酒炒，二两　黄连酒泡一日，炒，二两

上为细末，每服三钱，食远服。秋分后至春分，白酒调服。春分后至秋分，茶清调服。用米糊细丸，食远白汤下亦可。

一治白癜风。

追风丸

何首乌　荆芥穗　苍术米泔浸，焙　苦参各四两

上为细末，好肥皂三斤，去皮弦子，入砂锅内，水熬成膏，和为丸，如梧子大，每服五六十丸，空心温酒或茶任下。最忌一切动风之物。

一治白癜风，用雄鸡肾、白果仁，捣烂擦患处。

一治汗斑方。

白莲花　半夏

上各等分为末，飞面糊为丸，如弹子大，用六安茶擦之。

一治紫癜风、白癜风，即如今汗斑之类。

白附子　雄黄　密陀僧

上各等分为细末，用带皮生姜自然汁调，以茄蒂蘸药擦之即愈。

一治紫白癜风神方。

雄黄二钱　雌黄　硫黄　白砒　白矾并用，透明者佳，各二钱

上共为末，每用时先一浴，令通身出汗，次以捣生姜拌药布包，患处擦之良久，以热汤淋洗。

一治白癜风方，用杜蒺藜子，生捣为末，作汤服之，每服三钱。

疠 风

夫疠风者，天地杀物之风，燥金之气也，故令疮而不脓，燥而不湿。燥金之体涩，故一客于人，则营卫之行滞，令人不仁而麻木也。毛落眉脱者，燥风伐其营卫，而表气不固也。遍身癞疹者，上气下血俱病也。诸痛属实，诸痒属虚，疠风之痒，固多有虫，而卫之虚，不可诬也。是证也，以润燥之剂主之。白花蛇，血气之属也，用血气之属以驱风，岂不悠然而润乎，然其性中有毒，同气相求，直达疠风毒舍之处，岂不居然而效乎。皂角之性，善于洁身，则亦可以洁病。苦参之性，善于去热，则亦可以去风。昔人治以防风通圣散，此方乃汗下之剂也，非营卫虚弱者所宜，今以玉屏风丸更之，则黄芪可以排脓补表，防风可以利气疏邪，白术可以实脾而补肌矣。

补气泻营汤

黄芪三分　人参二分　当归三分　生地黄四分　黄连三分　黄芩四分　连翘六分　升麻六分　桔梗五分　甘草一钱五分　全蝎二分　虻虫一枚，去足，微炒　桃仁二个　苏木三分　麝香少许　梧桐泪一分　地龙三分　水蛭三枚，炒尽烟

上锉一剂，水煎温服。

一论治疠风，手足麻木，毛落眉脱，满身癞疹，搔痒成疮等症。

愈风换肌丹

白花蛇二条，头尾全者，酒浸二三日，去骨，阴干　苦参四两　皂角五斤，去皮弦，酒浸一宿，

取出，以水熬膏

上为末，以皂角膏和丸，如梧桐子大，每服七十丸，以防风通圣散送下。

苦参酒

用苦参五斤，好酒三斗，渍一月，每服一合，日三服。

苦参丸

苦参一斤 防风 荆芥 羌活 当归 川芎 赤芍 金银花 独活 连翘 黄芩 黄连 栀子 滑石 白术 甘草各一两

上为末，面糊为丸，如梧桐子大，每服百丸，苦参酒送下。

一治癫风。

如圣丸

全蝎酒洗，一两五钱 天麻一两五钱 僵蚕炒 蝉退 苦参各一两 防风一两五钱 荆芥 羌活 细辛 白芷 川芎 当归 白芍各一两 人参五钱 白术去芦 枳壳去穣 桔梗 滑石 黄柏去皮 大黄煨，各一两 芒硝五钱 麻黄 石膏各一两 黄连五钱 大枫子去壳，一钱 郁金五钱 皂角刺 山栀子 连翘各一两 独活五钱

上三十味为细末，用红米糊为丸，如梧桐子大，每服五七十丸，用六安茶送下，日三服，即愈。半身不遂，尿如靛水黑色，此病之深者，只用此药二料。如眉毛鬚发脱落，日渐生长。切不可食羊肉、鸡、鹅、猪头、蹄、鲤鱼、生冷。如肯食淡，百日全愈。如癫破裂，只用大枫子壳煎汤洗。春夏石膏、滑石依方，秋冬二味减半。遇春分秋分，服防风通圣散一帖，空心服，利三四次，以粥补之。方见中风。

一治疠风，眉发脱落者，取皂角刺，九蒸九晒为末，每服二钱，温汤送下，久服眉发再生，肌肤悦润，眼目倍明。

一治大风恶疾，双目昏暗，眉发自落，鼻梁崩倒，肌肤疮烂，服此立效，皂角刺三斤，炭火蒸炙晒干为末，煎大黄浓汤调服，数日间发生肌润目明，诸病立瘥。

一治大麻风，即大风疮，用人蛆一升，细布袋盛之，放在急水内流之，干净取起，以麻黄煎汤，将蛆虫连布袋浸之良久，取起晒干，再用甘草煎汤晒干，又用苦参汤浸晒干，又用童便浸晒干，又用生姜、葱煎汤，投虫入内，不必取起，就放锅内煮干，就焙干为末。每虫一两，加麝香二钱、蟾酥三钱，共为一处，入磁器内。每服一钱，石鲜花煎汤下。花即山中石上生白藓如钱样。以苍耳草煎汤洗浴，然后服药，七日见效。体厚者一日一服，弱者三日一服，神效！

臁 疮

夫臁疮者，皆由肾脏虚寒，风邪毒气外攻三里之旁，灌于阴交之侧，风热毒气，流注两脚生疮，肿烂疼痛臭秽，步履艰难。此病生于臁骨为重，以其骨上肉少皮薄，故难愈，至有多年无已，疮口开阔，皮烂肉现，臭秽可畏。治法当先取虫，然后敷药，须翘足端坐，勿多行履，庶可痊矣。

一治臁腿生疮，或癣疥等证。

四生散

白附子 黄芪 羌活 沙苑蒺藜

上各等分，为末，每服三钱。用猪腰子劈开，入药，湿纸包裹煨熟，细辛煎汤下。风癣，酒下。

一论臁疮，乃湿毒所致，及治遍体热疮。

黄白散

黄柏去皮，一两 轻粉三钱

上为细末，用猪胆汁调涂，湿则干搽。

一论远年近日，一切臁疮溃烂至骨疼痛，当止痛生肌。如神。

三香膏

乳香二钱 松香三钱

上为细末，真生香油调，用包粽子等笋叶薄者，密针刺孔，将药摊其上，用笋叶贴患处，药居中，上用完笋叶盖，叶上帛扎住，即效。

一方用松香为末，入葱根、须、叶等分，同捣为饼，外用乳香为末，少掺药饼上，搭

在疮口，布帛紧扎，二日一换，盐茶洗净。

一治臁疮方。

密陀僧八钱　石乳二钱　血竭一钱　铜青八分

上为末，将油纸刺孔，桐油扫纸上，掺药在油上，隔纸贴上效。

一治臁疮、顽疮、裙边疮。许敬吾传。

柏油二两　黄蜡三钱　白蜡　香油各三钱　密陀僧一两五钱，为末

上将此四味入粗碗，火上煎化，频频入密陀僧在内，搅不住手，成膏为度，将油纸刺孔上药，油纸反折，以孔在下贴疮。

一治两足生臁疮，诸疮久不已。后山李怀严传。

轻粉一钱　宫粉二钱

上用猪板油同捣烂，浇油纸上贴疮，外帛包紧，一日换一次，先用盐茶洗净，贴药。

一治臁疮烂脚方，先用米泔水洗净，再用川椒、艾叶浓煎水洗净，用黄丹不拘多少，真香油调茶碗内，以艾烧烟熏至黄色，上用隔纸膏贴之妙。

诸　疮

一专治疔疮、发背、脑疽、乳痈疽、附骨疽，一切无头肿毒恶疮，服之便有头，不痛者服之便痛，已成者服之立愈。此乃恶疮药中至宝，病危者立可复苏，万无一失，乃家传之秘方，不可轻视，宝之宝之！

飞龙夺命丹

雄黄三钱　朱砂二钱，为衣　轻粉五分　血竭一钱　乳香二钱　没药　铜绿各二钱　胆矾一钱　寒水石一钱　麝香五分　蜗牛二十一个　蜈蚣一条，酒浸，炙黄，去头足　蟾酥二钱，干者，好酒化

上为细末，先将蜗牛连壳捣烂，和前药为丸，如绿豆大，如丸不就，入酒打面糊为丸，朱砂为衣，每服二丸。先用葱白三寸，令病人嚼烂，吐于男左女右手心，将药丸裹于葱内，用无灰热酒送下，于无风处，以衣

盖护之，约人行五七里之久，复再饮热酒数杯，以助药力，以发汗为度。病初觉，二丸即消。如汗不出，重者，再服二丸，汗出即效。三五日病重者，再进二丸，即愈。如疔疮走黄过心者，难治之。汗出冷者，亦难治。如病人不能嚼葱，擂烂亦可。疮在上，食后服，疮在下，食前服。药后忌冷水、王瓜、茄子、猪鸡鱼肉、湿面，一切发风、发疮之物。数方校正无差。

清毒百应丸 单水云传

锦纹大黄一斤，切片，听用　花术　黄柏　当归　槐花　金银花　皂角各四两

上将六味细切，水二十碗，煎至十碗，去渣，浸大黄，令透，取起，晒干，又浸又晒，以汁尽为度，为末，面糊为丸，如绿豆大，每服六十四丸，白汤送下，以大便下滞物为效。

一切无名肿毒疼痛，痈疽乳硬等疮，初发时，即用真香油一杯，温热饮之，则毒不攻心，可以缓治。

一切无名肿毒疮，须臾肿起痛难当，即将妙药频敷贴，免使猖狂作祸殃。

一治无名肿毒，发背、痈疽、疔疮等毒，白矾不拘多少为末，入新汲水内，用粗纸三张浸内，将一张贴患处，频频贴，再贴十数次，立消。

一方，用葱头杵烂，炒熟敷患处，冷则易之。

一方，用五倍子炒为末，醋调涂患处。

一方，用大黄为末，醋调涂患处。

一方，以端午日，取白矾，研为末，但遇疮毒初起，每服三钱，加葱头切拌匀，酒调服。

一切无名肿毒初起，牙皂七个，烧存性为末，入真蛤粉炒过七钱，搅匀，用生酒调服。

一敷诸疮肿未破者，蛤蟆一个，先以石灰炒过，后将蛤蟆剁烂，同研如泥，用绵帛摊上，贴患处自破。

一治诸疮恶毒，臁疮，疔疮，搭手背疮

等疮。

葱白一斤　马齿苋一斤　石灰一斤

上三味，湿捣为饼，阴干为细末，贴疮即效。

一外消肿毒方

猪苦胆三个　生姜半斤，取自然汁　好醋一盏

上三味，合和一处，以好京墨磨浓，抹肿处立消。

一治外科诸毒，肿痛初起未破，用连须葱数根，用稻秆烧过，半熟捣烂，入蜜二匙，再捣匀成饼，敷患处立消。内服白矾熔化为丸，朱砂为衣，每服三钱，用葱、酒送下，汗出立已。

一治无名肿毒，用家园生地黄敷之，立已。

一切无名肿毒疮疖。

树上马蜂窝二钱　壁钱扯破，一钱　乳香　没药　孩儿茶各八分　鸡肫皮一钱

上各为末，蚕茧扯破一钱，撺香三根，共铺绵纸上，卷作筒，线缠，蘸入香油点着，照患处立消。如肿盛，加艾少许。

一治诸般恶毒，肿痛不可忍者。广昌知县刊行于世，活人多矣。

一枝箭

白芨　天花粉　知母　牙皂　乳香　金银花　半夏　穿山甲酥炙　贝母各一钱五分

上锉一剂，酒两钟，煎一钟，温服，汗出立愈。

一切疮毒肿痛成脓，用火罐拔三次，即将脓水拔出，而消散矣。

洪宝膏

天花粉三两　赤芍二两　白芷　姜黄各一两

上为细末，茶调敷之。此药一凉而已，能化血为水，凉肌生肉，去死肌烂肉，及能破血退肿，又能止痛出脓。或用三分，姜汁七分，鸡清调敷，能使血退。姜汁性热，能引血潮，故血破散，而后成脓。如热盛，疮毒恐随干又痛，赤肿不消者，用鸡清调敷，

取其难干。如汤烧燎亦同也。

一敷治一切肿痛如神。

铁箍散

南星　草乌　白芨　白蔹　白薇　黄柏　天花粉　吴茱萸　白芷各一两　芙蓉叶二两

上为末，鸡清调敷。

一治血风疮，并湿热生霉，其形如钉，高起寸许者。

追风解毒汤

连翘　黄连　黄芩　黄柏　防风　荆芥　羌活　独活　僵蚕　全蝎　蒺藜　金银花　威灵仙　归尾　甘草　赤芍

上锉，各等分，水煎服。

一治血风、疥癣、虫疮、癞疮，痛痒发热等症。徐完初试验。

大枫子去壳，一两　樟脑五钱　水银二钱　轻粉一钱　核桃肉十个

上共研烂为丸，如弹子大，放手掌心揉擦，其疮自已，连擦四五次，以愈为度。或将药擦疮上，亦可。

一治软疮疖毒，久不能开口，疼痛不可忍者，巴豆用簪穿，灯上烧存性为末，放疮顶上，以膏药贴之即溃。

一治坐板疮。琯四九兄传。

花椒一钱，炒　胡椒七分　枯矾一钱　人言一分

上为末，柏油调搽。

一治坐板疮痛痒，经年弗愈。中州傅爱泉传。

人言一分　密陀僧三分　硫黄二钱　石膏一钱五分

上为末，生猪油调，搽患处。

一治疮口难敛，及多年恶疮，百方不瘥，或痛焮起不已者，马齿苋，擂如泥，罨敷周围立效。

一治诸疮毒臭烂，不堪闻者。

雄黄　生白矾

上等分，煎汤洗之。

一治湿挠疮方。

黄蜡　白蜡　铜绿　黄丹　童女发各

一钱

上用香油二两，入铜勺内熬，入药同煎，将纸折作十数层，入锅内熬，贴疮。

一治冻疮，用茄子根浓煎汤洗，并山雀儿脑髓涂之。

一诸处冻疮久不瘥，年年发不歇，先痒后痛，然后肿破，出黄水不止，用雄雉黄一枚捣烂，黄蜡各半分，清油减半，同于慢火熔熬，调搽患处。如治手脚冻疮，用橄榄烧存性为末，入轻粉，油调涂上。

一治头上风疮，肿痛臭烂，用包银朱粗纸，烧烟熏发内，虫即死而愈。

一治蛇头指，用鸡子开一窍，将指入内，待蛋化水，又换一个，如此三枚，即已。

一手足患缠爪黄，肿痛作脓，不可忍着，用葛加石灰，捶烂敷上，立已。

一蛇头指，痛不可忍，臭不可闻，用蜈蚣一条焙干为末，猪胆汁调涂。

一又指无名肿毒，痛不可忍者。

白砒末，一钱　蟾酥三分

上共和一处，用鸡清调涂，当时肿消痛止。

一治血风疮。

石膏　硫黄　百草霜

上各等分，柏油调搽。

一治肥疮、黄水疮。

红枣烧灰　枯矾　黄丹　宫粉　松香各一钱　银朱三分

上为细末，湿则掺之，干则香油调搽。

一治脚上诸般疮毒膏药方。

水银一钱　没药五分，新瓦焙干　黄丹五钱　细茶三钱　大枫子十个，去壳　轻粉一钱　黄蜡五钱　石乳香五分，瓦焙　片脑三厘　真麻油一盏

上药俱研极细末，筛过，用黄蜡、麻油同煎，用文武火慢慢煎熔成膏，稍冷，方下片脑，再煎一刻，取退，用细嫩油纸薄抹，随疮大小为度，不宜太阔，二日一换，每贴用后药煎水洗净疮口，方贴。

大黄　苦参　黄柏　苍术　防风　金银花　艾叶　茶叶

上各等分，煎汤，洗疮口。

一多年顽疮久不愈者，并诸疮不收口者。

黄蜡二两　黄丹四两　轻粉　乳香　没药　血竭　孩儿茶各一钱

上为细末，先将真麻油半斤，煎至滴水成珠，入黄蜡化开，再入黄丹，就起离火，方下诸药搅匀，入罐收用。

一翻花疮及似花之状。

胭脂　贝母各三钱　胡粉二钱五钱　硼砂　没药各二钱

上为细末，先用温浆水洗净，后敷之。

一月蚀疮，虫或生小耳内。

胡粉炒微黄　枯白矾　黄丹煅　黄连　轻粉　胭脂各三钱　麝香少许

上为末，以浆水洗之，拭干后搽药，上麻油调敷，即愈。

一脚生鸡眼作痛者，以挦鸡汤剥洗，效。

一脚指缝白烂者，用鹅掌黄皮烧存性为末，敷之。如水出，用飞黄丹入花蕊石粉，掺之。

一治脚前胫上生疮肿痛，顽毒溃烂久不已。

隔纸膏陈云岳传。

枯矾三钱　密陀僧三钱　龙骨煅，二钱　黄丹水飞，三钱

上用油纸，将布针刺孔，桐油调，掺上，贴患处。

一治软疖方，用牛胶将滚水泡软，贴患处，中留一孔出气，久之自落。

一人累年遍身生疮疥风痒热毒，苦楚难禁，予制此方，服之永不生疮疥，妙不可言。

当归酒洗，二两　白芍乳汁炒，二两　怀生地黄酒洗，二两　防风去芦，二两　熟地黄酒蒸，二两　川黄柏盐水炒一半，童便炒一半，各一两　知母去毛，酒炒，二两　白术用壁土炒，一两　土茯苓六两　苦参去皮，炒，四两　甘草一两

上为细末，用猪肚一个，好酒四壶，文武火煮烂，捣成药末为丸，如梧桐子大，每

服五十丸，酒送下。忌鸡、鱼、牛、羊肉。

一治疮疽久不愈。

黄芪二两　当归一两五钱　白芍二两　白茯苓一两　白芷三钱　川芎一两　厚朴五钱官桂七钱　陈皮一两　炙甘草一钱

上锉，姜、枣煎服。

膏　药

一治一切风寒湿气，手足拘挛，骨节酸痛，男子痞积，妇人血瘕，及腰胁诸般疼痛，结核、瘰疬、顽癣、顽疮，积年不愈，肿毒初发，杨梅肿块未破者，俱贴患处；肚痛腹痛，泻痢疟疾，俱贴脐上；痢白而寒，尤效，咳嗽哮喘，受寒恶心，胸膈胀闷，面色萎黄，心痛气痛，俱贴前心；负重伤力，浑身痛者，贴后心；腰眼痛，小肠气等证，贴脐下，治无不效。

神异膏 傅参将方。

木香　川芎　牛膝　生地黄　细辛　白芷　秦艽　归尾　枳壳　独活　防风　大枫子　羌活　黄芩　南星　蓖麻子　半夏　苍术　贝母　赤芍　杏仁　白蔹　茅根　两头尖　艾叶　连翘　甘草节　川乌　肉桂　良姜　续断　威灵仙　荆芥　藁本　丁香　金银花　丁皮　藿香　红花　青风藤　乌药　苏木　玄参　白藓皮　僵蚕　草乌　桃仁　五加皮　山栀子　牙皂　苦参　穿山甲　五倍子　降真香　骨碎补　苍耳头　蝉退　蜂房　鳖甲　全蝎　麻黄　白芨各一两　大黄二两　蜈蚣二十一条　蛇退三条

上用桃、槐、榆、柳、楮、桑、楝七色树枝各三七二十一寸，俱切粗片，用真麻油十七斤浸药，夏三宿，春五、秋七、冬十宿，后煎药枯油黑为度，用麻布滤去渣，贮磁器内，另以松香不拘多少，先下净锅，熔化后取起，每香油二斤，用药四两，搅匀，软硬得法，仍滤入水缸中，令人扯抽，色如黄金，即成膏矣。

一治风、寒、湿气所侵，跌仆闪挫损伤，一切疼痛，皆贴患处。心腹痛，俱贴痛处；哮吼咳嗽贴背心；泻痢贴脐上；头痛、眼痛可贴太阳穴。及治一切无名肿毒，疔疽发背，疮疖湿毒，肿疮臁疮，始觉时便贴患处即消，已成亦能排脓长肉止痛，甚效，不能尽述。

神秘万金膏

草乌　川芎　大黄各六钱　当归　赤芍　白芷　连翘　白芨　白蔹　乌药　官桂　木鳖子各八钱　槐　柳　桃　桑　枣各四钱

上锉散，用真麻油二斤，浸药一宿，用火煎至药焦色，以生丝绢滤去渣不用，将油再入锅内，以文武火熬至滴水成珠不散，方下飞过黄丹十二两，要炒过，陆续下匀，滴水成珠不散为度，后入乳香、没药末各四钱，搅匀听用。一方加苦参、皂角各五钱。一方加苏合香三钱，名万应紫金膏。

一治杖扑汤火损伤，疮毒，不问已溃未溃，肉虽伤而未坏者，用之自愈，肉已死，用之而自溃，新肉易生。搽至肉色渐白，其毒始尽，生肌最速。如棍杖者，外皮不破，内肉糜烂，其外皮因内燉干缩，坚硬不破，抓连好肉作痛，故俗云疔痂皮，致脓瘀无从而泄，内愈胀痛，难以溃敛，怯弱之人，多成破伤风证，每致不救。若杖疮内有瘀血者，即用有锋芒磁片，于患处砭去，涂以此药，则疔痂死肉自溃，脓秽自出，所溃亦浅，生肌之际，亦不结痂，又免皱揭之痛，殊有功效。

当归膏

当归一两　地黄一两　黄蜡一两　麻油六两

上先将当归、地黄入油煎黑，去渣，入蜡熔化，候冷搅匀，即成膏矣。盖当归、地黄、麻油、黄蜡，主生肌止痛，补血续筋，与新肉相宜。白蜡尤妙。

一治诸疮肿毒及诸病等证，神效。

神效万灵膏 五台山无穷禅师秘藏方。

当归　川芎　赤芍　生地黄　熟地黄　防风　羌活　独活　连翘　山栀　黄连　大黄　玄参　苦参　白芷　五倍子　两头尖

皂角 桔梗 白芨 白蔹 红牙大戟 山慈姑 天花粉 官桂各六钱 蓖麻子六十个 木鳖子四十个 杏仁四十个 巴豆肉四十个 穿山甲十片

上锉散，用真麻油二斤四两、发余四两，入药浸，春秋三日，夏二日，冬五日，油、药放铁锅内，文武火熬，用槐、柳枝，长寸许，各三十根，同熬焦色，用麻布滤去渣，再放油锅内熬，滴水成珠不散。倾出瓶后，秤准油二斤，下山东黄丹一斤、松香二两、姜汁煮过黄蜡二两、桐油三两，熬至不老不嫩。冷了下乳香、没药、血竭、孩儿茶、阿魏、百草霜各三钱，麝香五分或一钱，轻粉三钱，马齿苋膏三钱，俱为细末，药、油将好投下，早了恐泄药气，再熬，不粘手为度。将膏药埋土内三四日，出火毒，磁瓶内收贮，随意摊贴。倘膏嫩，加杭粉不拘多少，不粘手为度。

贴诸肿毒，疔疮、发背。治诸病法列于后。

一痈疽、发背、瘰疬、疮毒，才起一日，贴上，火焙双手，一上一下，每摩百余次，出汗为度。如有脓血之疮，贴上膏药便罢，不用手摩。

一疥疮、癣疮、瘙痒，贴上，不用手摩。

一风癫皮肤，先用木鳖子火煨熟，捣烂放肿上，贴之。

一咽喉喘嗽，贴膏肓焙手摩百次。

一无名肿毒贴患处。疮初起，焙手摩出汗。诸毒发阴阳，男子贴丹田，妇人贴血海，焙手摩百次。

一打破损，刀伤，贴患处。如虚肿，贴肿处，焙手摩百次。

一热嗽、冷嗽、伤风，贴肺俞，焙手摩百次。

一风痰壅塞，贴心坎痛处，焙手摩百次。

一男妇诸痞块，用面作圈放痞上，用皮硝一两、鸽粪五钱、大蒜二颗，将为一处，用膏贴疮上，硝、粪、蒜放圈内，以熨斗火熨药上，要透热，煨木鳖子肉放膏内。小儿痞块，不用硝熨，焙手摩百次。

一男妇偏正头风，俱贴太阳穴，焙手摩百次。

一男子遗精，妇人白带，煨木鳖子肉，男贴丹田，妇贴血海，焙手摩百次。

一蛊胀，贴心下脐上，煨木鳖子肉，焙手摩百次。

一左瘫右痪，湿气疼痛，贴于患处，煨木鳖子肉，焙手摩百次。

一暗风贴肺俞穴，并心口下三寸，焙手摩百次。

一月经不调，贴血海，焙手摩百次。

一醉后呕吐，贴肺俞、心口，焙手摩百次。

一冷气冲心痛，肚腹疼痛，依病大小贴，焙手摩百次。

一四时伤寒，贴脊心，焙手摩百次。

以上诸般疼痛，照法贴之，焙手摩百次，其患处即愈。

杖 疮

一杖打破脚腿，肿痛，金凤花杆一根，捣烂如泥，敷患处，如干又涂上，一夜血散而愈。

一杖疮久不愈者，雄猪脊髓，日夜搽破肿处，立已。

一杖打，血侵裆，肿痛，石灰三钱，入水搅，澄，再入香油五钱，用金环脚搅打成膏，以鸡翎扫上，使血水长流，须臾肿消痛止。

一未杖之先，用白蜡细切，入碗内，滚酒泡服，打着不痛。

一杖疮方，用麻油二分、水一分、黄丹一钱，入碗内，用银簪搅成膏，用鹅毛刷上，外用纸贴，日四五次，赶血下行，立时肿消痛止。

一治杖疮，及远年近月一切顽疮。

黄蜡二两 黄香二两，为末，去黑渣不用 香油三两，炖温 乳香末，五分 没药末，五分上先将蜡入磁碗内，慢火化开，用箸敲碗边，续续入黄香、乳、没，取碗离火，入温香油于内，搅匀，待冷，入水缸内，去火毒，三日取出，油单纸摊药，贴患处。

一杖打伤重，败血攻心欲死。

苏木三钱　红花三钱　归尾三钱　大黄二钱

上共为末，童便一大钟，煎至一钟，不拘时热服。

一杖打伤后，溃烂久不愈者，此气血虚也。

人参　白术去芦，焙炒　白茯苓去皮　当归　白芍　陈皮　熟地黄　香附子　贝母　桔梗　甘草各等分

上锉一剂，水煎，空心服。往来寒热加柴胡、地骨皮；口干，加五味子、麦门冬；脓清加黄芪；脓多加川芎；肌肉迟生加白蔹、肉桂。

白龙棒疮膏方外异人传。

腊猪油一两七钱　白蜡　轻粉　淀粉各五钱　黄蜡三钱　朝脑二钱五分　乳香一钱　没药二钱　冰片一分

上为末，先以猪油同二蜡化开，入群药末，调摊贴之。

寄杖神丹何和宇传　此药服后任行无妨，且血不侵裆。

乳香　没药各五分　血竭　孩儿茶　三七各一钱　木耳焙干　白蜡各二钱　辰砂七分　青木香一钱　海螵蛸五分　琥珀一分　天灵盖火煅，三分

上为末，砂糖为丸，如苦珠大，每服三丸，好酒送下，即打着不甚痛。如未受责，用两手摇背即消。

一杖疮溃烂生蛆，用皂矾煅过为末，干搽其内，蛆即死。

折　伤

夫折仆坠堕，皮不破而内损者，必有瘀血，若金石伤，皮破血出，或致亡血过多，二者不可同法而治，有瘀者，宜攻利之，若亡血者，兼补行之。又察其所伤，有轻重上下浅深之异，经络气血多少之殊，唯宜先逐瘀血，通经络，和血止痛，后调气养血，补益胃气，无不效也。大凡伤损，不问壮弱，及有无瘀血停积，俱宜服热童便，以酒佐之，推陈致新，其功甚大。

一论跌伤骨折，用药一厘，黄酒调下，如重车行十里之候，其骨接之有声，初跌之时，整理如旧对住，绵衣盖之，勿令见风，方服药，休移动。端午日制，忌妇人、鸡、犬等物。

一厘金大梁孙都督秘传，神效。

土鳖一个，新瓦上焙干　巴豆一个，去壳　半夏一个，生用　乳香半分　没药半分　自然铜火煅七次，水淬七次，用些须

上为细末，每服一厘，好酒送下。不可多用，多则行瘀太过，反伤正矣。被打伤重，恶血攻心，或木石压死，并跌磕伤，从高坠下，跌死气绝，不能言语，取药末便急斡开口，以热童便灌下。一方，用苎麻烧灰，调酒服。

一凡跌伤打伤，肿痛不可忍者，以生葱捣烂，热罨之，甚妙。

一伤肢折臂者，即将折处凑上绑定，用好酒一碗，旋热，将雄鸡一只，刺血在内，搅匀，乘热饮之，仍将连根葱捣烂，炒热敷上，包缚，冷再换。亦治刀刃伤痛与血不止。

一折伤，先用止痛法，白矾为末，每用一匕，沸汤一碗化之，以帕蘸，热熨伤处，少时痛止，然后排整筋骨，贴药。

一治伤损焮痛红肿，属热毒者，并接断。

济阴丹

天花粉三两　姜黄　白芷　赤芍药各一两

上为末，浓茶调，搽患处。

一治跌打伤损骨，先用手扯伸，后用小奶鸡一二只，捣烂搽上，外用杉木板夹之，次日再换，取效如神。

一论打扑伤损至重，大小便不通，瘀血不散，肚腹膨胀，上攻心腹，闷乱至死者，

此药逐下瘀血，方可服补损药。

大成汤

大黄二钱　芒硝二钱　枳壳二钱　厚朴一钱　当归一钱　桃仁一钱　苏木一钱　红花五分　木通一钱　甘草少许

上锉，水煎温服。

一论从高坠下，恶血流于胁下，痛不可忍。

复元汤

柴胡五钱　当归六钱　穿山甲土炒，二钱　桃仁去皮，五十个　红花二钱　瓜蒌仁二钱　大黄酒浸，一两　甘草二钱

上锉一剂，水二盏，酒一盏，煎八分，温服，以利为度。

一论坠堕挫闪，气血凝滞，攻刺腰痛。

羌活桃仁汤

羌活　苍术米泔浸　当归尾　玄胡索　桃仁去皮　红花　牛膝去芦　杜仲酒炒　破故纸炒　小茴香酒炒　乳香　官桂

上锉一剂，半水半酒煎服。

一治跌仆伤损。

真牛胶一两　干冬瓜皮一两

上二味锉碎，入锅内同炒焦枯存性为末，每服五钱，好酒一钟调，热服，后仍饮热酒二三盏，厚盖，得微汗，痛即止，一宿接完如初，极效。

一论跌仆所伤，为敷凉药，或人元气虚寒，肿不消散，或不溃敛，及痈毒坚硬不痛，肉色不变，久而不溃，溃而不敛，或筋挛骨节，一切冷症并治。

回阳玉龙膏

草乌一钱，炒　南星二两，煨　干姜一两，炒　白芷一两　赤芍一两，炒　肉桂五钱

上为末，葱汤调搽，热酒亦可。

接骨止痛神方

楮根皮　茸花枝又名合欢树，又名夜合花

上二味，用水一碗，煎至七分，加酒一钟，调入火煅过天灵盖一二钱，温服，当时止痛。

一治跌仆伤损，蟹二只，连壳捣烂，好酒二碗煎，去渣服，渣敷患处。

一治打仆青肿疼痛，用青果核磨水，频扫患处，其青肿立退。

一论打仆跌损伤，牙咬刀伤出血，诸般毒肿，出脓后，肌肉不生，痛不止者。

止血定痛生肌散

乳香三钱　没药三钱　血竭二钱　黄丹飞过，五钱　白芷二钱五分　龙骨火煅，三钱　软石膏煅，去火毒，二两　朝脑少许

上为细末，磁器盛，每以搽患处，血止，痛定，肌生。

一治伤损等证，失血过多，或因克伐，气血耗损，恶寒发热，烦躁作渴。

八珍汤

人参　白术　白茯苓　当归　川芎　白芍　熟地黄各一钱　甘草炙，五分

上锉，姜、枣，水煎服。

上治被人打伤筋骨，跌仆伤，气血虚弱，宜服万病无忧酒。方见补益。

一治打仆损伤，落马坠车，一切疼痛。

乳香定痛散

乳香　没药　川芎　白芷　赤芍各一两　生地黄　牡丹皮各二两　甘草五钱

上为细末，每服三钱，温酒并童便调下。

一治风损。

如神膏谢医风传

用生姜、葱白二汁、好醋各一碗，下黄丹半斤同熬，又下香油四两，再入桐油四两，熬至滴水成珠不散，下黄丹一两，再熬成膏，入麝香五分，贴风损如神。

破伤风

夫破伤风者，有因卒暴伤损，风袭其间，传播经络，致使寒热更作，身体反张，口噤不开，甚者邪气入脏。有因诸疮不瘥，营卫虚弱，肌肉不生，疮眼不合，风邪亦能外入于疮，为破伤风之候。有诸疮不瘥，举世皆言薪艾为上，是谓热疮，而不知火热客毒，逐经诸变，不可胜数，微则发热，甚则生风

搐，或角弓反张，口噤目斜。亦有破伤风不灸而病者，因疮着白痂，疮口闭塞，气壅于阳，故热易为郁结，热则生风也。古方药论甚少，以此疾与中风同论，故不另立条目。唯河间论病，同伤寒证治，通于表里，分别阴阳，有在表，有在里，有在半表半里者。在表宜汗，在里宜下，在表里之间宜和解，不可过其治也。故表脉浮而无力者太阳也，脉长而有力者阳明也，脉浮而弦小者少阳也。若明此三法，而施治不中者，鲜矣。但中风之人，尚可淹延岁月，而破伤风，始虽在表，随即转里，多致不救。大抵内气虚弱，而有郁热者得之。若内气壮实，而无郁热者，虽伤而无害也。

一论破伤风，邪初在表者，急服此药以解之，稍迟则邪入于里，与此药不相合矣。

羌活防风汤

羌活　防风　藁本　川芎　白芍　当归　地榆　细辛　甘草各一钱

上锉，水煎热服。

一论破伤风，在半表半里，急服此汤，稍缓邪入于里，不可用矣。

和解汤

羌活　防风　川芎　菊花　麻黄　石膏　前胡　黄芩　细辛　枳壳　白茯苓　蔓荆子　甘草各五分　薄荷　白芷各二钱半

上锉，水煎热服。

一论破伤风，邪传入里，见舌强口噤，项背反张，筋惕搐搦，痰涎壅塞，胸腹满闷，便溺闭赤，时或汗出，脉洪数而弦也，宜导之。

通里汤

川芎　羌活　黄芩　大黄各二钱

上锉，水煎温服，脏腑通和为度。

一论风伤肾而腰痛者，或左右痛无常处，牵引两足，宜用五积散，加防风、全蝎三个。方见中寒。

一论破伤风，及金刃伤，打扑伤损，并癫狗咬伤，能定痛生肌。

玉真散

天南星为防风所制，服之不麻　防风

上各等分，为细末，破伤风以药敷口，然后以温酒调下一钱。如牙关紧急，角弓反张，用药二钱，童便调下。打伤欲死，但心头微温，以童便灌下二钱，并进二服。癫狗咬破，先口嚼药水洗净，用绵拭干，贴药，更不再发，无脓，大效。

一治破伤风初觉有风，急取热粪堆内蛴螬虫一二个，用手捏住，待虫口中吐出水，就抹破处，身穿稍厚衣裳，待少时疮口觉麻，两胁微汗出，立效。如风紧急，速取此虫三五个，剪去尾，肚内黄水自出，涂疮口，再滴些少热酒饮之，汗出立效。烂草房上，亦有此虫。

一治破伤风，五七日未愈，已至角弓反张，牙关紧急，服之神效。

蝉退去头及足，净五钱

上为末，用好酒一碗煎滚，服之立苏。

一治破伤风。

夺命丹

川乌火煨，去黑皮，一两　雄黄一钱

上为末，葱汁为丸，如莲子大，每服一丸，用葱叶一片，将药裹内，火微烧，嚼烂，黄酒下，衣盖，汗出立愈。

灸法　治破伤风及疯犬咬伤。方见灸法。

一治破伤风，牙关紧急。

立效散

雄黄　香白芷

上各等分，好酒煎服。如牙关紧急者，灌之即活。

汤　火

凡遇汤火所伤，切勿用冷水、冷物、冷泥，盖热气得冷气则却深搏，焖入筋骨，慎之慎之！先以盐末和米醋调涂疮上，次以醋泥涂之，仍用醋涂不绝，暂救痛苦，一面急捣生地黄，醋调敷疮上，直候疼止，虽厚至数寸亦不妨。

一切汤火伤，咒云：白龙树王如来救吾，行持北方壬癸禁火大法。

龙树王如来，吾是北方壬癸水，收斩天下火星辰，千里火星辰必降，急急如律令。

咒毕，即握真武印吹之，即用少许水洗，虽火烧手足成疮，亦可疗。

一治汤烫，被火烧破，疮毒疼痛，三方俱效。一方，用大黄末，蜜和涂之，立愈。一方，用鸡子清，磨京墨涂之，上用三层湿纸盖之。一方，用生白矾为末，香油调，扫疮破处，不拘时。

一治汤火伤，板刷上猪毛，不拘多少，焙干，烧灰存性，研细末，真香油调，量患处大小，周圈厚敷于上，中留一孔，一日一次，慢慢围拢。如敷急速及不留口，则溃而有疤痕矣。

一治汤烫火烧，此药止痛、解毒、生血。

清凉膏

生地黄二两　黄连　栀子　白芷各一两葱白十根

上锉细，用香油四两，煎至地黄等焦黑，滤去渣，再煎，入黄醋五钱，慢火熬蜡化，倾磁盆内，以鸡翎扫疮上。

一治汤烫火烧疮，家园生地黄，旋取新者，捣取自然汁，入香油、黄蜡少许，砂锅内熬成膏，以鸡翎扫敷疮上。

一治汤火烧伤，用水磨炭末涂，或磨土朱涂，或用真桐油涂。一方，用蒜头切开，水磨浓浆敷之，立效。一方，用黄柏为末，香油调搽，立已。

虫　兽

一癫狗咬方。

斑蝥一日二日三日至七日，止用七个，七日外，记日每日一个，至百日　雄黄二钱　麝香三分，小儿不用亦可，或用二三厘　滑石五六钱，或二两亦可

上俱观人禀气虚实，用糯米一勺，与斑蝥同炒，以赤为度，斑蝥去头、尾、翅、足，各为细末，每帖用二三茶匙，酒调服，如不饮酒，米汤亦可。服药去毒物，从小便中出，

或口吐出，都是大小块子。毒出后，于疮口下去三寸灸三壮，效。先吃香油一碗，次用油洗疮口。又，砂糖水调涂，仍服砂糖水一两碗。

一被虎伤，用生葛根汁服，并洗伤处，或白矾末纳疮口，痛即止。

一被骡马咬，用马鞭草烧灰，油调敷之。

一百虫入耳，用蓝汁灌之，或葱汁尤良，或猪油少许炙香置耳边，亦出，或芦管入耳内，口吸之，虫随出。

一癫狗咬伤，番木鳖即马钱子，磨水吃，即看脑头顶有红头发，急宜扯去。

一蝎螫方。

朱砂　雄黄　胆矾

上各等分，麝香减半，端午日取蛤蟆新蟾酥和为丸，一擦立止。

一癫狗咬伤神方。

斑蝥去翅足，七个　香附七分

上共为细末，作一服，烧酒调下。如腹痛不可忍者，吃猪肉汤一两口解之，即止。不一时小便出如狗形，下来即已。避锣鼓、风十七日。

一蜈蚣入耳，以鸡肉置耳边自出。

一蜈蚣咬痛不可忍，用烧纸卷紧，烧烟熏咬口，立止。一方用纺线根，擂酒吃立止。

一蜈蚣咬痛不止，独蒜摩螫处，痛止，又。宜乌鸡粪，水调涂之，又蜓蚰研敷之。

一蛇咬。

雄黄　五灵脂　白芷　贝母

上各等分，为末，每服二钱，热酒调服。又以白矾用滚水泡化洗伤处，神效。

一蛇咬。

雄黄　白矾生，研

上各等分为末，熔黄蜡为丸，如梧桐子大，每服七丸，念药王菩萨、药王菩萨七遍，热水送下。端午制。

一雄蝎螫人，痛在一处，雌蝎螫人，诸处牵痛，但将蜗牛捣烂，涂伤处，毒即解散，蜗牛食蝎故也。手浸冷水，痛亦止。

一治蝎螫。

天南星三个　胆矾五钱

上用焰硝半斤化成水，入二味末搅匀，滴成锭子，每遇蝎螫，擦之立愈。又治牙痛，用烧酒入此锭少许，漱口数次即止。

一治蛇伤，用半边莲研生酒吃。凡被所伤，将绵帛扎住，勿令气上行，服药后，即当解去，不然则所伤之处，必溃烂矣。

一疯犬咬人，急于无风处以冷水洗净，即服韭菜汁一碗，隔七日又一碗，四十九日共七碗，百日忌食鱼腥，终身忌狗肉，方得保全，否则十伤九死。一疯犬一日咬三人，止一人用此方得活，亲试有验。一用胆矾敷患处，立愈。

一辟蚊虫法。

鳖盖土炒　楝花　芫花　苦参　藜芦川芎

上共为末，枣肉为丸，晒干，燃之。

又方，用黄鳝骨同锯末卷作筒，烧之。

一辟蚊虫方，用鳗鲡鱼干者，于室内烧之，即化为水矣。

一凡蛇入七窍，劈开蛇尾，纳川椒数粒，以纸封之，其蛇自出，更煎人参汤饮之，或饮酒食蒜，以解内毒。如被蛇咬，食蒜饮酒，更用蒜杵烂涂患处，加火于蒜上灸之，其毒自解。凡毒虫伤，并效。

一金猫辟鼠法。

椿树叶　冬青叶　丝瓜梗叶

上各等分，每四季烧烟，熏于堂上，鼠远避，一年烧四次。

一治虫入耳，用猫尿滴耳中即出。取猫尿以生姜擦鼻，其虫自出。或用麻油滴之，则虫死难出，或用炒芝麻按之，亦出，更不如猫尿之速也。

一治百虫入耳，捣韭汁灌耳中，即瘥。又宜川椒末一撮，以醋半升，调灌耳中，行二十四步，即出。又宜火熨桃叶卷之，取塞耳，立出。又宜葱汁灌耳中。

一治蚁入耳，用穿山甲烧存性为末，水调灌之，即出。

一百虫入耳不出，以鸡冠血滴入耳中，即出。

一蜒蚰入耳，地龙一条，纳葱叶中，化水滴耳中，其蜒蚰变化为水。

一黄蜂螫，以热酒洗之，立效，或用清油搽上，即愈。

一辟蚊虫，用黄荆子末，入人言末，加艾，以纸卷烧烟熏之。

一辟壁虱、臭虫，用蜈蚣烧烟熏之。一方，青盐水浣洗床帐，永绝其迹。

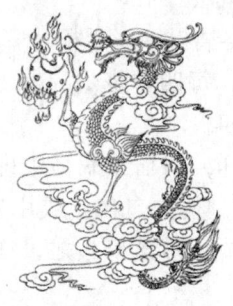

寿世保元　卷十

单品杂治

食盐治验

一凡觉胸中酒食停积，或被人劝饮过多，一切诸物，心下胀满，只用盐花擦牙齿，温水漱下，不过三次，如汤泼雪，即时舒畅通畅也。

一用盐揩擦牙齿，少时吐水放掌中洗眼，夜见小字。此擦牙牙固，洗眼眼明。

一小便卒不通，炒盐纳脐中，即下。

一干霍乱，上不得吐，下不得利，出冷汗，气将绝，炒盐一大匙，炒令红，童子小便一碗，二味温和服之，少顷吐下即愈，俗名绞肠痧腹痛。

一肝脏气虚，风冷转于筋，遍体转筋入腹不可忍，热汤三斗，入盐半斤，乘热渍之。

一齿龈宣露，每旦捻盐纳口中，以热水含漱百遍，不过五日，即密致坚固。

一眼生浮翳粟翳，露膜遮睛，取雪白盐生研少许，以大灯草蘸盐，轻手指定浮翳就点，凡三次。疼痛勿惊恐，屡效。

一面上酒刺，并酒齄鼻，切忌手搔手挤，只用无灰好盐，炒过，如痒即将盐擦之，如出血出水，即将盐按在伤处，止之，久即除根。

一蝎螫，痛不可忍，以苦盐点大眼角，若螫左边点左，右边点右。或只以盐汤渍伤处，亦妙。

一妇人阴户极痒难忍，以盐涂之，即已。

一寸白虫上攻心痛，用盐煮马齿苋一碗，入醋半盏，空心食之，少时虫出。

一脚气作痛，每用盐涂擦脚膝至足甲，淹少时，却用热水泡洗，即已。

一喉痹肿痛，用盐炒红研末，吹患处，五七次，吐出涎，即愈。

香油治验

一中风不语，或痰厥气厥，忽然倒仆，不省人事，急用香油三四两，入麝香沫二三分，搅匀，将病人之口斡开灌下，通其关窍，即便苏醒。如无麝香，用生姜自然汁半盏同服，亦可。

一中信石毒，或因气恼自服，急用香油灌之一碗余，或吐或行下，即愈。若以酒调服者难救，其毒发散于周身也。

一痈疽疔毒，并天泡杨梅等疮，用香油一斤，入水半钟，煎炼，油耗，白烟起，住火，以磁瓶收贮，每早晚用熟油一钟，对好无灰酒一钟，温服，七日除根。

一心疼，噤了牙关，欲死者，隔年老葱白三五根，捣如泥取汁，将病人口斡开，用铜茶匙送葱汁入喉中，用香油四两灌下，油不可少用，但得葱油下喉，其人即苏，少时将腹中所停虫积等物化为黄水，从大小便出，微利为佳，永不再发。若葱干无汁，加水在内，捣汁。

一诸虫入耳，用香油灌之，即出。

一产后生肠不收，用香油炼熟，以盆盛候温，却令产妇坐油盆中，约一顿饭时，用皂角末少许吹鼻中，即作嚏，立上，神效！

一伤寒三五日，忽有黄，用生香油一盏、水半盏、鸡子白一枚，和之令匀，顿服之。

一虫咬心痛，香油、盐，熬服一盏。

一中菌毒，用香油一盏，入甘草不拘多少，煎一沸，勿令黑，冷服，即解。

生姜治验

一呕吐不止，用生姜一大块，薄切片，勿令折断，层层擦盐在内，用水湿苎麻布裹之，外用纸裹，水湿，火煨，令纸干，取出苎麻布并纸，将生姜捣烂，和稀米汤呷服即止。北方无苎麻，用夏布亦可。

一咳嗽连咳四五十声音，用连皮生姜自然汁一合，加白蜜二茶匙，同放茶钟内顿滚，温服，三四次即愈。

一感冒风寒，发热头痛，腹痛，用连皮生姜一大块、连根葱白七根、连壳核桃三枚（打碎）、细茶一撮，水三碗，煎热服，被盖出汗。

一痔疮突出，疼痛不止，立坐不便，先用韭菜洗净，以沸汤煎，于瓦木器内熏之，用手沃洗，即愈。如未消，用生姜切薄片，放于痔上痛甚处，以熟艾作炷于上，灸三壮，黄水即出，自消。若肛门上有两三个痔，三五日后，如前法，逐一灸之，屡效。

一老人咳嗽喘息，烦热，不下食，食即吐逆，腹胀满，生姜汁十五合、白砂糖四两，二味相合，微火温之，一二十漱，即止，每度含半匙，渐渐下汁。

一伤寒胸膈不宽，一切寒结、热结、水结、食结、痞结、血结、痰结、支结、大小结胸、痞气结者，俱用生姜捣烂如泥，去汁取渣，炒热，绢包，渐渐揉熨心胸胁下，其满痛豁然自愈。如姜渣冷，再入姜汁，再炒再熨。热结不用炒。

葱白治验 神效葱熨法

一虚怯人，肢体患肿块，或作痛，或不痛，或风袭于经络，肢体疼痛，或四肢筋挛骨痛，而又治流注，并跌扑损伤肿痛，用葱头细切捣烂，炒热敷患处，冷则易之，再熨肿处，即已。此外补阳气，而逐散壅滞之法也。

一刀斧伤破，血流不止，痛苦难禁，急将葱白捣烂，炒热敷伤处，痛与血随止，葱冷，再三易，遂不复痛。

一小便不通，小腹胀满，不急治，即杀人，急用连根葱白一斤捣烂，炒热，以帛裹，分作两处，更替熨脐下，即通，加些麝香在内。

一妇人胎漏，时时下血，用葱白一把，浓煎汁，饮之。

一妇人吹乳，乳痈，肿痛不可忍，用连根葱捣烂，铺乳患处，上用瓦罐盛火，盖在葱上，一时蒸热汗出，立愈。

一白虎风，走注痛痒，用三年陈醩醋二碗、葱白一斤，煮一沸滤出，布帛热裹，当患处熨之。

一切肿疮，无名肿毒，以葱白共蜜捣如泥，贴患处，立愈。

一人因伤其拇指，并爪甲劈裂，索金创药裹之，其痛不止。急取葱白入糠灰火煨，蒸热剥皮，劈开，其间有涕，取搽损处，仍多煨，取继续易热者，凡三易之，立愈。又一人因误截去一指，亦用此法，则血止痛消，亦不溃，良方也。

萝卜治验

一酒疾大便下血，旬日不止，用生萝卜，拣稍大圆实者二十枚，青叶寸余及下根，用磁瓶取井水煮，令十分熟烂，姜、米、淡醋，空心任意食之，立止。用银器重汤煮之，尤佳。

一腹内初有积聚，服此利下如鹅卵大，即愈，用萝卜（切如面条）半盏、熟香油半盏，一处同炒黄色，入水二盏，煎至一盏，连萝卜空心温服，通后，以米饮调养二三日。

一吐血并衄血，用萝卜捣汁一钟，入盐少许，服之即止。或以萝卜汁、藕汁同饮，及滴入鼻中，亦妙。

一牙宣出血，用白萝卜一碗，加盐一钱，不时漱口，即止。

一疥疮瘙痒不止，用萝卜一个，内剜一孔，纳硫黄不拘多少，仍塞口，灰火中烧成炭，取出捣研，再加猪油同捣，外加硫黄、银朱各少许，搽疥效。

一声音不出，用萝卜三个，切片，入皂角一挺，去皮子，水一碗，煎至半碗以下服之，不过三服，能语声出。

大蒜治验

一蜈蚣咬伤，痛不止，用独蒜擦螫处，痛立止。

一切无名肿痛恶毒，发背痈疽，用蒜掐断，擦患处立消。

一痢疾，用古墓中石灰、大蒜捣为丸，如梧子大，米汤送下。

一心痛，五月五日午时取独蒜五个，捣如泥，入黄丹三两为丸，鸡头子大，晒干，醋磨一丸服之。

一蒜味辛热，为阳中之阳，能令人气实闷乱而自吐，若蛇虫蛊瘕，尤为宜之。褚澄以蒜一升，吐李道念之鸡雏。齐谐记云：郭坦之儿，食蒜一畦，吐消食龙于顷刻。蒜之妙用如此。

一治小儿白秃疮，凡头上团团然白色，以蒜揩白处，早朝使之。

一治关格胀满，大小便不通，用独头大蒜烧熟去皮，绵裹，纳下部，气立通。又治腹满不能服药，以此导之，冷则易之，立效。

苦参治验

一时疫热病，狂言心躁，结胸垂死，苦参切片微炒，每服五钱，水煎温服，连进数服，有汗无汗即瘥。达斋以酒炒，热服。

一伤寒四五日，头痛壮热，胸中烦痛，苦参五两、乌梅二十个，锉片，水二升，煎一升，分服。

一伤寒三四日，已呕吐，更宜吐之，苦参为末，每服二钱，酒调服，得吐立瘥。

一天行时病四五日结胸满痛，身体壮热，苦参一两锉，以醋二升，煮取一升二合，尽饮食，当吐，即愈。天行毒病，非苦参醋药不解，用温覆取汗，愈。

一狂邪发恶，或披头大叫，欲杀人，不避水火，苦参为末，蜜丸如梧桐子大，每服十丸，薄荷汤下。

一遍身风热细疹，痒痛不可忍，连胸胁脐腹，及近阴处皆然，痰涎亦多，夜不待日。

苦参一两　皂角二两

水一升，揉滤取汁，银石器熬成膏，和苦参末为丸，如梧桐子大，食后温水送下二十丸至三十丸，次日便愈。

一疮疥，盖能杀虫，苦参炒，待烟出为末，米饮下。

一发背或痔疮疼痛，疥癞瘙痒，苦参炒为末，水丸，每服三钱，酒送下。

一杨梅、棉花等疮，苦参生捣汁，饮之效。

一肠风泻血，并血痢、热痢，苦参炒，待烟出为末，米饮下。一方，炒焦为末，水丸梧桐子大，每服五十丸，米饮下。

一发黄、谷疸、劳食，头旋恶心，怫郁不安而发黄，由失饥大食，胃气冲熏所致。劳疸者，因劳为名。谷疸者，因食而得。

苦参三两　龙胆草一合

为末，牛胆丸如梧桐子大，生大麦汤下五丸，日进三服。劳疸加栀子仁三七个。

一治卒心痛，又治饮食中毒，鱼肉菜等，取吐愈，苦参三两、好酒一升半，煮八分，分二次热服。

一治酒齇鼻。

苦参四两　当归二两

为末，酒糊丸，茶下。

一治心肺积热，肾脏风毒，攻于皮肤，时生疥癞，瘙痒难忍，时有黄水，及生大风，手足烂坏，眉毛脱落，一切风疾并治。

苦参四两　荆芥一两

为末，水糊丸，梧桐子大，每服二十丸，

茶下。

一治杨梅、疬风等疮，能治内热，消疮毒，补心养气，苦参半斤洗净，锉碎，分作二处，将绢袋兜浸酒一坛，春冬浸一月，秋夏浸十日后，早晚间服。大治疮科之圣药，平居无病服此药，能消一切风毒，理脾胃。常服，每坛用半斤，有疮用一斤，每坛用酒十五壶。

一苦参汤，齐大夫病龋齿，仓公为之作苦参汤，日漱三升，五六日病愈。盖取其苦能安齿蟨，寒能去风热也。后人无风蟨，有用苦参汤洁齿，久而病腰重，降多故也。

百草霜治验

一白痢肚腹疼痛，百草霜为末，每服二钱，空心用酒调服，米汤亦可。

一久疟不愈。

百草霜二钱　香附米三钱

研末，生蜜为丸，每服三十丸，空心乌梅汤下，隔一日用一服，不过三服，立效。

一吐血下血，百草霜末，每服三钱，米饮调下。

一吐血，用糯米汤下。

一口鼻中出血，用一字吹入鼻。

一皮破血出，及灸疮出血，搽半钱，立止。

一便血血痢，男用公猪血，女用雌猪血，和百草霜为丸，或以血蘸服。

一血崩，用陈槐花一两、百草霜半两，为末，每服二钱，烧红秤锤淬酒下。

一诸疮并臁疮，百草霜末，过江龙（即验船石灰）烧过为末，二味研细，搽疮上，即出水，敛疮口神效。

一舌肿硬，闭塞闷乱，百草霜、食盐等分，井花水调，涂舌上。

一治热心气痛，百草霜末，每服三钱，用童子小便调下。

一治妇人产后下血不止，杂草烧釜锈二钱，酒调服。

一治吐血，及伤酒饱食，低头掬损，吐血至多，并血妄行，口鼻俱出，但声未失者，投之无不效，百草霜每服三钱，童便、酒和服。

一治跌仆损伤，恶血入肠胃，下血溺如瘀血者，百草霜研细，好酒调服。

杂　方

法制芽茶 鲁府传。清火化痰，消食止渴，解酒。

芽茶一斤，净冷水洗过，烘干　白檀香为末，五钱　白豆蔻为末，五钱　片脑一钱，另研

上用甘草熬膏，拌匀茶，将三味药末撒开晒干，不拘时嚼咽，任意下。

法制枸杞子 鲁府传。补诸虚，滋肾水，延年益寿。

甘枸杞子红者，半斤　白檀香为末，五钱　白豆蔻为末，四钱　片脑一钱，另研

上用甘草膏拌枸杞子，三味末为衣，任意取用。

法制人参膏 鲁府传。补元气，生津液，轻身延年。

人参清河大而坚者，四两　白檀香为末，二钱　白豆蔻为末，一钱半　片脑三分，研

上用甘草膏同煎为膏。

上清丸

龙脑薄荷三两八钱　乌梅肉二两五钱　孩儿茶五钱　硼砂三钱　百药煎五钱　真玄明粉五钱　冰片三分　白砂糖三两

上为细末，薄荷汤丸如弹子大，嚼化。一方有诃子，无玄明粉、百草煎。

梅酥饼 清上焦，润咽膈，生津液，化痰降火，止咳嗽。

南薄荷叶三两　紫苏叶五钱　白粉葛一两　白砂糖八两　乌梅肉一两半，另末

上为细末，入片脑一分半，研细放入，同研匀，加炼蜜合成剂，略带硬些，丸如樱桃大，每一丸，嚼化。

桂花饼 清痰降火，止嗽生津。

桂花一两　孩儿茶五钱　诃子七个　甘草

五分

上锉末，桂花水为饼，每嚼一丸，滚水下。

玉露霜

真干绿豆粉一斤、研细薄荷叶一斤，以水微湿之，用甑先将薄荷铺底上，用棉布隔住，筛子筛豆粉于布上，又用薄荷铺上盖住，纸糊封固，蒸一炷香为度，取出，去薄荷，每豆粉一斤，用白糖霜四两和匀用之。

楂梨膏

用鲜肥山楂十斤去核、甜梨十斤去核，共捣取自然汁，入锅煎熬如汁十斤，入蜜四两，共熬成膏。

法制半夏

大半夏一斤，先用汤泡七次，姜汁浸七日，白矾水浸七日，芒硝水浸七日，皂角水浸三日，再用白矾、芒硝煎水浸，一日一易，至七日，大者切片，小者为末如露霜，名半夏膏，大者名法制半夏，每一斤，加薄荷叶六两、炙甘草三两。

歌曰：开膈屡臻实效，止呕未必虚谈，更能止嗽化涎痰，蕴积胸中不散。夏日能消暑渴，冬天却解沉寒，随时细嚼有余甘，利济人生千万。

上上合香油方

排草末四两　檀香一两　甘松一两　零陵香三两　母丁香三钱　薄荷叶二钱　真麝二钱　白芷二两五钱　大黄二两　北细辛五钱　荔枝壳一两七钱　苏合香油一两

上为细末。

衣香方

官桂二两　白芷三两　大黄三两　山奈一两　小茴香五钱　细辛七钱　薄荷叶一两

上为末用。

德州肥皂

独活五钱　白芷三两　细辛七钱　红豆五钱

上为末，肥皂三斤，磨细末，净糖一斤，共捶烂为丸。

上上香茶饼

檀香　柯子皮　儿茶　硼砂各一两　沉香一钱　薄荷叶一两　甘松一两　乌梅肉五钱

上为末，甘草一斤，水七斤，熬成膏为丸。再加些冰片，尤妙。

京山王府香豆豉

盐一斤　薄荷叶一两　草果十个，去皮　莳萝二两　小茴一两　花椒一两　官桂二两　砂仁二两　红豆去皮，五钱　陈皮切丝，二两　甘草去皮，切，一两　杏仁去皮，切，四两五钱　瓜仁五钱　橙皮切丝，二两　大紫苏切丝，二两　姜二斤，临时切丝用　菜瓜十斤，去穰，切片，临时用

上药俱为末，于三月三或五月五，用大黄豆一官斗，水淘净，浸一宿控干，笼蒸熟，冷一宿，细面拌匀，用罗筛去粗渣，凳箔十二尺高，芦席摊豆，约二指厚，用黄蒿或楮叶并席，密覆七日，上有黄衣，取晒干簸净，入料物六月六日下，不用水，搅匀，一日拌四五次，装坛内，逐日轮晒，至三七倾出，晒半干湿，复入坛内取用。或将油拌，即是湿豆豉。

糯米酱法

糯米一小斗，如常法做成酒，带浆入炒盐半斤。

淡豆豉半斤　花椒三两　胡椒五钱　大茴二两　小茴二两　干姜二两

上与酒浆、盐、药俱合作一处，磨成浆，即成酱，调和五味最佳。

神仙醋法

清明日用糯米一小斗，注水浸一七日，不许下手放水米内，去一七日后，将米放蒲包，吊在屋檐上，四月八日取下米，入水三壶，桃条搅一七日，封固罐内，六月六日来开，其味酸美。

延寿酒

好上等堆花烧酒一坛，入龙眼去壳一斤、桂花四两、白糖八两，封固经年，愈久愈佳，其味清美香甜，每随量饮，不可过醉，能安神、定志、宁心、悦颜、香口，却病延年

赛襄陵酒妙方

乌头去皮脐　细辛　白芷　良姜　官桂去粗皮　白术去油芦，各十二两　杏仁一斤六两，去皮尖

上为末，入白面一百斤，搅令匀，用绿豆五斤煮熟，略冷，同和一处，做成小块，内用桑麻叶包裹，外用白纸包裹，当风处置箔摊上，过一七翻一次，方用白米一斗，用此面十二两。

疗病橐籥图

橐籥式

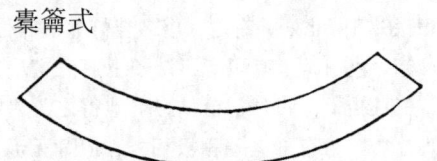

此图专治红痰昼夜不止，骨蒸劳热，声哑，肌瘦气弱等证。若吐血者，行七日愈。

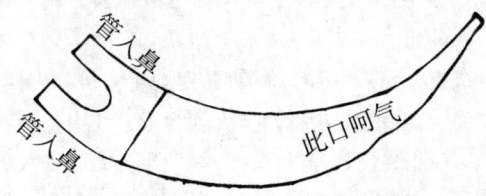

用呵两鼻孔，入三分，要与鼻孔一般大，紧紧的，不可漏气。治红痰，每次用小酒杯香甜人乳，鸡蛋两个，新鲜猪胰子切极细，三味搅匀，磁器或银钟盛，砂锅内蒸熟，每早空心服，七日吃七次，每呵后方吃。

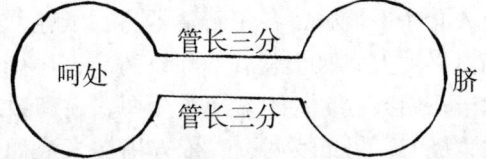

此图器专治中满气蛊，用呵脐上，亦治女人经水不通，兼止梦遗。脐上未呵之先，将麝香三厘，乳香一钱，孩儿茶、没药、黄檀香各一钱，共为细末，将蜜调作饼，一饼贴脐上，用生姜一片，切如药饼大，半个铜钱厚，用蕲艾丸如豆子大，不论丸数，烧得姜热，觉脐内微热，即去药，就呵之。先一次用此药，以后不必用。

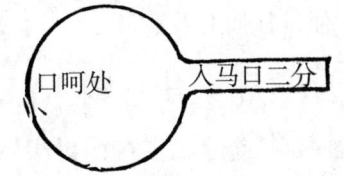

此图器入在病人马口内，进二分，流精昼夜不止，初开马口窍，先入黄蜡条如筷头，透开。

三样图器总论

每呵，论病者岁次为呵数，每岁一呵，要足三百六十下数。如病者十岁，每转十呵，要三百六十呵。有零，宁可多呵几呵更好，不可缺数。

凡去呵气的男女，俱要未呵之先五七日，用好酒、肉、白米饭与食，补起他的气，方才气完，病者得效更速。若男子病，用童女，女人病，用童男，壮盛无病者呵之。若丈夫病，用女人呵，妇人病，男人呵也可。

神仙接命秘诀

一阴一阳，道之体也。二弦之气，道之用也，二家之气，交感于神室之中，而成丹也。万卷丹经，俱言三家相会，尽矣。三五合一之妙，概世学仙者，皆不知下手之处，神室、黄道、中央，戊己之门，比喻中五，即戊也。真龙、真虎，真铅、真汞，金、木、水、火，此四象皆喻阴阳玄牝二物也。炼己筑基，得药温养沐浴，脱胎神化，尽在此二物运用，与己一毫不相干，既与天地运行，日月无二也。悟真云：先把乾坤为鼎器，次将乌兔药来烹，临驱二物归黄道，争得金丹不解生。此一诗言尽三家矣。千言万语，俱讲三姓会合，虽语句不同，其理则一而已矣。但周天度数，分在六十四卦之内，以为筌蹄。朝进阳火，暮退阴符，其数内暗合天机也。诀曰：此乃仙师口口相传之秘旨也，宝之宝之！一三二五与三七，四九行来五十一，六十三今七十五，八十七今九返七，若人知此

阴阳数，便是神仙上天梯。

河 图 数

三五一都三个字，古今明者实然稀，东三南二同成五，北一西方四共之，戊己自居生数五，三家相见结婴儿，婴儿是一含真气，十月胎完入圣机。

先天度数

⊕⑧⑥④② 温养火

⊖⑨⑦⑤③① 朝屯暮蒙

暮退阴符

⑯⑭⑫⊕⑧⑥④ 戌时居右，自十六起，至四止，炼己之度数，东升西降。诗云：河车周旋几千遭，正谓此功夫也。

朝进阳火

⑰⑮⑬⑪⑨⑦⑤③ 寅时居左，自三至十七止，每圈一次吹嘘，此道尽之矣。

塞兑垂帘默默窥，待先天炁至，自十六起，至四止，就换于左起，三至十七止，即换炉用鼎。在右，自二、四、六、八、十吹嘘，不用上药，右边数尽，即换于左，从一、三、五、七、九、十一行尽功夫，吐水而睡，其药周身无处不到，自然而然也，即沐浴也。经云：采药为野战，罢功为沐浴，此之谓也。自此得药之后，却行温养火候之功，十月共六百卦终，身外有身矣。却行演神仙出壳之功，一日十饭不觉饱，百日不食不显饥，尽矣，秘之秘之！此二节工夫，待人道周全，方可行之。

凡行之时，先令病人仰面平枕，口噙热水或乳香酒一口，然后令童女照前数吹之。吹法：先取红铅，用未破身童女所行经脉，以夏布，揉洗令净，或净花亦可，握下晒干，如用时，将热童便洗下，晒干，收起，临用时以童便化开，滴入囊龠小头口边，入鼻内，将大头令童女口噙，使力吹之，如上法。病人候吹气，即吸入童女气。忌葱、蒜、酸辣

之物。久久行之，能接补天年。行后如觉内热，可服人乳，即能解之。

通 治

一论解诸毒，疗诸疮，利关窍，通治百病，此药真能起死回生，尝制十数万锭济人，奇效不可尽述。凡居家出入，兴大工，动大兵，及闽广云贵仕宦行兵，尤不可无之。

神仙太乙紫金丹一名万病解毒丹，一名紫金锭，一名玉枢丹。

山慈姑南北处处有之，俗名金灯笼，叶似韭，花似灯笼，色白，上有黑点，结子上有三棱，二月开花，三月结子，四月初苗枯，空地得之，迟则苗腐烂难寻矣。与有毒老鸦蒜极相类，但蒜无毛，慈姑有毛包裹，剥去皮，洗极净，焙干，二两 川文蛤一名五倍子，打破，刮洗令净，焙干，二两 千金子一名继随子，去壳，拣色极白者，用纸包裹，换纸研十数次，去尽油，以色白，再研，纸无油，成霜为度，一两 麝香拣尽血毛皮壳，细研，净三钱 红牙大戟杭州紫大戟为上，江南土戟次之，去芦根，洗极净，焙干，一两半。此方绵大戟色白者，太峻利，皮能伤人，弱人并有吐血者，慎之慎之

上制法，宜端午、七夕、重阳，或天月德黄道上吉日修合，量药多寡，预期数日前，主人及医士俱斋戒沐浴，易新洁衣，于僻静室焚香，将前五味各为极细末，设盥洗盆，出入必净手熏香，各用新洁器盛，纸盖，至期夙兴主人率医士焚香，陈设药品，拜祷天地毕，用数盆，各逐盆配合分两，搅和数百次，极匀，仍重罗两遍，依方用糯米浓稠调和，于木臼内杵数千下，极光润为度，每锭一钱，每服一锭，病势重者连服，通利一两行无妨，用温粥补住。要在斋心至诚，极其洁净，如法修制。毋令丧服、体气不具足人、妇人、鸡、犬见之。

一切饮食、药毒、蛊毒、瘴气、恶菌、河豚，吃死牛、马、驼、骡等诸毒，并用凉水磨服。南方蛊毒、瘴疠伤人，才觉意思不

快，即磨服一锭，或吐或利，即愈。

一痈疽、发背、对口、天蛇头、无名疔肿、杨梅等一切恶疮，诸风瘾疹赤肿未破时及痔疮，并用无灰淡酒磨服，及用凉水调涂疮上，日夜各数次，觉痒立消。已溃出脓血者，亦减分数。

一阴阳二毒伤寒，心闷狂言妄语，胸膈壅滞，邪毒未发，及瘟疫，及喉蛾、缠喉风，冷水、薄荷一小叶研下。

一心气痛并诸气，用淡酒或淡姜汤磨服。

一赤白痢疾泄泻，肚腹急痛，霍乱绞肠痧等证，及诸痰证，并用薄荷汤磨服。

一男子妇人，急中癫邪，喝叫乱走，梦交鬼胎鬼气，狂乱失心，及羊儿猪癫等风，中风中气，口眼㖞斜，牙关紧急，语言蹇涩，筋脉挛缩，骨节风肿，手、脚、腰、腿周身皆疼痛，行走艰辛，诸风诸痫，并用暖无灰酒下。

一自缢、溺水死，心头暖者，惊死、鬼迷死，未隔宿者，冷水磨，灌下。

一蛇毒、风犬，一应恶虫伤，冷水磨涂伤处，另用淡酒磨下。

一久近疟疾，临发时东流水煎桃、柳枝汤磨下。

一小儿急慢惊风，五疳五痢，脾病黄肿，瘾疹疮瘤，牙关紧急，并用蜜水、薄荷小叶同磨下及搽，量儿大小，一丸作二三服。

一牙痛，酒磨涂，及含药少许，良久下。

一汤火伤，流水磨，涂伤处。

一打扑伤损，炒松节，无灰酒下。

一年深日近头痛，太阳疼，用酒入薄荷研烂，磨纸花，贴太阳穴上。

一诸蛊肿胀，大麦芽煎汤下。

一妇人女子经水不通，红花煎汤下。有孕妇人不可服。

一家患传尸痨，兄弟五人已死者三，方士令服此药，遂各进一锭，一下恶物如脓状，一下死虫如蛾形，俱获生，遂以此药广济传尸证，无不验者。

一女子久患痨瘵，为尸虫所噬，磨一锭服之，一时吐下小虫十余条，后服苏合香丸，凡半月，遂如常。药品虽不言补，羸瘦人服之并效，诚卫身之宝也。每料费银不过二钱，可救数十人。内有山慈姑、千金子，皆有子可种。仁人君人可如法合制以济人，阴功不小。

一牛马六畜中毒，亦以此药救之。

一方，加雄黄，透明者三钱，历试治诸疮，极效。

万应剪金丹　天数五，地数五，金、木、水、火、土，若人病血气，能救世间苦。

青皮去穰，三钱　黄连去皮，三钱　半夏汤泡七次，九个　乌梅七个，全　杏仁二十五个，不去皮尖　陈皮去白，三钱　木香一两　槟榔二十一个　枳壳去穰，三钱　巴豆三十五个，去壳　黄丹水飞，一两　乳香二钱　没药二钱　御米五钱　黄蜡二两，熔入水中，去渣，一两五钱

上为末，用黄蜡熔干，入药末和匀，如硬加蜜少许，为丸，如梧桐子大，每服十丸，汤列于后。红痢甘草汤下。白痢干姜汤下。赤白痢椿根白皮汤下。产后痢当归汤下。噤口痢，莲肉、山药、防风、粟米汤下。久痢下如鱼脑脓汁，用真人养脏汤加附子一片煎汤下。水泄用五苓散煎汤下。霍乱吐泻，姜汤下。口吐清水，诃子汤下。头痛腰痛，冷气冲心，下元虚损酒下。咳嗽桔梗、杏仁汤下。气痛，宿食不消，生姜汤下。心痛酒下；腹痛葱白汤下；脐下痛芥菜汤下；蛔虫、寸白虫咬心痛槟榔汤下；时气井花水下；浑身壮热，砂糖水下；阳毒伤寒栀子、黄连汤下；阴毒伤寒，附子、枣儿汤下；虚热柴胡、竹茹汤下；寒热乌梅汤下；上焦虚热大黄汤下；脾胃虚寒，酒下；一切风痛，升麻汤下；大小便不通，木通汤下；一切疮疼，萝卜汤下。五劳七伤，猪胆汤下；打扑伤损酒下。小儿天吊惊风，防己汤下。

十仙夺命丹

三棱　莪术　木香　沉香　丁香　没药川芎　皂角　苦葶苈　巴豆去壳，捶去油，各等分。

上为细末,枣肉为丸,如樱桃大,每服一丸,空心凉水送下。梅核气,膨满,积聚痞结,癥瘕气块,冷腹痛,热水下。冷心痛,食积,气积,冷积,经脉不通。

绝粮失食饥惫欲死方

粮食者,生人之所资,数日乏绝,便能毙命。《本草》有不饥之文,而医方莫言斯术者,当以其涉在仙奇之境,非庸俗所能遵故也。遂使荒馑之岁,饿尸横路,良可哀也。今略载其易为者,云:若脱值奔窜,在无人之乡,及坠堕溪谷空井深塚之中,四顾回绝,便须饮水服气,其服法如下:

闭口,以舌撩上下齿,取津液而咽之,一日得三百六十咽更佳,渐习乃可至千,自然不饥,三五日渐疲极,过此便渐轻。复有食十二时六成者诸法,恐危逼之地,不能晓方面及时之早晚,故不论此。若有水者,卒无器,便与左手贮,祝曰:丞掾吏赐真,乏粮正赤黄,行无过城下,诸医以自防,毕,三叩齿,右手指三叩,左手如此三遍,便饮之。后复有杯器贮水,尤佳,亦左手执,右手以物叩之如法,日服三升,便不复饥,即差。若可得游涉之地,周行山泽间者,但取松柏叶细切,水服二合,日中二三升便佳。又掘取白茅根洗净,切服之。此二物得行晒燥,石上捣碎服,服者食方寸,辟一日。又有大豆者,取光明者煮熟以水服尽,此则解十日。赤小豆亦佳。得熬二豆黄末,服一二升,辟十日。草木中有天门冬、麦门冬、黄精、葳蕤、贝母,或生或熟,皆可单食。树木上白耳及檀、榆白皮,并可辟饥也。

若遇荒年谷贵,无以充粮,应须药济命者,取稻米一斗,淘洗之,百蒸百曝,捣,日一餐以水,得三十日却止,则可终身不食,日行三百里。

又方,粳米一斗,酒三升渍之,出曝之,又渍酒尽。

金疮

夫金疮者,或刀斧枪剑所伤,出血不止。若出血太多者,外用止血生肌之药,内用清心补血而调理之。大抵脉浮细易治,紧数者难医。

一治金疮出血不止。

海螵蛸五钱　白龙骨五钱　五倍子一两　赤石脂一两　血竭三钱五分　麝香少许

上为细末,以冷水洗净,敷于伤处,百发百中。

一治刀伤、石磕损,血不止,肿痛不可忍,用葱一大把切烂,捣如泥,熟研,乘热敷之,如冷再换,其痛即止。

一治伤破手足,血出不止,一时无药,即以自己小便淋洗伤处,虽痛甚,而即愈。

一治石伤刀损破者,用砖上陈石灰研细末,敷肿破处,血止即愈,不出脓,又不痛,神效!

一止血住痛生肌。

金疮丹

嫩老鼠未生毛,不拘多少　韭菜根

上各等分,石臼捣烂,入嫩石灰末于内,掺干成饼为度,阴干,用时以刀刮药末,敷伤处,忌妇人、鸡、犬见之。

一论金疮所伤,并一切臁疮、马断梁等疮。

一捻金

用腊月黑牛胆一个,装入石灰四两、白矾一两,阴干取出,入黄丹炒一两,研和敷患处。

凡一切手足皮肤,偶然出血不止,或枪刀刺伤,或伤破手腕,血长流不止,用手指紧捺患处,或麻绳扎住,半日或一日即住,急用八物汤,生血气为主。

一治箭伤,能收敛金疮口,无疤痕,用刘寄奴为末,搽之立效。

一治金疮箭镞所伤,用松树悬皮,生为末,石灰煅通红,研为细末,和匀敷之,止血收疮口，神效！

一治毒箭伤破欲死者，用蓝汁敷之，如无蓝，用靛青搽疮，立愈。

一治打破肢体，血出不止，中州傅体爱传。用生半夏为末，搽患处立止。

一凡刀斧所伤，血不止，切勿饮水，令血不止而死者多。若血不止，急以布蘸热汤盒之，令冷水浸之即止。

一箭头入骨肉，不能出者，用鹅管石为末，撒在四围，箭头自出。

一治刀斧重伤，斫断手足，血出不止，痛入骨髓，急用手按上捉住。

降真香二两，锉末　老松香五钱

上同研细末，童便洗净，四围用药敷住，止血住痛，生肌接骨。

一治金疮肿痛，出血不止，寒热口干，此气虚血无所附，而血不归经也，以补中益气汤加五味、麦冬主之，阳气复而愈。

一治刀斧伤破，打破跌破，出血不止，开口不合，用此止血生肌住痛，立时见效。

金疮散

银末　血竭　发灰　人指甲烧存性　珍珠烧存性，各等分

上为末，研匀，每用搽于患处，立效。

一治医针入，而针折在肉中，以鼠脑捣如膏涂之。

铁棘、竹木诸刺在肉中不出，并蛇骨刺入，毒痛，方用烧死鼠敷之。

齿伤

一人齿咬破指头，痛不可忍，久则烂脱手指并手掌，诸方不载，急用人尿使瓶盛之，将患指浸在内，一宿即愈。如烂者，用食蛇龟壳烧灰敷之。如无龟，用鳖壳烧灰，搽敷亦可。

中毒

人为百药所中伤，其脉洪大者生，微细者死。又曰：洪大而迟者生，微细而数者死。大凡百毒所中，用甘草、绿豆，水煎服之，能解百毒。一法，宜多灌香油，最良。

一治信毒、汞粉、山砒霜，及一切杀人之毒。

巴豆壳壮者十四个，弱者七个　花椒去目，五分　甘草五分

上共捣为末，凉水化服，即时呕吐。如不吐再服，其毒尽出。如呕吐不止，用旧壁土滚水泡服，立止。

一论中砒霜毒，于肉饭中得之者则易治，饮酒中得之者则散归百脉，难治。若在胃脘作痛，可吐，在腹中可下，急服药，得吐泄则愈。

一中砒霜毒诸方：一方，用绿豆半升，细擂去渣，以新汲水调服。一方，用人粪汁灌之，立愈。一方，用腊月猪苦胆服之，立已。一方，用早稻草烧灰，以新汲水淋汁，绢巾滤过，冷服一碗，毒从下利。一方，刺羊血饮之，立效。一方，用黑铅，井水磨服效。一方，用生麻油一碗，灌之立愈。一方，用羊血阴干收贮，用井花水调服。一方，用新鸭血杀吃之，不用水调。

一中砒霜、汞粉毒，用胆矾一分研烂，入井水一小盏，和匀服之，立解。

一中山砒霜毒将死，用丝瓜根、木槿叶研，凉水调吃一二碗，立解。

一中信毒、汞粉、山砒霜毒，并小儿虫积，用荸荠食之，立解。

一中巴豆毒，煮黄连汤饮之，效。

一中巴豆毒，利下不止。

干姜炮　黄连炒

上各等分，为细末，每服二钱，凉水调服。

一中汞粉毒，陈壁隔去硝屑，水丸，百草霜为衣，水送下。

一解砒霜毒。

硫黄四钱　绿豆粉，五钱

上为细末，冷水调，频频缓服，冬月用温服。如肚痛再加一服，待肚不痛，用鸡毛

探吐，吐后用温服稀粥，四五日不可食饭粽，以此救数人，效。

一治误吞金铁并铜钱，羊胫骨炭火烧灰存性为末，每服三钱，米饮送下，取下物从大便中出。

一治误吞铜钱或金银等物不能化者，用砂仁浓煎汤服之，其物自下。

一治误吞针，用雄磁石为末，丸如樱桃大，吞下，即服通利之药，打下大便而出。昔有一女子，将针尖误咽下肚，诸医不治，用蚕豆煮熟，同韭菜吃下，针同菜由大便而出。

一儿误吞针，鲠喉不下，死在须臾，用黑砂糖和黄泥为丸，令儿吞下，泥裹针于内，由大便而下。一方，用木炭烧红，急捣细末，米汤调服。一方，用磁石一块，常呵之自出。

一中半夏毒，以生姜汁饮之。

一中杏仁毒，捣盐汁解之。

一中桐油毒，柿饼嚼吃，立解。

一中花椒毒，闭气不通，新汲水饮之。

一中藜芦毒，葱煮汁，服之解。

一中阿芙蓉毒，或致不省人事，用酽醋温热，入砂糖灌下一二碗，探吐之。

一中草乌、川乌、附子之毒，呕吐不止，以香油灌下立解。一方，用多年陈壁土泡汤，如渴用水调服之。

一饮馔中毒，用黑豆、甘草，煮汁恣饮无虞。中砒毒者，亦效。

一治人或酒后口渴，或发热太甚，夜间吃水，误食水蛭在腹，或至三五个月，而面黄肌瘦，腹胀满，诸药不效，用泥土为丸，香油为衣，丸如绿豆大，每服一百丸或二百丸，空心温水送下，其蛭随土而下，且油能泻泄，泥土水蛭之出也，故效。

一治误食河豚鱼毒，一时危困，仓卒无药，最能杀人，用香油多灌之，毒出尽即瘥。又法，用白矾末，以沸汤调灌之，立愈。

一治误吞田螺，鲠喉不下，死在须臾，用鸭一只，以水灌入口中，少顷，将鸭倒悬，令出涎水，与患人服之，其骨即化。

一治误食鳝、鳖、蛤蟆毒，用豆豉一大合，新汲水浸，令豉水浓，温服之。此三物令人大小便秘，脐下痛，有致死者。

一治误食蟹中毒，煮紫苏，饮一两盏，即解。一方，以生藕汁，或煮干蒜汁服，俱效。

一治凡中六畜肉毒，用犀角浓磨水，服一碗便好。

一治误中斑蝥毒，煮黑豆汁饮之，又宜泽兰叶研汁饮之。

补　遗

一治服信毒方。建昌胡春寰传。

威灵仙生者七钱，干者一两　绿豆粉一钱　芝麻一钱

上将威灵仙研烂，同下二味，入凉水二碗搅匀，先服一碗，次将鸡毛（如服白信，用红公鸡尾毛，如服红信，用白鸡毛）一根，入喉中即吐，次又服前药，又探又吐，三日愈。

一治信毒神方。建昌邓少山传。

百草霜一钱　硫黄五分　白矾煮过巴豆三粒，烧成灰。三味研末　鸡清三个　黄土一两

上水研化，滤去渣，将药入内调下。

一方，用绿豆粉、白矾、甘草各等分为细末，每三钱，香葱汤下。

一中硇砂毒，研绿豆汁以解之。

一治牛肉伤，成胀满，用干稻草浓煎汤服之，立效。

一中箭毒，以盐贴疮上，灸盐三十壮瘥。

一中鳝鱼毒，可食蟹即解。

一中食牛马肉毒，甘草四两，研酒服，尽量饮之，须臾即吐或泻。如渴，切不可饮水，饮水即死。

骨　鲠

一治一切骨鲠，或竹木箭刺喉中不下。

胜金方

于腊月中取鳜鱼胆，悬北檐下令干，每

有鱼鲠，即取一皂子许，以酒煎化，温温呷下，若得逆便吐，骨即随顽痰出。若未吐，更吃温酒，但以吐出为妙，酒即随性量力也。若更未出，再煎一块子，无不出者。此药应是鲠在脏腑中，日久疼痛，面黄甚者，服之皆出。若卒求鳜鱼不得，蠡鱼、鲫鱼、鳙鱼俱可，腊月收之。蠡鱼即黑大头。

一治鸡鱼等骨所鲠，用金樱子根，将竹签取出，捶烂水煎，用罐嘴插入喉内灌下，勿犯牙。

一治诸骨鲠喉，用玉簪花为末，无花用根取汁，用好醋调汁灌服，大可犯牙，犯之即落。

一治鸡鱼骨鲠，用霜梅捶成指大丸子，再将绵裹，用线穿在内，冷茶送下，扯住线头在手，一呕即出。

一论诸骨鲠喉，死在须臾，百方不效，用此符，屡试屡验，神妙不可言者。

祝水，此碗化为东洋大海，咽喉化为万丈龙潭，九龙归洞，吾奉太上老君，急急如律令。

打诸骨鲠符：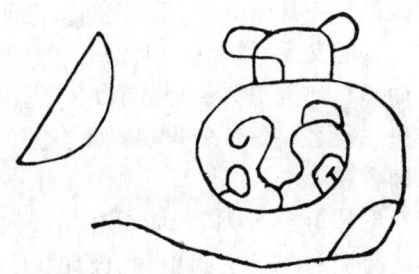

吸东方生炁三口，吹入碗中，每行此法，正面朝东，用净水大半碗，放桌子上，左手执拳在胸前，右手持剑诀，于水碗上书前符号。假如鱼骨鲠，就书龙字符，除凤、虎二符勿书，又书下八符，余皆仿此。所食之骨，不过鱼与飞禽走兽，飞禽具书凤字符，走兽具书虎字符。

咒水治鲠法

以净器盛新汲水一盏，捧之面东，默念云：谨请太上东流顺水，急急如南方火帝律令敕。一气念七遍，即吹一口气入水中，如此七次，患人饮此水，立下。用此咒，可以食针并竹刺皆治。

一治鱼骨鲠不出，以蒜纳鼻中，即出。

一治鸡鱼骨鲠，灯心灰，以米糖如指大，蘸灰置喉中，勿令沾齿，待糖化，骨即化下。

一治诸骨鲠喉，以狗涎饮之，即下。

一治骨鲠，取硼砂一小块，口含化即下。

一诸骨鲠喉。池素水传。黄蜡为丸，如枣大小，将温茶饱服，多多为佳，然后服一丸，当时诸骨或吐或下，如神。

一鸡骨鲠，用香油煎滚，待温服之，即吐出。

一诸般骨鲠，及鱼鲠咽喉，吞吐不得，以橄榄食下即化。如无橄榄，用核烧灰，水调下亦化。

邪　祟

脉来乍大乍小，乍长乍短，为邪祟脉。又寸尺有脉，关中无脉，为鬼脉。

鬼脉，得病之初，便谵语，或发狂，六部无脉，切大指之下，寸口之上，有动脉者是。不用服药，宜符咒治之，或从俗送鬼亦可。

承祖灸鬼法　治一切惊狂谵妄，逾垣上屋，骂詈不避亲疏等症，以病者两手大拇指，用细麻绳扎缚定，以大艾炷置于其中两介甲及两指角肉，四处着火，一处不着即不效，灸七壮，神效。

一论狐狸精迷人，不论男女，被它淫惑，直至传死，无法可治者。其狐狸精来，先用阴户一展，其人即昏迷不省，或男子来阳物上一展，即昏迷。用真桐油，抹在阴户、阳物上，其狐即大呕而去，妙不可言，秘之。

一论妇人与鬼魅交通，兼瘟疫，此方最效。

一论妇人瘟疾，此方最妙。

辟邪丹

虎头骨二两　朱砂　雄黄　雌黄　鬼臼　皂荚　芫青仁　鬼箭　藜芦各一两

上为末，炼蜜为丸，如弹子大，囊盛一丸，男左女右，系臂上，或常病人房内烧之，一切鬼邪，不敢近耳。

一客忤者，中恶之类也，多于道间门外得之，令人心腹绞痛，胀满气喘，入心胸，如不急治，能杀人，捣墨水和服一钱。

一飞尸者，游走皮肤，穿脏腑，每发刺痛，变作无常。

一遁尸者，附骨入肉，攻凿血脉，每发不可得近，见尸丧，闻哀哭便作。

一风尸者，淫濯四肢，不知痛之所切处也，每发昏沉，得风雪便作。

一沉尸者，缠骨结脏，冲心胁，每发绞切，遇寒冷便作。

一尸疰者，举身沉重，精神错杂，觉昏废，每节气至，则辄至，大恶。

上俱宜服苏合香丸。方见诸气。

一论中恶客忤，心腹胀满痒痛，如锥刀刺痛，气急口噤，停尸卒死者，以热汤或酒送下。若不下，扶头起灌令下喉，须臾瘥。未苏，更与三丸，腹当鸣转，即吐下，便愈。若口已噤，亦须折齿灌之，药入喉，即瘥。忌芦笋、猪肉、冷水、肥皂之物。

备急丹

大黄　巴豆去壳油　干姜各等分

上为细末，炼蜜为丸，如小豆大，每服三丸，量老幼虚实用之。

一论卒鬼、系鬼、痱鬼，心腹痛如锥刺，下血便死，不知人事，及卧魇，啮脚踵不觉者，诸恶毒气病方，此是汉文帝时太仓公淳于意方，故名。

仓公散

白矾　皂荚　雄黄　藜芦

上四味各等分为细末，每用如豆大，纳

竹管中，吹入病人鼻内，得嚏则气通，便活。若未嚏，更吹之，以得嚏为度，能起死回生。

一方。治急时气、缠喉风，渐入咽塞，水谷不下，牙关紧急，不省人事，名如圣散，加全蝎七枚，吹鼻吐痰。

一论治妖鬼、猫鬼，病人不肯言鬼方，用鹿角屑捣末，以水调方寸匕，即言实也。

一论凡遇尸丧，玩古庙，入无人所居之室，及造天地鬼神坛场，归来暴绝，面赤无语者，名曰尸疰，亦曰鬼疰，即中祟之谓也。进药便死，宜移病人东首，使主人焚香，北面礼拜之，后更行火醋熏鼻法，则可复苏，否则七窍进血而死。

一论凡感臭秽瘴毒暴绝者，名曰中恶，不治即死，宜烧炭火一勺，以醋沃之，令患人鼻受醋气，则可复苏，即苏，以藿香正气散服之。方见霍乱。

一凡男女交感而死，在男子名曰脱阳，在女子名曰脱阴。男子虽死，阳事犹然不萎，女子虽死，阴器犹然不闭。亦有梦中脱死者，其阳必举，阴必泄，尸容有喜色，为可辨也。皆在不救。

一论初到客舍馆驿，及久无人居之冷房，睡中为鬼物所魇，但闻其人吃吃作声，便令人叫唤，如不醒，可用牛黄、雄黄各一钱，朱砂五分，共为细末，每用一钱床下烧，一钱酒灌之。

丹溪治一妇人，如痫，或作或辍，恍惚不省人事。一日略苏醒，诊视间，忽闻床上有香气，继又无所知识。丹溪曰：气因血虚，□□而虚，邪因虚入，理或有之。遂以秦承祖灸鬼法灸之。病者哀告曰：我自去，我自去。即愈。

一论凡馆舍久无人到，积湿容易侵人，预制此药烧之，即可远此害，极宜暑月烧之，以却瘟疫，并散邪气。

太仓公辟瘟丹

茅术一斤　台乌　黄连　羌活　白术各半斤　川芎　草乌　细辛　紫草　独活　防风　甘草　藁本　白芷　香附　当归　荆芥

天麻 官桂 甘松 干姜 山奈 麻黄 牙皂 麝香 芍药各四两

上为末，红枣肉为丸，如弹子大，每一丸，烧之。

一卒中恶，捣韭菜汁，灌鼻中，又宜葱心黄刺鼻中，血出良。

论崇脉

凡面色黯惨，或斜视如淫，凡脉乍大乍小，乍浮乍沉，乍长乍短，乍有乍无，或错杂不伦，或刮駃暴至，或沉伏，或双弦，或钩啄，或滚运，或横隔，或促散，或尺部大于寸关，或关部大于尺寸，皆是染崇得之。刮駃钩啄，多见于脾。洪运滚滚，多见于肝。横隔促散，多见于心肺。大抵崇脉，心脉虚散，肝脉洪盛，尤可验焉。盖心藏神，肝藏魂，心虚则惊惕昏迷，神不守舍，而神气得以入其魂耳。

补遗

一治客忤卒死。

还魂汤

麻黄三两，去节 杏仁七十个，去皮尖 甘草一两

上锉，水二碗，煎至一碗，去渣灌之。通治诸卒死。

一男子被鬼击，身有青痕作痛者，金银花煎汤饮之即愈。本草谓此药大治五种飞尸，此其验也。

五 绝

五绝：一曰自溢，二曰墙壁压，三曰溺水，四曰魇魅，五曰冻死。

凡五绝，皆以半夏为末，冷水为丸，如豆大，纳鼻中愈。心温者一日可治。

又治卒死，半夏末如豆大许，吹鼻中。

扁鹊治产后晕绝，半夏为末，冷水丸如豆大，纳鼻孔中，即已。

一救自溢死，凡自溢高悬者，徐徐抱住解绳，不得截断，上下安被放倒，微微捻正喉咙，以手掩其口鼻，勿令透气，一人以脚踏其两肩，以手挽其顶发，常令弦急，勿使缓纵，一人以手摩捋其胸臆，屈伸其手足，若已僵直，渐渐强屈之，一人以脚裹衣，抵其粪门，勿令泄气，又以竹管吹其两耳，候气从口出，呼吸眼闭，仍引按不住，须臾以小姜汤或清粥灌，令喉间渐渐能动乃止。此法自旦至暮，虽已冷可活，自暮至旦，阴气盛，为难救。心下微温者，虽一日以上，亦可活，百发百中。一法，以半夏吹鼻中。

一治自缢气已脱，极重者，只灸涌泉穴，男左女右，灸脚三壮，即活。一法，男用雄鸡，女用雌鸡，刺鸡冠血，滴入口中，即活。

一救水溺死者，先以刀斡开溺者口，横放箸一只，令其牙衔之，使可出水，又令一健夫，屈溺人两足，着肩上，以背相贴，倒驮之而行，令出其水，仍先取燥土或壁土置地上，以溺者仰卧其上，更以土覆之，止露口眼，自然水气吸入土中，其人即苏，仍急用竹管，各于口、耳、鼻、脐、粪门内更迭吹之，令上下气相通，又用半夏末搐其鼻，又用皂角末绵裹塞粪门，须臾出水，即活。一方，艾灸脐中，即活。

一冻死及冬月落水，微有气者，脱去湿衣，随解活人热衣包暖，用米炒热，囊盛，熨心上，冷即换之，或炒灶灰亦可，候身温暖，目开气回，后以温酒或姜汤粥饮灌之。若先将火灸，必死。一用雄黄、焰硝各等分为末，点两眼角。

一压死及坠跌死，心头温者，急扶坐起，将手提其发，用半夏末吹入鼻内，少苏，以生姜汁同香油打匀灌之，次取药服，如无药，以小便灌之，一取东边桃柳枝各七寸，煎汤灌之。

一中恶魇死者，不得近前呼叫，但唾其面，不醒，即咬脚跟及拇指，略移动卧处，徐徐唤之。原无灯，不可点灯照。待少苏，用皂角末吹鼻取嚏，或用韭汁灌鼻内亦可。

井　塚

一凡夏月不可淘井，井中及深塚中皆有伏暑气，入则令人郁闷，杀人！如欲入，必须先以鸡、鹅、鸭、鸟毛投之，直下至底，则无伏气，毛若徘徊不下，则有毒气也。亦有纳生六畜等置其中，若有毒，其物即死，若或不死，而人当先以酒数升，先洒井塚中四边畔，停少时，然后可入。若觉有些气冲欲死者，还取其井中水洒人面，令饮之，又以灌其头及全体即活。若无井水，取他水用之。又方，如已中毒，以水噀其面，并冷水调雄黄末一二钱，入水噀之。若转筋入腹，痛欲死者，使四人捉手足，灸脐左边二寸十四壮，又生姜一片劈破，酒五盏煮浓顿服，又醋煮衣絮令彻温，裹转筋处，又浓煮盐汤，通手洗患者手足，摩胸肋间，即苏。

蛊　毒

夫蛊毒者，有数种，皆妖魅变感之气而毒人也，令人心腹搅动痛，如有物咬，血肉皆烂，若不即治，食人五脏则死。此病有缓有急，急者十数日即死，缓者延引岁月，游走腹内，气力羸瘦，骨节沉重，发则心腹痛烦躁，而所中之物变为虫，渐食脏腑则死矣。欲验之法，令病人唾于水内，沉者是蛊，浮者即非。大抵脉数而细者死，浮缓而疾者生。

一治蛊毒方。

晋福散

晋矾　福建茶各一两

上为末，每服三钱，新汲水调下，即吐出也。未吐，再服，必吐。

一论解一切虫毒并蛊毒，如被狐蛊毒、鼠毒、恶菌毒、河豚毒、疫死牛马驴肉毒，或蛇虫恶犬所伤，又治并一切恶疮，痈疽发背，诸风瘾疹，及无名肿毒，随手取效，万无一失。凡人家出入，不可无此药。

万病解毒丸又名神仙太乙紫金丹，方见通治。

一凡中蛊毒，不论远年近月，但煮一鸡卵去壳，以小银钗插入其中，并含入口，一饭之顷，取钗视卵，俱黑，即为中毒。

一嚼生大豆，不觉腥者蛊。豆皮胀烂者蛊，嚼白矾，味甘不涩者蛊。唾津液水碗中，沉是蛊，浮非蛊。

一辟蛊用荸荠，俗名地栗，须用江南所产大者，切晒为末，常随身，每以白汤调下二钱。传闻，下蛊之家，知有此物，便不敢使其术也。

一治百蛊不愈，用白鸡鸭血灌入口中良。

一解药毒、蛊毒、虫蛇诸毒，大甘草节，以真麻油浸，年岁愈多愈妙，取甘草嚼，或水煎服，神效。仙传解蛊毒咒法，凡入蛊毒人家，方入先暗念咒三遍或七遍，云：父为蜠蛡虫，母为罗蛇女，春属七千人，吾尽识得汝。上入门先暗通蛊毒万福，举眼从左手直上数屋椽一遍，却低头。如有茶酒食物来，即左手潜入衣服内，拽取阴毛一茎于盘内，称归就主，如前暗念咒三遍，如有药，盘上自有虫物出来，却将毛系之，方知本主自中。又方垢腻散，取白矾一块，令病人咀之，如觉矾甜，即是蛊毒，乃用梳齿内垢腻不拘多少食之，即吐恶物。

救荒辟谷

辟谷仙方

黑豆五升，洗净后，蒸三遍，晒干，去皮
火麻仁三升，汤浸一宿，滤出，晒干，胶水拌，晒，去皮，淘净三遍，碓捣，拌黑豆

上为末，用糯米粥合成团，如拳大，入甑蒸，从夜至子住火，至寅取出，于磁器内盛贮，不令风干，每服一二团，以饱为度，不得食一切物。第一顿，七日不食，第二顿，七七日不食，第三顿，三百日不食。渴即研火麻子浆饮，更滋润脏腑，容貌胜常。若要重吃物，用葵子三合，杵碎煎汤饮，开通胃脘，以待冲和气也。

救荒代粮丸

黑豆去皮，一升　贯仲一个　赤茯苓一钱

白茯神去皮，五钱　吴术五钱　砂仁五钱

上切碎，用水五升，同豆熬煮，文武火烧，直至水尽，拣去各药，取豆捣烂，丸如鸡头子大，将瓦瓶密封，每嚼一丸，则任食苗叶，可以终日饱，虽异草殊木，素所不识，亦无毒甘甜，与进饭粮亦同。

防俭饼

栗子、红枣、胡桃、柿饼四果，去核皮，于碓内一处，捣烂揉匀，捻作厚饼，晒干收之，以防荒俭之用。余见一僧化缘，但有所得，即置此四果，捣烂，印作砖块，纸包晒干，收叠柜内，一两月晒一次，积久至多，砌作一墙，人莫能知。后遇饥荒，人皆逃窜，而僧独留于寺中食此。予尝劝一富翁制此成墙，以防饥馑行，以赈济饥人，此莫大之阴功也。

辟谷散

山药　莲肉去心皮　芡实去壳　白扁豆去壳，炒　绿豆去壳，炒，末，各八两　薏苡仁去壳，十二两　小茴炒，四两　白粳米炒黄，二升

上共磨为末，每五钱，滚白汤调服，或用白汤调，蒸糕食之亦妙。

凡远行，水火不便，或修行人欲省缘休粮，用黄芪、赤石脂、龙骨各三钱，防风五分，乌头一钱，共泡，于石臼内捣一千杵，炼蜜丸如弹子大，要行远路，饱吃饭一顿，服一丸，可行五百里，服二丸，可行一千里。

长生不老辟谷丹

云南雪白大茯苓（去黑皮，令净）、定粉、黄丹、白松脂、白沙蜜、黄蜡各二两，朱砂五钱，金箔二十个，水银三钱，先将蜜、蜡、松脂于净磁碗内熔为汁，倾药在内，以木匙搅匀，候温，就大丸如指头大，用水银为衣。有死水银法，先洗手净，用水银三钱，点在手心内，以指头研如泥，见手心青色，将药三五丸搓揉，后以金箔约量摊碗内，以药丸在内摇动，使金箔都在药上，密器收贮。服时用乳香末半钱，水三小盏煎汤，温送下，

不嚼破。服后第三日觉饥，以面和白茯苓末烙成煎饼，食半饱，以后药在丹田，永不饥渴。久则交过五脏，阴滓俱尽，长生不死。诸人得服，并无所忌，使人添气力，悦容颜，身轻体健，百病皆除，救贫拔苦，实济世之良方，长生之妙法。其间若欲饮食，俱不妨事，但七日之内吃食，药必随下，至半月，药在丹田，永不出矣。服时面东持药念咒一遍，吹在药上，如此七遍毕，以乳香汤送下。咒曰：天清地宁，至神至灵，三皇助我，六甲护形，去除百病，使我长生，清清净净，心为甲庚，左招南斗，右招七星，吾令立化，与天长生，吾奉太上老君，急急如律令。

养元辟谷丹　安五脏，消百病，和脾胃，补虚损，固元气，填精补髓，能令瘦者肥，老者健，常服为佳。

用黄犍牛肉不拘多少，去筋膜，切作棋子大片，用河水洗数遍，令血味尽，仍用河水浸一宿，次日再洗一二遍，水清为度，用无灰好酒，入瓦坛内，黄泥封固，桑柴文武火煮一夜，取出，焙干为末，如黄沙色者佳，焦黑无用，每牛末一斤，加入后药二斤为则。

人参四两　白术去芦，陈土炒　白茯苓去皮，为末，水浮去筋，晒干　薏苡仁炒　怀山药水润，切片，同葱、盐炒黄，去葱、盐不用　莲子肉葱、盐法，去心并葱盐不用　芡实仁去壳，各半斤　小茴香炒，四两　干姜炒，四两　白扁豆姜汁炒，半斤　砂仁炒，二两　青盐四两　甘草四两　乌梅肉二两，熬浓汁半碗　粳米炒黄，取净粉五斤，末　川椒去目，炒，二两

上药为末，与米粉为末和匀，外用小红枣五斤、陈年醇酒五斤，煮枣极烂，去核，加炼蜜二斤半，共和为丸，如弹子大，每服二丸，不拘冷热，汤水任下，嚼吃，一日服三五次，可不饥。

【按】此方实王道之妙用，平时预合，荒乱之时，可以避难济饥，虽两月不食，不损胃中元气，宝之宝之！如渴，只饮冷水。

灸 法

定 例

一定分寸，取本人男左女右手中指，相屈如环，即以秆心从中节旁侧量两头横纹角，即截断为一寸，用之不误，最为的当。

一点穴法，皆要平正四体，勿使歪斜，灸时恐穴不正，徒坏好肉矣。若坐卧立，并不得拳缩，坐点则坐灸，卧点则卧灸，立点则立灸，反此一动，则不得其真穴矣。然下火灸，则先阳后阴，先上后下，先左后右，先多后少，宜审用之。

一论艾炷大小，经云凡灸，欲艾柱根下广三分，若不及三分，使火气不得远达，病未能愈，则是炷欲大，唯头与四肢欲小耳，但去风邪而已。小儿及体弱者如麦大。

一点艾火，古忌松、柏、枳、橘、榆、桑、枣、竹八木，切宜避之，今用清麻油点灯，传火于艾茎，点发其艾是也。兼滋润灸疮，至愈，仍不疼痛，用蜡烛更佳。

一着艾时，宜正巳午时，方可用火，若午后未时，气盛不可下火，并失饥伤饱，忧愁恐怒，骂詈喜笑，天阴雨下，风雷闪电，并皆忌之。

一下艾时，必先以蒜切片擦穴上，然后安艾，不然则动止之间，其艾必落矣。

一着艾火，痛不可忍，预先以手指紧罩其穴处，更以铁物压之，即止。

一着火有眩晕者，神气虚也，仍以冷物压灸处，其晕自苏，再停良久，以稀粥或姜汤与饮之，以壮其神，复如前法，以终其事。

一着艾火后，须要疮发，所患即瘥，不得疮发，其疾不愈。若见灸疮不发者，用故鞋底，炙令热，熨之，三日而发，仍以小鸡、鲢鱼、豆腐等热毒者与食之，谓以毒攻，其疮必发。若气血衰弱者，调之以药饵。

一灸后疮未发，宜乌柏树叶贴之。

一灸后切宜避风冷，节饮酒，戒房事，远七情，可择幽静之所养之为善。

一灸疮痛不止，用柏叶、芙蓉叶，端午午时采，阴干为细末，每遇灸疮黑盖子脱了，水调少许如膏，贴纸上，贴之即愈。

一灸疮洗法，以葱、艾、薄荷煎水温洗，令逐风邪。

一灸疮已发，黑烂疼痛，用桃枝、柳枝、胡荽、黄连煎水温洗。

一灸疮出血，用百草霜为末，搽之即止。

一灸疮已发，可用膏药贴之，一二日一易，使疮脓出多而疾除也。其膏必用真麻油，入治病之药，或祛风除湿，养气滋血，诚疗损补虚之药，随证入之为妙。

取穴法

脊骨二十一节，大椎三节，至尾骶，共二十四节。

合谷一名虎口。手大指次指歧骨间陷中，手阳明大肠脉所过，为原，虚实皆按之。

曲池 肘外辅骨，屈肘两骨中，以手按胸取之，手阳明大肠脉所入，为合穴。

颊车一名白关。耳下曲颊端近前陷中，开口有空。

肺俞 项后第三椎下，两旁相去脊中各一寸五分。《千金》：对乳引绳度之，横以搭手，左取右，右取左，当中指末是，正坐取之。

心俞 五椎下，两旁相去脊中各一寸五分，正坐取之。

肝俞 九椎下，两旁相去脊中各一寸五分，正坐取之。

脾俞 十一椎下，两旁相去脊中各一寸五分，正坐取之。

肾俞 十四椎下，两旁相去脊中各一寸五分，与脐平，正坐取之。

膏肓俞 四椎下，近五椎上，两旁相去脊中各三寸，正坐曲脊，伸两手，以臂着膝前，令端直，手大指与膝头齐，以物支肘，毋令摇动取之。《铜人》：灸百壮，多至五百壮。如病人已困，不能正坐，当令侧卧，挽上臂，令取穴灸之。又当灸脐下，气海、丹田、关元、中极四穴中取一穴，又灸足三里，以引火气下行。

腰俞　二十一椎节下间宛宛中，以挺身伏地舒身，两手相重支额，纵四体，后乃取其穴。

百会　前顶后一寸五分，顶中央旋毛中，可容豆，直两耳尖。

中脘　脐上四寸，居蔽心骨与脐之中，胃之募，手太阳、少阳、足阳明、任脉之会，上纪者中脘也。

丹田　脐下二寸，三焦募也。

关元　脐下三寸，小肠之募，足三阴、任脉之会，下纪者，关元也。

气海　脐下一寸宛宛中，男子生气之海。

三里　膝下三寸，□骨外廉，大筋内宛宛中，两筋肉分间，举足取之，极重按之，则跌上动脉止矣。

灸诸病法

一论中风，口噤不开，牙关紧闭，及中气皆效。

人中一穴　颊车二穴　三里二穴　合谷二穴

一论卒中恶风，心烦闷痛欲死，秘穴立效，取两足大指下横纹，随年壮灸之。

一论中风，口噤不开，机关二穴，在耳下八分微前，至五壮即语。

一论风中血脉，则口眼㖞斜，中腑则肢体废，中脏则性命危。凡治莫如发表、调气血、治痰诸法，然后可扶持疾病。若要收全功，火艾为良也。

一论风中血脉，口眼㖞斜。

听会二穴，在耳前陷中，张口得之。有穴，动脉应手　颊车二穴，在耳下二韭叶许陷者宛宛中，开口得之　地仓二穴，在横口两旁四分外，近下有脉微动者是

凡㖞向右者，为左边脉中风而缓也，宜灸左㖞陷中二七壮；㖞向左者，为右边脉中风而缓也，宜灸右㖞陷中二七壮。

一论风中腑，手足不遂等症。

百会一穴，在顶中央旋毛中　肩髃二穴，在肩端两骨间陷者宛宛中，举臂取之　曲池二穴，在肘外辅骨屈肘横纹头陷中，以手拱胸取之　风市二穴在膝外两筋间，平立，舒下两手着腿，中指尽处宛宛中　三里二穴，在膝下三寸，胫骨外廉大筋内筋骨之间陷者宛宛中　绝骨二穴，在足外踝上三寸动脉中

凡觉手足痒，或不仁，或痛，良久乃已，此将欲中腑之候，宜灸此七穴，病在左，则灸右，在右，则灸左。

一论风中脏，气塞涎上，不语昏危者，下火立效。

百会一穴，在顶中央旋毛　风池一穴，在颞颥后发际陷中　大椎一穴，在项后第一椎上陷者是　肩井二穴，在肩上陷旁，缺盆上，入骨前一寸半，以三指按，当其中指下　曲池二穴，同前　间使二穴，在掌后三寸两筋间　足三里二穴，同前

凡觉心中愦乱，神思不怡，或手足麻痹，此将中脏之候，不问是风、湿、气，可速灸此七穴，但以次第灸之，各五七壮，日别灸之，随年壮止。如素有风人，尤须留意，此灸法可保无虞。此法能灸卒死。凡人风发强，忽怕痛，不肯灸，忽然卒死，谓是何病，风入脏故也。

一论暴哑不能言者，速灸脐下四寸，并小便阴毛际骨陷中，各灸一七壮，重者二七壮，并男左女右手足中指头尽处各灸三壮，神效！

一论癫痫，不拘五般，以两手中指相合灸之，神效！

一治痫疾，昼发灸阳跷、申脉，在外踝下赤白肉际，夜发灸阴跷、照海，在内踝下赤白肉际，各二七壮。

一狐魅神邪及癫狂，诸般医治不瘥者，以两手并两足大拇指用软绳急缚之，灸三壮，要四处着艾，半在肉，半在甲，要四处尽烧，一处不烧，则不效矣，此法神效。

一论魇死秘法，凡夜梦魇死者，皆由平

日神气不足，致使睡卧神不守舍，魂不依体，凡魇死者，切不可执灯照之，但可暗中呼其名，即醒。又一法，啮患人足踵，即大指甲侧，即苏。又法，用牙皂末吹入鼻中，亦妙。若经一二更者，亦可灸之。又一法，灸大敦穴七壮，即醒。

一论妇人月家得此，不时举发，手足挛拳，束如鸡爪，疼痛，取左右膝骨两旁，各有一个小窝，共四穴，俗谓之鬼眼，各灸三壮，即愈。

一治阴毒腹痛，脉欲绝者，先以男左女右手足中指尽头处各灸三壮，又灸脐下一寸五分，名气海穴，脐下三寸，名关元穴，各灸七壮，极效。

一论真阴证，四肢厥冷，腹痛如锥刺，急服大附、姜、桂。如冰，此中焦寒冷之甚，宜急灸脐上二穴，脐下二穴，脐左右两穴，每七壮，神效！

一论中寒阴证神法，但手足温暖，脉至，知人事。无汗，要有汗，即生，不暖不醒者，死。气海穴在脐下一寸五分，丹田在脐下二寸，关元在脐下三寸，艾灸三七壮。

一论哮吼神法，胸中两边，名郁中、膻中、百会一穴，用艾灸之，立已。

一论霍乱吐利，及伤寒，忽患咳逆，连声不绝，乳根在正直乳下容一指许骨间陷中，但妇人则屈乳头度之，乳头齐处是穴，艾炷如小麦大，灸三壮，男左女右，火到肌即瘥。只是三壮，不可多灸。

一论呃逆，即咳逆，灸气海三五壮，气海直脐下一寸半。

一论灸疟秘法，无问新久，令病人仰卧，以线量两乳中间，折其半，从乳至下头尽处是穴，男左女右灸之。

一治疟如神，令病人跣足，于平正处并脚立，用绳一条，自脚板周匝截断，却于项前般过背上，两头绳尽处脊骨中是穴，先点记，待将发，急以艾灸之三七壮，其寒热自止。此法曾遇至人传授，妙不可言，名曰背监穴也。

一论腹中有积，及大便闭结，心腹诸痛，或肠鸣泻泄，以巴豆肉捣为饼，填脐中，灸三壮，可至百壮，以效为度。

一论灸远年咳嗽不愈者，将本人乳下，大约离一指头，有其低陷之处，与乳直对不偏者，此名为直骨穴，如妇人，即按其乳头直向下，看其乳头所到之处，即是直骨穴之地位，灸艾三炷，其艾只可如赤豆大，男灸左，女灸右，不可差错，其嗽即愈。如不愈，则其病再不可治也。

一论灸痨虫，于癸亥日灸两腰眼低陷中之穴，每穴灸艾七炷，若灸十一炷，尤妙。须先隔一日前点穴方睡，至半夜子时，一交癸亥日期更灸，其虫俱由大便中出，即用火焚之，弃于江河中。如虫有黑嘴者，则其在内已伤人肾脏矣，此不可治虫，宜谨避。痨有数虫，如蜈蚣，如小蛇，如蛤蟆，如马尾，如乱丝，如烂面，如苍蝇，如壁油虫，上紫下白，形锐足细而有口，或如白蚁，孔窍中皆出。此皆痨瘵根毒，若传至三人，则如人形，如鬼状。

一论四花穴，治骨蒸劳热，以稻秆心量口缝如何阔，断其多少，以如此长裁纸四方，当中剪小孔，别用长稻秆踏脚下，前取脚大指为止，后取脚曲踻横纹中为止，断了却还在结喉下，垂向背后，看稻秆止处，即以前小孔纸当中安，分为四花，灸纸角也可，灸七壮。此四穴正合太阳行背二行膈俞、胆俞四穴。

一论泄泻，三五年不愈者，百会穴五七壮，即愈。有灸至二三十壮而愈者。

一论小儿大人，吐泻日久，垂死者。

天枢二穴，在脐旁，各开二寸是　气海一穴，在脐下一寸半　中脘一穴，在脐上四寸

一论霍乱已死，而腹中尚有暖气者，以盐纳脐中，以艾灸，不计其数。

一论反胃垂死，男左女右，手拿棍一条，伸手放在地上，与肩一般高，肩上有窝，名肩井穴，灸三壮，即效。

一论反胃噎膈，神效。

膏肓二穴，令病人两手交在两膊上，则膊骨开，以手指揣第四椎骨下两旁各开三寸四肋三间之中，按之酸痛，是穴，灸时手按两膊上，不可放下，灸至百壮为佳　膻中一穴，在膺部中行两乳中间陷中，仰卧取之，灸七壮　三里二穴，在膝下三寸䯒外廉两筋间，灸七壮

一论头痛连齿，时发时止，连年不愈，谓之厥逆头痛，曲鬓二穴，在耳上，将耳卷前，正尖之上，可灸五七壮，左痛灸左，右痛灸右。

一论牙疼痛，随左右所患肩尖微近后骨缝中，小举臂取之，当骨解陷中，灸五壮。灸毕项大痛，良久乃定，永不发。

一论牙齿痛，百药不效，用艾炷如麦大，灸两耳当门尖上三壮，立已。

一论治心痛神法，两手肘后陷处酸痛是穴，先用香油半钟，重汤煮，温服，即用艾，入水粉揉烂为炷，每处灸五壮，其痛立止。

一论偏坠气痛妙法，蓖麻子一岁一粒，去皮捣烂，贴头顶囟上，却令患人仰卧，将两脚掌相对，以带子绑住二中指，于两指合缝处，艾麦粒大，灸七壮，即时上去，神效！

一论蛊病及痞块。

中脘一穴，或两分三寸　内关二穴　水分一穴，在右　章门一穴，在左

再用线，比患人五手指之长，作朝圆贲，以铜钱调下背，至此钱所止脊骨处。

一论痞积妙法，以双线系开元旧钱一个，悬于颈上适中处所，钱胸前直垂而下，孔对脐为率，却将顶上之线悬于喉上，向背后垂下，至钱孔对脐而止，用墨点孔之中，再钱之两边点处，各灸一火，至十余壮，更服他药，痞积即消，其效甚速。

一论黄疸，病人脊骨自上数至下第十三椎下，两旁各量一寸，灸三七壮即效。

一论衄血良法，项后发际两筋间宛宛中，灸三壮立止。见衄血自此入脑注鼻，实妙法也。

一治衄秘法，急用线一条，缠足小指，左孔取左，右孔取右，俱出则俱听取，于指

头上灸三壮，如绿豆大。若衄多时不止者，屈手大指，就骨节尖上灸，各三壮，左取右，右取左，俱衄则俱取。

一论下血不止秘法，命门一穴，用篾二条，自地至脐心截断，令患人平立取之，即向后，自地比至脊尽处是穴，又须按其穴处痛方可灸，不痛则不灸也，灸可七壮止，永断根不发。

一论脱肛秘法，百会一穴，尾骶一穴，各灸三壮，炷如小麦大，当正午时，用桃柳枝煎汤浴净灸之，立效。

一论灸肠风脏毒便血久不止者，以患人平立，量脊骨与脐平处椎上，灸七壮，或年代深者，更于椎上两旁各一寸，灸七壮，无不除根。

一灸痔疾，先以柳枝浓煎汤洗痔，艾灸其上，连灸三五壮，忽觉一道气转入肠中，因大转泻，先血后秽。

灸诸疮法

一论一切疮毒大痛，或不痛，或麻木，如痛者灸至不痛，不痛者灸至痛，其毒随火而散，盖火以畅达拔引郁毒，此从治之法也，有回生之功。

隔蒜灸法　用大蒜头去皮，切三文钱厚，安疮上，用艾炷于蒜上灸之三壮，换蒜复灸，未成者即消，已成者亦杀其大势，不能为害。如疮大，用蒜捣烂摊患处，将艾铺上烧之，蒜败再换。如不痛，或不作脓及不起发，或阴疮，尤宜多灸。而仍不痛、不作脓、不起发者，不治，此气血虚之极也。

一论脑项后疽，一名夭疽，俗名对口，男左女右，脚中指下俯面第三纹正中，用好蕲艾灸七壮。

一论发背痈疽，初起未破，用鸡卵半截盖疮上，四围用面饼敷上，用艾灸卵壳尖上，以病人觉痒或成泡为度，臭汗出即愈。

一灸疔疮，用大蒜捣烂成膏，涂疔四围，留疮顶，以艾炷灸之，以爆为度。如不爆，难愈。宜多灸百余壮，无不愈者。又灸豆疔、

蛇蝎蜈蚣犬咬、瘰疬，皆效。

一论灸痔神法，用克薄虫，其虫圆而扁，去足，将此虫合放痔上，用艾炷灸七壮，立消。

一论痔漏肿痛，脓水粘，痛不可忍，用艾炷，如梧桐子大，灸尾闾骨尖上七壮，痊愈。

一论瘰疬已破未破，以男左女右手搦拳后纹尽处，豌豆大艾炷灸三壮，三四日已。

一论瘰疬，用养荣汤，其病皆消，唯一二个不消者，用癞蛤蟆一个，剥取皮，盖瘰疬上，又用艾灸皮上七壮，立消。

一治两脚俱是疙瘩，肿毒骨痛，用独蒜切片，铺放肿痛处，每蒜一片，用艾灸二壮，去蒜，再换再灸，至愈为效。

一论赤白汗斑神法，或以针刺之，出血亦已，宜灸侠白穴，先于两乳头上涂墨，令两手直伸夹之，染黑处即是穴也。

一论破伤风及疯犬咬伤，此方最易而效良，用胡桃壳半个，填稠人粪满，仍用槐白皮衬，扣伤处，用艾灸之，若遍身汗出，其人大困，则愈。远年者，将伤处如前灸之，亦效。

一论癫狗咬伤，并治瘰疬，用：

穿山甲锉，黄土炒　熟艾　斑蝥

上为末，和匀作炷，如黄豆大，每一齿伤处，用乌桕叶贴疮口，灸十四壮。如无乌桕叶，以干人粪薄薄贴之。

一人被人打死，或踢死，急救，百会穴，在头顶中，艾灸三壮，立苏。

一论妇人难产及胞衣不下，急于产妇右脚小指尖上灸三壮，炷如小麦大，立产。

一论妇人无子，及经生子，久不怀孕，及怀孕不成者，以女人右手中指节纹一寸，反指向上量之，用草一条，量九寸，舒足仰卧，所量草自脐心直垂下，至草尽处，以笔点定，此不是穴，却以原草平折，以折处横安前点处，其草两头是穴，按之有动脉，各灸三壮，如箸杪大，神验！

一论小儿初生，三四日到七日，中噤不

吮乳，多啼者，是客风中于脐，循流至心脾二经，遂使舌强唇撮，灸承浆一穴，取法在唇棱下宛宛中是穴，次灸颊车二穴，各七壮，在耳下曲颊骨后是穴。

一论小儿脐风，以艾灸脐下，即活。又方，用线比两口角，折中，以墨记之，放脐中四下，灸七壮。又方，新针七个，刺两眉口圆圈，一百余下。又方，用房四角草燃火，将小儿在火上左右各转三遭，令出汗，即已。

一论小儿慢惊、慢脾危证，药力不到者，但看两脚面中间陷处有太冲脉，即灸百会穴，其穴直取前后发际折中，横取两耳尖折中，在头之中心端正旋毛处是也，如有双旋及旋毛不正者非，艾炷约小麦许，但三五壮而止，灸后仍与醒脾散等补药。

一论小儿雀目，夜不见物，灸手大指甲后一寸内廉横纹头白肉际各一炷，如小麦大。

一论小儿吼气，无名指头灸之，良愈。

一论小儿脱肛泻血，每厕脏腑撮痛不可忍者，灸百会二壮。

一论小儿惊风，男左乳黑肉上，女右乳黑肉上，周岁灸三壮，二三岁儿灸五壮，神效！

一灸蛇毒，人被蛇所伤，用艾当咬处灸之，引去其毒，即瘥。

益府秘传太乙真人熏脐法　能补诸虚百损，益寿延年。

麝香五分，为末，入脐内，后用药末放麝香上，将面作圈围住，上用槐皮灸一百二十壮，不时须换槐皮　龙骨　虎骨　蛇骨　附子　南木香雄黄　朱砂　乳香　没药　丁香　胡椒夜明砂　五灵脂　小茴　两头尖　青盐

上各等分，共为细末，入脐中，用艾灸之。夫肺为五脏之华盖，声音之所出入，皮毛以之滋润，肾水由之而生，腠理不密，则为风、寒、暑、湿乘虚而入矣。有七情当调抑之，有郁结当解利之。或不审而伤于辛燥之药，则气不散，留滞于肺中，多生黏痰，而喘急咳嗽，或伤于房劳，饮食不节，致使吐血咳血，作寒作潮，头晕体倦，精神怯弱，

饮食不思等症，医者治之无益，则必用此急治，其效可胜言哉！用麝香，以引透诸药入五脏六腑之中，大无不入，小无不至。丁香坚守其胃，启饮食之进。青盐入肾以实其子，使肺无泄漏。夜明砂以补其血，散内伤之有余，乃伏翼之粪，食蚊子，盖取其早餐雨露，夜饮人血，而得天人之气，故能补五劳七伤之病，非此不能达也。乳香、没药、木香、小茴，升降其气，不致咳嗽。龙骨、蛇骨、朱砂、雄黄，以削病根。两头尖，巡视各经络，有推前泄后之功。附子、胡椒补其元气，使血行血室，气归气宅，痰散为津液。五灵脂连操其肺，削有余补不足。用槐皮之浆，闭押诸药之性，使无走窜之患。用艾灸之，有拔病除毒、起死回生之功。使其患瘰疬、失血、阴虚、遗精白浊、阳事不举、精神倦怠、痰火等症，妇人赤白带下，子宫冷极无子，凡百重病，无所不能疗者。用此灸法，则接人性命，夺造化之成功，延年益寿，得卢扁之妙术矣。其法先用面作一圈，将药一料，分作三份，先以麝香入脐，后以面圈置药在内按紧，以槐皮盖上，以蕲艾灸之。三十壮，但觉热气自上而下，或自下而上，一身热透，其人必倦怠，沉沉而睡矣。至六十壮，必大汗如淋，上至泥丸，下至涌泉，骨髓内风、寒、暑、湿，脏腑中五劳七伤，尽皆拔除。至一百壮，则病鲜有不冰释者矣。灸时慎风寒，戒油腻、生冷、酒、色。其效难以尽述，当珍藏之，毋轻泄千古秘妙也。

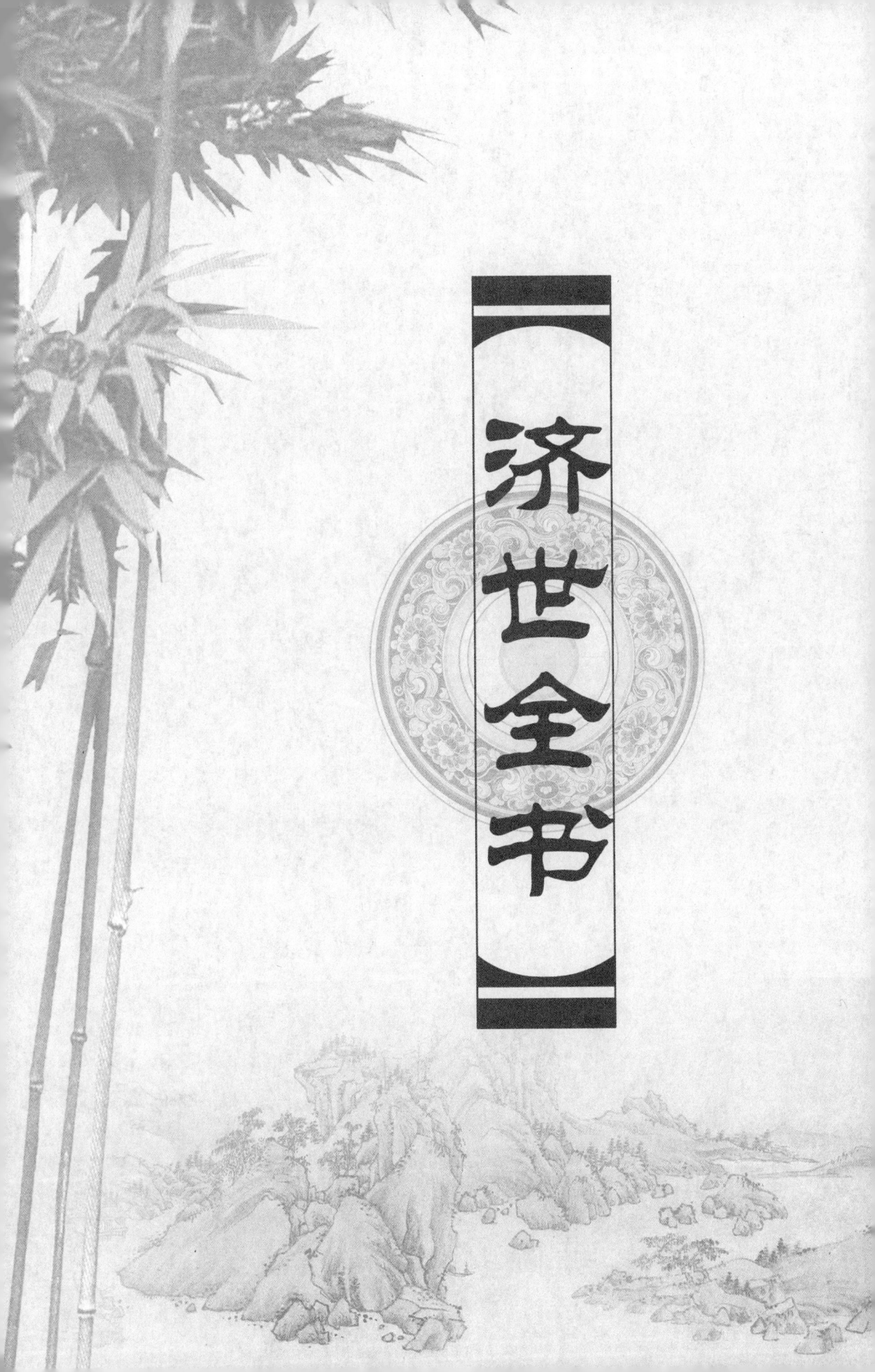

济世全书

序

问之，世记曰：神农使岐伯尝草木之味，典医疗疾。今经方《本草》《素问》诸书出焉，而济万世于无穷。后世之著方书者，皆祖之，然而未全也。金溪龚云林，盖清世之国手哉！不名名，不利利，倜傥有奇节，遨游于燕、赵、梁、豫间，灵蛤所投，随试辄效。阴骘人无算，略不计其德，有古君子风，往来于予，予与之相得甚欢也。促膝谈衷，夜分乃寐，尝谓之曰：古人有言，不得为良相，则愿为良医。良相调燮宇宙，裨举世常无病。良医亦调燮宇宙，裨举世有病而无病。今公之术，其圭刀足以驻衰历，其宝饵足以缓童龄，洵今世之国手哉！先时所著书，曰《古今医鉴》，曰《万病回春》，曰《种杏仙方》，曰《云林神彀》，曰《鲁府禁方》，曰《寿世保元》，凡六种，业已大行于世而弘济无外，然沧海之遗珠不无也。于是汇晚近之新得，总六书之大全，别类标门，条分缕析，罔不全备，因颜其额曰《济世全书》。此书一出，则茅君不必受锦囊于王母，李少君不必得神楼于安期，周义山不必过羡门乞长生要诀，而苏沈之橘、董奉之杏、葛洪之《肘后方》，全收之矣。其博济于亿万世，宁有穷耶。昔长桑君见扁鹊而奇之曰：我有药方，年老欲传于子。乃出怀中方，饮以上池之水。鹊如其言，从此视疾，具见五脏之癥结。然则是书也，其长桑君怀中之方乎！即与经方《本草》《素问》诸书并传不朽可矣。

曙谷吴道南撰

自　序

　　不佞少年时，挥毫吊古，诵爱物济人之句，不胜神往，雅意学问，期徼一命之荣，无如非其分也。而意念则未已。夫昔人云：士苟挟一策，以推及物之仁，虽不仕于时，犹仕也。于是，取父书读之，旦莫不辍三年间，尽得其要领，少试之乡邑，乡邑赖之以为有父风，而予之意念犹未已也。乃著《医鉴》《仙方》《回春》《神毂》《禁方》五书，行于海内，风声日籍籍起，已而挟策，北游燕、赵、梁、豫之间，有车辙马迹焉。行乐到处，王公大人倒屣投辖，今倦游矣。毳逊于家，而名藩省郡，聘召错道，然予之意念犹未矣也。复搜讨奇秘，总五书之大全，披寸灵之独得，汇成一书，命曰《寿世保元》，自谓生平精力殚于此矣，医家纲目簪于此矣。虽不获显诸事业，而家国天下，庶几或有补也。第其书不啻数万言，其值不下二三金，而四海争购，两京为之纸贵，则富者得遂其求，贫者苦于难获，则予之意念终不能人人惬也，其能自已乎！于是披历心神，昏夜不寐，将前所出六海遗珠，择其简切精当，凡人生之所未有，古来之所罕见，奇异古怪之疾，寒暑虚实之症，分门别类，种种备载，不拾人残唾，不抄人方书。悉不佞，平生之履历，老父之商榷，每有所获则随录之，积数十年，然后神理凑合，随试辄效。不啻庖丁之牛，飞卫之虱矣。海内得是书而读之，细心披阅，以病之症印予之书，一一而投剂焉。辟之星火春冰，未有不焕然欲释者，尚可以济世，而医经奥诣赖是全备焉。因名之曰《济世全书》。昔青牛道士能延垂尽之命，白鹿真人顿生已枯之骨，予何人，斯敢以此自任哉！然二子以丹砂之神而展其济世之功，予将借医国之书而展其济世之心，故书成而世世共跻予之愿也。即书成，而未必尽济，亦尽予之心也。予少年时，怕怀博济之转念也，纵有笑予之狂，讥予之任者，余何暇计焉。然而予之意念终未已也。姑植数杏于庭，以俟予之后来者。

　　　　　　　　　　　　　时　　万历丙辰夏金溪龚廷贤自叙

云林子传

　　士之娣修于斯，世品亦殊矣。与其家修，不若公之以普物，与其以己见观物，不若证之以古，始与其博洽之无当也。又不若契之以先天，酌之于方外，此吾云林子之著述乎。生以奉亲之孝，留意黄岐。凡自《素》《难》以来，所为《龙宫》《肘后》诸书，无不句训。而言什者，遍历名山，访诸道侣，三都五岳之间，无不扪罗而跻陟者，旌币相迎，徜徉周鲁。凡簪裾衮舄之游，无不宾礼而投，辖者生随其染遘而补泄之，每试辄效。镮辕所至，驹不得前，或为之授室以居，悬壶而市更十余载，而成寓焉。无不为之卜邻而成聚者，生因有怀璧之惧，为暴客所窥，不敢橐诸馈赠，独取经验方书而秘之，久而汇成，凡数十余卷，并其书而不可橐，则授诸梓人，梓以费重而不能全，则删其过半，金陵已行其半，而复不废其删也。次第镘之，又四刻而书始全。其初出者，为《古今医鉴》，其继成者为《种杏仙方》，其玉振者为《万病回春》，其行于鲁府者为《鲁府禁方》《云林神彀》，总之凡五。而其晚年所嗣成者，又有《寿世保元》《济世全书》，教子活人以读之。中间师心出者什九，与古参者什一。其酌五方之殊，禀经百岁之盛衰，诊四时之代谢，则一疾而缓急异应，一人而先后分歧，一方而损益互变，其得心应手者，书也。其神与之符而奇正百出，并其心而不自知者，意也。生之技足以自取，素封而生之意，必欲以阴功厚植，为二人而锡类，于是盲者、羸者、危者，广施剂以疗之。而饥者、困者，又量力以济之，甚至橐不可移，疑不可解，而危桥衢路代有司以营之。亦有鲁藩千金之赐，璧环备赈而不以为行色，累则刺船陈孺，破产留侯，有度越九家之外者，宁独以工巧见哉。书之始创，由一二人之奇验传播；其方书之成，由数十年之积累汇成充栋；书之刻，由二三名公之简阅，分门析类；书之分散，由其他禀之各异，随人姿取而不拘读其书者，如入邓林而游海藏，举世外之珍异，毕集于前。观其行者，如尹旌阳而令峋嵝，举人世之疲癃，悉就扶植。不佞自京邸而耳，其名至川上，而观其集，集中之类各析为门，而首辄冠之以论，详脉息以加减之，汇诸家之旧说而评其殿最，即初学者有水镜焉。而久擅名家者，以名之以为彀率，故称彀称神而筌蹄具矣。生年望八而其尊人，以善养之，故酌颜方艾则书之为效，其以登堂见乎。至于兴祭缯，先敦义济，后孝慈惠爱，家训啧啧，宛如范公之遗风，相继而起者乎。此不唯以培形气，而且以培功行，不唯自淑，而且以淑世人。夫亦秋之进乎。道者，名家以其言而立政，其政中之岐伯乎。

　　　　　　　　　　　　　　　　　　　　赐进士第中宪大夫
钦差整饬湖东等处兵备副使圻伽佗居士袁世振抑之甫述

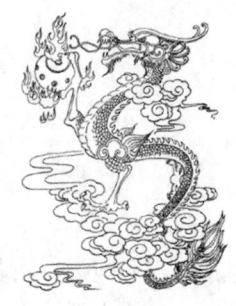

济世全书 乾集 卷一

宋许学士伤寒脉法

总论歌

大浮数动滑阳脉，阴病见阳生可得。

大脉者，指下寻之极大，举之有余。《内经》曰：大则病进。丹溪曰：大者，洪之别名，火之象也，属阳。其病得之于内伤者，阴虚为阳所乘，故脉大当作虚治之；其得之于外伤者，邪客于经脉亦大，当作邪胜治之。合二者而观之，皆病症方长之势也，谓之病进，不亦宜乎？

浮脉者，阳也。指下按而寻之不足，举之有余，状如太过曰浮。主伤寒病在表。若杂病，主脏中冷，荣中有热，治宜生精补虚。

数脉者，阳也。《难经》曰：一呼三至，一吸三至，名曰数。是一息之间脉动六至，阳多阴少而有热也。脉诀云：六数七极热生多。

动脉，许学士言仲景论动脉则曰：阳动，寸为阳则汗出；阴动，尺为阴则发热；数脉见于关上，上下无头尾，如豆大厥厥动摇，名曰动。是动也，仲景为阳脉，脉诀动为阴脉，二者不同，何也？此是开卷第一行疑处，而世人不知讲。予谓脉诀所言分七表八里而单言之也，仲景所论兼众脉而合言之也。大抵杂病各见一脉，唯伤寒必兼众脉而见，何以言之？仲景之意，若曰浮大者，阳也，兼之

一动，数、滑之类，安得不为阳？故仲景以动为阳者，此也。云：指下寻之似有，举之还无，再再寻之，不离其处，不往不来，动而不移曰动。主虚劳、崩中、血痢，此举一脉，单言主病，故为阴也。是以伤寒杂病不可同日而论，学者知之。仲景论滑脉之翕奄沉，名曰滑沉，为纯阴，翕为正阳，阴阳一合，故名滑脉。古人论滑脉，虽云往来前却，流利展转替替然，与数相似。曾谓仲景三语而足也。翕，张也，言脉升而张也，忽焉而沉，言脉降而复也，奄言奄忽之间，脉来大而盛，聚而沉谓之翕奄沉，正如转珠之状也。沉为脏气，故曰纯阴。翕为腑气，故曰正阳。滑者，阴阳气不为偏胜也。叔和脉诀，三关如珠动，按之即伏，不进不退曰滑。若阴病见此五阳脉则生。

沉涩弦微弱属阴，阳病见阴终死脉。

沉脉者，阴也。《脉诀》云：指下寻之似有，举之全无，缓度三关，状如烂绵曰沉。一曰重按之乃得，主病在里。

涩脉者，脉诀云：指下寻之似有，举之全无。又云：如刀刮竹行。又云：细而迟，往来难且散，或一止复来曰涩。

微脉者，脉诀云：阴也。指下寻之往来极微，再再寻之，若有若无曰微。《脉经》云：极细而数或欲绝。一曰小也，一曰手下快，一曰浮而薄。

弱脉者，脉诀云：阴也。指下寻之如烂绵相似，轻手乃得，重手稍无，快快不前曰

弱。《脉经》云：极软而沉细，按之欲绝。一日指下按之乃得，举之无有。

弦脉者，脉诀云：阳，仲景为阴，二者不同，详仲景论弦脉，状如弓弦，按之不移，弦为阴。又云：支饮急弦。又云：少阴症手足寒，脉弦迟者，大抵沉细者，阴也。若兼之以涩、弦、微则为阴脉，阴病宜矣。脉诀言弦脉为阳者云：指下寻之不足，举之有余，状若筝弦，时时带数曰弦。为阳脉者，此单言杂病自内而之外者，仲景言弦脉为阴者，兼沉、涩、弱、微则为阴脉，阴病宜矣。脉诀言弦脉为阳者云：指下寻之不足，举之有余，状若筝弦，时时带数。此弦脉为阳者，乃单言杂病自内而外之者。仲景言弦脉为阴者，兼沉、细、弱、微，自外而之内，伤寒脉也。故伤寒杂病不可同日而论。仲景言若伤寒阳病，如谵语妄言，见此五阴脉多死。

阴阳交互最难明，轻重斟量当辨白。

脉虽有阴阳，须看轻重，以公表里在下文。

轻手脉浮为在表，表实浮而兼有力。

但浮无力表中虚，自汗恶风常渐渐。

伤寒先要辨表、里、虚、实，此四者为急。仲景云：浮为在表，沉为在里。然表症有虚有实。浮而有力者，表实也，宜用麻黄、葛根、紫苏、陈皮之属以汗之，以其症必无汗、恶寒；若浮而无力者，表虚也，必自汗、恶风，宜用桂枝、芍药或白术、防风、甘草、川芎之属以和解之。

重手脉沉为在里，里实脉沉表亦实。

重手无力大而虚，此是里虚宜审的。

里症亦有虚实脉，沉而有力者，里实也，故腹满大便不通；沉而无力，里虚也，或泄泻或阴症之类。

风则虚浮寒牢坚，水停水滀必沉潜。

动则为痛数为热，支饮应须脉急弦。

太过之脉为可怪，不及之脉亦如然。

仲景云：风则虚浮，寒则牢坚，沉潜水滀，支饮急弦，痛则为痛，数则烦热，太过可怪，不及亦然。邪空见，中必有汗。

荣卫大盛名高章，高章相搏名曰纲。

荣卫微时名炸卑，煤卑相搏名曰彰。

荣卫既和名缓迟，缓迟名沉此最良。

九种之脉辨虚实，长沙之诀妙难忘。

仲景云：寸口卫气盛，名曰高，荣气盛，名曰章，高章相搏名曰纲。卫气弱，名曰炸，荣气弱，名曰卑，炸卑相搏名曰损。卫气和，名曰缓，荣气和，名曰迟，缓迟相搏名曰沉。大抵仲景脉法论伤寒与杂病脉法异。

瞥瞥有如羹上肥，此脉定知阳气衰。

萦萦来如蛛丝细，却是体中阴气衰。

脉如泻漆之绝者，病人亡血更何疑。

仲景云：脉瞥瞥如羹上肥者，阳气微也。萦萦如蛛丝细者，阴气衰也。脉绵绵如泻漆之绝者，亡血也，阳气衰也。

阳结蔼蔼如车盖，阴结寻竿亦象之。

仲景云：蔼蔼如车盖者，阳结也。累累如循竿者，阴结也。

阳盛则促来一指，阴盛则结缓而迟。

此谓促、结二脉也。仲景云：脉来缓，时一止，名曰结；脉来数，时一止，名曰促。脉阴盛则结，阳盛则促。

纵横逆顺宜审察，残贼灾怪要须知。

仲景云：脉有相乘，有纵有横，有逆有顺，何谓也？曰：水行乘火，金行乘木，名曰纵。火行乘水，木行乘金，名曰横。水行乘金，火行乘木，名曰逆。金行乘水，水行乘木，名曰顺。又曰：脉有残贼，何谓也？曰：脉有弦、紧、浮、滑、沉、涩，此六者名残贼，为诸贼作病也。又问曰：脉有灾怪，何谓也？答曰：旧时服药，今乃发作，如先服大黄，腹未泻，后服白术却见泻，故为灾怪。

脉静人病内虚故，人安脉病曰行尸。

仲景云：脉病人不病曰行尸，以无主气，故眩仆不知人；人病脉不病，名曰内虚，以无谷，神虽困无苦。

右手气口当主气，主血人迎左其位，气口紧盛食必伤，人迎紧盛风邪属。

左为人迎，右为气口，人迎紧，风伤荣；

气口紧盛，伤于食。

数为在腑迟为脏，浮为在表沉在里。

浮紧兼涩寒伤荣，脉浮而缓风伤卫。

脉微大忌令人吐，欲下犹防虚则细。

沉微气弱汗为难，三者要须当审记。

孙用和云：阴虚脉沉微而气弱者，不可发汗。这汗、吐、下三法，脉其有不可行者，切当审之。

阳加于阴有汗症，左手脉沉却应未。云：阳加于阴而谓之汗。

跌阳胃脉定死生，太溪肾脉为根蒂。

伤寒必诊太溪、跌阳者，谓以肾脉、胃脉为主。

脉来六至或七至，邪气渐深须用意。

浮大昼加病属阳，沉细夜加分阴位。

九至以上来短促，状若涌泉无入气。

更加悬绝渐无根，命绝天真当死矣。

孙尚云：脉及七至六至以上，浮大昼加病，沉细夜加病。更加八至精气弱，神气乱，必有散脱精神之候，须急为治疗。又加之九至十至以上，须和扁亦难救。如八至九至，加以悬绝者，无根也。

病人三部脉调匀，大小沉浮迟速类。

此是阴阳气已和，勿药自然应可喜。

诊脉口诀

察脉之法，先须六部齐诊，看何部异于众者，便是此部有病，然后每部另诊，方可得其精微。无病之人，左手弱，右手强，是血虚；右手弱，左手强，是气虚。有病之人，左手大，右手小，是外感；右手大，左手小，是内伤。如邪气盛脉大，医而使之小；正气虚脉小，医而使之大者，乃为效也。

论绝脉

弹石之脉，状如硬蛇触石，辟辟而急，肾气绝也。

解索之脉，状如绳索解股散于两旁，多见于尺，精血竭也。

雀啄，状如鸡雀频啄，止而复来，多见

于脾，谷气绝也。

屋漏，状如水滴地上，久复溅起，胃气绝也。

虾游，状如虾浮不动，瞥去复来，神魂绝也。尺脉涩如大虾须者死，脉连连如蜘蛛丝者亦死。

鱼翔，状如游鱼高头泛，定尾摇，命绝死也。

釜沸一脉，如羹上肥满，涌涌而浮，此阴阳之气绝也。

所谓偃刀者，如犹刀刃，其与弹石类焉。若代若牢，亦为危脉。代者，动中一止，如更代之代；牢似乎革。经曰：浑浑革至如涌泉，谓出而不返也。又曰：牢而搏，如薏苡累累然者死。牢之与革无以异也。前所论覆、溢二脉，自关前进，上出于鱼际者，谓之溢；自关后退，入于尺泽者，谓之覆。是皆阴阳不守，离经无根，必死之脉也。凡笃病六脉涩刮，按之无力，若能用药挽得胃气脉回，三部和缓，蔼蔼而来，必有生意。或一并涩刮而胃气之脉不回，是虽息数犹存，终不能保其诸笃症，但见右尺脉和软而大，厥疾其有瘳乎？

太过不及脉

心脉洪大心家热，头脑昏疼血气结，脚板心内似火烧，口燥心烦渴不歇。

心脉微小主心虚，心中惊悸流汗随，头脑昏沉多困倦，梦魂常在水边归。

肝脉洪大不调血，背痛项强疼左胁，手酸脚冷目赤红，行路昏晕常怕跌。

肝脉微小四肢酸，胆冷肝枯血气寒，头眩眼花双足软，背间常有汗漫漫。

肾脉洪大主腰疼，背痛项强小腹膨，膀胱暑热不便赤，咽干舌苦口无涎。

肾脉微小下部虚，耳内嘈嘈风雨声，脑痛腰疼双足肿，背间盗汗出无停。

肺脉洪大心头紧，咳有风痰常壅盛，腰疼背痛脚又酸，口渴气急时时并。

肺脉微小肺家气，闷闷忧愁口又干，手

寒腹内多虚弱，咳嗽时时背上寒。

脾脉洪大心膨胀，饮食不思常欲困，头疼脑痛呕频频，食后伤风精气损。

脾脉微小两眉愁，闷闷忧忧唇口焦，手足软酸多气急，无情无意过良宵。

命脉洪大心胸热，潮渴三焦血气结，四肢倦怠少精神，食后伤风精气别。

命脉微小号平和，肾气应教呕逆多，手足冷寒脾胃冷，口淡无味不调和。

察 视

黑气起于耳目鼻上，渐入于口者死，白色亦然。

赤色见于耳目额上，五日死。张口如鱼出气，不反者死。

循摸衣缝者死，无热妄语者死。

爪甲青者死，爪甲青肉黑者死。遗尿不知者死。

舌卷卵缩者死。眉倾鬓竖，目直视者死。

唇反，人中满者死。阴阳俱闭，失音者死。

神气不守，声嘶者死。汗出不流者死。

尸臭不可近者死。回目直观者死，肩息死。

齿忽黑者死。面赤目黄死，面赤目白死。

面青目黑，面青目黄，面青目白，面青唇黑皆死。

面白目黑，面白目白皆死。面黑目青死。

面黑目白死，面黑胁满不能反侧死，面黑唇青死。

面黄目白，面黄目青，面黄目黑死。已上九黑如煤，白如枯骨，赤如衃血，青如草兹，方为死候。

心绝，肩息回聘，目直视者，一日死。

肺绝，气去不反，口如鱼，三日死。

骨绝，腰脊痛不可反侧，五日死。

脾绝，口冷，足肿，胀泄，十二日死。

肾绝，大便赤涩下血，耳干，脚浮，舌肿者，六日死。

筋绝，魂惊虚恐，手足爪甲青，呼骂不休，九日死。

肠绝，发直，汗出不止，不得屈伸者，六日死。

肝绝，恐惧伏卧，目直面青，八日死。又即时死。

胃绝，齿落目黄者，七日死。

凡病色见于面者，黄赤为热；白为寒，为脱血，为积；青黑者痛。《内经》云：肝青，肺白，心赤，肾黑，脾黄。若青如翠羽，赤如鸡冠，黄如蟹腹，白如豕脂，黑如乌羽，此五色之见，生也。青如初生草兹，黄如枳实，黑如炱煤，赤如衃血，白如枯骨，其色常变不同。

杂 论

湿热相火病多，土火病多。气常有余，血常不足。

肥人血多湿多，瘦人气实热多。白者，肺气弱，血不足。黑者，肾气余，忌黄芪。

热伤血不能养筋，故为拘挛。寒伤筋不能束骨，故为痿弱。

气属阳，无寒之理。劳症忌凉药，此东垣之旨也。

寒不得热，是无火也。热不得寒，是无水也。

肺痈，非吐不可疗。辛苦，饥饱，劳役，疼痛，皆伤血。

服药药力峻，须酸收。指甲卷是血少不养，伤筋。

身如被打，湿伤血也。亦有血虚而痛。腑病责脏用，脏病责腑用。

气血弱，远枳壳，以其损气。气血盛，忌丁香，以其益气。

治病先调气。病分气、血、阴、阳。

昼增夜静，是阳气病而血不病。夜增昼静，是阴血病而气不病。

夜静日恶寒，是阴上溢于阳。

日夜并恶寒，是阴部大盛兼有其阳，当

泻其寒，峻补其阳。

夜静日热，是阳盛于本部。日静夜恶寒，是阴自生于本部。

日安夜躁烦，是阳气下溜于阴中，当泻其阳，峻补其阴。

日恶寒夜烦躁，为阴阳交，饮食不及，必死。

伤寒、中暑与伤酒食一般。人火正治，龙火反治，诸病有郁，治之可开。

恶心，有热、有痰、有虚。阳绝则阴亏，阴气若盛，阳无暴绝之理。

虚劳不受补者死。

诸病能发热，风、寒、暑、湿、燥、火，七情皆能发热。

寒湿同性，火燥同途，非也。寒宜温之，湿宜燥之，火宜降之凉之，燥宜润之。

诸病寻痰火，痰火生异症。诊脉，观形，察症，三者殊途，不可执一。

诸病先观胃气。

汗

脉沉微细弱不可汗，沉细为在里，濡弱血气虚。

脉浮而紧法当身痛，当以汗解；假令尺脉迟者，不可汗，此血微少故也。

阴病脉细沉数不可汗，病在里故也。

伤寒风温，素伤于风复伤于热。四肢不收，头痛身热，常汗不解，治在少阴、厥阴，不可汗，汗出谵语，内烦不得卧，善惊目乱无精光。

伤寒湿温，素伤于寒因而中暍。若两胫冷，腹满，头目痛，妄言，治在足太阴，不可汗，汗出必不能言，耳聋，不知痛所在，身青面变，死。

伤寒头形象中风，常微汗出，又自呕者，心懊恼，发汗则痉。

伤寒脉弦细，头痛，如反热，此属少阳，不可汗。

太阳与少阳并病，头项强痛，或眩冒，心下痞坚，不可汗。

少阴病咳而下利，谵语者，此强汗之故也。

胸中闭塞不可汗，汗之则吐血。厥不可汗，汗之声乱咽嘶。

亡血家不可汗，汗之则寒栗。衄不可汗，汗之必额陷直视。

淋家不可汗，汗之必便血。疮家不可汗，汗之则痉。

汗家不可汗，汗之必恍惚，脉短者死。

冬时发其汗，必吐、痢、口疮。下痢清谷不可汗，汗之必胀满。

咳而小便利，汗之则厥逆。诸逆发汗，微者难愈，剧者言乱，睛眩者死。

动气在，不问左右上下，一切不可汗。

脉浮大可汗，问病者，设为虚不可汗也。浮而紧可汗。

太阳病脉浮弱可汗，浮而数者亦可汗。

阳明脉迟，汗出多，微恶寒，表未解可汗。

日晡发热如疟，此属阳明，脉浮虚可汗。下利后身痛，清便自调可汗。

中 风

脉宜浮迟，不宜弦大急数。

夫中风百病，古今诸医所见不同。古人论中风，风也；河间论中风，火也；东垣论中风，气也；丹溪论中风，湿也。风、火、气、湿四者立说，以贤论之，总之一虚而已，何也？良由素失调护，或五味之有伤，或七情之忒甚，或嗜欲之无节，或劳役之过极，以致脏腑亏损。风邪乘虚卒中者，风也；阴精枯竭，水衰火盛而昏冒者，火也；元阳耗散，不任风寒故昏冒者，气也；气血衰惫，中气不运而生湿，湿生痰，湿痰壅盛而昏冒者，湿也。以上四者而归之一虚，可谓明矣。贤尝考诸明医论曰：所谓外中风邪者，亦未必不由元精虚弱，荣卫失调而后感之也；所谓因火、因气、因湿，亦未必绝无外邪侵侮而作也，诚确论焉。其为病也，或为中风舌强不语，语言謇涩，或口眼㖞斜，半身不遂，或手足拘挛，筋骨麻痛，或头目眩晕，痰火炽盛，或呵欠喷嚏，面木头痛，或僵仆不省人事等症。宜先用通关之药，俟有嚏，随进解毒丸或导痰汤或摄生饮，对症选用。或有未至昏冒，而不必用此三方者，均宜服加味顺气散二三剂。故曰：治风先理气，气顺则痰消。徐理其风，如圣散急则以治其标也，使外邪少疏，人事稍醒，其余诸症，然后从容调理，宜王道之剂，以补虚为主兼去外邪，每日早、午、晚服六味丸、五论汤、还真丹，三药兼而进之。勿论病之轻重，年之浅深，轻则旬日奏效，重则久服收功。治以滋肾水，降心火，扶真元，补气血，以培其本；祛风邪，平肝木，清痰火，除湿热，以治其标。对症加减，慎毋执焉。久而肾水上升，心火下降，真元渐复，气血渐充，邪气渐退，肝木渐平，痰火渐消，湿热渐除，则中风诸病自潜瘳矣。收功保后，宜用延龄固本丹，不唯以杜后患，而且却病延年之圣药也。兹贤之管见，乃素所经验，若此为愈，愧不能磬医中之万一耳。后之学者须探本穷源，当考诸《内经》之旨，洞析刘、张、朱、李诸家之秘，自可收万全之功矣。

中风恶候

口开者，心气绝。遗尿者，肾气绝。手撒者，脾气绝。眼合者，肝气绝。鼻鼾者，肺气绝。

发直吐沫，睛如直视，声如鼾睡，皆不治之症也。及筋枯不治，举动则筋痛者，是无血以滋养其筋故也。面赤如妆，头面青黑，汗缀如珠，不治之症也。

凡初中时，昏沉口噤，不可进药，急以生半夏末吹入鼻中，或用通关散搐鼻内，即提起头发，立苏。有嚏可治，无嚏不可治，或急以手指掐刻人中即醒。其或不醒者，急以三棱针刺手十指甲角十井穴，捋去黑血，就以气针刺合谷二穴，人中一穴，觉稍醒，

即多灌香油或加麝香一二分，或姜汁亦可。

凡中气亦似中风，但风中多痰涎，气中口中无涎。又风中身温，气中身冷。此七情内伤，气逆为病，治当顺气散主之。有热者，导痰汤主之，或藿香正气散皆可。

通关散　治中风痰厥，昏迷卒倒，不省人事欲绝者。

先用皂角、细辛等分为末，每少许吹入鼻中，有嚏可治。随用吐法，皂角末五分，半夏、白矾各三分，为细末作一服，姜汁调服，探吐后服解毒丸或导痰汤、摄生饮之类。

擦牙开关散　治中风不省人事，牙关紧闭不能下药。

用乌梅肉和南星、细辛末，以中指蘸，频擦牙上，自开。

治中风痰厥，不省人事。用巴豆去壳捶油，在纸上入麝香少许，将纸卷作条入桐油内蘸过，点着吹灭，取烟熏鼻而省。

一方　治中风不语。牙皂七个，蜜水同煎，用鹅管吹入些许。

按上方，治中风不省人事外治之法。

雄黄解毒丸　治中风卒然倒仆，牙关紧急，不省人事，并解上膈壅热，痰涎不利，咽喉肿闭，一应热毒。又能消食化气兼治食症，取积下热。

郁金二钱半，研末　雄黄二钱半，研末　巴豆去油，二十四个

先将上二味末和一处同研极细，再入巴豆同研用。好米醋煮面糊为丸，如绿豆大。每服五七丸，热茶送下，吐出痰涎立苏，未吐再服。如牙关紧，以刀、尺斡开口灌下。

一缠喉风急喉闭，七丸研化，以热水研白梅肉调下，或热茶下。热则流通之意，缠喉风卒死而心头犹热者，灌下即苏。

一久疟腹中有癖，用沉香磨水送下。

一诸积下痢，煎五苓散送下。

一瘰疬，加斑猫十四个，去翅足，糯米炒，冷茶下。

家秘牛黄丸　治惊风痰热等症。即雄黄解毒丸加牛黄一钱，硼砂一钱，水糊为丸，

薄荷汤下。

一方 治小儿急惊风，痰热上壅，加腻粉一钱。

一方 治疔疮，加全蝎二钱，皂角二钱，麝香少许，滴水为丸，绿豆大，每二十丸，茶下。

按上方，治中风不醒人事，风痰壅热者宜之。

祛风导痰汤 治中风，中气，痰火，头目昏沉，痰气迷闷，上气喘急，口吐涎沫，症类伤寒，憎寒壮热，此因内伤七情，以致痰迷心窍，神不守舍，空空则痰自生也。

南星一钱 半夏一钱 陈皮七分 白茯苓去皮，一钱 黄连姜汁炒，一钱 黄芩酒炒，一钱 白术去芦，一钱 枳实麸炒，一钱 瓜蒌仁一钱 桔梗去芦，七分 白附子七分 防风七分 人参五分 甘草二分

上锉一剂，生姜三片，枣一枚，水煎，加竹沥、姜汁同服。

按上方，治中风，中气，痰火，昏迷不醒人事者宜之。

摄生饮 治一切卒中，不论中风、中寒、中暑、中湿及痰厥、气厥之类，不醒人事者，初作只用此方。

苍术生，一钱 南木香一钱半 南星湿纸煨，二钱半 半夏泡，一钱半 细辛一钱 石菖蒲一钱 甘草生，一钱 生姜七片

水煎服。痰盛加全蝎炙，二枚。

按上方，治一切卒中不醒人事者宜之。服后人事稍醒，气未尽顺，痰未尽消，唯当以藿香正气散加南星、木香以苏痰气，调理最稳。或服加味顺气散亦可。藿香正气散方见霍乱。

加味顺气散 治风先理气，气顺则痰消，徐理其风，庶可收效。理气者，气滞，气郁，肩膊麻痛之类，此七情也。

人参 白术去油芦 白茯苓去皮 半夏姜汁炒 青皮去穰 陈皮 川芎 白芷 枳壳麸炒 桔梗 乌药 细辛 防风 僵蚕炒 干姜 麻黄 甘草

上锉生姜三片，枣一枚，水煎服。

按上方，治中风诸病，并遍身手足疼痛麻木者宜之。

五论汤主方 治中风诸病之总司也。

人参五分 白术去芦炒，一钱 白茯苓去皮，一钱 当归酒洗，一钱二分 川芎一钱 白芍酒炒，一钱 生地黄姜汁焙，一钱 熟地黄姜汁焙，一钱 半夏姜炒，一钱 南星姜炒，一钱半 防风去芦，六分 羌活六分 独活六分 天麻一钱 黄连姜炒，八分 黄芩酒炒，八分 黄柏酒炒，四分 甘草炙，三分 陈皮温水洗去白，七分

锉作一剂，水煎，临服入竹沥、姜汁一二茶匙，清旦时温服。宜随时对症加减于后。

风火气湿虚，五论探玄微，一方皆可疗，增损始为奇。

中风左瘫者，坦也。筋脉弛纵坦然而不举也，属血虚与死血，加秦艽、桃仁、红花。

中风右痪者，涣也。血气散漫涣然而不用也，属气虚与湿痰，加黄芪、木香、乌药。

中风痰迷心窍，舌强不能言，加远志、石菖蒲、枳实、瓜蒌、麦冬。

中风口眼㖞斜，加白芷、僵蚕。中风痰涎炽盛，加枳实、瓜蒌仁。

中风肢体顽麻，加乌药、僵蚕、薄桂。中风筋骨疼痛，加官桂、乳香、没药。

中风头目眩晕，并头痛，加白芷、蔓荆子、藁本。

中风手足拘挛，加牙皂、木香。

中风或左足瘫或右足痪，加牛膝、木瓜、薏苡仁。

按上方，治中风诸病，多服以愈为度。

夺命还真丹 治中风半身不遂，手足瘫痪，口眼㖞斜，语言謇涩，一切诸风痰火气郁，湿热疼痛，惊痫之疾。

当归酒洗，一两 川芎五钱 白芍酒炒，一两 熟地黄五钱 生地黄酒洗，五钱 人参七钱 白术去芦，七钱半 陈皮去白，五钱 白茯苓去皮，一两 半夏姜制，一两 枳壳麸炒，一两 桔梗去芦，一两 木香七钱半 官桂五钱

全蝎去毒，五钱　天麻七钱　防风去芦，一两
僵蚕炒，五钱　羌活一两半　独活七钱半　藁
本七钱半　细辛三钱　薄荷一两　菊花五钱
知母一两　石膏一两　柴胡一两　黄芩五钱
黄连五钱　地骨皮五钱　蔓荆子五钱　菟丝子
酒制，一两半　小茴酒炒，一两　杜仲酒炒，一
两　麻黄一两　蛤蚧酥炙，一两　甘草一两

上三十七味为末，炼蜜为丸，如弹子大，
每服一丸，细嚼，茶酒任下。

如中风瘫痪癫疾，茶酒下。如遍身骨节
疼痛及心气痛并不醒人事，热醋下。如洗头
风及暗风，茶清下。如惊痫口吐涎沫，酒下。
如妇人胎前产后经脉不调，酒煎香附汤下。

按上方，以羌活愈风汤为本，最能行道
诸经，滋养气血，使阴阳无偏胜，久服大风
悉去。始终调理之良剂也。

八味丸方见补益　治中风等症因房劳者，
名曰内风。房劳过度则元精暴亡，舌本欠柔，
言语不利也。精血一亏即水竭而心火暴甚，
肾水虚衰，不能制之，则阴虚阳实而热气怫
郁，心神昏冒，筋骨不用而卒倒无所知也。
或一肢之偏枯，或半身而不遂，或口眼之㖞
斜，或语言之謇涩，悉宜此方，或汤或丸
皆可。

按上方，治中风诸病，宜空心服六味丸，
已未时服五论汤，夜临卧服夺命还真丹，每
日早、午、晚三服无间。任诸风百病可起沉
而拔痼也。

凡中风百病，照前诸方服之，万有不效
者，乃风之为病百端，非数方所能尽也，宜
依后方对症选用。

化风如圣散一名刀圭散　治男妇小儿诸
般风症，左瘫右痪，半身不遂，口眼㖞斜，
腰腿疼痛，手足顽麻，语言謇涩，行步艰难，
遍身疮癣，上攻头目，耳内蝉鸣，痰涎不利，
皮肤瘙痒，偏正头风，无问新久，及破伤风
角弓反张，并蛇伤犬咬，金刀所伤，出血不
止，敷贴立效。久患痔漏脓血痛楚，服之
良验。

苍术米泔浸，二两　草乌炮去皮，二两　川

乌炮去皮尖，二两　何首乌米泔浸忌铁器，二两
全蝎瓦焙，二钱半　天麻二钱半　僵蚕隔纸
炒，三钱半　两头尖一钱　防风去芦，一钱半
荆芥二钱半　白芷二钱半　细辛二钱半　藁本
二钱半　麻黄二钱半　当归酒洗，二钱半　川芎
二钱半　人参一钱半　白茯苓一钱半　石斛酒
洗，五钱　白花蛇五钱，酒浸三日去皮骨　羌活
二钱半　甘草炙，一两半　共二十二味

上为细末，每服三分或五分，渐加至六
七分，临卧酒调下，茶亦可。服后忌多饮酒
并一切热物饮食，一时恐动风气。服后觉麻
是药之效也。

按上方，治中风诸病暂服之剂，立可
奏效。

分金酒　治中风左瘫右痪，口眼㖞斜，
及诸风疼痛麻木，及手足出脓水。先服前加
味顺气散，二三剂后进此分金酒。

当归　川芎　白芷　半夏　茯苓　苍术
细辛　防风　荆芥　僵蚕　天麻　川乌
草乌　麻黄　落阳花　白花蛇各一两

上为粗末，每药三钱，用烧酒一斤，枣
三枚，蜜五钱，同入瓶内封固，重汤煮半炷
香，冷定取出，每服一小钟。病在上食后服，
病在下空心服。

按上方，治中风诸病，通行经络以利关
节，祛风除湿，养血化痰，止痛除麻，舒筋
活骨之剂。

防风通圣散　治中风一切风热，大便闭
结，小便赤涩，头面生疮，眼目赤痛，或热
极生风，舌强口禁，或鼻生紫赤风刺瘾疹而
为肺风，或成风厉而世呼为大风，或肠风而
为痔漏，或肠郁而为诸热、谵妄、惊狂，并
皆治之。

防风　当归　川芎　芍药　大黄　芒硝
连翘　薄荷　麻黄　石膏　桔梗　黄芩
白术　栀子　荆芥　滑石　甘草
生姜煎服

按上方，治中风百病，大小便闭涩，属
实热有余者宜之。

搜风顺气丸　治肠胃积热，以致膈间痞

闷，大便结燥，小便赤涩，肠风痔漏，腰膝酸痛，肢节顽麻，手足瘫痪，行步艰辛，语言謇涩，三十六种风，七十二般气，无不治之。

大黄五两，酒浸九蒸九晒 火麻仁微炒去壳，二两 郁李仁去壳泡去皮，二两 菟丝子酒炒，二两 山药酒蒸，二两 牛膝去芦酒浸，二两 独活一两 枳壳麸炒，一两 山茱萸酒蒸去核，二两 槟榔二两 车前子三两半，炒

上为末，炼蜜为丸，梧子大，每三五十丸，茶酒任下。百无忌。早晚各一服，觉脏腑微动，以羊肚、肺羹补之。久患肠风便血，服之除根；瘫痪语涩，服之平复；酒后能进一服，宿酒尽消。中年以后之人，若用厚味酒内，多有痰火，且不能戒房，往往致虚火动，动则生风，所谓一水不能胜五火是也。故以此方降火疏风为主，不问年高气弱，稚壮妇女，并皆服之大效。孕妇勿服。

按上方，治中风百病，不问虚实，大小便闭涩者宜之。

如程饮 治中风口眼㖞斜神方。

当归 川芎 白术、白芍 茯苓 陈皮半夏 枳壳 白芷 桔梗 僵蚕 天麻防风 荆芥 细辛 黄芩 乌药 甘草
生姜煎服

参苏饮 方见咳嗽 治痰积中脘，眩晕，嘈杂，怔忡，哕逆，或痰停关节，手足弹曳，口眼㖞斜，半身不遂，呕吐恶心，头疼发热，状似伤寒。

治口眼㖞斜，先用鳝鱼血涂不斜处，须臾，口眼俱正，即用热水洗净，却服五论汤一二十剂即愈。

治中风牵口面㖞斜，取新硬石灰一合，以酸醋炒，调如泥。㖞斜向右即于左边涂之，向左即于右边涂之，候方正如旧，即须以水洗去，大效。

按上方治中风口眼㖞斜之剂。

治中风瘖哑不能言。

大黄一两 芒硝一两 当归一两 甘草五钱

上锉一剂，水煎服。泻下后，用四物汤

四两，加僵蚕一两，作二服。

一妇人忽然不语半年矣，诸药不应，两尺浮数。先用六味丸料加肉桂，数剂稍愈，再以地黄饮子三十余剂而痊。男子多有此症，亦用此药治之。

地黄饮子 治肾虚弱，舌瘖不能言，足废不能行。

熟地黄自制 巴戟去心 山茱萸去核肉苁蓉酒浸焙 石斛 大附子泡去皮 五味子白茯苓去皮 石菖蒲 远志 桂心 麦门冬去心，各等分

上锉每一两入薄荷少许，姜枣水煎服。

清心散 治舌强不能言。

青黛二钱 冰片二分 硼砂二钱 牛黄三分 薄荷三分

上为末，先以蜜水洗舌上，后以姜汁擦之，将药蜜水调，涂于舌面上，频与之，数日效。

治中风不语，痰迷心窍不能言。

南星一两 防风五钱

为末，面糊为丸，每五十丸，姜汤送下，立效。

治中风不语，舌不能言。远志、甘草，水泡不去骨，不拘多少，为末，鸡清调敷天突、咽喉、前心三处效。

按上方，治中风不语，瘖哑之剂。

神仙健步丸 治瘫痪。

黄芪盐水炒，一两半 人参一两 白术去芦，二两 茯神一两 当归一两半 白芍盐酒炒，二两 生地黄二两 熟地黄二两 枸杞子一两半 五味子五钱 虎骨酥炙，二两 龟板酥炙，一两半 牛膝二两 杜仲二两 黄柏乳炒，二两 知母乳炒，二两 麦门冬二两 远志甘草制，二两 石菖蒲二两 酸枣仁炒，一两 沉香五钱 木瓜一两 薏苡仁一两 羌活一两独活一两 防风一两 大附子童便制，五钱

上为细末，炼蜜为丸，如梧子大，每服百丸，空心盐汤、温酒任下。

治瘫痪秘方

用牛骨髓一碗，熟的蜜一斤，炼熟二味

滤过，入炒面一斤，干姜炒为末三两，四味搅匀，丸如弹子大，一日服三四丸嚼，酒下。

洗瘫痪秘方

蛤蚧一个　麻黄四两　川乌二两　草乌二两　透骨草四两　川椒四两　白花蛇二钱　防风四两　紫花地丁一升　大盐四两　艾一把　槐枝一条

用水二桶煎，中大缸半埋在地入水，温时坐上洗，再用水二桶煎渣，候冷时再入热水，或一日或一夜，临出时用水浇顶心数次，再用芥茉稀贴患处，纸绢裹热炕上捶，汗出为度。忌早起，饮食就卧内为妙。

荣花散　治左瘫右痪。

鳖甲醋炙，九次　鹿茸酥炙　乳香　没药　荣花树根皮即夜合花根

上各为净末三钱，合一处再重罗过，分为二服，五更黄酒下，一服五钱。男子至重者，二服出汗，女人至重止用一服。

独神丹　治瘫痪。

用淮安陈曲一块，将四面削去各一指厚，止用中心，打碎入砂锅焙去湿气为末，用福建黑砂糖等分，入石臼捣，再用生姜汁熬熟添入内，捣如泥，丸如弹子大，收磁器内，细嚼。病在上者，晚上黄酒送下一丸；病在下者，牛膝煎酒送下一丸；如全身有病，早晚如引下。治瘫痪手足挛蜷或疼痛。

外应膏　治瘫痪。

川乌一斤为细末，用隔年陈醋入砂锅内，慢火熬如酱色，敷患处。如病一年，一日即痒，如病二年，二日作痒，令人将手拍痒处，以不痒为度。先用升麻、皮硝、生姜煎水洗患处令净，然后敷药，不可见风。

治手足拘挛不伸，用牙皂一个，木香等分，水煎，一服立效。

按上方，治中风左瘫右痪之剂。

治中风一身俱麻，宜用：

乌药　陈皮　干姜　枳壳　僵蚕　川芎　白芷　麻黄　桔梗　人参　白术　当归　麦门冬　甘草

上锉，水煎服。

仙灵酒　治偏风手足不遂，皮肤不仁。

淫羊藿一斤，以生绢袋盛于不津器中，用好酒浸之，厚纸重重封固，春夏三日、秋冬五日后开坛，随量饮之，常令醺醺不得大醉，合时勿令鸡犬见之。治一切冷风劳气，补腰膝，强心力；丈夫绝阳不起，女人绝阴无子，老人昏耄健忘，服之最良。

治中风面目、十指俱麻木，乃气虚也。宜用补中益气汤加木香、大附子、羌活、防风、乌药。方见内伤。

神仙粥　治风寒湿痹，麻木不仁。

大川乌头，生研为末，每用白晚米半碗，入药末四钱，慢火炊作稀粥，不可稠，下生姜自然汁二匙，白蜜三匙搅匀，空心温啜之。如是中湿，更入薏苡仁末二钱煮服。此粥大治手足四肢不随及重病不能举，有此症，预服防之。左氏云：风淫末疾，谓四肢为四末也。脾主四肢，风邪客于肝则淫于脾，脾为肝克，故疾在末。谷气风温之药径入脾经，故四肢得安。

按上方，治中风麻木不仁之剂。

治皮肤瘙痒，乌药顺气散加蝉退、薄荷。

治皮肤燥痒。经曰：诸痒为虚，血不荣肌腠，所以痒也。当以滋补药以养阴血，血和肌润，痒自不作。

治身虚痒，四物汤加黄芩，调浮萍末一钱服。

治皮肤风热，遍身生瘾疹。牛蒡子、浮萍等分，以薄荷汤调下二钱，日二服。治风气客于皮肤，瘙痒不已。

苦参丸　治肺风皮肤瘙痒或生瘾疹疥癣。

有人病遍身风热细疹，痒痛不可任者，连胸、颈、脐腹及近隐处皆然，涎痰亦多，夜不得睡。

苦参一斤为末，用皂荚去皮，蔓荆子二斤，以水一斗，浸揉去浓汁，滤去渣，熬成膏和丸，如梧子大，每服三十丸，荆芥、薄荷汤下，唯酒下亦可。

按上方，治诸风皮肤瘙痒之剂。

治中风满身刺痛。

当归　川芎　白芍　怀生地　防风　荆芥　蔓荆子　蝉退　麦门冬

治中风左瘫右痪，遍身筋骨疼痛者。

陈皮去白，一钱　半夏姜炒，一钱　白茯苓一钱　当归酒洗，一钱　川芎八分　赤芍一钱　苍术泔浸炒，一钱　白术一钱二分　乌药一钱　枳壳一钱　桔梗八分，手有病方用　黄连酒炒，一钱半　黄芩酒炒，一钱　白芷九分　防风八分　羌活一钱　甘草五分　身痛加姜黄一钱

上锉生姜五片，水煎服。脚瘫加防己、牛膝、威灵仙。

按上方，治中风瘫痪疼痛者宜之。

延龄固本丹

滋补之圣药也，治五劳七伤，诸虚百损，颜色衰朽，形体羸瘦，中年阳事不举，精神短少，未至五旬，鬓发先白并左瘫右痪，步履艰辛，脚膝酸痛，小腹疝气，妇人下元虚冷，久无孕育。

菟丝子酒洗慢烂捣饼晒干，四两　肉苁蓉酒洗，四两　甘枸杞子二两　人参二两　川巴戟酒浸去心，二两　怀山药二两　白茯苓去皮，二两　木香二钱　怀牛膝去芦酒洗，二两　柏子仁二两　辽五味子二两　覆盆子一两半　川杜仲去皮酒炒，二两　地骨皮一两半　老川椒一两　怀生地黄酒洗，二两　山茱萸酒蒸去核，二两　车前子一两半　麦门冬水泡去心，二两　天门冬水泡去心，二两　泽泻去毛，一两　远志甘草水泡，去心，一两　怀熟地黄酒蒸黑，二两　石菖蒲去毛，一两　虎胫骨酥炙，二两

上共为细末，酒糊为丸，如梧子大，每百丸，空心温酒送下。妇人加当归、赤石脂各一两，去麦门冬、木香。

按上方，治中风诸病，收功保后之良剂也。

伤　寒挟内伤论

夫伤寒者，仲景而下著述，纷然未有定论，大率自霜降后至春分前，感寒而即发，从足太阳膀胱经，郁热以次而传阴经，或太阳不传阳明胃、少阳胆，而即传少阴肾；或不由阳经而直入阴经；或二阳三阳同受而为合病；或太阳膀胱，阳明胃先后受而为并病；或太阳膀胱与少阴肾，阳明胃与太阴脾，少阳胆与厥阴肝，阴阳俱受而为两感之类。此皆感而即病，仲景立法所治之伤寒也。其不即病，而寒毒藏于肌肤之间，至春变而为温，夏变而为暑，或将发而复感暴寒，此是不即发之温病也，暑热病也。若本无冬月所受之邪，而春夏自感暴寒之类，此皆后人通谓之四时伤寒也。若只外感而无内伤者，用仲景法。其本因饮食劳倦所伤，然气虚邪袭，每感寒而显表症，此乃所谓挟内伤之伤寒也。但伤寒挟内伤者十居八九。经曰：邪之所凑，其气必虚。补中益气汤从六经所见之症加减用之。

补中益气汤　治内伤挟外感者，用此汤为主，从六经所见之症加减用之。

黄芪蜜水炒　人参　白术去芦炒　当归　陈皮　柴胡　升麻　甘草炙

上锉一剂，生姜三片，枣一枚，水煎温服。

如见太阳症，头项痛，腰脊强，加羌活、藁本、桂枝；如阳明症，身热目痛，鼻干不得眠，加葛根，倍升麻；如少阳症，胸胁痛，耳聋，加黄芩、半夏、川芎，倍柴胡；如太阴症，腹满嗌干，加枳实、厚朴；如少阴症，口燥舌干而渴，加生甘草、桔梗；如厥阴则烦满囊缩，加川芎；如变症发斑，加葛根、玄参，倍升麻；内伤挟痰，加半夏、竹沥，仍入姜汁传送。

伤　寒要方

脉，伤寒热病宜洪大，忌沉细。

神授太乙散　治四时感冒时令不正之气，头痛，发热恶寒，咳嗽喘急，口干作渴，并伤寒夹食，夹气，胸膈满闷，肚腹胀痛，不问阴阳两感，时常发散，皆可服之。

紫苏　陈皮　香附　川芎　白芷　干葛

羌活　升麻　赤芍　枳壳　甘草

上锉作剂，生姜三片，葱白三根，水煎热服。冬月加麻黄，无汗亦加之；头痛加细辛、石膏、葱白；胸膈膨闷加桔梗；心腹胀满加枳实、半夏；潮热加柴胡、黄芩；咳嗽加桔梗、桑白皮；痰盛加半夏、瓜蒌仁；呕逆加藿香、砂仁；泄泻加白术、茯苓；腹痛加白芍煨；冷气痛加玄胡索、吴茱萸；大便秘涩加大黄、芒硝；咽喉痛加桔梗、牛蒡子。

羌活冲和汤　治春、夏、秋非时感冒，暴寒头痛，发热恶寒，无汗，脊强，脉浮紧。此足太阳膀胱受邪，是表症，宜发散，不与冬时正伤寒同治法。此汤非独治三时暴寒，春可治瘟，夏可治热，秋可治湿，治杂病亦有神也。可代麻黄桂枝汤，大青龙汤，各半汤，乃太阳经神药也。又名神解散。

苍术米泔浸，一钱　羌活二钱　防风一钱半　川芎一钱　白芷一钱　黄芩一钱　生地黄一钱　细辛三分　甘草三分

上锉，生姜三片，枣一枚，葱白一根，水煎。发汗用热服，止汗用温服。

胸中饱闷加枳壳、桔梗，去生地黄；夏月加石膏、知母，作渴亦加之；如服此汤不出汗加苏叶；喘而恶寒身热加杏仁、生地黄；汗后不解宜要服，汗下兼行加大黄；其三时感冒，非时暴寒，亦有头痛，恶寒，身热，脉浮缓，自汗，宜实表，去苍术，加白术；汗不止加黄芪，即加减冲和汤，再不止，以小柴胡汤加桂枝、芍药立止。

人参败毒散　治伤寒头痛，壮热恶寒及风痰咳嗽，鼻塞声重。心经蕴热，口舌干燥加黄芩。如诸般疮毒肿痛，去人参，加荆芥、防风、连翘、金银花，名荆防败毒散。

柴胡　桔梗　羌活　川芎　茯苓　枳壳　前胡　独活　人参　甘草　生姜　薄荷
煎服

按上方，治伤寒初起，头痛，发热，身痛，或服前发表药，或有汗或无汗未解，宜服此解表里之热，即愈。

小柴胡汤　治肝胆症，寒热往来，或日晡发热，或湿热身热，默默不欲食，或怒火口苦，耳聋，咳嗽发热，胁下作痛，甚者转侧不便，两胁痞满，或咳嗽痰喘，或泄泻，或吐酸食苦水，或因怒而患疟、痢等症。

柴胡　黄芩　半夏　人参　甘草　姜枣

煎服。烦躁加麦门冬、淡竹叶；呕吐加陈皮、竹茹、姜汁；左胁痛加青皮；右胁痛加姜黄；痰多加贝母、瓜蒌；寒热如疟加官桂；口渴饮水加知母、石膏、天花粉；口干不饮水加人参、麦门冬、五味子；结胸痞满加枳壳、桔梗；发热烦渴，小便不利，大便泄，加四苓散，或因热多者加炒黄连，白芍腹痛倍之；若腹痛，恶寒，去黄芩，加炒白芍、官桂；若血虚发热，至夜尤甚，加当归、川芎、白芍、生地；若口燥舌干，津液不足，去半夏加天花粉、麦门、五味；若内热甚，错语，心烦不得眠，合黄连解毒汤；内热甚，恶热烦渴，饮水者，去半夏，合白虎汤。

按上方，治伤寒用前发表之药，或有汗、无汗未解，宜服此。治足少阳胆经受症，耳聋，胁痛，寒热，呕而口苦，脉来弦数，属半表半里，宜和解此经。胆无出入有三禁，不可汗、下、利小便也。

白虎汤　治伤寒，大汗出后表证已解，必烦渴欲饮，及吐或下后七八日邪毒不解，热结在里，表里俱热，时时恶风，大渴，舌上干燥而烦渴，饮水数升者；三阳合病，腹满身重，口燥，面垢，谵语，发黄，厥逆，自汗，和解两感，解头痛，止自汗，或伤风自汗，桂枝汤症表未解半入于里；中暑自汗，脉虚弱；杂病时疫；烦渴发斑兼小儿痘疱、疮疹、伏热。

石膏四两　知母一两半　甘草一两，炙　粳米一合

上每锉五钱，水一钟，煎六分，去渣温服无时候，日进二四服。或咳或呕，加半夏、橘红半两，生姜煎服。

伤寒发汗未解，脉浮者加苍术，名苍术白虎汤。

伤寒或汗或吐下后烦渴，口干舌燥，脉

洪大,加人参半两,名人参白虎汤。

伤寒下后自汗,虚热不已,加苍术、人参。一服通神,汗止身凉,此通仙之妙也。

伤寒汗下之后自汗,虚热不退,不问有汗无汗,加苍术解之。又加人参亦妙。

正伤寒或湿热病,若胸胁之间见红点者,发斑,加人参,名化斑汤。或再加玄参。

此药立夏后,立秋前可服。春时秋后,并亡血虚家并不可服。不恶寒反恶热,大便闭者,亦可服。

按上方,治伤寒发汗后,大渴饮水者宜之。

六一顺气汤 治伤寒热邪传里,大便坚实,口燥咽干,怕热谵语,揭衣狂妄,扬手掷足,斑黄阳厥,潮热自汗,胸腹满硬,绕脐疼痛等症,并皆治之。可代大小承气,调胃承气,三乙承气,大柴胡,大陷胸等汤之神药也。

黄芩 柴胡 芍药 枳实 厚朴 大黄芒硝 甘草

上先将水二钟,滚三沸后入药,煎至八分。临服入铁锈水三匙温服。

如潮热自汗,谵语发渴,扬手掷足,揭衣狂妄,斑黄便实,俱属正阳明腑病,依本方。口燥咽干,大便实者属少阳,依本方。如下利纯清,心下硬痛而渴者属少阴,依本方。如怕热发渴,谵妄,手足乍冷乍温,大便实者阳厥症属厥阴,依本方。舌卷囊缩者难治,须急下之。若谵语发渴,大便实,绕脐疼痛者,有燥粪,依本方。热病目不明,谓神水已竭,不能照物,病已笃矣,须急下,依本方。如结胸症,心下硬痛,手不可近,燥渴谵语,大便实者,依本方去甘草,加桔梗、甘遂。凡伤寒过经及老弱并血气两虚之人,或妇人产后有下症,或有下后不解,或有表症尚未除而里症又急,不得不下者,以此汤去芒硝下之。

按上方,治伤寒热传于里,谵言妄语,大便闭结者宜之。

桃仁承气汤 治热邪传里,热蓄膀胱,其人如狂,小水自利,大便黑,小腹满痛,身目黄,谵语燥渴,为蓄血症,脉沉有力,宜此下尽黑物则愈。未服前而血自下者为欲愈,不必服。

桃仁 桂枝 大黄 芒硝 甘草 柴胡青皮 枳实 芍药 当归 生姜煎服

按上方,治热邪传里,其人如狂,小便利,大便黑,小腹痛,此蓄血症宜之。

黄连解毒汤 治伤寒大热不止,烦躁,口干口渴,喘满,阳厥极深,蓄热内甚,及汗、吐、下后寒凉诸药不能退其热者。如腹满呕吐,欲作痢者,加半夏、厚朴、茯苓各二钱,生姜煎服。

黄连 黄芩 黄柏 栀子炒,各二钱 加柴胡 连翘各一钱

锉剂水煎。

按上方,治伤寒大热不止,反汗、吐、下后诸药不能退其热者宜之。

凡治伤寒,前方治之略而详矣。今又有简易诸方不忍弃之,姑备以便采用。

行军散 治伤寒。

绿豆 麻黄各一升 雄黄三钱

共为末,每服一钱,重者二钱,无根水下走,出汗愈。

烧裈散 治女子病新瘥,与男子交者,名曰阴易。其症则里急胯痛,头重不举,目中生花,或头面烘热,耳中蝉鸣,胸中烦闷,甚者百节解散。用男子旧裤裆着在左腹者,剪取一块烧灰,每日三服,白汤下。男子病则用女人裤裆,如不应,用参附汤。

治伤寒,温疫,头痛发热,身痛无汗。周少源验。

生姜 细茶 核桃仁去壳带皮研烂 白砂糖各三钱

上四味同入砂罐内,水煎温服,被盖出汗。一方无白砂糖,用葱白等分,水煎服。

治伤寒无汗,或日久汗不出者。

甜梨一个,生姜一块,同捣取汁,再入童便一碗,重汤煮热,服之即汗。但有头痛发热或憎寒身痛即表,汗出而已。

治伤寒不得汗出，用樟树白皮捣烂炒热，绢巾包熁浑身上下，一时汗即出而愈。

治伤寒多日不出汗，白蜜一小盏，好黄酒一钟，同煎极热服，当时汗出。

治伤寒结胸声哑，白果去壳捣烂，入蜜调和，重汤煮成块，频频服之，茶下。

治伤寒时气热极，狂乱者及发热不退。

鸡子清一个　白蜜一大匙　芒硝三钱

凉水调服。如心下不宁者，北人谓之心慌是也，加珍珠末五分同服。

治伤寒热极发狂，不认亲疏，燥热之极。长垣成都宪方。

熊胆一分，研末，净水调服立已。

治伤寒痰厥昏迷，不省人事，先以皂荚燃烟入鼻，有嚏可治，无则不治，肺气上绝也。可治者，随用：

皂荚　半夏　白矾生

上为末，共一钱半，入姜汁调服。探吐，痰去即苏。

姜熨法　治伤寒胸膈不宽，一切寒结，热结，水结，食结，痞结，痰结，支结，大小结，胸痞气结者，俱用。

生姜捣烂如泥，去汁取渣炒热，绢包渐渐揉熨心胸胁下，其满痛豁然自愈。如姜渣冷，再入姜汁，再炒再熨。热结不用炒。

治伤寒因食热物补住，结胸有痰、有热，并咳嗽失音。

黄连解毒汤加苏子、白芥子、枳实、桔梗、杏仁、乌梅、瓜蒌仁、石膏，共十二味。

治伤寒五四日，头痛壮热，胸中烦痛，口渴。

苦参一两　黄芩五钱　干生地黄二两　水煎服。

治伤寒伏热谵语，温病大热狂言。

白颈蚯蚓，味咸，气寒，无毒，取须盐水洗净，捣烂绞汁，井水调下，立差。小水不通亦捣汁饮。蛊毒卒中，须浸酒吞。

治伤寒湿䘌方

黄连　生姜各一两　艾叶八两　苦参四两

水煎服。

治热病有䘌，上下食人。猪胆一枚，苦酒一合，同煎二两，满日饮之，虫立死即愈。

甘露散　治伤寒时气作热发狂，及解五毒，治烦热。

寒水石　石膏　甘草炙

为末，新汲水入姜汁调服。

独参汤　治伤寒汗、下后不解，或投药错误，致患人困重，垂死昏沉，或阴阳二症不明，七日以后皆可服。

好人参一两，锉片，水二钟，煎至一钟半，温服。病人喜冷，以新水沉冷服之，渣再煎服，连进数服，至鼻尖上润汗出，是其应也。此药不拘男妇，伤寒时气疫症，二七、三七不解，不知人事者并治。

治伤寒头痛，发热口干，屡服发表解肌之药罔效，而日晡发热尤甚，或时日轻重，此阴虚而火动也，宜六味地黄丸。方见补益。依本方作汤，加酒炒黄柏、知母服之，立效。

伤　风

夫伤风，乃四时之失序也。或表风中在经络中，随往流注，以日传变，或咳嗽黏痰，鼻塞声重，憎寒发热，头痛面赤，四肢逆冷，怕寒或无汗恶寒，宜散。有汗恶风，解表而治。受病亦有不同者，且风为天地浩荡之气，四时八风之变，未尝无也。

外感伤风，鼻塞声重，左脉浮缓者是。

芎芷香苏散

川芎一钱　白芷一钱　薄荷八分　苏叶八分　香附一钱　陈皮一钱　羌活一钱　甘草五分　加荆芥　防风各七分。名荆防芎苏散

上锉一剂，生姜三片，葱白三根，水前热服。有痰加半夏、茯苓；咳加杏仁、桑白皮。

消风百解散　治四时感冒，头痛发热，咳嗽鼻塞，声重喘急等症。

苍术　荆芥　麻黄　白芷　防风　甘草生姜

葱白煎，热服。如咳嗽，加乌梅，同升

麻葛根汤同服。

三拗汤 治感冒风邪，寒冷鼻塞，声重，语音不出，咳嗽痰涎，胸膈短气喘急。

甘草生 麻黄不去节 杏仁不去皮尖，各二钱

生姜三片，水煎热服。加荆芥、桔梗，名五拗汤。

发汗散 治伤风寒。

生绿豆一两，去皮 麻黄八钱，去节

二味为末。每服，壮者一钱半，次者一钱，无根水调服，出汗。

追风散 治伤风感冒，头痛发热。

古石灰 绿豆粉 闹阳花各等分。闹阳花一名落羊花，即黄春蓼花，即羊踯躅花根，名搜山虎，治大风疾

上为末，每少许吹两鼻一二次愈。

一治伤风寒后余毒未散，上攻头颈，鼻塞声重，怒气上攻时，常有血从脑上落至口中，或出红痰，此阳道未利作梗，非血症病也。

防风五分 川芎七分 辛夷五分 薄荷五分 羌活三分 独活七分 升麻六分 葛根七分 白芷四分 藁本四分 黄芩酒炒，八分 甘草生用，四两

上锉一剂，生姜一片，水煎，食远温服。清阳道以通利关窍，然后可以养正也。次服：

人参养荣汤

人参四两 白术六分 白茯苓四分 当归酒洗，四分 川芎四分 白芍七分 熟地黄六分 麦门冬去心，二分 五味子六粒 黄柏酒炒，三分 远志四分 陈皮三分 甘草

上锉一剂，生姜、枣子水煎温服。

中　寒附阴症

寒者，严凝杀厉之气也。人以肾为根本，唯肾则受寒，唯寒则伤肾，肾气一虚，寒邪交作，急痛拘挛，战掉强直，昏迷厥冷，口噤失音，此中寒也。无汗恶寒，头疼面惨，发热拘急，手足微冷，此感寒也。霍乱转筋，

洞泄下利，干呕吐逆，积饮停痰，此寒邪入肠胃也。或为疝瘕，或为脚气痿痹，或为腰膝冷痛，或为虚劳阴痿，或小腹急痛，皆寒邪所为也。唯肾气不充，疏于谨护，非特霜凝冰泫之谓寒，或者炎天暑月，当风取凉，卧地受冷，使寒邪之气自皮肤而达经络，自经络而入脏腑，然后诸病作。乌治法？中寒者，宜温中御寒，如五积散、附子理中汤之类。甚则宜葱熨法，更灸气海一穴，在脐下一寸五分。关元，在脐下三寸。各灸五十壮。若其他所感，变症甚多，又当从各症门类而治之。

如寒中太阴者，则中脘疼痛也。宜理中汤，或藿香正气散合理中汤同服；寒甚脉微，手足冷，附子理中汤。

如寒中少阴者，则脐腹疼痛。以五积散加吴茱萸；寒甚脉沉，手足冷，四逆汤加吴茱萸。

如寒中厥阴者，则少腹、小腹至阴疼痛。宜当归四逆汤加吴茱萸；甚者，必倍用附子。

五积散 治感冒寒邪，头痛身痛，项强拘急，恶寒呕吐，或腹痛。又治伤寒发热，头痛恶风。无问内伤生冷，胸膈胀满，外感风寒，湿气客于经络，腰膝酸痛及妇人难产，经候不调，或血滞不通并治。

当归 川芎 白芍 苍术 厚朴 白茯苓 半夏 白芷 枳壳 桔梗 干姜 官桂 麻黄 陈皮 甘草

上锉，生姜二片，枣一枚，水煎温服。足浮肿加五加皮、大腹皮；已成风痹加羌活、独活、防风；腰痛加牛膝、杜仲、小茴；手足挛拳加槟榔、木瓜、牛膝；咳嗽加桑白皮、杏仁；遍身疼痛加乳香、没药、细辛；难产加麝香、官桂；四肢湿痹加乌药顺气散。

四逆汤 治寒中三阴，手足厥冷，小腹疼痛，脉微欲绝。四逆名者，四肢逆冷也。

大附子生去皮脐 干姜 甘草

当归四逆汤 此厥阴经汤也。治感寒手足厥冷，少腹至阴疼痛，脉细欲绝者。

当归 桂枝 白芍酒炒 细辛 甘草炙

通草各二钱　大枣三枚

上锉，水煎服。

理中汤　治五脏中寒，口禁失音，四肢强直，兼治胃脘停痰，冷气刺痛及治脏毒下寒泄利，腹胀，大便或黄或白，或毒黑或有清谷。

人参　白术去芦炒　干姜炒　甘草炙，各等分

姜枣煎服。

若为寒气、湿气所干者，加附子一两，名附子理中汤。

若霍乱吐泻，加青皮、陈皮，名治中汤。

若干霍乱，必腹作痛，先以盐汤频服，候吐出即进此药。

若呕吐者，于治中汤中加丁香、半夏、生姜十片。

若泄泻，加橘皮、茯苓，名补中汤。

若溏泄不已，于补中汤内加附子。

若不喜饮食，米谷不化，加砂仁、附子、陈皮、茯苓。

若霍乱吐下，心腹作痛，手足厥冷，去白术，加附子，名四顺汤。

若伤寒结胸，先以枳桔汤。再不愈及诸吐利后，胸痞欲绝，心膈高起。

若急痛手不可近者，加枳实、茯苓、名枳实理中汤。

若渴者，再加枳实理中汤加天花粉。渴欲饮水，加白术。

若霍乱转筋，理中汤加火煅石膏。

若脐上筑者，肾气动也，去白术，加桂。肾恶燥，去白术恐作奔豚，故加官桂。若悸多者，加茯苓；若苦寒加干姜；腹痛去白术，加附子；饮酒过多及啖炙煿热食，发为鼻衄加川芎；伤胃吐血，以此药能理中脘，分利阴阳，安定血脉，只用本方。中附子毒者，亦用本方或止甘草、干姜等分煎服，仍以黑豆煎汤解之。

阴毒伤寒脉必沉伏，宜以桂枝、甘草、干姜、附子辛甘之剂，仍灸关元、气海，令阳气复回。若服前药加之灼艾，脉转沉伏者死。

正阳散　治阴毒伤寒，面青心硬，四肢冷。

姜、附、甘草、麝香、皂荚、引入厥阴经也，水煎热服。

秘方　治男子阴症伤寒因女色者，唇黑甲青，四肢冷，阴缩入腹，腹痛不可忍者。

大附子一枚，要一两重者，面包火煨去皮脐，二钱　人参二钱　干姜炮，一钱半

水煎热服。

藿香正气散方见霍乱

治阴症，硫黄化开倾入井水内，取出为末，饭为丸，如梧子大，每服一钱，温酒送下。

治阴症腹痛阴缩，用朝脑二钱，滚酒和服。傅明岐传。

黑豆酒　治阴症。

黑豆不拘多少，锅内炒熟，乘热以好酒淬之，就令碗盖勿令泄气，候温饮酒大效。

治阴毒伤，手足逆冷，脉息沉细，头痛腰重，兼治阴毒咳逆等症。

川乌头　干姜各等分

为粗散，炒令转色，放冷，再捣为细末。每一钱，水一盏，盐一撮，煎取半盏，温服。

回阳散　治阴症腹痛身冷。

硫黄四分　胡椒六分

为末，每三分，烧酒调服。

治阴症，用鱼鳔一根，烧存性，胡椒四十九个，为末，黄酒调下。

按上方，皆治中寒阴症，宜对症选用。

固阳膏　治因女色成阴症。

白矾生，三钱　黄丹二钱　干姜五钱　母丁香十个　胡椒十五个

上为末，用醋和得所，以男左女右手握药搽脐上，被盖出汗即愈。

熨法　治三阴中寒，一切虚冷，厥逆呕哕，阴盛阳虚及阴毒伤寒，四肢厥冷，脐腹痛，咽喉痛，呕吐下利，身背强，自汗，脉沉细，唇青面黑，诸虚寒等症。

葱细切　麦麸各三升　盐二升

同水和匀分作二次炒，令极热用重绢包之，乘热熨脐上，冷更易一包，其葱包既冷，再用水拌湿炒焦，依前用之，至糜烂不用，别取葱、麸日夜不住熨之。如大小便不通，用此亦可以行其势。

治阴症，将砖烧红，喷醋在上，衣包入被中熏之，或烧热瓦喷醋，纸包熨胸背四肢。已上皆取汗之法也。

治阴症，小便缩入腹内，用极肥母鸡一只，用利刀将脊上急急劈破，用手扯开，连毛带屎合于病人腹脐上，令女人脚踹鸡上，须臾热透，小便自出。

治冷阴如神。一钱白矾八分丹，二分胡椒细细研，焰硝一分共四味，酽醋调和手内摊，男左女右合阴处，浑身是汗湿衣衫，此方用者如神效，不义之人不可传。

治急冷阴外治法。

干姜一两　牡蛎一两

为细末，以热酒调稠搽手上，男子用双手揉外肾，擦热仍按外肾，汗出即已。女人以男子手擦药急按两乳，仍揉擦热，汗出则愈。

治阴症极效方。

芥菜子七钱　干姜三钱，为末

水调作一饼贴脐上，手帕缚住，上放盐，以熨斗熨之数次，汗出为度。又将病人小便扳阴茎往上，尽灸阴头处，用艾灸七壮神效。

灸阴毒腹痛，脉欲绝者，先以男左女右手足中指头尽处各灸三壮，又灸脐上一寸五分，名气海穴，三寸名关元穴，各灸七壮极效。

治紧阴症。

胡椒　干姜各二钱

为细末，唾津调涂自己手心，绵纸盖按阴户上，侧卧效。

紧阴及大小便不通。

小芥子半碗，为末　黄丹一撮

腊醋烧滚调糊摊脐上，纸盖住，如火热不妨，以一炷香为度，将药去了，青布沾水淳之，如忍的不用水。

按上方，治阴症外治之法，宜对症选用。

瘟　疫

瘟病发热，忌脉反小。

夫瘟病者，众人病一般，乃天行时疫也。治有三法：宜补，宜散，宜降。然瘟疫者有三因，治法当推岁运，唯冬阴之病，非其时而有其气者，冬气当闭藏而返泄于外，非其时矣。其脉左寸浮大，于右寸浮缓，而按之无力，宜补带表可也。

凡入病家，须避其邪气不使染着为上之，亦医人之惠，不可不知。

以雄黄末涂鼻内，或以麻油涂鼻孔中，后入病家则不相传染，既出以纸捻探鼻深入，令嚏之为佳。常以鸡鸣时心中念四海神名三七遍，鬼祟皆除。东海神阿明，南海神祝融，西海神巨乘，北海神禺强。每入病人室，存心念三遍，口勿诵。

治四时瘟疫，头疼发热，众人病一般者。

黑砂糖一盏，入真生姜汁二盏，化开服之。当时憎寒壮热，汗出立已。

治感瘟疫发肿。

黑豆二合，炒令香熟　甘草

上水煎，时时呷之。

治瘟疫百病，皆是大热之症，不可妄用热药。

天灵盖数年白者，用雄黄为末，醋调搽上，内外抹之，晾干。每用童便或解毒汤大凉药，将天灵盖磨浓服之立效。

按上单方，治瘟疫皆效。

加减败毒散主方　治天行瘟疫，头面肿盛，咽喉不利，舌干口燥，憎寒壮热，时气流传。

防风　荆芥　羌活　独活　柴胡　前胡　升麻　干葛　赤芍　川芎　白芷　薄荷　牛蒡子　甘草

姜葱煎，出汗。

按上方，治瘟疫发表败毒之剂。

牛蒡芩连汤　治瘟疫肿项面，土名大头瘟，又名猪头风，病从耳根下起。兼治哑瘴。

黄连姜汁炒，二钱半　黄芩酒洗，二钱半　桔梗一钱半　甘草一钱　连翘一钱　牛蒡子炒，一钱　玄参一钱　大黄酒蒸，一钱　羌活五分　荆芥五分　防风五分　石膏一钱半

锉一剂，姜煎。食后频频温服，时时呷之，每一剂作二十余次服，常令在上，毋令饮食在后也。

二圣救苦丸　治天行瘟疫、伤寒，头面颈项肿大，一切大热之症。

大黄酒蒸，四分　牙皂二两

共为末，稀糊为丸，绿豆大，每五七十丸，冷绿豆汤下，大汗为效。

治时行肿项，大头病，蛤蟆瘟。内府仙方。

大黄四两　僵蚕二两　加蝉退六钱半　姜黄二钱半

上为细末，姜汁打糊为丸，每重一钱，大人服一丸，小儿服半丸，蜜水调下。

五仙丹　司寇黄苍岳传。治时行瘟疫，头项肿痛一切等症。

大黄五两，锉碎，用巴豆二十四粒，槌去油，用童便一钟，酒、醋各一钟，盐五钱，入巴豆霜在内搅匀，入大黄内拌匀，久蒸如墨，晒干。苦参五两另为末，和匀，童便、酒、醋、盐水为丸，如梧子大。每服五六十丸，白汤下。

按上方，治瘟疫发表攻里败毒之剂。

发汗散　治四时寒疫。

苍术四两　麻黄去节，二两　甘草炙，二两　牙皂四两

上为末，每服三钱，水一盏，煎一二沸，不拘时和渣温服。

按上方，治四时寒疫流行，可合以救济贫民。

治时疫热病，狂言心躁，结胸垂死。徐达齐。

苦参五钱，锉散，水煎温服，连进二三服，有汗无汗皆瘥。一以酒煎服亦可。

辟秽丹

乳香　苍术　细辛　甘松　川芎　降真香

上为末，烈火焚之辟邪。

瘴　气

天下以东南地暖而西北地寒，咸谓东南有瘴气。愚谓士大夫游宦四方，谓水土不服则可，若两广山峻树茂，水恶地湿，沤热甲于天下，所以有瘴病时作仕宦初到及商贾住此方，多为湿热所苦，宜常预服理脾却瘴汤。游宦四方，水土不服，常用此方，任两广尤宜多服。

苍术米泔浸盐水炒，八分　白术去油芦炒，一钱　白茯神去皮炒，一钱　陈皮一钱　半夏姜汁炒，一钱　黄连姜汁炒，一钱　山栀仁炒，一钱　前胡七分　神曲炒，八分　山楂肉去核，一钱　甘草五分

上锉一剂，生姜三片，水煎温服。不拘时一日一服，或间日一服，可免瘴病，何也？苍、白术去湿，二陈化痰，芩、连清热化毒，楂、曲消食理脾，百病自去矣。更戒酒色，慎起居为宜。

养正祛邪丸　预制此丸，途中可服。

白术去油芦炒，二两　苍术米泔水浸炒，一两　枳实麸炒，一两　橘红一两　山楂去核，一两　神曲炒，一两　黄连姜汁炒，七钱　黄芩酒炒，七钱　山栀仁炒，五钱

上为细末，淡姜汤煮米糊为丸，每百丸，白汤下。

以上二方乃辟瘴之剂，可服于未病之先。若既病之后，宜以后方并前瘟疫方对症选用。

不换金正气散　治四时伤寒，瘟疫时气及山岚瘴气，寒热往来，霍乱吐泻，下痢赤白，疟疾寒热，或出远方不服水土，并治之。

苍术米泔浸炒　陈皮　厚朴去皮姜炒　藿香　半夏姜炒　甘草

上锉，姜、枣煎服。头痛加川芎、白芷；感寒腹痛加干姜、官桂；潮热加柴胡、黄芩；呕逆加丁香、砂仁；口燥心烦加柴胡、干葛；

气块加三棱、枳实、槟榔、小茴；冷泻不止加木香、诃子、肉豆蔻；热极大便不通加大黄、芒硝；疟疾加常山、槟榔、草果；腹胀加香附、枳壳、白豆蔻；痢疾加黄连、枳壳去甘草；胸胁胀满加枳实、砂仁、莪术；咳嗽加桔梗、杏仁、五味子；两足浮肿加木瓜、大腹皮、五加皮；喘急加麻黄、苏子、桑白皮；湿加白术、茯苓，名除湿汤；身体疼痛加麻黄、桂枝、赤芍；湿症声哑加石菖蒲；寒症声哑加桂。

加味柴胡汤 治挟岚瘴、溪源蒸毒之气，其状血乘上焦，病欲来时令人迷茫，甚则发躁狂妄，亦有哑不能言者，皆由败血瘀心，涎毒聚于脾经所致。

柴胡 黄芩 半夏 人参 枳壳 大黄 甘草

上锉，姜、枣煎，空心服。哑瘴食后服。

蛊 毒

丹溪曰：蛊之为毒，中土少见之。有百余相传，多是闽、广深山之人，端午之日，以蜈蚣、蛇、蟆三物同器贮之，听其相互食啖，候一物独存者则为之蛊。欲害其人，密取其毒于酒食中啖之。若中其毒者，令人心腹绞痛如虫咬，吐下血皆是烂肉，若不即治，食人五脏即死。然以毒中人有缓有急，急者数日便死，缓者待以岁月气力羸，则食尽五脏而后死。死则其毒流注旁人亦成蛊症。大抵试蛊之法，令人咳嗽，水中沉者是，浮者非也。又令嚼生黄豆不觉腥者，蛊；豆皮脱烂者，蛊；嚼白矾味甘不涩者，蛊。凡中蛊毒，不论年月远近，煮鸡卵去壳，以小银钗一只插其中，并含入口，饮倾，取视钗、卵俱黑者，是。凡闽、广深山之人，以蛊行毒于人者，以败鼓皮烧灰，米饮服方寸匕，须臾，自呼蛊家姓名，令呼唤将去，其病自愈。

千金锭子 解蛊毒兼治瘴气百病，百般疮毒，皆能奏效。

文蛤去内虫，三两　山慈姑二两　红芽大

戟一两五钱　朱砂二钱　雄黄二钱　麝香二钱，另研　续随子即千金子，压去油，一两，另研

上为末，用糯米粥为丸，捣千下，印成锭子四十个，端午日含为妙，每服半锭，凉水磨服，及搽患疮上。治一切药毒、蛊毒、瘴气、疟疾及自缢、溺死、惊死未经宿，心头温者，磨水灌入即苏。中风百病，热酒服。小儿，蜜水磨服。

辟蛊，用荸荠果，俗名地栗，须用江南所产大者，切晒为末，常随身每以白汤调二钱匕。传闻，下蛊之家知有此物，便不敢使其术矣。

治瘴毒，用犀角尖、羚羊角，水磨浓服之。

解蛊毒咒：

凡入蛊毒人家，才入，先默念咒三遍或七遍。

父为蛞蝓虫，母为罗蛇女，眷属七千人，吾尽识得汝。

上入门，默通蛊毒万福之一服，从左手宜上，数屋椽一遍，却低头，如有茶、酒、食物来，即左手潜入衣服，曳取阴毛董于盘内，私归就主，如前默念咒三遍。如有药盘，上自有虫物出来，却得粘毛以击之，方知本主自中。

凡入有毒之乡，饮食内先以犀角搅试，有毒即白沫起，无沫即无毒也。

伤 暑

洁古曰：静而得之为中暑；动而得之为中热。中暑者，阴症；中热者，阳症。伤暑与伤寒俱有热，若误作伤寒治之则不可。盖寒伤形，热伤气，伤寒则外恶寒而脉浮紧，伤暑则不恶寒而脉虚，此为异耳。经云：脉盛身寒得之伤寒，脉虚身热得之伤暑。治宜小柴胡汤，渴加知母、石膏，或人参白虎汤；天久淫雨，湿令大行，苍术白虎汤。若元气素弱而伤之重者，清暑益气汤治之。脉虚身热得之伤暑。

清暑益气汤主方　治长夏湿热蒸人，人感之四肢困倦，精神短少，懒于动作，胸满气促，肢节疼痛或气高而喘，身热而烦，心下膨闷，小便赤而数，大便溏而频，或痢或渴，不思饮食，自汗身重。

黄芪蜜炒　苍术泔浸　升麻各一钱　人参　白术去油芦炒　神曲炒　陈皮　葛根　泽泻各五分　当归　麦门冬去心　黄柏酒炒　青皮　炙甘草各三分　五味子九个

作一剂，水煎服。

按上方，治暑伤元气，以致诸病四肢困倦者宜之。

香茹散　治伏暑引饮，口燥咽干，或吐或泻，加黄连名黄连香茹散。

川厚朴去皮姜炒　白扁豆微炒　香茹

锉一剂，水煎服。若卒中，昏冒倒仆，角弓反张，不省人事，手足或发抽搐，此为暑风，不可作风治之，当以黄连香茹散加羌活服之，自然愈矣。

春泽汤　治伏暑发热，烦渴引饮，小便不利，兼治伤寒阴阳不分，疑似之间，最宜服之。

猪苓二两　泽泻三钱　白术二钱　茯苓二钱　肉桂一钱　人参一钱　柴胡一钱　麦门冬一钱半

上锉每服七钱，灯心二十根，煎服。渴甚，去桂加五味子、黄连各二钱。此方去人参、柴胡、麦门冬，即五苓散。

小柴胡汤方见伤寒　治伏暑发热，汗、渴。暑入心包不语，加茯苓。

益元散　治中暑身热，小便不利。此药性凉，除胃脘积热，解一切热病。

白滑石水飞，六两　大粉草微炒，一两

共为末，每服二三钱，加蜜少许，热汤、冷水任下。如欲发汗，以葱白豆豉汤调下。

上为末，用生蜜捣为丸，弹子大，每服一丸，凉水研化服尤妙。

按上方，治中暑诸病，宜对症选用。

发热恶寒，身重疼痛，小便涩，洒然毛耸，手足逆冷，小有劳身即热，口开，前板

齿燥，脉弦细虚迟，表里中暍也。用补中益气汤加香茹、扁豆；有热加黄芩。方见内伤。

注夏属阴虚，元气不足。夏末秋初，头痛脚软，食少作倦，作热，脉弦而大，宜补中益气汤去柴、升，加炒柏。如挟痰加南星、半夏，以陈皮佐之，或生脉散。盖补天真气，气之不足尔。

生脉散　生津止渴，养元气，壮气力。

人参　麦门冬去心　辽五味子各等分

上锉水煎，夏月时时代熟水饮之。孙真人曰：夏月必服五味子以补五脏气。东垣曰：夏月服生脉散加黄芪、甘草，令人气力涌出。泄泻加白术微炒。

千里水葫芦　暑天，长途含化一丸，津液顷生，寒香满腹。

枇杷叶　腊梅花　百药煎　乌梅肉　干葛　甘草俱一两，各为末　黄蜡五两

上先溶蜡开，投蜜一两，和药末捣千下，丸如鸡头实大，每一丸含化。

征途望梅丸　祛暑热，解烦渴。

川百药煎三两　人参二钱　麦门冬去心　乌梅肉　白梅肉　干葛　甘草各五钱

上为细末，面糊丸，如鸡头实大，每服一丸含化。夏月出行，一丸可度一日。

凡人夏月冲斥道途，或于田野中务农作劳，或肥白气虚之人，不能抵当暑热，忽然昏闷晕仆，其气将绝，如在日中即当移病者于阴处，徐徐以温汤水灌之，如未醒，急灸气海穴以复其元气，醒后以大剂滋补之药补之，切不可灌凉水，即死。

小柴胡汤　人参白虎汤　苍术白虎汤俱见伤寒

湿　症

湿有自外入者，有自内得者。阴雨湿地，皆从外入，治宜汗散，久则疏通，渗泄之。食生冷、湿面、潼酪，或饮酒，其症肿满，皆自内而出也，宜实中，淡味渗泄利小便。其脉沉而细，其自下起。以重腿、脚气者，

亦当汗散。

渗湿汤 治坐卧湿地或为雨露所袭，身重脚弱，关节疼痛，发热恶寒，或多汗恶风，或小便不利，大便溏泻。

人参一钱　白术去油芦炒，三钱　白茯苓五分　白芍酒炒，一钱　干姜炮，一钱　桂枝五分　大附子炮去皮，三分　炙甘草五分

姜、枣煎服。

除湿羌活汤 治风湿相搏，一身尽痛。

苍术米泔水浸炒　藁本各一钱　羌活七分　防风　升麻　柴胡各五分

上锉一剂，水煎温服。

五积散方见中寒　治寒湿客于经络，腰脚酸痛，浑身麻木。

四制柏术丸 滋阴降火，开胃进食，尽除周身之湿。

川黄柏去皮，四斤。锉成片，酥炙十三次一斤；乳汁浸十三次一斤；童便浸十三次一斤；用米泔浸十三次一斤　无油苍术成片，米泔浸切一斤，用川芎、椒炒四两，破故纸炒四两，五味子炒四两，川芎炒四两

上去四味同炒之药，只用苍术、黄柏为末，炼蜜为丸，如梧子大，每服三十丸，早酒下，午茶下，晚白汤下。

薏苡仁粥 薏苡仁和米煮粥常食之，去湿极效，功胜诸药。

经验白术酒 治中湿，遍身疼痛不能转侧，及皮肉痛，难堪者。白术去芦，一两，细切一服，无灰老酒一盏半，煎至一盏，温服。

积 热

积热者，热毒蕴积于内也。人有体气素实，一时感触热毒之气或郁积于脏腑之间，令人口苦咽干，涎唾稠黏，眼涩多泪，口舌生疮，大小便秘结；又有阴盛血衰，三焦已燥，服饵酒炙之物，并丹石之药，愈助其热，结滞于内亦服。令人变生诸热，须详脉症。若结于心膈者，清之、散之；结于脏腑者，

荡之，涤之。量体气虚实、轻重，用药治之。

黄连解毒汤 治诸般积热实火，大效。见伤寒。

钱半散 治一切诸热红痢，里急后重；脏毒下血，粪前粪后；酒毒膈热，肚痛赤眼，四肢烦热及诸热、结核、疮毒。

黄芩二两　连翘一两　栀子二两　芒硝一两　薄荷叶三两　黄连二两，一半生，一半酒炒　大黄三两，半生，半酒炒　粉草

上为细末，每服一钱半，食后茶调下。

三黄丸 治男女三焦积热。上焦有热攻冲，眼目赤肿，头项肿痛，口舌生疮；中焦有热，心膈烦躁，不烦美饮食；下焦有热，小便赤涩，大便闭结。五脏俱热，即生痈疖疮痍，及治五般痔疾，粪门肿痛或下鲜血。

黄连　黄芩　大黄各二两

上为细末，炼蜜为丸，如梧子大，每三十丸，熟水下。如脏腑壅实，倍加丸数。小儿积热亦宜服之。

黄金丸 治积热，积痰，并三焦五脏有余之热，挟热下痢，食瘕膈闷，咽痛，眼目赤肿，中暑、中热烦躁等症及发肿毒，皆治。

大黄火煨　郁金　牙皂去筋膜，各等分

上为细末，炼蜜为丸，梧子大，每服三五十丸，量病轻重加减，白汤下。大便少，去一二次即止，不伤元气。

碧雪膏 一切积热，口舌生疮，心烦喉闭并治。

芒硝　朴硝　硝石　马牙硝　石膏　寒水石　青黛各等分　甘草煎汤，二升

上将甘草汤入诸药再煎，用大柳棍不住手搅，令硝溶入青黛等项，沙盆内候冷，结凝成霜，研为末，每用少许，含化咽津下。一方加硼砂。

秘传玄明粉方 治上焦邪热，咽喉肿痛，牙痛；伤寒误补，大潮大热，声哑不出，胸膈作痛，鼻衄吐血；痰火壅盛，癫狂谵语，实热之症。

黄连解毒汤加连翘、石膏、泽泻、大黄、枳壳、薄荷、赤苓、玄参、赤芍、牡丹皮、

桔梗、防风、荆芥各等分。

上大合六剂，水八碗煎七碗，去渣入皮硝一斤，先澄过，入药锅内煎至干，将干时须慢火划起，入新砂锅内，用新灯盏一个盖住，入水在盏内，顶火煅干水，三盏为度，取出放地上出火毒，研末，入甘草五分，每二钱，茶清下。

人中黄散　治癍疮痘疹，疔肿痈疽，诸般恶毒及中砒毒、菌毒，伤寒发狂言并治。

五月初四日，预选甘草不拘多少，为细末，却用大竹一段，两头留节，钻一头作小孔，入甘草末在内，其孔用木塞勿令泄气，至端午日置粪缸中，以砖坠竹至底，四十九日取出，长流水洗净，候干燥再研细收贮磁器内。如遇痘疹见苗，每服一钱，淡砂糖调眼，及诸般恶毒并用砂糖调服，大能解毒，效不可言。

牛黄丸　治风热，积热，风壅。疏积消食，化气导血，大解壅滞。

大黄四两　黑牵牛四两半，生姜炒

为末，炼蜜为丸，如梧子大，每十丸，茶下。如要微动，加十五丸。

痼 冷

痼冷者，肾痼久而冷者也。痼，久也。冷者，寒之甚也。人之脏腑禀受不同，亦或将理失宜，遂致偏胜，故方中痼冷积热之说，痼冷者，中寒也。其病多由真阳虚弱，胃气不实，复啖生冷、冰雪、水酪诸寒之物，或坐卧阴寒久湿之处，日渐侵脱阳气，以致脏腑久痼而冷。其为病也，或手足厥冷，或腹中久痛，溏泄无度，或腰腿重痛，如坐水中，或阴痿不举，寒精自出，或久呕吐，不进饮食，或自汗战栗，或大脐洞泄，或小便频数，此皆痼冷之为病也。治之当宜温补肾元，健养脾胃，祛寒邪，固真气，使阳气得复，阴阳和平，则无偏胜之患，而痰斯愈矣。

十补汤　治诸虚百损，一身痼冷。

人参　白术去芦炒　白茯苓去皮　黄芪蜜炙　肉桂　当归酒洗　川芎　熟地黄　甘草炙　白芍酒炒　大附子面裹火煨　生姜

枣煎服。

三建汤　治真气不足，元阳久虚，寒邪攻冲，肢节烦疼，腰背酸困，自汗厥冷，大便滑泄，小便白浊及中风痰潮，不省人事，伤寒阴症厥逆，脉微，皆可服之。

乌头　大附子　天雄已上俱炮去皮脐，各三钱

上作一服，生姜十片，水煎热服。

附子理中丸　治脾胃冷弱，心腹疼痛，呕吐泄利，霍乱转筋，体冷微汗，手足厥寒，心下逆满，腹中雷鸣，呕哕不止，饮食不进，一切沉寒痼冷，并皆治之。

大附子炮去皮脐　人参　干姜炮　白术　甘草炙，各等分

上锉剂，水煎温服。或为末，炼蜜为丸，如梧子大，每服四五十丸，空心姜汤送下。

八味丸方见补益　治下元冷惫，腰膝酸痛，体重，虚劳内伤，消渴，痼冷等症。

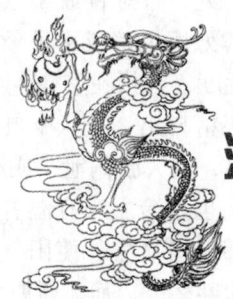

济世全书 坎集 卷二

内 伤

内伤辨

内伤病，必气高而喘，身热而烦，短气上逆，鼻息不调，怠惰嗜卧，四肢困倦不收，无气言动，扪摸肌肤必大热，躁热闷乱，心烦不宁，或表虚恶风是也。

东垣内外伤辨：人迎脉大于气口为外伤，气口脉大于人迎为内伤。外伤则寒热齐作而无间，内伤则寒热间作而不齐。外伤恶寒虽近烈火不除，内伤恶寒得就温暖即解。外伤恶风乃不禁一切风寒，内伤恶风唯恶些小贼风。外伤症显在鼻，故鼻气不利而拥盛有力；内伤者症显在口，故口不知味而腹中不和，外伤者无此。外伤则邪气有余，发言壮厉，宜先轻而后重；内伤则元气不足，出言懒怯，且先重而后轻。外伤手背热而手心不热，内伤则手心热而手背不热。若显内证多者，则是内伤重而外感轻，宜以补养为先；若显外证多者，则是外感重而内伤轻，宜以发散为急。

大抵内伤之理，伤之微者，但减食一二口，所伤之物自得消化，此良法也；若伤之重者，以药内消之；伤之太重者，以药除下之。

饮食所伤，重则扴去食积，以和脾胃；轻则消导，以温养之。若劳倦伤，诚不足也。欲退二家热，必以参、术、芪、草为君，以柴、升、地骨、麦门、枳、梗、白芍、芩、连、柏辈为治。验人强弱，随时寒暑，对症加入，以求必愈。

内伤论

夫脾胃虚者，因饮食劳倦，心火亢甚而乘其土位，其次肺气受邪，须用黄芪最多，人参、甘草次之。脾胃一虚，肺气先绝，故用黄芪益皮毛而闭腠理，不令自汗；上喘气短，损真元气，人参以补之。心火乘脾，炙甘草用甘温以泻火热而补脾胃中元气。若脾胃急痛并大虚，腹中急缩者，宜多用之。经云：急者，缓之。白术苦、甘、温，除胃中热，利腰脐血。胃中清气在下，必加升麻、柴胡以引之，引黄芪、甘草甘温之气味上升，能补胃气之散解而实其表也，又缓带脉之缩急；二味苦平之薄者，阴中之阳，引清气上升也。气乱于胸中为清浊相干，用去白陈皮以理之，又能助阳气上升，以散滞气，助诸甘辛为用也。嗌干者加干葛。脾胃气虚不能升浮，为阴火伤其生发之气，荣血大亏，荣气不营，阴火炽盛，是血中伏火日渐煎熬，血气日减。心包与心主血，血减则心少养，致使心乱而烦，病名曰悗。悗者，心惑而烦闷不安也，故加辛甘微温之剂生阳气，阳生则阴长。或曰：甘温何能生血？曰：仲景之法，血虚以人参补之，阳旺则能生阴血。更以当归和之，少加黄柏以救肾水，能泻阴中之伏火。如热犹不止，少加生地黄补肾水，水旺而心火自降。如气浮心乱，以朱砂安神丸镇固之，则愈。方见惊悸。

补中益气汤主方 治中气不足，饮食劳倦，清气下陷，以致脾胃虚弱，发热头痛，四肢倦怠，心烦，肌瘦，日渐羸弱。此药能升元气，退虚热，补脾胃，生气血。

嫩黄芪蜜水炒 人参 白术去油芦微炒 当归身酒洗 陈皮 柴胡 升麻 甘草炙

上锉，生姜、枣子，水煎温服。

《内经》曰：胃为水谷之海。又云：肠胃为之无物不包，无物不入，寒热温凉皆有之，其为病也不一，故随时症，补中益气汤中权立四时。加减法于后。

以手扪之而肌表热者，表热也。只服主方一二服，得微汗则已。非正发汗，乃阴阳气和，自然汗出也。

若更烦乱，如腹中或周身有刺痛，皆血涩不足，加当归一钱。

如精神短少，加人参五分，五味子二十个。

头痛，加蔓荆子三分，痛甚，加川芎五分；顶痛、脑痛，加藁本五分，细辛三分。诸头痛并用此四味足矣。

头痛有痰，沉重懒倦者，乃太阴痰厥头痛，加半夏五分，生姜三分。

耳鸣目黄，颊颔肿，颈、肩、臑、肘、臂外后廉痛，面赤，脉洪大者，以羌活一钱，防风、藁本各七分，甘草五分通其经血，加黄芩、黄连各三分消其肿；人参五分，黄芪七分，益元气而泻火邪，另作一服与之。

嗌痛颔肿，脉洪大，面赤者，加黄芩、甘草各三分，桔梗七分。

口干、嗌干者，加葛根五分，升引胃气上行以润之。

如夏月咳嗽者，加五味子二十五个，麦门冬去心，五分。

如冬月咳嗽，加不去根节麻黄五分，如秋凉亦如。

如春月天温，只加佛耳草、款冬花各五分。

若久病痰嗽，肺中伏火，去人参以防痰嗽增益耳。

食不下，乃胸中、胃上有寒，或气涩滞，加青皮、木香各三分，陈皮五分，此三味为定法。

如冬月，加益智仁、草豆蔻仁各五分。

如夏月，加少黄芩、黄连，更加槟榔、草豆蔻、砂仁、白豆蔻各五分。

春初犹寒，少加辛热之剂，以春气之不足为风之始，益智仁、草豆蔻可也。

如心下痞、奢闷者，加芍药、黄连各一钱。

如痞，腹胀，加枳实、木香、砂仁各三分，厚朴七分。如寒，少加干姜或中桂。

心下痞，觉中寒，加附子、黄连各一钱。不能食而心下痞，加生姜、陈皮各一钱；能食而心下痞，加黄连五分，枳实三分。脉缓，有痰而痞，加半夏、黄连各一钱；脉弦，四肢满，便难而心下痞，加黄连五分，柴胡七分，甘草三分。

腹中痛者，加白芍五分，甘草三分。如恶寒觉冷痛，加中桂五分。

如夏月腹中痛，不恶寒、不恶热者，加黄芩、甘草各五分，芍药一钱，以治时热也。

如腹痛在寒凉时，加半夏、益智仁、草豆蔻之类。

如腹中痛，恶寒而脉弦者，是木来克土也，小建中汤主之，盖芍药味酸，于土中泻火为君；如脉沉细，腹中痛，是水来侮土，以理中汤主之，干姜辛热，于土中泻水以为主也；如脉缓，体重节痛，腹胀自利，水谷不化，是湿胜，以平胃散主之，苍术苦辛温，泻湿为主也。

胁下痛或胁下满急，俱加柴胡五分，甘草三分。

脐下痛，加熟地黄五分，如不已者，乃大寒也，加桂。

治虚劳发热，去升麻，加半夏、茯苓、黄芩、地骨皮、五味子。嗽不止，加百合、款冬花。

阴虚火动，加黄柏、知母。

治饮酒人元气虚弱，无力，饮食减少，

面红如妆，加半夏、干葛、白芍、神曲、麦芽、枳壳。

小便闭，加麦门冬。大便闭，加桃仁、红花、火麻仁。

治元气虚弱，腰痛，加黄柏、知母、牛膝、白芍。

夫人劳倦则损气，气衰则火旺，火旺则乘其脾土，故倦怠而热，此元气伤也，益气汤主之。

升阳顺气汤 治因饮食不节，劳役所伤，腹胁满闷，短气，遇春则口淡无味，遇夏虽热，犹有恶寒，饥则常如饱，不喜食冷物。

黄芪蜜水炒，二两　半夏汤泡，三分　草豆蔻二钱　甘草炙，五分　神曲炒，一分半　升麻　柴胡　当归身　陈皮各一钱　黄柏酒炒，五分　人参三分

生姜三片，水煎服。

按上方，脾胃不足之证，须用柴胡、升麻苦平味之薄者，阴中之阳引脾胃中清气行于阳道及诸经，生发于阴阳之气以滋春气之和也。又引黄芪、人参、甘草甘温之气味上行，充实腠理，使阳气得卫外而为用也。凡治脾胃之药，多以升阳补气名之者，此也。

补中益气丸 功同补中益气汤，治饮食劳倦所伤，元气虚弱，脾胃亏损，诸虚百病。

嫩黄芪蜜水炒，二两　楝参二两　白术去芦，陈土炒，二两　白茯苓去皮，一两　怀山药一两　莲肉去心皮，一两　当归身酒洗，二两　白芍酒炒，一两　白豆蔻去壳，五钱　砂仁五钱　陈皮一两　甘草炙，五钱

有痰，加半夏姜炒一两；有热，加黄连姜炒，一两；有气，加木香五钱；伤食，加山楂肉一两，神曲炒一两；胸痞腹胀，加枳实麸炒五钱；气下陷，加升麻酒炒五分。

上为细末，用荷叶如掌大煎汤下。陈仓米煮稀粥和为丸，如梧子大，每服百丸，不拘时米汤送下。

参苓白术散 理心脾气弱，神昏体倦，饮食不进，多困少力，中满痞噎，心忪上喘，呕吐泻痢。此药中和不热，久服养气育神，

醒脾悦色，顺正辟邪。

人参一钱　白术去油芦土炒，一分　白茯苓七分　炙甘草四分　白扁豆炒，一分　山药一钱　莲肉去心皮，七枚　桔梗七分　薏苡仁炒，一分　砂仁五个

上锉，生姜三片，红枣三枚，水煎温服。或为细末，每服二钱，食远姜枣汤下。

八仙糕

白粳米一斗，春令极热清水淘过，磨极细，重罗筛过入甑蒸　人参　白茯苓　山药　芡实仁　莲肉去心　不油白术去芦，米泔水浸，隔纸炒香，各五两净　白糖霜四斤

上各为细末，同米粉拌匀，粗罗罗过，再入甑又蒸，取出乘热入白糖掺和极匀，入模子内筑成饼子，于铁线焙、笼上焙，片时取起收用。

白玉糕 此为京师诸老多服之。

薏苡仁　莲肉　鸡头实　白蒺藜　百合　干山药

以上俱择新鲜洁净淘洗，各另捣为细末，每味各净粉一升，用白砂糖二升，粳米粉一十一升，糯米粉三升，拌极匀，蒸成糕切成小片晒干，用小竹篓装盛，每日不拘时，或用炒米汤浸服，或干嚼服。极能养脾胃，扶元气。

阳春白雪糕 养元气，健脾胃，其功难以尽述。

白茯苓去皮　山药　芡实仁　家莲肉去心皮，各三两

共为细末。

粳米一升　糯米半升，俱为末　白砂糖一斤半

先将药、米二末麻布盛，甑内蒸熟，乘热和糖搓令极匀，用印成饼，铺开烘干或晒干，任食。

伤 食

东垣云：胃中元气盛则能食而不伤，过时而不饥。脾胃俱壮则能食而肥也；脾胃俱

虚则不能食而瘦，或少食而肥而四肢不举。盖脾实而邪气盛也。又有善食而瘦者，胃伏火邪于气分也，则能食。脾虚则肌肉削，即食㑊也。

大抵饮食不进，以脾胃之药治之多不效者，亦有谓焉。人之有生，不善摄养，房劳过度，真阳衰惫，坎水不温，不能上蒸脾土，冲和失布，中州不运，是致饮食不进，胸膈痞塞，或不食而胀满，或已食而不消，大腑泻溏，此皆真火衰弱不能蒸蕴脾土而然。古人云：补肾不如补脾。余谓补脾不若补肾，肾气若壮，丹田之火上蒸脾土，脾土温服，中焦自治，则能进食矣。

行气香苏散主方　治内伤饮食，外感风寒，夹食夹气，胸膈胀满，肚腹疼痛，头痛身痛，发热等症。

紫苏　陈皮　香附　乌药　川芎　麻黄
枳壳　羌活　甘草
姜、葱煎服。

理气健脾丸主方　治脾胃虚弱，不思饮食，呕吐泄泻，胸膈痞闷，肚腹胀满，虚劳发热，痰嗽，便溏腹痛。

白术去芦炒，六两　白芍酒炒，二两　白茯苓去皮，三两　陈皮三两　黄连姜汁炒，二两　半夏汤泡、姜炒，各一两半　神曲炒，二两半　山楂去子，一两八钱　枳实麸炒，一两　香附童便炒，二两　当归身酒洗，六两　木香五钱　甘草炒，一两　元气虚弱加人参一两

上为末，荷叶汤煮粥为丸，每服七八十丸，清米汤下。人常服之，可保无虞。

百消丸　消酒，消食，消痰，消气，消积，消痞，消胀，消痛，消肿，消水，消瘀，消滞，消而不见，响而不泄，真简易之良方也。

黑牵牛炒取头末，二两　香附米炒，一两　五灵脂炒，一两

上为细末，醋糊为丸，梧子大，每服三五十丸，姜汤送下。

消食散　治食不化，腹胀发热。
山楂蒸，去子晒干

为末，每服五钱，一日进三次。或米糊为丸服亦可。

草豆蔻丸　治饮酒无度，恣食寒冷之物，有痃癖积饮在胸腹间作痛，或胃脘当心而痛，上支两胁，咽膈不通，食饮不下。

草豆蔻麸裹煨，一两　白术去芦炒，一两　枳实麸炒，二两　青皮去穰，二钱　陈皮二钱　半夏姜炒，五钱　黄芩炒，五钱　神曲炒，五钱　麦芽炒，五钱　干生姜炒，二钱　炒盐五分

上为细末，汤浸蒸饼为丸，如绿豆大，每服一百丸，熟水下。

如冬月，不可用黄芩。岁火不及又伤冷物，加以温剂是其治也。然也有热物伤者，从权以寒药治之，随时之宜，不可不知也。

葛花解酲汤　治饮酒太过，呕吐痰逆，心神烦乱，胸膈痞塞，手足战摇，小便不利，饮食减少。

葛花五钱　砂仁五钱　白豆蔻五钱　人参二钱半　白术二钱　白茯苓一钱半　青皮一钱半　陈皮一钱半　木香五分　猪苓一钱半　泽泻二钱　神曲炒，一钱　干生姜二钱

上为末，每服三钱，白汤调下，得微汗，酒病去矣。

八仙锉散　壮脾进食，令人饮酒不醉。

丁香　砂仁　白豆蔻去壳　粉葛各五钱　百药煎二钱半　木瓜盐窨倍用，一两　烧盐一钱　甘草二钱半

上细锉。人不能饮酒者，只抄一钱细嚼，温酒下，即能饮不醉。

石膏汤　治饮酒过多，大醉难醒。
石膏五两　葛根锉　生姜锉，各五钱
上每锉五钱，水二盏，煎一盏，不拘时温服。

治饮食不住口，仍易饥饿。
绿豆　糯米　小麦各一升，炒熟磨成粉
每服一小钟，以滚汤调服，日三五服效。

吃酒不醉方
薄荷五钱　干葛一两　桂花三钱　白梅肉五钱

上为末，蜜丸。先放入口内舌下，自然

化酒。

凡觉胸中酒食停积，或被人劝饮过多，一时心下胀满，只用盐花擦牙齿，温水漱下，不过三次，如汤泼雪，即时宽畅通快也。

治酒积，面黄黑色，腹胀不消。

甘遂末一钱，用糟头猪肉一两，细切如泥，入遂末和匀，通作一丸，纸裹烧令香熟取出。细嚼，酒下，临卧服。取下酒布袋为妙。

烧酒醉伤不醒者，急用绿豆粉烫皮切片，将箸开口，用凉水送下。

断酒法 用驴驹衣烧灰，酒服之。

治饮酒过多，蕴热胸膈，以致吐血、衄血。

葛花二两　黄连四两

为末，以大黄末熬膏和丸，梧子大，每服百丸，温汤下。

治连月饮酒，咽喉烂，舌上生疮。

水中螺蚌肉、葱、豉、椒、姜煮，饮汁三两盏瘥。

治中气虚损，脾胃怯弱，饮食不下，或泻或痢。有调胃实肠之功。

大鲫鱼去肠屎，净，入蒜五六瓣于内，纸包水湿，火煨熟，去蒜食鱼，日服二三次，自然进食。又治噎膈食不下。

醒醉汤

用青橄榄，黄损者不用，瓦土磨，去粗皮、核，细切如缕一斤，以粉草末二两，炒盐二两拌匀，入磁罐内密封，以沸汤点服，自然生津液，醒酒极妙。

治酒后伤风，身热头痛，以防风通圣散加黄连须二钱，葱白十根，煎服。

凡遇天寒冒露或入病家，则饮酒三两盏，壮精神，辟疫疠。闲暇则陶性情，养血脉。饮者不过，量力而已，过则耗伤血气也。古云：饮酒无量不及乱。此言信矣。饮者，未尝得和于气血，抑且有伤脾胃，伤于形，乱于性，颠倒是非，皆此物也。早酒伤胃，宿酒伤脾，为呕吐痰沫，醉以入房，以竭其精，令人死，尚不知，虽知者亦迷而不戒养，浩

高人当节色而养精神，戒饮食以益眉寿，此先圣之格言，实后人之龟鉴。

一人饮酒大醉后，口中气，仰头往外出不尽，有出气无收气，此乃气不归元，死在须臾，诸医罔效。用韭菜根捶损，入旧酽醋炒热，绢包熨脐下，此一包冷了又易一包，熨至脐下温暖，气渐降而归元矣。

五味淡薄，令人神爽气清，酸多伤脾，咸多伤心，苦多伤肺，甘多伤肾，辛多伤肝。

郁　证

《内经》曰：木郁达之谓吐之，令其条达也；火郁发之谓汗之，令其疏散也；土郁夺之谓下之，令无壅凝；金郁泄之谓渗泄，解表利小便也；水郁折之，制其冲逆也。

散郁汤

苍术八分　香附七分　川芎八分　栀子仁炒，八分　陈皮一钱　枳壳麸炒，七分　白茯苓一钱　白芍八分　甘草二分

生姜三片，水煎温服。

加味越鞠丸 常服开郁思食。

苍术米泔浸，姜汁炒，四两　抚芎四两　香附童便浸炒，四两　神曲炒，四两　山栀仁炒，四两　陈皮去白，一两半　白术去芦炒，一两半　黄芩炒，一两半　山楂蒸，去子，二两

上为末，稀糊为丸，梧子大，每五六十丸，食后白下。

越鞠丸 治郁结气滞，以致胸膈痞闷或肚腹膨胀或咽喉不清，或痰气不爽或饮食少思，或吞酸不腐，宜用此药清之。若人脾胃虚弱，用六君子汤为主。大凡中气虚弱，变症百出，难以名状，但用四君补其脾胃，元气渐复，诸症自退。若用治病之药则误矣。

痰　饮

丹溪云：久得涩脉，痰饮胶固，脉道阻滞也。卒难得开，必费调理。沉弦细滑，大小不匀，皆是痰气为病。

夫痰属湿，乃津液所化。痰之为患，为喘，为咳，为呕，为利，为眩，为晕，心嘈杂，怔忡，惊怖，为寒热痛肿，为痞隔，为壅塞，或胸胁间辘辘有声，或背心一片常如冰冷，或四肢麻痹不仁，皆痰饮所致。或因脾胃虚弱，不能摄肺，或为四气、七情所干，气壅痰聚而然也。善治痰者，不治痰而治气，气顺则一身之津液亦随气而顺矣。治痰法，宜实脾土，燥脾湿，是治其本也。凡奇怪之症，人所不识者，皆当作痰症而治之也。病人服药不效，关上脉伏而大者，痰也。眼皮及眼下如灰烟黑者，痰也。

二陈汤主方　火痰，黑色；老痰、胶湿痰，白色；寒痰，清。

陈皮　半夏　白茯苓　甘草

锉剂，生姜煎服。

湿痰，加苍术、白术；寒痰，加干姜、大附子；热痰，加黄连、黄芩、瓜蒌仁；风痰，加南星、白附子、牙皂；气虚有痰，加人参、白术；血虚有痰，加天门冬、当归；食积痰，加山楂、枳实、黄连炒；痰在胁下，非白芥子不能达；痰在皮肤膜外，非竹沥、姜汁不可及；痰在四肢，非竹沥不行，在经络中亦可用，必以姜汁佐之。

按上方，亦治诸痰饮之总司也。

清热导痰汤　治憎寒壮热，头目昏沉迷闷，上气喘急，口出涎沫，证类伤寒。此因七情内伤，以致痰迷心窍，神不守舍，神出则舍空，空则痰自生也。挟痰如鬼祟。

黄连　枳实　瓜蒌仁　南星　半夏　陈皮　茯苓去皮　桔梗　黄芩　白术　人参　甘草

姜枣煎，加竹沥、姜汁同服。

按上方，清热导痰。痰迷心窍，不省人事，一服立醒，真神方也。

开结化痰汤　治热痰在胸膈间不化，咯吐不出，寒热气急，满闷作痛者，名曰痰结。

陈皮　半夏　茯苓　枳壳　桔梗　贝母　瓜蒌仁　黄连　黄芩　栀子　苏子　杏仁　桑白皮　朴硝　甘草

上锉水煎，入姜汁磨木香服。

按上方，清火化痰，顺气开膈之剂。

清湿化痰汤　治遍身四肢骨节走注疼痛，牵引胸背，亦作寒热，喘咳，烦闷，或作肿块痛，难转侧，或四肢麻痹不仁，或背心一点如冰冷，脉来沉滑，乃是湿痰流注经络，关节不利故也。

南星　半夏　陈皮　茯苓　苍术　羌活　酒芩　白芷　白芥子　甘草

上锉水煎，入竹沥、姜汁，磨木香温服。骨体痛甚及有肿块作痛者，名曰痰块，加乳香、没药、滑石、朴硝。头项痛，加川芎、威灵仙。手臂腰痛，加薄桂，引南星。

控涎丸　凡人忽患胸背、手足、颈项、腰胯隐痛不可忍，连筋骨牵引钓痛，坐卧不宁，时时走易不定，俗医不识，谓之走注，便用风药及针灸，皆无益。又疑是风毒结聚，欲为痛疽，乱以药贴，亦非也。此乃痰涎在心膈上下，随气升降于经络中作楚而然。或令人头痛不可举，或神志昏倦多睡，或饮食无味，痰稠黏，夜间喉内如锯声，多流唾涎，手脚重坠冷痹，气脉不通，误认为瘫痪，亦非也。凡有此疾，但以此药，不过数服乃愈。

甘遂去心　大戟去皮要紫的　白芥子炒，各等分

上为细末，面糊为丸，梧子大，每服五十丸。如疾猛，加至二十丸，临卧淡姜汤送下，以下饮为愈。如惊气痰成块者，加穿山甲、鳖甲、玄胡索、莪术；如惊痰，加朱砂为衣，甚者加全蝎；如臂痛，加木鳖子霜、桂心；如酒痰，加雄黄、全蝎；热痰，加盆硝；寒痰，加丁香、胡椒、肉桂。

按上方，治诸痰肿痛、风毒，又治痰迷心窍，狂言如有所见，殊效。

滚痰丸　洞虚子曰：痰证，古今未详，方书须有悬饮、流饮、支饮、痰饮、溢饮之异，而莫知其为病之源。或头风目昏，眩晕耳鸣，或口眼蠕动，眉棱、耳轮瘙痒；或四肢游风肿硬，似痛非痛；或为齿颊痒痛，牙床浮肿而痒不一；或嗳气吞酸，嘈杂呕哕；

或咽嗌不利，咯之不出，咽之不下，色似烟煤，形如破絮，或如桃胶、蚬肉之状；或心下如停冰铁，心头冷痛时作；或梦寐奇怪鬼魅之类；或足腕酸软，腰背卒痛；或四肢骨节烦疼，并无常处，乃至手麻臂痛，状若挫闪；或脊中每有一掌如冰冻之寒痛者；或浑身习习而虫行者；或眼沿涩痒，口糜舌烂，甚为喉闭等症；又或绕项结核，似疬非疬；或胸腹间如有二气交纽，噎塞烦闷，有如烟气上冲，头面烘热；或为失志癫狂；或为中风瘫痪；或为劳瘵荏苒之疾；或为风痹及脚气之候；或心下怔忡，惊悸，如畏人将捕；或喘嗽呕吐；或呕冷涩、绿水、墨汁，甚为肺痈，肠毒便脓，挛跛，其为内外痛疾，非止百端，此皆痰之所致也。盖津液既凝为痰、为饮，而汹涌上焦，故口燥咽干，流而之下则大便闭塞，面如枯骨，毛发焦干，妇人则经闭不通，小儿则惊痫搐搦，治法以此先逐去败痰，然后调理。

括曰：

甑里翻身甲挂金，于今头戴草堂深，相逢二八求斤秤，硝煅青蒙倍若沉，十七两中令半两，水丸梧子意常斟，千般怪证如神效，水泻双身却不任。

绵纹大黄酒拌蒸，八两　黄芩去朽，八两　沉香五钱　青礞石十两，捶碎，焰硝一两入小砂锅内，瓦片盖之，针线缚定，盐泥封固，晒干火煅，冷取出

一方加朱砂二两，研细末为衣。

上为细末，水丸梧子大，每三五十丸，量虚实加减服之。

一切中风瘫痪，痰涎壅塞，大便或通或闭者。

一切走注气痛，或肿或挛，或无常痛、无定所，不肿在一处，酸软沉滞者。

一切阳证风毒，脚气，遍身游走疼痛。

一切无病之人遍身筋骨平白疼痛，不能名状者。

一切头痛，非头风症，牙痛或浮或痒。

一切因风、因寒，鼻塞声重，身体不痛，非伤寒症者。

一切噫气吞酸，至于嗳逆隔气及胸闷，或从胸中气块冲上，呕吐涎饮，状如翻胃者。

一切心下怔忡，如畏人捕，怵惕不安，阴阳关格，变生乖症。

一切忍饥伤饱，忧思过虑，至于心下嘈杂或哕，昼夜饮食无度，或只虚饱，腹中稍饥，并不喜食。

一切新久痰气喘嗽，或呕吐涎沫，或痰结实热，或头目眩晕。

一切急慢喉闭、赤眼。

一切腮颔肿硬，绕项结核，若瘰疬者。

一切口糜舌烂，咽喉生疮，每用同蜜少许，一处嚼破，噙睡徐徐咽之，此小口疮，如此噙三二夜瘥也。

一切心气冷痛如停水块，或动身散入腹中绞痛，上攻头面肿硬，遍身四肢去处肿起软浮，或痛或痒，或穿或不穿，或穿而复闭，或此消彼长，渐成笃疾。此系痰毒内攻，或使烂痰臭，或作肠痛内疽，服之以下恶物立效。

一切男妇久患心疼，下连小腹，面黄肌瘦，痛阵日发，必呕绿水、黑汁、冷涩，乃至气绝，心下温暖者，每服八九十丸立见生意，然后陆续服之，以差为度。

一切痢疾不间杂色，或带血块恶物者，不问曾经推挨，但是新久不已者。

一切荏苒之疾日久，男妇之疾非伤寒内外之症，或酒色吐血，或月水愆期，心烦志乱，或腹胀胁痛，耳聩鼻塞，骨节酸痛，干呕恶心，诸般内外疼痛，百药无效。病者不能喻其状，方书未尝载其疾，医者不能辨其症，加减服之无不效也。

按上方，治诸般痰饮，为病属有余者宜之。

自传治痰火第一方　先用生石灰一斤，选择好半夏一般大者一斤，滚水八九碗倾在瓦盆内，待温澄清去渣，将半夏投入，日晒夜露七日取出，用井水投洗三遍，水泡三日，一日一换水，三次足，取出在筛子内，又用

明净白矾八两、皮硝一斤，滚水八九碗将矾、硝投入内，晾温，将半夏投入泡七日，日晒夜露日足取出，投洗三次，泡三日，一日一换水，三次取出，入药听用于后：

粉草四两　南薄荷四两　陈皮五钱　肉桂三钱　丁香一钱　白豆蔻去壳，五钱　枳实五钱　沉香一钱　木香三钱　五味子五钱　青皮五钱　生姜半斤　砂仁五钱　川芎二钱

上十四味为咀片，用滚水十碗晾温，将半夏投入，药浸泡二七日，日晒夜露勤搅之，日取出将药渣晒干，合半夏包在白新布内，放在热炕上，着瓦盆扣住，发三炷香取出。取了药只用半夏，放在筛子内晒干，装在磁器瓶内听用，其药不用引当可食。有痰人服，大便如鱼冻相似，小便似漂水痰出，绝不生病疾。如有痰迷心窍，若将半夏研烂为极细末，灌在口内，响音一声，化痰顺气而醒，用二人扶之勿放倒，吃清米饮半钟，后吃稀米饮则可。忌饮酒大醉、腥物厚味，一切油腻，其痰永不犯也。若不信，将此半夏二三枚放在碗内研极细末，放在痰盆内，即时化为清水矣。

按上方，治痰火之圣药也。

逐痰丸

紫口海蛤如鸡子大者一斤，火煅红淬，入童便内，如此三次为末，却用鲜瓜蒌拌蛤粉，捣千百杵乃匀，稀稠得宜，作成饼子，将麻线穿，悬当风处吹干，为末四两。

牛胆南星二两　半夏四两，用姜、矾煮，香油数点煮令透，炒黄色　青黛二两　黄连二两　陈皮去白，二两　青皮去穰炒，二两　大黄五两，酒拌九蒸九晒　木香五钱

上为末，姜汁、竹沥丸，如绿豆大，每三四十丸，姜汤下。

清火豁痰丸　治上焦郁火，痰涎壅盛，胸膈不利，咽喉烦躁噎塞，如有所碍，吐之不出，咽之不下。

大黄酒拌九蒸九晒，二两　青礞石干硝一两火煅如金色，五钱　沉香二钱　黄芩酒炒，一两半　白术去芦炒，二两　南星　半夏各一两半，

矾、皂、姜各一两水煎汤浸七日　枳实麸炒，二两　黄连姜炒，一两半　栀子炒，一两半　贝母去心，一两三钱　天花粉一两　连翘一两　陈皮盐水浸，二两　茯苓一两　神曲炒，一两　青黛一两　玄明粉七钱　白芥子炒，一两　甘草五钱

上为细末，竹沥和为丸，梧子大，每服六七十丸，食后茶下。

按上方，治诸般气郁痰火之症。

秘传清气化痰丸

大南星四两　大半夏四两　二味先用米泔水各浸三五日，以透为度，洗净切片，以碗盛贮，晒干，先用姜汁，次皂角汁，又次矾汁，又次硝水，晒干。

一用生姜汁浸一旦夕，晒干。

一用皂角一两，煎水去渣，浸一旦夕，晒干。

一用白矾一两，煮水浸一旦夕，洗晒干。

一用朴硝水煮浸一旦夕，洗晒干。

青皮去穰　陈皮去白　枳壳去穰麸炒　枳实麸炒　白术去芦油　白茯苓去皮　紫苏子炒　白芥子炒　莱菔子炒　香附子盐水炒　瓜蒌仁　干葛　桔梗去芦　杏仁水泡去皮　黄芩酒炒　神曲炒　麦芽炒　山楂肉蒸去子　白豆蔻去壳　前胡去芦　甘草各一两

上为细末，用前浸四味药水，加竹沥一碗泡，蒸饼为丸，如梧子大，每服五七十丸，或茶或姜汤任下。

按上方，清气化痰，消食理气健脾，士夫日用之药。

按痰病之原，有因热而生痰者，也有因痰而生热者，有因风、寒、暑、湿而得者，有因惊因气而得者，有因酒饮而得者，有因食积而得者，有脾虚不能运化而生者。若热痰则多烦热，风痰多成瘫痪奇证，冷痰多成骨痹，湿痰多倦怠软弱，惊痰多成心痛、癫疾，饮痰多胁痛、臂痛，食积痰多成癖块、痞满，其为病状种种难明。王隐君论中颇为详尽，学者但察其病形、脉症，则知所挟之邪，随其表里、上下、虚实以治也。

羌活胜湿汤　治背恶寒，虽盛暑亦着棉

衣。人之背属阳，湿中太阳久而热，乃火也。火起而痰随之渗入于背，兼以饮酒，酒乃湿热之物，与病凑合，湿痰结聚，其势则冷而性则热，所以外虽恶寒，其中实热也，宜先燥其湿，次降其火则病除矣。先明此药渗湿方，见肩背门。依本方各一钱，加苍术米泔浸炒、黄芩酒炒，各一钱。

咳　嗽

脉宜浮濡，忌伏沉。

丹溪曰：肺为五脏之华盖，声音之所从出入，皮毛顿之而润泽，肾水内滋而生养，腠理不密，外为风、寒、暑、湿之气所干而疾作。伤风则脉浮，伤寒则脉紧，伤热则脉数，伤湿则脉细。上半日嗽者，为胃中有火；午后嗽者，属阴虚；五更嗽多者，此胃中有食即至此时滞。肺气不利，诸邪或痰皆然。春是春升之气或外感，夏是火炎上最重，秋是湿热伤肺，冬是风寒外束也。

夏月嗽而发热者，谓之热嗽，小柴胡汤，方见伤寒。加石膏、知母共七味。

冬月嗽而发寒热，谓之寒嗽，小青龙汤（麻黄、桂枝、干姜、细辛、半夏、芍药、五味子、甘草）加杏仁共九味。

风寒郁热于肺，夜嗽者，三拗汤加知母共四味，脉大而浮，有热加黄芩。

阴虚火动而嗽，四物合二陈加黄柏、知母顺而下之，共十味。

阴虚咳嗽或吐红者，四物加知母、黄柏、人参、麦门冬、五味子、桑白皮、地骨皮共十一味。

嗽而失声，润肺散即诃子、五倍子、五味子、黄芩、甘草共五味等分，水煎服。或为末蜜丸，噙化亦可。

嗽而无声有痰，半夏、白术、五味子、防风、枳壳、甘草共六味。

嗽而有声无痰，生姜、杏仁、五味、升麻、防风、桔梗、甘草共七味。

嗽而有声有痰，白术、半夏、五味、防风，久不愈加枳壳、阿胶共六味。

凡嗽久，亦有痰中兼血者，或带血丝者，燥热血少者，皆当取其化源。故曰滋阴降火，燥热劳嗽，是宜合而论治。

参苏饮主方　治四时感冒，发热头痛，咳嗽停饮，中脘痞满，呕吐痰水，宽中快膈不致伤脾，一切发热及内伤外感，诸般咳嗽、痰喘，或欲成劳瘵者并治。

紫苏一钱　陈皮一钱　枳壳去穰，一钱
桔梗去芦，一钱　前胡二钱　半夏姜炒，一钱
干葛二钱　茯苓一钱　甘草五分　人参　木香二味减半，若新病或不用亦可

锉作剂，姜枣煎服。

初咳嗽，加桑白皮、杏仁；久咳嗽，加五味子、乌梅；口干，加麦门冬、天花粉；阴虚痰嗽或吐血、衄血，加四物汤，名茯苓补心汤；呕逆，加藿香、砂仁；脾泄，加莲肉、扁豆、白术；头痛，加川芎、细辛。

按上方，治诸般咳嗽吐痰之总司也。

清火宁嗽汤　治咳嗽吐痰有热，胸中痞闷。

枳实　桔梗　前胡　贝母　黄芩　麦门冬　桑白皮　赤茯苓　甘草
生姜三片，水煎温服。

二母宁嗽汤　治因伤酒食，胃火上炎，冲逼肺气，咳嗽痰喘，胸膈痞满，经旬不已。

知母一钱半　贝母一钱半　陈皮去白，一钱
枳实七分　瓜蒌仁一钱　桑白皮一钱　黄芩一钱半　石膏二钱　栀子一钱二分　五味子十粒
生甘草三分　茯苓去皮，一钱　生姜三片，水煎温服。

宁嗽化痰丸

橘红七钱　青黛三钱　贝母七钱　胆星一两　天花粉七钱　桑白皮七钱　杏仁去皮尖，七钱　桔梗七钱　黄芩五钱　前胡七钱　甘草三钱　加枳实麸炒，五钱

上为细末，炼蜜为丸，如龙眼大，每一丸，淡姜汤化下。

按上方，治痰嗽有热，清凉之剂。

加味八物汤　治四肢倦怠，气血亏损，

咳嗽吐痰，喘急发热，自汗。

人参一钱半　白术去芦，一钱半　白茯苓去皮，八分　当归酒洗，一钱半　川芎七分　白芍酒炒，一钱　熟地黄一钱半　麦门冬去心，一钱　五味子十五个　陈皮一钱　贝母八分　瓜蒌仁八分　黄柏酒炒，七分　知母酒炒，七分　紫苏七分　甘草四分

生姜三片，水煎服。

按上方，治咳嗽吐痰，属虚弱者宜之。

款冬花丸　治年老气虚，痰盛涎涌，喘嗽不已，遇寒尤甚，并劳瘵久嗽，痰气等症。

款冬花净，二两　桑白皮一两半　人参　紫菀　桔仁去皮尖　知母去毛　贝母各一两　桔梗　五味子各五钱　紫苏三钱　槟榔一钱半　木香一钱　可加马兜铃五钱

上为细末，炼蜜为丸，如弹子大，每临卧嚼一丸，滚水下。

按上方，治痰嗽，喘促气急者宜之。

杏仁煎　治咳嗽失音不出，并治伤寒声重暴嗽，语音不出。

杏仁三两，去皮尖　紫菀　五味子　贝母　桑白皮　木通各一两　白沙蜜　砂糖　连皮生姜汁各一两半

上锉散，水一升煎至半升，入杏仁、糖、蜜、姜汁，再熬成稀膏，每一七嚼化。虚劳加知母、款冬花各一两。

丹溪治咳嗽声嘶者，此血虚太多。

青黛　蛤粉

为末，蜜调噙化。

按上方，治失音声嘶，咳嗽不出者宜之。

姜糖煎　治老人咳嗽喘急，烦热不下食，食即吐逆，腹胀满。

生姜汁五合　砂糖四两

上二味相和，微火温之一二十沸即止，每度含半匙，渐渐下汁。

白花膏　治喘嗽不已或痰有血。

款冬花　百合蒸焙

二味等分为末，炼蜜为丸，龙眼大。每服一丸，食后临卧细嚼，姜汤咽下，噙化尤佳。虚弱人最宜服之。

如圣丹　治新久痰喘咳嗽。

用黄熟瓜蒌三五个，连皮子三分，入明矾一分，捣和成团，用篾穿挂，经风处阴干，研末，姜汁打糊为丸，梧子大，每五十丸，淡淡姜汤送下。

按上方，治咳嗽痰喘，对症选用。

清金化痰丸　治上焦酒毒，痰火郁结，咯痰涌出，胸膈不利之症。

连翘　黄芩　香附童便浸　瓜蒌仁去壳　贝母　青黛　海粉各一两　风化硝五钱

上为细末，炼蜜为丸，如芡实大，每一丸含化，清茶咽之。

按上方，治有余痰火，内伤久嗽不可服。

润肺神膏　治年久咳嗽，痰涎喘急，百药无功者。

天门冬去心，八两　麦门冬去心，四两　贝母四两　杏仁去皮，四两　半夏姜制，四两

上五味切片，水煎熬，去渣取汁五碗，入白粉葛末四两，蜜一斤，共煎汁入坛内，重汤煮一日，成膏取出。每日无时频服，神效。

神秘芦吸散　治年久咳嗽，哮吼喘急等症。

鹅管石火煅好醋淬七次，一钱　余粮石火煅醋淬七次，一钱　官桂三分　粉草三分　枯矾五分　款冬花五分　石膏煅，五分

上为细末，每服三厘，准秤。至夜食后静坐片时，将药放纸上，以竹管五寸长，直插喉内，用力吸药，速亦不怕，吸药令尽为度，以细茶一口漱而咽之。忌鸡、鱼、羊、鹅一切动风发物，并生冷诸物。唯食白煮猪肉、鸡子。戒三七日。日宜用公猪肺一副加肉半斤，栀子一岁一个，炒成炭，桑白皮不拘多少，用水同煨至熟烂去药，至五更病人不要开口言语，令人将汤、肺喂之，病人嚼吃任用，余者过时再食，神效。

哮吼

凡天欲作雨便齁喘，甚至坐卧不得，饮

食不进，此乃肺窍中积有冷痰，乘天阴寒气从背、口鼻而入则肺胀作声，此病有苦至终身者，亦有子母相传者，每发即服，不过七八次，觉痰腥臭白色吐出，是绝其根矣。此方殊效。

紫金丹

人言赤者，一钱　白矾二钱，枯过　淡豆豉一两

共捣烂为丸，如绿豆大，老人、小儿只用五丸，壮者用七丸，不可过用，姜汤下。吐出腥臭痰即效。

按上方，治哮吼专攻之剂。虚者不宜服。

定喘汤　治哮吼。

白果二十一个，去壳留衣炒黄色　枯黄芩切片姜汁拌炒，一钱五分　桑白皮蜜炙，三钱　半夏三钱，甘草水浸七次　甘草一钱　麻黄三钱　杏仁去皮研，一钱半　苏子炒，二钱　款冬花三钱

水三钟，煎至二钟，不拘时慢慢呷之。

按上方，治哮吼之良方也。

苏陈九宝汤　治素有喘，急遇寒暄不常，发则不已，哮吼夜不得睡。

紫苏　陈皮　薄荷　麻黄　杏仁去皮尖　桑白皮　大腹皮　官桂　甘草

上锉生姜三片，乌梅一个，水煎食后服。

按上方，治哮吼遇寒即发者宜之。

夺命丹　治上气喘急，经岁咳嗽齁齁久不愈。

人言一钱　白矾二钱　白附子三钱　南星四钱，生　半夏五钱，洗

上先将人言与白矾一处于磁器内火煅红，出火黄色为度，切不可犯铁器，却和半夏、南星、白附子为末，生姜汁煮，面糊为丸，黍米大，朱砂为衣。每服七丸，小儿三丸，井花水下。忌食热物。

按上方，专攻之剂，量人壮弱用之。

千金定吼丸　治哮吼如神。

南星四两　半夏四两，用牙皂、白矾、生姜煎水浸一夜，次日切片随水煮干去皂、姜　贝母　枳实麸炒　黄连姜炒　黄芩酒炒　连翘　天麻

僵蚕炒　桔梗去芦，各二两　大黄酒拌九蒸九晒，一两　沉香五钱　青礞石硝煅，五钱　白附子二两

上为细末，竹沥、姜汁为丸，绿豆大。每服七十丸，临卧，白水一口送下效。

清上补下丸　治哮吼新久不已，空心服此药，临卧服千金定吼丸，各一料。拔去病根，永不再发。

大怀生地黄砂锅内酒拌蒸黑，四两　生地黄酒洗，一两半　石枣酒蒸去核，二两　怀山药二两　白茯苓去皮，一两半　牡丹皮一两半　泽泻一两半　辽五味子一两　天门冬去心，一两半　麦门冬去心，一两半　枳实麸炒，一两半　贝母一两　桔梗去芦，一两　黄连姜炒，一两　杏仁去皮尖，一两　半夏姜炒，一两

上为细末，炼蜜为丸，如梧子大，每服三钱，淡姜汤下。

按上方，治哮吼年久不愈，二方兼济，久服除根，屡试屡验。

玉髓丹　治痰火上涌或流入四肢，结聚胸背，或痰嗽或头目不清，或年久齁嗽喘吼。

软石膏三两　半夏泡七次，一两　白矾五钱

上为末，淡姜汤打稀糊为丸，如绿豆大，每三十丸，食远茶清下。

按上方，清火化痰定喘殊效。

治哮喘方　余太乙传

连翘一两　归尾一两　石膏五钱　威灵仙一两

上锉水煎，烧香一炷，香尽半炷则服。

按上方，清火定喘有效。

一女子因食盐、虾过多，遂得齁喘之疾，乳食不进。

甜瓜蒂七个，研为粗末，用冷水一茶脚许，调澄取清汁，呷一小呷即吐痰涎。若胶黏状，胸次既宽，齁喘亦定，迟日再作，又服之，随手愈。凡三进药，病根如扫。此药味最苦，极难吞咽，俗谚所谓瓜甘蒂苦也。

治哮吼秘方

用苎麻根和砂糖烂煮，时时嚼咽下，永

绝病根。

治喘气哮吼，上喘不休，或是盐迷水束肺窍，俗谓遣气病。

小蓟草一握，用猪精肉四两入水同炊，令熟食肉并汤，立已。其草二三月生，七八月有四棱，茎叶尖杪，有花结子。

喘 证

夫喘气为火所郁，而为痰在肺胃也。有痰者，有火炎者，有阴虚者。脉滑而手足温者生，脉涩而手足寒者死。凡喘未发时，以补正气为主；已发时，以攻邪为主。痰喘者，喘则便有痰声；气喘者，呼吸急促而无痰声；有胃气虚而喘者，抬肩撷项，喘而不休；火喘者，乍进乍退，得食则减，食已则喘。

治喘须分虚实，若久病发喘，必是肺虚，用阿胶、人参、五味子之类补之则愈。

若新病肺实而发喘者，宜桑白皮、葶苈子、麻黄、杏仁之类泻之。

若气实人，因服黄芪过多而喘者，宜三拗汤泄气即安。

五虎二陈汤 主方　治喘急痰盛。

麻黄　杏仁　石膏　陈皮　半夏　白茯苓　人参　木香　沉香　细茶　甘草

姜、葱煎，入蜜服。

按上方，治伤寒喘急痰嗽宜之。

治气虚喘嗽，气急痰盛。

六君子汤加五味子、麦门冬、黄芩、黄柏、枳壳、贝母、前胡、紫苏、香附、桑白皮、生姜，煎眼。

按上方，治气虚喘嗽、痰盛之剂。

补肺百合汤 治喘促咳逆，久服他药不愈者。

人参一钱　百合一钱　诃子小无核者，一钱　御米壳去穰微炒，一钱　天门冬一钱　怀生地一钱　紫菀一钱　马兜铃一钱　知母一钱　陈皮去白，七分　青木香一钱　生甘草三分

上锉一剂，淡乌梅半个，生姜三片，水煎食远温服，渣再煎服。

按上方，治喘促咳逆，经年不愈者宜之。

杏桃膏 老人久患喘急，咳嗽不已，睡卧不安。

杏仁泡去皮尖　胡桃去壳去皮净仁，各等分

上研为膏，入炼蜜少许，搜和得宜，丸如弹子大，每服一二丸，食后临卧细嚼，姜汤下。

四磨汤 治七情郁结，上气喘急。

人参　槟榔　沉香　乌药

上四味各磨，合一处重汤煮，温服之。

三子养亲汤 治老人痰嗽气喘。

白芥子研，八分　苏子研，八分　莱菔子研，七分　南星水泡，八分　半夏水泡，九分　陈皮去白，六分　枳实炒，六分　片芩去朽，八分　赤苓去皮，八分　甘草二分

上锉一剂，生姜二片，水煎服。

按上方，治痰嗽气喘之剂。

定喘华盖丸 清肺金，降阴火，豁痰止嗽定喘。

百合蜜炒，一两　百部去心蜜水，一两　杏仁去皮另研如泥，一两　紫菀去土蜜水洗，二两　麦门冬去心，一两　黄柏去皮蜜炒，五钱　知母蜜炒，一两　贝母去心，一两　薏苡仁炒，一两　人参一两

上为末，炼蜜为丸，如梧子大，每七十丸，圆眼肉煎汤下。

一人年近五旬，素禀肥壮，因夜出塘边，防贼盗鱼，感露气，伤寒甚重，又过食浓酒厚味，发热，气急上喘，谵言妄语，一医以巴霜丸下之数次，其病愈加。召予至诊，六脉急数有力，气口紧盛，此热极而寒邪不出，予以五虎汤加荆芥、桔梗，连进二服，大汗出而愈。

五虎汤 治伤寒喘急，发热口干，头痛。

麻黄三钱　杏仁去皮尖，五钱　石膏五钱　甘草一钱　细茶一撮

姜、葱煎，热服。汗出而愈。

斑　疹

有色点而无头粒者，谓之斑。有头粒而随出即没，没而又出者，谓之无斑，属风热挟痰而作疹，属热与痰在肺。凡斑从四肢入腹者死。又云：瘾疹多属脾，隐隐然在皮肤之间，故言瘾疹也。发则多痒或不仁者，是兼风兼湿之殊。色红者，兼火化也。热微者，赤斑；出热甚者，黑斑。出赤斑，五死一生；黑斑，十死一生。

防风通圣散　斑疹通治，消息随宜。

防风　当归　川芎　麻黄　薄荷　连翘　大黄　芒硝各五钱　黄芩　桔梗　石膏各一两　滑石三两　荆芥　栀子　白术各三钱　甘草二两　白芍五钱

上锉，水煎服。身疼加苍术、羌活；痰嗽加半夏。

化斑汤　治伤寒汗、吐、下后，斑发脉虚。

人参　石膏　知母　甘草

守真加白术，一方加玄参。

上锉作剂，水煎时时服。一方用黄瓜水调伏龙肝末，服之去红点斑。

消毒犀角饮　治斑及瘾疹。

牛蒡子四钱　荆芥一钱　防风一钱　甘草一钱　犀角一钱　黄芩一钱

上锉水煎服。

消斑救苦散　治斑症悉具消化，便令不出。如已出者，稀少，再不生斑。

当归身一钱　川芎五钱　生地黄三钱　干葛五钱　防风五钱　羌活五钱　细辛一钱　藁本五钱　连翘五钱　柴胡二钱　黄芩生，一钱；酒炒，一钱　黄连一钱　酒黄柏三钱　苍术五钱　白术一钱　陈皮一钱　红花一钱　苏木一钱　吴茱萸五分　甘草一钱　升麻三钱　麻黄五钱

上锉如麻豆大，每服五钱，水煎去渣温服。

疟　疾

疟脉自弦，弦数多热，弦迟多寒。弦短者，伤食；弦滑者，多痰。弦而紧者，宜下；浮大者，宜吐；弦迟者，宜温。

夫疟者，风暑不正之邪也。有一日一发，有二日一发，有三日一发，有间一日连二日发者（气血俱受病），有日与夜各发，有有汗，有无汗，有上半日发，有下半日发，有发于夜者。其初发时，欠伸，畏寒，战栗，头痛，或先寒后热，或先热后寒，或单寒单热，或寒少热多，或寒多热少。治法，邪从外入当以汗解，又以扶持胃气为本，须分别阳分、阴分而用药。邪疟及新发者，可散可截；虚疟及久者，宜补气血。若过服截药致伤脾胃，则必绵延不休。

疟初起，头疼发热，憎寒无汗，要有汗，散邪为主，用散邪汤。

疟初起，头疼发热，憎寒有汗，要无汗，正气为主，用正气汤。

疟已用发表之药不解，此病在半表半里，宜分利阴阳，用柴苓汤。

疟已发表分利仍不愈，可用截药止之，不二饮。

疟用前诸药治之不愈者，此病属内伤元气，脾胃虚弱，用补中益气汤则愈。

疟经年，诸药罔效，此气血之大虚也，用十全大补汤，多服收效。

凡患疟热盛缠久不愈，必结癖块，俗云疟母，宜加减柴苓汤多服，内有青皮疏利肝邪，则癖自不结矣。

治久疟腹中有癖，用水磨沉香，下雄黄解毒丸，打下黑血如泥极臭。

散邪汤　治诸疟初起，头疼无汗，或先寒后热，或先热后寒，或寒热独作，或连日并发，或间一日一发，并宜服之。

川芎　白芷　麻黄　白芍　防风　荆芥　紫苏　羌活各一钱　甘草三分

上锉一剂，生姜三片，葱白三根水煎，

露一宿，次早温服。有湿加苍术，夹食加香附，有痰加半夏。

按上方，治疟初起无汗，要有汗，散邪为主。

正气汤　治症同前。

柴胡　前胡　白芷　半夏　麦门冬　槟榔　草果　青皮　茯苓　川芎各一钱　桂枝　甘草各三钱

上锉一剂，生姜三片，枣一枚，水煎，预先热服。

按上方，治疟疾有汗，要无汗，正气为主。

治疟初起，五七日以内发者，此寒甚也。久疟勿用。

麻黄　桂枝　苍术　陈皮　干葛　黄芩　甘草

生姜三片，水煎热服，立已。

按上方，治疟初起，寒气甚，用此发之。

加减柴苓汤　治诸疟疾，不拘寒热新久皆效。

柴胡　黄芩　半夏　猪苓　泽泻　苍术　厚朴　青皮　槟榔　草果　乌梅　甘草

上锉，姜枣煎服。一方去猪苓，加茯苓、藿香、陈皮、常山。

按上方，因前发表，疟疾未已，用此分利阴阳可愈。

不二饮　治诸疟。

常山　槟榔要一雄一雌　知母去毛　贝母各等分

上锉，每八钱锉一剂，酒一钟，煎至八分，不可过熟，熟则不效，露一宿，临发日五更温服，勿令妇人煎药。

截疟如神散周心源验　此方治疟，壮盛者宜之。

柴胡　半夏　槟榔　黑牵牛各一钱　常山一钱二分　甘草二分

上锉，水煎，临服入头生酒半钟同服，未发前一时服。

按上方，治疟疾久不愈，壮盛人用此，一截即愈。

保元截疟饮　治虚人久疟。

黄芪蜜炙，一钱　人参五分　白术去芦炒，一钱　当归一钱　陈皮七分　柴胡一钱　升麻五分　槟榔一钱　常山酒蒸，一钱　知母去毛，一钱　贝母一钱　半夏姜炒，一钱　甘草炙，三分

上锉一剂，生姜三片，枣一枚，水煎温服。

按上方，治疟久不已用此攻补，一截而愈。

加味益气汤　治人平素不足，兼以劳役内伤，挟感寒暑，以致疟疾寒热交作，肢体倦怠，乏力少气。

黄芪蜜炒，一钱　人参八分　陈皮六分　白术去芦，八分　当归八分　柴胡一钱　升麻三分　白芍八分　黄芩一钱　半夏八分　甘草炙五分

上锉一剂，生姜煎，空心服。有汗及寒重，加桂枝五分，倍黄芪；热盛，倍柴胡、黄芩；渴，加麦门冬、天花粉。

按上方，治疟久虚，用此补中益气而愈。

加减十全大补汤　治人虚弱久疟，寒热不多而但微热者，邪气已无，只宜服此。

黄氏　人参　白术　白茯苓　当归　川芎　白芍　熟地黄　柴胡　黄芩　陈皮　甘草

上锉剂，生姜三片，枣一枚，水煎温服。

按上方，治疟久用攻克之剂过多，以致气血大虚，宜此多服以收全功。

按疟疾多因内伤饮食，外感风寒所致，夫人以脾胃为主，未有脾胃实而患疟痢者，若专主发表攻里，降火导痰，攻击截疟之剂，是治其末而忘其本。凡此不问阴阳日夜所发，皆宜补中益气汤，此不截之截也。经年久疟，此血气太虚，十全大补汤久服收功。

龙虎汤　治热疟火盛，舌卷焦黑，鼻如烟色，六脉洪弦而紧，此乃阳毒而深。先以青布折叠数重，新汲水渍之，搭于胸上，须臾再易。如此三次，热势少退即服此药。

柴胡一钱半　黄芩一钱　半夏七分　石膏

二钱半 知母一钱 黄连一钱半 黄柏去皮，一钱 栀子八分 粳米五十粒

上锉一剂，生姜三片，枣一枚，水煎服。

按上方，治疟属实热者宜之。

分利顺元散 治体虚之人患疟寒多，不可用凉药。

川乌一两，去皮一半生 大附子一两，去皮一半生 南星二两，一半生，一半炮 木香五钱，不见火

上锉，每服四钱，生姜十片，枣七枚，水一盏，煎七分，当发日早晨连进二三服。半生半炮能分解阴阳也。

按上方，治疟属虚寒者宜之。

地龙饮 治瘴疟、诸疟大热烦躁。

生地龙三条，研入生姜汁、薄荷汁、生蜜各少许，新汲水调服。如热炽，加片脑少许。

治疟母停水结癖，腹胁坚痛。

芫花炒 朱砂

上等分为末，炼蜜为丸，如小豆大，每服十丸，枣汤送下。

又方 用雄猪前蹄下截，入常山三钱，煮熟吃汤食蹄立已。

又方 用常山入枣同煮熟，只食枣肉效。

鳖甲饮子 治疟久不愈，腹中结块，名曰疟母。

鳖甲醋炙 黄芪 白术 川芎 白芍 草果 槟榔 厚朴 橘红 甘草

上锉一剂，生姜七片，乌梅少许，煎服。

疟之为痰，有水、有血，水即水饮也，血即瘀血也。唯水饮所以作寒热；唯瘀血所以憎寒热。常山，逐水利饮固也。苟无行血药品佐助其间，何以收十全之功耶？继自今疟家，或衄血，或唾血，或大便血丝，或月候适来适去，皆是血症，此药主之。

常山 槟榔 草果 青皮 乌梅 桃仁 五灵脂 甘草

生姜、蜜同煎服。

秘方 治久疟不愈，一服便止，永不发，其效如神。

常山一钱半 槟榔一钱 丁香五分 乌梅一个

上锉一剂，用好酒一盏，浸一宿，临发日清晨饮之。

海外高僧传 治诸疟如神。

番木鳖去壳麸炒，一两 雄黄一钱 朱砂一钱 甘草一钱

共为末，每服四分，临发预吃饭一碗，将水酒调下，被盖睡立愈。亦治瘟疟，沿门患疟相似者殊效。

治疟如神，牛膝根切一剂，水煎。未发时先服一半，将发时又服一半，立止。

治诸疟新久不已，此方如神。

苍术米泔炒 陈皮 厚朴姜炒 藿香 半夏倍麸炒 柴胡 黄芩 青皮 茯苓 泽泻 槟榔 草果 乌梅 甘草

生姜煎。未发前，一服而瘥，效不可言。久疟加常山；憎寒加桂枝；人体弱加人参。

如疟后饮食少进，四肢无力，面色萎黄，用四君子汤合二陈汤加黄连、枳实、生姜煎服。

按上诸方，皆治疟。经验者，宜对症选用。以后外治之法，有苦于不肯服药者，用之亦可。

塞鼻药 治疟。

草乌 巴豆三个，去壳 胡椒七个 枣子二个

上三味为末，枣肉为丸，如梧子大，每用一丸棉花裹，男左女右塞鼻孔中，于未发之先。

龙虎丹 治疟。端午午时制。

龙骨、虎骨等分，水丸弹子大，朱砂为衣，临发日预握男左女右手心内。

蛇退丸 治疟。

蛇退焙焦研末，捣饮作丸，将发时塞鼻中，男左女右。

治疟疾一岁之中长幼相似者，名曰疫疟。此法主之神良。

五神塞鼻丸

南方 官桂五钱 朱砂一钱 东方青黛五

钱　麝香二分　北方　巴豆四十九，个，去壳　黑豆三十六粒　西方　白矾五钱　白芷二钱　中央　硫黄五钱　雄黄一钱

上件各依方位以磁盘盛之，于五月初一日虔诚安于本家侍奉神前，至初五日午时，共研为末，用五家粽角为丸，如梧子大，阴干，收贮听用。凡遇患疟之人，于疟发日清晨用绵布包、塞鼻中。

痢 疾

痢，是湿、热及食积三者，别赤、白、青、黄、黑五色，以属五脏。白者，湿热伤气分；赤者，湿热伤血分；赤白相杂，气血俱伤；黄者，食积；青黑者，湿胜也。治法，泻肠胃之湿热，开郁结之气，消化积滞，通因通用。其初只是下之，下后未愈，随症调之。痢稍久，不可下，胃虚故也。痢多属热，亦有虚与寒者。虚者，宜补；寒者，宜温。久年及虚弱之人不可下。大便了而不了者，血虚；数而至圊而不便者，气虚。噤口痢，胃气热，胃口热甚，太虚。

一痢鱼脑，半生半死；下若屋漏水者必亡；下若尘腐色者，必死；下纯血者，必死；下若笔筒直者，不治；唇如朱红者，必亡；身热脉大者死，微小者生，浮洪者死。

利气丸方见诸气　凡痢赤白初起，一服立愈。

加味芍药汤主方　治下痢赤白初起，积滞不行，里急后重，频上圊而去少腹痛。

当归尾一钱　白芍二钱　黄芩一钱半　黄连一钱半　枳壳去穰，一钱　槟榔一钱　木香五分　大黄一钱　滑石一钱　甘草三分

上锉一剂，水煎，空心温服。壮盛人大黄加一钱。

按上方，行血调气。经曰：溲而便脓血者，气行而血止也。行血则便脓自愈，和气则后重自除。

调和饮　治红白痢疾。

白芍三钱　当归一钱半　川芎一钱　黄连一钱　黄芩一钱　桃仁炒研，一钱　升麻五分

上锉一剂，水煎，空心服。白痢，加吴茱萸炒，一钱；赤白痢，加白术、茯苓、陈皮、香附各一钱。

按上方，治诸痢用通利之药后未已，直服此调理而愈。

立效无双方效不可言　治痢不拘赤白，一服立止，并泄泻亦效。

净黄连四两，酒洗吴茱萸二两，同连炒，去吴茱萸不用　枳壳去穰，二两麸炒，去麸不用

上共为末，稀粥和为丸，梧子大。每服七八十丸，空心温酒送下。泄泻，米汤送下。

香连丸　治冷热不调，下痢赤白，脓血相杂，里急后重。

川黄连去毛净，四两，以水润薄切；用吴茱萸二两，水泡乘湿就以黄连合和碗盛，另器盛之蒸时许，取出同炒，捡去吴茱萸不用　南木香一两

上为细末，醋煮，面糊为丸，如梧子大。每服二十丸，空心米汤下。噤口痢，加石莲肉二两。

独将军丸　治痢如神。

大黄一斤。分四份，四两用黄连一两先泡水浸，同炒。四两用吴茱萸一两先泡水浸，同炒。四两用童便浸炒。四两用乳汁浸炒

上为细末，米糊为丸，梧子大，将一半蒸过各收贮，每服将蒸过者一半，未蒸过者一半。赤痢，黄连汤下；白痢，吴茱萸汤下；赤白痢，连、茱汤下。

按上方，治痢专攻之剂。

驻车丸　治下痢赤白，腹痛甚者及休息痢。驻者，止也，言药止痢，如车之驻也。

黄连三两，炒　当归一两半　干姜一两，炮　阿胶一两半，蛤粉炒

上为末，醋糊为丸，如梧子大。每三十丸，米饮下。

一方治休息痢，用四物汤吞下驻车丸一百粒。医说经验方。

神应丸　治水泻，食泻，积泻，赤白痢，休息痢，不拘新久。

黄连二两，半生半炒　吴茱萸汤泡，一两

木香一两　粟壳蜜炒，二两

上为末，乌梅肉二两捣为丸，梧子大，每五十丸，空心米汤下。

按上方，治休息痢宜之。

仓廪散　治时行瘟疫，下痢赤白，发热，口干，身痛。方见伤寒。

即人参败毒散加黄连，陈仓米三百粒，姜、枣煎服。如噤口痢，加陈仓米一撮，石莲子七枚；痢后手足痛，加木瓜、槟榔。若不早治，有成鹤膝风者。

加减柴胡汤　治下痢身热挟外感者，必恶寒发热，身首俱病，此为在表。

宜用小柴胡汤去人参，加苍术、川芎、陈皮、赤芍、生姜，煎服。得微汗以散之，即愈。

按上方，治外感瘟疫，下痢发热之剂。

加减八珍汤　治食积痢，或时赤痢，或时水泻，或完谷俱出，乃脾胃受热之郁遏，不能消磨致水谷不化。

人参八分　白术去芦，一钱半　茯苓一钱　甘草炙，五分　当归一钱　川芎六分　白芍一钱半　神曲炒，一钱　黄连酒炒，二钱　砂仁七分　泽泻一钱　陈皮八分　半夏一钱　防风七分　阿胶炒，一钱

生姜三片，水煎温服。

加减补中益气汤　治痢疾日久不愈，不能起床，不食，疲弱之甚者。

黄芪蜜米，五分　人参五分　白术去芦炒，一钱　陈皮七分　当归一钱　白芍酒炒，一钱　升麻三分　泽泻五分　木香三分　砂仁五分　白蔻三分　地榆五分　御米壳醋炒，三分　甘草炙，三分

上锉，水煎温服。

按上方，治下痢日久，疲弱之甚者宜之。

凡噤口痢多是胃口热甚，用黄芪一两，人参五钱，煎汤终日呷之，如吐则再强饮，但得一呷下咽便好。

一方加石莲肉三钱，水煎服，立效。

治噤口痢，其症有冷有热，有冷热不调，皆须先发散表、里。如手心热，目赤，是热，

宜败毒散加陈米，煎服；如手心冷及纯下白痢者，是寒，宜用莲肉（不去心）为末，米饮调服，每服三钱。

一方治噤口痢，酒醨半盏，姜汁半盏，仓米汤半盏，三味合一处，入陈盐菜一撮，揉烂一并食之，胃口立开，口不开，用针柱拨开牙齿灌下立效。

仓连散　治噤口痢。

赤，用陈仓米三钱，黄连七钱；白，用米七钱，连三钱；赤白痢相兼，各五钱。水煎露一宿，空心温服。

治噤口痢，用黄连半斤㕮咀，生姜四两切片，同炒，待姜焦黄去姜，将连为末，陈米饭捣为丸，如梧子大，每七八十丸。赤痢，陈米汤下；白痢，陈皮汤下；赤白痢，陈米、陈皮汤下。

治噤口痢，不思饮食，汤饮米谷不下，不拘男、妇、小儿皆效。

石莲肉去壳并内红支及心，为细末，用井花凉水调下，每二钱或三钱，日进二服，见效即止。

一方　用陈仓米汤下。如呕，加生姜汁三匙。

治噤口痢，用王瓜藤烧灰存性，每服二三匙。白痢，砂糖水调下；赤痢，蜜水调送下。

按上方，治噤口痢疾，宜对症选用。

一方　治下痢，里急后重，腹中痛楚难禁者。用槐枝、艾稞煎水一盆，先熏后洗，坐荡其小腹下，即时通快也。

一方　治噤口痢，饮食不入，用鸡一只去毛、屎，切片入罐内，用胡椒末五钱，入水，用皮纸重重密封，待熟，用簪子刺孔，令患人鼻闻孔之气即效。

一方　治噤口，用王瓜藤经霜者，晒干烧灰存性，为末，香油调，纳脐中，登时愈。

一方　治红白痢噤口，不受药，不受饮食，用田螺捣烂，加麝香少许，调匀纳脐中，顷刻效。

鲫鱼脍　治赤白痢，噤口痢。

白矾枯过，四钱　赤石脂一钱

上为细末，每大人用二匙，小者一匙，随意加减。用活鲫鱼一尾，去鳞、肠，将前药擦入肚内，用真香油、葱花、醋、酱煎炼，如常碗盛，碟盖。噤口者，放在鼻边熏之二三次，即时胃开，食之无妨。赤白痢者，亦食有效，初痢不用。

按上方，治赤白痢、噤口痢外治之法。

治痢不问赤白神方。刘孟门传。

益元散方见中暑。三钱，黄连末一钱，水一钟，煎八分，空心一服，立止，效。

一方　治久痢、休息痢百方不效。

黄连末、木香末，十分之一，入猪脏头，去油入药，煮烂捣为丸，每五十丸，空心米汤下。

一方　治老年久痢不止，肌瘦如柴，昼夜无度，命已将危。

人参一两，水煎服之，鼻有微汗而苏。

一方　用陈苋菜煎汤，一服立止。或为末，每三钱，水调下立止。

秘方　治久痢不止，用陈萝卜煎汤，一服立止。

益元散河间方　治痢之圣药也。

白滑石六两　粉草炙，一两

共为细末，每服三钱，白水调，无时服。

一方　治血痢。用生马齿苋绞汁二合，和蜜一匙，空心服。

一方　苦参炒为末，每五分，米汤调下。

一方　治热痢不止。用车前草并子，捣汁一盏，入蜜一合，煎温分二服。

一方　治白痢。肉豆蔻面包煨，乳香一粒，为末，每二三分，米汤调服。

一方　治痢不拘赤白。用王瓜削去皮，蘸蜜吃一二个，当时腹大痛一阵，利下积滞而已。

一方　绿豆炒为末，入白糖和凉水，服立止。

一方　白砂糖一两，鸡子清一个，烧酒一钟半，煎八分，温服立止。

一方　治痢。

用蝉退炒黄色为末，每服一钱，白痢烧酒调下，红痢黄酒调下。

一方　椿根皮炒为末。白痢，白糖加凉水服；赤痢，用蜜水和凉水服。

按上单方，治痢有效者，宜择便用之。

夏月下痢，或赤或白，烦渴呕逆，腹中搅痛，小便不利者，此因暑致之。可以五苓散、香茹散、小柴胡汤之属。若以此呕症为脾胃虚寒则误矣。

一壮盛之人，一团积热，下痢赤白，里急后重，痛甚宜服：

清凉四黄汤

黄连五钱　黄芩五钱　黄柏五钱　栀子五钱　大黄三钱　连翘五钱　木通五钱　滑石一两　羌活二钱半　海金砂三钱　乌梅五钱　瞿麦五钱　酒曲五钱

水煎，空心温服。

一下痢大便里急后重，数至厕而不能便，不拘赤白脓血，慎勿利之，升其阳则阴火自退矣。宜服：

升阳除湿汤

防风　白芍酒炒，各一分半　白茯苓　白术去芦，各一分　苍术炒，一分　甘草炙，五分　干葛一钱　冬加桂枝一分　炮干姜五分　紫苏五分　柴胡七分　羌活一钱　山楂二钱　木香三分　食伤加麦芽炒，一钱

上锉，生姜三片，水煎服。次服六君子汤。方见补益。

一下痢发呃，用益元散，以人参、白术煎汤调下立止。

按下痢里急后重者，窘迫急痛是也。后重者，大肠坠重而下也。夫里急后重，其症不一，有因火热者，所谓火性急速而能燥物是也；有因气滞，此大肠经气壅而不宜通也；有因积滞壅盛者，是有物结坠也；有气虚者，此大肠气降而不能升也；有血虚者，所谓虚坐努责是也。治法，火热者寒之、清之；气滞者调之；积滞者去之；气虚而降者，升而举之；血虚者补之。各其听用也。

泄 泻

泄，本属湿，然多因饮食之不节致伤脾胃而作，须看时令、寒热、新久而施治法。补脾消食，燥湿利小便，亦有升提下陷之气，用风药以胜湿。亦有久泻，肠胃虚滑不禁，宜收涩之。大抵脉沉细者易治，洪大者难疗也。

胃苓汤主方　治脾胃不和，暑湿停饮，泄泻腹痛，水谷不化，阴阳不分，不服水土，一切泄泻并皆治之。

苍术米泔浸　陈皮　厚朴姜炒　猪苓　白术去芦炒　茯苓　泽泻　白芍酒炒　黄连姜炒　甘草

姜枣煎，温服。气虚加人参；虚寒泄加干姜炒黑；水泻加滑石；食积加神曲炒、山楂；痰多加半夏；胜湿加防风、升麻；暴痢赤白，相继肚痛，里急后重加木香、槟榔。

按上方，治泄泻之总司也。

三白散　脾胃亏损，久泻不止，症属虚寒者。

白术去芦炒　白茯苓各二钱　白芍酒炒陈皮　人参　肉豆蔻面裹煨去油，各一钱　苍术米泔炒　升麻　诃子各八分　干姜炮，五分甘草炙，五分　腹痛加中桂

上锉，姜、枣煎服。

二苓丸　治泄泻如神。

白术去芦，东壁土炒，一两　人参五钱　陈皮　茯苓　猪苓各七钱　官桂一钱　甘草炙，二钱

上为细末，枣肉丸，如弹子大，每一丸，温水研化下。

参苓白术散　治脾胃元气虚弱，久泄少食。

即四君子汤加山药、莲肉、薏苡仁、扁豆、桔梗各等分，为细末，每服二三钱，枣汤调服。

理气健脾丸方见内伤　治男妇久泻不止。依本方去桔梗，加白芍酒炒，二两，其效如神。

参术健脾丸　治老人、小儿脾虚，久作溏泄。一云治脾泄泻，五更时候泻者是也。

人参一两，饭上蒸　白术去芦土炒，一两白茯苓一两　莲肉去心留皮，一两　山药一两陈皮　山楂肉去子　泽泻　甘草炙，各五钱

兼治小儿食积，又止泻，止吐，消疳，消黄，消胀，定肚痛，常服益胃生肌，健脾进食，即启脾丸。

上为末，炼蜜为丸，如弹子大，每一丸，空心清米汤化下，日三服。

按上方，补元气，健脾胃，止泄泻之良方也，宜对症选用。

治泄泻秘方。用鸡子一个，将小头破顶，入胡椒七个，纸糊顶煨熟，好酒送下，烧酒更佳，将胡椒完吞下。

治久泻久痢不止，或脱肛下坠等症。臭椿根皮酒炒七次，为末，阿胶化开为丸，梧子大，每三五十丸，空心米饮送下。

一方　治泄泻，糯米为末，不拘多少，入百草霜十分之二，水和为饼，烙熟食之。一法单用糯米半生半炒，煮粥食之。

久泻不止，陈萝卜煎汤，一服立止。

久泻不止及脱肛。一名黑白丸。

枯白矾三钱　五倍子炒为末，一两

水糊丸，梧子大，每三十五丸，空心米汤下。

治泄泻二三日，或腹冷痛。生姜、豆豉、胡椒，煎汤热服立已。

治泄泻不拘新久，用白术去芦，黄土炒一两，入米一撮，水煎，空心一服立止。

治久病大肠滑泄，五倍子为末，面糊为丸，如梧子大，米饮下，日三服。

又方　用车前子炒为末，每一钱，米饮下。

治泄泻，用公猪肚一枚洗净，去脂膜入大蒜在内，以水煮烂捣膏，入平胃散末，用杵为丸，梧子大，每三十丸，盐汤下，空心米汤更妙。

治泄泻。欧阳文忠公尝患暴下，国医不

得愈，夫人曰：市人有此药三文钱一帖，甚效。公曰：吾辈脏腑与市人不同。夫人请试之。一服愈。乃用车前子一味为末，米饮下三钱匕。此药利水而不动气，水道利则清浊分，而泻自止矣。

神圣香黄散 治久患脾泄。

宣黄连一两　生姜四两，切作一处慢火炒，令姜干，去姜取连

上为末，每服二钱匕，空心腊茶清下。甚者，不过二服。尝治许州黄太守患泄泻二三年不愈，每饮烧酒一二钟则止二三日，日以为常，畏药不服，召予诊之，六脉弦数，先服此药以解酒毒，后服理气健脾丸加泽泻，寻愈。

按上单方，治泄泻有效，可选用。

浆水散 治暴泄如水，周身汗出，一身尽冷，脉微不弱或至无脉，气少而不能语，其甚者加吐，此为急病。

半夏泡洗，二两　附子炮，半两　干姜五钱

良姜五钱半　桂枝五钱　甘草炙，五钱

上为末，每锉三五钱，浆水二盏，煎一盏，和渣热服。甚者三四服，微者三服。

按上方，治虚寒冷泻者宜之。

夫五更而泄者，名曰肾泄。盖阴感而然，故脾恶湿，湿则濡而困，困则不能治水，水性下流则肾水不足，而以五味子散主之。一云：此治，人到五更初，脐下绞痛而溏泄一次，乃名肾泄。感阴气而然也，五味子散主之。

五味子二两　吴茱萸去梗，五钱

同炒为末，每服二钱，陈米饮下。

四神丸 治脾肾虚弱，清晨五更作泻，或全不思食，或食而不化，大便不实。

破故纸四两，酒炒　肉豆蔻二两，面裹煨

吴茱萸炮过炒，二两　五味子二两

上为末，用红枣四十九个，生姜四两切碎，同枣用水煮熟，去姜取枣肉和为丸。每服五十丸，空心盐汤下。

一人病泻，每至五更辄即利，此肾泄也。用五味子散数服而愈。固起居不慎，泄复作，

年余不瘥，此命门火虚，不能生脾土，法当补其母。火者土之母也，遂用八味丸补母，泻即止，食渐进。东垣云：脾胃之气盛则能食而肥，虚则不能食而瘦，全赖命门火为生化之源，滋养之根也。故用八味丸奏效。方见补益。

按上方，治五更肾泄者宜之。

戊己丸 治脾经受湿，泄痢不止，米谷不化，脐腹刺痛。

黄连酒炒　白芍煨　吴茱萸炒，各等分

上为末，用小米饮为丸，梧子大，每服五六十丸，空心米汤送下。

白龙丸 又名玉华丹　治久泻，痢疾，霍乱，疟疾，血崩。

枯矾不拘多少为末，好醋煮，面糊为丸，如鸡头子大，每一丸。红痢，甘草汤下；白痢，姜汤下，如不止，再服一二丸；霍乱，姜汤下；疟疾，东南桃心七个煎汤下；血崩，酒下。忌荤、腥、油腻、煎炒之物。

霍　乱

脉来浮洪者，可治；微而迟，气少不语者，为难治。舌卷囊缩者，皆不治也。

霍乱者，上吐下利，挥霍扰乱也。及邪气饮食所伤。邪在中焦，既吐且利；邪在上焦，吐而不利；邪在下焦，利而不吐。俱用藿香正气散加半夏、生姜汁治之。如吐利不止者，理中汤。如上不得吐，下不得利，出冷汗，气欲绝，名为干霍乱，用盐一大匕，炒令黄入童便一碗，温和服之，少顷，吐下即愈。此病切忌米汤，服之立死，反助邪气。切不可用寒凉之药，宜先服阴阳汤。方见后。

藿香正气散 主方　治四时不正之气，寒疾时气，山岚瘴气，雨湿蒸气。或中寒腹痛吐利，中暑冒风吐泻，中湿身重泄泻；或不服水土，脾胃不和；或饮食停滞，复感外寒，头痛憎寒，或呕逆恶心，胸膈痞闷；或发寒热，无汗者。

藿香二钱　紫苏　陈皮　厚朴姜炒　半夏

姜炒　白茯苓　桔梗　大腹皮　白芷　白术去芦，各一钱　甘草五分

上锉一剂，姜枣煎服。

霍乱转筋加木瓜；腹痛加炒芍药；寒痛加官桂；冷甚加干姜；饮食不化，心下痞闷加香附、砂仁；米谷不化加神曲、麦芽；肉食不化加山楂；心下痞加枳实、青皮；中暑冒风加香茹、扁豆；时气怕寒，发热加柴胡、葛根；发热加麦门冬、淡竹叶；口渴泄泻，小便不利，合五苓散；寒湿相搏，霍乱转筋，烦渴闷乱，合黄连香茹散；感风寒，内伤饮食，霍乱转筋，吐泻，合五苓散；心腹绞痛加木香；若频欲登圊，不通利者加枳壳；转筋不止，男子以手挽其阴，女子以手牵其乳近两边，此千金妙法。

按上方，治霍乱吐泻之总司也。诸病皆治。

加减理中汤　治霍乱转筋，上吐下泻，腹内疼痛及干霍乱，俗名搅肠痧、真阴等疾，手足厥冷。嘉靖甲子年间，梁宋之地人多患此，自脚心麻至足膝，死者不胜其数，时大方伯赵公出示此方，患者咸蒙其惠多矣。因述以广其传云。

人参　干姜炮　茯苓去皮　甘草炙，各等分

上为末，炼蜜为丸，每重一钱，嚼烂，淡姜汤送下。忌食米汤。此即理中汤改为丸，土能塞水之义。若仍作汤，则不效矣。

既济汤　治霍乱后，虚烦不得眠。

人参一钱　麦门冬去心，一钱　半夏泡，一钱　淡竹叶二钱　大附子制过去皮脐，五个　甘草炙，二钱　生姜五片　粳米百粒

水煎，空心温服。

治霍乱吐泻，或因饮冷，或胃寒，或失饥，或大怒，或乘车舟伤动胃气，令人上吐下泻不止，头旋眼花，手足转筋，四肢厥冷。

吴茱萸　木瓜　食盐

同炒焦。先用瓦罐水三升煮，令百沸却入前三味，同煮二升以下，服之立效。

按上方，治虚寒之剂。

祛暑茹苓汤　治霍乱身热，口渴，此热暑中也。

猪苓七分　泽泻七分　白术五分　赤茯苓一钱　黄连五分　香茹七分　干葛七分　天花粉二钱　甘草五分

上锉一剂，生姜煎服。如热极加知母、石膏；泄加升麻、滑石、黄芩；腹痛加炒芍药一钱，桂三分，寒痛亦加此。

按上方，治中暑身热，霍乱之剂。

盐熨法　治霍乱吐泻，心腹作痛，炒盐二碗，纸包纱护，顿其胸前并腹肚上截，以熨斗火熨，气透则苏，续又以炒盐熨其背，则十分无事。

治霍乱转筋，大蓼一握，煎汤荡洗。北人以麦糠代之，使腠理开泄而气散则已也。河间云：热气燥灼于筋则挛痹而痛也。

霍乱吐泻方

樟树皮一把，水煎温服，立止。

霍乱吐泻，转筋粗大如桃李，挛缩痛不可忍，秫葛叶煎汤饮之即效。

干霍乱欲吐不吐，欲泻不泻，痰壅腹胀，汗出冷，气欲绝。

盐一两　生姜半两，切

上二味同炒令色变，以童尿两盏，煎一盏，分为二温服。

治干霍乱不得吐者，用滚汤一碗，入皂角末三分，盐一撮，调服，探吐之。

霍乱吐泻，但一点胃气存者，服之回生。

陈皮去白　藿香

等分为末，每二钱，姜汤下。每锉一两，水煎服亦可。

治搅肠痧。即干霍乱。

胡椒四个　绿豆二十四个

共为细末，热黄酒调服。

治霍乱吐泻。单用藿香梗一味，煎水服立止。

霍乱吐泻，用生姜细切，渍以新汲水调益元散顿服之，即止。

又方　即太白散　用枯白矾为末，每服一钱，百沸汤点服。

按上简易单方，宜选用之。

灸法　治霍乱已死，腹中尚有暖气者，以盐填满脐孔灸之，不计壮数。

补遗方

参苓白术散　治脾虚气陷，吐泻烦渴。

人参　白术炒　茯苓　山药　藿香　葛根　升麻

上为末，米汤调下。

发痧

夫发痧者，江南所在皆有之。古方不载，所感如伤寒，头痛，呕吐，恶热，手足指末厥逆，或腹痛闷乱，须臾能杀人也。先煎浓艾汤试之，如吐则是，近时多看头额及胸前两边有小红豆点。在皮肤者，以大灯草、香油蘸于红点处。爆者，是名曰水伤寒也。或服葱头汤，汗出而愈。如腹痛不止，用针于两手大指甲边出血即瘥。或二脚坠肿，亦多水痧，于委中穴刺血即愈。盐汤吐法，治心腹绞痛，冷汗出，胀闷欲死，名搅肠痧，又名干霍乱。由山岚瘴气，或因饥饱失宜而得者，用盐半盏，以热汤泡一碗，令病人尽服。又法，用鸡翎探咽喉令吐，所食盐汤尽出即愈，效。

搅肠痧，症发即腹痛难尽。但阴痧腹痛而手足冷，看其身上红点，以灯草蘸油点火烧之。阳痧则腹痛而手足暖，以针刺其十指，皆近爪中处一分半许，即动爪甲而指背皮肉动处，血出即安。仍见自两臂将下其恶血，令聚指头出血为好。

又痛不可忍，须臾能令人死。古方名干霍乱，急用盐一两，热汤调，灌入病人口中，盐气到腹即定。又将石砂炒令赤色，冷水淬之，良久澄清水一二合，服即安。

又方　陈樟木、陈皮、陈壁土各等分，水浓煎去渣，连进三四服即安。

治搅肠痧方。

煨盐一钱半　吴茱萸每岁一粒，炒黄

为末，热酒调服。

一人患心腹刺痛，手足拘挛搐搦，眼翻上视，将病人两手从上往下捋到手指，将布针刺十指甲角出黑血立止。此是痧闭下血，次作痛。

青筋

白虎丸　治北人惯打青筋，其症初觉头痛恶心，或心腹痛，或腰胁痛，或遍身刺痛，或憎寒壮热，心慌喘急，恶血攻心，须臾不救，即进一服，当时血散。若过三五日，青筋已老，多服亦效。

古矿灰要古城古墙或古家久住者佳，刮去杂色泥土为末，水飞晒干

上为末，水糊为丸，如梧子大。每服四五十丸，看轻重加减，烧酒送下，立时奏效。又治心腹疼，及妇人崩漏、带下，或因气恼致疾，或久患赤白痢疾，或打仆内损，血不能散，立效。

治人惯打青筋，用五灵脂、蒲黄等分，为末，酒下三钱，吃了永不再犯。

呕吐

呕吐，谓有痰隔中焦，食不得下者。有气逆者，有寒气郁于胃中者，有暑气所侵者，有饮食所伤者，有瘀血停滞者，但因火与痰者为多。有物有声谓之呕吐，有声无物谓之哕。刘河间谓火气炎上，切不可下，逆之故也。脉虚细者吉，实大者难。

一切外感内伤，寒痰气食而呕吐者，藿香正气散主之。方见霍乱。

一胃虚有痰而呕吐者，二陈汤加藿香、砂仁、白术。方见痰饮。

一胃虚有热而呕吐者，清胃保中汤。

一冬月胃虚中寒，不食而呕吐者，理中汤加丁香。方见中寒。

一夏月饮冷，或当风取凉而呕吐者，二陈汤方见痰饮。加香茹散，方见中暑。乌梅煎服。

一发热而呕吐者，小柴胡汤加竹茹、陈皮、生姜，煎眼。方见伤寒。

一久病吐者，胃气虚不纳谷也，比和饮。

呕家圣药是生姜，千金之说信矣。然气逆作呕，生姜散之。痰与水作呕，半夏逐之。呕有热有寒，生姜于寒症最佳。若遇热呕，不可无乌梅。

治呕吐闻药即呕，百方不效。

伏龙肝为末，水丸塞两鼻孔，却服对症药，遂不再吐。

治呕吐不已，又治恶心。

生姜一大块，直切薄片，勿令折断，层层掺盐于内，以水湿苎麻密缠外，又用纸包、水湿，火煨令熟，取出麻、纸，用姜捣烂和稀汤服之。

清胃保中汤 主方 治呕吐，饮食不下。

陈皮八分 半夏姜炒，八分 白茯苓去皮，八分 白术去油芦土炒，一钱 藿香一钱 黄连土炒，二钱 黄芩土炒，一钱 山栀仁姜炒，二钱 砂仁三分 甘草二分 加枇杷叶擦去毛，一钱

上锉一剂，生姜三片，长流水和胶泥澄清二钟，煎一钟，稍冷频服。

吐逆甚加伏龙肝一块；因气加香附，（童便炒）一钱，枳实麸炒八分，去白术；心烦不寐加竹茹八分，神曲炒八分；酒伤脾胃加干葛、天花粉、白豆蔻。

按上方，治呕吐虚热者宜之。

比和饮 治呕吐月余，不纳水谷，闻食即呕，闻药亦呕者。

人参一钱 白术去油芦土炒，一钱 白茯苓去皮，一钱 藿香五分 陈皮五分 砂仁五分 神曲炒，一钱 甘草炙，三分

上锉一剂，用十年以上陈仓米一合，顺流水二钟煎沸，伏龙肝研细搅浑，澄清取一钟，生姜三片，枣二枚，同煎七分，稍冷服。别以陈仓米煎汤，时时啜之，日进此药二三服而愈。

参萸汤 治冷涎呕吐，阴症干呕。

吴茱萸沸汤泡洗三次，一两五钱 生姜一两半 人参三分 大枣五个

水煎，食前服。

按上方，治虚寒呕吐宜之。

治虚弱及老人呕吐，恶心，心烦不宁。

人参口嚼，些须立已。治卒暴呕逆，虚弱困乏无力及久病人呕吐，饮食不入口即吐者。人参一两，水煎服之立已。

治胃气冷，吃食即欲吐。白豆蔻五钱为末，以好酒一盏，微温调服，日三盏。

治气虚有痰呕吐，亦治反胃殊效。

人参二钱 半夏一两，制 生姜七片，蜜少许，煎服。

治干哕，若手足厥冷，宜食生姜，此是呕家圣药。又治心下痞坚不能食，胸中呕哕。生姜一两切片，半夏五钱汤泡切片，水煎，稍稍服之。

有病久血虚，血不归元而呕者，用十全大补汤。诚发前人之未发，愚常用屡效。依本方加陈皮、半夏、藿香。

恶 心

恶心者，无声无物。但心中欲吐不吐，欲呕不呕，虽曰恶心，非心经之病。其病皆在胃口上，有虚，有热，有痰，皆用生姜随症佐药。盖姜能开胃豁痰也。

芩连二陈汤 治胃口有热，时作恶心。

半夏汤泡，切片，姜炒 陈皮 白茯苓去皮 黄连姜汁炒 黄芩姜汁炒，各一钱半 甘草炙，三分

上锉作一剂，生姜五片，水煎服。

加味理中汤 治胃气虚寒而作恶心，亦治船晕。

人参 白术去芦炒 干姜 半夏姜制 陈皮各等分

上锉，生姜煎服。

如胃中素热，恶心呕哕不止。

陈皮二钱 栀子炒，三钱 竹茹一钱半 水煎，入姜汁服。

翻胃

大抵翻胃之症，未有不由膈噎而起也。其病皆因忧愁愤怒，思虑郁结，痰饮滞于胸膈之间，使气道噎塞，大便自结则气上不下，食不得入，入则反出，使肠涸胃空，上吐下结，遂成此疾也。治之当以透膈疏气，化痰和胃为主。气虚者，补其气；血弱者，养其血。调顺阴阳，气顺痰下，阴阳和匀，其症自平，不可峻用香燥之剂治之，恐胃中停结痰火，津液衰涸，如抱薪救火，宁不误耶？其脉浮缓者生，沉涩者死。若大便如羊粪者，不治；口中多出沫，但见沫大出者，必死；年过五十者，多不治。脉涩而小，血不足；脉大而弱，气不足。

调元汤 主方 治翻胃之总司也。

人参五分 白术去油芦土炒，七分 白茯苓去皮，七分 陈皮六分 半夏姜炒，八分 川芎五分 白豆蔻去壳，五分 黄连同吴茱萸炒，去吴茱萸 当归酒洗，一钱 白芍酒炒，七分 桃仁七分，去皮尖 红花三分 甘草炙，三分

上锉一剂，生姜三片，水煎温服。服至以愈为度。

开结润燥汤 黄宾江 治翻胃，养血健脾，理气清火之剂。

当归 川芎 白芍酒炒 怀生地黄 天门冬去心 麦门冬去心 陈皮 白术土炒 半夏姜炒 白茯苓去皮 藿香 砂仁 枳实 香附 乌药 槟榔 木通 猪苓 黄芩土炒 黄柏乳炒 知母乳炒 甘草

锉剂，生姜煎服。

一方加赤芍、赤茯苓。

活血润膈汤 治膈气翻胃，大便结燥。

当归一钱半 桃仁一钱 陈皮八分 甘草炙，五分 黄连姜炒，一钱 厚朴姜炒，一钱 大腹皮一钱 红花七分 白术炒，七分

上锉一剂，水煎温服。善酒加干葛。

人参利膈丸 治膈噎，胸中不利，大便结燥，痰嗽喘满，脾胃壅滞。此能推陈致新，治膈气之圣药也。

人参 当归 藿香 厚朴姜炒 枳实麸炒 大黄酒蒸，各一两 木香 槟榔各七钱半 甘草一两

上为末，滴水丸，如梧子大，每五十丸，温水送下。

嘉禾散 治脾胃不和，胸膈痞闷，气逆生痰，不进饮食，如膈噎、反胃并治，神效。

人参一钱 白术一钱 茯苓七分 半夏八分 陈皮七分 薏苡仁一钱 白豆蔻六个 枇杷叶七分 桑白皮蜜炒，八分 大腹皮七分 沉香四分 木香三分 槟榔六分 藿香七分 砂仁四分 青皮五分 杜仲一钱 石斛八分 神曲炒，一钱 麦芽炒，八分 山楂肉一钱 炙甘草四分

生姜三片，煎服。

五膈加干柿；膈气吐逆加薤白、红枣五枚。古方有丁香、五味子、诃子，无山楂，白豆蔻易草豆蔻。

羊面羹 治翻胃吐食，膈气噎塞。

滑石六钱 石膏一两 白茯苓一两 半夏三钱 甘草一钱

上为细末，和匀。每服五钱，以白面二两和剂，搜作小棋子块，用好羊肉二两，加葱花、盐、椒、酱、醋一处熬汁，擂生姜自然汁五钱，将面药棋子先于原汁内煮熟食之，隔一日再依前法食之，其效如神。

按上方，治翻胃攻补兼施之剂。

经验方 韭汁味辛，能消瘀行血；牛乳甘温，能养血润燥。

韭汁二两 牛乳一盏 生姜五钱，取汁 竹沥半盏 童便一盏

上和一处，重汤煮熟温服。盖韭菜汁能下膈上瘀血，又令多服驴尿，以防生虫。

按上方，治翻胃大效。

治翻胃噎食，探病可治否。彭苍崖传。

用甜梨一个，去皮用箸刺梨七孔，每孔入巴豆去壳半边入梨内，纸裹水湿，灰火煨熟，取出巴豆，令病人吃梨汁，如咽得下，吐出痰来可治；如吃不下，不吐痰，不可治。

治翻胃噎食，用葱捣烂塞入大便内，俟咽喉中有葱气可治。

二豆回生丹 治翻胃噎食。

硇砂二钱 雄黄二钱 乳香一钱 朱砂一钱 黑豆四十九粒 绿豆四十九粒 百草霜五钱，微火炒过用

上共为细末，用乌梅三十个，取肉和丸，如指顶大，朱砂为衣。每噙化一丸，良久，将面饼一个，茶泡烂食之。不吐，乃药之效；若吐，再噙化一丸。忌油腻、盐、醋、怒气。

按上方，探病可治否，何如？

治翻胃噎食。马蛇儿，即野地蝎虎，用公鸡一只，笼住饿一日，只与水吃换净肠肚，却用马蛇儿切烂与鸡食之，取屎焙干为末，每服一钱，烧酒送下效。

治隔食秘方，用干柿饼三个，连蒂捣为末，酒调服。甚勿以药易而忽之也。

又方 白雄乌骨鸡，先笼二日，撤去旧屎，将屋龙斩烂与鸡吃撒屎，以豆豉为丸，令滴烧酒，吞下二三十丸，即愈。

治转食秘方

反翅鸡一只，煮熟去骨，入人参、当归、盐各五钱为末，再将原煮鸡汤再煮，取与食之。勿令人共食。

人参粥 治翻胃吐酸水。

人参末，五钱 生姜汁，五钱 粟米一合

水煮粥食之。

疗翻胃呕吐无常，粥饮入口即吐，困弱无力垂死者。人参二两，拍破，水煎汁一碗，热服，再兼以人参汁煮粥与服。

秘方 辜宗岐 治翻胃。

莱菔子 白芥子 胡荽子

上各等分，为细末，每服五分，好烧酒调服。

秘方 治翻胃，脾胃虚寒呕吐或翻胃膈噎，神效。

用大附子一个最大者，坐于砖上，四面着火渐逼，淬入生姜自然汁中，又依前火逼干，复淬之，约生姜汁可尽半碗许，捣罗为末，每服一钱，用粟米饮下，不过三服效。

一方 用大附子，重一两四五钱，端正底平尖圆一枚，灰火炮之裂，入生姜自然汁内浸润，晒干再炮，再入汁浸润，仍晒再炮，用尽姜汁半碗，去皮脐为末，人参膏为丸，黍米大，每数丸，津液咽下，胃气稍复，投以温补之剂。

治胃翻食即吐方

用粟米捣作面，水和为丸，楮子大，烂煮纳醋中，细细吞之，得下便已。面亦得用之。

治吐食翻胃，诸药不效者。

胡椒四十九粒 杏仁四十九粒

二味为末，用细花烧酒调服。

治翻胃吐食上气者，白芥子晒干为末，酒调服。

治翻胃并干呕不止，用甘蔗汁十升，姜汁一升和匀，分五服。

治翻胃，用枣子一个，去核裹全斑猫一个，用文武火煨毕，去猫用枣，空心服，白汤下。

按上单方，治翻胃噎膈有殊效者。

治翻胃验方 用六君子汤加炮干姜、白豆蔻、黄连。用吴茱萸煎汤浸炒，去萸。

咳 逆

夫咳者，气逆也。气自脐下直冲，上出于口而作声之名也。古谓之哕，今谓之呃，乃胃寒所生寒气自逆而呃上也。有痰，有气虚，有火。有因饮食太过，填塞胸中而气不得升降者；或有痰向于上，火起于下而气不得伸越者；又有伤寒热病，阳明内实，过期失下，清气不得伸，浊气不得降，以致气不宣通而发呃者。此皆实证也。

治咳逆服药无效者。

硫黄 乳香

各等分为末，以酒煎，急令患人嗅之。

又方 用雄黄二钱 酒一盏

煎七分，急令患人嗅其热气，立已。

治咳逆连声不绝。吴竺赐。

柿蒂烧存性为末，酒调服。一方，每七个焙为末，黄酒调下。

验方 治呃逆。

半夏六钱，汤泡　生姜五钱

水煎服。

治伤寒发热而呃逆者。黄荆子不拘多少，炒，水煎服。

伤寒阳症，咳逆潮热。小柴胡汤加生姜、竹茹、橘皮。

治患咳逆，连咳四五十声者，取生姜汁半合，蜜一匙与煎，令熟温服，如此三服瘥。

治诸吃意。

橘皮二两，汤浸去穰

锉，水一升，煎至五合，通热顿服。更加枳壳一两，去穰炒，同煎服。

嗳 气

夫嗳气者，胃虚火郁之所成也。因胃中有火，治疗之法，虚则补之，热则清之，气则顺之，气顺则痰消也。

星半汤 治胃中郁火，有痰嗳气。

南星一两半，姜制　半夏一两半，姜制　软石膏煅，一两　香附米童便炒，一两　山栀子炒黑，七钱

上锉，生姜煎服。或作丸亦可。

吞 酸吐酸

吞酸与吐酸不同，吐酸是平日津液随上升之气郁积而成，郁之久，湿中生热，故从火化，遂作酸水而出；吞酸者，湿热郁积于肝而出伏于脾胃之间，必用糯米、蔬菜以自养。

清郁豁痰汤 主方　治嗳气吞酸，乃胃中有热，膈上有痰，令人呕吐清水等症。

陈皮　半夏　白茯苓　黄连姜炒　栀子炒　苍术米泔水浸炒　川芎　香附炒　砂仁

神曲炒　山楂　木香　甘草

上锉，生姜三片，水煎温服。

治食后吐酸水方。

干姜　吴茱萸各二两

用下筛，酒服方寸匕，日二次，胃冷服之立验。

橘连丸 治郁积吐酸水。

黄连一两半，炒　苍术米泔制，一两　吴茱萸炒，一两　陈皮一两　半夏姜炒，一两　白茯苓一两

上为末，炊饭为丸，如绿豆大，每二三十丸，食远服。冬月倍茱萸，夏月倍黄连。

治妇人心酸，乃痰饮积在脾胃间，时时酸心或吐水。

吴茱萸一两，盐汤洗　苍术一两，泔浸　陈皮去白　神曲炒　麦芽炒　肉桂各五钱

上为细末，煮面糊丸，米饮下。

治醋心，每醋气上攻如酽醋。吴茱萸一合，水二盏，煎七分，顿服。纵浓亦须强饮。近有人心如蜇破，服此方后二十年不发。

茱连丸 治郁积吞酸。

黄连一两　黄芩一两，二味用陈壁土炒　苍术七钱半，米泔水浸炒　吴茱萸五钱，泡炒　陈皮五钱

上为末，神曲糊为丸，如绿豆大，每五六十丸，津咽下。

治吐清水。

苍术米泔浸陈壁土炒　茯苓　滑石　白术

上锉，水煎服。

一人口中常流冷涎如泉涌，予以吴茱萸煎汤，待冷，涎流出后即服此茱萸汤，不二三次而愈。

二术丸 治吞酸心痛。

苍术米泔浸炒，二两　白术去芦炒，二两　陈皮一两　半夏姜炒，一两半　白茯苓一两　白芍酒炒，一两半　神曲炒，三两　黄连姜炒，八钱　甘草炙，七钱

上为细末，蒸饼为丸，梧子大，每服百丸，淡姜汤下。

嘈 杂

夫嘈杂之为症也，似饥不饥，似痛不痛，而有懊恼不自宁之况者是也。其症或兼嗳气，或兼痞满，或兼恶心，渐至胃腹作痛，实痰之为患也。治法：以南星、半夏、橘红以消其痰；芩、连、栀子、石膏、知母之类以降其火；苍术、白术、芍药之类以健脾行湿，壮其本元。又当忌口节欲，无有不安者也。

人多思虑，以致血虚，五更时嘈杂是也。四物汤加香附、栀子、黄连、贝母。

肥人嘈杂，二陈汤少加川芎、苍术、白术、栀子炒，水煎服。

眩晕嘈杂，火动其痰。二陈汤加栀子、黄芩、黄连。

一妇人饮食少思，胸中嘈杂，头晕吐痰，此中气虚而有热，用六君子汤加炒黑山栀、桔梗而愈。后因劳碌，头晕发热，吐痰不食，用补中益气加半夏、茯苓、天麻而痊。

一妇人心胸嘈杂，用茯苓补心汤治之愈。

方见虚劳。

平肝顺气保中丸 治郁火伤脾，中气不运，胃中伏火郁积生痰，致令呕吐、吞酸嘈杂，心腹胀闷。常服顺气和中，开胃健脾，倍进饮食，化痰消滞，清火抑肝。

香附米三两，童便浸二日炒　小川芎二两　陈皮去白，三两　白术去芦土炒，四两　枳实麸炒，二两　黄连姜汁炒，二两　吴茱萸汤泡，二两　神曲炒，一两　麦芽炒，七钱　木香三钱　栀子姜汁炒，一两　莱菔子炒，一两　半夏姜汁炒，一两半　白茯苓去皮，一两　竹茹一两　砂仁炒，四钱　干生姜一两　甘草炙，四钱

一方 加山楂二两　青皮香油炒，六钱去：吴茱萸　竹茹

一方 加山楂二两，青皮香油炒六钱；去吴茱萸、竹茹。

上为末，竹沥打神曲糊为丸，如梧子大，每八十丸，白汤送下，日进二服。

四物汤方见补益　　**二陈汤**方见痰饮　　**六君子汤**方见补益　　**补中益气汤**方见内伤

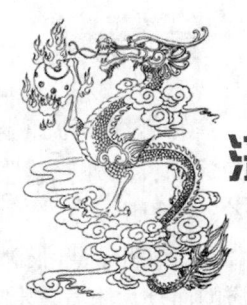

济世全书　艮集　卷三

诸　气

《脉理玄要》曰：下手脉沉便知是气，沉极则伏，涩弱难治，其或沉滑，气兼痰饮。

人禀天地阴阳之气，以生藉血肉，以成其形，一气周流于其中，以成其神，形神俱备，乃为全人。故气阳而血阴，灌溉周身而无一息之间断也。血则随气而行载乎！血者也，有是气必有是血，有是血必乘乎是气，二者行则俱行，一息有间则病矣。今之人不知忿怒、惊恐、悲哀而损其身，忧愁思虑以伤其气，故人之疾多从气而生，致有中满腹胀，积聚，喘急，五膈，五噎，皆由于气。

分心气饮主方　治男子妇人一切气不和。多因忧愁思虑忿怒伤神，或临食忧感，或事不随意，使抑郁之气留滞不散，停于胸膈之间不能流畅，致心胸痞闷，胁肋虚胀，噎塞不通，嗳气吞酸，呕哕恶心，头目昏眩，四肢倦怠，面色萎黄，口舌干苦，饮食减少，日渐羸瘦，或大肠虚秘，或因病之后胸中虚痞，不思饮食，并皆治之。

青皮去穰炒，五钱　陈皮去白，五钱　半夏汤泡姜炒，三钱半　白茯苓去皮，三钱半　紫苏二两　大腹皮洗净，五钱　桑白皮五钱　羌活五钱　赤芍三钱半　木通三钱半　官桂三钱半　甘草二钱半

上锉一两，生姜三片，枣一枚，灯草十茎，水煎食远温服。

一方　去赤芍、羌活，加枳壳、桔梗、木香、槟榔、香附、莪术、藿香，治忧思郁怒，诸气痞满。水气面目浮肿，加猪苓、泽泻、车前子、木瓜、葶苈子、麦门冬；性急加柴胡；多怒加黄芩；食少加砂仁、神曲；咳嗽加桔梗、半夏；胸膈痞闷加枳实、香附；三焦不和加乌药；气闭加莱菔子；气滞腰痛加木瓜、枳壳；上焦热盛加黄芩；中焦热盛加山栀子；翻胃加沉香磨服。

四七汤　喜、怒、忧、思、悲、惊、恐之气结成痰涎，状如绵絮或如梅核在咽喉间，咯不出，咽不下，此七情所为也。或中脘痞满，气不舒快，痰涎壅盛，上气喘急，痰饮呕逆恶心。

紫苏二两　厚朴去皮姜炒，三两　白茯苓去皮，四两　半夏汤泡切片姜炒，五两

上锉，生姜七片，枣一枚，水煎热服。若因思虑过度，阴阳不分，清浊相干，小便白浊，用此药下青州白丸子。妇人恶阻，尤宜服之。痰作臭气加枳实、香附。余常用此加桔梗、枳实、甘草治痰气痞塞殊效。

利气丸　治一切气滞，心腹满闷疼痛，胁肋膨胀难消，呕吐酸水，痰涎不利，头目昏眩，并食积酒毒及米谷不化，或下痢脓血，大小便结滞不快，风壅积热，口苦烦躁，涕喷稠黏。此药最能流湿润燥，推陈致新，滋阴抑阳，散郁破结，活血通经，治气分之圣药也。

大黄四两　黑牵牛四两　木香一两　槟榔一两　枳壳麸炒，一两　香附炒，四两　青皮去穰，一两　陈皮一两　莪术煨，一两　黄连一两　黄柏去皮，三两

上为细末，水丸，如梧子大。每服五七

十丸或百丸，临卧淡姜汤送下。以利为度，如不利，再加丸数，通利则愈。瑞竹堂加黄芩、当归各一两亦妙。

剪红丸李茨峰　治诸气痞塞，饮食结聚，关膈不通，胃脘肚腹疼痛，鼓胀水肿，诸症皆治。

三棱醋煮干　莪术醋煮干　槟榔　青皮去穰　黑牵牛取头末　大黄生　木通　滑石各一两　甘遂　雷丸各五钱　使君子肉三钱

上为细末，面糊为丸，如梧子大。每五十丸，空心白滚汤下。忌生冷、油腻。此方神效。

开膈顺气丸　治男妇七情忧郁，胸膈痞闷，肚腹胀痛，痞块疼痛，不思饮食。

苍术二两，米泔制　陈皮一两半　川厚朴姜汁炒，一两　香附米四两，醋炒　乌药炒，一两　枳壳去穰麸炒，一两　青皮去穰，七钱　莪术醋炒，五钱　甘草炙，五钱

上为细末，酒煮，稀面糊为丸，如梧子大。每服七十丸，酒送下，姜汤亦可。

沉麝丸内翰苏洗方　治诸血、诸气痛不可忍，及心脾气血诸痛，又治血滞腰痛。

朱砂　沉香　血竭　没药各一分　木香半分　麝香半分

上生为末，磁器煮，生甘草膏丸，如皂子大。每一丸，姜盐汤嚼下。

产后血痛，气痛亦治。脾痛，血滞腰痛，用续断、牛膝、桃仁炒，煎汤磨下。血晕，用乳香泡汤研化服。

上下分消导气丸　功胜分心气饮。

黄连姜炒，一两　半夏姜炒，一两　瓜蒌仁去壳，一两　桔梗去芦，二两　桑白皮蜜炙，一两　枳壳麸炒，二两　川芎一两　川厚朴姜制，二两　青皮麸炒，二两　香附童便炒，二两　白茯苓去皮，二两　泽泻一两　木通一两　槟榔一两　麦芽炒，一两　甘草梢五钱

上为细末，姜汤打神曲糊为丸，梧子大。每七十丸，米汤下。作汤剂，姜煎服亦可。

痞　满

刘河间曰：痞与否同，不通泰也。心膈闷而不通者，为痞满；内外皆急胀者，为肿胀；聚而成块者，为积块也。

夫痞者，皆上之症也，与胀满有轻重之分，痞则内觉痞闷而外无胀急之形者，是也。有中气虚弱，不能运化精微为痞者；有饮食痰积，不能施化为痞者；有湿热太甚为痞者。

消痞汤主方

人参　白术去芦炒　白茯苓去皮　陈皮去白　半夏姜炒　厚朴酒炒　枳实麸炒　黄连姜炒　砂仁　泽泻

生姜三片，水煎温服。

七气汤　治七情所伤，忧思郁结，脏腑气不和平，心腹痞闷。

半夏姜汁炒　白茯苓各二钱　川厚朴去皮姜炒，一钱半　苏梗一钱　加香附炒，一钱

上锉一剂，生姜三片，水煎温服。

补中益气汤方见内伤　治内伤元气，心下痞胀夯闷。

依本方加　白芍酒炒　黄连姜炒，各一钱　厚朴姜炒，一钱　枳实麸炒　木香　砂仁各二分

内消丸　治痞闷气积、食积。

青皮去穰麸炒　陈皮　三棱煨　莪术煨　神曲炒　麦芽炒　香附炒

上为末，醋糊为丸，梧子大，每三五十丸，茶下。

大消痞丸　治一切心下痞满，及年久不愈者。

黄连土炒，六钱　黄芩土炒，六钱　枳实麸炒，五钱　半夏姜炒，四钱　陈皮四钱　厚朴姜炒，四钱　白术去芦炒，一两　猪苓二钱半　泽泻三钱　姜黄一两　干生姜二钱　人参四钱　神曲炒，三钱　砂仁三钱　甘草炙，二钱

上为细末，汤泡蒸饼为丸，梧子大，每五十丸至百丸，空心白汤下。

蛊 证即鼓胀

蛊证大要有二：曰单腹胀，曰双腹胀。急急气满，睡卧不安，四肢微肿，此单腹胀，因内伤七情所致，取效微迟；四肢浮肿，肚大身重，此双腹胀，因外感风湿所致，取效甚速。议有水肿，气肿。以指按肿处有陷，随指随起者，气肿，先须理气。陷而起迟者，水肿，只须导水即愈。凡人五十以前，气血壮者，得效之后善自调摄，终身不发。五十以来，气血稍衰，摄不严时，或再复，此复能治之，但屡复屡治，元气耗尽则难矣。脉浮洪易治，沉细难治。

诗曰：

凡观诸蛊要先知，且看脐间亚似梨，肚上青筋休要问，阴囊无缝定难医，眼黑鼻黑终须死，掌上无纹在片时，有命只消三四日，项僵头转二朝危。

消蛊汤主方　治气作蛊胀，但腹满而四肢头面不肿。

紫苏　辣桂　青皮　陈皮　三棱　莪术　木香　槟榔　白豆蔻　肉豆蔻　荜澄茄　莱菔子生　枳壳　半夏　砂仁　甘草炙

姜枣煎服。

按上方，治鼓胀初起及壮盛之人可服。

补气健中汤主方　治鼓胀元气脾胃虚损，宜补中行湿利小便，切不可下。

人参八分　白术土炒，一钱半　白茯苓一钱半　陈皮去白，一钱　苍术米泔浸炒，一钱　厚朴姜炒，五分　麦门冬去心，五分　黄芩土炒，八分　泽泻五分

水煎服。朝急暮宽者，倍参、术。肥白人气虚者，亦同。朝宽暮急者，加黄连姜炒、当归、白芍炒、香附、川芎，减参。黑瘦人气热，亦同。

朝暮急者，气血俱虚，宜双补之。气不运加木香、木通；气下陷加柴胡、升麻。

六君子汤方见补益　治脾虚鼓张，手足倦怠，短气溏泄者。服此药下咽之后必增张

满，勿疑之。经曰：塞因塞用。故用补剂以治胀满。初服则胀，久服则通，此唯精达经旨者知之，俗医未足道也。

按上方，治鼓胀属虚弱者可服。

五子十皮汤　治一切蛊胀，并气虚中满、单腹胀。

紫苏子　菟丝子　大腹子　车前子　葶苈子　茯苓皮　草果皮　五加皮　大腹皮　牡丹皮　地骨皮　生姜皮　木通皮　木瓜皮　甘草皮

上锉，水煎温服。如要断根，将前药各一钱五分，用公猪肚一个不见水，先将温水煮一滚，以竹尖钻孔入药在内，蒸熟切片，捣蒜蘸食之，不过一二个，永不发也。

按上方，治蛊胀专攻之剂。

清胀丸秘方　治积块，消蛊胀。

青皮去穰，一两　陈皮一两　三棱醋炒，一两半　莪术醋炒，一两半　干姜炮，五钱　香附子一两半，醋煮焙干　陈仓米二两，用巴豆四十九粒同炒黄色，裹一宿去豆

上为末，醋糊为丸，梧子大，每五六十丸，姜汤下。

按上方，治鼓胀，腹中有积块者可服。有经验简易方开后，宜对症选用。

治气蛊，大蛤蟆一个，以砂仁推其口，使吞入腹，以满为度，用泥灌封固，炭火煅至透红烟尽，取出候冷，去泥研末为一服，或酒或陈皮汤送下。候撒屁多，乃见其效。

治气蛊，用粟米、绿豆各一抄，猪肝一叶切碎，三味煮作粥食之。重者不过五次，其肿自消，切忌气恼、生冷。

秘方　治鼓胀，气胀、水胀等症。

羯鸡屎一升，瓦上炒焦，地上出火毒，研细，以百沸汤三升淋汁滤过。每服一大盏，调木香、槟榔末各一钱。日三服，以平为期。

治单腹胀，用七八年母猪大肠头一截，并血数块，用原煮血水炆烂食之。至半夜，腹大痛而大便泻去一桶即消。

治鼓胀攻水之方

连根叶大戟一握　大枣一斗

上二物，同煮一时，去大戟不用，只吃枣，无时服。大戟寒而不寒，味苦甘，有小毒，能下十二经之水；大枣味甘，取其大补脾胃而不为攻下所伤耳。

海上方 专治单腹胀，双腹胀。单腹胀在腹中间肿，双腹胀在腹两旁肿。

用大水的泡，晒干罗过，每早以新水调三四匙咽下，吃后放屁，吃两早后病者自知放屁，其肿自消，切不可将针放水，水去即死。

治蛊症，黑牵牛头末、木香、甘遂各一钱，为末，用猪腰一对俱分破，将药撒在二腰子内合住，纸包灰火烧熟，空心或食一个或食二个，大便行脓血见效。

三花神祐丸 治中满腹胀，喘嗽，淋闭，一切水湿肿满，湿热肠垢，沉积变生疾病，久病不已，黄瘦困倦，气血壅滞不得宣通，或风热燥郁，肢体麻痹，走注疼痛，风痰涎嗽，头目眩晕，疟疾不已，癥瘕积聚，坚满痞闷，酒积，食积，一切痰饮呕逆及妇人经病不快，带下淋沥，无问赤白，并男子、妇人伤寒、湿热，腹满实痛，久新瘦弱，俗不能别辨，或泛常只为转动之药，兼治新久腰痛，并一切下痢及小儿惊疳，积热，乳癖，肿满，并治。

大戟 芫花醋炒 甘遂各五钱 牵牛二两大黄一两 轻粉一钱

上为末，水丸，如小豆大，每十丸，量虚实加减，忌热、甘草。

按上方，皆攻克之剂，宜壮盛人可服。

水 肿

通身皮肤光肿如泡，手按成窝，举手即满者，是因脾虚不能制水，久渍妄行故也。法当补脾，使脾气得实则自健运，切不可下。忌食羊肉。腰以上肿宜发汗，腰以下肿宜利小便，此仲景之法。阳水脉浮数，阴水脉沉迟，治之初起及壮盛之人，宜先服木香流气饮即效，如未效，服行湿补气养血汤。若久

病虚弱，不须服流气饮，即服行湿补气养血汤及健脾丸、肾气丸之类，兼而进之，乃收全效。

不治症：先四肢而后归于腹，大便滑泄，唇黑，缺盆平，脐突，肉硬，男从脚下肿上，女从身上肿下，脉浮大者生，沉细者死。

木香流气饮 治诸气痞滞不通，胸膈膨胀，口苦咽干，呕吐不食，或肩背、腹胁走注刺痛，及喘急痰嗽，面目虚浮，四肢肿满，大便闭，小便涩。又治忧思太过，怔忪郁积，脚气风湿，聚结肿痛，喘满胀急。凡治蛊胀，当先用此药调顺荣卫，流通血脉，快利三焦，安和五脏。

木香七钱半 丁皮七钱半 藿香七钱半半夏汤泡切片姜炒，二钱五分 人参五钱 白术去油芦，五钱 赤茯苓五钱 厚朴姜炒，二两青皮去瓤，二两 陈皮四两 草果七钱半 槟榔七钱半 大腹皮七钱半 香附子二两 紫苏二两 木瓜五钱 白芷五钱 麦门冬去心，五钱 莪术煨，七钱半 肉桂七钱半 木通一两甘草二两 石菖蒲五钱

上，每锉五钱，生姜三片，枣二枚，水一钟，加减七分，去渣热服。

本方去藿香、石菖蒲，加沉香、枳壳、大黄，名二十四味流气饮。蛊肿加白豆蔻；头面肿加葱白；肚腹肿加枳实，倍青皮、陈皮；脐至脚肿加桑白皮；肿满加黑牵牛。

按上方，治诸水肿初起者宜服。

行湿补气养血汤主方 治气血虚弱，单腹胀浮肿。

人参 白术 白茯苓 当归 川芎 白芍 苏梗 陈皮 厚朴 大腹皮 莱菔子海金砂 木通 木香 甘草生

姜枣煎服。气虚倍参、术、茯苓；血虚倍芎、归、白芍；小便短少再加猪苓、泽泻、滑石；服后肿胀俱退，唯面足不消，此阳明经气虚，倍用白术、茯苓。

调中健脾丸 治单腹胀及脾虚肿满，膈中闭塞或胃口作痛。

黄芪蜜炙，二两 人参二两 白术黄土水拌

炒，六两　茯苓二两　陈皮盐水炒，三两　半夏泡七次，三两　苍术米泔浸炒，二两　香附童便炒，三两　白芍酒炒，二两半　黄连吴茱萸煎汤浸炒，去吴茱萸，二两半　苏子炒，一两半　莱菔子炒，一两半　山楂肉三两　薏苡仁炒，三两　泽泻炒，二两半　沉香六钱，另磨　五加皮二两，炒　草豆蔻酒拌炒，一两半　法制瓜蒌一两，用大瓜蒌二个，钻一孔，每个入川椒三钱，多年萎叶二钱，敲米粒大小，外以绵纸糊完，再用纸筋盐泥封固晒干，炭火煅通红，取出去泥，其黑色一并入药

上为末，煎荷叶、大腹皮汤，打黄米糊为丸，如梧子大。每服百丸，日进三次，白汤下。此药不伤元气，大有补益，勿轻视之

金匮肾气丸　治脾肾虚寒，腰重脚肿，湿饮留积，小便不利，或肚腹肿胀，四肢浮肿，或喘急痰盛已成蛊者，此症多因脾胃虚弱，治失其宜，元气复伤而变者，非此药不救。

白茯苓三两　大附子面裹煨，去皮脐，切片，童便浸焙干，五钱　怀牛膝去芦，酒洗　肉桂　泽泻　车前子　山茱萸酒蒸，去核　怀山药　牡丹皮各一两　怀生地黄酒拌，砂锅内蒸黑，四两

上，精制，秤为一处，捣成饼，晒干为末，炼蜜为丸，如梧子大。每服四五十丸，空心米汤下。

按上方，治鼓肿，令病人空心服金匮肾气丸，巳时服行湿补血汤一服，未时将渣煎服，晚上临卧服调中健脾丸一服。每日如此服四次，不可间断。久久服之，元气渐充，脾胃渐壮，肾水渐生，相火渐消，湿热渐除，肿胀诸病自瘳矣。

又方　用白商陆根似人形者，捣取汁一合，生姜汁二点，黄酒一盏，和服。空心三日服一次，元气厚者服五次，薄者三次止。忌盐、酱。凡人年五十以里者可服，五十以外者不必服。

治蛊肿秘方，田螺不拘多少，水漂加香油一盏于水内，其涎自然吐出，取其涎晒干

为末，每服不过三分，酒调下。其水自小便而下，其气自大便而出，其肿即消。再服补养脾胃之药为妙。

治肿胀，自去水。

真水银粉二钱　巴豆去油，四两　生硫黄一钱

同研成膏，作饼子。先以新棉一片铺脐上，次以药饼当脐掩之，外用帛缚定，约人行五里自然泻下恶水，待三五次除去药，温粥补之。久患者，隔日取水。

治水肿膨胀神妙方。

大田螺四个　大蒜五个，去皮　车前子为末，三钱

上三件研为一处为饼，一饼贴入脐中，以手帕缚之，贴药后，少顷水从小便出，一二饼而愈。

秘方　治水肿胀满。

癞蛤蟆一二枚，装在猪肚内，用好酒煮一伏时，去蛤蟆，将猪肚与酒服尽，大便屁如雷或水下，水肿自消。加缩砂些须尤妙。

秘方　治十种水气，五蛊胀气。此方乃临颖杨运治一人患腹胀，阴囊肿大，诸医不治，乡人举之，一剂而病愈，病者言遇神仙也。又治数人俱效。余托诸亲友求之，遂得之，后屡试屡验。

甘遂赤皮细槌，不蛀者，不拘多少，用荞麦面、水和作栗饼，如纸厚包甘遂在内，灰火中烧熟，取出晒干为末，每用一钱，以细面约一两许合和，水调捏作面片，次用商陆二钱半，巴豆一个去壳，水一碗半，砂锅内煎至一碗，去渣再入铁锅内，入前面片煮熟食之，其商陆汤任其意，服与不服不在其限。服之不一二时，水从大便出。如是，血鼓即下血，气鼓即下气，当时消。若有喘嗽，尽皆妥贴。若腹中有块亦渐消散，只用一服见效。忌盐、酱、冬瓜、香油、荤腥之物，半月后用盐亦须炒过用之。若蛊症，加胡椒一钱与巴豆同煮，其巴豆须看虚实加减，其壮者加至二三个亦可。

按上诸单方，治水肿皆神效之方也。

蟠桃丸　治男妇浑身、头目、手足浮肿，肚腹胀满疼痛。

沉香　木香　乳香著上炙　没药著上炙，各三钱　白牵牛生用取头末，八钱　黑牵牛用牙皂煎浓汁浸半日，铺锅底焙，一半生，一半熟，取出研末，八钱　槟榔一两，一半生，一半用牙皂煎汁浸透焙熟　琥珀一钱或五分

上为末，牙皂水打稀面糊为丸，如梧子大，每服二钱七分，五更砂糖煎汤送下。

按上方，皆经验百发百中者，此药专攻，宜间而服之，不可久服。

积　聚

脉宜实大，不宜沉小。

丹溪曰：块乃有形之物，气不能成形。痰与食积、死血也，在中为痰饮，在右为食积，在左为死血。大法：咸以软之，坚以削之，行气开痰为主，不可专用下药，徒损其气，病亦不去，当消积使之溶化，其死血块去须大补。痞块在皮里膜外须用补药，香附开之，兼二陈汤加补气药，先须断厚味。

指迷七气汤主方　治五积六聚，状若癥瘕，随气上下，发作有时，心腹疼痛攻刺胁肋，上气窒塞，喘嗽满闷，小腹膜胀，大小便不利。

三棱　莪术　青皮去穰　陈皮　藿香桔梗　肉桂　益智仁　香附　甘草

上锉作剂，生姜煎服。心脾痛加乌药、枳壳。

按上方，治积聚专攻之剂。

化积汤　治妇人气积，血块癥瘕，不拘左右上下，年月新久。

当归酒洗，一钱　白芍酒炒，二钱　川芎一钱　生地黄一钱　熟地黄姜汁炒，一钱　赤芍一钱　玄胡索一钱　桃仁去皮，五分　红花三分青皮去穰，一钱　陈皮去白，五分　三棱醋炒，一钱半　莪术醋炒，一钱半　贝母一钱　半夏姜炒，一钱　木香三分，不见火　香附一钱半

上共十七味作一剂，生姜三片，水煎空

心服。

按上方，治积聚攻补兼施之剂。

神仙一块气　治诸气、食积及噎膈痞满，胸胁刺痛，癥瘕，疝气，并皆治之。

青皮去穰　陈皮　三棱醋炒　莪术醋炒香附童便炒，各一两　神曲炒　麦芽炒　莱菔子炒　白牵牛头末　槟榔　郁金　黄连姜炒，各五钱　枳实麸炒，三钱　皂角二钱半　百草霜二钱半

上为细末，稀面糊为丸，如绿豆大，每三四十丸，视疾之上下为食之先后，热酒、姜汤任下。

褐丸子　治块痰。

三棱炒，一两　莪术炒，一两　青皮去穰陈皮去白　胡椒　胡黄连　苦楝子各五钱黑牵牛七钱，半生半炒　木香四钱　莱菔子二两，微炒

上为末，面糊为丸，黍米大，每六七十丸，莱菔汤下。忌腥物、生冷，每日一服，五日后热退。

按上方，治积块专攻之剂，壮盛之人可服。

千金化铁丹　治男妇气血　痰饮、食积，诸般积块，癥瘕，胀满诸症。

当归一两半　白芍酒炒，一两半　川芎七钱半　生地黄酒洗，一两半　白术去芦炒，一两半白茯苓去皮，一两　陈皮去白，一两　青皮去穰，七钱半　木香二钱半　槟榔五钱　香附炒，一两　枳实麸炒，七钱半　半夏姜炒，一两　厚朴去皮姜炒，一两　莱菔子炒，五钱　三棱醋炒，一两半　莪术醋炒，一两半　桃仁去皮，五钱　红花五钱　干漆炒，五钱　硇砂用磁器盛放，灰中煎过，五钱　琥珀五钱

上共二十二味为末，醋糊为丸，如梧子大，每六七十丸，米汤下。

按上方，治积块攻补兼施之剂。

化痞膏

肥皂煎水　皮硝　大蒜　葱白　生姜各四两

上五味入石臼内捣烂，入水二碗取汁，

将潭再捣，入水二碗取汁再捣，仍入水二碗取汁，共捣三次，约水四五碗，慢火熬，入大黄末四两同熬至一碗许，即成膏矣。先将块上五花各灸五七壮，将纸摊膏贴块上，二日一换，内服化铁丹一月，块消神效。

贴男妇腹中积块及小儿癖疾。

朱砂三钱　硇砂三钱　血竭三钱　巴豆去油，三钱

为末听用，每一帖用大黄二两、朴硝二两为末，将前药四味止用一钱入内，加鸡子两个捣成膏，如谓不湿又加好醋，加在油纸上贴患处，如干取下来加醋再捣，三日一换。

按上方，治积块外治之方。

神化丹　消癖块，破血气，下鬼胎，通经脉及诸癖积血。

硇砂　干漆炒　血竭各一钱　红娘子二十个　斑猫二十个　乳香一钱半

上为末，枣肉为丸，豌豆大，每一丸，服至三五丸，临卧枣汤下，或姜汤或红花、苏木煎汤下。

取积丹　绵纹大黄为末，以好醋熬成膏丸，如梧子大，每服百丸，量虚实大小，休吃晚饭，用好墨浓磨，好酒送下，次日见脓血为效。

保安丸　治癥积心腹内结，如拳渐上撞，心痛及腹痛不可忍。

大黄三两，酒浸一宿，蒸，切片焙干　干姜炮，一两　大附子炮去皮，五钱　鳖甲一两半，醋煮一伏时，灸黄

上为末，陈米醋一升，煮去四五合后和药丸，梧子大，每二十丸，五更醋汤下，天明时不动，再服五丸，取积如鱼肠脓血烂泥而下。

三棱煎丸　治过伤饮食，痞闷疼痛，食不消化，久而成癖。又治妇人血积血块，干血气经闭。

大黄八两，为末　三棱　莪术各一两，二味湿纸包煨为末

上，先将大黄银石器内好醋渍令平，慢火熬微干，入二味为丸，如绿豆大。每服十丸、二十丸，食后白汤下。看虚实加减服，大人如梧子大，每服四十丸。

按上方，治积块皆专攻之剂，宜对症选用。

五疸

大抵脉大者死，微细者生，无脉鼻气冷者不治也。

其症有五：黄汗、黄疸、酒疸、谷疸、女劳疸。病虽有五，不过湿热而已。

丹溪治疸症不必分五，同是湿热，如盒曲相似，周身皮肤并眼如栀子汁染。因食积黄者，量虚实下之，其食积自消。但以利小便为先，小便利白，其黄自退。

清热除湿汤主方

黄连炒　黄芩炒　栀子炒黑　茵陈　猪苓　泽泻　苍术米泔烫炒　青皮去穰炒　草龙胆各五钱

谷疸加三棱、莪术、陈皮、砂仁、神曲，锉散，水煎温服。

治发黄疸，身面俱黄如金色，小便如浓煮柏汁，诸药不效。

柴胡　黄连　黄芩　黄柏　栀子　茵陈　龙胆草　木通　滑石　升麻　甘草

锉剂，灯心煎服。大便实加大黄，目睛黄倍龙胆草，虚弱人倍人参。

茵陈五苓散　治黄疸，专属湿热盒曲相似。

茵陈三钱　白术去芦，一钱半　赤苓一钱半　猪苓一钱　泽泻一钱　苍术一钱二分　山栀一钱二分　滑石一钱二分　官桂二分　甘草二分

灯心水煎服。

按上方，治五疸，除湿热之剂。

治五疸黄肿。

绿矾不拘多少，炒至白色

上为细末，煮红枣肉为丸，如樱桃大。每服五丸，早、午、晚各一服，用冷黄酒送下。忌醋、生冷、发物。百发百中，或有虫即吐出。

治酒疸,遍身面目发黄如金色者。蒋云山传。

好茵陈一两,黄酒一钟半,煎至八分,食后温服,不过四五服全安。

治黄病如神。安陵马进齐传。

露珠,即土豆,形如姜,捣烂取汁半碗服之。

按上方,治黄疸必效之方也。

胃苓汤 治黄疸倦怠,脾胃不和,食少。小便赤,加滑石。

铁砂丸 治黄肿。

猪苓 泽泻 白术去油芦 赤茯苓各五钱
苍术 砂仁 香附 厚朴各二两 乌药
茵陈 草果 针砂醋煅七次,各一两 木香
青皮去穰 陈皮各七钱

上为细末,老酒打面糊为丸,梧子大,每七十丸,酒送下。忌鱼、鸡。有块加三棱、莪术各一两。

治虚弱人,久病黄疸肌瘦,二方神效。

补中益气汤依本方加茵陈、苍术、栀子、猪苓、泽泻、黄连、滑石、赤茯苓。共十六味。

六味地黄丸依本方加苍术、白术、茵陈、黄柏各三两,与前汤药兼服,又当间服绿矾丸。

绿矾丸 治五疸良方。

茅山苍术米泔浸一宿,去粗皮咀片,再用泔洗,晒干,六两 陈皮洗 川厚朴去皮,姜炒,各五两 白术去油芦炒 甘草各二两 绿矾米醋拌,慢火炒干,倾砖上,冷定再炒,如此三次,炒用砂锅,一两半,小人用一两

上为细末,用神曲二两打糊为丸,如绿豆大,每服五七十丸,白汤送下。

治黄疸,口淡,怔忡,耳鸣脚软,微寒发热,小便白浊,此为虚症,宜四君子汤吞下八味丸。

茵陈四逆汤 治发黄脉沉细而迟,肢体逆冷,腰以上自汗。

茵陈一两 大附子一枚 干姜炮,一两半 甘草炙,一两

上切四剂,水煎服。

治女劳疸,四苓散合四物汤,去川芎,加茵陈、麦门冬、滑石、甘草。

按上方,治黄疸殊效,宜选而用之。

治黄疸病,医不愈,耳目俱黄,食饮不消,胃中胀热,生黄衣,盖胃中有干粪致病耳。用猪脂一小升,温热顿服之,日三次,燥屎下去,乃愈。

疝 证

睾丸痛连小腹痛者,是也。有痛在睾丸内者,有痛在五枢穴,□□□无形无声,或有形如爪,有声如蛙,《素问》皆以为寒也。专主肝经,□□经绝无相干,宜灸大敦、三阴交二穴。

法:治诸疝,用盐半斤,炒极热,以旧帛包熨痛处。

一方 用葱白捣如泥,捏饼置脐中,上用熨斗熨之,或上置艾灼之妙。

神效七疝汤 治七疝,寒、水、筋、血、气、狐、癞之总司也。

枳实 橘核 山栀炒 山楂 吴茱萸汤泡 荔枝核

寒疝囊冷结硬,得于寒湿而发冬月者,加吴茱萸、桂枝、干姜。

水疝肾囊肿痛,阴汗时出,囊或肿如水晶,得于饮水醉酒者,加猪苓、泽泻、茯苓。

筋疝阴茎肿胀,或茎中痛,痛极则痒,或挺缝不收,得于房劳所致,加炒黄连、白术、茯苓。

血疝状如黄瓜,在小腹两旁,横骨两端纹中,俗云便痈也。又或强制情欲,当泄不泄亦成斯疾,加桃仁;挟虚,加参、术。

气疝,其状上连肾区,下及阴囊,或因号哭忿怒,气郁而复发者,加柴胡、青皮、香附。

狐疝,其状如瓦,卧则入小腹,行立则出小腹入囊中者,加青皮、香附米、苍术。

癞疝,阴囊肿缩,如升如斗,不痒不痛,

得之地气潮湿，加白术、茯苓、猪苓、泽泻、苍术。

神仙救苦丸 方见通治　治诸疝疼痛，殊效。

一捻金 主方　治七疝及奔豚气痛不可忍者。水山刘太府累验。

玄胡索　小茴香　川楝子　全蝎炒　人参　大附子炮　山栀子　木香

上各等分，为末，每服三钱，黄酒调服。

治疝气偏坠。尹臣川。

青盐二钱　木通一钱　甘草一钱　川乌炮，三钱　灯草一钱

水煎服

治偏坠气。爱泉经验。

川楝子　小茴香　胡芦巴酒炒　黑牵牛炒　大黄　吴茱萸　青盐　乌药　木香　木通　滑石　甘草

水煎服

治偏坠疝气小肠气。南塘验。

猪苓　泽泻　苍术　赤苓　桂皮　川木通　白芍　川楝子　玄胡索　乌药　青皮　紫苏　马兰花　橘核仁三个　尖槟榔　甘草

生姜煎服

治疝秘方。张振南。

川楝子　益智仁　马兰花　滑石炒　海金砂　小茴香　柴胡　木通　甘草

冬加麻黄。水煎空心服。

治疝气。许敬吾方。

猪苓　泽泻　木通　赤茯苓　葫芦巴　川楝子　牵牛　巴戟　桂竹茹　海藻

上共十味，水煎空心服。

按上方，治诸般疝气，宜对症选用。

五积散 治醉饱后色欲不节，触伤小腹，致成疝气，其疝自小腹痛连腰胯下，心头吊痛，额上汗出，依本方加玄胡索。

按上方，治虚弱人中，寒疝气作痛者。

神效金铃丸 严副使方　治疝气外肾肿痛，服此除根。

木香　乳香　没药　大附子火煨去皮脐　小茴盐水炒　川楝子酒蒸去核　玄胡索　全蝎　人参各等分

上为末，好酒打糊为丸，梧子大，每服百丸，空心温酒送下，一服立愈。

加味地黄丸 治疝气偏坠疼痛。依本方六味地黄丸内加：

人参三两　甘枸杞子三两　巴戟肉三两　怀生地黄六两，用肉桂一两，酒二碗，煎至一碗，拌地黄蒸之　破故纸二两，水二碗，大小茴香各一两，青盐三钱，煎至一碗半，同拌巴戟、故纸，共四味同炒同用之

上为细末，酒打糊为丸，每服百丸，淡盐汤送下。久服除根。

按上方，治疝气，久服除根。

治小肠气偏坠痛。用猪悬蹄烧存性，为末，每服三钱，黄酒调服。

又方 用猪毛烧灰，每二钱，空心热黄酒送下，立已。一方加小茴。

治疝气肿痛不可忍。用大黄为末，酽醋调，涂上立消。

又方 用槐子一钱，炒为末，入盐三分，空心黄酒送下。

治偏坠气，五倍子五六个，烧存性为末，好酒调下，以醉为度。

治偏坠疝气肿痛不可忍者。周少峰传。用黄土、水和泥，烘热熨痛处，冷则再换热泥，神效。

治疝气偏坠，服之一料断根。苍术一斤，童便、好酒、人乳、盐水各浸三日炒干，橘核二两同为末，酒糊丸，如梧子大，每百丸，空心酒下。

治下元虚冷，寒疝攻痛。小茴香，盐水炒，每三钱，空心烧酒调下。

按上方，治疝气宜对症选用。

治暑伤偏坠，疝气肿痛。

猪苓　泽泻　枳壳　厚朴　木通　香薷　扁豆　乌药　甘草

上锉，水煎温服，立止。冬月去茹、豆，加麻黄、赤芍。

按上方，治暑月疝气作痛宜之。

四圣散 治疝气外肾肿胀。

小茴香炒　穿山甲炒　全蝎炒　南木香各等分

上为末，每服二钱，一服痛止，用酒调服。

治小腹下毛际边，或左或右生气核如桃状，按之则散，时伏时见。用：

黑牵牛炒头末，一两半　槟榔一两，粟米裹煨去饭　青木香七钱半　破故纸炒，一两　荜澄茄一两

为末，水煮稀糊为丸，如绿豆大，每五十丸。用后：

猪苓　泽泻　白术　茯苓　肉桂　川楝子　葱白

灯心煎汤，吞下立效。

荔枝散　治肾大如斗，不过三服除根。

舶上小茴香　青皮　荔枝核各等分

上锉散，炒黄，出火毒为细末，酒调二钱，日进三服。

雄黄汤　治阴肿大如斗，核痛。

雄黄一两　白矾二两　甘草五钱

煎汤浸洗。

秘方　治肛门、阴囊、肾茎瘙痒，抓破出血，好了又痒，又抓又破，并治。

人言二三钱，用酽醋二碗熬至一碗，洗患处立已。

又方　治阴痒不可忍者。猪肉汤加胡椒，煎汤洗之立已。

治阴囊湿痒。

胡椒三钱　白蒺藜一两

水煎，先熏后洗，神效。

士大夫年迈五旬，患疝气经年举发，百药罔效，余以延龄固本丹一料，服之除根。方见中风。依本方加金铃子、小茴各二两。

脚　气 附鹤膝风

夫脚气者，病虽起于足，实因乎身，此外症与伤寒类焉。但卒然脚痛为异耳，或壮热头痛，或憎寒身痛，或百节拘挛，或十指走注，或转筋足痛，或小腹不仁，以致心腹胀满，喘急烦闷，怔忡错语，腹痛下痢，呕哕痰涎，恶闻食气，见食则吐，大小便多秘，自腿至膝痛自经络，脚踝软弱，顽痹挛急酸痛或肿，不肿，皆其候也。切不可补阳、淋洗，此医家之大戒也。

羌活导滞汤　治脚气初发，一身尽痛或肢节肿痛，便溺阻隔，先以此药导之，后用当归拈痛汤。

当归一钱　枳实麸炒，一钱　羌活一钱　独活一钱　防己炒，一钱　大黄酒浸，一钱半

上锉一剂，水煎空心服。

按上方，治脚气初作者宜之。

当归拈痛汤主方　治湿热脚气，为病肢节烦疼，肩背沉重，胸胁不利兼遍身疼痛，下注足胫肿痛，脚膝生疮赤肿及里外生疮，脓水不绝，或痒或痛，并宜服之。

羌活一钱　人参　苦参　升麻　葛根　苍术各四分　甘草炙　黄芩酒炒　茵陈酒洗，各一钱　防风　当归身酒洗　知母去毛酒炒　猪苓　泽泻　白术去节，各五分

上锉一剂，水煎，空心温服。

按上方，治湿热作肿痛者。

治脚气冲心，用白矾三两，以水一斗五升，煎三四沸浸洗脚，即已。

大防风汤　去风顺气，活血壮筋。又治痢后脚弱，缓痛不能行履，名曰痢风，或两脚肿痛，足胫枯细，名曰鹤膝风。一切麻痹痿软，风湿挟虚之候。

当归酒洗，一钱　川芎七分　白芍酒炒，一钱　熟地黄一钱　黄芪蜜炙，一钱　人参五分　防风一钱　羌活五分　牛膝酒洗，五分　杜仲姜炒，一钱　白术去芦，一钱半　大附子炮去皮脐，七分　甘草炙，五分

上锉一剂，生姜五片，枣一枚，水煎空心温服。

五积散　治寒湿脚气，加木瓜、槟榔、穿山甲、青藤。

五加酒马伏所　治脚气膝肿痛，并手足俱疼，或五心烦热。

五加皮八两　川归三两　川牛膝去芦，三

两　川杜仲去皮，姜汁炒，三两　地骨皮二两　怀生地黄三两

用好生酒一坛，入前药以绢袋盛之，煮一炷香为度，埋土内二日，取出任服。

神仙飞乌酒 心泉任　治脚膝或肿或痛，不能动履。

苍术一两　尖川乌一两　川南星一两　威灵仙一两　大当归三两　白芍一两　槟榔一两　木瓜一两　独活一两　羌活一两　秦艽一两　薏苡仁二两　白茯苓二两　川续断二两　汉防己一两　甘枸杞子一两　川牛膝去芦，一两　川杜仲去皮，一两　天麻　破故纸　小茴各一两　肉桂五钱　乌药一两　黄芪一两　川芎一两　怀生地二两　自然铜五钱，铜勺盛炭火烧斫碎　乳香五钱　没药五钱　虎胫骨一两，猪油涂炙捶碎　甘草节五钱

上药用生头酒十壶，入药炆熟。如春夏止用药一半，冬月用全料，早晚任意服。

八味丸　治脚弱加续断、萆薢；老人加牛膝、鹿茸；鹤膝风加人参、鹿茸、牛膝。

八味丸　治脚气，足少阴经脚气入腹，腹胀痛，上气喘急，肾经虚寒所致也。此症最急，以肾乘心，水克火，死不旋踵。

神仙飞步丹　治脚膝肿痛，新久可服。

当归身酒洗，一两　川芎八钱　白芍酒炒，一两半　大怀生地黄酒蒸黑，一两　川黄柏酒炒，二两　知母盐水炒，一两　苍术米泔水浸炒，一两　牛膝去芦酒洗，一两　木瓜一两　杜仲酒炒，一两　薏苡仁炒，一两　防己七钱　防风七钱　威灵仙七钱　羌活七钱　桃仁七钱　红花五钱　黄连酒炒，一两　黄芩酒炒，一两　肉桂三钱　陈皮一两　五加皮一两　虎胫骨酥炙，一两

上为细末，酒糊丸，每七十丸，空心盐汤下。

治一切寒湿虚冷，脚气肿痛焦枯，经年卧床不能动履者，用独活寄生汤各等分，入好酒煮熟饮之效。方见腰痛。

按上方，治下元虚弱作脚痛者。

家传健步丸　治两足痿弱软痛或如火燎，从足踝下上冲腿胯，此是过贪酒欲而成湿热之病，两脚不能摇动，内有防己通行十二经，治下焦湿热。

苍术泔浸炒，四两　黄柏去皮酒浸晒干，二两　川牛膝去芦酒洗　归尾酒洗　川萆薢　防己　熟地黄各一两

上为细末，酒打糊为丸，梧子大，每服六七十丸，空心盐、姜汤送下。

二妙散

苍术米泔浸　黄柏去皮乳润

为末，每服三钱，空心酒调下。

上，治湿热作痛不拘上下用之，苍术妙于燥湿，黄柏妙于去热，二物皆有雄壮之性，亦简易之方也。加牛膝则治湿热下流，两脚麻木或如火烙之。热痛甚，加姜汁热服。

按上方，治湿热作痛者。

治两膝疼痛麻木神方。

苍术米泔浸三日，一日一换，去粗皮切片炒　白术去芦，陈壁土炒　厚黄柏去皮，盐酒炒，各四两　薏苡仁糯米炒，六两　五加皮三两　怀牛膝去芦酒洗，三两　羌活二两　防己一两半　半夏曲三两　胆星二两　白茯苓去皮，四两　广陈皮去白，二两半　茵陈二两　天花粉三两　人参二两　当归二两　川芎一两五钱　白芍盐酒炒，二两　怀生地酒洗，三两　怀山药六两

上为末，先用竹沥、姜汁和入药内，后用酒打糊为丸，如梧子大，每服百丸，空心盐汤下。若有虚火加玄参一两，酒拌蒸过。

治两胯疼痛麻木神方。

黄芪一两　人参五钱　当归一两半　熟地黄一两　苍术一两半　独活一两　杜仲酒炒，一两半　牛膝去芦酒洗，一两　秦艽一两　官桂三钱　小茴五钱　桑寄生一两　木瓜五钱　石斛一两

上为末，酒糊丸，每百丸，空心酒下。

治两脚跟、两脚趾麻木疼痛神方。

当归酒洗，六两　川芎二两　白芍酒炒，二两　怀熟地酒蒸，四两　怀生地酒浸，四两　天门冬去心，四两　麦门冬去心，四两　辽五味子二两　黄柏去皮，蜜炒、盐炒、酒炒，三制各二

两　知母去毛酒浸、盐水浸，二制各三两　怀山药二两　怀牛膝去芦酒浸，四两　枯芩去朽酒炒，四两　龟板去边，酥炙微黄，用生者钻过良，一两　山茱萸酒蒸去核，四两　人参六钱

上为末，炼蜜丸，如梧子大，每七八十丸，空心盐汤送下。忌铁器制。

神仙括痛酒 李湛源传　治脚膝肿痛不可忍者。

羌活　独活　防风　天麻　僵蚕　薏苡仁　秦艽　何首乌　续断　苏梗　苍术　乌药　穿山甲炒　红花　香附　粉草　荆芥　薄荷　白芥子　木瓜　贝母　陈皮　石菖蒲　薄桂各三钱　白芍　川芎　白术　熟地　麦门冬　茯苓　茯神　酸枣仁　杜仲去皮　牛膝去芦，各五钱　半夏　南星白矾、牙皂、生姜煎水煮过，各五钱　细辛　木香　白芷各二钱　鹿茸酥炙　虎骨酥炙，各三钱　当归身一两　山药五钱

上共四十三味精制，入酒一坛炆熟，空心温饮一二盏，随量饮之。

治脚气肿痛，足不能任地，用槐皮去粗皮，好黄酒煎空心服。避风。

治足跟肿痛，有痰，有热。血热，四物汤加黄柏、知母、牛膝；有痰唾者，五积散加木瓜。

人参败毒散　治三阳经脚气流注，脚踝上焮热赤肿，寒热如疟，自汗恶风。本方药各一钱，加苍术米泔炒、大黄蒸，各二钱，作一服，生姜三片，水煎食前服。皮肤瘙痒赤疹，加蝉退。

一妇人下体肿痛，人参败毒散加苍术、黄柏、威灵仙病减。更以四物汤加苍术、黄柏、防己、红花、泽泻。

人有气如火从脚下入腹者，此虚极也。盖火起于九泉之下也。此病十不救一。治以四物汤加黄柏、知母降火药服，外以大附子末津调，贴脚心涌泉穴，以引火下行。

按此条言犹有未尽者，如果劳怯阴虚之人有此，固当作阴虚治。若壮实之人有此，则是湿郁成热之候也。予尝治以家传健步丸，

医之数人皆验。若误作阴虚治，则成痿症矣。学者当明辨之可也。

治脚气肿痛，多是风湿凝注，用人言二两，水煮滚熟，再入毡片如鞋底样大片，入内同煮，令汁干取出，或晒或焙干，将毡片裹脚板上，汗如湿透又换一片，出令汗尽即已。

蒸法　治肾气虚弱，脾、肾、肝三经受风寒湿停于腿膝，使经络凝而不行，变成脚痹，故发疼痛，此和荣卫，通经络。

川椒一把　葱三大茎　盐一把　小麦麸约四五升许　酒一盏

上用醋和，湿润得所，于银器炒令极热，摊卧褥下，将所患脚腿就卧熏蒸，薄衣被盖，得汗出匀遍，约半个时辰彻去炒麸，止就铺褥中卧，待一两时辰觉汗稍解，勿令见风，效。

洗足方

川椒一两　独活　羌活　木瓜各五钱　白芷三钱　荆芥二两

用水一壶，煎至半壶去渣，避风处温浴，洗后拭干，仍用川椒炒热，绢帛包裹熨患处，盐亦可熨之。

治脚气肿痛，用木瓜为末，好酒温热，调敷患处。

治脚气或肿或痛，皆受寒湿所致。艾叶、桃叶煎汤桶盛，热气熏蒸，汗出为度。

一方　用川椒一两、葱一握、生姜一大块，水煎汤，洗之立已。凡人患寒湿脚气疼痛不仁者，内服煎剂，外宜以此汤蒸洗，无有不良。

治脚气肿痛并鹤膝风不能动。真生姜汁一碗，入牛膝一两熬成膏，入乳香、没药各一钱搅匀，绢帛摊贴，肿消痛止，次日将滚水入药碗内，去水又摊又贴。

治两脚俱是疙瘩，肿毒骨痛。独蒜切片铺放肿痛处，每蒜一片用艾灸二壮，去蒜再换再灸，至愈为度。

治两足痛如刀剜，不可忍者，只用生姜切片蘸香油擦痛处，随用生姜火烧捣烂敷患

处，须臾，姜干痛止。

按上方，皆外治之剂，选而用之。

七圣散 治风湿流注经络间，肢节缓纵不随，脚膝疼痛不能履地。

牛膝去芦酒浸 杜仲去皮 续断 川萆薢 防风 独活 甘草各一两

上烘干为细末，每服二钱，空心温酒调下。

治足疾肿痛拘挛。

威灵仙 牛膝去芦酒洗，各等分

上为末，炼蜜为丸，梧子大，每三十丸，熟水下。忌茶。

秘方 治脚气肿痛。

乳香 没药 天麻 白附子 僵蚕

上各等分为细末，每服五分，空心酒调下。

治寒湿气作脚腿痛，此药服后竟投痛处出汗，如神。

番木鳖子一两，牛油炸黄色炒干 两头尖三钱，火炮

上共为细末，每服四分，空心烧酒调下。未止，次日再服。

治脚气冷痛。用陈鸡屎四五升，沸汤发之，将脚蒸洗。

神仙救苦丸 方见通治

治脚跟疼痛神效。

痿 躄

痿，音威，不能举也；躄，音壁，跛跛不能行也。

风痹痿软宜虚濡，忌急疾。

夫痿者，手足不能举持是也。又名软风，下身瘦弱不能走步及手战摇不能握物，此症属血虚。血虚乃阴虚，阴虚则内热，热则筋弛，步履艰难而手足软弱，此乃血气两虚，风淫之症。古方通用风药治之等也。我东垣、丹溪二公治法始合经意，而以清燥汤主之。

子和云：痿因肺热相传四脏，其脉多浮而大，不可作寒湿脚气治之。

主方 治痿躄四肢软弱，不能举动。

当归身酒洗，一钱 熟地黄二钱 白芍酒炒，一钱 川芎七分 人参五分 白术去芦，一钱 茯苓一钱 麦门冬去心，一钱 五味子十二粒 牛膝去芦酒洗，一钱 杜仲去皮酒炒，一钱 苍术米泔浸炒，一钱 黄连酒炒，五分 黄柏酒炒，一钱 知母五分

水煎，空心服。

清燥汤 治湿热成痿，以燥金受湿之邪，是绝寒水生化之源，绝则肾亏，痿厥之病大作，腰以下痿软，瘫痪不能动。

黄芪 人参 白术 苍术 陈皮 茯苓 黄连 当归 生地黄 黄柏 麦门冬 五味子 猪苓 泽泻 柴胡 升麻 神曲 甘草

上锉，生姜一片，水煎服。

按上方，治痿躄攻补兼施之剂。

治两足痿躄不能动履。

鹿茸 人参各五钱

锉一剂，水煎，空心连进数服而愈。

按上方，治痿躄属气虚者宜之。

鹿茸胶丸 治气血两虚，双足软弱不能健运行走，久卧床褥。

鹿角胶八两 鹿角霜四两 怀熟地黄用怀生地酒蒸，四两 川牛膝去芦酒洗，一两 白茯苓去皮，一两 菟丝子酒制，一两 人参一两 当归酒洗，六两 白芍盐酒炒，二两 白术去芦土炒，二两 川杜仲去皮姜汁炒，二两 虎胫骨酥炙，一两 龟板酥炙，一两 苍术泔浸，二两 黄柏去皮，盐酒炒，二两

上为细末，将鹿角胶、好酒溶化和为丸，如梧子大，每服百丸，空心盐姜汤下。忌生冷寒湿之物。

起痿丹 治肾气虚惫，腰膝酸疼，行步无力。

菟丝子酒淘浸蒸，二两五钱 肉苁蓉酒浸 川萆薢 破故纸 葫芦巴酒炒 沙菀蒺藜微炒 川牛膝去芦酒洗 川杜仲去皮酒炒 甘枸杞子 防风酒洗，各二两

河间方，去枸杞，加桂，减半。

上为末，酒煮猪腰子，捣烂和丸，梧子大，每七八十丸，空心温酒下。

按上方，治两足软弱大补之剂，久服奏效。

治两足痿弱不能行。用新砖火烧红，用好醋浇之，将湿纸包，烙脚上遍处，立能行。

痹 痛 附白虎历节

夫痹痛，即痛风也，四肢百节走痛是也。因风、寒、湿三气合而成痹，故曰痛痹，筋骨掣痛也；曰着痹，着而不行也；曰行痹，走痛不定也；曰周痹，周身疼痛也。皆邪气有余之候也。痹之为病，寒多则掣痛，风多则引注，湿多则重着尔。

主方 治一切遍身骨节流注作痛。

人参 白术去芦油 白茯苓去皮 当归 川芎 赤芍 生地黄 防风 羌活 独活 天麻 南星 陈皮 黄芩酒炒 甘草 生姜煎服。

参伍秦艽汤 治痛风，腰背手足肢节疼痛，乃血虚气弱，经络枯涩蹇滞而然也。痛甚者，乃曰白虎历节风、走注风。膝大胫瘦曰鹤膝风是也。

当归一钱 川芎七分 赤芍酒炒，七分 生地黄一钱 秦艽一钱半 苍术童便浸，一钱 羌活一钱半 川独活一钱 萆薢一钱 五加皮二钱 黑狗脊去根毛，一钱 黄连姜汁炒，二钱 黄柏酒炒，一钱 黄芩酒炒，一钱半 红花酒洗，八分 黄芪酒炒，二钱 人参二钱 牛膝去芦酒洗，一钱半 杜仲去皮，每一两用小茴香一钱，盐二钱，水煎拌炒，二钱 甘草生，三分

上锉，桃枝七根，每长一寸半，灯心七根煎熟，入童便、好酒各一盏，空心温服。忌酒、面、鲤鱼、羊、鹅。如天将作雨，阴晦时日而预先觉痛甚者，加防风、升麻、天麻；午后、夜甚者，血弱阴虚，加升麻五分、牡丹皮一钱；早上、午前甚者，气滞阳弱，加连翘、沉香、竹沥、乳汁；痛甚者，倍羌活、红花，芩、连酒炒，凉血则痛止。

按上方，攻补兼施，止痛之剂。

虎胫骨方 治白虎风，走注疼痛，两膝热肿。

虎胫骨酥炙 黑附子炮制去皮脐，各一两

上为细末，每服二钱，空心温酒调下，七日再服。

如圣散 治一切风疾，血脉凝滞经络，手足拘挛，四肢骨节疼痛，行步艰难，半身不遂，口眼㖞斜及遍身尽痛。又治妇人儿枕痛。

玄胡索炒 当归身酒洗 官桂各等分

上为末，每服三钱，酒调，早晚各一服。腰痛，加杜仲酒炒、小茴香酒炒，各等分。

乳香定痛丸朱柳河 治诸风遍身骨节疼痛，或腿膝痛及筋骨风。

苍术米泔浸，二两 川乌炮去皮，一两 当归一两 川芎一两 乳香 没药各三钱 丁香五钱

上为末，枣肉为丸，如梧子大，每五六十丸，酒下。

按上方，治遍身筋骨疼痛专攻之剂。

十全大补汤 治劳倦遍身痛，加制半夏，倍桂。

按上方，治虚弱之人遍身疼痛之剂。

五积散见中寒 治遍身四肢骨节痛，加羌活、独活、川山甲，随所痛取甲炒成珠，入麝香少许，姜、枣水煎服。

按上方，治感寒邪遍身骨节疼痛之剂。

一治因感湿，患白虎历节风症，遍身抽掣疼痛，足不能履地者，三年百方不效，身体羸瘦，骨立几死。以木通二两锉细，长流水煎汁频服后，一时遍身痒甚，上体发红斑，随出随没，出汗至腰上，体不痛矣。次日又服，又发斑，出汗至足底，汗干后，遍身通畅而无痛矣。

按上方，木通乃利湿之药，湿去则痛除矣。

治两手臂麻木疼痛。

当归 川芎 白芷 黄芩酒炒 黄连姜炒 苍术 羌活 防风 桔梗 南星姜炒 半

夏姜炒　桂枝　甘草

生姜煎服。

治两足麻木疼痛。

当归　白芍　白术　苍术　陈皮　半夏　茯苓　黄柏　牛膝　威灵仙　桃仁　红花　甘草

生姜煎，入竹沥服。

一妇人年七十余，遍身作痛，筋骨尤甚，不能伸屈，遍身作痒如虫行，口干目赤，头晕痰壅，胸膈不利，小便短赤，夜间殊甚，用六味地黄丸料加山栀子、柴胡。

续断丸　治寒湿之气痹滞关节，麻木疼痛。

黄芪酒炒，一两　人参七钱　白术去芦，七钱　白茯苓去皮，一两　熟地黄三两　山药一两　山茱萸酒蒸去核，一两　牡丹皮一两　薏苡仁一两　续断一两　麦门冬去心，一两　石斛一两　防风一两一钱　桂心一两　鹿角胶二两

上为末，炼蜜为丸，如梧子大，每服五十丸，空心温酒下。

一治中年人湿痰壅滞，经络不运，两臂作疼，不能梳洗，及治手足疼痛麻痹，行步艰难，服之即效。

陈皮盐水炒，二两　半夏二两，用白矾、牙皂、生姜各一两，煎汤浸七日　白茯苓去皮，一两半　风化硝一两三钱　海桐皮酒洗，一两　片子姜黄一两　木瓜一两　薄桂去皮，五钱　甘草炙，四钱　白芍酒炒，二两　黄芪盐水炒，二两

上为细末，姜汁、竹沥为丸，如梧子大，每服百丸，空心白汤送下。

秘传药酒方　治男妇风湿相搏，腰膝痛，或因坐卧湿地、雨露所袭，遍身骨节疼痛，风湿脚气并治。

白芷　桔梗　白芍　川芎　麻黄　茯苓　半夏　肉桂　甘草各一两　陈皮　厚朴姜汁炒　枳壳麸炒　当归各一两半　苍术米泔浸炒，四两　牛膝去芦，二两　杜仲酒炒，一两　木瓜一两半　槟榔一两半　乌药二两　防己一两

独活一两半

各锉，以苎布袋盛之，用好酒三斗，用药袋悬坠于坛内密封固坛口，锅内煮之一时久，然后取出，过三日后去药，随量饮之。渣晒干为末，酒糊为丸，如梧子大，每服七八十丸，空心酒下。腿膝疼痛加川乌、虎胫骨；腰痛加肉苁蓉、破故纸、枸杞子。

洗痛风方　治手足冷痛如虎咬者。

用樟木屑一斗，以急流水一担熬沸入大桶内，桶边放一圆凳，令坐桶边放脚在内，外以草荐一领围之，勿令汤气入眼，恐坏眼，其功甚捷。

一治遍身上下前后攻作疼痛，此寒邪在表，宜用大粗碗盛柴灰火填实一碗，以烧纸盖之，外又以麻布盖住，喷热酒在上，扑在患处拖遍身上下，须臾肿消毒散。

治风湿痹痛，诸风肿痛。

防风　荆芥　川芎　白芷　羌活　苦参　威灵仙　何首乌　楮　槐　榆　柳　桑条

煎汤洗患处。

膏药方

生姜带皮取汁一碗，葱连须带叶取汁一碗，用牛皮胶半斤，慢火熬成膏，入麝香一钱在内，用布摊膏药贴痛处，取出湿水如汗即愈。

凡得气流注之病，痛不可忍。用金银花带叶，和酒糟研烂，用净瓦砾放火中烘热，敷患处立愈。

消渴

脉宜洪大，忌微小。

上消者，肺也。多饮水而少食，小便如常。中消者，胃也。多饮食而小便赤黄。下消者，肾也。小便浊淋如膏之状。三消皆禁用半夏。

丹溪曰：三消者，多属血虚不生津液，俱宜四物汤为主治。

上消者，四物汤加人参、麦门冬、五味子、天花粉，入生藕汁、人乳，饮酒人加生

葛根汁。

中消者，四物汤加知母、石膏、滑石、寒水石，以降胃水。

下消者，四物汤加黄柏、知母、熟地黄、五味子，以滋肾水，又当间与缫丝汤为上策。

缫丝汤 治三消渴如神。

如无缫丝汤，却以原蚕茧壳丝绵煎汤皆可代之，无时饮之殊效。

三才膏 治三消渴。

黄连、天花粉二味为末，藕汁、人乳、生地黄汁，佐以蜜、姜汁为膏，和二末留舌上，徐徐以白汤少许送下。能食者加石膏。

天花散 治消渴如神。

天花粉一两　生地黄一两　麦门冬去心，五钱　五味子五钱　干葛五钱　甘草五钱

上锉一两，糯米一撮，水煎频服。

加减八味丸 治常人平日口干作渴。因饮酒，食炙煿、补药，房劳。凡若此类过多，故有此症，后必有痈疽发也。宜先服此以绝其源，及痈疽愈后服此有益。

怀生地黄酒浸蒸，晒干，二两　山药一两白茯苓去皮，八钱　山茱萸酒蒸去核晒干，一两泽泻酒浸，饭上蒸过晒干，八钱　五味子一两半　肉桂五钱　牡丹皮八钱

上为细末，炼蜜为丸，如梧子大，每服五六十丸，五更时温酒或淡盐汤下。

参芪五味汤 治肾水枯竭不能运上消渴，恐生痈疽。

黄芪　人参　粉草炙　五味子　麦门冬去心，各等分

上锉水煎，入朱砂少许，不拘时服。

黄芪六一汤 治消渴，饮水大多，致生痈疽。

黄芪蜜炙黄，六两　甘草一两

枣一枚水煎，无时温服。

生地黄膏 治消渴通用。

生地黄束如常碗大，一把　人参五钱　白茯苓去皮，一两　麦门冬去心，一两　五味子五钱

上将地黄洗切研细，以新水一碗调开，用蜜煎至半，次入下药末拌和，磁器密收，匙挑服。

有人消渴引饮无度，或令食韭苗或炒或作羹，无入盐，日服三五两，其渴遂止。

玉壶丸 治消渴引饮无度。

人参、天花粉等分为末，炼蜜为丸，梧子大，每三十丸，麦门冬汤下。

有人病渴，用渴药累年不愈，用加减八味丸而愈。其疾本以肾水枯竭不能制火，心火上炎是以生渴，此药降火为最，降心火生肾水。

凡消渴之人，当防患痈疽。所怕者，一饮酒，二房劳，咸食及面俱宜忌也。

黄连猪肚丸 清心止渴，治中消。

黄连五两　麦门冬去心　知母去毛　瓜蒌仁去壳，各四两

上为末，入雄猪肚内缝之熟蒸，乘热于石臼内捣烂，如干，加炼蜜丸，如梧子大，每百丸，食后米汤下。

玄兔丹 治三消渴神药。

菟丝子酒浸软，乘湿研，焙干取末，十两白茯苓去皮，三两　莲肉三两　辽五味子七两，酒浸另研　山药六两

上为末，酒煮面糊为丸，梧子大，每服五十丸，用天花粉，五味子煎汤下。脚膝无力，木瓜汤下。

浊　证

夫白浊者，因思虑过度，嗜欲不节，遂使水火不交，精元失所。由是为赤白浊之患，赤浊者，心虚有热，多因思虑而得之；白浊者，肾虚有寒，过于嗜欲而得之；旋脚澄下，凝如膏糊是也。用中和之药治之，使水火既济，脾土自坚，其流必清矣。

清心莲子饮主方　治心中发热，烦躁思虑，忧愁抑郁，小便白浊或有沙膜，夜梦走泄，遗沥沙痛，便赤如膏，或酒色过度，上盛下虚，心火炎上，肺金受克，故口干燥，渐成消渴，四肢倦怠，男子五淋，妇人带下

赤白，五心烦热。此药温平，清心养神。

黄芪蜜炒，二钱　赤茯苓去皮，二钱　人参二钱半　石莲肉去心，二钱半　麦门冬去心　黄芩　地骨皮　车前子各一钱五分　甘草炙，一钱

上锉一剂，灯心五根，生姜三片，水煎服。上盛下虚加酒炒黄柏、知母；热加柴胡、薄荷各一钱半。

《内经》论便浊之症，因脾胃之湿热下流，渗入膀胱，故使便尿赤白浑浊不清也。宜燥中宫之湿，用升麻、柴胡提气，使大便润而小便长，不宜纯用寒凉伤血之药。

主方

陈皮八分　半夏八分，姜炒　茯苓一钱　苍术七分，米泔浸　黄柏七分，酒炒　柴胡七分　升麻三分　白术五分，去芦炒　神曲五分，炒　牡蛎煅，三分　栀子仁一钱　蛤粉三分　滑石一钱　甘草三分

上锉一剂，生姜三片，白果五枚，水煎空心服，渣再煎服。忌煎炒、辛辣之物。

水火分清饮　治赤白浊。

益智仁五分　草薢五分　石菖蒲五分　赤茯苓七分　车前子五分　猪苓五分　泽泻五分　白术五分　陈皮五分　枳壳五分　麻黄五分　甘草三分

上锉一剂，半水半酒煎，空心温服。久病去麻黄，易升麻。

治赤白浊症。

木通去节，七钱　滑石三钱　粉草四钱　黄荆子一勺

上锉，水煎空心服。

治白浊淋沥痛，因房欲不节或精未施泄而成，将成下疳者。绿豆不拘多少，擂井花水澄清，空心服。

洗法　用花椒三钱，葱白七根，水煎，先熏后洗。

清浊锁精丹　治白浊大能化痰。

枯白矾二两　滑石二两

上为末，早米糊为丸，如梧子大，每五十丸，米饮空心下。

治白浊经年不愈，或时梦遗，形瘦，当作心虚治，用定志丸加黄柏酒炒，朱砂、蛤粉为衣。

梦　泄

邪客于阴，神不守舍，故心有所感，梦而后泄也。其候有三：年少气盛，鳏旷矜持制，情欲不自觉知，此泄如瓶之满而溢者也，人或有之是为无病，勿药可矣；心家气虚，不能主宰，或心受热，阳气不收，此泄如瓶之侧而出者也，人多有之，其病犹轻，合用和平之剂；脏腑积弱，真元久亏，心不摄念，肾不摄精，此泄如瓶之罅而满者也，人少有之，其病最重，须当大作补汤。或为梦泄，尤甚于房劳，此世俗习闻其说也，独不观症候之有轻重乎！外此又有一辈，神气消靡，横异横生，风邪乘其虚，鬼气干其正，往往与妖魅交，通是又厄运之不可晓者也，法药相助，诚哉是言。

永济汤　治男子失精，女人梦交，自汗盗汗，六脉芤动微紧。

桂枝　白芍酒炒　龙骨　牡蛎各三钱　甘草炙，二分

一锉，枣一枚，水煎，空心温服。

按上方，治遗精、盗汗两治之剂。

白浊遗精，盖心神宁静则精固，君相火息则溺清。有是证者，始因扰乎心，摇乎精而然也。龙雷火动，其水浊而不澄，尾闾不禁，即精关弛而不固，治宜补心宁神，滋阴固本。

主方

黄芪蜜炒，一钱半　人参三钱　白术去芦炒，一钱　白茯苓去皮木，一钱　当归身一钱　白芍酒炒，一钱　麦门冬去心，二钱　巴戟去心，三钱　五味子十二粒，夏月十六个　益智去壳，一钱　酸枣仁炒，一钱　山药一钱　泽泻一钱　升麻五分　黄连酒炒，一钱半　黄芩二钱　黄柏酒炒，七分　知母二钱　莲花须一钱　生甘草梢一钱半

上锉，水煎空心温服。

按上方，治遗精，心肾亏损补益之剂。

玉环丹 治遗精，白浊。

五色龙骨煅　左顾牡蛎煅　莲花蕊　芡实去壳　石莲子去壳　五味子　川黄柏酒炒，各一两

上为细末，用金樱子煎为糊，入白内捣千余下，成剂为丸，如梧子大。每三十丸，空心盐汤下。

固精安神丸 治心神不安，肾虚自泄精。

黄柏酒炒，一两　知母一两，炒　龙骨煅　牡蛎煅　芡实去壳　莲须　白茯苓　远志去心　山茱萸酒蒸去孩，各三钱

上为细末，煮山药糊为丸，如梧子大，朱砂为衣。每五十丸，空心盐汤下。

按上方，涩精之剂。

治男子水脏虚惫，遗精盗汗，往往夜梦鬼交。公猪腰子一枚，以刀开去筋膜，入附子末一钱匕，以湿纸裹煨熟，空心稍热服，即饮酒一二盏，多饮亦妙，三五服效。

石莲散鲁藩王府方　治遗精。

石莲肉　莲须　芡实　人参　麦门冬白茯神　远志　甘草

上锉，水煎空心服。

按上方，养心涩精之剂。

樗根丸 治白浊，梦泄遗精及滑出而不收。

樗根白皮有荚者是　黄柏炒褐色　蛤粉炒青黛　干姜炒微黑　滑石

上为末，水和丸，如梧子大。每百丸，空心温酒下。虚劳者，四物汤吞下。

固本锁精丹 治元阳虚惫，精气不固，梦寐遗精，夜多盗汗，遗泄不禁并治之。此大补元气，涩精固阳，健脾胃，除湿热。

嫩黄芪蜜水炒，二两五钱　人参一两半　甘枸杞子二两　锁阳二两　辽五味子二两　石莲肉二两半　山药二两　海蛤粉二两　川黄柏去皮酒拌，晒干炒赤色，二两　知母去毛酒拌，晒干炒，二两

上为细末，用白术去芦油六两，水五碗

煎至二碗，倾出术汁另放，再用水四碗煎至二碗，去渣与前二碗汁同煎，熬至一碗如膏，搜和前药末为丸，梧子大。每五十丸，加至六七十丸，空心温酒或淡盐汤下。

按上方，治梦遗精滑，大补元阳之剂。

六味地黄丸 治精不固，加牡蛎火煅二两。

按上方，滋阴补肾，涩精平补之妙剂也。

固真丸 治精滑久不愈。用好龙骨细研，水飞过，每服一钱，用好烧酒调服。

又方 牡蛎不拘多少，砂锅内煅，醋淬七遍，为末，醋糊为丸，如梧子大。每五十丸，空心盐汤下。一方加鹿角霜。

按上方，涩精专攻之剂。

珍宝玉堂丸 治梦遗精滑，昼夜长流神效。

莲须色黄者佳，一斤　石莲肉净，半斤　芡实净肉，十二两　麦门冬去心，四两

用公猪肚一个，入家莲肉带心、皮一斤，砂锅内入水煮烂，去肚将莲肉晒干，同前药为细末，炼蜜为丸，如梧子大，每百丸，空心莲须煎汤送下。

秘精丹 治遗精用。

桑螵蛸　韭子各一两　芡实仁　白茯苓各二两　柏子仁　远志去骨，各一两半　人参二钱甘草一钱半

上为末，炼蜜为丸，梧子大，每服七十丸，空心酒下。

淋　闭 附尿血

夫五淋者，气、石、血、膏、劳是也。气淋，为病小便涩，常有余滴；石淋，茎中痛，尿不得卒出；膏淋，尿似膏出；劳淋，劳倦即发，痛引气冲；血淋，遇热即发，甚则尿血。候其鼻头色黄者，小便难也。大抵此证多由心肾不足，积蕴热毒，或酒后房劳，服食热燥，七情郁结听致。

海金砂散主方　治五淋。服此小便内打下砂石子后，服六味地黄丸收功，或加车前

子，牛膝去芦。

当归酒浸　雄黄　川牛膝去芦酒浸　大黄酒浸　木香　海金砂各等分

上为细末，每服一钱半，临卧酒调服立效。

按上方，治五淋皆效。

治淋浊妙方

牙皂　滑石　竹叶　灯心　皮硝少许

熬汤露一宿，次早温服立效。

按上方，治淋、滑皆治之剂。

治久下泔不止，效。

当归　川芎　白芍　熟地　陈皮　半夏　升麻　柴胡　牛膝　黄柏　知母　白术　苍术　茯苓　甘草各一钱

水煎露一宿，空心服。

按上方，治下淋属阴虚有湿者宜之。

补中益气汤方见内伤　治五淋。夫淋多是膀胱之气虚损，不能运行水道，故滞而不通而成诸淋也。此方补元气，故有大效。

按上方，补元气则水道运行而淋不作矣。

治血淋。阿胶炒，二两，猪苓、泽泻、赤苓各一两，车前子五钱。水煎，空心服。

治苦病淋而茎中痛，不可忍者。六君子汤加黄柏、知母、滑石、石韦、琥珀，水煎服。

六味地黄丸方见补益　治尿血，因心肾气结所致，或忧、劳、房室过度而得之，实由精气滑脱，阴虚火动，荣血妄行耳。尿行则不痛，尿淋血行则痛。依本方加黄柏、知母、海金砂、琥珀作汤药服之，殊效。

八味丸方见补益　若老人阴痿，思色精不出而内败，小便道涩痛如淋。依本方加车前子、牛膝；若老人精已竭而复耗之，大小道牵痛，愈痛愈欲便，愈便则愈痛，此药最效。

遗　尿

夫尿者，赖心肾二气之所传送，膀胱为传送之腑。心肾气虚，阳气衰冷，致令膀胱传送失度，则必有遗尿、失禁之患矣。经云：膀胱不利为癃闭，不约为遗尿也。大宜温补，清心寡欲。又有产后不顺，致伤膀胱，及小儿脬冷，俱能令人遗尿，各须随症照后方治之。

滋荣养卫汤主方　治身体虚瘦，夜常遗尿、失禁及小儿频数。

人参八分　白术去芦麸炒，一钱　山药一钱　益智仁七分　山茱萸酒浸去核，七分　当归酒洗，一钱　白芍酒炒，一钱　黄芪蜜炙，一钱　酸枣仁炒，七分　甘草炙，四分

水煎温服。

缩泉丸　治脬气不足，小便频数，日夜百余次。

益智仁　天台乌药大如臂者

上各等分为末，酒煮山药打糊为丸，如梧子大，临卧时用盐酒送下五七十丸。

治小水频方。此疾乃下元虚所致。

人参五钱　黄柏酒浸，五钱　益智仁六钱，如用后觉少，去此　甘草一钱

上各为末，炼蜜丸，梧子大，五更、临卧每五六十丸，白滚水下，用酒亦可。

治遗尿、失禁。遗尿者，枯矾、牡蛎煅，等分为末，米汤调下。

益智仁七个　桑螵蛸七个

上为末，酒调服，用熟白果七个送下。

治小便不禁有热者。五苓散去佳，加黄连、黄柏、栀子、山茱萸、五味子，水煎，空心服。

治小便虚弱不禁者。五苓散合四物汤，加山茱萸、五味子，水煎空心服。

治老人气短，小便不禁。四物汤加黄芪、人参煎汤送下通关丸。

加味地黄丸　治肾与膀胱俱虚，冷气乘之，不能约制，故遗尿不禁或睡中自出。

怀生地黄酒蒸，四两　怀山药二两　牡丹皮一两半　泽泻一两　白茯苓一两　山茱萸酒蒸去核，二两　破故纸酒炒，二两　益智仁炒，一两　人参一两　肉桂五钱

上为细末，炼蜜为丸，如梧子大，每服

七十丸，淡盐汤送下。

治夜多小便，用胡桃慢火煨热，临卧温酒下嚼。

治夜多小便，用益智子二十四个捶碎，入盐同煎服，有奇验。

治小便多者，夜煎萆薢一味服之，永不夜起。

治小便桶内起泡盈桶，此肾气衰也。用红鸡冠为末，每三钱，空心温酒调下。

小便闭 附转脬

导赤散 治小肠实热，小便秘赤。

怀生地黄　木通　甘草

淡竹叶水煎，空心服。

八正散 治心经蕴热，脏腑闭结，小便赤涩，癃闭不通及热淋、血淋如浊，后恣欲而得者，则小便将出而痛，既出而痒，以此药主之。

大黄　瞿麦　木通　滑石　萹蓄　车前子　栀子仁　甘草各等分

上锉剂，灯心水煎服

治小便不通。麝香少许，半夏末填脐中，上用葱白、田螺捣成饼封脐，上用布带缚住，下用皂角烟熏入阴中，自通。女人用皂角煎汤洗阴户内。卒下得小便不通，炒盐内脐下，即通。

治小便不通。皮硝一合，连须葱一根，捣为一处，用青布摊在上似膏药样，贴脐上，用热瓦熨之。

治小便不通。蚯蚓五七条，研烂，投凉水一碗，搅匀澄清，去泥改水，即时通。大解热疾，不知人事，欲死，服之立效。

又方 治小便不通，用猪胆投热酒中，服之立通。

治小便不通，腹胀疼痛欲死。野地蒺藜子不拘多少，焙黄色为末，温黄酒调服。

治小便不通，登时见效。火麻烧灰，黄酒调服。

治小便不通，心肾有热，并治血淋尿血。车前子草、不拘多少，连根带叶捣自然汁，入蜜少许同服，立通。

治小便不通。大黄，酒煮干为末，酒丸，用扁竹根煎水送下。

治小便不通，服凉药日久不通，胀满几死。附子理中汤加琥珀末同服，立通。

治小便不通，并伤寒杂症，而不可以通利之药者，用此即通。皮硝煎化，用青布蘸水搭脐上并小便上，热则易之。

治小便不通如神。用蝼蛄一个，焙熟嚼吃，黄酒送下。

治小便不通，两尺脉俱沉微，乃阴虚故也。曾服通滑之剂不效者。大附子一枚，重一两者，炮去皮脐，盐水浸，泽泻一两，二味锉作四剂，灯心七根，水煎食远服。

治小便不通，小腹胀满，不急治即杀人。用连根葱白一斤，捣烂炒熟，以布裹，分作两处，更替熨脐下即通。加些麝更妙。

治小便不通，诸药无效，或转脬至死，此法用之小便自出。猪尿脬一个，倾出尿，用鹅毛筒去头尾，插入窍孔内，线系定，以口吹气令满脬，用线管下再扎住，将管口放在小便头上向窍孔，解后一线手搓，其气透里，自然小便即出。

一阴阳关格，前后不通，寻常通利，大腑、小水自行，中有转脬一证，诸药不效，失救则闷乱而死。予尝以甘遂末水调敷脐下，内以甘草节煎汤饮之，及药汁至脐，二药相反，脬自转矣，小便来如涌泉，此救急之良诀也。

八味丸 治小腹急痛，不得小便，不问男女，孕妇转脬，小便不利，命在反掌，此药一服，小便如涌而安。方见补益。

大便秘

大便秘结，其名有五：有风秘，气秘，湿秘，寒秘，热秘。风秘者，风痰结于大肠，秘而不通也；气秘者，气滞后重，烦闷胀满，大便结燥而不通也；寒秘者，年高肠冷及痃癖，冷气结滞大肠而不利也；热秘者，内脏积热，消耗津液，大便结燥而不通也；湿秘者，湿热郁结，津液不行，大便秘结也。此证皆由体虚之人摄养乖方，三焦气滞，转运不行而凝滞于肠胃之间，遂成秘结之患。又有年老之人、新产之妇气血虚，肠胃结涩而秘结者，不可妄用通利之药，恐伤元气，唯当滋血润燥而已。大抵秘结治法：燥则润之，涩则滑之，秘则通之，寒则温之，热则凉之，风则散之，气则顺之。要在随症审察焉。

治大便闭塞不通。主方。

细茶一撮　生芝麻一撮　生桃仁七枚　生大黄一钱或二三钱　甘草五钱

上用长流水生捣烂服，立通。

秘方　治大便闭结。用商陆捣烂敷脐上，立通。并小便不通亦效。

一方　用生大黄末二钱，皮硝五钱，用好热烧酒一碗，泡化服，立通。

一方　用皮硝五钱，热酒化开，澄去渣加香油三四茶匙，温服，立通

一方　用大黄、皮硝、牙皂三味等分，水煎一服，立通。

一方　用生蜜一盏，入芒硝三钱，滚汤调服。

一方　治大便不通，用黄荆子凉水吞服。

按上方，俱治实热闭结者，择便选用。

通幽润燥汤主方　治大便难，幽门不通，上冲吸门，不开噎塞，不便燥闭，气不得下，治在幽门，以辛润之。

当归身一钱　生地五分　熟地五分　桃仁一钱　红花一钱　升麻一钱　甘草炙　大黄煨，一钱　火麻仁一钱

上锉一剂，水煎去渣，调槟榔末五分，稍热食前服。

润服丸

当归酒洗，二两　生地黄一两　熟地黄五钱　火麻仁一两半　枳壳去穣，七钱　杏仁去皮尖，五钱

上为末，蜜丸，每服七十丸，空心温汤送下。

治大便不通并伤寒杂症，用药不行者，立通。孙遁庵方。粟米，水煮至熟，入火麻仁微炒不拘多少，入粥内再煮三二沸，饮汤立效。

按上方，治血枯虚闭者宜之。

六磨汤　治气滞腹急，大便闭结。

沉香　木香不见火　槟榔　乌药　枳壳去穣　大黄各等分

用熟水磨浓汁，合而服之，立通。

仁子粥　能顺气，滑大便。

火麻子仁、紫苏子，不拘多少，二味研烂，水滤取汁，煮粥食之。

按上方，治气闭不通者宜之。

治大便不通及老人风虚闭结。陈皂角烧灰存性，以碗盖在地上一宿，空心酒下，立通。或以莱菔子擂，冷水下，立通。

猪胆汁导法　治自汗，小便利而大便燥硬，不可攻，以此法导之。

猪胆一枚，倾去一小半，仍入醋在内，用竹管相接，套入谷道中，以手指捻之，令胆汁直射入内，少时即通。盖酸苦益阴以润燥也。

治大便不通，腹胀，死在须臾。竹管蘸葱汁，深入大便内，以香油一半，温水一半，同入猪尿泡内捻入竹管，将病人倒放，脚向上半时，即顺立通。

蜜导法　治自汗，大便闭结不通，且便于老人，并日久不能服药者。

蜜炼如饴，乘热捻如指大，长二寸，两头如镜，纳谷道中，良久下燥粪。若加皂角末少许更效。如无蜜，以香油灌入谷道中亦效。

治大便闭结至极，昏不知人。大田螺二三枚，盐一撮，和壳生捣碎，置患者脐下一寸三分，用宽帛紧系之，即通。亦治脚气。

治大便不通，用乌柏木，方停一寸来，劈破，以水煎，取小半盏服之，立通。不用多施，其功神圣，兼能取水。

治气血干涸，津液枯竭，时常大便秘结。八珍汤加肉苁蓉，久服自通。

去燥粪，生姜削如小指，长二寸，盐涂之，内下部中。

关 格

夫关格者，谓膈中觉有所碍，欲升不升，欲降不降，欲食不食，此为气之横格也。必用吐以提其气之横格，不必出痰也。有痰，以二陈汤探吐之，吐中便有降，有气虚不运者，补气药中升降。

丹溪曰：此症多死，寒在上，热在下也。寒在胸中，遏绝不入，无入之理，故曰格。热在下焦，填塞不通，无出入之由，故曰关。格则吐逆，关则不得。

《内经》云：人迎与气口俱盛，四倍已上为关格，关格之脉嬴，不能极于天地之精气则死矣。

两枳三陈汤 治关格，上焦痰壅，两寸脉盛是也。

陈皮 半夏各二两 白茯苓一两半 南星 枳壳 枳实 甘草各一两

上锉，每服五钱，水煎服。用鹅毛患人咽喉探吐之。如病虚弱不可用也。

大小便秘

治关格胀满，大小便不通，用独头大蒜烧熟去皮，绵裹纳下部，气立通。又治腹满不能服药，以此导之，冷即易。

便溺不通，非细故也。期朝不通便令人呕，名曰关格。又曰：不通而死矣。一见呕症便不可救。经曰：出入废则神机化灭，升降息则气立孤危。此之谓也。

治大小便闭结不通，肚腹胀满，咽喉闭塞，水浆不入，痰壅气喘，伤寒结胸，卧倒床，此幽门气闭不通，死在须臾。儋阳吴进士传。甘遂五分，面裹火煨熟，取出为末，入麝香三厘，捣饭为丸，淡姜汤下。

治大小便不通。六七月间，寻牛粪中有大蜣螂不拘多少，用线串起，阴干收贮，用

时取一个要全者，放净砖上，四面以灰火烘干，以刀从腰切断，如大便闭用上半截，小便闭用下半截，各为末，新汲水调服。二便俱闭则全用之。

治大小便不通。蜗牛三枚，连壳为泥，再加麝少许贴脐中，以手揉按之，立通。田螺亦可。

治大小二便不通。连根葱一茎洗，带土生姜一块，淡豆豉二十一个，盐两匙，同研烂，捏饼烘热掩脐中，以帛缚定，良久气自透，即通。不然再换一饼。

铁脚丸 治大小便不通。

皂角去皮、子、炙，不拘多少

为末，酒面糊为丸，如梧子大，每服三十丸，酒下。

颠倒散 治脏腑实热，或小便不通，或大便不通，或大小便俱不通。

大黄六钱 滑石三钱 皂角三钱

上为末，黄酒送下。如大便不通，依前分两服；如小便不通，黄三钱，石六钱，角如前；如大小便俱不通，黄、石均分，角亦如前。

二便俱闭甚难医，急炒盐来塞满脐，蒜片覆盐堆艾熨，利便良法少人知。

治大小便不通经三五日者。不蛀皂角烧灰，以米汤调下三钱。

治大小便不通。猪牙皂角末，猪胆调，竹筒吹入粪门。小便不通，葱津吹入马口即愈。

痔 漏

夫痔漏者，肛门边内外有疮是也。或成瘰不破者曰痔；破溃而出脓血黄水，浸淫淋沥，久不止者曰漏也。皆由湿、热、风、燥四气相合而致也。痔有五种：谓牡痔、牝痔、脉痔、肠痔、血痔也。古方又有酒痔、气痔、虫痔、翻花螺蛄等，痔之名不一。究其因，亦不过久嗜辛热、炙煿、新酒及房劳，忧思，蕴积热毒，愤郁之气所致也。或藏于肛门之

内，或突于肛门之外。若蕴毒深者，其状大；蕴毒浅者，其状小。大者，莲花、鸡冠、核桃之状；小者，如牛奶、鸡心、樱桃之类。或流脓水，或出鲜血，有妨行坐，久而不愈则成漏矣。治法：在外者，宜贴之、洗之；在内者，宜祛其风而除其湿，消其热，解其毒，斯得治之法矣。大抵脉滑而大者易治，悬绝者难也。

主方 治痔疮肿痛。

黄连一钱　黄芩一钱　黄柏一钱　连翘一钱　赤芍一钱　栀子一钱　槐花一钱　苦参一钱半　大黄一钱半

上锉，水煎空心服。

逐瘀汤 治痔漏疼痛，内有瘀血作痛，要通利大小肠，取下恶物立效。兼赤痢、血痢如神。

川芎　白芷　枳壳麸炒　赤芍　阿胶炒　茯苓　莪术　生地黄　茯神　木通　甘草　五灵脂炒，各一钱　桃仁去皮尖　大黄各一钱半

生姜三片，蜜三匙，水煎，空心服，以利为度。

治痔漏如神。先用猪涩脾三条，竹刀刮开，将鳖斩去头取血，将涩脾焙热，用鳖血涂上，乘热坐在粪门上，冷则再换，其痒不可当，冷则取出涩脾有小虫在上无其数，然后服后药。

蔓荆子二钱　槐花二钱　条芩三钱　黄连二钱　生甘草梢五分

上锉一剂，水煎，空心服。

又一方 用猪肚上屎皮，贴在痔上夹住，引出小虫为效。

治莲花痔疮。余绍坤。

黄连三钱　乌梅三个　大黄三钱　穿山甲炒，三钱

上锉散，水煎服。

治痔漏神方。二府陈灼无。

陈棕烧有性，一两　鱼鳔一两　广胶一两，二味用炒为珠　柏子仁炒，一两

共为末，每服三钱，酒调下。

四治丸 治痔漏，脱肛，便血。

黄连多用酒浸约三日许，净四两　枳壳去穰麸炒，二两　防风去芦，二两　当归用全，四两

上四味为末，以前浸黄连酒和面糊为丸，如梧子大。每六七十丸，空心米饮或沸汤送下。忌煎、炒、酒、面、羊、鹅、鱼之物。

润肠化毒丸 治痔漏方。

槐花一两　枳壳麸炒，一两　猬皮二两　雷丸三钱　蕲艾一两　栀子一两

上共为末，入公猪大肠内煮极烂，捣千下为丸。每服五六十丸，空心滚水送下。

按上方，治痔漏专攻之剂。壮盛者宜之。

脏连固本丸 凡衣食丰饶之人患痔漏，必干于饮食、色欲所致及有乘酒犯房。若要除根，必须服此滋阴内补药，宜戒酒、厚味，寡欲乃可也。

怀生地黄六两　山药四两　白茯苓去皮，三两　牡丹皮三两　山茱萸酒蒸去核，四两　泽泻二两　川黄连四两　川黄柏去皮，四两　知母去毛，三两　槐角三两　人参三两　当归二两　皂角二两　天花粉一两

上各为末，用雄猪大肠头一段，去脂油灌药末于内，两头用黄丝线缚住，用糯米二升煮饭，将半熟捞起去汤，药肠盘藏于饭中如蒸饭之熟，待冷些取出，去两头无药线缚之肠，将药肠净石臼内杵烂，捡出肠渣筋，如不粘，加些饭杵之，丸如梧子大，晒干，每空心百丸，白汤下。

三补丸 治痔漏神方。

白茯苓去皮　赤茯苓去皮　没药各二两　补骨脂四两

上药俱不犯铁器，于石臼内捣成一块，春秋酒浸三日，夏二日，冬五日，取出木笼蒸熟，晒干为末，酒糊为丸，梧子大，每二十丸，缓缓加至五十丸止，酒送下。

按上方，治痔漏虚弱之人可服。

痔病成瘤不破也。黑牵牛、白牵牛头末各一钱半，用猪腰一个，竹刀劈开，入药末在内，线扎纸裹，水湿火煨熟去纸，空心嚼吃，至巳时打下先脓后血，毒气出尽，永不

再发。

鲁藩韩内相传，治痔效方。皮硝一斤，入猪大肠内填实扎实，入罐内封固，火煅存性，取出为末。每服二钱，黄酒调下，一料除根。

治痔漏，用公猪肚一个，内入皂角刺一两、槐花一两缝住，煮烂去渣，任意食肚，不用盐酱，淡服二三枚极效。

治漏痔，肛门周围有孔数十，诸药不效，用熟大肉蘸浓盐汁，空心食之，七日自安。

治漏疮，土茯苓每服四两，水煎当茶食之，渣曝干，烙干饼食之。忌猪肉食及绿豆。

按上方，治痔疮专攻之剂。

治痔漏卧床，非策杖不能移步者。旱莲草一把，连根水洗净，用粗碗研极细如泥，极热酒一盏，冲入饮之，渣再捣烂敷患处，重者不过三服。

治妇人久病，心焦多怒，遂成痔疾，状如莲子，热肿而痛。熊胆入片脑研，猪胆汁调涂疮，立已。

一方 用葱头共蜜捣，点一指头，肿处冰冷即消。

治痔谷道中虫痒不止，用水银、枣膏各二两，同研，相和捻如枣形状，薄绵片裹，纳下部，明日虫出而已。

治痔并漏极痛者。

橄榄核烧灰存性，一钱 熊胆五分 冰片二分

上为细末，先将冬瓜皮煎汤洗净；如无，臭桐叶汤洗。将指蘸药，抹上一二次立已。

治肛门边肿硬痒痛。白矾三分，碎研，用童便二盏化开洗痔上，一日二三次洗之。

治漏疮血水不止。

蛇皮烧灰，三钱 五倍子 龙骨各五钱 川续断五钱 麝香少许

上为末，用津吐调敷，湿则干掺，奇效。

治痔漏，用鳗鲡鱼烧烟熏粪门，痔虫尽死。

治久冷漏疮。用活鳝鱼五六条掷地，以竹针贯之，覆疮良久，当有虫如线，复之使

尽，用槟榔、黄连末敷，明日以干艾作汤，投白矾二三钱洗，不月而愈。

一洗痔妙方

曲曲菜 小虫卧单 马齿苋 猪牙草 花椒 槐条 茄根

上煎水，先熏后洗。后用：

珍珠煅，一钱 琥珀一钱 片脑二钱

为末搽上。

洗漏痔 鲁府田承奉传

槐皮 槐子 槐花 蕲艾焙干

上煎水，先熏后洗令净，将真红铅捻入，不二三次拔去病根。

治痔疮肿痛脱肛。生桐子去外皮，用肉捣烂煎水，先熏蒸，待温浸洗，不过二次全愈。

熏洗痔漏良方

枳壳三两 当归二两 荆芥二两 五倍子二两 黄葵花二两 木贼一两 朴硝一两 甘草一两

水煎，乘热熏过，温洗。年深痛不止者，药到立已。

生肌散

五倍子炒黄色，二两 乳香 没药 孩儿茶各一钱 枯矾五分

上为末，每次用管吹入漏疮内。

熏洗痔漏秘方

茄根葱艾马齿苋，五倍皮硝更用椒，七味煎汤熏洗过，多年痔漏一齐消。

治漏疮，冬瓜瓤烧滚水入罐内，洗数次妙。

刺猬皮一个，切碎 艾一块拳大 头发一两 黑驴干粪五六枚，醋浸晒干三四次

地下为一小坑，入药留小口，点着，照粪门药熏半日，疮干为度。

灸痔疾

先以柳枝浓煎汤洗痔，便艾灸其上，连灸三五壮，忽觉一道气转入肠中，因火转泻，先血后秒。

洗痔妙方

用地茄根水煎洗之，三次即愈，神效。

按上方，皆外敷贴、熏洗之剂。

治漏疮恶水自大肠出。用黑牵牛头末一分，入猪腰子内以线扎，青荷叶包，火煨熟细嚼，温盐酒送下。

【愚按】治痔之法，不过凉血清热而已。至于治漏，初则宜凉血燥湿，久则宜涩窍杀虫而兼乎温散也。或曰痔漏属火，何故而用温涩之药？殊不知痔只出血，始终是热；漏流脓水，始是湿热，终是湿寒。盖此方虽温散又兼补养。故丹溪云，漏当大补气血为主。盖有所自矣！余每治痔漏久不愈，先服千金不换刀圭散以去风湿之毒则愈。如未愈，即服后方。

追风补肾十漏大金丹　庚申甲子成除日合。

当归二两　人参一两　生地黄一两　熟地黄二两　天门冬一两　麦门冬二两　破故纸二两　小茴一两　大茴三两　肉苁蓉二两　山药二两　白茯苓二两　麝茸二两　大附子一个　川乌一两　丁香五钱　木香一两　青木香一两　砂仁一两　厚朴一两　青皮一两　陈皮一两　枳壳二两　枳实三两　香附四两　乌药一两　白芷二两　肉蔻一两　天麻一两　杏仁二两　松节四两　硇砂五钱　乳香一两　没药一两

上为细末，炼蜜为丸，如弹子大，金箔为衣。每服一丸，空心酒化下。张驿宰服效。

按上方，治漏经年不愈，属虚者宜之。

脱肛

夫脱肛者，肛门翻出也。盖肺与大肠为表里。肛者，大肠之门，肺实热则秘结，肺虚寒则脱出。肾主大便，故肺肾虚者多此症。肺虚者用补中益气汤，肾虚者六味地黄丸。若大肠湿热用：

升阳除湿汤　自下而上者引而竭之。

柴胡　升麻　防风　猪苓　泽泻　苍术　陈皮　神曲　麦芽　甘草

冒寒肠鸣，加益智仁、半夏。

治脱肛肠出数寸，大蜘蛛瓦上焙焦为末，每少许，擦上即收。

治脱肛，用浮萍草为末敷之。

治大肠久积虚冷，每因大便脱肛，按不得入。石灰炒令热，故帛裹，坐其上，冷则易之。

治脱肛，白矾、五倍子煎水洗。又用浮萍末掺肛上。

诸　虫

夫人身有诸虫，若无则人身不成不立，虫与人俱生，状如马尾或如□筋，出则在脾，入则在肠。古方论，凡人皆有之，固不待辨而知矣。皆由脾胃俱虚，饮食生冷、甘肥油腻等物，节宜不时，腐败停滞所以发。虫之为病，呕吐恶心，口出涎沫，有去有来，乍发乍止是也。

九虫形状：

一曰伏虫，长四分。

二曰蛔虫，又曰长虫。动则吐清水，出则心痛，贯心则杀人。

三曰白虫，长一寸。又曰寸白虫，相生子孙转大，长至四五尺，或因脏腑虚弱而动，或因食甘肥而动。其发，动则腹痛，发作肿聚，去来上下，有休息。亦攻心痛，口喜吐涎及吐清水，贯伤心者死。

四曰肉虫，状如烂杏，令人烦满。

五曰肺虫，状如蚕，令人咳嗽。

六曰胃虫，状如蛤蟆，令人呕逆吐，喜哕。

七曰弱虫，状如瓜瓣，又名膈虫，令人多唾。

八曰赤虫，状如生肉，令人肠鸣。

九曰蛲虫，形至细微，状如菜虫，居洞肠之间。因脏腑虚弱而致发，动则为痔、为疥癣。因人疮处以生诸痈、疽、癣、瘘、痂、龋虫，无所不为。谷道虫者，由胃弱肠虚而蛲虫下乘之也，谷道、肛门、大肠之候。蛲虫者，九虫之内一虫也，在于肠间。若脏腑气爽则不妄动，胃弱肠虚则蛲虫乘之。轻者，或痒或虫从谷道中溢出；重者，侵食肛门疮烂。

治蛔虫，或心如刀刺，口吐清水，用生艾取汁，夜宿勿食，但取肥香脯一方寸片先吃，令虫闻香，然后饮艾汁，当下虫效。

大七气汤 治诸般癥积，面色萎黄，肌体羸瘦，四肢无力，皆缘内有虫积。或好食生米，或好食壁泥，或好食茶、炭、咸、辣等物者，只此一服除根。

青皮去穰 陈皮去白 三棱醋炒 莪术醋炒 香附 益智仁 藿香 官桂 桔梗 大黄 槟榔 甘草

上锉，水煎露一宿，空心温服，不得些少饮食，不然则药力减而虫积不行矣。服后食顷，腹必痛，当下如鱼冻，或长虫，或血鳖，至日午，虫积下尽，方用温粥止之，后服绿矾丸一料而愈。方见五疸。

万应丸 治诸虫。

黑牵牛四两 大黄八两 槟榔五两

上各为末，外用苦楝根皮一斤，皂角肥而不蛀者十枚，二味用水一大碗，熬成膏子。入前三味搅加一处为丸，如梧子大。先用沉香为衣。后用雷丸、木香为衣。每服三丸，四更时用砂糖水送下三味各一两。如心脾痛有虫者，必面上白斑，唇红，又痛后便能食，时作时止者是也。上半月虫头向上，易治；下半月虫头向下，难治。先以肉汁及糖蜜食下，则引虫头向上，然后用药打出。

治下部虫痒。大枣蒸取膏，以水银和，捻长三寸，以绵裹，宿内下部，明早虫皆出。

一人腹中积块，面黄肌瘦，腹大如鼓，死在旦夕。用端午日收下菖蒲，阴干，切薄片放碗内，用滚米汤泡熟盖之，待温饮之。打下蜈蚣数百条，内有一大条长二尺余，病即愈。

虫已食下部，肛尽肠穿者，取长股蛤蟆青背者一枚，鸡骨一分，烧为灰合，吹下部令极深，大验。

去虫积，槟榔一味为末，蜜水调下。令患者先一日少吃饭，临晚亦勿食，次早五更服之。

治妇人阴蚀疮，阴户中有蛔虫，其痒不可当，食入脏腑即死，令人发寒热，与劳症相似。用猪肝切大片，以花椒、葱拌猪油煎干，待冷入阴户中，少顷，取出再换一片，其虫入肝尽出，再以洗榻散洗净。

五倍子 花椒 蛇床子 苦参 白矾 葱

等分，水煎洗。

一方 治妇人阴痒不可忍，以盐纳阴中即好。

治下部生虫食其肛，烂见五脏便死。艾叶入雄黄末，入管中熏下部，令烟入即已。

治蛔虫方

用苦楝根生子者，东向不出土者 刮去外粗皮，取内白皮二两，以水三碗煮取一碗半，去渣，用晚粳米三合煮糜粥，空心先以炒肉一二片吃，引虫向上，然后进药粥一二口，少顷，又吃一二口，渐加至一碗或二碗，其虫尽下而愈。

张秀才年近六旬，素禀虚怯，忧思过度，面黄肌瘦，饮食少思，精神昏倦，忽患遍身上下状如虫行，因循日久，似觉蛇在皮里行走，迨半年渐渐长大，每五更觉在丹田食精微，微响动或游走上下不定，使人昏沉，心不自在，十分难过，一日三两次攻作。若觉昏沉，自己将心执正，抖擞精神，其物不见。忽一日其蛇自腹中下至左膝腿，后被患者将两手紧拿左腿不放一时许，坐在书屋不见人，至手力气尽，不得已而放之，其蛇永不下脚，异乎怪哉！症出多端，难以名状，诸医调治，皆用杀虫化痰。攻击之过，以致虚羸之甚。召余诊，左手涩数，右脉洪滑，气口紧盛。予曰：此元气亏损，脾胃虚弱，不能运化精微，使抑郁之气酿哉！痰火结聚，化为斯疾。予以补中益气汤加半夏、茯苓、贝母、枳实、香附晚服，以补元气，理脾胃，兼化痰清郁；以六味地黄丸加远志、石菖蒲、人参、当归早服，以养心滋肾。二药兼进，服至一月，其物攻作渐减，服至两月间，或攻作，三月痊愈，身体康强如旧，其物永不见踪。

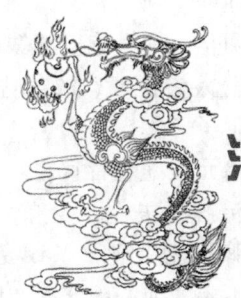

济世全书　震集　卷四

补益虚损百病

脉法

气虚，脉细或缓而无力，右手弱；血虚，脉大或数而无力，左手弱；阳虚，脉迟；阴虚，脉弦；真气虚，脉紧。男子久病，气口脉弱则死，强则生。女人久病，人迎脉强则生，弱则死。

夫虚损者，因虚而致也。若能恬淡虚无，真气完实，病从何来？或大病未复，使合阴阳，或疲极筋肋，饥饱失节，尽神度量，或呼吸走气，荣卫虚损，百疴交作，或吐血，或衄血、便血、泻血，遗精白浊，洞泻，盗汗潮热，发热呕吐，咯血、痰饮涎沫等症，须用补气养血之药，亦当以益胃消痰药佐之。盖人以谷气为本，所谓积气由谷气而生，古人以五味以养其病。凡男女寸脉弱而微者，上虚；尺弱滑而涩者，下虚也。尺滑而涩，疾为血虚，浮而里虚也。

四君子汤　治脾胃虚弱，饮食少进，或肢体肿胀，肚腹作痛，或大便不实，体瘦面黄，或胸膈虚痞，痰嗽吞酸。若因脾胃虚寒而致，宜香砂六君子；若因脾经郁结而致，宜归脾汤；若因肝木侮脾胃而致，宜用六君加木香、芍药；若命门火虚而致，宜用八味丸。

人参　白术去芦炒　白茯苓去皮，各二钱　甘草炙，一钱

上锉剂，姜枣水煎服。

异功散　治久咳不已，或腹满少食，或面肿气逆。又治脾胃虚弱，饮食少思等症，即前方加陈皮。

六君子汤　治脾胃虚弱，饮食少思，或久患疟痢。若见内热或饮食难化作酸，乃属虚火，须加炮姜，其功甚速。即四君子加半夏、陈皮。

香砂六君子汤　即前方加香附、藿香、砂仁。

按上方，治诸病属气虚者宜之。

四物汤　治肝、脾、肾血虚发热，或日晡热甚，头目不清，或烦躁不寐，胸膈作胀，或胁作痛，宜用此汤。若脾气虚而不能生血，宜用四君子汤；若脾气郁而虚，宜用归脾汤；若肾水涸而不能生肝血，宜六味丸。

当归酒洗　怀生地黄酒拌，砂锅内蒸黑，各三钱　白芍酒炒，二钱　川芎一钱五分

上锉，水煎服。加味四物汤，即前方加白术、茯苓、柴胡、丹皮；芎归汤，即前方去白芍、地黄。

按上方，治诸病属血虚者宜之。

八珍汤　治气血虚弱，恶寒发热，烦躁作渴，或不时寒热，眩晕昏愦，或大便不实，小便赤淋，或饮食少思，小腹胀痛。即四君、四物合方。

按上方，治诸病属气血两虚者宜之。

十全大补汤　凡人元气虚弱，或因起居失宜，或因饮食劳倦，或因用心太过，致遗精白浊，盗汗自汗，或内热、晡热、潮热、发热，或口干作渴，喉痛舌裂，或胸乳膨胀，胁肋作痛，或头颈眩晕，眼花，或心神不宁，寤而不寐，或小便赤涩，茎中作痛，或便溺

余滴，脐腹阴冷，或形容不克，肢体畏寒，或鼻气急促，或更一切热症，皆是无根虚火，本方加麦门、五味，培其根本，诸症自息。

黄芪蜜水炒　人参　白术去油芦，炒　白茯苓去皮　当归身酒洗　川芎　白芍酒炒　熟地黄　肉桂　甘草炙

上锉，姜枣煎服。相火旺，加酒炒黄柏、知母；下焦虚寒，加大附子、面裹煨，去皮脐，童便浸，焙干。肉桂。

按上方，治诸病属气血两虚而挟寒者宜之。

补中益气汤　治中气不足，肢体倦怠，口干发热，或饮食无味，劳倦身热，脉洪大而虚；或头痛，恶寒，自汗，或气高而喘，身热而烦；或脉微细软弱，自汗，体倦少食，或中气虚弱而不能摄血，或饮食劳倦而患疟痢，或疟痢因脾胃虚而不能愈；或元气虚弱，感冒风寒不胜发表，宜用此代之；或入房而后感冒，或感冒而后入房，亦用此汤急加附子；或泻痢腹痛，急用附子理中汤。

嫩黄芪蜜水炒，一钱半　楝参一钱　甘草炙，一钱　陈皮二钱　白术去芦微炒，一钱　当归身酒洗，二钱　柴胡五分　升麻五分，此两味能升提阳气下陷，柴胡能使胃中之清气左旋而上达；升麻能使胃中之清气从右而上迁。

上锉作一剂，生姜三片，枣一枚，水煎热服。少加酒炒黄柏以救肾水，泻阴中之伏火也，红花三分，入心养血。若元阳虚寒，加大附子、面裹煨，去皮脐，或三分，重则五分。肉桂五分；若阴虚火动，加黄柏、知母俱酒炒。各五分；若口干作渴，加麦门冬、天花粉；若自汗盗汗，加麻黄根、浮小麦、酸枣仁炒；若五心烦热，加生地黄、麦门冬；若痰盛，加半夏、贝母；若咳嗽盛，加五味子、天门冬；若夜卧不寐，加酸枣仁炒；心下怔忡，恍惚，加远志肉、麦门冬、白茯神。

按上方，治诸病属内伤元气者宜之。

独参汤　治元气虚弱，恶寒发热，或作渴烦躁，痰喘气促，或气虚卒中，不语口噤，或痰涎上涌，手足逆冷，或妇人难产，产后

不醒，喘急等症。

好人参一两至二两，炮姜五钱，作一剂，水煎徐徐服。盖人参性寒，故姜佐之，如不应，急加炮大附子，去皮脐。

按上方，治元气虚急者宜之。

归脾汤　治脾经失血，少寐，发热，盗汗，或思虑伤脾不能摄血，以致妄行，或健忘怔忡，惊悸不寐，或心脾伤痛，嗜卧少食，或忧思伤脾，血虚发热，或肢体作痛，大便不调，或妇人经候不准，晡热、内热，或瘰疬流注，不能消散、溃敛。

黄芪蜜炒　人参　白术炒　白茯苓去皮　龙眼肉　当归　远志甘草水泡，去心　酸枣仁炒，各一钱　木香　甘草炙，各五分

上锉，姜枣煎服。加味归脾汤，即此方加柴胡、山栀。

按上方，治思虑损伤心脾者宜之。

当归补血汤　治男妇肌热，燥热，目赤面红，烦渴引饮，昼夜不息，其脉洪大而虚，重按全无。《内经》曰：脉虚血虚，脉实血实。又曰，血虚发热，证象白虎，唯脉之虚实为辨也。若误服白虎必死，此病得之于饥饱劳役。

黄芪炙，一两　当归酒洗，二钱

上锉，水煎服。

人参养荣汤　治脾肺俱虚，发热恶寒，四肢倦怠，肌肉消瘦，面黄短气，食少作泻。若气血虚而变见诸症，莫能名状，勿论其脉，但用此汤，其病悉退。

白芍酒炒，一钱半　人参　黄芪蜜炒　白术去芦　当归　陈皮　桂心　甘草炙，各一钱　熟地黄自制　五味子　白茯苓各七分半　远志甘草水泡，去心，五分

上锉，姜枣水煎服。

按上方，治脾肺俱虚者宜之。

同真饮子　大补元气不足，阴阳两虚，饮食少，五心热，自汗，日晡潮热，精气滑脱，行步无力，腰胯疼痛，泄泻，脉沉弱，嗽少痰多或干咳者，或气血精神不足，肢体倦怠，头目昏眩，食少，脉虚而数；时发潮

热将成劳症者，或伤力气虚脉弱，腰背疼痛，动辄鼻衄或便血过多而黄瘦憔悴，食少气促者；或妇人阴虚瘦悴，食少，虚热，自汗，腹痛，面浮腰痛，赤白带下者，并宜服之。此方药备五味，谷气冲和，无寒热偏并、太过不及之失，养血气，理脾胃，充益腠理五脏之真精，益三焦之元气，生津液而荣卫克，利机关而饮食自倍矣！

嫩黄芪蜜水炒　人参　白术去油芦炒　白茯苓　陈皮　当归身酒洗　熟地黄　怀山药　山茱萸酒蒸去核　泽泻　五味子　补骨脂酒炒　杜仲去皮酒炒　黄柏酒炒　甘草炙

上锉剂，水煎空心温服。

按上方，治阴阳两虚，补元气，滋肾水之剂。

六味地黄丸　此壮水制火之剂。夫人之生，以肾为主，人之病，多由肾虚而致者，此方乃天一生水之剂，无不可用。若肾虚发热作渴，小便淋闭，痰壅失音，咳嗽吐血，头目眩晕，眼花耳聋，咽喉燥痛，口舌疮裂，齿不坚固，腰腿痿弱，五脏亏损，自汗盗汗，便血，诸血，凡肝经不足之症尤当用之，益水能生木故也。此水泛为痰之圣药，血虚发热之神剂。又治肝肾精血不足，虚热不能起床。忌铁器，每白蜜一斤，慢火炼滴水成珠，方入白水一碗搅匀，和药一晒即干，凡用蜜丸俱依此制。

大怀生地黄秤准八两，酒浸，入砂锅内，蒸黑取出，入后药同捣　山茱萸酒蒸，去核取肉，四两　怀山药四两　白茯苓去皮，三两　牡丹皮去骨，三两　泽泻去毛，三两

上将诸药精制，秤为一处，入石臼内杵捣极烂成饼，用手搓开，晒干，或微火烘干亦可，磨为细末，炼蜜加水和为丸，如梧子大。每服百丸，空心白汤下，盐汤、酒俱可。忌三白。肾水不能摄养脾土，多吐痰唾，姜汤送下。加麦门冬、五味子，名八仙长寿丸；加大附子、肉桂各二两，名八味丸。腰痛，加鹿茸、当归、木瓜、续断；治渴，加五味子、麦门冬；诸淋沥，倍茯苓、泽泻；老人夜多小便，加益智仁，去泽泻，减茯苓一半；老人下元虚冷，胞转不得，腹胀急切，痛四五日，困笃垂危者，倍泽泻；遗精，去泽泻，加牡蛎；阴囊肿胀，属阴虚湿热壅滞，加车前子、牛膝。治脚气痛连腰胯，治虚壅牙齿疼痛，治耳聩及虚，治耳鸣，用全蝎四十九个，炒黄为末，每三钱，酒调送下地黄丸百丸。治阴虚火动，劳瘵百病，地黄丸用紫河车头生者，长流水洗净，砂锅内碗盛蒸一日极烂，和药末捣和为丸服，神效。

八味丸　治命门火衰，不能生土，以致脾胃虚寒而患流注、鹤膝等症，不能消溃收敛，或饮食少思，或食而不化，或脐腹疼痛，夜多溺溺。经云：益火之源，以消阴翳，即此方也。又治妇人脬转小便不通，殊效。

怀生地黄酒蒸，八两　山茱萸酒蒸去核，八两　怀山药四两　白茯苓　牡丹皮　泽泻各三两　肉桂用三分厚者去皮，方能补肾脏，引火归源　大附子要一两五钱重者，用面裹火煨，去皮脐切四片，童便浸透焙干，各二两

上如六味地黄丸制法，为末，炼蜜加水和为丸，如梧子大。每服八十丸，滚汤下，酒亦可。

一治肾脏虚弱，面色黧黑，足冷足肿，耳鸣耳聋，肢体羸瘦，足膝软弱，小便不利或多或少，腰脊疼痛，用八味丸加鹿茸、五味子，名十补丸。

一治肾气虚寒，牙齿作痛，面色黧黑，精神憔悴，脚膝无力，饮食少思，或痰气上升，小便频数，齿不坚固，或口舌麻闷，畏饮冷水。

一治下元虚惫，心火上炎，渴欲饮水，或脾虚不能克制肾水，多吐痰唾而不咳者。

一治心肾不交，消渴引饮。有人病渴，用渴药累年不愈，用加减八味丸而愈。其病本于肾水枯竭不能制火，心火上炎是以生渴，此药降心火，生肾水。

养生书云：立秋后宜服八味丸，治男子虚羸百病众所不疗者，久服轻身不老，加以摄养则成地仙。

夏末秋初，热气酷烈，不可于中庭脱露身背受风取凉，五脏俞穴并会于背，或令人扇风，或宣露手足，此中风之原。若染诸疾，便宜服八味丸，大能补理脏腑，驱御邪气，仍忌三白，恐冲克药性。

凡人久服加减八味丸，必肥健而多子，晚年服此不生痈疽。

一患痈疽之人，虽云有热，皆因虚而得之，愈后发渴及先渴而后疽，非八味丸不能治。

人病痈疽，多有愈后发渴而不救者，治之唯八味丸最效。疽安而渴者，服此则渴止；疽安而未渴者，预服此丸则永不生渴。气血如壮，或未疽而先发渴者，服此不唯渴止，疽亦不作。

加减八味丸 治肾水不足，虚火上炎，发热作渴，口舌生疮，或牙龈溃烂，咽喉作痛，或形体憔悴，寝汗发热，五脏齐损。即六味丸加肉桂、五味子各一两。

一滋养肝肾，补益心血，利足膝，实肌肤，悦颜色，真卫生之良药也。八味丸，依本方加鹿茸、当归、五味子各四两，牛膝二两，共十二味精制，用五仁斑龙胶酒化，加炼蜜为丸，如梧子大。每服百丸，空心盐汤、温酒任下，忌三白。

凡人有不耐劳，不能食冷，或饮食作胀，大便不实，或口舌常破如疮，服凉药愈盛，或盗汗不止，小便频数，腿腰无力，或咽津或呼吸觉冷气入腹，或阴囊湿痒，或手足冷，或面白或黧黑，或畏寒短气，以上诸症皆属虚甚，八味丸主之。此丸用附子有功。夫附子一物，大辛热，除三焦痼冷、六腑沉寒，气味劲悍，有回阳之功，命门火衰非此不补。唯虽有毒，但炮制如法，或甘草、防风同炒，或童便久浸，以去其毒，复与地黄等味同用以制其热，润其燥，缓其急，假其克捷之功而驾驭其慓悍之势，则虽久服亦有功而无害，唯在善用之而已。若执泥有毒，果有沉寒痼冷之疾，弃而不用，其能疗乎？观东垣八味丸，则了然矣！

加味九仙丸 平补之圣药也。

人参 白术去芦炒 白茯苓去皮 当归身酒洗 大川芎 甘草炙 白芍酒炒 怀生地黄酒蒸黑 怀山药 山茱萸酒蒸去核 怀牛膝去芦酒洗，各三钱 甘枸杞子一斤

上为细末，炼蜜为丸，如梧子大。每服百丸，空心盐汤、温酒任下。忌三白。

养元固真丹 治诸虚百损，五劳七伤，水火不济，上盛下虚等症。

嫩黄芪蜜水炒，一两 人参一两 白术去芦微炒，一两 当归身酒洗，一两 麦门冬去心，一两 辽五味子五钱 大怀生地黄酒蒸，四两 怀山药炒，一两五钱 山茱萸酒蒸去核，一两五钱 白茯苓去皮，一两 牡丹皮一两 泽泻五钱

上为末，炼蜜为丸，如梧子大，每服七八十丸，空心淡盐汤送下。忌三白。

益肾保元丹 治年幼人被诱欲，二十根本受伤，及禀赋薄，又犯劳丧之过，隐讳不敢实言，以致元气虚败，或遗精盗汗，神疲力怯，饮食不生肌肉，面白，五心发热，夏先畏热，冬又怕寒，腰疼膝重，头晕目眩，故曰水一亏则火必胜，火动则肺金受克而痰嗽矣。或劳汗当风，面出粉刺，已上症见虚损成矣。急服此药大补元气，培填虚损之圣药也，其功难以尽述。

生地黄八两，真怀庆者皮上有疙瘩，掐开内红紫色者佳，酒洗净，竹刀切片，用少壮妇人乳汁一钟，好酒一钟，拌匀浸一日，入砂锅内微炒，不住手拨，将半燥取起，日晒夜露干 白茯苓四两，坚白者，去皮用地黄为末绢包之，藏于糯米饭内蒸一熟，如此配合引地黄入黄庭宫 山茱萸红润者佳，温水洗净，去核取肉，五两 泽泻白色不蛀者佳，去毛三两，用山茱萸为末，绢包，饭上蒸一熟，配山茱萸入丹田则不为渗矣 干山药怀庆者佳，五两为末 牡丹皮去骨，四两，温水洗净，乘湿拌山药末绢包，砂锅内白汤蒸一熟，晒干为末，引山药入胞络而生精血也 菟丝子水淘净四两，用青盐三钱煎汤煮菟丝子，烘干 楮实子水淘净三两，炒研 覆盆子水洗净二两，微炒，研 甘枸杞子去

蒂，净末四两　柏子仁二两，微炒另研

上共为末，用蜜二十两，炼将熟，以浮小麦面四两，又芡实子粉四两，少壮妇人乳汁三盏，入水二钟打匀，复炼极熟，和药杵千余下，丸如梧子大，晒干。每服，空心一百丸，淡盐汤送下，随即纳煮熟去心皮莲肉十余个，或圆眼之类，以助药力入肺与下元也。栗子亦好。

如少年子弟过伤于阴，致相火胜者，加酒炒之黄柏三两，盐水炒知母三两；如遇交夏令服者加北五味子二两，麦门冬去心三两。以上加减服之，无不奏效。如以此丸药末，宜用五仁斑龙胶和药为丸更妙。是胶也，夺先天而补后天，生精血复元气之仙饵，久服却病延年。若能洗心改过，服之可脱死而全生，却夭而获寿，倘恃斯而复纵欲不悛，不智甚矣。

滋阴补肾丸　滋阴补肾平补之药，常人可服。

怀生地黄酒洗，四两　怀熟地黄酒蒸黑，四两　天门冬去心皮，六两　麦门冬去心，四两　石枣一斤，酒蒸去核取肉　怀山药二两　甘枸杞子四两　辽五味子一两　怀牛膝去芦酒洗，一两　川杜仲去皮酒炒，二两　肉苁蓉酒浸，四两　当归身酒洗，四两　人参二两　川黄柏去皮酒炒、盐水炒，二两半　知母盐水炒，二两　白茯苓去皮，二两　远志甘草水泡去心，二两

上各精制，秤合一处，石臼内捣成饼，晒干磨为细末，炼熟蜜，加水和为丸，如梧子大。每服三钱，空心淡盐汤下。虚损遗精，加牡蛎左顾者，火煅二两。

养心滋肾丸　养元气，生心血，健脾胃，滋肾水，止盗汗，除遗精，降相火，壮元神。

人参一两　酸枣仁炒，一两　远志甘草水泡去心，一两　柏子仁炒去油，一两　当归酒洗，一两　白芍酒炒，一两五钱　怀熟地黄酒蒸黑，二两　石菖蒲去毛，六钱　麦门冬去心，二两　天门冬去心，二两　怀生地黄酒洗，二两　牡蛎火煅，一两　辽五味子一两　怀山药一两　白茯神去皮木，一两　莲肉去心，一两　芡实去

壳，一两　莲蕊一两　黄柏盐水炒，一两　知母盐水炒，二两

上为细末，炼蜜为丸，如梧子大。每服三钱，空心盐汤送下。

却病延年丹　能养心滋肾，聪耳明目，乌鬓黑发，却病延年。

人参一两　天门冬水泡去心　怀生地黄酒洗　怀熟地黄酒蒸黑　甘枸杞子　辽五味子　覆盆子　菟丝子酒煨烂，捣饼晒干　当归身酒洗　柏子仁　怀山药　白茯苓去皮　川巴戟泡去骨　怀牛膝去芦酒洗　川杜仲去皮酒炒　山茱萸酒蒸去核　远志甘草水泡去心，各二两　肉苁蓉四两　赤石脂　石菖蒲　川椒去目　泽泻　车前子炒　地骨皮各一两　加麦门冬水润去心，一两尤妙。

上二十四味共为末，炼蜜为丸，如梧子大。每服二三十丸，温酒或盐汤任下。服至百日，颜色永不衰朽，发白返黑，虽是八十老人，阴阳强健，目视十里，气力不衰，常行远路不乏。

长春不老丹　此方经验，大补诸虚百损，五劳七伤，滋肾水，养心血，添精髓，壮筋骨，扶元阳，润肌肤，聪耳明目，宁心益智，乌鬓黑发，固齿牢牙，返老还童，延年益寿，长生不老，真陆地神仙。凡人年过四旬以后方可服后二方，年幼慎服。

仙茅米泔浸一宿，黑豆拌蒸九次，四两　黄精米泔煮一沸，用旱莲汁、姜汁、酒熬膏，浸半日炒，四两　赤白何首乌各四两，槌碎如枣大，入黑豆同蒸一日极黑，去豆　紫河车取初生男胎包衣一具，先以米泔水洗净，次入长流水再洗，新瓦上慢慢微火焙干　嫩鹿茸酥炙，二两　楝参二两　秋石阴炼者，乳汁拌晒一日，四两　巨胜子炒，二两　甘枸杞子二两　辽五味子二两　菟丝子洗净酒煨，捣饼焙干，二两　覆盆子二两　补骨脂酒炒，二两　白茯苓去皮，二两　怀生地黄酒洗，二两　怀熟地黄用生地酒蒸黑，二两　天门冬水浸去心皮，二两　麦门冬水润去心，二两　川杜仲去皮酒炒，二两　怀牛膝去芦酒洗，二两　当归身酒洗，二两　川巴戟水泡去心，二两

肉苁蓉酒洗，二两　锁阳酥炙，二两　青盐二两
　远志甘草水泡去心，二两　柏子仁二两　小茴
盐酒炒，二两　川草薢酒洗，二两　怀山药二两
　石枣酒蒸去核，二两　川椒去目炒，二两

有虚火者，加黄柏酒炒　知母酒炒，各
二两

上忌铁器，用黄道吉日精制秤和一处，
石臼内捣成饼，晒干为末，用斑龙胶酒化开
为丸，如梧子大。每服三钱，空心温酒送下。
忌三白，戒房劳、燥煿之物。

神仙延寿丹　专补诸虚，除百病，填精
髓，助元阳，暖丹田，壮筋骨，悦颜色，安
五脏，和六腑，乌鬓发，牢牙齿，聪耳明目，
轻身壮力，返老还童，延年益寿。

黄精制同前，四两　仙茅制同前，四两　赤
白何首乌刺同前，各四两　淫羊藿酒洗，四两
斑龙霜二两　嫩鹿茸酥炙，二两　虎胫骨酥炙，
二两　大附子面包火煨去皮脐，二两　肉桂去皮，
二两　嫩黄芪酒炒，二两　楝参一两　柏子仁
二两　远志甘草水泡去心，二两　白茯神去皮木，
二两　石菖蒲二两　怀山药二两　益智仁去壳
盐酒炒，二两　补骨脂酒炒，三两　川巴戟泡去
心，二两　怀牛膝去芦酒洗，二两　川杜仲去皮
酒炒，二两　菟丝子酒焙，捣饼焙干，二两　小
茴盐酒炒，二两　川椒炒，二两　葫芦巴酒炒，
二两　金铃子酒蒸去核，二两　川草薢酒蒸去
核，二两　青盐一两　赤石脂火煅，二两　沉香
二两　乳香一两　辰砂一两

上忌铁器，为细末，酒化斑龙胶和为丸，
如梧子大。每服百丸，空心酒下。阴阳人属
虚寒者宜此方。

黄龙虎潜丸　大补诸虚，祛除百病，生
精养元，壮阳种子，返老还童，延年益寿，
补养第一仙方，效不能尽述。

当归身酒浸洗　大怀生地黄酒浸，砂锅内
蒸黑，取出姜汁浸，焙干　山茱萸酒蒸去核　怀
牛膝去芦酒洗，各一两　腽肭脐如无，以黄狗肾
代之，终不如腽肭脐为妙　锁阳酥炙　牡蛎火煅，
童便淬　何首乌米泔浸　川杜仲去皮酥炙　嫩
鹿茸去毛酥炙　虎胫骨酥炙　干山药　菟丝子

酒蒸另研　天门冬去心　麦门冬去心　怀生地
黄酒洗，各八钱

上忌铁器，为细末，以大附子一个重一
两者，用腊月雄雀二十个，去毛肠留肝，共
附子一处煮熟杵烂，加面糊同前药共杵千余
下，丸如梧子大。每服三十丸，空心温酒送
下，日进二服。二月后药力方行，效不可尽
述，再加枸杞子、五味子各八钱。龟头冷，
加雄羊角、阳起石各八钱，羊角火煅成粉，
水内飞过用；眼花，加羌活、甘菊花各五钱；
阴虚，加黄柏、知母各一两，炼蜜，加猪脊
髓三条为丸服。

琼玉膏

人参十二两　白茯苓去皮水飞，去浮筋，二
十五两　白沙蜜五斤，煎去沫　大怀生地黄去芦
净洗，十斤，石器内捣自然汁，不犯铁器

上以参、苓为细末，将地黄汁与蜜搅，
用密绢滤去细渣，入药末搅匀，入好磁瓶或
银瓶内，用绵于十数层外加箬叶包封扎瓶口，
入砂锅内以长流水浸没瓶颈，用桑柴文武火
煮二昼夜取出，换蜡纸数重包扎瓶，浸没井
中半日以出火毒，提起仍入前锅内煮半日以
出水气，然后收藏。每日清晨及午前、后取
一二碗，用温酒一盏调服，不饮酒人白汤亦
可。忌鸡犬声及孝子、妇人见之。

臞仙曰：予所制此方加沉香、琥珀各五
钱，其效异于世传之方，补百损，除百病，
返老还童，发白复黑，劳瘵尤宜。若二十七
岁服起，寿可至三百六十，若六十四岁服起，
寿可至五百岁。国朝会议，加甘枸杞子半斤，
天门冬去心半斤，麦门冬去心半斤。尝谓一
料分五剂，可救瘫痪者五人；分十剂，可救
劳瘵者十人。一方加白术去油芦，四两，蜜
用生绢滤过，生地黄取自然汁不犯铁器，白
茯苓去皮，一斤半，捶碎为细末，水飞去浮
筋，澄，晒干再为末，同前药制，服妙。

二才大补膏　补诸虚，却百病，乌鬓黑
发，明目聪耳，固齿牢牙，延年益寿，不能
尽述。

天门冬去心，四两　麦门冬去心，四两

人参四两　大怀生地黄一斤　大怀熟地黄一斤
怀牛膝去节,四两　甘枸杞子四两　何首乌
八两

上㕮咀,不许犯铁器,同入大锅内,用
水二十碗,煎至七碗,取汁,别贮药渣,如
前再煎九次,共得汁七十碗,滤渣极净,别
用中等砂锅入汁七碗,慢火煎熬,耗汁一碗,
方添汁一碗,六十三碗皆添尽则汁已浓矣。
盖只得汁六碗,却用山白蜜去蜡可一斤半,
同前药汁入小砂锅内重汤煮至滴水不散,则
成膏矣,磁罐贮之,埋土中七日取出,如前
再煮一昼夜,再埋一宿,乃分贮小罂内封固,
以次取用。自煎至煮俱用桑柴火,药本寻常,
妙在火候,不拘时以醇酒调服,味美而功多。
若惩忿窒欲之人,又深居简出时,服此膏亦
可以善其天年矣。七年之艾,不可不早为
之计。

取人乳法:用无嘴锡壶重汤煮十滚,令
壶热取出,将乳头入壶口内勿令出气,须臾,
乳汁俱收壶中。

制人乳粉法:取人乳汁若干,即下铜锅
内煎熬成膏,以大磁盘盛,于日下晒之,用
水浸于盘下,乃未济之妙也,不然其乳久晒
不干。

取红铅法:取室女经血或首经最佳,以
布帛用烧酒洗过晒干用之,以乌梅水澄之。

制五仁斑龙胶法:治真阳元精内乏,以
致胃气弱,下焦虚惫及梦泄,自汗,头眩,
四肢无力。此胶能生精养血,益智宁神,顺
畅三焦,培填五脏,补心肾,美颜色,却病
延年,乃虚损中之圣药也。

鹿角连脑盖骨者佳,自解者不用,去盖
至卸净,五十两,截作三寸段,新汲淡泉井
水浸洗去垢,吹去角内血腥,秽水尽,用人
参五两,天门冬去心皮五两,麦门冬去心五
两,甘枸杞子八两,去蒂,川牛膝去芦,五
两。五品药,以角入净坛内,注水至坛肩,
用笋壳、油纸封固坛口,大锅内注水,文武
火密煮三昼夜足时,常加入沸汤于锅内以补
干耗,取出滤去渣,将汁复入阔目砂锅内熬

成胶听用,和药末。其角,去外粗皮,净者
为末,名斑龙霜也。

家传阴炼秋石法:每童子小便一桶,用
净水二桶,猪牙皂角一条煎汤,同投入大缸
中,以竹棍旋打千余匝,待澄清了,轻轻倒
掣去清水,留下自脚,又复用清水如前法九
遍,澄下者,乃秋石也。用细绢滤过,置一
灰钵捺一凹,于灰上铺白棉纸三层,将滤出
秋石倾在纸上待渗干,日晒以太阳,夜露一
太阴,以受日精月华也。收置宜谨密,合药
时以少壮妇人乳汁和之,入鹿角胶内。夫斑
龙秋石系仙家筑基之丹,非特去病而已也。
敬之,慎之。亦可清晨空腹、隆冬醴酒调服
二三匙,合斑龙胶大补功效。

四圣不老丹

松脂透明者一斤四两,以无灰酒砂锅内
桑柴火煮数沸,竹杖搅稠黏住火,以磁器盛
水,倾入水内结块,又复以酒煮之九遍,一
日煮讫,次日亦如是,如此者三日,通计二
十七遍,清莹然如玉,尝之不苦不涩乃止,
为细末,净用十二两。凡煮脂不宜酒少,少
则易干焦,煮至三分之一就可倾入水。

白茯苓去皮净,八两　黄菊花家种味甘者
净,八两　柏子仁去壳纸裹捶去油净,八两

上三味俱为细末,共四味如法制炼,得
宜炼蜜为丸,如梧子大。每服七十五丸,清
晨好酒送下。修合时必择天医黄道吉星,毋
令妇人、鸡犬见之。服药亦择吉日。此方郧
阳王都宪五一翁所传云:渠方伯陕西时授之
于一总戎,总戎年九十岁,自幼服此丸,精
力倍加,胃气强健,饮食日增,寿考弥长,
秘而不传。翁恳得之,如法制服,不问寒暑,
今年八十有六矣,行步不筇,逢人而谈论亹
亹,饮酒可百杯,食饮数碗许,而馐馔栗核
尽其席,遍尝之不辍口,其有得于真传者乎!
且室御数女皆能有子,人以仙称,信不我欺,
予舟往来两度诣翁,而翁始以是方授予。归
笔,此以识翁之善云。

千金还少散　补丈夫诸虚,不能尽述。
菟丝子　白茯苓　山药　牛膝去芦酒洗

肉苁蓉　枸杞子　川续断　五味子　山茱萸酒蒸去核　巴戟水泡去心　蛇床子　杜仲去皮酒炒

上十二味制，罗细末，酒调服方寸匕，日三夜一，唯禁醋、蒜，此外无忌。服后五夜知觉，十夜力壮。若多忘，加远志、茯神；体涩，加柏子仁。或炼蜜为丸，每服三五十丸，日二夜一，以头面身体温暖为度。药性平和，调五脏，健力，加远志、石菖蒲、熟地、小茴酒炒。

延寿瓮头春　理脾胃，生精血，暖丹田，助元阳，调气血之圣药也。

天门冬去心　怀牛膝去芦　川杜仲去皮麸炒　肉苁蓉麸炒　补骨脂　川椒去目　粉草各一两　大附子炮去皮脐，五钱

以上八味为末，和糜入曲内，同和糜。

羯羊脂一斤，切　淫羊藿米泔水洗净晒干，一斤　头红花捣烂晒，一斤　苍术米泔浸去皮炒，四两　地骨皮四两　五加皮四两　白茯苓四两　当归四两　生地黄二两　熟地黄二两　白芍一两　甘菊花一两

以上十二味，锉片铺缸，绢袋盛贮。

缩砂蜜五钱　白豆蔻五钱　木香五钱　丁香五钱

以上四味煮酒，为细末。

上药二十四味共五斤四两，糯米二斗，淘洗浸一日夜，又淘一次蒸作糜，取出候冷，用细曲末四斤，同天门冬等八味和匀，却将羊油等十二味贮于粗绢袋置缸底，将前糜拍实于其上，然后投上品烧酒四十斤封固，一七日作出，澄清方入坛，加砂仁等四味封固，重汤煮三炷香，埋土中三日出火毒，每日量饮数杯。一百日百窍通畅，浑身发热，丹田微痒，痿阳立兴，切忌醉酒、饱食行房，只待气血和平，缓行无禁，久久纯熟，自然身轻力健，百病不生。若男女俱服，两精合和，一度成胎，功效多端，不可悉笔。

御制烧酒方　治男妇远近虚劳、瘫痪、疮疥、癜风、脚气、痰气、疝气、走气膈咽、赢瘦、腰膝痛、无力、聋瘖、虚冷下淋、经脉不调，腹疼膨胀，黄瘦口苦，饮水呕逆，惊悸，盗汗，潮热，子宫冷，赤白带下。服药和脾胃，养丹田，调血气，壮筋骨，益精髓，安五脏，定魂魄，润肌肤，悦颜色，返老还童，延年益寿，效不可尽述。

人参去芦，五钱　白术去芦，三钱　白茯苓去皮，五钱　当归去头尾酒洗，五钱　川芎三钱　白芍酒炒，三钱　生地黄酒洗，三钱　熟地黄酒蒸，三钱　天门冬去心皮，三钱　麦门冬去心，三钱　杏仁去皮，五钱　五味子三钱　甘枸杞子五钱　何首乌米泔浸，五钱　肉苁蓉酒浸，五钱　虎胫骨酥炙，三钱　牛膝去芦酒洗，三钱　官桂二钱　小茴香酒炒，三钱　破故纸酒炒，一两　大附子面裹煨，去皮脐，三钱　干姜炮，二钱　川椒去目，五钱　川乌去皮脐，五钱　五加皮五钱　砂仁五钱　乌药五钱　香附三钱　厚朴姜炒，三钱　陈皮去皮，三钱　半夏姜炒，三钱　南星姜炒，三钱　白附子三钱　防风三钱　麻黄三钱　细辛三钱　甘菊花三钱　荆芥三钱　枳壳麸炒，三钱　苍术米泔浸，一两　独活三钱　羌活三钱　草乌面裹煨，五钱　沉香三钱　木香三钱　甘草炙，五钱　白花蛇酒浸软切开两片酥，慢火炙，一两　胡桃肉去皮核　红枣蒸去皮核　酥油各半斤　蜂蜜一斤

上锉，用好烧酒一大坛，将药绢袋盛，悬在坛内锅中重汤煮两时，掘坑埋三个月去火毒，取服不过三杯。病在上，食后服；病在下，食前服。药渣晒干，木石臼捣为末，酒煮，面糊为丸，如梧子大，每服三十丸，前酒下。忌莱菔、葱、蒜、猪羊血、桃、李、胡荽、鱼鲊、羊膻、醋、鲤鱼。

吕洞宾补屋修墙养生诀

少年豪气望前为，岂料中年力弱亏，休将药饵调真息，自有元阳养气时。

君子小人莫知阴阳相媾之妙，幼年之人精强力壮，不顾身形，唯贪快乐以泄为美，不知老之将至，百病来侵。盖因年幼骨脉未坚，父母愚蒙，早取妻室，或因幼失父母，任意飘荡，醉饱行房，以致口苦舌干，虚热盗汗，诸症侵染，无药治疗。吕公留下秘诀，

用人参不拘多少，切碎，将米同煮，候熟取起，阴干，选小雌鸡二三只，每日将米喂养待鸡生卵，每日食三五七个，不过百日之内，大有功效，形容娇美，返本还元。若有乌鸡更妙。如用雄鸡同食此参，生抱小鸡，日往月来，其功不可尽述。

扶桑至宝丹歌

扶桑扶桑高拂云，海东日出气氤氲，沧海变田几亿载，此树移根今尚存，结子如丹忽如漆，绿叶英英翠可扪，真人采窃天地气，留与红霞共吐吞，濯磨入鼎即灵药，艺术区区未许群，飧松有人已仙去，我今朝夕从此君，叶兮叶兮愿玉汝，绿阴里面有桃源。

胡僧曰：蚕食吐丝结成锦绣，人食生脂延年除咎。盖嫩叶性本和平，不冷不热，生于郊野之外者，惧为蛇、蝎所治，须择家园中嫩而存树者采数十斤，沉以长流之水，摘去其蒂，暴于日中以于为度，复取巨胜子为臣，炼蜜丸如梧子大，择吉日，择一诚实之人面授修炼之方，不可委诸童仆，仍宜在净室中屏去妇人、女子及鸡犬等物。既成，日服二次，约可百丸，白滚汤下。三月之后，体生轸粟，此是药力所行，慎勿惊畏，旋则遍体光洁如凝脂然，半年之后，精力转生，诸病不作，久服不已，自跻上寿。老人服之，步健眼明，鬓白返黑，又能消痰生液，补髓添精，功效不细述，此仙家服食上品，秘之，不可转传非人。倘非其人当有殃咎，戒之，宝之。

长春封脐膏　方上异人传

此药能镇玉池，存精固漏，通二十四骨节血脉，锁三十六道骨节，主一身之毫窍。贴之，血脉流畅，龟健不用，致乳汁常盈，养精、神、气，有百战之功，壮阳助气，返老还童，固下元，通透三关，乃遂行之道。老人贴之，夜无小水，大小精不泄，补益虚损，延年益寿，至真至宝。又治男子下元虚冷，小肠疝气，痞疾，单腹胀满，并一切腰腿骨节疼痛，半身不遂，贴三日神效。妇人子宫久冷，赤白带下，不坐胎，产后战肠风，

贴之三日神效。

天门冬　生地黄　熟地黄　木鳖子大附子　杏仁　蛇床子　远志　牛膝　肉苁蓉官桂　龙骨　菟丝子　肉豆蔻　虎骨　鹿茸麦门冬　紫梢花各二钱

上为细末，入香油一斤四两，文武火熬黑色，去渣澄清，入黄丹半斤，水飞过，松香四两熬，用槐柳条搅，滴水不散为度，再下硫黄、雄黄、朱砂、赤石脂、龙骨各三钱，为末入内，除此不用见火，将药微冷定，再下膃肭脐一副，阿芙蓉、蟾酥各三钱，麝香一钱不见火，阳起石、沉香、木香各三钱，不见火。

上共为细末入内．待药终．下黄蜡六钱，放磁器内盛之，封口放水中浸三日去火毒，取出摊缎子上，或红绢上亦可，贴脐上六十日方无力，再换。一方加乳香、没药、母丁香各三钱。

太乙真人熏脐法

治诸虚百损，劳瘵，男妇不足等症，及一切肚腹冷痛，小肠疝气，百药罔效，如神。

真麝香五分，为末入脐内，后用药末放麝香上，将面作一圈围住，上用槐皮灸一百二十壮，不时要换槐皮。

龙骨　虎骨　蛇骨　大附子　南木香雄黄　朱砂　乳香　没药　丁香　胡椒　夜明砂　五灵脂　小茴香　两头尖　青盐各等分

上共为细末，入脐中用艾灸。

夫肺为五脏之华盖，声音之所出入，皮毛以之滋润，肾水由之而生。腠理不密则为风、寒、暑、湿乘虚而入矣。有七情当调，抑之有郁结，当解利之，或不审而伤于辛燥之药，则气不散，留滞于肺中，多生痰疾而喘急咳嗽，或伤于房劳、饮食不节，致使吐血、咳血，作寒作潮，头晕体倦，精神怯弱，饮食不思等症。医者治之无益，则必用此亟治，其效可胜言哉！用麝香以引透诸药入五脏六腑之中，大无不入，小无不至；丁香坚守其胃，启饮食之进；青盐入肾以实其子，

使肺无泄漏；夜明砂以补其血，散内伤之有余，乃伏翼之粪，食蚊子，盖取其早食雨露，夜饮人血，而得天人之气，故能补五劳七伤之病，非此不能达也；乳香、没药、木香、小茴升降其气，不致咳嗽；龙骨、虎骨、蛇骨、朱砂、雄黄以削病根；两头尖巡视各经络，有推前拽后之功；附子、胡椒补其元气，使血行血室，气归气宅，痰散为津液；五灵脂能运操其肺，削有余，补不足；用槐皮之浆闭押者，药之性使无走窜之患。脐，艾灸之，有拔病、除毒、起死回生之功。使其患劳瘵，失血阴虚，遗精白浊，阳事不举，精神倦怠，痰火等症，妇赤白带下，子宫冷极无子，凡百种病无所不能疗者，用此灸法则接人性命，夺造化之成功，延年益寿，得卢扁之妙术矣。其法先用面作一圈，将药一料分作三份，先以麝香入脐后，以面圈置药在内按紧，以槐皮盖上，以蕲艾灸至三十壮，但觉热气自上而下或自下而上一身热透，其人必倦怠沉沉而睡矣；至六十壮，必大汗如淋，上至泥丸，下至涌泉，骨髓内风、寒、暑、湿、脏腑中五劳七伤，尽皆拔除；至一百二十壮，则病鲜有不冰释者矣。灸时慎风寒，戒油腻、生冷、酒色，其效难以备述。世之养生君子当珍藏之慎，毋轻泄千古秘诀也。

神仙接命秘诀　治诸虚百损，五劳七伤，延年益寿。不可妄藉非人，宝之宝之。一阴一阳道之体也，二弦之炁道之用也，一豪之炁交感于神室之中而成丹也，万卷丹经俱言三家相会尽矣。三五合一之妙，概学仙者皆不知下手之处，神室、黄道、中央、戊己之门，比喻中五即我也。真龙真虎，真铅、真汞，金、木、水、火、土，此四象皆喻阴阳玄牝二物也。炼己筑基，得药温养沐浴，脱胎神化，尽在此二物运用，与己一毫不相干，即与天地运行日月无二也。悟真云：先把乾坤为鼎器，次将乌兔药来烹，临驱二物归黄道，争得金丹不解生。此一诗言尽三家矣！千言万语，俱讲三姓会合。虽语句不同，其

理则一而已矣。但周天度数，分在六十四卦之内，以为筌蹄。朝进阳火，暮退阴符，其数内暗合天机也。

诀曰： 此乃先师日日相传之秘旨也，宝之宝之。

一三二五与三七，四九行来五十一，六十三兮七十五，八十七兮九返七，若人知此阴阳数，便是神仙上天梯。

河图数

三五一都三个字，古今明者实然稀，东三南二同成五，北一西方四共之，戊己自居生数五，三家相见结婴儿，婴儿是一含真气，十月胎完入圣机。

先天度数㊉八六四一　温养火

　　　　㊋九七五三一　朝屯暮蒙　十月火也

暮退阴符

㊅㊋㊉八六四

戌时居右，自十六起至四止，炼己之度数，东升西降。

诗云河车周旋几千遭，正谓此工夫也。

朝进阳火

七㊌㊋㊉九七五三

寅时居左，自三至十七止，每圈一次吹嘘，此道尽之矣。塞兑垂帘默默窥。

待先天气至，自十六起至四至止，就换于左起，三至十七止，即炉用鼎，在右自二、四、六、八、十吹嘘，不用上药，右边数尽即换于左，从一、三、五、七、九、十一行尽工夫，吐水而睡，其药周身无处不到，自然而然也，即沐浴也。经云：采药为野战，罢功为沐浴，此之谓也。自此得药之后，却行温养火候之功，十月共六百卦终，身外有身矣。却行演神仙出壳之功，一日十饭不觉饱，百日不食不显饥，尽矣！秘之，秘之。此二节工夫，待人道周全，方可行之。

于戌时退阴符，仍照前行十六至四止。

将病人仰面平枕，口嚼热水或乳香酒一口，然后令童女照数吹之。忌葱、蒜、酸辣之物。久久行之，则能接补天年。如觉内热，

可服人乳即解之。

取红铅，用未破身童女所行经脉，以夏布揉洗令净，或净花亦可，揿下晒干，如用时，将热童便洗下，晒干收起，临用时仍以童便化开，滴于橐龠小头口边，入窍内，将大头令童女口噙吹之，如上法。病人候吹气即吸入。取红铅，如用磁器自接尤妙。

太上老君丹　善补接天年。

红铅一两　娇乳一两，要头生男二日不食者

辰砂三分　乳香一钱　秋石一钱，用童便入乌盆内，用扫净新砖数块入内，浸七日取出，冬天放阴地上，夏月埋入土窖内，要极深，日久自生白秋石，扫下用

上共为末，和一处，将鸡蛋磕一孔，将清黄倾去不用，纸揿干净，将药入内，封固严密，放群蛋内抱三七取出，丸如梧子大，金箔为衣。如干，将乳汁和为丸。每服三丸，人乳送下。五更空心服，汗出至足为度，不可见风。

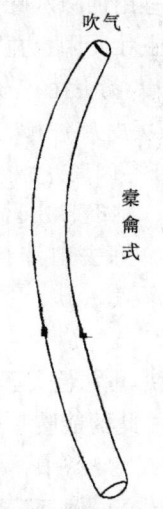

如腰痛，用净花一团，铺脐孔上，用童女寅时呵气三十六口，戌时呵气二十四口，立效。

三图俱名橐龠

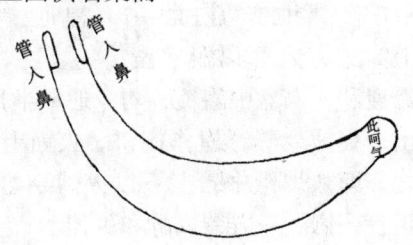

此图器，专治红痰昼夜不止，骨蒸劳热，声哑，肌瘦气弱。若吐血者，行七日愈。用呵两鼻孔入三分，要与鼻孔一般大，紧紧的，不可出气。治红痰，每次用小酒杯人乳，两个鸡蛋白放少许，新鲜猪胰子油切极细，入磁钟内蒸熟，每早吃，治七日吃七次，每呵后方吃。

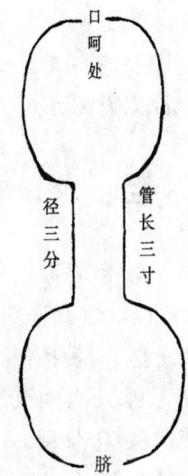

此器专治中满气蛊，用呵脐上。亦治女人经水不通，兼治梦遗。

脐上未呵之先，将麝香三厘，乳香一钱，孩儿茶、没药、黄檀香各一钱，共为细末，将蜜调作一饼贴脐上，用生姜一片切如药饼，大半个铜钱厚，用蕲艾，丸如豆子大，不论丸数，烧得姜热，觉得脐内微热即去药，就呵之，先一次用此药，以后不必用。

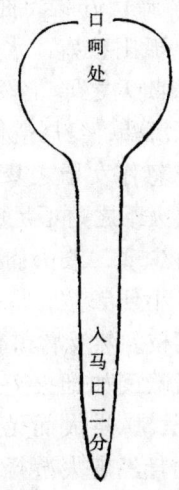

此器用在马口，内进二分，治流精昼夜不止。初开马口窍，先用黄蜡条如筷头透开。

三样器总论

每呵，论病者岁次为呵数，每岁一呵，要足三百六十下数。如病者十岁，每转十呵，要三十六呵，有零宁可多呵几呵更好，不可缺数。

凡要去呵气的男女，俱要未呵之先五七日，用好酒肉、好白米饭与吃，补起他的气，方才气完，病者得效更速。

若男子病，用女人呵之；若女人病，用小孩一二岁者，若丈夫呵亦可。

老 人

夫二五之精，妙合而凝，两肾中间，白膜之内，一点动气，大如箸头，鼓舞变化，开阖周身，熏蒸三焦，消化水谷，外御六淫，内当万虑，昼夜无停，八面受攻。由是神随物化，气逐神消，荣卫告衰，七窍反常，啼号无泪，笑如雨流，鼻不嚏而涕，耳无声蝉鸣，吃食口干，寐则涎溢，溲不利而自遗，便不通而或泄。由是真阴妄行，脉络疏涩，昼则对人瞌睡，夜则独卧惺惺，故使之导引、按摩以通彻滞固，漱津咽液以灌溉焦枯。虽云老者非肉不饱，肥则生风，非人不暖，暖则生淫，侥幸补药者，如油尽添油，灯焰高而速灭。老子云：以其厚生，所以伤生也。况有明修礼貌，暗伏奸雄，曲蘖腐其脾胃，脂粉惑其清贞，孤阳独盛，水谷易消，自恃饮啖过人，恣造欺天之罪，宿缘既尽，恶报临头，其或厌饫沉酣，身居勒俭，志益贪婪，方聚龟毛之毡，忽作女子之梦，倾天下之色不足止其欲，遍天下之财不足愈其贪。

一老年房有少艾，致头痛发热，眩晕喘急，痰涎壅盛，小便频数，口干引饮，遍舌生刺，缩敛如荔枝，然反唇黑裂，面目俱赤，烦躁不寐，或时喉间如烟火上冲，急饮凉茶少解，已滨于死，脉洪大而无伦且有力，扪其身体烙手，此肾经虚火游行于外。投以十全大补汤加山茱萸、泽泻、牡丹、山药、麦门、五味、附子，一服熟寐良久，脉证各减

三四，再与八味丸，服之而愈。

却病延年汤 凡高年人，但觉小水短少，即是病进，宜进此汤。

人参一钱　白术去油芦炒，一钱半　白茯苓一钱　当归身酒洗，七分　白芍酒炒，一钱　陈皮八分　牛膝酒洗去芦，一钱　山楂肉蒸去核，一钱　小甘草五分

上锉，生姜煎服。春加川芎，夏秋加黄芩、麦门冬，冬加当归，倍生姜。一日一剂或二剂。小水长若旧，止药。此丹溪养母之方也。

若老人阴痿思色，精不出内败，小便道涩痛如淋，加车前子、牛膝，入于八味丸内。

若老人精已竭而复耗之，大小便牵痛，愈痛愈欲便，愈便则愈痛，以前药不应，急加大附子。

若喘嗽吐痰，腿足冷肿，腰骨大痛，面目浮肿，太阳作痛，亦治以前药。若痛愈，若小便仍涩，宜用加减八味丸，以缓治之。

补精膏 主壮元阳，益真气，助胃润肺。

牛髓四两，烂捣去柱　胡桃仁去皮壳留嫩皮，四两　杏仁去皮尖，四两　山药姜汁拌蒸熟，八两　人参　红枣肉煮去皮核，四两

上将杏仁、桃肉、山药、枣子，四味捣为膏，蜜一斤，炼去白沫，与牛髓同和匀，入磁罐内，重汤煮一日，空心，以一匕用酒或白汤化服。

清香乳酥饼 治老人五劳七伤，下焦虚冷，小便遗精。此药能暖腰膝，壮阳道。

菟丝子一两，酒浸三日，曝干　辽五味子一两　大附子一个，要一两重，炮去皮脐　桂心一两　干姜二两，炮制锉　肉苁蓉一两半，酒浸一宿，刮去皮，炙干　川椒去目，五钱，炒，去汗　大枣十枚，煮，去皮核　羊髓三两　酥一两　黄牛乳一升半　蜜四两　白面一斤　神曲三两

上为末，入面以酥、蜜、髓、乳相和，入枣瓢搜和，入盆中盖覆，勿令通风半日久，即将出，更搜令熟，捏作糊饼。火面上以箸子珠之，即入炉镟中，上下以火熿令熟，每日空腹食一饼。一方，入酵和更佳。

法制猪肚方 补老人虚羸乏力。

猪肚洗净，一个 人参五钱 干姜炮，二钱 川椒去目，二钱 葱白七茎

上捣为末，入糯米三合，和入肚内，经常水煮烂，空心服。

滋补飞白霜

白麦面二斤，炒黄色 糯米一升，炒熟为末 绿豆一升，煮熟阴干 莲肉去心，一斤 青盐三两 人参一两 花椒去目，三两 白茯苓去皮，二两 山药二两 小茴香炒，一两半 五味子一两 杏仁去皮尖，二两半 枸杞子二两

上为细末，每服三四匙，空心滚白汤调服。

调元云水煎 补滋虚弱。

干山药四两 大茴香二两 人参 当归酒洗 白芍煨 官桂去粗皮 天门冬去心 麦门冬去心 生地 熟地酒蒸，各一两 白茯苓去皮蒸，二两 冬月加干姜一两 白盐四两 核桃仁去皮，一斤 芝麻去皮炒，二碗

上各为细末，将桃、芝、盐捣为泥，再用炒熟重罗白面八斤，和匀为末，清晨滚白水调服。忌葱、蒜、醋。极补诸虚。

小刀圭

黄牛犊一只，用未知阴阳者，肥嫩纯黄色，先期办后开药料，至腊月初八日或本月戊巳日宰，取血，挦毛留皮，碎切脏腑，分寸不遗，用长流水，大锅煮至半熟，加后项药。

人参以牛肉十斤用二两 陈皮留白，以牛肉十斤用一两半 黄芪以牛肉十斤用三两 茯苓去皮，以牛肉十斤用三两 良姜去梗 肉桂去粗皮，以牛肉十斤用各五钱 甘草以牛肉十斤用一两 花椒去目，以牛肉十斤用一两 白盐临时斟酌 醇酒二斤上下

上各件，同牛肉煮，文武火旋添熟水，常以八分为节，牛肉烂如泥，槌骨内之髓，煎化入汁中，漉去渣，但存烂汁有如稀饧，待冷入瓮密封，掘黄土坑埋齐瓮口，封固。凡早食，不拘何样饮食，加此数匕调和，人事劳苦并房欲之后，以醇酒调服。造酒至春来之日，如此甚佳。

大刀圭 补虚固髓，安五脏，壮元气，健脾胃，生肌肉，服之令人肥健。

黄犍牛肉不拘多少，去筋膜，切棋子大，河水洗十五次，令血水尽，仍浸一宿，次日再洗一二遍，水清为度，无灰酒入砂锅内，泥封固，用桑柴文武火煮一昼夕，取出焙干为末。黄色为度，焦黑无用。牛肉半斤入后药一斤为则。

山药四两，用盐炒，去葱皮不用，另为末 白茯苓去皮为末，四两 莲肉去心皮，葱盐炒，四两 小茴香净四两，酒炒

上为细末，用蒸熟枣肉入和为丸，如梧子大，晒干，空心每服五十丸，酒送下。

劳瘵

骨蒸劳热，脉数而虚。热而涩小，必殒其躯。加汗加咳，非药可除。浮滑者生，紧大者死。

劳者，劳于神气；伤者，伤于形容。饥饱过度则伤脾，思虑过度则伤心，色欲过度则伤肾，起居过常则伤肝，喜、怒、悲、愁过度则伤肺。又，风、寒、暑、湿则伤外，饥饱劳役则伤内。昼感之则病荣，夜感之则病卫，荣卫经行内外，交运而各从其昼夜，始劳于一，一起为二，二传于心，三通于四，四干其五，五复犯一。一至于五，邪乃深藏，真气自失，使人肌肉消，神气弱，饮食减，行步难。乃其如此，则虽有命亦不能生也。

《素问》云，久视伤血，劳伤于心也；久卧伤气，劳伤于肺也；久坐伤肉，劳伤于脾也；久立伤骨，劳伤于肾也；久行伤筋，劳伤于肝也。是为五劳所伤。虚劳不受补者，不治。虚劳发热，忌服凉药，犯之者死。

滋阴降火汤 治阴虚火动，失血发热，盗汗咳嗽，痰喘心慌，口干。

当归酒洗，一钱 川芎七分 赤芍七分 生地一钱 黄柏乳汁炒，七分 知母生，一钱 陈皮七分 白术去芦，乳汁炒，八分 麦门冬去

心，一钱　牡丹皮一钱　玄参一钱　犀角一钱　阿胶炒，五分　山栀子炒黑，一钱　甘草三分

上锉一剂，水煎温服。服此方，俟血稍止后，宜服后滋肾地黄汤，兼进地黄丸，以愈为度。

滋肾地黄汤主方　治阴虚火动。治症同前。

天门冬去心　麦门冬去心　生地酒洗　熟地酒蒸　黄柏蜜炒　知母蜜炒　当归酒洗　白芍酒炒　白术去芦炒　白茯苓去皮　山药　泽泻　牡丹皮　山茱萸酒蒸去核　甘草炙

发热，加柴胡、地骨皮；阴虚火动，潮热不退，加六七岁壮盛童便，白者一盏，入汤药内，同服立效。

上锉，水煎，空心温服。服此再兼地黄丸，用紫河车为丸，早晚兼服，以愈为度。

天门冬膏　治虚劳痰喘吐血，咳嗽声哑，其效如神。

天门冬去心，八两　杏仁泡去皮尖，四两　贝母四两　百部四两　百合四两　紫菀三两　款冬花五两

上细切，用长流水煎三次，取汁三次，去渣不用，将汁入饴糖八两，蜜一斤，再熬，又入阿胶四两，白茯苓四两，水飞晒干，二味仍入前汁和匀，如糊成膏，不拘时服。

太平丸　治劳瘵久嗽，痰喘吐血，声哑咽痛，口干；肺痿，肺痈，并宜噙服，决定除根。

天门冬去心　麦门冬去心　知母去毛　贝母去心　款冬花去梗　杏仁泡去皮尖，各二两　当归身酒洗　生地黄酒洗，各一两　熟地黄酒蒸　川黄连去毛　阿胶蛤粉炒，各一两半　蒲黄　京墨　桔梗去芦　南薄荷各一两　麝香少许，另研

上为细末，炼蜜为丸，如弹子大，每服一丸，临卧细嚼，薄荷汤下。

按上方，治阴虚火动，痰嗽喘热，吐衄，盗汗等症。服不得参、芪者宜之。

六味地黄丸　治虚劳百病，滋阴降火，补肾生精，润肺宁嗽，退热定喘，止汗，立效。

方见补益，依本方加人参、川黄柏酒炒、知母乳汁炒、五味子、麦门冬去心，各二两。

补中益气汤　治元气虚弱，脾胃亏损，咳嗽吐痰，自汗喘急，发热口干，声哑等症。

方见补益，依本方加黄柏、知母、天门冬、麦门冬、五味子、杏仁、黄芩、瓜蒌仁。

十全大补汤方见补益　治虚劳，诸虚不足，五劳七伤，不进饮食，咳嗽喘急，盗汗潮热等症。

太上保真汤　治劳瘵百病，发热憎寒，咳嗽痰喘，自汗盗汗，口干作渴，五心烦热。

嫩黄芪蜜水炒，二钱　人参二钱　白术去油芦乳汁炒，二钱　赤茯苓去皮，八分　白茯苓去皮，八分　当归身酒洗，二钱　白芍酒炒，一钱　怀生地黄酒洗，二钱　赤芍一钱　天门冬去心，一钱八分　麦门冬去心，一钱八分　五味子一钱　银柴胡一钱　地骨皮酒洗，一钱　贝母二钱　川黄柏三钱，分四处，一份盐水炒，一份酒炒，一份童便炒，一份乳汁炒　知母二钱，蜜水炒一半，盐水炒一半　陈皮五分　龟板酥炙黄研细，一钱五分　甘草五分

上二十味共作一剂，生姜三片，莲肉五枚，水煎熟，加童便一盏温服。少时又进一服，加童便，渣再煎服。

按上方，治阴虚火动等症，误投寒凉攻克之剂过多，复伤元气，以致气血两虚。当用参、芪等，滋阴兼补气，可奏效。今之时医，参、芪轻不敢用，病人也不敢服，当服不服，误死多矣！可胜叹哉！

五龙汤　治久咳不已，肺间积热，久则成疮，故嗽出脓血，晓夕不止，嗽中气塞，胸膈噎痛，此治咽疮极效。

蛤蚧一对，肺虚劳嗽有功，酥炙令黄熟，捣，口含少许，令人不喘者是真　阿胶　鹿角胶　生犀角　羚羊角各一两

上除二胶外，皆镑为屑，次入胶分四服，每服用河水三升于银石器中慢火煮至半升，滤去渣，临卧微温，细细呷服。其渣候服尽再捶，都作一服，以水三升煎至半升，如前

服。若病人久虚不喜水，须当减水。若为末，炼蜜为丸，嚼化最妙。

一治发热渐成劳瘵者，以十全大补汤加柴胡、胡黄连；如热在骨髓，更加青蒿、鳖甲。

一虚劳胃弱，饮食不进，宜参苓白术散。方见内伤。

一好色之人，元气虚弱，干咳嗽者，宜琼玉膏。方见补益。

一虚损人咳嗽，宜六君子汤加当归、生地、紫菀、五味子、黄柏、知母；阴虚火动，再加麦门冬。

参苓白术造化糕　养元气，健脾胃，止泄泻，进饮食，宁心秘精，生津止渴，生肌肉，壮筋骨。

人参　白茯苓去皮筋膜　白术去油芦，米泔浸微炒　莲肉去心皮　怀山药　芡实去壳　薏苡仁各三两，共为末　仓谷米一升，末　陈糯米一升，末　白砂糖一斤半

上先将药末、米末搅匀，入麻布袋内，放甑内蒸令极热，乘热取出，放盆内，入砂糖放内，用手将药、米末、砂糖搓揉令千余下极匀，用木印印之，敲出筛子晒干收用，早晚当点心任食。

地仙丹　治虚劳，脾胃虚弱，不思饮食，大便稀泻。

白术去油芦，童便浸一日夜切片，陈壁土拌炒，去土为末

水打糊为丸，每服百丸，不拘时米汤下。

秘方　治诸虚百损，五劳七伤，阴虚火动，痰嗽喘热。

用阴炼秋石，以小红枣水煮烂，去皮核，和前秋石为丸，如梧子大，每服五七十丸，空心酒下，退热如神。秋石方见补益。

仙家酒　治诸虚百损，五劳七伤。

用人乳二盏，好酒半盏，入锡旋器内炖滚，每日五更服。

小仙丹　能起死回生，却病延年。

取室女经血，或首经最佳。以棉帛收之阴干，入乳香末少许，乳汁为丸，如樱桃大，每嚼一粒，取女人气一口，乳汁送下。

还元酒　治男子劳伤而得瘵疾，渐见疲瘠。

全猪腰一对，用童便二盏，无灰酒一盏，以新瓦瓮贮之密封，慢火养熟至中夜，五更初温热，饮酒食腰子。病笃者，一月效。平日疲怯者亦可服。盖以血养血，全胜金石药。

山药粥　补虚劳，益气，强志意，壮元阳，止泄精。

山药蒸熟，去皮一斤，鸡头实半斤，煮熟去壳，捣为末，入粳米半升，慢火煮成粥，空心食之。或入韭子末二三两尤妙。食粥后，用好熟酒饮一二杯妙。

本芝丸

莲肉不拘多少，去心，不去皮，将酒浸一宿，入公猪肚内，水煮极烂取出，焙干为细末，仍用酒煮糊为丸，如梧子大。每服七十丸，空心酒送下。

丹溪云：阴虚之极，痰与血病者，有虫者，其传尸一症不可云无，宜艾灸之。

治劳虫之法，宜癸亥日灸两腰眼低陷中之穴，每穴灸艾七炷。若灸九炷、十一炷尤好。先隔一日前点穴，方睡至半夜子时，一交癸亥日期便灸，其虫俱从大便中出，即用火焚之，弃于江河中，如虫有黑嘴者，则其在内已伤人肾脏矣。此不可治虫，宜谨避瘵。有数虫，如蜈蚣，如小蛇，如虾蟆，如马尾，如乱丝，如烂面，如苍蝇，如壁蛐，虫上紫下白，形锐足细而有口，或如白蚁，孔窍中皆出，此皆劳瘵根毒。若传至三人则如人形、如鬼状。

神授丸　治传尸虫。此方得之河南郡王府，济世既久，功不能尽述也。

用真川椒二斤，去子并合口者，炒为末，酒糊为丸，每服二钱，空心米饮送下，多服奏效。

凡人得传尸劳病，气血未甚虚损，元气未尽脱绝者，不须多方服食，但能早用此药，无有不愈者，真济世之宝也。愚尝治一妇人，用川椒二分，苦楝根皮一分，丸服，尸虫尽

从大便中出。

清化丸 治虚劳痰嗽，声哑咽痛。

青黛五分　风化硝一钱　硼砂五分　冰片三分　生甘草一钱半　诃子五钱　桔梗去芦，二钱　薄荷叶一钱

上为细末，蜜丸噙化。

治久嗽喉痛。

乌梅肉五分　柿霜二钱　天门冬去心，二钱　麦门冬去心，二钱　玄参一钱　硼砂二钱

上共为末，蜜丸噙化。

回生再造丹 治劳瘵，降虚火，复元阳，痊百病，救危急，真仙方也。

取男女初生脐带三条，五条尤妙，名曰茭梨火枣，每带一条用头生胶浓乳汁一两，此乳要婴儿未服之先取。服过后取之，气不全也。用金打成一盒子高三寸，此盒如小鼎相似，长五寸，封固口。其养火要离鼎三指，三方放火养一七，其火温温，莫大伤丹，取出鼎，以盐泥、猪毛捶烂，固济晒干，入八卦炉内微微文火打一炷香取出，其药白色上上妙，黄色次之，研细听用。

用上好云南洁白茯苓八两，去皮研细，用人乳一斤半，作五次，每一次浸茯苓一宿，次早用蒸一炷香，其人乳日日量度取之，五次共有一斤半之数，如依五次蒸完晒干，复为末，每前药脐带末五钱入乳、苓三两，用炼蜜为丸，如梧子大。每服一钱，生脉散汤下。

生脉散

棟参五分　麦门冬去心，一钱　辽五味子五粒

上锉，水一钟，煎半钟，空心服。

人中白散 治阴虚火盛，五心烦热等症。

人中白二两　黄柏盐、酒拌，炒褐色　生甘草　青黛各五钱

上为细末，每服二钱，童便调服。

治骨蒸劳热及五痔，肠风下血，传尸劳病并虫咬心痛。用鳗鲡鱼、酒、醋、五味，煮熟食之，此物能杀诸虫故也。

治虚劳咳嗽，痰喘自汗。用公猪肺不见

水，用银簪划烂，入苋菜子在内，蒸烂，五更服。

治劳瘵好食诸物而有劳虫者。用猪肝、心、肺一副去胆，用白茎蓖麻子仁一两，石膏一钱，乳香、没药各三分，葱白三根，用酒研烂，灌入猪肺内，用河水五十斤，桑柴五十斤，文武火煮干为度，限三日吃完。如肝吃不尽，作丸用之效。

六月咳嗽，当视其两唇，若上唇有白点，虫蚀上部，下唇有白点，虫蚀下部。用獭肝一具，阴干杵末，水调下方寸匕，日三服，未愈再服。

治劳瘵阳旺倒阳法：马蝗螏即马鳖，寻起九条，入水碗养住，至七月七日取出阴干，称有多少，入麝香，并合木香三样一般多，研细末，用蜜少许为饼，遇阳旺时，即将饼少许擦左脚心，即时阳痿，过日阳旺又擦。又方，治阳旺，用丝瓜小藤捣烂敷上，阳即倒矣。

一翰林玉阳张公，遭虚损之恙，其症痰嗽喘热，盗汗等病，因循日久，不以为意，召予诊，六脉微涩而数，乃阴虚火动之症也。以清离滋坎汤加减，投以数剂寻愈。寻复予为扶沟何御公拘恙召去，而玉阳公复召予罔遇，遂易他医，谓公之恙非阴虚也，乃是公素饮酒厚味之偏，酿成积热之症。公曰：然哉！然哉！正昭合吾之病也。投以清凉之剂，虽未奏效亦未见伤，未几旬日，公升南京侍郎，到任访得松江府有一明医，差役赍币，聘至令诊视之，即诊病立方与予一字不差，公竟辞不药。又远延一医，其医未至，预访张公讳疾忌医之情，唯言是疾是有余积热之症，顺其意而阿从之，公甚悦，亦投以寒凉之药而不数日，病愈增剧。至此，公亦悔悟不噬脐矣。遂归至中途夜卒于驿，可俗敝恐人之讥诮，而即以万金之躯一掷于庸医之手。是得于天者，乃讳医自坏，用平医者，又误药中伤，间有一线脉药之明者，又逢迎取利。吾不知至明至贵之体，而致自昧自丧之愆，可哀甚矣。予济世以夹，屡见有如张公之俦，

亦未有不如张公之同毙者矣，可胜叹哉！今后缙绅之士倘遭斯恙，必实心告明医，实心用明医，俾病根斩断，元气复回而全天所与，慎毋蹈张公辙而陷非命云。

治虚劳痰火秘方

神仙发秘机，济世功无比，只此小灵丹，妙夺阴阳理，半斤阴炼石，配入首男乳，日夜配天中，却从夏至始，月月入红铅，直至中秋止，色如桃花鲜，鼻嗅香甘美，日服一分半，送以华池水，服之至七日，体热何足畏，时进蟠桃酒，借以湿灵气，渐至一年余，顿觉超凡类，肌体润且泽，延年历人世。

阴炼秋石方，取红铅法。俱见神方。

失　血

大凡失血，脉贵沉细，设见洪大，后必难治。

夫失血之症，非止一端，有吐血，有衄血，有咳血，有咯血，有呕血，有唾血，有小便血，有大便血，须有名、色之异。大概俱是热症，但有新久虚实之不同耳。或妄言寒者，误也。

丹溪曰：血从上出，皆是阳盛阴虚，有升无降，血随气上，越出上窍，法当补阴抑阳，气降则血归经。

吐　血

吐血，吐出全是血者，是火载血上，错经妄行，其脉必芤。身热脉实大者，难治；身凉脉微细者，易治。血症复下恶痢者，其邪易去。

加味犀角地黄汤 主方　治上焦火盛，口舌生疮，发热，或血热妄行，或吐血或吐衄，或下血及不嗽血自来者。

乌犀角镑，二钱　怀生地黄二钱半　赤芍一钱半　牡丹皮二钱　黄连一钱　黄芩一钱　玄参一钱

上锉，水煎服。如吐血成块，加大黄一钱，桃仁十个。

二和汤 治暴吐紫血成块，虽多不妨。

当归　川芎　赤芍　生地黄　黄连　黄芩　黄柏　栀子

上锉，水煎服。

桃仁承气汤 治吐血觉胸中气塞，上吐紫血者。

桃仁　大黄　芒硝　桂枝　甘草

上锉，水煎服。

四生散 治吐血壅出不止。

生荷叶　生艾叶　生柏叶　生地黄各等分

上取自然汁，入童便不拘多少和药汁，温服。干则水煎，亦入童便温服，愈。

尝治诸虚，吐、衄、咯血，药中每入童便半钟，其效神速，或单用，以重汤炖服，无不应效。盖溲溺降火滋阴，又能消瘀血，止吐衄。诸血，先贤有言：凡诸失血，服寒凉十无一生，服溲者，百无一死。斯言信矣。每用童便一钟，少入姜汁二三点搅匀，徐徐服之，日进二三次。如天寒，却以重汤煮，温服。此但要与饮食相远为佳。

服轮回汤 即自己小便

凡诸失血，此病初起极要谨慎，戒房劳，独宿，每临卧时吃白汤一小钟，至半夜小便解去污秽饮食浊气者一次，至子时却一阳生，到天明有小便，乃一元真气也，却截头，略解出一些，即以碗盛一碗，后去尾，即解去后面些，将小便乘热入甘草末一钱，通口闭眼服，随以甘草末嚼之，或生姜一小片嚼之，此乃轮回返元之丹。服之，终身可延百岁。吐血、衄血、便血、虚损服之，神效。去龙头截龙尾，返本还元归故里。

治吐血、衄血。服前汤药，后用大蒜两颗，煨熟捶烂，贴敷两脚心，少顷自觉胸中有蒜气，其血立止。若下部出血，可以煨蒜敷两掌心，效。

止血秘方

童便上　韭汁中　姜汁下

上三味合和，调百草霜末，温服。

又方 用侧柏叶阴干，水煎当茶服，效。

百草霜 治一切吐血及伤酒食醉饱，低头、掬重损伤，吐血至多，致血妄行，口鼻出血，但声未失者，投之无不效。研末，每服三钱，米饮送下，或井花水调下，三服即愈。若鼻衄，用一捻吹入鼻中，一切皮破出血及灸疮出血，百般用药不止，掺半钱或一字，立止。

治吐血如神。

家园生地黄八两，捣汁　大黄生末，方寸匕

上煎地黄汁一二沸，下大黄末调匀，空心温服，每饮一小盏，日三服，血即止。

定心汤 治吐血，咳嗽上喘，心慌神乱，脉洪数。

用生地黄捣汁半钟，童便半钟，二味合和，重汤煮二沸，温服立效。

人参汤 有人忽然吐血、下血，其症皆因内损或因酒色劳损，或心肺脉破，血气妄行，血如涌泉，口鼻俱出，须臾不救。

用侧柏叶蒸，焙　人参各一两，焙干

二味为末，每服二钱，飞罗面二钱，新汲水调如稀糊，服之神效。

独参汤 治一切失血，恶寒发热，作渴烦躁，或口噤痰鸣，自汗盗汗，或气虚脉沉，手足逆冷。盖血生于气，故血脱补气，阳生阴长之理也。见补益。

若大吐血，毋以脉论，当急用独参汤救之。若潮热，咳嗽，脉数，乃元气虚弱，假热之脉，尤当用人参温补，此等症候，无不由脾胃先损，故脉洪大。察其有胃气，能受补则可救，苟用寒凉止血之药复伤脾胃，返不能摄血归源，是速其危也。

治吐血成斗，命在须臾。

贯众为末，二钱　血余烧灰，五分　侧柏叶捣汁，一碗

上三味放一大碗内，重汤煮一炷香取出，待温入童便一小钟，黄酒少许，频频温服，立止。

秘方 止血嗽，用柿饼一个，切开掺青黛末炙，食之立效。

治吐血，用藕切片，蜜蒸烂食之。

治先吐红后见痰嗽，此阴虚火动，痰不下降。

当归　川芎　芍药　生地各一钱五分　山栀炒　贝母　天花粉各一钱　牡丹皮八分　麦门冬八分

上锉，水煎，临服，入童便少许服。

治先痰嗽后见吐红，是痰积热。

知母　贝母　瓜蒌仁　生地黄　芍药各一钱　山栀炒，一钱二分　天花粉一钱半　麦门冬一钱

上锉，水煎通口服。

清火凉血汤 治吐血，一服立已。

当归尾酒洗，一钱　川芎五分　赤芍酒洗，一钱　生地黄酒洗，一钱　熟地黄五分　百合一钱　贝母一钱　栀子炒黑，一钱　牡丹皮七分　桃仁去皮尖，五分　麦门冬一钱　蒲黄炒，黑，七分　陈胶炒，五分

上锉，加生姜皮一片，水煎服。

衄　血

衄血者，鼻中出血也。此出于肺，脉沉细者生，浮大者死。

主方 治鼻衄，因肺火太甚，血自鼻中出。

升麻　白芍　牡丹皮各五钱　怀生地黄二两半　片黄芩五钱　侧柏叶五钱　荆芥五钱

上锉作五剂，每服一剂，水煎食后服。

治鼻衄神方

人乳　童便　好酒

上三味合一处，重汤煮沸饮之，立止。

经验方 治血汗，鼻衄五七日不止，立效。

人中白不拘多少，刮在新瓦上，用火逼干，研入麝香少许，酒调下。

治鼻衄法 如左鼻出者，以色线扎右手中指根；右孔出血者，扎左手中指根；两孔俱出者，扎二指根。

治鼻血不止。用大蚯蚓十数条，捣烂，井花水和稀。患轻，澄清饮，重则并渣汁调

服，立愈。久不复发。

治鼻衄不止。将头顶发分开百会穴，将新汲泉水一匙滴穴上，即止。

治鼻衄法　勿令患人知，此井花水忽然猛喷其面，立止。

治鼻中出血　用小儿胎发烧灰吹入，立止。

治鼻衄方　用山栀子炒黑为末，吹入鼻中，立已。

又方　用绿豆粉五钱，细茶五钱，为末，冷水调服。

又方　用乌驴粪烧灰，入发灰少许，为末，竹筒吹入鼻中。

又方　用车前草捣汁半茶钟，入蜜二匙，重汤炖热，徐徐饮之。

又方　治鼻衄久不止，素有热而暴作，诸药不效者。用大纸一张，作八折或十折，于水内湿，置顶中，以热熨斗熨至一重或二重，纸干立止。

咳　血

因嗽去痰，痰内有血者，是也。

当归　芍药　知母　桔梗　麦门冬各一钱　生地黄　天花粉各一钱半　贝母一钱二分　白茯苓八分　甘草五分

上锉，水煎服。

咯　血

此出于肾，咯出血屑者是。亦有痰带血丝出者。

当归　芍药　桃仁　贝母各一钱　白术去芦　牡丹皮各一钱半　山栀炒黑　黄芩各八分　青皮五分　甘草三分

上锉，水煎服。一方无青皮、黄芩，有知母、黄柏、麦门冬。

呕　血

先恶心而呕出血，成升碗者是。多因怒气逆甚所致。

当归　川芎　芍药　生地黄　山栀炒　郁金

上锉，水煎，临服入童便、韭汁、姜汁少许服。有痰加竹沥。

唾　血

血随唾而出者，是也。此出于肾，亦有瘀血内积，肺气壅遏不能下降。唾血宜沉弱，忌实大。

天门冬　麦门冬　知母　贝母　桔梗　黄柏　熟地黄　远志　或加炒黑干姜

上锉，水煎服。

溺　血

溺血者，小便出血也。乃心移热于小肠，故血从精窍中出而不清。

当归　生地黄焙　山栀炒黑　蒲黄炒　小蓟根　滑石　通草炒　藕节　淡竹叶　甘草各七分

上锉，水煎空心服。

治尿血，用川升麻一两，水煎空心温服。

又方

槐花炒　川郁金湿纸包煨熟，各等分

上为细末，每服二钱，淡豆豉汤调下。

治暴热尿血，用山栀子去皮炒，水煎温服。

治小便下血不止，用地骨皮，烧酒一盏，煎至七分，去渣空心服。

治小便尿血，用胡椒一岁一粒，生捣研细，茶调新汲水服。

肠　澼

大便下血：有肠风下血，必在粪前；有脏毒下血，必在粪后。

肠澼下血，宜浮小沉迟，忌数疾及大。

人患肠风下血者，何也？人肠皆有脂裹之，厚则肠实而安，肠中本无血，血缘有风或有热，以消其脂，肠遂薄，渗入身中血。初患者，必服冷药而愈。服之过者，则肠寒而脂愈不生，其血必再作。凡热者，其血鲜；

冷者，其血清黑。察其冷热用药可也。冷者用断红丸，热者择诸方治之。

肠胃流热则粪门暴肿。用蜗牛细研，涂之则消。

涤肠法 主方 治大便下血，大肠痛不可忍，肛门肿起。

大黄 黄连 黄芩 黄柏 栀子 连翘 赤芍 枳壳 防风 甘草

上锉，水煎空心服。外用金凤花煎水频洗，肛门肿痛立消。

按上方，治便血，内有实热者宜之。

滋阴清肠汤 治大便下血，肠风下血。

当归 生大黄 白芍 枳壳 黄连 槐花 地榆 防风 甘草

上锉，水煎空心服。

治脏毒下血方

当归 川芎 白芍 生地黄 黄连炒 枳壳炒 防风 荆芥 槐花炒 地榆 乌梅 甘草 樗根白皮即椿根皮

上锉，水煎食前服。

治肠风，粪前后下血。四物汤合黄连解毒汤，加苦参、槐角子、地榆、侧柏叶。

治脏毒下血，用黄连解毒汤合四物汤，相停为末，滴水为丸，每服八九十丸，空心陈米饮送下。

按上方，治便血属虚有热者宜之。

枳连丸 治肠胃闭闷下血，积热脏毒。

黄连四两，炒 枳壳四两，炒

上为末，水糊为丸，如梧子大，每服七十丸，茶清下。

断红散 治肠风脏毒下血。

乌梅肉一两，焙 五倍子五钱，炒 槐花三钱 枳壳炒，一钱五分 黄连三钱，炒 地榆二钱 荆芥穗三钱 白芷二钱

上为细末，每服三钱，空心酒调服。远年者亦断根。

按上方，治脏毒下血专清之剂。

断红丸 治脏腑虚寒，下血不止，面色萎黄，日久羸瘦。

嫩黄芪去芦 当归酒浸 川续断酒浸 真

阿胶蛤粉炒 侧柏叶炒黄 鹿茸醋煮 大附子炮去皮脐，各一两 白矾枯，五钱

上为末，醋煮糊为丸，如梧子大，每服七十丸，空心米饮送下，神效。

丹溪云：下血久不愈者，后用温剂。先用四物汤加炮姜、升麻，后服此断红丸收功。肠风下血。热者，其血鲜；冷者，其血青黑或成块。

按上方，治脏寒下血温补之剂。

滋阴脏连丸 治大便下血去多，以致阴虚，四肢无力，面色萎黄，用六味地黄丸一料，为末，加黄连酒拌炒三两，槐花乳汁蒸三两，绵纹大黄酒蒸三两，与地黄丸料和匀，装入雄猪大肠头内，两头丝线扎之，糯米三升煮饭样，将药肠藏于饭内蒸一炷香为度，待冷取出去两头，将药肠捣烂为丸，白汤下。

按上方，治经年便血以致阴虚，补养之剂。

治肠风下血，枫球微炒，晒干为末，每服三钱，酒调下。米汤亦可

治肠风脏毒奇方 一两槐花一两连，只宜同炒不宜研，血在粪前槐调酒，血中粪后酒调连。

治大便下血，石莲肉四两，去壳槌碎，入公猪肚内水煮烂，去莲肉，将肚并汤食之，立止。

自汗盗汗

夫汗者，心之液也。心动则惕然而汗出也。有自汗，有盗汗。自汗者，不因发散而自然出也；盗汗者，睡而汗出及觉则不出矣。又曰：阴蒸阳分而液出者，为自汗；阳蒸阴分而液出者，为盗汗。故阴虚阳必凑发热而盗汗，阳虚阴必乘发厥而自汗，此阴阳偏胜之所致也。又有惊怖，房室劳极，屯疟，肠痛，痰饮，产蓐及伤寒，风温等病，皆能令人自汗。其盗汗乃心虚所致也。多汗，虚小者吉，紧数者凶。

丹溪曰：自汗、盗汗之症，原由心肾二

经，人虚则为此症。故经曰：汗乃心之液。法当大补心肾，以十全大补汤加牡蛎、麻黄根、麦门冬、浮小麦之类。

当归六黄汤主方　治盗汗之圣药也。

当归　黄芪蜜炒　生地黄　熟地黄　黄柏酒炒　黄芩酒炒　黄连酒炒，各一钱

上锉，水煎服。

补中益气汤方见内伤　治自汗，效捷影响。

依本方，治气虚自汗甚者，少加附子、麻黄根、浮小麦。

治夜出盗汗方周心源传

嫩黄芪蜜炒　栀子炒黑，各三钱

上锉，水煎。临服，入牡蛎煅，研末七分，调服，立止。

正气汤　治盗汗。

黄柏蜜水炒　知母蜜水炒，各三钱　甘草炙，一钱

上锉作一剂，水煎服。

秘方　治出冷汗。

猪肚洗净，装入糯米在内令满，用线缝口，入砂锅内水煮令烂，将肚并汤一并食之，用糯米晒干为末。每用一小盏，空心米汤调服。

独胜散　治自汗、盗汗。

五倍子为末，津液调搽脐中，一宿而止。

一方　用何首乌为末，津液调搽脐中，即止。

一人内伤虚症发热，自汗如雨不止，或身体如水，或发寒战。

黄芪蜜炙，一钱五分　人参一钱　白术甘草炒　陈皮各七分　当归　白芍酒炒，各一钱　升麻　柴胡各一分　桂枝三分　麻黄根七分　浮小麦一撮　大附子炮，三分

上锉，水煎服。服不二三剂而汗止，热亦退而安。

镇液丹　治自汗、盗汗。

嫩黄芪蜜炒，二两半　防风去芦，一两　白术去芦，微炒，一两　白芍酒炒，一两半　中桂一两　酸枣仁炒，一两　大附子一两重者，面裹火煨，去皮脐，童便浸炒

上为细末，酒糊为丸，如梧子大，每服五十丸，空心酒送下。

发　热

论五脏有邪，身热各异。

以手扪摸有三法：以轻手扪之则热，重按之则不热，是邪在皮毛、血脉也；重按之至筋骨之分则热蒸手极甚，轻手则不热，是邪在筋骨之间也；轻手扪之不热，重力以按之不热，不轻不重按之则热，是邪在筋骨之上，皮毛、血脉之下，乃热在肌肉也。

论热在气在血之分

东垣曰：昼则发热，夜则安静，是阳气自旺于阳分也；昼则安静，夜则发热烦躁，是阳气下陷入阴中也，名曰热入血室；昼则发热烦躁，夜则发热烦躁，是重阳无阴也，当亟泻其阳，峻补其阴。

伤寒发热，是寒邪入卫与阳气交争而为外热，阳气主外，为寒所薄而其失职，故为热。其脉紧而有力，是外之寒邪伤卫也，治主外。

伤暑发热，是火邪伤心，元气耗散，而热邪入客于中，故发为热。汗大泄，无气以动，其脉虚迟而无力，是外之热邪伤荣也，治主内。

内伤发热，是阳气自伤，不能升达，降下阴分而为内伤，乃阳虚也，故其脉大而无力，属脾肺。

阴虚发热，是阴血自伤，不能制火，阳气升腾内热，乃阳旺也，故其数而无力，属心肾。经云：脉大无力为阳虚，脉数无力为阴虚，无力为虚，有力曰实。

升阳散火汤　治男妇四肢发热，筋骨间热，肌表热，如火燎，扪之烙手。此病多因血虚而得之，或胃虚过食生冷，郁遏阳气于脾土之中，火郁则发之。

升麻　葛根　独活　羌活　防风　白芍

人参各六分　柴胡三分　生甘草一分　炙甘草一分

上锉一剂，生姜三片，水煎热服。忌生冷。

清心连子饮　治热在气分，口干，小便白浊，夜间安静，昼则发热。又治口舌生疮，或口苦咽干，烦躁作渴，小便赤涩，下淋不止，或茎中作痛。

黄芩炒　麦门冬去心　地骨皮　车前子炒　甘草各一钱半　石莲肉　茯苓　黄芪炒　柴胡　人参各一钱

上锉一剂，水煎空心服。

参术四物汤　治午后发热属血分。

当归　川芎　白芍　熟地黄　人参　白术　牡丹皮

上锉，水煎服。如热从左边起，肝火也，实则四物、龙胆、山栀；虚则四物、参、术、黄芪。热从脐下起，阴火也，四物、参、术、黄柏、知母（酒拌炒黑）、五味、麦门、肉桂，如不应，急用加减八味丸。不时而热，或无定处，或从脚心起，此无根虚火也，用加减八味丸及十全大补汤加五味、麦门主之。

一妇人年四十余，夜间发热，早晨退，五心烦热无休止时，半年后六脉皆数伏而且牢，浮取全不应手。以东垣升阳散火汤四帖，而热减大半，胸中觉清爽胜前。再与两帖，热悉退。后以四物汤加黄柏、知母，少佐以炒黑干姜，服二十剂全安。

一人虚劳发热，自汗，诸药不能退其热者，以当归补血汤一服如神。方见补益。

治骨蒸内热之病，时发外寒，寒过，内热附骨蒸盛之时，四肢微瘦，足跗肿者，其病在脏腑之中，以：

大白散　白石膏火煅为末，新汲水调下方寸匕，以身无热为度。

十全大补汤　治虚劳发热，加柴胡、地骨皮、秦艽。

恶 热

恶热非热，明是虚证。经曰：阴虚则发热。阳在外为阴之卫，阴在内为阳之守。精神外驰，淫欲无节，阴气耗散，阳无所附，遂致浮散于肌表之间而恶热也，当作阴虚火动治之。

恶 寒

恶寒非寒，明是热症。亦有久服热药而得。河间谓火极似水，热甚而反觉自冷，实非寒也。有热药而少愈者，卒能发散郁遏暂开耳。又曰：火热内炽，寒必荡外，故恶寒实非寒症。

凡背恶寒甚者，脉浮大而无力者，阳虚也。用参、芪之类、加附子少许。

厥 症

厥者，极也。指尖冷者，曰厥；手冷过肘，足冷过膝，曰逆。

阳厥者，初得病身热头痛，大小便闭涩，或畏热或饮水，或扬手掷足，烦躁不得安卧，谵言昏愦，盖阳极则发厥也，宜六乙顺气汤主之。

阴厥者，初得病四肢逆冷，脉沉而细，足挛，卧而恶寒，引衣盖覆，不欲水，或下利清谷而厥逆者，阴厥也，宜四逆汤或理中汤主之。

尸厥、飞尸、卒厥，此即中恶也。因犯冒不正之气，忽然手足厥冷，肌肤栗起，头面青黑，精神不守，或错言妄语者，紧口噤，或昏不知人，头旋晕倒，此是卒厥。客忤、飞尸、鬼击、吊死问丧、入庙登冢多有此病，以苏合香丸灌之，俟稍苏，以调气散合平胃散。余以藿香正气散加南星、木香殊效。

痰厥者，寒痰迷闷，四肢厥冷，宜姜附汤。以生附子代熟附子。

蛔厥者，乃胃寒所生。经曰：蛔者，长虫也。胃中冷即吐蛔，宜理中汤加炒川椒五粒，槟榔五分，吞乌梅丸。

气厥者，与中风相似，但风中身温，气中身冷，以八味顺气散。如有痰，以四七导痰汤主之。

调气散

白豆蔻　丁香　檀香　木香各二钱　藿香　甘草炙，各八钱　砂仁四钱

上为细末，每服二钱，入盐少许，沸汤点服。

痰厥者，卒然不省人事，喉中有水鸡声者是也。用牙皂二根，白矾二钱，二味生研为末，吹入鼻中，即烧竹沥，姜汁灌之，自醒。

治卒暴痰厥，不醒人事，以香油一盏，入姜汁少许，灌入喉中，须臾逐痰涎立愈。

治卒厥不醒人事，因痰火气郁，迷塞心窍者，清热导痰汤殊效。

虚　烦

夫虚烦者，心胸躁扰而不宁也。多是体虚者摄养有乖，荣卫不调，使阴阳二气有所偏胜也，或阴虚而阳盛，或阴盛而阳虚。《内经》曰：阳虚则外寒，阴虚则内热，阳盛则外热，阴盛则内寒。令人虚烦，多是阴虚生内热所致。虚劳之人，肾本有亏，心火内蒸，其烦必躁；吐泻之后，津液枯竭，烦而有渴。唯伤寒及大病后，虚烦之症，却无霍乱，临病宜审之。

《巢氏病源》曰：心烦不得眠者，心热也。但虚烦不得眠者，胆冷也。

竹叶石膏汤

治大病后表里俱虚，内无津液，烦渴心躁及诸虚烦热，与伤寒相似，但不恶寒，身不疼痛，不可汗、下，宜清补之。

石膏二钱　半夏一钱半　麦门冬去心，一钱　人参一钱　甘草一钱

上锉一剂，青竹叶、生姜各五六片，粳米百余粒，水煎服。

温胆汤

主方　治病后虚烦不得眠及心胆虚怯，触事易惊，短气悸乏，或复自汗并治，加酸枣仁炒。

陈皮去白　半夏泡　白茯苓　枳实炒，各二钱　竹茹一钱　甘草五分

上锉一剂，姜、枣煎服。一方加酸枣仁、炒远志肉、五味子、人参、熟地黄尤效。

八味丸

治肾水枯竭，不能上润，心火上炎，不能既济，心躁烦渴，小便频数，白浊，阴痿弱，饮食不多，肌肤渐渐如削，或腿肿，脚先瘦小，宜降心火，生肾水，其烦顿止。方见补益。

邪　祟

祟脉论：祟脉面色黯惨，或斜视如淫。凡脉乍大乍小，乍浮乍沉，乍长乍短，乍有乍无，或错杂不伦，或刮驶暴至，或沉伏，或双弦，或钩啄，或衰运，或横隔，或促散，或尺部大于寸关，或关部大于尺部，是皆染祟得之。刮驶、钩啄多见于脾；洪运衰衰多见于肝；横隔、促散多见于心肺。大抵祟脉，心脉虚散，肝脉洪盛，尤可验焉。盖心藏神，肝藏魂。心虚则惊惕昏迷，神不守舍，而邪气得以入其魂耳。

秦承祖灸鬼法

治一切惊狂谵妄，逾垣上屋，骂詈不避亲疏等症。以病者两手大拇指，用细麻绳扎缚定，以大艾炷置于其中，两介甲及两指角肉四处着火，一处不着即无效，灸七壮神验。

治狐狸精迷人，不问男女。方外异人传，试之实验，不可妄传非人。

凡男女被狐狸精缠迷至死者，其狐狸精来，先用口来阴户一摄，其女人即昏迷，或男子来阳物上一摄，即昏迷。用桐油抹在阴户、阳物上，其怪即大呕而走，效不可言。

茯神散

治妄有所见，言语杂乱，时或昏昧，痰热。

茯神一钱半　茯苓　人参　石菖蒲各一钱

赤小豆五分

上锉散，水煎服。

桃仁丸 治与鬼魅交通。

辰砂另研　槟榔　当归　桃仁各三钱　水银一钱，枣肉一个研令星尽　麝香　阿魏面裹煨沉香各五分

上为细末，炼蜜为丸，如梧子大，每服十丸，空心桃仁汤下。

治妖鬼、猫鬼，病人不肯言鬼者。用鹿角屑捣散，以水调方寸匕，即言实也。

辟邪丹 治妇人与鬼魅交通。

虎头骨二两　朱砂　雄黄　雌黄　鬼臼皂角　芜荑仁　鬼箭　藜芦各一两

上为末，炼蜜为丸，如弹子大。囊盛一丸，男左女右系臂上，或当病人户内烧之，一切鬼邪不敢进近也。

一妇人被诸精妖怪、狐狸、猫、犬成精，被其缠染，以致面黄肌瘦，不似人形。予以十全大补汤加白茯神、远志、酸枣仁、麦门冬、石菖蒲，服之一月奏效，半年痊愈。

中　恶

中恶，脉紧细者生，浮大者死。

客忤者，中恶之类也。多于道间门外得之，令人心腹绞痛，腹满气冲心胸，不即治亦杀人。

飞尸者，游走皮肤穿脏腑，每发刺痛，亦作无常。

遁尸者，附骨入肉，攻凿血脉，每发不可近见尸丧，闻哀声便作。

风尸者，淫浊四沫，不知痛之所在，每发昏沉，得风雪便作。

沉尸者，缠骨结脏冲心胁，每发绞痛，遇寒冷便作。

尸注者，举身沉重，精神错乱昏废，每节气至则辄至大恶。

备急丹 疗心腹诸痛，卒暴百病。

大黄　巴豆去皮油　干姜各等分

上捣筛末，蜜和，更捣一千杵，丸如小豆大，每服三丸，老小斟量之。

若中恶客忤，心腹胀满，卒痛如锥刺痛，气急口噤，停尸卒死者，以暖水若酒服之。若不下，捧头起灌令下喉，须臾瘥。未知，更与三丸，腹当鸣转，即吐、下便愈。若口已噤，亦须折齿灌之，药入喉即瘥。

仓公散 治卒鬼系、鬼痒、鬼刺心腹，痛如刺，下血便死，不知人事及卧魇啮，脚肿不觉者，并治诸恶毒气病方。此是汉文帝时，太仓公淳于意方，故名。

白矾生　皂角　雄黄　藜芦各等分

上四味，治下筛取如大豆许，纳管中，吹入病人鼻中，得嚏则气通便活。若未嚏，更吹之，以得嚏为度，能起死回生。一方治急时气缠喉风，渐入咽塞，水谷不下，牙关紧急，不省人事，名如圣散，加蝎梢十枚，吹鼻，吐痰立效。

还魂汤 治客忤卒死。

麻黄三钱，去节　杏仁七个，去皮尖　甘草一钱

上锉，水煎去渣灌之，通治卒死。

治卒中恶，用韭捣汁灌鼻中。又宜葱心黄，刺鼻孔中，血出良。

中恶卒死，用菖蒲生根捣，绞汁灌之，立瘥。

治尸厥脉动，静而若死，用石菖蒲末吹鼻中，仍以桂末安于舌上。

五　绝

一曰自缢，二曰墙壁压，三曰溺水，四曰魇魅，五曰产后晕死。

凡五绝，皆以半夏为末，冷水为丸，如大豆，纳鼻中愈。心温一日可治。

治卒死，用半夏为丸，如大豆许，吹鼻中。

救自缢死

凡自缢高悬者，徐徐把住解绳，不得断绝上下，安被放倒，微微捻正喉咙，以手掩

其口鼻，勿令透气，一人以脚踏其两肩，手挽其顶发，当令弦急，勿使缓纵；一人以手摩将其胸臆，屈伸其手足。若已僵直，渐渐强屈之；一人以脚裹衣抵住粪门，勿令泄气。又以竹管吹其两耳，候气从口出，呼吸眼开，仍引按不住，须臾，以少姜汤或清粥灌，令喉润，渐渐能咽乃止。此法自日至暮，虽已冷可活；自暮至旦，阴气盛为难救。心下微温者，虽一日以上亦可活，百发百中。一法，以半夏末吹鼻中。

治自缢，气已脱极重者，只灸涌泉穴，男左女右，灸三壮。又方，以蓝汁灌之。又方，心下犹温者，刺鸡冠血滴入口中即活，男用雌鸡，女用雄鸡。

救水溺死

先以刀斡开溺者口，横放箸一支，令其牙衔之，使可出水，又令一健夫屈溺人两足着肩上，以背相贴，倒驼之而行，令出其水，仍先取燥土或壁土置地上，以溺者仰卧其土，更以土覆之，只露口眼，自然水气翕入土中，其人即苏，仍急用竹管各于口、耳、鼻、脐、粪门内更迭吹之，令上下气相通，又用半夏末搐其鼻，又用皂角末绵裹塞粪门，须臾出水则活。一方，艾灸脐中，即活。

救木、石压死，并跌磕伤，从高处坠下跌死，气绝不能言者，取药不便，急劈开口，以热小便灌之。

救产后晕死

用半夏一两，为末，冷水和丸，如大豆，纳鼻孔中即愈。

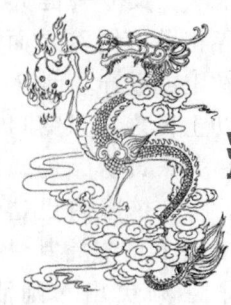

济世全方 巽集 卷五

眼 目

夫世之最贵者莫贵于人，人之最贵者莫过于眼。眼者，五脏六腑之精华，一身之贵宝，故患眼者，或风热所感，或忧怒过伤，或痰火上升，或阴虚上攻，或生内外障翳，其状多端，难以概论。眼有七十二种：八般风眼，四十八样外障，十六般内障。今人偏作风热一途而治，若遇眼疾，遂以寒凉之药利其内，点洗寒凉治其外，皆所不效。且如北人患眼最多，因日冒风沙，夜卧热炕，二气交蒸，邪热不分人之虚实而中之也。若果系实热，赤肿而痛者，脉浮而数，当行寒凉利剂；倘若阴虚火动，概投寒凉之药，损其阴血，遂至失明，遇此者不可不辨也。凡欲治眼，先须补肾，后乃治肝，肝是肾之苗，肾是脾之主，收肝则神魂安定，养肾则精魄流通，魂魄既已安和，眼目自然明朗。譬如树果唯在于根，根壮则枝叶茂盛，根损则花果无实，故黑睛属肾，肾枯则脑虚。泪窍通肝，肝虚则冷泪，泪出于白仁，仁属肺，肺热则赤眼通睛上睑。下胞属脾，脾有风则睑肉赤肿。眼有五轮，外应五行，心、肝、脾、肺、肾属五行金、木、水、火、土。五轮者风、血、水、肉、气。夫人好食丹药，或夜思量苦事，费用精神，腹中受热，或好食五辛，贪淫爱欲，或精枯不睡，视物黑花，如此并是损眼之根源，日深月久，便成大患。少年不可恣意随心，酒后放情，贪淫纵欲，唯快一日之乐，不顾有将来之患，遂致气血

虚损，眼不奈视。治疗之法，益肝补脾、滋其肾水，水济则神光有余，病可脱矣。

大明散 治一切暴发赤眼，怕日羞明，隐涩难开，热泪长流，肿痛不可忍者，或生翳障，攀睛胬肉，肉障昏蒙，不问新久并治。

当归 川芎 赤芍 生地黄 黄连 黄芩 黄柏 栀子 连翘 薄荷 防风 荆芥 菊花 蔓荆子 牛蒡子 柴胡 羌活 甘草

上锉一剂，灯心十根，水煎，食远温服。眼赤肿痛加大黄、芒硝；翳障加木贼、白蒺藜。

秘方 治火眼、赤眼暴发肿痛，沙涩难开。

黄连 黄柏各一钱 白矾生，二分 胶枣一枚

上锉，煎水半钟，洗之，肿毒立消。一方，用水浸蒸取汁，去渣，鸭毛频点睛上，立效。

光明丸李中山传 凡眼疾，皆缘心家火起，生翳障，红肿涩痛，怕日羞明，治症如前。

当归尾 川芎 生地黄 防风 荆芥 羌活 独活 菊花 草决明 木贼 连翘 薄荷 白芷 黄连 黄芩 黄柏 大黄 桔梗 甘草

上各等分，为细末，炼蜜为丸，如绿豆大，每服三十丸，熟水下，早晚各一服。

秘方 治火眼肿痛。

用生姜一块，切开剜一孔，入黄连锉碎二钱在内，姜仍盖住，纸包水湿煨熟，去姜，

将连用人乳半盏，入内搅百下，用乳点眼立效。

按上方，治一切眼疾属风热有余者，宜之。

养心明目汤　治两眼昏花流泪，翳膜遮睛。

当归酒洗，一钱　川芎五分　赤芍五分　熟地黄酒蒸，一钱　防风七分　荆芥五分　羌活七分　黄芩四分　连翘四分　黄柏酒炒，六分　知母五分　菊花五分

上锉剂，水煎食远服。酒毒加黄连三分；翳膜加木贼四分；溺赤加山栀子。

滋肾明目丸　治症同前。

熟地黄酒蒸，一两二钱　山茱萸酒蒸去核，一两二钱　山药一两二钱　白茯苓去皮，一钱　当归酒洗，一两　川芎三钱　怀生地黄酒洗，五钱　蔓荆子二两　甘菊花五钱　黄连五钱　柴胡三钱　辽五味子五钱　牡丹皮八钱

上为细末，炼蜜为丸，如梧子大，每服五七十丸，空心酒下。

按上方，治一切眼疾属心肾虚弱不足者，宜之。

泻火升阳汤　治虚弱人暴发火眼。

黄芪八分　人参七分　甘草五分　柴胡一钱五分　升麻一钱八分　当归三钱　川芎三钱　生地黄三钱　黄芩二钱　栀子二钱　薄荷二钱　菊花二钱　藁本三钱　枳实一钱六分　枸杞子二钱　龙胆草二钱

上锉作一服，水一钟、酒一钟，煎至一钟，临卧服，渣再用水三钟煎至一钟，温服即愈。如未痊愈，将第三次渣用水二钟煎至一钟，温服。忌鱼腥。

冲和养胃汤　治内障眼，得之脾胃、元气虚弱，心火与三焦俱盛，饮食失节，形体劳役，心不得休息，故发为此疾。

黄芪蜜炒，一钱五分　人参一钱　炙甘草一钱五分　当归酒洗，一钱　白术去芦，一钱　白芍酒炒，六分　白茯苓去皮，三分　柴胡七分　升麻一钱　葛根一钱　羌活一钱五分　防风五分　黄连七分　黄芩七分　干姜一分　五味

子二分

上锉一剂，水煎，食远频频稍热服。

按上方，治一切眼疾属元气虚损者，宜之。

十全大补汤　治久病虚损或因克伐，脾胃伤损，眼目昏暗，或饮食失节，劳役形体，脾胃不足，得内障、耳鸣之患，或多年眼目昏暗，视物不明。此药能令广大聪明，久服无内障、外障之患，耳鸣耳聋等症。此壮肾水以制阳光，治久服眼药，寒凉过度，黑暗全不通路，服之立见光明。

黄芪蜜炒　人参　白术去芦　白茯苓去皮　当归身酒洗　川芎　白芍酒炒　怀熟地黄酒蒸　肉桂　白豆蔻去壳　沉香　大附子面裹火煨，去皮脐　甘草炙

上锉，姜枣煎服。

大补回光丸　治肝肾俱虚，精血不足，眼昏黑花，迎风有泪，头眩耳鸣，眼多眴动，或肾脏风毒下注，腰沉重，筋骨酸痛，步履无力，阴虚盗汗，湿痒生疮。常服延年益寿，耐寒暑，进饮食，黑鬓发，润肌肤，壮筋骨，滋荣卫，大臻奇效。

当归二两　川芎二两　熟地二两　白茯苓一两五钱　牛膝去芦酒浸，二两　巴戟去心，一两　肉苁蓉二两　石枣酒蒸去核，二两　甘枸杞一两五钱　菟丝子酒煮，一两五钱　覆盆子二两　五味子二两　杜仲蜜炒，一两五钱　石斛去根，一两五钱　续断一两五钱　防风去芦，一两五钱　肉桂一两

上为细末，炼蜜为丸，如梧子大，每服五十丸，盐汤、温酒任下。又加山药二两尤妙。

按上方，治一切眼疾，大补诸虚百损之圣药也。

加味紫金丸西园公验　治男妇一切眼目昏暗，诸般翳障。

当归酒洗　川芎各一两五钱　天花粉六钱　菊花一两　蔓荆子炒，一两　楮实子炒，五钱　薄荷五钱　川椒七钱，一方用一两半　密蒙花一两　地骨皮一两　荆芥穗一两　蛇退三钱，

甘草水浸，焙干　白蒺藜炒，一两五钱　木贼童便浸，一两　黄连一两　羌活一两　甘草三钱

上为细末，炼蜜为丸，每一两作十丸，随引下，日服二次。翳障，米泔水下；睛暗青盲，当归酒下；气障，木香汤下；妇人血晕，薄荷、当归汤下。忌荤、腥、酒、面之物。有人因热饮酒，患眼三年不分道路，哭泣失明，服此得效。

一方　去木贼、黄连、羌活、甘草，只十三味，名明目紫金丸。

一方　加茯神、山药、枸杞子、人参。西蜀周梦鹤传。

一方　于十七味中再加蝉退三钱，名拨云退翳丸。

目能远视，不能近视，火盛而水亏也。法当补肾，六味地黄丸主之。方见补益。

目能近视而不能远视，有水而无火也。法当补心定志丸加茯苓主之。方见怔忡。

六味地黄丸　治肾虚眼不奈视，神光不足，加当归、蔓荆子各一两。

益阴肾气丸　治肾虚目暗不明，壮水之主，以制阳光。

熟地二两　生地黄　山药　当归尾　山茱萸酒蒸去核　五味子　牡丹皮去骨　柴胡各五钱　泽泻　白茯神各二钱五分

上为细末，炼蜜为丸，如梧子大，每服七十丸，空心盐汤下。

育神夜光丸　此药养育精神，聪明益智，主健忘，补血润燥，久服眼目光明，神宇通泰，语音清亮，灯下眼力愈壮，并不昏涩，不睡达旦亦不倦。服三月后，愈觉神清目明，志强力盛，步履轻快，体气舒畅，是药之效。

当归全身酒浸　怀生地酒洗　怀牛膝去芦酒洗　菟丝子酒蒸　远志甘草水泡，去心　枳壳麸炒　真地骨皮　甘枸杞子　甘菊花

上各等分，为细末，炼蜜为丸，如梧子大，每服五六十丸，空心盐汤下，食后温酒、临睡茶下亦可。

按上方，治诸眼病攻补兼施之剂。

四明饮　治翳障遮睛，肿痛不可忍者。

石决明　葛花　泽泻　木贼　大黄

上锉水煎，三服效。

治风毒眼目昏暗，翳膜疼痛。

荆芥穗　乌蛇退炙黄　蝉退去翅足　羌活　木贼　白蒺藜炒去刺

上六味各等分，每服二钱，食后温茶清或温米泔调下，日三服。

按上方，治眼生翳障专攻之剂。

冰壶散　洗一切眼疾，不问肿痛痒烂，昏花翳障。

当归　川芎　赤芍　生地黄　羌活　防风　菊花　栀子　蒺藜　黄连倍用

上锉散，用新砂锅入水煎，去渣温洗眼目，立见光明。

治红眼。

白矾二钱，飞一半　铜绿一钱　胶枣五枚

上共为末，水一茶钟煎，砂锅内五六滚，清晨洗眼。

小儿雀目，夜不见物，灸手大指甲后一寸内臁横纹头、白肉际，各一炷，如小麦大。

治烂弦风湿眼，田螺五个，以水养数日，去尽沙泥，候靥开，以铜青如豆大一粒，入在内即化成水，倾出，以鹅毛蘸水刷眼弦上，数次愈。

治拳毛倒睫，石燕子一对，大者一雌一雄，圆大者为雌，长小者为雄。磨水点搽眼内，先以镊子摘去拳毛，次用药点，常用黄连水洗。

首生男乳，疗目赤痛多泪。又取和雀粪，点赤目胬肉。

治眼青盲，猪胆五枚，取汁于铜器中慢火煎，令可丸即丸，如黍米大，纳眼中验。

治眼中生云翳，冬青叶七个、五倍子三钱，煎水一碗，乘热将舌尖蘸入水中，良久，云翳自落。

治眼生翳膜。

槟榔　石燕子

上二味浓磨水，以铜钱蘸药水点眼目中。

治眼生胬肉，腊月雄猪胆，用牙硝入内，将风吹干为末，入脑麝点之。

治眼痒。多因布巾拭破眼眶，致成烂弦风。

白矾一两　铜青一两

上两味，同研细，每用半钱，热汤半盏泡澄清，以手蘸开眼，如法洗。必涩，不可拭干，但闭目坐，得涩止，自开眼。如药冷，将纸盖盏面，于汤瓶上顿温，又洗，一日洗四五次，神效。

驱风散　治风毒上攻，眼肿痒涩，痛不可忍者，或上下睑皆赤烂、浮翳、瘀肉侵睛。

五倍子一两　蔓荆子一两五钱

上每用三钱，水二盏，磁罐内煎一盏，澄去渣，热淋洗，大能明目，去涩止痒。

治翳膜赤眼肿痛，芒硝置铜器中，急火上炼，放冷数日，研细点眼角。

治赤眼障翳，熊胆一粒，以少许净水调开，去尽筋膜尘土，入片脑一二片。或泪痒，加生姜粉些少，时以铜箸点之，绝奇。

熏目清凉散

山栀仁　黄连　锦纹大黄　山菊花　当归　生地黄　芒硝　青铜钱　明白矾

上各等分，每用二钱，碗内水八分，又用一碗，底取一孔将药扣住，周围封固，以纸覆孔，入滚汤锅内三五沸取下，少时去覆纸，待大气稍出，气温之际，就患目于孔上熏之。气凉再炖，再熏即愈。

按上方，皆外治之剂。

秘传混元球方外异人传　治眼目百病，可通神明。

炉甘石一两　珍珠一钱　琥珀五分　熊胆一钱　硼砂五分

上共五味，用好细嫩潮泥，水调成一饼，另将泥圆一大弹居中，将潮泥包丸弹在内，破开二块，取去中一丸弹子不用，却将外包皮二块，将前五药放于内密封，团得极圆，外又将白矾末、食盐和泥再包一重，使火烧不破，此名混元球，听用。硬炭四五十斤，砌一炉地上，用三个铁钉打在地上，如香炉脚一般，将球放在钉上，将火四围烧红，三炷香，二文一武。头一次用好醋将球淬入醋内，取出；第二次如前又烧红淬入童便内，一钵将球淬入；第三次以眼科诸药煎浓水，以球烧红淬入，又将球烧透明方退火，次日取开，内药碾烂，再入熊胆一钱，将箬叶盛贮，火上烘其胆至干，只有二三分钟方好，入前药，再将前药看有许多重，每一两入牙硝即焰硝一钱在内，共研细入磁罐内，每用箸点眼角，闭目良久，一开如云开见日，不问新久，诸般眼疾，内外翳障，攀睛胬肉，青盲肿痛，烂弦诸症悉效。

益府秘传拨云龙光散　治一切翳障，攀睛胬肉，内障，青盲等症。

白朱砂即上好细白磁器五钱重，用头酽醋一碗，将磁器以砂钵盛，放炭火内烧红，先投入醋内以七七次为度，又用童便一碗，烧红投便内以七七次为度。先将磁研烂，以水澄净，用中间的五分

蕤仁五两，去粗壳取仁，用温水浸，去嫩皮、膜、尖、心，用上好白竹，纸包裹捶去油，以白为度，用五钱　好珍珠八九分，将雄鸡一只，以珠入鸡肚内过一宿，杀鸡取出珠，用豆腐蒸过，用五分　真熊胆三分，以磁瓦盛，放炭火上烘去水，用二分五厘　硇砂三四分，将冷水一碗，以火煮干为度，用一分　硼砂二钱五分　牛黄二分五厘　琥珀五分

冰片一分　当门子一分　白丁香一分　海螵蛸水煮过六七分，用二分　人龙用男人孩子口吐出食，出即用银争剖开，河水洗刮令净，阴干，一分

上精制一处细研，磁器收藏，任意点眼，盲者复明。古今天下第一明目神方，千金不授，秘之秘之。

一人两眼出烟雾，此肝火也。以柴胡、黄连等分，作大剂服之愈。

一妇人因怒气伤肝，眼目昏暗如烟雾。

当归　川芎　白芍　生地黄　白术　茯苓　陈皮　半夏　龙胆草　柴胡　黄连　栀子　牡丹皮　白豆蔻　甘草

上锉，生姜煎服。此病因气作呕吐后，患目不见。

头 痛

脉诀曰：头痛短涩应须死，浮滑风痰皆

易除。又云：寸脉急而头痛。

厥头痛者，因气血俱虚，风、寒、暑、湿之气所侵，传于阳经伏留不去，名曰厥头痛。盖厥者，逆也，逆壅而冲于头也。头引脑颠陷至泥丸宫者，手足寒至节，夕发旦死，旦发夕死，名真头痛，非药可疗矣。今之凩气虚弱者，或风寒之气所侵，邪气相搏，伏留不散，发为偏正头疼，其脉多浮紧。又有停痰厥而头痛，盖厥者，逆也，逆壅而克于头也。痰厥之脉，时伏时见，亦固有肾虚之气厥并之，新沐之后，当风露卧，皆能令人头痛。治之审其所因，风邪则驱散之，痰聚则温利之，肾虚则补暖之。寻常感冒头痛发热，又宜随症治之。

大抵诸血虚头痛，当归、川芎为主；诸气虚头痛，人参、黄芪为主；气血俱虚头痛，补中益气汤加苍术、黄柏酒炒、川芎、蔓荆子、细辛；痰厥头痛，加半夏白术天麻汤。

驱风触痛汤 主方 治诸般头痛。

细辛三分　羌活一钱　独活一钱　防风一钱　藁本五分　蔓荆子八分　苍术米泔浸，一钱

片芩酒炒，一钱五分　麦门冬去心，二钱　当归一钱　小川芎一钱　白芷一钱　甘草生，三分

上锉一剂，生姜三片，水煎服。一方去藁本，加菊花。

一左边痛者，加红花七分，柴胡一钱，龙胆草酒洗，七分，生地黄一钱。

一右边痛者，加黄芪一钱，干葛八分。

一正额上眉棱骨痛甚者，食积痰壅，用天麻五分，半夏一钱，山楂肉一钱，枳实一钱。

一当头顶痛者，加大黄酒蒸，一钱，藁本加五分。

一风入脑髓而痛者，加苍耳子一钱木瓜、荆芥各一钱。

一气血两虚当有自汗，加黄芪一钱五分，人参、白术、生地黄各一钱。

川芎茶调散 治头风偏正头痛及冒寒作痛者。

川芎二两　白芷一两　细辛七钱五分　藁本一两　羌活一两　防风七钱五分　荆芥二两　薄荷四两　香附炒，七钱五分　甘草炙，五钱

上为末，每服二钱，食后茶调下。

追风散 治年深日近偏正头疼，又治肝脏久虚，血气衰弱，风毒之气上攻，头痛，头眩目昏，心忪烦热，百节酸疼，脑昏目疼，鼻塞声重，项背拘急，皮肤瘙痒，面上游风，状若虫行，及一切头风，兼疗妇人血风攻注，头目昏痛并治。

防风一两　荆芥一两　羌活五钱　川芎一两　白芷五钱　全蝎去毒尾，五钱　天麻五钱　僵蚕炒，一两　白附子炮，五钱　石膏煅，一两　南星炮，一两　川乌炮去皮尖，一两　草乌炮去皮尖，二钱半　地龙五钱　雄黄二钱半　乳香二钱半　没药二钱半　甘草炙，一两

上为细末，每服五分，好茶调服，食后临卧调下。清头目，利咽膈，消风化痰。

治偏正头风，用白芷为末，炼蜜为丸，如圆眼大，每服二三丸，食远细嚼，茶清送下。

治头风肿痛。

南星三钱　川芎二钱　白芷二钱　荆芥二钱　全蝎三个，炒　细茶一撮

上锉一剂，水煎服。

治头目昏痛，鼻塞冒晕。

防风　荆芥　羌活　川芎　人参　茯苓　陈皮　厚朴姜炒　藿香　僵蚕　蝉退　甘草

上锉，各等分，生姜煎服。

治头风攻左边牙齿肿痛不可忍者。戴存愚传

怀生地　牡丹皮　升麻　柴胡　黄芩　防风　羌活　僵蚕　白芷　川芎　香附　甘草

上锉，水煎温服。

醉散 治头风攻冲，牙痛、面痛。

防风　荆芥　川芎　白芷　细辛　连翘　羌活　当归尾　赤芍　干姜　僵蚕　贝母　皂角　薄荷　麻黄　甘草

上锉片，酒浸，研烂去渣，临卧重汤煮热，温服。

一方 治因劳役头痛兼恶心，用补中益气汤加茯苓、半夏、蔓荆子而愈。

治偏正头风，每遇发时即服一剂。

天麻一钱 菊花一钱 细辛五分 赤茯苓五分 白芷八分 羌活六分 防风八分 独活四分 藁本六分 白芍八分 川芎五分 黄芩六分 甘草二分

上锉一剂，生姜三片，食后温服。忌生冷煎炒。有寒，加葱白三根。

按上诸方，治头风肿痛宜对症选用。

治头风屑极痒，用藜芦根不拘多少，为末，先洗头，避风候半干，用药掺擦在头，却束发紧缚一日夜即安。

吹鼻散 治头疼。

焰硝 黄丹少许

上为细末，口噙水，男左女右吹鼻内。

治头痛不可忍者。

玄胡索七枚 青黛二钱 猪牙皂角肥实者去皮，二两

上为末，用水调，丸成小饼子，如杏仁大，用时令病者仰卧，以水化开，用竹管吹入男左女右鼻中。觉药味至喉少酸，令病者咬铜钱一个于当门齿上，当见涎出，盛盆而愈。

二黄散 治偏正头疼，头风眼痛，破伤风。

雄黄三钱 黄丹三钱 乳香二钱 没药二钱 焰硝一钱

上为细末，令患人含温水，竹筒吹药于鼻中。

治头风。

雄黄 细辛

上各等分，为细末，左痛搐右鼻，右痛搐左鼻。

治偏头风。习齐泉传

耳中或左或右如抽筋疼者，半边头疼是也。用黄蜡一二两，放铁勺内熔化，将白纸蜡面上拖过，如蜡纸样，每纸要阔二寸、长五寸，将蕲艾揉软，薄摊纸上，以箸卷为筒，一头插耳内，一头用火燃之，令烟熏入耳内，热气透入耳，痛即止，再不发。右边痛插右耳，左边痛插左耳，熏不过二次即愈。又治耳聋，加磁石、珍珠、麝香入艾内。

治远年近日一切偏正头疼，用萝卜取汁一蚬壳，令病人仰卧，右痛注左鼻，左疼注右鼻，左右皆疼，两鼻并注之。

治头项强，不得顾视，蒸大黑豆一升，纳囊中枕之效。

治时气头疼不止，朴硝二两，研末，生油调涂顶上。又云：头痛欲死，鼻吹硝末。又治头痛，用皂荚为末，吹入鼻中，得嚏则止。

按上方，治偏正头风肿痛外治之剂。

选奇汤 治眉棱骨痛不可忍者，或风热上壅，头目眩晕。

羌活 防风各三钱 甘草一钱，夏生冬炙 酒片芩一钱五分，冬不用；甚者，冬亦炒用加半夏姜制，二钱

上锉，水煎服。

按上方，治眉棱骨痛，属风、属热、属痰，此方殊效。

赤火金针 治头风牙痛，赤眼，脑泻耳鸣，偏正头疼，鼻塞声重及蜈蚣、蛇、蝎伤。用时口噙凉水，以药搐鼻。

此药名为六圣，乳香没药川芎，雄黄白芷二钱停，半两盆硝共用。上件研为细末，专治眼泪头风，耳鸣鼻塞脑不清，一搐牙痛便定。

鬓 发

医者所论鬓、发、眉，虽皆毛类，而所主五脏各异，故有老而鬓白，眉发不白者，或发白而鬓眉不白者，脏气有所偏故也。大率发属于心，禀火气，故上生；鬓属于肾，禀水气，故下生；眉属于肝，故侧生。男子肾气外行，上为鬓，下为势；故女子、宦人无势则亦无鬓，而眉发无异于男子，则知不

属肾也，明矣。

妇人无鬚，无血气乎？岐伯曰：今妇人之生，有余于气，不足于血，冲任之脉不荣唇口，故鬚不生。

宦者其鬚独去，其故何也？宦者伤其宗筋，血泄不复，皮肤不仁，故鬚不生也。

天宦未常被伤，其鬚不生，其故何也？曰：天宦禀赋不足，宗筋不成，故鬚不生。

天下第一乌鬚方 宪副梁及泉公传

五倍子一斤，择整个者，个个捶破去虫土，择粗者如黄豆大，次者如赤豆大，再次者如绿豆大，分三样。入铁锅内炒如粟壳色，以青湿布包之，以脚踏成饼，晒干为末，锡罐盛贮，筑实封口，勿令泄气，听用。

红铜末半斤，淘去皮土见清水，令干，入铁锅内炒大热，倾入酽醋少半碗，拌匀，湿透再炒，入醋七次，研为末罗过，以绵纸另包听用。

白矾四两，为末另包 皂矾四两，为末另包

白及四两，切片焙干研为细末，纸包

每遇染鬚时，量鬚鬓多少用药。如：

五倍子九钱 铜末一钱八分 白矾 皂矾

白及各九分 再加食盐九分

上共入于碗内，再研极细，入小铜勺内，以浓茶卤调如稀糊，放木炭火上徐徐熬之，不住手搅匀，熬成稀糊为度。预先以肥皂角水洗净鬚鬓，待干，以抿子挑药乘热涂鬚鬓上，用油纸兜住，外用乌帕包裹至顶，解衣护枕而睡，至半夜验药。将干，用手搜去残药，如干甚，用茶卤湿润去药，至天明洗面，略洗鬚鬓，如面皮上有黑处，以指蘸香油涂摩，即用软纸擦去油迹，染后仍以香油少许润之，即明黑可观。大，一月染四五次；后，半月染一次，永不露白。

乌鬚方 张明山传

五倍子炒，二钱 白矾二分 铜末二分

黑矾二分 青盐二分 乌黑霜二分

上为细末，烧酒调稀，铜锅滚热，抿子抹上。

狐狸倒上树乌鬚方 周宾崇传

山茄要极黑者，收约有二三小斗，去蒂，以夏布水洗去浆水，将山茄扭自然汁四五碗，入上等好墨四五钱，打碎黑矾四五钱，二味俱入山茄汁内，贮新瓦罐中。每用竹片蘸药汁于鬚鬓上，自尾倒上，切莫粘肉上，则洗不去矣。

擦牙乌鬚验方 刘小亭传

七月七日取旱莲草一斤，用无灰酒洗净，用青盐四两，腌三宿取出，去油腻，锅中炒存性时，将原汁旋倾入，炒干为度，每日侵晨用一钱擦牙，连涎咽下。

乌鬚方

苏学士云：取自乱发洗净干，每一两入川椒五十粒，泥封固入炉，大火煅如黑灰，细研酒调，服一钱，乌鬚长黑。

乌鬚方

桑椹一碗，入香油一碗，黑矾五钱，共装入罐，泥封口，写记四方转晒，四月十五日至七月十五日取出，油纸包贴拈鬚。

乌鬚方

六月初，将茄子盖下取一孔，灌入水银，秋后取，捻鬚甚妙。

乌鬚方 黄左泉传

紫草一两 明矾二钱 白及一钱 黄丹二钱

上用碗水熬，去渣，再熬成膏，涂鬚上。靛水亦可。

鲁府乌云丹

何首乌一斤，打碎面包蒸一炷香，去皮 白茯苓去皮，半斤 当归半斤 怀生地黄酒洗，半斤 怀熟地黄酒蒸，半斤 麦门冬去心，半斤 天门冬去心，半斤 旱莲草去根，半斤 金墨烧去烟，一两 苍术米泔浸去皮，一斤 乳香五钱 没药五钱

上为细末，酒糊为丸，如绿豆大，每服三十丸，青盐汤下。服二十日见效，黑至三月，再服十日见效，早晚各一服。

千金方 治眉、发、髭落。

石灰三升，以水抒令匀，焰火炒令焦，以绢袋贮，使好酒一斗渍之，密封，冬十四

日，春秋七日，取服一合。常令酒气相接，服之百日，即新髭发生不落。

造酒乌鬚秘方 唐龙泉传

怀生地黄四两　赤白何首乌各一斤，煮水制过地黄，勿犯铁器　真生姜汁四两　小红枣肉净，三两　大当归二两　麦门冬去心，二两　甘枸杞子二两　胡桃肉三两　莲肉三两　土蜜三两

上先用白酒洗净地黄，将何首乌水去渣煨地黄，煮俟干，再用姜汁煨干为度，便将地黄捣烂，以一官斗糯米，净水十二斤，作酒曲，药如常，俟酒醅来，方以水调匀，地黄入酒糟内过三日去糟，将前药切片入绢袋中，悬酒坛内，笋壳包封勿令出气，放锅内煮，以三炷香为度，后以酒坛埋土中三宿去火毒，任意饮三五杯。乌鬚黑发，延年益寿。

千金固精丸 舒尚书传于五马大夫，服后百岁鬚发不白

赤白何首乌各四两，打碎如枣大，将黑豆铺甑底一层，却将首乌铺黑豆上，又将黑豆盖首乌蒸一日　赤白茯苓去皮，各四两，用人乳或牛乳浸蒸　生熟地黄生用酒洗，熟用酒蒸，各四两　天麦门冬去心皮，各四两　黄精酒蒸，四两　白菊花家园者佳，二两　甘枸杞子蜜水蒸，四两　补骨脂酒蒸，四两　怀牛膝去芦酒洗，四两　秦归酒洗蒸，五两　菟丝子酒醋蒸，五两　沙苑蒺藜酒蒸，四两　棟参二两　鹿角胶四两　鹿角霜四两

上精制为末，炼蜜为丸，如梧子大，每服百丸，空心酒下。忌鸡、烧酒、豆腐、房事。

乌鬚黑发良方

旱莲草去根，净用十六斤捣汁，生蜜一斤，生姜一斤，俱绞汁为一处用磁器盛之，六月伏中暴日晒，搅不住手如饧样方好，每侵晨白滚水调一二匙服。如干，为丸亦可。七月二十日以后制无效矣。

乌鬚固齿方

蒲公英风阴干一斤，俗呼黄花苗是也　香附子四两　青盐四两

上为末拌匀，外用韭菜地内蚯蚓粪、食盐和水化为泥，将前药入泥内为团，用乌牛粪烧团，候烟尽为度，取药去泥为细末，入铅盒内收贮，每日清晨漱口净，取药擦牙，不吐不咽，自待其尽。

唇　病 附茧唇 狐惑症

夫唇者，脾之所主。胃者，脾之所令，其经起于鼻，环于唇，其支脉络于脾。脾胃受邪则唇之为病，盖风胜则动，寒胜则揭，燥胜则干，热胜则裂，气郁则生疮，血少则濡而无色。治之，内则当理其脾，外则当敷其药，无不效。若唇肿，起白皮皱裂如蚕茧，名曰茧唇，有唇肿重出如茧者，有本细末大如茧如瘤者，或因七情动火伤血，或因心火传授脾经，或因厚味积热伤脾，大要审本病察兼症，补脾气，生脾血，则燥自润，火自徐，风自息，肿自消。若妄用清热消毒之药，或用药线揭去皮，反为翻花败症矣。

薏苡仁汤 治风肿在脾，唇口、咽动或生结核或为浮肿。

薏苡仁　防己　赤小豆炒　炙甘草各等分
上每锉五钱，生姜煎服。

柴胡清肝散 治肝经怒火，风热传脾，唇肿裂或患茧。

柴胡　黄芩炒，各一钱　黄连炒　山栀炒，各七分　当归一钱　川芎六分　生地黄一钱　升麻八分　牡丹皮一钱　甘草三分
上锉一剂，水煎服。若脾胃弱，去芩、连，加白术、茯苓。

济阴地黄丸 治阴虚火燥，唇裂如茧。

熟地黄　石枣　山药　麦门冬　五味子　当归　肉苁蓉　枸杞子　甘菊花　巴戟天各等分
上为末，炼蜜为丸，如梧子大，每服七八十丸，空心食前白汤送下。

六味地黄丸 方见补益　治茧唇燥裂，年幼者可服。

补中益气汤 方见内伤　治中气伤损，唇

口生疮或齿牙作痛，恶寒发热，肢体倦怠，食少自汗或头痛身热，烦躁作渴，气喘，脉大而虚，或微细软弱。

橄榄散 治唇烂紧裂生疮。

橄榄不拘多少，烧灰为末，脂油和涂患处。

狐惑症 下唇有疮曰狐，乃虫食其肛，黄芩煎汤洗之；上唇有疮曰惑，乃虫食其脏，因腹内热，肠胃虚，虫出求食用。

泻心汤

大黄一两 芩 连各五钱

上锉散，水煎服。

面　病

升麻黄连汤 治面热，乃阳明经风热。

升麻一钱五分 葛根一钱五分 白芍七分半 川芎四分半 白芷二分 薄荷三分 荆芥三分 苍术八分半 黄连酒洗，五分 黄芩酒洗，六分 犀角四分半 甘草五分

上锉一剂，水煎临卧频服。

升麻附子汤 治面寒，乃阳明经虚寒。

升麻 葛根 白芷 黄芪各七分 黑附子炮，七分 人参 草豆蔻各五分 益智仁三分 炙甘草五分

上锉一剂，连须葱白二根，水煎温服。

清上防风汤 清上焦火，治头面生疮，风毒肿痛。

防风一钱 连翘 白芷 桔梗各八分 黄芩酒炒 川芎各七分 荆芥 栀子 黄连 薄荷 枳壳各五分 甘草三分

上锉水煎服。入竹沥尤妙。

蚕黄丸 治头面肿大并喉痹。

僵蚕一两 大黄二两

上为末，姜汁为丸，如弹子大，每服一丸，井水入蜜少许，徐徐呷服。

连翘散 治面上鼓嘴疮，俗名粉刺。

连翘 川芎 白芷 黄连 苦参 荆芥 桑白皮 山栀子 贝母 甘草

上锉水煎，食远服。

麦门冬膏黄宾江传 治面上肺风疮。

麦门冬去心，一斤 橘红去白，四两

上用水煎汁熬成膏，入蜜二两再熬成，入水中一夜去火毒，每服五匙，滚水化开，食后服。夜将末药搽之。

按上方，治面病宜内治之剂。

搽药方

白附子六钱 枯矾三钱 硫黄五钱 黑铅炒枯，三钱 黄丹飞过，一钱 轻粉一钱 麝香二分 密陀僧二两

上为细末，先将冷水擦红处，湿后以末药擦之，不可擦破。忌酒色恼怒、煎煿热物。

治抓破面皮，用生姜自然汁调轻粉，搽患处，更无痕迹。

治面并两颐生脓水黄疮。用官粉二两，水调，用艾熏过黄色，入煅过枣十枚，为末，敷之。

治面上酒刺红疮兼疗粉刺。

黄蜡四钱 香油六钱 黄丹二钱 水银二钱

上先将蜡熔化，下油再熬，下丹不住手搅成膏，次下水银，亦不住手搅百余遍，自然和匀，每用少许，临卧搽在面上，来朝热酒洗去，以瘥为度。

治肝斑方 傅四瀛传

轻粉一钱 人言一分 蝉退十个，烧存性 蛇退二条，烧存性 槟榔一个，切碎另研末 硫黄二钱

上为末，井水调搽，穿旧衣，要五月间上半日出汗，至夜间洗去。

洗面药 治面生野黯或小疮或生痤痱粉刺之类，并皮肤燥痒，能去垢腻。

皂角去皮，三两 升麻八两 楮实子五两 甘松五钱 二柰三钱 砂仁连皮，五钱 白芷一两 白及一两 天花粉一两 白丁香五钱 腊月收 绿豆一两，研 糯米一升，另研

上为末和匀，量用洗面，不唯馨香，抑且去垢。一方，加藿香五钱，樟脑一钱，炼蜜为丸，如弹子大，清晨洗面最奇。

香肥皂法

甘松　细辛　白芷　藿香　樟脑　猪胰
各一两　皂角去皮节，半斤

上为细末，煮熟枣捣为丸，如弹子大，
晒干，洗手面用甚妙。

洗面方

每早以漱口水吐在手掌中洗面，久久自
然光润。

治面上粉刺。

飞矾一两　生硫黄二钱　白附子二钱

上共为细末，唾津调搽，临晚上，次日
洗去。

治面上黄水疮，用鸡子煎焠，取汗搽疮
上，立愈。

治赤红烂脸。

水银一钱　柏油蜡一两

共捣涂之。

治汗斑紫白色。

白附子　硫黄各等分

上为细末，以茄蒂蘸醋粘末擦之。

一方　用夏枯草浓煎水，日洗数次立效。
按上方，治面病外治之方。

耳　病

夫耳者，肾之外候。肾者，精之所藏。
肾气实则精气上通，坚五音而聪矣。若劳役
过度，精气先虚，于是四气得以外入，七情
得以内伤，遂至聋聩耳鸣；热壅加之出脓出
血则成聤耳、底耳之患，观其颧颊色黑者，
知其耳聋也；亦有手少阳之脉厥而聋者，耳
内浑浑沌沌也；手太阳之脉动厥而聋者，耳
内气满也。大抵气厥耳聋容易治之，精脱聋
不易药愈，诸症既殊，治各有法。

心神复元汤主方　盖谓思虑烦心而神散，
精脱于下则真阴不上泥丸而气不聚，故耳重
不听及耳内痒，先服此方，后服千金补肾丸。

黄芪蜜炒，一钱　人参一钱五分　当归一钱
五分　甘枸杞子一钱五分　麦门冬去心，一钱
酸枣仁微炒，一钱五分　柴胡一钱　升麻五分
黄柏酒炒，一钱　黄芩酒炒，一钱　黄连姜炒，

一钱　知母一钱　防风一钱　蔓荆子七分　小
草一钱　甘草五分　白茯神去皮木，一钱　圆
眼肉三枚

上锉，水煎温服。

千金补肾丸　治劳聋、气聋、风聋、虚
聋、毒聋、久聋耳鸣。

黄芪蜜水炒　人参　白茯神去皮木　当归
酒洗　白芍酒炒　熟地黄　石枣酒蒸去核　牡
丹皮　泽泻　菟丝子酒浸　蛇床子肉苁蓉　石
斛　干姜炮　桂心　细辛　大附子面裹煨，去
皮脐　川巴戟泡去心　远志甘草水泡，去心　石
菖蒲　甘草各一两　防风七钱五分　羊肾两枚
西园公加山药二两得效

上为细末，炼蜜为丸，如梧子大，每服
二十丸，日二三服，加至四五十丸，食后盐
汤送下。

滋肾丸　治耳聋耳鸣。

黄柏盐酒炒，一两　知母酒渍，一两　肉桂
五分

上为末，炼蜜为丸，如梧子大，每服五
十丸，淡盐汤下。

六味地黄丸　治虚火耳聋，依本方加黄
柏、知母、远志、石菖蒲。

治耳鸣，肺火盛，肾气虚。

四物汤四钱　黄柏三钱

上锉，童便煎，空心服。

一妇人因劳，耳鸣、头痛、身倦，此中
气不足，用补中益气汤加麦门冬、五味子而
痊。三年后得子，因饮食劳倦，前症益甚，
月经不行，晡热内热，自汗盗汗，用六味丸、
补中益气汤顿愈。

大补丸　治耳鸣欲聋。

川黄柏盐酒炒褐色

上为末，滴水为丸，如梧子大，每服百
丸。如血虚，四物汤下；气虚，四君子汤下。

滋肾通耳汤刘云亭刺史传　治男妇耳鸣
耳聋，久服奏效。

当归　川芎　白芍　生地黄　黄柏酒炒
知母酒炒　黄芩酒炒　柴胡　白芷　香附
甘草各等分

上锉，水煎服。胸膈不快加青皮、枳壳少许。

治耳聋因肾虚所致，十年者，一服即愈。

全蝎至小者，四十九枚　生姜如蝎大，四十九片

上二味，铜器内炒至姜干为度，为末，作一服。初夜温酒下，至二更尽，尽量饮酒至醉不妨，次日耳中如笙簧即效。一方，以酒调前药送下六味地黄丸一百丸，治耳鸣效。

按上方，治耳聋，耳鸣，耳痒，皆属于虚，宜对症选用。

治耳王风，耳肿作痛，牙关紧急，饮食不下，作寒作热，死在须臾。吴东源传

升麻　桔梗　射干　昆布　连翘　甘草

上锉，水煎热服，汗出立愈。兼治面肿牙痛，咽喉痛。

蔓荆子散　治上热，耳出脓汁。

甘草炙　升麻　木通　赤芍　桑白皮　生地黄　前胡　赤茯苓　蔓荆子　甘菊花

上锉，生姜，煎服。

按上方，治耳肿，耳痛，耳脓，皆属于热，宜对症选用。

秘方　治耳聋。

蚯蚓去土阴干，为末七分，麝香三分，用葱白寸许，塞药于内。左耳聋塞右，右聋塞左，两聋两塞。又方，细辛为末，熔黄蜡和为丸，如鼠粪大，绵裹塞耳中。

治耳中常鸣，生地黄截塞耳，数易之，即愈。一法以纸裹，微灰火中煨，塞之。

治百虫入耳不出，用鸡冠血滴入耳内，虫即出。

治蚁入耳，用穿山甲烧存性，为末，以水调，灌之即出。

治诸虫入耳，用猫尿滴耳内即出。取猫尿法：以生姜擦鼻，其尿自出。或用麻油滴之，则虫死难出，或用炒芝麻枕之，则虫亦出，更不如猫尿之速也。

治百虫入耳，捣韭汁灌耳中即出。又宜川椒末一撮，以醋半斤谓，灌耳中，行二十步即出。

又方　火熨桃叶卷之，取塞耳立出。又方，葱涕灌耳中，虫即出。

治蜒蚰入耳，地龙一条，纳葱叶中，化水滴耳中，其蜒蚰亦化为水。

治耳鸣如流水声，耳痒及风声。不治，久耳聋。生乌头一味，掘得来承湿削如枣大，塞耳，旦易夜易，不三日愈。

治耳痛，用鳝鱼血数点，入耳内便愈。又方，用白盐炒热，重绵包熨。

治耳聋，取熊液、鼠液滴耳中神效。

治耳内忽大痛，如有虫在内奔走或有血水流出，或干痛不忍者。用蛇退皮烧存性，细研，以鹅翎管吹入耳中立愈。

塞耳丹　治耳聋。

石菖蒲一寸　巴豆一粒　全蝎一个，去足尾

上为末，葱涎为丸，如枣核大，绵裹塞耳即通。

治耳内肿痛，脓血出。白矾、枯矾为末，入麝香少许吹耳，日三四度，或绵裹塞耳中立瘥。

又方　用甘遂如枣核大，绵裹塞耳中，即以甘草于口随嚼。

红绵散　治耵耳出脓并黄水。

枯矾五分　干胭脂粉二分半　片脑一分　熟炉甘石五分　麝香少许

一方　去甘石、片脑，加龙骨、黄丹、海螵蛸。

上为末，先以棉杖子搵干脓水，另将鹅翎管送药入耳底。一方用蚌竹粉易矾、甘亦效。

按上方，治诸般耳病外治之方。

鼻　病

夫鼻者，肺之所主，职司清化，调适得宜则肺脏宣畅，清导自利。摄养乖方则清导壅塞，故鼻为之病也。盖肺主气。肝藏于血，邪热伤之则血热，血热气亦热，血气俱热，随气上逆，故为鼻衄，备载鼻衄类。甚则生

疮。风寒乘之，阳经不利为壅塞，或为清涕蕴积不散，散则不闻香臭，或为鼻衄或生息肉。又有热留邪移于脑，遂至鼻渊，渊浊涕下而不止，传于蔑瞑目，故得之气厥也。

主方　治鼻中流出臭脓水。名曰脑漏。

辛夷花一钱　黄芪一钱　人参一钱五分　当归一分　川芎一钱　白芍一钱　白芷一钱　细辛八分　黄芩酒炒，一钱　甘草六分

上锉一剂，灯心三十根，水煎食远服。

神愈散　治肺热鼻流浊涕，窒塞不通。

细辛白芷与防风，羌活当归半夏芎，桔梗茯苓陈皮辈，十般等分锉和同，三钱薄荷姜煎服，气息调匀鼻贯通。

治鼻渊，鼻涕长流。

当归　川芎　白芷　人参　茯苓　麦门冬　防风　荆芥　薄荷　苍耳子　香附子　蔓荆子　秦艽　甘草各一两　天竺黄三钱

上为末，炼蜜为丸，如梧子大，每服三四十丸，米汤下。

秘方　治鼻出黄水，臭不可闻。

丝瓜从根下量上四尺五寸，烧灰存性，为末，酒调服立效。

一男子面白，鼻流清涕，不闻馨秽三年不愈。用补中益气汤加麦门、山栀而愈。

治老人鼻中流涕不干，名鼻渊。独蒜四五个，捣如泥，贴脚底心，下用纸贴之，其涕再不出。

按上方，治鼻中流涕，名曰鼻渊，宜对症选用。

治男子酒齄鼻，雄猪胆，每早以好热酒调服一个，不过半月如旧。

治鼻痔，烂通鼻孔，用鹿角一两，白矾生一两，俱放在瓦上隔火煅过，人头发五钱，在灯上烧过，共为末，先用花椒汤洗净，掺药于痔上，三四次即愈。如疮不收口，用瓦松烧灰存性，研末干掺即收。

治急疳蚀鼻口，数日欲死。取蓝薜敷之令遍，日十度，夜四度，瘥。

治肺风鼻赤，用硫黄、白矾各等分，为末，以茄子汁调涂。

治久患鼻疮，脓血臭者。用百草霜研末，每三钱，水调服。

治鼻赤方

用生银杏嚼烂，敷鼻上。

参归丸　治血热入肺，名曰酒齄鼻。

苦参净末，四两　当归净末，二两

上两味和匀，酒糊为丸，如梧子大，每服七八十丸，食后热茶下。

金花丸　治酒齄鼻。

黄连二两　黄芩二两　黄柏一两　栀子一两　大黄火煨，一两　桔梗二两

上为末，水丸，如梧子大，每服七八十丸，白水下。

清气饮子　治鼻红肺风。

山茶花二两　黄芩二两　胡麻仁二两　山栀二两　连翘一两　薄荷二两　荆芥一两　赤芍一两　防风一两　葛花二两　苦参二两　甘草二两

上为细末，每服三钱，茶清调服。用后药搽效。

搽药方

白矾一钱　杏仁四十九个　水银一钱　轻粉七分　白梅七个　大枫子四十九个　京墨一钱　五味子四十九粒　核桃七个

上共为细末，鸡子清调搽患处。

治糟鼻脸方　用硫黄为细末，甚者加草乌尾，以酥油调稀涂患处，如觉痛苦，用栀子煎汤服之，或洗患处即愈。

按上方，治酒齄鼻，鼻痔，鼻赤，鼻疮，糟鼻，对症选用。

口　病

夫口者，足太阴脾经之所主，五味之所入也。盖五味入口藏于脾胃，为之运化津液以养五气。五气者，五脏之气也。节宣微爽，五脏之气偏胜，由是诸病生焉。且咸则停滞，涩则因燥，淡则由虚，热则从苦从甘也。口臭者，乃脏腑臊腐之不同，蕴积于胸膈之间而生热，冲发于口也。口疮者，脾气凝滞，

风热加之而然。治之当随其所因，以治无太过不及耳。肝热则口酸，心热则口苦，脾热则口甘，肺热则口辛，肾热则口咸。有口淡者，知胃热也。

清金导赤散 主方 治心肺蕴热，口疮咽痛，膈闷，小便淋浊不利。

黄芩 黄连 栀子 木通 泽泻 生地黄 麦门冬 甘草

上锉，生姜三片，水煎服。

犀角饮 治口舌生疮，咽喉肿痛，热毒时气。

升麻 桔梗 甘草各一两 牛蒡子二两 犀角五钱

上锉，竹叶七片煎，去渣细细热漱，温即咽之，其渣扫肿处。

阴阳散 治口疮。

用黄连、干姜各等分，为末，掺患处立已。一方如青黛、孩儿茶尤妙。

绿袍散 治口疮

用黄柏一两，青黛三钱，为末，掺患处立已。一方加密陀僧一钱。

加味四物汤 治血虚发热，口舌生疮或牙龈肿溃或日晡发热，烦躁不安，或因怒而致。

当归 熟地黄各三钱 白芍 川芎 牡丹皮 柴胡 栀子各一钱

上锉，水煎服。

治口疮服凉药不愈者，因中焦虚，且不能食，因相火冲上无制，用人参、白术、干姜、甘草，甚者加附子或加官桂，此从治法也。

八珍汤 治气血俱虚，口舌生疮或齿龈肿溃，恶寒发热，或烦躁作渴，胸胁作胀，或便血，吐血，盗汗，自汗等症。

人参 白术 白茯苓 当归 川芎 白芍 熟地黄各一钱 甘草炙，五分

上锉，姜枣煎服。

上清丸 主口舌生疮，咽喉肿痛，止嗽清声，润肺宽膈除热。

百药煎四两 薄荷净末，四两 砂仁三两

诃子五钱 桔梗五钱 甘松五钱 寒水石二两 玄明粉五钱 硼砂五钱 片脑一钱

上为末，甘草熬膏，丸如梧子大，或嚼三五丸，茶清下。

玄门丹 治口疮连年不愈者。

天门冬去心 麦门冬去心 玄参各等分

上为细末，炼蜜为丸，每服一丸，噙化。

小柴胡汤 治口苦，乃谋虑不决。

人参 柴胡 半夏 麦门冬 酸枣仁 地骨皮 远志甘草水泡，去心 甘草

上锉，姜枣煎服。

一治口臭，牙龈赤烂，腿膝痿软，或用黄柏等药益甚时，或口咸，此肾经虚热，六味丸奏效。

舌 病

丹溪曰：四气通乎口舌，舌和则五味知。夫舌者，脾胃之所通，心气之所主，和则知五味，资于脾而宗于身也。二脏不和，风寒中之则舌强而不能言。更有重舌，木舌，胎舌衄等症，皆由心脾虚热所乘而然也。

玄参升麻汤 治心脾壅热，舌上生疮，重舌，木舌，舌肿，连颊两边虚浮肿痛。

玄参 赤芍 升麻 桔梗 枳实 黄芩 犀角 甘草各等分

上锉一两，生姜煎服。

治舌肿硬，闭塞闷乱。百草霜、食盐各等分，井花水调涂舌上。

治舌无故出血。名舌衄。用槐花为末，掺之而已。

治伤寒舌出寸余，连日不收。用梅花片脑掺舌上，应手而收。

治舌喉闭，用朴硝、白矾，掺舌中立效。

一男子口舌常破如无皮，或咽喉作痛，服清咽利膈散愈甚，予以汤治之乃愈。

治舌肿硬，硼砂末，薄劈生姜，蘸药揩舌上肿处。一方，用蒲黄掺舌上尤良。

治舌顷忽伸出不入，以蓖麻子末，卷纸条烧烟，熏冲鼻中，有涎即收。

治重舌。

白矾生 谷丹飞 五倍子

上为末，用蜜调涂舌上，少顷，用水漱之再涂，以安为度。

胡麻散 治舌青黑有刺，乃热剧也。患者将舌，陈土壁上吮之方好。

赤茯苓 酸枣仁 麦门冬各一钱 远志甘草水泡，五分 黄连 胡麻仁各一钱 枳壳 小木通各八分 小甘草三分

上锉，水煎服。

治口舌生疮，牙宣出血。黄宾江传

大皂角烧灰存性 牙皂烧灰存性 铜绿 胆矾 雄黄 孩儿茶 百草霜 枯矾

上各等分，为细末，将米泔水洗口疮后搽药。

牙 齿

夫牙齿，乃骨之余气，呼吸之门户也。精气强则齿自坚，衰则齿自落，而手阳明之脉入于齿，灌注于牙，倘寒热之气郁滞于心，则齿为之病也。

牙痛有四：热、冷、风、虫也。热者怕冷水；冷者怕热汤，不怕冷；热即是风牙；有虫窍者，即是虫牙。用药之法：热用牙硝、郁金、雄黄、荆芥；冷用干姜、荜拨、细辛；风用皂角、僵蚕、蜂房、川乌、草乌；虫用雄黄、石灰、砂糖。牙龈生虫，乃阳明胃上湿热甚而生也。

加味清胃散主方 治牙齿肿痛之总司也。专治胃火血燥，唇裂或为茧唇，或牙龈溃烂作痛。

软石膏 生地黄 牡丹皮 当归尾 黄连 升麻 防风 荆芥各等分

上锉，水煎频频噙咽。齿龈浮肿，痛不可忍，胃中有湿热，故尔加栀子、玄参。

秘方 治牙齿痛，百药不效。

家园生地黄二钱 鲜赤芍八分 牡丹皮八分 白桔梗八分 黑玄参八分 连翘八分 川黄连一钱 石膏一钱 川升麻一钱 甘草一分

半 白竹茹五分

上锉，水煎食远服。

清火祛风散 治牙痛并牙龈肿紧，难以开口，立效。

黄连 黄芩 黄柏 栀子 连翘 金银花 羌活 独活 白蒺藜 甘草

上锉，水煎频频温服。

按上方，治牙痛属胃火、风热有余者，宜服。

保牙散黄左泉传 治热、冷、风、虫牙痛，肿不可忍进，皆治如神。

石膏一两 川乌三钱 草乌三钱 花椒三钱

上为末，擦牙漱口吐之。

清胃补中汤 治虚弱之人牙齿痛不可忍者。

黄芪蜜水炒，一钱 人参五分 白术去芦，七分 当归酒洗，一钱 升麻二钱 柴胡七分 黄连一钱 牡丹皮一钱 生地黄二钱 陈皮七分 甘草三分

上锉，水煎温服。

按上方，治内伤元气牙痛之剂。

八味丸方见补益 治肾气虚寒，牙齿作痛，面色黧黑，精神憔悴，瘦怯，脚膝无力，饮食少思，或痰气上升，小便频数，齿不坚固，或口舌糜烂，畏饮冷水。经云：肾衰则齿豁，精固则齿坚。

按上方，治下元虚寒牙痛之剂。

甘露饮子 治男妇胃中客热口气，齿龈肿闷宣露，心中多烦，饥不欲食，喜眠睡及喉中有疮，口疮肿痛赤烂。

天门冬 麦门冬 生地黄 熟地黄 黄芩 枳壳 茵陈 石斛 枇杷叶 甘草各等分

上锉，水煎食远服。血齿痛加升麻。一方加乌犀角，其效如神。

按上方，治齿龈宣露，出血肿闷，煎药漱之，冷热皆可。

治齿龈宣露，每旦捻盐纳口中，以热水含漱齿百遍，不过五日，齿即牢密。

牙宣膏 治牙齿动摇不牢，疼痛不止，断肉出血。

麝香一字 白龙骨二钱半 官粉二钱半，另研

上二味为末，后入麝香搅匀，用黄蜡一两磁碗内化开，入药于内又搅匀，用无灰咨呈纸裁作方片，于药内度过，煎作条，临卧于齿患处龈肉开，封贴一宿。

七宝散 治一切牙疳。

白硼砂一钱 枯矾一钱 芦荟五分 青黛三分 轻粉二分 雄黄二分 冰片一分

上为细末，掺牙疳上，或以鸡羽扫敷之。

按上方，治牙宣、牙疳任用。

治牙疼。

青盐二两 白盐四两 川椒四两

上煎汤，拌二盐炒干，为末擦之，永无齿疾。以漱出水洗目，永无目疾。

治牙疼，用小麦、黑豆各一把，花椒、艾叶少许，同煎水漱，冷即吐去愈。

治牙疼，用苍耳子浓煎汁，含漱立效。

治虫牙痛，天仙子不拘多少，烧烟，用竹筒抵牙，引烟熏之，其虫即死。

治牙痛秘方。铜青 硼砂 花椒

上为末，擦之立已。

天笑散 西园公制 治风冷齿痛。

白芷 细辛 良姜 荜拨 川椒 香附 蜂房炒，各等分

上为细末，擦牙搐鼻。

按上方，外治之剂。

擦牙乌鬓固齿补肾神秘方

何首乌四两，黑豆蒸一次，牛膝蒸一次 旱莲草四两 槐角黑豆汁拌蒸，四两 怀生地黄酒拌，砂锅蒸黑，二两 骨碎补一两五钱，炒七次 青盐一两 没石子公母成对，一两

上为末，擦牙咽下。

秘方 擦牙固齿。

骨碎补四两，火煅存性 青盐六两 蒲公英二两 旱莲草二两

上为末，每擦牙，良久漱去。

治牙齿动摇，黑锡半斤，大锅内化成汁，入桑条灰，柳木捶研合砂，以熟绢罗为细末，每日早晨擦牙，温水漱在盆内，以水洗眼，能明目，黑鬓鬓，牢牙固齿。

擦牙固齿生牙秘方 陈怀泉传

用雄鼠不拘多少，每个剥去皮毛并肠屎，令净，每将肚破开，以好盐实其内，仍以线缝住，用盐水和黄泥固济，令干，灰火煅令通赤，候冷取出，去泥土净为末，每以少许擦牙止痛，牙齿摇动亦能止。

擦牙固齿乌鬓黑发良方 徐绍志传

没石子四钱 青盐二两 细辛一两 地骨皮二两 熟地黄一两 破故纸炒，二两

上共为末，擦牙咽。

擦牙乌鬓发

三月三日采蒲公英洗净，每斤用青盐四两，香附子末五钱，细辛末三钱，腌一昼夜，揉成块子，韭菜畦蚯蚓粪和泥固济，用黑牛粪放土坯窑内，上下铺盖，入药其中，文武火煅熟，取出，去泥不用，将药为细末，盛于黑铅盒内，每早擦牙漱口，一半捻鬓，一半咽下。再加防风三钱为末尤妙。

固齿乌鬓 麦推府传 补腰痛，益精髓。

牛角青盐 何首乌 熟地黄酒蒸 破故纸酒炒 旱莲草 枸杞子各一两

上晒干研末，清晨擦牙，连水咽下。

擦牙防齿患，明目 苏通府传

青槐枝，捶半碎半斤，水四碗，煎二碗，去渣，入好盐一斤煮干，更将盐炒，研细擦牙，温水漱口，吐水洗眼，明目固齿。用五月五日、六月六日修合。

牙落重生。

公鼠骨一副。取骨法：用鼠一个，剥去皮，用硇砂擦上，三日肉烂化尽，取骨瓦上焙干听用

香附一两 白芷 川芎 桑叶 地骨皮 川椒 蒲公英 旱莲草 青盐 川槿皮各三钱

上为细末，擦百日，其牙复生，良验。

治牙落，用雄鼠骨，火煅为末，面丸。临卧每服二十丸，水下。半月后即生牙。

取痛牙法

草乌 荜拨各五钱 川椒 细辛各一钱

上为末，每用少许擦患牙上，其牙自落。

固齿方

点椒五钱　天灵盖　红内消　白芷各二钱

上为细末，齿动掺上即安。或已落，有血丝未龈者，亦可掺药，齿断间固之。

咽　喉 附痄腮

单乳蛾　双乳蛾　单喉闭　双喉闭子舌胀　木舌胀　缠喉闭　走马喉闭

盖因热气上行转于喉之两旁，近外肿作，以其形似，是谓乳蛾，一为单，二为双；其乳蛾差小者，名喉闭；热结于舌下，复生小舌子，名子舌胀；热结于舌中，舌为之肿，名木舌胀，木者，强而不柔和也；热结于咽喉，肿绕于外且麻且痒，肿而大者，名曰缠喉风；喉闭暴发暴死者，名走马喉风，皆君相二火太旺，为病最速。

河间曰：治喉之火与救火同，不容少怠。尝见喉闭不去血，喉风不去痰，以至不救者多矣。每治咽喉肿痛或生疮毒，先以清咽利膈散服之，然此症须针患处出血为上。倘牙关已闭，不可针，遂刺少商二穴，在手大指内侧去爪甲角如韭菜叶许，以手勒去黑血，口即开，仍刺喉间，仍以前剂或诸吹喉消肿止痛之药，选而用之。

治咽喉肿痛，用山豆根洗净，新汲水浸少时，每用一块入口中嚼之，咽下苦汁，其痛即止。

清咽利膈散 主方

防风　荆芥　薄荷　金银花　桔梗　黄芩　黄连各一钱五分　连翘　栀子各一钱　玄参　牛蒡子　大黄　朴硝　甘草各七分

上锉，水煎，频频温服。加山豆根一钱尤效。

治双乳蛾、单乳蛾咽喉肿痛。用新茶子、盐、酸梅去核等分，同捣烂入好酒调稀，用箸绵裹蘸药擦患处，吐顽痰出。如肿，用针刺破。

开关丸 治喉闭，单、双乳蛾，风肿痛，

涎咽不大，死在须臾。

山豆根为末，用熊胆和为丸，用鸡脛皮阴干为末为衣，丸如绿豆大，每服一丸，放舌下徐徐咽下立已。

熏法 治咽喉牙关紧闭。

用巴豆去壳，纸包巴豆肉，压出油在纸上，就将此纸作为纸捻点灯，吹灭以烟熏入鼻中，一霎时，口鼻涎流，牙关开矣。

按上方，治咽喉肿痛属风邪实热者，宜之。

一咽喉作痛，午后尤甚，乃虚火上升，喉痛并喉生疮。

当归一钱　川芎一钱　白芍一钱二分　熟地黄一钱二分　黄柏酒炒，一钱　知母一钱　天花粉一钱　桔梗一钱　甘草三钱

上锉，水煎入竹沥服。加玄参尤妙。

一咽喉痛，服诸凉药愈痛。用六味地黄丸料加黄柏、知母、玄参、桔梗、甘草，水煎服。

按上方，治咽喉肿痛属阴虚火动者，宜之。

一咽喉肿痛，口舌生疮，劳而愈盛。以补中益气汤加玄参、酒炒黄柏、知母、桔梗治之而愈。

一喉痹肿痛，不能言语者，但可进药，无不愈者，此从治之法也。

炙甘草一钱五分　人参　白术　白茯苓各一钱　桔梗二钱　防风七分　荆芥　薄荷各五分　干姜炒　或加附子炮，各五分

上锉，水煎，徐徐服。

按上方，治咽喉肿痛属内伤不足者，宜之。

治咽喉肿痛，死在须臾。真蟾酥为末，用筷头点入对嘴上，即时消散，其效如神。

治卒喉中生肉，以绵裹筷头，蘸盐揩肉上，日六七度愈。

夺命散 治急喉风。

枯白矾　牙皂炙去皮弦　白硼在少各等分

上为末，吹喉吐痰。

治喉闭、风闭难治者，唯此极效，勿以

药轻而忽之也。

猪牙皂角一条，用蜜调和水煎。如急立服，缓则露一宿尤妙。倘口紧者，撬牙灌之，须将危者即苏。

清上丸 治喉中热毒肿痛，喉痹，乳蛾等症。

熊胆一分　雄黄五分　硼砂一钱　薄荷叶五钱　青盐五分　胆矾少许

上为末，炼化白糖为丸，如芡实大，临卧时舌压一丸，自化入喉，神效。

治缠喉风肿，用皂角为末，醋调涂外颈上，干则易，其乳蛾即破而已。

治咽喉痛，双痹乳蛾。

皂角三钱　细辛二钱五分

上锉散. 用醋煎，噙口内三四次，吐痰。

治喉闭乳蛾气绝者，即时返活。

单乳蛾，用巴豆一粒，打碎入绵茧壳内塞鼻，在左塞左，在右塞右；双乳蛾，用巴豆二粒塞两鼻。

雄黄解毒丸 治缠喉风喉闭，先胸膈气紧，蓦然咽喉肿痛，手足厥冷，气不通，顷刻不治。

巴豆七粒，三生四熟，生者去壳研，熟者去壳，灯上烧存性　雄黄四分　郁金四分　郁金一钱，蝉肚者

上三味共为末，小儿三厘，大人六厘，竹筒吹喉内立效。一方为末，每服半字，茶调服。

通隘散 贾兰峰传　治喉痛生疮，声哑，并虚劳声嘶者。

硼砂二钱　孩儿茶一钱　蒲黄六分　青黛一钱　牙硝六分　枯矾六分　冰片二分　黄连末，五分　滑石一钱　寒水石一钱　黄柏末，一钱

上共为细末，以少许吹入喉人，即效。

龙脑破毒散 出御院方　治不测急慢喉痹，咽喉肿塞不通。

盆硝四两，另末　白僵蚕微炒去嘴研末，八钱　青黛八钱　生甘草八钱　蒲黄五钱　马勃三钱　片脑一钱　麝香一钱

上为细末，秤足同研令匀，用磁盆收贮，每服一钱，用新汲水少半盏调匀，细细呷咽。如是喉痹，即破出血便愈，如不是喉痹，自然消散。若是诸般舌胀，用药五分，以指蘸药擦在舌上下，咽津。如是小儿，一钱作四五服，亦如前法用之，不拘时候。

治疰腮疙瘩及吹乳。李止五传

南薄荷三钱　斑猫三分，去足翅炒

上为末，每服一分，烧酒调下立消。服药后小便频数，服益元散一服。

治喉痹，热毒肿痛。用上好雪梨，杵汁频频饮之。如患者能自嚼，咽下亦可，多食为良，大解热毒。唯金疮，产后及诸脱血症，不可食，以其破血故也。其余一应痈疽、发背等症，多食极妙。

驱风解毒散 治疰腮肿痛。

防风　荆芥　羌活　连翘　牛蒡子　甘草各等分

上锉，水煎服。外用赤小豆末，醋调敷患处，恐毒气入喉难治。又方，用石灰不拘多少，炒七次，地下窨七次，醋调涂患处立愈。

声　哑

夫心者，乃声音之主，肺为声音之门，肾为声音之根。风、寒、暑、湿、气、血、痰、热，邪气有干于心肺者，病在上脘，随症解之，散邪气则无籁鸣矣。夫肾虚为病，不能纳气归元，故气上咳嗽，痰壅或喘或胀，或髓虚多唾，足冷骨痿，胸腹经络俱为之牵制，其嗽愈重，其气愈乏，其声愈焦，须当审于受病之处，图之可也。

滋肾汤 主方

当归　川芎　白芍　熟地黄　人参各五钱　白术二钱五分　白茯苓　陈皮　半夏各五钱　牛膝去芦，二钱五分　杜仲姜炒　菟丝子酒炒　五味子各五钱　益智仁二钱五分　破故纸炒，二钱五分　巴戟去心，五钱　葫芦巴炒，二钱五分　石菖蒲一钱五分　甘草炙，二钱五分

854

上锉每一两，生姜三片，枣二枚，水煎。于五更头，肾气开，不得咳嗽言语，服之，立有功效。

嘹亮丸　治声哑失音。

当归一两　生地黄一两　熟地黄一两　天门冬盐炒，五钱　麦门冬盐炒，五钱　黄柏蜜炒，一两　知母五钱　人参二钱　白茯苓去皮，一两　诃子五钱　阿胶蛤粉炒，五钱　乌梅肉个　人乳一碗　牛乳一碗　梨汁一碗

上为末，炼蜜为丸，如黄豆大，每服八九十丸，诃子汤下。萝卜汤亦可。

响声铁笛丸　治歌讴失音。

连翘二两五钱　桔梗二两五钱　川芎一两五钱　砂仁一两　诃子肉炒，一两　百药煎二两　薄荷四两　大黄一两　甘草二两五钱

上为细末，鸡子清和为丸，如弹子大，每服一丸，临卧噙化服。

诃子散　治久嗽，声语不出。

诃子去核，一两　杏仁泡去皮尖，一两　通草二钱

上锉，每服四钱，煨生姜五片，水煎食后温服。

治痰火声嘶。胡前溪传

五倍子完全未破者一个　槐花一撮　细茶一撮

上锉，水煎服。

人欲好声音，用杏仁一升，熬去皮尖，酥一两，蜜少许，为丸如梧子大，每服十五丸，空心米汤下。

治失音不语，新槐花不拘多少，瓦上慢火炒焦，置怀中、袖中，时时将一二粒口中咀嚼咽之，使喉中常有味，久，声自出。

治语音不出。

皂角一提，去皮子　萝卜三个，切片

上锉，水煎服之，不过三服，能语声出。

又方

真苏子二两　诃子三个　杏仁三十个　百药煎二两

上为末，每服二钱，热酒调服。

治声音不清。

诃子三钱，半生半熟炮　木通三钱，半生半熟炮　桔梗三钱，半生半熟炮　甘草三钱，半生半炙

上锉，水煎，用生地黄捣烂，入药服。

结　核

夫结核在项、在臂、在身如肿毒，不红不痛，不作脓者，多是痰注不散，名曰痰核。用二陈汤加酒炒大黄、黄连、连翘、桔梗、柴胡各七分。胸以上食后服，胸以下空心服。

内消散朱宾湖传　治痰核，气核，痄腮疙瘩及吹乳。

南薄荷叶三钱　斑猫去翅足炒，三分

上为末，每服一分，烧酒调下立消。服药后小便频数，服王府妙灵散，即益元散。一方加乌鸡子清丸，如绿豆大，茶下一丸，加至，却每日减一丸，减至一丸后，每日服五丸，治瘰疬，名内消丸。

治痰核。胡竹轩传　治结核成块，属风痰者。

川芎六钱　白芷梢一两　细辛八钱　藁本七钱五分　羌活一两　独活一两　防风一两五钱　荆芥八钱　薄荷一两　连翘一两　当归尾一两　赤芍梢一两五钱　桂枝一两　甘草节六钱　南星姜炒，一两　半夏姜炒，一两

上为末，每服三钱，酒调服。

加减四七汤　治梅核，属痰气郁结者。

苏梗　陈皮　厚朴　南星　半夏　茯苓　枳实　青皮　砂仁　益智仁　白豆蔻　槟榔　神曲炒

上锉，生姜煎服。

治痰核，心泉侄传　用黄泥作窝，入生白矾四两，鹿角蛇一条，在窝内阴干，火煅为末，每服一分，温酒调服。

治痰核遍身皆有，白头翁一斤，去叶用根，分作四服，每一服四两，用酒煎，一日三次服之，二日服尽四剂立效。

治痰久成块，遍身上下无处不生。蓖麻子一斤，去壳用肉，又用公猪肚一个，藏药

在内，酒煮猪肚烂为度，取出麻子，晒干为末，用前烂猪肚捶一千下为丸，一日三次服之，酒下。消痰消块。

项后侧小肠经中疙瘩，不变肉色，不问大小及月日深远，或有赤硬肿痛。

生山药一排去皮　蓖麻子一个，去壳

上二味研均，摊帛上，贴之如神。

化凤膏　治咽喉颈项结核成形及瘰疬。

用蓖麻子七枚，去壳捻烂，用薄纸卷于中，插入鸡子内，纸封固，水浸湿，火煨熟，去壳内纸条，只食鸡子，酒一杯送下，每早晨服一枚，十日效。

瘿瘤

夫瘿瘤者，皆因血气凝滞，结而成之。瘿则忧患所生，多着于肩项宽不急槌槌而垂是也；瘤则随气留住，初作梅李之状，皮嫩而光，渐如林卵是也。瘿有五种：其肉色不变者，谓之肉瘿；其筋脉现露者，谓之筋瘿；若赤脉交络者，名血瘿；若随忧恼而消长者，名气瘿；若坚硬而不移者，名曰石瘿。瘤亦有六种：一曰骨瘤，二曰脂瘤，三曰肉瘤，四曰脓瘤，五曰血瘤，六曰石瘤。瘿瘤二者虽无痛痒，最不可决破恣脓，血渍渗漏无已，必致杀人，其间肉瘤不可攻疗。若夫脂瘤、气瘿之类，则当用海藻、昆布软坚之药治，如东垣散肿溃坚汤亦可，多服庶得消散矣。

神效开结散　消瘿块。

沉香　木香各二钱　橘红四两　珍珠四十九粒，入砂罐内，以盐泥封固，煅赤取出，去火毒用　猪厌子肉四十九枚。用豚猪者，生项间，如枣子大

上为末，每服一钱，临卧酒调，徐徐咽下。患小三五服，大者一剂愈。

治瘤生额颅，大如碗。生南星醋摩，加麝少许涂瘤上，日敷二次，任如碗大，半月全消。先用小针十数枚作一把，瘤上微刺通窍。

治颈下卒结囊，欲成瘿。海藻一斤，洗去咸，酒浸饮之，加昆布等分，为末，蜜丸如杏核大，含口中稍稍咽下。

紧瘤法　兼去鼠奶痔，真奇药也。

芫花根净洗带滋，不得犯铁器，于木器中捣取汁，用线一条浸半日或一宿，以线系瘤，经宿即落。如未落，再换线，不过两次自落。后以龙骨、诃子末敷疮即合。系鼠奶痔，依上法累用之效。如无根，只用花，泡水浸线亦妙。

治小瘤方　先用甘草煎膏，笔蘸敉瘤旁四围，干而复敉，凡三次后以：

大戟　芫花　甘遂

上各等分，为细末，米醋调，别笔敉敷其中，不得近着甘草处，次日缩小，又以甘草膏敉小量三次，中间仍用大戟、芫花、甘遂如前敉敷，自然焦缩。

肺痿　肺痈

热在上焦者，因咳为肺痿得之。或从汗出，或从呕吐，或从消渴，小便利数，或从便难，又被快药下利，重亡津液，故得之。寸口脉数，其人咳，口中反有浊唾涎沫者，为肺痿。若口中辟辟燥，咳即胸中隐隐痛，脉反滑数，此为肺痈，咳唾脓血。脉数虚者为肺痿，脉数实者为肺痈，咳伤肺叶成也。丹溪云：宜补血养肺，养气清金。

如肺痈吐脓腥臭，用黄豆，以病人口嚼，不觉豆之气味，是肺痈也。

凡男子妇人，咳而胸膈隐痛，两脚肿满，咽干口燥，烦闷多渴，时出浊唾腥臭，名曰肺痈，小便赤黄，大便多涩。

桔梗　贝母　当归酒浸　瓜蒌仁　枳壳麸炒　薏苡仁微炒　桑白皮　甘草节　防己去粗皮，各一两　百合蒸　黄芪各一两五钱　五味子　甜葶苈　地骨皮　知母　杏仁各五钱

上锉，每服五钱，水钟半，生姜三片，煎七分，温服。咳加百药煎；热加黄芩；大便不利加煨大黄；小便涩甚加木通、车前。如治肺痈，用薏苡仁略炒为末，糯米饮调服，

或煮粥吃或水煎服，当下脓血而安。

焊肺丹　凡肺痈，必以此药间而服之，以护膈膜不致溃透心肺，最为切当，即矾蜡丸。

白矾生三两　黄蜡一两

上为末，溶蜡为丸，如梧子大，每服二十丸，蜜汤下。

薏苡散　治肺痿咳嗽，其症辟辟燥咳，胸中隐隐而痛，脉弱无力。

当归　白芍　黄芪　人参　五味子　麦门冬　黄芩　桑白皮　百部　薏苡仁

上锉，生姜煎服。

治咳嗽吐脓，乃肺伤也。

知母　贝母　白及　枯矾

上各等分，研为细末，每服三钱，生姜三片嚼服，三五服后即已。

寸数而实，肺痈已成；寸数虚涩，肺痿之形。肺痈色白，脉宜短涩。死者，浮大不白而赤。

天门冬膏　专治血虚肺燥，皮肤折裂及肺痿咳咯脓血等症。又滋阴降火，充旺元气，润燥之剂。

天门冬每料十斤或五斤，先用温水洗净，拣过，再用半温水浸一时，即去水，只待软透至骨，去心皮捣碎，每斤先入水五碗，同煮一半干，却倾出滤去渣，再捣，每斤水四碗，约水多少，同煮干一大半，再将渣以夏布滤过，碾出渣内汁后，此渣不用，却将前汁同和一处，文武火熬至滴水不散，如膏如糊样，去火，以磁罐收固，每日用白滚汤调服二三次。冬月用酒调亦可。如咳嗽，加蜜一斤，生姜自然汁一碗，同熬成膏。

心　漏

治心漏方　胸前有孔，常出血水谓之心漏。又治腰痛。

鹿茸去毛酥炙微黄　大附子炮去皮脐　盐花各等分

上为细末，煮枣肉为丸，每服三十丸，空心酒送下。有患腰痛服之立愈，而心漏亦止。

心　痛 即胃脘痛

胃脘痛，虽不食不妨，治而痛止，不宜即食，食即腹痛。若痛甚，手足青过节，名真心痛，旦发夕死，夕发旦死，非药可疗也。

经曰：痛则不通，通则不痛。夫胃脘，心、脾虚者，或因身受寒邪，口食冷物，内有郁热，素有顽痰死血，或因恼怒气滞，虫动作痛种种不同。若不分而治之，何能愈乎？予曰：是寒则温之，是热则清之，是痰则化之，是血则散之，是气则顺之，是虫则杀之，庶乎临证不眩惑也矣。一心腹痛，痛不得息，脉细小迟者生，坚大疾者死。

止痛捷法 主方　治心痛，即胃脘痛，多因气郁日久，蕴积成热而作痛也。

山栀仁炒黑，二钱五分　川芎一钱　苍术米泔浸炒，七分　陈皮五分　枳壳去穰麸炒，一钱　黄连炒，七分　干姜炒黑，五分　甘草三分

上锉一剂，生姜三片，水煎热服，服后戒饮食大半日。或加香附一钱亦可。

清郁散　治胃中有伏火，膈上有稠痰，胃口作痛，及恶心呕吐清水，吐酸烦闷。

苍术米泔浸炒　陈皮　半夏香油炒　茯苓　白术去芦土炒　黄连姜炒　香附炒　栀子姜炒，各一钱　川芎六分　干姜炒黑，五分　甘草四分

上锉一剂，生姜三片，水煎温服。一方加神曲炒八分，藿香八分，砂仁四分。

按上方，治胃脘郁热刺痛殊效。

加减小柴胡汤　治实热凑上，心腹刺痛，或发热不止。

柴胡二钱　黄芩一钱五分　半夏一钱五分　枳壳麸炒，二钱　赤芍二钱　山栀子去壳，半生半炒，四钱

上锉，生姜煎服。有块加莪术，有热加黄连。

黄连六一汤　治胃脘当心而痛，或呕吐

不已，渐成反胃，皆因多食煎炒，或烧饼、炒米、蒸面之类，以致热郁，故作痛也。

黄连六钱　甘草炙，一钱

上锉作一服，水一钟，煎七分，去渣温服。

连附六一汤　治胃脘痛甚，诸药不效者。

黄连六钱　大附子炮去皮脐，一钱

上锉作一服，生姜三片，枣一枚，水煎，稍热服。

治心气痛及胃脘诸痛。

肥栀子去壳，二十枚，姜汁炒　抚芎二钱　香附子童便炒，二钱

上锉，水煎三滚，入姜汁五匙于内，再煎一滚，去渣，入百草霜四匙，调和服之。

一胃气痛，心神慌乱。

黄连姜炒倍　栀子炒黑倍　茯苓　茯神二味减半

上锉，水煎温服，立止。

一人胃脘、心气作痛，内有积热，手不敢揉者。

酒饼炒　栀子炒黑　石膏煅

上各三钱，水煎，一服立止。

一胃脘痛，内有积热，脉洪大急数。

栀子略炒　大黄略煨　滑石生，各二钱　木香五分

上共为末，合一处搅匀，每服三钱，姜汤调服。或吐或泻，立止。

绛雪散　治诸心气痛，不可忍者。

枯白矾一两　朱砂一钱　金箔三片

上为末，每服一钱五分，轻者一钱，空心白汤调下。

秘方　治心胃痛如神。

枯矾一半　生矾一半

上为末，稀粥丸，如樱桃大，每服三丸，烧酒送下立止。

按上诸方，治胃脘痛，对症选用。

桃灵丹　治诸般心腹气痛，有死血者。

桃仁五钱　五灵脂五钱，火煨裂

上为末，醋糊为丸，如绿豆大，每服二十丸，酒下或醋汤下。

玄灵散　治急心疼，内有瘀血积块者，并肚腹刺痛。

五灵脂去砂石　玄胡索炒　莪术火煨　良姜炒　当归各等分

上为末，每服二钱，热醋汤调下。

治心气痛，用五灵脂一钱，枯矾二分，为末，温酒调下。

按上方，治血积气滞作痛者，宜之。

治心疼方　黄荆子炒焦为末，每服三钱，米饮调下。

治心疼方　蜂蜜一小盏，酒一碗同蜜煎滚，调枯矾末一钱，温服出汗。

治心疼方　五月五日午时，取独蒜五个捣如泥，入黄丹二两为丸，如鸡头子大，晒干，醋汤磨一丸，服之愈。

治心疼方　用黑砂糖半钟，热烧酒调服，立止。

按上单方，亦可选用。

桂附丸　治风邪冷气入乘心络或脏腑，暴感风寒，上乘于心，令人卒然心痛或引脊臂，甚则经久不瘥，以手紧按而痛略止，可服此药，神效。症属虚寒者宜之。

川乌头泡去皮脐，三两　大附子泡去皮脐，三两　干姜炮，二两　官桂二两　川椒去目微炒，二两　赤石脂二两

上为末，炼蜜为丸，如梧子大，每服三十丸，温水下，觉至痛处即止。若不止，加至五十丸，以止为度。若早朝服无所觉，至午后再进二十丸。若久心痛，每服三十丸至五十丸，只一料终身不发。

按上方，治虚寒冷痛宜之。

无价金丹　治清痰食积，酒积，茶积，内积在胃脘当心而痛，及痞满恶心，嘈杂嗳气，吞酸呕吐，脾疼专治。凡人患胃脘痛，经年举发，或一月发二三次，或半年发十余次，百药罔效，此药一料除根，永不再发，神效。

白术去油芦炒，三两　片枳实麸炒黄色　苍术米泔浸炒　猪苓　麦芽炒　神曲炒　半夏汤泡透切开姜炒，各一两　泽泻去毛　赤茯苓去皮

川芎　黄连陈壁土炒　白螺蛳壳煅，各七钱

砂仁　草豆蔻　黄芩壁土炒　青皮去穰　莱菔子炒　干生姜各五钱　陈皮去白　香附童便炒　瓜蒌仁　厚朴姜汁炒　槟榔各三钱　木香　甘草各二钱

上为细末，用青荷叶泡汤浸，晚粳米研粉作糊为丸，如梧子大，每服七十丸，多至一百丸，清米饮送下。吞酸加吴茱萸汤泡，寒月五钱，热月二钱五分；久病夹虚加人参、白扁豆、石莲肉各五钱；时常口吐清水，加炒滑石一两、牡蛎五钱。

按上方，治诸积作痛殊效。

神仙救苦丸方见通治　治心痛殊效。

有虫痛者，必面上白斑，唇红，又痛后便能食，时作时止者是也。上半月虫头向上易治，下半月虫头向下难治。先以猪汁及糖、蜜食下则虫头向上，然后用药打出。楝树根皮、槟榔、鹤虱，取汁饮，各浓煎汤下化虫丸最效。

治心胃作痛，得食则暂止，饥则甚者，此胃中有蛔也。或时常恶心呕吐清水等症。

陈皮　半夏　白茯苓　苦楝根皮倍用　使君子去壳　甘草

上锉，生姜煎服。

治虫咬心腹刺痛，用苦楝根一剂，水煎服。打下虫立愈。

化虫丸　治虫咬心痛，并腹中有块，按之不见，往来痛无休止。

鹤虱三钱　胡粉炒　白矾枯　苦楝根皮　槟榔各五钱

上为细末，面糊为丸，如梧子大，每服十五丸，米饮入真芝麻油点，打匀服之。其虫小者化为水，大者自下。

按上方，治诸虫痛殊效。

一儒者，心胃刺痛不可忍者，此胃口有冷痰，痛至于死。干姜、肉桂、苍术、半夏、生姜煎，热服立止。

一妇人每怒心腹作痛，久而不愈，此肝火伤脾气也。用炒山栀一两，生姜五片，煎服而痛止，更以二陈加炒山栀、桔梗，乃不

发。方见痰饮。

腹　痛

凡腹痛，有寒，有积热，有死血，有食积，有湿痰。经云：腹满按之不痛为虚，按之痛者为实。

若绵绵痛而无增减者，寒也。五积散主之。方见中寒。

时痛时止者，积热也。六一顺气汤主之。方见伤寒。

每痛有处不行移者，死血也。桃仁承气汤主之。

痛甚欲大便，利后痛减者，食积也。消食散主之。

痛如小便不利者，湿痰也。脉滑多是痰，或曰痰岂能痛？曰：痰因气滞而聚，阻凝道路，气不得宣通，故痛。宜开郁导气汤加半夏。

如饮食过伤复感冒，又兼气恼。行气香苏散主之。方见伤食。

如伤饮食，诸气痞闷，肚腹胀痛。利气丸主之。方见诸气。

凡腹中痛甚，饮凉水一盏，其痛稍可者，属热痛，当用凉药清之。清之不已，而或绕脐硬痛，大便结实，烦渴，用凉药下之。若饮水愈如作痛，属寒痛，用温药和之。和之不已，而或四肢厥冷，腹痛，呕吐，泻痢，急服热药救之。须详脉来有力无力。

腹痛，脉反浮大而长者死。尺脉弦则腹痛，腹痛宜微细小迟，忌坚大疾。脐下忽大痛，人中黑者多死。

开郁导气汤主方　治肚腹疼痛之总司也。

苍术制，一钱　陈皮五分　香附炒，一钱　川芎一钱　白芷一钱　茯苓一钱　干姜炒，五分　滑石一钱　山栀炒，一钱　神曲炒，一钱　甘草少许

上锉，水煎温服。有湿痰加半夏一钱。

按上方，治肚腹热郁疼痛。

神品芍药汤

白芍药三钱　肉桂一钱　甘草一钱

上锉一剂，水煎服。有寒加香苏散；有热加芩、连；大便闭加枳壳、大黄。

仓卒如神散 治气自腰腹间，攻心挛急痛不可忍，腹中冰冷，自汗如洗，手足厥冷。又治寒疝入腹，心腹卒痛，及小肠膀胱气痛，刺脾肾气攻，挛急痛不可忍，屈伸不能，腹中冷重如石，自汗出。

山栀子四十九个，连皮捣碎炒 大附子炮去皮脐，一个

上为末，每服二钱，酒一盏入盐少许煎，温服。

一诸腹痛连于胁膈，手足冷，脉来伏匿者。烧盐，温汤和服，探吐立已。

按上方，治肚腹冷痛者。

神保丸 治诸积气为痛，心膈痛，腹痛，血痛，肾气痛，胁下痛，大便不通，气噎，宿食不消。

木香二钱五分 胡椒二钱五分 全蝎全者，七枚 巴豆十枚，去皮心，研去油

上为末，入巴豆霜再研，汤浸蒸饼为丸，如麻子大，朱砂三钱为衣，每服三七粒。心膈痛，柿蒂、灯心汤下；腹痛，柿蒂、煨姜煎汤下；血积痛，炒姜、醋汤下；肺气盛者，白矾、蛤粉各一钱，黄丹一钱，同研为散，煎桑白皮、糯米饮调三钱下；气喘，桑白皮、糯米饮下；肾气痛、胁下痛，炒茴香酒下；大便不通，蜜调槟榔末一钱下；气噎，木香汤下；宿食不消，茶、酒、浆饮任下；酒曲热毒过度，痰饮致臂痛，柿蒂汤下。诸气，唯膀胱气，胁下痛最难治，独此药能去之。有人病项筋痛，诸医皆以为风治之，数月不瘥，乃流入背脊久之，又注右胁挛痛甚苦，乃制服之，一投而瘥，再发除根。

按上方，治诸积气痛者。

桃仁承气汤 治瘀血小腹急痛，大便不利，或谵语口干，漱水不咽，遍身黄色，小便自利，或血结胸中，手不敢近腹，或寒热昏迷，其人如狂。

桃仁五钱 大黄炒，一两 甘草二钱 肉桂一钱

上锉，生姜煎，五更服。

按上方，治瘀血作痛者。

秘方 治腹中干痛有时者，虫痛也。

雄黄 白矾 槟榔各等分

上为末，饭丸，黍米大，每服五分，食远下。干痛者，不吐不泄而但痛也。有时者，淡食而饥则病，厚味而饱则否也。浮票经曰：腹疾干痛有时当为虫，此之谓也。

按上方，治虫痛者。

消食散 治食积腹痛，其脉弦，其痛在上，以手重按愈痛甚，欲大便，利后其痛减者，是也。

苍术米泔炒，一钱 陈皮一钱 厚朴姜炒，八分 半夏八分 川芎五分 香附一钱 枳实麸炒，一钱 木香三分 神曲炒，一钱 山楂一钱 干姜炒，七分 甘草五分

上锉作一剂，生姜三片，水煎，通口温服。

按上方，治食积腹痛者。

神仙救苦丸 方见通治

利气丸 治气郁、食积腹痛。方见诸气。治肚腹痛如锥剜。胡云阁传。

白芍 黄连 甘草各三钱

上锉一剂，金华酒一钟，水一钟，煎服立瘥。

按上方，治肚痛如神。

四圣丹 段千户传 治心疼，肚腹疼阴症搅肠痧，神效。

五灵脂炒出烟 桃仁麸炒黄色，去皮尖 草乌水泡一日一换，浸七日，去皮尖，切作片，用新瓦晒干，各一两 青黛二钱入药，八钱为衣

上为细末，酒糊为丸，如梧子大。每服十五丸或十七丸、十九丸，艾叶七片炒出烟，黄酒一钟，入锅内去艾，温艾汤送下。

按上方，治瘀血积气肚腹痛者。

利气保安汤 治气痛已服利气丸，下后余热作痛或痛在小腹者。

柴胡 青皮 枳壳 香附 郁金 木通 赤芍 山栀炒黑

上锉，生姜煎服。

神效定痛散　治腹中恶气积，冷气攻痛，胸膈呕吐，心腹大痛，气块攻作疼痛，一切虚冷之症。

玄胡索　肉桂　砂仁　槟榔　三棱　广茂　茯苓　香附　蒲黄　五灵脂　茴香　良姜油炒，各三钱　干姜　丁香　青皮香油炒　檀香　木香　藿香　豆仁各二钱　沉香一钱八分　乳香　没药各三钱五分

上为末，每服二钱，温酒调服。

腰　痛

丹溪曰：肾受病则腰滞而痛。经曰：腰乃肾之府，转摇不能，肾将惫矣。此痛所感不一，有因风、寒、暑、湿伤于肾经，又有坠堕险地，闪动腰胁，气血凝滞，即感，皆令疼痛也。大法：感邪者，驱散之；凝滞者，顺气调血。此疾平复矣：又曰：腰痛者，此肾之府，肾虚宜补肾顺气。湿热宜燥湿行气，瘀血宜活血行气，痰宜快其气，使痰随气佐之以痰药。腰疼，其脉必弦而沉，弦为虚，沉为滞涩，是瘀血。缓者湿，滑是痰。

经云：能屈而不能伸者，病在筋，能伸而不能屈，病在骨，故知屈伸不便为筋骨之病也。冷痹者，阴邪实也。无力者，气血虚也。

凡腰背痛者，皆是肾气虚弱，为风湿所乘，流注腰膝，或挛拳掣痛不得屈伸，或缓弱冷痹，行步无力，八味丸加续断、萆薢。

独活寄生汤主方　夫腰背痛者，皆由肾气虚弱，卧冷湿地，当风得之。不时速治，喜流脚膝为偏枯。冷痹，缓弱疼痛或腰痛挛脚，重痹，宜急服此方。

川独活　桑寄生一方用川断　杜仲酒炒　牛膝去芦酒洗　秦艽　白茯苓　桂心　防风去芦　川芎　熟地黄　人参　当归　白芍　细辛　甘草

上锉，生姜煎，空心温服。

加味如神散　治男妇一切腰痛。

破故纸酒炒　小茴香盐炒　玄胡索　当归酒洗　牛膝去芦酒洗　杜仲去皮酒洗　黄柏酒炒　知母酒炒　肉桂少许

上锉，生姜煎服。气恼加木香；瘀血作痛加桃仁、红花。

五积散方见中寒　治因劳役挫闪而痛，加黑丑一钱，桃仁炒九枚，酒煎服神效。

按上方，治肾虚腰痛者。

治腰痛神方　黑丑半生半炒，为头末，水丸，如梧子大，硫黄末为衣，每服五十丸，空心盐汤下。

治腰痛，鱼鳔炒成珠，好酒一碗淬入内，温热通口连渣服。

治腰痛秘方李湛源传

羌活　独活　小茴　大茴　当归　杜仲去皮

上锉片，用好生酒浸，露一宿，去渣温服，其渣用酒煎服。

治腰痛神方屠尚书传

破故纸五钱　杜仲酒炒一两　巴戟泡，去心，五钱　葫芦巴五钱　当归五钱　桃仁四十九个

上锉，酒煎，入乳香、没药末，各三钱调，热服。

煨肾散

川杜仲酒炒去丝　小茴香酒炒　破故纸酒炒，各等分

上为细末，每用猪腰子一个，劈开掺药末一钱在内，用纸包水湿，慢火煨熟，空心食之，酒下最妙。

八味丸　治虚劳腰痛，小腹拘急者。

妇人腰痛瘀血，四物汤加独活、续断、桑寄生、小茴香、桃仁、红花，入酒煎，空心服效。

治虚损腰腿遍身疼痛。徐怀江传。

仙灵脾酒浸，五两　远志去心，二两　巴戟去心，六两　杜仲酒炒，五两　破故纸酒炒，五两　肉苁蓉酒洗，六两　青盐半斤　大茴香五两　小茴香炒，五两

上为末，每服二钱，用猪腰劈开，掺药末在内，纸包火煨熟，细嚼酒下。

按上诸方，治腰痛宜对症选用。

治腰痛百药不效，多是腰间停积恶血作痛。大黄五钱，更入生姜五钱，同切如小豆大，于锅内炒黄色，投水一碗煎，至五更顿服，天明取下腰间恶血物，用盘盛如鸡肝样，痛即止

按上方，治瘀血作腰痛者。

青娥丸 专滋肾水，壮阳益筋骨。治腰膝足痛，久服无不验，乌鬓发。

萆薢切片四两，一两盐水，一两童便，一两米泔，一两酒，各浸一宿，晒干 川黄柏去皮蜜炒，四两 知母蜜炒，三两 破故纸酒炒，四两 杜仲去皮姜汁炒，四两 核桃去壳取肉，净八两 怀牛膝去芦酒洗，四两

上为末，春夏用粥，秋冬用蜜，其粥用糯米一碗煮之，将核桃肉捣烂为膏和匀，石臼舂千余下为丸，如梧子大。每服五十丸至八十丸，空心盐汤或盐酒送下，以干物压之。

按上方，治肾虚腰痛者。

点眼 治腰痛不能转侧，点药后少顷，复旧神妙。

雄黄 黄丹各二钱 焰硝三钱

上研为末，令患人仰睡，次用银簪点眼大角头少许，缓缓二三次立效。又治搅肠心腹痛。

治男妇一切腰痛并锉闪腰痛，肾虚腰痛。

玄胡索炒 官桂 当归 小茴香盐酒炒 杜仲酒炒，各等分

上为末，每服三钱，空心酒调下。或锉，酒煎服亦可。

按上方，治锉闪作腰痛者。

治肾脏虚冷，腰脊痛如锥刺，不能动摇。鹿角屑二两，熬令微黄捣末，空服暖酒一杯，投鹿角末方寸匕服之，日三两服。

胁 痛

夫胁者，肝之候也。肝病则两胁下痛，其痛有四：一曰肝火盛，二曰有死血，三曰有痰流注，四曰肝气盛急。

一曰肝火盛，当伐肝，以龙荟丸主之，乃泻肝火之要药。胁痛甚，用姜汁、川芎、苍术、青皮、当归。

二曰有死血，宜破血，以桃仁、红花、川芎、香附。

三曰痰流注，二陈汤加南星、川芎、香附。

四曰肝气急，当以辛散之，用抚芎、苍术，或用小柴胡汤加减亦可。

左胁痛，柴胡为君，青皮、川芎佐使，疏肝散最效；右胁痛，芍药为君，枳壳、升麻佐使，或推气散亦可。

疏肝散主方 治左胁下痛者，肝积属血，或因怒气所伤，或跌闪所致或为痛。

当归一钱五分 川芎七分 白芍酒炒，七分 柴胡一钱五分 青皮一钱 黄连吴茱萸煎汁拌炒，二钱 桃仁研如泥，一钱 红花五分 枳壳麸炒，一钱

上锉一剂，水煎，食远温服。

按上方，治肝气盛，作胁痛在左者。

推气散 治肝邪入肺，右胁痛甚，胀满不食。

片姜黄 枳壳麸炒 桂心各五钱 甘草炙，三钱

上共为末，每服二钱，姜汤调下，水煎亦可。

按上方，治肝邪入肺，胁痛在右者。

当归龙荟丸 泻肝火盛之要药，因内有湿热，两胁痛甚，伐肝木之气。

当归 龙胆草 山栀仁 黄连 大黄酒浸火煨 芦荟 青黛各五钱 木香二钱五分 麝香五分，另研 柴胡五钱 青皮去穰，一两

上为细末，神曲打糊为丸，如梧子大，每服二十丸，姜汤下。

按上方，治肝火太盛，两胁作痛者。

大黄附子汤 治胁下偏痛，发热，其脉紧弦，此寒也。当以温药下之。

大黄一两 大附子一两重一枚 细辛一两

上锉，水煎温服。

抑青丸

黄连用吴茱萸汤润一宿，暴干为末作丸

一妇人口苦胁胀，此肝火之症也。用小柴胡汤加黄连、栀子，少愈，更以四君子加当归、白芍、柴胡，调脾胃而瘥。

治胁膈时常疼痛，得热则减，得寒则增者，死血也。用韭菜汁、清酒等分。和服效。

加味小柴胡汤　治伤寒胁痛。

柴胡　黄芩各二钱　人参　半夏各一钱五分　牡蛎粉　枳壳麸炒　甘草炙，各一钱

上锉一剂，姜枣煎服。

治妇人胸、背、胁走痛。

苍术米泔浸　川芎　白芷　赤芍　香附　黄柏　威灵仙　桂枝　甘草

上锉作剂，生姜煎服。

治诸痛熨法

用韭菜连根捣烂，醋拌炒，绢布熨痛处。

臂　痛

治臂痛冷，起手甚艰，或一手臂痛或两臂痛。用：

交加散　即五积散合人参败毒散加木瓜、牛膝、姜、枣，煎服即效。未效，服乌药顺气散加羌活、木瓜。

若臂痛而不能举，或痛无定处，此脾虚邪气相搏，中脘伏痰，故其脉沉细，如此宜用茯苓丸、控涎丹主之。

臂痛汤　治痰攻双臂痛，又治手臂痛，是上焦湿痰横行经络中作痛也。

苍术米泔浸，一钱五分　南星　半夏　白术去芦　黄芩酒炒　香附各一钱　白茯苓去皮　陈皮各五分　威灵仙三钱　甘草一分　加羌活一钱

上锉，生姜三片，水煎温服。

舒筋汤　治风寒所伤，肩背作痛及腰下作痛。又名五痹汤。

片姜黄一钱　甘草炒　羌活　白术　海桐皮　当归　赤芍各五分

上锉，水煎服。

茯苓丸　治脾气虚弱，痰邪相搏，停伏中脘，以致臂内筋脉挛急而痛。

茯苓二两　半夏用白矾、生姜、皂角煎汤浸五日，晒干，二两　枳壳去穰麸炒，五钱　风化朴硝一两

上为末，姜汁糊丸，如梧子大，每服二十丸，食后姜汤下。又治手臂抽牵，或战掉不能举物，服此立效。

控涎丹方见痰饮　凡人忽胸背、手足、头项、腰胯牵痛不定，或头痛昏倦，痰唾稠黏，喉中锯声，手脚重痹，此痰涎伏于胸膈也，宜服之。

治臂痛秘方

当归　川芎　白芷　南星　半夏　防风　羌活　黄芩　黄连　桔梗　苍术　桂枝　甘草

上锉，生姜三片，水煎，食后临卧温服。

肩背痛

夫肩背痛者，因风盛肺，手太阳经伤之，气郁甚不行也。病则头项肿，颈臑肘臂外后疼痛，汗出，小便数者，皆风热乘肺也。小便遗失者，皆肺金虚也。其脉洪大促，上掣者，肩背痛也。脉沉而滑者，膂病也。

治背心一点痛，用乌药顺气散合二陈汤、香苏散，加苍术、羌活。

肩背痛，汗出，小便数而少，风热乘肺，肺气郁甚也，宜泻风热则愈。

通气防风汤主之

防风　羌活　陈皮　人参　甘草各五分　藁本　青皮各二分　白豆蔻　黄柏各二分　升麻　柴胡　黄芪各一分

上锉一剂，水煎，食远温服。如面白气脱、气短者不可服。

肩背痛不可回顾者，此手太阳经气郁而不行，以风药散之。脊痛项强，腰似折，项似拔，此足太阳经不通行。

羌活胜湿汤主之

羌活　独活各一钱　藁本　防风　甘草炙　川芎各五分　蔓荆子三分

上锉，水煎温服。如身重，腰沉沉然，

经中有寒湿也，加酒洗汉防己五分，轻则附子五分，重者川乌五分。

提肩散 治风热乘肺，肩背强直作痛。

防风　羌活　藁本　川芎　白芍炒，各七分　黄连酒炒　黄芩酒炒，各五分　甘草四分

上锉，生姜三片，煎服。气虚加人参；汗多加黄芪蜜炒，各一钱；血虚加芎、归、地黄；湿加苍术、防己、薏苡仁各五分。

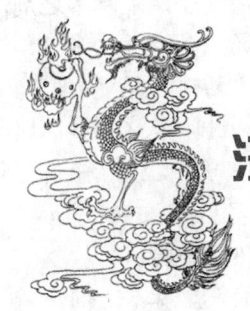

济世全方　离集　卷六

眩　晕

夫眩者言其黑，晕者言其转，无痰不能作眩，此痰在上，火在下，火炎上而动其痰。经云：诸风眩晕，皆属于肝木。风则有汗，寒则掣痛，暑则热闷，湿则重滞，此四气乘虚而眩晕也。又或七情郁而生痰，痰因火郁迫气上厥，此七情致虚而眩晕也。淫欲过度，肾家不能纳气归元，使诸气逆奔而上，此气虚而眩晕也。吐衄、崩漏，肝家不能收摄荣气，而使诸血失道妄行，此血虚眩晕也。左手脉数，热多；脉涩而有力为死血。右手脉实，有痰积；脉大是久病为气血俱虚，痰浊不降也。

半夏白术天麻汤　治眩晕眼黑，头旋恶心，烦闷，气短促上喘，无力懒言，心神颠倒，目不敢开，如在风云中，痰厥头痛，身重如山，四肢厥冷，不得安卧，此乃胃气虚损，停痰而致也。

陈皮　半夏姜炒　麦芽炒，各七分半　白术　神曲炒，各五分　黄芪蜜炒　人参　白茯苓　苍术　天麻　泽泻各三分半　干姜炒，二分　黄柏酒炒，一分半

上锉一剂，水煎，食前可一服而愈。

按上方，治气虚湿痰眩晕之剂。

清晕化痰汤　主方　治眩晕之总司也。

陈皮去白，一钱半　半夏一钱半　南星姜炒，六分　茯苓一钱半　枳实麸炒，一钱　黄芩酒炒，八分　川芎八分　白芷七分　羌活七分　防风六分　细辛六分　甘草三分

气虚加人参七分，白术一钱；血虚加当归，倍川芎；有热加黄连六分。

上锉散，生姜三片，水煎服。以此方作丸，为末，稀糊为丸，梧桐子大，每七十丸，姜汤送下。

祛风豁痰汤　治肥人日常头眩眼昏，卒时晕倒者，名曰痰晕。

天麻　半夏　南星　苍术　川芎　陈皮　茯苓　桔梗　枳壳　乌药　酒芩　羌活　竹沥　姜汁

按上方，治风痰眩晕之剂。

姜附汤　治一时为寒所中，口不能言，眩晕欲倒。

干姜一两　大附子生去皮脐，一枚

上为末，每锉三钱，水煎温服。

按上方，治虚寒眩晕之剂。

芎归汤　治一切失血过多，眩晕不苏。

川芎　当归

虚甚加大附子制，锉散，水煎服。

按上方，治血虚眩晕之剂。

清阳除眩汤　治气一虚，痰火炎上，以作眩晕。

人参六分　白术一钱　茯苓一钱　陈皮二钱　半夏姜制，一钱　天麻八分　旋覆花八分　槟榔八分　甘草四分　生姜三片　煎服。

按上方，治气虚眩晕之剂。

清火化痰汤　治有痰有火而作眩晕者。

法制半夏一钱　赤茯苓一钱　甘草炙，五分　黄芩酒洗，七分　黄柏酒炒，七分　知母七分　石膏一钱　白术一钱半　薄荷五分　川芎五分　黄连五分　橘红一钱

上锉一服，生姜三片，临卧服。

按上方，清火化痰，除眩晕之剂。

一妇人素头晕不时而作，月经足而少，此中气虚弱，不能上升而头晕，不能下化而经少，用补中益气汤而愈。后因劳仆地，月经如涌，此劳伤火动，用前汤加五味子一剂而愈。前症虽云气无所附，实因脾气亏损耳。

一，男妇气血虚弱而作眩晕者，十全大补汤加陈皮、半夏、天麻。

清晕豁痰丸 安节吴大巡方 清头目，止眩晕，扶元气，健脾胃，清火化痰。顽痰能化，结痰能开，风痰能祛，湿痰能除，清三焦火邪，治一切痰证。

嫩黄芪蜜水炒，一两 人参一两 白术去芦米泔浸炒，二两 白茯苓去皮，一两 陈皮去白，一两 半夏姜、矾、牙皂同煮半日，四两 胆星四两 枳实麸炒，一两 海石火煅，一两 天花粉二两 枯黄芩去朽清炒，二两 川黄柏去皮酒炒，一两 知母酒炒，二两 当归身酒洗，四两 天麻火煨，三两 防风去芦，二两 白附子煨，二两 甘草生，三钱 绵纹大黄酒拌蒸九次，要蒸如墨，用五两

上为细末，神曲二两，打稀糊为丸，如梧子大，每服七八十丸，茶水任下。

麻 木

夫麻木者，风、湿、热下陷入血分，阴中阳道不行，亦有痰在血分者，症自合，则浑身麻木。痒者，血不荣肌腠。手麻木，胸中有湿痰死血是也，治当活法，庶无误矣。一云：麻是气虚，木是湿痰死血。

加味八仙汤 主方 治手足麻木或疼痛。

当归酒浸一钱 川芎七分 白芍酒炒，八分 熟地黄酒蒸，一钱 人参六分 白术去芦炒，四分 白茯苓去皮，一钱 陈皮八分 半夏曲七分 桂枝三分 柴胡四分 羌活五分 防风五分 秦艽六分 牛膝去芦酒洗，六分 甘草炙，四分

锉作一剂，姜、枣煎，食远温服。

按上方，治气血两虚麻木之剂。

参芪益气汤 治两手十指麻木，四肢困倦，怠堕嗜卧，乃热伤元气也。

黄芪蜜炒，八钱 人参五钱 白芍酒炒，三钱 柴胡二钱半 升麻二钱 五味子一百四十个 炙甘草一钱 生甘草五钱

水煎，稍热空心服。

按上方，治气虚麻木之剂。

除湿补气汤 治两腿麻木，沉重无力，多汗，喜笑，口中涎下，身重如山，语声不出，右寸脉洪大。

黄芪蜜炒，三钱 当归二钱 苍术泔制，四钱 陈皮五钱 藁本二钱 柴胡一钱 升麻 黄柏酒炒，二钱 知母酒炒，二钱 五味一钱 生甘草二钱

上锉，每一两，水煎，空心服，待少时以早饭压之。

按上方，除湿补气，治麻木之剂。

开结舒经汤 治妇人七情六郁，气滞经络，手足麻痹。

紫苏 陈皮 香附 台乌 川芎 苍术 羌活 南星 半夏 当归各八分 桂枝四分 甘草四分

上锉，生姜煎，入竹沥、姜汁服。

按上方，顺气化痰，除麻木之剂。

治十指尽麻，并面目皆麻，此气虚也。以补中益气汤加木香、附子、麦门冬、羌活、防风、乌药立已。

按上方，治内伤麻木之剂。

治感风、寒、湿气，手膊或痛或木，或遍身麻木，用五积散主之。

按上方，治虚人感寒麻木之剂。

止麻消痰饮 治口舌麻木，涎及嘴角，头面亦麻，或呕吐痰涎，或头眩眼花，恶心，并遍身麻木。

黄连 半夏 瓜蒌仁 黄芩 茯苓 桔梗 枳壳 陈皮 天麻 细辛 南星 甘草

血虚加当归；气虚加参；亦有十指麻木，胃中湿痰死血，加二术，少加熟附子；行经中死血者，四物汤加桃仁、红花、韭汁。忌

生冷鱼腥、发风发热之物。

治面上木处，用桂枝为末，用牛皮胶和少水化开，调敷之，厚一二分。

治脚底硬木处，用牛皮胶熔化，入生姜汁调和，仍用南星末五钱和匀，用厚纸摊贴二三分，乘半热，裹贴脚底上，用温火烘之。

驱风豁痰汤 治手足顽麻及口眼㖞斜。

苍术一两半 陈皮三两 南星一两半 半夏二两半 白茯苓二两半 防风一两半 羌活六钱 天麻三两半 白僵蚕一两 大川乌六钱，面裹煨，去皮脐 粉草六钱

上锉，生姜三片，水煎，临服入姜汁三匙温服。

治妇人遍身麻痹，谓之不仁，皆因血气受风湿所致，用祛风散送下五补丸。

祛风散

生川芎 白术 白芷各三钱 甘草二钱

为末，调酒吞下五补丸。

五补丸

黄芪一两 人参五钱 大附子一钱 当归三钱 白芍五钱

为末，炼蜜为丸，梧子大，每三十丸，用祛风散送下。

不仁者，谓不柔和也，痛痒不知，针火不知是也。经曰：诸虚乘寒而郁冒不仁。盖其血气虚弱，不能周流于一身，于是正气为邪气所伏，故肢体顽麻不知痛痒。寒过，厥如死尸而郁且冒也，用桂麻各半汤不愈者，补中益气汤入姜汁。设或身汗如油，喘不休，喘而直视，水浆不入者，此为命绝也。

痉 病

原来痉病属膀胱，口噤如痫身反张，此是伤风感寒湿，故分两证见柔刚。无汗为刚须易识，有汗为柔见的端，二证皆宜续命饮，刚痉去桂用麻黄，柔痉去麻当用桂，只依此法最为良。

小续命汤

麻黄去节 人参 黄芩酒炒 白芍酒炒

川芎酒洗 防己 杏仁去皮尖 桂枝 甘草各一钱 防风 大附子炮去皮脐，各五分

如圣饮 治刚柔二痉，口噤身反张，手足挛搐，头面赤，项强急，与瘈疭同治法。

柴胡 黄芩 半夏 赤芍 川芎 白芷 当归 羌活 防风 乌药 甘草

有汗是柔痉，加白术、桂枝；无汗是刚痉，加麻黄、苍术；口噤咬牙，大便实，加大黄利之。

凡痉病，有出汗多变痉，有因去血过多，元气亏极，或外邪相搏，以致牙关紧急，四肢痉强，或阴火内动，或腰背反张，肢体搐搦。若有汗而不恶寒者，曰柔痉；若无汗而恶寒者，曰刚痉。由去血过多，筋无所养，故伤寒汗下过多，溃疡脓血，大泄，多患之，乃败症也。急以十全大补汤治之，如不应，急加附子，多有攻苏者。

狂言辨

狂言者，大口开与人语，语所未常见之事，即狂言也。

谵语辨

谵语者，合目自言，言说日用常行常见之事，即谵语也。

郑声辨

郑声者，声战无力，不相接续，造次出于喉中也。

癫 疾

癫脉搏大滑者生，沉小紧急不治；癫脉虚可治，实则死。

夫癫者，喜笑不常而颠倒错乱之谓也。故心热甚则多喜而为癫也。癫为心血不足，多为求望高远，不遂其志者有之，治以安神养血，兼降痰火。又曰：癫者，精神不守，言语错乱，妄见妄言，登高骂詈是也。

防风通圣散 治一切大风癫狂之疾。依本方加生地、桃仁、牡丹皮。

清心化痰汤主方 治一切癫疾。

牛胆南星 大半夏泡 陈皮 茯苓 黄

连姜炒　当归酒炒　生地黄　川芎　人参　酸
枣仁炒　石菖蒲各　钱　甘草二分

生姜五片，水煎服。

白金丸　治癫狂失心。

白矾三两　郁金七两

为末，水糊丸，梧子大，每五六十丸，
温汤下。

抱胆丸　治一切癫痫风狂，或因惊恐怖
畏所致及妇人产后血虚，惊气入心，并妇女
经脉通行，惊邪蕴结并效。

水银二钱　铅一钱半　朱砂一钱，研　乳
香一钱，研

上将铅入铫子内，与水银结成砂子，次
下朱、乳，乘热用柳木棍研匀，丸如芡实大，
每一丸，空心井花水吞下。病者得睡，切莫
惊动，觉来即安，再一丸除根。

黄白丹　治五癫、五痫风症。用黄丹、
白矾各一两，用砖凿一窝可容二两许，安丹
在下，矾在上，用木炭五斤，煅令炭尽，取
为末，以不经水猪心血为丸，如绿豆大，每
二三十丸，橘皮汤下。

一妇人患癫疾，歌唱无时，逾垣上屋，
乃营血迷于心包所致。逍遥散加桃仁、远志、
红花、苏木、生地。有热者，加小柴胡汤，
加生地黄、辰砂。

琥珀定志丸　专补心生血，定魄安魂，
扶肝壮胆，管辖所魂，惊战虚弱，气乏之疾，
并皆治之。

南星半斤。先将地作坑，用炭十八斤在
坑内烧红，去灰净，用好酒十余斤倾在坑内，
即入南星在内，上用如坑口大瓦盆盖覆，周
围以炭火拥定，勿令泄气，次日取出为末。

琥珀一两，皂角水洗去油　朱砂二两，公猪
心割开入内，用线缚住，悬胎煮酒二碗　干人乳二
两，用姜汁制过　人参三两　白茯苓去皮，三两
石菖蒲猪胆汁炒，二两　远志水泡去心，猪胆
煮过晒干，再用姜汁制　白茯神去皮木，三两

上为末，炼蜜为丸，如梧子大，每夜卧
时盐汤送下。

晒干人乳法　用人乳汁数碗，入瓦盘中

莫搅动，四围晒干刮一处，干则再刮，乳干
以姜汁拌晒用。

狂　疾

狂，脉实大生，沉小死。

夫狂者，狂乱而无正定也。故肝热甚则
多怒而为狂也。狂为痰火实盛，治内下之。
及狂之始发，少卧少饥，自贤者贵，妄笑妄
空，心高而歌，弃衣而走也。此皆实症，宜
泻而不宜补，宜大黄汤治之。清心滚痰丸下
之亦可。

大黄汤　治癫狂热病。

大黄四两，酒浸一宿

水三升煎之，分三服。

清心滚痰丸　治癫痫惊狂，一切怪症
神效。

大黄酒蒸，四两　黄芩四两　青礞石硝煅，
五钱　沉香二钱半　牙皂五钱　犀角五钱　麝
香五分　朱砂五钱

上为末，水丸，朱砂为衣，每三四十丸，
滚水下。

苦参丸　治发狂无时，披头大叫，欲杀
人，不避水火。

苦参为末，蜜丸，梧子大，每服三十丸，
薄荷汤送下。

治狂言鬼语，用蛤蟆一个，烧存性为末，
酒调服。

治气心风，即是痰迷心窍，发狂乱作，
用花蕊石煅，酒淬一次，为末，每一钱，黄
酒送服。

治心恙狂惑，用无灰酒二碗，真麻油四
两，共和匀，杨枝二十条，逐一条搅二十下，
换遍杨枝，直候油酒相加如膏，煎至七分。
狂者，强灌之，令熟睡，或吐或不吐，觉来
即省。

雄朱丸　治因惊忧失心或思过多，气结
不散，积成痰涎，留空心包，窒塞心窍，以
致狂言妄语，叫呼奔走，不避亲疏。

朱砂结块者，二钱半，研　雄黄二钱半，明

净者　白附子一钱

上和匀，以猪心血和丸，如梧子大，另用朱砂为衣，每服三丸，用人参、菖蒲煎汤下。常服一粒，能安魂定魄，补心益肾。

五　痫

痫病一月数发者易治，周年一发者难治。夫痫者，发则仆地，闷乱无知，嚼舌吐沫，背反张，目上视，手足搐搦，或作六畜声者是也。亦因金衰木旺生风，外由惊邪入内以致之。经曰：风盛则动，正谓此也。治法，当先以瓜蒂散吐之，顽涎既尽，以通圣散下之，再服朱砂安神丸、清心镇坠之剂而复调理之。又滚痰丸下之亦可。

瓜蒂散　治癫狂不止，得之惊忧极者。

甜瓜蒂不拘多少，为末，每服一钱，井水和一盏，投之即大吐。如吐不止，煎葱白汤咽三五口，立解。吐后熟睡，勿令惊起，即效。

治人病痫，神志不宁，时发狂躁，多言好怒，面容不泽。

生地黄姜焙，五钱　橘红　贝母　茯苓　黄连　甘草少许　远志甘草水泡，去心　石菖蒲　酸枣仁炒　枳实　瓜蒌仁　天花粉

生姜煎服。

牛黄化痰丸　祛风清水，豁痰理气，开心定志，安神镇惊，一切癫痫、怔忡之疾。

牛黄五分　朱砂六钱，为衣　雄黄一钱　天竺黄一钱　胆星一两　青礞石一两，火硝一两，入倾银罐内，大火煅如黄金色　乌犀角一钱二分半　沉香一钱二分半　石菖蒲去毛，一两　僵蚕姜汁炒，七钱　蝉退去足，五钱　天麻姜汁炒，五钱　黄芩二两，炒　大黄酒浸九蒸九晒，二两　猪心血二个

上为细末，竹沥打稀糊，入猪心血同和为丸，如绿豆大，每六十丸，空心临卧薄荷汤下。忌惊恐怒气。

治惊痫，白矾一两，半生半枯，荆芥穗二两，为末，面糊丸，黍米大，朱砂为衣，

每服二十丸，姜汤送下。

宁神丹　祛风化痰，宁心定志，清热降火，补养气血。不时潮作者可服。久服此药者，拔去病根，永不再发。

人参五钱　白术去芦炒，五钱　白茯神去皮木，五钱　当归身酒洗，一两　川芎三钱　怀生地黄一两　南星泡，一两　半夏泡，一两　陈皮二钱　远志甘草水泡去心，五钱　麦门冬去心，五钱　黄连姜汁炒，五钱　黄芩酒炒，三钱　石膏煅，一两　荆芥五钱　独活五钱　天麻七钱　白附子三钱　犀角五钱　辰砂五钱，另研　珍珠三钱　牛黄三钱　僵蚕五钱　甘草三钱　酸枣仁炒，五钱　金箔三十片

上为细末，酒打稀糊为丸，如梧子大，每服五十丸，空心白汤下。

追风祛痰丸　治诸风痫暗风。

防风　天麻　僵蚕炒，去丝　白附子煨，各一两　全蝎去毒炒　木香各半两　猪牙皂角炒，一两　白矾枯半两　半夏汤炮七次研为末，秤六两分作二份，一份用皂角洗浆作曲，一份用生姜汁作曲　南星三两，锉一半白矾水浸，一半皂角水浸一宿　朱砂七钱半，另研为衣

上为细末，姜汁糊为丸，如梧子大，每七八十丸，食远临卧淡姜汤下。薄荷汤亦可。虚弱加人参、白术、茯苓、当归、川芎、桔梗、枳实各一两，久服奏效。

治远年近日风痫，心恙风狂，中风涎潮，牙关紧闭不开，破伤风搐者。

皂角不蛀，肥者一斤半，去皮弦切碎，以酸浆水一碗浸，春秋三四日，夏一二日，冬七日，滤去渣，将汁入银石器慢火熬，以槐、柳枝搅成膏，取出，厚纸上阴干收贮，用时取手掌大一片，以温浆化在盏内，用竹筒灌入病人鼻孔内，良久，涎出为验。欲涎止，服温盐汤一二口便止。忌鱼、生冷、湿面之物。

千金保命丹　治诸风瘫痪，不能言语，怔忡健忘，恍惚去来，头目眩晕，胸中烦郁，痰涎壅塞，精神昏愦，心气不足，神志不宁，惊恐忧惨，虚烦少睡或发癫狂，小儿惊痫风

搐，大人暗风，羊痫风，痫发叫如雷。

朱砂二钱　珍珠一钱　胆星三钱　甘草
麻黄去根节　白附子炮　雄黄　薄荷各一钱五
分　防风　琥珀　金箔　牛黄各一钱　僵蚕炒
犀角镑　麦门冬去心　枳壳　桔梗　地骨
皮　神曲炒　茯神去木　人参　白术　远志甘
草水泡去心　柴胡各三钱　天麻二钱　胆矾一钱
七分　冰片少许　黄芩七钱　麝香少许　紫河
车七钱　天竺黄一钱　荆芥七钱　蝉退一钱七
分　川芎　牙皂各一钱

上为细末，炼蜜为丸，如弹子大，每服
一丸，薄荷汤研化，服不拘时候。忌猪、羊
肉，核桃，动风之物。此药丸用蜡包尤好，
藏久。

健　忘

夫健忘者，徒然而忘过也。症由忧思过
度，损其心胞，以神宫不职，意念不清，遇
事多忘。然过思伤脾亦能令人健忘，盖脾主
意与思，心亦主思，思忧过度，使人健忘，
法当理心脾则神凝意定，其症自除。丹溪曰：
健忘者，有始无终，言谈不知首尾，此系为
病之名，非比生成。愚顽不知世事，大抵由
精神短少，亦有痰者。

归脾汤 主方　治思虑伤脾，不能摄血，
致血妄行，或吐或下，或健忘怔忡，惊悸不
寐，发热盗汗，或心脾伤痛，嗜卧少食，大
便不调，或血虚发热，或肢体重痛，妇人月
经不调，赤白带下，或晡热内热，或瘰疬流
注不能消散溃敛，或思虑伤脾而作疟疾。加
柴胡、栀子名加味归脾汤。神不宁而健忘，
倍加酸枣、茯神、当归，加柏子仁。

黄芪蜜水炒　人参　白术去油芦炒　白茯
苓　当归酒洗　龙眼肉　远志甘草水泡，去心
酸枣仁炒，各二钱二分　木香一钱　甘草炙
五分

上锉，姜枣煎服。

加减补心汤 治诸虚健忘等症。

人参三钱　白术去芦，三钱　白茯苓去皮，

五钱　陈皮五钱　当归酒洗，五钱　白芍酒炒，
五钱　生地黄酒洗，五钱　远志甘草水洗，去心，
五钱　石菖蒲三钱　麦门冬去心，五钱　酸枣
仁炒，五钱　黄柏酒炒，五钱　知母酒炒，五钱
甘草三钱

水煎温服。

天王补心丹 宁心保神，益血固精，壮
力强志，令人不忘，清三焦化痰涎，祛烦热
疗咽干，除惊悸定怔忡，育养心神，大补元
气。读书劳神，勤政劳心，常宜服之。

生地黄酒洗，四两　天门冬去心　麦门冬
去心　当归酒洗　柏子仁　酸枣仁炒　五味子
各一两　远志甘草水泡，去心　人参　白茯神去
皮木　玄参　丹参　桔梗各五钱

一方加黄连二两，酒炒。大中丞松石刘
公加石菖蒲、百部、杜仲、甘草。一方加枸
杞子、石菖蒲。

上为细末，炼蜜为丸，如梧子大，朱砂
为衣，每服二三十丸，临卧灯草、竹叶煎汤
送下，灯心、枣汤亦可。若饮食少思，大便
不实，恐不宜也。

安神定志丸 清心肺，补脾肾，消痰清
火。台阁勤政，劳心灯窗，读书刻苦，最宜
服之，屡用奇效。四川王御史传。

人参一两半　白术去芦油微炒　白茯苓去
皮　白茯神去皮木　远志甘草水泡，去心　石菖
蒲去毛，忌铁　酸枣仁炒　麦门冬去心，各一两
牛黄一钱，另研　辰砂二钱半，水飞为衣

上为末，圆眼肉四两，熬膏和，炼蜜三
四两为丸，如梧子大，辰砂为衣，每服三丸，
清米汤下，不拘时，日三服。

聪明状元丸 治不善记而多忘者。此药
开心通窍，定智凝神。

石菖蒲五寸，九节者佳　白茯神去皮木
远志肉甘草水泡，去心　麦门冬去心　当归身
酒洗，各一两　巴戟天泡，去骨，五钱　人参三
钱　败龟甲酥炙　龙骨入鸡腹中煮一宿，各一两

上为细末，用白茯苓去皮二两，黏米二
两，共打粉，用石菖蒲三钱，打碎煎汤，去
渣，煮糊为丸，每日食后午时、临卧各服三

四十丸，白汤下。久久服之，能目记千言。

紫河车 治癫狂，健忘，怔忡，失志及恍惚，惊怖入心，神不守舍，多言不定。此药大能安心养血，补益虚损。

八仙散 服三十日精神倍，六十日气力强，志意足。少壮素禀虚弱，或劳伤早衰多忘服之。

天门冬　怀生地黄　中桂　白茯苓去皮，各一两　石菖蒲　五味子　远志甘草水泡去心　石韦各三两

上为细末，每服一钱，或汤或酒任调。食后服，胜如天王补心丹。

怔忡　惊悸

夫怔忡者，心胸躁动谓之怔忡，此心血不足也。多因富贵戚戚，贫贱不遂所愿而成。惊悸者，即动悸也。动之为病惕然，而惊悸之为病心下怯怯，如人所捕，皆心虚胆怯之所致也。又曰：惊者，恐怖之谓；悸者，怔忡之谓。怔忡、健忘、惊悸，三症名异而病同。

清火安神汤主方 治惊悸，怔忡，心神慌乱。

当归一钱二分　川芎七分　白芍酒炒，八分　生地黄一钱　片芩八分　黄连八分　栀子仁七分　酸枣仁炒，一钱　远志甘草水泡，去心，七分　麦门冬去心，一钱　甘草二分

上锉一剂，生姜煎服。

朱砂安神丸 治血虚心烦，懊憹，惊悸，怔忡，胸中气乱。

朱砂五钱，水飞为衣　川黄连酒洗，六钱　当归身二钱半　怀生地黄一钱半　甘草炙，二钱半

上除朱砂外，四味共为细末，汤浸蒸饼为丸，如黍米大，以朱砂为衣。每服二三十丸，津液咽下。食后、临卧、温水晾少许下亦可。此近而奇偶制之缓也。

宁神定志丸

当归酒洗，一两　川芎七钱　白芍酒炒，一两　怀生地黄酒洗，一两半　白茯神去皮木，一两　酸枣仁炒，五钱　远志甘草水泡去心，七钱　麦门冬去心，一两　黄连姜炒，五钱　陈皮去白，一两　贝母一两　甘草三钱　朱砂一两，为衣

上为末，炼蜜为丸，如绿豆大，每服五七十丸，食远枣汤下。

加味宁志丸 元气虚惫，精神恍惚，心思昏愦气不足，健忘怔忡。

人参　白茯苓去皮　远志甘草水泡，去心　石菖蒲米泔浸　酸枣仁炒　黄连去毛　当归酒洗　生地黄酒洗，各八钱　柏子仁一两　木香四钱，不见火　朱砂研水飞，一两，半入药半为衣

上为末，炼蜜为丸，绿豆大，半饥时，麦门冬去心，煎汤下五六十丸。

参归腰子 治心气怔忡而自汗者，不过一二服即愈。

人参五钱　当归身五钱　猪腰子一枚

上先以腰子，用水三碗煮至一碗半，将腰细切，入二味药同煎，药渣焙干为细末，山药糊为丸，梧子大，每三五十丸，米汤送下。

妙香散 治心气不足，志意不定，惊悸恐怖，悲忧惨戚，虚烦少睡，喜怒不常，夜多盗汗，饮食无味，头目眩晕，常服补益气血，安神镇心。

麝香一钱　木香二钱半　山药姜制　茯神　茯苓　黄芪蜜炒　远志甘草水泡，去心，各一两　人参　桔梗去芦　甘草各五钱　朱砂三钱

上为末，每三钱，酒调下。

上方治消渴，小便涩数而沥，兼有油浊，用灯心、茯苓煎汤下。

又治饮酒行事，酒热瘀心经，致成黄疸，茵陈煎汤调下，日三服。

又治心虚，遗精白浊。

又治虚劳，心气不平，小便腻浊。

惊悸，健忘，怔忡，失志不寐，心风，皆是胆涎沃心，以致心气不足。若用凉剂太过则心火愈微，痰涎愈盛而病益深，宜理

痰气。

一妇人惊悸，怔忡，无寐，自汗盗汗，饮食不甘，怠惰嗜卧，用归脾汤而愈。方见健忘。

定志丸 治心气不足，恍惚怔忡，惊悸健忘。

远志甘草水泡，去心 石菖蒲各二两 人参一两 白茯神去皮木，三两

上为末，炼蜜为丸，如梧子大，朱砂为衣，每服二十丸，米汤下。

不 寐

久视伤血，久卧伤气，久立伤骨，久行伤筋，久坐伤肉。大抵人之形气时静时动，其机运而不滞。久于动静，未免有伤也。睡不厌踧，觉不厌舒。踧者，屈膝卷腹，以左右肋侧卧，修养家所谓狮子眠是也。如此则气海深沟，丹田常暖，肾水易生，益人弘多。舒体而卧则气直而寡蓄，神散而不潜，故卧唯觉时可舒体耳。凡睡常习闭口而睡为佳，口开即失真气，且邪从口入。凡睡而张口者，牙齿无不早落，可以验之。

安神复睡汤 主方

当归身酒洗 川芎 白芍酒炒 怀生地黄酒洗 益智仁 酸枣仁炒 山药 圆眼肉 远志甘草水泡，去心 麦门冬去心 甘草

上锉，灯心水煎温服。

养心汤 勤政劳心，痰多少睡，心神不足。

人参 麦门冬去心 黄连姜炒 白茯苓去皮 白茯神去皮木 当归酒洗 白芍酒炒 远志甘草水泡，去心 柏子仁 酸枣仁炒 陈皮 甘草

上锉，莲肉四个去心，水煎温服。

人参汤 治胆虚常多畏恐，不能独卧，如人捕状，头目不清。

人参 枳壳去穰 五味子 桂心 甘菊花 白茯神 枸杞子各三分 山茱萸去核，三分 柏子仁 熟地黄各一钱

上为细末，每服二钱，温酒调服。

酸枣仁汤 治多睡及不睡。

酸枣仁和皮微炒 人参 白茯苓去皮，各等分

上锉，水煎服。如不要睡即热服，如要睡即冷服。

治心下怔忡，眠倒即大声打鼾，睡即醒不寐。用羚羊角、乌犀角各用水磨浓汁，入所用汤药内服之。盖打鼾睡者，心肺之火也。

暮卧咒

暮卧以手抚心上，咒曰：天灵至荣愿得长生，五龙君侯愿得安宁。男一七遍，女二七遍，长生不病。

妇人科

脉诀 女子尺中须要盛，浮细沉迟是虚证，忽然诊得寸口盈，六部无邪身有孕。

女人尺脉常盛而右手脉大，皆其常也。若肾脉微涩，或浮或滑而断绝不匀，或肝脉沉而急，皆经闭不调之候也。

调 经

论曰：经者，常候也。谓候其一身之阴阳，愆伏知其安危，故每月一至，太过不及皆为不调。阳太过则先期而至，阴不及则后时而来，其有乍多乍少，断绝不行，崩漏不止，皆有阴阳衰盛所致。盖先期而至者，血热也。有因脾经血燥，加味逍遥散；有因脾经郁火，归脾汤；有因肝经怒火，加味小柴胡汤；有因血分有热，加味四物汤；有因劳役动，补中益气汤。后期而至者，血虚也。有因脾经血虚，人参养荣汤；有因肝经血少，六味地黄丸；有因气虚血弱，八珍汤。盖血生于脾土，故云脾统血。凡血病，当用甘苦之剂，以助阳气而生阴血也。

大抵经病趱前为热，退后为虚；血滞宜

行，血枯宜补；常时与经前作痛为血积，经后作痛为血虚；晡时发热为血虚有积，经行发热为血虚有热；此大法也。

经行不调或紫或黑论　丹溪曰：经水者，阴血也。阴必从阳，故其色红，禀火色也。血为气之配，气热则热，气升则升，气降则降，气凝则凝，气滞则滞，气清则清，气浊则浊。上应于月，其行有常，名之月经，为气之配，因气而行。成块者，气之凝也；将行而痛者，气之滞也；来后作痛者，气血俱虚也；色淡者，亦虚也，而有水混之也；错经妄行者，气之乱也；紫者，气之热也；黑者，热甚也。今人但见其紫者，黑者，作痛者，成块者，率指为风冷乘之而行温热之剂，祸不旋踵矣。良由《病原论》月水之病，皆曰风冷乘之，宜相习而成俗也。或曰黑者，北方水之色也，紫者，黑之渐也，非冷而何？予曰，经云亢则害，承乃制。热甚者，必兼水化，所以热则紫，甚则黑也。况妇人性执而鄙，嗜欲加倍，脏腑厥阳之火无日不起，非热而何？若曰风冷，必须外得，设或有之，吾恐一百而一二也。

妇人气血不足，用八珍汤；中气不足，用补中益气汤；脾气不足，用六君子汤；脾气郁结，用归脾汤；手足发热，用六味丸；凡脏虚寒，手足逆冷，用八味丸。

四物汤主方　治血虚，或因失血或因克伐，或因疮毒溃后，以致晡热内热，烦躁不安。若脾虚不能生血者，宜四君加当归、白术炒，以补脾土，其血自生。若血虚发热，误服寒凉克伐之剂，以致发热作渴，目红面赤，脉洪大而虚，此血脱烦躁，急用当归补血汤。方见补益。

当归酒洗　川芎　白芍酒炒　怀生地黄酒拌碗盛，入砂锅内蒸黑，忌铁器。诸症用熟地黄俱用此法制

上锉，水煎服。看病加减于后。

经水将来作痛者，血实气滞也。或心腹连腰作痛，用生地黄，加黄连、香附、桃仁、红花、玄胡、牡丹、莪术、青皮。

经水过期不来作痛者，血虚有寒。加桃仁、红花、香附、肉桂、苏木、木通、甘草。

经水先期来者，血虚有热。用生地，加黄芩、香附、黄连、阿胶、艾叶、黄柏、知母、甘草。

经水过期而来，紫黑成块者，气郁血滞也。用生地，加桃仁、红花、牡丹、青皮、香附、玄胡、甘草。

经水去多久不止，发肿满者，是脾经血虚也。加白术、茯苓、砂仁、大腹皮、木香、陈皮、厚朴、苏子、猪苓、木通、香附、玄胡、牛膝、甘草。

经水月久不行，发肿者，是瘀血渗入脾经也。去地黄，加桃仁、红花、牡丹、干姜、肉桂、厚朴、枳壳、木香、香附、牛膝、玄胡。

经水先期而至，血紫有块，腰腹痛，手足冷痹，口干头眩。用生地，加条芩、荆芥、香附、小茴香、玄胡、续断、杜仲、地榆、甘草。

错经妄行于口鼻者，是火载血上，气之乱也。用生地，加黄芩、栀子、牡丹、犀角、阿胶、茯苓、麦冬、陈皮。凡经血逆行，或血腥或吐血、衄血，用汁服自清。

经水行后作痛者，气血虚也。加四君子汤，二方合剂服之，加炒干姜妙。

经水过期而来，色淡者，痰多也。加陈皮、半夏、茯苓、甘草，生姜煎服。

经水适来适断，或有往来寒热。先宜服小柴胡汤，后以此汤和之。

肥白人经水过期者，是痰多。用二陈汤加南星、苍术、滑石及川芎、当归、香附。

经水过多，久不止者，成血崩。用生地，加白术、条芩、阿胶、茯苓、山栀、地榆、荆芥、香附、甘草。久不止，加茅根、磨墨同服；骨蒸劳热，加地骨皮、知母、柴胡、黄芩；妊娠胎动不安，下血不止，加艾叶、阿胶、条芩；血脏虚冷，崩中去血过多，加阿胶、艾叶；血崩，加生地、蒲黄、黄芩，一方阿胶、艾叶、条芩；风虚眩晕，加秦艽、

羌活；发热心烦不得眠，加黄连、栀子；虚寒脉微，自汗气短，自利，加干姜；中湿身重无力，身凉微汗，加白术、茯苓；筋骨肢节疼及头疼憎寒，加羌活、防风、藁本、细辛；脐中虚冷，腹疼，腰脊间痛，加玄胡、川楝子；经水过多，加黄芩、白术；经水涩少，加葵花、红花；赤白带下，加香附、白芷；血痢，加阿胶、黄连；产后血痢腹痛，加槐花、黄连、粟壳；血热相搏，舌干口渴，加天花粉、麦冬；大渴引饮，加知母、石膏；脏腑秘涩，加大黄、桃仁；虚烦不眠，加竹叶、人参、酸枣仁；目暴赤作翳疼，加羌活、防风、防己、酒浸龙胆草；因热生风，加川芎二钱半，柴胡五钱；虚热口干，加麦门冬、黄芩；产后恶露不通，加桃仁、苏木、牛膝。加味四物汤即四物汤加柴胡、牡丹皮、栀子。

按上方，治诸病属血虚者，宜之。

加味逍遥散 治肝脾血虚有热，遍身瘙痒，或口燥咽干，发热盗汗，食少嗜卧，小便涩滞等症。又治瘰疬，流注虚热等疮。

当归酒洗 白芍酒炒 白茯苓去皮 白术炒 甘草炙，各一钱 柴胡 牡丹皮 山栀炒，各五分

按上方，治诸病发热，属肝脾血虚者，宜之。

三分散 治妇人室女月事不调，寒热往来，痰嗽虚损，状若劳症，迁延岁月，不能孕育。匀经，消痰，去热，和表里，养阴阳，倍饮食。小柴胡汤合四物汤，加白术、白茯苓、姜、枣，煎服。

按上方，治心脾虚，肝火盛，而寒热痰嗽者，宜之。

妇人横痃，一名便痈，一名便毒，俗名痞子。或肝经湿热下注，或郁怒伤损肝脾。其外症，或两拗小腹肿痛，或玉门㿃肿作痛，或寒热往来，憎寒壮热；其内症，或小便涩滞，或腹内急痛，或小腹痞闷，或上攻两胁，或晡热重坠。若两拗小腹肿痛，肝经湿热壅滞也，用龙胆泻肝汤。玉门肿胀，肝火血虚也，用加味逍遥散及龙胆泻肝汤加木香。若

概投散血攻毒之剂，则误甚矣。

龙胆泻肝汤 治肝经湿热，两拗肿痛，或腹中疼痛，或小便涩滞等症。

龙胆草酒拌炒 泽泻各一钱 车前子炒 木通 生地黄酒拌 当归酒拌 山栀炒 黄芩炒 甘草各五分

上锉，水煎服。兼治玉茎生疮，或便毒悬痈，囊脱肿痛溃烂，睾丸悬挂。

按上方，治肝经湿热，两拗肿痛，宜之。

小柴胡汤 治肝胆经症，寒热往来，晡热，潮热，身热，默默不食，或怒火口苦耳聋，咳嗽发热，胁下作痛，甚者转侧不便，两胁痞闷，或泻痢咳嗽，或吐酸食苦水，皆用此药主之。

柴胡二钱 黄芩一钱半 人参 半夏各七分 甘草炙，五分

上姜、枣水煎服。依本方加山栀炒、龙胆草炒、当归、芍药，名九味柴胡汤。治肝经湿热下注，便毒肿痛，或小腹胁肋结核，凡肝胆经部分一切疮疡，或风热结核瘰疬。

加味小柴胡汤 治肝胆经风热，耳前后肿痛，或结核焮痛，或寒热，晡热，或经候不调等症。即小柴胡汤加山栀、牡丹皮。

又加味小柴胡汤 治妇女经行感冒发热，热入血室，寒热如疟，昼则安静，夜则发热，妄语，或素血虚大劳，大怒火动，热入血室亦能致此。即前小柴胡汤加生地黄。一室女寒热，肝脉弦长而出寸口，用小柴胡汤加生地、乌梅治之而愈，既嫁而诸症悉痊。

按上方，治肝胆经诸病寒热，潮热晡热，口苦耳聋，胁痛痰嗽，宜照各病选用。

加味调经汤 治经水不及期，有热，经行色紫黑或淋沥妄行，夏月尤宜服之。

当归身酒洗上 川芎中 白芍中 生地黄上 黄连上 黄芩上 栀子上 香附上 青皮中

上用荆芥穗七个，水煎空心服。忌油腻、葱、蒜。

按上方，治经水不及期而来，属血虚有热者，宜之。

加味八珍汤 治经水过期者，用此方即能调正。

当归一钱半 川芎七分 白芍酒炒，一钱 熟地黄一钱半 人参一钱 白术去芦，一钱 白茯苓去皮，一钱 香附八分 陈皮八分 甘草五分

上锉，水煎服。腹痛加艾叶、小茴、玄胡各四分。或为末，炼蜜为丸亦可。

按上方，治经水过期，属气血两虚者，宜之。

加减益气汤 治妇人多怒，经行旬余方止，淋沥无期，肌体倦瘦，口干内热，盗汗如洗，日晡热甚，皆由肝脾亏损，无以生发元气。

黄芪 人参 当归 白术 茯神去皮木 远志甘草水泡，去心 麦门冬 五味子 牡丹皮 龙眼肉 柴胡 升麻 酸枣仁 炙甘草

锉作剂，枣二枚，水煎服。

按上方，治怒伤元气，淋沥无期，肝脾亏损宜之。

济阴至宝丹 常服顺气养血，健脾调经脉，益子宫，止腹痛，除白带，久服生子殊效。

南香附米四两，一两醋，一两酒，一两米泔，一两童便，各浸三日焙干 益母草二两 当归身酒洗，二两 川芎一两 白芍盐、酒炒，一两半 石枣酒蒸去核，二两 陈皮去白，一两 白茯苓去皮，一两半 熟地黄自制用生姜汁炒，二两 半夏汤泡切片，姜汁浸，香油炒，一两 白术去油芦土水，二两 阿胶蛤粉炒，二两 山药二两 艾叶醋浸炒，一两 条芩酒炒，一两 麦门冬去心，一两 牡丹皮一两 川续断酒浸，一两 吴茱萸汤泡炒，五钱 小茴香盐酒炒，五钱 玄胡索四钱 没药五钱 木香五钱 甘草炙，三钱 人参一两

上为细末，酒糊为丸，如梧子大，每服百丸，空心米汤下。

按上方，治妇人诸病可服。

百补保真丸 治妇女阴虚血弱，脾亏食少。

当归酒洗，四两 川芎四两 白芍酒炒，四两 熟地黄酒蒸，四两 麦门冬去心，一两二钱 天门冬去心，一两二钱 知母盐水炒，二两 白术去芦炒，四两 陈皮去白，二两 白茯苓去皮，二两 香附童便炒，四两

上忌铁器，为细末，酒糊为丸，如梧子大，每服百丸，空心淡盐汤下。

抑气养荣丸 治女人服之有孕，且无小产之患。

当归酒浸，二两 川芎一两半 白芍煨，一两半 熟地黄酒蒸，二两 陈皮一两 白术二两 茯苓一两 黄芩炒，一两 贝母一两 麦门冬去心，一两 阿胶炒，七钱 香附炒，一两半 甘草炙，五钱 黑豆大者，炒去皮，四十九个

上为细末，炼蜜为丸，如梧子大，每服百丸，空心盐汤、温酒任下。忌食诸血。

加减五积散 治妇人经脉来沿身疼痛，手足麻痹，或生寒热，头疼目眩，此乃触经感冒。依本方去干姜，加羌活、独活、牛膝、姜、葱，煎服。咳嗽加杏仁、五味；泄泻去积壳，加白术、肉豆蔻；治妇人筋骨、肢节痛及遍身、头痛，两手脉弦，憎寒如疟，每以散风止痛之剂罔效，以四物汤加羌活、防风、秦艽、官桂立已。治妇人腹中常常作痛，上下不定，经年死血也。

青皮去穰 陈皮 三棱煨 莪术煨 香附炒 乌药 干姜各等分

上用醋煮，焙干为末，每服二钱，空心陈皮汤调下。

流经散 治妇人脚疼，腰痛，皆因气血凝滞。多因经行之际，水湿所触，住而不行，流入脚经，故此疾甚，不能转侧，日夜呻吟不止，或有发热。

当归三钱 川芎三钱 京芍四钱 地黄二钱 黑丑三钱，炒 威灵仙三钱 乌药半钱 肉桂三钱 牡丹皮二钱 黑豆半钱

半水半酒煎服。

治妇人每经行，脐腹痛甚，以桃仁桂枝汤一剂而瘥。方见后经闭。

治妇人性躁，患手足搐搦。

当归　川芎　赤芍　生地黄　防风　羌活　柴胡　黄芩　牡丹　栀子　甘草

水煎服。

散瘀消滞汤　一治妇人因气恼起，患遍身前后、胸腹胁皆作痛，手足肢节筋骨肿痛，流注左右上下，痛不可忍，口干，胸满，腹胀闷痛，月经忽至。用此消瘀血，散滞气，一服而瘥。

当归　川芎　赤芍　生地黄　青皮　木香　槟榔　桃仁　红花　大黄

上各等分，锉一剂，水煎温服。

一妇人脐腹疼痛，不省人事，只一服立止。人不知者，云是心气痛，误矣。

白芍药酒炒　五灵脂　木通去皮，各等分

上锉六钱，酒水各半钟，煎七分，去渣温服。

治妇人胸、背、胁走痛。

苍术　川芎　白芷　赤芍　香附　黄柏　威灵仙　桂枝　甘草

上锉一剂，生姜三片，水煎温服。

按上诸方，治诸病，宜对症选用。

调经大补汤　治妇人血海虚冷，经脉不调，或时心腹疼痛，或下白带如鱼脑髓或似米泔，不分信期，每月淋沥不止，肌肉消瘦，面色萎黄，四肢无力，头目昏眩。此乃气血大虚，宜服此方。

黄芪四分　人参三分　白术去芦，四分　当归六分　川芎五分　白芍酒炒，六分　熟地黄五分　陈皮四分　砂仁三分　香附六分　阿胶炒，三分　白茯苓四分　沉香另研，三分　小茴香三分　玄胡索四分　吴茱萸三分　黄芩酒炒，四分　粉草二分

上作一剂，水煎温服。

八味丸　治妇人阴冷，下元虚怠，心火上炎，渴欲饮水，或肾水不能摄养，多吐痰唾。

按上方，治女人虚损百病宜之。

归脾汤　**神中益气汤**　**八珍汤**　**六味丸**　**八味丸**　**四君子汤**　**六君子汤**　**人参养荣**

汤以上俱见补益　**二陈汤**见痰饮

经　闭

丹溪曰：经候有枯闭不通者，有不及期与过期者，有妄行者，有色紫黑及淡者，有成块者，有作痛者。夫经不通，或因堕胎及多产伤血，或因久患潮热消血，或因久发盗汗耗血，或因脾胃不和，饮食少进而不生血，或因痢疾失血，治宜生血补血，除热调胃之剂，随症用之。或因七情伤心，心气停结，故血闭而不行，宜调心气，通心经，使血生而经自行矣。

神效通经散　治经闭如神。

当归　川芎　白芍　生地黄　黄芩　大黄　官桂　厚朴去皮　枳壳去穰　枳实　红花　苏木　乌梅

每锉一剂，姜枣煎服。

按上方，治经闭不通，一服立应。

一醉千金散　治妇女经闭如神。用托盘稞一大帖，好酒二碗，煎至一碗，空心热服。汗出至足，立通。

神应丹　治经脉不行，五心烦热，口燥咽干，额心怔，潮热，胸膈不利，咳嗽稠痰。

大黄半两，醋二碗煮干，晒干　血竭　桃仁　红花各五钱

为末和匀，酒糊为丸，如梧子大，辰砂为衣，每服七十丸，空心酒下。

治妇人室女经脉不通，服之如神。

大黄烧存性　生地黄三钱

为末，作一服，空心好酒调下。

治妇人经闭不通，咳嗽，发热面红，虚劳盗汗，痰喘，用滋补药不效，危困者。

大黄酒拌九蒸九晒，四两　没药五钱　血竭五钱

上为末，滴水为丸，每服五七十丸，用四物汤加红花煎汤送下。先服逍遥散加黄芪、陈皮、川芎、麦芽。

治妇人经血闭并干血气。

斑猫二十一个，糯米炒　大黄五钱　桃仁四

十九个，炒

上为末，酒糊丸，梧子大，每五七丸，甚者十五丸，空心酒下。如血枯经闭，四物汤送下。

治室女经脉不通。

金头蜈蚣五个　红花三钱　滑石三两　黑牵牛三钱　甘草一两

上为末，每服二钱，黄酒调服，日三次。忌生冷。

通经丸　治妇人、室女月信不通，兼治胎衣不下。

大黄酒浸，干一斤，为末，以醋一碗，慢火熬成膏，丸如弹子大，每服一丸，空心热酒化下。又治产后内热，恶露作痛，俗名儿枕痛者及大便不利闭结者，并煎四物汤化一丸服。如发寒热如疟，内热者，煎小柴胡汤化服，并不损人，大能活血荡秽，润燥清神，开胃消食，兼男女长幼大小血疾，除伤寒大病表未解者，一切服之如神。

神效通经丸　治妇女经闭不通，腹内有癥瘕血块，或痛或胀。

归尾　桃仁去皮尖　大黄煨　牡丹皮　干漆炒尽烟　肉桂　三棱　莪术　川牛膝各一两　麝香八分

上为细末，皂角五钱，芫花二钱半，煎水煮糊为丸，如梧子大，每五十丸，空心米汤下。

按上诸方，皆治经闭不通属壮盛者，宜之。若属虚弱者，宜后诸方，看因何所致而用何方以治之。经云：损其肺者，益其气；损其心者，调其荣卫；损其脾者，调其饮食适其寒温；损其肝者，缓其中；损其肾者，益其精。皆常审而治之。

若因脾胃虚弱，不能生血而月经不通者，六君子汤加当归。

若因脾胃郁火，内耗其血而月经不通者，归脾汤。

若因肝脾郁怒，气血伤而月经不通者，加味归脾汤。

若因肝脾虚热，血伤而月经不通者，加味逍遥散。

若因肝肾亏损，阴虚发热，月经不调，或崩漏带下，或吐衄便血，小便淋沥，或晡热内热，寒热往来，或盗汗自汗，不时倏热，宜六味丸。若兼脾气不足，饮食少思者，佐以六君子汤。

若因脾经虚热，肝经怒火，宜四君子佐以加味逍遥散。

若因脾经气虚血弱兼晡热内热，宜八珍汤加柴胡、丹皮。若因元气下陷而致诸症，宜补中益气汤。

养血通经汤　治经闭不通，发热咳嗽。

当归酒洗　川芎　白芍酒炒　生地黄酒洗香附童便炒，各一两　牡丹皮三钱　柴胡六钱　生黄芩六钱　黄柏炒，六钱　知母童便炒，八钱　牛膝去芦酒洗，八钱　桃仁　红花二味量加

上锉十剂，水煎，空心一服，食远一服。不思饮食加白术、陈皮；有块加三棱、莪术。

养血调经丸　治妇女经闭或二三年不通者，脐下一块如碗大，或吐血、下血等症，与后消积通经丸，早晚相间服之。

当归酒洗，二两　川芎一两　白芍酒炒，二两　熟地自制，四两　石枣酒蒸去核　茯苓去皮，一两半　山药二两　牡丹皮一两半　泽泻一两半　栀子仁炒，一两半　益母草二两　生地黄酒炒，二两　香附醋炒，二两　陈皮一两半

上为细末，炼蜜为丸，梧子大，每服三钱，空心淡盐汤送下。

消积通经丸

南香附醋炒，七两　艾叶醋炒，二两　当归酒洗，二两　川芎一两　赤芍一两　生地一两　桃仁去皮，一两　红花酒洗，一两　三棱醋炒，一两　莪术醋炒，一两　干膝炒，一两

上为细末，醋糊为丸，如梧子大，每八十丸，临卧淡醋汤下。

桃仁桂枝汤　治经脉顿然不行，腹中作痛，或上攻心胁欲死，或因经脉不行，渐成积块，脐下如覆杯。

桂枝　白芍　生地黄各二钱　桃仁去皮尖，七枚　甘草一钱

上锉，姜水煎服。

按上方，宜随症选用。

四物汤　小柴胡汤　加味逍遥散俱见调经　**六君子汤　归脾汤　加味归脾汤六味丸　补中益气汤　八珍汤**以上俱见补益

虚　劳

夫人之生，以气血为本；人之病，未有不先伤其气血者。若室女童男积想在心，思虑过度，多致劳损，男子则神色消散，女子则月水先闭。盖忧愁思虑则伤心而血逆竭，神色先散，月水先闭，且心病则不能养脾，故不嗜食。脾虚则金亏，故发嗽。肾水绝则木气不荣而四肢干枯，故多怒而发焦，筋骨痿弱。若五脏传遍则死，自能改易心志，用药扶持庶可保生，切不可用青蒿、虻虫活血行血，复损真元，宜补养气血，调理脾胃，久则血生而虚劳之症愈矣。

茯苓补心汤　治妇女经水不调，吐血咳嗽，发热口干，喘急，胸膈痞闷，呕吐痰水。

四物汤方见调经　**参苏饮**方见咳嗽　合成一剂，姜枣煎服。

按上方，养血调气，治痰嗽喘热宜之。

逍遥散　治血虚劳倦，五心烦热，肢体疼痛，头目昏重，心忪颊赤，口燥咽干，发热盗汗，减食嗜卧及血热相搏，月水不调，脐腹胀痛，寒热如疟，室女血弱，阴虚荣卫不和，咳嗽潮热，肌体羸瘦，渐成骨蒸。一方，治虚劳，加陈皮、知母、贝母、地骨皮、香附童便炒，各八分，殊效。

当归酒洗，一钱　白芍酒炒，八分　白术去芦炒，一钱　白茯苓八分　柴胡三分　薄荷三分　甘草炙，三分

上锉作剂，煨生姜三片，水煎温服。五心烦热加麦门冬、地骨皮；经闭加桃仁、红花；腹痛加玄胡索。

按上方，治血虚脾弱，肝火咳嗽潮热者，宜之。

六味丸　治肝、脾、肾精血燥热，血虚

发热，内热晡热，盗汗作渴，体倦筋骨疼痛，筋脉拘挛，血虚发燥，虚热生痰，咳嗽喘急等症。

按上方，治阴虚火动，痰嗽喘热，盗汗，诸病宜之。

双补宁嗽汤杜凤圆方　治妇人血虚脾弱，痰嗽喘热。

当归酒洗　白芍酒炒　白术去芦炒　白茯苓去皮，各两钱　陈皮　前胡　桑白皮各一钱　知母　贝母各二钱半　栀子二钱　苏子一钱半，炒研　杏仁十四个　桔梗七分　甘草五分

上锉，生姜三片，水煎温服。

人参五味汤　治诸虚百损，气血劳伤，涎喘咳脓，或嗽咯血，寒热往来，盗汗，羸瘦困乏，一切虚损。

黄芪蜜水炒　人参　白术去芦炒　白茯苓去皮　陈皮　当归　熟地黄　五味子　柴胡　前胡　地骨皮　桑白皮　桔梗　枳壳　甘草

上锉，生姜煎服。烦渴加乌梅、青蒿；咳脓加知母、阿胶。

清火化痰宁嗽汤

天门冬去心，三分　麦门冬去心，三分　熟地黄五分　黄柏酒炒，五分　知母酒炒，五分　陈皮五分　半夏姜炒，五分　白茯苓去皮，五分　贝母三分　紫菀酒洗　款冬花　黄芩酒炒　桔梗各三分　甘草二分

上锉一剂，生姜三片，水煎服。

劫劳散　治劳嗽发热，盗汗体瘦，唾中有红，或成肺痿。

黄芪炒　人参　白茯苓　半夏姜制　当归　白芍酒炒　熟地黄自制　阿胶炒　五味子　甘草炒

上锉剂，姜枣煎服。

按上方，治虚劳痰嗽喘热，半攻半补之剂，宜对症选用。

十全大补汤　治胃气虚弱，吐血劫血，便血不止，以致外症恶寒发热，自汗盗汗，食少体倦，或寒热作渴，头疼眩晕而似中风，或气血俱虚，胸腹胁痛或骨节作痛，经候不

调，或寒热往来，发热晡热，或五心发热，咽干舌燥，或痰嗽喘促，胸膈虚痞，或呕吐泄泻，手足冷热等症。即四君子汤合四物汤，加黄芪、肉桂。

按上方，治虚劳大补之剂。

一妇人虚劳，热如火之燎，发渴自汗，咳嗽等症，以黄芪一两、当归二钱，水煎服，热退即止。

一妇人为哭母吐血咳嗽，发热盗汗，经水不行，此悲伤肺，思伤脾。朝服补中益气汤加桔梗、贝母、知母，夕用归脾汤送下六味丸而愈。

柔脾汤　治虚热吐血、衄血、汗出，用诸止血药而血愈盛者，立止。

甘草炒　白芍炒　黄芪各半两　熟地黄自制一两五钱

上每服一两，水酒煎服。

河车丸　治一切劳瘵虚损，骨蒸等疾。

紫河车一具，初生男胎者尤良，洗净杵烂。本草云：肉治瘵病，胞衣主劳损，面黔皮黑，诸疾憔悴　白茯苓去皮，五钱　人参一两　干山药二两

上为细末，面糊和人、河车加二末，丸梧子大，每服三五十丸，空心米饮下。咳甚，五味子汤下。

六味丸　补中益气汤　归脾汤　四君子汤　四物汤以上俱见补益

崩　漏

崩漏，皆由伤损冲任二脉，血气俱虚，不能约制其经血，故忽然暴下。然崩漏之症亦有阴阳，若妇人年五十之后，经止数年矣，忽经又行兼腹痛或身热口渴者曰崩，阴症也；若妇人年三十、四十后，经行三十日，涌暴不止者曰漏，属阳症也。若崩漏初，不问虚实，先用四物汤加荆芥穗灯上烧，防风、升麻煎服。如不止，加炒蒲黄、白术、升麻，并诸止血药止之。

治血崩验方

怀生地黄用砂仁、陈皮煎水拌蒸，六分　牡丹皮六分　石枣五分　山药五分　条芩酒炒，八分　蒲黄炒，六分　阿胶炒，八分　香附醋炒，六分　白芍酒炒，八分　白术六分　黄连姜炒，八分　陈皮五分　甘草一分

上锉一剂，姜枣煎服。

陈白野经验血崩方

益母草一钱　沙参八分　川芎一钱　白芍一钱　熟地黄八分　香附醋炒，一钱　阿胶蛤粉炒，一钱　蒲黄炒，八分　陈皮二钱二分　白术一钱半　甘草五分

上锉一剂，水煎空心服。

奇效血崩方

当归　川芎　白芍　怀熟地　阿胶炒　艾叶醋炒　蒲黄炒　怀生地　山栀炒　地榆　白术　黄连　黄芩　甘草各等分　锉剂，水煎空心服。

和经汤　凡妇人四十五六，经水断绝，五十二三复来，或淋沥或成片条，漏下不止。此乃阴阳相返，气血妄行，调理最难，先服此药三剂，继进调经大补汤。方见调经。

当归　川芎　白芍　熟地黄　白术　白茯神　白芷　香附　条芩　酸枣仁炒阿胶炒　蒲黄炒

上锉，生姜煎服。

按上方，治血崩漏下，任意选用。

固经丸　治妇人经水行过多不止。

樗根皮七钱半　白芍炒，一两　黄芩炒，一两　龟板炙，一两　黄柏炒，三钱　香附童便浸，二钱半

上为末，酒糊为丸，每五十丸，空心温服，白汤下。

白凤膏　治血崩神方。

白毛乌肉雄鸡一只，吊死，水泡去毛、肠杂，将金樱子之根洗净切片，装入肚内，用酒煮令熟，去渣，将鸡酒食之，立效。

神龙丸贾兰降方　治血崩如神，及经水过多不止，尤妙。

黑驴粪烧灰存性，为末，面糊为丸，每服五七十丸，空心黄酒送下。

刘嵩皇屡试治血崩神方，何首乌切一两，甘草些须，黄酒一碗，煎八分，入刺刺芽汁一盏，同服立止。

天灵散 治血崩不止如神。

天灵盖烧存性，为末，每服二钱，空心温酒调服，立止。

治血崩，猪精肉煮熟四两，百草霜二两筛过，蘸肉吃。

治血崩。

陈槐花一两 百草霜五钱

上为末，每服三四钱，温酒调。若昏愦不省人事，烧红秤锤淬酒下。

治血崩，棕烧灰一撮，好酒调服。

又方 韭菜根捣汁一小钟，黄酒一大钟，和服。

凡血崩，乃经脉错乱，不循故道，潮溢妄行，一二日不止，便有积瘀之血凝成窠臼，更以药涩住，转见增剧，宜先以五积散加防风、荆芥，再少加醋煎，投一二服，次进独行散，以霹雳酒下。二三服即止，如不止，再以诸止血药治之。

独行散 治血崩，五灵脂炒尽烟，为末，每服一钱，温酒调下，又一方，半生半炒。

按上诸方，宜对症选用。

治妇人五十以上经脉暴行。《内经》曰：火主速，不可以冷，病治之，如下峻药即死。只可用黄连解毒汤以清其上，加棕灰、莲壳灰以渗其下，然后用四物汤凉血和经可也。

一妇人血崩而心痛甚，名曰杀血心痛，由心脾血虚也。若小产，去血过多而心痛甚者亦然，用乌贼鱼骨炒为末，醋汤调下收敛之。若瘀血不散，用失笑散行散之；若心血虚弱，用芎归汤补养之；若郁结伤血，用归脾汤调补之。

一妇人血崩，兼心痛三年矣，诸药不应，每痛甚，虚症悉俱，面色萎黄。余曰：心主血。盖由去血过多，心无所养，以致作痛，宜用十全大补汤，参、术倍之，三十余剂稍愈，百余剂全安。

益胃升阳汤 治妇人经候凝结，黑血成块，左厢有血瘕，水泄不止，食有时不化，后血块暴下，并水泄俱作，是前后二阴有形血脱，竭于下。既久，经候犹不调，水泄日三四行，食罢烦心，饮食减少，人形瘦弱。血脱益气，古圣人之法也，先补胃气，以助生发之气。故曰：阳生阴长。诸药为之先务也，甘能生血，阳生阴长之理。人身以谷气为宝，故先以理胃气为要。

黄芪蜜炙，一钱半 人参一钱二分 甘草炙，一钱 陈皮一钱 白术去芦炒，二钱 当归一钱 柴胡五分 升麻五分 神曲炒，一钱 生黄芩二分

上切作一服，水煎服。腹中痛加白芍三分，中桂少许；如渴或口干加葛根。

按上方，治血崩日久，真气下陷，宜升提之剂止之。

失笑散方见产后 **四物汤 归脾汤 十全大补汤**俱见补益 **黄连解毒汤**见伤寒 **五积散**见中寒

带 下

带下脉宜迟滑，忌浮虚。

妇人带下赤属血，白属气。湿热为病，燥湿为先。漏与带俱是胃中痰积流下，渗入膀胱，法当升之。甚者，用吐以提其气。须断厚味。亦有属虚寒者，临症审察之。

升阳除湿汤 治妇人诸虚百损，经水不调，赤白带下。

当归酒洗 川芎 白芍酒炒 怀生地黄酒蒸黑，姜汁炒 白术去油芦炒 白茯苓去皮 苍术泔浸炒 陈皮 半夏姜汁炒 香附米酒炒 砂仁 干姜炒 黄柏酒炒 知母酒炒 柴胡酒炒 升麻酒炒 甘草炙

上生姜、枣水煎，空心服。

按上方，治赤白带下，属血虚脾弱，湿痰渗下，升提之剂。

治妇人赤白带下，以五积散加乳香、没药各二钱半，入米糖一斤，酒煎。

五积散 治赤白带下，加香附、吴萸、

小茴香。一方，加米糖一块，煎服，减麻黄。

按上方，治白带属虚寒者，宜之。

治妇人赤白带下，属壮盛而有寒热者，黄连解毒汤，倍黄连，降心火，益肾水。加四物汤在内尤效。

按上方，治赤白带下属热者，宜之。

治妇人久患白带，瘦削无力，倦怠欲睡，腰酸腿痛，饮食无味，面黄，日晡烦热，小水淋沥，十全大补汤去桂，加车前子、地骨皮、鹿角胶，大获全效。

按上方，治下元亏损，赤白带下久不止，宜之。

加味益气汤 治妇人赤白带下。

依本方加黄柏酒炒，知母、香附、半夏、川草薢、川楝子肉、姜，煎服。后服归附地黄丸收功。方见后。

治妇人白带如神方。异人传。

豆腐一块如碗大，剜空中一窝，入硫黄一两半在中，仍将豆腐盖合入瓦罐内，下用秆盛豆腐药在罐中，上加秆盖上，入水熬一日，干则频频添水，煮至豆腐黑为度，取出为末，又白芍煨，为末，二末等分，用水糊为丸，如梧子大，每服五分，烧酒送下。

秘方 治妇人白带。

用白鸡冠花为末，每三钱，空心酒调下立已。如赤带，用赤鸡冠花。

二白丸 治白带如神。

石灰一两　白茯苓去皮，二两

为末，水丸，每三十丸，空心白水下。

治妇人白带方

金樱子三两　糯米半合，炒　白扁豆花二两，炒　黄荆子二两　连子去心，二两　白面二两，炒

上为末，每服五七钱，入蜜三匙，沸汤调下，半月即愈。

治赤白带下，槐皮一大块，中穿七眼，先用面圈围肚脐，阁上槐皮，艾灸，肚内热响，去艾即效。

治妇人赤白带下，黄荆子炒，为末，每服二钱，空心温酒调下。

治赤白带下，经年不好者，用蛇床子末一两，枯矾二钱，炼蜜为丸，如弹子大，用丝绵包裹放入阴户内，不过二三丸，神效。兼安胎暖子宫。

按上单方，宜对症选用。

治妇人赤白带下。

甘松　川椒　潮脑

上等分，为末，炼蜜为丸，樱桃大，送入阴户内，立效。

治妇人带下，肠有败脓，淋露不已，腥秽殊甚，遂至脐腹更增冷痛，此盖为败脓所致。卒无已期，须以败脓乃愈。

白芷一两　单叶红蜀葵根二两　白芍药枯白矾各半两，另研

上为末，同以蜡丸，梧子大，空心及饭前米饮下十丸或十五丸。候脓尽，仍服十全大补汤补之。

玉仙散 治赤白带下，简而易效而捷。

干姜炒，一两　白芍酒炒，一两　香附炒，一两　甘草五钱，生用

上为末，每服三钱，空心温酒送下。

归附地黄丸 治白带，先服前加味益气汤数剂，后服此丸。

当归三两　川芎一两　白芍酒炒，二两　熟地黄酒蒸，一两　香附子童便浸炒，一两　知母酒炒，一两　黄柏童便浸三日晒干，一两半　陈皮一两半　苍术米泔炒，一两半　五味子一两半　牡蛎煅，五钱　椿根白皮炒，一两半，无花不实者为椿，有花而荚为樗

上为末，酒糊丸，如梧子大，每五十丸，空心淡盐汤下，后干物压之。忌葱白、萝卜、胡椒、煎煿发热之物。一方，有白葵花；一方，无五味，有山茱萸；人虚，加人参、白术。

香砂益气丸 治白带如神。

香附米八两，酒、醋、盐汤、童便各浸二两，浸三日炒　苍术米泔水浸炒，二两　椿根白皮蜜水炒，二两　砂仁炒，二两　牡蛎煅，二两

上为末，小黄米煮饭为丸，梧子大，每服五七十丸，空心酒下。

四仙散　治妇人白带下。

苍术一两，酒浸去皮炒干　白芷五钱　川芎五钱　大附子面裹煨，五钱

上为末，每服五分，空心好酒调下。

按上方，治赤白带下属寒湿者，宜之。

补中益气汤　**十全大补汤**　**四物汤**俱见补益　**黄连解毒汤**见伤寒　**五积散**见中寒

求　嗣

人之夫妇，犹天地也。天地之道，阴阳和而万物育。夫妇之道，阴阳和而后男女生，是以有夫妇而后有父子，而后有兄弟也。然不有夫妇同，无以为嗣续之本，有夫妇而不先和其阴阳，亦何以收其嗣续之功哉？是故欲求嗣者，先须调其妇之经，经调则气和，气和则百病不生而始可成，经既调须按其候。诀云，三十时中两日半云云。

盖女人月经方绝，金水才生，此时子宫正开，乃受精结胎之候，妙合而疑之时，过此佳期则子宫闭而不受胎矣。然男女之分，亦皆有说，月候方住一日、三日、五日交会者，成男；双日者，成女。若阴血先至，阳精后冲，纵气来乘，血开裹精，阴外阳内则成坎卦而为男；若阳精先入，阴血后来，两旁横气来助，精开裹血，阴内阳外则象离卦而为女。故脉诀云：夫乘妻兮纵气露，妻乘夫兮横气助，子乘母兮逆气参，母乘子兮顺气护。胎妇遭面南而行，忽从后呼之，左回首者为男，右回首者为女，或于厕所呼之亦同。又胎妇其夫左乳有核者生男，右乳有核者生女。

启扁汤　治妇人百病，调经种子之仙方也。

黄芩八钱　白术去芦麸炒，一两　白茯苓去皮，一两　国老四钱　川归酒洗，一两二钱　脑芎一两　怀生地酒洗，一两　白芍酒炒，八钱　砂仁微炒，七钱　莎草根七钱　橘红六钱　川牛膝去芦酒洗，八钱　牡丹皮七钱　半夏汤泡，七钱

上十四味均作十剂，水二钟，姜三片，煎八分，空心服。渣，水一钟半，煎七分，临卧时服。经未行前服五剂，行后服五剂，服此药尽，即服后丸药。如无他病，只照本方。如有他病，宜照后加减服之。经调脉和，即当妊孕。

加减之法于后：

妇人子宫久冷不孕，加干姜、肉桂各五钱。何以知其冷？丈夫会合之际当自觉之也。如冷甚，灸丹田七壮极效，在脐下三寸。

妇人子宫太热则伤胎，加黄柏、知母、柴胡六钱。何以知其热？亦丈夫自当觉之也。

白带、白淫、白浊时下。俗云，下寒非寒也，乃是妇人素虚，浊气下陷故也。有痰者亦然，当加白芷一两，升麻五钱，或倍半夏。如不能服药，灸中极七壮极效，在脐下四寸。气不流通者，加木香三钱。

平素虚劳自汗或恶寒，加黄芪、肉桂；咳嗽，加阿胶、贝母各四钱；劳热血枯，加柴胡、鳖甲。劳甚腰背痛者，灸膏肓二穴各七壮。在背脊四柱下，近五柱两旁各开三寸。明堂云：主无所不疗，今反有子甚效。

饮食减少，倍白术、陈皮，加厚朴姜汁炒，神曲炒各五钱；肥白人痰盛，迷塞子宫，加南星、三棱各六钱。

经水将行，小腹作痛，有瘀血也。加桃仁、红花各四钱，蓬术五钱，玄胡索四钱。如应效，去人参，加五灵脂六钱，半生半炒，用乳香三钱。

腰腿酸疼者，加杜仲酒炒一两一钱，羌活三钱，桃仁四钱。经行后作痛者，虚也，加熟地六钱，当归八钱，五味子三钱。腹胁有痞块者，去牛膝，加三棱、莪术各六钱，桃仁、枳实各五钱。前五剂加槟榔五钱，后五剂不加槟榔。腹有鬼胎者，状如怀胎非真胎，因气裹精而结，无血者也，用桃仁、干漆、肉桂、麝香、水银之类。凡服以去之，然后再服启扁汤，以俟经调，仍然有子。

经水前期而至者，加黄芩五钱，炒真蒲黄五钱。经水过期而至者，加干姜五钱，牡

丹皮五钱。

经血崩漏不止者，加莲蓬壳灰五钱，白芷八钱，猪头骨灰六钱，熟艾三钱，黄芩五钱。

平日有风气寒湿疼痛者，加秦艽三钱，羌活七钱，乳香、没药各五钱，或加苍术。有热疼痛加酒炒黄柏。心腹膨胀者，加大腹皮三钱，木香三钱，槟榔五钱。小便涩少不通，加猪苓、泽泻，亦不宜多服，恐泄肾气。室女经脉涩滞不通者，谓之冲任不调也。前方内加刘寄奴六钱。不应，加卫矛三钱神效。即鬼箭羽。

按上方，先圣按卦推移制造，不可妄意加减，只可随症依此加减之法用之，其效如鼓应桴，如猫捕鼠。

鲁国王遇仙传种子药酒方

白茯苓去皮净，一斤　大红枣煮去皮核取肉，半斤　胡桃肉去壳泡去粗皮，六两　黄芪蜜炙　白蜂蜜六斤，入锅熬滚，入前三味搅匀，再用微火熬滚倾入磁坛内，又加南烧酒二十斤，糯米白酒十斤，共入蜜坛内　人参　白术去芦　当归　川芎　白芍炒　生地各三钱　熟地　小茴　枸杞子　覆盆子　陈皮　沉香　木香　官桂　砂仁　甘草各五钱　乳香　没药　五味子各三钱

上为细末，共入密坛内和匀，笋叶封口，面外固，入锅内大柴火煮二炷香，取出埋入土中三日去火气，每日早、午、晚三时，男女各饮数杯，勿令大醉，安魂定魄，改易容颜，添髓驻精，补虚益气，滋阴降火，保元调经，壮筋骨，润肌肤。发白再黑，齿落更生，目视有光，心力无倦，行步如飞，寒暑不侵，能除百病，交媾而后生子也。神秘不可轻传与非人，宝之宝之。

定胎丸黄景仙传种子如神

诗曰：抽将坎内中心火，逆与离宫去补阴，十月圆蒲生贵子，此方端的若黄金。

鱼鳔八两，切一指长块，用面麸炒炮，再炒，再捣为末，筛鳔尽为度　白茯苓去皮四两，为去水浮去筋膜　何首乌米泔浸一宿，以竹刀刮去皮，忌铁器　白蒺藜捣去尖，各三两　大附子一个，钻九孔，面包火煨，面熟为度，去皮　当归酒浸一宿，三两

上为细末，炼蜜为丸，如弹子大，每一丸，空心细嚼，好酒送下，以干物一口压之。男女同服，忌房事。

乌鸡丸鲁府经验方　治妇人无子，又治百病，生血养血，服百日有效。

香附米一斤，分四制，酒、醋、童便、米泔各浸四两，炒干　白茯苓去皮，四两　怀生地黄酒拌砂锅蒸黑，四两　当归酒洗，二两　川芎一两　白芍酒炒，一两　陈皮一两　白术去芦土，一两　山药一两　小茴盐酒炒，一两　吴茱萸五钱，水浸去苦汁　莲肉去心皮，二两　酸枣仁炒，一两　知母酒炒，一两　大附子一个，泡制看虚实　黄芪蜜炙，五钱　真阿胶蛤粉炒，五钱　黄柏去皮酒炒，一两

上用乌骨白毛雄鸡一只，吊死，去毛、屎净，蒸熟连骨捣烂，同前为末，炼蜜为丸，如梧子大，每服二钱，临经之日每日三服，服半月见效。

男子阴痿者，多致无子，不可不虑也。唯其救嗣之急，易庸医之惑，或以附子、蛇床、石脂为内补，或以蟾酥、哑芙蓉为外助，阳事未兴，内热已作，玉茎虽坚，顽木无用，以致终身无子或有夭折者。吾见此辈无辜而受医药之害，遍访诸方，无越此者，出以示人。命曰：

壮阳丹

怀生地黄酒拌蒸黑，四两　巴戟去心　破故纸酒炒，各四两　仙灵脾一两　真阳起石煅另研　桑螵蛸焙，各五钱

上六味合阴之数，研末，炼蜜为丸，如梧子大，每三十丸，空心温酒下。不可恃此自恣也，戒之戒之。

一男子服，治精冷遗精，举而不坚。

金莲种子仙方

仙茅四两，用米泔水浸一宿，去水，再用黑豆水浸蒸，如此三四次　何首乌赤白各四两，制如上法　当归酒洗　熟地黄　山药　甘枸杞子

白茯苓去皮　肉苁蓉　莲蕊各二两　人参一两半

若遗精，加白龙骨煅，一两半。

上为细末，炼蜜为丸，如梧子大，每服五六十丸，空心盐酒送下。其精固而坚。

一女人服，治赤白带下，子宫久冷不结胎，服之一服，子宫壮热如火，立孕。

仙茅种子方

仙茅　何首乌二味分两制法如前　当归酒洗　白芍酒炒　玄胡索　藁本　赤石脂　人参　条芩酒炒　陈皮　川芎　熟地黄　白术去芦　白茯苓去皮　白薇大者　沉香　牛膝去芦酒炒，各二两　肉桂　甘草各五钱　香附四两，米泔、童便各浸三日，晒干用

上为末，炼蜜为丸，如梧子大，每服五六十丸，空心温送下。凡修合药要静室，勿令鸡犬及妇人见之，每料许一人服，不许二人服。秘之秘之。

一少年断丧，中年无子，妇人血虚不能孕育。此方一料，夫妇同服，服尽即孕，屡试屡验。

延龄育子丸

人参　白术去芦，陈土炒　白茯苓去皮，牛乳浸晒　白茯神去皮木，人乳浸晒　天门冬去心　麦门冬去心　生地黄酒洗　熟地黄酒蒸　菟丝子酒炒　巴戟泡去心　牛膝去芦酒洗　甘枸杞子　鹿角胶　鹿角霜二味见杂方　柏子仁　山药　石枣酒蒸去核　肉苁蓉酒浸　连蕊沙苑蒺藜各五两　酸枣仁炒，二两　远志甘草水泡去心　五味子　石斛各二两

上二十四味合二十四气，一百单八两合一年气候之成数，为生生不息之妙。各制为末，将鹿角胶以酒化开，和炼蜜为丸。如果丸大，每男服九十丸，女服八十丸，空心滚白汤送下。忌煎炙、葱蒜、黑白。

仙灵酒　治男子元阳虚损，不能直射子宫。

山公羊尾，连腰子及骨肉，砍下一具约二斤，用淫羊藿二两，共入好烧酒一金花坛，文武文煮化，埋土中一旦夕出火毒，滤去渣，每晨服一二钟，兴阳生子。

生子秘方　治妇女子宫寒，先生后久不生。

汤阴艾，好花椒。先将艾揉碎，花椒研末，铺艾撒椒，艾三层，椒二层，用细布一层，缎子一层，做兜肚，昼夜常穿，汗出为度，二三日，口内闻椒艾香妙。

温肾散　治阴痿不起，精薄而冷。

钟乳粉　肉苁蓉酒洗酥炙　远志甘草水泡去心　蛇床子去壳炒　山药蒸　烟尘续断有模皱纹酒洗　鹿茸酥炙

上为细末，每服二三匕，空心好酒调服。

赛金莲种子方

夜交藤三斤，竹刀切，米泔浸五次，即何首乌　淫羊藿二斤，切碎羊油炒，即仙灵脾　肉苁蓉一斤，细面包蒸，去面切碎　怀生地黄半斤，酒浸晒干　怀熟地黄即怀生地黄半斤，酒拌砂锅内蒸黑

上共合一处，装入绢袋内悬吊坛中，入酒五十壶，用笋叶扎口，细泥糊，入水锅煮五炷香，放一七后，日进三服，通神。

鲁府蠡斯丸　夫妇同服，妙不可言。

巴戟去心，二两半　菟丝子酒制，二两　鹿茸酥炙，一两　吴茱萸　白及　白茯苓去皮，各一两　大附子童便浸三日晒干，五钱　牛膝去芦酒洗　细辛各五钱　石菖蒲　厚朴姜炒　桂心　人参　白蔹　没药各四钱　当归三钱　乳香二钱

上为细末，鹿髓为丸，梧子大，每五六十丸，空心温酒送下。盐汤亦可。壬子日修合，男女每日服之，无男子妇人勿服，亦不过服，恐成双胎。此传秘方，不可轻视，予亲见。

鲁国主珍重，每制此药以银盒封固，馈送缙绅无嗣者，有得嗣而谢书盈几，足征其效，如此之多也。

去妒方　治妇人妒妾误夫无子。

天门冬去皮心　赤黍米去壳微炒　薏苡仁去壳炒，各四两

上为细末，炼蜜为丸，每七八十丸，食

远白汤送下。妇人常服不妒，正士入朝小人忌之，美色入室少妇妒之，咸服此可免妒忌之病也。

妊娠

妇人经候不行，身无病似病，脉滑大而六脉俱匀，乃是孕妇之脉也。精神如故，恶闻食气或但食一物，或大吐或时吐清水，此名恶阻，切勿作寒病治之。凡胎前一切诸病，悉宜此紫苏和气饮加减治之。

紫苏和气饮 主方 治胎前诸病。

紫苏 当归酒洗 川芎 白芍酒炒 陈皮 大腹皮 黑豆水洗 香附炒 甘草

上锉作剂，生姜、葱白，水煎温服。一方加人参，气虚者亦可。

一妊娠胎气不和，凑上心腹胀痛，依本方加木香。

一妊娠呕吐不止，乃恶阻也。加白术、茯苓、半夏、砂仁、藿香、神曲、丁香。

一妊娠胎漏下血，加熟地黄、阿胶、炒白术、条芩、砂仁、艾叶、糯米。如胎漏下血，心腹胀痛者，或先以当归尾、川芎各五钱，酒煎入童便，一服立止。

妊娠胎气不固，常惯小产，预服此以固胎元，加熟地黄、阿胶、条芩、砂仁、桑寄生、白术、糯米。

一妊娠因事动胎，致胎不安，动撞不已及下血欲坠者，加熟地黄、人参、白术、白茯苓、条芩、阿胶、砂仁。

一妊娠咳嗽吐痰，加桑白皮、杏仁、贝母。或用茯苓补心汤亦效。

一妊娠泄泻，加白术、白茯苓。

妊娠疟疾，加槟榔、草果、青皮、良姜、半夏、茯苓、干葛。

妊娠胎痛，加阿胶、玄胡索、条芩。

妊娠七八个月，前后面目四肢浮肿，加熟地黄、茯苓、泽泻、白术、条芩、栀子、麦门冬、厚朴。

一妊娠口噤，不醒人事，言语错乱，加生地黄、半夏、茯苓、麦门冬、远志、石菖蒲、竹茹。

一妊娠心痛，加玄胡索、乳香各五分。

一妊娠腰痛，状不可忍，加破故纸、小茴、杜仲。

一妊娠白浊、白带，加熟地、半夏、茯苓、苍术、牡蛎、龙骨。

一妊娠小便淋漓不通，加木通、车前、滑石。

一妊娠大便秘涩艰难，加生地黄、黄连、枳壳。

一妊娠至九个月，加枳壳、白术、条芩、砂仁，名达生散，服数剂以保临产无虑。如胎肥，加黄杨脑七个。

一妊娠临产惊恐气结，连日不下，加枳壳。

一妊娠孕成之后，觉气不安，或腹微痛，或腰间作痛，或饮食不美，或胎动下血，及五六个月内，常服数剂甚妙，加熟地黄、条芩、白术、砂仁、人参、阿胶炒。

按上方，治妊娠百病，宜对病选用。

一妊娠腹痛，须验其面赤舌青者，此胎已死。用平胃散加朴硝三钱，化下后随用八珍、大补等汤调补之。若唇口俱青，吐出痰沫者，子母俱死也。若面舌俱青者，母死子活，产下亦死。

按上方，验妊娠生死诀。

芎归补中汤 治妇人血热性急，常惯小产，服此保全。

当归一钱半 川芎一钱半 白茯苓八分 黄芪蜜炙，一钱 条芩酒炒，一钱 陈皮五分 白术陈壁土炒，一钱 续断酒浸，二钱 桑寄生酒浸，七分 阿胶蛤粉炒，五分 香附童便浸，一钱 砂仁炒二分，按月加减至一钱 甘草五分

上锉，生姜三片，水煎空心服。

莲砂散 治妇人常惯小产，常服此以保胎孕十月完足。

湖莲肉去心，四两 砂仁炒，二两

上为末，每服二三匕，米饮调下，日服三四次。

千金保孕丹 专治屡惯堕胎，久而不育者，过七个月不必服。

当归酒洗，一两　怀生地黄酒蒸，一两　人参一两半　白术去芦炒，四两　条芩酒炒，二两　陈皮一两　香附童便浸，一两　川续断酒浸，一两半　杜仲盐酒炒，一两半

上为末，糯米饭为丸，每服七十丸，白汤下。一方，去人参，加砂仁、川芎、阿胶、艾叶、益母草。

治孕妇作淋者，乃三焦胞络元气虚而胎坠，压迫溺道不能通利，宜四君子汤加当归、芍药、甘草梢。五六个月，加升麻、白术；八九个月，加木通、大腹皮。

一孕妇八个月胎下坠或动，面黄体倦，饮食少思，此脾气虚弱，用补中益气汤倍白术，再加苏梗，三十余剂而安。

金匮当归丸 胎成后，理肝健脾，胎安子稳。

当归酒洗　川芎　白芍酒炒　白术去芦　条芩去朽，各一两

上为末，炼蜜为丸，梧子大，每五十丸，空心盐汤、酒任下。

又方 黄芩三钱　白术二钱

水煎服。能益胎气。

按上方，预防妊娠堕胎之剂。

治孕妇嗽则便自出，此肺气不足，肾气亏损不能司摄，用补中益气汤以培土金，六味丸加五味以生肾气而愈。

治孕妇咳嗽，用贝母去心，麸炒黄色，去麸为末，研砂糖拌匀为丸，如鸡头实大，每一丸含化。

茯苓补心汤 治孕妇血虚发热，咳嗽吐痰，上壅喘急，胸膈痞闷，五心烦热，咳唾吐血，怀娠恶阻呕吐，悉宜服之。

当归　川芎　白芍酒炒　熟地黄　陈皮　白茯苓　半夏姜炒　枳壳　桔梗　前胡　干葛　紫苏　人参　甘草

姜、枣、煎服。

按上方，治妊娠咳嗽痰涎，发热喘急之剂。

治妊妇心痛不可忍，用银朱、鸡粪炒焦为末，二味等分和一处，每一钱，热酒调服，即出冷汗而愈。

治孕妇心疼。

玄胡索五分　当归一钱　乳香五分　甘草一钱

上水一钟，煎至半钟，温服。静卧少倾即愈。

按上方，治孕妇心疼之剂。

治妊娠腰痛，破故纸不拘多少，瓦上炒，令香熟为末，嚼胡桃肉半个，每服二钱，空心温酒调下。

治孕妇下痢赤白，腹中疼痛。

当归五分　白芍一钱　白术五分　白茯苓五分　泽泻五分　木香三分　槟榔三分　黄连五分　黄芩五分　甘草三分

上水煎温服。白痢腹痛甚，恐有寒也。去芩、连，加干姜三分。

妊娠转胞不得小便者，此汤服之探吐，数日愈。胞非转也，由孕妇中气怯弱，不能胎，胎压其胞，胎系了戾而小便不通耳。故用二陈、四物、四君子，三合煎汤而探吐之，所以升提其气，上窍通而下窍自利也。一方，治小便不通，小腹肿胀，用八味丸料加车前子一服即通。治不得尿，名为转胞，利小便即愈。

瘦胎散 治胎肥壅隘，动止艰难，临月服之，缩胎易产。

枳壳去瓤麸炒，五钱　香附子二钱　甘草一钱半

上为末，每服二钱，百沸汤调服。

治胎孕九个月，将产消息，用猪肚一个，依常法着葱、五味，煮熟食之，不尽再食，不可与别人食。

一孕妇不语，非病也，不须服药，临产日，但服四物汤之类，产后便语。

治妇人怀鬼胎及血气痛不可忍。

斑猫去头翅足制　延胡索炒，各等分

上为末，每服半钱，温酒调下，以下秽物为度。

治妇人血块如盘，又孕难服峻药。

香附四两，醋煮　桃仁去皮尖，一两　海石二两，醋煮　白术去芦炒，一两

上为细末，神曲打糊为丸，梧子大，每服四五十丸，白汤下。

治孕死得效方　鹿角屑二三方寸匕，煮葱豉汤和服之，立出。

治儿在腹中哭，用多年空房下鼠穴中土一块，令孕妇嚼之立止。

四君子汤　四物汤　六味丸　补中益气汤俱见补益　**二陈汤**见痰饮

产　育

凡妇人临月腰腹痛时，未可便服催生符药，亦不可便坐草，常宜行立，不可慌忙，如果在壳中，气足自脱。苟日月未足，用药一催，即有横生逆产之患，如此死者，乃自杀耳。

凡妇人难产者，皆因燥涩紧敛，故产户不得开通，宜于降诞之月，自月之日用长流水调益元散，日三服，产必易，产后亦无一切虚热、气血不和之疾。未入月则不宜服之，以滑石滑胎故也。然此药唯宜妇人壮盛胎肥者可服，若胎怯者，可服保生无忧散。

保生无忧散主方　治妊娠身居富贵，口厌甘肥，忧乐不常，食物不节，既饱便卧，致令胞胎肥厚，根蒂坚牢，行动艰难，因致临产必是难生，入月可服此药，日进二服，补其血而顺其气，使子易生，而胎易落也。

当归　川芎　白芍酒炒，各一钱　木香五分　枳壳麸炒，一钱　乳香一钱　血余烧存性甘草五分

上锉一剂，水煎，日二服。凡欲断脐带，先以系物坠下后可断之，否则，胞衣上即冲心而死。若胞衣既破，其血已涸，或元气困惫，用八珍汤斤许，加益母草半斤，水数碗，煎熟时时饮救之，饮尽再制，亦有得生者。孕妇临月预服此药，日进二服则子易生而胞易落也。一妊娠子死，或未死胎动，芎归汤加紫苏，酒、水各半煎服。死者即下，未死者即安。

乌金丸　治临产艰难，横生逆产，死胎不下，及产后诸病。

真阿胶一两八钱，蛤粉炒　苏木一两　熟艾端午日收，去梗，二两　谷麦芽晒干，各二两龙衣即蛇退，要全者一条，焙干，又要蛇头，下山的好

上为细末，炼蜜为丸，如芡实大，每用一丸，童便和酒化下。凡修合此药，拣天月二德天一生气吉日，凝神安虑，洒扫净室，尽太极而生两仪，九宫而分八卦，所忌妇人鸡犬声喊音，要至夜间，寂静斋戒，至诚，先念净口、净心、净身、净天地神咒文。念咒曰：天精精，地灵灵，精精灵灵，左朝北斗，右朝北辰，人逢此药，各保安宁，急急如律令。

治临产其子逆下，用绢针刺儿脚心三七刺，用盐水少许擦刺处，即时顺生。

治横生逆产，或胎死不下，血海干涸，死在须臾，百发百中。戴雷门。

皮硝二钱，壮者三钱，虚者加大附子三片，用酒半钟，童便半钟，入硝煎一二沸，温服立下。亦治胞衣不下

一妇人胎死腹中，服皮硝下秽水，肢体倦怠，气息奄奄，用八珍汤倍参、术，加桂、姜，调补而愈。

治难产及横生逆产。蛇退皮焙干一条，为末，每服五分，黄酒调下立效。

治横生逆产三五日不下，死在须臾。用往下蛇退一条，长尺余者，烧灰存性，鹁鸽粪等分，为末，黄蜡为丸一个，皮硝化水吞下。

治妇人临产心慌，惊恐怕死，致令难产，用金箔大者五片，小者七片，将金箔入钟内，水少许，用指研匀，再添温水至大半钟，一面先令一人扶产妇虚坐，又令一妇人用两手将大指按定产妇两肩上肩井穴处，方将前药温服，其胎立下。如产月未足，又能安之。

治横生逆产，死胎不下，其效如神。柞

木刺枝一握，净洗锉碎，要一叶一刺者，处处有之，甘草一钱，长流水煎，热服二三碗立下。

治逆产，须臾不救，母子俱亡。华佗方。

蛇退一条　蝉蜕十四个　头发一握，并烧灰，须用胎发

上为末，分作二服，酒调下，须臾又进一服。

难产破水三五日不下，将死未绝者神效。江月池传。

鱼鳔用大者三寸，香油浸过，灯上烧之，滴下油入酒内，其灰为细末，酒调服之立下。

催生汤　治胎死腹中，或产母气乏委顿，产道干涩。

五积散去麻黄，加川乌、附子、南星、阿胶炒、杏仁、木香。

治妊娠产五七日不下，垂死者及产妇交骨不开。

当归　川芎各一两　自死干龟壳一个，酥炙　妇人油发一握，烧存性

上锉细，每服三钱，水一盏半，煎服。约人行五里，不问生死胎立下。其油发用生男女者。交骨不开，阴气虚也，芎归汤主之。

一治死胎不下兼难产及横、倒生，桂心为末，每二钱，痛阵密时，温童便调下。

治难产沥浆胞干，胎不得下，香油、蜂蜜各一碗，和匀用，铜铫内慢火煎一二沸，掠去沫，调滑石末五钱，顿服。外以油蜜抹母腹上下。

灸难产　先露手足，灸妇人右脚小趾头尖，三壮立产。

治胞衣不下，用伏龙肝研末，每三钱，温水调服。

治胞衣不下秘方，用蓖麻子十四粒，去壳研，涂两脚心，衣即下，可即洗去。如不去，则肠头出。如此时，就以此药贴顶心缩回其肠，多用此药不妨。如肠入则洗去，神效。

盘肠产：每临产则子肠先出，然后产子，其肠不收，名曰盘肠。稳婆以醋、水各半盏，

默然喷产妇面眦才收，不可不知。古方以蓖麻子仁四十九粒，研，涂产母头顶，肠收上急洗。云：其肠若干，以磨刀水少许湿润之，再用磁石煎汤服之即收上。磁石须阴阳家用有验者。若以水喷母面眦，恐惊则气散。一方以半夏为末搐鼻中，肠自上。

治盘肠生产，花肠俱出，用大蓟捣汁，和醋在盆内，将生肠放汁上，须臾即上。令产妇睡一日，将芭蕉茎塞阴户即已。

临产腰腹作痛，取好乳香一块，如小指头大，浓磨水一合，荡，温服后破水，即进催生药。在前用柞木枝者是。

治产难凑心不下者，蛇退烧灰，用麝香少许，研细温酒调下，立产。

一胞衣不下　用鸡子清三个，去黄，以酸醋一合和之，啜入口中即下。妇人胞衣不出，胸腹胀疼，手不可近，用失笑散，滚酒调下，恶露、胞衣并下。

一胞衣不下　令产妇衔自己发尾于口中，令呕哕，衣即下。

治倒生，手足冷，口禁，以葵子炒令黄，捣为末，每二钱，酒调服则顺。

八珍汤　芎归汤俱见补益　**五积散**见中寒　**失笑散**见产后

产　后

产后脉洪数，产前脉细小涩弱，多死。怀孕者，脉主洪数，已产而洪数不改者多死。产后诸疾以药治之，大补气血为主。大凡产前不可用热药，产后不可服凉药。

产后伤寒不可轻易汗、下，恐产时伤力。其发热，有去血过多，有恶露不尽，有三日蒸乳发热，或早起劳动，或饮食停滞，俱有发热恶寒，状类伤寒，不可便用发表攻里之剂。凡有伤力发热，或早起劳动发热，或去血过多发热，脉必虚大无力。内无痛者，此热非有余之热也。乃阴虚不足生热，用芎归调血饮，加减治之。治产后诸病，无不奏效。

如大热不退，必加炒黑干姜，神效。干

姜性热，能引血药入血分、生新血，引气药入气分、补气。

芎归调血饮主方　治产后诸病。

当归身酒洗　川芎　白芍火煨，切片，酒炒熟用　怀生地黄酒蒸黑　白术去油芦，土炒　白茯苓去皮　陈皮　香附童便炒　甘草炒，初产临服，加童便一钟，好酒半钟同服，是能行瘀血，退热如神

上锉作剂，生姜一片，枣一枚，水煎温服。看病加减于后。

一产后昏愦不语，加荆芥；一产后口苦咽干，加麦门冬；一产后看气恼，加木香、乌药；一产后发热不止，加炒黑干姜；一产后生肠不收，加黄芪、人参；一产后咳嗽，加五味、杏仁；一产后两胁痛，加青皮、肉桂；一产后吐痰，加半夏、贝母；一产后呕吐不止，加砂仁、半夏，去地黄；一产后盗汗、自汗，加黄芪、酸枣仁；一产后泄泻不止，加黄芪、干姜炒，去地黄；一产后瘀血不行，心腹儿枕作痛，加官桂、五灵脂、蒲黄、玄胡、丹皮，去熟地、白术；一产后去血过多，头晕眼暗，口噤，加荆芥、人参、干姜炒黑；一产后胸膈胀闷，加砂仁、枳实、山楂、厚朴；一产后恶露不行，加益母草、牡丹皮，加童便和酒服；一产后血大下不止，另用加蒲黄炒黑，入前汤药调服；一产后心腹痛，去白术、茯苓，加玄胡、牡丹皮、桃仁、红花、青皮、泽兰；一产后惊悸、怔忡，加远志、麦门冬、酸枣仁；一产后惊悸乱语，精神不定，用好朱砂为末，每服钱许，酒调下；

按上方，治产后诸虚百病，宜加减用之。

家传黑神散　治妇人胎死腹中，胞衣不下，败血攻心，眩晕欲绝，并产后一十八症。

当归一两　赤芍一两　白术一两　生地黄一两　熟地黄一两　香附炒，一两　五灵脂一两　蒲黄炒，一两　干姜炒，一两　玄胡索一两　棕炭一两　乳香五钱　沉香五钱

上为细末，每服二钱，童便和酒调下。产后一十八症，俱童便酒下。

失笑散　治产后心腹绞痛欲死，或血迷心窍，不知人事，及寻常瘀血、积血作痛，并小肠气痛，加玄胡索。

五灵脂炒　蒲黄炒，各等分

酒煎热服，或半水半酒煎。产后小肠作痛成块，俗名儿枕痛。以手按之腹愈痛，此是瘀血，宜服此。若按反不痛，是血虚，宜四物汤加参、术、茯苓。若痛而作呕，是此虚，宜六君子汤。若痛而作泄，是脾虚，宜六君子汤加肉豆蔻。一产后恶露不行，攻冲心腹疼痛，或眩晕，寒热交攻，益母草锉一大剂，水煎去渣，入童便、黄酒各一盏，温服立效。

按上方，治产后恶露不行，败血为病，对症选用。

五积散　新产之后，以此药祛除败血，补生新血，调和荣卫，滋养脏腑，使阴阳不相胜负，邪气不能相干，则无寒热之患。又治新产气虚，或外感寒邪，头痛身痛，发热恶寒，或但发热者，并加米醋少许，同煎服。

按上方，治新产诸病，及外感寒邪之剂。

当归羊肉汤　产后蓐劳，有因生理不顺，疲极筋力，忧劳心虑，致令虚羸喘乏，寒热如疟，头痛自汗，肢体倦怠，咳嗽痰逆，腹中绞刺。

当归酒洗，七钱　人参七钱　黄芪一两　生姜五钱

上锉，用羊肉一斤，煮清汁五大盏，去肉，入前药煎至四盏，去渣作六服，早晚频进。

参归汤　治产后诸虚不足，发热盗汗，内热晡热等症。

当归身　人参各等分

上锉散，用猪腰子一个，去膜切片子，以水三升，糯米半合，葱白二根，煮未熟，取清汁一盏，入药三钱，煎至八分，不拘时服。

三分散　治产后日久，虚劳发热。

四物汤　四君子汤　小柴胡汤加黄芪

按上方，治产后蓐劳，诸虚发热宜之治。

腰子粥　治产后蓐劳发热。

猪腰子一对，去白膜，切作柳叶片，同盐酒拌，先用粳米一撮，入葱、椒煮粥，盐醋和，将腰子铺盆底，以热粥盖之，如作酪生状，空心服。

治产后呕吐不止。

韭汁　姜汁　童便

调血竭末服。

治产后恶露过多不止，百草霜二两，井花水一钟，炒过盐一捻，水调服。

治产后血晕，不省人事，眼黑耳鸣用。

当归　川芎　荆芥各等分

锉散，水煎，入童便服。

治产后不语。

人参　石菖蒲　石莲肉去壳留心

水煎温服。

又方　治产后目闭不语，白矾生研末，每服一钱，熟水调下。

独参汤　治产后血晕，下血过多，不省人事者，气血大脱而神不用也。兼治一切失血，恶寒发热，作渴烦躁，或口禁耳鸣，自汗盗汗，或气虚脉脱，手足逆冷。盖血生于气，故血脱补气，阳生阴长之理也。

人参二两

水一碗，煎半碗，温。故用人参甘温益元气之品，可以固气，可以生血。身热气急者，加童便一钟；身寒气弱者，加大附子三钱，外以炭火，以酽醋沃之，使醋气熏蒸入鼻则能收敛神气。

治产后血痢，小便不通，脐腹痛。

生马齿苋，捣取汁三合，煎一沸，下蜜一合调，顿服。

治产后赤白痢疾。

黄芪　人参　白术去芦炒　白茯苓　粟壳　甘草

上各等分，水煎服。

治产后泄泻。

黄芪　白术　茯苓　白芍酒炒　川芎干姜炒　滑石　甘草炙

上各等分，水煎空心服。

治产后疟疾。

紫苏　陈皮　半夏　赤苓　川芎　白芷青皮　良姜　草果　干葛　甘草

上枣、姜煎，当发日侵早，连进二服。

一妇人食角黍，烦渴痞闷，腹痛，大便欲去不去。

用大酒曲炒为末，每二钱，温酒调服，俄间腹鸣，良久仍下粽而愈。

一产妇大便不通。

火麻仁　人参　枳壳　杏仁各等分

水煎服，即通。

一产妇大便七日不通，饮食如常，腹中如故，此腹未满也，用八珍汤加桃仁、杏仁，至廿一日服。满欲去，用猪胆汁润去而安。

一治产妇大小便闭结，诸治不应，令饮人乳而通。一用牛乳亦通。

治产后咳逆方，用干柿一个，切碎，水一盏，煎至六分，热呷之即止。

治产后阴门不闭，发热恶寒，用十全大补加五味子，数剂而寒热退。又用补中益气加五味，数剂而敛。若初产肿胀，掀痛而闭者，用加味逍遥散。若肿既济而不闭者，补中益气汤，切忌寒凉之剂。

治产后生肠不收，蓖麻子去壳研成膏，贴头顶心，即收。再服补中益气汤倍升麻，去柴胡，加益母草。

治产后阴门痛不可忍，桃仁泡去皮尖，研如泥，用一两涂，即愈。

治阴门痒极不可忍，用食盐涂入即止。

按上方，治产后诸疾，宜对症选用。

十全大补汤　治产后诸虚百损，五劳七伤，自汗盗汗；或内热晡热，潮热发热，或口干作渴，喉痛舌裂，或胸乳膨胀，胁肋腰痛，或脐腹阴冷，二便不调，或头颈时痛，眩晕目花，或心神不宁，恍惚不寐，或形容不充，举体作痛，或鼻吸气冷，急趋气促，或因饮食劳役，起居失宜，或更有一切虚热之症，但服此药补其根本。诸症悉退，而四君子汤合四物汤，加黄芪、肉桂。

按上方，治产后诸虚百病，神效。

一治产后因子死经断，不行经半载，一日小腹忽痛，阴户内有物如石硬，塞之而痛不禁，此石瘕也。四物汤加桃仁、大黄、三棱、槟榔、玄胡、香附、泽泻、血竭，水煎服。

八珍汤 四君子汤 四物汤 六君子汤 补中益气汤俱见补益 **加味逍遥散**见调经 **小柴胡汤**见调经 **五积散 理中汤**俱见中寒

乳 病

夫妇人者，以乳病为重，性命之根也。坐草以后风冷袭虚，荣卫凝滞，乳为小儿所吹，或饮而不泄，或断乳之时捻出乳尽，出汁停蓄之间为气血搏而肿痛，内结硬块，至于手不能近，则乳痈之患成矣。凡妇人四十以下，血气周流，此则易疗；年寿既高，血气耗涩，患此则难疗矣。

观音救苦散主方 治吹乳乳痈，痛肿不可忍者。

金银花 皂角刺 穿山甲 当归尾 白芷梢 天花粉 瓜蒌仁 贝母 甘草节

上锉，酒煎服。一方，治吹乳，用滚绿豆汤入无嘴锡壶，热即倾出，用壶口合乳穗上，立效。

治吹乳神方 凡有儿者，名为外吹乳；有孕者，名为内吹乳。可以急治。

葱一大把，捣烂作饼一指厚，摊乳上，以罐贮，炭灰覆葱上，须臾汗出，肿立消。

治吹乳乳痈，海上仙方。朱宾湖传。

蜘蛛三个 红枣三枚，去核

每枣一枚，入蜘蛛一个，夹于内炒熟，口嚼吃，用烧酒送下。未成者立消，已成者立溃。

治吹乳肿痛未成脓者，用生半夏一个，为末，将葱白半寸捣和为丸，绵裹塞鼻一夜，即愈。左乳塞右，右乳塞左鼻，神效。一用韭菜地中蚯蚓粪研细末，醋调厚敷于上，干则再易，三次即愈。

治吹乳，用皂角，火烧黄色，蛤蜊一个，火烧成灰，共为细末，每服三钱，滚黄酒调服，汗出愈。

冲脉饮子 治妇人乳痈初已，而又致穿破不得收功。

黄芪每一两用桂一钱，煎汤拌芪，碗盛，饭上蒸熟，每剂用二钱 人参一钱半 白术一钱 茯苓七分 当归身二钱 白芍酒炒，一钱 生地黄酒浸，一钱 川芎一钱 柴胡五分 青皮五分 宣木瓜四分 皂角子一钱 甘草三分

上水一钟，煎至七分，食后少间温服，渣再煎服。若大便不通，加火麻仁炒，黄连酒炒二钱。

妇人乳汁，乃气血所化，在上为乳，在下为经。若气血虚弱而不能化生，则乳汁短少，治宜壮脾胃，养气血。又有怒动肝胆而乳肿汁出，宜清肝火。若累产无乳，或大便涩滞，当滋化源。

当归补血汤 治气血虚无乳。

当归二钱 黄芪一两

葱白十根，水煎服。

三母散 治产后无乳。

贝母君 知母佐 牡蛎使

为末，猪蹄汤下。

治产妇少乳，用穿山甲烧存性，为末，空心热酒调服。

又方 用穿山甲、天花粉各五钱，入猪蹄同煮烂，去渣，吃蹄食汤愈。

治乳汁不行，用核桃仁十个，去皮净捣烂，入川山甲末一钱，温酒调服。

妇人奶岩，始有核肿如鳖，棋子大，不痛不痒，五七年方成。疮初，便宜多服疏气行气之药，须情思如意则可愈。如成疮之后，则如岩穴之凹，或如人口，有唇，赤汁脓水浸淫胸胁，气攻疼痛，用五灰膏去其蛊血，生新肉，渐渐收敛。此疾多生于忧郁积忿。中年妇人未破者，尚可治。成疮者，终不可治，宜服十六味流气饮加青皮。

十六味流气饮 治乳岩

当归 川芎 白芍 黄芪 人参 官桂

厚朴　桔梗　枳壳　乌药　木香　槟榔
白芷　防风　紫苏　甘草

上锉剂，水煎，频频温服。乳痈加青皮。

治妇人欲断乳方

归尾　赤芍　红花酒洗　牛膝去芦酒洗

水煎服。

治妇人血气方盛，乳房作胀，或无儿食乳胀痛，憎寒发热。大麦芽炒一二两，水煎服立消。

产后乳汁自出，乃胃气虚，宜服补药止之。若乳多满痛，用温帛熨之。未产而乳自出，谓之乳泣，生子多不育，此症气血俱虚，用十全大补汤主之。

妇人杂病

交肠病：妇人有此病者，粪从小便出，尿从大便出，混浊不分，必是夏月伏暑而致，须用五苓散加牛膝、海金砂、木通、通草，但令大小便各归本脏即安。西园公治临颖徐少川母，服此药而愈，加车前子。

治妇人阴中生疮，如虫咬疼痛。桃叶捣烂，绵裹纳阴中三四易瘥。

凡妇人淫乱思色，久之必有猫鬼相侵，似睡不睡，情意相通，交接昏迷，淫精泄漏，病人隐而不说，不肯言鬼，宜用鹿角屑捣散，以水调方寸匕与服，即言实也。

千金断产方　妇人有临产艰难，或生育不已而欲断之。

用油煎水银，一日方息，空心服枣大一丸，永断其孕，且不损人。

千金去胎方　用大曲五升，清酒一斗，煮二沸，去渣分五服，隔夜勿食，旦再服，其胎如糜，母无所苦，千金不传。

治阴痒脱方　烧白矾一味，研为末，每日空心酒调方寸匕，日服三次。

一妇人，阴中寒冷，小便澄清，腹中亦冷，饮食少思，大便不实，下元虚寒，治以八味丸一月，饮食渐加，大便渐实。又月余，诸症悉愈。

一妇人，阴中挺出五寸许，闷痛重坠，水出淋漓，小便涩滞。夕与龙胆泻肝汤利湿热，朝与补中益气汤升补脾气，诸症渐愈。再与归脾汤加山栀、茯苓、川芎、黄柏间服，调理而愈。后因劳役或怒气，下部湿痒，小水不利，仍用前药开愈。

一妇人每交接出血作痛，此肝火动，脾不能摄血，用补中益气汤、归脾汤二方而愈。若出血过多而见他症，但用前药调补肝脾。

神秘万灵丹方上异人传　专治妇人一切胎前、产后诸般病症三十六种，冷、血、风八十二种，风、疝气、乳中风、淋血聚，妇人胎孕不安，死胎不下，不过二三丸；胎衣不下，只一丸；产后腹内搅痛，脐下如刀刺者，只服一丸；胎前产后赤白带下，呕逆嗔塞，心气烦满，怀胎近产，一日一丸，临产不觉。若经脉不通，或来频并，或赤白带下，饮食无味，面赤唇焦，手足顽麻，遍身生黑点血斑者，一切诸疾，但服一丸，细嚼、温酒送下。又治产后伤寒中风，体如板者，用麻黄汤下。

何首乌去皮用黑豆拌，九蒸九晒，忌铁器　川当归酒浸　两头尖各五钱　川乌去尖，用火炮　草乌去尖用水煮过　大茴香　川芎　人参去芦　防风去芦上毛　白芷　荆芥穗　桔梗米泔浸　麻黄用水煮三四沸去节　甘草炙　天麻以上十二味各二两　白术米泔浸　木香不见火　辽细辛　血竭另研，以上各五钱　苍术半斤，米泔水洗过，入酒浸一宿，晒干为末

上共二十味，俱为细末，炼蜜为丸，如弹子大，每服一丸，细嚼黄酒送下。

五苓散方见中暑　**八味丸**方见补益　**龙胆泻肝汤**方见便毒　**补中益气汤**方见内伤　**归脾汤**方见健忘

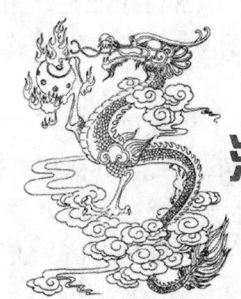

济世全方 坤集 卷七

小儿科

小儿诸病，但见两眼无精光，黑睛无运转，目睫无蜂芒，如鱼眼、猫眼之状，个个不治。或神藏于内，但外若昏困者无妨。其有病笃而眼神气不脱者，犹可以活。眼者，五脏六腑神气之所发，神气已脱，脉虽仅存，亦未能保。

小儿之脉，洪则为实，濡则为虚，紧则为风，缓则为积，数则为热，迟则为凉。更看虎口三关纹理，两手食指本节为风关，中节为气关，第一节为命关。其纹曲直不同，如纹只在本节，病易治；透过中节则病重；过第三节则难治。惊则纹青，淡红则寒热在表，深红必主伤寒痘疹。故乱则病久；纹细则腹痛多啼，乳食不消；纹粗直射指甲，必主惊风恶候；纹黑如墨，必困难医。此乃神圣工巧之一端也。

观面部察色

左腮属肝，其色青者为顺，白者为逆。若色赤，主肝经风热，发热拘急；青黑，主惊风腹痛；淡赤，主潮热痰嗽。

右腮属肺，其色白者为顺，赤者为逆。若赤色甚者，主咳嗽喘急，闷乱饮水，传于肾，则小便赤涩或淋闭不通。

额上属心，其色赤者为顺，黑者为逆。若青黑，主惊风，腹痛，癥疬，啼哭；微黄，主盗汗，头发干燥，惊疳骨热。

鼻属脾，其色黄者为顺，青者为逆。若色赤，主脾经虚热，饮食少思；深黄，主小便闭而鼻燥衄血。

颏属肾，其色黑者为顺，黄者为逆。若色赤，主肾与膀胱有热而小便不通。

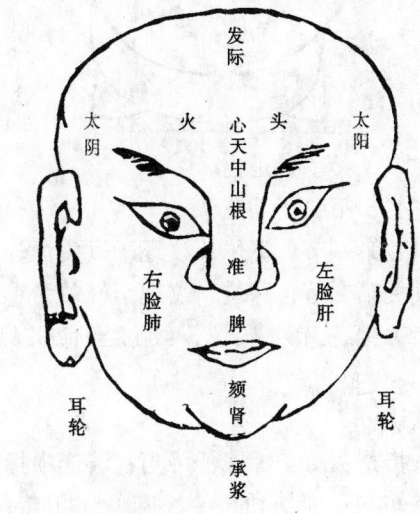

下颏属肾水，北。一云耳轮。

左颊属肝木，东。一云眉棱上下，又云太阳。

鼻准属脾土，中。一云人中是。

右颊属肺金，西。又太阴。

观面部五色，面赤为风热，面青惊可详，心肝形此见，脉证辨温凉，脾怯黄疳积，虚寒眺白光，若逢生黑色，肾败命须亡。

观形察色辨因由，阴弱阳强发硬柔，若是伤寒双足冷，要知有热肚皮求，鼻冷更知是疮疹，耳冷应知风热症，浑身皆热是伤寒，上热下冷伤食病。

辨证歌：

紫热红伤寒，青惊白色疳，黑纹因中恶，黄色自脾端。

虎口三关指掌图:

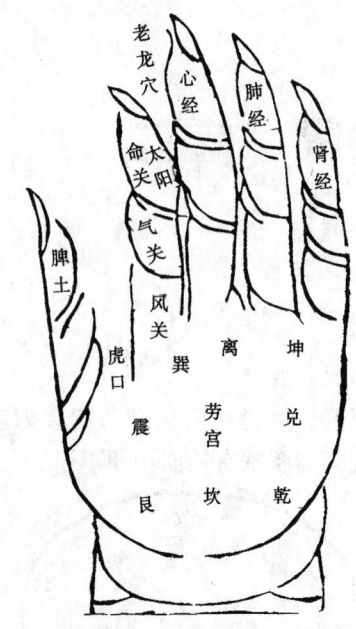

虎口,叉手处是也。

三关,第二指反三节。

风关第一节,寅位,纹现于风关为轻;

气关第二节,卯位,纹现于气关为重;

命关第三节,辰位,纹过于命关则难治矣。

歌诀:

五指梢头冷,惊来不可当;若逢中指热,必定是伤寒;中指独自冷,麻痘症相传;女右男分左,分明仔细看。

小儿外症十五候歌:

眼上赤脉,下贯瞳人,囟门肿起,兼及作坑,鼻干黑燥,肚大青筋,目多直视,睹不转睛,指甲黑色,忽作鸦声,虚舌出口,啮齿咬人,鱼口气急,啼不作声,蛔虫既出,必是死形,用药速救,十无一生。

急 惊

夫急惊之候,因闻不常之声,或遇驴马禽兽之唬,以致面青口噤,或声嘶而厥,发过则容色如故,良久复作,其身热面赤,引饮,口鼻中气热,大小便黄赤色,惺惺不睡。盖热甚则生痰,痰盛则生风,偶因惊而发耳。

盖急惊属肝木,风邪有余之症,治宜清凉苦寒泻气之药,宜镇惊散、抑肝散、抱龙丸之类。

镇惊散主方 治惊风搐搦,痰嗽喘热。

胆南星 防风 蝉退 薄荷 甘草

上锉散,生姜一片,水煎服。

抑肝散 治肝经虚热发搐,或发热咬牙,或惊悸寒热,或木乘土而呕吐痰涎,腹胀少食,睡卧不安者。

当归一钱 川芎八分 白术炒,一钱 茯苓一钱 柴胡五分 钩藤钩一钱 甘草五分

水煎,子母服。

治小儿角弓反张,目直视,因惊而致。

用南星、半夏,姜三片,煎熟,入竹沥、姜汁灌服。

防风 蝉退 白芍 木通 车前 赤茯苓 麦门冬 甘草

用灯草水煎服。

治小儿发搐,眼翻口噤,抽掣,痰喘气促。蝉退去翅足,七个水煎,白附子磨浓,温服立已。

神效抱龙丸 抱龙之义:抱者,保也;龙者,肝也。肝应东方、青龙、木,木生火,谓生我者,父母也。肝为母,心为子,母安则子安,况心藏神,肝藏魂,神魂既安,不从何生?故曰抱龙丸,理婴儿诸惊,四时感冒,瘟疫,邪热致烦躁不宁,痰嗽气急,并疮疹欲出发搐,并宜服之。其药性温平,不僭不燥,常服驱风化痰,镇心解热,和脾胃,益精神,大有神效。

牛胆南星一两 天竺黄五钱 雄黄二钱半 朱砂二钱半 真麝香一钱

上为极细末,浓煎甘草水,煮面糊丸,如芡实大,雪水煮糊丸更佳,用薄荷汤研化服,或葱白汤;痰壅咳嗽,姜汤;痘疹见形,有惊,白汤下。心悸不安,灯草煎汤,入珍珠末和匀,不拘时服;钱仲阳加天麻。一方,加牛黄五分,珍珠一钱,琥珀一钱,水煮甘草膏为丸,金箔十片为衣,治惊风百病,大有神效。

治急惊风，见生人如见虎，面赤口红，舌生芒刺，喉中痰响，眼目直视，手足牵连并治。慢惊风不可服。

用芦荟为末，稀面糊为丸，如绿豆大，每服五七丸，灯心、竹沥汤下。

慢　惊

夫慢惊之症，多因乳食不节，损伤脾胃，以致吐泻日久，中气大虚而致发搐。发则无休止时，其身冷面黄，不渴，口鼻中气寒，大小便青白，昏睡露睛，目上视，手足瘈疭，筋脉拘挛。盖脾虚则生风，风盛则筋急，俗名天吊风者，即此候也。盖慢惊属脾土，中气不足之症，治宜中和，甘温补中之剂，宜七味白术散、醒脾散之类。

一小儿吐泻日久，成慢惊风，默默不语，昏睡露睛，遍身手足厥冷，十分危笃，死在须臾，百药罔效，一家哭泣。予制附子理中汤一剂，服之顷苏，后以醒脾散调理而愈。

醒脾散主方　治小儿吐泻不止，作慢惊风，脾困昏沉，默默不食。

人参　白术去芦炒　白茯苓去皮　木香　全蝎　天麻　僵蚕　白附子　甘草炙

姜、枣煎服。

加味大醒脾散　治小儿慢脾风，内虚，昏迷不醒。

人参　白术炒　茯苓　陈皮　丁香　木香　南星泡　全蝎去毒炒　天麻煨　白附子煨　山药炒　石莲子去心　石菖蒲　肉蔻　砂仁　甘草

生姜三片，枣一枚。回阳加大附子。

治慢惊、慢脾危恶症候，药力不到者，但看两脚面中间陷处有太冲脉，即灸百会穴三五壮，炷如小麦大，灸后仍以醒脾之剂调之。

酿乳法　治慢惊，睡多惊啼。凡面黄，脉细者难治。

木香　沉香　藿香　丁香　陈皮　人参　神曲　麦芽

上锉，每服四钱，紫苏十叶，生姜十片，枣两枚，水煎。先令乳母食，后捏去宿乳汁，服之即便卧。霎时，令药入乳之脉，次令儿吮，不可过饱，亦良法也。

生珠丹　治急慢惊至危者，体如反张，四肢冷。

天麻二钱半　全蝎二十一个　白附子煨，二钱　僵蚕一钱　南星煨，一钱半　大附子炮，一钱　朱砂二钱　麝香半字　白花蛇酒浸炙干，二钱　蜈蚣一钱，酒浸

上为细末，和匀，炼蜜为丸，如鸡头大，每服一丸，薄荷汤化下。

治小儿惊风并退，只是声哑不能言。并治诸病后不能语。

用天南星个，炮去皮脐为末，每服半字或一字，三五岁儿服半钱，用獭猪胆汁调，食前服，便能言。

疳　疾

夫小儿疳积，皆因恣食甘肥，与服瓜果生冷，及一切烹饪调和之味，朝餐暮食，渐成积滞胶固，以致身热体瘦，面色萎黄，或肚大青筋，虫痛泻利，而诸疳之症作矣。大抵疳病，当辨冷热肥瘦而治，其初病者为肥热疳，久病者为瘦冷疳，冷热并宜后诸方，选而用之。

消疳饮主方　治小儿疳疾，身热面黄，肚大青筋，瘦弱，通治诸疳。

人参　白术去油炒　白茯苓去皮　胡黄连　宣黄连　神曲炒　青皮去瓤炒　陈皮　砂仁　甘草炙

上锉，水煎服。伤食加山楂肉；有虫加使君子。

九味芦荟丸　治疳积，瘰疬结核，耳内生疮，或疝气，囊痈，下疳溃烂，或茎出白津，股腹有疮，或体瘦热渴，大便不调，牙龈蚀落，颊腮腐烂等症。

胡黄连　黄连　芦荟　木香　白芜荑炒　青皮　白雷丸　鹤虱草各一两　麝香三钱

上为末，蒸饼，糊为丸，如麻子大，每服一钱，空心米汤下。

一小儿下疳溃烂，发热作痛。

一小儿茎中作痒，不时搔捻。

一小儿肾茎中溃痛，小便闭涩，日晡尤甚。

一小儿目痒出水，或项间结核，或两眼连劄，或阴囊瘙痒年余矣，俱属肝火，用九味芦荟丸。并：

加味肥儿丸 治诸疳积，肚腹胀大，发热。

青皮去瓤麸炒 陈皮 三棱煨，醋炒 莪术煨，醋炒 香附 神曲炒 麦芽炒 白术去芦炒 白茯苓 黄连姜汁炒 胡黄连 使君子去壳 芦荟 槟榔各五钱 木香三钱

上为末，面糊丸，如萝卜子大，每三四十丸，灯心汤下。虚加人参。不发热去胡黄连。

治小儿疳积，腹胀如鼓。用虾蟆不拘多少，每日用三四只，去头、足、皮、肠，只用本身四腿，以白水入盐、酒、葱、椒，煮熟与吃，以愈为度。

治小儿疳泻，赤石脂炒为末，粥饮调服。小儿不肯服药者，服此甚妙。

凡小儿诸疳，腹胀肌瘦，立眉竖眼，头毛生疮，结如麦穗。用立秋以后大虾蟆一只，去首，刮去肠肚，以清油调之，上加以覆瓦，下加以仰瓦，各用火以炙之，令熟与患者食，腹中之积秽尽下。再如前，连服四五只，一月之后，形容改变非常，效不可言。

补中益气汤 治中气虚弱，体疲食少，或发热烦渴，或因药克伐，元气虚损，恶寒发热，肢体倦怠，饮食少思，或兼饮食劳倦，头痛身热，烦躁作渴，脉洪大弦虚，或细微软弱，右关、寸独甚，亦宜用之。大凡久病或过服克伐之剂，亏损元气而诸症悉俱者，最宜此汤调补。若母有前症致儿为患者，尤以用之。诸疳癖块，久治不愈，多服尤效。

黄芪 人参各八分 白术去芦炒 陈皮甘草炙，各五分 升麻 柴胡各二分 当归

一钱

上锉作剂，姜、枣水煎，空心午前服。

六味地黄丸 治小儿诸疾，照后加减。

怀生地黄酒、椒砂锅内蒸黑，四两 干山药二两 石枣酒蒸去核，二两 白茯苓二两半 牡丹皮一两半 泽泻一两半

上为末，炼蜜为丸，如梧子大，每服三五十丸，白滚水下。或锉散，作汤服亦可。

小儿遗尿失禁，加破故纸、益智仁、人参、肉桂；小儿节，加鹿茸、牛膝、人参；小儿解颅，颅头缝开解不合也，加人参；小儿禀赋肾经虚热，耳内生疮，或肌肉消瘦，骨节皆露，名节疳，加鹿茸、牛膝各一两，五味子四两。若颅解不合，牙齿不生，眼睛不黑，腿软难行，宜服此丸。

愚按上方，治肝经血虚燥热，或肾经虚热作渴，小便淋秘，痰气上壅，或风客淫气患瘰疬结核，或四肢发搐，眼目瞤动，或咳嗽吐血，头目眩晕，或咽喉燥痛，口舌疮裂，或自汗盗汗，便血诸血，或禀肾不足，肢体瘦弱，解颅失音，或畏明下窜，五迟五软，肾疳，肝疳，或早近女色，精血亏耗，五脏齐损。凡属肾肝诸虚不足之症，皆宜用此，以滋化源，功不尽述。

加味香蟾丸 治小儿疳癖积块，其效如神。贾兰峰传。

胡黄连五钱 芦荟二钱 使君子煨去壳，三钱 阿魏醋煨，三钱 干蟾五个，炒 龙胆草三钱，酒洗 川黄连猪胆炒，五钱 青皮香油炒，三钱 陈皮去白，三钱 木香一钱 神曲炒，五钱 山楂去子，六钱 人参三钱 白术去芦，五钱 白茯苓去皮，五钱 甘草五分

上为末，猪胆汁丸，如绿豆大，每服二三十丸，米汤送下。

养真益元膏 治小儿魃病虚羸，面黄肌瘦，体热。

人参五钱 白术炒，一两 茯苓一两 陈皮一两 山药一两 山楂肉二两 麦门冬去心，一两 甘草炙，五钱

上为细末，炼蜜为丸，芡实大，每三丸，

枣汤化下。

癖 疾

癖者，血膜包水，僻侧于胁旁，时时而作痛也。惟癖为能发潮热，惟癖为能生寒热，故疟家中脘多蓄黄水，日久而后结癖，寒热之不已者，以此小儿脏腑和平，荣卫调畅则津液自然流通，纵使多饮水浆不能为病。唯夫乳哺失调，三焦关格，以致水浆停滞，肠胃不能宣行，冷气搏之，于是结聚而成癖矣。

消癖汤 主方　治小儿癖疾发热，口干尿赤。

人参　白术去油芦　白茯苓　半夏姜炒　柴胡　黄芩　猪苓　泽泻　胡黄连　麦门冬去心　三棱醋炒　莪术醋炒　甘草　山楂去子

姜枣煎服。

此方服之立效，如癖病日久，元气亏损，此方不能奏效，宜多服补中益气汤养正，积自除。方见疳疾。

参术肥儿丸　治癖块发热，王道之剂，久服除根。

人参三钱半　白术去油芦炒，三钱　白茯苓去皮，三钱　胡黄连五钱　使君子去壳，四钱半　神曲炒，三钱半　山楂去子，三钱半　麦芽炒，三钱半　甘草炙，三钱　黄连姜汁炒，三钱半　真芦荟二钱半，碗盛泥封，置土坑谷糠火煨透用

上为末，陈小黄米粉糊为丸，绿豆大，每服二三十丸，米汤下。

按上方，治癖疾攻掠兼补，多服收功。

黄龙丸　治小儿癖块。

雄黄一钱半　蜈蚣三条，砂锅内炒去头足　芦荟三分　阿魏三分　牛黄一分　天竺黄三分

上为末，化黄蜡一两，为丸绿豆大，先服七丸则热退，次服九丸则块消，三服十一丸则病根除。每用黄蜡煎鸡子清，入药于内，黄酒下。

胜金丹

阿魏一钱　芦荟一分　天竺黄一分　没药

一分　雄黄一分　川山甲黄土炒黄色，一分　胡黄连一分　血竭一分　硇砂水少许煎过　沉香各一分　蟾酥□分　白草乌三个，童便浸一宿焙干

上共为细末，用好黄酒入铜器内熬膏，打面糊为丸，如绿豆大，每次服三丸，晚上黄酒送下，汗出即效，连进三服，癖即消矣。忌一切生冷发物。此方乃许昌僧传，效。

牛黄化癖散　太府刘如川传

牛黄　芦荟　僵蚕各二钱　孩儿茶　阿魏　甘草各三钱　大黄一两一钱　穿山甲十片，黄土炒焦黄色

上为细末，每服五分，蜜水或黄酒调，空心服。忌生冷。

按上方，专攻之剂，虚者慎之。

神仙化癖丸　太康朱前吾传

芦荟一钱　使君子去壳　胡黄连各二钱　阿魏　青黛各□钱　水红花子四钱　木香　厚朴姜炒　陈皮去白　槟榔各一钱　神曲炒，四钱　麦芽炒，四钱　山楂肉二钱　香附水浸　三棱煨，醋炒　莪术煨，醋炒，各二钱　人参　白术去芦炒，各五钱　甘草炙一钱

上为末，将阿魏一钱，水研开，和面糊为丸，绿豆大，每四五十丸，米饮、白汤任下。

按上方，攻补兼施之剂。

一小儿腹中一块，或作痛或上攻，小便不调，用龙胆泻肝汤、芦荟丸而愈。后形气销烁，发热作渴，此肝木制伏脾土，用补中益气汤兼芦荟丸而已。

化癖膏朱前吾传

大黄　白芷各二两　三棱　莪术各一两　木鳖子十个　蜈蚣十条　穿山甲十五片　巴豆一百五十个　蓖麻子一百五十个　栀子五个　黄连五钱　槐柳条三百寸

香油二斤入药，熬黑色，去渣滤净，再加黄丹一斤，熬滴水成珠，再加血竭五钱，芦荟五钱，天竺黄五钱，轻粉五钱，阿魏五钱，麝香五分，胡黄连二钱，硼砂二钱，硇砂二钱，为末，下油内搅匀，摊贴患处，退

热消块如神。

贴小儿癖疾久不愈，不肯服药者。许昌李益庵传。

阿魏一钱　沉香五分　麝香三分　天麻三钱　地骨皮三钱　大黄三钱　栀子四十九个　干漆三钱　巴豆三个，去壳　生地黄三钱　木鳖子去壳，三个　皮硝一两　生萝卜二两　生酒醋半斤

以上共十二味，俱为细末，萝卜先捣烂如泥，同前药尽入酒醋内再捣千下，将药摊青布上贴患处，外以油纸护之上，以布帕束腰间，初时每日夜各换新药一次，过三日后药干，乃换此方。三日内止热，七日外皮青块软，二七后自觉渐消愈，已经验数人。

袖凤膏 黄宾江传　消癖块。

刘寄奴　威灵仙　朴硝各一两

上锉细，鹁鸽一只，剖净去肠肚，将药二钱填入内，线缝固，用水、醋、酒各一碗半，同煮熟，去药吃鸽。

白花膏 贴癖消积，退热如神。

用白花菜不拘多少捣烂，鸡蛋清和为一饼，贴癖块上。

蟠桃会 李西岭传　消癖块。

青皮　陈皮　三棱　莪术　大黄　木鳖子去壳，各三钱，俱切片　皮硝二两

胡桃二十个打损，用水六碗同煮干，去药，将核桃仁去皮，任意食。

乌龙肝 治癖积。

猪肝一斤切片，滚水淖熟晾干，黄蜡四两，入锅化开，入肝搅匀，空心滚水吃。忌生冷油腻。大人二斤，小者一斤愈。

秘传化癖膏 成都宪方　消癖块如神。

黄狗脑子三个，皮硝半斤，麝香三分，珍珠一钱，共捣成饼，分作三次用，先令病者饮食稍饱，病人仰卧，揣块大小用笔圈定，以篾作圈围住，另用面作圈放篾圈里，以草纸贴块上，将药摊贴纸上，用火慢慢熨之，熨尽药枯为妙，次日又如此，三次熨尽，用桃仁承气汤一剂服之，即下血块，神效。其脐翻出不治，其块收上心去不治。桃仁、大

黄、芒硝、桂枝、甘草，以上五味即桃仁承气汤。

治痄癖，牙龈臭烂，齿牙脱落，皮肉破坏，用红枣五枚去核，每枣一枚入人言一分，火煅存性，为极细末，加黄柏五分，青黛三分，川山甲五分，烧为细末，和匀搽患处，神效。

诸　热

碧玉散 治小儿十分潮热，五七日不退。
一方 加：寒水石火煅，五钱　滑石一两　青黛五钱　石膏火煅，五钱　甘草生，五钱

上为末，每一钱，滚汤调服。热不退，柴胡、薄荷汤下。

大连翘饮 治小儿伤风感寒，发热痰壅，风热，丹毒，疮疹，颈项有核，腮赤，痈疖，一切发热并胎毒等症。

连翘　黄芩　栀子　柴胡　赤芍　木通　瞿麦　车前　滑石　当归　防风　荆芥　牛蒡子　蝉退　甘草

用灯心、竹叶煎服。

五福化毒丹 治上焦热壅，唇口肿破生疮，牙龈出血，口臭并痘疹等毒未解，或头面身体多生疮疖。

乌犀角镑，三钱　桔梗一两　生地黄酒洗　赤茯苓　牛蒡子炒，各五钱　连翘六钱　玄参六钱　青黛二钱　朴硝　粉草各三钱

上为细末，炼蜜为丸，如龙眼大，每一粒，薄荷汤研化下。兼有惊，加朱砂为衣。

痰　喘

痰者，风之苗。热生于心，痰生于火，火者，痰之根，静则伏于脾土，动则发于肺金，水澄则清，水沸则浑。小儿痰嗽，乃心火制克肺金，或寒邪停留肺俞，寒化为热，必生痰喘，咳逆上气，肺胀䪼䬸，俗为马脾风，又为风喉。若不速治，立见危殆。

夺命丹 治风涎灌膈，利痰去风。

煅过青礞石为末，炼蜜为丸，量意加减，生薄荷汁送下。

治小儿喉中痰壅喘甚。用巴豆一枚，捣烂作一丸，以棉花包裹，男左女右塞鼻，痰即坠下。

保金丸 治小儿痰喘咳嗽。

南星 半夏 白矾生 牙皂 杏仁去皮另研 巴豆去壳各等分，另研

上为末，合一处再研令匀，枣肉为丸，如梧子大，每服三丸，针挑灯上烧存性，研烂，茶清下。

吐　泻

夫小儿吐泻，皆由乳食过度，传化失常，盖食郁则成热，热郁则成酸，酸而成吐成泻，此必然之理也。又曰：食滞于胃口者为吐，食滞于大小肠者为泻。吐泻泄黄，伤热物也；吐泻泄青，伤冷物也，皆当微下，万亿丸主之。亦有不须下，而以烧针丸、白术散皆可选用。

七味白术散主方 治小儿脾胃久虚，呕吐泻泄频并不止，津液枯竭，发热烦渴多燥，但欲饮水，乳食不进，羸困失治，变成风痫，不问阴阳虚实，并宜服之。

人参 白术去芦炒 白茯苓 木香 藿香 干葛 甘草

姜、枣煎。

如小儿频频泻痢，将成慢惊，加山药、扁豆、肉豆蔻各一钱，入姜一匕，煎服。

若慢惊已作，加细辛、天麻各一钱，全蝎三个，白附子八分。

上小儿冬月吐蛔多是胃寒、胃虚所致，加丁香二粒。

若胃虚不能食而大渴不止者，不可用淡渗之药，乃胃中元气少故也，以白术散补之。

如不能食，如渴者，倍干葛加天花粉。

木香饼子 治小儿伤食泄泻，吐乳腹胀赤白痢疾。

木香二钱 砂仁二钱半 枸子泡去核，二钱半 肉豆蔻煨，二钱半 青皮炒，五钱 厚朴姜炒，二钱半 藿香二钱 白术去芦炒，五钱 麦芽炒，五钱 甘草炙，一钱半

上为细末，炼蜜为丸，如芡实大，捏作饼子，每一饼，米汤化下。

朱沉煎 治小儿呕吐不止。

朱砂一钱，飞过 沉香一钱 藿香一钱 滑石二钱半 丁香七个

上为末，每服半钱，新水一盏，芝麻油点成花，抄药在上须臾，滤去水，再用别水送下。

治小儿泄泻，用巴豆去壳，研末为膏，贴在囟门上，烧线香一炷未尽，即去巴豆膏，如神。

治小儿吐不定，五倍子二个，一生一熟，甘草一段，用湿纸裹炮过，同捣末，每服米泔水调下半钱，立已。

碧玉丹 治吐逆，黄丹四两筛过，用好米醋半升，同药入铫内煎令干，却用炭火三秤，就铫内煨透红，冷取研细为末，用粟米饭丸，如绿豆大，煎醋汤下七丸，不嚼，只一服立效。

回阳散 治吐泻不止，或取转过多，四肢发厥，虚风不醒人事，服此四肢渐暖，神识便省。

天南星为末，每服三钱，入京枣三枚，同煎温服，未省再服。

治小儿久泻，用山药炒为末，不拘多少，入粥内食之，立止。

治小儿水泻。白矾、黄丹各五钱。

用葱白同捣烂，涂脐上即止。

烧针丸 专主吐泻。

用黄丹 朱砂 白矾枯，各等分

上药研极细，用小红枣肉去皮核，和丸如鸡头大，每用一丸，针挑于灯上烧存性，研末，凉米泔水调服，泻者食前，吐者无时。外用绿豆粉以鸡子清和作膏，如吐，涂两足心，如泻，涂囟门上，止则去之。又方，治吐泻，用四君子汤加藿香、陈皮，一剂而愈。

痢 疾

痢疾，因受湿热，及食生冷停滞所致，治先消导宿食，分利湿热，然后止之，不可骤用补涩之剂。

万亿丸见通治　治小儿下痢赤白，腹痛，立效。

治小儿噤口红痢，用田螺捣烂，敷脐中，效。一方加冰片一分，同螺捣烂敷脐内，帛敷定立止。

治小儿痢疾，用鸡子一个，冷水下锅煮二三沸取出，去白用黄，研碎，以生姜汁半小钟和匀，与小儿服之，不用茶，神效。

治小儿噤口痢，甜菜一个，取出子，入蜜填满，纸包灰火煨，熟吃，立止。

治噤口痢不受药，并不受饮食者，用田螺数枚，连壳捣烂，加些麝香在内调匀，填满脐内，引火下降，服药再不吐矣。饮食须慢慢少少进之。

治小儿痢疾，白萝卜汁、蜜等分，服三四匙即止。

一小儿水泻痢疾，蜜三匙，枯矾末二钱，萝卜汁调服，出微汗。忌酸冷三五日。

小儿泻痢不肯服药，肉豆蔻为末三钱，面四两，水和作面，入葱、盐食，如常与之。

一小儿体怠，痢日久不愈，用鸡子一枚打破，用黄蜡一块如指头大，铫内熔，以鸡子拌炒熟，空心食之。

疟 疾

小儿疟疾，用芫花根为末，每用一二分，三岁儿用三分，以鸡子一个，去顶，入末搅匀，纸糊顶口，外纸裹，搪灰火煨熟，嚼吃。

治疟疾仙方

五月五日午时，用雄黑豆四十九个，先一日以水泡去皮，研烂，入人言末一钱，同捣为丸，如小芡实大，雄黄一钱为衣，阴干收贮，临发日早晨，面东，无根水下一丸。

忌热酒、热物一时，仍忌鱼腥生冷之物三日。黑豆圆者是雄的。

秘方　治疟疾。

五月五日，取桃仁百个，去皮尖，研成膏，不得犯生水，候成膏入黄丹三钱，丸如梧子大，每服三丸，发日面北温酒下，不饮酒，井花水下。忌鸡犬见。

法治疟疾，令病人开襟仰卧，医以左手执朱笔，直书肚上曰：子璋髑髅血模糊，手提掷还崔大夫。复书二纸，一焚之灶前，一焚之天地下，即愈。

天灵散秘方　治小儿诸疟如神。

天灵盖年久白者，烧存性，为细末，每服五厘，黄酒调下立止。

鬼哭丹　治诸疟如神。

人言一钱　雄黄一钱　绿豆粉一钱

上为末，以端午日粽子捣为丸，如绿豆大，每服一丸或三丸，临发日，面东冷水下。忌热物。

伤 食附腹痛胀满

小儿宿食不消者，脾胃冷故也。小儿乳哺饮食取冷过度，冷气积于脾胃，脾胃则冷。胃为水谷之海，脾气磨而消之，胃气和调则乳哺消化。若伤于冷则宿食不消，或作腹痛胀满，口中气温，面色黄，目无精彩，或白睛多及多睡畏食，或大便酸臭者，当消积，宜万亿丸主之，消食散、白术散，皆可用之。

万亿丸方见通治　**白术散**见吐泻

消食散主方　治小儿伤食腹痛。

山楂去核　神曲炒　砂仁炒　麦芽炒　白术去芦炒　陈皮　青皮去瓤炒　甘草炙

上锉，生姜煎服。受寒作痛者，加藿香、吴茱萸；有热加黄芩。

寻常些小饮食停不必服药，只用麦芽五钱炒，入生姜三片，煎汤饮之愈。

香橘饼子　治小儿食积伤滞，面黄肌瘦，肚腹膨胀，饮食少思，心腹疼痛，时常呕吐、泄泻，肢体倦怠。又治久泻久痢，脾虚脱肛不收，冷热不调，赤白脓血痢疾，小腹疼痛，或噤口不食，日夜无度，里急后重，悉皆治之，及小儿疳积泻痢，服之速效。常服养脾助胃，消化饮食，大有功效。

青皮去瓤麸炒，二两　陈皮二两　三棱煨，半两　莪术煨，半两　香附炒，一两　砂仁炒，一两　神曲炒，二两　麦芽炒，二两　山楂去子，一两　厚朴姜炒，一两　人参一两　白术去油芦土炒，一两　白茯苓二两　广木香五钱　青木香五钱　甘草炙，一两

上为细末，炼蜜为丸，如芡实大，每服一粒，米汤化下。

中华饼　治小儿面黄肌瘦，肚大青筋，饮食少思，泄泻诸积。

白茯苓去皮，一两　山药二两　神曲炒，一两半　麦芽炒，一两半　白术炒，一两　薏苡仁炒，二两　莲肉一两半　桔梗五钱半　使君子炒，二两　扁豆一两半　芡实仁一两　三棱煨，五钱　白芍酒炒，一两　山楂五钱　甘草五钱

上为末，白面四两，入药末一两半，白蜜一两，香油少许，水和捏作饼，烙熟为焦饼食之，最益小儿。

治小儿肚大腹胀，江南做酒小曲一个，为末入鸡子内，盐少许，蒸熟食之立消。

治小儿肚腹胀大瘦弱，用荸荠食之，立时打下虫即消。

治小儿尿浊如米泔，东南做酒小曲炒为末，每服一匕，酒调服，三服愈。

黄金枣　治小儿乳食伤脾胃，面黄肌瘦，肚大青筋，腹胀或泻，或不思饮食。

人参一两　白术二两，去芦微炒　粉草炙，一两

上锉散，用小红枣五升，入水同煮干，去渣食枣，逐日吃之。

感　冒

人参败毒散　治小儿感冒风寒，瘟病时疫，疮疹，头痛，体痛肢热，多睡及治潮热

烦渴，痰嗽喘热，惊风等症。

羌活　独活　柴胡　前胡　桔梗　枳壳　川芎　茯苓　人参　甘草　天麻　地骨皮

惊风加全蝎去毒炒、僵蚕炒、白附子煨、防风；痰嗽喘加半夏、五味子、桑白皮；发汗加麻黄、荆芥。

上锉作剂，薄荷、生姜煎服。

参苏饮　治小儿感冒风寒，发热头痛，痰涎咳嗽，上壅喘促，胸腹痞闷，呕逆。

紫苏　陈皮　半夏　茯苓　前胡　枳壳　桔梗　干葛　人参　甘草

上锉，生姜三片，水煎服。

香葛散　治小儿伤寒，夹食夹惊，四时瘟疫，疟疾。

香附　紫苏　陈皮　青皮去瓤　葛根　甘草

上锉作剂，生姜三片，葱白一茎，水煎，热服。

治小儿咳嗽吐痰，用甜梨一个，入硼砂一分，纸包水湿，火煨熟与服，或捣汁亦可。

治小儿咳嗽痰喘，天南星大者，炮令裂，为末，每服一钱，生姜三片，水煎服，空心、日午、临卧各一服。

治小儿咳嗽，用生姜四两，煎汤浴之。

治咳嗽方

款冬花三钱　石膏三钱　甘草三钱　硼砂七厘

上为末，吹入喉内，用细茶漱下即好。

一捻金　治小儿肺胀喘满，胸高气急，两肋扇动，陷下作坑，两鼻窍张，闷乱嗽渴，声嘎不鸣，痰涎潮塞，俗云马脾风，谚云龟胸症。若不急治，死在朝夕。

白丑半生半熟　黑丑半生半熟　川大黄　槟榔各一两　木香三钱　轻粉少许

上为细末，每服二钱，浆水调下。无时，蜜水调下亦可。一方有人参一两，去木香、轻粉。

小儿初生

婴儿初生，车篮襁褓各随风俗，大概厥

初下地之时，勿待其出声，以帛裹指，揾去舌上青泥恶血，用手一迟，啼声一出，即入腹中，斯为患矣。如下地少顷，不能出声者，急以温水一口许灌之，即能啼也。久不出声者，以其脐带倒提，元气入腹，仍以口频频进气于儿口中，则自能啼也。先洗后断脐，则不伤水生病，脐带留长一寸，长则伤肌，短则伤脏。将汁不尽，则寒湿入腹，仍作脐风。衣勿新绵，暖则生风。其敛脐之法，宽急则中，常于无风处解开观看，未愈，烧绵帛灰敷之。一月外，脐上有汁并肿者，轻则当归末同韶粉和敷，灸絮熨之；重则灸数壮。初断脐了绷毕，用甘草一小寸，煮汁一合许，用帛蘸与儿吮，约服一蚬壳许，得吐出，去胸中恶物妙，未则再与吮之，半日内三五次，服尽药汁一合，得吐出恶水，则儿补气爽无病。一合服尽，不吐则胸中无恶物也。当先以菜叶包明净生朱于饭内，蒸熟为度，研极细末，当以一豆许蜜和，令抹入口服之，日一次，三日止。服多则伤也。凡冬夏浴儿久，易伤寒、热痫、病等症，不浴亦不可。但初浴时，以猪胆汁一个，入汤温浴之，则不生疮疥，次用桃、李、梅根或枝各二两许，㕮咀，煎汤浴之，则去不祥，富室能以金一斤，虎头骨一个，煎汤浴之，则压惊辟恶妙。儿初落地浴罢，脐带了毕，即看口中舌下，并腭上两颊，但有白泡相连去处，即便用指摘去恶汁，无令咽下为病，则无重舌语病，此其大略耳。

兔红丸 好辰砂去铁渣，为细末，腊月八日取兔血调为丸，如梧子大。新生小儿乳调末服，每月一丸，去胎毒痘疹。

一小儿初生，用青橄数个，烧水洗儿身上下，后不出痘疹。

治永不出痘方

用鸡蛋七枚内取一枚，开一孔，去清黄净，装入鲜明朱砂四钱九分，其孔以纸糊，用鸡抱出鸡雏，将朱砂采日精月华各七八日收贮听用，再用起头结丝瓜一个，候老成种，干燥，烧灰存性，为末，每服朱砂五分，丝瓜灰五分，再研匀，蜜水调服，服过三次，永不出痘。邻家出痘就宜服之。

治永不出痘方 王天中传得异人方　治小儿不拘大小，洗后永不出痘，真神仙秘法也。

用苦楝树子，十月收到，正月初一日子时，父母只令一人知，将楝子一二升许，锅内水煮滚，待温，将儿遍身上下洗净，妙不可言。

初生杂病

治小儿生下，遍体发黄，状如金色，身上壮热，大小便不通，乳食不进，啼叫不止，此胎黄之候，皆因母受热而传于胎也。凡有此症，乳母宜服四物汤，内用生地黄、赤芍，加天花粉。

酿乳法 初生小儿，胎中受热，生下面赤眼闭，大小便不通，不能吮乳。

猪苓　泽泻倍　赤茯苓　生地黄　天花粉　茵陈　甘草

上锉，每服三钱，水煎。食后令乳母捏去宿乳，却服此药。

治小儿初生，大小便不通，腹胀欲死者，急令妇人以温水漱口，吸咂儿前后心，并脐下、手足共七处，每一处凡三五次，口吸咂取红赤为度，须臾自通。不尔，则无生意。有此症遇此法，可谓再生。

小儿初生七日，急患脐风撮口，百无一活，父母坐视其死，良可怜哉！秘法极效，世罕知之。患此者，齿龈之上有小泡子如粟米状，急以温水蘸青熟绵裹手指，轻轻擦破，即开口便安。又灸脐风，以艾灸脐下即活。

治小儿脐风撮口方，用田螺捣烂，入麝香一分再捣，涂脐上。

治小儿撮口脐风，用完全葱二根捣汁，用僵蚕二个研末，调涂其母乳头上，令儿吮之，或用乳调，灌之。

初生小儿，五七日有热症，只用益元散，时时灌之。

小儿脐风湿重，久不瘥，蜂房烧末敷之。

治小儿患脐风，及脐疮久不瘥，用烧虾蟆杵末敷之，日三四度瘥。

治小儿脐风，盐二两，豉二合，烂捣捏作饼，如钱大，安新瓦上炙，令热以熨脐上差。亦用黄柏末敷之。

脐风论

夫小儿脐风，因母好食辛酸厚味，或七情偏胜，起居不时，故有胎毒。胎毒所发，多在二三日之间则有萌芽病生，或打嚏或呵欠，或冷笑或恶叫，或皱眉或夜啼，人多急意不觉，至五六日病深，方请医治，其病已传经络，万无一愈。予传此方，深知病原救治有理，故此告闻诸君子，生下孩儿，于二三日之间时时省察。若有前症，即是脐风。急看口中上腭，有白点如粟米者，用银针挑破，以鸡粪、糖涂之，然后服药，十病十愈。倘牙紧，舌厚，唇撮，肚发青筋，腹硬脐出，则决不可治矣。

解毒汤　如热多，用此二匙，解表二仙丹一匙。

陈细茶、苏州薄荷各等分，为细末，用灯心、淡豆豉、生姜少许，蒸水为引。

牛黄饼子

大黄一钱，细末　朱砂三分，水飞过　青礞石焰硝火煅，五分

各为末同和，以水为丸，如芡实大，以前蒸水磨化服之，百发百中。

治小儿脐中出汗不止，并赤肿，白矾枯过，为末敷之。

治小儿龟胸，缘肺热胀满，攻胸膈所生，又缘乳母食面、热物、五辛转更，胸起高也。

灸两乳前各一寸半，上两行三骨罅间六处各三壮，春夏从下灸上，秋冬从上灸下。若不依此灸之，十无一愈。

百合丹　治龟胸。

川大黄　天门冬　杏仁去皮尖，另研　桑白皮蜜炒　百合　甜葶苈炒　石膏煅　木通各等分

上为末，炼蜜为丸，如绿豆大，临卧热汤下。

治龟背，儿生下客风入脊，遂于骨髓，即成龟背。或坐太早，亦致伛偻，背高如龟，多成痼疾。

龟尿点骨节即平。取龟尿法，用青莲叶，置龟于上，用镜照之，其尿自出。

治龟背。

松花　枳壳　防风　川独活　麻黄　大黄　前胡　桂心少许

为末，米饮调服。

小儿语迟。

人参　石菖蒲　麦门冬去心　远志去心　川芎　当归　乳香　朱砂各五钱

上为末，炼蜜为丸，如黍米大，每三四十丸，食远米饮下。

夜啼

小儿夜啼，状若鬼祟。

蝉退七个，下半截为末，初生抄一字，薄荷汤入酒少许调下。或者不信，将上半截为末，依前汤调下，复啼如初。古人立法，莫知其妙。

治小儿腹痛夜啼，用牛黄如豆大，乳汁化服。又脐下书日字瘥。又方，牵牛细末，封脐上愈。

花火膏　治夜啼。

灯花三颗，以乳汁调抹儿口，或抹乳上令儿吮之，或用灯花三四颗研碎，灯心汤调涂乳上，令儿吮乳咽下。

一方　大黑枣三枚去核，各入黄连两分，用线扎紧入罐中，水钟半，煎一小杯，徐徐喂之。

安神散　治小儿惊啼，作心经有热、有虚治。

人参　黄连姜汁炒，各一钱半　甘草五分

上锉一剂，竹叶二十个，生姜一片，水煎服。

一方　治惊啼，用乱发烧灰，酒调服。

一小儿夜啼，用笔写在小儿脐上 子酉卯□ 午。

一小儿夜啼，用粪勺，水洗净，莫令人知，覆在本儿床下。

口 舌

治小儿鹅口，不能食乳，用地鸡，擂水涂疮，即愈。即䗪虫也。

小儿口疮，黄连末每服一字，蜜水调下。

小儿口舌生疮，乃心脾受热。口疮赤，心脏热；口疮白，脾脏冷；口疮黄，脾脏热。

吴茱萸末，醋调敷脚心，移夜即已。药性虽热，能引热下行，其功至良。

小儿舌上生疮，吮乳不得。白矾和鸡子清置醋中，涂儿足底一匕即已。

治小儿重舌、木舌，乃舌下生小舌也。凡针重舌，以针直刺，不可横挑，恐伤舌络则言语不清。

用三棱针舌下紫脉刺之，即已。又宜竹沥调蒲黄末敷之。又宜胆矾研细敷之。

治小儿绊舌，用布针针数下，以溏鸡粪一搽即已。

治绊舌，不乳啼哭，用布针蘸桐油烧红，针下颏挨骨边，一针即已。

治重舌喉闭，白矾、朴硝为末，掺入口中即愈。

牙 病

甘露饮子 治牙疳去血，口臭，齿龈肿痛腐烂。

枇杷叶 石斛 黄芩 枳壳 天门冬麦门冬 生地 熟地 茵陈 甘草

上锉，水煎服，牙根腐烂用后。

擦牙散 治走马牙疳，牙根腐烂。

白梅煅、碗盖存性。枯矾各一钱，人中白取童尿桶中白垢。瓦焙干五钱，为细末。先另用韭菜根、老茶浓煎，用鸡翎蘸洗，刷去腐脓恶肉，洗见鲜血，以前药敷之，日三

次。烂至喉中者，用小竹筒吹入。虽遍口牙齿落，口唇穿破者，敷药皆愈。但山根发红点者难治。忌油腻鸡鱼，发气热物。

土蟾散 治症同前 蚵皮，即蛤蟆不鸣不跳者是，用泥裹火煅焦二钱半，黄连二钱，青黛一钱，麝香少许。

上为细末，先用甘草汤洗，令血出，却用药，湿则干掺，干则香油调抹之。

治走马牙疳，一时痢烂即死，用妇人溺桶中白垢，火煅一钱许，入铜绿三分，麝香一分半，敷之立效。

治小儿走马牙疳。

白矾枯 黄丹飞 京枣连核烧存性

为末敷之。

又方 用白矾置五倍子内煅过，为末敷之。

立效散 治走马牙疳。

青黛 黄柏 枯矾 五倍子各一钱

上为细末，用米泔水搅，口内贴药。

喉 痹

喉痹，会厌两旁肿者，为双乳蛾，易治；一旁肿者，为单乳蛾，难治。治乳蛾差小者，为喉痹。热结于咽喉，且麻且痒，肿绕于外，名缠喉痹。暴发暴死者，名走马喉风。

苏危汤 治喉闭肿痛，危急之甚。

桔梗二钱 山豆根一钱 牛蒡子一钱 荆芥穗一钱 玄参八分 升麻三分 防风八分生甘草一钱 竹叶五个

水煎频服，外用硼砂一味，噙化咽下，降痰消肿。

治喉痹乳蛾气绝者，即时返活。单乳蛾用巴豆一个去壳打碎，入绵茧壳内塞鼻，在左塞左，在右塞右；若双乳蛾用二粒塞两鼻。

治小儿耳后月蚀疮，烧蚯蚓粪，合猪脂敷之。小儿患溃耳，出脓水成疮，以蚯蚓粪末吹耳中。

一小儿自脱胎时，两目赤肿，或作痒或生翳，此禀赋之肝火也，用九味芦荟丸、六

味地黄丸二药而愈。

治小儿未周岁患赤眼，用黄连为细末，以茶调涂手心、足心即愈。如肿痛难开，加姜黄、皂角、朴硝为末，同敷太阳穴、手心、足心。加葱捣烂敷之尤妙。

拔毒膏　治月内婴儿患眼肿痛。

熟地黄一两，以新汲水浸透，捣烂，贴两脚心，布裹住立效。

治头疮胎毒等疮。

五倍子　白芷各一两　花椒　黄丹各五钱枯白矾一钱

上为末，疮湿干掺，疮干香油调搽。

治小儿疝气，小腹痛引腰脊挛曲，身不能直。京师授。

青皮　陈皮　三棱　莪术炮　木香　槟榔　川楝肉　芫花醋炒，各五钱　辣桂　牵牛生取末，各三钱　巴豆肉不去油，一钱

上为细末，面糊为丸，麻子大，每三丸，空心一服，午前一服，姜汤下。

一小儿脱肛不收，浮萍草为末，掺患处。

小儿自汗不止，益元散加旧蒲扇烧灰，陈麦芽汤调服。

治小儿吐蛔虫，用苦楝根锉，佐二陈汤煎服。

治小儿蛔虫、食虫。宜春月初服之，即出。

川楝子　使君子　木鳖子　桑白皮　木通　黄柏　青皮　枳壳　没药

各等分，水一钟煎至七分，空心温服。

治小儿虫积腹痛，用巴豆一枚，去壳捶去油，以朱砂一粒同研匀，用鸡子一个，开顶微去白，入药在内搅匀，仍将纸糊口，用草圈，炖在锅内，水煮熟，令儿食之，或以茶清送下，即打下所积虫而愈。

痘　疮

疮疹症候，面色燥，脸唇赤，眼睛黄，目胞赤，四肢亦赤，手足冷，耳尖冷，骹冷，鼻冷，身热，或乍冷乍热，头痛，腰脊痛，

咳嗽喷嚏，呵欠，烦闷，撺跳惊悸，昏昏多睡，小便赤少，大便不通，不恶寒，唯恶热，方其身热，未即发疮，迨其身凉，然后发出。三部脉洪数往来，大小不应指而疾。

三曰发热　三曰出痘　三曰起胀　三曰贯脓　三曰收靥

大凡七日以前为里实，不可投温燥之剂，能攻毒也；八日以后为里虚，不可投寒凉之药，能伐生气也。

痘不治法

初出勇壮者不治，出如蚕种者不治，随出随没者不治，如蚊虫咬者不治，气血相失者不治，倒出者不治，饮水如促鼻者不治，与肺气不能疏理也。气尊血分者生，毒参阳位者死。

经验死症日数不治症

初出顶陷连内红，过至九日一场空，又如血点带红紫，斑症死在六日中，发斑黑者左朝夕，斑青项颈去匆匆。无脓痒塌期二日，不治腰疼及挺胸，报痕似沸如鸡粟，舌卷囊缩命不留，紫泡刺出黑血者，饮食嗌喉症俱凶。难疗面肿痘不肿，暗色黑陷及无脓，二便流利下肠垢，更有吐泻出蛔虫，头温足冷好饮水，痘先惊后药难攻。气促泄泻渴不止，目无魂者命不供，声哑失音叫与哭，痘色纵好也难终，有种气急亦难治，如灌脓好是伤风，见此宜服参苏饮，余症参详须用功。

痘疮治法

夫痘初出，大抵热者多，寒者少，用药之法，六日以前不宜温补，亦不宜过用寒凉，故师云：解毒之内略加温补，温补之中略加解毒。此不传不刊之秘诀也。若六日以后，毒已尽出于表，当温补而不温补者，脓不得壮，而痒塌、寒战之病所不能免矣。或曰：如是之论必以药石而后喜，然而世之勿药有喜者，及其药石不能治者，何也？痘有顺逆险也。顺者不必治，逆者不能治，险者不治，多不能保其生矣。

发热三日决生死例

一发热时，用红纸条蘸麻油点照心头皮

肉里，若有一块红者，或通身有成块红者，八九日决死。

一发热时，身无大热，腰痛腹不痛，过三日后才生红点，坚硬碍手者，勿药而安。

一发热时，浑身温暖，不时发惊者，痘在心而出也吉。

一发热时，一日遍身即生红点，稠密如蚕种样，摸过不碍手者，决死。

一发热时，腹中大痛，腰如披杖，及至出痘干燥，而前痛犹不止者，决死。

一发热之时，头面上有一片红色如胭脂者，八九日后死。

出痘三日决生死例

一出痘之时，头面稀少，胸前背上皆无，根窠红润，顶突碍手者，如水珠光泽者吉，不须服药。

一出痘之时，腰腹疼痛不止，口气大臭，其自出紫黑色点者，决死。

一出痘之时，白色皮薄而光，根全无红色，或根带一点红，三五日如绿豆样，此痘决不能贯脓，久后成一胞清水，擦破即死，不可因其好者而妄与下药。

一出痘之时，全不起顶，如汤泡及灯心火烧者，十日后决生痒塌而死。

一出痘之时，口鼻及耳烊红血不止者，决死。

一出痘之时，起红斑而纹者，六日后决死。

一出痘之时，起黑斑如痣状，肌肉有成块黑者，即时死。

起胀三日决生死例

一痘三日之后，痘当逐渐起胀。若红绽顶肥满光泽者，不必用药，此乃吉症也。

一痘当起胀之时，根窠全然不起，头面皮肉红肿如瓠瓜之状者，决死。

一痘当起胀之时，遍身痘顶皆黑，其中有眼如针孔紫黑者，决死。

一痘当起胀之时，遍身痘陷伏不起者，腹中膨胀不能饮食，气促神昏者，决死。如六日内痘尚红紫满顶者，即死。

一痘当起胀之时，腰腹或痛，遍身尚是紫点如蚁虫咬，全不起胀者，决死。

一痘当起胀之时，黑陷闷乱，神气昏暗者，决死。

灌脓三日决生死例

一痘当起胀三日之后，根窠红润，灌脓充满如黄蜡色，二便如常，饮食不减，吉候也，不必下药。如红紫黑色外剥，声哑者死。

一痘当灌脓之时，纯是清水，皮白而薄，与水泡相似，三四日遍身抓破而死。

一痘当灌脓之时，痘中干枯，全无血水，此名空痘，决死。

一痘当灌脓之时，吐利不止，或二便下血，乳食不化，痘烂无脓者，决死。

一痘当灌脓之时，二便不通，目闭声哑，腹中胀满，肌肉黑者，即死。

结靥三日决生死例

一痘当结靥之时，色转苍蜡成紫葡萄色者，一二日决从口唇四边靥，由腹中收至两腿，然额上和脚一齐结靥，落皮而愈。

一痘当靥之时，遍身臭烂如饼，不可近者死。

预防治法：

凡值天时不正，乡邻痘疹正发，宜预服此，能活血解毒则不染。

三豆汤

赤小豆　黑豆　绿豆各一两　甘草节五钱
水煮熟，任意吃豆饮汁七日，自不发。

油饮子　用真香油一斤，逐日饮尽，永不出。

擦法　用麻油每夜临卧时，以手中三指，蘸油擦儿头额、项背、腰、两手腕、两足腕，然后睡，可使轻。此亦畅达流通，开脱凝滞之意也。

恶实膏　用恶实子，一名鼠黏子，为末，蜜调贴囟门上，免有患眼之疾，发热时即用。

痘疮初出或未出，以丝瓜近蒂者三寸，连皮烧存性为末，砂糖调服；或以真朱砂研，水飞，量儿大小，或五分或一钱，蜜水调服；或以丝瓜末，朱砂合而服之。多者可少，少者可无。

三日发热治法：

升麻葛根汤　治时行瘟疫，头痛发热，肢体烦疼，疮疹未发，疑似之间宜服。一见苗，不可服，慎之。

升麻　白芍　甘草各一钱　葛根一钱半

上锉一剂，生姜三片，水煎热服。加山楂、大力子尤可。

冬月加苏叶八分；四肢厥冷加桂枝一钱半；腰痛，当知是痘，加桂枝一钱半；时气酷烈，发热太甚，乃是毒气盛，加牛蒡子一钱半。

一痘随出随没者，此毒气太盛，不治之症，急用麻黄五钱，酒煎顿服，或可救十中之二三也。

胡荽酒　胡荽一束铜钱大，细切，用好酒热和与服，须臾即浑身通畅，过二三时，以纸捻点照于无痘处，又出珍珠光亮好痘数十颗矣。如无胡荽，即用胡荽子。初出时，宜以胡荽酒遍喷床壁及与患者服，役人皆饮，能碎秽恶，又以胭脂点眼角，防痘入眼。

一痘始发时，先用鲜芫荽在于房中慢火上烧，令微烟熏辟秽气，日逐烧之，一月方止。

一发热痘未出，肚痛不可忍而无休息者。

白芍　蝉退各一钱半

上为细末，沸汤调服。服后痛止痘出，庶几可治。痛若不止，必出斑疮，不可疗也。

三日出痘治法：

九味神功散　治痘出毒气太盛，血红一片不分地界，如蚊、蚕种，或诸失血或吐泻，七日以前诸症可服。

嫩黄芪　人参　白芍　紫草　红花　生地黄　牛蒡子　前胡　甘草

上锉，水煎温服。热甚加黄芩、黄连各一钱；未退加大黄；有惊加蝉退去翅足，一个。

痘出三日内顶陷者，非虚也。用神功散活血退火。

若四日以前有虚症，其色黑惨，保元汤加桂。

如色白光者，寒乘之，神功散加桂。

腹痛者，毒盛也，神功散主之。

面红不退，地界不分者，神功散加前胡。

吐者，毒盛乘，火炎而宣也，神功散主之。

泄泻者，火盛而奔越也，神功散加升麻以提之。

有痰者，用白附子磨服，切不可用二陈汤使燥阳明经，使孤阳无阴，不能施化也。

嗽宜杏仁煎汤，磨白附子服。

遍身疼痛，以木香一味磨服即止。

一痘发渴，服神功散当不渴。或犹渴者，用红花子一味煎汤饮，无子即用红花亦可，加牛蒡子尤妙，盖能散胃口之瘀血故也。切不可用荔枝、枣，能助阳经之火，大发渴者。

一汗出不止者而身已凉，乃血随气溢也。用：

当归五钱　黄芪三钱　酸枣仁炒，一钱

共作一服，水煎温服，立止。

一或有失治，不知解毒，五六日间以灯照之，生气未戕，其毒太盛作热，地界红燥，宜神功散治之。随观其变而施治，犹或可救一二，过此则不能施其神功矣。

一痘色白属气虚，补气为主。初出色白者大虚，宜大补气血，人参、白术、黄芪、当归、川芎、升麻、葛根、木香、甘草之类。大便滑泄，加诃子肉、豆蔻。

一痘色黑属血热，凉血为主。初出色黑者大热，便宜解毒，黄芩、黄连、黄柏俱酒炒，牛蒡子、紫草、升麻、葛根、防风、荆芥、甘草节、参芪之类。黑为北方之色，属水，热甚反兼水化制之，故色黑。

一痘疮紫黑干枯变黑，归肾，身如火炙之热。用犀角、羚羊角二味，磨凉水服之，有回生之妙。

一小儿痘疮初出光壮，忽然黑陷，心烦躁急，气喘妄语，如见鬼神。人牙齿烧存性，为末，每个作一服，酒调下。

初出多生惊搐，急将导赤疏通，木通、

甘草与防风，生地黄连同用，再加辰砂调服，须臾救活疲癃，此方端的有神功，果然百发百中。

三日起胀治法：

保元汤

人参二钱　嫩黄芪一钱　甘草一钱

锉作一剂，生姜一片，水煎服。

若额不起胀加川芎六分为引；面部加升麻四分为引；胸膈加桔梗四分为引；腰膝加牛膝四分为引；两手加桂枝二分为引。

二日痘干红少润，保元汤加桂，兼活血加当归、白芍；若毒加玄参、牛蒡子；匀气加陈皮。

二三日根窠虽圆而顶陷者，保元汤加川芎、官桂。

四五日根窠虽起，色不光泽，为气虚血盛，保元汤加芍药、糯米、官桂。

五六日气盈血弱，色昏红紫，保元汤加木香、当归、川芎。

五六七日气交不旺，血虽归附，不能成浆，急投保元汤，加官桂、糯米，助其成浆。

七八日毒虽化浆而不满，为气血有凝，不能大振，加桂、糯米。

八九日浆不冲满，血附线红，气弱而险，加糯米以助气而驾其血。

十一二日气血冲满尽浆，湿润不敛，内虚也。加白术、茯苓。

十三四日毒虽尽解，浆老结痂之际，或有杂症，保元汤随症加减，勿用凉热峻利。

十四五六日痂落，潮热唇红，口渴不食，四君子汤加陈皮、山楂、黄连；如渴甚，加参苓白术散；如热不解，以大连翘饮去黄芩主之。

凡痘疮发渴者，为气弱而津液枯竭，保元汤加麦门、五味子即止。如不止，参苓白术散一二剂即止。

一治小儿痘六七日，陷而不发，黑色，气欲绝及不贯脓者，有泻不宜服。

穿山甲汤洗净，炒令黄色

为末，每服五分或七分，木香汤或紫草汤下，入酒更妙，糯米清汤亦可。

三日贯脓治法：

内托散

治气血虚损，或风邪秽毒冲筋，使疮毒内陷，伏而不出或出而不匀，快用此活血匀气，调胃补虚，内托疮毒，使之尽出，易收易靥。

嫩黄芪　人参　当归身各二钱　川芎
防风去芦　桔梗去芦　川厚朴去皮姜炒　白芷
甘草生，各一钱　木香　肉桂各三分

上方于红紫黑陷属热毒者，去桂，加紫草、红花、黄芩。

若淡白灰黑陷伏属虚者，加丁香救里，官桂攻表。

当贯脓而不贯脓者，倍参、芪、归，煎熟，入人乳、好酒温服，此贯脓巧法也。

凡贯脓肥满，庶易结靥。若痘虽胀满，光泽可观，然摸过软而皮皱者，中虽有脓不甚满足，后必不能收靥，或痘皆贯脓，中间几颗不贯者，终变虚寒痒塌之症，宜内托散倍加补气血排脓之药。

凡痘陷无脓，虽因服内托药而暂起，不久又陷者，贯脓不满故也。宜内托散倍参、芪、归、人乳、好酒之类。盖贯脓既满，必无再陷之患矣。

凡因虚发痒，遍身抓破，脓血淋漓，不能坐卧者，宜内托散去桂，倍加白芷止痒，当归和血，木香调气，气行血运，其痒自止。外用败草散敷之，免致盛风变症，以致上痰咳嗽，声哑。若遍身抓破，并无脓血清水，皮白，干如豆壳者死。

复生散卫知州　治痘黑陷不起发。

珍珠　琥珀　雄黄　朱砂　穿山甲　两头尖　香附子各一钱　蟾酥五分

上先将蟾酥切片，以乳汁浸少时，入众药搓匀。一岁儿服八厘三，二岁服一分二厘，用熟蜜水调下。

治痘疹抓破稀烂，用茧孔内入土蜜，新瓦上焙干，烧灰存性为末。如湿，干掺；如干，香油调搽，甚效。

三日收靥治法：

木香散　灰陷、黑陷呕吐、白陷，为表虚。呕甚加白豆蔻。

嫩黄芪一钱　人参五分　白术去芦，一钱　白茯苓去皮，一钱　陈皮八分　半夏汤泡，姜汁炒，一钱　川厚朴去皮姜炒，一钱　木香一钱　丁香五粒　诃子煨，取肉一钱　前胡一钱

上锉一剂，生姜二片，水煎温服。

若腹胀渴者，或泻渴者，或足指冷渴者，或惊悸渴者，或身温渴者，或身热面㿠白渴者，或寒战渴不止者，或气急咬牙渴者，或饮水转渴不止者，以上九症即非热也，乃脾胃肌肉虚，津液衰少故也，木香散主之。如不愈，更加丁香、官桂多煎服，丁香攻里，官桂发表，其表里俱实而疮不致于痒塌，喘渴死矣。

回阳酒　治痘属虚寒，八九日，色光白如水泡，顶陷根白，痒塌，咬牙寒战之症。

鹿茸酥炙倍　大附子面裹煨，去脐　嫩黄芪炒　当归酒洗

上锉剂，酒煎服。兼有痰嗽，加牛胆南星。

异功散　寒战咬牙，痒塌泄泻，为里虚。泻甚加肉豆蔻。

大附子炮，去皮脐　人参五分　白术去芦　白茯苓去皮　陈皮　半夏姜制　官桂　厚朴姜炒　当归　木香一钱　丁香五粒　肉豆蔻面裹煨

上锉一剂，生姜二片，枣二枚，水煎温服。

一痘疮欲靥未靥之际，头温足指冷，或腹胀泄泻，口渴气促，或身不热寒战，闷乱不宁，卧则哽气，烦渴咬牙，痒塌，急服异功散。切不可与蜜水、红柿、西瓜、梨果、柱冷食之。

一浆行而作痒，此内热而外为寒所束，用荆芥穗，纸裹紧搓，糊粘纸头，令不散，灯上烧了，却于桌子上春去灰，快放手指定痒痘头，用荆芥穗火点痒处一下即放退，每痒痘悉点之即止。

一行浆将足而发疔，认定黑疔痘，或黑

而硬，或有红丝，或为大紫泡，未曾解毒者，仍以神功散加雄黄、黄连、黄芩、大黄，煎服。却用点法，雄黄一钱，研胭脂重浸水令浓，调雄黄末点疔痘头上，立时即红活，亦神法也。盖雄黄能拔毒，胭脂能活血也。

一九日十日回水之时，元气重蒸，真阳运化，其水自然消烁，此循环之妙理也。其有未曾解毒，至此时，水不能化，及归于胃，与所伏之毒相遇，泛滥肠胃，胃气既虚，水大则土崩，故此泄泻人，多以异功散加豆蔻治之，愈服愈泻。不知火动于心胞则小肠从，令毒伏于阳明则脾胃受戕，宜以定中汤治之，立止。

定中汤

真黄土能镇安胃气收敛中气。取真正黄色不杂者，用一大块在碗内，百沸汤泡，即以碗盖少顷出用。如冷，顷于盏内，外以熟水烫之。用酒两盏和药　朱砂细研五分，能镇心包络，使小肠不奔包　雄黄研细一钱，能解，使胃气宁也。

上两味和匀，以黄土汤，少加砂糖温服，二服立止。

一烦躁，闷乱，发渴，定中汤加片脑半分，牛蒡子汤和服。

一有寒战咬牙等症，宜附子理中汤。

附子理中汤

大附子炮去皮脐，三钱　人参二钱　白术去芦炒，二钱　干姜炒黑色，二钱

一十一二日，血尽毒解，气调浆足，此生生自然之理也。若湿润不敛者，内虚也，异功散加丁香，但当收敛结痂而已。

一若解毒不尽，或未经解毒，到当靥发热蒸蒸者，宜用：

回天甘露饮

砂糖半酒盏，百沸汤调一大碗，温服，立时热退，痘靥万发万中，真有回天之力也。

一临回水时，误服生血药过多，或因渴过饮水浆，以致不靥，看其身无热觉，诸痘润泽者，宜以附子理中汤，服此燥之，令水尽也。

一当靥时，生气痘未黄，须紫润，即真

靥矣，宜定中汤预防内也。当靥时，腹痛不靥，其痛着在中脘，乃热毒凝滞，瘀血作痛也。当用：

手拈散

牛蒡子二钱　白芍一钱　红花八分　桂五分　山栀仁一钱　大黄一钱

水煎服

将靥时，其痘一时尽黑，非靥也。乃火极攻里，即凶矣。

治痘余症：

一小儿欲出痘作腰痛。

柴胡一钱半　干葛一钱　川芎　麻黄去节　升麻　白茯苓　防风各八分　甘草五分

上锉一剂，水一钟半，先将麻黄滚去白沫，后煎至八分热服。覆被出汗，腰疼止为度，不止再进一服，免出肾经之痘甚奇。

一出痘之时，口渴谵语，精神狂乱烦躁者，此由心火烁于内，以致神不守舍，狂惑谵语，如见鬼状。外症必红紫焦燥，不能壮实，所谓纯阳无阴之症候，急服退火回生丹。

滑石二钱　朱砂一钱　冰片三厘

为末，冷水调服。睡少时，神安，痘转红活。

一痘疮贯脓，三日之内身冷，豆灰白，急或不进饮食，寒气逆上，或呕吐，或腹胀痛，或流清水，手足厥冷者，所谓纯阴无阳之症，急服回生起死丹。

丁香九粒　干姜一钱

锉，水煎服，絮被盖片时，令脾胃温暖，阴退阳回，则痘变红活也。

一痘疮当靥不靥，发热谵语，目闭大喘，手足大乱，小便不利者，此热毒乘于肺金，无阴气以之然也。急服清金导赤散。

人参　白茯苓　当归　白芍　麦门　木通　滑石　车前子　玄参　贝母　陈皮　枳壳　黄芩酒炒　黄连酒炒　石膏　杏仁去皮　桑白皮　甘草

锉剂，水煎服。

一痘疮自出痘至贯脓收靥之时，倒塌伏陷，心慌闷乱，死在须臾。人参一两，水煎浓汁，灌下立省。

痘后余毒：

治痘后，不问蕴毒发于何经，初起红肿，用黑豆、绿豆、赤豆，三豆以酸醋浸，研浆，时时以鹅翎刷之，随手退去。

痘后发痈者，痘疮之毒藏留经络，壅于支节之间而发者也。亦有既平之后，失于解利而生者，唯小柴胡汤加生地黄最妙。或大连翘饮、消毒饮、五福化毒丹，皆可用也。大连翘饮、五福化毒丹俱见诸热，小柴胡汤见伤寒。

消毒饮　治内蕴邪热，咽膈不利，痰嗽壅喘，眼赤腮肿，颈项结核，痈毒，遍身风疹，丹毒赤痛，及痘疮已出未出，不能快透，痘疹后余毒诸症。

牛蒡子微炒，四钱　荆芥　甘草各一钱　防风去芦，半钱　一方加黄芩一钱　犀角镑，五分

上锉，水煎服。

治痘后作喘。桑近川

珍珠煅　血竭　雄黄各等分

为末，每服一字，酒下。

治痘后咳嗽，不拘远近。

白砒　雄黄　枯矾　鹅管石　石黄　寒水石火煅，各一钱

上研细末，用绿豆粉打糊丸，绿豆大，每眼三丸，临睡井水送下。忌热物一夜，神效。

治痘后余毒，发于四肢肿痛。

芙蓉叶一两　白及三钱

为细末，加蜜一匙，水调如稠糊，厚敷肿处，一日一换，轻则即消。

吹云散　治痘后余毒，入眼生翳，或红或白，肿痛。

黄丹水飞，一钱　轻粉三分　片脑一厘

为末，鹅管石吹耳内。如左眼患吹右耳，右眼患吹入左耳，一旦夕三次，兼服后药。须得早治，迟必难为矣。

一方　用黄丹、轻粉各一钱，为末吹，照前法效。一方，加雄黄、麝香少许尤妙。

化毒散　治痘后余毒生翳。

当归　川芎　赤芍　生地黄　防风　干葛　菊花　天花粉　蝉退等分　谷精草倍用

上锉剂，水煎服。赤肿痛加黄连、栀子，翳后加木贼。

治痘后翳眼，用兔粪收来四五丸，水煎服。

治痘伤眼，白翳，用青果核磨水点之。

治痘后眼生翳障，用绵胭脂，以口嚼取水，入蒸过熟蜜和匀，灯心蘸，点翳上，效。

一用石燕子一对，槟榔一对，二味磨水，常服亦效。

治痘后失音

天花粉　桔梗　白茯苓　诃子肉　石菖蒲　甘草

上为末，水调半匙在碗内，外以小竹七茎，黄荆七条，缚作一束，点火在碗内煎，临卧时服。

痘疮已靥、未愈之间，五脏未实，肌肉尚虚，血气未平复，忽被风寒外邪搏于肤腠之间，则津液涩滞，故成疳蚀疮，宜用雄黄散、绵茧散治之。如不愈者，溃骨伤筋以伤人也。

雄黄散　治小儿牙龈生疳蚀疮。

雄黄一钱　铜绿二钱

为末，以少许贴患处。

绵茧散　治小儿遍身上下等处疳蚀疮，脓水不绝。

空蚕茧须是出蚕茧了者一味，不拘多少入白矾末令满，炭火上烧令白，凡汁尽取出研细，每用干贴疮上。

女人出痘

一女人出痘，其轻重固已一概而论，然十四岁之后，天癸通者则又不同。盖天癸既至，阴常不足，痘疮以气为主，血为附，气以充之，血以濡之，一有不足则变恶意生此，又不可不审察之也。且如发热之初，正遇经随如期而来，此热随血解，疮自发出，不必施治。若遇四日而不止者，则热入血室，血必妄行，为内动中虚之症矣。宜：

凉血地黄汤

当归　川芎　白芍　怀生地　白术　升麻　黄连　人参　栀子　玄参　甘草

上锉剂，水煎服。

一非经行之时，于发热而经忽至，此毒火内炽，逼血妄行之故，疮必多，毒必盛。急用：

凉血解毒汤

当归　白芷　升麻　紫草　赤芍　桔梗　连翘　灯草

上锉作剂，水煎服。

一正当起发贯浆之时，适遇经行三日不止者，疮必应起发而不起发，应贯浆而不贯浆，顶平形塌，或灰白色或黑陷，此为经血过多，阴气亏耗，为陷伏坏症，宜八物汤去地黄，加黄芪、木香、熟附子，以调元气。或胡荽酒喷之，或出增痘者为吉。寒战咬牙，喘急肿满，手足厥冷，为内脱不治之症矣。

一起发贯浆，经水适来，忽口痦而不能言者，乃血入少阴，不能上荣于口也。宜以：

当归养心汤

人参　当归　生地黄　麦门冬　升麻　甘草

上锉剂，灯心水煎服。

一经水不断之时，适逢出痘，身发壮热，神思昏沉，言语狂妄，如见鬼神，寻衣撮空，此行经之后，血室空虚，天行邪热，乘虚而入，犯入冲脉。盖肝藏血，冲为血海，肝藏魂，窍于目。神思昏者，魂乱也；目妄见者，视乱也；妄言者，肝移热于心也。宜：

泻肝散

羌活　当归　山栀　龙胆草　川芎　防风　大黄

上锉剂，水煎服。

一正值崩漏不止，气血俱虚之候，适逢出痘，此必能胜任，宜大补其气血。以十全大补汤，或八物汤加木香、黄芪、官桂主之。如倒塌则不可治矣。

一向来经闭不通，血海干涸，适逢出痘，毒气怫郁于冲任之间，二阳之症并发，其热必甚，若攻击之，则血妄行不止，毒亦不出，为喘急，为胀满，为陷伏矣。须调其心脾，使毒发泄，庶可以保。以归脾汤或逍遥散主之。

一痘疮起发，至泡浆数日，最宜表里无病，饮食如常。若此时忽然行经者，人但知厌秽以触正痘，殊不知，此乃已之血安得为靡，但恐血出，里虚而生陷伏之变，急宜救里解毒，十全大补汤主之。

孕妇出痘

一妊娠最忌出痘，盖热能动胎，胎落则血气衰败，必痘不能起发灌浆而命则危矣。故孕妇出痘，深为可虑。盖痘之用药，多主温补，如半夏、肉桂之类皆妊娠所忌，而黄芩、乌附又非痘家所宜，故遇此症者不问轻重，悉以清热安胎为主，不可触动其胎，宜安胎散加黄芩、芍药主之。血动者，四物汤加芩、连，及：

罩胎散

当归　川芎　白芍　人参　白术　茯苓　柴胡　条芩　荆芥　防风　白芷　粉葛　砂仁　紫草　阿胶蛤粉炒成珠　桔梗　甘草

一方　有陈皮、枳壳。火热加郁金、糯米水煎服。

一身热足冷者，腹胀，八物汤加木香。脾气虚不进饮食，毒发不出，四君子汤加木香、糯米、紫草。胎动不安者，安胎散加砂仁。痘出稠密，参芪内托散加紫草、芍药、当归。单身热有外邪，无内症者，参苏饮加木香。以：

如圣散

当归　白术　黄芩　枳壳　黑豆　大腹皮　砂仁　甘草

上各等分，水煎服。

如初发热，加升麻、葛根、连翘；痘出太盛，加酒炒黄连、大力子、连翘、山楂；不起发，加大力子、白芍；口干，加麦门冬、知母、天花粉；痰多加半夏，所谓可扰而扰，似乎无扰，故须有胎，不忌半夏也。唯在用之者审之耳。如胎五月，则半夏、桂心之属俱不必禁也。

一痘疮正在起发贯浆之时，忽遇坐草分娩之期，此气血俱虚之候，宜大补，加熟附子主之，以补气血固表里。若产后小腹急痛，此血未尽也。以：

黑神散

当归　川芎　熟地黄　干姜炒　桂心　蒲黄炒　香附童便炒　木香　青皮去瓤　黑豆

上锉剂，酒、水各半煎服。

若腹胀咬牙，寒战作渴，足冷身热者，此脾胃两虚，外作假热，大补汤加熟附子一二剂，更用四君子汤加黄芪、当归、陈皮、木香。多服止者吉，不止者凶。

一方　产之后或半月十日之间，适逢出痘，此无胎孕系累，止以大补气血为主，以前大补汤，或八物汤去芍药与服之。痘出多者加连翘、大力子；大便自利者加肉豆蔻。只照常一体用药，不必妄为。

一痘疹要诀曰：妊娠出痘，收靥之时胎落才是，多无事；发热初出之时胎落者，犹或可救一二；若时当起胀贯脓而有犯者，多难救矣。盖血气衰败不逐毒然也。

一胎动不安，宜独圣散，用连壳、缩砂，慢火炒去壳，每服半匙，热酒调下，胎动立止。

一妊娠伤寒护胎法：用井底泥、青黛、伏龙肝各为末，调匀，涂于孕妇脐中二寸许。如干，再涂上，以保胎孕也。

麻　疹

凡疹发热之初，多似伤寒。唯疹子则嗽咳喷嚏，鼻流清涕，眼胞肿，其泪汪汪面浮肿，双腮赤，恶心呕吐为异耳。但见此候即是疹子。便宜谨避风寒，或荤腥厚味，用药以表散也，使皮肤通畅，腠理开豁而疹毒易出也。症候未明，是否便服苏葛汤去砂仁、陈皮。腹痛亦用厚盖表之，得汗自头至足方散，渐减衣被则皮肤通畅，腠理开豁而麻易出矣。纵不出，亦不可再汗，恐致亡阳之变。只宜常与葱白汤饮之，其麻自出矣。服此，自无发搐之症。

一麻疹既出，见一日而又没者，乃为风寒所冲，麻毒内攻。若不治，胃烂而死，可服消毒饮一剂，热退遂安。如麻见三日退后，若有被风寒之症，亦宜消毒饮神妙。方见余毒。

予经验一方　治出麻疹，已出而复没，或出不尽，必慌啼哭不止，十分危急，死在须臾，或下利腹痛，用黄芩、白芍等分，水煎服之，立效如神。

一麻疹既出，已过三日不能没者，乃内有实热，宜四物汤进之。如失血之证，加犀角汁解之。

一麻疹前后，有潮热不退，饮食不进等症，并属血虚、血热，只宜四物汤按症照常法加减。渴加麦门冬、犀角汁；嗽加瓜蒌霜；有痰加贝母，去白陈皮。切忌人参、白术、半夏之类。如倘误用，为害不小，戒之戒之。盖麻疹属阳，血多虚耗，今滋补阴血，其热自除，所谓养阴退阳之义。

一发热之时，既表之后，切戒风寒、冷水、瓜桃生果之类，如一犯之，则皮毛闭塞，毒气难泄，遂变紫黑而死矣。如极渴饮水，只宜少与葱白汤以滋其渴耳，必须使毛窍中常微汗润泽可也。又忌梅、李、鱼、酒、蜂蜜、香鲜之类，恐惹疳虫上行。

苏葛汤　初热未见点，发表之药暂用，分两量儿大小服之。

紫苏二钱　葛根二钱　甘草二钱　白芍一钱五分　陈皮五分　砂仁五分

上锉，连须葱白三根，生姜三片，水煎热服。

四物汤

当归一钱　川芎一钱　地黄一钱半　芍药一钱半

上锉一剂，水煎服。

一麻疹既出之时，如色红紫，干燥暗晦，乃火盛毒炽，急用六一散解之，即滑石研末六钱，粉草末一钱，共一处，每一钱，薄荷汤和服。或四物汤去地黄，加红花、炒黄芩进之。

一麻疹退后，若有牙根腐烂，鼻血横行，并为失血之症，急宜四物汤加山茵陈、木通、生犀角，以利小便。

一麻疹泄泻，须分新久寒热。新泻、热泻者，宜四苓散，即猪苓、泽泻、白术、茯苓，加木通服；寒泻者，十中无一。如有伤食、伤冷不得化，以理中汤，即人参、白术、干姜、甘草，一服而止。

一麻疹正出之时，虽不进饮食者，但得麻色淡红润泽，真正不为害也。盖热毒未解，内蕴实热，自不必食也。退后若不食，当须用四物汤加神曲、砂仁一二帖，决能食矣。如胃气弱者，忌少下地黄。

一麻退之后，须避风寒，戒水湿，如或不谨，遂终身咳嗽，患疮无有愈日。

一麻疹前后，大忌猪肉、鱼肉、鸡子之类，恐惹终身之咳，只宜用老鸡精肉火煮食，少助滋味可也。

清金降火汤　治麻疹后热乘肺金，声哑不出，或咳或喘。

苏梗　陈皮　黄连　枯芩酒炒　山栀子炒　石膏　玄参　贝母　瓜蒌　天门冬　麦门冬　当归　生地黄　茯苓　桑皮　杏仁　白芍　甘草

生姜一片　煎服。

一妇人有孕出麻疹，当以四物汤，倍加白术、条芩、艾叶，安胎清热为主，则胎决无虞，而麻疹易没矣。如胎气上冲，急用苎根、艾叶煎汤，磨生槟榔服之，更以四物汤大进之。

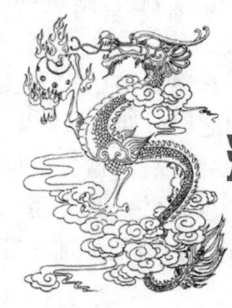

济世全方 兑集 卷八

外 科

痈 疽

凡诸浮数脉，应当发热，其不发热，而反洒淅恶寒，若有痛处，必发痈疽。脉微而迟反发热，弱而数反振寒，当发疮疽。脉浮而数，身体无热，形嘿嘿，胸中微躁，不知痛之所在，其人必发痈疽。

凡痈疽未破，毒攻脏腑，一毫热药不可用；若已破溃，脏腑既亏，饮食少进，一毫冷药不可用也。

凡人初觉发背，欲结未结，赤热肿痛，先以湿纸覆其上，立视候之，其纸先干处即是结痈头也。取大蒜切成片，如当三钱厚薄安于头上，用大艾炷灸之，三壮即换一蒜片，痛者灸之不痛，不痛灸至痛时方住。最要早觉早灸为上，一日二日十灸十活，三日四日六七活，五六日三四活，过七日则不可灸矣。若有十数头作一处，生者，即用大蒜研成膏作薄饼铺头上，聚艾于蒜饼上烧之，亦能活也。若背上初发赤肿一片，中间有一片黄粟头，予使用独蒜切去两头，取中间半寸厚薄正安于疮上，着艾十四壮，多至四十九壮。

神仙截毒法 治痈疽发背，一切恶疮等毒，预服此，毒气不内攻，可保无虞。

真麻油一斤，银器内煎数干沸，倾出候冷

上用无灰酒两碗，入油内约四五碗许，重汤煮温，稍热，通口服之，以尽之为妙。感疾数日，亦宜急服之佳，此屡试屡验，不可轻忽。

槐桃膏 治背痈、附骨疽、乳痈及一切疮肿痛未成脓者。

槐花炒，一两 胡桃十个，不油者连壳，灰火煨熟去壳

二味，于盆内研烂如泥，热酒调，和渣温服。如能饮酒，多饮愈效，一醉后，痈肿散矣，胜如槐花酒。

按上方，治痈疽，一切恶毒初起，即宜服之。

千金消毒饮 治痈疽发背，发项，发鬓，腰痈，肠痈，时毒，便毒，瘰疬，结核，初期末破者，二三日内当用此。亦须视人壮弱，或一剂、二三剂，以大便内出赤色如鱼鳔或滥渣为度，及小便置锡器内如红花水，乃毒出也。不可太多，恐伤元气，消则已。不消，随用活命饮，正在将溃未溃之际宜之。

连翘一钱 黄芩八分 赤芍六分 枳壳去穰，五分 升麻八分 麻黄六分 漏芦八分 白蔹五分 白及七分 甘草三分 大黄一钱，壮实者二钱

上锉一剂，水二钟，生姜三片，煎至一钟温服。凡在上部，加桔梗，食后服；在下部，加牛膝、木瓜，食前服。

按上方，治痈疽等疮，初起肿痛者宜之。

加减真人活命饮 治痈疽发背，肠痈，便毒，初起即消，已肿即溃，血从大便中出。

当归尾酒洗，一钱半 赤芍一钱 白芷一钱 木鳖子去壳，一钱 穿山甲蛤粉炒，二大片 金银花三钱 皂角刺一钱 白僵蚕一钱 瓜蒌仁去壳，一钱 天花粉一钱 乳香一钱 没

药五分　大黄二钱　甘草节五分

上锉，作剂，水一碗，酒一碗，煎至一碗，空心温服。

按上方，治痈疽等疮，肿痛极恶，不可忍者宜之。

内托散　治痈疽发背，脑疽，乳痈，诸恶疮毒。

黄芪　人参　当归　川芎　白芍　防风　白芷　厚朴　桔梗　官桂　瓜蒌仁　金银花　甘草

上锉每服一两，水二钟，煎七分，入好酒半钟，去渣温服，日进二三服之后，疮口有黑血出者及有汗出者，此药之功也。不问症候猛恶，未成者即散，已成者即溃矣。痛甚加乳香、没药，倍当归、芍药。

按上方，治痈疽等疮，将溃、已溃，托里宜服。

神仙化毒丹　治一切痈疽发背、对口，诸疮恶毒，瘰疬，痔漏，手足指疽，诸发，服此无脓即散，有脓即溃，疮口溃烂者即合，其效如神，万不失一。大解百毒，久服见功。

黄蜡二两　蜂蜜二钱　白矾一两二钱　辰砂一钱　雄黄四分

上先将白矾、辰砂、雄黄另各研细末，合和一处，又研极细，将蜡、蜜入铜勺内熔化，却离火置于别所，候蜡蜜四边稍凝，取入前末和作一块，令一人近火旁烘，将手转侧，勿使火化，又一人作丸，如梧子大，每服三十丸或四十丸，空心滚白汤下。

按上方，治痈疽溃后，宜以托里散、化毒丹二药兼进。

治发背如墨，不疼痛者为阴也。

艾叶一斤　雄黄　硫黄各半两

上二味，用水煮艾半日后，温敷之。再煮别艾又换，以敷十余遍。若疼痛则可瘳，必不死；如不疼痛，出黑血者，必死矣。

治发背，痈疽肿痛，或将溃未溃，一帖如神。

芙蓉叶或根或皮　黄荆子为末，等分

上，石臼内捣烂，鸡蛋清调涂疮上，留顶，如烟起，立效。

治发背，用公猪脑子一个，捣烂摊布上，后用乳香五分，没药五分，三七五分，麝香一分，破则不用麝，共为细末，敷疮上，对日即破，出脓即已。

一方　痈疽发背，已溃未溃，芝麻一碗炒焠，入枯矾七钱再炒，捣成饼，敷患处，三日一换。

透脓散　邻竹溪方，治疮毒已有脓，疮口不破者。

鸡子一枚，开顶略去白，用白丁香、黑丁香，各用雄者七粒，黄蜡三分，填入鸡子内搅匀，坐灰火中候将熟，加炭火煅存性，为末，香油调搽，即破顶出脓。

按上方，外治之剂。

加味十全大补汤　治痈疽溃后，补气血，进饮食，实为切要。凡脓血出多，阴阳两虚，此药有回生起死之功。但不分经络，不载时令，触类而长之可也。或见肿平痛宽，遂以为安，漫不知省，无补接调养之功，愈后虚症复见，因而转为他症，而危剧者多矣。方见补益。

参术膏　如疮出脓之后，血气大虚，急宜用此。

人参一斤，切片，另熬成膏，装入罐内去火性　白术去芦，一斤，切片，另熬成膏，装入罐内去火性　每日早晚二次用之，如不喜欢饮食，以白术膏二匙，人参膏一匙，加无灰酒调服。如气弱或多睡，以人参膏二匙，白术膏一匙，酒调服；如常，各一匙均服。若服尽此药，必鬚发童生，气血壮健，神效。

托里收功散　治痈疽已破，溃烂出脓已多，败肉已去，不能收功者。

嫩黄芪二钱，用桂三分，煎汤拌炒　人参二钱　当归身酒洗，二钱　川芎一钱　白茯苓一钱　白术去芦，一钱　防风一钱　甘草炙，五钱

上水煎，食远服。

治疮疽久不愈。陈省斋。

黄芪二两　当归一两半　白芍一两　白茯苓一两　白芷三钱　川乌泡，一两　厚朴五钱

陈皮一两　甘草炙，二钱

上，姜、枣煎服。

人病痈疽，多有愈后发渴而不救者，治之唯加减八味丸最妙。疽安而渴者，服此丸则渴止疽安；而未渴者，预服此丸则永不生渴；气血壮或未疽而先发渴者，服此不唯渴止，疽亦不作。

加减八味丸　治常人平日口干作渴，因饮酒，食炙煿补剂，房劳，凡若此类过多致令肾水枯竭，不能上制心火，故有此症，后必有疽发也。宜先服此以绝其源，及痈后服此有益。

怀庆大生地黄酒浸，二两　怀山药一两白茯苓去皮，八钱　山茱萸酒蒸，去核，一两　肉桂五钱　牡丹皮八钱　泽泻酒浸，饭上蒸过焙干，八钱　辽五味子去梗，一两半

上精制秤明，合一处，入石臼内捣烂成饼，晒干，磨为细末，炼蜜为丸，梧子大，每服三钱，温酒、盐汤任下。

按上方，治痈疽收功保后之剂。

生肌散　敛疮口，止痛生肌。

官粉火煅黄色，一钱　黄柏一钱　黄连乳香　没药　孩儿茶各五分

上为细末，掺疮口。西园公加：

炉甘石煅黄连汤淬，二钱　轻粉一钱　冰片三分

回阳玉龙膏　治痈疽属阴寒，而医俱以凉药敷之，以致痈肿坚硬不痛，肉色不变，久而不溃，溃而不敛，或筋骨挛，骨痛，一切冷症。又治跌仆所伤为敷凉药，或人元气虚寒，肿不消散或不溃敛。

草乌三两，炒　南星一两，煨　干姜二两，煨　白芷一两　赤芍一两，炒　肉桂五钱

上为末，葱汤调搽。

疗恶寒啬啬，似欲发背，或已生疮肿，隐疹起。

地霜，即朴硝三两，以热水一碗化硝，待冷，取故青布摺三重，可似赤处方圆，湿布竭热即换，频易之差。

玉容膏　治发背痈疽溃烂，用此生肌止痛。

香油二两　黄蜡一两

二味火化开，入：

黄丹末一钱　寒水石火煅，一两

上为末，溶化为膏，纸摊贴患处。

神异膏　治痈疽发背，诸疮毒不拘已成、已溃、未溃者，皆可用之。疮毒甚者，每日换两三次，中毒换一次，其药力方能胜毒。

当归尾五钱　川芎五钱　赤芍二钱　生地黄四钱　防风五钱　羌活五钱　白芷五钱　玄参五钱　黄芪五钱　官桂三钱　桃仁四十九粒　杏仁四十九粒　木鳖子十四个　何首乌三钱　牛蒡子五钱　川山甲四钱　露蜂房三钱　蛇退二钱　大黄二钱　黄柏二钱　乳发男者一团如鸡子大　槐柳枝四十九节，每长一寸

上用芝麻油二斤四两，将药入锅内浸，春五夏三秋七冬十日，以桑柴文武火煎油黑色，以穿山甲浮起黑为度，绢滤去渣，再煎油滴水成珠，陆续下黄丹十四两，柳条搅不住手，成膏软硬得宜，再下乳香、没药各五钱，血竭三钱，降香末三钱，次冷定下麝香末二钱，水浸二三日去火性，摊贴患处。

按上方，皆外治之剂。

观音万化丸　治一切发背痈疽，无名肿毒，诸般恶毒疔疮，及治破伤风，阴症伤寒，并杨梅疮毒，筋骨疼痛，并皆一服见效。

蟾酥一钱　血竭二钱　铜绿二分半　蜗牛二十个，瓦上焙干，北人谓之麦牛儿肉，壳皆用，以上四味同研　枯白矾一钱　轻粉二钱，二味同研　朱砂三钱，研细，留一钱为衣

上为细末，用小儿母乳汁和丸，如绿豆大，朱砂为衣。遇此病，令患人自嚼生葱一二根令烂，取出裹药三丸在内吞下，却以热酒一二杯送下。如重车行十里路遍身汗出，据天气斟酌，衣被盖易汗出，毒散肿消；如病人昏沉，人代嚼葱白如前服；如疔疮走黄过心者，并出冷汗者，难治。病人不能嚼葱，研烂裹之。疮在上，食后、下食前服。忌冷水、黄瓜、茄子、油腻、鸡、鱼、肉、湿面，一切发物不可食，最宜戒之。

瘰 疬

瘰疬者，经所谓结核是也。或在耳前后，连其颐额，下连缺盆，皆为瘰疬；或在胸及胸之侧，下连两胁，皆为马刀，足少阳主之。独形而小者为结核，续数连结者为瘰疬，形长如蛤者为马刀也。绕项起核，名曰蟠蛇疬；延及胸前连腕下者，名曰瓜藤疬；左耳根肿核者，名曰惠袋疬；右耳根肿核者，名曰蜂窝疬。

消毒化坚汤　治瘰疬马刀生耳前后，或项下胸腋间，累累如珠者，破及未破者皆治。

当归一钱　白芍六分　黄芪一钱　玄参六分　天花粉六分　连翘一钱半　柴胡一钱　黄芩五分　牛蒡子七分　龙胆草四分　升麻七分　桔梗一钱　陈皮八分　羌活七分　薄荷四分　海昆布七分

上水二钟，生姜三片，煎。加甘草节、知母、贝母、海藻更佳。

按上方，治瘰疬初起之剂。

益气养荣汤　治怀抱抑郁，瘰疬流注，或四肢患肿，肉色不变，或日晡发热，或溃而不敛。

人参　黄芪盐水炒　白茯苓　白术去芦炒，各二钱　当归酒洗　川芎　白芍酒炒　陈皮　熟地黄酒蒸　香附　贝母各一钱　桔梗炒，五分　甘草炙，五分

生姜煎服。

化凤膏　治瘰疬有效。方见结核。

抑气内消丸　治瘰疬，兼诸瘤。

当归　川芎　白芍酒炒　白术去芦炒　青皮去穰　陈皮　半夏姜炒　白芷　桔梗去芦　羌活　独活　厚朴姜炒，各八钱　防风　黄芩酒炒　乌药　香附　槟榔各一两　苏子一两半　沉香三钱　木香　人参　粉草各五钱

上锉，水煎温服，十数剂即消。或制丸药，共为末，酒糊丸，梧子大，每七十丸，酒下。

按上方，治瘰疬攻补兼施，百发百中之剂。

必效散　治瘰疬未成者消，已溃者敛，须元气壮者可服。

南硼砂二钱半　轻粉一钱　斑猫四十枚，去头、翅、足，糯米炒熟去米　麝香五分　白槟榔一个　巴豆去壳心膜，五粒

上为末，每服一钱，五更用滚汤调下。如小便滞涩或微痛，此病毒欲下也，进益元散一服即下。此方用斑猫、巴豆似为峻剂，然用巴豆乃解斑猫之毒，用者勿畏。

按上方，治瘰疬壮盛人宜之。

治痰核在喉咙上下，或生两腋下，皆是瘰疬。黄仰溪。

防风一两半　山慈姑一两　川山甲七钱　射干二两　红内消二两　连翘一两半　牛蒡子一两半　乌药一两　金银花二两　夏枯草二两　薄荷一两　独活一两　僵蚕一两　半夏一两　桔梗一两半　赤芍一两半　白芷梢一两半　车前子一两　防己二两　何首乌二两　皂角刺二两　小川芎一两　归尾一两　甘草五钱

上锉，水煎，食后服。有潮热加柴胡、黄芩各五钱。

按上方，治瘰疬专攻之剂。

余治一儒者，患瘰疬已溃，六脉微涩而数，空心服六味丸，巳未时服益气养荣汤，临卧服神仙化毒丹，一日四次服，无间，百日全愈。方见痈疽。

治老鼠疮五七年不愈者，服一二枚即断根。

用猫一只，去毛、肠令净，砍去头另用，将猫煨烂，令患人食之。其疮若不收口，将猫头火烘干，煅存性，又用蝙蝠一个烧存性，同猫头灰，用香油调搽患处即愈。如患人不肯服之，以猫去头，剖净切碎，以粳米煮作羹，用之甚妙。

治瘰疬妙方　不问已破未破，用乌鸡子，顶上开窍，搅青黄匀，却以线系斑猫一个，去头、翅、足入鸡子中，纸糊盖之，饭上蒸熟，剥去壳去斑猫，空心吃鸡子，一日一个，以瘥为度。

雄黄解毒丸 方见中风 治瘰疬疮，一料加斑猫十四个，去头、翅、足，糯米炒为末，面糊为丸，如绿豆大，每五七丸，临卧冷茶下。

内消丸 治瘰疬。

斑猫一两去翅足，用粟米一升同炒，令米焦黄，去米不用，细研，入干薄荷末四两，同研令匀，以乌鸡子清丸，如绿豆大。空心服，茶下一丸，加至五丸，却每日减一丸，后每日服五丸，神效。

治瘰疬，用猪肚去净勿洗，刮肤上极细嫩油一层，以葱蜜捣烂，上疮即溃蚀，旧干生新肉。

治瘰疬内消方

蜈蚣不拘多少，瓦焙干为末，用银杏汁为丸，如黍米大，每服十丸，盐汤送下。将被盖出汗，服数次而愈。

治瘰疬方 烂至胸前，两腋下有块如茄子大，或牵至两肩上，四五年不能痊者，并皆治之。其项不能回头，数日效。

用荆芥根下段，切碎煎沸，待温洗疮，良久，看疮烂破处紫黑，用针刺一二，出血再洗三四次，用雄黄、樟脑为细末，真芝麻油调，以鸡毛扫疮上以出水，次日再洗再扫药。过三日，又用韭菜地上蚯蚓粪，早晨收作团，虎口大，炭火烧红，取出为末，每一丸加乳香、没药、轻粉各半钱，川山甲九片煅红为末，芝麻油调敷患处，其效如神。

治瘰疬老鼠疮，猪悬蹄烧存性，为末，每服三钱，黄酒送下，一服立消。

千捶绿云膏 治远年鼠病疮神效方。

松香半斤，溶七次滤去渣 乳香二钱半 没药一钱半 血竭一钱 铜绿一钱半 杏仁去皮，一钱半 孩儿茶三分 蓖麻子去壳，二钱半 麻油二两 乳汁二盏

上为末，合作一处，同乳汁、油搅匀，捶捣千下成膏，用绢上药，贴患处立效。

一妇人年逾三旬，患瘰疬已溃不愈，与八珍汤加柴胡、地骨皮、夏枯草、香附、贝母五十余剂，形气渐转，更以立效散二服，

疮口遂合。唯血未平，再用前药三十剂而愈矣。

治瘰疬秘方 用夏枯草水煎三次，去渣，熬成膏，贴患处。

疔 疮

夫疔疮者，由四时迭更，阴阳交变，此二气互相击怒，必成暴气，然暴气、卒然大风、大雾、大寒、大热，若不能避而遇袭于皮肤，入于四体，传注经脉，遂使腠理结满，阴阳二气不得宣通，遂成疔毒。但疔毒之名，十有三种必发于手足间，生黄泡。其中，或紫色有一带红线直入者，用针于线处刺去毒血水，针时以知痛出血为妙。否则红线入腹攻心，必致危困。凡治疔毒，先以面浆水饮之，吐则是，不吐则非也。大抵脉洪而数者难愈也。

治诸般恶毒发背，疔疮极凶恶者。

川大黄五钱 木鳖子去壳，二钱 僵蚕二钱 贝母二钱

上锉一剂，生头酒一碗半，煎至八分，温服。

一枝箭 凡患疔疮、痈疽、疖毒，此药能令内消去毒，化为黑水从小便出，万无一失，秘之秘之。

知母 贝母 白及 半夏 天花粉 皂角刺一方用牙皂 金银花 穿山甲 乳香各一钱

上锉一服，无灰酒一碗，煎至半碗，去渣，只作一服温服，不得加减。再将渣捣烂，加秋过芙蓉叶一两，用蜜调井花水，和敷疮口上，如干再用蜜水润湿，过一宿自然消，不必用第二服药也。

神捷一枝箭 治无名疔肿、发背，诸痈疽，未成即消，已成即溃，神效。

一枝箭名兔儿草，贵川出 五味子根辽东出 金银花名左缠藤 苍耳根

上四味，好酒浓煎一碗饮之，少卧汗出即解。

按上方，治疔疮俱效，任用。

又秘方 治前症，每恶疮出初觉时，用面捏圈，圈在疮上，取雄鸡冠上血滴在患处，如疮大，用二三只鸡冠血，少顷患处，凉入骨髓，其毒自解。

治疔疮毒气攻心即死。八月间野紫苏荷，连根带叶捣为末，香油调，先敷心口立散，后敷患处立效。

治疔疮毒，用苍耳子茎叶烧灰，以醋调涂疮上，毒根即出，或用蓝靛调涂亦可。

疔疮，用雄黄为末，先用针刺四围及中，醋和调涂之。

疔疮，用荔枝肉一两，陈白梅七钱，二味研成膏，用针刺破毒口以药敷之，其疔毒即出。一方治疔疮，用紫梗菊花根、茎、叶皆可，研取汁饮之，以渣再加酒醋敷之。

类圣散 治疔疮恶毒肿痛神效。

川乌 草乌 苍术 细辛 白芷 薄荷 防风 甘草各五钱

上为末，鸡子清调涂，留顶。

按上方，外治之剂。

治食时疫死牛马肉，成疔肿欲死者。乌桕木叶，捣绞真汁一二碗，顿服之，得大泻毒气而愈。如冬月无叶，取内根研水服，亦效。未利再服，以利为度。

治误食瘟牛马肉，生疔毒疮。白颈蚯蚓八九条，擂酒滤服。其渣贴疮四围，患处可留头出气。

治疔肿发背，甚至刺灸不觉痛，服药托里，死肉便化。枯白矾、炒盐，各等分，研为末，每服一钱，新汲水调服。疮未回再服，疮回觉痛即已。

治疔疮不破则毒入肠胃不治。蝉退一味为末，蜜水调下半碗饮之；及用其末，津唾调涂疮上，疮口自溃。

端午日蛤蟆含墨治疔疮法：

蛤蟆本是水中串，五月端午拿将来，口含黑墨梁上挂，含的黑墨化歹疮。此咒含墨时念。

治疔毒如神，用杏仁，切去下少许令平，

蘸溏鸡屎安坐于疔头上即止。

又方 治疔肿及无名肿毒，掐疮头去白水，以葱、蜜捣烂，涂患处立已。

灸疗疮法 大蒜捣烂成膏，涂疔四周，留疮顶，以艾炷灸之，以爆为度。如不爆，稍难愈，宜多灸百余壮，无不已者。灸痘、疮、灸蛇、蝎、蜈蚣、犬咬，并瘰疬皆效。

按上单方，治疔疮有效者。

便 毒<small>附鱼口疮</small>

夫便毒者，生小腹下两腿合缝之间，其毒初发，寒热交作，腿间肿起疼痛是也。夫肾为作强之官，所藏者，精与志也。男女大欲不能已，直遂其志，故败精搏血，留聚中途而结为便毒矣。夫人脚腿与小腹合缝之间，精气所出之道路也。或触景而动心，或梦寐而不泄，既不得偶合阴阳，又不能忘情息念，故精与血交滞而成肿结也。初起慎不可用寒凉之药，恐气血愈结，不得宣散反成大患。唯当发散寒气，清利热毒，使精血宣畅，则自然愈矣。

治便毒极效方主方 治便毒生在两腿合缝之间，肿痛之甚。

当归尾 赤芍 白芷 金银花 天花粉各一钱 白僵蚕炒，六枚 木鳖子去壳，十枚 穿山甲二片 大黄三钱 芒硝二钱

上锉，好酒二钟煎一钟，连药罐露一宿，五更热服，厚衣盖之发汗，利一二行即已。硝、黄，待群药煎将熟入，再煎二沸用之。一方加射干，去硝。

龙胆泻肝汤 治肝经湿热，两拗肿痛，或腹中疼痛，或小便涩滞，兼治玉茎生疮，或便毒，悬痈，囊痈肿痛溃烂，睾丸悬挂。

龙胆草酒拌炒黄 泽泻各一钱 车前子炒 木通 当归酒拌 生地黄酒拌 山栀炒 黄芩炒 甘草各五分

上水煎，空心温服。

治便毒初起，用大黄三钱，枯矾一钱，为末，好酒调服。日久加穿山甲炒。

敷药 治便毒肿痛。

雄黄 乳香各二钱 黄柏一钱

上为细末，新汲水调敷肿处，自消。

蛤葱膏 治鱼口疮。一名横疮。

一蛤蟆一个，剥去皮，连肠捣碎如泥，入葱白五钱，再捣成膏，与敷肿处，却用原蛤蟆皮覆贴其上，经宿即消。

治鱼口疮未破，用猪胆一枚，投热酒一碗，温服即内消。

一方 治鱼口，五倍子炒为末，醋调，贴患处，干则醋润。

感寒失于解表，流成便毒痈疽。往来寒热甚艰危，独活生黄归尾。要真金银花穗，大黄酒煨甚奇。川山甲要炒成珠，利下脓血即愈。

下 疳附悬痈

下疳疮乃男子玉茎生疮，皆因所欲不遂，或交接不洁，以致邪毒浸渍，发成疮毒，日久不愈，或成便毒，或损烂阳物，多致危笃。又鱼口疮、妒精疮，皆其类也。俗云：疳疮未已，便毒复来生也。妒精疮，此盖出妇人，阴中先有宿精，因而交接，虚热熏蒸，即成此疾。初发在阴头如粟，拂之则痛甚，两日出清脓，作臼孔，蚀之大痛。妇人有生于玉门内五疳蚀疮，不痛为异耳。刺曲骨一穴，在中极下一寸，横骨上毛，动脉应手，针二寸。

治疳疮方 治阴头肿痛生疮。

黄柏去粗皮

以猪胆汁炙透为末，掺疮上。又治臁疮。

治先疳疮秘方

川楝子 黄连 瓦松 花椒 葱根 艾叶各等分

水煎，入青布一块浸，洗疳疮上立效。

又方 用白矾一两，黄丹八钱，熬飞紫色，研为末。以沟渠中恶水洗过，拭干敷上。

治疳疮肿痛。

凤凰衣即抱鸡蛋壳内衣，不拘多少 轻粉 片脑各少许

为末，敷患处。

治疳疮，用天灵盖，火煅为末，先用黄柏煎汤净洗后，掺药即愈。又治妇人经水不止，黄酒调二钱，立止。

按上方，治疳疮外敷之剂。

治蜡烛发神方 京师传 治下疳肿痛溃烂。

钟乳石二分 朱砂三分 珍珠二分 琥珀一分半 片脑一分半

上为细末，每用土茯苓四两，猪蹄一只，煎水三碗，早间服一碗，调前药末四厘。午间服一碗，调药末四厘。晚间服一碗，调药末四厘。一日服三次，共一分二厘，十日服尽，其疮必愈。其猪蹄随用之，忌动风发物、牛肉，烧酒最忌之，神良之方秘之。

按上方，治疳疮、梅疮神效。

治疳疮疼痛不能忍者。胡芸齐

片脑一分 官粉煅，五钱 水银三分，用三分制

为细末，掺疮上。

八宝丹李益庵传 治疳疮。

乳香 没药 孩儿茶 红蝎子灰 海蛤焙 珍珠炒 象牙烧 龙骨煅，各五分

上为细末，先用米泔水洗疮，干掺效。

治阴头上生疮，用溪港中螺蛳，入干锅内煅过，先以盐水洗五七次，后以此敷之。如妒精疮，田螺两个，和壳煅过，入轻粉，搽患处即愈。

治外肾生疮，用绿豆粉一分，蚯蚓屎二分，水研涂。若干，又敷。

治下部生湿疮，热痒而痛，寒热，大小便涩，食亦减，身面微肿。用马齿苋四两研烂，入青黛二两再研匀，敷上。

治阴囊风痒方 用紫背浮萍，不拘多少，煎水洗之。如成疮，黄连、轻粉、鸡蛋壳烧灰，将末擦之即已。

治阴头上疳疮。

五倍子烧存性，一钱七分 朱砂七分 儿茶五分 冰片半分 轻粉二分半 水银一分

从一边烂起加狗骨灰二分；从周围烂起，加鳖壳烧灰，二分。

上共为末，掺患处。

治阴囊生疮，用甘草煎水温洗，却用腊茶末敷之。

治肾脏风发疮疥，用红椒去目，水浸半日，和生杏仁研烂，擦两手掌，擦外肾极效。

治下部生疮，热痒而痛，用川椒开口者七粒，连根葱白七根，同煮水洗净，用绢帛拭干即愈。

按上单方，皆外治之剂。

凡毒生阴囊后、肛门前，谓之悬痈。大黄纹甘草五钱，锉碎酒煎，空心服即散。

杨梅疮

清凉败毒散许州冯太守传　治杨梅天泡，百发百中。

连翘　黄芩　栀子　防风　荆芥　独活　苦参　白芷　木通　木瓜　皂刺　金银花　薏苡仁　白鲜皮　当归尾　威灵仙　汉防己　天花粉　甘草各五钱　土茯苓二斤

上锉十剂，水煎温服。忌羊肉、烧酒。

按上方，凡杨梅疮先服防风通圣散十剂，后服此十剂收功。

十仙丸京师传　治杨梅疮。先服防风通圣散十剂，后此收功。方见中风。

雄黄　朱砂　乳香　没药　孩儿茶　当归　白芷　丁香　槐角各一钱　轻粉八分，用花椒葱水调蒸

上为末，饭为丸，每三十丸，土茯苓汤下。

秘方　治杨梅疮立见神效。

白鲜皮二两　皂角子一百二十个　防风二两　细辛一两三钱　川乌二两　首乌二两　罂粟壳四两

上锉十剂，每用土茯苓一斤，猪肉四两，同煎服。

秘方南塘验

汉防己七钱　槐花三钱　五倍子四钱，三味为末　土茯苓八两

猪肉半斤，用好酒一大壶，同煮熟，一并食之。

秘方胡云齐

当归尾一两三钱　牛膝一两三钱　黄芩一两三钱　大黄一两三钱　木瓜一两　金银花一两三钱　皂角刺八钱　蝉退五钱　土茯苓二斤

上分作十帖，每用白果、红枣、皂角子各十个，葱白三根，水煎服。

秘方黄左川

连翘四两　金银花四两　牙皂二两　杏仁二十一个　蝉退二十一个　肥皂子三十一个　土茯苓一斤

俱锉，用酒拌炒，作十剂，水煎服。

秘方黄仰溪

青藤一两　当归尾二两　皂角刺二两　金银花一两半　五加皮二两　白鲜皮二两

分作十二剂，用土茯苓四两，水煎服。

按上方，俱经验治杨梅疮百发百中者，任意选用。但先要服防风通圣散十数剂，后服秘方拔去病根，永无所患。

五宝神丹　凡人病过杨梅、天泡、棉花等疮，致成一切荏苒之疾，或杨梅烂见骨，经年不收口者，或筋骨疼痛举发无时，或遍身疙瘩不消，或手足皲裂出血，或遍身起皮，发罨好一层起一层，或生赤癜、白癜、鹅掌风癣，或皮好骨烂，口臭难当，又治久年臁疮不愈，一切顽疮瘰疬并皆治之。此方第一要上等真药，不可妄传非人。

钟乳粉三分　大丹砂二分　琥珀半分　冰片半分　珍珠二厘半

上为细末，每服五厘。另入飞白霜二分半，炒过合作一服，每一料分作十二帖，每一日用土茯苓一斤，用水煎作十二碗去渣，清晨以一碗入药一帖，搅匀温服。其茯苓汤须一日服尽，不可别用汤水并茶，日日如是，服尽一料，无不愈矣，百发百中。忌鸡、鹅、鱼、牛肉、房事。药完不忌。如珍珠有油者，用豆腐一块取窍入珠子内，蒸之取出油，即去尽方可用之。

龙脑复煎丸 许昌宋柏河传 治远年杨梅、天泡，顽疮肿毒，筋骨疼痛，言药无效者。

乳香滴乳者 没药琥珀色者 丁香去 孩儿茶各五钱 龙脑梅花片者三分 珍珠生研，一钱 百草霜 白龙骨生研 万气烫即釜盖上垢

血余头首男子者烧灰，各三钱 重罗面半斤 大红枣洗，半斤，煮烂，去皮 柿饼洗，半斤，与枣同煮去核萼 烧酒一钟 米醋一钟 芝麻油一钟，炼令香熟

上除面，将前十味为细末，通合作一处，石臼内杵令匀，丸如弹子大，每服三丸。用土茯苓二两，水二碗煎至碗半，去渣入药再煮，令一碗温服，日二服，服至百丸，其疮自愈，其痛自除。其方甚效，不可尽述。

按上方，治杨梅疮顽毒百发百中者。

杨梅疮出水不结痂。

石决明一个，火煅 孩儿茶一钱半 轻粉四分

三味为末，掺之愈。

白龙散 治杨梅疮神效。

雄黄一钱半 朱砂七分 血竭二钱 麝香二分 白花蛇二钱 皂角刺二钱 青风藤五钱 土茯苓半斤

上为细末，每上午服五分，下午服三分。以土茯苓二两，青藤五分，皂刺五分，煎酒调下。

换骨散 治天泡疮，筋骨疼痛。

川归 荆芥 麻黄 栀子 连翘 天花粉各一两 皂角刺一两半 乳香 没药各一钱半 土茯苓四两

上分十剂，水三碗煎一碗，二次服。

治天泡、杨梅疮。本草取油煎沸，对和无灰酒温服，取微汗，治痈疽发背、肿毒甚效。

真香油一斤，入水半钟，炼油耗白烟起无火，以磁瓶收贮，每早晚，用熟油一钟、黄酒一钟，同服七日效，除根。

治杨梅疮

雄黄二钱半 真轻粉一钱 杏仁去皮尖，三十个

上研为细末，入杏仁再研如泥，用雄猪胆汁调搽。疮先洗净拭干，搽药二三日即愈。

治杨梅简易奇方

一方 用槐花一升为细末，滴水丸，每百丸，不拘时酒下。

一方 用苦参，连根带叶捣汁，饮之即愈。

一方 用硫黄为末，猪胆汁为丸，梧子大，每二十丸，白汤下，半月除根。

一方 治杨梅疮初起，穿山甲炒三片为末，黄酒下，三服效。

治杨梅疮毒一身俱好，唯大腿受刑处一大块，顽毒不消，出脓水不绝，骨里溃烂，臭不堪闻，久不收口，百药不效。

轻粉要真者，一钱 片脑要真成片者，二厘 乳香要化开，滤去渣，一钱 杏仁去皮，纸包，槌六七次，去油令净，五分

上为细末，湿则干掺，干则香油调搽。此方治杨梅顽毒如神效。先用盐汤洗毒令净，后掺药。

治杨梅疮误服轻粉，发出余毒溃烂。

防风三钱 金银花五钱 川牛膝三钱，毒浅去之 黑铅一两半，打薄片 土茯苓四两，不沾铁器 公猪肉四两

上共作一大剂，水六碗煎至四五碗，一日服尽，一日一剂，十日全安。不拘远近，伤筋见骨并效。

治杨梅疮误服轻粉作筋骨痛，用真川椒去目，每早空心白水送下，一钱或钱半任意服。

白胭脂 治杨梅疮后毒癣，起一层皮又一层，久年不瘥。

乌柏油 牛油 香油 黄蜡各一两，燎开七时温入 银珠一钱半 官粉二钱 麝香五分

三味为末，入油内搅匀，火烤癣令痒，抓破将药擦上即愈，神效无比。

治杨梅疮秘方

土茯苓去粗皮为细末一斤，白蜜一斤，

糯米煮二斤，和匀，蒸馍馍食之。以蒸汤食之，不可吃茶水。

治杨梅天泡愈后瘢痕黑红。用大黄、白矾各等分，同研擦患处，痕即去，而色即复旧。

臁 疮

夫臁疮者，皆由肾脏虚寒，风邪毒气外攻三里之旁，灌于阴交之侧，风热毒气流注，两脚生疮肿烂，疼痛臭秽，步履艰难，此疮于臁骨为重，以其骨上肉少皮薄，故难愈。至有多年无已，疮口开阔，皮烂骨现，臭秽可畏，治法当先取虫，然后敷药。如隔纸膏诸药之类，须翘足端坐，勿多行履，庶可痊矣。

治臁疮烂脚方 先用米泔水洗净，再用川椒、艾叶浓煎水洗净，用黄丹不拘多少，真香油调搽。碗里以艾烧烟，熏至黄色上纸，隔纸贴之神效。

治臁疮湿毒及遍身热疮。

黄柏一两　轻粉三钱

为末，用猪胆汁调涂，湿则干掺。

治臁疮效方

密陀僧八钱　石乳一钱半　血竭八分　铜青七分

上为末，桐油调成膏，贴上。

治臁疮　头发烧灰、香油、黄蜡，先将油、蜡化开，入发灰，摊油纸上，贴患处神效。

治臁疮、疔疮、搭手、背疽等疮。

葱白一斤　马齿苋一斤　石灰一斤

三味湿捣为团，阴干，为细末贴疮。

三香膏 治远年近日，一切臁疮溃烂至骨，疼痛，当时止痛，生肌如神。

乳香一钱　松香三钱

为细末，真生香油调，用包粽子笋叶薄者，针密刺孔，将药摊其上，用笋叶贴患处。药居中，上用完笋叶盖药上，帛扎紧。

疥 疮

疥者有数种，有大疥，有马疥，有水疥，有干疥，有湿疥，多生于手足乃至遍体。大疥者，作疮有脓汁，焮赤痒痛是也。马疥者，皮内隐鳞起作根，抚搔之不知痛。此二者则重。水疥者，痦瘟如小瘭浆，摘破有水出，此一种少轻。干疥者，但痒，搔之皮起作干痂。湿疥者，小疮皮薄，常有汁出，并皆有虫，人往往以针头挑得状如水内痟虫。此悉由皮肤受风邪热气所致也。

当归饮子 治疥疮风癣，湿毒燥痒等疮。

当归　川芎　白芍　生地黄　白蒺藜　防风　荆芥各一两　何首乌　黄芪　甘草各半两

上锉，水煎，或为末，每服一二钱亦可。

升麻和气饮 治疮疥发于四肢，痛痒不常，甚至憎寒发热，脐下湿痒，虚人宜服此。

升麻　干葛　白芷　陈皮　苍术　桔梗　甘草各一两　白芍七钱　当归　茯苓　半夏　枳壳　干姜　大黄蒸，各九钱

上，生姜、灯草煎服。

治疮疥　一人累年生疮，服此永不生疥疮。忌鸡、鱼、羊肉。

当归酒洗，二两　白芍乳汁炒，二两　生地黄酒洗，二两　熟地黄酒洗，二两　黄柏二两，盐水炒一半，童便炒一半　知母去毛酒炒，二两　白术壁土炒，一两　土茯苓六两　苦参去粗皮，四两　甘草一两

上为细末，用猪肚一个，好酒四壶，文武火煮，为丸如梧子大，每五十丸，酒下。忌动风之物。

按上方，治疥疮汤剂。

一扫光 治干疥疮。

香油四两，用花椒一两，熬焦黑研烂，入大枫子去壳七个，轻粉一钱，硫黄一钱，人言三五分，为末，入油内搽之，一扫光也。

香疥药 治风癣疮，黄水疮，疥癞，牛皮癣疮。

大枫子肉四十九个　杏仁泡去皮，四十九个，两味同研　花椒去目另研，三钱　白矾生用，三钱，另研　水银三钱　茶叶另研成末，一钱　樟脑三钱，另研，以上三味同研　轻粉一钱

上，和匀再研，听用。先以桃、柳、槐、楮、桑五木枝煎汤洗疥，拭干，将前药，量疥多少，用柏油入盐少许，乘热和药擦上，一日搽三次。忌鱼、羊、鸡、猪头肉。

治疥疮，李桐峰。用萝卜一个，内取一孔，纳硫黄不拘多少，仍塞口，灰火中烧成汁，取出捣研，再加脂油同捣，外加雄黄、银朱各少许，搽疥效。

治干疥瘙痒。

雄黄一钱　硫黄一钱　人言三分

上为末，香油调搽。水油、脂油、菜油俱可用。

一扫光

狼毒　皂角　水银一两溶锡三分，入水银结成砂子

上三味，各等分，掺于床荐被褥之间，则疮疥愈而蚤、虱、臭虫俱绝。亦秘方也。

治疥疮，取石灰淋汁洗疥愈。

治老人生皮风，疥疮瘙痒。又治坐板疮，盐、脂油调搽。藜芦根为末，脂油调搽即愈。

治一切干湿疥癣，并脓窠烂疮，臂上黄水疮，作痒作痛。

大枫子肉二两　枯矾四两　樟脑三分　蛇退烧存性，二分　蜂窠烧存性，三分　水银五钱　柏油四两

上为末，入柏油同研成膏，擦疮。

熏疥药

艾一大块　大枫子四个　木鳖子四个　雄黄一钱　核桃壳打碎，四个　好香一根

上共为末，搓成纸捻八寸长，瓦合，被内熏，露头，效。

按上方，治疥外搽、敷洗之剂。

癣疮

久癣，是诸癣有虫，而经久不瘥者也。

癣病之状，皮肉隐疹如钱文，渐渐增长，或圆或斜，痒痛有匡廓，搔之有汁。又有干癣，枯索痒，搔之白屑出；又有湿癣，如虫行浸淫赤湿痒，搔之多汁；又有风癣，搔抓顽痹不知痛痒；又有牛癣，因饮牛余水得之，其状皮厚，抓之靳强；又有圆癣，作圆文隐起四面赤；又有狗癣，因以狗舐余水洗手面得之，其状微白，点缀相连亦微痒；又有雀眼癣，作细文似雀眼，搔之亦痒痛；又有刀癣，因以磨刀水洗手面得之，其状无匡廓，纵邪无定。如此之癣，初得，或风因湿客于肌肤，折于血气所生，或因用牛、狗所饮余水洗手面得之，至其病成，皆有虫侵食转深，连滞不瘥，故成久癣。

治风癣、疥癞脓血，诸疮恶毒。

归尾一钱　赤芍　黄连　黄芩　黄柏各一钱　大黄三钱七分　防风八分　木鳖子去壳，一个　金银花　苦参各一钱二分

上锉，用酒、水各一钟，煎至一钟，后下大黄煎三四沸，取其露一宿，五更服。肠风脏毒下血，去木鳖，加槐花一钱。

必效散　治风癣及顽癣。

川槿皮四两　斑猫二钱　半夏五钱　槟榔五钱　木鳖子去壳，五钱　雄黄三钱　白矾一钱

上为末，用井水一碗，河水一碗，浸晒三日，露三夜，将药水用鹅毛扫癣上。

治牛皮癣极痒抓烂，用牛脚爪烧灰存性，香油调搽，立效。

治干癣积年生痂，搔之黄水出，每逢阴雨即痒。斑猫半两，微炒为末，蜜调敷之，即愈。

治诸癣神方　秃菜根、上等好米醋不拘多少，捣烂，将绢包，先将痒处抓破，徐擦之即愈。

治诸癣神方　用蟾蜍烧灰末，以猪油和敷之。又方，秃菜根、好米醋、食盐不拘多少，捣烂将绢包，先将痒处抓破，后擦药即愈。

又方　用南星、草乌各一枚，为末，羊蹄根捣汁调涂，神效。

治癣疮方　马蜂窝一个，仰放炭火上，用枯矾末渐渐填满，下面火炙，令焦为末，蜡脚、醋调，涂癣，上效。

治癣，用铧针磨令极尖，快待痒时，于癣上刺百余针，血出尽，煎盐汤洗之。未已再针再洗。

摩风膏　治鹅掌风癣。

玄明粉三钱　雌黄一钱半　牙皂五钱　胆矾三钱　枯矾三钱　青木香三钱　川大黄三钱　雄黄二钱　芦荟二钱　川槿皮五钱　杏仁去皮尖，五钱　大枫子肉五钱　水银五钱，先化铅四钱入水银

上各研为末，和匀，用时取雄猪白胰子一件，研烂，入药一半，复捣匀，擦风癣上。

秃 疮

白秃之候，头上白点斑剥，初似癣而上有白皮屑，久则生痂瘰成疮，遂至遍头，洗刮除其痂，头皮疮孔如筋头大，里有脓汁出，不痛而有微痒时，其里有虫甚细微难见。《九虫论》亦云：是绕虫动作而成。此疮乃至自小及长大，小不瘥，头发秃落，故谓之白秃也。

治秃疮方

胆矾二钱　乳香二钱　没药二钱　紫草五钱　盐三钱　木柏油一两

上各为末，先将盐、紫油煎，后下前三味，剃光方搽。

治白秃癞痢神效方　石灰窑内烧过四围红土堲四两，为末。

百草霜一两　胆矾六钱　雄黄二两　轻粉二钱　榆皮三钱，末

上为一处，猪胆调搽，头或洗净，剃头尤妙，刮去盖，以药敷上。干用棉子油调搽亦可，四五次即愈。外敷败毒散三四服。

治秃头，用旧生铁锈锅，将坑中真大粪水入内熬三四沸，将粪水频洗秃疮即痒，令抓破再洗即愈。

又方　鱼一尾，重三四两者，去肠肚，以乳发填满，湿纸裹烧存性，雄黄二钱同为末，生麻油调搽，先以虀水洗后搽药。

又方　用蛇退烧灰存性，为末，猪油调敷。

又方　用黄春蓼，化蜂蜜调搽效。

治白秃，用葱白捣膏敷之愈。

治秃疮方张立六　用鸡蛋黄一个煎出油来，入人言三分，为末入内，调搽疮上。先将疮壳剃净后，搽二三次愈。

治小儿白秃，榆白皮为末，醋和涂疮上，虫即死。

又方　治秃疮及恶疮，用苦楝根皮烧灰，以猪油调敷。

治秃疮，活蝎子五六个，香油二两，共入煎数次，取出蝎，擂烂，再入熬膏，洗疮，擦三四次愈。

癜 风

紫癜风、白癜风，乃因心苦汗出，及醉饱及浴后，毛窍开时乘风拽扇，得之扇风侵逆皮肤所致，宜服胡麻散，外以洗擦药治之。

胡麻散　治紫白癜风并癣。面上酒齄，又名粉刺、面刺，俱可服之。

胡麻子赤色扁者佳，另研，五两　白芷二两　何首乌二两　防风二两　蔓荆子二两半　甘菊花一两　苦参酒炒，三两　威灵仙二两　升麻二两　当归二两　牛蒡子微炒，二两　川芎二两　白蒺藜三两　荆芥穗三两　薄荷二两　黄芩酒炒，二两　黄连酒炒，二两　白芍酒炒，二两

上为细末，每服三钱，食远服。秋分后至春分白酒调服。春分后至秋分茶调服。用米糊细细丸，食远白汤下。

治紫白癜风，秃菜根同白矾、五倍子、无名异和调捣碎，先以苎麻刮热，以药擦之，三四次绝根。

治紫癜风、白癜风，即如今汗斑之类，用白附子、雄黄、密陀僧等分为细末，用带皮生姜自然汁调，以其为蘸药擦之即愈。

大麻风 古名疠风

夫大麻风异症多端，所犯不一，或因嗜欲无度，劳伤气血，或大怒忧欲，惊恐，抑郁不伸，或体虚肤空，或醉卧当风，或热脱衣服，汗出入水，或手足破伤引入风毒，或寒水湿瘴侵入肌肤，当时感受，积久遂成大风之患，流注经络，传入脏腑，发于四肢，内外熏蒸而成泡癣。其病之原有三症五死：一者风水，二者传变，三者自失调理。五死者：一曰皮死，麻木不仁；二曰肉死，割切不痛；三曰血死，溃烂成脓；四曰筋死，手足脱落；五曰骨死，鼻梁崩塌，眼昏唇翻，以致声嘎不能救治。又有，一风者，肺经受证，眉毛先落；二风者，肝经受证，面起紫泡；三风者，肾经受证，脚底先穿；四风者，脾经受证，遍身如癣；五风者，心经受证，先损其目。或有坟墓居址，祖宗、父母、夫妻家人等互相传者；或在外不谨，粪坑、房室、床铺衣被传染；或命犯凶星，遭此疾缠染，其疮形状所以不同。急当早疗，别居静室，断酒戒色，忌食发风动气、荤腥、盐酱、生冷之物，然后可服药而愈矣。

大麻风症有三因、四死、五经受病之由。

三因论曰：

一因者，或因途中忍饥受饿，风雨相侵而生。

一因房事不节，露天坐卧，寒气相侵而生。

一因坟龙风水卑陋，有怪疮异之症相侵而生。

四死论曰：

一脾经受病，溃烂成脓，流水出汗，此脾血死也。

一肝经受病，四肢麻木，手足拘挛，十指筋挛，此肝血死也。

一心经受病，四肢麻木，针下无血，不知痛痒，此心血死也。

一肺经受病，鼻红耳大，面赤生疙瘩，此肺经受病是也。

一肾经受病，眼睛流泪，视物昏花，此肾经受病是也。

大风疮，因内伤五脏，外伤六腑，及损遍身、四肢者是也。

凡癞人眼红眉脱绝，毒乃至恶之症。古曰：疠风，医者不可轻治。若皮肤不裂，四肢不板者易治。又曰：心、脾、肺三经易治，肝肾二经难治。麻风症总用药方、品味开后。

神仙秘方

白熟早米饭五两二钱，米饭煮熟者　大枫子去壳要极白者，五两二钱　上膈用川芎二钱五分，净末　真麝香用当门子五分　荆芥穗净末，二钱五分　完全蝎洗净，去盐泥，去头足尾，晒干为净末，二钱五分　川当归用净末三钱七分五厘

软防风去芦，用净末，二钱五分，空虚不用　完蝉退水洗净，去泥土为净末，二钱五分。上膈用头，去翅足为末，中膈用中身，下膈用尾　川羌活水洗，去灰去芦，中心净末五钱　嫩苦参洗净去土，净末三钱七分五厘

总括歌曰：

饭枫同五二，川蝎退荆防，通二钱加五，两羌只半当，参归三七半，各制是良方。

凡制此药，择天月二德净室中，勿被妇人、鸡、犬、狐臭之人见之，修制要诚心斋戒，不可苟简，切忌铁器、火烘、火炒。凡合此药，先将各味药末另秤明，方合一处调和，又先将枫子仁入白捣烂如泥，无白星点；方可住手，次下白米熟饭入白，又捣烂如泥，亦要无白星点方住手，将二味取，要称过分两，同入白又捣，下各药末，捣烂成泥，方可为丸，如梧子大。初服之时，逐日如法用，不可孟浪，多服一丸，如加一斤之担，切记切记，慎之慎之。服药之法，专忌盐醋，戒酒断荤，病者要坚心苦志，戒之百日之外，其疾俱除，无迹方可开荤。初用牡猪肝，无油者略用，候病全安任用不拘，以后无忌。凡初起手服药，要断他后，看或有鼻孔血，或吐痰，或腹中作嘈，或作晕，其疾即退，不须惊疑，过三四日自安，其疾即从两太阳消起，渐退

下两腮及下颏而退，服完上隔药十二三日，自然退完上部。若不退，再以饭枫丸，再进一料即除。方用中部药，依次而行。

中部药方：

用饭枫丸内去荆芥、全蝎二味，妙加秦艽二钱五分，续断二钱五分。

下部药方：

用饭枫丸内去荆芥，外加秦艽三钱七分半，续断三钱七分半，薄荷叶三钱，大明雄黄三钱，陈细茶、白蒺藜各七钱，威灵仙五钱。若面上有浮游作痒者，加胡麻仁三钱，天麻三钱，白苍术五钱。若无此症状，不必加上三味。若脚烂发裂者，加川乌五钱，草乌五钱。脚不烂不用加二乌。细茶三钱，巴焦根末三钱七分。制川乌草乌法：用黑豆二升做豆腐一大块，内剜一孔，先将二乌切碎片入豆腐内，竹蔑穿豆腐片砂锅内煮久，二乌无白星方佳，住火取出不用豆腐。用药入前饭枫丸内，同捣如泥，为丸。口传转手法，总管药用前枫药制，只去荆芥，中部药全用。中部用枫子肉十两，各药依前分两。下部大枫子肉不拘多少，仍用前药为丸，服之病愈。凡服丸药，每用陈细茶煎水送药，初服用三十五丸，次日服加五丸，三日加十丸，四日加至五十丸，六日加至六十丸，七日加至七十丸，八日加至八十丸，百丸为止。服至十三四日，服尽上隔药一料，看他上部疾去尽，方服中部药，如不尽，再服上部药一料，方服中部药，看上中部疾去，方治下部药，看三部疾尽除去，方可开荤吃盐，病不退尽不可开荤吃盐。此症轻者五十日见效，百日内全安；重者六十日见效，半年十月全安。若疾俱除，宜制总管药一料，即住药莫吃。若吃肉，只宜用牡猪前蹄煨烂，及肝、心、肺无油之肉。弱者，用老鸡煨烂吃亦可，新鸡不可，余者杂味发风之物永戒，恐有后患。大凡女人弱者，宜补血脉为主；凡男子不宜用补，只宜清解为要。凡服药体厚者，每日进丸子三次或二次；体薄者，一日进一次或二次为止。

一酒肆门壁不谨，被白花蛇潜入缸内偷吃了酒，至醉不能出，死于缸内，不知死了几日，遂将蛇丢弃，其酒不忍倾。有一贫子遍身恶疮癞毒，常来乞食，来则将酒一碗与之，其人日日来则日日与之，过半月复来，乞丐一身干净，皆得此酒之功也。

愈风换骨丹 治疠风。即大麻风。

白花蛇一条，头尾全者，酒浸二三日，去骨阴干 苦参四两 皂角半斤，去皮弦，酒浸一宿取出，以水熬膏

上为末，以皂角膏为丸，如梧子大。每七十丸，以防风通圣散，煎汤送下即愈。

苦参丸

苦参一斤 金银花 防风 荆芥 羌活 独活 当归 川芎 赤芍 连翘 黄连 黄芩 山栀 滑石 白术 甘草各一两

上为末，水打稀糊为丸，梧子大。每百丸，苦参酒送下。

苦参酒

苦参五斤、好酒三斗渍一月。每服一合，日三服。

参京丸 治心肺积热，肾脏风毒攻于皮肤，时生疥癞，瘙痒难忍，时出黄水，及生大风，手足烂坏，眉毛脱落，一切风疾，并皆治之。

苦参四两 荆芥一两

为末，水糊为丸，如梧子大。每二十丸，茶下。

诸 疮

神仙拔毒丸 薛兵巡传 治诸疮恶毒，肿痛不可忍者。

黄蜡一两 枯矾一两 乳香一钱 没药一钱 雄黄二钱

上为末，蜡溶化为丸，如绿豆大，朱砂为衣。每服五十丸，视疮上下，蜜水送下。

祛风败毒散 治风疮疥癣，瘾疹，赤白癜风，赤游风，血风恶疮，丹瘤及破伤风。在上部加桔梗，在下部加木瓜、牛膝各一钱，

如温气成患而在下，去僵蚕、蝉退。

柴胡五分　前胡五分　羌活八分　独活七分　连翘七分　赤芍五分　枳壳五分　荆芥六分　川芎八分　牛蒡子六分　苍术六分　薄荷六分　蝉退三分　僵蚕七分　甘草三分

上锉一剂，生姜三片，煎服。时毒去蝉、蚕加防风

敷肿毒未破者，蛤蟆一个，先炒石灰，后将蛤蟆捣烂，同研如泥，用绢摊上贴患处，自破。

治湿挠疮。黄蜡一钱　白蜡一钱　铜绿一钱　黄丹一钱　童女发一钱　香油一两　入铜勺内熬，入药同熬，将纸折作十数层入锅口熬，贴疮。

治坐板疮方　以砭针刺出血。

又方　用油核桃捣膏，纸卷点着滴油于上。

又方　花椒炒，一钱　胡椒七分　枯矾一钱　人言一分

为末，柏油调搽。

治疮日久不合，河间治诸疮大痛，不辨肉色，漫肿光色，名曰附骨疽，其效如神。

乱发　露蜂房　蛇蜕

各烧存性，每味取一钱，酒调服。

治血风疮生于两足，而两脚背风湿疮，痛痒至骨。

马齿苋锉碎焙干净，五钱　黄丹　黄柏　枯矾　孩儿茶各三钱　轻粉一钱

上为末，和匀，生桐油调，摊于厚桐油纸上。先用葱、椒汤洗净患处，贴之即愈。

消毒百应丸　治百毒疮。单水云传。

锦纹大黄一斤　苍术　黄柏　槐花　当归　金银花　皂角各四两

上将六味细切，以水二十碗，煎耗其半，去渣浸大黄，令透取出，晒干，又浸又晒，以汁尽为度，为末，面糊为丸，如绿豆大。每服六十四丸，白汤下。以大便下滞物为效。

治百疮毒，痛如针刺不可忍。伏龙肝为末半碗，真芝麻油一小盏，调搽厚涂疮上，取出毒气。此药上后，或有柴，或有鸡鹅毛，

或诸骨在内，自然出来。更不知是何神妙也。

黑虎膏　治痈疽、瘰疬、疔毒，一切无名肿毒，并杨梅、风块，有痛处俱可贴之，殊效。

草乌四两　南星二两　半夏二两　五倍子三两，用绿豆二升炒焦　大黄一两　黄柏一两　姜黄一两　干生姜五钱

上各为细末，共和匀，用葱汁、米醋调成膏，贴块上，时常以葱、醋润之，勿令干燥。其膏一日，又取下，加些新的，复研再贴，以消为度。

犀角消毒饮　治丹毒。丹者，恶毒之疮，五色无常。治之，用粟壳有刺者煎汤洗之，又治火丹。治丹毒用苎麻根，煎汤洗之，内服此方。

犀角一钱半　牛蒡子一两半　荆芥五钱　防风二钱半　甘草二钱半

水煎服。

白玉散　治丹毒

滑石　寒水石

各等分为末，井水调涂，醋亦好。一方，用苎麻根煎水洗。

治漆疮方　用汤渍芒硝，令浓涂之，干即易之。又治代指，又治丹毒。

铁箍散 旴都何和宇　治诸般疮毒肿痛，一敷即消。

南星　草乌　白及　白蔹　白薇　黄柏　天花粉　吴茱萸　白芷各一两　芙蓉叶二两

上为末，鸡蛋清调敷即愈。

黄白汤 胡春寰方　治诸般疮毒，臭烂不堪闻者。

雄黄　生白矾

等分，煎水，洗患处愈。

消毒丸 教谕姜比田　治大肿毒。

生白矾二两　黄蜡二两　生鹿角五钱　羊角烧存性，五钱　龟板烧存性，五钱

上为细末，先将蜡溶开，还要剩一块未化不响，然后出火，次入药末调匀，倾入凉水中，少时取出为丸，如芡实大。每服一丸，温酒送下。如肿毒在上，食后服；如在中，

食远服；在下，空心服。

治肥疮黄水疮。京传。

红枣烧灰，一钱 枯矾一钱 黄丹一钱 松香一钱 官粉五分 银珠三分

上为末，干则掺之，湿则香油调搽。

治诸疮难敛疮口，及多年恶疮，百方不瘥，或痛焮走不已者。马齿苋捣，罨口并周围立效。

一人患血风疮，脓水不绝，痛痒难当，肌肉消瘦，久医不已。余诊六脉虚微，以十全大补汤，依本方加防风，服至五剂而愈。方见补益。

治蛇头肿痛不可忍，臭不可闻。蜈蚣一条，焙干为末，猪胆汁调涂。又方，治蛇头指，用鸡子开一窍，将指入内，待蛋化水，又换一个，如此三个即愈。

治一切无名肿毒，发背痈疽，疔疮恶症，用白矾，不拘多少为末，入新汲水内，用粗纸三张浸内，将一张搭患处，频频更换，贴十数次即消。

一方 用葱头杵烂，炒热敷患处，冷则再易。

一方 用葱、蜜捣成饼，搭之即消。

一方 用五倍子炒末，醋调敷患处。

一方 用大黄为末，醋调敷患处亦消。

一方 治诸肿毒发背，一应恶疮，以端午日取白矾研末，恒遇疮毒初起，每服三钱，加葱头切拌匀，好酒调服。

顽疮久不收口，用女人月经布，烧灰搽之，立效。

治恶疮，黄花苗老苗、蜂蜜共捣烂，贴患处愈。

外消肿毒秘方

猪苦胆二个 生姜半斤，取自然汁 好醋一盏

上三味合和一处，以好京墨浓磨，抹肿处即消，神效。

治水泡疮，俗曰天泡疮。用葡萄叶焙干为末掺，干则青油调搽。

又方 用土蜂窝火煅过，为末掺之，又能治白蛇虫。

治软疖流脓不已，用桃树上霜打不落干桃子，名为桃双，油调敷之。

又方 用烂肛底油灰为末，油调敷极效。

治恶疮十年不瘥似癞者。蛇退一条全者，烧存性为末，猪油调敷上。

杖 疮

治杖疮：杖毕即用童便、好酒各一钟，合而温服，免血攻心甚妙；即用葱切烂，炒热搭杖疮，冷则再易，止痛消肿，散瘀如神，如无葱，用热豆腐铺在杖处，其气如蒸，其腐即絮，复易，以血退淡白为度。

又方 用猪胆一枚，倾在碗内，将绿豆粉、黄连、黄柏细末入胆内，调匀搭杖处。

又方 治杖疮，并打伤皮不破而内损者，用萝卜捣烂罨之。

又方 用大黄末、童便调搽。

又方 治杖疮打疔痂者，不用刀割，用黄蒿子焙干为末，掺上即开。如心慌者，即饮童便一碗。

退血散 治杖打重，血攻心。

苏木 红花 归尾各三钱 大黄二钱

上锉散，酒煎，入童便，不拘时热服。

药蛆方 治杖疮溃烂生蛆，用皂矾煅过为末，干掺其内，蛆即死。

治杖疮，用麻油二分，水一分，黄丹一钱入碗内，用银簪搅成膏，用鸭毛刷上，外用纸贴，一日四五次，赶血下行，痛止肿消。

杖疮膏 用密陀僧四两为末、香油八两同入锅内，文武火熬，用柳条数根一顺勤搅不要住手，待膏成黑色滴水成珠，油纸上贴患处，当时痛止，消脓水，自然生肉。如有疔，用贴药。

治杖疮，及打破脚腿肿痛。凤仙花，即女人常用染指甲草是也。用花叶并根，捣烂如泥，涂肿破处，如干又涂上。

治杖疮血浸褙肿，痛不可忍。石灰不拘多少，桐油调，敷上立止。一方用石灰三钱

入水搅澄，再入香油五钱，用金环脚搅打成膏，鸡毛扫上，使血水长流，须臾肿消痛止。

奇杖神丹 何和宇 此药服后，任杖无伤，血不侵裆。

乳香 没药各五分 血竭 儿茶 三七各一钱 木耳焙干 白蜡各二钱 辰砂七分 青木香一钱 海螵蛸五分 琥珀三分 天灵盖火煅，八分

上为末，砂糖为丸，如苦味大，每服三丸，好酒送下。即打着不甚痛，如未受刑，用两手槌，皆即消。

和血四物汤 凡人责打，先服此药神妙。

当归 川芎 白芍 熟地黄 乳香 没药各一钱 桃仁 红花 苏木各五分

用通草研烂，水煎，加酒半钟，共一服。

退血止痛散 治杖后肿痛，瘀血不散，气血攻心，或憎寒壮热，心神受扰。

当归尾 赤芍 生地黄 白芷 防风 荆芥 羌活 连翘 黄芩 黄连 黄柏 大黄 栀子 薄荷 枳壳 桔梗 知母 石膏 车前 甘草

上锉剂，水煎温服。

当归膏 治杖扑汤火疮毒，不问已溃、未溃，肉虽伤而未坏者，用之自愈。肉已死而用之自溃，新肉易生，搽至肉色渐白，其毒始尽，生肌最速。如棍杖者，外皮不破内肉糜烂，其外皮因内燃干缩，坚硬不溃，抓连好肉作痛，故俗云：疗痂皮致脓，瘀无从而泄。内愈胀痛，腐溃益深，往往不待其溃就行割去，而疮口开张，难以溃敛，怯弱之人多成破伤风症，每致不救。若杖疮内有瘀血者，即用有锋芒磁片于患处砭去，涂以此药则疗痂死肉自溃，脓秽自出，所溃亦浅，生肌之际亦不结痂，又免皲揭之痛，殊有神效。盖当归、地黄、麻油、二蜡主生肌止痛，补血续筋，与新肉相宜。

当归一两 生地黄一两 黄蜡一两 麻油六分

上先将当归、地黄入油煎黑，去渣入蜡熔化，候冷搅匀，即成膏矣。

十全大补汤 治杖疮气血俱虚，肿痛不消，腐而不溃，溃而不敛，或恶寒发热，自汗盗汗，饮食少思，肢体倦怠。若怯弱之人，患处青肿而肉不坏者，自愈。若有瘀血，砭刺早者服之自消。或溃而脓水清稀，肌肉不生，或口干作渴而欲饮汤者，尤宜服之。

黄芪 人参 白术 白茯苓 当归 川芎 白芍酒炒 熟地黄生者自制 甘草炙，各一钱 肉桂五分

姜、枣水煎服。

腋 气

体气人患者，多仓卒无药，及欲断根源，用此药。

单方 用自己小便洗一次，米泔水洗二次，自然姜汁每日擦十余次，一月之后可以断根。

治狐臭方 用大蜘蛛一个，赤石脂为细末，水和包蜘蛛在内，如法封固，入炭火煅烧通红，取出不用赤石脂，只将蜘蛛为末，入麝香少许，油调成膏，摊在厚纸上，贴于两腋下效。

治体气，生明矾研为末，入百草霜些须，半月一次搽之，半年除根。

治男妇体气，五更时用猪精肉二大片，以甘遂末一两拌之，挟腋下至天明，以生甘草一两煎汤饮之，良久泻去秽物。须在荒野之处则可，恐秽气传人故也。依法三五次即愈。虚弱者间日为之，其密陀僧、胡粉之类，皆塞窍以治其末耳。

田螺散 治体气，患此疾者，耳内有油湿是。

用大田螺一枚，水中养之，俟靥开，以巴豆一粒去壳，将针挑巴豆放在内，取出拭干，仰顿盏内，夏月一宿，冬月五七宿，自然成水，取搽掖下，绝根。

一方 用热蒸饼一个，劈开作两边，掺密陀僧细末一钱，夹在腋下，略睡少时，候冷弃之，除根。

香体丸 治遍身炽腻恶气及口齿气。

丁香一钱半 藿香叶 零陵香 甘松 白芷 当归 桂心 槟榔 益智仁 香附各一分 白豆蔻二两 麝香五分

上为细末，炼蜜为剂，杵千下，丸如梧子大。每噙化五丸，常觉口香，五日身香，十日衣香，二十日他人皆闻得香。

折 伤

打仆损伤，瘀血，亡血分治。

有形之物所伤，乃血肉筋骨受病，非如六淫七情为病，有在气，有在血之分也。所以损伤一症专从血证，但须分其有瘀血停积、亡血过多之症。盖打仆坠跌皮不破而内损者，必有瘀血。若金刃伤，皮破出血或致亡血多，二者不可同法。而一有瘀血者，宜攻利之；若亡血者，益补而行之。又察其所伤有上下、轻重、浅深之殊，唯宜先逐瘀血通经络，和血止痛，后调气养血，补益胃气，无不效也。前人有言，关城军士被伤，不问头面、手足、背胸、轻重者，例以大黄等药利之。后大黄缺少，甚者遂以巴豆代之，以为不于初时泻去毒气则多致危殆，至于略伤手足亦悉以药利之，殊不知大黄之药唯与有瘀血相宜，其有亡血过多，元气、胃气虚弱之人不可服也；其巴豆大热有毒，只能破坚逐积，用于此疾尤非初常，所以有服下药过多后，其脉愈见坚大，医者不察，有以为瘀血不尽而复下之，因而夭折人命，故可不慎欤？

一方 治打仆瘀血攻心，用热小便一碗，入酒一碗温服，立效成。用苎麻烧灰，调酒服尤妙。

治刀斧伤损血不止，痛难忍者，葱白切碎，锅内炒热捣烂，乘热缚定，痛与血随止，葱冷再换盒痛处。

治被人打死或踢死，急灸头顶百会穴中，艾灸三壮立苏。

一厘金 治打跌骨折如神。孙督方。

土鳖一个，新瓦上焙干 巴豆三个，不去油

半夏一个，生用 乳香半分 没药半分 自然铜火煅七次，醋淬七次，用些许

上为末，每用一厘，好黄酒送下。不可多服，端午日制。

治跌打损伤骨，先用手扯伸，后用小嫩鸡一二只捣烂搭上，外用杉木板夹之，次日再换，如神。

接骨神方 夏见溪传。

用蝇虎一个，将黄蜡滚水泡软，捻成饼，包生蝇虎在内作一丸，将酒吞下。止痛消肿，接骨如神。

主方 治打扑损伤，内有瘀血，为痛为肿。

怀生地黄二钱 黄芩一钱半 枳壳去穰，一钱半 牡丹皮一钱半 赤芍二钱 归尾一钱 桃仁十二个 红花三分

上锉一剂，水煎温服。加大黄酒蒸一钱尤妙。

治跌仆损伤，恶血入肠胃，下血溺如瘀血者，百草霜研细三钱，好酒调服。

治堕落车马，筋骨疼痛不止，延胡索一两，捣罗为末。不拘时，以豆淋酒调下一钱。

接骨止痛方 蛤蟆一个，用瓦二片，仰覆合之，以铁丝缚定四面，用盐泥固济，文武火煅三时，取出入乳香、没药各五分，同研细末，热酒调下。

接指方 真苏木为细末，敷断指处，外用蚕茧包缚完，固数日如故。亦治皮肤刀斧伤。

治折伤先用止痛方 白矾为末，每用一匕沸汤化了，以手帕蘸，乘热熨伤处，少时痛止，然后排整筋骨贴药。

治伤肢折臂者，即将折处凑上挪定，用好酒一碗旋热，将雄鸡一只刺血在内搅匀，乘热饮之，仍将连根葱捣烂炒热敷上包转冷再换。亦治刀刃伤，痛与血随止。一方加砂糖。

一切打仆，青肿疼痛，用青榄核磨水频授，患处其青即退。

八珍汤 治跌仆伤损等症失血过多，或

因克伐血气耗损，恶寒发热，烦躁作渴等症。

人参　白术　白茯苓　当归　川芎　白芍　熟地黄各一钱　甘草炙，五分

用姜、枣煎服。

补中益气汤方见内伤　治跌仆等症损伤元气，或过服克伐，恶寒发热，肢体倦怠，血气虚弱，不能生肌收敛，或兼饮食劳倦，头痛身热，烦躁作渴，脉洪大弦虚，或微细软弱，自汗倦怠，饮食少思。

六味地黄丸方见补益　治伤损之症因肾肺二经虚弱，发热作渴，头晕眼花，咽燥唇裂，齿不坚固，腰腿痿软，小便频赤，自汗盗汗，便血诸血，失瘖。水泛为痰之圣药，血虚发热之神剂。若损重伤骨不能言，如瘖者，用此，水煎服亦效。

破伤风

破伤风者，卒暴伤损，因风袭之，则播传经络，致使寒热交作，身僵直，口噤目斜，角弓反张，或因诸疮不瘥，以火灸疮口间，寒气难通泄，阳气易为郁结，而热甚则生风也。治与伤寒同法，在表宜汗，在里宜下，在表里间宜和解。然汗亦不可大过。其脉浮而无力，太阳也，宜汗；脉长而有力，阳明也，宜下；脉浮而弦小，少阳也，宜和解。若见此四恶症，即不治：一头目青黑色，二额汗珠下流，三眼小目瞪，四身上汗出似油。

治初破伤风，发热红肿，风邪将欲传播经络而未入深，此方屡验。

杏仁去皮细研　罗白面各等分

上以二味和匀，用新汲水调和如膏，敷伤处，肿消热退。

治破伤风。治诸疮口入风为破伤风，发搐项强，牙关紧急，欲死者。

防风　南星各等分

上为末，每三钱，酒一盏，童便半盏，顿温调服，汗出为度。

夺命丹　治破伤风。

川乌火炮去黑皮，一两　雄黄一钱

上为末，葱津为丸，如莲子大，每服一丸，用葱叶一片将药裹内，火烧嚼烂，黄酒下，被盖出汗愈。

治破伤风。

葛根一两　鸽粪五钱　干姜五钱

上共为末，每服三钱，好酒调下，汗出立效。

治破伤风，用槐子一合，炒焦黄，入好酒一碗，入锅内滚三五沸，去渣热服，汗出为度，愈。

蜈蚣散　治破伤风搐搦，角弓反张。

蜈蚣一条，去毒炒　全蝎一对，炒去毒

上为细末。如发时，用一字或二字擦牙缝内，或吹鼻中。

羌活防风汤　治破伤风邪在表者，急服此药以解之。稍迟则邪入于里，与药不相合矣。

羌活　防风　川芎　藁本　当归　白芍　地榆　细辛　甘草

水煎服，愈。

羌活汤　治破伤风在半表半里，急服此方。稍缓，邪入于里，不宜服。

羌活　菊花　麻黄　川芎　石膏　防风　前胡　黄芩　细辛　枳壳　茯苓　蔓荆子　薄荷　白芷　甘草

水煎服

大芎黄汤　治破伤风在里，宜疏导，急服此汤。

川芎　羌活　黄芩　大黄

上水煎温服，脏腑通和为度。

治破伤风及疯犬咬伤，用胡桃壳半个，填稠人粪满，仍用槐白皮衬覆伤处，用艾灸之。若遍身汗出，其人大困则愈。远年者，将伤处，前灸之亦愈。

汤火

凡遇汤火所烧，先以盐末和米醋调敷疮上，次以醋泥涂之，仍用醋涂不绝，暂救痛苦。一面急捣生地黄，醋调敷疮上，直候疼

止，虽厚至数寸亦不妨。若一用冷物、冷水、冷泥，热气得冷气则却深搏，烂入筋骨，慎之慎之。

独圣散　治汤烫破，火烧破，疮毒疼痛。

生白矾为末，芝麻油调，扫疮破处，不拘时候。

治汤火伤，用捋猪毛不拘多少，烧灰存性，研细末，真香油调，量患处大小，周围厚敷于上，中留一口，一日一次，慢慢围拢。如敷急速，及不留口，则溃而有疤痕矣。

清凉膏　治汤泼火烧，此药止痛，解毒生肌。

生地黄二两　黄连　山栀子　白芷各一两
葱白十茎

上锉细，用香油四两，煎至地黄焦黑，滤去渣再煎，入黄蜡五钱，慢火熬蜡化，倾磁盆内，以鸡毛刷疮上。

治汤火咒云：龙树王、如来，吾是北方壬癸水，收斩天下火星辰，千里火星辰心除。急急如律令。咒毕即握真武，即吹之，即用冷水少许洗，虽火烧手足，疮亦可疗。

治汤火灼疮，石灰细筛，水和涂之，干即易上。

治汤烫火烧疮方　生地黄选取新者，捣取自然汁，入香油、黄蜡少许，砂锅内熬成膏，以鸡毛扫敷疮上。

治汤烫火烧，烂痛不可忍者，用真金箔贴伤处稠密，用桐油扫金上。止痛生肌，恰如手取，妙不可言。

虫兽

治毒蛇所伤，周梅江传。扛板归不拘多少。其药四五月生，至九月见霜即死，叶青如犁头尖，藤有小茨子圆黑，味酸。用藤叶研烂，生酒调汁，随量饮之，用渣贴患处，立安。渣用火烧即痛。

治蜈蚣咬人，痛不止，其嚼盐抹上，及以盐汤浸疮，极效。凡蜈蚣，有赤足者螫人，黄足者极痛。

治蜈蚣咬，用丝瓜根擂酒吃，痛立止。

治蜈蚣咬，用墨笔一围，将蜓蚰打烂搽咬处，痛立止。又宜乌鸡粪水调涂之。又宜独蒜擦患处。

治蝎螫，用火硝一钱三分焙干，雄黄一钱，麝香少许，为末。男左女右点大眼角，立止。

治蝎螫人。雄蝎螫人痛在一处，雌蝎螫人诸处窜痛，用半夏、蟾酥、雄黄、胆矾，四味等分，麝香少许。

上为末，用猫眼草捣汁和为丸，用口呵痛处令净，用丸药揩擦，立止。端午日制，忌鸡、犬、妇人。刘前溪传

治蝎螫，用蜗牛捣烂涂伤处。蜗常食蝎故也。

治蝎螫，用苦盐研，点眼。螫左边点左眼，螫右边点右眼，当时止痛。朗小齐传。

治蜂螫，按芋梗敷之则愈。又蜂螫人至死者，用蜂房末、猪脂敷愈。

治蛇伤，用半边莲研生酒吃。凡被所伤，将棉帛扎住，勿令气上行，服药后即当解去，不然则所伤之处必溃烂矣。

治蛇伤，雄黄、五灵脂、白芷、贝母各等分为末，每服二钱，热酒调服。又以白矾用滚水泡化，洗伤处效。

灸蛇毒人，被毒蛇所伤，用艾当咬处灸，引去其毒立已。

治蛇伤、犬伤、蝎伤、蜈蚣伤，痛不可忍，只用隔蒜灸之立效。

定风散　治癫狗咬破，先口衔浆水洗净，用棉揾干贴药，更不再发，无脓有效。

天南星　防风各等分

为末，破伤处以药敷贴疮口，然后以温水调下一钱。如牙关紧急，角弓反张，用药二钱，童便调下。

治常犬伤，用蚯蚓泥和盐敷之，亦治狂狗伤及蛇伤。又方，杏仁研细，先以葱汤洗，然后以此涂伤处。又方，韭菜和石灰捣成饼子，阴干为末，和猪油敷之。

治蚊虫，用鳗鲡鱼干者，于室烧之，蚊

即化为水矣。

治蚊虫，黄荆子为末，入人言烧烟熏之。加艾卷尤妙。

治虱方：藜芦桔梗马鞭草，百部将来一处捣，滚水滤汁浆衣裳，一生不被虱子咬。

治疯犬咬伤

红斑猫六个　红娘子四个，椿树上者佳　石乳一钱　香白芷一两　广木香一两　桑蛾五分

上为细末，黄酒为丸，如梧子大，每服一丸，凉水下。

治癫狗咬神方

斑猫去翅、足七个，香附七个，共为细末，作一服，烧酒调下。如腹痛不可忍者，吃猪肉汤一两口解之，即止。不一时小便出，如狗形下来即已。避锣鼓、风一七日。

凡疯狗咬，才伤人之时，即便吃香油一盏，能清其心，急取雄黄，斑猫去头、翅、足，炒研为细末，一日服一个。用雄黄，以酒调服至七七四十九个，以服四十九日。少用冷水入香油亦可。若小便利下恶毒为度，如不利者，多进一服，利后肚腹疼痛，急用冷水调青靛服之，以解其痛，再以黄连水煎服之亦可。服药之后，不得便吃热物，即绝根愈矣。疮口莫等好，如不破，可以灸破，等血出去毒气，再不发也。如是小便出血，不可治也，此之必死矣。疗狰犬咬人，仍杀所咬犬，取脑敷之，后不复发。

辟蚊虫方

鳖盖土炒　楝花　芫花　苦参　藜芦　川乌

共为末，枣肉为条，日晒干，夜燃之，神妙。

治臭虫方

荜拨　草乌各二两　雄黄二两　焰硝五钱

俱为末，蜜拌作线香，临卧床上烧一炷，此虫死不再生。

治壁虱臭虫，用蜈蚣烧烟熏之，青盐水灌洗床帐，永绝其迹。

妙化丹

治蝎螫，蛇伤。端午制，忌妇人、鸡、犬见之。

乳香　没药　轻粉　海螵蛸　雄黄各五钱　硫黄二分

上为末，左边被伤点左眼大眦，右边点右。

中　毒

人为毒药所中伤，其脉洪大者生，微细者死。又曰：洪大而迟者生，微细而数者死。多灌香油能解百毒。

凡砒霜毒，此毒于肉饭中得之者，易治；饮酒中得之者，散归百脉，难治。若在胸膈作楚可吐，腹中可下，急服药，得吐泻则愈。

中信毒垂死者，腊月猪苦胆服之立解。又早稻草烧灰淋汁一碗，冷服立愈。

中砒霜毒，硫黄四钱，绿豆粉五钱，为末，冷水调服，缓缓服。冬月用温服。如肚痛再加一服，待不痛用鸡毛探吐，吐后用温服稀粥，四五日不可食饭糗，试验曾以此救数人。

中砒霜毒，胆矾一分研烂，入井水小盏和匀，服之立解，后用甘草研水止呕。

解信毒仙方

百草霜一钱，硫黄五分，巴豆三粒，白矾煮过烧成炭，三味研末，鸡蛋清三个、黄土一两水研化，滤去渣，将药入内，调下，立解。

又方

治信毒，水粉、山砒霜，并小儿虫积，荸荠用马慈食之即愈。

中硇砂毒，研绿豆汁解之。中附子、川乌毒，斑猫毒，煮黑豆汁饮之。

中巴豆毒，煮黄连汁饮；又方，捣巴焦根、叶汁服；又干姜炮、黄连炒各等分，为末，每三钱，凉水调服。

饮馔中毒，黑豆、甘草煮汁。恣食无虞，中砒霜毒亦效。

治饮食中毒烦懑方

苦参三两锉，酒一升半，煮取一升顿服，即吐随愈。

治中野菌毒，用甘草不拘多少，以麻油

一盏煎数沸，冷服即解。

治牛心伤成胀满，肉干、稻草浓煎汤服之立消。

治信毒，水粉、山砒霜，一切杀人之毒。巴豆去壳，壮者十四粒，弱者七个，花椒去目五分，甘草五分，共为末，凉水化服，即时呕吐，如不吐再服。呕吐或其毒尽出，而呕吐不止，用旧壁土，滚水泡服立止。

中食牛马肉毒，甘草四两研，酒服，尽量食饭，须臾吐或泻，如渴不可饮水，饮之立死。

中河豚鱼毒，以香油多灌之，吐出毒立已。又方，多以甘蔗水，或芦柴根捣水灌之。

中螃蟹毒，生藕汁或煮干蒜汁俱效。

中鳝鱼毒，可食蟹即解之。

解面毒，性大热，啖萝卜即解之。

金疮

金疮血盛虚细活，急数大数必危身。

凡破伤手足，血出不止，一时无药，即以自己小便淋伤处，虽痛甚而即已。

金疮丹 周梅江传　止血住痛，生肌如神。

嫩老鼠未生毛者不拘多少

韭菜根与老鼠一般多，石臼捣烂，入嫩石灰末于内，掺干成饼为度，阴干，用时以刀刮药末敷伤处，布包裹立愈。

上制法于五月午日制，不犯铁器，忌妇人、鸡、犬所见。

医针人而针折在肉中，以鼠脑捣如膏涂之，针即出。

铁棘、竹木，诸刺在肉中不出，烧死鼠敷之即出。

治金刀伤及一切臁疮，并良马断梁等疮。用冬月黑牛胆一个，装新石灰四两、白矾一两，阴二十七日待干取出，再用黄丹一两，另炒紫色研细，同一处研匀敷患处。

治金疮止血速瘥方

炒石灰和鸡子白和丸，如弹子大，炭火煅赤捣末，以敷疮上立瘥。

治误吞针。昔有一女子，将针失咽下肚，诸医不能治。用蚕豆煮熟，同韭菜吃下，针同菜大便而出。

又方 用木炭烧红急捣细，米汤调呷之。

又方 用雄磁石一块，呵之自出。

治误吞金银或误吞铜钱，用羊胫骨烧灰为末，每服三钱，米饮下，从大便中出。

治竹木刺入肉，皮中不出，烧鹿角末，以水和涂，立出。久者不过一夕。

又方 取干羊屎烧灰，和猪油调涂，不觉自出。

骨鲠

胜金方 治一切骨鲠，或竹木签刺喉中不下。

腊月中，取鳜鱼胆，悬于檐下令干，每有鱼鲠，即取一皂角子许，以酒煎化，温温呷下。若得逆，便吐，骨即随顽涎出，或未吐，更吃温酒，但以吐为妙，酒即随性量力也。若鲠未出，再煎一块子，无不出者。此药应是骨鲠在脏腑中，日久痛，黄瘦甚者，服之皆出。若卒求鳜鱼不得，蠡鱼、鲫鱼、鳙鱼俱可，腊月收之。蠡鱼即大头鱼。

治诸骨鲠，取硼砂一小块，口噙化即下。

治鸡、鱼骨鲠。江月池　灯草灰，以米糖如指大，蘸灰置喉中，勿令沾齿，待糖化，骨即化下。

治鱼骨鲠，用白鹭毛烧灰，水调服效。

治诸骨鲠，用狗涎饮之，立下。

咒水治鲠法：以净器盛新汲水一盏，捧之面东默念云：谨请太上东流顺水，急急如南方火帝律令，敕。一气念七遍，即吹一口气入水中，如此七次，以水，患人饮之立下。用此咒水可以食针并竹刺。

治诸骨鲠，用苎根捣烂，丸如弹子大，就将所鲠物煎汤化下。

治诸骨鲠及鱼骨鲠咽喉，吞吐不得，急取橄榄食下即化。如无橄榄，用核灰水调下亦化。

治诸鱼骨鲠、杂物鲠，以好蜜抄匕，稍稍服之令下。

一儿误吞针，鲠喉不下，死在须臾，用黑砂糖和黄泥为丸，令儿吞下，泥裹针于内大便而出。

救　荒

养元辟谷丹　安五脏，消百病，和脾胃，补虚损，固元气，实精髓。能令瘦者肥，老者健，常服却病延年。

黄犍牛肉不拘多少，去筋膜，切作棋子大片，用河水洗数遍令血味尽，仍用河水浸一宿，次日再洗一二遍，水清为度。用无灰好酒入瓦坛内，黄泥封固，桑柴文武火煮二夜取出，焙干为末，如黄砂色者佳，若焦黑无用。每牛末一斤，加入后药二斤为则。

人参四两　白术去油芦，陈土炒　白茯苓去皮为末，水净，去筋膜，晒干　怀山药切片，用葱、盐炒黄，去葱盐不用　芡实粉去壳　莲肉葱盐炒，去心、葱、盐不用　薏苡仁炒　白扁豆姜汁炒，各半斤　小茴香炒，四两　川干姜炒，四两　砂仁炒，二两　川椒去目炒，二两　青盐四两　甘草四两　乌梅肉二两，熬浓汁半两粳米炒黄取净粉，五斤半

上药为末，与米粉、牛末和匀，外用小红枣五斤，陈年醇酒五斤，煮枣极烂去核，加炼蜜二斤半，共和为丸，如弹子大。每服二丸，不拘冷热汤水嚼下，一日服三五次，永不饥。按此方，实王道之妙用，平时预合，荒饥之时可以避难济饥，虽一两月不食，不损胃中元气，实养生之至宝也。如渴，只饮冷水。

防俭饼子

栗子、红枣、胡桃、柿饼，四果去皮核，于石臼内一处捣烂如泥，印成饼样，晒于收贮，以防荒俭之用。

辟谷方

黑豆五升，净洗后蒸三遍，晒干去皮　火麻仁三升，汤浸一宿，滤出晒干，胶水拌晒，去皮肉，

净蒸三遍，碓捣下豆黄

上共为末，用糯米粥合和成团，如拳大，入甑蒸，从夜至子住火，至寅取出，于磁器内盛贮，不令风干。每服二三块，以饱为度。不得食一切物。第一顿七日不食。第二顿七七日不食，第三顿三百日不食。渴即研火麻子浆饮，更滋润脏腑，容貌胜常。若要重吃物，用葵子三合，杵碎煎汤饮，开导胃脘，以待冲和无损。一方，白茯苓五两与糯米五升，水浸同蒸。

救荒代粮丸

黑豆一升，去皮　贯众一两　甘草一两　茯苓五钱　吴木五钱　砂仁五钱

上切碎，用水五升同豆熬煮，文武火直至水尽，捡去各药，取豆捣烂，丸如鸡头大，将瓦瓶密封。每嚼一丸，则任食苗叶，可以终日饱，虽异草殊木，素所不识，亦无毒甘甜，与进五粮亦同。

驻世金丹一名长生丸，方外异人传。

白茯苓去皮　淀粉　黄丹　白松脂　白沙蜜　黄蜡各二两　朱砂三钱　金箔二十个　水银三钱

先将蜜、蜡、松脂于净磁碗内熔为汁，倾药在内，以木匙搅匀，候温就火，丸如指头大，用水银为衣。有死水银法：先洗手净，用水银三两点在手心内，以手头研如泥，见手心青色，将药三五丸搓揉后，将金箔约量摊碗内，以药丸在内摇动，使金箔都在药上，密器收贮。服时，用乳香末半钱，水三小盏，煎汤温服下，不嚼破。服后第三日觉饥，以面和白茯苓末烙成煎饼，食半饱，以后药在丹田，永不饥渴，久则交过五脏，阴滓俱尽，长生不死。诸人得服，并无所忌，使人添气力，悦容颜，身轻体健，百病皆除，救贫拔苦，实济世之良方，长生之妙法。其间若欲饮食，俱不妨事，但七日之内吃食药，必随下至半月，药在丹田永不出矣。服时，面东持药，念咒一遍吹在药上，如此七遍毕，以乳香汤送下。咒曰：天清地宁至神至灵，三皇助我六甲护形，去除百病使我长生，清清

净净心为甲庚，左招南斗右招七星，吾令立化与天齐生。吾奉太上老君，急急如律令。

膏　药

万应紫金膏　治风、寒、湿气所侵，跌仆闪挫伤指，一切疼痛，皆贴患处。心腹痛俱贴痛处，哮喘咳嗽贴背心，泻痢贴脐上，头痛眼痛贴太阳穴，及治一切无名肿毒、疔疽发背、疮疖湿毒、臁疮，始觉时便贴患处即消，已成亦能溃脓长肉止痛，其效不可尽述。一名万病无忧膏。

川乌　草乌　大黄各六钱　当归　赤芍
白芷　连翘　白及　白蔹　乌药　官桂
木鳖子各八钱　槐　柳　桃　桑　枣各四钱
一方加苦参　皂角各五钱

上锉散，用真麻油二斤浸药一宿，用火熬至药焦色，以生丝绢滤去渣不用，将油再入锅内，以文武火熬至滴水成珠不散，方下飞过黄丹十二两，炒过，陆续下匀，滴水成珠不散为度，入乳香、没药各四钱，搅匀听用。一方加苏合香二钱更效。

黄香膏谢医风传　贴风损。

用生姜汁、葱白汁、好醋各一碗，下黄香末半斤，同熬，又香油四两，再入桐油四两，熬至滴水不散，下黄丹一两再熬成珠，入麝香五分，搅匀，纸摊贴上。

胜金膏竹林兄传

香油二斤，血余一大握，入油同煎，柳条搅不住手，化尽，将锅下地，入黄丹一斤于油内滚起来，略扇几下，紧搅不住手，滴水成珠为度，如不成珠，再于火上略煎候成珠则止，又不可制过了，次再入乳香、没药各五钱为末，入内搅匀，孩儿茶、血竭如上数加上尤妙，筋骨痛加麝香少许。专治新久恶毒顽疮，杖疮百疮，以纸摊患处殊效。

通　治

灵砂丹　治上盛下虚，痰涎壅塞。此药最能镇坠，升降阴阳，安和五脏，扶助元气，保寿之仙方也。

水银一斤　硫黄四两

用新铁铫先炒成青砂头有烟，即以醋洒之，候研细入水火鼎，醋调赤石脂封口，铁线扎缚晒干，盐泥固济，用炭二十斤煅。如鼎裂，笔蘸赤石脂频抹，火尽为度，经宿取出研为末，糯米糊为丸，梧子大或麻子大，每服二十丸，空心枣汤、米汤、人参汤任下。

一虚劳喘嗽，生姜、乌梅、紫苏梗煎汤下。

一盗汗，小便多，煅牡蛎入盐煎汤下。

一疝气偏坠，水肾肿痛，炒茴香入酒煎汤下。

一痃疟不止，桃、柳枝煎汤下。

一胸满腹痛、腰痛，莪术煎汤下。

一呕逆翻胃，丁香、木香煎汤下。

一白浊遗精，白茯苓汤下。

一中风，痰厥面青，木香汤灌下。

一走注，风湿遍身痛，嚼葱白酒下。

一脚痛，木瓜汤下。

一肠胃诸虫，乌梅汤下。

一气滞，陈皮、生姜汤下。

一吐逆，生姜、陈皮汤下。

一妇人血气痛，玄胡索、五灵脂，酒醋各半煎汤下。

一小儿慢惊，沉困，胃虚，神脱，人参、丁香汤下。

一虚人梦多惊魇，怔忡健忘，本方四两加人参一钱，酸枣仁二钱，枣肉为丸，枣汤下。

一元气虚弱，风痰壅塞，或呕，以青州白丸子加灵砂各等分，姜汁打黍米糊为丸，人参汤下。忌诸羊血、绿豆粉。

十仙夺命丹　治梅核气，鼓胀气块，冷心痛，经脉不通，食积，气积，冷积诸症。

三棱　莪术　木香　沉香　丁香　川芎
没药　葶苈　皂角　巴豆槌去油

上十味，各等分，为细末，枣肉丸，如樱桃大，每一丸，空心凉水送下。

神仙太乙膏 治男、妇、小儿诸病。养元气，和脾胃，清火退热，化痰理嗽，定喘收汗，止呕住泻，消积化痞，触服除肿，利尽清便，开郁顺气，宽胸快膈，宁心定智，安神镇惊，小儿惊、疳、癖、积，百病如神。一方，加混元衣，即紫河车焙干，二钱，白梅花三钱，天竺黄一钱，名混元丹尤妙。

辰砂一两，甘草一两水煮半日，去甘草 滑石六两，用牡丹皮五两煎水，去丹皮，煮水干为度

香附一两，蜜水煮过 甘松四钱 粉草一两，半生半煨 莪术煨，三钱 缩砂去皮，三钱 益智去壳，六钱 人参一钱 山药二钱半，姜汁炒

黄芪一钱 白茯苓去皮，二钱半 白茯神去皮木，二分半 远志甘草水泡去心，一钱半 桔梗去芦，一钱 木香一钱 麝香三分 牛黄三分 金箔三帖

共为细末，炼蜜为丸，如龙眼大，量儿大小，加减丸数用之。

中风痰厥，不省人事，姜汤研化下。伤寒夹惊发热，姜、葱汤研下，宜发汗。

停食呕吐，大便酸臭，腹胀，姜汤下。霍乱吐泻，紫苏、木瓜汤下。

赤白痢疾，里急后重，陈仓米汤下。小便不通，车前子汤下。

大便泻泄，米汤化下。夜出盗汗，浮小麦汤下。

发热，金钱草、薄荷汤下。痘疹不出，升麻汤下。

中暑烦渴，灯草汤下。喘急咳嗽，麻黄、杏仁汤下。

积聚腹痛，姜汤下。虫毒，苦楝根皮汤下。

疝气偏坠，大茴、小茴汤下。大便去血，槐花、陈仓米汤下。

夜啼不止，灯草灰汤下。急惊搐搦，薄荷汤下。

慢惊，人参、白术汤下。诸病后无精神，少气力，不思饮食，姜、枣汤下。

胎寒手足冷，口气凉，腹痛肠鸣，姜、葱汤下。

面目四肢浮肿，面黄，茯苓皮、陈皮、桑白皮、大腹皮、生姜皮汤下。即五皮散。

疟疾，槐、柳枝各五寸，姜三片，煎露一宿，五更温热送下。

疳热身瘦，肚大青筋，手足细，大便或泻，小便如泔，陈仓米汤下。

神仙救苦丸

大川乌略炮 肥草乌略炮 苍术生 青皮去穰 怀生地黄酒洗 西川芎 枳壳去穰麸炒 白芍各五钱 五灵脂二两

上共为细末，酒打稀糊为丸，如梧子大，每三五十丸，热酒送下，汗出即效。

一头风肿痛 一心腹膨痛 一脚气痛 一疝气痛 一手背痛 一遍身骨节痛 一破伤风 一棒疮痛 一痈疽发背痛 一切恶疮肿痛

万亿丸 端午日制 敕封通微显化真人赤脚张三峰神仙所授，百病如神。

朱砂 巴豆去壳 寒石面各等分

上先将朱砂研烂，即将巴豆同研极细，却以寒食面、好酒打成糕入药中，仍同研百余下，揉和为丸，如黍米大，每所服，看儿大小加减丸数。

感冒风寒，姜葱汤下。

内伤饮食，清茶送下。

心痛，艾叶煎水入醋少许送下。

伏暑热，冷水送下。

心膨气胀，淡姜汤下。

霍乱吐泻，生姜汤下。

痢疾，空心清茶下。

肚腹疼痛，热茶下。

小儿急慢惊风，薄荷汤下。

一切百病，清茶下。

许真君如意仙丹

川乌炮去皮尖 大附子炮去皮尖 人参 当归酒洗 吴茱萸盐汤浸炒 白姜慢火炙 柴胡去芦 川椒去目炒，去汁 茯苓去皮 黄连 紫菀 肉桂去皮 厚朴姜炒 桔梗去芦 牙皂去皮，不见火 石菖蒲 木香 巴豆去壳研碎，用纸四十九重，槌去油

上共一十八味，各一两，槟榔二十个，南人用巴豆一两减去五钱。上为细末，炼蜜为丸，如梧子大，辰砂为衣，或面糊为丸亦可。每服三丸或五丸，小儿五岁以下服一粒，三岁以下服半粒，周岁以下分作四服。修合此药，须用庚申、甲子福生天德吉日，于鸡犬不闻之处，仍勿令外人见之，汤使于后。

一应鬼祟咒咀，土木妖邪，伏尸传劳，癫狂失心，山岚瘴气，疫毒时灾，用枣汤送下。

一宿患大风，身顽麻木，不知痛痒，眼泪不止，睡卧不安，面上如虫行，摸之不见，日久则鬓眉痒落，唇烂齿焦，鹤膝风痛，偏正头痛，紫癜疮痒，一应诸风之疾，用荆芥生酒下。

一小儿惊风，薄荷汤下。

一诸邪气咳嗽，生姜汤下。

一五般淋疾，灯草汤下。

一失心中邪，柳枝、乳香汤下。

一小肠气痛，茴香汤下。

一十种水气，大戟汤下。

一五般痔疮，白矾汤下。

一疟疾，桃枝汤下。

一肠风脏毒，陈米汤下。

一瘟疫热病，井花水下。

一瘿虫病，甘遂汤下。

一阴阳二毒，伤寒咳嗽，薄荷汤下。

一肾脏停积，咬牙睡涎，腰痛，盐汤下。

一丹、瘤、痈、疽、瘰、疮痍，涎喘消渴，大小便闭，或泻或痢，酒毒便红，喉间肿腮，误吞药毒，不服水土，酒下。

一妇女血海久冷，不受真元，断子多年，十二般带下，诸血气，艾、醋汤下。

一膀胱疝气肿痛，研萝卜子煎汤下。

杂　方

三奇神曲方　六月六日谓诸神集会之辰，故名神曲。

白虎白曲一百斤　青龙青蒿汁三升　勾陈苍耳自然汁三升　腾蛇野蓼汁四升　玄武杏仁去皮尖，四升　朱雀赤小豆三升，煮熟去皮，汤研，共一处拌匀

上修合用三伏内上寅日踏实。三奇者，庚寅、戊寅、丙寅也。近时神曲只以曲蘗为之，入药多不效，此方自蜀府传来。制半夏曲法：用半夏一斤，滚水泡至晚换之，凡三日夜，去滑，洗净杵烂，入生姜四两，白矾一两，梨子三个，用杵匀捏作饼子，夏则纸包悬檐下，冬则放炕上，干则用之。

法制半夏方

大半夏一斤，用温水洗净，用明矾六两、朴硝四两，以水六碗煮之，入半夏在内浸一宿，取出入清水内浸一七日，取起切片，加南薄荷四两，甘草三两，任用。

玉露霜

真干绿豆粉一斤为末，南薄荷叶一斤，以水微湿之，用甑先将薄荷铺底，上用棉布隔住，用筛子筛豆粉于布上，上又用薄荷铺上盖住，纸糊固，蒸一炷香为度，取出去薄荷，每豆粉一斤，用砂糖四两，和匀用之。

楂药膏

用鲜大山楂去核十斤，甜梨去核十斤，共捣烂，取自然汁入锅内，煎熬如稀糊样，如汁十斤入蜜四斤，再煎成膏。

妙步金莲法：瘦脚。

急性子夏月连稞，冬月用子，二合半　皮硝一撮　地骨皮二两　莱菔子二合　鸽粪一撮　铁脚威灵仙一两　鬼见愁一两

上共为末，熬水一小盆，不用手洗，其脚自搅，洗了用脚带紧缠，如有骨节用麻挣之，一日早晚二次，三日六次，其脚周正自小，妙不可言。

沐浴方　令人香肌，去风癣。

防风　荆芥　细辛　当归　羌活　独活

皂角　藿香　白芷　藁本　翻白草　水红花　川芎　甘松

水煎汤，沐浴妙。

玉女粉

瓜蒌根　藁本　藿香　甘松　山奈　川芎　白芷各二两　檀香一两　细辛二两　糯米二升　皂角一升　绿豆三升

上为末和匀，用羊骨髓调，时洗面，白如玉。

香肌丸

藿香　木香　檀香　零陵香　甘松　砂仁　香附　川芎各五钱　甘草五分　当归　白芷　山奈各二钱

上为末，炼蜜丸，噙化。

制鹿角霜胶法

鹿角三付，每一斤入楮实子一两，桑白皮、黄蜡各二两，砂锅内河水慢火煮三昼夜，取出霜收用，将汁慢火熬成胶，倾磁器内候冷成胶。

桂花饼　清痰降火，止嗽生津。

孩儿茶五钱　诃子七个　桂花一两　甘草五分

上为末，桂花水为饼，每嚼一饼，滚水下。

八仙茶

粳米　黄粟米　黄豆　赤小豆　绿豆各一斤，俱炒熟　细茶一斤　芝麻净，五合　花椒净，一合　小茴香二合　干白姜炮，一两　白盐炒，一两　麦面炒黄熟，与前十一味等分，拌匀，磁器收藏

上十一味俱为细末，和为一处，胡桃肉、枣肉、松子仁、瓜仁、白糖之类任意加入，每用二三匙，白汤点服。

梅酥饼　卫府　清上焦，润咽膈，生津液，化痰降火止嗽，消酒止渴。

乌梅肉二两半，另研为末　紫苏叶五钱　苏州薄荷净叶三两，冷水洗晒，另为末　白葛粉一两　真檀香二钱　硼砂五钱　柿霜四两　白冰糖八两

上为细末，入好片脑一分半，研为末旋

和，入炼蜜搜和，稍带硬些，印成小饼，如樱桃大，每一饼，噙化，不拘时候。

法制缩砂　消化水谷，温暖脾胃。

缩砂十两去皮，以朴硝水浸一宿，晒干，以麻油炒燥，香熟为度。

粉草炙　桂花各一钱半，研为末

上件和匀为衣，遇酒食后细嚼。

香茶饼子

甘松　乳香　大茴　砂仁　官桂　白蔻去壳　细茶　绿豆粉炒　薄荷　藿香　零陵香　川芎各五钱　儿茶四钱　三奈二钱　木香　细辛　白芷各三钱　柿霜一两　朝脑一钱　麝香少许

大甘草一斤，锉熬成膏。俱为细末，炼蜜和膏为丸，如绿豆大，每用一丸噙化。

山东鲁府仙酒方

细面四斤干后称，糯米一斗熟软蒸，胡椒良姜三两等，桂花细辛四两停，肥好杏仁五百粒，更兼磨麦半余升，诸药将来一处用，捣罗为末入瓮中，用纸密封瓮口上，放在背后等消停。春夏七日冬半月，卯时方可得开瓮，取出烂捣三千杵，时间丸作母子形，每丸煎水二大碗，药入瓶中自作声，不待一时便为酒，吃了延年更长生。

王母仙浆　一名蜜淋漓仙酒方

用糯米一升，煮米汤三五碗，止用米汤；又用好浇酒三五碗入米汤内，次用木香、沉香、檀香、藿香、白芷、砂仁、茴香各三分，入酒米内，用大壶盛水煮一二时，再入蜜半斤，箬叶封口一时，取开澄清就用，美味异常，能去诸疾，为仙酒。顷刻而成此酒，至神至圣，号为王母仙浆留传世上，与人尝服了，神清气爽。药能调和五脏，又且满目睁光，曾将此酒献皇王，万两黄金倍赏。

鲁府秘传三仙延寿酒

好上等堆花烧酒一坛，入龙眼一斤，桂花四两，白糖八两，封固。经年愈久愈佳，其味清美香甜，每随量饮，不可过醉，能安神定智，宁心悦颜，香口却疾。

附海内名公赠龚氏桥梓诗

　　岐黄千载法更新，道学源流贵得真。一粒丹砂龙虎伏，九回银汞犬鸡均。功夺造化通今古，脉诊膏肓泣鬼神。大展保元医国手，金声玉振万年春。两京三部尚书扶沟三川刘自强

　　采药携琴问海涯，闲闲白鹤弄烟霞。诗成日醉东岩月，春到瑶林独有花。巡抚南顿西吾王考民

　　闻道山人医最良，白云深处望仙乡，知君自是蓬莱客，暂到人间施妙方。巡抚顺天长垣益齐成逊

　　有美南州客，翩翩海鹤群，青囊传世业，丹井播清芬，野杏和云种，灵芝待雨分。看君留妙诀，东鲁共称闻。鲁藩泰兴王安宇寿镛

　　卖药归来日已斜，悬壶别自有仙家，世人好事如相觅，十里春云隐杏花。周藩奉国将军南渚诗书

　　爰有豫章，高士云山，千里遨游，狂饮燕台，豪杰酣听，赵地名讴，已罢朱门，弹铗来寻，碧水群鸥，乌纱高卧，漆沔子常，芳躅堪留。江西参政扶沟中岩郝维乔

　　弹铗归来意更深，碧山高卧自长吟，名传国手轻黄屋，风度春香满杏林。兵部员外郎扶沟见寰何出图

　　乌纱不变朱门贵，碧水来寻白鸟居，瑶瑟一挥春日落，满怀风月共清虚。巡按山东扶沟中寰何出光

　　施药长安市，宋清眇万金，杏开霞色晓，泉落橘香阴，丹火看初灭，仙源望转深，未能凌汉写，聊且曳朝簪。巡按福建扶沟西泉杜化中

　　抱病林丘经岁时，神丹独仗得平危，巢南嘶北谁无此，燕雀衔恩有所忌。湖广佥事扶沟毅所刘自存

　　廿年交谊一离群，矫首南鸿上白云。壶裹乾坤收市药，黎端风月滞斯文。路经庐岳心逾壮，天入鄱湖水不分。半日风帆能为我，柴桑西去问陶君。南康知府鄢陵水山刘巡

　　残年吾仗尔，药饵缓余生。复此江南别，其如渭比情。思心长一线，客路计千程。若变天台侣，何时续旧盟。成都知府鄢陵父泉梁策

　　庐山深处独逍遥，采药云林不可招。天柱峰逢王子晋，玉笙吹入摘星桥。思南知府太康杏树何继

　　皎洁青霄月，优游沧海鸥。如何隔咫尺，迢递若瀛洲。武定知府扶沟如川刘懋武

　　数载桐丘客，秋风昼锦游，南云生故国，北雁起沧州，为伴龚黄去，应同李郭舟，鸥盟频在望，莫恋晚泣楼。河间府通判扶沟竹逢何岑

　　岐伯术久湮，典医竟谁氏，云林山中人，弱冠达神理。刘歆发四家，郭玉宗六技，桐丘抱疴翁，逢君疴即已。感兹赋短什，脍用酬知己。祁州知州扶沟云亭刘自修

　　岐黄伏异术，云树绾离情。孤剑千金重，扁舟一叶轻。仙息随远举，丹药慕长生。莫惜江离晚，忘归冷旧盟。扶沟天中王洛

　　轩岐去已久，千载得真传，梦想陶弘景，神交葛稚川，杏林酣映日，橘井暖生烟，尽识

悬壶意，回生岂为钱。扶沟东园赵绣

　　君从豫章来，手持金光草，访我双泊边，一见如旧好，仲尼逢程生，倾盖契怀抱，共尔测沉实，尘嚣迹俱扫。扶沟洞峰李时芳

　　高隐白云，林峦耸翠，鹤飞天表，鹿游山外，共尔幽凄，徘徊宇内，一官是荣，眇焉七贵，名凝岐黄，乐心自遂，杖挂百钱，客与日醉，天地朝，长吟无愧。扶沟小亭刘武

　　叶飘桐日，心知友莅时，阳煦遗颖葛，春色又塘陂，枫橘迎新目，高挽旧思，休将医国手，独种杏园枝。长葛明山张苤臣

　　杯酒长亭送尔归，云林结思渺难依，愿言莫道并州恶，鱼雁秋深亦正肥。长葛文台桑润

　　闻道西园此日行，天涯秋色正含情，也知去住同寰宇，无那江南隔路程，千里空劳连夜梦，一尊未许几时倾，南村花柳明春盛，杖履常来候远旌。许昌颖南张芹

　　我爱南州龚夫子，儒名医道重推贤，论怀正恨逢君晚，把酒忽愁送客还。万里行囊惟药物，一江风月在楼舡，此行应念交游义，故国江山少滞涟。许昌益庵李子谦

　　别意挥毫愧赠金，医林当世几知音，故乡此去多行乐，还忆东堂夜听琴。许昌嵩东张宠

　　南北各异气，标本判惟吾，远志医能妙，决明沉可苏，参苓高欲阁，疴滞力为扶，世上阴功满，芳名任有无。临颖筠轩尼汝让

　　之子从容器，学成厚朴才，江湖横眼界，丰度出尘埃。剩有长生术，因余济世杯，十年看许下，无数杏花开。临颖洛川尼汝正

　　医国来江右，声华重颖滨，青囊随手检，红杏满林春。临颖纯齐谷高

　　寒风万木疏，游子去天都，今夕一杯酒，明朝千里途，野烟合复散，云树有还无，燕地多奇迹，登险兴莫孤。临颖守玄杜琛

　　独到长亭送客归，无边野色正凄凄，宾鸿似与人同去，故向天涯时落晖。陈州前吾朱湛思

　　忽忆交游怆客情，池亭兀坐空镈舡，初春话别河桥日，杨柳青青未隐莺。古鄢孟门刘好生

　　当年诗酒共陶情，慷慨长歌醉下舡，于今两地悬愁思，厌听林园满树莺。古鄢夷门刘同生

　　淮南招容众，食客总风流，采药成倘术，曳裾恣宦游，清歌弹宝剑，红杏映方洲，我有相如渴，凭君几书寿。柳丘烟山路以旃

　　云林山上翠云流，中有山人弄酒瓯，一笑不知钟鼎贵，醉骑白鹿九江游。柳丘小陉山人李后

　　中原声价抵南金，顿起江乡故国心，鸥鸟一飞沙渚外，疏林秋满听猿吟。翰林庶吉士大梁明宇张同德

　　秋风吹动故园思，把酒河梁折柳枝，今日君同鸿雁去，与君期会雁来时。巡按山西大梁观峰田一麟

　　寰区施药济人宽，遥向山中隐一官，弹铗无心留传舍，垂纶有意傍江滩，每寻瑶草云边立，独把青囊月里看，栾世阴功满天下，九苞雏凤在琅玕。吏部司务大梁鲁源孙守业

　　龚氏实天生，行道于华夏。袖珍用有时，售玉得高价，或言药里玉，咸赞医中霸，惠泽及人多，绎络踵门谢。默命掌民生，快睹调元化，稽古上可同，视今皆惊怕。竹帛垂姓名，蒲轮宠迎迓。著书八种余，阴功满天下。兵部左侍郎长垣镇峰崔景荣

贺云林龚君荣授鲁府恩赐医林状元序

仆闻昔人云：丈夫生世间，不为宰相当作名医。盖有味乎，其言之也。今观云林龚君，殆庶几焉。君讳廷贤，字子才，江右金溪之世族也。乃父西园公，医名当世，已授太医院衔矣。君以较秩不偿所怀，遂业父医术直欲力追乎。岐黄仓越之正派也。且其事亲孝，待弟友，宗族有不给者周之；乡邻有临难者济之。此其谊已于口，人中求之已，然犹以未足遍天下及后世也。乃手制《医鉴》《回春》《仙方》《神彀》等书，俾疲癃残疾者，咸藉是以更生，故君自嘉靖甲寅，人仆中州，缙绅先生佥礼貌之，许昌之宪副，若魏少颖、徐毅冈，鄢陵之郡守，若刘水山、梁及泉等，首击节之。自是扶沟大司寇刘公三川、方伯郝中岩，柱史杜西泉、何中环，司马何见环敦请焉，握手谈心，盖三十于兹矣。开府王徽吾、张许东、王竹溪，大参彭豫斋，又皆我省之人豪也。畴不尊君为杏林之巨擘哉！丙寅冬，新郑高相国聘君如京，京之将相咸艳羡焉，故定西侯蒋公授君为左府教胄，三川刘公复为君勒太医院吏目衔。盖皆以酬君之稚惠也。后君以定省南旋，越数载，复由金陵抵大梁。于时，周藩海阳王安昌、王京山、王大宗、正西亭，俱以贤良称翰林，张玉阳、高诇轩、张明宇，俱以文章名，至如里都宪、王廉宪、陈宪、副主佥宪，又中州之当道者，见泉魏中丞、益斋成中丞、霖环李中丞、商乡张春岩、侍御崔振峰者，乃燕赵之名流也。数君子者，其与君交也，异姓而骨肉。其感德也，同心如肺腑。然君之德愈茂，业愈精，初不以是而移志焉，故侯王君公咸景慕其芳声。是以癸巳冬，山东鲁国王妃遘疾几危，遍访海内名医，竟无寸效。闻君名，特遣官赍诏诣大梁以聘君，君至，授以良剂，对证如神，未几而妃疾瘳矣。国主甚得君恩，赐君医林状元，锡以仪卫，馈以千金。而君且曰：医林状元世罕有也，臣沐是，是亦荣矣，而千金曷为哉！竟迈而不受。国主于是亦嘉君谊至高，乃为镌其秘方，名曰《鲁府禁方》，以公于世。令君之宠恩阃泽，翔洽于无涯也。迨今，荣转大梁环我梁之宗藩士，夫若竹君登亭、田观峰、孙鲁源、柳省予、周用廷、钱鹤峰、朱太峰、陈桂林、陈云台辈，素辱君爱最渥者，欲藉是以称贺，乃征文于仆，仆曰：仆感龚君，未由一致谢私刿，医林状元名重天下，《医鉴》之书，功施奕禅，尤仆所喜，谭而乐道者，第其生平梗概。

鲁国主与世子子诸藩及衍圣公缙绅已有旨音华之矣。仆何以云。

赐进士第资政大夫太子太保南京户部尚书大梁震峰张孟男撰

并赠：

赠云林龚君荣历诸名公旌扬序

夫士之修姱以自立者，非交游，无以广誉；非行谊，无以立名。则委形宇内，方目为世之疣，又乌睹所谓士君子之自立哉！金川有龚姓而云林号者，饫经史，业岐黄，历诸省，而游两畿，寄迹中原大梁间，海内人豪望风眷注者，不知其凡几。虽侯王公卿靡不宠锡，若鲁国母遘恙几危复起，酬以千金却而不受，主乃以医林状元褒之，衍圣公以代天宣仁高师相，以当世岐黄刘尚书，以功同良相张都宪、张翰林，以泽惠万民缙绅，颂其德而扁其门，已啧啧人口吻矣。抑且著书八种，泽及天下，功垂万世。刘、张、朱、李，殆有以并骤而轶驾也耶？余郡益藩王、吴按院、薛兵道、韩郡守、王郡丞、董节推、葛令尹，诸大夫无病非其剂，靡不神其伎，又从而莫逆之，其所以怀仁抱道，未易窥测，然睹其行谊，又以百顺事亲，十由尽孝，隆恩抚弟，克笃于友，损金兴祭，敦义仁宗，施棺收其暴露，解衣衣其号寒，赈饥馑而济贫乏，坚桥梁而修道路，赆丧以助婚姻，还鬻女以举节义、立家训，救颠运，恤鳏寡，技无辜，种种德迹，倘谓之怀仁抱道者，非邪故兵宪公额以仁流，奕世而旌其伎，详批其劝善，戒恶之条而立其德，于是令誉钧锐遐迩，褒美即抚之，王郡守陆郡倅麦节推赠之，以仁寿恩荣临之，京令君以上池玄镜信之，陈郡守、陈郡丞、徐郡倅，以回天启后金之令君丁贤侯，以仁孝传家，诸有司，莫不优而礼焉。汝之舒，尚书徐光禄、徐金宪，或序其著述，或赠之诗章，要皆旌扬其仁德之著者，是以业大人，爵儋御院而举世之重望，孰非交游也邪。又孰非行谊之卓荣，而有以广其令闻也邪。至若光前裕后而亢其宗，起死回生而神其术，天心眷德而昌其后，洊被毗恩，名垂简册，诸名公若揭日月而道之矣。乌容置喙哉！第旰都人士因读其书而想望之，喜其来而悲其晚也。矧我同侪得蒙其泽，而共享大和之仁恩者，敢不濡颖而为之效颦。

前进士第尚书郎西江张寿明撰

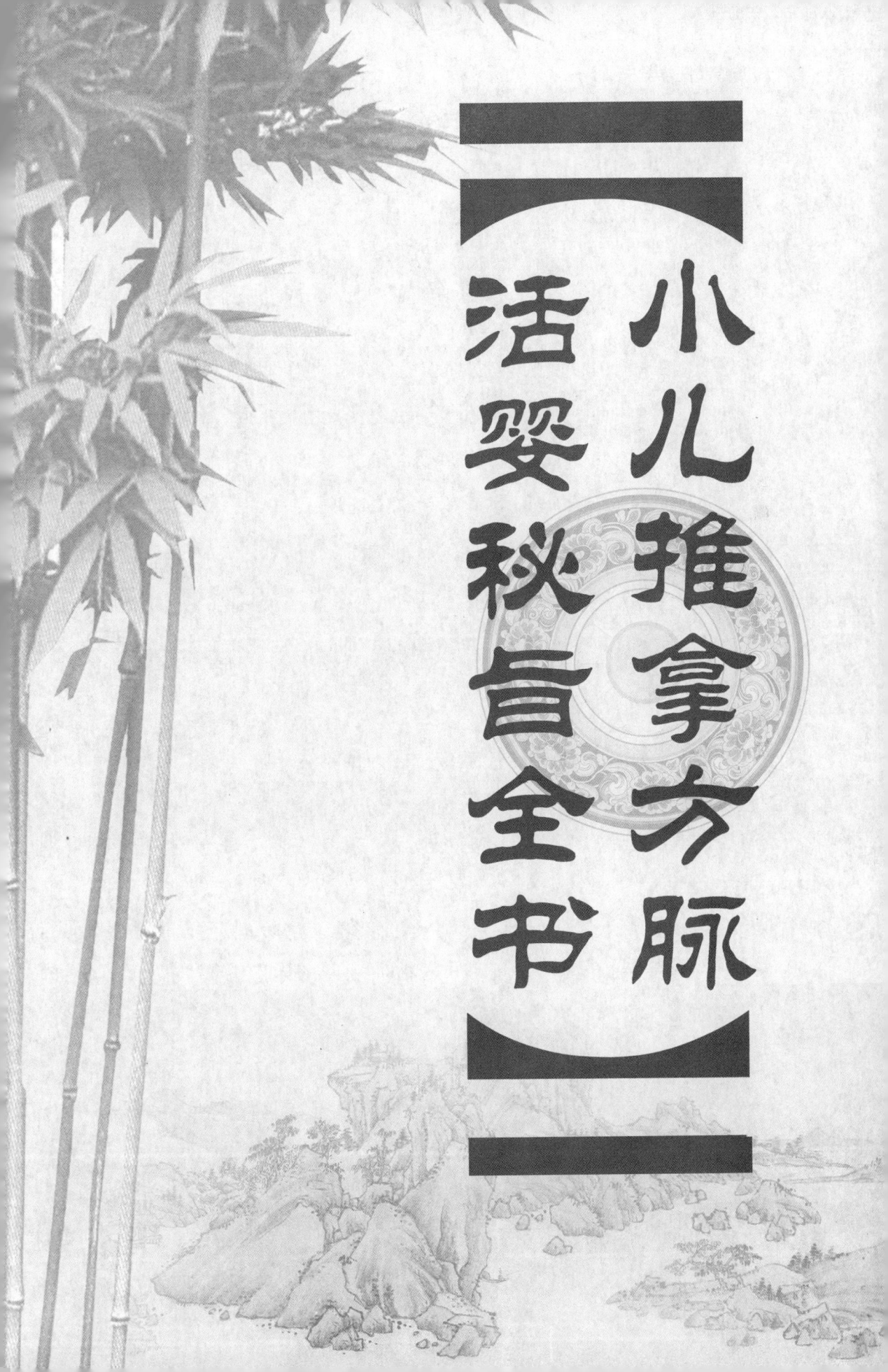

叙

余曰：育养小儿，难事也。读康诰《保民如保赤》，诚求可知矣。盖因体骨未全，血气未定，脏腑薄弱，汤药难施。一有吐泄、惊风、痰喘、咳嗽诸症，误投药饵，为害不浅：唯推拿一法，相传上帝命九天玄女按小儿五脏六腑经络，贯串血道。因其寒热温凉，用夫推拿补泄。一有疾病，即可医治，手到病除，效验立见。询保赤之良法也：但此专用医者之精神力量，不若煎剂丸散，三指拈撮，便易从事，故习学者少而真传罕觏矣。予得此良法秘书已久，历试都验，不忍私藏，意欲公世，因而手著，最为详晰，分为上下二卷。养育之家，开卷了然，随用之效。育婴妙法，尽载斯编矣。

康熙辛未年重刊

绣谷龚云林书于保仁堂

小儿推拿活婴秘旨序

余专心慈幼，几二十余年。每患药饵为小儿之所苦，思得是术以佐理之。然博采群书，俱繁冗沓杂，茫不知所从事。今幸逢洪都舒时卿手授兹集。在龚云林先生当日，已经三刻，其书大行。慨自我清定鼎，兵燹屡经之余，是集概不见传，书版久废。余与舒时老暨张友开翁，因旧本次序紊淆，三面订定，重刻行世，亦以志周先生之功亏不朽，而见舒氏之世传为非虚云。

皇清康熙五十年辛卯秋鹅湖王大卿题

小儿推拿方脉活婴秘旨全书序

　　夫医业一十三科，贵妙通玄之秘，病情百千万变，当原感受之因。然医岂易言哉，且世之业医者良多，而求穷医之道，明医之理，穷病之原，察病之变者几希。此盖以艺视医，不以道视医，盖由未尽儒者道故也。若悟真子，幼称英敏，志期向素，习于儒业，登作者坛。后游金陵，客于繁阳，归而徙儒就医，考古证今，通玄入妙。更精于儿科推拿，尤独步也。予也壮游楚洛，南历开闽，过踵陵之，不得闻悟真子名矣，因踵其门，扣其倚，聆其音，窥其赤，果深入岐黄之域，更精研秦越之书，且夕寓焉。每于风霜月夕之下，相与谈《素问》，皆得师授而谙理奥，出手泽一编，乃推拿方脉之书，真儿科之切要者，予因阅是书而知悟真子之心，果悟真矣。推小儿之禀赋，察病受之浅深，知药石之难投，审经络之可据，拿经点穴，泻实补虚，透彻详明。奚啻夜光之璧，通函察隐不减，照乘之珠，因劝之付梓人，以广其传，逐授笔书于首云。

康熙甲午年孟春月重镌

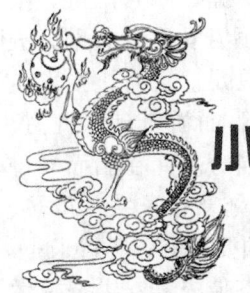 # 小儿推拿方脉活婴秘旨全书　卷一

总　论

尝闻小儿方脉科，古人谓之哑科，最难调治，何也？盖婴童之流，难问症、察脉故耳。抑且脏腑脆嫩，孟浪之剂，峻寒、峻热不敢轻试。且儿在襁褓，内无七情、六欲交战，外无大风、大寒相侵，何婴儿疾繁且甚欤？大抵，半胎毒、半伤食也，其外感风寒，什一而已。曰：脐风、胎惊、痘疹、斑疮、惊痫、发搐、痰壅、赤瘤、白秃、解颅、鹅口、重舌、木舌诸症，岂非孕母不谨胎毒所致欤？且小儿在胎，母饥亦饥，母饱亦饱。辛辣适口，胎气随热；情欲动中，胎息辍躁。或多食煎煿，恣味辛酸；嗜欲无节，喜怒不常，皆能令儿受患。母既胎前不节，胎后又不能调，惟备姑息，未足百晬，饵以酸咸；未穀甫周，啖以肥甘，百病由此而生矣。曰：吐泻、黄疸、五疳、腹胀、腹痛、水肿、疟痢、痰喘，岂非乳食过伤，调养失宜所致欤。此古者妇人妊子，寝不侧，坐不边，立不跸；不食邪味，不听淫声，不视邪色，有旨哉，幼幼之法，必深得造化生生不息之意。此古人多寿考，儿少夭折也。有等禀性温良之妇，有娠，不嗜欲、纵口，生儿少病，而痘疹亦稀。为儿医者，临症之际，宜察色、观形，不宜鲁莽。如颊赤，知心热；鼻红，知脾热；左腮青，知肝气有余；右腮白，知肺经不足；颏白，知肾虚。更参虎口三关之脉，小儿病情斯过半矣。

蒸变论

小儿初生，血气未足，阴阳未调，骨骼未全，故有蒸变之候。每三十二日一变，六十四日一变蒸。变则精神易，蒸则骨骼成。或发热，或吐或汗，呻吟，不食，烦啼，鼻塞，咳嗽，痰涎。变候七日，蒸过十三。初变：肾水，志，身热，耳骹冷。二变一蒸：膀胱，上唇肿如卧蚕。三变：心火，学笑，生惊悸。四变二蒸：小肠，浑身壮热而硬。五变：肝木，夜多啼哭。六变三蒸：在胆，学坐，闭目，生惊搐。七变：肺金，学语，牙齿生。八变四蒸：大肠，学研，喷嚏，泄泻。九变：脾土，吐，泻，识人，知喜怒。十变五蒸：属胃，微汗、腹痛、呼父母。心包、三焦无形，故无蒸变。五蒸十变，天地生成之数全矣。八蒸者，后三大蒸，渐学移步，能应名。共五百零十二日，变则手足受血，足能行而手能持，亦有胎气壮实，暗变而无诸症者，此骨节脏腑由变而全，而胎毒亦由变而散也。

惊风论

经云：诸风掉眩，统属肝木。小儿纯阳，真水未旺，心火已炎，故肺金受制，无以平木。故肝木有余，而脾土常不足也。失于保养，塞暄不调，以致外邪侵袭；饥饱失节，以致中气损伤，而急惊、慢惊之候作矣。故急惊属肝，风木有余之症；慢惊属脾，中土

不足之候。有余，则清之、泻之；不足，则温之、补之。急惊之症，因闻霹雳之声，或骡马禽兽之唬，以致面青、口噤、声嘶、发厥。过则容色如常，良久复作，身热，面赤，引饮，口鼻气热，二便黄赤，惺惺不睡。盖热盛生痰，痰盛生风，因惊而发耳。慢惊之症，因饮食不节，损伤脾胃，吐泻日久，中气大虚，发搐无休，身冷，面黄，不渴，口鼻气寒，二便清白，露睛，昏睡，目上视，手足瘈疭，筋脉拘挛。盖脾虚生风，风盛则筋急，即天吊风是也。钱氏谓：急惊无阴之症，心经实热，阴不能配阳，为阳盛阴虚之候；慢惊是无阳之症，脾土虚甚，火不能胜水，为水甚火虚之候。故急惊者，十生一死；慢惊者，十死一生。当谙此理，不可混作一途。

诸疳论

经云：数食肥，令人内热；数食甘，令人中满。盖其病因肥甘之所致，故名曰疳。夫襁褓中之乳子，与四五岁之孩提，乳哺未息，胃气未全，而谷气未充也。不能调助，惟务姑息，舐犊之爱，恣良肥甘，瓜果生冷，一切烹饪调和之味，朝餐暮飧，渐成积滞胶固，以致身热体瘦，面色萎黄，肚大青筋，虫痓泻痢，诸疳作矣！

吐泻论

经云：诸呕吐酸，暴注下迫，皆属于热。又曰：湿盛则濡泄。夫小儿吐泻，皆由乳食过度，冷热不调，脾胃不和，传化失常，停滞于内，外感寒热，而吐泻作矣。泻黄、呕逆为热，泻清、吐乳为寒。须认切当，可也。

婴童赋

乾元好生，坤元长养。人禀阴阳，天地橐龠。父精、母血以成形，天清、地浊而升降。顾一月之胎，形如珠露；二月之胚，痕若桃花。三月、四月，而男女形象分明；五月、六月，而五脏六腑具足。七月，髪发生而关窍通；八月，动其手而游其魂。九月，儿身三转；十月，母妊当分。儿在胎而餐母血；母嗜欲最要提防。母寒、子寒，母热、子热。男女初生，调理须要得宜；肠胃未充，饭食不宜哺啜。六七日脐带未干，纵炎热休频浴水。或缘客气相冲，遂染脐风恶候。盘肠，疝气，撮口，噤风，皆因风火为殃，未满十朝难治。若是初生，形如哑子，缘母饮冷，寒入肺经；昼夜啼哭彻晓，皆由热盛心惊。癣疥多因胎热，身黄名曰胎黄。马牙疳、七星丹，针而复缴；木舌风、重舌风，刺而后敷。更有蒸变，骨骼乃成。三十二日一变，六十四日一蒸。八蒸、十变，志意渐生；长智、长骨，能应能行。是儿暗行蒸变，必缘禀赋完全。胎惊、内钓，夜啼声多，属脏寒；泻青、泻黄兼吐乳，须分寒热。虽云惊症多般，大抵风、痰、食、热。发为搐搦，咬牙，寒战；变为循衣，眼窜，筋挛。治法：导食、豁痰作主，清心、泻木为先。更有慢惊，起于脾虚，露睛、昏睡；身寒虚变，脾风速死，天钓惊抽，眼目痉痛，取下风痰。更有诸疳，多伤食积。心、肝、脾、肺、肾，五脏异症；丁奚、哺露症，急治尤难。痢乃物积、气滞，症分邪客、水火。肚痛当分虚实，吐乳总曰胃寒。解颅、语迟、夜滞颐，盖是原虚；口疮、鹅口、癞头疮，原由胎毒。赤瘤、火眼，皆从火热；囟高、囟陷，咎归脾虚。如斯古怪，更为何因？岂非乳母不善调治，致儿百病丛生者乎。临症三思、诊视，庶几起死、回生。

面部险症歌

额上红多热燥多，若逢青色急惊疴，形如昏暗多应死，青贯山根奈若何？

囟门肿起定为风，此候应知最是凶，忽陷成坑如盏足，不过七日命应终。

印堂青色搐惊多，红主心惊白主和，或见微微青紫色，只因客忤症相过。

山根青现两遭惊，紫色伤脾吐泻因，红色夜啼声不歇，若逢白色死之形。

年寿黄为吐泻基，若然㿠白是为虚，两颐赤为啼哭热，更兼黄色吐因之。

鼻准微黄紫庶几，深黄死症黑应危，人中短缩缘吐利，黑形唇反定难医。

鼻门黑燥渴难禁，面黑唇青命不存，肚大青筋俱恶候，更嫌身有直身纹。

唇上鲜红润者平，燥干红热即黄生，白形失血青惊重，黑纹绕口死之征。

承浆青色食时惊，黄多吐逆是真形，烦躁夜啼青主吉，金匮青生亦主惊。

青脉生于左太阳，须惊一度见推详，赤是伤寒微燥热，黑青知是乳多伤。

右边青脉不须多，有则频惊怎奈何？红赤为风抽眼目，黑青三日见阎罗。

忽见眉间紫带青，看来立便见风生，青红碎杂风将起，久病眉红是死形。

白睛青色有肝风，有积黄形不及瞳，若见黑精黄色现，伤寒发疟是其踪。

两颊风池二气黄，躁啼吐逆色鲜红，更如火煅还多燥，肺家客热死非空。

两颊黄为痰塞咽，青色肝风红主热，赤是伤寒黄主淋，二色精详分两颊。

左腮红为痰气盛，右腮红是风寒症，面而黧黑危急形，面带微红惊且热。

面白黄多吐利因，面青唇白急惊成，面白唇青方疟疾，面多白色腹中疼。

面红唇赤是伤寒，面目皆黄湿热端，面黄弄舌心烦躁，面肿虚浮咳利干。

两眉红主夜啼多，眉皱头疼痫疾呵，眼胞浮肿咳之久，不尔因疳疟痢病。

瞑目昏昏似睡兮，不转睛而半露征，纵开目内无光彩，此症由来号慢脾。

耳轮干燥骨蒸容，耵聍耳内自流脓，耳轮冰冷知麻痘，耳后红丝缕亦同。

鹅口口中皆白垢，脾热必然多口臭，鱼口鸦声最不祥，舌唇黑色应难救。

口张出舌是惊风，重舌木舌热干中，舌上生舌阳毒结，舌上生芒刺亦可。

舌上白滑亦难医，舌上黑胎全不和，舌上黑色命将休，舌卷难言死可知。

咬牙寒战痘疮传，牙根出因是牙鲜，牙根白色泻痢急，齿嚼咬人不久延。

牙稿焦枯脾热致，牙折肾经疳积是，牙床痒塌咬牙疳，牙关紧急惊风使。

口沫啼叫虫痛乎，涎来清白胃寒虚，吐涎黄水非良候，壅塞风痰吐尽奇。

呵欠面黄脾土虚，面青呵欠是惊迷，面红呵欠为风热，呵欠久病阴阳离。

呵欠气热是伤寒，呵欠喘急伤风传，多眠呵欠因疲倦，呵欠烦闷痘疮传。

险症不治歌

小儿症候要占详，闭目摇头搐一场，鼻头汗出兼吐痛，手抱胸前毕竟亡。

白膜侵入瞳人内，四肢不收候可伤，指上黄纹青惊变，鱼口鸦声不久长。

太阳青筋生入耳，定睛鱼口亦非良，赤脉贯睛非吉兆，舌纹目下亦多殃。

莫教口鼻蛔虫黑，鸦声啼哭是难量，胸陷唇干手足冷，掌冷头低亦主亡，此时纵惜如珍宝，也须顷刻葬荒冈。

面部捷径歌

此色与三关看法同

舌纹交错紫兼青，急急求医免命倾，盛紫再加身体热，定知啼哭见风生。

紫少红多六畜惊，紫红相并即疳成，紫点有形如米粒，伤风积食证堪评。

紫散风传脾脏间，紫青口渴是风痫，紫隐深沉难疗治，风痰祛散命须还。

红赤连兮赤略轻，必然乳母不相应，两手忽然无脉见，定知冲恶犯神灵。

黑轻可治死还生，红赤伤寒痰积停，赤青脾受风邪症，青黑脾风作慢惊。

小儿无患歌

孩童常体貌，情态自殊然，鼻内干无涕，喉中绝没涎。头如青黛染，唇似点朱鲜，脸方花映竹，颊绽水浮莲。喜引方才笑，非时手不掀，纵哭无多哭，虽眠未久眠。意同波浪静，性若镜中天，此候俱安吉，何愁疾病缠。

夭症歌

身软阳痿头四破，脐小脐高肉不就，发稀色脆短声啼，遍体青筋俱不寿，尻肿膑骨若不成，能踞能行皆立逝。

面部五色歌

面赤为风热，面青惊可详，心肝形见此，脉症辨阴阳，脾肺黄疳积，虚寒㿠白伤，若逢生黑气，肾败即须防。

虎口三关察症歌

欲知虎口何处是？男左女右第二指，先分风气命三关，细察根源寻妙理。

初得病时见风关，稍进惊痰气关里，若到命关直透时，危急存亡须审视。

色红易疗紫则进，青极变黑终不治，纹青枝紫伤风症，纹紫枝红伤寒病。

肺热时结红米粒，黑色透唇伤暑论，青纹泻痢胃家寒，白色微微却是疳。

枝赤涩潮胸否膈，黄纹隐隐困脾端，枝形恰似垂钓样，风寒二症分其向。

向外伤风有汗形，向内伤寒无汗恚，关上枝青鱼刺形，惊疳虚风三部分。

枝直悬针青黑色，水惊肺热慢脾并，枝如水字三关有，咳嗽积滞风疳久。

枝如乙字青红纹，总是惊风慢脾咎，一曲如环乳食伤，两曲如钩冷之端。

三曲长虫伤硬物，双钩脉样定伤寒，枝形或若似弯弓，如环如虫又不同，乱纹十物如川字，食积疳成五脏风。

虎口脉纹五言独步歌

虎口脉纹多，须知气不和，色青惊积聚，下乱泻如何？青黑慢惊发，入掌内吊多，三关若通度，此候必沉疴。青红惊急症，黄黑水伤残，紫色生惊搐，红筋热在肝。关中存五色，节节见纹斑，风关通九窍，色色是风纹。关中青与白，定是食伤生，气关从气论，因气便成形。未过三关节，相逢可贺生，命关生死路，风气两相攻。过了三关节，良医总是空，五指梢头冷，惊来不可当。梢头如火喷，原因食伤夹，若逢中指热，必定是伤寒。中指独自冷，麻痘症相传，红纹如线样，伤风发搐惊。右手病在脏，食伤惊积生，纹见三叉祥，生痰夜作声。有青并有黑，吐泻搐非轻，赤多因隔食，青是水风伤。筋纹连大指，阴症候相当，悬针主泻吐，生花定不祥。手足软腹胀，吐乳乳之伤，鱼口鸦声现，犬咬并人伤。黑时因中恶，白疳黄脾伤，青色大小曲，人惊并四足。赤色大小曲，水火飞禽扑，黄紫大小曲，伤米面鱼肉。黑色大小曲，脾风来作搐，囟门八字天，三关惊透亡。黑目相冲恶，掌冷亦堪伤，手足麻冷死，歪斜恐难当。口意心拽并，气吼此儿亡，鼻红兼嘴黑，华胥入梦乡。

五脏主病歌

心经热盛定痴迷，天河推过到阳池，肝经有病人多瘁，推动脾土病能除。脾经有病食不进，推动脾土病必应，肺受风寒咳嗽多，可把肺经久按摩。肾经有病小便寒，推动肾水即救得，大肠有病泄泻多，大肠推抹待如何。小肠有病小便闭，横门肱门推可记，命门有疾原气亏，脾土太阳八卦为。三焦主病多寒热，天河六腑神仙诀，膀胱有病作淋痧，肾水八卦运天河。胆经有病口作苦，只从妙法推脾土，胃经有病寒气攻，脾土肺金能去风。

掌上诸穴拿法歌

三关出汗行经络，发汗行气是为先，大肠侧推到虎口，止泻止痢断根源。脾土宜补直为清，饮食不进此为魁，泄痢羸瘦并水泻，心胸痞气塞能开。掐心经络节与离，推离往乾中要轻，胃风咳嗽并吐逆，此经推效抵千金。肾水一纹是后溪，推上为补下为清，小便闭塞清之妙，肾经虚便补为奇。六腑专治脏腑热，遍身潮热大便结，人事昏沉总可推，去病犹如汤泼雪。总筋天河水除热，口中热气并括舌，心经积热火眼攻，推之即好真秘诀。四横纹和上下气，吼气肚痛皆可止，五经能通脏腑热，八卦开胸化痰逆。胸膈痞满最为先，不是知音莫可传，水火能除寒与热，二便不通并水湿。人事昏沉痢疾攻，疾忙须救要口诀，天门虎口须当竭，肘肘生血顺是妙。一指五指节与推，惊风被唬要须知，小天心能生肾水，肾水虚少须用意。版门专治气发攻，扇门发汗热宜通，一窝风能治肚痛，阳池专一治头疼。二人上马清补肾，威灵卒死可回生，外劳宫治泻用之，拿此又可止头疼。精灵穴能医吼气，小肠诸气快如风。

掌面推法歌

一掐心经二劳宫，推上三关汗即通，如若不来加二扇，黄蜂入洞助其功。侧掐大肠推虎口，螺蛳穴用助生功，内伤泄痢兼寒疟，肚胀痰吼气可攻。一掐脾经屈指补，艮震重揉肚胀宜，肌瘦面若带黄色，饮食随时而进之。肾经一掐二横纹，推上为清下补盈，上马穴清同此看，双龙摆尾助其功。肺经一掐二为离，离乾二穴重按之，中风咳嗽兼痰积，起死回生便晌时。一掐肾水下一节，便须二掐小横纹，退之六腑凉将至，肚膨闭塞一时

宁。总筋一掐天河水，潮热周身退似水，再加水底捞明月，终夜孩啼即住声。运行八卦开胸膈，气喘痰多即便轻，版门重揉君记取，即时饮食进安宁。眼翻即播小天心，望上须当掐下平，望下即宜将上掐，左边掐右右当明。运土入水身羸瘦，土衰水盛肚青筋，运水入土膨胀止，水衰土盛眼将睁。阴阳二穴分轻重，寒热相攻疟痢生，痰热气喘阴重解，无吼无热用阳轻。运动五经驱脏腑，随时急用四横文。

掌背穴治病歌

掌背三节驱风水，靠山剿疟少商同，内外间使兼三穴，一窝风止头疼功，头疼肚痛外劳宫，潮热孩啼不出声，单掐阳池头痛止，威灵穴掐死还生。一掐精灵穴便苏，口歪气喘疾皆除，内间外使平吐泻，外揉八卦遍身疏。

二十四惊推法歌

兔丝惊主口括舌，四肢冷软心家热，推上三关二十通，清肾天河五十歇。运卦分阴亦三十，二十水底捞明月，葱水推之蛤粉擦，手足中心太阳穴。洗口米泔仍忌乳，顷刻其惊潜咸灭。

马蹄惊主肢向上，四肢乱舞感风吓，推上三关五十通，三次掐手五指节。补脾运卦四横文，各加五十无差迭，走磨摇头三十遭，天门入虎神仙诀。姜水推之生冷忌，上马揉之汗不歇。

水泻惊主肚中响，遍身软弱嘴唇白，眼翻寒热不调匀，推上三关加半百，补脾运卦五十遭，天门入虎三次诀，横文四十抖揉十，大蒜细研重纸隔，敷脐大久小片时，风乳饮食皆忌得。

鲫鱼惊主吐白沫，肢摇眼白因寒唬，十三关上好追求，肺经走磨五十歇。八卦四十横纹二，四次掐手五指节，上马三遭茶洗口，

蛤粉涂顶惊自灭。

乌纱惊主唇肢黑，面有青筋肚作膨，食后感寒风里哮，三关五十逞奇能。运卦补脾并补肾，半百还揉二扇门，分阴二十横四十，二十黄龙入洞增。麝香推罢忌乳风，虚汗来多补土行。

乌鸦惊大声即死，眼闭口开手足舞，此是痰多被唬惊，三关二十应无苦，推肺运卦分阴阳，补肾横文五十主，按弦走磨只三次，天心一掐葱姜补，细茶洗口取微汗，蛤粉涂顶忌乳风。

肚胀惊气喘不宁，青筋裹肚眼翻睛，此子只缘伤乳食，二十三关即效灵。大肠阴阳并八卦，补脾补肾半百匀，天门虎口只三次，五十横文最有情。二十水底捞明月，葱姜推取汗频频，捣葱用纸重包裹，敷向胸前忌乳风。

潮热惊多生气喘，口渴昏迷食感寒，推关六腑各六十，河水阴阳四十完。八卦横文须半百，三次天门入虎看，姜葱推汗泔洗口，茱萸灯草脚心安。

一哭一死惊夜啼，四肢掣跳起登时，有痰伤食仍伤热，八卦三关二十施。分阴阳清天河水，六腑清凉半百奇，横文四十推盐水，薄荷煎汤口洗之。生冷乳时须禁忌，搽胸用蛤更敷脐。

缩沙惊至晚昏沉，人事不知口眼掣，痰症三关四十推，八卦三十肾二百，虎口阴阳五十匀，指节一百为真诀，揉脐一十麝香推，蛤搽手足风忌得，研茶作饼内间敷，洗口还须汤滚白。

脐风惊主口吐沫，四肢掣跳手拿拳，眼翻偏视哭不止，三关一十问根源，运卦清金并补肾，龙戏珠背五十圆，指节数番姜水抹，米泔须用洗丹田。

慢惊咬牙眼不开，四肢掣跳脾虚是，八卦三关五十通，天门指节数番治，补肾五十十走磨，天心揉之风乳忌。

急惊捏拳四肢掣，口歪惊主感风寒，一十三关五十腑，补肾推横五十完，运卦走磨加二十，威灵掐穴汗漫漫，推时更用葱姜水，洗口灯心忌乳寒。

弯弓惊主肢向后，肚仰上哭不出声，痰积三关推二十，五十须当把肺清。入水走磨加数次，一十天门入虎真，麝香水推荷洗口，百草霜敷治噤声。

眼睛向上天吊惊，哭声大叫鼻流清，清肺推关并运卦，推横补土又分阴。各加五十无差别，走磨二十掐天心，推用葱姜尤忌乳，宗因水唬致惊深。

内吊咬牙苦寒战，掐不知疼食后寒，推关清肾仍清肺，补土五十一般般。天门虎口加二十，摘果猿猴半百完，推用麝香甘草洗，忌风生冷乳兼寒。

胎惊落地或头软，口噤无声哑子形，胎毒推关兼补肾，补土清金半百勤。横文二十威灵掐，虎口天门数次灵，灯火顶头烧一燋，涌泉一燋便安宁，葱姜推后应须退，不退应知是死形。

月家惊撮口拿拳，眼红不响抹三关，横文阴阳皆二十，运卦清金半百玄。取土入水运数次，指节数次二人连，葱姜推后灯芯洗，蛤粉敷两太阳边。

盘肠气喘作膨胀，人形瘦弱肚筋青，脏寒运卦推关上，指节横文补肾经，补脾五十天心掐，外劳揉之立便轻，艾饼敷脐葱水抹，麝香搽向脚中心。

锁心惊主鼻流血，四肢冷软火相侵，推关补肾天河水，运卦天门五十真。清肺分阴各二十，米泔洗口麝香淋，蛤粉细研搽两额，还敷手足两中心。

鹰爪掐人眼向上，哭时寒战眼时光，肺风被吓仍伤食，二十三关分阴阳，清金补土横文等，各推五十用生姜，走磨入土皆数次，取肝灯芯洗口汤。

撒手惊主手足掣，咬牙歪口被风吓，心热推关二十通，运卦资脾加半百，横文指节及天门，各加数次为准则，走磨一十葱姜推，取汗微微惊自歇，仍将蛤粉搽手心，洗口茱萸须记得。

祖手惊主手祖下，眼黄口黑面紫青，舌动只因寒水呓，五十三关把肺清。补肾横文入虎口，八卦天河半百经，入水数次姜推汗，麝香敷向涌泉真，洗口细茶忌风乳，却能起死致安宁。

看地惊主眼看地，手掐拳时心热真，八卦横文皆五十，三关一十掐天心，虎口服门皆数次，葱姜洗口用灯芯。

杂症推拿歌

吐逆四肢冷肚响，吐乳须知胃有寒，三关水火各二十，清金清肾四横文。八卦各皆加半百，数次天门虎口完，十揉肘肘椒葱汁，茱萸蛤粉脚心安。

肚痛三关推一十，补脾二十掐窝风，运卦分阴并补肾，揉脐入虎口中心，各加五十掐指节，肘肘当揉二十工，艾敷小肚须臾止，虎口推完忌乳风。

火眼三关把肺清，五经入土捞明月，各加二十肘肘十，清河退腑水阳穴，五十横文十戏珠，两次天河五指节。

气肿天门是本宗，横文水肿次详阅，虚肿肚膨用补脾，此是神仙真妙诀。

黄肿三关并走磨，补肾皆将二十加，补土横文皆五十，精灵一掐服山楂，推时须用葱姜水，殷勤脐上麝香搽。

走马疳从关上推，赤凤阴阳一十归，清河运卦兼捞月，各加五十麝香推，烧过倍子同炉底，等分黄连作一堆。

头痛一十伺三关，清土分阴并运卦，横文及肾天河水，太阳各安五十下，阳池一掐用葱姜，取汗艾叶敷顶上。

痰疟来时多战盛，不知人事极昏沉，阴阳清肾并脾土，五十麝香水可寻，走磨横文各二十，桃叶将来敷脚心。

食疟原因人瘦弱，不思饮食后门开，一十三关兼走磨，补土横文五十回，肘肘一十威灵掐，上马天门数次归。

邪疟无时早晚间，不调饮食致脾寒，上

马三关归一十，补脾补肾掐横文，五十推之加肘肘，威灵三次劝君看，阴阳二关须详审，走气天门数次攒。

白痢推关兼补脾，各加五十掌揉脐，阴阳虎口仍揉肘，二十清肠取汗微，葱姜少用揉龟尾，肚痛军姜贴肚皮。

赤痢三关推一十，分阴退腑及天河，横文五十皆相等，揉掌清肠龟尾摩，半百各加姜水抹，黄连甘草起沉疴。

痢兼赤白抹三关，阴阳八卦四横文，龟尾大肠揉掌正，揉脐五十各相安，葱姜推罢忌生冷，起死回生力不难。

痞痢推关补脾土，五节横文二十连，退腑一百盐揉否，螺蛳艾叶及车前，细研敷向丹田上，白及将同牛肉煎。

热泻推肠退六腑，八卦横文及掌心，揉脐五十同清肾，姜水推之立便轻。

冷泻推关及大肠，运卦分阴补肾乡，各加五十推姜水。走磨指节并脐旁，掌心数次同龟尾，此是先贤治泻方。

伤寒潮热抹三关，六腑阴阳八卦看，清肾天河加五十，数次天门入虎钻，五指节当施五次，葱姜推罢立时安。

吐法天河捞明月，数番六腑五指节，螺蛳首蓿贴丹田，大泻大肠真妙诀。小便不通用蜜葱，作饼敷囊淋自泄，若将捣烂贴丹田，此法能通大便结。

验症加减法

小儿初生月，胸膈手频翻，此病号领膈，父母惜儿难。

心中有痰，气不转，面黄，眼直视，不食，肚上青筋，用滚痰丸一行，随用石膏烧末，蜜汤下。

小儿初生月，肢体瘦无涯，头角毛稀少，原因鬼主胎。

小儿初生月，七吼血流鲜，指甲唇毛缺，胎中损莫收。

小儿初生月，两眼烂其弦，此症胎中热，

惊风最是先。

此肝经有热，眼目赤肿，鼻气急，口吐涎痰，先服滚痰丸；后用寒水石方、四黄散治之，切不可点。

小儿初生月，啼哭作鸦声，泻下如蓝色，胎中更积惊。

此心中有惊，拿十二经络，服镇惊丸，薄荷汤下。后用桃红散，灯心汤下。

小儿初生月，吐浮热中胎，不识常乳哺，原因是吐来。

此儿受寒，眼目青，四肢冷，先吐、后泻，用通关散吹入鼻中；次用捉虎丹治上；泻后，用平胃散治下。

小儿翻吐后，搐热气长吁，此病知医疗，其原号胃虚。

此体弱，元气虚，不思饮食，肌肉不生，益黄散治之。

小儿惊吐后，食物不过喉，目定浑身肿，看看命不留。

小儿惊热重，吐泻后心烦，赤点连皮肿，医人仔细看。

吐泻后，热泄，阳发在外，不能退热，先拿经络；后用姜汤磨滚痰丸。定搐用通关散吹入鼻中。

小儿初得病，体热目皮张，父母忧惊死，医人见识长。

拿左手、右足，用通关散吹之。

小儿惊积后，最要补肠中，此病虚中积，久病更加脓。

肚腹溏泄无常，有积，滚水下千金丸，后用平胃散补之。

小儿惊泄久，眼慢困沉沉，手足时加搐，良医谓慢惊。

泄久脾虚，睡卧不醒，属内寒矣，与急惊相似，不可用凉药。用姜汤磨牛黄丸，后用益黄散治之。

小儿惊泄后，偃蹇若风瘫，此气为中疗，医人仔细看。

此症难识，先用通关散吹之，不开，不治；开则用降痰丸治下。

开关散　细辛　麝香　皂角

儿小沉久病，慢慢患无时，欲死频来去，经云号慢脾。

眼目望上，即同天吊惊风，先服滚痰丸，后用寒水石治之。

小儿惊风重，走注四肢瘫，作热时加搐，惊来泪不干。

四肢无力，日夜啼哭，拿十二经络，用灯芯汤送牛黄丸。

小儿肠冷后，时热复加惊，咳嗽痰成壅，看看啼没声。

眼珠黄，心中痰结，声气闭塞，用黄荆子汤下滚痰丸。热退，用伏龙肝煎汤，下山豆根、青礞石，即愈。

小儿初生月，噤口病非轻，吃乳频吐沫，须令父母惊。

此名噤风：口噤，眉蹙，面红，大声。三日去脐，作脐风论。风在皮，无药治之。

小儿初生月，腹紧哭声长，此气胎中受，经云号锁阳。

此腹紧，作夜啼，用灯心膏汤治之。

小儿初生月，舌缩哭声沉，愚者何能识，惊痰上锁心。

此痰与积病相同，用滚痰丸治之。

十二手法主病赋

黄蜂入洞治冷痰、阴症第一；水底捞明月主化痰、潮热无双。凤凰丹展翅同乌双龙摆尾之功；老翁绞窖合猿猴摘果之用。打马过天河止呕、兼乎泻痢；按弦走搓磨动气、最化痰涎。赤凤摇头治木麻；乌龙摆尾开闭结。二龙戏珠利结止搐之猛将；猿猴摘果祛痰截疟之先锋。飞筋走气专传送之；天门入虎之能血也。

十二手法诀

黄蜂入洞法：大热。一掐心经，二掐劳宫。先开三关；后做此法。将左、右二大指先分阴阳；二大指并向前，众小指随后，一撮、一上，发汗可用。

水底捞明月法：大凉。做此法，先掐总筋，清天河水，后以五指皆跪，中指向前，众指随后，如捞物之状，以口吹之。

飞经走气法：化痰，动气。先运五经文；后做此法。用五指开张，一滚、一笃，做至关中，用手打拍乃行也。

按弦走搓磨法：先运八卦；后用二大指搓病人掌、三关各一搓；二指拿病人掌，轻轻慢慢如摇，化痰甚效。

二龙戏珠法：用二大指、二盐指并向前，小指在两旁，徐徐向前，一进、一退，小指两旁掐穴，半表里也。

赤凤摇头：此法，将一手拿小儿中指；一手五指，攒住小儿肘，将中指摆摇，补脾、和血也。中指属心、色赤，故也。

乌龙摆尾法：用手拿小儿小指，五指攒住肘，将小指摇动，如摆尾之状，能开闭结也。小指属肾水、色黑，故也。

猿猴摘果法：左手大指、食指交动，慢动；右手大指、食指，快，上至关中，转至总筋左边，右上至关上。

凤凰单展翅法：热。用大指掐总筋；四指皆伸在下，大指又起，又翻四指，如一翅之状。

打马过天河：温凉。以三指在上马穴边，从手背推到天河头上。与捞明月相似。俗以指甲弹响过天河者，非也。

天门入虎口法：右手大指掐小儿虎口；中指掐住天门；食指掐住总筋，以五指攒住肘，轻轻摇动，效。

寸口脉诀歌

小儿有病须凭脉，一指三关定其息，浮洪风盛数多惊，虚冷沉迟定有积。小儿一岁至三岁，呼吸须将八至看，九至不安十至困，短长大小有形千。小儿脉紧是风痫，沉脉须知乳化难，腹痛紧弦沉实秘，沉而数者骨中寒。小儿脉大多因热，沉细原因乳食结，弦长多隔肝风，紧数寒惊四肢掣。浮洪胃口似火烧，沉疴腹中痛不歇，虚滞有气更兼风，肺孔多痢大肠血，脏腑三部脉来分，但以浮沉迟数则，风痰疾喜迟而浮，急大洪数儿不瘳。紧大邪气风痫作，弦急寒邪风冷求，寒疟脉弦而带迟，热疟脉弦而带数。下简之脉喜细微，浮大见时难用药，吐泻顺脉小而微，乳后辄吐脉乱宜。中暑霍乱喜浮大，最嫌沉细与沉迟，急惊之脉弦数急，慢惊之脉宜沉细。疳积诊时洪大宜，沉细必然无药治，水肿浮大得延生，细沉难以望安宁。吐衄腹痛沉细吉，浮数弦长药不灵，紧数细快无他疾，沉缓不能消乳食，气喘身热宜滑净，脉涩四肢寒者危。

入门先知诀

生死入门何处断，指头中用掐知音，此是小儿真妙诀，更于三部看何惊。

虎口三关察脉图

紫热红伤寒，青惊白是疳，黑时为中恶，黄即困脾端。

三关青：鸟兽惊。浮因风受；沉因食受。

三关赤：水惊。浮因风受；沉因食受。

三关黑：是人惊。浮，热在外；沉，热在内。

流珠形：主膈热，三焦不和，饮食欲吐，欲泻，肠鸣，白痢，烦躁，啼哭。

如环珠形：主气不和，脾胃虚弱，肚腹虚痛，虚烦作热。

长珠形：夹积、伤滞，肚腹疼痛，饮食不化。

环：主肝脏有病，积聚，吐逆。

双钩形：主伤寒。

如环：有独脚者，伤冷。

两曲如钩者，是伤物。

三曲如长虫者，伤硬物。

〇 曲虫形：疳病，积聚。

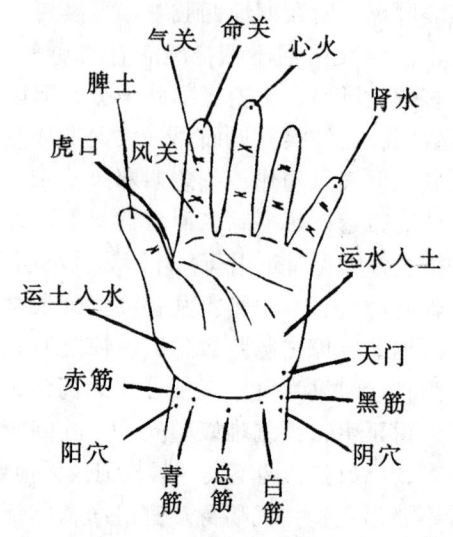

掌面诸穴图

彡 来蛇形：主中脘不和，积气攻刺，脏腑不宁，干呕。

彡 去蛇形：主脾胃虚弱，及冷泄泻，神困。

弓 反里形：主感受寒热邪，头目昏重，心神惊悸，四肢作倦，有积，小便赤色。

弓 反外形：主痰色热，心神恍惚，夹食，作热，惊痫症。

— 枪形：主邪热，痰盛生风，发搐，惊风。

彡 似鱼骨形：主痰盛。

水 水字形：主惊，热积，烦躁，心神迷闷，夜啼，痰盛，口噤，搐搦。

乙 乙字形：主肺受惊，慢脾。

｜ 似针形：主心肺受热，热极生风，惊悸，烦闷，神困，不食，痰盛，搐搦。

凡诸文，三关通度，俱皆恶候，然不越惊、热、风、痰而已。

运水入土：能治脾土虚弱，小便赤涩。如脾土虚，泻痢，即运土入水；如小便赤涩，即运水入土。

总筋，属土，总五行，以应脾胃。主温热。外通胈门，周流一身；壅塞之症及诸惊，皆掐此。

赤筋：属火，以应心、小肠，主霍乱、

作寒，掐此。

青筋：阳木，以应肝、胆，主温和，通两目，赤涩、红生、多泪，掐此。

白筋：浊阴，属金，以应肺、大肠，通一身之窍。微凉，胸膈痞满，头昏，生痰；退热掐此。

黑筋：重阴，属水，应肾、膀胱，通两耳。主冷气、尪羸、昏沉，掐此。

掌面诸穴图

掐心一节及劳宫，推三关，能出汗；后做黄蜂入洞（心在中指）。

内劳宫：屈中指尽处是穴，发汗用。

天河水：在总筋下三指。掐总筋，清天河水，水底捞明月，治心经有热。

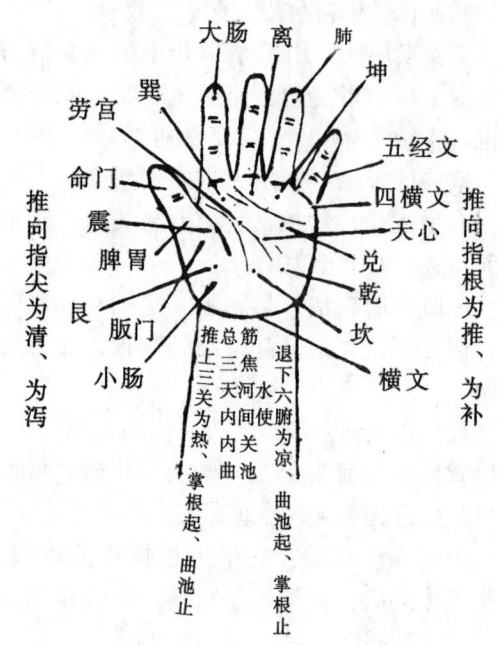

横文掐至中指尖，主吐（横文在掌尽处）。

无名属肺。掐肺一节及离宫节，止咳嗽；离至乾中，要轻。

小指属肾。掐肾一节，小横文、大横文、退六腑，治小便赤涩。运五经文，治五脏六腑气不和。

运四横：和上下不足之气，气急、气喘、

腹肚疼痛。

大指属脾。掐脾一节，屈指，为补。小儿虚弱，乳食不进。

肥门：在大指节下五分，治气促、气攻。肥门推向横文，主吐；横文推向肥门，主泻。

横文两旁，乃阴阳二穴。就横文上，以两大指中分，望两旁抹，为分阴阳：肚胀、腹膨胀，泄泻，二便不通，脏腑虚，并治。

运八卦：开胸膈之痰结。左转止吐；右转止泻。

天心穴：乾入寸许，止天吊惊风，口眼歪斜，运之，效。

虎口对天门：推之，名天门入虎口。推后，二指拿定二穴，一指掐住总筋，以手揉肘肘，是也。

清天河，分阴阳，赤凤摇头，止夜啼。

掐中指一节及指背一节，止咳嗽。

掌背穴图

掐五指背一节：专治惊吓，醒人事，百病离身。

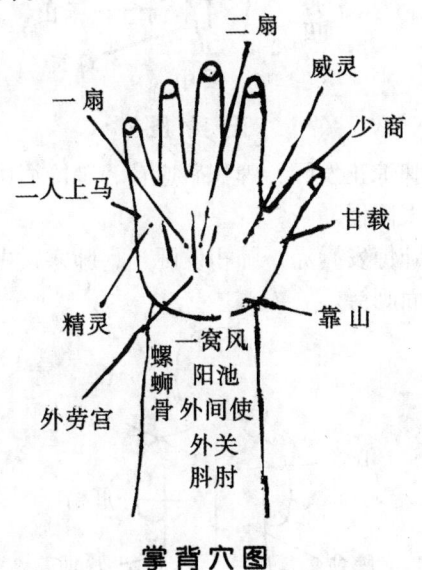

掌背穴图

掐大指少商穴：治湿痰，疟、痢。

靠山穴：在大指下掌根尽处腕中，能治疟疾，痰壅。

威灵穴：在虎口下两旁歧，有圆骨处。

遇卒死症，摇掐即醒。有声则生，无声则死。

一扇门，二扇门：在中指两旁夹界下半寸是穴。治热不退，汗不来，掐此，即汗如雨，不宜太多。

精灵穴：在四指、五指夹界下半寸，治痰壅、气促、气攻。

二人上马：在小指下里侧，对兑边是穴。治小便赤涩，清补肾水。

外劳宫：在指下，正对掌心是穴。治粪白不变，五谷不消，肚腹泄泻。

一窝风：在掌根尽处腕中。治肚痛极效。急慢惊风。又一窝风掐住中指尖，主泻。

阳池穴：在掌根三寸是。治风痰，头痛。

外运八卦：能令浑身酥通。

脚上诸穴图

膝眼穴：小儿脸上惊来，急在此掐之。

前承山穴：小儿望后跌，将此穴久掐，久揉，有效。

解溪穴：又惊、又吐、又泻，掐此即止。

鞋带穴：小儿望后仰，掐此，效。

若小儿惊急掐人，眼光掣跳，寒战，咬牙，将大指一节久揉，即止。掐左足，右手，又将手中指一节掐三下。

揉龟尾并揉脐，治水泄，乌纱膨胀，脐风、急慢等症。

后承山穴：小儿手足掣跳，惊风紧急，快将口咬之，要久，令大哭，方止。

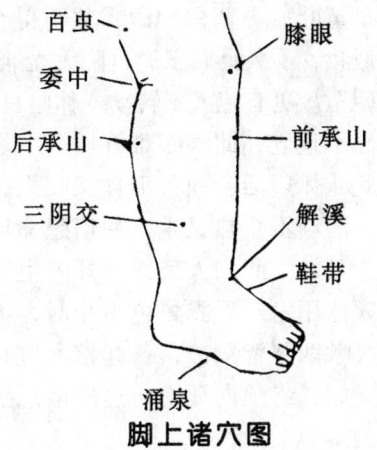

脚上诸穴图

仆参穴：治小儿吼喘，将此上推、下掐，自然苏醒。如小儿急死，将口咬之，则回生，名曰老虎吞食。

小儿牙关紧闭，将夹车穴揉之，自开。

正面图

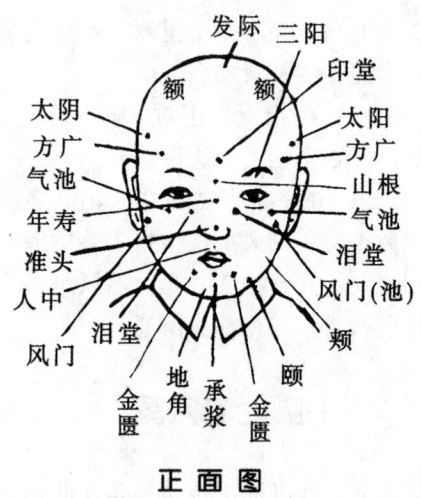

正 面 图

正面部位歌

中庭与天庭，司空及印堂，额角方广处，有病定存亡。青黑惊风急，体和滑泽光，不可陷兼损，唇黑最难当。青甚须忧恐，昏暗亦堪伤，此是命门地，医师要较量。

额上属心，鼻准属土，左腮属肝，右腮属肺，下颏属肾。

天吊惊：眼向上不下。将两耳珠望下一扯，一掐，即转。

肝惊起发际，肝积在食仓，肝冷面青白，肝热正眉端。

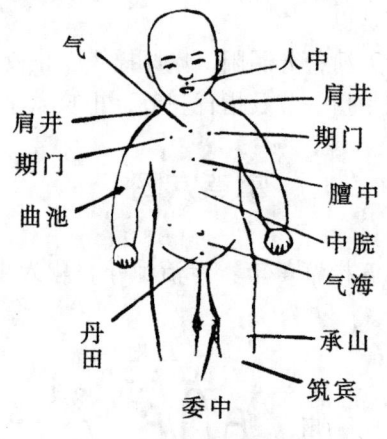

正 身 图

脾惊正发际，脾积唇应黄，脾冷眉中岳，脾热太阳侵。

肺惊发鬓赤，肺积发际当，肺寒人中见，肺热面腮旁。

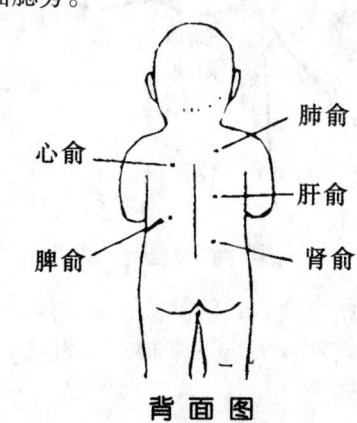

背 面 图

五色不治歌

青色如针两目下，良医也须怕。忽然腹痛面青时，何必更求医。青色横目及入耳，此症应知死。赤侵眉间死无疑，七日可为期。青色如针入口里，报君三日已。黑色遮眉入绕目，命殂何太速！黑起眉间也不良，十日定知亡。人中黑色入口里，必做黄泉鬼。眼目自闭睁睁开，死信也将来。水肿之病目输黑，报道肾经绝。久咳唇白及绕颐，死日不多时。孩童吐血鼻塞白，命殂救不得。久病忽然面似妆，不久见阎王。目陷无光兼直视，祸从三朝至。更有瞳人不转动，休将良药用。口噤全然不进乳，此病必难许。泻下之物如瘀血，此儿休望活。利久不食又咬人，终与鬼为邻。泻利不止热又生，如何想命回。久吐不止止又吐，此病人鬼数。耳内生疮黑斑出，医人休用术。下粪黑色不止时，不必望生期。久嗽四肢皆厥冷，备起棺木等。小儿腹胀喘又粗，终须向死途。这般诸恶症，枉费用工夫。

肾惊耳前穴，肾积眼包相，肾冷额上黑，肾热赤食惊。

心惊在印堂，心热额角荒，心冷太阳位，心热面颊妆。

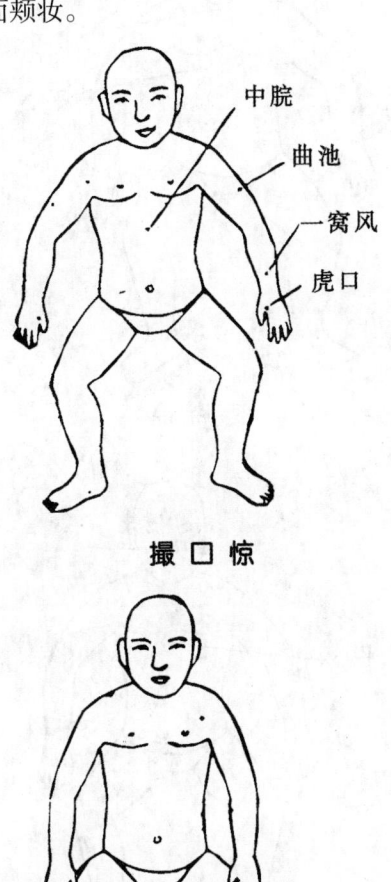

撮口惊

缩纱惊

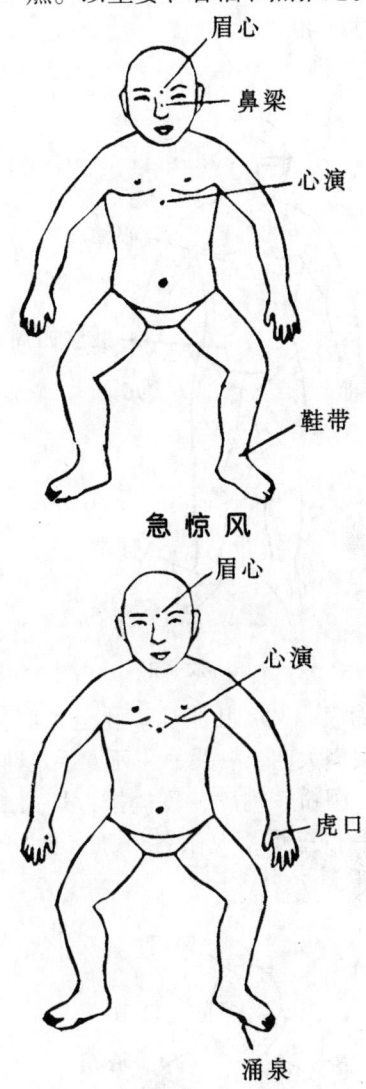

急惊风

慢惊风

带穴各一燋。以生姜、香油、热推之。

撮口惊：服乳即吐，人事昏沉，急须用灯火煅曲池各一燋，虎口各一燋，一窝、中脘各七燋。

缩纱惊：日轻、夜重，人事昏迷，四肢软，如坐地。用桃皮、生姜、飞盐、香油、宫粉和匀，推之。两膝、委中、内关穴上，猪尾骨上，各用灯火断之。

双眼翻白，青筋，气吼、撮口、吐沫即死者，急惊风也。用灯火断眉心一燋，鼻梁一燋，心演一燋，两手总筋各一燋，两足鞋

慢惊风：盖因逐日被嚇，雨湿所伤，惊恐所致。露睛，昏睡，咬牙，口歪，心间迷闷，多于吐泻后得之。掐住眉心良久，太阳、心演推之；灯火断眉心、心演、虎口、涌泉穴各一燋，香油调粉推之。

膨胀惊：寒热不均，有伤脾胃，饮食太过，胃不克化，气吼，肚膨，肚上青筋，两眼翻白。用灯火断心演内三燋，囟门三燋，肚脐四燋，两膝二燋，鞋带各一燋，总筋各一燋。

鲫鱼惊：因寒受风，痰涌结，吼气不绝，口吐白沫，四肢舞，眼白。用灯火断虎口各

一燋，囟门四燋，口角上下四燋，心演内一燋，脐下一燋。

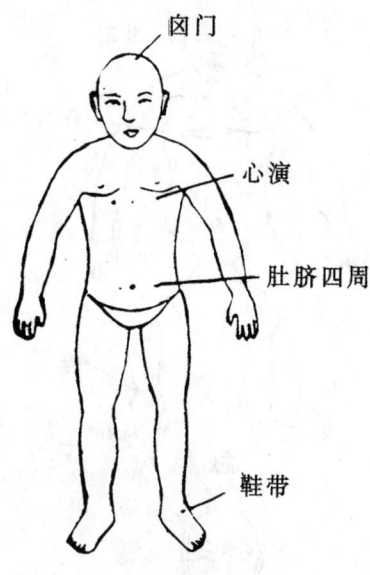

膨胀惊

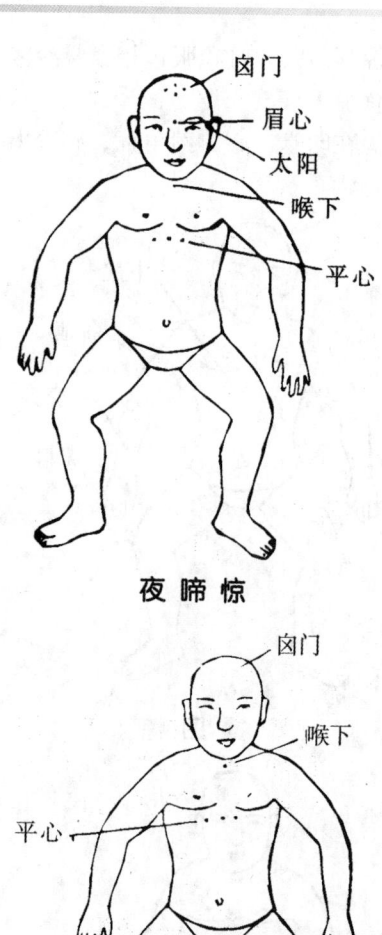

夜啼惊

夜啼惊：又名肚胀惊。肚上青筋，腹胀如鼓，哭声大叫，一哭，一死，手足热、跳。用生姜、潮粉、桃皮、飞盐推；灯火断眉心一燋，平心三燋，太阳各一燋，囟门四燋，喉下一燋。

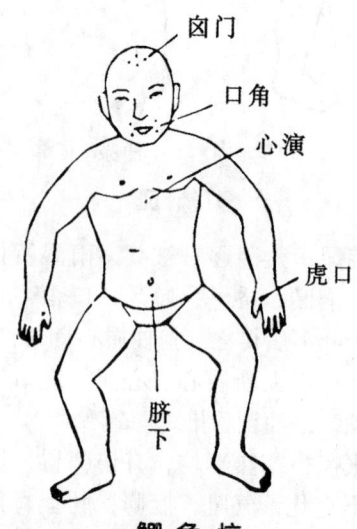

鲫鱼惊

脐风惊：多在三朝、一七。内发五脏冷寒，肚腹作胀，两口角起黄丹，口内、心演有白泡疮，挑破出血，效。灯火断囟门四燋，喉下一燋，心平三燋。

脐风惊

挽弓惊：因饮食或冷或热，伤脾胃，失调理。冷痰涌于肺经。四肢向后仰上，哭不出声，两眼密闭，如挽弓之状。灯火断青筋缝上七燋，喉下三燋，绕脐四燋，鱼肚一燋。

胎惊：因孕母食荤毒之物，受劳郁之气，落地或硬或软，眼不开，如哑子形，是母腹中受胎毒也。断背脊筋缝上七燋，顶上三燋，喉下三燋，绕脐四燋，涌泉各一燋。

乌鸦惊：因食乳哺，被唬，或吃冷物，伤荣卫，大叫一声、一死，眼闭，一掣一跳，闻响即唬，心经有热，用老鸦蒜烧过，车前草擂水服。灯火断囟门、口角各四燋，肩井、肘肘、手掌各一燋，心演、鼻梁、鞋带一燋。
一方：老鸦蒜烧为末，心窝擦之。

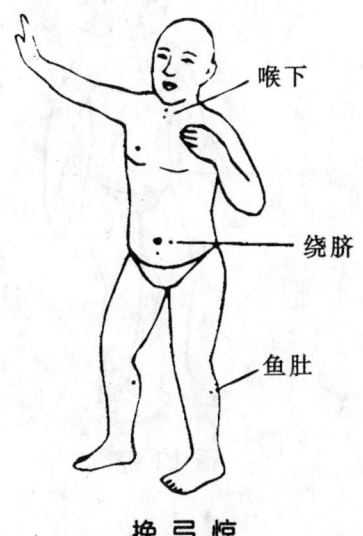

挽弓惊

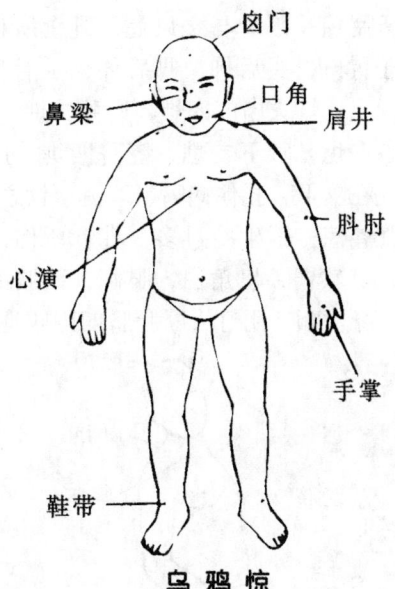

乌鸦惊

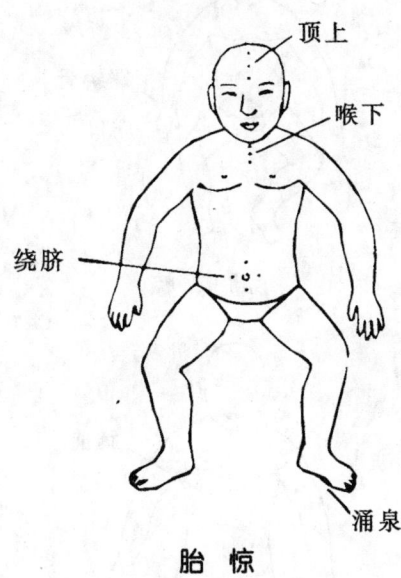

胎惊

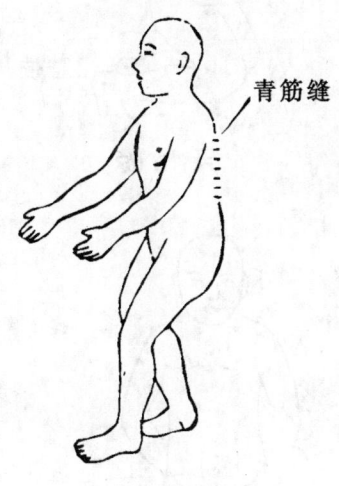

乌缩惊

乌缩惊：因食生冷太过，或迎风食乳，血经变成沙，行遍身，四肢黑，肚上青筋过脸，腹胀，唇黑，内有寒，主吐泻。用灯火断青筋缝上七燋，立效。

月家惊：因母当风睡卧，或月内受风，痰涌心口，落地，眼红，撮口，捏拳，头偏左右，哭不出声，肚腹青筋，气急。灯火断胸前七燋，绕脐四燋，青筋缝上七燋，百劳穴二燋。

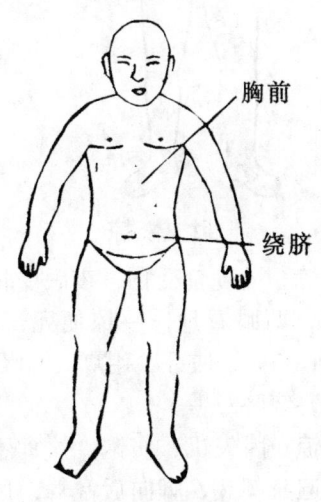

月家惊

天吊惊：因母与之风处，乳食所伤，风痰经于胃口，头后仰，脚后伸，手后称，眼翻白向上。灯火囟门四燋，肩井二燋，总筋、鞋带各一燋，喉下二燋，绕脐四燋。用鹅一只，扎在伞下，扎住鹅嘴、取涎、饮之，效。

肚痛惊：因生冷过多，乳食所伤，脏腑大寒，身软弱，口角白，眼翻，四肢冷，腹内痛，身发颤，用灯火断肚脐四围四燋。

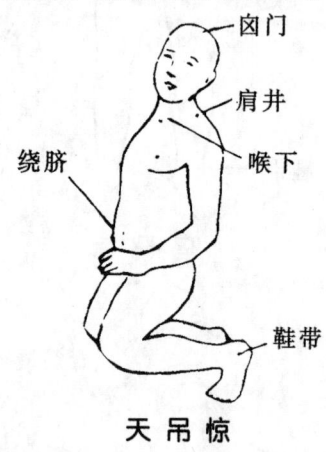

天 吊 惊

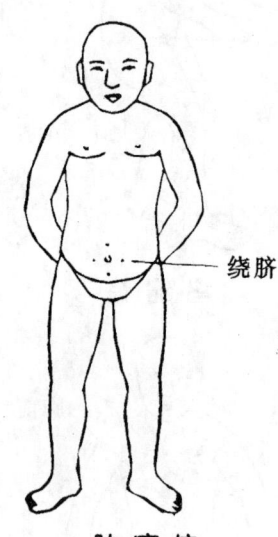

肚 痛 惊

看地惊：因乳食受伤，夜眠受惊，饮食冷热不调，两眼看地，一惊便死，手捏拳，头垂不起，口歪、咬牙，用灯火断喉下三燋，囟门四燋，绕脐四燋。

潮热惊：因失饥、伤饱、饮食不纳，脾胃虚弱，遍身潮热，脚向后乱舞，用灯火断手上螺蛳骨一燋，虎口一燋，绕脐四燋。

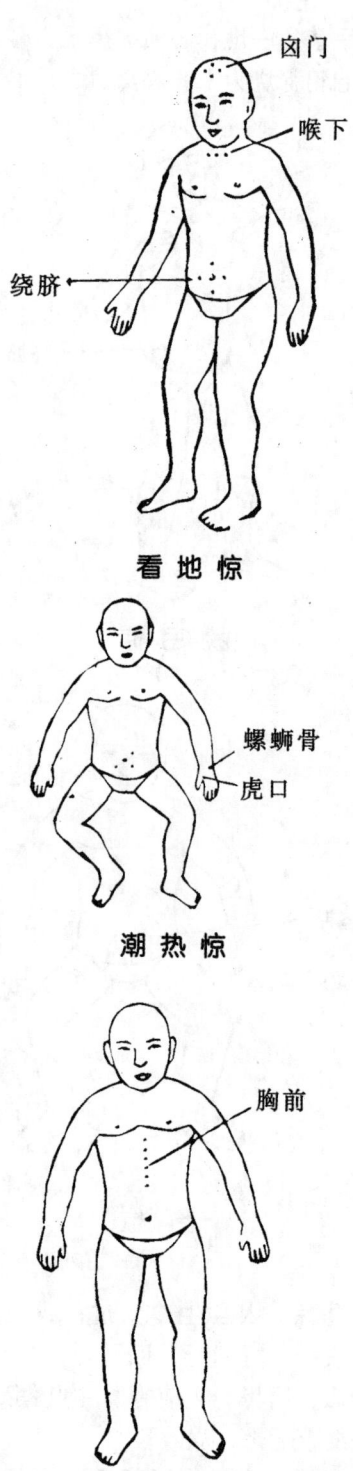

看 地 惊

潮 热 惊

蛇 丝 惊

蛇丝惊：因食无度，口拉舌，四肢冷，口噙母乳，一喷一口青烟，肚上青筋起，气急。用灯火断胸前六燋；小便头上掐之。用蛇蜕四足缠之、便好。

马蹄惊：因与荤毒之物食之，热干脾胃，头向上，四肢乱舞，如马举蹄。天心穴掐之，心经掐之，用灯火断两掌心并肩井各一燋，喉下三燋，脐下一燋。

燋，鞋带穴各一燋，颊车穴各一针。

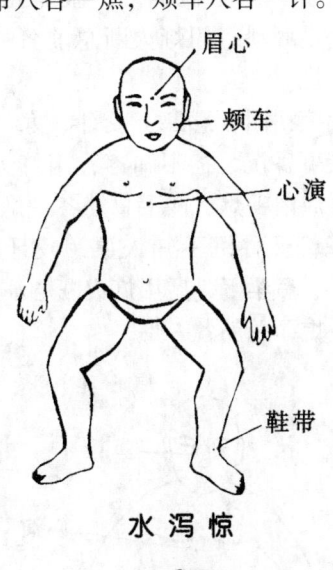

水 泻 惊

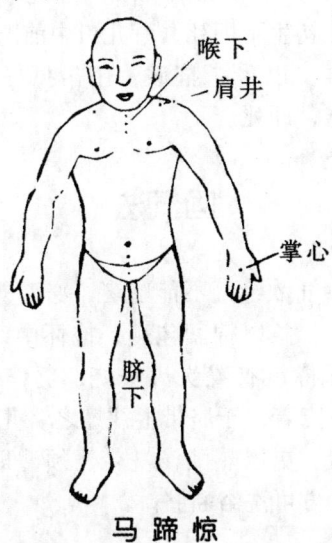

马 蹄 惊

鹰爪惊：因乳食受惊，夜眠受唬，手抓人衣，仰上，哭声大叫，身体寒战，捏拳，手爪往下，口向上，肺经有热。灯火断头顶、眉心、两太阳、掌心、心演、涌泉、大敦穴各一燋，绕脐一转。

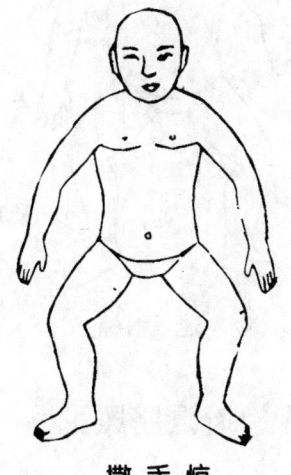

撒 手 惊

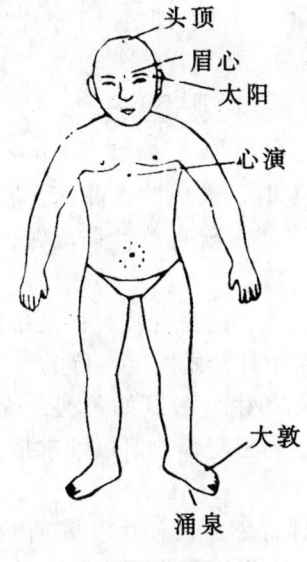

鹰 爪 惊

水泻惊：因寒热不调，肚中响而作痛，两眼白，口唇白，身体软弱，用灯火断眉心一燋，心演一燋，总筋各一燋，一窝风各一

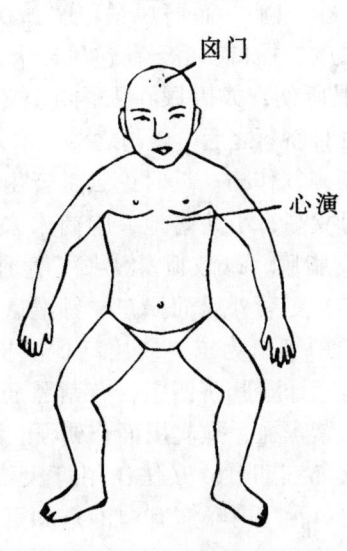

内 吊 惊

撒手惊：双手祖下，一撒即死，咬牙、口歪，手足掣跳，用灯火断总筋各一燋，一窝风各一燋。

内吊惊：因食感寒，咬牙、寒战，眼向内翻，人事昏沉，掐不知疼，用灯火断囟门四燋，心演内一燋，两手总筋各一燋。

迷魂惊：昏沉不知人事，咬牙、一死。先掐眉心、鼻梁下，后用灯火断心演内一燋，鞋带穴一燋，总筋各一燋。

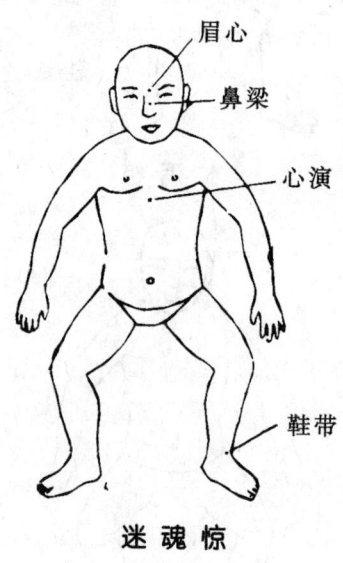

迷 魂 惊

补遗脐风论

夫小儿惊症，而脐风最酷，诚为可畏。其候：锁喉、撮口，俗云荷包风，十无一生。原因风湿所伤，或因尿在衣内，遂袭成风。又因三五日脐落之后，频与之浴，水入脐内，变作盘肠瘀气作痛。近时论云：皆由临盆之时，产母立高，小儿落地，胞尚未来，脐带吊动肚皮脂膜，以致血脉沸腾，急胀如鼓，风痰潮作，更袭外风而撮口、锁喉、嚑风之症作矣。用细辛为末，或用乌梅蘸擦牙关，吐涎便愈。详看肚脐四围，有紫黑筋形，用小针挑出紫黑血，愈。用面作饼子，贴脐中央，艾火灸三四壮。又法：用灯火烧脐断，妙。又法：看口内喉演有白泡疮如豆大，挑

破，出血，效。

刺泡法

小儿初生下即死，看儿口中前腭上有泡，名曰悬痈。以手指掐破，用帛拭净，即活。若血入喉，即死。

回气法

初生气欲绝，不能啼者，必是难产，或冒寒所致。急以棉絮包裹，抱怀中，未可断脐带，且将包衣置炭火中烧，仍作大纸条，蘸清油、点着，于脐带上往燎之。儿得火气，由脐入腹；更以热醋汤洗带，须溲即回。啼叫如常，方可洗浴断脐。

通便法

初生下，大、小便不通，腹胀欲绝者，急令其母以温水漱口，吸呵儿胸、背、心并脐，两手、两足四心，共七处。凡三五次，以红赤为度。须溲、即通。不然无生意。

贴囟法

治初生时，被风吹，鼻塞，服药不退，用南星为末，生姜自然汁调成饼，贴囟上，自愈。

治初生下，遍身无皮，但是细肉，宜速用白旱米粉干扑，候皮生，乃止。

治小儿初生，遍身如鱼泡，或如水晶，碎则成水，用密陀僧，研极细末掺；仍服苏合香丸。

治七日肾缩，乃初生受寒所致。硫黄、茱萸等分，为末，研大蒜，调涂其腹；仍以蛇床子微炒，火烧、烟熏。

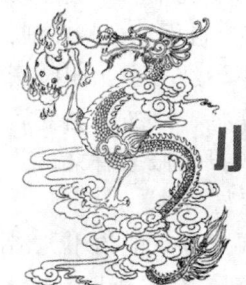

小儿推拿方脉活婴秘旨全书　卷二

病机纂要

尝谓脏腑病因，数变莫测。暑湿风寒易辨；经络虚实先明。心主惊而肝主风；脾主困而肺主喘。肾水为脏，专主于虚。肝实：则两目直视，大叫、呵欠、项急、烦闷，泻青丸须宜早啜；肝虚：则咬牙，多欠，气热外生，气湿内生，地黄丸犹所堪裁。叫哭、发热、饮水、搐，降君火，导赤、泻心；困卧、悸动、体不安，补心脾，粉红丸子。脾实：困睡、身热，引饮水，泻黄散可服；土虚：吐泻、生风，异功散、益黄散堪尝。肺实：闷乱、喘促，有饮水、不饮水之分，功成于泻白；金虚：气硬、唇白，有色泽、色不泽之别，效奏于阿胶。肾本虚而无实，目无光而畏明。额解颅而面㿠白，地黄丸而补肾虚。大都：筋脉统属于肝；热盛，则直视有准；风生，则连劄无疑。风热相攻，反张而痉，百日内发，是曰胎惊。真惊三发则死；假惊何用求神。或起于风寒跌扑；或由于鸡犬声闻。惊分急慢；症别阴阳。急者活而慢者危；急宜凉而慢宜补。抱龙丸、镇惊丸总在滚痰；保生丹、醒脾饮，尤尊至宝。咳嗽何因，风寒痰火。有声无痰兮，肺被火炎；有痰无声兮，脾遭湿挠。春作气升夏火炎，秋从湿热冬寒滞。痰臭结痈在肺，午后嗽作。阴虚久嗽，龟胸须知。莫如百合丹、款花膏，专除久嗽；参苏饮、豁痰汤，更治风寒。夏伤暑而秋作疟，食生冷而结痰。涎气、正气交攻；阴分、阳分各别。一日一发在阳分，可行截法；间一日发在阴分，养正而痊。痢多滞下，有赤、有白。物积内而气滞中；白干气而赤干血。绿如菜色，良由风湿之因；黄而带赤，盖是热积所致。瘀渗、兜涩莫试；通因通用为宜。呕吐因过饱，冲寒、痰火并胃虚所致。烦渴、挟暑；肢冷、中寒。月里婴儿吐乳，却缘何故？哭声未定，乳之，气逆上行。大都：正胃、调脾；治法：降痰、下气。霍乱吐泻并转筋入腹；日热夜寒互激，邪正难分。转筋者，风生肝木；大泻者，脾受湿侵。吐乃火炎心上，阴阳二气相承。暑湿、霍冷、为当寒兮，姜附可称。小儿泄泻，食积之因。水泻皆缘，湿盛；完谷、盖是脾虚。数至而便无粪，泄名大瘕泄。不泄而或多矢气，湿滞痰凝。五苓散效如奔马；导滞汤速若驱霆。疳之得名，过食肥甘。白膜遮睛，发穗、毛干、生癣疥；青筋绕肚，吃泥、泻痢、脱肛门。身寒、身热；或吐或喘。吃茶叶，虫居心上；啮炊炭、虫食肝经。肾则吃盐、面地；胆则喜醋、贪酸。虫若归脾，好吃土而并生米；上行啮肺，喜咬布以及衣裳。长虫、寸白及蛔虫，此因宿食居脾胃。芜荑、贯众，杀虫圣药；肥儿、脱甲，疳积仙方。惊痰：乳食作块而痛；惊癖：痰凝当心作痛。痰癖，多啼，心上下痛。壮热疳癖，身痛兼羸。右胁块如掌迹，腑癖、不动，不迁移，两胁疼似杖形，食疼而来往冲心。除惊痰，滚痰为上；疗积食，消导居先。惊积：夜啼，溺黄，粪青；风积：目青，露白，壮热。乳积：面黄，乳罢哭而吐乳；疳积：身黄，肚胀，数为更衣。惊要镇心；食须消导。

热症故有多般；要识阴阳虚实。壮热、不言、面赤，心经独受风邪。气热伤肺；湿热伤脾。参详外感、内伤；亦有似疟、非疟。身热、恶热、尤饮水，总属内邪；身热、恶寒、不饮水，皆为表症。身热、头疼、恶寒、无汗，是伤寒；头疼、身热、有汗、恶风，为风邪。阴虚：日轻、夜重，血上追寻；阳虚：日重、夜轻，气中调理。阴虚阳盛：啮冰雪尚不知寒；阴盛阳虚：啜沸汤尤为不热。风寒：表散；食积：下平。虚宜补而实可泻；痰须豁而热自清。汗本于心，内血外液。自汗，盖属阳虚；盗汗，却缘阴竭。黄芪六一散，能令汗自灭。咽喉肿痛，潮起风痰。双单乳鹅、痄腮、喉痹、急慢缠喉、锁口，风痰火热相煎。腹痛因寒，亦多火热。手不可近为实；按之痛止为虚。无休、无歇为寒；时痛、时止为热。绞肠痧，痛则口唇青黑；手足青冷，则危笃难医。当胸却是心疼；膈下积居胃脘。小腹寒疼，当脐食积。膀胱虚冷无约制，故令睡里遗尿；小肠心热入膀胱，小便因而赤涩。溺闭、腹痛，名曰盘肠；小便溺血，古称风闭。曰便浊，曰癃闭，疳火热而客下焦；曰鸡灯、曰砂疳，阴囊肿而溺沙石。欲解斯危，清心、导赤；水肿之原，土亏水泛。气化失度，清于皮肤。先喘、先喘后胀，起于肺，先清金，而后利水。先胀、先胀后喘，起于脾，先利水，而后清金。当分阳肿、烦渴，溺赤。阴肿、不渴，溺白。各别。腰上肿，发汗可散；腰下肿，利水可痊。疹子之因，天行热毒。泄泻、烦呕、昏闷、足冷、脉洪、咳嗽。轻则发为疹子；重则变作斑烂。锦文尚可，黑斑死形。赤瘤，丹毒朵朵，类若红霞；身热，肿痛昏昏、目闭头低。颈上起、过胸则死；足上生，过肾难医。杂症剧烦，略举其要。庶后学知揭其提纲，而辟其遁谬。

寒门总括歌

百日胎寒与脏寒，中寒内钓疝同看，停伤食积留中脘，吐泻频啼呃乳干。小腹痛攻心与胃，虚膨满闷两眉攒，吐涎面白啼声细，寒战唇青手足拳。吐出不消纯下白，四肢厥逆夜滋煎，如斯已上皆寒症，万勿因循变病端。汤则理中加减用，或投七服七香丸，若能依此为施治，起死回生是不难。

小七香丸 此乃总要之剂。能治小儿诸寒之病。其药皆温暖之剂，有益于脾胃者，故皆可服之。

香附　缩砂　益智　陈皮　蓬术俱用炒　丁皮　甘松

为细末，姜汁糊丸，如黍米大。

理中汤 治胃寒、呕吐、心腹绞痛，一切寒症。

人参　白术　干姜煨　甘草炙

加姜、枣，水煎。

凡治寒：脏寒，手足拳曲，脸面青白，肠鸣，口冷，声细，寒战，或口噤、不乳，加木香、肉桂、芍药炒。

凡中寒：腹痛、疝气者，痛从小腹引至心、胃。口吐清水，面色青白，手足厥冷者，加吴茱萸、小茴香、川楝、青皮、枳壳。

凡寒吐泻者，乳片不消，多吐、少出，泻痢青白，小腹作痛者，加木香、半夏；吐甚者，加丁香。

凡脾胃受寒，饮食虽少，用即作饱，不易消化，加丁香、山楂。

凡寒：腹胀大、虚膨、青筋，内痛，喜食热物，加大腹皮、槟榔、木香。

凡奔豚、疝气，乃肾气之积寒，自小腹下有物如笔管，升上即痛，加泽泻、良姜、青皮、木香。

凡呃乳者，口角垂涎、乳食不消化，加枳壳、藿香。

凡寒疝，夜啼，更尽则复卧，哭多，睡少；天明则已。腰曲，额汗，眼中无泪，面色青白，渐入盘肠，加茱萸、茴香。

凡盘肠内吊者，身曲、躯偻、气不舒畅，加缩砂、吴茱萸、没药、木香、葱白同煎。

生死还期自晓明。

热门总括歌

小儿生下胎受热，目秘胞浮大便结，湿热熏蒸遍体黄，小便淋漓或见血。满口或疳或赤游，发喘咽痛木舌，胎毒疮疡痛莫言，多啼不乳呻吟剧，诸症皆由壅热为，大连翘饮不虚设，三黄化毒丹可兼，顿命慈母生欢悦。

三黄丸 上焦、中焦蕴热之症，并宜服之。

大黄 黄芩 黄连

为末，水丸。灯芯汤下。

五福化毒丹 治小儿胎热、蕴热、胎毒、口疮。

玄参 桔梗各五钱 人参 青黛各一钱 赤茯苓 马牙硝各二钱 甘草二钱 麝香三分

已上八味，各为末，蜜丸，如芡实大。每服一丸，薄荷汤下。

大连翘饮 治三焦积热，大、小便不利，目赤、目肿、丹毒、口疮、重舌、木舌、咽痛、疮疡、蕴热等症，并皆服之。

连翘 瞿麦 滑石 牛蒡 车前 木通 山栀 当归 防风 黄芩 荆芥 柴胡 赤芍 甘草 蝉退

水煎服。有加减法，如下：

胎热者，加地黄。胎黄者，加茵陈。目赤，加黄连、羌活。小便涩者，加猪苓。大便秘者，加大黄、枳壳。大便血者，加地榆、槐角、枳壳。小便血者，加石莲、麦门冬、生地。丹毒遍体，加黄连、犀角。胎毒、疮疡，加升麻、当归梢。发颐，加羌活、白芷。咽痛，加桔梗、薄荷。重舌、木舌，加黄连、犀角、朴硝。弄舌、脾热，加石膏。

急惊歌

热甚生风作急惊，卒然目劄有痰鸣，面青脸赤频牵引，实热凉惊与利惊。金箔镇心羌活散，稀涎更下滚痰轻，搐而不已头多汗，

慢惊歌

过服寒凉大病余，或因吐泻久成之，脾虚胃弱风邪入，眼慢腾腾搐四肢。面色白青身发冷，痰涎额汗露睛微，或兼下痢终难治，药用温脾与补脾。

胎惊歌

壮热腮红心不宁，四肢抽掣冷痰生，时时呕吐身僵直，半岁不由胎受惊。又或项间生大块，此名惊风积而成，消痰清热先须理，定魄安魂用镇惊。

天吊惊歌

天吊原由积热生，涎潮心络又多惊，双眸翻上唇多燥，项强痰鸣手爪青。

脐风撮口惊歌

小儿脐风名不一，胎风锁肚吊肠疾，更有卵疝共五般，皆由湿热风相击，口吐白沫手足冷，唇白紫黑气促极，腹大青筋哭啼多，撮口不乳四肢直，药用宣利使气通，珍珠夺命皆当急。

禁口惊歌

禁风口噤不能啼，胎中热毒入心脾，眼开舌间如粟粒，不能吮乳受羁迷。

脾风惊歌

脾风之候面额青，舌短头低又露睛，睡里摇头频吐舌，呕腥口噤咬牙龈。手足搐而兼冷厥，十中九死没痊平，身冷身温脉沉细，醒脾一服见安宁。

发搐症歌

发搐令人最可惊，左视无声右有声，女右无声搐左有，阴阳故尔两相承，五脏虚实观前赋，退热除痰自有精。

盘肠惊歌

盘肠气痛腰背曲，干啼额汗冷双足，多因生下感风寒，降气沉香为可服。

内吊惊歌

内吊腹痛多啼哭，唇青囊肿体伛偻，反张眼有红筋起，寒结胎中更积惊。

凡治诸惊，先要行痰。一见牙关口噤，先将稀涎散用白汤调一二匙，灌服。如口噤不能下咽者，即从鼻管中灌入。牙关稍舒，即以鹅翎蘸姜汁，频探喉，得吐风痰，随进滚痰丸使其痰下降；然后用四磨汤行其气。气行，则痰亦行。稍得苏醒，以金箔镇心丸、抱龙丸次第与服。如痰盛不得吐，用姜汁、竹沥三四匙，灌之。又以搐鼻散，捻纸条，蘸药取嚏。依法而行，如不嚏，或啼声不出，口噤不食，额汗如珠，遗尿，喷药者，决不可治也。

抱龙丸　滚痰丸 二方见前

金箔镇心丸 此方药性中和，能截风、定搐，化痰、镇心、安神。急慢惊风、慢脾、胎惊，天吊，皆治之。

雄黄五钱　朱砂三钱　天竺黄五钱　胆星一两　茯苓五钱　防风三钱　白附三钱　牛黄一钱另研　真麝香一钱另研　山药三钱　蝉蜕十四个　全蝎十四个去土　片脑三分　金箔五十片　僵蚕二十条，炒去丝

为末，大米糊为丸，金箔为衣。

稀涎散 痰壅咽喉，牙关紧闭，用此开之。

猪牙皂角　明矾　如要吐，加瓜蒂等分

为末，每服一匙，白汤灌下。

搐鼻散

半夏　细辛各二钱　荆芥七分　牙皂三钱　麝香一分

上为末，用纸条蘸药取嚏，为效。

四磨汤 能行气、行痰。

槟榔　木香　枳壳　乌药

上四味，不切，但用姜汤水磨服。

人参羌活散 截风、定搐、豁痰、安神。

柴胡　独活　天麻　前胡　人参　甘草　地骨皮　川芎　枳壳　茯神　羌活　桔梗　陈皮　防风　僵蚕　蝉蜕

加姜汁、竹沥，煎。

凡痰盛，加南星。泻者，加诃子、泽泻。大便结，加皂角。昏迷不醒，加黄连。壮热，加黄芩。嗽，加杏仁。天吊，加钩藤。心跌，加当归。目连眶眴动，乃肝风盛也，加青皮、黄连。胸膈不宽，加枳实。

醒脾饮 治慢惊、慢脾风。

人参　白术　茯苓　厚朴　橘红　甘草　半夏　藿香　天麻　木香　干姜　莲肉

姜、枣、陈米百粒，同煎。言语不出者，加石菖蒲；泻者，加诃子；四肢厥冷，加附子；搐者，加全蝎、蝉蜕。

珍珠丸 治惊风、撮口。一日一丸。至七日，用七丸。

南星炮　天麻　白附二钱炒　腻粉五分　巴霜一匙　芫荽　滑石　全蝎面炒各二钱半

上为末，糊丸，麻子大。薄荷汤送下。

夺命散

赤脚蜈蚣一条，去头、足，炙焦　麝香少许

为末，猪乳调服。

保命丹 治胎惊，内吊，肚腹紧硬，睡卧不安，多啼，一切风痰。

全蝎十四个去毒　防风二钱　僵蚕去丝　天麻各二钱　南星泡　白附子　麝香五分　金箔十片　蝉蜕　朱砂各一钱

热症：加牛黄、脑子、硼砂。

右为末，米糊丸，每两作四十丸。

乳香丸 治惊风、内吊、腹痛、多啼。

乳香五分　没药　沉香各一钱　蝎梢十四个　鸡心槟榔一钱五分

上为末，炼蜜丸，如梧桐子大。每服二丸，菖蒲、钩藤汤调下。

当归散　治小儿夜啼者，脏寒而腹痛也。面青、手冷、不吮乳，是也。宜此方。

当归去节　白芍药　人参各一钱半　甘草炙　桔梗　橘皮各一钱半，去白

上为末，水煎半盏，时时少与服。又有热痛，亦啼叫不止，夜发、面赤、唇焦、小便黄赤，与三黄丸，人参汤下。

沉香降气汤　滞气，胸膈痞塞，心腹胀满，喘促短气，干哕，烦满，咳嗽，痰涎。

香附子一两半、炒、去毛　沉香一钱　砂仁三钱　甘草七钱半

上为末，每服一钱，入盐少许，沸汤点之。清悬雾露，空心服之。去邪恶气，使无瘴疫。

至宝丹　治诸痫、急惊、心热、客忤，烦躁，风涎，搐溺。

生犀屑　生玳瑁屑　琥珀研细水飞　雄黄研、水飞，各一两　金箔五十片，半为衣　银箔五十片　片脑研　麝香各一钱，研细　牛黄半两，研　安息香一两半，为末。以无灰酒滤去砂石，约取一两，慢火熬成膏

上，生犀屑、玳瑁，捣为细末，研入诸药，令匀。将安息香膏汤煮过，和搜为剂。如干，即入熟蜜，磁器中旋化为丸，如梧桐子大。每服二丸，人参汤下。

急慢惊风不治歌

惊风睛定要推求，口噤声焦脉数忧，眼合不开并窜瞪，面绯面黑手难收。口张吐沫气粗大，发直摇头汗不流，齁齁喉鸣鼻端冷，遗尿泻血并皆休。

惊痫症歌

牛马猪羊鸡五痫，须识惊风食与痰，角弓反张目直视，目瞪吐沫闭牙关，五形五脏须分晓，牛黄丸可取风痰。

五色丸

朱砂另研　珍珠末各五钱　水银二钱半（一作三两）　雄黄一两（一作三两）　黑铅二两，同水熬。按：用黑铅二两，水银当作二两者，为是，无疑矣

上，炼蜜丸，如麻子大。每服三四丸。煎金银、薄荷汤下。

细辛大黄汤　治风痫、内热。

天麻　防风各半两　细辛　大黄焙　川芎各二钱半　甘草炙一钱半

上锉散，每服一钱，入犀角少许、煎服。

牛黄丸　治风痫迷闷，搐掣，涎潮。

牛胆南星　全蝎六个　蝉蜕各二钱半　防风　白附子　天麻　直僵蚕炒，各钱半　麝香

上为末，以煮枣肉根、水银五分，入药，为丸，绿豆大。每服二丸。荆芥、生姜汤下。

七宝镇心丸　治惊痫、心热。

远志肉姜汁焙　雄黄　铁粉　琥珀　朱砂各一钱　金银箔二十片　麝香少许

上为末，枣肉丸，梧桐大。每服一丸，麦门冬煎汤下。

伤寒门总括歌

伤寒六脉皆浮紧，虎口三关纹紫红，发热恶寒腰脊强，头疼吐逆闷烦攻。夹惊卧睡时惊掣，夹食馊酸噎气充，无汗必须微解散，太阳莫使过经凶。

治法：用抱龙丸。春用：参苏饮。二方俱见前。

十神汤　治感伤寒。

川芎　白芷　麻黄　陈皮　紫苏　香附　升麻　干葛　芍药　甘草

加姜、枣，煎服。

有汗，去麻黄。热盛，加黄芩。咳嗽，加半夏、杏仁。咽痛，加桔梗。发瘖，加柴胡、黄芩。泄泻，加诃子、木香。吐逆。加姜汁、半夏。顶痛，加羌活、藁本。里热甚，

则大便燥结，加大黄。大便结，加枳实。便血，加桃仁。

伤风门总括歌

伤风贪睡面青黄，呵欠频频热似汤，口吐气来浑似火，鼻流清涕嗽生痰。法当解表消痰嗽，加减参苏饮正当，便用抱龙兼锭子，霎时云散日回光。

咳嗽歌

咳嗽皆因风入肺，重则喘急热不退，肺伤于寒嗽多痰，伤于热者声壅滞。寒宜发散热则清，实当泻胃虚补肺，嗽而不已便成痫，痰盛不已惊风至，眼眶紫黑如伤损，嗽而有血难调治，疏风豁痰补泻明，款花膏子妙通神。

辰砂抱龙丸 此剂乃利惊、疏风、豁痰、清热、中和之药。为活幼之首方也。

治急、慢惊风，脾风，伤寒，伤风，咳嗽生痰，喘急，昏沉，发热，鼻流清涕，或吐泻，风暑，十种热症。睡中悸掣，痧疹，斑疮，胎风，胎惊，胎热，百病皆治。

天竺黄四钱，须要嫩白者佳　牛胆星三两四钱五分为衣　雄黄秋冬三钱，余减半　麝香三分，痘疹中不用　甘草三钱　天麻五钱　防风三钱　朱砂四钱，一半

痘疹时行，加天花粉四钱。

上为末，蜜丸，芡实大。雪水糊丸，尤佳。姜汤，或薄荷汤下。

保生锭子 治急慢惊风，痰涎壅盛，搐搦。

胆星　白附子泡　辰砂水飞，各一钱　麝香二钱，另研　天麻泡　防风　全蝎去尖　羌活各五钱　蛇含石煅四次，水飞，四两　金箔十三片，为衣

为末，大米糊，作成锭。每服半锭，薄荷汤下。

定喘紫金丹 此方专治喘嗽气急之症。

药有大毒，量情用之，可也。

淡豆豉一两　人言一钱

将豆豉浸四五日，已软，研烂，和人言为丸，绿豆大。每岁一丸，临卧，冷茶送下。

疏风化痰丸 治小儿风痰咳嗽，惊热及喘。

半夏一两，泡　南星二两，姜制　白附子一两　明矾五钱

上为末，大米糊为丸，黍米、滑石或辰砂为衣。

礞石滚痰丸 此方非独治痰有功，利积尤妙。但脾虚者勿用。

青礞石　大黄酒蒸，两半　黄连两半　沉香五钱

上为末，水丸，黍米大。每二三十丸，白汤下。

加味参苏饮 治寻常外感，并痧疹前后，悉用。

人参　紫苏　柴胡　陈皮　甘草　枳壳　前胡　白芷　半夏　桔梗　干葛　茯苓　青皮

加姜、葱，煎服。

本方用参，亦当量情。病者体虚、胃寒则用；余症去之。肺热因不利者，加黄芩。初起，发热，痘疹者，加升麻。痰盛者，加南星、竹沥。壮热者，加黄芩。风盛似欲发搐者，加防风、天麻。项背拘急，加独活。头痛，加川芎、细辛。鼻塞，加细辛、白芷。初嗽，加麻黄、杏仁。痰壅、热盛，加桑皮、葶苈。久嗽，加杏仁、五味、贝母。肺虚，唇白而嗽，不能接气者，加人参、阿胶、糯米。初时感冒、欲冷、取汗、发散者，加麻黄、苍术。春冬感冒风寒而甚者，倍加羌活。风寒已经发散，惟热不愈者，另用小柴胡汤；去本方。

豁痰汤 治感冒，或惊风痰盛者，用之。

南星　半夏　橘红　紫苏　黄芩　枳壳　前胡　桔梗　杏仁

加姜汁、竹沥，煎服。

风痰吐涎，加防风。食积痰，面黄，少

食，或多食即饥，皆胃热而化为痰，吐出黄色而稠黏者，加神曲、麦芽、山楂。热痰，是一向热而不已，肺受其热，则吐出成块者，加山栀子、天花粉。结痰，加瓜蒌仁。湿痰，加白术。寒痰，喘而嗽者，加麻黄、干姜。

款花汤 治痰嗽，久而不止者，如神。

款花 茯苓 杏仁 桑皮 五味 贝母 紫苏 乌梅各等分，蒸过，舂烂、取肉，研，和前药末，加干姜，共为末

蜜丸，姜汤煎服。

天麻五钱 山药二两 款花三两 阿胶五钱 粟壳二两，去蒂 乌梅肉三两 桑皮六钱 麻黄五钱 杏仁二两

如前丸服。

斑疹门总括歌

疹如麻子斑如锦，水痘如珠赤痘红，四症总因风与热，各分调理莫相同。

加减四味升麻汤 此升发之剂。但宜一二服，则当止。多用，则过表。

升麻 葛根 芍药 甘草 防风 桔梗 紫苏 苍术 陈皮 枳壳 柴胡 姜枣引。

水痘、赤痘，即此一服，不用加减。见疹，热不退，加玄参。呕吐，加藿香。泻甚者，去苍术、枳壳，加诃子、肉果。咳嗽有痰，加半夏、桑白皮、杏仁、五味子。泻痢后，内虚，加茯苓、白术。腹痛：加苍术。鼻衄，加茅花、生地；谵语，加黄芩。

伤寒斑疹不治歌

病人目陷口开张，身臭唇青命不长，更看人中反向上，爪甲青黑命将亡。口中冷气出无归，斑黑昏沉不透肌，发直毛焦兼喘急，汗如珠子定难医。

吐泻门总括歌

小儿吐泻何以分，伤食冷热风所因，肚

热脚冷不饮食，日晡潮热往来生。面黄腹痛馊酸吐，泻而不化兼臭腥，急须消导香棱剂，七香丸子效通灵。冷吐乳片不消化，多吐少出泻痢清，木香豆蔻还须服，五苓汤散服当经，夏月暑湿唇脸红，吐少出多泻发筒，心烦口渴小便赤，不须加减多神功。

七香丸 治吐，消积、温胃效。方见前。

香棱丸 消积、温脾。

川楝 茴香 蓬术各一两，炒 木香三棱 青皮各五钱 丁香一钱 枳壳一钱，面炒

上为末，醋糊丸，如绿豆大。每服一二十丸。

木香豆蔻丸 治吐、泻。

诃子四两，煨 干姜三两，煨 木香五钱 豆蔻五钱

上为末，面糊为丸如芡实大。夏月，减干姜，加白果、黄连。冬月，依本方。

加减五苓散 分理阴阳。

猪苓 泽泻 白术 茯苓 肉桂少许 姜、枣煎。

吐泻并作，加藿香、白术、苍术。寒吐、寒泻，则乳片不消，下利清白，腹疼，加煨干姜。腹痛，加煨芍药。热吐、热泻，则吐利黄水，泻下如筒，加炒黄连、芩。久泻，加诃子、肉果。久吐，加丁香。宿食不消，吐.、泻馊酸、腥臭，加楂子、神曲、麦芽、枳壳。伤食甚者，加槟榔、草果。小便不利，加滑石、木通。吐泻久而成虚渴，加人参、麦门冬、天花粉。脾胃受湿，倍加白术、半夏。饮食不进，加益智、大腹皮。虚胀，加莱菔子、大腹皮。胃口作痛，加草果、豆蔻、木香、山楂。胸膈饱闷，加枳实。饮食不消者，加枳实。生痰，去桂，加橘红。小便自利，去猪苓。夏伤暑，加黄连、白扁豆。小腹痛，加盐炒茱萸。胃气不足，加人参、炒黄米、煨芍药。

吐泻不治歌

唇红作泻肛如石，神脱口张浑不食，汗

流作喘腹常鸣，面色昏沉齿露黑。脉洪身热吐蛔虫，鱼口鸦声并气急，吐利不止常脱肛，吃下药物随时出，有药不投定归冥，良医一见须抛掷。

疟疾症歌

小儿疟疾多因食，邪正交攻寒热逼，截之太早反不良，初乃清脾饮消释，次进截疟不二饮，神功一服如金石。

清脾饮 消导宿滞，和顺阴阳。

青皮 苍术 厚朴 陈皮 甘草 茯苓 半夏 柴胡 黄芩 草果 枳壳 紫苏 川芎 香附

姜、枣煎服。

截疟不二饮

槟榔 草果 知母 贝母 陈皮 枳壳 苍术 半夏 柴胡 常山 乌梅

上用水、酒各半，姜三片，煎半盏，露一宿，明日五更，温服。

疟疾不治症歌

荏苒经旬疟不除，更加泻利闷如痴，蒸蒸作热浑身瘦，肚大青筋鼻似煤。饮食未尝洁口腹，囟门填陷项常垂，生痰喘急时加嗽，纵有良工不可医。

痢门总括歌

向因积久多成痢，湿热肥甘滞所为，或赤或黄或下白，要分气血属何之。从前导气汤先用，次后香连养脏施，噤口刮肠当介意，平调脏腑治须知。

导气汤 痢疾初起，先进此药，去其宿垢，然后调和脏腑。

槟榔 枳壳 黄连 甘草 芍药 厚朴 升麻 山楂 神曲

禀厚者，加大黄、芒硝。

上㕮咀，姜三片，水煎，温服。

香连丸

宣黄连二两，用吴茱萸二两同炒，去吴茱萸不用 木香三钱

上为末，神曲糊丸，如绿豆大。每服三十丸。

养脏汤 此药平调脏腑，去积，和中。

白术 厚朴 陈皮 茯苓 甘草 槟榔 枳壳 木香 黄连 川芎 芍药 莲肉 诃子

加姜、枣同煎。

赤痢，加地榆、当归。白痢，加干姜。赤白相兼，加当归、干姜。纯血，加生地、当归、地榆、黄芩。腹痛，加乳香、没药。久痢，加粟壳（蜜炙）。噤口，加石莲、糯米。干呕，加藿香。发热，加柴胡、知母。元气下陷，加人参、柴胡。胸膈不宽，加砂仁。作渴，加麦门冬、五味子、天花粉。里急后重，加枳壳、木香。小便不利，加滑石、猪苓、泽泻。

痢疾不治歌

粪门如筒脉洪数，发热不食兼作渴，泻下浑如烂鱼肠，豆汁屋水交相错。汗出如油啼不休，肚腹疼痛阴囊缩，或如痈脓鸡子臭，有药莫投修棺椁。

疳积门总括歌

心肺肝脾肾五疳，形容羸瘦发毛干，四肢枯细尿如乳，肚大筋青饮食贪。心疳口干时燥热，虚惊面赤更心烦，摇头揉目睛生膜，发直筋青热在肝。咳嗽气粗多喘急，肺家洒淅热仍寒，遍身疮疥形如鬼，足冷断宣把肾参。腹满气粗频泄利，脾虚偏爱土泥飱，潮热骨蒸多盗汗，劳疳羸瘦面黄颜。脊疳脊骨如刀锯，指背生疮可验看，脑热囟高疳在脑，干疳干渴大便难。热疳便涩身如火，泄利频频认作寒，齿痒多啼唇口紫，蛔虫盘结胃肠间。丁奚项小并胸陷，肉削尻高脐又翻，哺

露往来虚热甚，头开呕吐胃中关。无辜脑项因生核，不破须知治疗难，五疳消积肥儿剂，脱甲同投便见安。

五疳消积散

三棱 蓬术各一斤 神曲 麦芽 青皮 山楂 川楝 黑丑 槟榔各二两 陈皮一斤 莱菔子四两

上为末，面糊为丸，如绿豆大。每服二三十丸，米汤下。

肥儿丸

胡黄连 芦荟 麦芽 芜荑各二钱 使君子 宣黄连 木香 槟榔 肉果煨，去油，各五钱 神曲 白术 茯苓各一两 续加秦艽 地骨皮 龙胆草各一两 胃弱者，加人参五钱

上为末，醋糊、神曲为丸，芡实大。每服二十丸。

脱甲散

治骨蒸晡热，五疳羸瘦，夹惊夹食，伤风伤暑伤积，大小便闭塞，伤寒发热，口渴等症。

柴胡 当归 龙胆 白茯苓 人参 甘草 川芎 麻黄 知母 加连须葱白同煎

上十味，知母、当归，顺正阴阳；人参、甘草，和脾益胃；柴胡、川芎去寒邪；茯苓、胆草，止渴、生津；麻黄去节留根，功全表里。惊痫之候，用之立见效。

疳积不治歌

疳极丁奚哺露时，腹膨脐突面黄羸，吐虫泻臭头开解，鹤膝伶仃总莫医。

伤积总括歌

积因停滞在胸中，乳食虚惊气所钟，腹痛面黄晡作热，尪羸烦渴泻流通。饮食不化酸腥吐，复以滋煎两目红，急用香棱消积剂，莫教日久致头空。

香棱丸 消积丸 二方俱见前

加减流气饮 治胸膈痞塞，气不升降，喘急不安，积聚沉滞，发热，不思饮食，噫气、吞酸，或秘或利等症。

木香 枳实 蓬术 陈皮 青皮 槟榔 三棱 苍术 草果 大腹皮

大便闭，加大黄。身热，加柴胡。内热，加黄连。胃中作痛，加炒益智仁、草豆蔻。腹胀、小便不利，加桑皮、茶叶。呕吐，加藿香、半夏。伤冷积滞，加干姜、肉桂、砂仁。

脾胃门总括歌

脾属阴兮胃属阳，一身墙壁作中央，土生万物须和畅，一有亏兮杂病干。或吐或膨时泄泻，或烦或渴不加飧，常吞助胃温脾药，生冷休贪便见安。

助胃膏 专治脾胃不正，或吐或泻，饮食少进，面黄唇白，虚烦作渴之症。

木香 干姜 炙草各三钱 山药 莲肉去心 白术 茯苓各一两 肉果 诃子各四钱 神曲 麦芽各五钱 人参二钱 砂仁二钱 丁皮 白豆蔻各一钱

上为末，蜜丸，芡实大。

人参养胃汤

苍术 厚朴 陈皮 炙草 茯苓 半夏 芍药 人参 白术

加姜、黄米同煎。

呕吐，加藿香、木香。泻，加肉果、诃子。腹胀，加枳壳、大腹皮。不思饮食，加益智。

肿胀门总括歌

小儿肿胀脾家湿，脏腑气虚即或极，或因停积于胃中，或因疟痢虚而得。疳气痞块或血虚，饮食饥饱皆为积，医人审察盛与衰，分气补虚不可失。有积当与渐消之，固本正标方是的，阴囊无缝掌无纹，脐突如李面鳖黑，唇焦口燥脉不来，有药莫投徒用力。

分气饮 治四肢浮肿，气喘短急。

桔梗　茯苓　陈皮　桑皮　枳壳　大腹皮　草果　半夏　苏子　木通　木香

小便不利，加猪苓、泽泻。腹泻，加肉果。腹痛，加肉桂。胸膈不宽，加砂仁。

上，各加姜、枣、灯芯同煎。

补脾饮　治脾虚受湿，浮肿，及吐泻痢后，皆服之。

人参　白术　茯苓　厚朴　陈皮　甘草　木瓜　青皮　木香　干姜　砂仁　大腹皮

上咬咀，加姜、枣、灯芯同煎。

自汗盗汗大汗症歌

小儿盗汗不须医，额汗至胸亦阳虚，更有胸下当脐汗，此汗皆因脾胃虚。伤寒疟疾皆将愈，汗分四症分明起，蒸蒸振汗不战栗，若还战栗汗兼耳。

止汗散　治睡而自汗。

故蒲扇，火烧，存性，去火毒，研末。每服三钱，温酒下。

黄芪六一散

黄芪六钱　甘草一钱

上为细末，滚水下。

腹痛症歌

腹痛多缘乳食积，邪气正气相交击，挟寒挟热亦其因，面赤壮热知端的，面青肢冷是因寒，清热温凉积消息。

消积丸

丁香九粒　砂仁十二个　巴豆去油净

上为细末，面丸，如黍米大。每服二三丸，温水下。

四顺饮　治挟热腹痛。

赤芍药　当归　甘草　大黄各等分

欲利小便，用赤芍药。虚热，加甘草。下利，减大黄。胃风邪，加去节麻黄。中风、体强、直眼上视，加独活。

水煎，温服。

七气汤　治气道壅塞，攻冲作痛。

半夏五两，制　人参　辣桂各二两　甘草　陈皮　香附

加干姜、生姜三片，枣三枚，水煎服。

蛔虫痛歌

小儿腹痛是虫攻，多食肥甘故长虫，口涎吐沫兼清水，唇鼻人中黑气冲。

集效丸　治虫痛。

木香　鹤虱　槟榔　诃子煨　附子去皮脐　芜荑　干姜　大黄两半，炒　乌梅二钱半

上为末，炼蜜为丸，陈皮、醋汤下。

一方　用鸡子炒白蜡，陈酒糊丸，服。

一方　用楝根白皮，用二陈汤同煎服。

夜啼客忤惊歌

夜啼脏冷使之然，腹痛多啼作熬煎，心经烦热小便赤，脸红舌白热之根。客忤却缘神气嫩，外邪异物忤其前，惊啼口吐青黄沫，瘛疭如痴喘息牵。

火花膏　治壮热，夜啼，冷痛。

清油灯花七颗　涂乳上，令儿吮之。

碧霞散　治壮热、夜啼。

柏叶半斤　南星　僵蚕　全蝎　郁金　雄黄各一钱

上为末，每服一钱，薄荷、蜜水调。

蒸变症歌

小儿脏腑未全成，长养之时作变蒸，变则气升蒸则热，八蒸十变便成人。

益气散　治变蒸、气升。

木香　白术　人参　茯苓　防风　川芎

上咬咀，姜三片，艾二枚，水煎，温服。

惺惺散见痘症方　治变蒸，发热、咳嗽。

解颅总括歌

肾经主髓脑为海，头缝开时肾气亏，面

多眈色睛多白，长而少笑瘦而赢，须服地黄
丸补肾，柏子三辛救此危。

　　地黄丸见后方内

　　柏子仁散　治头颅不合。

　　防风二两　柏仁一两

　　上为末，乳汁调涂。

　　三辛散　治脑角大，囟不合。

　　细辛　桂心各半两　干姜一钱

　　上为末，乳汁调涂囟上，干时再涂，面
赤，是效。

囟陷症歌

　　小儿囟陷因何致，热渴引饮成泻痢，积
久因而气血虚，髓不能充有若是。

　　狗头骨散　治囟陷。

　　黄狗头骨，用火炙黄，为末，以鸡子清
调敷。

　　地黄丸方后见

囟填症歌

　　囟填之症囟门高，饥饱无常乳不调，或
寒或热乘脾胃，脏腑不和自汗浇，气则上充
填满起，囟肿如堆短发毛。

　　大连翘饮见前

　　柴胡散　治囟肿及伤寒表症。

　　石膏　黄芩　甘草　赤芍　葛根各二钱半
麻黄去节　柴胡半两

　　上咬咀，每服二钱，入生姜少许，葱
三寸。

赤游风症歌

　　赤瘤丹毒从何起，只因热毒客腠理，气
血相抟发皮肤，缘母过食煎炒取，烘衣未冷
与之穿，赤肿游行至遍体。

　　白玉散见后方

　　防风散

　　防风半两　朴硝　犀角　黄芩　黄芪

升麻各二钱半

　　上为末，竹叶汤下。

语迟症歌

　　小儿长大不能言，在母胎中惊怖然，邪
气乘心舌无力，故令迟语受熬煎。

　　菖蒲丸　治心气不足，舌本无力，迟语。

　　石菖蒲　丹参各一钱　赤石脂三钱　人参
去芦，半两　天门冬去心，二钱

　　上为末，蜜丸，麻子大。滚水、食后服。
或加黄连。

滞颐症歌

　　口为脾窍液津兮，涎流出口滞于颐，只
为脾虚无约制，温脾温胃世间稀。

　　温脾丹　治滞颐

　　半夏曲　丁香各一两　干姜　白术　青
皮　陈皮各半两　木香一两

　　上为末，糊丸，如黍米大。每岁十丸，
米汤下。

　　温胃散　治滞颐

　　半夏　人参去芦　甘草　干姜　肉豆蔻
白术各半两　丁香一钱

　　上为末，每服二钱，生姜煎水，食前服。

癞头疮症歌

　　小儿出生癞头疮，满头邋遢出浓浆，父
母胎前恣情欲，致儿生下受灾殃。

　　通圣散　大黄酒炒，共为末，以酒拌，
焙干，每服一钱，水煎服。以白炭烧红，淬
入水中，乘热洗之。

　　脱蜕散　洗净敷上。

　　胡荽子　伏龙肝　乌龙尾　黄连　白矾

　　上为末，以麻油调敷，湿则干渗。

　　一抹散

　　松皮烧存性，二两　黄丹水飞，一两　白矾
火枯，五钱　大黄三钱　轻粉四钱　白胶香水

飞，倾石上，一两

上为末，香油搽。

一扫丹 以水洗净后，敷药。

松香四两　麻油四两

上将青布捻成条，入松香于内，将麻油浸透，以器盛之，两头著火，滴油于器内，取搽效。

丹溪治一小儿，二岁，满头生疮。一日，疮忽自陷，遂患痰喘，知其为胎毒也。询其母，孕时，多食辛热之物，遂以人参、连翘、黄连、甘草、陈皮、川芎、芍药、木通浓煎，入竹沥。服之，数日而安。

重舌、木舌、弄舌

心窍出舌而主血，脾之经络出于舌，二经有热舌重生，弄舌单主脾家热，木舌肿如猪舌同，心脾积热无差迭。

蒲黄散 治重舌。

竹沥调蒲黄末，敷之。

黄柏丹 黄柏，不拘多少，用竹沥浸水，点之，效。

治木舌方

黄葵花研细，一两　黄丹五钱

上二味，为细末，点七次，无有不效。

独脑散 治舌肿满口。用梅花脑子点舌，即消。

泻黄散方见后　治弄舌，水煎服。

鹅口、口疮、重腭歌

白屑满口如鹅口，热盛心脾发口疮，胎毒熏蒸之所致，上腭悬痈著承浆，此名重腭因脾热，急宜刺破免生灾。

泻心汤方见前　用蜜水调服。

或用柏末敷，效。

或用白杨木，烧、沥、敷之。

调黄散 治白屑满口。

枯矾一钱　牙硝五钱　朱砂二钱

上为细末，每服一字。取鹅口涎调涂舌

上，先以手指缠乱发拭垢净，然后敷药，效。

鹅口方 用地鸡擂水，涂之，效（即砖下扁虫也）。或用飞丹掺之。

辰砂七保散 治舌上生疮，壮热，伤风等症。

麻黄去节　白术　当归　大黄　赤芍荆芥　前胡　生地　甘草各等分

上为末，用薄荷煎汤下。伤风发散，用生姜；惊，用辰砂。

牛黄散 治重腭。

玄精石一两　铅霜五钱　龙脑　朱砂　牛黄各二钱半

上为末，用针刺破出血，莫令入喉，盐水洗净，敷药。

龟胸龟背歌

肺经受热致龟胸，胸上高如龟脊同，胀满攻于胸膈上，母食辛温热乳冲，客风入脊成龟背，龟尿点脊有神功。

百合丹 治龟胸。

大黄　天门冬　杏仁去皮尖，另研　桑白皮　葶苈炒　百合　木通各等分

上为末。

泻白散见后

取龟尿法：以荷叶盛龟，用镜照之，尿自出。

行迟大法歌

小儿五百日当行，蒸变才周骨始全，二三五岁尤难走，肝肾虚而骨不坚，肾不扶肝筋力弱，五茄虎骨走天边。

五茄皮散

五茄皮散一加皮，二木瓜同牛膝宜，米饮更浸些小酒，食前调服治行迟。

虎骨丸

虎骨丸中虎骨汤，桂芩生地膝芎当，枣仁炼蜜丸吞下，子女行迟用此方。

脱肛症歌

肺气虚时脱出肛，小儿此症不须慌，泻痢久而气下坠，涩肠文蛤好推详。

脱肛方

用陈壁土、泡汤、熏、洗、效。

用五倍子，为细末，敷，而频托入，效。

用鳖头，烧，存性，香油调敷；或烧烟熏之。

涩肠散　治久痢，大肠脱出。

赤石脂　诃子去核　龙骨各等分

上末，腊茶少许，和药掺上，绢帛揉入。治痢，米汤调下。

遗尿症歌

小儿遗尿细推详，肾膀虚弱致其殃，清冷气虚无约制，故令不禁溺于床。

益智神苓散

益智生　白茯苓去皮　茯神去皮，各等分

上为末，空心、清米饮调下。

加味地黄丸

生地黄酒洗一两　白茯苓二两　山药一两　破故纸研炒　山茱萸肉二两　牡丹一两　泽泻一两　肉桂五钱　益智研　人参各一两

上为末，炼蜜为丸，如芡实大。盐汤送下。兼服肥儿丸，效。

小儿脱囊：阴囊肿大，坠下而不收也。亦有囊皮脱烂者。

木通　甘草　黄连　当归　黄芩

上等分，水煎，食前服。囊烂者，以野紫苏叶面青、背红者是。为末，香油调敷。皮脱、睾丸露者，外以青荷叶包之，敷药，自生皮。

小儿脐中汗出并痛，用枯凡干敷；或用柏末敷。

治泄泻不止，硫黄、滑石，共为末，米饮调下。

一方　治撮口，僵蚕，为细末，蜜调涂，妙。

奇方　治泄泻，胡椒为细末，姜汁调，敷脐妙。

奏效方

钱氏泻青丸　治目直大叫、项急、烦闷，肝实症也。

羌活　胆草　当归　栀子　防风去芦　川芎　大黄纸包煨

上为末，炼蜜为丸，鸡子大。每一丸，竹叶煎汤调下。

地黄丸　治咬牙，寒战，肝虚症也。

山茱萸　牡丹皮　山药　泽泻　熟地黄酒洗　白茯苓各四钱

上为末，蜜丸，梧桐子大。空心服五七丸，温水下。

泻心汤　治叫哭，发热，饮水而搐，心实症也。

黄连一两，去芦

上为末，每服一钱，温水下。

导赤散　治法同前

木通　甘草　生干地黄各等分

上为末，每服二钱，淡竹叶汤下。

粉红丸　治困卧，悸动不安，心虚症也。

朱砂一钱五分，研　天竺黄五钱　龙脑一钱，另研　牛胆南星四两　胭脂一钱

上为末，牛胆汁和丸，如弹子大，砂糖水温服。

泻黄散　治困睡，身热，弄舌，脾实症也。

山栀仁二两　石膏五钱　甘草六钱　防风七钱，去芦　藿香七钱

上为末，每服一钱，灯芯汤下。

异功散　治吐泻，生风，虚冷，不饮乳，脾虚症也。

人参　白术　白茯苓　甘草　陈皮

上为末，每服一钱，姜、枣煎汤下。

泻白散　治闷乱，喘促，或饮水，肺实症也。

桑白皮去皮，一两，炒　甘草半两，炒　地骨皮一两，焙

上为末，每服一钱，水一钟，粳米一合，煎至七分，空心服。

阿胶散　治嗽，喘，呴哮，昏沉，肺虚症也。

阿胶一两，面粉炒　甘草三钱　黍粘子一钱，炒　杏仁七个，去皮尖　糯米一两　马兜铃五钱

上为粗末，每服二钱，白水煎服。

益黄散　治脾虚，冷积，不能消食。

陈皮　青皮　诃子肉　甘草各五钱　丁香二钱

每服二钱，白水煎服。

六一散　治伤暑湿。降痰、助脾。

滑石六两　粉甘草一两

止汗，加黄芪三钱；一方，加辰砂。

上为细末，滚水汤下。

清凉散　治潮热，效。

银柴胡　胡黄连等分

上为末，灯芯汤下。丸亦可。

还魂丹　治急慢惊风。吹鼻。

二寸蜈蚣一个虾，四两白芷与天麻，再加二字黄花子，死在阴灵要返家。

青丸子　化痰。

青黛五钱　南星炒过，五钱　巴霜五分

红丸子　下痰。

朱砂一钱，水飞过　半夏姜制，五钱　巴霜五分

白丸子　吐痰。

白附子五钱，生用　寒水石硝煅，半两　巴霜五分

黄丸子　泻痰。

大黄煨过，五钱　郁金五钱　巴霜五分

化痰丹　治食积，痰气，疟、痢。又名化铁丹。

八梅十六豆，一豆三胡椒，青陈各半两，醋打面糊调。加上莱菔子，青木不相饶，小儿多食积，是铁化能消。

上为末，糊丸，如绿豆大。随宜用引。

千金丸　治小儿虫积，气，肚痛。

枣肉十个，去核　巴霜一钱　没药一钱　木香一钱　乳香一钱

上共碾成丸，绿豆大。五七丸，滚白汤送下。

平胃丹　治食不消，疳积，膨胀，鸭溏。

山楂肉一钱　神曲一钱　白术一钱　青皮二钱　甘草八分　白茯苓一钱　厚朴二钱　三棱一钱，酒炒　莪术一钱，酒炒　黄芩一钱，酒洗　香附一钱，童便炒　苍术一钱，米泔浸　陈皮一钱，去白

上为细末，糊丸，如弹子大。每服一丸，姜汤下。

降痰丸

防风六钱，去芦　茯苓五钱　轻粉一钱　朱砂钱半　青黛一钱　蝉退四十个，水洗　独活三钱　僵蚕三十个，炒　全蝎三十个，水洗　南星一钱　青礞石五钱，火煅。用焰硝在内，封固、火煅

上为细末，糊丸，如粟米大。一服三五丸，滚汤下。

牛黄镇惊丸　治惊风、急惊诸症。

天麻五钱　白术二钱　远志五钱　白附二钱　柴胡五钱　麝香一字　全蝎三十个，水洗　川芎五钱　代赭一两，醋煮　礞石火煅，五钱　麻黄五钱，去节　天竺黄四钱　沉香五分　独活一钱　朱砂五分　防风五钱　蝉退五钱　牛黄三钱　荆芥五钱　粉甘五钱　僵蚕五钱　犀角一钱　珍珠三分，腐煮　琥珀三分

上为末，糊丸，如梧桐子大，金箔为衣。随症用引，每一丸。

弭风丸　治急、慢惊风。

全蝎十四个，去毒　僵蚕二钱，去丝　白附二钱　天麻三钱　巴豆十四个，去油　朱砂二钱　防风三钱　牛黄一钱　金箔二十片，为衣　茯神　唇砂

上为末，米糊为丸，粟米大。一岁一丸，灯草汤下。

紫金锭

滑石二两，丹皮煮过　胆星二钱　山药二钱

蜈蚣一条，去头足　僵蚕五钱　全蝎二十个
白茯苓一两

上为末，用麻黄四两，甘草四两，熬膏
为丸，如芡实大。朱砂五钱，为衣，或用金
箔。急惊，薄荷、灯心汤下；慢惊，姜汤下。

八仙汤　家传秘方。不拘小儿百疾，皆
治。引经开后。

巴霜一钱　朱砂五分　郁金五分　乳香三
字　没药三字　沉香五分　木香四分　雄黄
六分

上为末，滴水为丸，如粟米大。每服二
三丸，随宜引。

惊痫发搐，金子汤下。潮热、变蒸，灯
芯汤下。

伤风、伤寒，姜汁汤下。痰涎、鮈鲐，
姜汁、竹沥汤下。食积、肚痛，山楂、麦芽
汤下。疟疾，灯芯、竹叶、麦芽汤下。痢疾、
泄泻，姜汁汤下。

散风醒脾丸　家传慢惊秘方。

蝉退炒　防风　全蝎炒　麝香　朱砂
天麻炒　白附各五钱　金箔五十片
上为末，饭为丸，如绿豆大，金箔为衣。
服一二十丸。

一七散

一片朱砂一片雪，七个僵蚕七个蝎。
不论急惊与慢惊，调时须用人生血。

豆蔻丸

胡黄连五钱　神曲五钱　麦芽五钱　槟榔
三钱　木香二钱　肉豆蔻面包煨　使君子肉各
一钱

上为末，醋糊、神曲为丸。每服二十丸，
米汤送下。

肥儿丸

胡黄连五钱　神曲五钱　麦芽五钱　槟榔
三钱　木香一钱　肉豆蔻面包煨　使君子肉各
三钱

上为末，神曲、陈米糊为丸。每服二十
丸，米汤下。

加减肥儿丸

蟾酥一个，酥炙　白术土炒　陈皮　槟榔

芜荑去壳　胡黄连酒炒　雷丸　干漆火煅烟
尽　黄连酒炒　使君子肉　枳实麸炒　木香
厚朴姜汁炒　芦荟各三钱

上为末，老米糊为丸，如绿豆大。滚汤
下。加减看儿大小。

益脾散　治泄泻。

苍白术　厚朴姜汁炒　人参　茯苓各一两
甘草三钱，炙　白芍　陈皮各一钱　砂仁二
钱　山药五钱　老米五合　莲子肉去心，五钱
上为细末，每服三五钱，滚水调下。

消积丸

木香二钱　山楂二两，去壳　麦芽二两，炒
川芎一两　干漆一两，火煅　厚朴一两，姜汁
炒　黄连一钱，姜汁炒　枳壳三钱，去穰炒
上为末，糊丸，如绿豆大。每服一二十
丸，白汤下。

内消丸　治四肢浮肿。

青皮五钱　巴豆七钱，去油　木香一钱
防己钱半　丁香十四个

上，以巴豆同青皮炒苍色，去豆不用，
入前药，同为末，饭丸，如黍大。男用陈皮
汤下，女用艾叶汤下。

连床散　治癞头疮及遍身，阴囊作痒，
抓出黄水，痛甚。

黄连去芦，五钱　蛇床去壳，二钱半　五倍
子一钱二分　轻粉二钱五分

上为末，先用荆芥、葱白煎汤洗，拭干，
用清油调敷。

六神丹　治潮热，风痰。

天花粉　石膏　白附子　滑石各三钱
朱砂　青黛各一钱

上为末，薄荷、灯心、茶汤下。

清金散　治鹅口疮、走马疳、锁口疳。

青黛五分　硼砂五分　黄柏　枯矾　雄黄
各五分　飞丹　冰片各一钱　铜绿三分
上为细末，井水调，敷口中。

白玉散　治赤游丹毒。

寒水石煅存性，水飞过，二两　朴硝二两
青黛三钱　甘草三钱　姜黄一两　当归一两
柏末二钱

上为末，用芭蕉根汁，加蜜调，以鹅翎扫上，干即再敷。

如金散 治疥癣。

寒水石火煅、水飞　无名异　铜青　飞丹　水银　轻粉　大枫子　苦参　柏末　枯矾　雄黄各等分

上为末，蜡烛油调搽。从腹上搽起。

无价散 治面上生疮，痦疮，耳疮。

烟岸　枯矾　柏末　飞丹各等分

上为末，用香油调搽。

导滞汤 治泻痢初起。

当归　黄芩　大黄　槟榔　白术　甘草　黄连　桂枝

白，加姜；赤，加甘草。胃弱，去大黄，加白术土炒。

上咬咀。姜三片，空心温服。

一方　治月蚀疮。

蔷薇根四钱　地榆皮二钱　轻粉三分

上为末，用盐汤洗净后，敷此药。

一方　治锻炼疮。

煅银罐子一个　轻粉五分

上为末，油调搽；湿则干掺。

一方　治走马疳。

鸡内金灯烧存性　黄柏　白矾　麝香

上为末，用米泔水搅，贴口中。

一方　治汤火疮。

用蛤蟆二十个，用木油或桐油，煎蟆取油搽，效。

一方　治夜啼。

用黑牛，生为末，水调，敷脐下。

一方　治口渴、潮热。

马前子一个　礞石一块，煅　白水磨，服。

一方　治潮热。

寒水石三钱　朱砂五分半　滑石一两　甘草六分

上为末，冷水调服。

一方　治肚痛。

用莱菔子煎汤服；或炒为末，抹乳上，令儿吮饮之。

一方　治舌上出血。

牙硝一钱　发余一分，敷在舌上，效。

古今医鉴

《古今医鉴》序

　　余备员台省，历事三朝，佐理庶政。以天下之民不无病于饥寒困穷颠连而无告者，思所以生养安全之，广圣天子好生之德，跻之仁寿之域焉。盖尝殚厥心矣。顷以衰病，乞休林下，蒙诏赐归，佩恩隆渥，罔所事事，日惟掩扉，检阅方书，以求所谓调摄之宜，戒忌之法，以延修龄，以求至眷。然篇章浩瀚，论议繁冗。欲文约而事详，辞简而义当者，艰弗能获。一日，金溪世医龚生持《古今医鉴》谒余曰：是书乃家君暨廷贤所编辑，欲付诸梓，幸得名言于弁首。余观之，见其说祖之岐黄，宗诸仓、越，下及刘、张、李历代名家。凡论辨之精详，脉方之神妙者，悉采而集之。先之以脉息，次之以病症，终之以治方。立为纪纲，列为十六卷。且游两畿，历诸省，循许昌而抵于扶。凡缙绅家珍藏秘录，靡不搜萃其精，逾廿载而书始就。是诚远稽先圣之遗言，以绍其正传；近取诸儒之确论，以示之成法。余前所谓文约而事详，辞简而义当者，舍是书其奚以也。以《医鉴》名，信哉不诬。龚生不自私而与天下后世共之，则夫业医者得而宗之，将可以考古证今，察脉治病。如执鉴以照物，以起天下之昏札。天下之民皆为太平考终之人，功岂浅浅哉！抑尝闻诸古曰：上医医国，其次医人。又曰：达则为良相，不达则为良医。龚生以是道举而措之天下，咸跻于仁寿之域。圣天子好生之德广矣，又何间于穷与达、次与上哉？遂书之以著其用心之仁。龚生名廷贤，字子才，别号云林，江西金溪人氏。其父西园，讳信，字瑞之。父子并以医大行于世。

扶沟三川刘自强撰

叙古今医鉴弁首

余幼业儒，读张子西铭：天下疲癃残疾，皆吾兄弟。韩子原道：为之医药，以济其夭死。深叹二公之言，民胞物与之心也。然膺厥任，惟宰相上佐天子，调燮阴阳，节宣元气，庶足起疲癃而寿国脉。余诵之，直欲于身亲见之。殊庸劣鲁钝，为时所厄，会家君医学去葛来燕豫，响应中原，医之正传，已有所得。余因省焉，遂弃儒就学，绍岐黄仓越之心传，阐刘张朱李之秘诀，于当时云游高士有裨医教者，尤竭诚晋谒，与之上下其议论。远宗先哲，近取名公，殚精竭神，磨光刮垢，与家君相为渊源，盖有年矣。每视疾则先诊以脉息，次察其病原。而攻治之法，方药之制，又酌其脉病而投之。执是以往，影响不殊。既而以脉病治方，分门别类，以古今之确论为枢要，间亦窃附己意，参互考订，遗者补之，略者详之，纂辑成帙。医有十三科，此其粗备，厘为八卷，名以《古今医鉴》。夫医，意也。何取于鉴？鉴惟空而后无遗照，医必明而后无遗疾。是书上考诸古，古之明验者取之。下质诸今，今之明验者取之。虽隐伏沉痼，罔不洞察，与鉴之照物，妍媸不爽，有相类者，此之谓医鉴。此余命名意也。稿甫成，不敢自秘，爰付诸梓，以公诸天下后世，俾医有小补，病有救援。视医国良相，故小大不同，而疲癃可起，夭死可苏，亦宛乎张、韩二公之用心。余不佞，言之无文，聊述成书之概于篇端，其订讹正误，尚有俟于后之君子。

时万历己丑仲冬之吉金溪后学龚廷贤书于恒我斋

《古今医鉴》序

夫鉴以照物，妍媸见焉，其形可执也。医，意也，宜不执于形。而谓之医鉴者何？以意为医，而以其精蕴形之记载，俾观者因形会意，诸所疾症脉方，于焉悉达，亦如鉴之照物，妍媸毕见焉。古谓医为鉴也。鉴，一也；医犹夫鉴，亦一也。而谓之《古今医鉴》者何？鉴有古今，医仿诸家要诀，以为卷帙，亦有古今，故不徒曰医鉴，而必以古今冠也。拟医于鉴，其察症照物，诚均毫发不爽也。而为之序者何？医鉴既成，将梓而行世，是不容无序也。其鉴此古今医者何？金溪云林龚子也。龚子少为儒，已以单子弃去，惟雅好医病，世俗末学执偏见而源本昧也。乃只其父西园君意，取黄帝《素问》《灵枢》读之，刻意研精，辄识真要。凡运气之标本，阴阳之升降变化，生死之由兆，既分焉晰矣。复发为论著，以释群疑，而医遂褒然名吴楚间。乃龚子以名吴楚为未足，由是游大梁，历许昌，遂北如燕而售其术于公孙之前。如大学士中玄高公，大司寇三川刘公，咸雅重龚子，授之衔以示褒嘉。而龚子之名，复盛称于燕、于梁许无休已时。久之，并集周汉和、缓、淳于，下至金元刘、张、本朝朱、戴辈诸方奇验者，深括成帙，名曰《古今医鉴》。以古今医术尽于此，如悬鉴故也。先之论说以阐其理，既之门类以悉其端，终之旁行以广其见。厘为八卷，要诀悉备，按法取用，厥验如神，盖真不刊。书云：凡医家者流，究论说则其理明，观门类则其端显，窥旁引则其见周，文简意博，一览无遗。辟如既型之鉴，粉之玄锡，摩之白荫，而其体明也。譬玉荣石精，尘垢莫蚀，而鬒眉鬓毛，可得而察也。故谓医为鉴可也，谓古今之医为古今之鉴亦可也，而岂形迹之足拘哉。嗟龚子之心之仁，成是书而公于天下，又有大过人者。昔者长桑君以禁方传越人，而戒以无泄，徒为越人传，不欲为天下公，狭小之见，是反鉴索照者类也，而非所以语龚子也。庄子曰：至人之用心也着镜，不将不迎，应而不藏。殆龚子公是书之谓乎？其父西园君，负才玄览，为世儒医，嘉靖末受先少保公异知，尝欲修此书，而其子云林竟成之。盖世医云：余以知西园，故因知其子。于其请也，遂为之序。

鄢陵水山刘巡书

王宇泰先生订补古今医鉴发明凡例

一、医家门路，须要指下明，而后病源悉；药性熟，而后证治投。是书脉诀、病机、药性、运气，掇拾其词简义当者，置之前列，正以启后学之进趋云。

一、脉诀，诸儒论载详明，兹采其切要者录之。凡诊得某脉，当得某病，脉之生克，病之轻重，一指掌即见。学者须得手应心，神而明之，斯为善学。

一、病发根于脏腑，至为难识，必先知某经亏损，而后知病在某经，必调理某经而后某经病愈。是书凡内伤外感之类，条分缕析，论究详明，使后学知所自来，则攻治投剂，方能箭中鸿鹄。

一、治病必先识虚实寒热，苟补泻温凉不得其宜，则将如枘凿不入。兹以经年历试治法，详附于各病之下，或补或泻，或温或凉之间，自有斟酌，执此以治，自然病根悉拔。

一、方有古方，有今方，古方皆历代医师所制。予试其百发百中者始纂之，其未试者，虽工不录。此盖人所共知，故不以姓氏再赘。今方皆太医院传自秘阁，及诸缙绅家藏，当代名医与愚父子所制得效者，于各方下每系以姓号官衔，示不忘本也。又有所谓秘方者，乃上方异人所授，不能悉纪其名，惟著以秘方二字。潜心经二十载，就正阅千万人，罄南北之奇良，括古今之秘验，方药之制，有自来矣。

一、制方有全虚全实者，有半虚半实者，有中正和平者，有攻击杀伐者，有全表全里者，有半表半里者，各明注方下，使后学知合宜之用。

一、针灸之法，虽有劫病之功，但取其素所试验者，附于治末，以济方药之所不及，其未奏效者，姑阙之。

一、妇人科、小儿科、外科、眼科之类，各有专门，余皆就门，采其成法，更以己意试之，姑从其说，盖非泛然所得者。

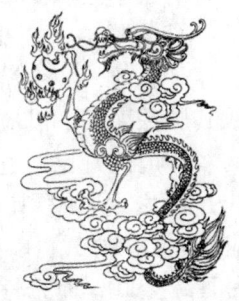

古今医鉴　卷一

脉　诀

脉学大要

凡诊脉之法，先要定得三部，位分明白；又要晓得十二经络、五脏六腑，及五脏配合、五行四时生克之理；又要知得脉之息数，分别浮、沉、迟、数、滑、涩，及诸脉阴阳主病之原也。何谓三部？谓人两手俱有寸、关、尺也。凡诊脉，先以中指揣摩掌后，有小高骨，就是关脉。然后下前后二指，关前至鱼际，得同身之一寸，故名为寸口，为阳；关后至尺泽，得同身之一尺，故名为尺部，为阴。又寸脉六分，关脉六分，其上三分，入于寸内，是阳得寸内九分，阳数九也；尺内七分，关下三分，入于尺内，是阴得尺内一寸，阴数十也。终始一寸九分此也。又长人脉长，当疏排指；短人脉短，当密排指。人瘦小，则轻取之；人肥大，则重取之。性急人脉急，性缓人脉缓。又有反关脉，在三部之后或臂侧。若过寸口上鱼际者，名曰鱼际脉。有左大右小者，有左小右大者，有贵人两手清微而无脉者，有两手俱洪大者，须用心诊视。凡诊脉，先须调平自己气息，男左女右，初轻按消息之，次中按消息之，再重按消息之。推而上消息之，上即关之前也；推而下消息之，下即关之后也；推而内消息之，内即脏之脉也；推而外消息之，外即腑之脉也。然后自寸、关、尺，逐步寻究。一呼一吸之间，要以脉行四至为率。闰以太息

脉五至，是为平脉也。其有太过不及，则为病脉也：凡人十二经动脉，循环一昼夜五十周，朝于寸口，会于平旦。《内经》凡诊平人之脉，常以平旦。至诊病脉，则不以昼夜拘也。《难经》独取寸口者，即手太阴之经也。上古诊法有三：其一，各于十二经动脉见处，分为三部，天、地、人以候各脏腑；其二，寸口、人迎参之，以验引绳四时之大小以决病；其三，独取寸口，以内外分脏腑，以高下定身形，斯叔和所取以为寸口脏腑之位也。

何谓五脏六腑？盖五脏者，心、肝、脾、肺、肾也；六腑者，胆、胃、大肠、小肠、膀胱、三焦也。左手关前一分为人迎，右手关前一分为气口。左手寸口，心与小肠之脉所出，君火也；左手关部，肝与胆之脉所出，风木也；左手尺部，肾与膀胱之脉所出，寒水也。右手寸口，肺与大肠之脉所出，燥金也；右手关部，脾与胃之脉所出，湿土也；右手尺部，命门与三焦之脉所出，相火也。盖五脏者，藏精气而不泻，满而不能实；六腑者，传化物而不藏，实而不能满。故脉始于中焦，饮食入口，藏胃，精微之化，注于手太阴肺、手阳明大肠、足阳明胃、足太阴脾、手少阴心、手太阳小肠、足太阳膀胱、足少阴肾、手厥阴心胞、手少阳三焦、足少阳胆、足厥阴肝，复还注于手太阴肺，循环灌溉，朝于寸口、人迎，以处百病而决死生也。

然以对待之位言之，则左寸火克右寸金，左关木克右关土，左尺水克右尺火。左刚右

柔，有夫妇之别也。然左手属阳，右手属阴。左寸君火以尊而在上，右尺相火以卑而在下，有君臣之道也。又以循环之序言之，盖以右寸金生左尺水，水又生左关木，木又生左寸火，火复通右尺相火，相火又生右关土，土又生右寸金，而金复生水，此五行更相生养，循环无端，有子母之亲也。盖子能令母实，母能令子虚是也。治法云：虚则补其母，实则泻其子。如水生木，是水为母，木为子；木复生火，是木受窃气，故水怒而克火。所谓子逢窃气，母乃力争。火又生土，是火为母，土为子，土见火被水克，故怒而克水。所谓母被鬼伤，子来力救。假如肝木有余，是肺金不足，金不能克木，故木无所畏，其气有余，反薄激肺金而乘其脾土也。故曰薄所不胜而乘所胜也。此五脏之气，内相淫并为疾也。又如肝木气少不及，则不能以制土。土无所畏，而遂妄行，乃凌其肾水矣，故曰所胜妄行，而所生者受病也。肝木之气不平，则肺金之气自薄，故曰所不胜薄之也。盖木气不平，土金交薄，相迫为疾，故曰气追也。相生、相克、相胜，展转无穷，举一以例其余也。

何谓五脏配合五行、四时、五音？盖五行者，金、木、水、火、土也。四时者，春、夏、秋、冬也。五音者，宫、商、角、徵、羽也。肝主筋，其华在爪，其藏魂，其声呼，其液泣，应角音，调而直，属木，应乎春令，其色青，其味酸。心主血脉，其荣在色，其藏神，其养血，其候音，其声言，其腋汗，应徵音，和而长，属火，应乎夏令，其色赤，其味苦。肺主皮毛，其华在毛，其充在皮，其藏魄，其声哭，其液涕，应商音，轻而劲，属金，应乎秋令，其色白，其味辛。肾主骨，其华在发，其充在骨，其藏精与志，其候耳，其声呻，其液唾，应羽音，沉而深，属水，应乎冬令，其色黑，其味咸。脾主肌肉，其华在唇四白，其充在肌，其藏意与志，其声歌，其液涎，应宫音，大而和，属土，应乎四季月，其色黄，其味甘。是五脏配合五行、四时、五音也。何谓四季之脉？谓春弦、夏钩、秋毛、冬石。然春脉弦者，谓正月寅，二月卯，木旺，春日脉浮，如鱼游在波，虽出犹未全浮，故其脉弦而长，以应东方肝木之气也。夏脉钩者，谓四月巳，五月午，火上炎，夏日在肤，阳气太盛，故其脉来有力，浮大而散，以应南方心火之气也。秋脉毛者，谓七月申，八月酉，金旺，而金性轻浮，秋日下肤，随阳气渐降，将欲藏去，故其脉来浮涩而短，以应西方肺金之气也。冬脉石者，谓十月亥，十一月子，水旺而水性下流，冬日在骨，阳气伏藏，故其脉沉濡软滑，以应北方肾水之气也。辰戌丑未四季月，脉迟缓者，谓土性厚重，其脉来和缓而大，以应中央脾土之气也。四时之脉，虽有弦、钩、毛、石之分，然春三月，六部中俱带弦；夏三月，俱带洪；秋三月，俱带浮；冬三月，俱带沉。六部内按之，又兼和缓为有胃气，此无病之脉也。若乃见弦、钩、毛、石而无和缓，此是真脏之脉，人不病而死也。大抵脉者，气血之先也，气血盛则脉盛，气血衰则脉衰，气血热则脉数，气血寒则脉迟，气血壮则脉大，气血微则脉小，气血和则脉平。试以脉之大纲言之，初持脉，轻手候之，脉见于皮肤之间者，阳也，腑也，心脉之应也。盖心肺在上，故其脉皆浮，若浮小而散者，心也；浮涩而短者，肺也。重手按之，脉附于肌肉之下者，阴也，脏也，肝肾之应也。盖肝肾在下，故其脉皆沉，若弦而长者，肝也；沉而软滑者，肾也。不轻不重，中而取之，脉应于肌肉之间，阴阳相适，中和之应，脾胃之候也。盖脾居中州，故脉缓而大。此五脏不病之平脉也。诊视者必熟知平脉，然后可以辨病脉也。若短小而见于皮肤之间者，阴乘阳；洪大而见于肌肉之下者，阳乘阴也。寸尺皆然。

又以脉之十二经细分之，脉有浮沉，诊有轻重也。左寸先以轻手得之，是小肠属表；后以重手如六菽之重得之，是心属里。心在肺下，主血脉。心脉循血脉而行，按至血脉而得为浮；稍加力，脉道粗大为大；又稍加力，脉道润软而散，此乃浮大而散，不病之脉也。若出于血脉之上，见于皮肤之间，是其浮也；入于血脉之下，见于筋骨之分，是其沉也。左关先以轻手得之，是胆属表；后以重手如十二菽之重取之，是肝属里。肝在脾下，主筋。肝脉循筋而行，按至筋平，脉道如筝弦者为弦；次稍加力，脉道迢迢为长，此弦长，不病之脉也。若出于筋上，见于皮肤血脉之间，是其浮也；入于筋下，见于骨上，是其沉也。左尺先以轻手得之，是膀胱属表；后以重手取之，度加十五菽之重而得之，是肾属里。肾在肝下，主骨。肾脉循骨而行，按至骨上得之为沉；又重手按之，脉道无力者为濡；举指来疾流利者为滑，此乃沉濡而滑，不病之脉也。若出于骨上，见于皮肤血脉筋肉之间，是其浮也；入而至骨，是其沉也。右寸先以轻手得之，是大肠属表；后以重手取之，如三菽之重得之，是肺属里。肺居最高，主皮毛。肺脉循皮毛而行，按至皮毛而得者为浮；稍加力，脉道不利为涩；又稍加力，脉道缩入关中，上半指不动，下半指微动者为短，此浮涩而短，不病之脉也。若出于皮毛之上，见于皮肤之表，是其浮也；入于血脉筋肉之分，是其沉也。右关先以轻手得之，是胃属表；后以重手取之，如九菽之重得之，是脾属里。脾在心下，主肌肉。脾脉循肌肉而行，按至肌肉，脉道如微风轻扬柳梢之状为缓；又稍加力，脉道敦实者为大，此为缓大，不病之脉也。若出于肌肉之上，见于皮毛之间者，是其浮也；入于肌肉之下，见于筋骨之分者，是其沉也。右尺先以轻手得之，是三焦为表；后以重手得之，是命门属里，为相火，气与肾通也。

又有三部九候之诀。三部者，寸、关、尺也；九候者，浮、中、沉也。凡三部，每部各有浮、中、沉三候，三而三之，为九候也。浮主皮肤，候表及腑；中主肌肉，以候胃气；沉主筋骨，候里及脏也。寸为阳，为上部，法天，为心肺，以应上焦，主心胸以上至头之有疾也。关为阴，阳之中，为中部，法人，为肝脾，以应中焦，主膈以下至脐之有疾也。尺为阴，为下部，法地，为肾命，以应下焦，主脐以下至足之有疾也。此三部诊候之大法也。

又脉有上下、来去、至止，此六字不明，则阴阳虚实不别也。上者、来者、至者为阳。下者、去者、止者为阴。上者，自尺部上于寸口，阳生于阴也。下者，自寸口下于尺部，阴生于阳也。来者，自骨肉之分，而出于皮肤之际，气之升也。去者，自皮肤之际，而还于骨肉之分，气之降也。应曰至，息曰止也。

何谓生克之理？谓五行有相克、相生也。相生者，谓金生水、水生木、木生火、火生土、土生金是也。相克者，谓金克木、木克土、土克水、水克火、火克金是也。凡脉遇相生者吉，相克者凶，何也？盖心若见沉细，肝见短涩，肾见迟缓，肺见洪大，脾见弦长，皆遇克也，为鬼贼相侵，危证也。又心若见缓，肝见洪，肺见沉之类，是子扶养于母，遇我之脉生也，虽病易瘥。至而肾病传肝，肝病传心之类，此母来抑子，病虽不死，亦延绵日久矣。又我克者为妻，假如春属木，脉见脾土，是夫得妻脉也。妻来乘夫，虽非正克，然春中独见脾脉，土乘木衰，土乘之，则生金来克木耳。若肝脉弦缓，而本体尚存，脾土虽乘之，为微邪，不足虑也；若本脉全无，而独见脾缓之脉，为害必矣。《脉赋》云：假令春得肺脉为鬼，得心脉则为肝儿，肾为其母，脾则为妻。故春得脾而莫疗，冬见心而不治，夏得肺而难瘥，秋得肝亦何疑。此即四时休旺，以例生克之义。然人脉之息数，出气为呼，入气为吸。一呼一吸，为之一息。一息之间，脉来四至或五至，为平和，不大不小，和缓舒畅，此无病之脉也。至于三迟二败，冷而危也；六数七极，热之甚也；八脱九死，极于十一二至，与夫奄奄两息一至，则又散而为变也。如六数七极，热也，脉中有力，为有神矣，当泄其热。三迟二败，寒也，脉中有力，为有神矣，当去其寒。若数极迟败中，不复有力，为无神也，将何所恃耶？可与之决死期矣。

然脉理大要，元人又谓不出于浮、沉、迟、数、滑、涩六脉也。浮脉轻手取之；沉脉重手取之；迟、数之脉，以已之呼吸而取之；滑、涩之脉，则又察乎往来之形也。浮者，阳也，脉在肉上行也，轻手乃得。而芤、洪、散、大、长、濡、弦，皆轻手而得之类也。沉者，阴也，脉在肉下行也，重手乃得。而伏、石、短、细、牢、实，皆重手而得之类也。迟者，脉不急也，一息二三至。而濡、缓皆迟之类也。数者，脉来速也，一息六七至。而疾、促皆数之类也。至于滑、涩之脉，则以往来察其形状也。浮为阳，在表，为风、为虚；沉为阴，在里，为湿、为实；数则在腑，为热、为阳、为燥；迟则在脏，为寒、为冷、为阴；滑为血多气少；涩为气多血少；滑为血有余；涩为气独滞。是浮、沉、迟、数、滑、涩六脉，此诊家之要法也。

男子左手脉常大于右手者为顺，女子右手脉常大于左手者，为顺。男脉在关上，女脉在关下。男子尺脉常弱，寸脉常盛；女子尺脉常盛，寸脉常弱，是其常也。反者，男得女脉为不足，女得男脉为太过。是以男子不可久泻，女子不可久吐。上部有脉，下部无脉，其人当吐，不吐不死；上部无脉，下部有脉，病虽重，不死，何也？盖人有尺脉，谓有元气，犹树之有根也。凡人左手属阳，右手属阴；又关前属阳，关后属阴。汗多亡阳，下多亡阴。诸阴为寒，诸阳为热。

至于疾病为证，又有阴阳表里之辨。盖六淫之邪，袭于经络，而未入于胃腑，如左手人迎脉紧盛，大于气口一倍，为外感风寒，皆属于表，为阳也，腑也。七情之气，郁于心腹之内，不能越散。饮食五味之伤，留于肠胃之间，不能通泄。如右手气口脉大人迎一倍，脉紧盛，为内伤饮食，皆属于里，为阴也，脏也。若人迎、气口俱紧盛，此为夹食伤寒，为内伤外感俱见也。又阳经取决于人迎，阴经取决于气口。左脉不和，为病在表，为阳，主四肢。右脉不和，为病在里，为阴，主腹脏。

至于诸脉，又有表里阴阳主病之异，何也？盖谓脉有七表、八里、九道，凡二十四种是也。自六朝以前，诊视固无此说，然此起于高阳生之议论，义虽未得其统要，然智者缘此而进，亦足以察病之原委焉。七表者何？谓浮、芤、滑、实、弦、紧、洪也。歌曰：浮按不足举有余，芤脉中空两畔居，滑体如珠中有力，实形偪偪与长俱，弦如始按弓弦状，紧若牵绳转索初，洪举按之皆极大，此名七表不同途。其见于病曰：浮为中风芤失血，滑吐实下分明别，弦为拘急紧为疼，洪大从来偏主热。八里者何？微、沉、缓、涩、迟、伏、濡、弱也。歌曰：微来如有又如无，沉举全无按有余，迟缓息间三度至，濡来散止细仍虚，伏须切骨沉相类，弱脉沉微指下图，涩脉如刀轻刮竹，分明入里坦如途。其见于病曰：迟寒缓结微为痞，涩因血少沉气滞，伏为积聚濡不足，弱则筋痿少精气。九道者何？长、短、促、结、虚、细、代、牢、动也。歌曰：长脉流利通三部，短脉本部不及些，虚脉迟大无力软，促脉来数急促欤，结脉时止而迟缓，代脉不还真可吁，牢脉如弦沉更实，动脉鼓动无定居，细脉虽有但如线，九道之形乃自殊。其见于病曰：长为阳毒三焦热，短气壅郁未得倡，促阳气拘时兼滞，虚为血少热生惊，代主气耗细气少，牢气满急时主疼，结主积气闷兼痛，动是虚劳血痢崩。然七表属阳，八里属阴，九道有阴有阳，各随寸、关、尺及脏腑诊之。若在寸口，膈以上病。在关中，胃以下病。在尺内，脐以下病。大抵元气之来，力和而缓。邪气之至，力强而峻。凡尺脉上不至关为阴绝，寸脉下不至关为阳绝。阴阳相绝，人何以依，脉之大概，如斯而已。

脉体捷法

浮脉：按之不足，轻举有余，满指浮上曰浮。为风虚运动之候，为病在表，为风应人迎，为气应气口，为热，为痛，为呕，为胀，为痞，为喘，为满不食。浮大为伤风鼻塞，浮滑疾为宿食，浮大长为风弦癫疾，浮细而滑为伤饮。

芤脉：浮大而软，按之中空旁实，如按葱叶，中心空虚曰芤。为失血之候。大抵气有余，血不足，血不能充气，故虚而大，若芤之状。

滑脉：往来流利，应指圆滑如珠曰滑。为血实气壅之候。盖不胜于气也。为呕吐、为痰逆、为宿食、为经闭。滑而不断绝者，经不闭；其有断绝者，经闭也。上为吐逆，下为气结。滑数为热结。

实脉：浮、中、沉三字皆有力曰实。为三焦气满之候。为热，为呕，为痛，为气塞，为气聚，为食积，为利，为伏阳在内。

弦脉：端直以长，如弦隐指曰弦。为气血收敛不舒之候。为阳中伏阴，或经络间为寒所滞，为痛，为饮，为疟，为疝，为拘急，为寒热，为血虚盗汗，为寒凝气结，为冷痹，为劳倦。弦数为劳疟，弦紧为恶寒，双弦胁痛，弦长为积，随左右上下。

紧脉：举按急数，指下如牵绳转索之状，曰紧。为邪风激搏伏于荣卫之间。为寒，为痛。浮紧为伤寒身痛，沉紧为腹中有寒，为风痫；紧数为寒热。

洪脉：极大，在指下，来大去长而满指曰洪。为荣卫大热血气燔灼之候，为表里皆热，为烦，为满，为咽干，为大小便不通。洪实为癫；洪紧为痈疽喘急，亦为胀满不食。

微脉：极细而软，无浮沉之别曰微。为血气俱虚之候。为虚弱，为呕，为泄，为虚汗，为拘急，为崩漏败血不止。微弱为少气，浮而微者为阳不足，主脏寒下痢。

沉脉：轻手不见，重手乃得曰沉。为阴逆阳郁之候。为气，为水，为寒，为喘，为停饮，为癥瘕，为胁胀，为厥逆，为洞泄。沉细为少气，臂不能举；沉迟为痼冷；沉滑为宿食；沉伏为霍乱。沉而数主内热，沉而迟主内寒，沉而弦主心腹冷痛。

缓脉：举按大而慢，一息四至曰缓。为风，为虚，为痹，为弱，为疼。在上为项强，在下为脚弱。浮缓、沉缓血气弱。

涩脉：按之则散而复来，举之则细而不足曰涩。为气多血少之候。为血痹，为亡汗，为伤精。女人有孕为胎漏，无孕为败血病。

迟脉：呼吸之间脉仅三至，随浮沉而见曰迟。为阴盛阳虚之候。为寒，为痛。浮而迟，表有寒；沉而迟，里有寒。居寸为气不足，居尺为血不足。气寒则缩，血寒则凝。

伏脉：轻手取之绝然不见，重手取之亦不得，必按至于骨乃见曰伏。为阴阳潜伏、关格闭塞之候。为积聚，为疝瘕，为霍乱，为溏泄，为停食，为水气，为荣卫气闭而厥逆。关前得之为阳伏，关后得之为阴伏。

濡脉：极软而浮细，轻手乃得，不任寻按曰濡。为血气俱不足之候。为虚，为痹，为少气，为无血，为自汗，为下冷。

弱脉：极软而沉细，按之欲绝指下曰弱。由精气不足，故脉痿弱而不振也。为元气虚损，为痿弱不用，为痼冷，为哄热，为泄精，为虚汗。

长脉：按之则洪大而长，出于本位曰长。气血俱有余也。为阳毒内蕴，三焦烦郁，为壮热。若伤寒得长脉，欲汗出而自解也。

短脉：两头无，中间有，不及本位曰短。为气不足，以前导其血也。为阴中伏阳，为三焦气壅，为宿食不消。

虚脉：按之不足，迟大而软，轻举指下豁然而空曰虚。为气血两虚之候。为暑，为烦满多汗，为恍惚多惊，为小儿惊风。

促脉：按之来去数，时一止复来曰促。阳独盛而阴不能相和也，或怒逆上，亦令脉促。为气拥，为狂闷，为瘀血发狂。又为气、血、饮、食、痰。盖先以气热脉数，而五者或一有流滞乎其间，则因之而为促。

结脉：按之往来迟缓，时一止复来曰结。阴独盛而阳不能相入也。为癥结，为七情所郁。浮结为寒邪滞经，沉结为积气在内。又为气、血、饮、食、痰。盖先以气寒脉缓，而五者或一有流滞于其间，则因之而为结。故张仲景谓结、促皆病脉，然渐加即死，渐退即生。

代脉：动而中止，不能自还，因而复动，由是复止，寻之良久，乃复强起曰代。主形容羸瘦，口不能言。若不因病而人羸瘦，其脉代止，是一脏无气，他脏代之，真危亡之兆也。若因病而气血骤损，以致元气不续，或风家、痛家，脉见代止，只为病脉。故伤寒家亦有心悸而脉代者，心腹痛亦有结涩止代不匀者。盖凡痛之脉，不可准也。又妊娠亦有脉代，此必二月胎也。

牢脉：沉而有力，动而不移曰牢。为里实表虚，胸中气促为劳伤瘵极，大抵近乎无胃气，故诸家皆以为危殆。亦有骨间疼痛，气居于表。

动脉：状如豆大，厥厥动摇，寻之有，举之无，不往不来，不离其处，多于关部见之。为痛，为惊，为虚劳体痛，为崩、为泄利。阳动则汗出，阴动则发热。

细脉：按之则萦萦如蛛丝，如欲绝，举之如无而似有，且微曰细。盖血冷气虚，不足以充故也。为元气不足，乏力无精，内外俱冷，痿弱洞泄，忧劳过度。为伤湿，为积，为病，在内及在下。

数脉：一息六至，过平脉两至曰数。为烦满。上为头疼上热；中为脾热口臭，胃翻呕逆。左关为肝热目赤，右尺为小便赤黄，大便闭涩。浮数，表有热；沉数，里有热。

散脉：举之则似浮而散大无力，按之则满指散而聚，来去不明，漫无根底，为气血耗散，脏腑气绝，在病脉主阳虚不敛，又主心气不足。

诸脉相类

微与濡、弱相类。极软而浮细曰濡；极软而沉细曰弱；极细而软，无浮沉之别者，微脉也。微与涩、结何以别？细而短，又迟于微，来往蹇滞曰涩；细而稍大，常有曰细；

细稍长，似有似无曰微。

缓与迟二脉相类。缓脉大而慢，迟脉细而衰。缓者卫有余而营不足，迟者阴气盛而阳气衰。二诊不同，迟脉一息三至，缓脉一息四至是也。

止 脉

诸脉有止者，涩、促、结、代也。脉细而迟往来难，时一止者为涩；脉来数，时一止者为促；脉来缓，时一止者为结。

分人迎气口脉诀

《脉赞》曰：关前一分，人命之主。左为人迎，右为气口。神门决断，在两关后。故曰人迎紧盛则伤于寒，气口紧盛则伤于食，此人迎、气口所以有内伤、外感之辨也。

左为人迎，以候天之六气，风、寒、暑、湿、燥、火之外感者也。人迎浮盛则伤风，紧盛则伤寒，虚弱则伤暑，沉细则伤湿，虚数则伤热，皆外所因，法当表散渗泄则愈。

右为气口，以候人之七情，喜、怒、忧、思、悲、恐、惊，内伤之邪。其喜则脉散，怒则脉激，忧则脉涩，思则脉结，悲则脉紧，恐则脉沉，惊则脉动，皆内所因。看与何部相应，即知何脏何经受病，方乃不失病机，法当温顺以消平之。其如诊按表里，名义情状，姑如后说。但经所述，谓神者，脉之主；脉者，血之府；气者，神之御；脉者，气之使。长则气治，短则气病，数则烦心，大则病进。文藻虽雅，义理难明。动静之辞，有博有约。博则二十四字，不滥丝毫；约则浮、沉、迟、数，总括纲纪，辞理粲然。浮为风，为虚；沉为湿，为实。迟为寒，为冷；数为热，为燥。风、寒、湿、热属于外，虚、实、冷、燥属于内。内外既分，三因须别，学者宜详观览，不可惮烦也。

内因脉 喜怒忧思悲恐惊，内应气口

喜则伤心脉必虚，思伤脾结脉中居，因忧伤肺脉必涩，怒气伤肝脉便濡，恐则于肾脉沉是，缘惊伤胆动相须，脉紧因悲伤胞络，七情气口内因之。

外因脉 风寒暑湿燥火，外应人迎

紧则伤寒肾不移，虚因伤暑向胞推，涩缘伤燥须观肺，细缓伤湿要观脾，浮则伤风肝部应，弱为伤火察心知，六部各脉须当审，免使将寒作热医。

不内不外因脉

劳神役虑定伤心，虚涩之中仔细寻。劳役阴阳伤肾部，忽然紧脉必相侵。房帷任意伤心络，微涩之中宜忖度。疲极筋力便伤肝，指下寻之脉弦虚。饮食饥饱并伤脾，未可轻将一例推。饥则缓弦当别议，若然滑实饱无疑。叫呼损气因伤肺，燥弱脉中宜熟记。能通不内外中因，生死吉凶都在是。

死绝脉

雀啄连来三五啄，屋漏半日一点落，弹石硬来寻即散，搭指散乱真解索，鱼翔似有亦似无，虾游静中跳一跃，寄语医家仔细看，六脉见一休下药。

动止脉

一动一止两日死，两动一止四日迍，三动一止六日亡，四动一止八日事，五动一止只十日。十动一止一年去，春草生时即死期。二十一动二年住，清明节后始倾亡。三十动止三年次，立秋节后病则危。四十动止四年次，小麦一熟是死期。五十一止五年试，草枯水寒时死矣。此为《太素》脉玄秘。

诸脉宜忌类

伤寒热病宜洪大，忌沉细。咳嗽宜浮濡，忌沉伏。腹胀宜浮大，忌虚小。下痢宜微小，忌大浮洪。狂疾宜实大，忌沉细。霍乱宜浮洪，忌微迟。消渴宜数大，忌虚小。水气宜浮大，忌沉细。鼻衄宜沉细，忌浮大。心腹痛宜沉细，忌浮大弦长。头痛宜浮滑，忌短涩。中风宜浮迟，忌急实大数。喘急宜浮滑，忌涩脉。唾血宜沉弱，忌实大。上气浮肿宜浮滑，忌微细。中恶宜紧细，忌浮大。金疮宜微细，忌紧数。中毒宜洪大，忌微细。妇人带下宜迟滑，忌浮虚。吐血宜沉小，忌实大。肠澼下脓血宜浮小沉迟，忌数疾。妇人已产宜小实，忌虚浮；又宜沉细缓滑微小，忌实大弦急牢紧。内伤宜弦紧，忌小弱。风痹痿弱宜虚濡，忌紧疾急。温病发热甚，忌脉反小。下痢身热脉忌数；腹中有积脉忌虚弱。腹痛宜虚小迟，忌坚大疾。病热忌脉静。泄忌脉大。脱血而脉实病在中，脉虚病在外。脉涩，皆所忌也。

验诸死证脉

温病穰穰大热，脉细小者死。头目痛，卒视无所见者死。温病汗不出，出不至足者死。疟病久，腰脊强急、瘈疭者不可治。热病得汗。脉安静者生，躁急者死，及大热不退者亦死。瘦脱形发热，脉坚急者死，皮肉着骨者死。形瘦脉大，胸中多气者死。热病七八日，当汗反不得汗，脉绝者死。真脏脉见者死。黑色入耳目鼻，渐入口者死。张口如鱼，出气不反者死。循衣摸床者死。妄语错乱及不能语者不治。热病不在此例。尸臭不可近者死。面无光，牙龈黑者死。发直如麻者死。遗尿不知者死。舌卷、卵缩者死。面肿，色苍黑者死。五脏内绝，神气不守，其声嘶者死。目直视者死。汗出身体不凉者死。

归空十法

第一法：天鼓不鸣，叩齿不响，命终。二法：天柱倒，上灯后用左手按己额上，观臂许大，命终。三法：楼头鼓响，两手掩耳，次将指弹不响音，命终。四法：神光不在，灯后不见黑影，暗中用手揞眼皮，睛中不光起，命终。五法：曹溪神水干，舌津液不出者，若无味，命终。六法：钓罢竿，肾子缩入腹，左三右四，命终。七法：地狱哄动，猛然左脚有似针刺，命终。八法：己影向灯后见影，命终。九法：丹府水火相推，腹中肾痛，寒毛竖起，命终。十法：神明不在，遍身如蚁子行，胸前蛇走，命终。

病 机

杂病赋

病机玄蕴，脉理幽深。虽圣经之备载，匪师授而罔明。处百病而决死生，须探阴阳脉候。订七方而施药石，当推苦乐志形。邪之所客，标本莫逃乎六气。病之所起，枢机不越乎四因。一辨色，二辨音，乃医家圣神妙用。三折肱，九折臂，原病者感受舆情。能穷浮、沉、迟、数、滑、涩、大、缓八脉之奥，便知表、里、虚、实、寒、热、邪、正八要之名。八脉为诸脉纲领，八要是众病权衡。涩为血少精伤，责责然往来涩滞，如刀刮竹之状。滑为痰多气盛，替替然应指圆滑，似珠流动之形。迟寒数热，纪至数多少。浮表沉里，在举按重轻。缓则正复，和若春风柳舞；大则病进，势如秋水潮生。六脉同等者，喜其勿药；六脉偏盛者，忧其采薪。表宜汗解，里即下平。救表则桂枝芪芍，救里则姜附参苓。病有虚实之殊，虚者补而实者泻。邪有寒热之异，寒者温而热者清。外邪是风寒暑湿燥之所客，内邪则虚实贼微正之相乘。正乃胃之真气，良由国之鲠臣。驱邪如逐寇盗，必亟攻而尽剿。养正如待小人，在修己而正心。地土厚薄，究有余不足之禀赋。运气胜复，推太过不及之流行。脉病既得乎心法，用药奚患乎弗灵？原夫中风，当分真伪。真者见六经形证，有中脏、腑、血脉之分。伪者遵三子发挥，有属湿、火、气虚之谓。中脏命危，中腑肢废。在经络则口眼㖞斜，中血脉则半身不遂。僵仆卒倒，必用补汤；痰气拥塞，可行吐剂。手足瘫痪曰搐，背项反张曰痓。或为风痹偏枯，或变风痹、风懿。瘫痪痿易，四肢缓而不仁。风湿寒并，三气合而为痹。虽善行数变之莫测，

皆木胜风淫之所致。雪霜凛冽总是寒邪，酷日炎蒸皆为暑类。伤寒则脉紧身寒，中暑则脉虚热炽。暑当敛补而清，寒可温散而去。诸痉强直，体重胕肿，由山泽风雨湿蒸。诸涩枯涸，干劲皲揭，皆天地肃清燥气。湿则害其皮肉，燥则涸其肠胃。西北风高土燥，尝苦渴闭痈疡。东南地卑水湿，多染瘅肿泄痢。其邪有伤有中，盖伤之浅而中之深。在人有壮有怯，故壮者行而怯者剧。天人七火，君相五志，为工者能知直折顺性之理，而术可通神。善医者解行反法求属之道，而病无不治。虚火实火，补泻各合乎宜。湿热火热，攻发必异乎剂。既通六气之机，可垂千古之誉。尝闻血属阴，不足则生热，斯河间之确论。气属阳，有余便是火，佩丹溪之格言。气盛者为喘急，为胀满，为痞塞，兼降火必自已。血虚者为吐衄，为劳瘵，为烦蒸，非清热而难痊。理中汤治脾胃虚冷，润下丸化胸膈痰涎。暴呕吐逆，为寒所致。久嗽咯血，是火之愆。平胃散疗湿胜濡泄不止。益荣汤治怔忡恍惚无眠。枳壳散、达生散，令孕妇束胎而易产。麻仁丸、润肠丸，治老人少血而难便。定惊悸，须索牛黄、琥珀；化虫积，必仗鹤虱、雷丸。通闭以葵菜、菠薐，取其滑能利窍。消瘿以昆布、海藻，因其咸能软坚。斯先贤之秘妙，启后进之无传。所谓夏伤于暑，秋必作疟。近而暴者，即时可廖。远而痎者，三日一发。若瘅疟但用清肌，在阴分勿行截药。人参养胃，治寒多热少而虚。柴胡清脾，理热多寒少而渴。自汗阳亏，盗汗阴弱。嗽而无声有痰兮，脾受湿侵；咳而有声无痰兮，肺由火烁。霍乱有寒有暑，何《局方》议乎辛温？积聚有虚有实，岂世俗偏于峻削？当知木郁可令吐达，金郁泄而土郁夺，水郁折而火郁发。泄发即汗利之称，折夺是攻抑之别。倒仓廪，去陈莝，中州荡涤良方。开鬼门，洁净府，上下分消妙法。如斯瞑眩，反掌生杀，辄有一失，悔噬脐之莫追，因而再逆，耻方成之弗约。大抵暴病非热，久病非寒。臀背生疽，良由热积所致。

心腹卒痛，却乃暴寒所干。五泄五瘅因湿热，惟利水为尚。三消三衄为燥火，若滋阴自安。呕吐咳逆，咎归于胃。阴癞疝瘕，统属于肝。液归心而作汗，敛之者黄芪六一。热内炽而发疹，消之者人参化斑。身不安兮为躁，心不宁兮为烦。忽然寒僵起栗，昏冒者名为尸厥。卒尔跌仆流涎，时醒者号曰癫痫。腹满吞酸，此是胃中留饮。胸膨嗳气，盖缘膈上停痰。欲挽回春之力，当修起死之丹。窃谓阴阳二证，疗各不同。内外两伤，治须审别。内伤外伤，辨口鼻呼吸之情。阴证阳证，察尺寸往来之脉。既明内外阴阳，便知虚实冷热。曰浊曰带，有赤有白，或属痰而或属火。白干气而赤干血，本无寒热之分，但有虚实之说，痢亦同然。瘀积湿热，勿行淡渗兜涩汤丸，可用汗下寒温涌泄。导赤散通小便癃闭，温白丸解大肠痛结，地骨皮散退劳热偏宜，青礞石丸化结痰甚捷。火郁者必扪其肌，胎死者可验其舌。玄胡、苦楝，医寒疝控引于二丸。当归、龙荟，泻湿热痛攻于两胁。谙晓阴阳虚实之情，便是医家玄妙之诀。当以诸痛为实，诸痒为虚。虚者精气不足，实者邪气有余。泄泻有肠垢鹜溏，若滑脱则兜涩为当。腹痛有食积郁热，倘阴寒则姜附可施。厥心痛者，客寒犯胃，手足温者，温散即已。真头痛者，入连于脑，爪甲黑者，危笃难医。结阳则肢肿有准，结阴则便血无疑。足膝屈弱曰脚气，肿痛者湿多热甚。腰痛不已曰肾虚，闪挫者气滞血瘀。巅顶苦疼，药尊藁本。鼻渊不止，方选辛夷。手麻有湿痰死血，手木缘风湿气虚。淋沥似欲通不通，气虚者清心莲子。便血审先粪后粪，阴结者平胃地榆。盖闻溲便不利谓之关，饮食不下谓之格，乃阴阳有所偏乘，故脉息因而复溢。咳血与呕血不同，咳血嗽起，呕血逆来。吞酸与吐酸各别，吞酸刺心，吐酸涌出。水停心下曰饮，水积胁下曰癖。行水以泽泻、茯苓，攻癖以芫花、大戟。控涎丹虽云峻利，可逐伏痰。保和丸性味温平，能消食积。溺血则血去无痛，有痛者自是赤淋。短气乃气难布息，粗息者却为喘急。胃脘当心而痛，要分客热客寒。遍身历节而疼，须辨属风属湿。通圣散专疗诸风，越鞠丸能开六郁。虚弱者目眩头晕，亦本痰火而成。湿热者精滑梦遗，或为思想而得。缘杂病绪繁无据，机要难明，非伤寒经络有凭，形证可识，临病若能三思，用药终无一失。略举众疾之端，俾为后学之式。

病机赋

窃谓医虽小道，乃寄死生，最要变通，不宜固执。明药脉病治之理，悉望闻问切之情。药推寒热温凉平和之气，辛甘淡苦酸咸之味，升降浮沉之性，宣通泻补之能。脉究浮沉迟数滑涩之形，表里寒热实虚之应，阿阿嫩柳之和，弦钩毛石之顺。药用君臣佐使，脉分老幼瘦肥。药乃天地之精，药宜切病。脉者气血之表，脉贵有神。病有外感内伤风寒暑热燥火之机，治用宣通泻补滑涩湿燥重轻之剂。外感异乎内伤，寒证不同热证。外感宜泻而内伤宜补，寒证可温而热证可清。补泻得宜，须臾病愈。清温失度，顷刻人亡。外感风寒，宜分经而解散。内伤饮食，可调胃以消熔。胃阳主气司纳受，阳常有余。脾阴主血司运化，阴常不足。胃乃六腑之本，脾为五脏之源。胃气弱则百病生，脾阴足而万邪息。调理脾胃，为医中之王道。节戒饮食，乃却病之良方。病多寒冷郁气，气郁发热；或出七情动火，火动生痰；有因行藏动静以伤暑邪，或是出入雨水而中湿气，亦有饮食失调而生湿热，倘或房劳过度以动相火。制伏相火，要滋养其真阴。祛除湿热，须燥补其脾胃。外湿宜表散，内湿宜淡渗。阳暑可清热，阴暑可散寒。寻火寻痰，分多分少而治。究表究里，或汗或下施。痰因火动，治火为先。火因气生，理气为本。治火，轻者可降，重者从其性而升消。理气，微则宜调，甚则究其源而发散。实火可泻，或泻表而或泻里。虚火宜补，或补阴而或补阳。暴病之谓火，怪病之谓痰。寒热湿燥风，五痰有异。温清燥润散，五治不同。有因火而生痰，有因痰而生火。或郁久而成病，或病久而成郁。金、木、水、火、土，五郁当分；泄、折、达、发、夺，五法宜审。郁则生火生痰而成病，则耗气耗血以致虚。病有微甚，治有逆从。微则逆治，甚则从攻。病有本标，急则治标，缓则治本。法分攻补，虚而用补，实而用攻。少壮新邪，专攻是则。老衰久病，兼补为规。久病兼补虚而兼解郁，陈瘕或荡涤而或消熔。积在胃肠，可下而愈。块居经络，宜消而痊。女人气滞于血，宜开血而行气。男子阳多乎阴，可补阴以配阳。苁蓉、山药，男子之佳珍。香附、缩砂，女人之至宝。气病、血病，二者当分；阳虚、阴虚，两般勿紊。阳虚气病，昼重而夜轻；血病阴虚，昼轻而夜重。阳虚生寒，寒生湿，湿生热。阴虚生火，火生燥，燥生风。阳盛阴虚则生火，火逼血而错经妄行。阴盛阳虚则生寒，寒滞气而周身浮肿。阳虚畏外寒，阴虚生内热。补阳补气，用甘温之品。滋阴滋血，以苦寒之流。调气贵用辛凉，和血必须辛热。阳气为阴血之引导，阴血乃阳气之依归。阳虚补阳，而阴虚滋阴。气病调气，而血病和血。阴阳两虚，惟补其阳，阳生而阴长。气血俱病，只调其气，气行而血随。藏冰发冰，以节阳气之燔。滋水养水，以制心火之亢。火降水升，斯人无病。阴平阳秘，我体常春。小儿纯阳而无阴，老者多气而少血。肥人气虚有痰，宜豁痰而补气。瘦者血虚有火，可泻火以滋阴。膏粱无厌发痈疽，热燥所使。淡薄不堪生肿胀，寒湿而然。北地耸高，宜清热而润燥；南方洿下，可散湿以温寒。病机既明，用药勿忒。以方加减存乎人，要审病而合宜。用药补泻在于味，须随时而换气。奇、偶、复七方须知，初、中、末三治要察。寒因热用，热因寒用。通因通用，塞因塞用。高者抑之，下者举之。外者发之，内者夺之。寒则坚凝，热则开行。风能胜湿，湿能润燥，辛能散结，甘能缓中，淡能利窍，苦以泄逆，

酸以收耗，咸以软坚。升降浮沉则顺之，寒热温凉宜逆也。病有浅深，治有难易。初感风寒，乍伤饮食，一药可愈；旧存痃癖，久患虚劳，万方难疗。履霜之疾亟疗，无妄之药勿试。病若挟虚，宜半攻而半补。医称多术，或用灸而用针。针有劫病之功，灸获回生之验。针能去气病而作痛，灸则消血癥以成形。脏寒虚脱者，治以灸焫。脉病挛痹者，疗以针刺。血实蓄结肿热者，宜以砭石。气壅痿厥寒热者，当仿导引。经络不通，病生于不仁者，须觅醪醴。血气凝泣，病生于筋脉者，可行熨药。病慓悍者，按而收之。干霍乱者，刮而行之。医业十三科，宜精一派，病情千万变，仔细推详。姑撮碎言，以陈管见，后之学者，庶达迷津。

病机抄略

病本十形，风、寒、燥、湿、暑、火二分，内伤、外伤、内积、外积。六气四因，病机以明。气固形实，形虚中风，或为寒热，或为热中，或为寒中，或为厉风，或为偏枯，半身不遂。此率多痰，或属血虚，在左死血，在右属痰。痰壅盛者，口眼㖞斜，不能言语，皆用吐法。气虚卒倒，降痰益气。火热而甚，燥热潮热，治经随之。阴虚补阴，勿骤凉治。轻可降散，实则可泻。重者难疗，从治可施。中寒感寒，阴毒阴逆，四肢厥冷，腹痛唇青，退阴正阳，急可温中。伤寒所致，痉病有二。发热恶寒，头项强痛，腰脊反张，口噤面赤，瘛疭如痫，有汗柔暑，无汗名刚。春伤于风，夏必飧泄。夏伤于暑，秋必痎疟。秋伤于湿，冬必咳嗽。冬伤于寒，春必温病。夏月身热，汗出恶寒，身重脉微，渴乃中暍。春时病温，温疫温毒，温疟风温，脉证分异，五种疾因。中湿风湿，暑成湿温，三种可别，湿热可分。寒痰脚气，食积劳烦，要知四证，乃似伤寒。伤寒之病，见中风脉。中风之病，得伤寒脉。大小青龙，治剂必识，调卫调荣，斯须两得。疟本伤暑，或痰或食。老疟疟母，久则羸疲。三日一发，病经一岁。间日发者，受病半年。

一日一发，新病所以。连二日发，住一日者，
气血俱病。或用截法，或随经治。嗽多感寒，
当分六气，六本一标，病机所秘。风热与寒，
随证治之。暑燥清金，湿则利水。有声无痰，
有痰咳少。痰可降镯，咳随本治。喘有气虚，
或有痰壅，或因气逆，或倚息使。痢本湿热，
或因食致，腹痛下血，后重不利，治可通散，
勿使涩住；湿热未消，成休息痢。泄泻多湿，
热食气虚。如本脾泄，胀而呕吐；洞泄不禁，
肠泄则疼；瘕泄不便，后重茎痛；胃泄色黄，
食饮不化。《太素》分五，溏泄鹜泄，飧濡
滑泄，渗闭阑门，泄实对证。瘅乃湿热，禽
曲相似。消渴热因。水肿气致。自汗阳亏，
盗汗阴虚，东垣有法，对证可施。头风头痛，
有痰者多，血虚与热，分经可治。头旋眩晕，
火积其痰，或本气虚，治痰为先。腰痛湿热，
或本肾虚，或兼恶血。胁痛多气，或肝火盛，
或有死血，或痰流注。劳瘵阴虚，癫狂阳炽。
呕吐咯衄，气虚脉洪，火载血上，错经妄行。
溺血便血，病同所因。梦遗精滑，湿热之乘。
便浊本热，有痰或虚。白浊属卫，赤浊属荣。
热极成淋，气滞不通。血虚惊悸，气虚耳聋，
哕因胃病，疝本肝经。痿唯湿热，气弱少荣。
厥多痰气，虚热所乘。手麻气虚，手木湿痰，
或死血病。霍乱吐泻，感风湿暍。心痛脾疼，
阴寒之说。气热烦劳，令人煎厥。气逆太甚，
使人薄厥。浊气在上，则生䐜胀。清气在下，
则生飧泄。阴火之动，发为喉痹。阳水变病，
飧泄方是。三阳病结，乃发寒热，下生痈肿。
及为痿厥。二阳之病，病发心脾，男子少精，
女子不月。一阳发病，少气嗽泄。寒客在上，
胃寒肠热，水谷不化，瘕胀而泄。热气居上，
肠寒胃热，消谷善饥，腹胀便涩。蕴热怫郁，
乃生诸风。风寒与湿，合而成痹。膏粱之变，
饶生大疔，荣气不从，逆于内里，乃生痈肿。
疮疡凭脉，治乃不惑。身重脉缓，湿胜除湿。
身热脉大，躁热发肿，退热凉荣。眩晕动摇，
痛而脉弦，降痰去风。气涩卫滞，躁渴脉涩，
补血泻气。食少恶寒，脉来紧细，宜泻寒水。
辨经部分，详审为治。湿热生虫，水积痰饮。

目痛赤肿，精散荣热。牙痛龂宣，寒热亦别。
五脏本病，热争重疽。六腑不和，留结为痈。
五脏不和，九窍不通。脏腑相移，传变为病，
不可胜纪。间脏者存，传其所生。七传者死，
传其所制。五脏有积，肝曰肥气，在左胁下，
大如覆杯，或有头足。久则变病，咳逆痎疟，
连岁不已。心积伏梁，病起脐下，其大如臂。
上至心下。如久不愈，令人烦心。脾积痞气，
其在胃脘，覆大如盘。久而不愈，四肢不举，
乃发黄瘅，虽食而瘦。肺积息贲，在右胁下，
覆大如杯。久而不愈，令人喘急，骨痿少气。
鼓胀发蛊，中满郁痞，开提其气，升降是宜。
人身之本，脾胃为主。头痛耳鸣，九窍不利，
肠胃所生。胃气之虚，虚极变病，五乱互作。
东垣所论，王道之学，一虚一实，五实五虚。
五劳七伤，六极乃瘘。五郁七情，九气所为。
怒则气上，喜则气缓，悲则气消，恐则气下，
寒则气收，暑则气泄，惊则气乱，劳则气耗，
思则气结。忧愁思虑，甚则伤心。形寒饮冷，
过则伤肺。喜怒气逆，逆则伤肝。饮食劳倦，
甚乃伤脾。坐卧湿地，强力入水，故乃肾伤。
皆因气动，形神自病。喜怒不节，劳形厥气，
气血偏胜。阴阳相乘，阳乘阴病，阴乘阳病。
阳乘则热，阴乘则寒。重寒则热，重热则寒。
寒则伤形，热则伤气。气伤则痛，形伤则肿。
先痛后肿，气伤形也。先肿后痛，形伤气也。
阴阳变病，标本寒热。如大寒甚，热之不热，
是无火也。热来复去，昼见夜伏，夜发昼见，
时节而动，是无火也，当助其心。如大热甚，
寒之不寒，是无火也。热动复止，倏忽往来，
时动时止，是无水也，当助其肾。内格呕逆，
食不得入，是有火也。病呕而吐，食入反出，
是无火也。暴逆注下，食不及化，是有火也。
溏泄而久，止发无常，是无水也。心盛生热，
肾盛生寒。又热不寒，是无火也。寒不得热，
是无水也。寒之不寒，责其无水。热之不热，
责其无火。热之不久，责心之虚。寒之不久，
责肾之少。审察病机，无失气宜，纪于水火，
余气可知。室女病多，带下赤白，癥瘕癫疝。
气血为病。经闭不行，或漏不止，经过作痛，

虚中有热。行而痛者，血实之证。如不及期，
血热乃结。过期血少，闭或血枯。淡者痰多，
紫者热故。热极则黑，调荣降火。调理妊娠，
清热养血。一当产后，如无恶阻，大补气血。
虽有他证，以末治之。大凡小儿，过暖生热，
热极生风，风痰积热，随病为治。生有胎恶，
月里生惊，生赤生呕，生黄不便，脐风撮口，
变蒸发热，风痫癫痫，急慢惊风，瘛疭惊愕，
惊悸虚冒，暴急吐呃，腹胀呴嗽，中恶天吊，
鹅口重舌，木舌弄舌，客忤夜啼，脓耳鼻痄，

眉炼丹瘤，阴肿便浊，舌烂口臭，断蚀牙疳，
虫痛吐蛔，疳瘦解颅，便青颊赤，食吐饮水，
吐泻青白，昏睡露睛，呵欠面黄，呷牙咬齿，
泻痢脱肛。痈疡瘾疹，疮痘发斑，惊疳诸积。
大率为病，肝与脾经。脉治凭允，钱氏方论。
男女病情，饮食起居，暴乐暴苦，始乐后苦，
皆伤精气。先富后贫，病曰失精。先贵后贱，
虽不中邪，病从内生，名曰脱营。身体日减，
气虚无精。良工勿失，脉病证治，知微可已。
举腹痛经，阴证治例，海藏所云，玄机之秘。

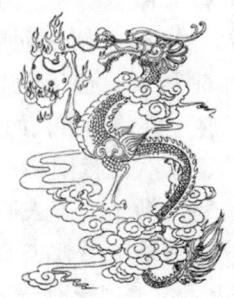

古今医鉴 卷二

药 性

药性赋

业医之道，药性为元。品味虽多，主治当审。人参补元气，泻虚热而止渴，色苍，肺实休凭。黄芪补三焦，敛盗汗而抵疮，肥白，卫虚宜准。白术健脾强胃，主湿痞虚痰。苍术发汗宽中，导窠囊积饮。茯苓安惊利窍，益气生津，和中用白，而导水用赤，禁与阴虚。甘草补气助脾，调和百药，温中用炙，而泻火用生，满家须谨。川芎血中气药，通肝部而疗头疼。当归血中主药，身养新而梢逐损。白芍药泻脾伐肝，疗血虚腹痛，下痢用炒，而后重用生。赤芍药性味酸敛，治疮疡热壅，调经最宜，而产后最禁。熟地黄补血而疗虚疼。生地黄生血而凉心肾，酒炒则俱温，姜制无膈闷。半夏姜制，和中止呕，大医痰厥头疼。贝母去心，治嗽消痰，烦热结胸合论。南星主风痰，破伤身强，胆制尤佳。枳实治虚痞，消食行痰，麸炒最捷。枳壳宽中削积，气滞所宜。青皮下食安脾，泄肝大稳。陈皮留白，和中补胃，去白泄气消痰。厚朴用苦，治胀宽膨，用温益气除湿。大腹皮开胃通肠，泄胀满，煎用姜盐。槟榔降气杀虫，祛后重，性如铁石。草果仁宽中截疟，更除酸水寒痰。肉豆蔻止痢调中，又且解酲消食。草豆蔻制熟，客寒胃痛方宜。白豆蔻炒香，目翳胸膨可觅。香附理胸膈不和，气血凝滞，妇室如仙。乌药主心腹暴痛，

小便滑数，女科最急。三棱利血消癥癖，折伤产后多疼。蓬术通理内伤荣，心脾瘀结诸积。山楂子导气消食健脾，更改儿枕。使君子疗泻祛虫止痛，大治儿疳。大黄夺土将军，逐滞通瘀，下胃肠结热。巴豆斩关猛将，削坚通闭，荡脏腑沉寒。玄胡祛宿垢，消癥瘕，豁痰化积。芒硝开结热，通脏腑，泄实软坚。葶苈泻肺喘，利小便，炒须隔纸。牵牛逐膨肿，利水道，更损胎元。木通泻小肠，开热闭而行涩溺。车前主渗利，清目赤而实大便。猪苓治水气浸淫，服多损肾。泽泻治淋癃脱垢，湿肿神丹。薏苡下水宽膨，疗肺痈痿咳。灯心通淋利浊，吹喉痹危难。滑石荡积聚，通津利水。防己疗风湿，脚气酸疼。木瓜理下焦湿肿。芫花治水病留痰。大戟虚浮可瘥。甘遂肿胀皆安。榆皮性滑，善行消浮急剂。石韦去毛，微炒淋闭均堪。萆薢导膀胱宿水，关节酸疼，腰足冷痛。商陆利胸腹肿满，水家峻药，性味酸辛。萹蓄捐疳痔，利热淋，蛔疼自已。香薷清肺家，分暑湿，霍乱随痊。黄芩，枯则泻肺退热痰，实则凉大肠而化源获救。黄连，生则泻心清热毒，酒炒厚肠胃，而姜制除呕。黄柏泻伏火而扶痿厥，大治阴虚。知母滋肾水而除烦渴，骨蒸是守。石膏解肌表而消烦渴，降胃火而理头疼。山栀止衄吐而炒如墨，凉肺胃而泡用酒。麦门冬引生地黄至所补之处，而生津止烦渴。天门冬引熟地黄至所补之乡，而保肺治痰嗽。柴胡少阳要药，在肌主气，在脏调经。前胡通治风寒，宁嗽消痰，安胎不谬。葛根解肌，清酒渴而醒补胃脾。竹叶止渴，疗虚烦而喉风

退走。竹茹止呕哕咳逆，尤安热病血家。竹沥治风痉虚痰，又主金疮产后。连翘退诸经客热，痈肿须寻。鼠黏疗风热瘾疹，疮疡并奏。青黛除热毒，虫积疳痢，收五脏郁火而泻肝。玄参主虚热，明目祛风，治无根之火而补肾。栝蒌子下气喘，结胸痰嗽斯专。天花粉治热痰，止渴消烦独任。草龙胆主下焦火湿，明目凉肝。山豆根解咽喉疼痛，退黄消肿。地骨皮治骨蒸有汗，凉血解肌。牡丹皮治无汗骨蒸，破血止衄。常山捐痰疗疟，醋炒方嘉。紫草利水消膨，痘疮总属。茵陈主黄疸而利小便。艾叶保胎痛而疗崩漏。胡黄连骨蒸劳热，小儿疳痢当求。川升麻发表除风，举胃升阳最速。桔梗疗肺痈咽痛，利膈宽胸。桂枝解卫弱寒邪，横行肢节。麻黄发表寒，止汗用其根。防风捐脑痛，泄肝除风毒。细辛发少阴汗，除头痛痰咳诸风。白芷行阳明经，退头痛皮肤痒粟。羌活排巨阳痛肿，风湿四肢。独活治头颈项难舒，痿痹双足。藁本除疼于巅顶。薄荷清阳于首面。藿香止霍乱而开胃温中。紫苏利胸膈而子医喘嗽。荆芥散血中风热，疮疡头痛俱良。苦参治细疹大风，除湿补阴不浅。泽兰疗胎产打扑，行气消痈。天麻主眩晕风痫，语言涩謇。桑寄生续筋骨，益血脉，利腰背掣痛。甘菊花治头风，消目疾，退红睛泪眼。蔓荆子祛风明目，除头痛，湿痹能安。威灵仙祛风止痛治腰膝，骨吞自软。葳蕤疗目烂腰疼，风湿最善。何首乌消疮肿，黑发延年。蓖麻子引刺骨，催生最便。石菖蒲开心明耳目，去痹除风。白附子祛风治面斑，崩中悉断。郁李仁润血燥，除浮利水。破故纸主劳损，肾冷阳衰。高良姜治霍乱转筋，而调气消食。吴茱萸疗厥阴疝痛，而胃冷能除。川乌阳中少阳，温脏腑寒邪，诸积冷痛。附子阳中纯阳，补三焦厥逆，六腑寒拘。茴香主霍乱腹疼，调中暖胃。牛膝利月经阻涩，膝痛精虚。苁蓉能峻补精血，过用反致便涩。杜仲主肾虚骨痿，入药酥炙去丝。锁阳味甘补阴，如虚而大便

不燥结者不用。鹿茸甘温益气，治女子崩带而男子溺血遗精。枸杞益精气而明目祛风。山药能补肾而生消肿核。山茱萸涩精补肾，而核反滑精。巨胜子补髓填精，而延年驻色。益智仁盐煎捶碎，自然暖肾固精。菟丝子补髓填精，大治虚寒遗沥。远志去心草制，壮神益志，梦遗惊悸何愁。巴戟去心酒浸，疗肿除风，虚病鬼交须觅。茯神去木益心脾，开心助志而除健忘。酸枣取仁宁魂魄，多眠用生而不眠炒。五味消烦，止嗽渴，生脉补元。杏仁温肺，润大肠，冷嗽尤妙。桑白皮甘寒，治咳嗽痰中见血，肺实方宜。金沸草甘寒，逐痰水唾如胶漆，秋行最好。阿胶面炒，益肺安胎止嗽，血崩下痢皆宜。紫菀酒洗，热寒气结胸中，咳血唾痰立效。百合敛肺止嗽休无。百部劳嗽骨蒸莫少。款冬花甘辛润肺，消痰止嗽，肺痈肺痿全凭。马兜铃苦寒清肺，下气定喘，血痔瘘疮须要。诃子敛嗽化痰，止痢除崩。乌梅止渴生津，和中断下。地榆疗崩漏下行诸血，胃弱须防。粟壳止滑泄虚痢频仍，积瘀草下。茅根茅花，吐红鼻衄自消。槐角槐花，血痔肠风自罢。小蓟疗宿血呕衄，崩漏折伤。大蓟前功之外，痈疽肿痛还医。红花主败血经枯，血虚血晕。苏木前证之余，死血疮疡更藉。桃仁破滞生新，润闭燥，逐瘀恶，活血有功。柏叶善守益脾，安螵衄，止血崩，补阴无价。灵脂去心腹死血作疼，炒除漏下。蒲黄主治产恶露凝滞，炒黑医崩。凌霄花血痛所宜，治热毒而补阴甚捷。白头翁治血痢神效，止鼻衄而头癫多功。郁金苦寒善散，治女子赤淋，血气心痛。延胡辛温活血，主小肠疼刺，胎产皆同。姜黄辛热，主经闭癥瘕，血块痈肿。秦皮苦寒，治惊痫崩带，痹湿寒风。秦艽主黄疸，四肢风湿。漏芦能下乳，疗眼医痈。海藻海带，疗疝气瘿瘤，软坚利水。白及白蔹，痈疽疮癣，长肉箍脓。藜芦吐痰杀疥。椿皮止泻涩精。芦根止消渴、噎膈气滞。射干已积痰，结痰喉痛。海桐皮漱牙洗目除风，性味苦平无毒。五加皮女人腰痛阴痒，男子

溺浊淋癃。梧桐泪治风热牙疼，牛马急黄研饮。木鳖子主乳痈肿痛，肛门痔肿堪平。松脂疗疽疮白秃死肌，节已脚痹虚风，子补虚羸不足。皂角治痰涎中风口噤，子导五脏风热，刺达痈溃之经。天竺黄疗惊风中风，失音痰壅。密蒙花治热疳入眼，肤翳青盲。五倍主齿䘌血痔，脱肛顿愈。硇砂破癥瘕积聚，生服烂心。干漆削积破坚，还医血晕。芦荟杀疳傅癣，清热平惊。没药破血捐疼，大利折伤产后。阿魏消痰破癖，最能削块除癥。丁香止呕吐因寒，消风疗疝。木香行肝气阻涩，胸胁俱疼。沉香疗风水肿，又止转筋霍乱。檀香似此之外，更除恶气相侵。乳香止痛催生，疗诸疮如桴应鼓。麝香辟邪杀鬼，攻风痉如影随形。龙脑主风湿积聚，不宜入眼。苏合杀蛊毒恶气，温疟如神。乌犀角解热毒而化血清心，以入阳明，故升麻可代。羚羊角治惊狂而祛风目，性寒味苦，故肺肝能清。僵蚕去皮肤风行痒瘭。全蝎止小儿惊搐风痫。牡蛎主女人带下崩中，涩精敛汗。蛤粉攻疝痛反胃，能软顽痰。牛黄主狂躁惊痫，定魄安魂退热。龙骨主遗精崩痢，敛疮收汗缩便。虎骨理寒湿风毒，去恶疮而安惊治产。龟板主补阴续骨，逐瘀血而酥炙宜丸。鳖甲除崩止漏，消疟癖骨蒸劳热。龟甲破癥医漏，攻疟痔劳复伤寒。羊乳性温，润心肺，止消渴，利大便，安呕哕，口疮热肿宜含饮。牛乳微寒，补虚羸，疗渴疾，润胃干，滋血燥，并宜冷饮畏羹酸。象牙性寒，出杂物入肉，又消骨鲠。龙齿神物，疗癫邪宁志，更主安惊。蜗牛专治五痔，而更医温毒。田螺壳安反胃，而肉敷热睛。虻虫善行积血，黍米炮去头足。水蛭能吮下疽，煅则破血通经。白丁香溃痈点目。自然铜接骨续筋。铜绿明目钓涎，止金疮出血。金箔安魂定魄，镇狂叫邪惊。水银唾研，杀疥癞而下死胎，若过服令人痿躄。轻粉性冷，杀疮虫而治瘰疬，以伤胃故动齿龈。硫黄逐冷壮阳，利风痹而杀疥。砒霜除䶉截疟，有大毒而不仁。雄黄理息肉，治喉风、温邪蛇毒。辰砂通血脉，杀鬼魅，养气安神。白矾消痰，疗泻痢恶疮喉痹。琥珀消血，主安心利水通淋。赤石脂止泻除崩，法当醋炒。花蕊石金疮崩产，煅用泥封。东壁土主脱肛泄痢霍乱。伏龙肝治遗精崩漏吐血。大枣养胃和脾，遇中满而勿与。胡桃入夏禁食，虽肥肌而动风。藕实补中益气。柿蒂止哕神功。葱白解表除风，善治阳明头痛。瓜蒂吐痰宜食，消浮退瘅皆通。干姜生发表，炒和中，定疼止痛。生姜除头痛，平呕哕，痰嗽还同。大蒜虽化食而耗气伤脾，终成目疾。韭汁利胸膈而下痰清火，子乃涩精。胡荽酒煎喷痘，自然红润。萝卜子炒研入药，下气宽膨。胡椒燥食宽胸，肺胃真气自耗。川椒温中去冷，目中云气能空。缩砂定胎痛，主食伤泄泻。神曲温胃脘，导食积攻冲。麦蘖性温，行上焦滞血，宿食肠鸣宜用。麸皮性凉，消大肠停积，壅留陈莝堪投。红曲健脾，活血消食，诸痢得效。浮麦养心，煎同大枣，盗汗能收。麻仁血闭肠枯，入汤或粥。扁豆转筋霍乱，单服能瘳。绿豆主霍乱反胃，解一切丹毒。赤豆涂痈疽燠热，消水肿虚浮。粳米和胃温中，陈仓为上。粟米补血除热，肾病须求。豆豉治伤寒，胸中懊憹。石蜜安五脏，益气䠎疼。饴糖敛汗补虚，消痰止嗽。米醋清咽退肿，功效如神。盐消痰癖，漯疮疡，食多损肺。酒通血脉，厚肠胃，痛饮伤生。乳汁已目赤睛昏，却老还童功不浅。童便益虚劳寒热，损伤产后并宜行。血余灰乃乱头发，淋闭鼻红有准。人中白即溺桶垢，肺痈唾衄须凭。此特摘集偏长之功用，譬诸高远，将自卑而升。

运　气

五运主病

诸风掉眩，皆属肝木。诸痛痒疮疡，皆属心火。诸湿肿满，皆属脾土。诸气膹郁病痿，皆属肺金。诸寒收引，皆属肾水。

六气主病

风

诸暴强直，支痛缓戾，里紧筋缩，皆属于风。厥阴风木，乃肝胆之气也。

热

诸病喘呕，吐酸，暴注下迫，转筋，小便浑浊，腹胀大，鼓之如鼓，痈疽疡疹，瘤气结核，吐下霍乱，瞀郁肿胀，鼻衄血溢，血泄，淋闭，身热，恶寒，战栗，惊惑，悲笑谵妄，衄蔑血污，皆属于热。少阴君火之热，乃真心小肠之气也。

湿

诸痉强直，积饮，痞膈中满，霍乱吐下，体重胕肿，肉如泥，按之不起，皆属于湿。太阴湿土，乃脾胃之气也。

火

诸热瞀瘛，暴喑冒昧，躁扰狂越，骂詈惊骇，胕肿酸疼，气逆上冲，禁栗如丧神守，嚏呕，疮疡，喉喑，耳鸣及聋，呕涌溢，食不下，目昧不明，暴注瞤瘛，暴病暴死，皆属于火。少阳相火之热，乃心胞络三焦之气也。

燥

诸涩枯涸，干劲皴揭，皆属于燥。阳明燥金，乃肺与大肠之气也。

寒

诸病上下所出水液澄彻清冷，癥瘕㿗疝，坚痞腹满急痛，下利清白，食已不饥，吐利腥秽，屈伸不便，厥逆禁固，皆属于寒。太阳寒水，乃肾与膀胱之气也。

中风

脉

风邪中人，六脉多沉伏，亦有脉随气奔，指下洪盛者。挟寒则脉带浮迟，挟暑则脉虚，挟湿则脉浮涩。《脉经》曰：脉微而数，中风使然。寸口沉大而滑，沉则为实，滑则为气，气实相搏，入于脏则死，入于腑则愈。此为卒厥，不知人，唇青身冷为入脏，死。身温和，汗自出，为入腑，而复自愈。脉阳浮而滑，阴濡而弱者，宜吐。或浮而滑，或沉而滑，或微而虚者，皆虚与痰也。大法宜浮迟，不宜强大数。若脾脉缓而无力者，最为难治。盖风喜归肝，肝木克脾土，则大便洞泄，故不治也。

证

夫风中于人也，曰卒中，曰暴仆，曰暴喑，曰蒙昧，曰喎僻，曰瘫痪，曰不省人事，曰语言謇涩，曰痰涎壅盛，或死，或不死，皆以为中风之候也。《内经》曰：风者，百病之长也。至为变化，乃为他病，无常方。又曰：风者，善行而数变。又曰：风之伤人也，或为寒热，或为热中，或为寒中，或为厉风，或为偏枯。《千金》云：岐伯所谓中风，大法有四：一曰偏枯，谓半身不遂也。二曰风痱，谓身无疼痛，四肢不收也。三曰风懿，谓奄忽不知人也。四曰风痹，谓诸痹类风状也。《金匮要略》曰：寸口脉浮而紧，紧则为寒，寒虚相搏，邪在皮肤。浮者血虚，络脉空虚，贼邪不泻，或左或右，邪气反缓，正气即急，正气引邪，喎僻不遂。邪在于络，肌肤不仁。邪在于经，即克不胜。邪入于腑，即不识人。邪入于脏，舌即难言，口吐痰沫。是以古之明医，皆以外中风邪立方处治。及近代刘河间、李东垣、朱丹溪三子者出，始与古人异矣。河间曰：中风瘫痪者，非谓肝木之风实甚而卒中之，亦非外中于风，良由将息失宜，心火暴甚，肾水虚衰，不能制之，则阴虚阳实，而热气怫郁，心神昏冒不用，而卒倒无所知也。多因喜、怒、思、悲、恐五志有所过极而卒中者。夫五志过极，皆为热甚故也。俗云风者，言末而忘其本也。东垣云：中风非外来风邪，乃本气自病也。凡人年逾四旬，气衰之际，或因忧、喜、忿、怒伤其气者，多有此证。壮岁之时无有也，若肥者，则间而有之，亦是形盛气衰，故如此耳。丹溪曰：有气虚，有血虚，有痰盛。

又曰：西北气寒，为风所中，诚有之矣。东南气温而地多湿，有风者，非风也，皆是湿生痰，痰生热，热生风也。三子之论，河间主乎火，东垣主乎气，丹溪主乎湿，反以风为虚象。若以三子为是，古人为非，则三子未出之前，固有从古人而治愈者。若以古人为是，三子为非，则三子已出之后，亦有从三子而治愈者。大抵古人与三子之论，皆不可偏废。盖古人之论，言其证也。三子之论，言其因也。因则为本，证则为标。其所谓外中风邪者，未必不由元精虚弱，荣卫失调，而后感之也。其所谓因火、因气、因湿者，亦未必绝无外邪侵侮而作也。

治

治风之法，全在活变。若重于外感者，先驱外邪，而后补中气。重于内伤者，先补中气，而后驱外邪。或以散风药为君，而以补损药为臣使。或以滋补药为君，而以散邪药为臣使，量重轻而处之也。《内经》曰：有取本而得者，有取标而得者，有本而标之者，有标而本之者。又曰：急则治其标，缓则治其本。若夫初病暴仆，昏闷不省人事，或痰涎壅盛，舌强不语，两寸口脉浮大而实者，急宜瓜蒂、藜芦等药吐之，以遏其势。或人迎脉紧盛，或六脉俱浮弦者，急用小续命汤表之。盖风气太盛，心火暴甚，而痰涎壅遏于经络之中。于斯时也，岂寻常药饵而能通达于上下哉？或本方加附子，以其禀雄壮之资，而有斩关夺将之势，能引人参辈并行于十二经，以追复其失散之元阳，又能引麻黄、杏仁辈发表开腠理，以祛散其在表之风寒。引芎、归、芍药辈入血分，行血养血，以滋养其亏损之真阴。或加石膏、知母以降胃火，或加黄芩以清肺金，看所挟见证，与夫时月寒温，加减施治。病势稍退，精神稍复，辄当改用丹溪之法，而以补气补血消痰之剂，以调其本气而安，此急则治其标，与夫标而本之治也。凡人手足渐觉不随，或臂膊及髀股指节麻痹不仁，或口眼㖞斜、语言謇涩，或胸膈迷闷，吐痰相续，或六脉浮滑而虚软无力，虽未至于倒仆，其为中风晕厥之候，可指日而定矣。早当从丹溪之法调治，其左手脉不足，及左半身不遂者，以四物汤补血之剂为主治。右手脉不足及右半身不遂者，以四君子汤补气之剂为主治。痰盛者，二陈、导痰等汤兼用。气血两虚而挟痰者，八物汤加南星、半夏、枳实、竹沥、姜汁之类。若夫真元渐复，痰饮渐消，或觉有风邪未退者，仍以羌活愈风汤、防风通圣散之类出入加减，调治而安，此缓则治其本，与夫本而标之之治也。抑考先哲有云：其证有中脏、中腑之分，证各不同。中腑者多着四肢，故面加五色，脉浮而恶风寒，四肢拘急不仁，或中身之前，或中身之侧，皆曰中腑也，其治多易。中脏者，多滞九窍，唇缓失音，鼻塞耳聋，目瞀，大小便闭结，皆曰中脏，其治多难。大法中腑者，小续命以发其表。中脏者，三化等汤以通其里。脏腑兼见者，又不可拘泥，或一气之微汗，或一旬之通利。又曰：治须少汗，亦须少下。多汗则虚其卫，多下则损其荣，斯又不可不谨。或外无六经之形证，内无便溺之阻隔，但手足不随，语言謇涩者，此邪中于经，又当从乎中治，而不可以标本论也。是以养血通气，大秦艽汤、羌活愈风之类治之。外有痿痹气厥，脾虚伤食，及乎土太过，令人四肢不举之候，皆似中风，又当体察明白，各从其类以治之。

不治证

凡中风，但见发直、摇头、吐沫、上窜、面赤如妆、汗缀如珠，或头面青黑、痰声如拽锯者，皆不治。若目闭，手散，鼻鼾，口张，遗尿不知，此五者为五脏绝，死候。但见其一，犹当施治。若心肾绝，尤难治也。若动止筋痛，是无血养筋，故痛，曰筋枯，不治。

一切初中风、中气，昏倒不知人事，牙关紧急，涎潮壅塞，口眼㖞斜，半身不遂，精神恍惚。仓卒之际，急以手大指掐刻人中，即醒。或急令人将病者两手两足，从上而下，频频赶出四肢，痰气即散，免致攻心即醒。

龚廷贤医学全书

或急以三棱针刺手中指甲角、十井穴，将去恶血，就以气。针刺合谷二穴、人中一穴，皆是良法。如或未效，用通关散吹鼻，即提起头顶法，候有嚏可治，无嚏不可治。如口噤不开，破棺散擦之，口即开，即多灌香油，或少加麝香一二分，或用姜汁亦可，或太白散、化风丹、摄生饮之类，当随证选而用之。如风痰顽结，诸药不效者，夺命散一服即愈。

一、痰涎壅盛者，口眼喎斜者，不能言语者，皆当用吐法，宜独圣散吐之。或口噤，用藜芦末少加麝香，灌入鼻内吐之。一吐不已，再吐之，亦有气血虚而不可用吐法者。

肥人多有中风，以其形盛于外，而气歉于内也。肺为气出入之道，人胖者气必急，气急则肺邪盛，肺金克木，胆为肝之腑，故痰涎壅盛。所以治之，必先理气为急。中后气未尽顺，痰未尽除，调理之剂，惟当以藿香正气散加南星、木香、防风、当归。此药非特治中风之证，而中恶、中气尤宜。

一、气虚卒倒，参、芪补之。挟痰，则浓煎人参汤，加竹沥、姜汁。血虚，四物汤补之。挟痰者，四物汤以姜汁炒过，更加竹沥、姜汁。

一、左瘫右痪者，因气血虚而痰火流注也。血虚则痰火流注于左，而为左瘫，宜四物汤加白芥子、竹沥、姜汁；兼有死血，加桃仁、红花。气虚则痰火流注于右，而为右瘫，宜四君子汤合二陈汤，加白芥子、竹沥、姜汁；能食者去竹沥，加荆沥尤妙。肥人多湿，少加附子行经。瘫痪初起，急治则可，久则痰火郁结而难治也。

一、中风饮食坐卧如常，但失音不语，俗呼为哑风，小续命去附子，加石菖蒲一钱，或诃子清音汤亦可。然不语岂止一端？有舌强不语，有神昏不语，有口噤不语，有舌纵语涩，有舌麻语涩，其间治痰、治风、安神、养气血，各从活法，又难拘续命、诃子而已。

一、中气亦似中风，但风中口中多痰涎，气中则无。又风中身温，气中身冷。风中脉浮洪，气中脉沉伏。此七情内伤，气逆为病，治当顺气，用乌药顺气散、八味顺气散主之，或藿香正气散亦可。经云：无故而喑，脉不至，不治自已。谓气暴逆也，气复则已。审如是，虽不服药，亦自可。

一、中风、中气，口眼喎斜，语言謇涩，或口噤牙关紧急，筋脉挛缩，骨节酸疼，行步艰辛，一应风气疼痛，太乙紫金丹用酒磨服。方见通治。

一、中风不语，瘫痪初起，宜导痰小胃丹，用姜汤送三五十丸，少时即能言语如故。方见痰饮。

一、中风头痛如破，语言謇涩，小续命汤加羌活。

一、中风口眼喎斜，头疼发热，恶风初作者，羌活冲和汤加独活、藁本。方见伤寒。

一、中风一身俱麻，乌药顺气散加人参、白术、川芎、当归、麦门冬。

一、中风面目十指俱麻，乃气虚也，补中益气汤加木香、附子、羌活、防风、乌药。方见内伤。

一、中风满身刺痛，四物汤加荆芥、防风、蔓荆子、蝉退、麦门冬。方见补益。

一、中风半身不遂，羌活愈风汤加天麻、荆芥、僵蚕。

方

通关散 秘方　眉批：此方治不省人事者，吹鼻通窍之剂。

治中风不语，不省人事，水汤不入。

天南星　半夏　猪牙皂荚各五分

上为末，每用少许吹鼻。有嚏可治，无嚏不可治。

破棺散　眉批：此方治口噤者，擦牙开关之剂。

治中风牙关紧急，难以下药。

天南星五分　片脑少许

上五月五日午时合，每用五分，于病人牙间频频擦之令热，牙关自开。

夺命散　治卒暴中风，涎潮气闭，牙关紧急，眼目上视，破损伤风，搐搦潮作，及小儿急惊风并治。

天南星　甜葶苈　香白芷　半夏汤泡，去皮　巴豆去壳，不去油，各等分，生用

上为细末，每服五分，生姜汁二三匙调下。牙关紧急，汤剂灌不下者，此药辄能治之。小儿以利痰或吐为愈。按此方风痰必顽结者，宜用之。

独圣散 眉批：此方治痰壅盛者，吐痰之剂。

治中风痰迷心窍，癫狂烦乱，人事昏沉，痰涎壅塞，及五痫心风等证。

甜瓜蒂

上为末，每服五分，重者一钱，熟水调下，即吐。如不吐，须再进一服。倘不止，以白汤止之，或葱汤亦妙，或麝香少许，研，水饮之，即解。如吐风痰，加全蝎五分微炒。如有虫者，加雄黄五分，猪脂油五分，甚者加芫花五分，其虫立吐。如湿肿满，加赤小豆末一钱。凡吐令人目睛上窜，吐时令闭双目。

太白散 秘方

治中风痰气厥绝，心腹微温，喉间微响。此药下痰如神。

陈石灰千年古者

上刮去土为细末，水飞过。每服三钱，水一碗，煎至七分温服。

太玄汤 秘方　治中风失音，昏迷欲死。

染布活靛缸水一盏，温而灌之，即能言语。

化风丹

治一切中风痰厥风痫，牙关紧急，不省人事，及小儿惊风、搐搦，角弓反张，发热痰嗽喘促。

天南星牛胆制过，二钱　天麻煨　防风去芦　荆芥穗　羌活　独活去芦　人参去芦　细辛　川芎各一钱　木香五分

上为细末，炼蜜为丸，如芡实大，朱砂为衣。薄荷泡汤研化服。因气忿，用紫苏汤化下。如牙关口噤，用少许擦牙即开。

摄生饮

治一切卒中，不论中风、中寒、中暑、中湿及痰厥、气厥之类，不省人事者，初作即用此方，神效。

苍术生，一钱　南木香　天南星湿纸煨　半夏汤泡，各一钱五分　辽细辛　石菖蒲　甘草生，各一钱

上㕮咀，生姜七片，水煎温服。痰盛加全蝎二枚，炙。

三生饮 眉批：此方治一切风痰气厥，不省人事初作者，通治之剂。

治中风昏不知人，口眼㖞斜，半身不遂，声如拽锯，痰涎上壅，无问外感风寒，内伤喜怒，或六脉沉伏，或指下浮盛，并宜服之。兼治痰厥、气厥及气虚眩晕。若真气虚，而风邪所乘，加人参一两。

天南星一两　川乌去皮、尖　黑附子去皮、尖，各五钱　木香二钱五分

上㕮咀，生姜十片，水煎温服。如气盛人，只用南星五钱，木香一钱，生姜十四片，水煎服。如痰涎壅盛，声如牵锯，服药不下者，宜灸关元、气海穴。

乌药顺气散

治男子女人一切风邪攻注，遍身麻痹，骨节酸疼，手足瘫痪，语言謇涩，筋脉拘挛，步履艰辛，腿膝软弱。妇人血气不调，胸膈胀满，心腹刺痛，吐泻肠鸣。凡治风，先理气，气顺则痰自消，风自散。

麻黄去节　陈皮去白　乌药各二钱　川芎　白芷　僵蚕炒　枳壳麸炒　桔梗去芦，各一钱　干姜炮，五分　甘草炙，三分

上㕮咀，生姜三片，黑枣二枚，水二钟，煎八分，温服。如憎寒壮热，肢体倦怠，加葱白。遍身瘙痒，加薄荷。手足拘挛，加木香、石斛。湿气，加苍术、白术、槟榔。

足浮肿，加牛膝、五加皮、独活。遍身疼痛，加当归、官桂、乳香、没药。

自汗，加黄芪、麻黄根，去麻黄、干姜。胸膈胀满，加枳实、莪术。头眩，加细辛、细茶。脚不能举动，加羌活、防风、麝香。心腹刺痛，加小茴香。手足不能动，头不能起，加川续断、威灵仙。阴囊浮肿，合五积

散。四肢冷痹，加川乌、附子、交桂、秦艽。久患左瘫右痪，去麻黄、干姜，加天麻、防风、羌活、半夏、南星、木香、当归。麻痹作痛，加天雄、细辛、防风。

妇人血风，加防风、荆芥、薄荷。臂痛，加羌活、防风、薄桂、苍术、紫苏。

气滞腰痛，加桃仁，入酒同服。背心痛，合行气香苏散，加苍术、半夏、茯苓。口眼㖞斜，加姜炒黄连、羌活、防风、荆芥、竹沥、姜汁。

麻痹疼痛极者，合和三五七散。午后痛甚，合和神秘左经汤。经年不能举动者，合和独活寄生汤。

八味顺气散 眉批：此方治中风中气者，先宜此顺气之剂。

凡中风，先服此药顺气，然后治风。

人参去芦　片白术炒　白茯苓　白芷青皮　陈皮去白　乌药各二钱　甘草一钱

上㕮咀，分作二剂。每一剂用水二钟，煎至八分，滤去渣，食远服。或加南星、木香，以苏痰气。或痰盛，加半夏二钱，生姜三片。

小续命汤 眉批：此方治风中腑者，发表之剂。

治卒暴中风，不省人事，半身不遂，口眼歪斜，手足颤掉，语言謇涩，肢体麻痹，精神眩乱，头目昏花，痰涎壅盛，筋脉拘挛，及脚气缓弱，不能动履屈伸。治外有六经之形证，则从此方加减以发其表。

防风二钱　麻黄去节　杏仁泡，去皮、尖　白芍药　肉桂　川芎　防己　黄芩　人参去芦　甘草炙，各一钱四分　附子泡，去皮、脐，七分

上㕮咀，生姜五片，水二钟，煎至一钟，温服。

凡中风，不审六经之加减用药，虽治之，不能去其邪也。《内经》曰：开则淅然寒，闭则热而闷。知暴中风邪，宜先以续命汤随证加减治之。

太阳中风，无汗恶寒，麻黄续命主之。依本方麻黄、防风、杏仁各加一倍。

太阳中风，有汗恶风，桂枝续命主之。依本方桂枝、芍药、杏仁各加一倍。阳明中风，有汗，身热，不恶寒，白虎续命主之。依本方甘草加一倍，外加石膏、知母各一钱。阳明中风，有汗，身热，不恶风，葛根续命主之。依本方桂枝、黄芩各加一倍，外加葛根一钱。太阴中风，无汗，身凉，附子续命主之。依本方附子加一倍，甘草加三分，外加干姜二钱。少阴中风，有汗无热，桂枝续命主之。依本方桂枝、附子、甘草各加一倍。中风六证混淆，系之于少阳、厥阴，或肢节挛痛，或麻痹不仁，宜羌活连翘续命主之。小续命八钱，外加羌活二钱，连翘三钱。

大法，春夏加石膏、知母、黄芩。秋冬加肉桂、附子、芍药。

有热去黑附子，加白附子。筋脉拘挛，语迟，脉弦，加薏苡仁。若筋急，加人参，去黄芩、芍药，以避中寒，服药后稍轻，再加当归。烦躁，不大便，去附子、肉桂，倍芍药，加竹沥。

大便燥结，三五日不出，胸中不快，加枳实、大黄。语言謇涩，手足战掉，加石菖蒲、竹沥。发渴，加麦门冬、天花粉、干葛。

热而渴，加秦艽。

身痛，加羌活，搐者亦加之。烦躁多惊，加犀角、羚羊角。多怒，加羚羊角。恍惚错语，加茯神、远志；不能言，加竹沥。

失音不语，加石菖蒲。

头痛如破，加羌活。骨节痛，此有寒湿，倍附子、肉桂。

呕逆、腹胀，加人参、半夏。脚膝屈弱，加牛膝、石斛。腰疼，加桃仁去皮、尖，杜仲姜汁炒。不眠，加酸枣仁。痰多，加天南星。肥人多湿，加乌头、附子行经，用童便浸煮，以杀其毒，以助下行之力，入盐尤妙。脏寒下痢，去防己、黄芩、倍附子，加白术。或歌笑哭泣，妄言谵语，加白术，倍麻黄、人参、桂枝。自汗，去麻黄、杏仁，加白术。

三化汤 眉批：此方治风中脏者，通利

之剂。

治中风外有六经之形证，先以加减续命汤随证治之，内有便溺之阻隔，复以此药导之。

厚朴姜汁炒 羌活 大黄 枳实各等分

上㕮咀，姜三片，水二钟，煎一钟，温服。以利为度，不利再投。如内邪已除，外邪已尽，当从愈风汤，以行中道，加减治之。久则清浊自分，荣卫自和，而大病悉去矣。

大秦艽汤

治中风外无六经之形证，内无便溺之阻隔，知血弱不能养于筋，故手足不能运动，舌强不能言语，宜养血而筋自荣。

秦艽 甘草 当归 川芎 白芍药 石膏 独活 白茯苓各一钱 羌活 防风 黄芩 白芷 白术 熟地黄 生地黄各五分 细辛三分 心下痞满加枳实一钱

上㕮咀，加竹沥、姜汁、姜三片，水二钟，不拘时服。

羌活愈风汤 眉批：此方治风中经者，调血养血之剂。

治肝肾虚，筋骨弱，语言謇涩，精神昏愦，风湿袭虚，入人经络，或瘦而一肢偏枯，或肥而半身不遂。大抵心劳则百病生，心静则万邪息，此药能安心养神，调理阴阳，使无偏胜，治中风内外无邪，服此药以行中道。

羌活 甘草 蔓荆子 防风去芦 川芎 细辛去苗 枳壳麸炒 熟地黄 人参去芦 麻黄去节 薄荷 甘菊花 当归去芦 知母去毛 黄芪 地骨皮去骨 独活 白芷 杜仲酒炒，去丝 枸杞子 秦艽 柴胡去芦 半夏姜制 梓厚朴姜汁炒 前胡 防己各三分 黄芩 白茯苓 白芍药各四分 石膏 苍术 生地黄各六分 桂枝一分

上㕮咀，水二盏，煎一盏，温服。遇阴雨，加姜三片。

防风通圣散

治中风一切风热，大便燥结，小便赤涩，头面生疮，眼目赤痛；或热极生风，舌强口噤；或鼻生紫赤风刺瘾疹，而为肺风；或成

风厉而俗呼为大风；或肠风，而为痔漏；或肠郁而为诸热，谵妄惊狂，悉能调治。

防风 川芎 当归 白芍药 大黄 芒硝 连翘 麻黄不去节 薄荷各四分 石膏 桔梗 黄芩各八分 白术 山栀仁 荆芥各二分 滑石二钱四分 甘草炙，一钱

上㕮咀，生姜三片，水二盏，煎一盏，温服。

劳汗当风，汗出为齄，郁乃坐劳，出于玄府，脂液所凝，去芒硝，倍加芍药、当归，发散玄府之风，当调其荣卫。俗云风刺。生瘾疹，或赤或白，麻黄、盐豉、葱白出其汗，麻黄去节，并去芒硝，咸走血而内凝，故不发汗。还依前方中加四物汤、黄连解毒汤，三药合而服之，日二服。故《内经》曰：以苦发之，谓热在肌表连内也。小便淋涩，去麻黄，加滑石、连翘，煎药汤调木香末二钱。麻黄主表，不宜里，故去之。腰胁走注疼痛，加芒硝、石膏、当归、甘草各二钱，调车前子末、海金沙末各一钱。《内经》曰：腰者，肾之府。若破伤风者，如在表，则辛以散之；在里，则苦以下之，兼散之。汗下后，通利气血，祛逐风邪者，每一两内，加荆芥穗、大黄各二钱，调全蝎末、羌活末各一钱。诸风潮搐，小儿急慢惊风，大便闭结，邪热暴甚，肠胃干涩，上窜咬牙，盗汗睡语，转筋惊悸，肌肉蠕动，每一两加大黄一钱，栀子二钱，调茯苓末二钱。肌肉蠕动者，调羌活末一钱。经曰：肌肉蠕动，命曰微风。风伤于肺，咳嗽喘急，每一两加半夏、茯苓各二钱。打扑损伤，肢节疼痛，腹中恶血不下，每一两加当归、大黄各三钱五分，调乳香、没药各二钱。解利四时伤寒，内外所伤，每一两内，加益元散一两，葱白十茎，豆豉一合，生姜五钱，水一大碗，煎八分，先温服一半，以箸探之，即吐，吐后，再热服一半，汗出立解。饮酒中风，身热头痛，加黄连须二钱，葱白十茎，慎勿用桂枝麻黄汤解之。头旋鼻塞，浊涕时下，每一两加薄荷、黄连各二钱半。《内经》曰：胆移热于脑，则辛

颏鼻渊，浊涕下不已也。王冰曰：胆液下澄，则为浊涕，下不已，如水泉，故曰鼻渊也。此谓足太阳脉与阳明脉俱盛也。气逆者，调木香末一钱服之。痈疽肿毒，一切恶疮，本方一两，倍连翘、当归，加黄连、茯苓、木香、人参、白芷、金银花、牡蛎、黄芪各五分，名胜黄饮子。如疮在上，加当归，用酒浸；发斑热，本方加黄连五钱。

祛风至宝丹　眉批：此方治诸风燥热者，发表攻里之剂。

治诸风热等证。

防风　芍药各一两半　独活　羌活　天麻　石膏　黄芩　人参　桔梗　熟地黄　白术各一两　荆芥穗　全蝎　连翘　山栀仁　薄荷　麻黄　大黄　芒硝　细辛各五钱　当归　川芎各二两半　甘草　朱砂各二两，为衣　黄连　黄柏各六钱　滑石三两

上为极细末，炼蜜为丸，如弹子大。每一丸，细嚼，清茶任下，临卧服。有热，去人参、白术、川芎，加苦参、细茶、盐梅，薄荷汤下；疼痛甚，倍加苦参。

乌药顺气散　治诸风左瘫右痪。

当归　川芎　白芍药　生地黄　紫苏　陈皮　香附　乌药　枳壳　砂仁　桔梗　黄芩　半夏　防风　地龙焙干　甘草各一两　乳香　没药　沉香各五钱，三味为末，入煎熟药内同服

上㕮咀，生姜三片，枣二枚，水煎温服。

防风至宝汤刘尚书方　治诸风瘫痪，痿痹，神效。

当归　川芎　白芍药　防风　羌活　天麻　僵蚕炒　白芷　青皮　陈皮　乌药　牛膝肉酒洗　南星制　半夏制　黄连姜汁炒　黄芩酒炒　山栀仁炒黑　连翘　麻黄久病去之　甘草各八分

上㕮咀，生姜三片，水煎服，忌葱、蒜、猪、鸡、羊肉。

愈风润燥汤孙尚书方　眉批：此方治中风瘫痪，口眼㖞斜者，半攻半补之剂。

治证同前，半攻半补。

川芎一钱　当归一钱二分　熟地黄　生地黄姜汁炒　牛膝酒炒　红花各八分　羌活　防风各六分　南星制　天麻　半夏制　橘红盐水洗　白茯苓　黄芩各一钱半　桂枝五分　白术炒，二钱　白芍药　酸枣仁　黄檗各七分　甘草炙，四分

上㕮咀，水煎，临服入竹沥、姜汁各三匙。

祛风除湿汤郑中山方　治中风瘫痪，筋骨疼痛。

当归酒洗，一钱　川芎八分　橘红一钱　赤芍药一钱　半夏姜制，一钱　苍术米泔制片术各一钱　白茯苓一钱　乌药一钱　枳壳一钱　桔梗八分　黄连酒炒，一钱　黄芩酒炒，一钱　白芷九分　防风八分　羌活一钱　甘草五分　身痛加姜黄一钱　脚痛加牛膝、防己、威灵仙各一钱

上㕮咀，生姜五片，水二钟，煎八分，空心服。

天台散　治中风手足瘫痪、疼痛。

麻黄去节，七分　陈皮　乌药　僵蚕　川芎　枳壳麸炒　桔梗　白芷　干姜　防风　羌活　天麻各八分　当归　续断　威灵仙　乳香　没药各一钱　甘草六分　麝香少许

上㕮咀，生姜三片，水二盏，煎一盏，不拘时服。

三圣散　眉批：此方治中风瘫痪，筋骨痛者，蠲痛之剂。

治诸风痿痹，筋脉拘挛，行步艰辛等疾。

玄胡索炒　当归酒洗　肉桂各等分

上为细末，每服二钱，白汤下。如腰痛，加杜仲。

清神解语汤云林制　治中风痰迷心窍，不能言。

当归　川芎　白芍药　生地黄　远志去心　陈皮　麦门冬去心　石菖蒲　乌药　枳实麸炒　天南星制　白茯苓　黄连姜汁炒　防风　羌活　半夏制　甘草各等分

上㕮咀，生姜三片，竹茹二钱水煎，入童便、姜汁、竹沥同服。头痛，加蔓荆子、

细辛、白芷，冰片三分，牛黄三分，薄荷二钱。

清心散秘方 治中风，舌强不能言语。

青黛二钱 硼砂二钱

上为末，先以蜜水洗舌上，后以姜汁擦之，将药蜜水稀调，涂舌本上。

远志膏秘方 治中风，舌强不能言。

远志不拘多少

上用甘草水泡，不去骨为末，鸡子清调敷天突、咽喉、前心三处。按上方治中风舌强不能言语者，清心豁痰之剂。三方并立效。

加味转舌膏贾兰峰方 眉批：此方治中风舌塞不语者，清火除风之剂。

治中风瘫痪，舌塞不语。

连翘一两 栀子炒，五钱 黄芩酒炒，五钱 薄荷一两 桔梗五钱 玄明粉五钱 大黄酒炒，五钱 防风五钱 川芎三钱 石菖蒲六钱 甘草五钱 犀角三钱 柿霜一两 远志甘草水泡，一两

上为极细末，炼蜜为丸，如弹子大，朱砂五钱为衣。每用一丸，临卧薄荷汤调下。

诃子清音汤 眉批：此方治失音不语，专攻之剂。

治诸风失音不语。

桔梗一两，半生半炒 诃子四十九个，半生半泡 甘草二钱，半生半炙

上为细末。每服七钱，用煎熟童便一大碗，调服。

加减排风汤陈白野方 治中风口眼喎斜。

天麻 苍术 杏仁各一钱 羌活 独活 防风 白鲜皮 川芎 当归 白芍药 白术 茯苓 黄芩 半夏各八分 麻黄七分 甘草四分

上咬咀，生姜三片，水二盏，煎一盏，不拘时服。

理气祛风散秘方 治口眼歪斜。

青皮一钱 陈皮八分 枳壳八分 桔梗七分 南星制，一钱 半夏制，一钱 乌药八分 天麻一钱 川芎八分 白芷七分 防风八分 荆芥七分 羌活一钱 独活一钱 白芍药七分

甘草六分

上咬咀，生姜五片，水二钟，煎至八分，食前温服。

贝母瓜蒌汤 眉批：此方治中风口眼喎斜者，调理之剂。

治肥人中风，不分左右，俱作痰治。

贝母去心 瓜蒌仁去油 天南星制 荆芥穗 防风去芦 黄柏去粗皮 羌活 黄芩 黄连 白术 橘皮去白 薄桂 半夏泡七次 威灵仙 天花粉 甘草各等分

上咬咀，生姜三片，水煎，入竹沥一小钟服。

秘传顺气散孙鉴塘传 治诸风口眼喎斜，半身不遂，左瘫右痪，先服三五剂，后进祛风药酒。

青皮 陈皮 枳壳 桔梗 乌药 人参去芦 白术 茯苓 半夏制 川芎 白芷 细辛 麻黄去节 防风去芦 干姜 僵蚕炒 甘草 秦艽去芦 羌活 独活各等分

上咬咀，生姜三片，水二钟，煎至八分，空心温服。

祛风药酒 眉批：此方治诸风瘫痪、肿痛顽麻者，祛风败毒之剂。

防风去芦 荆芥穗 苍术米泔浸 麻黄不去节 细辛 天麻 白芷 川芎 当归 半夏制 茯苓 僵蚕 川芎童便浸 草乌 洛阳花 白花蛇各等分

上共为粗末，每药三钱，用小黄米烧酒一斤，枣三枚，蜜五钱，同入瓶内，上盖盏，和面封固，麻绳扎左右上下，入锅悬起，重汤煮香一炷半，冷定取出。每服一小盏，随疾之上下，以定食前食后，刻日取效，不可轻忽。

仙传史国公浸酒 良方 附表。治验详表语。

臣谨沐圣恩，叨居相职，节宣弗谨，遂染风疾，半身偏枯，手足拘挛，不堪行步，宣医诊治，良剂屡投，今越十载，并无寸效，乞归故里，广访名医。途至奉先驿，获遇异人，臣陈病状，蒙授一方，臣依方浸酒，未

服之先，非人扶不能起，及饮一升，使手能梳头；服二升，手足屈伸有力；服三升，语言行动如故；服四升，肢体通缓，百节康和，步履如飞。效难尽述，乞赐颁行天下，使黎庶咸登寿域。谨录是方，随表拜进以闻。

防风去芦，三两，治四肢骨节疼痛，浑身拘急　秦艽去芦，四两，治四体拘挛，语言謇涩　草薢三两，酥炙，治骨节疼痛　羌活二两，治风湿百节疼痛　川牛膝去芦，酒洗，二两，治手足麻木，补精髓，行血脉　虎胫骨二两，酥炙，退骨节中风毒，壮筋骨　鳖甲一两，九肋或七肋者佳，治瘫痪

当归二两，治血补血　苍耳子四两，槌碎，去风湿骨节顽麻　晚蚕沙二两，炒黄色，治瘫痪百节不遂，肢体顽麻

枸杞子五两，焙，治五脏风邪　油松节二两，槌碎，壮筋骨

干茄根八两，饭上蒸熟，治骨节不能屈伸

白术二两，去芦，土炒，补脾胃　杜仲二两，姜汁炒，去丝，补腰膝

上细锉，用好酒三十五斤，将生绢袋盛药，悬浸于内封固，过十四日，将坛入锅内，重汤煮数沸；取出埋于土内，以出火毒；然后取用，每开坛，不可以面对坛口，恐药力冲伤眼目。每日饮二三次，尽量为度，毋令药力断续，其效如神。

神仙延寿药酒丹

治久近风邪，左瘫右痪，语言謇涩，手足拘挛，紫白癜风，风寒暑湿，四气交攻，身体虚羸，腰疼膝痛，耳聋眼瞆，下部诸虚，及女子经血不调，脐腹绞痛，胸膈胁胀，呕吐恶心，子宫虚冷，赤白带下，一切诸疾，皆有神验。此酒互相等制，其性和缓，其味甘香，能追万病，善补诸虚，和胃养丹田，益精壮筋骨，安和五脏，定魄宁魂，返老还童，延年绵算，病可尽驱，效难馨笔。

人参去芦　白术土炒　甘草炙　白茯苓各三两　当归　川芎　白芍药炒　生地黄姜汁炒

熟地黄　枸杞子　肉苁蓉酒洗　何首乌米泔浸　牛膝去芦　天门冬去心　麦门冬去心　砂仁炒，各二两五钱　川椒去梗目　川乌去皮、脐

草乌圆者，泡　乌药各一两　五加皮　虎胫骨酥炙　枳壳炒　干姜泡　厚朴姜汁炒　陈皮去白　沉香　茴香盐酒炒　香附童便浸、炒　羌活　独活　防风去芦　白芷　麻黄不去节　细辛酒洗　半夏制　苍术米泔浸、炒　五味子　破故纸炒　桂各二两　红枣去核　酥油　蜂蜜各半两　胡桃肉汤泡，去皮

上锉一处，绢袋盛之，用烧酒一大坛，浸三昼夜，置锅中，重汤煮三时许，取出埋土内泄火毒。每日饮一二杯，随病之上下，以定空心食后。饮酒将尽，复以药渣晒干为末，酒丸如桐子大。每日空心时，酒下三十丸。

鹿角霜丸　眉批：此方治诸风瘫痪属虚寒者，温补之剂。

治半身痿弱，或二三年不能动履者。

黄芪蜜炙，二两　人参二两　白术二两　白茯苓二两　当归酒洗，二两　川芎一两　肉桂一两　熟地黄二两　茴香炒，一两　牛膝去芦，两半　木瓜两半　白芍药酒炒，二两　川乌两半　羌活一两　独活一两　肉苁蓉酒洗，两半　槟榔一两　防风两半　乌药炒，两半　破故纸酒炒，二两　木香二钱　续断一两五钱　甘草五钱　苍术米泔水浸，二两　附子二两，童便和面包煨　杜仲二两，姜汁炒，去丝　虎胫骨酥炙，一两五钱　鹿角霜一斤

上为极细末，酒丸梧子大，空心米汤送下百丸。

健步虎潜丸秘方　眉批：此方治诸风瘫痪，口㖞舌强属虚热者，滋补之剂。

治中风左瘫右痪，语言謇涩。

黄芪盐水炒，一两半　人参去芦，一两　白术炒，二两　白茯神去皮木，一两　当归酒洗，一两　生地黄酒洗，二两　熟地黄二两　木瓜一两　羌活酒洗，一两　独活酒洗，一两　防风酒洗，一两　白芍药盐酒炒，二两　枸杞子酒洗，二两　五味子五钱　虎胫骨酥炙，二两　龟板酥炙，一两五钱　牛膝酒洗，二两　杜仲酒炒，二两　破故纸盐酒炒，一两　黄柏人乳拌盐酒炒，二两　知母人乳拌盐酒炒，一两　麦门冬去心，

二两　远志甘草水泡，去骨，二两　石菖蒲一两　酸枣仁炒，一两　薏苡仁炒，一两　沉香五钱　附子五钱，童便浸，去皮、脐，面裹煨

上为极细末，以神曲六两，生姜汁一盏，竹沥一碗，猪脊髓五条，同炼蜜打为丸，如梧子大。每服百丸，空心淡盐汤送下。

竹沥枳术丸　化痰清火，理胃调脾。肥白气虚之人，宜服此药，预防倒仆之患，至神至妙。

枳实麸炒，一两　白术土炒，一两　苍术米泔浸，盐水炒，一两　天南星制　半夏制　黄芩酒炒，一两　白茯苓一两　当归酒洗，五钱　橘红一两　山楂肉一两　黄连姜汁炒，五钱　白芥子炒，一两

上为极细末，以神曲六两，生姜汁一盏，竹沥一碗，煮糊为丸，如桐子大。每日空心，姜汤下百丸。

搜风顺气丸

治诸风瘘痹，半身不遂，口眼歪斜，语言难辨，肌肉顽麻，眩晕耳鸣，口苦无味，憎寒毛竦，癥癖痞块，男子阳衰肾冷，女子绝产阴虚，俱能奏效。

锦纹大黄五两，酒浸，九蒸，九晒　麻仁微炒，去壳，二两　郁李仁去皮、壳，泡，二两　枳壳麸炒，二两　干山药酒蒸，二两　独活一两　山茱萸酒蒸，去核，二两　槟榔二两　菟丝子一两　车前子炒，二两半　牛膝酒浸，晒干，二两

上为极细末，炼蜜为丸如桐子大。每服八十丸，白汤送下，早晚各一服。久患肠风脏毒，服之除根。瘫痪语涩，服之平复。酒后能进一服，宿酒尽消。中年以后之人，过用厚味、酒肉，多有痰火，且不能远房事，往往致阴虚火动，火动则生风，所谓一水不能胜五火也，故以此方疏风降火为主。不问年高气弱，并宜服之，惟孕妇忌服。

天麻丸　治风因热而生，热胜则风动，宜以静胜其躁。此药能滋阴抑火，行荣卫，壮筋骨。

天麻一两五钱　牛膝酒洗，两半　萆薢一两五钱　玄参一两五钱　当归二两五钱　羌活一两五钱　独活一两　生地黄四两　杜仲酒炒，断丝，一两五钱　附子制，五钱　知母盐、酒炒，一两

上为极细末，炼蜜丸如梧子大。每日空心，温酒送下八十丸。按上方皆预防中风之剂。

凡人初觉大指、次指麻木不仁，或手足少力，或肌肉微掣，此中风之先兆也，宜予服愈风汤、天麻丸各一料，此圣人不治已病治未病也。或先服竹沥枳术丸及搜风顺气丸，何中风之有？

附诸风

方

消风散　治诸风上攻，头目昏弦，背项强急，耳作蝉鸣，及皮肤瘙痒，顽麻癮疹，妇人血风头痛。

防风　荆芥　川芎　茯苓　人参　藿香　甘草各一两　羌活一两五钱　蝉退　僵蚕　陈皮　厚朴各五钱

上为细末。每服三钱，清茶送下。

蝉蜕散　治饮酒后搔出紫血黄水，痛痒不一。

蝉蜕去头、足　薄荷各等分

上为末。每服二钱，酒调下。一方用消风散一两，蝉蜕一两。

胡麻散　治脾肺风毒攻冲，遍身皮肤瘙痒，或生疮疥癮疹，浸淫糜烂，久而不瘥，面如虫行。

胡麻　苦参　何首乌　荆芥各二两　威灵仙　甘草各一两

上为细末，每服二钱，薄荷汤调下。

苦参丸　治心肺积热，脏腑蕴毒，攻于皮肤，发为疥癞，及成厉风，手足烂坏，眉毛脱落，并能调治。

苦参四两　荆芥穗一两

上为细末，炼蜜丸如桐子大。每服五六十丸，清茶送下。

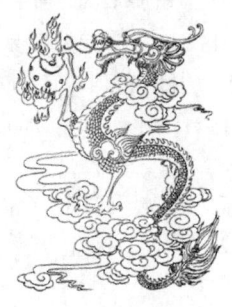

古今医鉴 卷三

伤寒

脉

伤寒以浮、大、动、数、滑为阳，沉、涩、弱、弦、微为阴。其弦、紧、浮、滑、沉、涩六者，为残贼脉，能为诸经作病。春弦、夏洪、秋毛、冬石、土缓，为四季之正脉；浮、沉、迟、数为客脉。左为人迎，右为气口。呼出心肺为阳，吸入肝肾为阴。一呼一吸为一息。寸口为阳，尺泽为阴，中为关界。阳主气，阴主血。血为荣，气为卫。寒伤荣，风伤卫。所谓伤寒之病，从浅入深，先以皮肤肌肉，次入肠胃筋骨。其阴阳、寒热、表里、虚实，俱在浮、中、沉三脉，有力、无力中分。有力者为实、为阳、为热；无力者为虚、为阴、为寒。若浮、中、沉之不见，则委曲而求之。若隐若见，则阴阳伏匿之脉也，三部皆然。杂病以弦为阳，伤寒以弦为阴。杂病以缓为弱，伤寒以缓为和。伤寒以大为病进，以缓为邪退。缓为胃脉，有胃气曰生，无胃气曰死。伤寒病中，脉贵有神。脉中有力，即为有神。神者，气血之先也。两手无脉曰双伏，一手无脉曰单伏。寸口阳脉中，或见沉细者，但无力者，为阳中伏阴。尺部阴脉中，或见沉数者，为阴中伏阳。寸口数大有力为重阳，尺部沉细无力为重阴。寸口细微如丝为脱阳，尺部微而无力为脱阴。寸脉浮而有力，主寒邪，表实，宜汗。浮而无力，主风邪，表虚，宜实。尺脉沉而有力，主阳邪在里为实，宜下。无力，主阴邪在里为虚，宜温。寸脉弱而无力，切忌汗下。初按来疾去徐，名曰内虚外实。去疾来徐，名曰内实外虚。尺寸俱同名曰缓。缓者，和而生也。汗下后脉静者生，躁乱身热者死。乃邪气胜也。如寒邪直中阴经，温之而脉来断续为歇止，正气脱而不复生也。纯弦之脉名曰负，负者死。按之如解索者，名曰阴阳离，离者死。阴病见阳脉者生，阳病见阴脉者死。今将浮、中、沉三脉下，注证治之法，使因脉以知证，缘证以明治，以此达彼，由粗入精，亦可以为后学之龟鉴矣。

浮脉： 初排指于皮肤之上，轻手按之便得，曰浮。此为寒邪初入足太阳经，病在表之际，可发而去之。虽然其治法则有二焉：寒伤荣则无汗恶寒，风伤卫则自汗恶风。一通一塞，不可同也。

浮紧有力则无汗，恶寒，头项痛，腰脊强，发热，此为伤寒之表，宜发散。冬时用麻黄汤，余三时用羌活冲和汤。有渴加石膏、知母。

浮缓无力则有汗，恶风，头项痛，腰脊强，发热。此为伤风在表，宜和卫。冬时用桂枝汤，余三时用加减冲和汤。腹痛，小建中汤。痛甚，桂枝加大黄汤。

中脉： 按至皮肤之下，肌肉之间，略重按之乃得。谓之半表半里。然亦有二焉，盖阳明、少阳二经，不从标本从乎中也。长而有力，即微洪脉也，此为阳明在经。其证微有头痛，眼眶痛，鼻干不得眠，发热无汗，用葛根解肌汤。若渴而有汗不解，或经汗过，渴不解者，白虎加人参汤。无渴不可服，此药为大忌。

弦而数，此为少阳经脉，其证胸胁痛而耳聋，寒热，呕而口苦，用小柴胡汤。或两经合病，则脉弦而长，此汤加葛根、芍药。缘胆无出入，有三禁，止宜和解表里耳。

沉脉：重手按之，至肌肉之下，筋骨之间乃得，此为沉脉。然亦有二，阴阳寒热，俱在沉脉中分。若沉而有力，为阳、为热；沉而无力，为阴，为寒；沉数有力，则为阳明之本，表证罢而热入于里。恶寒头痛悉除，及觉怕热，欲揭衣被，扬手掷足，谵语狂妄，燥渴，或潮热自汗，五六日不大便，轻则大柴胡汤下之，重则六一顺气汤选用。

沉迟无力为寒。初病起，外证无头痛，无身热，便就怕寒，四肢厥冷，或腹痛吐泻，或口吐白沫，或流冷涎，或战栗面如刀刮，引衣蜷卧，不渴，或手足指甲青，此为阴经自中其寒，非从阳经传来。急温之，轻则理中汤，重则姜附汤、四逆汤之类。故经云：发热恶寒发于阳，无热恶寒发于阴也。

证

夫伤寒者，冬时天气严寒，水冰地冻，而成杀厉之气。体虚之人，触犯之者，中而即病，名曰正伤寒。不即病者，乃寒邪藏于肌肤之间，伏于荣卫之内，至春因温暖之气而发者，名曰温病。至夏因暑热之气而作者，名曰热病。热重于温病也。虽曰伤寒，实为热病。热病乃汗病也，非时行之气。春应温而反寒，夏应热而反凉，秋应凉而反热，冬应寒而反温。此非其时而有其气。故一岁之中，长幼病皆相似也。是时行不正之气，非暴厉之气。暴病者，疫病也。疫病者，乃春分至秋分前，天有暴寒，皆为时行之寒疫也。又有四时之正气者，春气温和，夏气暑热，秋气清凉，冬气凛冽。然正气亦能为病。春伤于风，夏必飧泄。夏伤于暑，秋必疟痢。秋伤于湿，冬必咳嗽。冬伤于寒，春必温病。总曰伤寒。病自外入，或入于阳，或入于阴，皆无定体。非但始太阳，终厥阴论也。或有自太阳始，日传一经，六日传至厥阴，邪气

衰而不传自愈者；亦有不能再传者；或有间经而传者；或有传之二三经而止者；或有始终只在一经者；或有越经而传者；或有初入太阳，不作郁热，便入少阴而成真阴证者；或有直中阴经而成寒证者；有变证者；有脉变者；有取证不取脉者；有取脉不取证者；又有二阳、三阳同受而为合病者；或太阳、阳明先后受而为并病者；有日传二经而为两感者。盖病有标本，治有逆从。若夫常病用常法，理固易知。设有感冒非时暴寒，而误作正伤寒者；有劳力感寒，而误作真伤寒者；有直中阴经真寒证，而误作传经之热证者；有温热病而误作正伤寒治者；有暑证而误作寒证者；有如狂而误作发狂者；有血证发黄而误作湿热发黄者；有蚊迹而误作发斑者；有动阴血而认作鼻衄者；有谵语而认作狂言者；有独语而认作郑声者；有女劳复而认作阴阳易者；有短气而认作发喘者；有痞满而误作结胸者；有心下硬痛，下利纯清水，而俗名为漏底，而治之以燥热药者；有哕而误作干呕者；有并病而误作合病者；有正阳明腑病而误作阳明经病者；有太阳无脉而便认作死证者；有里恶寒而误作表恶寒者；有表热而误作里热者；有阴极发躁而误作阳证者；有少阴病发热而误作太阳证者；有标本全不晓者。此几件终世不相认者，比比皆然。胸中若不明脉识证，论方得法，但一概妄治，则杀人不用刀耳。且如麻黄、桂枝二汤，仲景立治冬时正伤寒之方，今人通治非时暴寒温暑之证，则误之甚矣。又将传经之阴证，作直中阴经之阴证，误人多矣。若夫寒邪自三阳传次三阴之阴证，外虽厥逆，内有热邪耳。若不发热，四肢厥冷而恶寒者，此则直中阴经之寒证也。盖先起三阳气分，传次三阴血分，则热入深矣。热入既深，表虽厥冷，而内真热邪也。经云：亢则害，承乃制。热极反兼寒化也。若先热后厥逆者，传经之阴证也。经云：热深厥亦深，热微厥亦微是也。故宜四逆散、大承气汤，看微甚而治之。如其初病便厥，但寒无热，此则直中阴经之寒

证也。轻则理中汤，重则四逆汤辈以温之。经云：发热恶寒者，发于阳也；无热恶寒者，发于阴也；尚何疑哉？有病一经，已用热药，而又用寒药。如少阴证用白虎汤、四逆散寒药者；少阴证用四逆汤、真武汤热药者。是知寒药治少阴，乃传经热证也；是知热药治少阴，乃直中阴经之寒证也。辨名定体，验证用药，则治伤寒之法判然明矣。

伤寒汗、下、温之法，最不可轻。据脉以验证，问证而对脉。太阳者，阳证之表也。阳明者，阳证之里也。少阳者，二阳三阴之间。太阴、少阴、厥阴，又居于里，总而谓之阴证也。发于阳，则太阳为之首。发于阴，则少阴为之先。太阳恶寒而少阴亦恶寒。太阳之脉多浮，少阴之脉沉细，与其他症状亦自异也。发热恶寒，身体疼痛，或自汗，或无汗，是为表证，可汗。不恶寒，反恶热，手掌心、腋下溅溅而汗。口燥咽干，壮热腹满，小便如常，不白不少，而大便闭硬，是为里证，可下。厥冷蜷默，自利烦躁而无身热头痛，是为阴证，可温。单浮与浮洪、浮数、浮紧者，此表病之脉。滑、实、弦、紧，中间数盛者，此里病之脉。在表者，邪搏于荣卫之间；在里者，邪入于胃腑之内。胃腑而下，少阳居焉。若传次三阴，则为邪气入脏矣。荣与卫居，为表也，亦均可汗也。然自汗者为伤风，风伤卫气。卫行脉外，其脉浮缓而病尚浅，则以桂枝汤助阳而汗之轻。无汗者为伤寒。寒伤荣血，荣行脉中，其脉浮紧而病稍深，则以麻黄汤助阳而汗之重。荣卫固为表也，胃腑亦可以为表也。然以脏腑而分表里，则在腑者谓之表，在脏者谓之里。胃取诸腑，可以表言。若合荣卫脏腑而分之，则表者，荣卫之所行。里者，胃腑之所主，而脏则又深于里者矣。审脉问证，辨名定经。真知其为表邪则汗之，真知其为里邪则下之，真知其为阴病则温之。表有邪，则为阳虚阴盛，而发表之药温。里有邪，则为阴虚阳盛，而攻里之药寒。阴经受邪，则为脏病，而温之药热。是三者，贵平得中，

不则宁可不及，不可太过。得中者上也，不及者次也。夫苟太过，则斯为下矣。盖得中者，如此而汗，如彼而下，又如彼而温。桂枝承气投之不差，姜附理中，发而必中。重者用药紧，轻者用药微。不背阴阳，深合法度，故曰得中者上也。宁可不及者，证与脉大同而小异，名与证似异而实同。当五分取汗，而三分之剂散之。当五分转下，而三分之剂导之。当纯刚温里，而略温之剂扶持之。未可汗下者，与之和解。未可遽温者，且安其中。若犹未也，则增减于其间，细细而加消详，徐徐而就条理。虽无遽安，亦无传变，故曰宁可不及者次也。太过者，粗工不知深浅，轻举妄动者为之。或问证而不知脉，或执脉而不对证，或名实之不辨，或日数之为拘，是有汗下太早之失。甚者谇曰：不问阴阳，当汗而反下，则为痞、为结胸、为懊憹；当下而反汗，则为谵语、为亡阳动经，为下厥上竭。至于阳厥似阴之类，但以刚剂投之，是以火济火，以致舌卷囊缩，烦乱可畏。性命至贵，可轻试哉？故曰：夫苟太过，则斯为下矣。大抵治伤寒有法，与他病不同，条例审的，药进病除，七剂少差，生死立判矣。古人处方立论，曰可汗，曰可下，曰可温，曰和解，曰少与，曰急下，曰随证渗泄。与夫先温其里，乃发其表，先解其表，乃攻其里。惟知者若网在纲，有条不紊，此固中者之事也。若班固所谓有病不服药，当得中医。许仁则以为守过七日，最为得计。此非宁可不及之意乎？王叔和善脉，而且以承气为戒。初虞世善方，而论伤寒一节，且谓麻黄、桂枝，非深于其道则莫之敢为。又非所以为太过者之戒乎？论而至此，则知古人之立法甚严。如伤寒汗、下、温之法，其不可轻也信矣。虽然汗下温之法，固自有定论矣。经云：伤寒六七日，目中不了了，无表证，脉虽浮，亦有可下者。少阴病二三日，无表里证，亦有可汗者。阴证四逆，法当用温。而四逆有柴胡、枳壳，此岂属诬哉？曰：医在九流之中，非圆机之士，不足与语也。何者？脉虽

浮，而可下者，无表里证，谓六七日大便难也。藉使大便不难，其可轻下之乎？少阴病亦有可汗者，谓阴证初病，便属少阴，而反发热。少阴本无热，今反发热者，是表犹未解，故用温药，微取其汗也。藉使身不发热，其可轻汗之乎？四逆汤用姜附，四逆散用柴枳，一热一寒，并主厥逆，固不侔矣。然传经之邪，与阴经受邪初病便厥者不同。故四逆散用药寒，主先阳而后阴也。四逆汤用药热，主阳不足而阴有余也。其敢例视阴逆，一切温之乎？不特此耳，伤寒有始得病，其脉沉数，外证腹痛，口燥咽干，即为阳盛入内之证。医当以下剂攻之，不可概以一二日太阳而发表也。前所谓阴证伤寒，初病以来，便见脉沉，厥冷恶寒，更无头痛，即是少阴受病之证。医当以干姜、附子辈温之，又不可概以三阴传次，先太阴而后少阴也。张仲景论曰：日数虽多，但有表证，而脉浮者，犹可发汗。日数虽少，若有里证，而脉沉实者，即须下之。是日数之不可拘也如此。孙思邈曰：服承气得利，谨勿中补。热气得补复成，此所以言实热也。王叔和有曰：虚热不可攻，热去则寒起，此所以言虚热也。二人之言，殊途同归。是虚实之不可辨也如此。又况寒、温、热，同实而不同名。暑、湿、风，异种而有兼病。异气之相承，他邪之并作，表证中之有不可汗，里证中之有不可下。三阴可温，而攻积证者不同。表里俱见，与半表半里、无表里有异。伤寒、伤风，脉证互见。中暑、热病，疑似难明。阳明本多汗，而有反无汗之形；少阴本无汗，而有反自汗之证。或阴极发躁，阳极发厥，阴证似阳，阳证似阴，差之毫厘，谬以千里。又有痰证，食积、虚烦、脚气，证似伤寒，不可以伤寒之法拘之。自非心领意会，达变知机，体认之精，发用之当，则纵横泛应，几何而不昧哉？孔子曰：可与适道，未可与立，未可与权。是说也，亦在夫人权之而已矣。

六经证

治

足太阳膀胱经，头为诸阳之首，故多传变受病为先也。其脉起于目内眦，从头下后项，连风府，行身之背，终于足之至阴也。其证头疼项强，腰痛骨节痛也。经曰：太阳头痛脉浮，项背强而恶寒。若发热汗出恶风，脉浮缓者为伤风。若脉阴阳俱紧，头痛恶寒，呕逆身疼，或已发热，或未发热者，名曰伤寒。宜发汗，不可辄下之。表邪乘虚内陷，传变不可胜数，又不可利小便。利之则引热入里，其害不浅。若本病烦热，小便不利者，乃利之，则不为禁也。如小便自利如常，则不可利也。凡有汗不得再发汗，汗多不得利小便，有汗不可服麻黄，无汗不可服桂枝也。

足阳明胃经，乃两阳合明于前也。一曰府者，居中土也，万物所归也。其脉起于鼻頞，上头额，络于目，循于面，行身之前，终于足之厉兑也。经曰：伤寒三日，阳明脉大。又曰：尺寸俱长者，阳明受病也。其证头额痛，目痛，鼻干，身热不得卧，乃标病也。若本病，则身热汗出而恶热也。本实则潮热大便不行也。在标者，当解肌；在本者，宜清热。本实者可下。夫阳明有三：一曰太阳阳明，大便难者，小承气汤主之。二曰正阳阳明，胃家实也，大承气汤下之。三曰少阳阳明，胃中燥热，不大便者，大柴胡汤主之。

足少阳胆经，其脉起于目锐眦，上头角，络耳中，循胸胁，行身之侧，终于足之窍阴也。前有阳明，后有太阳，居二阳之中，所以半表半里。经曰：尺寸俱弦，少阳受病也。其证头痛目眩，口苦耳聋，胸胁满痛也。或心烦喜呕，或胸中烦闷而不呕，或心下病硬，或寒热往来，或发热，寅申时尤盛，或身微热者，皆少阳也。凡治有三禁，不可汗、下、利小便也。只宜和之，惟小柴胡汤出入加减，用之神效。凡头角痛，耳中痛，耳中烘烘而鸣，耳之上下前后肿痛，皆少阳所主部分，其火为之也。若口苦者，少阳之胆热；胁下硬者，少阳之结也。

足太阴脾经，为中宫之坤土也。其脉始于足大指之隐白，上行至腹，络于嗌，连舌本，行身之前也。若寒邪卒中，直入本经者，一时便发腹痛，或吐或利，宜温之。如四日而发腹满嗌干者，此传经之邪也，宜和之。若太阳病下之早，因而腹痛者，此误下之而传也。凡治太阴证，自利不渴，脉沉细，手足冷，急温之。若脉浮者，可发汗，宜桂枝汤主之。若发热脉数者，少阳之邪未解，须以小柴胡汤主之。如自利不渴者，脏有寒也，宜理中汤。寒甚加附子。腹痛呕吐不下食者，宜治中汤。手足冷，脉沉细者，宜四逆汤。若传经邪热内陷腹痛，宜桂枝芍药汤。

足少阴肾经，为人身之根蒂也。其脉始于足涌泉，上行贯脊，循喉，络舌本，散舌下，注心中，行身之前也。若因欲事肾虚者，寒邪直中之也。其证一二日便发，故发热脉沉足冷，或恶寒倦怠，宜温经而散寒也。若五六日而发，口燥舌干者，此传经之邪热，宜急下之，恐肾水干也。如其脉沉细，足冷者，又不可下，急温之。脉沉疾有力者，乃可下之。凡少阴饮水小便色白者，下虚有寒，引水自救，非热也，宜温之。盖夹阴伤寒，多因劳伤肾经所致。有紧有慢，其害甚速，不可以寒凉之药妄投之也。但脉沉足冷，虽发热者，急宜温肾以扶元气。

足厥阴肝经，厥者，尽也，为六经之尾也。其脉始于足大指之大敦，上环阴器，抵小腹，循胁肋，上唇口，与督脉会于巅顶，行身前之侧也。若寒邪直中本经，一日便发吐利，少腹痛，寒甚者唇青、厥冷、囊缩，急宜温之，并着艾灸丹田、气海以温之。若六七日发烦满囊卷者，此传经热邪，厥深热亦深也。若脉沉疾有力者，宜急下之。若脉微细者，不可下也。凡伤寒传至厥阴经，则病热极矣。此生死在于反掌，其可不谨察之也。大抵热深厥亦深，则舌卷囊缩。阴寒冷极，亦见舌卷囊缩，在乎仔细消详。其冷热之治法，亦微矣。

一、调治伤寒之法，先须识证，察得阴阳、表里、虚实、寒热亲切，复审汗、吐、下、温、和解之法治之，庶无差误。先观两目或赤或黄，次看口舌，有无苔状，后以手按其心胸至小腹有无痛满，再问其所苦所欲，饮食起居，大小便通利若何，并服过何药，曾经汗下不，务使一一明白，脉证相对，然后用药无差。若有一毫疑惑，不可强治。故君子不强其所不能。或见利妄动，视人命如蝼蚁，非君子之用心也。慎之！

一、看伤寒，先观两目，或赤或黄。赤为阳毒，六脉洪大有力，燥渴者，轻则三黄石膏汤，重则大承气汤。

一、看口舌，黄白色者，邪未入腑，属半表半里，宜小柴胡汤和解。舌上黄苔者，胃腑有邪热，宜调胃承气汤下之。大便燥实，脉沉有力而大渴者，方可下。舌上黑苔生芒刺者，是肾水克心火也，不治。急用大承气下之，此邪热已极也。劫法用井水浸青布片子，舌上洗净，后以生姜片子浸水，时时刮之，其苔自退。

一、次以手按其心胸至小腹有无痛处。

若按心下硬痛，手不可近，燥渴谵语，大便实，脉沉实有力，为结胸证，急宜大陷胸汤加枳桔下之。量元气虚实，缓而治之。反加烦躁者死。

若按之心胸虽满闷而不痛，未经下者，非结胸也。乃邪气填塞胸中。尚为在表，只以小柴胡汤加枳桔以治其闷。如未效，本方对小陷胸，仍加枳桔。

若病人自觉心胸满闷而不痛者，为痞满也，宜泻心汤加枳壳、桔梗。

若按之小腹硬痛，当问其小便通利不。如小水自利，大便黑，兼或身黄，谵语燥渴，脉沉实，则知畜血在下焦，宜桃仁承气汤，下尽黑物则愈。

若按之小腹胀满不痛，小便不利，则知津液留结，即溺涩也，宜五苓散加木通、山栀子利之。亦不可大利，恐耗竭津液也。

若按之小腹绕脐硬痛，渴而小水短少，大便实者，有燥粪也，大承气汤下之。劫法治心胸胁下有邪气结实，满闷硬痛，用生姜一斤，捣渣去汁，炒微燥带润，用绢包于患处，款款熨之。稍可，又将渣和匀前汁炒干，再熨许久，豁然宽快。一方用韭菜如前法熨之。

一、治伤寒，若烦渴欲饮水者，因内水消渴，欲得外水自救。大渴欲饮一升，止可与一碗，宁令不足，不可太过。若恣饮过量，使水停心下，则为水结胸。若水射于肺，为喘为咳。留于胃，为噎为哕。溢于皮肤为肿。畜于下焦为癃。渗于肠间，则为利下。皆饮水之过也。又不可不与，又不可强与。经云：若还不与非其治，强饮须教别病生。此之谓也。

一、治伤寒，若有吐蛔者，虽有大热，忌下凉药，犯之必死。盖胃中有寒，则蛔上膈，大凶之兆，急用炮干姜理中汤一服，加乌梅二个，川椒十粒，煎服。待蛔定，却以小柴胡汤退热。盖蛔闻酸则静，得苦则安矣。

一、治伤寒，若经十余日已上，尚有表证宜汗者，以羌活冲和汤微汗之。十余日，若有里证宜下者，可以大柴胡汤下之。盖伤寒过经，正气多虚，恐麻黄、承气太峻。误用麻黄，令人亡阳；误用承气，令人不禁。若表证尚未除，而里证又急，不得不下者，只可用大柴胡汤通表里而缓治之。又老弱及气血两虚之人有下证者，亦用大柴胡汤下之，不伤元气。如其年壮力盛者，不在此例，从病制宜。

一、治伤寒，若先起头痛发热恶寒，以后传里：头痛恶寒悉除，反觉怕热，发渴谵语，或潮热自汗，大便不通，或揭去衣被，扬手掷足，或发黄狂乱，或身如涂彩，脉沉有力，此为阳经自表传入阴经之热证，俱当攻里之药下之。设或当下失下，而变出手足乍冷乍温者，因阳极发热，即阳证似阴，名曰阳厥。外虽厥冷，内有热邪，三一承气汤下之。又有失于汗下，或本阳证，误投热药，

使热毒入深，阳气独盛，阴气暴绝，登高而歌，弃衣而走，骂詈叫喊，燥渴欲死，面赤眼红，身发斑黄，或下利纯青水，或下利黄赤，六脉洪大，名阳毒证。轻则消斑青黛饮，重则三黄石膏汤去麻黄、豆豉，加大黄、芒硝下之，令阴气复而大汗解矣。

一、初病起，无头疼，无身热，便就恶寒，四肢厥冷，腹痛吐泻，引衣蜷卧不渴，或战栗面如刀刮，口吐涎沫，脉沉细无力，此为寒邪直中阴经，即真阴证。不从阳经传来，当用热药温之。如寒极手足厥冷过肘膝者，因寒极发厥，谓之阴厥，宜四逆汤温之。凡腹满腹痛，皆是阴证，只有微甚不同，难以一概施治。腹痛不大便，桂枝芍药汤；腹痛甚者，桂枝大黄汤；若自利腹满，小便清白，当温之，理中四逆，看微甚用。轻者五积散；重者四逆汤。又有初病起，外感寒邪，内伤生冷，内既伏阴，内外皆寒。或本真阴，误投凉药，使阴气独盛，阳气暴绝，以致病起。手足厥冷，腰背强重，头疼目痛，呕吐烦闷，身如被杖，六脉沉细，汤饮不下。以后毒气渐深，入腹攻心，咽喉不利，腹痛转深，心下胀满，结硬如石，燥渴欲死，冷汗不止。或时郑声，指甲面色青黑，此名阴毒。速灸关元、气海二三十壮。或葱熨脐中，内服回阳救急汤，令阳气复而大汗解矣。

一、看伤寒有口沃白沫，或睡多流冷涎，俱是有寒。吴茱萸汤、理中、真武汤之类，看轻重用，切忌凉药。或用甘温补元气，四君子汤加附子，血虚用仲景八味丸。此条杂病亦然。

一、伤寒头痛发热，恶寒微渴，溅溅然汗出，身作痛，脚腿酸疼，无力沉倦，脉空浮无力，名曰劳力感寒。不可误作正伤寒，大发其汗。故经云：劳者温之。温能除大热，此之谓也，补中益气汤主之。有下证者，大柴胡汤主之。

一、伤寒头痛发热，口干，口鼻血出，腹胀，午后昏沉，声哑耳聋，胁痛，俗云血汗病也，犀角地黄汤合小柴胡汤。血盛，加

茅根、韭汁，汗出如雨随瘥。

一、伤寒吐血不止，用韭汁磨京墨，其血见黑必止。如无韭之时，用鸡子清亦可，正谓赤属火而黑属水也。

一、伤寒发黄，用生姜渣时时周身擦之，其黄自退。

一、伤寒热邪传里，服转药后，用盐炒麸皮一升，将绢包于病人腹上，款款熨之，使药气得热则行，大便易通矣。

一、伤寒发狂奔走，人难制伏，宜于病人卧室生火一盆，将好醋一大碗浇于火上，令病人闻之，即安。

一、伤寒鼻衄不止，用水纸搭于顶门，再将山栀炒黑，为细末，吹入鼻内，其红即止。其成流久不止者，方可用此法。如点滴不成流者，其邪在经未除，不必用此法。

一、伤寒痰症，拥结胸中，用皂荚末、半夏末，生矾末，入麝少许，用姜水汁调服，其痰立吐。轻者用贝母、皂荚、麝香、姜汁吐之。杂病吐之亦可。

一、伤寒腹皮外痛，用炒麸皮布包，款款烙之，痛止。其自汗不止，亦用此法。如再不止，方可用温粉扑法。

方

十神汤

治时令不正，温疫妄行，感冒发热恶寒，头痛身疼，咳嗽喘急。阴阳两感风寒，并能调治。

川芎　甘草　麻黄　紫苏　白芷　升麻　陈皮　香附　赤芍药　干葛

上锉，每服一两，生姜煎热服。欲汗，以被覆之。如发热头痛，加葱白。潮热，加黄芩、麦门冬。咳喘，加桔梗、桑白皮、半夏。心胸胀满，加枳实、半夏、枳壳。饮食不进，加砂仁、白豆蔻。呕逆，加丁香、草果。鼻衄不止，加乌梅、干葛。冷气痛，加玄胡索、良姜。大便闭，加大黄、芒硝。痢，加枳壳、当归。泄泻，加木通、滑石、肉豆蔻。

人参败毒散　眉批：此方治四时感冒，辛平发散之剂。

治伤寒头痛，壮热恶风，及风痰咳嗽，鼻塞声重。四时温疫热毒，头面肿痛，痢疾发热，诸般疮毒。

柴胡　甘草　桔梗　人参　羌活　独活　川芎　茯苓　枳壳　前胡

上锉，每服一两，生姜、薄荷煎服。咳嗽，加半夏。热毒，加黄连、黄芩、黄柏、山栀。风热，加荆芥、防风，名荆防败毒散；消风散和合，名消风败毒散。酒毒，加干葛、黄连。疮毒，加金银花、连翘，去人参，名连翘败毒散。

双解散　眉批：此方治内外两感，发表攻里之剂。

治风寒暑湿，饥饱劳役，内外诸邪所伤。以致气血怫郁，变成积热，发为汗病、杂病，非此不除。但觉不快，便可用此通解。小儿疮疹，用此解去尤快。其大黄、芒硝、麻黄三味，对证旋入。自利去大黄、芒硝，自汗去麻黄。即防风通圣散、益元散和合。

羌活冲和汤　眉批：此方治太阳膀胱经，辛凉发散之剂。

治春、夏、秋非时感冒暴寒，恶寒头痛，发热无汗，腰脊项强，脉浮而紧。此足太阳膀胱经受邪，是表证，宜发散，不与冬时正伤寒同治法。此法非独治三时暴寒。春可治温，夏可治热，秋可治湿。治杂证，亦有神也。可代麻黄桂枝汤、青龙各半等汤，乃太阳经神药也，又名神解散。

羌活三钱，治太阳肢节痛，大无不通，小无不入，乃拨乱反正之主也　防风一钱五分，治一身尽痛，听君将命令而行，随所使引而至　苍术一钱，米泔制，雄壮，上行之气能除湿气，下安太阴，使邪气不传脾经　川芎一钱五分，治厥阴头痛在脑　白芷一钱五分，治阳明头痛在额　黄芩一钱，治太阴肺热在胸　生地黄一钱，治少阴心热在内　细辛三分，治少阴肾经苦头痛　甘草三分，缓里急，和诸药

上锉，作一剂，生姜、葱白水煎，发汗热服，止汗温服。胸中饱闷，加枳壳、桔梗，

去地黄。夏月加石膏、知母，名神术汤，作渴亦加之。如再不行，加紫苏。喘，加杏仁、桔梗。汗后不解，宜汗下兼行，加大黄，为釜底抽薪法。如欲止汗，去苍术，加白术；再不止，加黄芪、桂枝、芍药立止。

麻黄汤 眉批：此方治太阳膀胱经无汗，辛温发表之剂。

治冬月正伤寒，头痛发热恶寒，腰脊项强，遍身骨节酸疼，脉浮紧而无汗。是足太阳膀胱经受邪，为表实证，当发表散邪。若头如斧劈，身如火炽者，宜用此方。

麻黄去节，二钱 桂枝一钱三分 杏仁十四个 甘草六分

上锉，作一剂，生姜三片，葱白三根，豆豉一撮，水煎热服，被覆取汗。如再不汗，加麝香半分，汗如雨注。若服二三剂，汗不出者，死。

桂枝汤 眉批：此方治太阳膀胱经有汗，辛温实表之剂。

治冬月正伤风，发热头痛恶风，腰脊项强，浑身肢节疼痛，脉浮缓而自汗，是足太阳膀胱经受邪，为表虚证，当实表散邪。此汤无汗不可服。

桂枝二钱五分 芍药二钱五分 甘草一钱

上锉一剂，生姜三片，大枣二枚，水煎温服。如汗不止，加黄芪。

葛根解肌汤 眉批：此方治阳明胃经，解肌之剂。

治足阳明胃经受证，目痛鼻干不眠，微头痛，脉来微洪，宜解肌，属阳明经病。其正阳明府病，别有治法。

干葛 柴胡 黄芩 芍药 羌活 白芷桔梗 甘草

上锉，每服一两，生姜三片，枣一枚，石膏末一撮，水煎热服。无汗恶寒，去黄芩，加麻黄。

小柴胡汤 眉批：此方治少阳胆经和解之剂。

治足少阳胆经受证，耳聋胁痛，寒热，呕而口苦，脉来弦数，属半表半里，宜和解。

此胆经无出入，有三禁，不可汗、下、利小便也。

柴胡 黄芩 半夏 人参 甘草

上锉，每服一两，生姜三片，大枣二枚，水煎服。小便不利，加茯苓。呕，加陈皮、竹茹、姜汁。胁痛，加青皮。左胁痛，加枳壳、赤芍药、牡蛎、桑白皮；右胁痛，加枳实、姜黄。痰多，加瓜蒌仁、贝母。寒热似疟，加桂枝。渴，加知母、天花粉。齿燥无津液，加石膏。嗽，加五味子、金沸草。饱闷，加枳壳、桔梗。虚烦类伤寒证，加竹叶、炒粳米。本经与阳明经合病，加葛根、芍药。热入血室，男子加生地黄，女人加当归、红花。坏证，加鳖甲。若腹痛恶寒者，加芍药、桂，去黄芩。心下痞满，加黄连、枳实。若内热甚，错语心烦，不得眠，合黄连解毒汤。若脉弦数，无外证，内热甚，恶热烦渴饮水者，合白虎汤。若发热烦渴，脉浮弦而数，小便不利，大便泄泻，加四苓散。内热多者，此名协热，加炒黄连、白芍药。若脉弦虚，发热口渴，不饮水者，去人参，加麦门冬一钱半，五味子十粒。若脉弦虚发热，或两尺脉浮而无力，此必先因房事，或曾遗精，或病中精不固者，加黄柏、知母（酒炒）各二钱。牡蛎二钱，名滋阴清热饮。若脉弦虚，发热口干，或大便不实，胃弱不食，加白术、茯苓、白芍药各一钱半。血虚发热，至夜尤甚，加四物汤各一钱。口燥舌干，津液不足，去半夏，加天花粉、麦门冬各一钱半，五味子十五粒。

桂枝大黄汤 眉批：此方治太阳脾经腹痛之剂。

治足太阳脾经受症，腹满而痛，手足温，脉来沉而有力。此因邪热以阳经传入阴经也。

桂枝 芍药 甘草 大黄 柴胡 枳实

上锉，生姜三片，枣二枚，临服入槟榔磨水三匙。

大柴胡汤 眉批：此方解表攻里之剂。

治伤寒表证未除，里证又急，内实大便难，身热不恶寒，反恶热，宜此药通表里而

治之。

柴胡三钱　黄芩二钱五分　半夏二钱　大黄二钱　芍药一钱五分　枳实一钱五分

上锉，作一剂，生姜三片，大枣二枚，水煎温服，以大便通利为度。如未利，再投。

黄连解毒汤　眉批：此方大解表里，清凉之剂。

治伤寒大热不止，烦躁口渴，干呕喘满，阳厥极深，蓄热内甚，及汗、吐、下后，其热尚未退者。

黄连　黄芩　黄柏　山栀各二钱　加柴胡、连翘各一钱半

上锉一剂，水煎服。

六一顺气汤

治伤寒热邪传里，大便结实，口燥咽干，怕热谵语，揭衣狂妄，扬手掷足，斑黄阳厥，潮热自汗，胸腹满硬，绕脐疼痛，并皆治之。可代大小承气、谓胃承气、三一承气、大柴胡、大陷胸等汤之神药也。

柴胡　黄芩　芍药　枳实　厚朴　大黄　芒硝　甘草

上锉一剂，先将水二碗，滚三沸，后入药煎至八分，临服入铁锈水二三匙。如潮热自汗，谵语发渴，扬手掷足，揭衣狂妄，斑黄便实，但属正阳明府症，依本方。口燥咽干，大便实者，属少阴，依本方。如下利纯清水，心下硬痛，属少阴，依本方。如怕热发渴谵妄，手足乍冷乍温，大便实者，属厥阴，依本方。舌卷囊缩者难治，须急下之。若谵语发渴，大便实，绕脐硬痛，有燥粪也，依本方。热病目不明，此神水已竭，不能照物，病已笃矣，急下之，依本方。如结胸证，心下硬痛，手不可近，燥渴谵妄，大便实者，依本方，去甘草，加桔梗、甘遂。伤寒过经及老弱并血气两虚之人，或产后有下证，或有下后不解，或有表证尚未除，而里证又急，不得不下者，去芒硝。

蜜煎导法

治自汗，大便闭结不通，及老弱之人，日久燥硬，又难服峻利之剂者。炼蜜如饴，乘热捻如指大，长二寸许，两头如锐，纳入谷道中，良久下结粪，加皂荚末少许更效。如无蜜，以香油代之，效。

猪胆汁导法　眉批：此方治表里实热，通利之剂。

治阳明自汗，小便利，大便结，不可攻者。猪胆一枚，和醋少许，以竹管灌入谷道中，一时许通。

桃仁承气汤　眉批：此方治发狂便血之剂。

治热邪传里，热蓄膀胱，其人如狂，小水自利，大便黑，小腹满痛，身目黄，谵语燥渴，为蓄血证，脉沉有力，宜此下尽黑物则愈。未服前，如血自下者，为欲愈，不必服。

桃仁十个，去皮　桂枝一钱半　大黄三钱　芒硝一钱半　甘草一钱

上锉一剂，生姜三片，水煎去渣，入芒硝，再煎一二沸温服，血尽为度。

白虎汤　眉批：此方治发渴之剂。

治身热而渴，有汗不解，或经汗过，渴不解者。

知母　石膏　甘草　粳米

上锉一剂，水煎，待米熟，去渣温服。如口燥烦渴，或发赤斑，依本方加人参，名化斑汤。如秋感热之疫疠，或阳明下后，大便不固，热不退者；或湿温证，热不退而大便溏者，依本方加苍术、人参，一服如神。无汗脉浮，表不解，而阴气盛，虽渴不可用白虎汤，汗后脉洪而渴，里有热，乃可用。

三黄石膏汤

治阳毒发斑发黄，身如涂朱，眼珠如火，狂叫欲走，六脉洪大，燥渴欲死，鼻干面赤，齿燥，过经不解，已成坏症。表里皆热，欲发其汗，热病不退；又复下之，大便遂频，小便不利。亦有错治温症而成此症者。又有发汗后三焦大热，脉洪谵语不休，昼夜喘息，鼻时加衄，狂叫欲走。

黄连　黄芩　黄柏　山栀　麻黄　石膏　豆豉

上锉一服，生姜三片，细茶一撮，水煎温服。

三白饮 治伤寒时气，热极狂乱者，及发热不退。

鸡子一个，用清 白蜜一大匙 芒硝三钱

上合作一处，用凉水和下。如心不宁者，北人谓之心慌也，加珍珠末五分。

地龙水 眉批：此方治发狂之剂。

治阳毒伤寒，药下虽通，结胸硬痛，或发狂乱。

大白颈地龙四条，洗净研烂，入生姜汁一匙，白蜜一匙，薄荷汁一匙，再入片脑半分，研匀，徐徐灌令尽。良久渐快，稳睡少顷，即与揉心下片时，再令睡，当有汗则愈。若不应，再投一服。

柴胡连翘汤 眉批：此方治伤寒谵语之剂。

治伤寒大热，谵语呻吟，睡卧不得。

柴胡 黄芩 枳壳 赤芍药 桔梗 连翘 山栀 瓜蒌仁 黄连 黄柏 甘草

上锉，生姜三片，水煎温服。

泻心导赤饮 眉批：此方治不语之剂。

治伤寒心下不疼，腹中不满，大便如常，身无寒热，渐变神昏不语，或睡中独语，目赤唇焦，将水与之则咽，不与则不思，形如醉人。俗医不识，呼为死证，遂以针灸误人多矣。殊不知邪热传入少阴心经也。因心火上炎而逼肺，所以神昏，名越经证。

山栀子 黄芩 麦门冬 滑石 人参 犀角 知母 茯神 黄连姜汁炒 甘草

上锉一服，生姜一片，枣二枚，灯心二十茎煎。临服，入生地黄汁三匙。

消斑青黛饮 眉批：此方治发斑之剂。

治热邪传里，表实表虚，血热不散，热气乘虚出于皮肤而为斑也。轻如疹子，重则如锦纹，重甚则斑烂皮肤。或本属阳，误投热药；或当汗不汗，当下不下；或汗下未解，皆能致此。不可发汗，重令开泄，更加斑烂也。其或大便自利，怫郁短气，燥粪不通，斑色如墨，皆不治。汗下不解，足冷耳聋，烦闷咳呕，关前阳脉洪大，便是发斑之候。

柴胡 玄参 黄连 知母 石膏 生地黄 山栀子 犀角 青黛 人参 甘草

上锉一服，生姜一片，枣二枚，水煎入醋一匙服。大便实，去人参，加大黄。治赤斑，用独脚乌柏根研酒服，神效。

茵陈汤

治阳明里热极甚，烦渴热郁，留饮不散，以致湿热相搏，而身发黄疸。但头汗出，身无汗，小便不利，渴饮水浆，身必发黄，宜茵陈汤调下五苓散，通利大小便，立效。

茵陈去梗，五钱 大黄二钱五分 山栀子五个

上锉一剂，水煎服，以利为度。

治伤寒发黄，目不识人。黄宾江传。

生葱火煨熟，去粗皮，扭出汗，蘸香油，点目两眦。

三川刘尚书方 治湿热发黄，死在旦夕。

用乌骨白雄鸡一只，干挦去毛，破开，刳去肠杂，刀切烂，铺心胸间，黄退病愈，神效神效。

小陷胸汤 治小结胸，心下痞满而软，按之则痛。

黄连二钱炒 半夏五钱 瓜蒌仁三钱

上锉一剂，生姜三片，水煎，不拘时服。

开胸散 治结胸。

柴胡 黄芩 半夏 枳实 桔梗 黄连 瓜蒌仁 山栀子 甘草

上锉一剂，生姜三片，水煎温服。

玄参升麻汤 眉批：此方治咽痛之剂。

治伤寒失下，热毒在胃，发斑咽痛，甚则谵语。

玄参 升麻 甘草炙，三钱 加石膏、知母

上锉一剂，水煎温服。

栀豉汤 眉批：此方治懊憹之剂。

治汗、吐、下后，心烦满闷或痛，头微汗，虚烦不得眠，又复颠倒，心中懊憹，乃燥热怫郁于内也。

山栀子 淡豆豉

上锉一剂，水煎服。烦躁者，不得眠也。懊侬者，郁闷不舒之貌也。烦者，火入肺也。躁者，火入肾也。故用栀子以治肺烦，豆豉以治肾躁。呕哕，加生姜、陈皮。有宿食而烦躁者，加大黄。下后腹满而烦躁，加枳实、厚朴。下后身热而烦，加干姜、甘草。瘥后劳复，加枳实。

竹叶石膏汤

治伤寒已经汗、下，表里俱虚，津液枯竭，心烦发热，气逆欲吐，及诸烦热，并宜治之。

石膏二钱　半夏一钱五分　麦门冬去心，一钱　人参一钱　甘草一钱

上锉一剂，青竹叶、生姜各五片，粳米百余粒，煎服。热极发狂，倍石膏、知母。呕，加生姜汁。

温胆汤　眉批：此方治不眠之剂。

治虚烦不得眠。

陈皮去白　半夏制　茯苓　枳实炒，各二钱　竹茹一钱　甘草五分　加酸枣仁炒，二钱

上锉一剂，生姜三片，水煎温服。如心胆虚怯，触事易惊，加麦门冬、柴胡、人参、桔梗。

柴胡升麻汤　眉批：此方治声嘶之剂。

治伤寒咳嗽声嘶，或咽喉痛。

柴胡　黄芩　半夏　升麻　干葛　枳实　桔梗　知母　贝母　玄参　桑皮　甘草

上锉一剂，生姜三片，水煎温服。

柴胡竹茹汤　治伤寒潮热作渴，呕逆不止。

柴胡　黄芩　半夏　竹茹　知母　甘草
上锉，生姜一片，水煎服。

柴胡枳桔汤　眉批：此方治喘咳之剂。

治伤寒胸胁痛，潮热作渴，痰气喘。

麻黄　杏仁　桔梗　枳壳　柴胡　黄芩　半夏　知母　石膏　干葛　甘草

上锉一剂，生姜三片，水煎温服。

解热下痰汤云林制　眉批：此方治痰嗽之剂。

治结胸痰热气滞，咳嗽失声。

紫苏子　白芥子　枳实　黄连　黄芩　黄柏　瓜蒌仁　石膏　杏仁　乌梅　桔梗

上锉一剂，生姜三片，水煎温服。

瓜蒂散　眉批：此方治痰喘上吐之剂。

治伤寒痰壅胸膈，昏不知人，以此吐之。

甜瓜蒂炒一钱　赤小豆一钱

上为末，每服一钱，豆豉煎汤调服，以吐为度。

定心汤秘方　眉批：此方治心慌之剂。

治伤寒瘥后心下怔忡。

生地汁、童便各半盏，二味和合，重汤煮数沸服。

治伤寒瘥后交接，复发欲死，眼不能开，口不能语。

栀子三十枚，水三升，煎至一升服。

中　寒

脉

大抵中寒，脉虚而微细。

证

中寒者，寒邪直中三阴也。寒为天地杀厉之气，多由气体虚弱之人，或调护失节，冲斥道途，一时为寒气所中，则昏不知人，口噤失音，四肢强直，拘急疼痛者，先用热酒、姜汁各半盏灌服。稍醒，后用理中汤。

治

如寒中太阴，则中脘疼痛，宜理中汤。或加藿香正气散同服。寒甚脉沉细，手足冷者，附子理中汤。

一、寒中少阴，则脐腹疼痛，宜五积散加吴茱萸。寒甚脉沉细，手足冷者，四逆汤加吴茱萸。

一、寒中厥阴，则少腹疼痛，宜当归四逆汤加吴茱萸，甚者倍附子。此中寒比伤寒尤甚，若不急治，死在旦夕。

一、冷极唇青，厥逆无脉，阴囊缩者，急用葱熨法，或吴茱萸熨法，并艾灸脐中与气海、关元，二三十壮佳。

一、中寒虽燥热烦渴，可煎理中汤，水中顿冷服之。此寒因寒用之法也。若以寒凉治之，立死。

方

五积散 治寒邪卒中，直入阴经等证。

白芷七分 陈皮一钱 厚朴八分 桔梗八分 枳壳八分 川芎七分 白芍药八分 甘草八分 白茯苓八分 苍术二钱 当归八分 半夏七分 肉桂七分 干姜八分 麻黄一钱

上锉一剂，生姜三片，葱白头三茎，水煎热服。冒寒，用煨姜。挟寒，加吴茱萸。妇人调经，用醋艾。足浮肿，加五加皮、大腹皮。风痹，加羌活、独活、防风。腰痛，加牛膝、杜仲、小茴香。手足挛急，加槟榔、木瓜、牛膝。咳嗽，加杏仁、桑白皮、马兜铃。遍身疼痛，加乳香、没药、细辛。难产，加麝香、交桂。老人手足痛，合和顺气散。手足风缓，加乌药平气散。湿痹，加乌药顺气散。有湿，加槟苏散。按是方气味辛温，开郁行气，发表温里，大有回生起死之功，温寒燥湿之圣药也。夫寒湿属阴，燥热属阳，人之有病，不过二者而已。善用药者，以苦寒而泄其阳，以辛温而散其阴，病之不愈者，未之有也。余常以防风通圣散治热燥之药，生料五积散治寒湿之药。

理中汤 治五脏中寒，唇青身冷，口噤失音。

人参 白术 干姜炮 甘草炙，各二钱

上锉一剂，姜、枣煎服。寒湿所中者，加附子一钱，名附子理中汤。霍乱吐泻，加青皮、陈皮各一钱，名治中汤。干霍乱，心腹作痛，先以盐汤探吐，后进此药。呕吐，于治中汤加丁香、半夏各一钱，生姜七片。泄泻，加陈皮、茯苓各一钱，名补中汤。溏泄不已，于补中汤加附子一钱；不喜欢饮食，米谷不化，加砂仁一钱。霍乱吐下，心腹作痛，手足厥冷，于本方中去白术，加熟附子，名四顺汤。伤寒结胸，先于枳桔等药，服过不愈，加枳实、茯苓各一钱，名枳实理中汤。霍乱转筋，加石膏一钱。脐上筑者，肾气动

也，去白术，加桂一钱。悸，加茯苓一钱。苦寒，加附子一钱。腹痛，去白术，加附子一钱。饮酒过多，及啖炙煿热物，发为鼻衄，加川芎一钱。

回阳救急汤 眉批：此方治虚寒温补之剂。

治伤寒初起，无头疼，无身热，便就恶寒，四肢厥冷，或过于肘膝，或腹痛吐泻，或口吐白沫冷涎，或战栗面如刀刮，引衣蜷卧不渴，脉来沉迟无力，即是直中阴经真寒证，不从阳经传来者。

人参 白术 茯苓 陈皮 半夏 干姜 肉桂 附子 五味子 甘草

上锉一剂，生姜三片，水煎服。呕吐涎沫，或小腹痛，加盐炒吴茱萸。无脉者，加猪胆汁一匙。泄泻不止，加黄芪、升麻。呕吐不止，加生姜汁。仓卒无药，可用葱熨法，或灸关元、气海二三十壮。使热气通其内，逼邪出于外，以复阳气稍得苏醒，灌入生姜汁，然后煎服回阳救急汤。

四逆汤 治寒邪直入三阴，自利不渴等症。

附子一枚，去皮脐，切作八片，生用 甘草炙，六钱 干姜五钱

上锉作二剂，水煎温服，取微汗为度。

姜附汤 眉批：此方治中寒温热之剂。

治体虚中寒，昏不知人，身体强直，口噤不语，手足厥冷，脐腹疼痛，霍乱转筋，并宜调治。

干姜五钱 附子一枚，去皮脐，生用

上锉一剂，水煎服。肢节痛，加桂。挟气攻刺痛，加木香。挟风不仁，加防风。挟湿重着，加白术。筋脉拘急，加木瓜。

熨法 治寒邪直入三阴，无头疼身热，恶寒腹痛，下利清白，唇青面黑，吐沫口噤，或身痛如被杖，四肢厥冷，上过乎肘，下过乎膝，引衣蜷卧，不渴，脉来沉迟无力，及一切虚寒，并能治之。

葱切细，三升 麦麸三升 盐一斤

上用水和匀，分作二处，炒令极热，重

绢包之，乘热熨脐，冷更易一包。其葱包既冷，再用水拌炒热，依前用之。如大小便不通，亦用此法。

温 疫

脉

阳濡弱，阴弦紧，更遇温气，变为温疫。左手脉大于右手，浮缓而盛，按之无力。

证

众人病一般者，乃天行时疫也。悉由气运郁发，迁正退位之所致也。

治

冬应寒而反温，春发温疫，败毒散主之。春应温而反凉，夏发燥疫，大柴胡汤主之。夏应热而反寒，秋发寒疫，五积散主之。秋应凉而反淫雨，冬发湿疫，五苓散主之。凡温疫，切不可作伤寒症治，而大汗大下也。但当从乎中治，而用少阳、阳明二经药，少阳小柴胡汤，阳明升麻葛根汤。

看所中阴阳，而以二方加减和治之，殊为切当。人参败毒散，治四时温疫。通用羌活冲和汤，治温疫初感，一二日间服之取汗，其效甚速。

方

凡入温疫之家，以麻油涂鼻孔中，则不传染。出以纸捻探鼻深入，令嚏之为佳。

一方以雄黄、苍术为细末，香油调敷鼻内。或用雄黄末，水调鼻内。虽与病人同卧，亦不相染。

宣圣辟温丹

腊月二十四日井花水，在平旦第一汲者是也。盛净器中，量人口多少，浸乳香至岁朝五更时，暖令温。自幼至长，每人以乳香一小块，饮水一二呷咽下，则一年不患时疫。

神圣辟瘟丹
诀云：圣神辟瘟丹，留传在世间，正元焚一灶，疫疠自祛蠲。眉批：此方皆预防瘟疫之剂。

苍术为君，倍用 羌活 独活 白芷 香附 大黄 甘松 山奈 赤箭 雄黄各等分

上为末，面糊为丸，如弹子大，黄丹为衣，晒干。正月初一平旦时焚一灶，辟除一岁瘟疫邪气。

人参败毒散
治四时不正之气，冬应寒而反热，夏应热而反寒，春应温而反凉，秋应凉而反温，非其时而有其气，故病者大小无异。大抵使人痰涎壅盛，壮热如火，头疼身痛，项强睛疼，声哑腮肿，俗呼浪子瘟，或称虾蟆瘟。城市乡村，家户相类，悉依本方加干葛。若寒热往来，必用小柴胡汤。二方俱见伤寒条下。

加味柴胡汤
治挟岚瘴溪源蒸毒之气，其状血乘上焦，病欲来时，令人迷困，甚则发躁狂妄，亦有哑而不能言者，皆由瘀血攻心，毒涎聚胃。

柴胡 黄芩 半夏 人参 枳壳 大黄 甘草

上锉一剂，姜、枣煎，空心服。哑瘴，食后服。

大力子汤
治大头天行病，腮颊颈项肿胀，头疼发热，证似伤寒。兼治哑瘴。

黄芩酒洗，二钱 黄连酒炒，二钱 桔梗一钱五分 甘草一钱 连翘一钱 鼠黏子炒研 玄参各一钱 大黄酒蒸，一钱五分 荆芥三分 防风三分 羌活三分 石膏一钱五分

上锉一剂，生姜煎服。

治四时瘟疫，头痛发热，众人一般病者。孙钝庵传。

黑砂糖一盏，入姜汁二盏，化开，令病人服之。当时憎寒壮热，汗出立愈。

二圣救苦丸
万左川传 治伤寒瘟疫。

大黄四两，酒蒸 牙皂二两

上末，面糊丸如绿豆大。每服四十丸，绿豆汤送下，大汗为效。

中 暑

脉

暑伤于气，所以脉虚、弦、细、芤、迟，体状无余。

证

夫暑者，相火行令也。夏月人感之，自口齿而入，伤心胞络之经。其脉虚，或浮大而散，或弦细芤迟。盖热伤气，则气消而脉虚弱。其外证头疼身热，口干烦渴，面垢自汗，倦怠少气，背寒恶热。甚者迷闷不省，而为霍乱吐利，痰涎呕逆，发黄生斑，皆是其症。又甚者，火盛制金，不能平木，肝邪独旺，以致搐搦，不省人事，其脉虚浮。浮者风也，虚者暑也，俗曰暑风。治宜黄连香薷饮加羌活，或只双解散加香薷。

治

大抵治暑之法，宜清心利小便为主。若自汗甚者，不可利之，以白虎汤清解之，次分表里治之。如在表，头痛恶寒，双解散加香薷，及二香散、十味香薷饮之类。在半表半里，泄泻烦渴，饮水吐逆，五苓散主之。热甚烦渴，益元散清之。若表解里热甚，宜解毒汤，下神芎丸、酒蒸黄连等丸。或人平素虚弱，及老人冒暑，脉微下利，渴而喜温，或厥逆不省人事，宜竹叶石膏汤加附子半个冷服。凡夏月暑证，不可服诸热燥剂。若误用之，乃致斑毒发黄，小便不通，闷乱而死矣。

一、伤暑与伤寒，俱有发热，当明辨之。盖寒伤形，暑伤气。伤寒则恶寒而脉紧，伤暑则恶热而脉虚微，以此为异。经云：脉盛身寒，得之伤寒。脉虚身热，得之伤暑。治宜小柴胡汤加石膏、知母，或人参白虎汤主之。天时淫雨，湿令并行，苍术白虎汤主之。若元气素弱而伤重者，用清暑益气汤。

一、行人或农夫于日中劳役得之者，名曰中热。其病必苦头痛，发燥热恶热，扪之肌肤大热，大渴引饮，汗大泄，无气以动，乃为天热，外伤肺气也，宜人参白虎汤主之。

一、人避暑热于深堂大厦而得之者，名曰中热。其病必头痛恶寒，身形拘急，肢节痛而烦心，肌肤大热无汗。为房室之阴寒所逼，使周身阳气不得伸越，宜用辛温之剂以解表散寒，五积散主之。

一、外不受寒，止是内伤瓜果、冰水冷物，腹痛泄泻，或霍乱吐逆，宜缩脾饮主之。或理中汤加神曲、麦芽、苍术、砂仁，此专治内，温中消食也。

一、吐泻脉沉微，不可用凉药，宜附子大顺散主之，或附子理中汤加炒白芍药。

一、夏月多食冷物，及过饮茶汤水湿，致伤脾胃，吐泻霍乱，故治暑药多用温脾、消食、渗湿、利小便之药，医者要识此意。

一、发热恶寒，身体疼痛，小便涩，洒然毛耸，手足逆冷，小有劳，身即热，口开，前板齿燥，脉弦细虚迟，表里中暍也，用补中益气汤加香薷、白扁豆；热加黄芩。

方

治暑风卒倒法 凡人中暑，先触心经，一时昏迷，切不可饮冷水，并卧湿地。其法先以热汤灌，或童便灌，及用青布蘸热汤熨脐中、气海，续续令暖气透彻脐腹，候其苏醒，然后进药。若旅途中卒然晕倒，急扶在阴凉处，掬路中热土作窝于脐上，令人溺其内即苏。却灌以人尿；或搅地浆饮半碗；或车轮土五钱，冷水调，澄清服，皆可。

香薷饮 治脏腑冷热不调，饮食不节，或食腥脍生冷过度，起居不时，或露卧湿地，或当风取凉，而风冷之气，归于三焦，传于脾胃。脾胃得冷，不能克化水谷，致令真邪相干，心腹疼痛，霍乱气逆。先心痛，则先吐；先腹痛，则先利；心腹齐痛，吐利并作。或憎寒壮热，或头痛眩晕，或转筋拘急，或四肢厥逆，烦闷昏塞，燥乱欲死，并能治之。

香薷四钱　厚朴二钱，姜炒　白扁豆二钱

上锉一剂，水煎冷服。

挟风搐搦，不省人事，加黄连、羌活。小便涩浊，加茵陈、车前。霍乱吐利，加木瓜、薷香、姜汁。脏腑积热便血，加枳壳、黄连、赤芍药、乌梅。小便血，加瞿麦、车前子。壮热大渴，五心烦热，加麦门冬、淡竹叶、茅根、灯心。脚气作痛，行步艰辛，加羌活、独活、苍术、木瓜、枳壳、陈皮、半夏。挟痰，加南星、半夏。

二香散 眉批：此方祛暑和中之剂。

治四时感冒寒暑，呕吐泄泻，腹痛瘴气，饮冷当风，头疼身热，伤食不化，及南方风土，暑月伤风、伤寒，悉以此药解表发散。

香薷二钱　厚朴一钱，姜炒　扁豆一钱
紫苏一钱　香附二钱　陈皮一钱　苍术一钱
甘草五分

上锉一剂，葱、姜煎服。加木瓜一钱更妙。

五苓散 治中暑伤寒湿热，表里未解，头疼发热，口燥咽干，烦渴及饮水不止，小便赤涩，霍乱吐泻，心神恍惚，腹中气块，黄疸发渴等症。

猪苓二钱五分　泽泻二钱五分　白术二钱五分　茯苓一钱五分　肉桂三分

上锉一剂，水煎温服。或用滑石同为末，每服二钱，白沸汤调下尤妙。本方去桂，名四苓散。加茵陈，名茵陈五苓散。加辰砂，名辰砂五苓散。一方加大黄治初利，亦治积聚、食黄、酒疸，量人虚实用之。阳毒，加升麻、芍药，去桂。狂言妄语，加辰砂、酸枣仁。头痛目眩，加川芎、羌活。咳嗽，加桔梗，杏仁。心气不足加人参、麦门冬。痰多，加陈皮、半夏。喘急，加马兜铃、桑白皮。气块，加三棱、蓬术。心热，加黄连、石莲肉。身疼拘急，加麻黄。口干嗳水，加乌梅、干葛。眼黄酒疸及五疸，加茵陈、木通、滑石、栀子。鼻衄，加栀子、乌梅。伏暑鼻衄，加茅根，煎调百草霜末。五心热如劳，加柴胡、桔梗。有痰有热，加桑白皮、人参、前胡。水肿，加甜葶苈、木通、滑石、木香。疝气，加吴茱萸、枳壳、小茴香、川楝子、肉桂。霍乱转筋，加藿香、木瓜。女子血，加桃仁、丹皮。呕吐，去桂，加半夏、姜汁。

益元散 一名六一散。眉批：此方祛暑利水之剂。

治中暑身热呕吐，烦躁不宁，小水赤黄，大便泄泻，善解暑毒。凡盛暑之时，虽不病，亦宜散。

白滑石六两，水飞　大粉草一两，微炒

上为细末。每服三钱，加蜜少许，热汤冷水任下。

清暑益气汤 治长夏湿热蒸人，人感之，四肢困倦，精神短少，懒于动作，胸满气促，肢节疼痛。或气高而喘，身热而烦，心下痞闷，小便黄而数，大便溏且频，饮食不思，身汗体重，或汗少者，血先病而气未病也。其脉中得洪缓，若湿热相搏，必加之以迟迟。病虽互换少差，其因不出于暑湿二气也。宜以清燥之药治之，此汤为的。

黄芪炒，一钱　苍术炒，一钱半　升麻一钱
人参五分　白术五分　陈皮五分　神曲五分
泽泻五分　甘草炙，三分　黄柏酒炒，三分
当归三分　青皮三分　麦门冬三分　干葛三分
五味子十粒

上锉一剂，水煎温服。

清暑和中散 介石伯传　治中暑诸证。

黄连酒炒，一两　香薷浮穗，二两　厚朴一两　白扁豆炒，四钱　猪苓一两五钱　泽泻一两五钱　白术七钱　赤茯苓去皮，七钱　木通去皮，一两　滑石一两五钱　枳壳炒，一两　车前子炒，一两　陈皮去白，七钱　砂仁炒，一两　木香三钱　草果仁一两五钱　甘草炙，三钱　小茴香炒，五钱

上为细末。每服一二匙，随病用引。伏暑，冷水调下。腹痛，酒调下。呕吐泄泻，霍乱转筋，百沸汤调，热服出汗。呕吐甚而不止者，百沸汤和姜汁调下。伤寒作疟者，葱白汤调下取汗。

清暑六和汤 眉批：此方清暑养元气，除湿热之剂。

治心脾不调，气不升降，霍乱转筋，呕吐泄泻，寒热交作，痰喘咳嗽，胸膈痞满，头目昏痛，肢体浮肿，嗜卧倦怠，小便赤涩，并阴阳不分，冒暑伏热，烦闷。或成痢下，中酒烦渴，畏食，妇人妊娠产后，皆可服。

砂仁五分　半夏汤泡，五分　杏仁泡，五分
人参去芦，五分　赤茯苓五分　藿香一钱
白扁豆姜炒，一钱　木瓜一钱　香薷二钱　厚

朴姜炒，二钱　黄连麸炒，一钱

上锉一剂，生姜三片，枣二枚，水煎服。

生脉散　夏月服之，能生津液，通血脉，止烦渴，养元气，健脾胃，益精神。

人参去芦　五味子去梗　麦门冬去心

上煎汤代茶。此一盏，可当茶三盏。

千里水葫芦秘方　治路上行人暑热作渴，茶水不便，用此药备之，俟渴时，即用一丸嚼化。止渴生津，化痰宁嗽。

硼砂　柿霜　乌梅肉　薄荷叶　白砂糖

上等分，捣烂为丸。每用一丸嚼化。

水葫芦丸　眉批：此方养气清热，生津止渴之剂。

治冒暑毒，解烦渴，生津液。

川百药煎三两　麦门冬去心　乌梅肉　白梅肉　干葛　甘草各五钱　人参去芦，二钱

上为细末，面糊为丸，如芡实大。每用一丸嚼化。夏月出行，一丸可度一日。

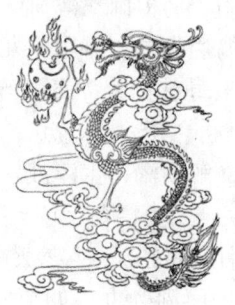

古今医鉴 卷四

中 湿

脉

经云：脉浮而缓，湿在表也。脉沉而缓，湿在里也。或弦而缓，或缓而浮，皆风湿相搏也。又曰：或涩或细，或缓或濡，皆可得而断。

证

夫湿之为病，所感不同。有从外感而得之者，有从内伤而得之者。若居处卑湿之地，与夫道途冲斥风雨，或动作辛苦之人，汗出沾衣，皆湿从外感者也。或恣饮酒浆醲酪，多食柑橘瓜果之类，皆湿从内伤也。湿之中人，入皮肤为顽麻，入气血为倦怠，入肺为喘满，入脾为湿痰肿胀，入肝为胁满而肢节不利，入肾则腰疼胯痛，身如板夹，脚如砂坠，入腑则麻木不仁，入脏则舒伸不得，而肢体强硬。又云：湿本土气，火热能生湿土，故夏月则万物湿润，秋凉则万物干燥。湿病本不自生，因热而怫郁，不能宣行水道，故脾滞而生湿也。

治

因湿生痰，故用二陈汤，加羌活、防风、酒炒黄芩，去风行湿，盖风能胜湿故也。大抵宜发汗及利小便，使上下分消其湿，是其治也。

方

独活寄生汤　眉批：此方补虚除湿之剂。

治肾气虚弱，坐卧湿地，腰背拘急，筋挛骨痛。或当风取凉过度，风邪流入脚膝，为偏枯冷痹，缓弱疼痛。或腰痛牵引，行步

艰辛，及白虎历节风。

独活一两五钱　桑寄生三两，如无，以续断代之　当归一两五钱　川芎一两五钱　白芍一两五钱　熟地黄一两　人参一两，去芦　茯苓一两　牛膝酒浸，一两　杜仲酒炒，一两　秦艽去芦，一两　细辛一两　防风去芦，一两　桂心一两　甘草炙，三钱

上锉，每服一两五钱，加生姜三片，水煎服。妇人带下，作腰腿痛，合平胃散，加附子、小茴香。

羌活胜湿汤　治风湿相搏，一身尽痛。

羌活七分　独活七分　防风五分　升麻五分　柴胡五分　藁本一钱　苍术一钱　川芎八分　蔓荆子八分　甘草五分

上锉一剂，水煎温服。

升阳除湿汤　治湿郁在下，此汤升以散之。

升麻一钱　柴胡一钱　防风一钱　茯苓八分　猪苓一钱　泽泻一钱　苍术一钱　陈皮八分

上锉一剂，加生姜一大片，水煎服。

经验白术酒秘方　治中湿遍身疼痛，难以转侧。

白术去芦，一两

上锉一剂，无灰老酒一钟半，煎一钟，去渣温服。

燥 证

脉

燥脉涩而紧，或浮而弦，或芤而虚。

证

经云：诸涩枯涸，干劲皴揭，皆属于燥。故燥气在里，耗其津液，则大便秘结，消渴生焉，血脉枯而气亦滞也。或过食辛辣厚味之物而助火邪，伏于血中，耗散真阴，津液亏少，燥结有时。或风燥于表，钟于皮肤，皮毛燥涩，干疥爪枯，劲强紧急，口噤善伸数欠。或时恶寒，筋惕而搐，涩溢胸膈，燥烁瘈疭，昏冒僵仆，皆由阴血衰少，不能制火，火炽克金，金受邪则不能平木，以致肝气独盛，风邪内生，而成此疾矣。

治

治之之法，以辛润之，以苦泄之。因虚者，滋阴养血。因火者，泻火软坚。因风者，消风散结。此三者，乃治燥证之大法也。

方

四物汤 治燥气在里，津液枯涸，便闭消渴等症。

当归一钱五分　白芍药一钱　川芎八分　生地黄二钱　加桃仁二钱　大黄煨，二钱

上锉一剂，水煎温服。

通幽汤 治燥热内甚，血液俱耗，以致大便闭结。

当归一钱五分　熟地黄二钱　升麻八分　红花一钱　甘草一钱　桃仁泥二钱

上锉一剂，水煎，调槟榔末一钱下。

火　证

脉

浮而洪数为虚火，沉而实大为实火。洪数见于左寸为心火；见于右寸为肺火；见于左关为肝火；见于右关为脾火；两尺为肾与命门之火。男子两尺洪大者，必主遗精，阴火盛也。病热有火者可治，洪大是也。无火者难治，沉细是也。

证

君火者，心火也。可以湿伏，可以水灭，可以直折。惟黄连之属，可以制之。相火者，龙火也，不可以水湿折之，当从其性而伏之。惟黄柏之属，可以降之。泻火之法，岂止此哉。虚实多端，不可不察。以脏气目之，如黄连泻心火，黄芩泻肺火，芍药泻脾火，石膏泻胃火，柴胡泻肝火，知母泻肾火，此皆苦寒之味，能泻有余之火。若饮食劳倦，内伤元气，火不两立，为阳虚之病，以甘温之剂除之，如黄芪、人参、甘草之属。若阴微阳强，相火炽盛，以乘阴位，为血虚之病，以甘寒之剂降之，如当归、地黄之属。若心火亢极，郁热内实，为阳强之病，以咸冷之剂折之，如大黄、朴硝之属。若肾水受伤，真阴失守，为无根之火，为阴虚之病，以壮水之剂制之，如生地黄、玄参之属。若右肾命门火衰，为阳脱之病，以温热之剂济之，如附子、干姜之属。若胃虚过食冷物，抑遏阳气于脾土，为火郁之病，以升散之剂发之，如升麻、干葛、柴胡、防风之属。不明诸此类，而求火之为病，施治何所依据。故于诸经集略其说，以备方之用，庶免实实虚虚之祸也。

治

火热之病，黄连为主。五脏皆有火，平则治，病则乱。方书有君火、相火、龙火、邪火之论，其实一气而已。故丹溪云：凡气有余便是火。分为一类。凡治本病略炒以从邪，实火以朴硝汤，假火酒，虚火醋，痰火姜汁，俱浸透炒。气滞火以茱萸，食积泄以黄土，血疾癥瘕痛以干漆，俱以水拌同炒。去茱萸、黄土、干漆，下焦伏火，以盐水浸透焙。目疾以人乳浸蒸。

方

凉膈散 治诸般郁热，退六经实火。

连翘一钱　黄芩一钱　山栀子一钱　薄荷八分　大黄一钱五分　甘草八分　芒硝一钱　加桔梗八分

上锉，水煎，入蜜一盏同服。咽喉痛，倍桔梗，加荆芥。酒毒，加黄连、干葛，名清心汤。用白蜜、竹叶同煎。咳而呕，加半夏、生姜。衄血、呕血，加当归、赤芍药、生地黄。小便淋沥，加木通、滑石、茯苓。

风眩,加防风、川芎、石膏。斑疹,加干葛、荆芥、川芎、赤芍药、防风、桔梗。咳嗽,加桑白皮、杏仁、桔梗、苏子。阳毒发斑,加青黛、当归。结胸心下满,加桔梗、枳壳。谵语发狂,逾墙赴井,皆阳热极盛,加黄连、黄柏、赤芍药。眼生翳,赤涩流泪,加菊花、木贼、生地黄。

黄连解毒汤 治心火暴盛,以此汤直折之。

黄连 黄芩 黄柏 山栀仁俱不炒

上锉一剂,水煎服。以此四味为丸,名栀子金花丸。实者,可用硝黄、冰水正治。或君火转甚者,须用姜汁,或酒制炒用,则火自伏。此寒因热用之法也。

清火汤 云林制 治五脏六腑及上、中、下三焦火热。

连翘一钱 栀子一钱,炒 玄明粉一钱,如无,以硝代之 黄芩一钱,酒炒 黄连一钱,酒炒 桔梗一钱二分 玄参一钱二分 薄荷八分 羌活酒洗,八分 防风六分 贝母一钱 独活酒洗,八分 前胡八分 柴胡八分 天花粉一钱 茯苓一钱 川芎八分 枳壳一钱 甘草三分 大黄酒蒸,二钱 酒毒,加白粉葛一钱

既济解毒丸 治诸经客热及心肾二火炽焰。

黄连去毛 黄芩去梗 黄柏去皮 山栀去壳 知母去毛 连翘去壳 玄参去老根 柴胡去毛,各等分

上为末,炼蜜丸如桐子大,每服,灯心汤下百丸。

黑金丹 云莱弟传 眉批:上方皆治实热之剂,其余火证,各求之本门。

治上焦邪热,咽喉肿痛,及牙齿疼痛。伤寒误补,大潮大热,声哑不出,胸膈作痛,鼻衄吐红。痰壅火盛,癫狂谵语,一切实热之症。

黄连 黄芩 黄柏 山栀子 连翘 石膏 泽泻 赤芍药 大黄 枳壳 薄荷 牡丹皮 玄参 桔梗 防风 赤茯苓 荆芥各等分

上大合一剂,水八碗,煎七碗去渣,入芒硝一斤于内,化开,澄去泥水,将药入锅内,煎至干,须慢火铲起,入新罐内,上用新灯盏一个盖住,入水于盏内,火煅,候干,水三盏为度。取出放地上去火毒,研为细末,入甘草末五分,搅匀,每服二钱,茶清送下。

内 伤

脉

古人以脉辨内外伤于人迎、气口。人迎脉大于气口为外伤,气口脉大于人迎为内伤。此辨固是,但其说有所未尽耳。外感风寒,皆有余之症,是从前客邪来也,其病必见于左手,左手主表,乃行阳二十五度。内伤饮食,及饮食不节,劳役所伤,皆不足之症也,必见于右手,右手主里,乃行阴二十五度。故外感寒邪,则独左寸人迎脉浮紧,按之洪大,紧者后甚于弦,是足太阳寒水之脉。按之洪大而有力,中见于手少阴心火之脉。丁与壬合,内显洪大,乃伤寒脉也。若外感风邪,则人迎脉缓,而大于气口一倍、病在少阳。或二倍、病在太阳。三倍,病在阳明。内伤饮食,则右寸气口脉大于人迎一倍、病在厥阴。或两倍、病在少阴。三倍。病在太阴。若饮食不节,劳役过甚,则心脉变见于气口,是心火刑肺,其肝木挟心火之势,亦来薄肺。经曰:侮所不胜,寡于畏者是也。故气口脉急大而数,时一代而涩也。涩者肺之本;脉大者元气不相接也。脾胃不及之脉,洪大而数者,心脉刑肺脉也;急者肝木挟心火,而反克肺金也。若不甚劳役,惟右关脉大而数,数中显缓,时一代也。如饮食不节,寒温失所,则先后关脉损弱,甚则隐而不见,惟内显脾脉之大数微缓,时一代也。宿食不消,则独右关脉沉而滑。经云:脉滑者有宿食也。

证

东垣曰:甚哉!阴阳之证,不可不详也。遍观《内经》中所说,变化百病,其源皆由

喜怒过度，饮食失节，寒温不适，劳役所伤而然。夫元气、谷气、荣气、卫气，生发诸阳上升之气。此四者，皆饮食入胃，谷气上行，胃气之异名，其实一也。既脾胃有伤，则中气不足。中气不足，则六腑阳气皆绝于外。故经言：五脏之气已绝于外者，是六腑之元气病也。气伤脏乃病，脏病形乃应，是五脏六腑真气皆不足也。惟阴火独旺，上乘阳分，故荣卫失守，诸病生焉。其中变化，皆由中气不足，乃能生发耳。后有脾胃以受劳役之疾，饮食失节，耽病日久，事息心安，饱食太甚，病乃大作。盖其外感风寒、六淫客邪，皆有余之症，当泻不当补。饮食失节，中气不足之症，当补不当泻。举医者，皆以饮食失节、劳役所伤，中气不足，当补之证，认作外感风寒，有余客邪之病，重泻其表，使荣卫之气外绝，其死只在旬日之间。所谓差之毫厘，谬以千里，可不详辨乎？且如外感，则寒热齐作而无间，内伤则寒热间作而不齐。外感恶寒，虽近烈火不除；内伤恶寒，得就温暖即解。外感恶风，乃不禁一切风寒；内伤恶风，惟恶夫些少贼风。外感症显在鼻，故鼻气不利，而拥盛有力。内伤者不然，内伤症显在口，故口不知味，而腹中不和。外感者无此。外感则邪气有余，发言壮厉，且先轻而后重；内伤则元气不足，出言懒怯，且先重而后轻。外感手背热而手心不热，内伤则手心热而手背不热。外感头痛，常常有之，直须传里方罢；内伤头痛，有时而作，有时而止。内外辨法，大要如斯。然有内伤而无外感，有外感而无内伤者。苟或内伤外感兼病而相挟者，则从乎轻重以治之。若显内症多者，则是内伤重而外感轻，宜先补益而后散邪，以补中益气汤为主，加散邪药。当以六经脉症参究，各加本经药治之。若显外症多者，则是外感重而内伤轻，宜先发散而后补益，以辛凉等剂解散为君，而以参、术、茯苓、芎、归等为臣、使。以此辨之，则判然明矣。

治

王安常曰：夫饮食劳倦伤而内热者，乃阴火乘其坤土之位，故内热以及于胸中也。《内经》有云：劳者温之，损者温之。惟以温药以补元气而泻火邪，盖温能除大热耳。故东垣立补中益气汤加减以治之，其惠也不其大哉！然饮食所伤，又当分别。夫劳倦伤、饮食伤，虽与外感风寒暑湿有余之症不同，然饮食伤又与劳倦伤不同。劳倦伤诚不足也，饮食伤尤当于不足之中，分其有余不足也。何也？盖饥饿不饮食与食太过，虽皆是失节，然必明其有两者之分，方尽其理。节也者何？无不及、无太过之中道也。夫饥饿不饮食者，胃气空虚，此为不足，固失节也。饮食自倍而停滞者，胃气受伤，此不足之中兼有余，亦失节也。以受伤言则不足，以停滞言则有余矣。惟其不足故补益，惟其有余故消导。亦有物滞气伤，必补益消导兼行者。亦有物暂滞而气不甚伤，宜消导独行，不须补益者。亦有既停滞不复自化，不须消导，但当补气，或亦不须补益者。洁古枳术丸，东垣橘皮枳术丸之类，虽曰消导，固有补益之意存乎其间耳。其他如木香分气丸，枳实导气丸，大枳壳丸之类，虽无补益，然施之于物暂滞，气不甚伤者，岂不可哉！但不宜视为通行之药耳。且所滞之物，非枳实之力所能去者，亦安可泥于消导而不知变乎？故备急丸，煮黄丸，感应丸，瓜蒂散等之推逐者，洁古、东垣亦未尝委之而弗用也。故善将兵者，攻亦当，守亦当。不善者，则宜攻而守，宜守而攻，其败也非兵之罪，用兵者之罪耳。观乎此，则知消导补益推逐之理矣。若夫劳倦伤则纯乎补益，固不待议。虽东垣叮咛告诫，然世人犹往往以苦寒之剂，望除劳倦伤之热，及其不愈而反甚，自甚而至危，但曰病势已极，药不能胜耳。医者、病者、主病者，一委之天命，皆懵然不悟其为妄治之失也。呜呼！仁人君子，能不痛心也哉！

方

补中益气汤　眉批：此方补元气，养脾胃，升提下陷之气，治内伤之要药也。

龚廷贤医学全书

治中气不足，肢体倦怠，口干发热，饮食无味；或饮食失节，劳倦身热，脉大而虚；或头痛恶寒自汗；或气高而喘，身热而烦；或脉微细软弱，自汗体倦少食；或中气虚弱而不能摄血；或饮食劳倦而患疟痢；或疟痢因脾胃虚而不能愈；或元气虚弱，感冒风寒，不胜发表，宜用此伐之；或入房而后感冒；或感冒而后入房，亦用此汤，急加附子；或泻痢腹痛，急用附子理中汤。

嫩黄芪蜜水浸炒一钱半，脾胃虚，肺气先绝用之以益皮毛而闭腠理，止自汗　人参去芦，一钱，上喘气短，元气大虚，用以补之　甘草炙，一钱，甘温以泻火热而补脾胃中元气。若脾胃急痛，腹中急缩者多用之

已上三味，除渴热、烦热之圣药也。

白术土炒，一钱，苦甘温，除胃中热，利腰脐间血　柴胡五分，能使胃中之清气左旋而上达　升麻五分，能使胃中之清气从右而上迁　橘红一钱，理胸中之气，又能助阳气上升，以散滞气，助诸脾胃为用　当归身酒洗，一钱，用之以和血脉

上锉一剂，生姜三片，水煎温服。或少加黄柏以救肾水，而泻阴中之伏火也。红花三分，入心养血。内伤挟外感者，以本方为主，从六经所见之证，加减用之。如见太阳证，头项痛，腰脊强，加羌活、藁本、桂枝。如阳明，则身热，目痛，鼻干，不得眠，倍升麻，加干葛。如少阳，则胸胁痛而耳聋，加黄芩、半夏、川芎，倍柴胡。如太阴，则腹满而嗌干，加枳实、厚朴。如少阴，则口燥舌干而渴，加生甘草、桔梗。如厥阴，则烦满，多加川芎。如变证发斑，加葛根、玄参，倍升麻。如挟痰，加半夏、竹沥、姜汁。若头痛，加蔓荆子，或加川芎。顶痛脑痛，加藁本、细辛。诸头痛，此四味足矣。若耳鸣目黄，颊颔肿，颈肩臑肘臂后廉痛，面赤脉洪者，加羌活一钱，防风七分，甘草、藁本各五分，通其经血。加黄芩、黄连各三分，消肿。嗌痛颔肿，面赤，脉洪大，加桔梗七分，黄芩、甘草三分。口干嗌干，或渴者，加葛根五分，升胃气，上行润之。心下痞闷，

加芍药、黄连一钱。腹中痞闷，加枳实三分，厚朴七分，木香、砂仁各三分。如天寒，加干姜。腹中痛者，加炒白芍药、炙甘草各三分。如恶寒觉冷痛，加桂五分。夏月腹中痛，不恶寒反恶热者，加黄芩五分，芍药一钱，甘草五分，以治时热。脐下痛者，加熟地一钱。

如胸中滞气，加青皮五分。壅滞可用，短促少气去之。如身体重疼，乃风湿相搏，加羌活、防风各五分，升麻一钱，柴胡五分，藁本、苍术各一钱，中病即止。大便闭涩，加归梢一钱。病久痰嗽者，去人参，初病勿去之。冬月、春寒或秋凉，各宜加不去节麻黄。若春温热，加沸耳草三分，款冬花一分。长夏湿土，客邪大旺，加苍术、白术、泽泻，上下分消其湿热之气。湿热之气大胜，主食不消，故食减不知谷味，加神曲以消之，加五味子、麦门冬，助人参泻火益肺金，助秋损也，在三伏中为圣药。胁下急或痛，俱加柴胡、甘草、人参。多睡或唾白沫，胃口上停寒也，加益智仁。若胃脘当心痛，加草豆蔻仁三分。若食不下，乃胸中有寒，或气涩滞，加青皮、陈皮、木香。寒月加益智仁、草豆蔻；夏月加黄芩、黄连；秋加槟榔、砂仁。若脚软乏力或痛，加酒炒黄柏。不已，加汉防己。心烦躁，加生地黄。若气浮心乱，以朱砂安神丸镇固之，则愈。

白术散　眉批：此方治胃虚之剂。

治胃虚不能食，而大渴不止，不可用淡渗药，恐胃中元气虚少故也。并治伤寒杂病，一切吐泻烦渴，霍乱，虚损气弱，及治酒积呕哕。

人参一钱　白术一钱，土炒　茯苓一钱藿香八分　木香五分　葛根一钱　甘草七分

上锉一剂，水煎温服。如饮水者，多煎与之时时服。如能食而渴者，人参白虎汤。

补气汤　眉批：此方治气虚之剂。

凡遇劳倦辛苦，用力过多，即服此三四剂，免致内伤发热之病，宜预防之。

黄芪一钱半　人参一钱　白术一钱　麦门

冬一钱　陈皮一钱　五味子十粒　甘草炙，
七分

上锉一剂，姜三片，枣二枚，水煎食前
服。劳倦甚，加熟附子五分。

补血汤　眉批：此方治血虚之剂。

凡遇劳心思虑，损伤精神，头眩目昏，
心虚气短，惊悸烦热等症，并宜服之。

生地黄一钱　人参一钱　当归一钱　白芍
药炒，一钱　茯神一钱　陈皮五分　栀子炒黑，
五分　酸枣仁炒，一钱　麦门冬一钱　五味子
十粒　甘草炙，七分

上锉一剂，加圆眼十枚，水煎，空心服。

参苓白术散　治脾胃虚弱，饮食不进，
或致呕吐泄泻，及大病后，调脾助胃，此方
最宜。

白术土炒，一钱　人参八分　甘草八分
干山药一钱　白茯苓八分　白扁豆一钱　莲子
肉十个　薏苡仁八分　砂仁炒，五分　桔梗八
分　陈皮一钱

上为末，每服二钱，黑枣泡汤，空心
调下。

参苓白术丸云林制　治病后元气虚弱，
此药进美饮食，壮健身体，充实四肢，清火
化痰，解郁固本。

人参一两　白术二两，土炒　白茯苓一两
干山药炒，一两　莲肉去皮，二两　陈皮一两
半夏制，一两　白扁豆炒，一两　薏苡仁炒，
二两　桔梗二两　黄连姜炒，一两　神曲炒，一
两　香附一两　砂仁五钱　甘草一两　当归一
两　远志一两　石菖蒲五钱

上为末，姜、枣煎汤，打神曲糊为丸，
如梧桐子大。每服百丸，空心白汤送下。忌
食生冷、油腻之物。

白术八宝丹胡云阁传　治一切虚损之症。

白术半斤，二两朝阳土炒，六两熬膏　人参
五钱，如有嗽，去之　白茯神去皮木，一两半
远志去骨，两半　陈皮去白，两半　白芍药酒
炒，两半　神曲炒，一两　麦芽五钱

上为末，用白术膏丸，如梧桐子大。每
服一钱，或加至一钱五分，白沸汤空心送下。

白术膏　治脾胃大虚，自汗乏力，四肢
怠倦，饮食不思；或食而不化，呕吐泻痢，
泻下完谷白沫。

白术一斤，去芦，火上炙，一块锉，一块成片

上用水十碗，熬汁二碗，去渣。再入水
再熬，又滤出，将渣捣烂，入水再熬。如是
五次；共得药汁十碗，合一处，入白蜜半斤，
再熬至稠黏，滴水成珠为度。日服二三次，
白沸汤调下。

白雪糕单孟齐传　眉批：此方养元气，
健脾胃王道之剂。

调脾健胃，固本还元。

大米一升　糯米一升　山药四两　芡实四
两　莲肉去皮、心，四两

上为细末，入白砂糖一斤半，搅和令匀，
入笼蒸糕，任意食之。

伤 食

脉

气口脉紧盛为伤食。食不消化，浮滑而
疾。经曰：上部有脉，下部无脉，其人当吐，
不吐者死。又曰：气口脉大于人迎三倍，食
伤太阴。盖饮食填塞胸中，太阳之分野，肝
木之气，郁而不伸，故必吐以达之。然伤有
轻重，必甚而至于两手尺脉绝无者，乃用瓜
蒂散吐之。不则或以指，或以鹅翎，蘸桐油、
胆矾探吐之，免致夭枉之患也。

证

《病源》曰：宿食不消，由脏腑虚弱，
寒气在于脾胃之间，故使谷不化也。宿谷未
消，新谷又入，脾气既弱，故不能磨之，则
经宿而不消也。令人腹胀气急，胸膈痞塞，
咽酸噫气，如败卵臭。时复憎寒壮热，或头
痛如疟状，皆其症也。凡伤食必恶食，胸中
有物，宜用消导之剂。若伤食挟外感者，不
可专攻其食，用行气香苏散，兼而治之。

治

饮者，无形之气。伤之则宜发汗、利小
便，使上下分消其湿也。五苓散、葛花解酲

汤、生姜、半夏、枳实、白术之类是也。食者，有形之物。伤之则宜损其谷，其次莫如消导。重者，宜吐、宜下、枳术丸、保和丸、备急丹之类，量轻重择用。

方

行气香苏散 三山陈氏方 眉批：此方治内伤、外感、七情、四气，和解表里之剂。

治内伤生冷厚味、坚硬之物，胸腹胀满疼痛，及外感风寒湿气，发热恶寒，遍身酸痛，七情气逆，呕吐泄泻，饮食不下等症。

紫苏一钱 柴胡八分 陈皮八分 香附醋炒，一钱 乌药八分 川芎八分 羌活八分 枳壳八分 苍术八分 麻黄一钱 甘草三分

上锉，生姜三片，水煎温服。外感风寒，加葱白三根；内伤饮食，加神曲、山楂各一钱。

消滞丸 消酒消食，消痰消气，消痞消胀，消肿消痛，消积聚，消癥瘕。此药消而不见，响而不动，药本寻常，功效甚妙。

黑牵牛头末，二两 香附炒，一两 五灵脂一两

上共末，醋糊丸如豆大，每服二十丸，生姜汤下。

宽中丸 治一切饮食不消，腹胀发热之症。

山楂蒸过，去核，曝干

上为末，每服五钱，米汤调下。

利气丸 方见气门 眉批：此方消导积热之剂。

备急丸 治胃中停滞寒冷之物，及诸心腹卒痛。

大黄 干姜 巴豆去油，各等分

上为末，炼蜜丸如绿豆大。每服三丸，温水送下，量虚实加减丸数。若中恶客忤，心腹胀满，痛如刀刺，气急口噤，尸厥卒死者，以热酒灌下。或口噤，以木棒撑起牙关，令下咽，须臾瘥，未瘥，更与三丸，以腹中鸣转，即吐下便愈。若口噤，须折齿灌之，令入为妙。忌猪肉、冷水、肥腻之物。

化滞丸 眉批：此方通利冷积之剂。

理一切气，化一切积。夺造化有通塞之功，调阴阳有补泻之妙。久坚沉涸，磨之自消；暴积乍留，导之自去。

木香二钱 丁香二钱 青皮二钱 陈皮二钱 黄连二钱 半夏为末，姜汁和饼，阴干，二钱 三棱五钱，火煨 蓬术五钱，火煨

以上八味俱为末。

巴豆六钱，去心膜，以瓦器盛醋，浸一宿，熬至醋干，研 乌梅五钱，取肉焙干为末，用水醋熬膏，调前药为丸

乌梅膏和丸黍米大。每服五丸，或七丸至十丸，量虚实用。欲通则用热汤，欲止则用冷水。常服磨积，不欲通泄，津液咽下，或空心陈皮汤下。停食饱闷，枳壳汤下。但有所积之物，取本汁饮下。因食吐不止，津液下。小肠气痛，茴香酒下。食泻不休，及霍乱吐泻，新汲水下。赤痢，冷甘草汤下。白痢，冷干姜汤下。心痛，菖蒲汤下。诸气痛，生姜陈皮汤下。若欲宣通，滚姜汤下，仍加丸子。未利再服，利多饮冷水一口即止。妇人血气痛，当归酒下，有孕不宜服。小儿量岁数加减用。疳积常服，不拘时候，米饮下三五丸。

保和丸 消痰利气，扶脾胃，进饮食。一切饮食所伤，胸膈满闷不安，或腹中有食不化，或积聚痞块，多服日渐消散，大有效验。

白术五两 陈皮洗，三两 半夏泡，三两 茯苓三两 神曲三两，炒 山楂肉三两 连翘二两 香附醋炒，二两 厚朴姜炒，二两 萝卜子二两 枳实炒，一两 麦芽炒，一两 黄连姜炒，一两 黄芩酒炒，二两

上为末，姜汁糊丸桐子大。每服五十丸，加至七八十丸，食后茶清送下。

理气健脾丸 高大尹传

白术土炒，六两 归身酒洗，六两 陈皮洗，三两 白茯苓三两 黄连姜炒，二两 香附醋炒，二两 枳实麸炒，二两 桔梗一两五钱 山楂去核，二两 半夏姜炒，二两 神曲炒，二两 木香五钱

上末，荷叶煮饭为丸，梧子大。每用百丸，白汤下。

三补枳术丸 眉批：*此方半消半补，平和之剂。*

化痰清热，健胃补脾，消食顺气。

白术土炒，二两 陈皮去白，一两 枳实麸炒，一两 黄连姜炒，五钱 黄芩酒炒，五钱 黄柏盐炒，一两 贝母去心，八钱 白茯苓五钱 神曲炒，五钱 山楂去核，五钱 麦芽炒，三钱 香附醋炒，五钱 砂仁一钱 桔梗二钱 连翘二钱 甘草炙，三钱

上末，荷叶煮饭为丸，如桐子大。每百丸，姜汤下。

伤 酒

夫酒者，大热有毒，气味俱阳，乃无形之物也。若伤之，止当发散，汗出则愈矣，此最妙法也。其次莫如利小便，二者乃上下分消其湿。何酒病之有？今之酒气者，往往服酒蒸丸，大热之药下之。又有用牵牛、大黄下之者，是无形元气受病，反下有形阴血，乖误甚矣。酒性大热，已伤元气，而复重泻之。况亦损肾水真阴，及有形阴血，俱为不足。如此则阴血愈虚，真水愈弱，阳毒之热大旺，乃助其阴火。是谓元气消亡，七神何依？折人长命。不然，则虚损之病成矣。《金匮要略》云：酒疸下之，久久为黑疸。慎不可犯此戒。不若令上下分消其湿，葛花解酲汤主之。

方

葛花解酲汤 治饮酒太过，呕吐痰逆，心神烦乱，胸膈痞塞，手足战摇，饮食减少，小便不利。

葛花五钱 白豆蔻五钱 砂仁五钱 青皮三钱 白术二钱 神曲二钱 泽泻二钱 干姜二钱 陈皮一钱五分 人参一钱五分 猪苓一钱五分 白茯苓一钱五分 木香五分

上为细末。每服三钱，白汤调下。但得微汗，酒病去矣。按此方盖不得已而用之，

岂可恃赖，日日痛饮。此药性味辛温，偶因酒病服之，则不损元气。何者？敌酒病故也。若频服之，损人天年。

治伤酒食法 心中酒食停积，一切腹下胀满不消，用盐花擦牙，温水漱下，不过三次，如汤泼雪。

葛黄丸 治饮酒过度，酒积蕴于胸中，以致吐血衄血；及时令酷暑，上焦积热，忽然吐血垂死者。

葛花即上好白粉葛，一两 黄连四两

上末，用大黄熬膏作丸，桐子大。每百丸，温水下。

解酒化毒丹云林制 治饮酒过多，遍身发热，口干烦渴，小便赤少。

白滑石水飞，一斤 白粉葛三两 大粉草三两

上为末，不拘时，冷水调下三钱，日进两三次。

又方 治酒后伤风，身热头痛。以防风通圣散加黄连须二钱，葱白十茎，水煎温服。

郁 证

脉

脉多沉伏，或涩或芤。

证

《内经》曰：木郁达之，谓吐之，令其条达也。火郁发之，谓汗之，令其疏散也。土郁夺之，谓下之，令无壅滞也。金郁泄之，谓渗泄，解表利小便也。水郁折之，谓抑之，制其冲逆也。此治五郁之大要。盖郁者，结聚而不得发越也。当升者不得升，当降者不得降，当变化者不得变化也。此为传化失常。六郁者，气、湿、热、痰、血、食是也。丹溪曰：气血冲和，百病不生，一有怫郁，诸病生焉。

治

气郁，胸胁痛，脉沉涩，用香附、童便浸炒。苍术、抚芎。

湿郁，周身走痛，或关节病，遇阴寒则

发，脉沉缓，用苍术、川芎、白芷、茯苓、
羌活、防风、柴胡。

热郁，目瞀，小便赤，脉沉数，用栀子、
青黛、香附、苍术、抚芎、黄芩、天花粉。

痰郁，动则喘，寸口脉沉滑，用海石、
南星、香附、瓜蒌仁、贝母、竹沥、姜汁。

血郁，四肢无力，能食，便红或黑，脉
沉而涩，用桃仁泥、红花、牡丹皮、延胡索、
川芎、香附。

食郁，嗳酸，饱闷，畏闻食气，人迎脉
平和，气口脉紧盛，用苍术、香附、山楂、
神曲、枳实。

方

六郁汤　开诸郁之总司也。

香附童便浸炒　苍术米泔浸炒　神曲炒
山栀仁炒黑　连翘　陈皮　抚芎　贝母去心
枳壳炒　白茯苓　苏梗各一钱　甘草五分

上锉一剂，水煎服。有痰，加南星、半
夏。有热，加柴胡、黄芩。血郁，加桃仁泥、
红花。湿郁，加白术、羌活。气郁，加木香、
槟榔。食郁，加山楂、砂仁。

加味越鞠丸　解诸郁火痰气，开胸膈，
进饮食。

苍术米泔浸，姜汁炒，四两　抚芎四两　香
附童便浸炒，四两　神曲炒，四两　栀子炒黑，
四两　橘红一两五钱　白术炒，一两半　黄芩
炒，一两半　山楂去核，蒸熟，一两半

上为末，稀糊丸如桐子大。每服百丸，
白汤下。

越鞠保和丸　眉批：此方治诸郁之妙
剂也。

扶脾开郁，行气消食，清热化痰。

苍术米泔浸三宿，炒，一两　抚芎酒洗，一
两　神曲炒，一两　香附童便浸炒，一两　栀子
炒，五钱　陈皮一两　半夏炮，一两　白茯苓一
两　连翘五钱　莱菔子炒，五钱　枳实麸炒，一
两　白术三两　黄连酒炒，一两　山楂去核，二
两　木香五钱　当归酒洗，一两

上为末，姜汁泡，蒸饼为丸，如桐子大。
每服五十丸，淡姜汤下，或酒下亦可。

痰　饮

脉

沉弦细滑，大小不匀，皆痰气为病。偏
弦为饮，双弦为寒饮。左右手关前脉浮弦大
而实者，膈上有稠痰也，宜吐而愈。病人百
药不效，关上脉伏而大者，痰也。眼胞及眼
下如灰烟熏黑者，痰也。丹溪曰：久得涩脉，
痰饮胶固，脉道阻滞也，卒难待开，必费
调理。

证

夫痰属湿，乃津液所化。因风寒湿热之
感，或七情饮食所伤，以致气逆液浊，变为
痰饮。或吐咯上出，或凝滞胸膈，或留聚肠
胃，或流注经络四肢，随气升降，遍身无处
不到。其为病也，为喘为咳，为恶心呕吐，
为痞隔壅塞。关格异病，为泄利，为眩晕，
为嘈杂，为怔忡惊悸，为癫狂，为寒热，为
痛，为胸膈辘辘有声，或背脊一点，常如冰
冷，或四肢麻痹不仁，皆痰所致。百病中多
有兼痰者，世无不知也。痰有新久轻重之殊。
新而轻者，形色清白稀薄，气味亦淡；久而
重者，黄浊稠黏凝结，咳咯难出，渐成恶味，
酸、辣、腥、臊、咸、苦，甚至带血而出。

治

痰生于脾胃，宜实脾燥湿。又随气而升，
宜顺气为先，分导次之。又气升属火，顺气
在于降火。热痰则清之，湿痰则燥之，风痰
则散之，郁痰则开之，顽痰则软之，食积痰
则消之。在上者吐之，在中者下之。又中气
虚者，宜固中气以运痰，若攻之太重，则胃
气虚而痰愈盛矣。

方

二陈汤　一身之痰都管，乃治痰之要药
也。欲下行，加引下药，黄柏、木通、防己
之类；欲上行，加引上药，升麻、柴胡、防
风之类。又曰：二陈加升提之药，能使大便
润而小便长。

陈皮去白，一钱　半夏汤泡，二钱　茯苓去

皮，一钱　甘草五分

上锉一剂，生姜三片，水煎温服。湿痰多软，如身体倦怠之类，加苍术、白术。寒痰痞塞胸中，倍半夏；甚者，加麻黄、细辛之类。痰厥头痛，倍半夏。风痰，加天竺黄、天南星、枳壳、白附子、天麻、僵蚕、牙皂之类。气虚者，更加竹沥；气实者，加荆沥，俱用姜汁。热痰，加黄连、黄芩。因火盛逆上，降火为先，加白术、黄芩、软石膏之类。眩晕嘈杂者，火动其痰也，加山栀子、黄连、黄芩。血虚有痰者，加天门冬、知母、瓜蒌仁、香附、竹沥、姜汁。滞血者，更加黄芩、白芍药、桑白皮。血滞不行，中焦有饮者，加竹沥、姜汁、韭汁三五盏，必胸中烦躁不宁后愈。气虚有痰者，加人参、白术；脾虚者，宜补中益气降痰，加白术、白芍药、神曲、麦芽，兼用升麻提起。食积痰，加麦芽、山楂、神曲、炒黄连、枳实。老痰，用海石、半夏、瓜蒌仁、香附、连翘之类。五倍子佐他药为丸，大治顽痰。喉中有物，咯不出，咽不下，此结痰也。宜瓜蒌仁、杏仁、海石、桔梗、连翘、香附、少佐朴硝、姜汁，炼蜜和丸噙化，此咸能软坚也。久得涩脉，卒时难开，必费调理。气实痰热结者，吐不出，咽不下，气滞者难治。痰在膈上，必用吐法吐之，泻之不去。胶固稠浊者，宜吐之。脉浮，吐之。痰在经络间，非吐不可，吐中就有发散之义。凡用吐药，宜升提其气，便吐。如防风、川芎、桔梗、芽茶、生姜之类，或瓜蒂散。凡吐用布紧勒腹，于不通风处行之。痰在肠胃间，可下而愈，枳实、甘遂、巴豆、大黄、芒硝之类。凡痰用利药过多，脾气虚则痰易生而转盛。痰在胁下，非白芥子不能达。痰在皮里膜外，非姜汁、竹沥不开。在经络中，亦用竹沥，必佐以姜汁、韭汁。膈间有痰，或癫狂，或健忘，或风痰，俱用竹沥、荆沥。气虚少食，加竹沥；气实能食，加荆沥。凡人上、中、下有块，痰也。问其平日好食何物，吐下后，方用药。凡人头面、颈颊、腋下结核，不痛不红、不作脓者，皆痰注也，宜随用药消之。

清热导痰汤　眉批：此方治痰迷之剂。

治憎寒壮热，头目昏沉迷闷，上气喘急，口出涎沫，证类伤寒。此因内伤七情，以致痰迷心窍，神不守舍，神出则舍空，舍空则痰聚。

黄连炒，一钱半　枳实炒，一钱半　瓜蒌仁一钱　南星制一钱半　半夏制，一钱半　陈皮一钱　白茯苓一钱　桔梗一钱　黄芩炒，一钱　白术炒，一钱　人参八分　甘草六分

上锉一剂，姜、枣水煎，入竹沥、姜汁各三匙，同服。

滚痰丸　眉批：此方治诸痰之圣药。

洞虚子曰：痰证古今未详，方书虽有悬饮、流饮、支饮、痰饮、溢饮之异，而莫知其为病之原。或头风目昏，眩晕耳鸣；或口眼蠕动，眉棱、耳轮瘙痒；或四肢游风肿硬，似痛非痛，或齿颊浮肿，痛痒不一；或嗳气吞酸，嘈杂呕哕；或咽嗌不利，咯之不出，咽之不下，色如煤炲，形如破絮；或如桃胶、蚬肉之状；或心下如停冰雪，冷痛时作；或梦寐奇怪鬼魅之类；或足腕痠软，腰背卒痛；或四肢骨节疼痛，并无常处，乃至手麻臂痛，状若挫闪；或脊中每有一掌，如冰冻之寒痛者；或浑身习习如虫行者；或眼沿涩痒，口糜舌烂，甚则咽肿喉闭；或绕项结核，似疬非疬。肿块初起，色白不红者，皆痰也。或胸胁间如有二气交纽，噎塞烦闷；或如烟气上冲，头面烘热；或为失志癫狂；或为中风瘫痪；或为劳瘵荏苒之疾；或为风痹脚气；或心下怔忡惊悸，如畏人将捕；或喘嗽呕吐，冷涎绿水黑汁，甚为肺痈、肠毒、便脓、挛跛。其为内外奇怪疾病，非止百端，皆痰之所致也。盖津液既凝，为痰为饮。而汹涌上焦，故口燥咽干；流滞于下，则大小便闭塞，面如枯骨，毛发焦干；妇人则经闭不通；小儿则惊痫搐搦。治法以此先逐去败痰，然后调理。括曰：甑里翻身甲挂金，子今头戴草堂深。相逢二八求斤正，硝煅青礞倍若沉。十七两中零半两，水丸梧子意常斟。千般怪

症如神效，水泻双身却不任。

大黄酒拌，蒸，半斤 黄芩去梗，半斤 沉香五钱 青礞石一两，捶碎，焰硝一两，同入砂罐内，瓦片盖之，铁线缚定，盐泥固济，晒干煅红，候冷取出

上为细末，净水为丸，如梧桐子大。每服三五十丸，量虚实加减，各随引下。一切丧心失志，或癫痫狂妄等症，每服百丸。人壮气实，能饮食，狂甚者，一百二十丸以上，至二三百丸，以效为度。一切中风瘫痪，痰涎壅塞，大便或通或闭者，每服八十丸。人壮气实者百丸。常服三二十丸，无大便不利之患，自然上清下润之妙。一切阳症风毒脚气，遍身游走疼痛，每服八九十丸，未效再加丸数。一切走刺气痛，每服七八十丸、未效随症再加。一切无病之人，遍身筋骨平白疼痛，不能明状者，每服七八十丸，以效为度。一切头痛，非头风证，牙疼或浮或痒，非风蛀牙者，每服八十丸。一切因风因寒，鼻塞身重，身体不疼，非伤寒症者，每服八九十丸。一切噯气吞酸及噎膈反胃，痞块攻心，呕吐痰沫者，每服八九十丸；进退加减，存乎病者元气之虚实。一切心下怔忡恍惚，如畏人将捕之状，怵惕不安，阴阳关格，变生乖症，每服七八十丸。一切伤饥失饱。忧思过虑，至于心下嘈杂，饥不能食，每服七八十丸。一切新久痰气喘嗽，或呕吐涎沫，或痰结实热，或头目眩晕，每服八九十丸；虚羸者五六十丸；未效再加十丸：一切急慢喉闭赤眼，每服八九十丸。一切颈项颏颊肿硬，环绕结核，成瘰疬者，正服此药；若年深岁久，宜多服之。一切口糜舌烂，咽喉生疮者，每服六七十丸，同蜜少许一处嚼破噙睡，徐徐咽下。些小口疮，如此噙二三夜，即瘥。一切遍身无故游走疼痛，或肿或挛，或无常痛，无定所，肿不在一处，酸软沉滞者，每服七八十丸，量虚实加减。一切心气冷痛，如停冰块；或通身散入腹中绞痛，上攻头面肿硬，遍身四肢痿软；或痛或痒，或溃或不溃，或穿而复闭，或此消而彼长，渐成笃疾，皆系痰毒内攻。或使烂痰臭，或作肠痈内疽，服之以下恶物立效。日浅脓近者，刻日全安。一切胃脘作痛，下连小腹，面黄羸瘦，痛阵日发，必呕吐绿水黑汁冷涎，乃至气绝，心下温暖者，每服八九十丸，立见生效。然后续续服之，以瘥为度。一切痢疾，不拘赤白相杂，或带血块恶物者，每服八九十丸。次日热退，再进二三十丸，即服止痢药，万无一失。若兼寒热痰涎者，并用仓廪散。一切荏苒之疾，男子女人日久之患，非伤寒内外之证，或酒色过度；或月水愆期，心烦志乱；或腹胀胁痛，目眵耳聩鼻塞，骨节疼痛，呕吐恶心，百药无效。病者莫能喻其状，方书未尝载其疾，医人不能辨其症，并依前法，加减服之，无有不效之理也。凡服此药者，必须临睡卧床，用热水一口送，只送过咽，即便仰卧。令药在咽膈之间，徐徐而下，半日不可饮食汤水，及不可起身行坐言语。直候药丸徐逐上焦痰滞恶物过膈入腹，然后动作，方能中病。每次须连进两夜。先夜所服，次日痰物既下三五次者，次夜减十丸；下一二次者，仍服前数；下五七次，或只二三次，而病势顿减者，次夜减二十丸；头夜所服，并不下恶物者，次夜加十丸；壮人病实者，多至百丸。惟狂疾劲实及暴卒恶候，多服无妨。其或服罢仰卧，咽喉沉滞稠黏，壅塞不利者，乃痰气从上，药病相攻之故也。少顷药力既胜，自然宁帖。又或百中有一，稍稍肠痛，腰背拘急者，盖有一种顽痰恶物滞，闭气滑肠，里急后重，状如痢疾，片响即已。若其痰涎易下者，快利不可胜言，顿然满口生津，百窍爽快，间有片时倦怠者，盖连日病苦不安，一时为药所胜，气体暂和，如醉得醒，如浴初出，如睡方起，即非虚倦也。此药并不洞泄，刮肠大泻，但能取痰积恶物，自肠胃次第穿凿而下。腹中糟粕，并不相伤，惟下部腘肠之粪，乃药力不到之处，是故先去其余，余不备述耳。

导痰小胃丹 眉批：此方治湿痰峻攻之剂。

治中风眩晕，喉痹，头风，哮吼等症。上可取胸膈之顽痰，下可利胃肠之坚结。

天南星 半夏二味，用白矾、皂荚、姜汁、水煮透熟，各二两半 陈皮 枳实二味，用白矾、皂荚、水泡半日，去白矾，晒干，炒，各一两 白术炒，一两 苍术米泔、白矾、皂荚、水浸一宿，去黑皮，晒干，炒，一两 桃仁 杏仁二味，同白矾、皂荚，水泡去皮、尖，各一两 红花酒蒸，一两 大戟长流水煮一时，晒干，一两 白芥子炒，一两 芫花醋拌一宿，炒黑，一两 甘遂面裹煨，一两 黄柏炒褐色，一两 大黄酒蒸，纸裹煨，焙干，再以酒炒，一两半

上为细末，姜汁，竹沥煮蒸饼糊为丸，如绿豆大。每服二三十丸，极甚者，五七十丸，量虚实加减。再不可太多，恐损胃气也。一切痰饮，卧时白汤下，一日服一次。一中风不语，瘫痪初起，用浓姜汤下三十五丸，少时即能言语。一切风头痛，多是湿痰上攻，临卧姜汤下二十一丸。一眩晕多属痰火，食后姜汤下二十五丸。然后二陈汤、四物汤，加柴胡、黄芩、苍术、白芷，倍川芎。热多加知母、石膏。一痰痞积块，临卧白汤送下三十丸，一日一次。虽数年久患，亦不过五七服见效。一哮吼，乃痰火在膈上，临睡姜汤下二十五丸，每夜一次，久久自然取效。一喉痹肿痛，食后白汤送下。

竹沥达痰丸 眉批：此方治虚痰平和之剂。

此药能运痰如神，不损元气，其痰从大便中出。丹溪云：痰在四肢，非竹沥不开。

半夏二两，汤泡七次，生姜汁浸透，晒干切片，瓦上微炒熟用之 橘红二两 人参一两五钱 茯苓二两 大黄二两，酒蒸晒干 黄芩二两，酒炒 沉香五钱 甘草炙，一两半 礞石一两，煅法见前

上为细末，竹沥二大碗，生姜自然汁三钟，为丸如桐子大。每服五七十丸，食后白汤送下。

清气化痰丸 刘少保传 治一切痰饮咳嗽，头旋目眩，胸膈痞闷气滞，食积酒积，呕吐恶心。

天南星 半夏 白矾 牙皂不锉 生姜各二两

上先将南星、半夏、牙皂、生姜用水浸一宿，将星、半、姜锉作粗片，入白矾同煮至南星无白点，去皂不用，余者，晒干入后药。

青皮麸炒，五钱 陈皮去白，一两 枳实麸炒，一两 白术一两 干葛五钱 白茯苓一两 苏子炒，一两 莱菔子炒，一两 瓜蒌仁一两 黄连五钱 黄芩八钱 海粉七钱 香附一两 神曲炒，二两 麦芽炒，二两 山楂肉一两

气滞加白豆蔻一两。一方，去海粉、黄连，加人参、干姜各五钱，杏仁、桔梗、前胡、甘草各一两。

上为细末，竹沥、姜汁调蒸饼作丸，如梧桐子大。每服五七十丸，食后姜汤送下。

清火豁痰丸 高冢宰传 治上焦郁火，痰涎壅盛，胸膈不利，咽喉干燥噎塞，吐不出，咽不下，如鲠状。

大黄酒蒸，三两 礞石煅，五钱 沉香二钱 黄芩酒炒，二两 黄连酒炒，二两 栀子炒，二两 连翘一两 天南星制，二两 半夏制，二两 白术炒，二两 枳实炒，二两 贝母去心，一两五钱 天花粉一两 陈皮一两 白茯苓一两 神曲炒，一两 青黛五钱 玄明粉七钱 甘草五钱 白芥子炒，二两

上末，姜汁、竹沥丸梧子大。每服，姜汤下四十丸。

咳 嗽

脉

咳嗽所因，浮风、寒紧、数热、细湿、房劳涩难。右关濡者，饮食伤脾；左关弦短，疲极肝衰。浮短肺伤，法当咳嗽。五脏之嗽，各视其部。沉紧虚寒，沉数实热，洪滑多痰，弦涩少血。形盛脉细，不足以息；沉小伏匿，皆是死脉。惟有浮大而嗽者生。

证

伤风咳者，脉浮，憎寒壮热，自汗恶风，口干烦躁，鼻流清涕，欲语未竟而咳也。

伤暑咳者，脉紧，憎寒发热，无汗恶寒，烦躁不渴，遇寒而咳。

伤寒咳者，脉数，烦热引饮，口燥，或吐涎沫，声嘶咯血。

伤湿咳者，脉细，骨节烦疼，四肢重着，或自汗，小便涩。

治

咳者，无痰而有声，肺气伤而不清也。治以防风、桔梗、升麻、杏仁、五味子、生姜、甘草、桑白皮、苏子、枳壳。

嗽者，无声而有痰，脾湿动而为痰也。治以半夏、白术、五味子、枳壳、防风、甘草、枳实、山楂、苍术、橘皮。

咳嗽者，有痰有声，因伤肺气而动脾湿也。治以半夏、白术、五味子、桔梗、枳壳、桑白皮、麦门冬、甘草之类。

风寒嗽者，鼻塞声重，恶风恶寒，或自汗，或无汗者是也。治当以发散行痰，用二陈汤加麻黄、桔梗、杏仁。

风寒郁热于肺夜嗽者，治以三拗汤加知母。脉大而浮，有热，加黄芩、生姜。

痰嗽者，嗽动便有痰声，痰出嗽止者是也。主豁痰，用二陈汤，或以半夏、瓜蒌仁各五两，桔梗、贝母各一两，枳壳一两半，知母一两，姜汁蒸饼为丸服。

火郁者，有声痰少，面赤者是也。主降火清金化痰。

干咳嗽者，系火郁之甚，难治。乃痰郁火，邪在肺中，用苦梗开之，再用补阴降火之药。不已则成劳，须行倒仓法。此症多是不得志者有之。有痰因火逆上者，必先治其火。然亦看痰火孰急，若痰急，则先治痰而后治火，在乎医者之随机变可也。

劳嗽者，痰多盗汗是也。或作寒热，宜补阴清金，四物汤加竹沥、姜汁。阴虚火动而嗽者，四物、二陈，顺而下之，加黄柏、知母尤妙。阴虚喘嗽，或吐血者，四物汤加黄柏、知母、五味子、麦门冬、桑白皮、地骨皮、牡丹皮、山栀子。咳嗽声嘶者，乃血虚受热也，用青黛、蛤粉、蜜调服；一方用芩连四物汤。好色之人元气虚，咳嗽不已者，琼玉膏。

肺胀而嗽者，动则喘满，气急息重者是也。宜收敛肺气，用诃子、杏仁、青黛、海粉、半夏、香附、瓜蒌仁之类。肺胀郁遏不得眠者难治。

凡治咳嗽，最要分肺虚肺实。若肺虚久嗽，宜五味子、款冬花、紫菀、马兜铃之类敛而补之；若肺实有邪，宜黄芩、天花粉、桑白皮、杏仁之类散而泻之。

凡治嗽，有用五味子者，以收肺气，乃火热必用之剂。若有外邪而骤用之，恐闭住邪气，必先发散，然后可用。诃子味酸苦，有收敛降火之功。杏仁散肺中风寒，然形实有热，因于寒者为宜。桑白皮泻肺气，然性不纯良，用之者当戒。马兜铃去肺热而补肺也。生姜辛能发散也。罂粟壳不可骤用，乃后收功药也。人参以其气虚，或新咳挟虚者可用；若风寒邪盛，或久嗽肺有郁火者，不可用也。瓜蒌仁甘能补肺，润能降气，胸中有痰者自降。

凡咳嗽口燥咽干有痰者，不可用南星、半夏。宜用瓜蒌仁、贝母。若饮水者，又不宜瓜蒌，恐泥膈不松快耳。

方

参苏饮 治四时感冒，发热头疼，咳嗽声重，涕唾稠黏，中脘痞满，呕吐痰水。宽中快膈，不致伤脾。此药大解肌热潮热，将欲成劳瘵之证，神效。

紫苏一钱 前胡一钱 桔梗一钱 枳壳一钱 干葛一钱 陈皮一钱 半夏一钱 白茯苓一钱 甘草七分 人参七分，实热者去之 木香五分，气盛去之

上锉，作一剂，生姜三片，黑枣二枚，水煎，食后温服。若天寒感冒，恶寒无汗，咳嗽喘促，或伤风自汗，鼻塞声重，咳嗽，并加麻黄二钱，去皮杏仁一钱，金沸草一钱，

以汗散之。若初感冒，肺实有热，加杏仁、桑白皮、黄芩各一钱，乌梅七个。胸满痰多，加瓜蒌仁一钱。气促喘嗽，加知母、贝母各一钱。肺寒咳嗽，加五味子、干姜各七分。心下痞满，或胸中烦热，或停酒不散，或嘈杂恶心，加黄连、枳实各一钱，干葛、陈皮倍用之。鼻衄，加乌梅五个，麦门冬、茅根各一钱。心盛发热，加柴胡、黄芩各一钱。头痛，加川芎一钱，细辛八分。咳嗽吐血，加升麻、牡丹皮各一钱，生地黄一钱五分。劳热咳嗽，久不愈，加知母、贝母、麦门冬各一钱。吐血，加阿胶、牡丹皮、赤芍药各一钱，生地黄一钱五分，乌梅七个。咳嗽痰中见血，以本方加四物汤，名茯苓补心汤。妊娠伤寒，去半夏，加香附。

清金降火汤 泻肺胃中之火，火降则痰消嗽止。

陈皮一钱五分 半夏泡，一钱 茯苓一钱 桔梗一钱 枳壳麸炒，一钱 贝母去心，一钱 前胡一钱 杏仁去皮尖，一钱半 黄芩炒，一钱 石膏一钱 瓜蒌仁一钱 甘草炙，三分

上锉一剂，生姜三片，水煎，食远临卧服。

二母宁嗽汤 眉批：此方治四时一切痰嗽，无问新久，肺气有余者宜之。

治因伤酒食，胃火上炎，冲逼肺金，以致咳嗽吐痰，经旬不愈，一服即瘥。

知母去毛，钱半 贝母去心，钱半 黄芩一钱二分 山栀仁一钱二分 石膏二钱 桑白皮一钱 茯苓一钱 瓜蒌仁一钱 陈皮一钱 枳实七分 五味子十粒 生甘草三分

上锉一剂，生姜三片，水煎，临卧时，细细逐口服。

润肺豁痰宁嗽汤 云林制 眉批：此方治痰嗽兼阴虚者宜之。

陈皮五分 半夏姜制，五分 白茯苓四分 甘草炙，三分 黄柏酒炒，五分 黄芩酒洗，三分 知母酒炒，五分 贝母去心，五分 天冬去心，三分 麦冬去心，三分 紫菀酒洗，三分 款冬花酒洗，三分 桔梗三分 熟地黄五分

当归三分

上锉一剂，生姜三片，水煎温服。

吸药如神散 陈太医传 眉批：此方治久年痰嗽专攻之剂。

治风入肺中，久嗽不愈。

雄黄 佛耳草 鹅管石 款冬花 甘草 寒水石 青礞石煅过 白附子 枯矾 孩儿茶各等分

上为细末，纸燃烧烟，令病人吸之。

灸法 治久患咳嗽，百药无效，可用此法。

将病者乳下，大约离一指头，看其低陷之处，与乳直对不偏者，此名直骨穴。其妇人即按其乳头所到之处，即是直骨穴也。艾灸三壮，其艾圆如小豆大。男左女右不可差，其咳即愈。如不愈，其病再不可治矣。

哮 吼

证

夫哮吼专主于痰，宜用吐法。亦有虚而不可吐者，此疾寒包热也。

治

治法必用薄滋味，不可纯用寒凉，须常带表散。

方

定喘汤 诀云：诸病原来有药方，惟愁齁喘最难当。麻黄桑杏寻苏子，白果冬花更又良，甘草黄芩同半夏，水煎百沸不须姜，病人遇此灵丹药，一服从教四体康。

麻黄去节，八分 桑白皮一钱 杏仁十四粒，泡 苏子炒，一钱，研 白果七个 款冬花一钱 甘草八分 黄芩微炒，一钱 半夏姜制，一钱

上锉一剂，水煎，食后热服。

五虎二陈汤 云林制 眉批：此方发表之剂。

治哮吼喘急痰盛。

麻黄去节，一钱 杏仁十四粒，泡 石膏煅过，一钱 橘皮一钱 半夏姜制，一钱 茯苓去

皮，八分　甘草八分　人参八分　木香七分　沉香七分　细茶一钱

上锉一剂，生姜三片，葱白三茎，蜜三匙，水煎服。

导痰小胃丹 方见痰门　治哮吼，不问新久。

喘　急

脉

右手寸口、气口已前，阴脉应手有力，必上气喘逆，咽寒欲呕，自汗，皆肺实之症也。若气口已前，阴脉应手无力，必咽干无津，少气，此肺虚之证也。脉滑而手足温者生，脉沉涩而手足寒者死，数者亦死，为其形损故也。

证

夫喘者，上气急促，不能以息之谓也。有肺虚挟寒而喘者，有肺实挟热而喘者，有水气乘肺而喘者，有惊忧气郁肺胀而喘者。有阴虚者，有气虚者，有痰者，有气急者，有胃虚者，有火炎上者，原其受病之不同，是以治疗而有异。

治

治喘之法，当究其原。肺虚肺寒，必有气乏表怯，冷痰如冰之症者，法当温补，如官桂、阿胶之类是也。肺实肺热，必有壅盛胸满，外哄上炎之状，法当清利，如桑白皮、葶苈之类是也。水气者，漉漉有声，怔忡浮肿，与之逐水利小便，如半夏、茯苓、五苓散辈。惊忧者，惕惕闷闷，引息鼻胀，与之宽中下气，如四七汤、枳壳汤辈。阴虚者，气从脐下起，直冲清道而上，以降气滋阴。气虚者，气息不能接续，以参、芪补之。有痰者，喘动便有痰声，降痰为主。有气急者，呼吸急促，而无痰声，降气为主。有胃虚者，抬肩撷肚，喘而不休，以温胃消痰。有火炎者，乍进乍退，得食则减，食已即喘，以降火清金。至若伤寒发喘，表汗里下，脚气充满，疏导取效。此皆但疗本病，其喘自安。

虽然喘有利下而愈者，亦有因泻而殂者，喘有数年沉痼而复瘳者，亦有忽因他疾大喘而不救者。汗出发润为肺绝，身汗如油喘者为命绝，直视谵语喘满者，皆不治。然则喘之危恶，又安可以寻常目之。

喘有三：热喘发于夏，不发于冬。冷喘则遇寒而发。水喘停饮，胸膈满闷，脚先肿也。

方

五虎汤　眉批：此方治感寒作喘之剂。治伤寒喘急。

麻黄五钱，去节　杏仁二钱，去皮　石膏五钱，煅　甘草一钱　细茶一撮　加桑皮一钱

上锉，生姜三片，葱白三茎，水煎热服。

四磨汤　治七情郁结，上气喘急。

枳壳一个　槟榔一个　沉香一块　乌药一个

上用酒磨浓，入白汤服。

苏子降气汤　眉批：此方治因气作喘之剂。

治虚阳上升，气不升降，上实下虚，痰涎壅盛，喘促短气咳嗽，气逆不安等症。方见气门。

千缗导痰汤　眉批：此方治因痰作喘之剂。

治痰喘不能卧，一服而安。

天南星制，一钱　半夏七个，火炮破皮，每一个切作四片　陈皮一钱　枳壳去瓤，一钱　赤茯苓一钱　皂荚一寸，炙，去皮弦　甘草炙，一钱

上锉一剂，生姜三片，水煎服。

参桃汤　治肺虚发喘，少气难以布息。

人参二钱　胡桃肉二枚，去壳，不去皮

上锉，生姜五片，大枣二枚，食后临卧时，水煎服。

定喘汤　眉批：此方治肺虚作喘之剂。

诀云：和剂须投定喘汤，阿胶半夏及麻黄，人参半两同甘草，半两桑皮五片姜，罂粟二钱同蜜炙，再加五味子为强，多年气喘从今愈，始信良医有妙方。

阿胶五钱，蛤粉炒成沫　半夏姜制，五钱　　　上锉，每服一两一钱，生姜五片，水煎，
麻黄去节，五钱　人参五钱　甘草三钱　桑白　临卧细服。
皮五钱　罂粟壳二钱，蜜炙　五味子三钱

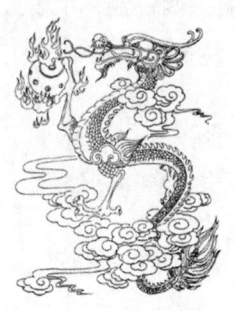

古今医鉴　卷五

疟　疾

脉

疟脉自弦。弦数者多热，宜汗之。弦迟者多寒，宜温之。弦紧宜下；浮大宜吐。弦短者伤食；弦滑者多痰；虚微无力为久病；洪数无力为虚；代散则死。

证

夫疟有风疟、暑疟、湿疟、食疟、痰疟、疟母。诸疟之不同，不过风、寒、暑、湿之外感，七情、五味之内伤之所致也。然内外失守，真邪不分，阴阳偏胜，寒热交攻，乃成疟也。有一日一发，有二日一发，有三日一发，有间一日连二日发，气血俱受病。有夜与日各发，有发于午前，有发于午后。其始发之时，欠伸，畏寒战栗，头痛，或渴，或先寒后热，或先热后寒，或单寒不热，或单热不寒，或寒少热多，或寒多热少。

治

治疗之法，当先发散外邪。有有汗，有无汗。无汗者要有汗，散邪为主；有汗者要无汗，扶正为主。然散邪扶正，病不退者，又须分利阴阳，以柴苓汤最效。甚者或以截药而除之，不二饮、胜金丸之类截之。不愈，乃气血大虚，要扶胃气为本，露姜养胃汤、养胃丹之类。又有绵延不休，弥襟越岁，汗、吐、下过，荣卫亏损，邪气伏藏胁间，结为癥癖，谓之疟母，疡疟饮、黄甲丸之类。盖疟有新久浅深，治有缓急次序，宜以脉症参验，量其虚实而疗之。《机要》谓太阳经为寒疟，治多汗之；阳明经为热疟，治多下之；少阳经为风疟，治多和之。此三阳受病，谓之暴疟。在夏至后，处暑前，乃伤之浅者。在三阳经则总之为寒疟。在处暑后，冬至前，乃伤之重者。其三阴经疟，作于子午卯酉日者，少阴疟；作于寅申己亥日者，厥阴疟；作于辰戌丑未日者，太阴疟也。

一、凡疟方来，正发不可服药，服药在于未发两时之先。不则药病交争，转为深害，当戒之。

一、平素虚弱，兼以劳役内伤，挟感外邪，以致疟疾。寒热交作，肢体倦怠，乏力少气，以补中益气汤加黄芩、芍药、半夏。有汗及寒重，加桂枝，倍黄芪；热甚加柴胡、黄芩；渴加麦门冬、天花粉。

一、久疟，乃属元气虚弱。盖气虚则寒，血虚则热，胃虚则恶寒，脾虚则发热，阴火下流，则寒热交作，或吐涎不食，泄泻腹痛，手足逆冷，寒栗鼓颔。若误投以清脾、截疟二饮，多致不起。

一、疟后饮食少进，四肢无力，面包萎黄，身体虚弱，以四君子汤合二陈汤，加姜炒黄连、麸炒枳实，煎服。

一、凡疟后，大汗出者，乃荣血不足之候，以人参养荣汤主之。

方

散邪汤 三山陈氏传　眉批：此方治疟无汗，当发汗散邪为主。

治三阳经疟，头痛无汗，发热恶寒，当发汗散邪。

川芎一钱　白芷一钱　麻黄去节，一钱

防风一钱　紫苏一钱　羌活一钱　甘草五分
白芍药酒炒，一钱

上锉一剂，生姜三片，葱白三茎，水煎，
露一宿，次日温服。有痰，加陈皮、半夏。
宿食不消，吞酸恶食，加麸炒枳实、姜汁炒
厚朴、山楂、莱菔子。湿，加苍术。挟气，
加青皮、苏梗、香附。

正气汤 三山陈氏传　眉批：此方治疟有
汗，当止汗正气为主。

治虚弱人疟，头疼自汗，寒热往来，当
扶正散邪。

柴胡一钱　前胡一钱　川芎一钱　白芷一
钱　半夏姜制，一钱　麦冬去心，八分　槟榔一
钱　草果一钱　青皮炒，一钱　茯苓八分　桂
枝一钱　甘草炙，八分　白芍炒，一钱　陈皮
八分

上锉一剂，生姜三片，大枣二枚，水煎，
预先热服。

柴苓汤 眉批：此方治疟，分利阴阳，
和解表里之剂。

此药分利阴阳，和解表里之剂。

柴胡八分　黄芩炒，一钱　人参去芦，一钱
半夏姜制，一钱　甘草六分　猪苓一钱　泽
泻一钱　白术炒，一钱　茯苓八分　肉桂七分

上锉一剂，生姜三片，大枣二枚，水煎
温服。无汗加麻黄，有汗加桂枝，寒多倍肉
桂，热多加黄芩，胸膈满闷加枳壳、桔梗。

不二饮 秘方　治一切寒热疟疾，一服即
止如神。

常山二钱　槟榔雌，一钱；雄，一钱。尖锐
者为雄，平秃者为雌　知母一钱五分　贝母一钱
五分

上锉一剂，酒一盅，煎至八分。不可过
熟，熟则不效。露一宿，临发日，五更温服。
勿令女人煎药。

胜金丸 治一切寒热疟疾，胸膈停痰，
一服立效。

常山四两，好酒浸一宿，晒干　槟榔二两
苍术二两，米泔浸一宿，晒干　草果二两

上为细末，将前所浸常山余酒，煮糊为

丸，如梧桐子大。每服五十丸，未发前一日，
临卧时冷酒送下，即卧，不可言语，直至鸡
鸣时，再进七十丸。忌食生冷热物，及鸡鱼
麸面之类，不则不效矣。

疟灵丹 秘方　治一切疟疾，服药不愈，
以此截之。

雄黑豆拣圆者为雄，四十九粒，先一日以水
泡去皮，研烂　人言末一钱　雄黄一钱，为衣

上于五月五日午时，同捣为丸，如芡实
大，阴干收贮。临发日早晨，面东，无根水
下一丸。忌热酒热物，逾时，禁生冷、鱼腥
三日，此方百发百中。

龙虎汤 眉批：此方治热疟，清火之剂。

治热疟，火盛舌卷焦黑，鼻如烟煤，六
脉洪数弦紧，此乃阳毒入深所致。先以青布
折叠数重，新汲水渍之，搭于心胸之上，须
臾再易。如此三次，热势稍退，即服此药，
无有不效。

柴胡一钱五分　黄芩一钱五分　半夏姜制，
七分　石膏二钱五分　黄连一钱五分　黄柏一钱
二分　知母一钱，去毛　山栀仁一钱　粳米一撮

上锉一剂，生姜一片，大枣二枚，水煎
温服。

露姜养胃汤 治久疟不愈，三五日一发。

苍术米泔浸一宿，晒干，一钱　厚朴姜炒，
一钱　陈皮一钱　草果一钱　半夏姜制，一钱
人参一钱五分　茯苓一钱　藿香一钱　甘草炙，
七分

上锉一剂，乌梅一个，黑枣一个，水煎。
先以生姜四两，捣汁露一宿，次日合入煎药，
通口服。

养胃丹 眉批：此方治久疟，补虚之剂。

治久疟经年累月，虚弱之症，宜此补之。

人参一两，去芦　苍术二两，炒　白茯苓
一两　半夏泡，二两五钱　陈皮一两五钱　藿香
一两　草果一两　厚朴姜炒，一两五钱　常山酒
蒸，二两　甘草炙，五钱　乌梅四十九个，去核

上为末，淡姜汤打糊为丸，如梧桐子大。
每服七十丸，仍用淡姜汤送下。

痎疟饮 治疟久不能愈，名曰痎疟，又

曰老疟。

苍术泔浸，五钱　草果五钱　桔梗五钱　青皮五钱　陈皮五钱　良姜五钱　白芷二钱　白茯苓二钱　半夏汤泡，二钱　枳壳麸炒，二钱　甘草二钱　桂心二钱　干姜泡，二钱　苏叶二钱　川芎二钱

上锉，每剂五钱，水煎，入盐少许，空心温服。

黄甲丸　眉批：此方治疟母，消块之剂。

治疟母成块，久不能愈。

朱砂一两　阿魏一两　槟榔一两　山甲一两，酥炙，炒　雄黄五钱　木香五钱

上为细末，泡黑豆去皮，捣成泥为丸，如梧桐子大。每服五十丸，淡姜汤送下，忌生冷、鱼腥三日。

痢　疾

脉

下利之脉宜微小，不宜浮洪；宜滑大，不宜弦急；宜身凉，不宜身热。经所谓身凉脉细者生，身热脉大者死，是亦大概言之耳，不可一途而论也。叔和云：下痢微小却为主，脉大浮洪无瘥日。

证

夫痢乃湿、热、食积三者，下青、黄、赤、白、黑五色也。湿热伤血分则赤，伤气分则白，气血俱伤，则赤白相兼。黄者食积，黑者湿胜也。其症脐腹疙痛，或下鲜血，或下瘀血，或下紫黑血，或下白脓，或赤白相杂，或下如豆汁，或如鱼脑髓，或如屋漏水，里急后重，频欲登厕，昼夜无度。

治

治法行气和血，开郁散结。泻脾胃之湿热，消脏腑之积滞。经云：热积气滞而为痢，其初只宜立效散，一服即愈。或木香导气汤，以推其邪，以彻其毒，皆良法也。痢稍久者不可下，胃虚故也。调中理气汤，加味香连丸之类，择便用之。痢多属热，亦有虚与寒者，虚者补之，寒者温之，以神效参香散主

之。盖痢之初，邪毒正盛，宜推荡之，不可用粟壳、诃子收涩之药，则淹缠不已。痢之稍久，真气下陷，宜收涩之。不可用巴豆、牵牛通利之剂，用之则必致杀人。又有下痢噤口而不食者，亦有二也。有脾虚，有脾热。脾虚者，参苓白术散；脾热，参连汤，或仓连煎之类。大凡下痢纯红者，如尘腐色者，如屋漏水者，大孔开如竹筒者，唇如朱红者，俱死症也。如鱼脑髓者，身热脉大者，俱半死半生。

方

木香导气汤　治痢疾初起，腹痛，红白相杂，里急后重，发热噤口，不拘老幼，先与一服甚效。

大黄一钱五分　槟榔一钱二分　厚朴一钱二分　白芍药一钱二分　黄连一钱二分　归尾八分　茯苓八分　朴硝一钱二分　木香五分　小便赤，加滑石一钱五分　木通一钱

上锉一剂，水二钟，煎至八分，滤去渣，空心热服。

闸板丹张小庵传　眉批：此方治痢，以推其邪而彻其毒也。

治痢初起，以此丹推荡其邪毒。

黄丹一两，水飞　黄蜡一两　乳香一钱　没药一钱　杏仁八个，去皮尖　巴豆八个，去油

上将五味为末，将黄蜡熔化，后将药末同蜡拌匀，搅冷成块。每服一丸，如黄豆大，空心服。红痢，冷甘草汤下；白痢，冷干姜汤下；水泻，冷米汤下。

立效散云林制　眉批：此方治热积气滞而为痢者，以黄连清热，枳壳破气，清平之剂。

治痢，腹中疙痛，赤白相兼，即止。

黄连四两，酒洗，吴茱萸二两，同炒，去茱萸用　枳壳二两，麸炒

上为末。每服三钱，空心酒送下。泄泻，米汤下。噤口痢，陈仓米汤下。

调中理气汤　丹溪云：调气则后重自除。此也。

苍术米泔浸，炒　片术炒，各一钱　陈皮八

分　厚朴姜炒，七分　枳壳一钱　白芍炒，一钱　槟榔一钱　木香八分

上锉一剂，水二盏，煎一盏，滤去渣，空心温服。如赤痢，厚朴、芍药俱不必炒，再加黄连、条芩各一钱五分。白痢只依本方。

加味香连丸　眉批：此方治痢，调理之剂。

此方治痢之总司。

黄连二两，炒　吴茱萸滚水泡，炒，二两　木香一钱　白豆蔻带壳面裹火煨，一钱五分　秘方，加乳香、没药各一钱

上为细末。用乌梅二两，滚水泡去核，捣和为丸如梧桐子大。每服三十丸。白痢，干姜汤下；血痢，甘草汤下；赤白相兼，二味泡汤下；白泻，米汤下。

仓廪散　治赤白痢疾，发热不退。凡下痢有积、有暑，如用药不效，即是肠胃有风邪热也。此方甚效。即人参败毒散加黄连、陈仓米、姜、枣煎服。噤口痢，加石莲肉七枚。痢后手足痛，加槟榔、木瓜。不早治，则成鹤膝风。

六一顺气散　眉批：此方治内外两感发热痢疾及时行疫痢之剂。

治痢不问赤白相杂，肚痛，里急后重，浑身发热，口干烦渴，用此通利即止。方见伤寒门。

纳脐膏何晴岳传　治噤口痢，危急之证，用之立愈。

黄瓜藤不拘多少，连茎叶经霜者，晒干烧灰存性，出火毒

上用香油调，纳脐中，即效。

点眼膏黄宾江传　治一切赤白痢，及噤口危急之证。

初胎粪炙干，一钱　雄黄五分　黄连四分　片脑少许

上为极细末，水调，点两眦，神效。

仓连煎刘太府传　治噤口痢，不拘赤白。

陈仓米赤痢用三钱，白痢用七钱，赤白相兼用五钱　黄连赤痢用七钱，白痢用三钱，赤白相兼用五钱

上锉，水一钟半，煎至七分，露一宵，空心温服。

凡下痢噤口不食者，虽曰脾虚，盖因热毒闭塞心胸胃口所致。用参苓白术散，加石菖蒲一钱，木香少许，共为末，陈米饮调下。再服仓连煎，尤妙。噤口痢，诸药不效者，粪缸中蛆，不拘多少，洗净，瓦上焙干为末。每服一二匙，米饮调服，即能思食。

噤口痢，多是胃口热甚。用黄连一两，人参五钱，煎汤。终日呷之，如吐，再强饮，但得一呷下咽，便好。一方，加石莲肉三钱，水煎服，立效。外以田螺捣烂，入麝香少许，合脐上，引热下行故也。又方，用秤锤烧红，用好醋浇之，令病人吸其烟，神效。按前诸方，皆治噤口不食之剂。凡医者用药，不必拘其赤白，饮食即吐，诸物不纳，皆是毒气熏蒸，胃口热甚，切不可认胃寒噤口，而用辛热之药。宜以前方选用，或木香导气汤去大黄煎熟入韭汁、陈仓米饮各一盏于内同服，即愈。

加减益气汤　治痢日久不愈，不能起床，虚弱症。

黄芪五分　人参五分　白术一钱　陈皮一钱　当归七分　白芍药一钱　升麻三分　甘草炙，三分　泽泻五分　砂仁五分　木香三分　白豆蔻三分　地榆五分　御米壳醋炒，三分

上锉一剂，水二盏，煎至八分，滤去渣，空心温服。

神效参香散　眉批：此方治痢久不愈，元气虚弱，滑脱下陷，止涩之剂。

治脏气怯弱，冷热不调，积而成痢。或下鲜血，或如豆汁，或如鱼脑，或下痢血，或下紫黑血，或赤白相杂，里急后重，日夜频数无度。

罂粟壳去带穰，醋炙，一两　陈皮一两　白茯苓去皮，四钱　肉豆蔻面裹煨，四钱　人参二钱　白扁豆二钱　木香二钱

上共七味为末。赤痢每九分，加制黄连末一分；白痢每九分，加制茱萸末一分；赤白相杂，每服八分，加黄连、茱萸末各一分；

青色、黄色，无加减，每用一钱，俱用米汤调下。忌生冷、油腻、炙煿。制黄连、茱萸法：二味等分，不锉碎，以老酒浸一宿，同一处炒燥，分出。各为极细末，另包，听前用。

姜茶汤　治痢疾腹痛，不问赤白冷热。盖姜能助阳，茶能助阴，二者皆能消散。又且调平阴阳，况于暑毒酒食毒，皆能解之也。

老生姜细切，二钱　细茶叶三钱

上用新汲水煎服。一方，加连根韭菜一握，三味同捣汁，酒调服。

三白汤杜守玄传　治痢不拘赤白。

白砂糖一两　鸡子清一个　烧酒一钟半

煎八分温服。

仙梅丸桑双冈传　治痢疾发热发渴。

细茶　乌梅水洗，剥去核，晒干，各一两

上为末，生蜜捣作丸，弹子大。每一丸，冷水送下。

椿鸡丸桑环川传　治久痢不止。

雪里炭一只，吊死。去肠毛，入黄连一两，椿根白皮一两于肚内，好酒煮熟。去药食鸡，神效。

舒凫饮刘桐川传　治白痢如鱼冻色，久不愈者。白鸭一只，杀取血，以滚酒和饮之，立止。

将军饮　治痢脓血稠黏，里急后重，昼夜无度，不问新久，及愈而又发，止而复作，名曰休息痢。

锦纹大黄锉，一两

上以好酒二钟，浸半日，煎至七分，去渣，分作二次服，以利为度。按前诸方，治痢简易，故附方末，以备选用。

泄　泻

脉

脉多沉。伤于风，则浮而弦；伤于寒，则沉而细；伤于暑，则沉而微；伤于湿，则沉而缓。泄而腹胀脉弦者死。又云：脉缓时微小者生，浮大数者死。

证

夫泄泻者，注下之症也。盖大肠为传送之官，脾胃为水谷之海，或为饮食生冷之所伤，或为暑湿风寒之所感，脾胃停滞，以致阑门清浊不分，发注于下而为泄泻也。《内经》又谓：湿胜则濡泄。又曰：春伤于风，夏生飧泄。又曰：暴注下迫，皆属于热。又曰：诸病水液，澄澈清冷，皆属于寒。叔和曰：湿多成五泄，肠走若雷奔。故分脾泄、胃泄、大肠、小肠、大瘕，为五泄也。又有飧泄、肾泄、洞泄、濡泄、鹜溏之类，名各不同。原其致病，不过前云所感所伤而已矣。丹溪又云：泄属湿，属气虚，有火，有痰，有食积。凡泻水，腹不痛者，湿也。饮食入胃不消，完谷不化者，气虚也。腹痛泻水如热汤，痛一阵，泻一阵者，火也。或泻或不泻，或多或少者，痰也。腹痛甚而泄泻，泻后痛减者，食积也。泻下如抱坏鸡子臭者，或咽气作酸者，伤于食也。

治

治疗之法，须看时令，分寒热新久。补脾消食，燥湿利小便，亦有升提下陷之气，用风药以胜湿。若久泻，肠胃虚滑不禁者，宜收涩之。治法之要，孰有过于此哉。

方

胃苓汤　眉批：此方治四时泄泻之总司也。

治中暑伤湿，停饮夹食，脾胃不和，腹痛泄泻作渴，小便不利，水谷不化，阴阳不分。

苍术米泔浸，一钱　厚朴姜汁炒，一钱　陈皮一钱　猪苓一钱　泽泻一钱　白术炒，一钱　白茯苓一钱　肉桂三分　白芍炒，一钱　甘草炙，三分

上锉一剂，生姜、枣、水煎，温服。一方，加防风、升麻以胜湿。食积，加神曲、麦芽、山楂。水泻，加滑石。有痰，加半夏、乌梅。气虚，加人参、白术。恼怒，加木香。有热，加黄连。久泻，加肉豆蔻。暴痢赤白相杂，腹痛里急后重，去桂，加木香、黄连、

槟榔，水煎服。

薷苓汤　治暑月泄泻，或欲成痢。

黄连香薷饮合五苓散。锉一剂，生姜煎服。方见中暑。

藿香正气散　眉批：此方治暑泻之剂。

治感湿泄泻，或兼暑者。方见霍乱。

依本方，加黄连、香薷。食伤加神曲、山楂。

柴苓汤　眉批：此方治热泻之剂。

治泄泻发热口渴，里虚之症。

小柴胡汤方见伤寒。合**五苓散**方见中暑。

锉一剂，姜、枣煎服。

理中汤方见中寒。　眉批：此方治寒泻之剂。

治脾胃虚冷，中寒泄泻，四肢厥逆。

四君子汤方见补益。治气虚脾泄不止者。

依本方加乌药醋炒，七分，姜、枣煎服。

参苓白术散方见补益。治脾胃虚弱，久泻少食。

瑞运丸何春元传　治元气大虚，脾胃怯弱，泄泻不止，不思饮食。

山药炒，二两　莲肉二两　白术土炒，二两　芡实二两　人参去芦，一两　橘红一两　白茯苓一两　白芍药酒炒，一两　甘草炙，五钱

上为末，用雄猪肚一个，洗净，煮烂，捣和药末为丸，如梧桐子大。每服百丸，空心米汤送下。

养元散　眉批：此方治虚泻之剂。

治泄泻，饮食少进。

糯米一升，水浸一宿，滤干燥，慢火炒，令极热　干山药少许　胡椒少许

上各为细末，和匀。每日侵晨用半盏，再入砂糖少许，滚汤调服。其味极佳，且不厌人，大有滋补。其女人子宫虚冷，不能成孕，久服之，亦能怀孕。

平胃散　治濡泄肠鸣多水。

苍术　厚朴　陈皮　甘草各一钱五分

上锉一剂，水煎服。

五苓散　治症同前。

白术　茯苓各一钱　桂六分　猪苓　泽泻各一钱二分

上锉一剂，水煎服。

胃苓汤　治水泻腹痛。

陈皮　厚朴　苍术　甘草　白术　茯苓　桂　猪苓　泽泻各一钱　加芍药　黄连各八分

上锉一剂，姜一片，水煎服。

黄芩汤　治肠垢热泄，所下黏垢，小便赤涩，脉数烦渴。

黄芩炒，五钱　芍药炒，三钱　甘草一钱

上锉一剂，水煎服。

卫生汤　治脾胃虚弱，不能泌别水谷。

陈皮　茯苓　甘草　人参　白术　山药　泽泻　薏苡仁

上锉一剂，加砂仁末一钱，水二钟，煎至八分服。一方，加莲肉、芡实、干山药各二两，亦效。一方，用糯米磨粉，不拘多少，入百草霜十分之二，水和为饼，烙熟食之。一方，单用糯米，半生半炒，煮粥食之，亦效。

安胃和脾散　治脾胃不和，中脘痞塞，腹痛胀满，不思饮食，嗜卧无时，呕吐痰涎，逆气吐酸，面黄肌瘦，泄泻不止，四肢乏力，沉困自汗、盗汗等症。

苍术二两，姜炒　厚朴五钱，姜炒　藿香五钱　砂仁五钱　人参去芦，五钱　白术土炒，五钱　白茯苓五钱　木香煨，五钱　槟榔五钱　蓬术火煨，五钱　泽泻五钱　甘草炙，五钱　红枣廿四个，去皮、核，焙干

上共为细末。每服二钱，空心淡姜汤送下。

家莲散陈都堂传　治经年久泻冷泄，及休息痢。

莲肉泡去皮、心，微火焙干，四两　厚朴姜炒，一两　干姜炒黑，一两

上三味，共为细末。每服二三匙，米饮下，日三次。

理气健脾丸方见脾胃　治脾胃虚弱，久泻久痢。

依本方，去桔梗，加酒炒白芍药，其效

如神。

实肠丸黄宾江传 治久泻久痢，虚滑不禁及脱肛。

臭椿树根皮，不拘多少，切碎，酒拌，炒为细末，用真阿胶水化开，和为丸如桐子大。每服三五十丸。空心米汤下。

升气实脏丸云林制 眉批：此方治滑泄止涩之剂。

治久泻，元气下陷，脾胃衰惫，大肠滑脱，肛门坠下，日夜无度。饮食不思，米谷不化，汤水直过。烦渴引饮，津液枯竭，肌瘦如柴，寒热互作。

黄芪蜜炙，一两 人参去芦，一两 白术土炒，二两 白茯苓去皮，五钱 山药炒，一两 莲肉去心，一两 芡实一两 升麻酒炒，五钱 柴胡酒炒，五钱 干姜炒黑，五钱 肉豆蔻面裹煨，捶去油净，五钱 粉草炙，五钱 椿树根皮酒炒二次，四两

上为细末，阿胶水化开为丸，如黍米大。每服二钱，用糯米半生半炒，煎汤送下。

灸法 治吐泻日久，胃气大虚，死在旦夕。

天枢二穴在脐旁各开二寸 气海在脐下一寸半 百会在顶心中 用艾灸五七壮，即愈。

霍 乱

脉

代者霍乱；代而绝者，亦霍乱。又关脉滑，为霍乱吐泻。气口脉弦滑，膈间有宿食留饮。宜顺其性，以盐汤探之。脉结促大，皆不可断以死脉。洪大则易治，脉微细，气少不语，舌卷囊缩者，皆不治也。滑而不匀，必是吐泻霍乱之候，脉大勿讶。

证

夫霍乱者，挥霍变乱也。盖因内有所积，外有所伤，阳不升，阴不降，乖隔而成。故心腹卒痛，呕吐下痢，发热恶寒，头痛眩晕，或泻而不吐，或吐而不泻。先心痛，则先吐；先腹痛，则先利；心腹齐痛，吐利并作。甚

则转筋入腹，四肢厥冷而毙。

治

急用蓼汤泡洗，艾灸脐中。盖阴阳反戾，清浊相干，治之惟宜藿香正气散，加生姜为上。不惟可以温散风寒，抑亦可以调理脾胃。如身热口渴者，则以薷苓汤加减治之。霍乱之后，不可早与饮食，恐胃中邪物，吐泻未尽，其新谷入胃，不能传化，必致不救。虽候吐泻过一二时，饥甚，方与稀粥少食，以渐而将息可也。其有不吐不泻者，名干霍乱，急以盐汤多灌，引其大吐，令宿食殆尽，随证用药调之。既愈之后，若烦热多渴者，以麦门冬汤主之。

一霍乱转筋，用大蓼一把，煎汤荡洗。北人以麦糠代之。使腠理开泄，阳气散则愈也。河间云：热气燥烁于筋，则挛瘀而痛也。

一霍乱已死，而腹中尚有暖气者，以盐纳脐中，以艾灸莫计其数。

一霍乱心腹卒痛，炒盐二碗，绢包顿于胸上并腹肚，再以熨斗火熨，气透则苏。续以炒盐绢包乘热烙其背，则万无一失也。

方

藿香正气散 治四时不正之气，寒温时疫，山岚瘴气，雨湿熏蒸；或中寒腹痛吐利，中暑冒风，中湿身重泄泻；或不服水土，脾胃不和；或饮食停滞，复感外邪，头痛发热，战栗恶寒，或呕吐恶心，胸膈满闷，一切气逆不安之症，并能调治。

藿香二钱 紫苏一钱五分 陈皮一钱 厚朴姜制，一钱 半夏姜制，一钱 白术一钱，炒 茯苓一钱 大腹皮一钱 桔梗一钱 白芷一钱 甘草炙，一钱

上锉一剂，生姜三片，枣二枚，水煎热服。霍乱转筋，加木瓜。腹痛，加炒白芍药；寒痛，加桂；冷甚，加干姜。饮食不化，加香附、砂仁；米谷不消，加神曲、麦芽。心下痞满，加桔梗、枳壳、枳实。肉食不化，加山楂。湿面停积，加萝卜子。中暑冒风，加香薷、白扁豆。时气憎寒发热，加柴胡、干葛。口干，加麦门冬。小便不利，合五苓

散。湿热相搏，霍乱转筋，烦渴闷乱，合黄连香薷饮。心腹绞痛，加木香。若频欲登圊，不通利者，加槟榔、枳壳。按霍乱之疾，未有不由内伤生冷，外感风寒而致也。余用藿香正气散治之，百发百中。一岁之内，常治百人，未有不效者。但有热者，须加姜炒黄连；寒甚，加干姜，万无一失。又腹痛者，加桂；痛甚者，去藿香，加吴茱萸；小便不利，加茯苓；如干霍乱，加枳壳、茯苓、肉桂，最佳。

加减薷苓汤 眉批：此方治霍乱属热者宜之。

治霍乱身热口渴，此热暑中也。

猪苓七分 泽泻七分 白术五分 赤茯苓一钱 黄连五分 香薷一钱 干葛七分 天花粉一钱 甘草五分 扁豆十四粒

上锉一剂，生姜煎服。如热极，加石膏、知母。泄泻，加升麻、黄芩、滑石。腹痛，加炒白芍药、桂。

理中丸 眉批：此方治霍乱属虚寒者宜之。

治转筋霍乱，上吐下利，心腹疼痛，及干霍乱，俗名绞肠痧，并真阴证，手足厥冷。嘉靖甲子年间，梁宋之地，人多患此，自脚心麻至膝，死者不计其数。时大方伯赵公出示此方，患者咸蒙其惠，因述以广其传。

人参一钱 干姜炒，一钱 茯苓一钱 甘草炙，一钱

上为末，炼蜜为丸，每丸重一钱。取一丸细嚼，淡姜汤送下。忌食米汤，此即理中汤改为丸，取土能塞水之义。若仍煎汤，则不效矣。

阴阳汤 治霍乱吐利腹痛，服药即吐，无法可施，用百沸活河水及冷井、泉水各半碗，合而服之。

百沸汤 治霍乱吐泻，因饮冷或冒寒，或失饥，或大怒，或乘舟车，伤动冒气，令人吐利交作，目眩头旋，手足转筋，四肢厥冷，用药迟缓，须臾不救。

吴茱萸 木瓜 食盐各五钱

上三味同炒焦，用百沸汤煎，随病人冷热服之。

干霍乱者，俗名绞肠痧。其症因宿食不消，心腹绞痛，欲吐不吐，欲泻不泻，挥霍撩乱，所伤之物不得出泄故也。死在顷刻，急宜多灌盐汤探吐之。令物出尽，却服理中汤，更刺十井出血，并委中出血。

盐姜汤 治干霍乱欲吐不吐，欲泻不泻垂毙者。

盐一两 生姜切，五钱

上二味，同炒色变，以童子溺二盏，煎一盏，温服。

麦门冬汤 治霍乱愈后，烦热多渴，小便不利。

人参一钱 白术炒，一钱 茯苓八分 陈皮八分 半夏制，八分 小麦一百粒 麦冬去心，二钱 甘草七分

上乌梅三个，生姜三片，水二钟，煎八分，食远服。

呕 吐

脉

呕而脉弱，小便复利，身有微热。厥者难治。

证

夫呕吐者，饮食入胃而复逆出也。有物无声谓之吐，有声无物谓之哕，呕吐谓之有声有物。盖人以胃气为主，受纳五谷，荣养百骸者也。若胃虚之人，不能摄养，或为寒气所中，或为暑气所干，或为饮食所伤，或气结而痰聚，皆能令人呕吐。又有恶血停积胃口，呕吐之间，杂以痰血；亦有胃热火邪，冲上而作呕吐者；有痰隔中焦，食不得下者；有气逆者。又《内经》云：诸呕吐逆冲上，皆属心火。河间亦曰：胃膈热甚则为呕，火气炎上之象也。所感不同。

治

治法当以脉辨之：中寒则脉沉紧，四肢厥冷，饮食不下，当以温暖之药调之；挟暑

则脉弦数而虚，烦热燥渴，法当清凉之；停食痰积者，则当顺气和胃而消导之；积血者化其血；火逆者泻其火，此其治法之大要也。

一、呕家圣药是生姜，《千金》之说信矣。然气逆作呕，生姜散之；痰与水作呕，半夏逐之。呕有热有寒，生姜于寒证最佳。若遇热呕，不可无乌梅也。

一、胃中有热，膈上有痰，令人时常呕吐清水，作嗳气吞酸等症，用二陈汤加姜炒黄连、炒栀子、苍术、川芎、香附、砂仁、神曲、山楂，少加木香，以行滞气。

一、时常吐清水，或口甘不喜食，冷涎自下而涌上者，此脾热所致。二陈汤加白术、芍药、升麻、土炒黄连、黄芩、栀子、神曲、麦芽、干姜，或煎或丸，随时制宜。

一、时常恶心呕吐清水，胃口作痛，得食暂止，饥则痛甚，此胃中有蛔也。二陈汤加苦楝根皮、使君子煎服即愈。或用黑锡炒成灰，槟榔等分，米饮调服。

方

煨姜散西园制　治呕吐恶心。

生姜一大块，直切薄片，勿令折断，层层渗盐于内，以水湿苎麻密缚，外又用纸包水蘸湿火煨，令熟，去纸捣烂，和稀米饮服之。

椒茶饼陈橘轩传　眉批：此方专治呕吐之剂。

止呕吐，治翻胃。

川椒去目，隔纸焙，三两　芽茶一两五钱桑白皮末，一两半　飞罗面一两五钱，炒

上为细末，炼蜜作饼。每重一钱许，细嚼米汤下。

保中汤云林制　眉批：此方治胃中痰火呕吐之剂。

治呕吐不止，饮食不下。

陈皮八分　半夏姜制，八分　茯苓八分甘草三分　白术土炒，二钱　藿香一钱　黄连土炒，二钱　黄芩土炒，一钱　山栀子姜汁炒，二钱　砂仁三分

上锉一剂，生姜三片，长流水和胶泥澄

清水二钟，煎至一钟，稍冷频服。吐逆甚，加伏龙肝一块同煎。因气，加香附、枳实。心烦，加竹茹。

比和饮　眉批：此方治胃虚呕吐之剂。

治水谷不纳，闻食气即呕。

人参一钱　白术一钱　茯苓一钱　藿香八分　陈皮五分　砂仁五分　神曲一钱，炒　甘草五分

上锉作一剂，用十年已上陈仓米一合，顺流水二钟，煎沸，泡伏龙肝，研细，搅混，澄清取一钟，生姜三片，枣二枚，同煎七分，稍冷服。别以陈仓米饮时啜之，日进三服，即止。

枇杷散　治胃虚呕哕不止。

枇杷叶去毛　橘红各一两　半夏汤泡　赤茯苓去皮　人参各五钱　麦门冬去心　青竹茹各一两二钱　甘草四钱

上锉，生姜三片，水二盏，煎一盏，空心服。

竹茹汤　治饮酒过度，呕吐痰涎酸水，饮食不下。

干葛二钱　竹茹一钱五分　半夏制，一钱甘草三分

上锉一剂，生姜三片，水二钟，煎八分，食前温服。

恶　心

证

恶心者，无声无物，但心中欲吐不吐，欲呕不呕。虽曰恶心，非心经之病。其病皆在胃口上，有虚，有热，有寒，有食，有痰。

治

治法：虚者补之，热者清之。寒者温之，食与痰者，消之化之。皆用生姜及姜汁，随症佐药，其效最速。

方

二陈汤见痰门。加姜汁炒芩、连、栀子，治胃热恶心。

大半夏汤即二陈汤去甘草加生姜。　治

胃寒恶心。

小半夏茯苓汤 即大半夏汤去陈皮倍加生姜 治心中兀兀欲吐。

导痰汤 即二陈汤加南星、枳壳。加竹茹、砂仁、姜炒黄连，治痰热呕吐，恶心气盛者。

翻 胃

脉

浮缓者生，沉涩者死。脉涩而小，血不足；脉大而弱，气不足。

证

夫翻胃者，朝食而暮吐，暮食而朝吐，或食已即吐者是也。膈噎者，谓五膈五噎也。五膈，忧、恚、寒、热、气也。五噎，忧、思、劳、食、气也。膈者，在心脾之间，上下不通，若拒格之状也。或结于咽喉，时觉有所碍，吐之不出，咽之不下，由气郁痰搏而然。久则渐妨饮食，而为膈也。噎者，饮食之际，气卒阻滞，饮食不下，而为噎也。翻胃也，膈也，噎也，三者名虽不同，而其所受之病，则一而已。《内经》谓：三阳结谓之膈。三阳者，大肠、小肠、膀胱也。结，热结也。小肠热结则血脉燥；大肠热结则不能圊；膀胱热结则津液涸。三阳既结，则前后闭结。下既不通，则反上行，所以噎食不下，纵下而复出也。此阳火不下降而上行也。故经曰：少阳所至为呕、涌溢、食不下，此理明矣。丹溪曰：气之初病，其端甚微。或因些小饮食不谨；或外冒风雨，内伤七情；或食味过厚，偏助阳气，积成膈热；或资禀充实，表密无汗；或性急易怒，相火上炎，以致津液不行，清浊相干。气之为病，或痞或痛，或不思食，或噫腐吞酸，或嘈杂呕哕。医者不求其本，便认为寒，遽以辛香燥热之剂投之，时暂得快，以为神方。厚味仍前不节，七情反复相侵，旧病被劫暂开，浊液易于攒聚，或半月，或一月，前症复作。如此延蔓，自气成积，自积成痰，此为痰为饮为吞酸之由也。良工未遇，燥剂又投，痰挟瘀

血，遂成窠囊，此为痞、为痛、为呕吐、噎膈、翻胃之症，次第而作也。犹谓虚而积寒，非寻常草木可疗，竟以乌附佐助丹药，专意服饵。积而血液俱耗，胃脘干槁。其槁在上，近咽之下，水液可行，食物难进，间或可入，食亦不多，名之曰噎。其槁在下，与胃相近，食虽可下，难尽入胃，良久复出，名之曰膈，亦曰翻胃。

治

治当养血生津，清痰降火，润燥补脾，抑肝开郁，庶使病邪易伏，胃气开通。虽然亦在病者之调摄耳，吾观张鸡峰曰：噎是神思间病，惟内观以自养，此言深中病情。

一、《钩玄》云：翻胃大约有四：血虚、气虚、有痰、有热。血虚者，脉必数而无力，以四物汤养血为主。气虚者，脉必缓而无力，以四君子汤补气为主。有痰者，脉必滑数，以二陈汤为主。有热者，脉必数而有力，以解毒汤主之。

一、凡噎膈翻胃，悉用二陈汤加姜汁、竹沥、童便、韭汁之类，为主治。

一、若胸中觉有热闷，加土炒黄芩、黄连、瓜蒌仁、桔梗之类。

一、若血虚瘦弱之人，合四物汤，少加杏仁泥、红花、童便、韭汁之类，仍不可缺。

一、若朝食暮吐，暮食朝吐，或食下须臾即吐者，此胃可容受而脾不能传送也。或大小肠闭结不通，食返而上奔也，加酒蒸大黄以润之。脾不磨者，加神曲、麦芽之类，以助其衰火也。

一、若气虚肥白人膈噎者，合四君汤，亦加竹沥、姜汁为要药也。

一、若七情郁结，成气噎者，加香附、抚芎、木香、槟榔、瓜蒌仁、砂仁之类。

一、若饮酒之人，加砂糖、驴尿入内服。

一、若膈噎，大便燥结，用大黄，乃急则治其标之剂也。仍用四物汤，加童便、姜汁，多饮牛羊乳为上策也。但不可以人乳代之，盖人乳内有饮食烹饪之火也。

一、若气血两虚、则口中多出沫。但见

沫大出者，必死。粪如羊屎不治，大肠无血故也。年过五十者不治。

一、中年妇人翻胃，以四物汤，加带白陈皮，留尖杏仁、生甘草、酒红花浓煎，入驴尿，以防生虫，数帖而愈。

一、治翻胃噎膈，用螃蟹洗净，入水中高四指，以香油一小酒盏入水中，以二指捻白面撒水上，涎即出。次日去蟹，留水晒干涎为末，每服五分，淡烧酒下。

方

主方　治一切翻胃噎膈，为总司要药也。

韭汁二两　牛乳一盏　生姜半两，取汁　竹沥半盏　童便一盏

上五味和匀，顿暖服。或加入煎剂内，尤为至效。

顺气和中汤云林制　治呕吐翻胃，嘈杂吞酸。

半夏制，六分　白茯苓七分　白术土炒，八分　广皮盐水浸，炒，一钱　枳实麸炒，五分　甘草炙，二分　香附醋炒，一钱　山栀姜汁炒黑，一钱　神曲炒，六分　砂仁炒，三分　黄连姜汁浸，晒干，以猪胆汁拌，六分

上锉一剂，生姜三片，长流水入娇泥搅，澄清水一钟，煎至七分，入竹沥、童便、姜汁，不拘时，细细温服。心胃痛，加姜汁三匙。如气虚，加人参、黄芪各八分。如血虚，加当归七分、川芎五分。如恼怒或气不伸舒，加乌药五分、木香三分。如胸膈饱闷，加萝卜子炒，六分。如心下嘈杂吞酸，加吴茱萸四分，倍黄连、白术。如呕吐不止，加藿香七分。如大便闭结，加苏子、麻仁、桃仁、杏仁，俱研如泥，一钱，用白蜜，时时服之。

安中调气丸云林制　治一切翻胃痰膈之证。

广皮二两　半夏姜制，一两　白茯神一两　白术土炒，二两　枳实麸炒，一两　苏子炒，六钱　川芎五钱　当归酒洗，五钱　白芍药盐酒洗，炒，八钱　木香一钱　甘草炙，三钱　香附三两，长流水浸三日，洗净，炒黄色　神曲炒，一两　黄连姜汁浸晒干，猪胆汁拌炒，一两　白豆

蔻五钱　萝卜子炒，五钱

上为细末，竹沥、姜汁打神曲糊为丸，如绿豆大。每服八十丸，不拘时，白汤送下，清米汤亦可。

四七调气汤西园公方　治七情四气，以致膈噎翻胃。

紫苏一钱五分　厚朴姜汁炒，一钱五分　茯苓一钱五分　半夏一钱五分　枳实炒，一钱半　砂仁一钱五分　苏子炒，一钱五分　陈皮一钱五分　甘草五分

上锉，生姜三片，水煎服。后以加味保和丸，加人参一两、砂仁二两、木香二两，服之收功。

四子调中汤　眉批：此方治翻胃专因气者。

治翻胃，或大小便闭，及痰气壅盛。

青皮麸炒，五分　陈皮五分　枳实麸炒，一钱　香附炒，一钱　黄连姜汁炒，七分　半夏制，二钱　瓜蒌仁炒，一钱　苏子炒，一钱　沉香五分　茯苓五分　桃仁去皮尖，一钱半　白芥子炒，一钱　木通五分　芒硝五分

上锉一剂，生姜五片，水煎稍热服。

神奇散方外人传　眉批：此方治翻胃血虚有火者。

治噎食翻胃，三阳枯竭。

当归一钱　川芎七分　白芍药酒炒，一钱　生地黄二钱　陈皮八分　砂仁七分　半夏姜制，八分　白茯苓一钱　白术土炒　香附醋炒，一钱　枳实炒，一钱　乌梅三个　藿香一钱　赤茯苓一钱　槟榔一钱　木通一钱　猪苓一钱　黄芩炒，一钱　黄柏酒炒，一钱　知母人乳拌炒，一钱　赤芍药一钱　天门冬去心，一钱　麦门冬去心，一钱　甘草八分

上锉一剂，水二钟，煎一钟，入童便一盏，服。

吕纯阳降笔传治翻胃方

藿香一钱　陈皮一钱　半夏八分　赤茯苓一钱　人参一钱　白豆蔻一钱　苏子炒，一钱　厚朴制，八分　槟榔八分　枇杷叶蜜炙，一钱　白芥子炒，八分　沉香一钱　良姜三分　官

桂二分　丁皮二分　杵头糠一撮

上锉一剂，生姜三片，枣一枚，水二盏，煎八分服。

加味六君子汤　治脾胃大虚，以致膈噎不食。

六君子汤加炮干姜、白豆蔻、黄连、制吴茱萸。

回生养胃丹　眉批：此方治翻胃气虚有寒者。

治真元虚损，心胃不交，精神耗散。脾脏受湿，饮食不纳，五味不成津液，反成痰涎，聚于中脘，不能传道，以致大肠燥涩，小便反多而赤。或时呕吐酸水，久成翻胃结肠之证。

苍术米泔水浸三日，洗净晒干，再换浸三日，四两　莲肉酒浸一宿，四两　雄猪肚一个，壁土揉擦洗净入苍术、莲肉在内，以线缝紧，用好酒煮烂，取入石臼内捣如泥，捻作小饼，烘干加后药南星四两，细切，姜汁浸一宿，以伏龙肝同炒，去伏龙肝用，或用黄土亦可　半夏四两，泡，晒干细切，好醋浸七日，蒸熟　橘红四两，以灶心土炒，去土用　粟米四两，姜汁浸，蒸，焙　人参一两　白术一两　白茯苓一两　厚朴姜汁炒，一两　蓬术一两，醋炒　荜澄茄一两　砂仁一两　三棱一两，醋炒　白豆蔻一两　谷芽炒，一两　麦芽炒，一两　甘草一两　丁香五钱　木香五钱　沉香五钱

上为末，稀面糊为丸，如梧大子。每服一百丸，空心时，陈米汤送下。

加味保和丸　眉批：此方治翻胃有热者。

治实热翻胃。

保和丸三钱，方见伤食　加姜汁浸炒黄连三钱、山楂肉三钱，共为末，米糊为丸，如麻子大。每服六十丸，煎人参竹沥汤送下。

九仙夺命丹秘方　治翻胃痰涎壅盛。

南星姜制，三钱　半夏姜制，五钱　枯明矾五钱　枳壳麸炒，一两　厚朴姜制，五钱　人参三钱　木香四钱　豆豉洗，一两　甘草三钱　加阿魏三钱　糖球子五钱

上为末，老米打糊为饼如钱大，瓦上焙干，晴夜露过。每服一饼，细嚼，以姜煎平胃散送下。

沉香降气丹长葛李大尹传方　眉批：此方治翻胃腹中积块者。

治翻胃，腹中有积块。

黑牵牛取头末，三两　大黄一两，酒蒸　槟榔一两　当归一两，酒浸　良姜三钱　苍术一两　青皮炒，一两　陈皮五钱　乌药一两　砂仁五钱　枳壳麸炒，一两　枳实麸炒，五钱　香附一两，炒　沉香三钱　三棱三钱，火煨　半夏制，五钱　木香三钱　莪术三钱，火煨　黄连一两，姜汁炒　黄芩一两，酒炒

上为末，酒糊为丸桐子大。每服六七十丸，淡姜汤送下。

木香顺气丸俞九河传方　眉批：此方治翻胃大便闭结者。

治翻胃大便闭结者。

沉香五钱　木香三钱　当归一两，酒浸　白茯苓一两　山药一两　郁李仁二两　槟榔二两　菟丝子一两，酒制　牛膝二两，酒浸　枳壳一两，面炒　独活一两　防风一两　火麻仁二两　大黄酒蒸，五钱

上为末，炼蜜为丸如梧子大。每服二十五丸，白滚汤下。

定生丹秘方　眉批：此方治定翻胃之生死者。

治噎膈翻胃。

雄黄三钱　朱砂三钱　阿魏五分，箸焙　硇砂五分　乳香三钱　半夏三钱　木香三钱　沉香一钱　肉豆蔻三钱　绿豆四十粒　乌梅四十个　百草霜三钱，为衣

上为末，将乌梅以热汤泡令软，剥去核，研极烂，入药捣为丸，如弹子大，百草霜为衣，阴干。每用一粒，噙化咽下，以姜汤漱口，复以陈麦饼火烧熟，细嚼压之。噙药即燃官香一炷，如香尽药未化者，难治。药先化香未尽者，可愈。按此方用之以定吉凶生死者。

养血助胃丸云林制　眉批：此方治翻胃收功保后之剂。

治呕吐翻胃，愈后用此养元气，健脾胃，生血脉，调荣卫，清郁气，收功保后。

当归酒洗，一两　川芎一两　白芍盐酒炒，一两二钱　熟地黄姜汁浸炒，八钱　人参五钱　白术土炒，一两三钱　白茯苓六钱　甘草炙，三钱　山药炒，一两　莲肉去皮心，一两　扁豆姜汁炒，六钱

上为末，姜打神曲糊为丸，如梧桐子大。每服六七十丸，空心白滚水下。

咳　逆

脉

浮而缓者，易治；弦结而按之不鼓者，难治。或结或促或微，皆可治；代者危；右关脉弦者，木乘土位，难治。肺脉散者，是心火刑肺金，不治。

病

夫咳逆者，气逆上冲而作声也，俗谓之呃逆是也。其发也，或三五声而止，或七八声而止，或连续不绝，收气不回者。然所得之由不同：有因久病胃虚而得者，有因伤寒失下而得者，有因痰热内郁火气冲上而得者，有因过服寒剂，胃寒而得者，有因水气停痰，心下痞悸而得者。大抵咳逆者，不顺之义。

治

治法当以降气、化痰和胃为主，随其所感而用药。其或病久脾胃衰败，而发咳逆，额上出汗，连声不绝者，最为恶候，不治之证也。

方

鲜陈汤　治呃逆欲死。

半夏五钱　生姜二钱半

上锉一剂，水煎服。

温中散　治吐泻，及病后胃中虚寒，咳逆至三四声，或数声相连收气不回者，难治。

丁香一钱　柿蒂一钱　人参一钱　茯苓一钱　橘皮一钱　良姜一钱　半夏一钱　生姜一钱半　甘草三分

上锉一剂，水煎服。

羌活附子汤　治吐利后胃寒发呃。

羌活　附子泡去皮　小茴炒，各一钱　干姜泡　木香各一钱　丁香一钱

上锉，枣一枚，水煎，入盐少许，不拘时温服。

橘参饮　治吐利后胃虚，膈热而咳逆者。

橘皮五钱　人参二钱　竹茹二钱　甘草炙，一钱

上锉作一剂，生姜五片，枣三枚，水煎服。

黄荆散

治伤寒发热而咳逆者。

黄荆子不拘多少，炒，水煎服。

嗅法　治咳逆服药无效者。

好硫黄、乳香各等分　以酒煎，急令患人嗅之。

雄黄酒

明雄黄一钱，酒一盏，煎七分。急令患人嗅其热气即止。

吞　酸

脉

脉弦而滑，两寸或浮而弦，或浮而滑，或沉而迟，或紧而洪，或洪而数，或沉而迟，胸中寒饮。洪数者，热痰在膈间，时吐酸水，欲成翻胃之疾也。

病

丹溪曰：吞酸与吐酸不同。吐酸，《素问》明以为热，东垣又言为寒，何也？吐酸，是吐出酸水如醋，平时津液随上升之气郁积而成。郁积而久，湿中生热，故从火化，遂作酸水吐出，非热而何？其有积之以久，不能自涌而出，伏于肺胃之间，咯不得上，咽不得下。肌表得风寒，则内热愈郁，而酸味刺心；肌表得温暖，则腠理开发。或得香热汤丸，津液得行，亦得暂解，非寒而何？《素问》言热者，主其本。东垣言寒者，言其标也。

戴氏曰：湿热在胃口上，饮食入胃，被

湿热郁遏，其食不得传化，故作酸也。如谷肉在器，湿热则易为酸也。

《原病式》曰：吐酸者，肝木之谓也。由火盛制金，不能平木，则肝木自盛，故为酸也。如饮食热则易于酸矣。必用粝米蔬菜以自养，宜节厚味。

方

清郁二陈汤　治吞酸刺心及吞酸嘈杂。

陈皮一钱　半夏一钱　茯苓一钱　苍术八分　川芎八分　香附一钱　神曲炒，五分　枳实炒，八分　黄连炒，一钱　栀子炒，一钱　白芍七分　甘草三分

上锉一剂，生姜三片，水煎服。或为丸服，尤效。

茱莲丸　治郁积吞酸。

吴茱萸去梗，汤泡浸半日，炒　陈皮去白黄芩陈壁土炒，各五钱　黄连陈壁土炒，一两苍术米泔浸炒，七钱半

上为末，神曲糊为丸。每服六七十丸，津液咽下。

苍连丸　治郁积吐酸。

苍术米泔浸炒，一两　陈皮一两　半夏一两，姜汁炒　黄连一两半，夏月倍用　白茯苓一两　吴茱萸炒，一两，冬月倍用

上为末，蒸饼为丸，如绿豆大。每服三十丸，食后服。

曲术丸　治中脘宿食留饮，酸蜇心痛，口吐清水。

神曲炒，三两　苍术米泔浸，一两半　陈皮一两　加砂仁一两

上为细末，生姜汁煮神曲糊为丸，如梧桐子大。每服七十丸，姜汤送下。

平肝顺气保中丸云林制　眉批：此方治吞酸、吐酸、嘈杂、嗳气兼治之剂。

治郁火伤脾，中气不运，胃中伏火，郁积生痰，致令呕吐，吞酸嘈杂，心腹胀闷。常服顺气和中，健脾开胃，进美饮食，化痰消滞，清火抑肝。

香附米三两，童便浸三日，炒　川芎二两陈皮去白，三两　白术四两，土炒　厚朴一两

枳实二两，炒　黄连姜汁炒，二两　神曲炒，二两　麦芽炒，七钱　木香三钱　栀子姜汁炒，一两　莱菔子炒，一两　半夏姜汁炒，一两半　白茯苓一两　砂仁炒，四钱　干生姜一两　山楂取肉，二两　青皮六钱，香油炒　甘草炙，四钱

上为末，竹沥打神曲糊为丸，绿豆大。每服百丸，食后白滚汤送下，日服二次。

附嗳气

病

胃中有火有痰。

一云：噫气吞酸，此系食郁有热，火气冲上。用黄芩为君，南星、半夏、陈皮为佐。热多加青黛。

方

星半汤　治胃中有郁火，膈上有稠痰，故作嗳气。

南星　半夏　石膏　香附　栀子

上锉生姜煎，或作丸亦可。

软石膏丸　治食积痰火，并泻胃火。

软石膏不拘多少，研细。

上用醋糊丸，如绿豆大。每服二十丸，滚汤送下。

嘈　杂

脉

右寸关紧而滑，两手弦滑，胸中有留饮。寸脉横者，膈上有横积也。右关弦急甚者，木乘土位，欲作胃反，难治。

病

夫嘈杂者，是痰因火动。其证似饥不饥，似痛非痛，如有懊侬不自宁之状者是也。其证或兼嗳气，或兼恶心，渐至胃脘作痛，痰火之为患也。

治

治法以南星、半夏、橘红之类，以消其痰。芩、连、栀子、知母之类，以降其火。苍术、白术、芍药之类，以健脾行湿，壮其本元。又当节欲，无有不安者也。

一、肥人嘈杂，二陈汤加抚芎、苍术、白术、炒栀子。

一、湿痰气滞不喜食，用三补丸，加苍术，倍香附。

方

化痰清火汤　眉批：此方治痰火嘈杂之剂。

治嘈杂。

南星　半夏　陈皮　苍术　白术　白芍　黄连　黄芩　栀子　知母　石膏　甘草

上锉，生姜三片，煎服。

养血四物汤　治血虚嘈杂。

当归　川芎　白芍　熟地黄　人参　茯苓　半夏　黄连　栀子　甘草

上锉，生姜三片，煎服。去人参，加香附、贝母，甚效。

茯苓补心汤　眉批：此方治血虚嘈杂之剂。

治妇人心胸嘈杂，气盛血衰者。

即参苏饮合四物汤。

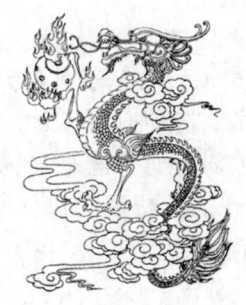

古今医鉴 卷六

诸 气

脉

下手脉沉，便知是气。沉极则伏，涩弱难治。其或沉实，气兼痰饮。又曰：沉弦细动，皆气痛证。心痛在寸，腹痛在关，下部在尺，脉象显然。

证

夫天地之气，常则安，变则病。况人禀天地之气，五运迭侵于外，七情交战于中。是以圣人啬气，如持至宝。庸人投物，而反伤太和。此轩岐所以论诸病皆因于气，有病皆生于气。遂有九气不同之说。气本一也，因所触而为九，怒、喜、悲、恐、寒、暑、惊、思、劳也。其言曰：怒则气上，喜则气缓，悲则气消，恐则气下，寒则气收，暑则气泄，惊则气乱，思则气结，劳则气耗。夫人身之正气，与血为配。血行脉中，气行脉外，一呼脉行三寸，一吸脉行三寸，气血并行，周流乎一身之中，灌溉乎百骸之内，循环无端，运行不悖，此为生生不息之妙用也。经云：一息不运则机缄穷，一毫不续则穿壤判。若内无七情之所伤，外无六淫之所感，何气病之有哉。其不善摄生者，五志之火，无时不起。五味之偏，无时不伤。是以酿成胶痰固积，留滞于六腑；郁火邪气，充塞乎三焦，使气血失其常候，脏腑不能传导。是故外邪得以乘虚而凑袭矣。以致清阳不升，浊阴不降，而诸般气痛，朝辍暮作而为胶固之疾。非良工妙手，莫易治焉。若夫为胁痛，

为心腹痛。为周身刺痛，甚则为翻胃，为膈噎等症，即此之由也。大抵男子属阳，得气易散。女子属阴，得气易郁。是以男子之气病常少，女人之气病常多。故治妇人宜以顺气为主，而兼乎散血。治男子宜以养荣为主，而调气次之，斯得气证治法之大要也。

气之为病，非止一端，有七情气，有郁气，有怒气，有热气，有冷气，有厥气，有逆气，有痰气，有虚气，有中满气，有腹胀气，务要详究，不可雷同一例治之。

治

治诸气，须用上下分消，不可骤用《局方》金石、乌、附燥热等剂。

一、七情忧结，遂成郁气难治。必须自能知戒，庶几。

一、郁气宜开郁，如苍术、香附、川芎、青皮、竹茹、山栀子、枳壳、连翘、木香、泽泻之类。

一、枳壳破滞气，然多服损胸中至高之气。青皮泻肝气，多服损真气。香附快滞气。陈皮泄逆气。紫苏散表气。厚朴泻胃气。槟榔泻至高之气。藿香之馨香，上行胃气。沉香升降真气。脑麝散真气。木香行中下焦气。若此之类，气实所宜。其中有行散者，有损泄者，用之能治气之标，而不能制气之本。

方

四七汤 治喜、怒、悲、思、忧、恐、惊之气，结成痰涎，状如破絮。或如梅核在咽喉之间，咯之不出，咽之不下，此七情所为也。或中脘痞满，气不舒快。或痰涎壅盛，上气喘急。或因痰饮中阻，呕逆恶心，并宜

服之。

半夏五两　茯苓四两　厚朴四两　紫苏二两

上锉，作十剂，生姜七片，枣一枚，水煎热服。梅核气，加桔梗、枳实。一方加槟榔。

分心气饮　眉批：此方治诸气平和之剂。

治男子女人一切气不和。多因忧愁思虑，忿怒伤神，或临食忧戚，或事不遂意，使抑郁之气留滞不散，停于胸膈之间，不能流畅，致心胸两胁痞满虚胀，噎塞不通，噫气吞酸，恶心呕哕，目眩头晕，面色萎黄，口苦舌干，饮食减少，四肢怠厥，日渐尪羸。或大病之后，胸中虚痞，不思饮食。并皆治之。

青皮五钱　陈皮五钱　半夏三钱五分　白茯苓三钱五分　紫苏二两　腹皮五钱　肉桂三钱五分　赤芍药三钱　桑皮五钱　木通三钱五分　羌活五钱　甘草二钱五分

上锉，分五剂。生姜三片，枣一枚，灯心十茎，水煎服。一方，去芍药、羌活，加木香、槟榔、香附、枳壳、莪术、藿香、桔梗，善治忧思郁怒，诸气痞满。性急，加柴胡。多怒，加黄芩。食少，加砂仁、炒神曲。咳嗽，加桔梗、半夏。胸膈痞闷，加枳实、香附。三焦不和，加乌药。气闭，加莱菔子、枳壳。气滞腰疼，加木瓜、枳壳。上焦热盛，加黄芩。下焦热盛，加黄柏。翻胃，加沉香磨服。水气面目浮肿，加猪苓、泽泻、车前子、木瓜、葶苈、麦门冬。气块，加三棱、莪术、槟榔、青皮。

利气丸　治一切气滞，心腹满闷疼痛，胁肋膨胀，呕吐酸水，痰涎不利，头目眩晕，并食积、酒毒，及米谷不化，或下痢脓血，大小便结滞不快，风壅积热，口苦烦躁，涕唾稠黏。此药最能流湿润燥，推陈致新，滋阴抑阳，散郁破结，活血通经，治气分之圣药也。

大黄生用，六两　黑丑头末，六两　木香一两　槟榔一两　枳壳麸炒，一两　香附炒，四两　青皮炒，一两　广皮一两　莪术煨，一两

黄连一两　黄柏三两

上为细末，水丸如梧桐子大。每服一百，临卧以淡姜汤送下，以大便通利为度。如不利，再加丸数服，务使通利为愈。

一块气　眉批：此方治诸气专攻之剂。

治诸气食积，及噎膈痞满，胸胁刺痛，癥瘕疝气，并皆治之。

青皮一两　陈皮一两　三棱一两　蓬术一两　香附便制，一两　神曲炒，三钱　麦芽三钱，炒　萝卜子三钱，炒　白丑头末，三钱　槟榔三钱　郁金三钱　黄连酒炒，三钱　枳实三钱　皂荚二钱五分　百草霜二钱五分

上为末，面糊为丸绿豆大。每三十丸，视疾之上下，为食之先后，热酒姜汤送下。

青　筋

证

夫青筋之证，原气逆而血不行，俾恶血上攻于心也。多由一切怒气相冲，或忧郁气结不散，或恼怒复伤生冷，或房劳后受寒湿，以致精神恍惚，心忡气喘，噎塞上壅，呕哕恶心，头目昏眩，胸膈痞满，心腹绞刺，胁肋腰背头脑疼痛，口苦舌干，面青唇黑，四肢沉困，百节酸疼。或憎寒壮热，遍身麻痹不仁，手足厥冷颤掉，默默不已，不思饮食等症，皆恶血攻心而致之也。自古以来，无人论此，但有患此疾者，无方可治。惟以砭针于两手曲池青筋上刺之，出紫血不胜其数，而疾有即愈者，有不愈者而变为大患者。常惯病此者，或有一月一次，或两三次者，屡患屡刺，莫之能愈。愚惟虑人之生命，以气血为主。故丹溪曰：气血和，一疾不生；亏则百病生焉。况此病先伤于气，而后复损其血，不致于夭枉者，盖亦鲜矣。虽然未有退血之法，又不得不刺，不刺则恶血攻心，须臾不救。

治

予制一方，屡获效验。名白虎丸者，西方肺金之谓也。青筋者，东方肝木之属也。

以白虎而治青筋，是金能克木故耳，何病之
不愈哉。此方之妙，不惟代刺青筋之苦，愈
青筋之病，而亦免后日之患，其惠也，不亦
大乎。此方兼治男子久患痢疾、便血，妇人
崩漏、带下，并一切打扑内损，血不能散，
心腹痛欲死者，服之，其效不啻桴鼓之影响
也。眉批：此青筋之病，北人多患之，南方
有即痧症也。

方

白虎丸云林制　歌曰：

白虎丸丹古石灰，谷神子制救人灾，柏
中为末水飞过，手上成丸日晒来。引宜烧酒
一二盏，每服须吞五十枚。保全世患青筋证，
广积阴功遍九垓。

千年古石灰不拘多少，刮去杂色泥土，杵为
末，水飞过

上晒，勿令太燥，量可丸即收，丸如梧
桐子大。每服五十丸，看轻重加减，烧酒送
下。此药能顺气散血，化痰消滞。治青筋，
初觉头疼恶心，或腹痛，或腰痛，或遍身作
痛，不思饮食，即进一服，当时血散。若过
三五日，青筋已老，多服取效。又治心腹痛，
及妇人崩漏带下，或因气恼致病，或久患赤
白痢疾或打扑内损血不能散，服之大效。

太公丸宋杏川传　治紧阴青筋，心腹
疼痛。

干姜二两　白矾枯过，二两

上为末，用糯米糊为丸，如绿豆大。每
服三十丸，滚水下。如不止，再饮滚水三口。

治妇人因气打青筋，后即心慌发热，口
干腹胀，恶心呕哕等症。宜服忿气饮，加麦
门冬、黄连、生地。

痞　满

脉

胸痞脉滑，为有痰结。弦伏亦痞，涩则
气劣。

证

夫痞与否同，不通泰也。由阴伏阳蓄，
气与血不运而成。处心下，位中央，填满否
塞，皆土邪之为病也，与胀满有轻重之分。
痞则内觉痞闷，而外无胀急之形；胀满则内
胀而外亦有形也。前人皆指误下而致之。盖
误下则里气虚，故伤寒之表邪乘虚入于心下。
杂病则所受之邪气，亦蓄心下，因而致痞也。
亦有不因误下而得之者，有中气虚弱，不能
运化精微而为痞者。有饮食痰积，不能施化
而为痞者。有湿热太甚，土来心下为痞者。

治

古方治痞，用黄连、黄芩、枳实之苦以
泄之，厚朴、半夏、生姜之辛以散之，人参、
白术之甘苦以补之，茯苓、泽泻之淡以渗之。
大概与湿同治，使上下分消可也。又曰：肥
人多是湿痰，宜苍术、半夏、砂仁、茯苓、
滑石以燥之。瘦人多是中焦郁热，宜枳实、
黄连以导之，葛根、升麻以发之。如饮食后
因感风寒，以致饮食不消而作痞者，宜藿香、
砂仁、草豆蔻、吴茱萸以温化之。如脾气虚
弱，转运不调，饮食不化为痞者，当消导其
胸中窒塞，宜陈皮、白术、神曲、麦芽、山
楂以助化之，或以保和丸、枳实导滞丸、木
香化滞汤主之。有伤寒下早而作痞，桔梗汤、
小陷胸汤主之。有伤寒下多则亡阳而痞者，
四物汤加参、芩、白术、柴胡、升麻，少佐
陈皮、枳壳以疏之。有大病后元气未复，而
胸满气短者，补中益气汤、橘皮枳术丸主之。
又有虚实之殊焉，实痞大便闭而能食者，厚
朴枳实汤主之。虚痞大便利者，芍药、陈皮
治之。上逆兀兀欲吐者，则宜吐之，所谓在
上者因而越之。世人苦于痞塞，喜行利药，
以求速效，虽暂时通快，痞若再作，益以滋
甚，是皆不察夫下多所谓亡阴之意也。

方

木香化滞汤　治因忧郁气结于中脘，腹
中微痛，心下痞满，不思饮食。

当归梢四两　枳实炒，四两　陈皮六分
干姜六分　木香六分　柴胡七分　草豆蔻一钱
半夏一钱五分　红花少许　甘草炙，一钱

上锉一剂，生姜煎，食远服。

黄连消痞丸 眉批：此方治气郁实痞专消之方。

治心下痞满，壅滞不散，喘促不安。

黄连一两　黄芩二两，炒　枳实七钱，麸炒　半夏九钱，汤泡　陈皮五钱　茯苓三钱　白术三钱　猪苓五钱　泽泻一钱　姜黄一钱　干姜二钱　甘草炙，三钱

上为末，蒸饼为丸，如梧桐子大。每服五七十丸，白滚汤任下。

加减益气汤 即补中益气加减。方见内伤。治内伤元气痞满。

脉缓有痰而痞，加半夏、黄连。脉弦，四肢乏力，便难而心下痞，加黄连、柴胡、甘草。大便闭燥，加黄连、桃仁，少加大黄、当归。心下痞，劣闷，加白芍药、黄连。心下痞，腹胀，加白芍药、砂仁、五味子；如天寒，少加干姜，或加中桂。心下痞，中寒者，加附子、黄连。心下痞，呕逆者，加陈皮、生姜、黄连；冬月加黄连，少加丁香、藿香。能食而心下痞，加枳实、桔梗、黄连。如不能食，心下痞者，勿加，但依本方。食已，心下痞，则服橘皮枳术丸。

枳实消痞丸 治右关脉弦，心下虚痞，恶食，懒倦。

人参三钱　白术三钱　白茯苓二钱　黄连五钱　枳实五钱　半夏曲三钱　厚朴姜制，四钱　麦芽炒，二钱　干姜二钱　甘草炙，二钱

上为末，汤浸蒸饼为丸，如梧桐子大。每服七十丸，食远白汤下。

大消痞丸 眉批：此方治内伤虚痞，消补兼施之剂。

治一切心下痞，及年久不愈者。

黄连土炒，八钱　黄芩土炒，六钱　枳实麸炒，五钱　半夏泡，四钱　陈皮四钱　厚朴姜制，四钱　白术土炒，二两　猪苓二钱五分　泽泻三钱　姜黄一两　干姜二钱　人参四钱　神曲炒，二钱　砂仁二钱　甘草炙，二钱

上为末，蒸饼为丸，如梧桐子大。每服五十丸至百丸，空心白汤送下。

附　腹中窄狭

腹中窄狭，须用苍术。若肥人自觉腹中窄狭，乃是湿痰流灌脏腑，气不升降。燥饮用苍术，行气用香附。如瘦人自觉胸中窄狭，乃是湿热熏蒸脏腑，宜黄连、苍术。

方

枳术散 治心下窄狭不快。

枳实麸炒，三钱　白术土炒，三钱

上锉一剂，水二钟，煎一钟，温服。

蟠桃酒 治气结聚心下不散。

用桃树上不落干桃子三两，为末。每服二钱，空心温酒调下。

胀　满

脉

腹胀浮大是出厄，虚小命殂须努力。浮大当发汗，虚小当利小便也。胀满脉弦，脾制于肝。洪数热胀，迟弱阴寒；浮为虚满，紧则中实。浮则可治，虚则危急。

证

夫中满腹胀者，其面目四肢不肿，而肚腹胀起，中空似鼓者是也。丹溪曰：心肺，阳也，居上。肝肾，阴也，居下。脾居中，亦阴也。经曰：饮食入胃，游溢精气，上输于脾，脾气散精，上归于肺，肺朝百脉，通调水道，下输膀胱，水精四布，五经并行。是脾具坤静之德，而有乾健之运，故能使心肺之阳降，肝肾之阴升，而成天地交之泰，是为平人也。今也七情内伤，六淫外浸，或饮食之不节，或房劳之致虚，则脾土之阴受伤，而转输之官失职，胃虽受谷，亦不能运化，故阳自升，阴自降，而成天地不交之否。清浊相干，隧道壅塞，气化浊血瘀郁而为热，热留而久，气化成湿，湿热相生，遂成胀满，经曰鼓胀是也。以其外虽坚满，中空无物，有似于鼓，故名曰鼓，其病胶固难治。又名蛊者，若蛊侵蚀，有虫之义。理宜补脾，次养肺金以制木，使脾无贼邪之虑，滋肾水以

制火，使肺得清化之令，却盐味以防助邪，断妄想以保母气，远音乐，戒暴怒，无有不安。医者不察病起于虚，急于获效。病者苦于胀满，喜行利药，以求欲速。殊不知即得一时之快，不一二日之间，胀满复作，愈盛于前，真元已耗，去死则不远矣。古方惟禹余粮丸，制肝补脾，殊为切当。然恐其温热之药太多，亦须随证顺时加减用之。俗谓气无补法者，以其痞满壅塞，似难于补。不思正气虚而不能运行，邪气着而不出，所以为病。经曰：壮者气行则愈，怯者着而成病。气虚不补，何由以行？且此病之起，固非一年，根深势笃，欲取速效，自求祸耳。知王道者，可以语此。其或受病之浅，脾胃尚壮，积滞不固者，惟可略以疏导。若以峻攻之策，吾不敢也。

治

凡胸腹胀初得，是气胀，宜行气疏导之剂，木香、槟榔、枳壳、青皮、陈皮、厚朴之类；久则成水胀，宜行湿利水之剂。

一、肥胖之人腹胀者，宜利湿为主，胃苓汤主之。

一、瘦人腹胀者，是热，宜黄连、厚朴、白芍、香附之类。

一、色白腹胀者，必是气虚，用人参、白术、茯苓、陈皮、厚朴之类。

一、因有故蓄血而腹胀者，用桃仁、红花，甚者用桃仁承气汤利之。

一、因食积而腹胀者，有热，宜利气丸，或保和丸，加木香、槟榔、阿魏之类。有寒者，用丁香、砂仁、木香、厚朴、香附、神曲之类。

一、因外寒郁内热而腹胀者，用升麻、干葛、藿香、官桂之类。

一、因多怒而腹胀者，用青皮、陈皮、香附、木香、栀子、芦荟之类。

一、心腹胀满或痛，咳嗽痰涎喘促，大便闭，前后心背痛，分心气饮加三棱、莪术、槟榔、香附、乌药。

方

家传正气散　眉批：此方理脾消胀平和之剂。

治心腹胀满，或出远方，不服水土。

苍术　陈皮　厚朴　藿香　半夏　乌药　枳壳　香附子　大腹皮　甘草

上锉，生姜、枣子煎，温服。

和荣顺气汤云林制　治脾弱血虚，心腹胀闷，两足虚肿。

当归酒洗，一钱　川芎六分　白芍酒洗，一钱　白术土炒，一钱半　茯苓一钱　苍术米泔浸，一钱　陈皮去白，一钱　枳实炒，一钱　乌药一钱　神曲炒，一钱　香附醋炒，一钱　牛膝酒洗，一钱　木瓜一钱　独活酒洗，一钱　泽泻一钱　薏苡仁炒，一钱半　木通一钱　甘草三钱

上锉一剂，生姜煎服。

行湿补气养血汤　治气血虚弱，单鼓腹胀浮肿。

人参大补元气　白术补脾　白茯苓渗湿　当归养血　川芎行血　苏梗利气　白芍药敛胀　陈皮泄满　厚朴宽胀　大腹皮宽膨　木通利水　莱菔子消食　木香运气　海金沙　甘草调诸药，扶胃气

上锉散，姜、枣煎服。气虚，倍参、术、茯苓。血虚，倍芎、归、白芍。小便短少，加猪苓、泽泻、滑石。服后肿胀俱退，惟面目不消，此阳明经气虚，倍用白术、茯苓。

消胀饮子彭大参传　眉批：此方治胀满消补兼施之剂。

治胀蛊，单腹胀。

猪苓　泽泻　人参　白术　茯苓　半夏　陈皮　青皮　厚朴　紫苏　香附　砂仁　木香　槟榔　大腹皮　木通　莱菔子　甘草各等分

上锉，生姜五片，枣一枚，水煎服。

广茂溃坚汤　眉批：此方治热胀之剂。

治中满腹胀，有积聚，如石坚硬，令人坐卧不宁，二便涩滞，上气喘促，或通身虚肿。

厚朴姜制　黄连　黄芩　益智仁　草豆蔻　当归　半夏　广茂　升麻　红花　吴茱

黄　生甘草　柴胡　泽泻　神曲炒　青皮
陈皮　口干加甘葛

上锉一剂，生姜煎，食远温服。忌醋酒
湿面。

香朴汤　眉批：此方治寒胀之剂。

治中寒下虚，心腹膨胀，不喜饮食，脉
浮迟而弱。

厚朴姜炒　大附子泡，去皮脐。各七钱　木
香三钱

上锉，姜七片，枣二枚，水煎服。

金陵酒丸王进士传　治鼓肿。

真沉香一两　牙皂一两　广木香二两半
槟榔一两

上为末，用南京烧酒浸十次，晒干，用
京酒为丸。每服三钱，重者四钱，五更烧酒
送下。水鼓，水自小便而出；气鼓，放屁。
水鼓加苦葶苈五钱，炒，酒送下，再服。

调胃散

苍术　白术　茯苓　白芍药　桔梗　紫
苏　槟榔　陈皮　甘草

小便闭，加车前子。腹胀，加枳壳。

金蟾散李桐峰传　眉批：此方治气鼓
之剂。

治气鼓如神。

大虾蟆一个，以砂仁推入其口，使吞入
腹，以满为度，用泥罐封固，炭火煅令透红，
烟尽取出，候冷去泥，研末为一服。或酒，
或陈皮汤送下。候撒屁多，乃见其效。

大三棱煎丸　眉批：此方治实胀之剂。

治心腹坚胀，胁下紧硬，胸中痞塞，喘
满短气。常服顺气宽中，消积滞，除膨胀，
大治癥积块，消胀软坚，累获良验。

三棱生，细锉，半斤，捣为末，以酒三升，于
银石器内熬成膏　青皮二两　萝卜子炒，二两
神曲炒，二两　麦芽炒，二两　硇砂用磁罐，研
细，入水少许，调坐于溏灰火中，候水干取出为末
干漆炒，三两　杏仁汤，去皮尖，炒黄色，
三两

上为末，三棱膏为丸，如梧桐子大。每
服十五丸至二十丸，食远米汤下。

调中健脾丸　眉批：此方治虚胀之剂。

治单腹胀及脾虚肿满，膈中闭塞及胃口
作痛。

黄芪二两，蜜炙　人参二两　白术六两，共
土水拌炒　茯苓二两　陈皮三两，盐水制　紫苏
子二两半，炒　萝卜子一两半，炒　山楂肉三
两，炒　草豆蔻一两，酒炒　泽泻三两半，炒
薏苡仁三两，炒　沉香六钱，另研　五加皮三
两，炒　瓜蒌一两，用大瓜蒌二个，镂一孔，每个
入川椒三钱，多年粪底一钱，敲米粒大，俱纳入瓜
蒌内，外以绵纸糊完，再用绵筋盐泥封固，炭火煅
通红为度，取出择去泥，其黑皮一并入药

上共为细末。煎荷叶大腹皮汤打黄米糊
为丸，如梧桐子大。每服百丸，日进三次，
白汤下。此药不伤脾气，大有补益，勿轻
视之。

牛皮丸方外人传　治腹中水响如雷，上
攻即呕吐，胸膈胀满，或手足作肿。

黑丑头末，九钱　木香九钱　陈皮九钱

上为末，黄蜡化开为丸，如梧桐子大。
每服三十丸，黄酒送下。

水　肿

脉

水肿之证，有阴有阳，察脉观色，问证
须详。阴脉沉迟，其色青白，不渴而泻，小
便清涩。脉或沉数，色赤而黄，燥粪赤溺，
兼渴为阳。

病

夫肿者，钟也，寒热气所钟聚也，为病
有十水之分。其本乃湿热所致，《内经》曰：
诸湿肿满，皆属脾土。夫脾虚不能制水，水
渍妄行，故通身面目四肢皆浮而肿，名曰水
肿。或腹大如鼓，而面目四肢不肿者，名曰
蛊胀。朝宽暮急，是血虚；暮宽朝急，是气
虚；朝暮急，血气俱虚。

治

治法：身有热者，水气在表，可汗之；
身无热者，水气在里，可下之。其间通利小

便，顺气和脾，俱不可缓。然证虽可下，又当度其轻重，不可过用大戟、芫花、甘遂等利水猛烈之剂，一发不收。峻决者易，固闭者难，水气复来，而无可治之也。

一、凡肿病，见大便滑泄，与夫唇黑，缺盆平，脐突，足平，背平，或肉硬，或手掌平，又或男从脚下肿而上，女从身上肿而下，并不治也。又曰：膨病水气，人面黑者，肝绝也。两眉凸起，肺绝也。脐中突出者，脾绝也。两手无纹者，心绝也。下痖脚肿者，肾绝也。此五证内显一证，不可治也。

一、患人腹上用手按之有窝者，可治。脉壮者易治，脉微者难痊。

一、遍身肿，烦渴，小便赤涩，大便闭，身热脉沉数者，此属阳水，以八正散主之。

一、遍身肿，不烦渴，大便溏，小便少不涩，身不热，脉沉者，此属阴水，以胃苓汤主之。

一、水气浮肿，因于气者，以分心气饮加猪苓、泽泻、车前子、葶苈、木瓜、麦门冬。

一、通身皮肤光肿如泡，手按成窟，举手即满者，是因脾虚不能制水，水渍妄行故也。法当补脾，使脾气得实，则自健运，切不可下，忌食羊肉。腰已上肿宜发汗，腰已下肿宜行小便，此仲景之妙法。

一、病人六脉数，四肢肿满，腹痛发热，小便少，大便闭，治以温中养胃，非也。皆由三焦蓄热，大小便闭，无发泄，故流出经络，五脏充溢，而成肿胀，宜败毒散加麻黄、防风、枳实发散，次以利气丸下之，或八正散。

方

消肿调脾顺气汤刘司寇传　治水肿，消胀满，顺气和脾，除湿利水。

苍术　陈皮　厚朴　草果　砂仁　猪苓木香　槟榔男雄女雌　大腹皮　香附　枳壳泽泻　桔梗　三棱　莪术　官桂　大茴香　木通　人参　木瓜　桑白皮　牵牛女用黑，男用白　大黄　甘草

上锉，生姜煎服。

加减胃苓汤云林制　眉批：此方消中利水和药之剂。

治肿。

苍术米泔制，一钱半　陈皮去白，一钱　厚朴姜炒，八分　甘草炙，三分　猪苓八分　泽泻一钱　白术去芦，一钱　赤茯苓去皮，一钱　神曲炒，八分　山楂去核，七分　砂仁炒，七分香附姜汁炒，六分　槟榔八分　木瓜一钱　大腹皮六分

上锉一剂，生姜、灯心煎服。

苏沉破结汤车少参传

紫苏　薄荷　枳实　麦门冬　当归　川芎　大黄　木通　甘遂　白僵蚕　白豆蔻木香　沉香减半，已上三味另为末　牙皂　生姜　细茶各一钱

上作二服，水煎，五更早服，忌口。

回生丹　治浮肿腹胀退水。

青皮　陈皮　三棱　莪术　连翘以上各三钱，用巴豆去壳一两半，与砂锅同炒入药　木香甘遂炒　商陆　泽泻　木通炒　干漆炒尽烟萝卜子炒，各三钱　赤茯苓　桑白皮炒　椒目炒，各五钱　胡椒炒，一钱　黑牵牛一两，生

上为末，醋糊为丸，如绿豆大。每服十五丸至二十丸。第一服用生葱二十四根，擂碎同温酒五更下；第二服，用陈皮、桑白皮煎汤；第三服用射干汤下。切忌食盐。

推车丸毛惟中传　眉批：此方治消肿峻攻之剂。

治水肿，气肿，单腹胀。

沉香一钱　木香一钱　巴豆一钱，半生半熟胡椒一钱，炒爆

上为末，枣肉为丸，如梧桐子大。每服五六十丸。消上，用葱白舂烂，热酒下。次日消中，用陈皮汤下；三次消下，用牛膝汤下，去三五次，不补自止，后用拾皮散紧皮。

鸡醴饮刘同知传　治一切肚腹四肢发肿，不问水肿、气肿、湿肿，皆效。

干鸡粪一升，锅内炒黄，以好陈酒三碗

淬下，煮作一碗，细滤去渣，令病人饮之。少顷腹中气大转动作鸣，从大便利下，于脚膝及脐上下先作皱起，其肿渐消。复如利未尽，再服一剂。以田螺二枚，用滚酒淖熟食之，即止，续以温粥调理愈。

秘方 吴友竹传 治水肿胀满。

癞蛤蟆二三枚，装在猪肚内，好酒煮一伏时，去蛤蟆，将猪肚与酒服尽，大便屁如雷，或水下，其肿自消。加砂仁尤妙。一方，加胡椒，一岁一粒，同煮尤妙。

法蒸蓖麻膏 眉批：此方消肿专攻之剂。

治十肿水气，五蛊瘴气。

蓖麻子去壳，用麻布包压去油，薄摊在木杓内，仰放在锅中，水面上以锅排盖住，煮二十余沸，以药无白色为度，取出。每服六钱，滚水化开，空心温服。不过二三剂，以小便太利为效。

导水饼 秘方 治肿胀，不服药，自去水。

真水银粉二钱 巴豆肉研，去油，四钱
生硫黄一钱

上三味研成饼，令匀，先用新绵一块铺脐上，次以饼当脐掩之，外用帛缚，如人行三五里，自然泻下恶水，待行三五次，除去药，以温白粥补之。

消河饼 秘方 眉批：此方消肿外治之剂。

治水肿膨胀。

大田螺四个 大蒜去皮，五个 车前子三钱，为末

上三味研成饼，贴脐中，以手帕缚之。贴药后，少顷小便出，一二饼即愈。

积 聚

脉

脉来细而附骨者，积也。在寸口，积在胸中。在关上，积在脐旁。在尺部，积在气冲。脉在左，积在左。脉在右，积在右。脉两出，积在中央。脉来小沉而实者，脾胃中有积聚，不下食，食则吐。

病

夫积者，阴气也，其发有常处，其痛不离其部，上下有所终始，左右有所穷处。聚者，阳气也，其始无根本，上下无所留止，其痛无常处。气之所积，名曰积。气之所聚，名曰聚。故积者，五脏所生。聚者，六腑所成。其肝积，名曰肥气，在左胁下，如覆杯，有头足，久不愈。令人发咳逆，病疟连岁不愈。心之积，名曰伏梁，起脐上，大如臂，上至心下，久不愈，令人烦心。脾之积，名曰痞气，在胃脘，覆大如盘，久不愈，令人四肢不收，发黄疸，饮食不为肌肤。肺之积，名息奔，在右胁下，大如覆杯，久不愈，令人洒淅，寒热喘咳，发肺痈。肾之积，名曰奔豚，在小腹，上至心下，若豚状，或上、或下无时，久不愈，令人喘逆，骨痿少气。皆因阴阳不和，脏腑虚弱，风邪搏之，忧喜乘之，伤五脏，逆四时，乃留结而为积聚也。

癥者，徵也。腹中坚硬，按之应手曰癥。瘕者，犹假也。腹中虽硬，而忽聚忽散，无有常处曰瘕。瘕因伤食，瘕是血生，癥原伤气，瘕则伤精。痃癖者，本因邪气积聚而生也。痃者，在腹内近脐左右，各有一条筋脉急痛如臂、如指、如弦之状；癖者，僻侧在两肋之间，有时而痛曰癖。夫痃之与癖，皆阴阳不和，经络痞隔，饮食停滞，不得宣流，邪冷之气搏结不散，得冷则发作疼痛，故曰痃癖也。

治

丹溪曰：块乃有形之物，气不能成形，痰与食积、死血也。在中为痰饮，在右为食积，在左为死血。大法咸以软之，坚以削之。行气开痰为主，不可专用下药，徒损其所，病亦不去。当消导使之熔化。其死血块去，须大补。痞块在皮里膜外，须用补药。香附开之，兼二陈汤加补气药，先须断厚味。

方

大七气汤 治五积六聚，状如癥瘕，随气上下，发作有时，心腹疼痛，上气窒塞，小腹胀满，大小便不利。

三棱 莪术 青皮 陈皮 桔梗 藿香

益智仁　香附　肉桂　甘草

上锉，生姜三片，枣一枚，水煎服。心脾痛，加乌药、枳壳。脾滞，合和四圣散。一方加大黄、槟榔，治大人、小儿诸般痞积，面色萎黄，四肢无力。皆缘内有虫积，或好食生米，或好食壁土，或好食茶、炭、咸、辣等物，只此一服除根。用水煎一服，露一宿，空心温服。不得些少饮食，不然则药力减而虫积不行矣。服后少顷，肚腹心疼，当下如鱼冻，或长虫，或血鳖，至日午虫积下尽，方用温粥止之。

消积保中丸云林制　眉批：此方治积聚之总司也。

顺气化痞，理脾消滞，散痞结，除积块，进饮食，清郁热。

陈皮二两，去白　半夏一两，汤泡七次，姜汁炒　白茯苓去皮，一两　白术三两，土炒　香附一两，醋浸炒　青皮四钱，去穰，油炒　木香三钱，不见火　槟榔七钱　莪术八钱，醋浸炒　三棱八钱，醋浸炒　莱菔子一两，炒　砂仁四钱，炒　神曲炒，一两　麦芽炒，六钱　白芥子炒，一两　黄连姜炒，一两　真阿魏醋浸，三钱

山栀子姜汁炒，一两　干漆炒尽烟，五钱

上为细末，姜汁、酒糊为丸，如梧桐子大。每服八十丸，食后白汤送下。

千金化气丸太医传　治男子腹中气块痞痛。

青皮　陈皮　枳壳　香附　砂仁　白豆蔻各一两　干姜　木香五钱　丁皮二钱　藿香　半夏　草果　槟榔一两半　川芎　白芷　三棱　莪术　玄胡索各一两　小茴香五钱　厚朴　大腹皮　白芍药各一两　甘草三钱

上锉，生姜三片，水煎，半空心温服。

千金导气汤太医院传　治妇人满腹气块，游走不定，漉漉有声。

丁香　木香　砂仁　白豆蔻　香附　乌药　枳实倍　当归　川芎　白芍药酒炒　白芷　白术　青皮　陈皮　干姜煨　桔梗　厚朴制　肉桂　三棱醋炒　莪术醋炒　角茴　小茴　牛膝　红花　杜仲炒　乳香　没药　干

漆醋炒尽烟　甘草

上锉，半水半酒，姜、葱煎，热服。如饱闷不食，加神曲、麦芽、山楂；发热，加柴胡、黄芩。

胜红丸　眉批：此方治寒积之剂。

治脾积气滞，胸膈满闷，气促不安，呕吐清水，丈夫酒积，妇人血积气积，小儿食积，皆治。

陈皮　莪术二味同醋煮　青皮　三棱醋煮　干姜炮　良姜各一两　香附炒，去皮，一两

上为末，醋糊丸，如梧桐子大。每服五十丸，姜汤下，食前服。

开怀散云林制　治心下积块作痞闷，或发热者。

青皮去穰　陈皮　半夏姜炒　白茯苓去皮　三棱醋炒　莪术醋炒　香附　槟榔　草豆蔻倍醋　柴胡倍用　红花　枳实麸炒　甘草

上锉一剂，生姜煎服。口干，加干葛。

柴香散　治心腹有气一块，略痛。又理心腹疼痛，膨胀，寒热往来。

柴胡七分　黄芩七分　赤芍药五分　枳实一钱　厚朴五分　香薷五分　黄连五分　地骨皮一钱　三棱一钱　莪术一钱　玄胡索五分　甘草三分

上锉一剂，水煎服。

三棱煎丸　治饮食过伤，痞闷疼痛，食不消化，久而成癖。又治妇人血积、血块、干血气、经闭不通。

大黄八两，为末　三棱　莪术各一两，二味湿纸包裹，煨，为末

上先将大黄银石器内，好醋渍令平，慢火熬干，入二味为丸，如绿豆大。每服二三十丸，食后白汤下。量虚实加减，不问男子、妇人、小儿，诸般积块皆可服。

三棱化积丸李九河方　眉批：此方治热积之剂。

三棱六两，醋煮　莪术一两，醋煮　木香一两　槟榔六两　青皮一两　陈皮一两　香附一两，醋炒　枳实一两，麸炒　厚朴一两　砂仁一两　神曲一两，炒　山楂四两，去子　麦芽一

两，炒　南星一两，姜汤泡　半夏一两，姜制
萝卜子炒　大黄三两，酒蒸　黄连一两，炒
桃仁一两，去皮尖　干漆一两，炒　甘草一两

上为细末，醋糊为丸，如梧桐子大。每
服四十丸，渐渐加，用白汤送下。

神化丹 秘方　眉批：此方治积聚专攻
之剂。

消癖积，破血气，下鬼胎，通经脉，及
诸癖积血气块。

硇砂　干漆炒　血竭各三两　红娘子二
十，去翅　乳香一钱半　斑猫二十个，去翅，足

上为末，枣肉为丸，如豌豆大。每一丸
至二五丸，临卧，或枣汤，或姜汤，或红花
苏木汤下。

五　疸

脉

五疸实热，脉必洪数，其或微涩，证属
虚弱。脉沉，渴欲饮水，小便不利者，必发
黄也。

病

夫疸者，黄病也，其证有五：曰黄汗，
曰黄疸，曰酒疸，曰谷疸，曰女劳疸。须有
五者之分，而病原不过湿与热郁蒸于脾，使
面目肢体发黄，如栀子水染也。

治

治法但利小便为先，溺白，黄自退矣。
若食积黄者，量其虚实下之。

一、外有伤寒病，阳明内实，当下而不
得下，当汗而不得汗，当利而不得利，故使
湿热拂郁内甚，皆能令人发黄病也。先哲制
茵陈五苓散、茵陈汤、茯苓渗湿汤之类以
治之。

一、又有时气、伤寒、伤风、伏暑解散
未尽，亦令人发黄。如有其状，口淡怔忡，
耳鸣脚弱，微寒微热，小便白浊，此为虚证，
不可妄用凉药，愈伤气血。

一、疸病面黑黄色，而作渴腹胀者，
难治。

方

肾疸汤　眉批：此方治肾疸，用风药以
胜湿也。

治肾疸，目黄，甚至浑身黄，小便赤涩。

羌活　防风　藁本　独活　柴胡各五分
白术五分　白茯苓二分　泽泻三分　猪苓四
分　苍术一钱　黄柏二分　人参三分　葛根五
分　神曲六分　升麻五分　甘草三分

上锉，作二剂，水煎，稍热食前服。

茯苓渗湿汤　治湿热发黄，汗黄尿赤。

猪苓　泽泻　苍术　茯苓　陈皮　枳实
黄连炒　黄芩　栀子　防己　茵陈　木通

如不思饮食，加砂仁、神曲炒　麦芽炒
各等分。

上锉，生姜煎服。

加减胃苓汤　眉批：此方治黄疸渗湿利
水之剂。

治黄胖，饮食无味，四肢无力，行步倦
怠，脉涩而濡。

苍术米泔制，一钱半　陈皮去白，一钱　厚
朴姜炒，八分　甘草炙，三分　猪苓八分　泽泻
一钱　白术去芦，一钱　赤茯苓去皮，一钱　神
曲炒，八分　山楂去核，七分　砂仁炒，七分
香附姜汁炒，六分　槟榔八分　木瓜一钱　大
腹皮六分　藿香　半夏　萝卜子　三棱　莪
术　青皮各七分

上锉一剂，水煎服。

牛黄散子　眉批：此方治五疸实热之剂。

治酒疸、食黄，及水气蛊证。酒疸，饮
酒太过；食黄，宿食积久，以此面目甚黄，
遍身浮肿；蛊证，肚大如盆。

黑牵牛春八分，夏九分，秋七分，冬一钱
大黄春八分，夏九分，秋七分，冬一钱　槟榔春
八分，夏九分，秋七分，冬四分　甘草春八分，夏
九分，秋七分，冬四分

上为细末。每服五钱，五更时面朝东南，
用井花水调服，疾随下；而不动，面朝太阳，
吸气三口，疾速下，蛊症全消，酒疸、宿食
俱愈。忌生冷发物。后服乌药顺气散一二帖，
再服十全大补汤数帖。

酒煮茵陈汤 蒋云山传 治酒疸，遍身眼目发黄如金黄色者。

茵陈一两 好陈酒一钟半，煎至八分，食远温服。不数剂而愈。

五疸神丹 孔柳塘传 眉批：此方治黄疸专攻之剂。

治五疸黄肿。

绿矾不拘多少，炒至白色为度，入瓶中，火煅白尤佳

上为细末，煮枣肉为丸，如樱桃大。每服五丸，早晨、午间、晚上各一服，用冷陈酒送下。忌醋生冷发物。若有蛊，服之亦吐出，神效。

退金丸 鄢陵寨大尹传 治黄肿及癖疾发热。

砂罐一个，装青矾令八分满，外以盐泥固济，炭火煅令通红，去泥埋土中，以彻去火毒，将砂罐及矾俱为末，水打面糊丸，如梧桐子大。每服二三十丸，肉汤送下，日进三服。滚汤亦可。忌鱼腥面筋等发物。

铁砂丸 思恒传 治黄疸，腹内有块。

苍术三两，米泔制炒 香附三两，醋炒 白术一两 猪苓一两 泽泻一两 茯苓一两 茵陈一两五钱 牛膝一两 槟榔一两 木瓜一两 草果一两 砂仁一两 枳壳一两五钱，麸炒 青皮一两 陈皮一两五钱 三棱一两，醋炒 莪术一两，醋炒 当归一两 神曲二两 青矾三两，麸炒黑

上为末，醋糊丸，如梧桐大。每服九十丸，温酒送下，醋汤亦可。

发 热

《脉经》曰：脉大无力为阳虚，脉数无力为阴虚。无力为虚，有力曰实。

病

夫发热者，谓怫怫然发于皮肤之间，则成热也。与潮热、寒热若同而异。潮热者，有时而热，不失其时；寒热者，寒已而热，相继而发。至于发热，则无时而发也。世间发热，证类伤寒者数种，治各不同，外感内伤，乃大关键。张仲景论伤寒、伤风，此外感也。因风寒之邪感于外，自表入里，故宜发汗解散之，此麻黄、桂枝之义也。以其感于春冬之间，寒冷之月，即时发病，故谓之伤寒，而药用辛热以胜寒。若时非寒冷，则药当有变矣。故春温之月，则当变以辛凉之药；夏暑之月，则当变以甘苦寒之药。故云冬伤寒不即病，至春变温，至夏变热，而其治法必因时而有异也。又有一样冬温之病，谓失其时，而有其气。盖冬寒时也，而反病瘟焉，此天时不正，阳气反泄，用药不可温热。又有一样时行寒疫，却在温暖之时，时本温暖，而寒反为病，此亦天时不正，阴气反逆，用药不可寒凉。又有一样天行瘟疫，热病多发于春夏之间，沿门合境相同者，此天地之厉气，当随时令参气运而施治，宜用刘河间辛凉甘苦之药以清热解毒。已上诸症，皆外感天地之邪者也。若饮食劳倦，内伤元气，此则真气下陷，内生虚热。故东垣发补中益气之论，用参、芪等甘温之药大补其气，而提其下陷，此用气药以补气之不足也。又若劳心好色，内伤真阴，阴血既伤，则阳气偏胜，而变为火矣，是为阴虚火旺劳瘵之证。故丹溪发阳有余阴不足之论，用四物汤加黄柏、知母，补其阴而火自降，此用血药以补血之不足者也。益气补阴，皆内伤证也。一则因阳气之下陷，而补其气以升提之；一则因阳火之上升，而滋其阴以降下之。一升一降，迥然不同矣。又有夏月伤暑之病，虽属外感，却类内伤，与伤寒大异。盖伤寒伤形，寒邪客表，有余之证，故宜汗之；暑伤气，元气为热所伤而耗散，不足之证，故宜补之，故东垣所谓清暑益气汤也。又有因时暑热，而食冷物以伤其内，或过取凉风以伤其外，此则非暑伤人，乃因暑而自致之病，治宜辛热解表，或辛温理中之药，却以伤寒治法相类者也。凡此数证，外形相似，而实有不同，治法多端，而不可惑谬。故必审其果为伤寒、伤风及寒疫，则用仲景法；果为温病，为热

病，及温疫也，则用河间法；果为气虚也，则用东垣法；果为阴虚也，则用丹溪法。如是则庶无差误，以害人性命矣。今人但见发热之证，皆认作伤寒外感，卒用汗药以发表，汗后不解，又用表药以凉其肌，设是虚证，岂不死哉。间有颇知发热属虚，而用补药，则又不知气血之分，或气虚而补血，或虚病而补气，误人多矣。故外感之与内伤，寒病之与热病，气虚之与血虚，如冰炭相反，治之若差，则轻病必重，重病必死，可不畏哉？

治

一、伤寒发热，是寒邪入卫，与阳气交争而为外热。阳气主外，为寒所薄而失其职，故为热。其脉紧而有力，是外之寒邪伤卫也。治主外。

一、伤暑发热，是火邪伤心，元气耗散，而热邪客于中，故为发热，汗大泄，无气以动其脉，虚迟而无力，是外之热邪伤荣也。治主内。

一、内伤发热，是阳气自伤，不能升达，降下阴分而为内热，乃阳虚也。故其脉大而无力，属肺脾。

一、阴虚发热，是阴血自伤，不能制火，阳气升腾，乃阳旺也。故其脉数而无力，属心肾。

一、大病后血气两虚，遂成劳怯，潮热往来，盗汗自汗，或无汗燥热，世俗便以地骨皮、柴胡，往往不效，其病增剧。故男血虚有汗潮热者，人参养荣汤。气虚有汗潮热者，补中益气汤。血虚无汗潮热者，茯苓补心汤。气血两虚无汗潮热者，逍遥散；其咳嗽咯血，以人参五味子散、骨蒸汤、清骨散。已上皆劳热之圣药也。

方

升阳散火汤 治男妇四肢发热，筋骨间热如火烙，扪之烙手。此病多因血虚而得之，或胃虚过食冷物，郁遏阳气于脾胃之中，火郁则发之。

生甘草二钱　防风二钱五分　炙甘草三钱

升麻　葛根　独活　羌活　白芍药　人参各五钱　柴胡八钱

上锉，生姜三片，水煎服。忌生冷寒凉之物月余。

四物二连汤 治血虚，虚劳发热，五心烦热，昼则明了，夜则发。此热在血分也。

当归　川芎　白芍药　生地黄　黄连　胡黄连

上锉作剂，水煎服。

清心莲子饮 治发热口干，小便赤涩，夜则安静，昼则发热，此热在气分也。

加减逍遥散 治子午潮热。

胡黄连　麦门冬　黄芩　地骨皮　秦艽　木通　车前子

上锉一剂，清水每以浸湿，灯心煎服。

加减小柴胡汤 治虚损，手心脚心发热，加本方。

香附米　黄连　前胡

柴苓汤 治邪传半表半里发热，及内伤发热，杂证发热。

小柴胡汤合五苓散

鳖甲饮 治病后食力未复，邪热未除，房劳虚损，一切骨蒸盗汗。

鳖甲　秦艽　柴胡　地骨皮　枳壳　知母　当归　乌梅

上锉，生姜三片，桃、柳头各七个，空心午前、临卧各一服，渣再煎。忌酒色、贪婪、酒醋、鱼腥、烧炙、煎炼、芋头、山药、胡椒、湿面、性热等物，男女同法。

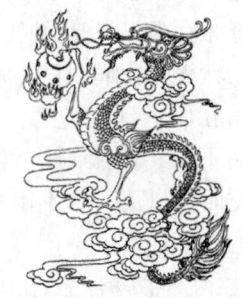

古今医鉴 卷七

补 益

脉

气虚脉细，或缓而无力，右手弱；血虚脉大，或数而无力，左手弱；阳虚脉迟；阴虚脉弦；真气虚脉紧。男子久病，气口脉弱则死，强则生；女人久病，人迎强则生，弱则死。

证

夫虚者，虚损也。《难经》所谓五损脉者，亦因虚而致损也。一损损于皮毛，皮聚而毛落；二损损于血脉，血脉虚少，不能荣于五脏六腑；三损损于肌肉，肌肉消瘦，饮食不为肌肤；四损损于筋，筋缓不能自收持；五损损于骨，骨痿不能起于床。反此者，至脉之病也。从上下者，骨痿不能起于床者死；从下上者，皮聚而毛落者死。治损之法奈何？然损其肺者，益其气；损其心者，调其荣卫；损其脾者，调其饮食，适其寒温；损其肝者，缓其中；损其肾者，益其精。此治损之大法也。夫诸虚与劳极，未始不由气体虚弱，心肾有亏，水火不自升降而致也。或为寒、暑、劳役所伤，或因色欲过度，俱能戕贼真气，以致肌体羸瘦，腰膝无力，小便频数，大便滑泄，目眩耳聋，遗精自汗。甚则虚火上攻，面赤发喘，此皆诸虚之证也。劳极者，七情伤乎五脏也。尽力谋虑，劳伤乎肝，应乎筋极；曲运神机，劳伤乎心，应乎脉极；意外过思，劳伤乎脾，应乎肉极；预事而忧，劳伤乎肺，应乎气极；矜持志节，劳伤于肾，

应乎骨极。此五劳应乎五极者也。劳极精气，变生诸证。

治

治疗之法，当随五脏六腑寒热调之。经曰：形不足者，温之以气；精不足者，补之以味。然滋补之药，贵乎平和，不可骤用峻补、丹石燥热之剂。恐肾水枯竭，虚火愈炽。惟当斟酌轻重而用之，斯得之矣。

方

四君子汤 大补阳气虚衰。

人参一钱　白术二钱，炒　白茯苓一钱　甘草炙，一钱

上锉一剂，姜、枣煎服。有痰加陈皮、半夏，名六君子汤。按是方治气分之圣药也，用人参补元气，白术健脾胃，甘草和中，茯苓淡渗，引参下行，补下焦元气。气乃无形之气，属乎阳，乃君子之象焉，故名四君子汤。

四物汤 大补阴血虚损。

生地黄二钱　当归二钱　川芎一钱　白芍药炒，一钱半

上锉一剂，水煎服。按是方治血分之圣药也。用当归引血归肝经，川芎引血归肺经，芍药引血归脾经，地黄引血归肾经。惟心生血，肝纳血，脾统血，肺行血，肾藏血，男子化而为精，女子化而为月水。血乃有形之物，属乎阴，故名四物汤。

八物汤 大补气血两虚。

四君子汤合四物汤，姜三片，枣二枚，水煎服。

十全大补汤 治气血两虚，兼助阳固卫。

八物汤加肉桂一钱，黄芪一钱，姜、枣水煎服。

人参养荣汤　治积劳虚损，四肢倦怠，肌肉消瘦，面少颜色，汲汲短气，饮食无味。

人参一钱　当归一钱　陈皮一钱　黄芪蜜炙，一钱　桂心一钱　白术一钱　甘草炙，一钱　白芍药二钱　熟地酒浸，二钱　茯苓一钱　五味子七分　远志去心，炒，五分

上锉一剂，姜三片，枣二枚，水煎服。

固真饮子　治中年以上之人阴阳两虚，元气不足，头每痛，日晡微热，少食力倦，精气时脱，腰痛骱骸，服之者，每得良效。

人参一钱　干山药一钱　当归身一钱　熟地黄二钱五分　黄柏炒，一钱　白术五分　泽泻五分　山茱萸肉五分　补骨脂五分　五味子十粒　陈皮八分　白茯苓八分　杜仲炒，断丝，七分　甘草炙，七分

上锉一剂，水煎服。

九仙酒太医院传　治诸虚百损。

八物汤四两，加甘州枸杞子八两，用生姜二两，枣十枚，煮好酒一坛，不拘时随量饮，大有补益。

六味地黄丸　治形体瘦弱，无力多困，肾气久虚，寝汗发热，五脏亏损，遗精便血，消渴淋浊等症。此药不燥不寒，专补左尺肾水，兼理脾胃。少年水亏火旺，阴虚之症，最宜服之。

泽泻二两　淮熟地黄八两，姜汁炒　干山药酒蒸，四两　山茱萸酒蒸，去核，四两　白茯苓三两　牡丹皮去骨，三两

上为细末，炼蜜为丸，如梧桐子大。每七十丸，空心白汤下。妇人血虚无子，此方更效。须加醋炒香附、当归各二两。虚劳加紫河车一具，蒸烂捣为丸。阴虚火动，加酒炒黄柏、知母各二两。心肾不交，消渴引饮，加麦门冬三两，五味子二两。腰膝痛，加酒洗牛膝、姜炒杜仲各三两。小便夜多，去泽泻，加盐酒炒益智仁三两。兼补右尺相火，加制附子、童便煮官桂各二两。遗精，加牡蛎三两。嗽，加五味子三两。

神仙既济丹少保刘公方　专补诸虚百损，五劳七伤，滋肾水，降心火，补脾土。添精髓，益气和血，壮筋骨，润肌肤，聪耳明目，开心益智，强阴壮阳，延年益寿。此药性气温而不热，清而不寒，久服则坎离相济，阴阳协和，火不炎而神自清，水不渗而精自固。此平补之圣药也。

山药酒蒸，三两　牛膝酒洗，三两　杜仲酥炙，二两　巴戟汤泡，二两　五味子二两　白茯苓二两　枸杞酒洗，二两　小茴盐水炒，二两　苁蓉酒洗，二两　山茱萸酒蒸，去核，晒干，二两　石菖蒲去毛，二两　远志甘草水泡，去骨，晒干，二两　黄檗酒炒，四两　知母去毛，酒炒，二两　生地酒蒸，二两　熟地酒蒸，二两　麦冬去心，二两　人参去芦，二两　菟丝子酒煮烂，捣成饼，焙干，二两　甘菊酒洗，二两　山栀子炒黑，二两　广橘红一两　天冬汤泡，二两　当归酒洗，二两　龙骨火煅过，二两

上为末，炼蜜，和枣肉为丸，如梧桐子大。每服七八十丸，空心淡盐汤送下。

天王补心丹　宁心益志，壮力强精，安神魂，定惊悸怔忡，祛烦热，化痰涎稠浊。

熟地二两，酒洗　白茯苓二两　丹参二两　柏子仁去壳，二两　百部二两　石菖蒲二两　牛膝酒洗，二两　杜仲酥炙，去丝，二两　当归酒洗，二两　枣仁炒，二两　玄参二两　天门冬去心，二两　五味子二两　人参二两　白茯神二两　远志甘草水泡，二两　桔梗一两　甘草一两　麦门冬一两

上为细末，炼蜜为丸如弹子大，金箔为衣。每服一丸，临卧灯心、红枣煎汤，细嚼送下。

接命膏　治气血虚弱，痰火上升，及中风不语，左瘫右痪，腰疼膝痛，动履不便，一切虚损。

人乳二盏，肥白女人内外无热者佳　梨汁一盏

上二味，倾入银锡旋中，置沸汤内顿滚，有黄沫起，开清为度。每五更后一服，大能消痰补血。

三才大补膏刘太府传

生地黄一斤 熟地黄一斤 天门冬四两 麦门冬四两 人参四两 甘枸杞四两 牛膝四两 何首乌八两

上咬咀，勿犯铁器，同入大砂锅内，用水二十碗，煎至七碗，取汁别贮，渣如前再煮九次，共得汁七十碗，滤渣极净，别用中等砂锅，入汁七碗，慢火煎熬，耗汁一碗，方添一碗，六十三碗皆添尽，则汁已浓矣，盖抵得汁六碗，却用山白蜜去蜡，可一斤半，同前药入砂锅内，重汤煮汁，滴水不散，则成膏矣。磁罐盛之，埋土中七日，取出，如前再煮一昼夜，再埋一宿，乃分贮小罂内封固，以次取用。自煎至煮，但用桑柴火，药本寻常，妙在火候。不拘时以醇酒调服，味美而功多。若惩忿窒欲之人，又深居简出，时服此膏，亦可以擅其天年矣。七年之艾，不可不早为之用也。

天真接命丹方上异人传

用无病室女月经，首行者为最，次二次者为中，次四五次为下，然亦可用。取法：以黑铅打一具，形如黄衣冠子样，俟月信动时，即以此具令老媪置阴户上，以绢幅兜住，接具取起，顿磁器中，再用前具再取，约二三盅许，澄沉底，红如朱砂，此为母气真元也。其面如黄色浮起，此为发水也。即用绵纸轻轻拖渗去。却用极细白净好茯苓为末，用熟水浮去木屑，取沉底者晒干，捣入红铅中，如和面然，多寡软硬，以意消息。打作薄薄饼子，阴干待用，不可犯铁器。既干，研成细末，以麻黄一大把，锉煎成极浓膏子，用绵布绞滤去渣，入前末中，以成丸为度，如绿豆大。以老坑辰砂，研细末为衣，用银药罐盛之收存，以黄蜡封口。每服五十丸，或七八十丸，服后静坐无风处所，略有微汗验。药性流行，充溢四肢、经络、皮毛之间。如服后发热作渴，此元气虚，药性到也。须服乳汁数盏以止之。服药后，三日内蔬食，不可吃油腻之物。此药进二三次，或越三五年，又进二三次，立见气力焕发，精神异常。

草木之药千百服，不如此药一二服。盖人自十六岁已往，精气渐减，不但男女之欲足以损败，一与事应，则视听言动，皆耗散精气之原。故禅氏面壁，仙家坐关。此药采自人身，产从元始，非若金石草木之有偏胜，实可全挽回造化之功。养生君子，珍之重之。

阳炼秋石法京师传

童便一缸。牙皂煎水二三碗，入缸内用柳条乱搅起白泡，用勺撇去，随搅随撇，令泡尽澄清许久。上去其泡，下去其垢腻，惟取中间清水，入锅内煎熬。用木柴火，先文后武，熬二三碗；又加童便半锅，又熬至干，又加又熬，至缸中童便尽乃止。熬至焦干，入香油一碗，从锅周围倾入锅底，用极猛火烧过透红无油气，连锅掇起，放地上，待冷一时，自然成块而起，研罗细末，用净水二碗，入内搅匀，如米汤样。澄一二日，再搅起，倾入好雪白连四纸十数层盛药下，用竹篾为梢箕，水浸一宿，去竹内黄水令净，将纸放竹箕内，下用磁器盛之。滤下极清水，于磁器内滤令干，收入锅内，将纸渣再入水搅，如上法滤之。将先滤清水，用广锅一口，以缸瓦打磨令光如银白，入内用炭火熬，令干为度。抓起放纸上，再将锅又打磨净，又熬第二次清水如上法，只要洁净，得如雪之白。

阴炼秋石法京师传

用童男童女便各二桶，入半旧瓦缸内，入净水一桶，柳棍搅千余下，澄半日，待清括去清者半桶，又入水一桶，如前搅、澄，却括一桶。如此七日，一日两次，共十四次，将清水尽倾去，止留秋石，倾放皮纸上，下用杉木板，或柏木板，盛贮晒干。或日晒夜露，取其日精月华；或以人乳拌晒，入丸药内；或单用枣肉为丸，如梧桐子大。每服五七十丸，空心好酒送下。大有补益，善降虚火，其功不可尽述。

取红铅法

用室女经血，或首经最佳。以布帛用烧酒洗过晒干用之。以乌梅水澄之，取出，入乳香末少许，乳汁为丸，如樱桃大。每嚼一丸，取女人气一口，乳汁送下。治诸虚百损，五劳七伤，神效。

神仙伏气秘法 刘云簇传　治诸虚百损，五劳七伤，延年益寿。

橐籥

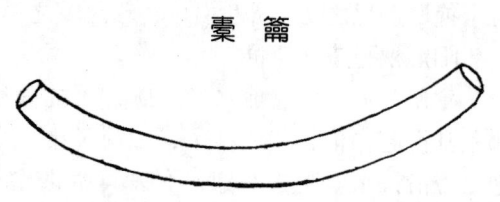

先于辰戌时，行安命之功，于右鼻进药吹气。

十六　十四　十二　十　八　六　四止

次日寅时，行进阳火之功，于左鼻进药吹气。

三　五　七　九　十一　十三　十五　十七止

于戌时退阴符，仍照行十六至四止。

每行之时，先令病人仰面平枕，口嚼热水，或乳香酒一口，然后令童女照前数吹之。吹法：先取红铅，用未破身童女所行经脉，以夏布揉洗令净，或净花亦可，捩下晒干。如用时，将热童便洗下，晒干收起。临用时，以童便化开，滴于橐籥小头口边，入鼻内，将大头令童女口嚼，使力吹之，如上法。病人候吹气即吸入。童女忌葱、蒜、酸、辣之物，久久行之，能接补天年。行后如觉内热，可服人乳，即能解之。

三元丹　补虚损，接天年。

红铅一两　人乳一两　乳香一钱　辰砂一钱　秋石一钱，用童便入瓦器内，用扫净新砖数块入内，浸七日取出，冬天放阴地上，夏月埋土内，要极深，日久自生白石，扫下用

上共为末，即以人乳调和。将鸡蛋一枚，磕一孔，倾出清，黄不用，纸展干净，将药末入内，封固紧密，放群弹内，抱三七日取出，丸如梧桐子大，金箔为衣。如干，再添入乳汁为丸。每服三丸，人乳送下，五更空心服，汗出至足为度，不可见风。

痼冷

证

痼冷者，谓痼久而冷也。痼者，固也；冷者，寒之甚也。人之脏腑禀受不同，亦或将理失宜，遂致偏废，故方中有痼冷、积热之说。痼冷，中寒也。其病多由真阳虚弱，胃气不实，复啖生冷冰雪、水酪诸寒之物，或坐卧阴寒久湿之地，以致脏腑久痼而冷。其为病也，或手足厥冷；或腹中久痛，溏泄无度；或腰腿重痛，如坐水中；或阴痿不举，寒精自出；或久呕逆，饮食不进；或自汗战栗；或大腑洞泄；或小便频数。此皆痼冷之为病也。

治

治之之法，宜温补下元，健脾养胃，祛寒邪，固真气，使阳气得复，阴阳平和，则无偏胜之患而病愈矣。

凡脱阳症，或因大吐大泻之后，四肢逆冷，元气不接，人事不省；或伤寒新瘥，误与女人交接。其症小腹紧痛，外肾拳缩，面黑气喘，冷汗自出，是名脱阳证，须臾不救。急用葱烫法，更灸气海在脐下一寸五分、关元在脐下二寸，各五十壮，内服姜附汤、五积散之类。然后可服黑锡丹，或灸男左女右中指一壮，再灸关元穴七壮。

凡阴证身静而重，语言无声，气少难以喘息，目睛不了了，口鼻气冷，水浆不入，大小便不禁，面上恶寒，有如刀刮，先用葱熨法，次服四逆汤。

方

回阳返本汤 云林制　治急阴证，手足冷，指甲青，少腹疼痛，外肾挛缩。

人参一钱　白术一钱　干姜一钱，炒　丁香八分　甘草一钱　陈皮一钱　半夏制，一钱　大附子制，一钱　茯苓八分　神曲炒，六分　白豆蔻八分　沉香五分

上锉一剂，生姜三片，枣二枚，盐少许，水煎服。外于脐上用熟葱贴，冷则复易。外

肾并阴囊以绢帛扎住，用炒盐款款烙之。再用炒盐熨胸膈、胁肋、上下小腹。如急阴不省人事，用盐填满脐中，艾火灸之，以醒为度。或大便闭结，以利气丸通之。

敛阳丹 治阴寒痼冷。

丁香一两 砂仁一两 白豆蔻一两 红豆二两 人参五钱 厚桂一两 大附子二两 干姜一两，炒 良姜二两，炒 均姜二两，炒

上为末，好酒煮米糊为丸，如梧桐子大。每服五七十丸，空心温酒送下。

黑豆酒 治症同前。

黑豆不拘多少，锅内炒熟，以好酒淬之，就以碗盖，勿令泄气，候温饮酒，大效。

回春散 杨小川传 治阴冷如神。歌曰：

一钱白矾八分丹，二分胡椒细细研，焰硝一分共四味，酽醋调和手内摊。男左女右合阴处，浑身是汗湿衣衫，此方用者如神效，不义之人不可传。

助阳散 秘方 治极冷急症。

芥菜子七钱 干姜三钱

上为末，水调作一饼贴脐上，以绢帛缚住，上置盐以熨斗熨之数次，汗出为度。又将病人小便，攀阴茎，往上尽头处，用艾炷灸七壮，神效。

回阳丹 秘方

干姜一两 牡蛎一两

上为细末，以火酒调稠，搽手上，男子用双手揉外肾即愈，女子以男子手搽药，急按两乳，仍揉擦热，汗出则愈。

固阳膏 秘方 治因女色，致成阴证。

生白矾三钱 黄丹二钱 干姜五钱 母丁香十个 胡椒十五粒

上为末，用醋和得所，以男左女右手握药搭脐上，被盖少顷，汗出即愈。

虚 劳

脉

虚劳之脉，或浮大，或弦数。大者劳也，弦者亦劳。大弦易治，血气未衰，可敛而正

也。弦者难治，血气已耗而难补。双弦则贼邪侵脾，加数则殆矣。又曰：骨蒸劳热，脉数而虚，热而涩少，必殒其躯，加汗加嗽，非药可除。

证

夫劳之为言，言剧也，故以劳瘵为难治之疾。古方虽分六极、六损、五劳、七伤、五尸、九虫、十疰、二十四蒸之症种种不同，大抵皆由少年之时，嗜欲无节，起居不时，或七情六淫之所伤，或饮食劳倦之有过，渐至真阴衰虚，相火炽焰，火旺则销烁真阴，而发蒸蒸之燥热也。盖火冲于上焦者，发热之中，则兼咳嗽喘急，吐痰吐血，肺痿肺痈等症；其火结于下焦者，发热之中，则兼淋浊结燥，遗精盗汗，惊悸腹痛等症也；妇人则兼月水不通之类。及其火炽既久，气必伤矣。伤则不能运化水谷，水谷停留，而湿热生虫生积之由也。虫积日深，变异莫测，啮人心肺，蚀人脏腑精华，殆莫能救矣。况其亲炙之人，熏陶日久，受其恶气，多遭传染，是曰传尸，即前所谓九虫、十疰、二十四蒸之类是也。得病日浅，犹当施治，姑息日久，或至发热不休，形体尪羸，真气将脱，事不及矣。

治

治之之法，惟滋阴降火，是澄其源也；消痰和血，取积追虫，是洁其流也。及灸膏肓、崔氏四花穴，无有不效。近世以来，多以紫河车加补肾清心退热之药治之，获效者亦多矣。医者可不以补虚为主，而兼去邪矣乎！

凡阴虚证，每日午后恶寒发热，至晚亦得微汗而解，脉必虚濡而数，绝类疟疾。但疟脉弦，而虚脉大为辨耳。若误作疟疾治之，多致不救。

方

滋阴降火汤 王节斋曰：男子色欲过度，损伤精血，必致阴虚火动之病，睡中盗汗，午后发热，哈哈咳嗽，怠倦无力，饮食少思。甚则痰涎带血，咯血唾血，或咳吐衄血，身

热，脉沉数，肌肉消瘦，此为劳瘵，最重难治。轻则用药数十剂，重者期以岁年。然必须病人爱命，坚心定志，绝房事，息妄想，戒恼怒，节饮食，以自培其根。不则虽服良药，亦无用也。此病治之于早，尤为不易；若到肌肉消尽，沉困着床，六脉躁疾，则更难为矣。此方治色欲症，先见潮热盗汗，咳嗽倦怠，称早服之，愈可必矣。

当归身酒洗，一钱二分　川芎一钱　白芍药酒炒，一钱　生地黄酒洗，五分　熟地黄姜汁炒，一钱　天门冬汤泡，去心，一钱　黄柏蜜炙，七分　知母蜜炙，一钱　陈皮七分　白术一钱三分　干姜炒黑，三分　甘草炙，五分

一方，去干姜，加玄参、贝母、麦门冬、五味子，甚效。

上锉一剂，生姜煎，加竹沥、童便、姜汁同服。若咳嗽甚，加紫菀、款冬花、五味子、杏仁。喘，加桑白皮。若痰多，加制半夏、贝母、瓜蒌仁、白茯苓。若潮热甚，加柴胡、知母、地骨皮。若盗汗多，加酸枣仁、牡蛎、浮小麦。若遗精梦滑，加龙骨、牡蛎、山茱萸肉。若赤白浊，加白茯苓、黄连。若兼衄血咳血，出于肺也，加桑白皮、黄芩、山栀子。若兼嗽血痰血，出于脾也，加桑白皮、贝母、黄连、瓜蒌仁。若兼呕吐血，出于胃也，加山栀子、黄连、干姜、蒲黄、韭汁、姜汁。若兼咯唾血，出于肾也，加桔梗、玄参、侧柏叶。

此症属火，大便多燥，然当愈加搏节爱养，勿令泄泻。若脾胃一坏，则前项寒凉之药难用矣。倘遇如斯，急服理脾固本健胃之剂。

理脾固本汤

白术炒，一钱　白茯苓一钱　陈皮八分　半夏制，八分　神曲炒，一钱　麦芽炒，一钱　甘草炙，七分

上锉一剂，姜、枣煎服。候脾胃气固，然后用前本病药。

清离滋坎汤云林制　眉批：此方治劳瘵阴虚火动者　治阴血虚相火旺，盗汗潮热，

咳嗽吐痰，一切虚劳等症，并加治之。

生地黄二钱　熟地黄二钱　天门冬一钱　麦门冬一钱　当归酒洗，一钱　白芍酒炒，一钱　山茱萸酒蒸，去核，一钱五分　干山药一钱　白茯苓八分　白术土炒，一钱　牡丹皮一钱二分　泽泻八分　黄柏蜜炒，八分　知母蜜炒，八分　甘草炙，七分

上锉一剂，水煎服。嗽盛，加紫菀、款冬花。痰盛，加贝母、瓜蒌仁。热盛，加地骨皮。心下怔忡，加远志、酸枣仁。

吐血，加山栀子、茅花。鼻衄，加桑白皮、韭汁。

东实西虚泻南补北汤　治酒色过度，妄泄真阴，阴虚火动，火旺痰多，发热咳嗽，咯血唾血等症。

黄连淡姜汁炒，四两，泻南方火，宽心下痞满，止呕吐之要药也　黄柏盐水炒，六两。补北方水，除热济阴，抑诸火之要药也　枯芩生用，二两，清肺滋源　知母去毛，三两，降北方右尺相火，除骨蒸劳热要药　贝母去心，四两，用瓜蒌仁煮汁浸一宿，清西方金，消痰解烦　桔梗二两，引诸药至西方肺金之地，助子扶母之虚也　杏仁去皮尖，三两半，收敛耗散之金，乃降气生津之药也　五味子盐水炒，三两，滋少阴不足之水，收大有耗散之金　紫菀去土，二两半，用沉香煎水浸晒，大降气止嗽　当归童便浸，二两，补血和血之圣药　赤芍药生用，二两半，平东方有余之木，安中央不足之土　生地黄酒洗，三两，凉血生血，清荣中之伏火　天门冬汤泡，去心，四两，润肺清痰中血，止吐血，清诸经混杂之血　天花粉二两，止渴生津　白术麸炒，一两半，益脾土以生肺金　白茯苓二两，泻诸经火于小便中出

上锉。每服八钱，乌梅一个，灯心三分，水煎温服。吐衄盛，加茜根、大小蓟、藕节、白茅根、侧柏叶、京墨。痰盛，加半夏、前胡、竹沥、荆沥。喘急，加瓜蒌仁、石膏、葶苈、桑白皮、紫苏子、沉香、枇杷叶。热甚，加柴胡、地骨皮、连翘、银柴胡。风盛，加防风、荆芥穗、酸枣仁、薄荷、甘菊花、旋覆花。寒盛，加人参、黄芪、桂枝。心下

怔忡惊悸，加茯神、远志、柏子仁、酸枣仁。胁下气膨，加枳壳、青皮、白芥子。淋浊，加猪苓、泽泻、木通、车前子。小便涩，加木通、石韦、滑石、海金砂。遗精，加牡蛎、莲子肉。盗汗，加黄芪. 牡蛎、麻黄根、浮小麦。热燥，加滑石、石膏、火麻仁、山栀子。

三和汤云林制　治咳嗽痰盛，潮热阴虚。

当归一钱五分　川芎五分　白芍药一钱　熟地黄二钱　陈皮八分　制半夏八分　茯苓一钱　黄连姜汁炒，一钱　枯芩八分　黄柏炒，八分　山栀炒，八分　枳壳八分　桔梗　杏仁去皮尖　桑白皮　五味子去梗　知母去毛　贝母去心　玄参　白术土炒　阿胶蛤粉炒，或面炒成珠子　马兜铃　甘草各等分

上锉一剂，生姜三片，水二碗，煎八分，空心服。

清肺滋阴散杜次泉传　眉批：此方治劳瘵阴虚兼有实热者。治酒色太过，斫丧真阴，阴火上升，肺金受侮，以致唾痰稠浊，咳嗽咽疮。

川芎酒洗，一钱　白芍炒，一钱半　生地黄二钱　白术炒，一钱　陈皮一钱　白茯苓八分　黄柏蜜炒，一钱　知母一钱　贝母去心，一钱　紫菀八分　五味子六分　款冬花八分　麦门冬一钱　地骨皮一钱　黄连炒，五分　远志甘草汤泡，八分　酸枣仁炒，六分　甘草四分

上锉一剂，加生姜一片，竹沥三匙，煎服。心下怔忡，夜卧不寐，加人参八分。心烦躁乱，加枳实六分，竹茹六分。如痰涎壅盛，加瓜蒌仁六分，天花粉一钱。如咽喉有疮，用通嗌散吹之。通嗌散方见咽喉

坎离膏黄宾江传　治劳瘵阴虚发热，咳吐咯血等症。

川黄檗四两　知母去毛，四两　生地黄二两　熟地黄二两　天冬去心，二两　麦冬去心，二两　杏仁去皮，七钱　胡桃肉去皮，四两　白蜜四两

上先将黄柏、知母用童便三碗，水三碗，共六碗，侧柏叶一把，煎至三碗，去渣；入

天麦冬、生熟地于汁内，再添水二碗，煎数百沸，滤汁置一边。将天麦冬、生熟地渣捣烂如泥，再用水二碗另煎，约耗其半，和入前汁。再将杏仁、胡桃仁用水擂烂，滤过汁，再擂再滤，勿混入渣，同蜜入前汁内，慢火熬成膏子，入水内，去火毒。每服三五匙，侧柏叶煎汤，空心调服。忌犯铜铁器。

宁嗽膏京师传　治阴虚咳嗽，火动咯血，服之敛肺。

天冬去心，半斤　杏仁去皮，四两　贝母去心，四两　百部四两　百合四两　款冬花五两　紫菀三两　白术四两

上锉，用长流水二十碗，煎五碗，滤渣再煎，如是者三次，共得药汁十五碗，入饴糖半斤，蜜一斤，再熬，又入阿胶四两，白茯苓细末四两，和匀如膏。每服三五匙。

玄霜雪梨膏秘方　生津止渴，除咯血吐血，及治劳心动火，劳嗽久不愈。消痰止嗽，清血归经。

雪梨六十个，去心、皮，取汁三十盅，酸者不用　藕汁十盅　新鲜生地黄捣取汁，十盅　麦门冬捣烂煎汁，五盅　萝卜汁五盅　茅根汁十盅

上六汁，再重滤去渣，将清汁再入火煎炼，入蜜一斤，饴糖半斤，柿霜半斤，姜汁一盏，入火再熬如稀糊，则成膏矣。如血不止，咳嗽，加侧柏叶捣汁一钟，韭白汁半钟，茜根汁半钟，俱去渣，入前汁内，煎成膏服之。

清火永真膏京师传

生地黄四斤，捣汁　天门冬六两　款冬花茸六两

上以天冬、款冬水熬，取渣捣烂再熬，然后入地黄汁煎炼成稠，入白蜜一斤再煎；再用五味子一两，另熬汁半钟，入膏内再煎，至稠黏为度。每日用一二次。

噙化丹秘方　眉批：此方理劳嗽治标之剂　治阴虚劳嗽。

天门冬一两，酒蒸，瓦焙　麦门冬一两，酒蒸，瓦焙　生地一两五钱　熟地一两五钱　知母一两，酒炒　贝母一两，炒　杏仁一两，炒　紫

菀一两，炒　款冬花二两，水洗，焙干　阿胶八钱，蛤粉炒成珠　当归一两，酒洗，焙干　枳实一两，炒　桔梗一两，炒　半夏一两，制　黄连一两，炒　黄芩一两，炒　米仁七钱，炒　花粉一两，炒　青礞石煅，八钱　薄荷二两，水洗，焙

上为极细末，炼蜜丸如弹子大。夜卧口噙化下。

抑心清肺丸 秘方　治肺热咯血咳嗽，兼治血痢。

黄连三两　赤茯苓三两　阿胶二两

上，以上二味为极细末，水熬阿胶和丸，如梧桐子大。每服五六十丸，食后米饮送下。盖连、苓有降心火之功，阿胶具保肺金之力，则嗽除血止而病自愈矣。

小金丹 方外异人传　治劳瘵吐痰吐血，发热咳嗽。

哑芙蓉一钱　朱砂三分　麝香三分

上为细末。外用高良姜四两，切碎，烧酒泡三日，去酒，入水十碗，煎至二三碗，滤去渣，慢火熬成膏，再入乳汁半盏，再熬，入前药为丸，如黄豆大，金箔为衣。每服一丸，先吃梨一片，然后以药丸嚼下，再吃梨一片。痰嗽顿止，发热即退。

神灸法　治传尸劳虫。

于癸亥日灸两腰眼，低陷中是穴。每穴灸艾七炷，若灸九炷、十炷尤妙。先隔一日前点穴，方睡至半夜子时，一交癸亥日期，便灸。其虫从大便中出，即用火焚之，弃于江河中。如虫有黑嘴者，则其在内已伤入肾脏矣，此不可治。虫宜谨避，瘵有数虫，如蜈蚣，如小蛇，如虾蟆，如马尾，如烂面，如乱丝，如苍蝇，如壁油虫，上紫下白，形锐足细而有口，或如白蚁，孔窍中皆出。此劳瘵根毒，若传至三人，则如人形，如鬼状。

予观近世阴虚火动之疾，十无一活，何也？盖由色欲劳役之过，七情五味之偏，遂至真元渐耗，虚火上炎，劳瘵之疾作矣。方履霜之始，饮食如旧，起居如常，惟咳嗽一二声，自谓无恙；且讳疾忌医，灭身无悟；

及蔓延日久，倒卧于床，而坚冰已至矣。良可哀哉！若遇名医，必用滋阴降火健脾之药，以培其本，缓缓投以数十剂，庶可少济。如求医心亟，效期旦夕，服药未几数剂，遂谓无功，躁急火热而阴火愈动。有等医者，见其无回生之理，遽用峻药劫之，以纾目前之急，则将不俟终日而死期将至矣。以余意揆之，方疾之始作，必致谨于三事而后可。三者维何？一要遇名医，二要肯服药，三要能禁戒，三者缺一不治也。余敬书于方末，以为遘是疾者警云。

失　血

脉

诸证失血，皆见芤脉，随其上下，以验所出。大凡失血，脉宜沉细，设见浮大，后必难治。

证

夫失血之证，非止一端。有吐血，有咳血，有唾血，有咯血，有衄血，有溺血。虽有名色之异，大概俱是热证，但有新旧虚实之不同耳，或妄言寒者，误也。丹溪曰：血从上窍出，皆是阳盛阴虚，有升无降，血随气上，越出上窍。法当补阴抑阳气，气降则血归经：

吐血者，吐出全血是也。因血溢妄行，流入胃脘，令人吐血。有因饮食过饱，负重伤胃而吐血者；有因思虑伤心，及积热而吐血者；有伤心肺而吐血者；有因思伤脾而吐血者；有因肺生痈疽而吐血者；有从高坠下，伤损内脏而吐血者；有伤寒不解，邪热在经，随气上涌而吐血者。

吐血者，或因四气伤于外，七情动于内；或饮食房劳，坠闪伤损，致荣血流聚膈间，满则吐嗌，世谓妄行；或吐瘀血，此名内伤。

治

有先吐血后见痰嗽者，是阴虚火动，痰不下降，四物汤为主，加清痰降火药。有先见痰嗽，后吐血者，是积热，降痰火为急。

有暴吐紫血成块者，是热伤血结于中，吐出为好，用四物汤加清热药调之。吐血亦有因怒而得者。经曰：怒则气逆，甚则呕血。怒则暴甚故也。吐血不止，用干姜炮，为末，童便调服，此从治之法也。

一、咳血者，嗽出痰内有血者是也，因热壅于肺而成。久嗽损肺，亦能嗽血。壅于肺者易治，不过凉之而已；损于肺者难治，以其不足也。热嗽有血者，宜金沸草加阿胶；劳嗽有血者，补肺汤加阿胶、白及；嗽血损肺，宜薏苡仁炒为末，蘸熟猪肺食之；如热嗽咽痛，痰带血丝，或痰中多血而色鲜者，并宜服金沸草散。如服凉剂不愈，此非热症，宜杏子汤主之。

一、唾血者，鲜血随唾而出者是也。此出于肾，亦有瘀血内损，肺气壅遏，不得下降。用天麦冬、知母、桔梗、黄柏、熟地黄、远志，或加干姜。

一、咯血者，不嗽而咯出血疙瘩者是也。用姜汁、童便、青黛入血药中用之，或入四物汤、地黄膏、牛膝膏之类。

一、衄血者，鼻中出血也。此出于肺，以犀角、升麻、栀子、黄芩、芍药、生地黄、紫参、丹参之类治之。

一、溺血者，小便中出血也，乃膀胱所致。用炒黑山栀水煎服之，或用小蓟、琥珀。小蓟治下焦结热血淋。溺血，因血虚者，四物加牛膝膏。

一、下血者，大便出血也，乃脏腑蕴积湿热之毒而成。或因气郁酒色过度，及多食炙煿热毒之物，或风邪所冒，或七情六淫所伤，使气血逆乱，荣卫失度，皆能令人下血。

予尝治诸虚吐衄咯血，药中每入童便一合，其效甚速。凡单服，重汤顿服，无不效应。盖溲溺降火滋阴，又能消瘀血，止吐衄诸血。先贤有言：凡诸失血，服寒凉十无一生，服溲溺百无一死。斯言信矣。每用童便一盏，少入姜汁二三点，搅匀徐徐服之，日进二三次。如天寒，却以重汤顿温服。服此，但以进饮食相远为佳。

方

全生饮 云林制　眉批：此方治诸失血之总司也。　止吐血、衄血、嗽血、咯血、唾血。

藕汁磨墨一寸　梨汁　茅根汁　韭汁　生地黄汁各一两　刺刺菜汁　萝卜汁　白蜜　竹沥　生姜汁　童便各半盏

上合一处，频频冷服。此方乃治诸失血之总司。

犀角地黄汤 治上焦有热，口舌生疮，发热，或血热妄行，或下血，及不嗽血自来者，并宜服之。

乌犀角镑，一钱半　生地黄二钱　赤芍药一钱　牡丹皮一钱　加黄芩一钱　黄连一钱

上锉一剂，水二钟，煎一钟，温服。肝经血，加条芩。心经血，加黄连、麦门冬。脾经唾血，加白芍药、百合。肺经衄血，加天门冬、山栀、百部。肾经血，加玄参、黄柏、知母。三焦涌血，加连翘、地骨皮。胆经血，加柴胡、淡竹叶。胃经吐血，加大黄、干葛。心胞血，倍牡丹皮，加茅根。大肠便血，加炒山栀、炒槐花。小肠溺血，加炒栀子、木通、牛膝、茅根。积热，加大黄、芒硝。吐血不止，加大黄、桃仁。

止血立应散 王双湖方　治吐衄不止如神。

大黄酒浸，五钱　青黛一钱　槐花炒，一钱　血余五钱，煅存性

上为末。每服三钱，用栀子、丹皮各二钱，煎汤调，食后服。有热，汤内加地骨皮三钱。

清热解毒汤 眉批：此方凉血止血之剂。治吐血、衄血。

升麻二两　干葛五钱　赤芍药五钱　生地黄一两　牡丹皮五钱　黄连五钱　黄檗八钱　黄芩五钱　桔梗五钱　栀子五钱　甘草五钱　连翘五钱

上锉，每剂一两，水二钟，煎一钟，温服。

清热滋阴汤 眉批：此方止瘀血生新血之剂。治吐血、衄血、便血、溺血。

当归酒洗，三分　川芎酒洗，七分　生地酒洗，二钱　黄柏酒炒，三分　知母酒炒，五分　陈皮酒洗，三分　白术炒，五分　麦门冬一钱五分　牡丹皮一钱　赤芍药七分　玄参一钱　山栀炒黑，一钱半　甘草五分

上锉一剂，水煎温服。身热，加地骨皮一钱、柴胡五分、子芩一钱。吐、衄血，加炒干姜七分。柏叶、茜根、大小蓟各一钱。大便血，加炒槐花、地榆、百草霜各一钱。溺血，加炒黑山栀子、车前子、小蓟、黄连各八分。四病血俱用阿胶珠五分，姜汁、韭汁、童便同服。

止鼻衄方 刘尚书传

百草霜　发灰二物等分　清烟墨一锭　童便　韭汁　无灰老酒各一钱

上，下三味合一处，用墨浓磨，调上二物服。

陈槐汤 刘尚书传　治吐血衄血不止。

当归头、尾，二钱　川芎二钱　赤芍药二钱　黄芩二钱　槐花二钱　陈皮二钱　侧柏叶蜜炒，二钱　乌药二钱　山栀子七个　藕节三分　细茶三钱

上用水二钟，煎一，不拘时热服。

通关止血丸 秘方　治鼻衄。

枯白矾一钱　沉香三分　半夏四个　糯米十四粒　麝香一分

上为末，面糊为丸如豌豆大。每用二丸塞左右两耳，即服陈槐汤。

治鼻衄良方

用大蚯蚓数十条捣烂，井花水和稀，患轻澄清饮，重则并渣、汁调服，立愈。

扎指法 治鼻衄不止。

用线紧扎中指中节，如左鼻孔出血，扎右手指；右鼻孔出血，扎左手指；两孔俱出，左右俱扎之。

鼻衄不止，用水纸搭在鼻冲上，随用秘方。

栀子炒黑　百草霜　龙骨火煅　牡蛎火煅　京墨　血余煅存性

上为末，用茅花水蘸湿，蘸药入鼻孔。

如无茅花，将纸拈水湿，蘸药入鼻中，真良法也。

自汗　盗汗

脉

汗脉浮虚，或涩，或濡，软大洪散，渴饮无余。脉大而虚，浮而软者，汗。在寸为自汗，在尺为盗汗。伤寒脉阴阳俱紧，当无汗。若自汗者，曰亡阳，不治。

证

夫汗者，心之液也。心动则惕惕然而汗出也。有自汗者，有盗汗者。自汗者，不因发散而自然出也；盗汗者，睡而汗出，及觉则不出矣。自汗之症，未有不由心肾俱虚而得者。故阴虚阳必凑，发热而盗汗；阳虚阴必乘，发厥而自汗。此阴阳偏胜之所致也。丹溪曰：自汗属气虚、属痰与湿；盗汗属阴虚，相火炽盛。其伤寒、伤暑、伤风、伤湿、痰嗽等自汗，各载本门。其无病而汗常自出，与病后多汗，皆属表虚卫气不固，荣血泄漏，宜黄芪建中汤加浮麦煎，黄芪六一汤或玉屏风散。或身温而常出冷汗，或身冷而汗亦冷，别无他病，并属本证。凡汗出发润，一不治也；汗出如油，二不治也；汗凝如珠，三不治也。

治

治内伤及一切虚损之症，自汗不休，总用补中益气汤，少加附子、麻黄根、小麦，其效捷如影响。但升麻、柴胡，俱用蜜水拌炒，以杀其升发涌汗之性；又欲其引参、芪等药至肌表，故不可缺也。如左寸脉浮洪而自汗者，心火炎也，本方倍参、芪，加麦门冬、五味子、黄连各五分。如左关脉浮弦而自汗者，挟风邪也，本方加桂枝、芍药。若无阴虚，只用桂枝汤可也。左尺脉浮洪无力而自汗者，水亏火盛也，本方加黄柏、知母各五分，熟地黄一钱，壮水之剂以制阳光。如右寸脉浮洪，或伏而滑，此挟痰也，依本方加知母、贝母、天花粉各八分。如右关脉

浮洪无力而自汗者，此脾元怯弱也，只依本方倍参、芪。右尺脉洪数无力而自汗者，或盗汗，相火挟心火之势，而凌伐肺金也，宜当归六黄汤。

方

玉屏风散　治自汗腠理不密，易感风寒。

防风一两　黄芪一两　白术二两

一方，加浮小麦、茯苓、牡蛎、麻黄根、甘草。

上锉一剂，生姜一片，水二钟，煎一钟，空心温服。

黄芪汤　治元气虚弱自汗。

黄芪二钱二分　当归一钱二分　生地一钱五分　天门冬一钱五分　麦门冬一钱　五味子七分　防风五分　白茯苓一钱五分　麻黄根一钱　甘草八分　浮小麦一撮，炒

上锉一剂，水煎温服。

黄芪建中汤　治内虚挟外感自汗。又补诸虚不足，羸乏少力，大益荣卫。

黄芪二钱　肉桂二钱　白芍药三钱　甘草炙，三钱

上锉一剂，姜一片，枣二枚，水煎服。

镇液丹　思恒兄传　眉批：此方治自汗之剂。

防风一两，炒　黄芪二两，蜜炙　白术一两，略炒　中桂一两　芍药一两，酒炒　大附子二两，面裹煨，去皮、脐，童便浸炒

上为末，酒糊为丸。每服五十丸，空心温酒下。

当归六黄汤　治盗汗之圣药也。

当归一钱　黄芪一钱　生地黄一钱　熟地黄一钱　黄柏炒，七分　黄连炒，七分　黄芩炒，七分

上锉一剂，水煎，临卧服。

黄芪六一汤　眉批：此方治盗汗之剂。治虚人盗汗。

黄芪六两　甘草一两，各用蜜炙十数次，出火毒

上锉，每剂一两，水煎，空心服。

独胜散　治自汗盗汗。

用五倍子为末，津唾调，填满脐中，以绢帛缚定，一宿即止。或加枯矾末，尤妙。

白龙汤　眉批：此方治自汗盗汗兼治之剂。治六脉芤动微紧，男子失精，女子梦交及自汗盗汗等症。

桂枝三钱　白芍药三钱　甘草炙，三钱　龙骨煅，三钱　牡蛎三钱

上锉一剂，水煎温服，加枣子一个同煎尤好。

一人血气大虚，形体羸瘦，大汗如雨不止，命在须臾，诸医弗效。以十全大补汤倍用参、芪，以童便制附子，一剂即效，服不数剂，全安。

眩　晕

脉

风寒暑湿，气郁生涎，上实下虚，皆晕而眩。风浮寒紧，湿细暑虚，涎弦而滑，虚脉则无。治眩晕法，尤当审谛。先理痰气，次随症治。又曰：左手脉数热多，脉涩有死血；右手脉实有痰积，脉大是久病。

证

夫眩者言其黑，晕者言其转。其状目闭眼暗，身转耳聋，如立舟车之上，起则欲倒，皆属于肝，风邪上攻所致。然体虚之人，外感六淫，内伤七情，皆能眩晕，当以脉症别之。风则脉浮有汗，项强不仁；寒则脉紧无汗，筋挛掣痛；暑则脉虚烦闷；湿则脉沉细，重吐逆。及其七情所感，遂使脏气不和，郁而生涎，结而为饮，随气上逆，令人眩晕，眉棱骨痛，眼不可开，寸脉多沉，此为异耳。若疲劳过度，下虚上实，金枪吐衄，及妇人崩伤产后，去血过多，皆令人眩晕，当随其所因而治之。

眩晕之症，人皆称为上盛下虚所致，而不明言其所以然之故。盖所谓虚者，血与气也；所谓实者，痰涎风火也。原病之由，有气虚者，乃清气不能上升，或汗多亡阳而致，当升阳补气；有血虚者，乃因亡血过多，阳

无所附而然，当益阴补血，此皆不足之症也。有因痰涎郁遏者，宜开痰道郁，重则吐下；有因风火所动者，宜清上降火；若因外感而得者，前论须分四气之异，皆当散邪为主。此皆有余之症也。世有所谓气不归元，而为丹药镇坠，沉香降气之法。盖香窜之气，丹药助火，其不归元之气，岂能因此而复？即《内经》所谓治病必求其本。气之不归，求其本，用药则善矣。

治

丹溪曰：痰在上，火在下，火炎上而动其痰也。此证属痰者多，盖无痰不能作眩也。虽有因风者，亦必有痰。又曰：火动其痰，二陈汤加黄芩、苍术、羌活。挟气虚者，亦以治痰为主，兼补气降火药。

人因忧思劳苦，发作眩晕，眼暗耳鸣，面赤口干，发热气喘，有汗不食，六脉洪数，用十全大补汤，去桂，加生地黄、姜炒黄连、麦门冬、五味子、陈皮、酒炒黄柏、知母。

方

清晕化痰汤 云林制

橘红一钱五分　半夏制，一钱半　白茯苓一钱　甘草三分　川芎八分　白芷七分　羌活七分　枳实麸炒，一钱　南星制，六分　防风六分　细辛六分　黄芩酒炒，八分

气虚，加人参七分，白术一钱；有热，加黄连六分；血虚，倍川芎，加当归一钱五分。

上锉一剂，生姜三片，水煎。以此作丸亦可。

黑将军散 秘方　眉批：此方治痰火眩晕之剂。　治因痰火太盛，眩晕难当。

用大黄酒炒为末，清茶调下。或用大黄酒浸，九蒸九晒为末，水丸如绿豆大。每服百丸，食后临卧清茶送下，神效。

仙术通神散 治风热上壅，头旋目眩，起则欲倒，即防风通圣散去麻黄、芒硝，加藿香、砂仁、甘菊花、苍术。如风热上攻，头目昏眩闷痛，痰喘咳嗽，依本方去麻黄、芒硝，加甘菊花、人参、砂仁、寒水石。

半夏白术天麻汤 眉批：此方治气虚痰厥眩晕之剂。　治头旋眼黑，恶心烦闷，气促上喘、心神颠倒，目不敢开，头痛如裂，身重如山，四肢厥冷，不能安睡。此乃胃气虚损停痰所致。

半夏制，一钱半　白术炒，二钱　天麻一钱半

上锉一剂，生姜三片，水二钟，煎八分，食后温服。

芎归汤 眉批：此方治血虚眩晕之剂。治血虚眩晕，或去血过多之后眩冒。

川芎二钱五分　当归二钱五分

上锉一剂，水二盏，煎至八分，空心温服。

麻　木

脉

脉浮而濡，属气虚。关前得之，麻在上；关后得之，麻在下也。脉浮而缓，属湿，为麻痹；脉紧而浮，属寒，为痛痹；脉涩而芤，属死血，为木，不知痛痒。

证

丹溪曰：麻是气虚，木是湿痰死血。

治

十指麻，是胃中有湿痰死血，宜二陈汤加苍术、白术、陈皮、茯苓、桃仁、红花，少加附子行经。又宜四物汤加上药及羌活、苏木。如手指麻痹，因湿所致者，香苏散、苍术、麻黄、桂枝、白芷、羌活、木瓜，水煎；脉体虚者，用五积散亦好。

一、如感风湿，手膊或痛，或木，或遍身麻木，用五积散主之。

一、凡人手足麻木，并指尖麻者，皆痰滞经络也。宜二陈汤加竹沥、姜汁、白芥子，以祛痰火，散风气。更灸百会、肩髃、曲池、风市、足三里、绝骨，此六处共十一穴，以防中风瘫痪，但年少者不可多灸。

一、麻，用补中益气汤加当归、木香、香附、青皮、川芎，少加桂枝引经。木，用

四物汤并二陈汤，加桃仁、红花。二方俱用竹沥、姜汁、白芥子，以行经至胁肋，达痰之所在也。竹沥枳术丸、搜风顺气丸皆可选用。

麻木者，因风湿热下陷入血分，阴中阳道不行；亦有痰在血分者。其症合眼则浑身麻木痒者，血不荣于肌腠。治以参、芪，芪能助阳道；以当归能行阴道；二术、苓、甘、柏以除湿热；柴、升、芍药以升提之。痰加二陈，治当活法。

方

加减补中益气汤 治气虚手足麻木。

依本方加木香、大附子、麦门冬、防风、羌活、乌药。

人参益气汤 眉批：此方治气虚麻木之剂。 治手指麻木，四肢困倦，怠惰嗜卧。

黄芪二钱 人参二钱二分 甘草二钱二分 白芍药七分 柴胡六分 甘草炙，六分 升麻六分 五味子三十粒

上锉一剂，水煎，稍热服。

开结舒经汤 眉批：此方治气郁麻木之剂。 治七情六郁，气滞经络，手足麻痹。

紫苏八分 陈皮八分 香附醋炒，八分 台乌八分 川芎八分 苍术米泔浸三日，锉碎，炒，八分 羌活八分 南星八分，制 半夏八分，制 当归八分 桂枝四分 甘草四分

上锉，生姜三片，水煎，入竹沥、姜汁各半盏服。

清风散 眉批：此方治风气麻木之剂。 治身体麻木，遍身结核。北人谓之生饭，南人谓之鼓槌，俗谓风疙瘩，俱属热气滞。

防风五分 荆芥三分 羌活五分 独活五分 连翘五分 当归五分 赤芍药一钱 生地黄五分 苍术一钱 陈皮一钱 半夏制，一钱 白茯苓一钱 乌药七分 槟榔五分 木瓜六分 牛膝七分 木香三分 黄连五分 玄参七分 鼠黏子炒，五分 草薢二钱 金银花六分 升麻一钱 白蒺藜炒，八分 防己五分

上锉一剂，姜三片，葱白五寸，水二盏，煎八分服。

癫 狂

脉

癫脉搏大滑者生，沉小紧急则不治。热狂脉实大生，沉小死。癫狂虚可治，实则死。

证

夫癫者，喜笑不常，而颠倒错乱之谓也。狂者，狂乱而无正定也。故心热盛，则多喜而为癫也；肝热盛，则多怒而为狂也。甚则弃衣而走，登高而歌，逾垣上屋，骂詈不避亲疏。是盖得之阳气太盛，胃与大肠实热燥火郁结于中而为之耳，此则癫狂之候也。大抵狂为痰火实盛也，治当大吐大下；癫为心血不足，多为求望高远，不遂其志者有之。

治

治以安神养血，兼降痰火。

心风者何？盖君火者，心因怒发之，相火助盛，痰动于中，挟气上攻，迷其心窍，则为癫为狂。所怒之事，胶固于心，辄自言谈，失其条序，谓之心风，与风何相干？若痰不盛者，则有感亦轻。

狂言、谵语、郑声辨：

狂者，大开目，与人语所未尝见之事，为狂也。

谵语者，合目自言日用常行之事，为谵语也。

郑声者，声颤无力，不相接续，造字出于喉中，为郑声也。

阳附阴则狂，阴附阳则癫。脱阳者见鬼，脱阴者目盲。又蓄血证，则重复语之。

方

防风通圣散 方见中风 眉批：此方治癫狂初起，多有实热风邪宜之。 治一切癫狂风疾，暴发之症。

宁志化痰汤 陈白野方 治癫狂心虚痰盛之症。

胆星一钱 半夏制，一钱 陈皮一钱 茯苓一钱 天麻一钱 人参一钱 黄连姜汁炒，一钱 酸枣仁一钱 石菖蒲一钱

上锉一剂，生姜五片，水煎服，再服清心养血汤。

清心养血汤　眉批：此方补虚化痰，清心宁心之剂。

人参一钱　白术一钱　茯神一钱　远志一钱，水泡，去骨　枣仁一钱，炒　当归一钱五分　川芎一钱　生地黄一钱　甘草五分

上锉一剂，加圆眼五个，水二盏，煎八分，空心服。

黄白丹秘方　治五癫五痫。

黄丹一两　白矾一两

上用砖一块，凿一窝，可容二两许，置丹在下，矾在上，用木炭五斤，煅令炭尽，取为末，以不经水猪心血为丸，如绿豆大。每服三十丸，陈皮汤下。

独参丸　治狂邪发作无时，披头大叫，不避水火。

苦参不拘多少

上为末，炼蜜为丸如梧子。每十五丸，薄荷汤下。

河车丸　治久患心风癫，气血两虚之症。

紫河车不拘几个，焙极干

上为末，炼蜜为丸，梧子大。每七十丸，空心酒下。

开迷散　治妇人癫疾，歌唱无时，逾垣上屋。乃荣血逆于心胞所致。

当归一钱　白术炒，一钱　白芍药一钱　柴胡八分　白茯苓八分　甘草炙，七分　桃仁一钱五分　苏木一钱　红花一钱　远志泡，去骨，一钱五分　生地黄一钱五分

上锉，生姜煎服。或用此方炼蜜为丸，辰砂为衣。

一女子年十五，因气恼，患语言颠倒，欲咬人打物，偷藏东西，时哭时笑，心怕胆小，饮食不知饥饱，身体发热。以防风通圣散加生地黄、牡丹皮，二服即安。

秦承祖灸鬼法　治一切惊狂谵语，为邪鬼恶物所附。此因气血两虚，邪乘虚入，如癫如痫之症。以病者两手大拇指用细麻绳扎缚定，以大艾炷置于中两介甲及两指角肉，四处着火，一处不着即无效，灸七壮，神验。

五　痫

脉

脉虚弦，为惊，为风痫。

证

夫痫者，有五等而类五畜，以应五脏。发则卒然倒仆，口眼相引，手足搐搦，背脊强直，口吐涎沫，声类畜叫，食顷乃苏。原其所由，或因七情之气郁结，或为六淫之邪所干，或因受大惊恐，神气不守，或自幼受惊感触而成。皆是痰迷心窍，如痴如愚。

治

治之不须分五，俱宜豁痰顺气，清火平肝，而以黄连、瓜蒌、南星、半夏之类，寻火寻痰，分多分少治之，无有不愈。有热者，以凉药清其心；有痰，必用吐法，吐后用东垣安神丸，及平肝之药，青黛、柴胡、川芎之类。

方

清心温胆汤云林制　平肝解郁，清火化痰，益心生血。

陈皮一钱　半夏制，一钱　茯苓一钱　枳实一钱　竹茹一钱　白术炒，一钱　石菖蒲一钱　黄连姜汁炒，一钱　白芍炒，一钱　当归酒洗，一钱　香附炒，一钱　麦门冬去心，八分　川芎六分　人参六分　远志六分　甘草四分

上锉一剂，生姜煎服。

育魂丹杜御史方　眉批：此治痫攻补兼施之剂。　治一切惊痫、癫邪等症。

胆星六钱　半夏制，六钱　茯神六钱　黄连炒，六钱　远志水泡，六钱　白术炒，六钱　枣仁炒，六钱　柏子仁炒，六钱　干山药一两　竹茹五钱　白附煨，五钱　天麻酒洗，五钱　陈皮三钱　全蝎三钱二分　川芎五钱　犀角镑，三钱五分　枳实炒，一钱　辰砂二钱二分　牛黄二钱二分　羚羊角三钱五分　白矾生用，三钱　麝香一钱　飞金二十四帖

上为细末，竹沥打甘草膏为丸，如芡实

大。每服空心淡姜汤送下，或用薄荷汤调下。

加减寿星汤 吴都堂传　治痫症。

南星四两，胆制　半夏二两　防风一两
荆芥七钱　天麻一两　皂荚一两　香附一两
青皮一两　猪苓一两　泽泻一两　赤茯苓一两
　白茯神一两　白术一两　细辛七钱　麦门冬
一两

上锉，每剂一两，姜水煎服。

清神丹 秘方　治症同前。

石菖蒲去毛，二两　辰砂六钱，研细，水飞
过，以一半为衣

上为末，猪心血打面糊为丸，如桐子大。
每服七八十丸，空心白汤送下。服前育魂丹
除根。

壮胆星朱丹 太医院传

朱砂一两，水飞　胆星二两　石菖蒲二两
牛黄五钱　麝香五分　猪心七具，用血

上为细末，竹沥、猪心血和丸，如梧桐
子大。每服七八十丸，空心白汤送下。

丑宝丸 太医院传　眉批：此方治痫专攻
之剂。　祛风清火，顺气豁痰，益志除惊，
安魂定魄。一切怔忡痫痓，难状之疾，并皆
调治。

牛黄五钱　琥珀一钱　辰砂一钱，为衣
雄黄一钱　胆星一两　礞石五钱，火煅　沉香
一钱五分　犀角一钱五分　黄芩二两，炒　大黄
二两，酒蒸　天麻五钱，姜炒　石菖蒲一两　僵
蚕七钱，姜炒　蝉蜕五钱，去足　猪心二具，
用血

上为末，竹沥、猪心血和丸，如绿豆大。
每服六七十丸，临卧薄荷汤下。

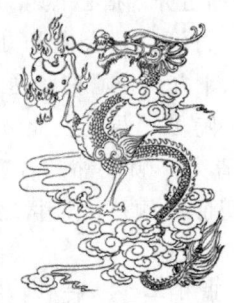

古今医鉴 卷八

健 忘

证

夫健忘者，陡然而忘其事也，尽心力而思量不来，为事有始无终，言谈不知首尾，皆主于心脾二经。盖心之官则思，脾之官亦主思。此由思虑过多，伤于心则血耗散，神不守舍；伤于脾则胃气衰惫，而虑愈深。二者皆令人事卒然而忘也。盖心生血，因血少不能养其真脏；或停饮而气郁以生痰，气既郁，脾不得舒，是病皆由此作。

治

然治之法，必先养其心血，理其脾土，凝神定智之剂以调理。亦当以幽娴之处，安乐之中，使其绝于忧虑，远其六淫七情，如此日渐安矣。

方

归脾散 治忧思过度，劳伤心脾，令人转盼遗忘，心下怔忡。

黄芪炙 人参 白术 茯神去木 当归 远志 酸枣仁 龙眼肉各二钱二分 木香一钱 甘草炙，五分

上锉作一剂，姜、枣煎服。

加减补心汤 治诸虚健忘等证。

人参三钱 白术三钱 陈皮五钱 白茯苓五钱 当归身五钱 白芍五钱，炒 生地黄五钱 远志泡，去心，五钱 石菖蒲三钱 麦门冬去心，五钱 酸枣仁五钱，炒 甘草三钱 黄柏酒炒，五钱 知母酒炒，五钱

上锉一剂，水煎服。

加味定志丸陈白野方 治健忘。

当归身酒洗 川芎 白芍药 生地黄酒洗，切，各三两 人参六钱 石菖蒲二两 远志甘草水泡，去骨，姜汁炒，三两

上为细末，炼蜜为丸，如梧桐子大。每服二钱，临卧白汤送下。

紫河车 治癫狂健忘，怔忡失志，及恍惚惊怖入心，神不守舍，多言不定，此药大能安心、养血、定神。

聪明汤 治不善记而多忘者。

白茯神 远志肉甘草水泡 石菖蒲去毛，一寸九节者佳

上各三两，制后共为极细末。每日用三五钱，煎汤，空心食后服，一日不拘数次。久久服之，能日诵千言。

状元丸 治健忘，开心通窍，定智宁神多记。

石菖蒲去毛，一寸九节者佳 地骨皮去木 白茯神去皮、木 远志肉甘草水泡，去心，各一两 人参去芦，三钱 巴戟天去骨，五钱

上为末，用白茯苓去皮二两，黏米二两，共打粉，外用石菖蒲三钱，打碎，煎浓汤，去渣，煮糊为丸。每日食后、午时、卧时服三十五丸。

怔忡、惊悸

脉

心中惊悸，脉必大结；饮食之悸，沉伏动滑。

病

夫怔忡者，心中躁动不安，惕惕然如人将捕是也。多因富贵戚戚，贫贱不遂所愿而成。属血虚，有虑便动；属虚，时作时止者。痰因火动，瘦人多是血少，肥人属痰。

夫惊悸者，蓦然而跳跃，惊动如有欲厥之状，有时而作者是也，属血虚。或时觉心跳，亦是血虚。盖人之所主者心，心之所养者血。心血一虚，神气不守，此惊悸之肇端也。又曰：惊者，恐怖之谓。怔忡、健忘、惊悸三证，名异而病同。

方

朱砂安神丸 治血虚心烦懊恼，惊悸怔忡，胸中气乱。

朱砂五钱，水飞过，另研　黄连酒洗，六钱　生甘草炙，二钱半　生地黄一钱半　当归二钱半

上为细末，蒸饼为丸，如黍米大。每服三五十丸，食后、临卧津咽下。

安神补心汤

当归一钱二分　川芎七分　白芍一钱，炒　生地黄一钱二分　白术一钱　茯神一钱二分　远志甘草水泡，去心，八分　酸枣仁炒，八分　麦门冬去心，二钱　黄芩一钱二分　玄参五分　甘草三分

一方，去远志、麦门冬、黄芩、玄参，加陈皮、柏子仁、酒炒黄连，锉一剂，水煎服。

养心汤 治忧愁思虑伤心，惊悸不宁，及勤政劳心，痰多少睡，心神不足。

黄芪蜜炙，八分　白茯苓一钱　茯神一钱　半夏曲六分　当归一钱　川芎七分　甘草炙，三分　辣桂少许　远志去心，姜汁炒，八分　柏子仁七分　五味子十四个　酸枣仁炒，七分　人参五分　生地黄一钱

上锉，姜、枣煎，食前服。治停水怔忡，加槟榔、赤茯苓。

参归腰子 治心气怔忡而自汗者，不过一二服即愈。

人参五钱　当归五钱　猪腰子一个

上先将以腰子用水二碗，煎至一碗半，将腰子细切，入二味药，同煎至八分。吃腰子，以药汁送下。有吃不尽腰子，同上二味药渣焙干，为细末，山药糊为丸，梧子大。每三五十丸，米汤下。

琥珀定智丸 刘尚书方　专补心生血，定魄安魂，扶肝壮胆，管辖神魂。惊战虚弱，气乏之病，并皆治之。

南星半斤，先将地作坑，用炭十斤，在坑内烧红，去灰净，用好酒十余斤倾在坑内，大瓦盆盖覆周围，以炭火拥定，勿令泄气，次日取出为末　真琥珀一两，皂角水洗油　大朱砂二两，公猪心割开，入内，用线缚住，悬胎煮酒二碗　干人乳用姜汁制　好楝参去芦，三两　白茯苓去皮，三两　白茯神去皮、木，三两　石菖蒲二两，猪胆汁炒　远志水泡过，去心，二两，猪胆煮过，晒干，再用姜汁制

上为末，炼蜜为丸，如梧子大。每夜卧时，盐汤送下五七十丸。

晒干人乳法 用人乳数碗，入瓦盘内，莫搅动，四周晒干刮一处，干则再刮，乳干以姜汁拌，晒用。

镇心汤 云林验方　治心慌立应。

当归一钱二分　川芎七分　生地黄八分　片芩八分　黄连六分　栀子仁七分，炒　酸枣仁一钱，炒　远志一钱，制　麦门冬去心，一钱　白芍八分

上锉一剂，生姜煎服。

虚 烦

病

夫虚烦者，心胸烦扰而不宁也。多是体虚之人，摄养有乖，荣卫不调，使阴阳二气有所偏胜也，又或阴虚而阳盛，或阴盛而阳虚。《内经》曰：阳虚则外寒，阴虚则内热；阳盛则外热，阴盛则内寒。令人虚烦，多是阴虚生内热所致。虚劳之人，肾水有亏，心内火蒸，其烦必躁；吐泻之后，津液枯竭，烦而有渴。惟伤寒大病之后，虚烦之证，却无霍乱，临病宜审之。

《巢氏病源》曰：心烦不得眠，心热也；但虚烦不得眠者，胆冷也。

方

温胆汤　治病后虚烦不得卧，及心胆虚怯，触事易惊，短气悸乏，或复自汗，并治。

半夏七钱　竹茹　枳实各三钱　陈皮四钱半　白茯苓去皮　甘草炙，二钱二分半

上锉作一剂，姜、枣煎服。

一方，加酸枣仁、炒远志肉、五味子、熟地黄、人参。

竹叶石膏汤方见伤寒　治大病后，表里俱虚，内无津液，烦渴心躁，热与伤寒相似，但不恶寒，身不疼痛，不可汗下，宜服之。

不寐

病

不寐有二种：有病后虚弱，及高年人阳衰不寐者；有痰在胆经，神不归舍，亦令不寐。

治

虚者，用六君子汤加炒酸枣仁、黄芪；痰者，用温胆汤减竹茹一半，加南星、炒酸枣仁；伤寒不寐者，当求之本门。

酸枣仁炒熟，便补胆虚寒不眠；生用，便泻胆实热而多睡。

惊悸、健忘、怔忡、失志不寐、心风，皆是胆涎沃心，以致心气不足。若用凉剂太过，则心火愈微，痰涎愈盛，而病益深，宜理痰气。

方

高枕无忧散云林制　治心胆虚怯，昼夜不睡，百方无效，服此一剂如神。

人参五钱　软石膏三钱　陈皮　半夏姜汁浸炒　白茯苓　枳实　竹茹　麦门冬　龙眼肉　甘草各钱半　酸枣仁炒，一钱

上锉，水煎服。

温胆汤方见虚烦　治大病虚烦不得眠，此胆寒也。依本方，加人参、茯神、远志尤良。

酸枣仁丸　治胆气实热，痰迷不睡。

酸枣仁炒，二两　柏子仁炒，另研，三两　远志去心，三两　生地黄酒洗，五钱　防风三两，去芦　枳实五钱　青竹茹二钱半

上为末，炼蜜为丸，如梧子大。每服七十丸，不拘时，热水下。

治劳心胆冷，夜卧不睡。

定志丸加炒酸枣仁、炒柏子仁，共为末，蜜丸如梧子大，朱砂、乳香为衣。每服五十丸，枣汤送下。

便　浊

脉

两尺脉洪数，必便浊遗精。心脉短小，因心虚所致，必遗精便浊。

病

夫赤、白浊者，由肾水虚少，膀胱火盛，小便去涩，所以成浊也。盖思虑过度，嗜欲无节，俾心肾不交，精元失守，为赤、白二浊之患焉。赤者，心虚有热，由思虑而得之；白者，肾虚有寒，因嗜欲而致也。河间谓白浊亦属乎热，丹溪谓胃中浊气下流，渗入膀胱。赤者，湿热伤血分；白者，湿热伤气分。

治

大率皆是湿痰流注，宜燥中宫之湿，用二陈汤以治痰，加苍术、白术以燥湿，加柴胡、升麻以提胃中之气，全在活法以治之也。

如醉饱后，色欲不节，伤脾损肾，脾来乘肾，土克水也，至小便黄浊，其脉脾部洪数，肾脉微涩，其证尿下桶如山栀子汁；澄下桶底，如石灰脚，或如血点凝结在内。法当补养脾胃，宜四妙固真丹主之。

方

清心莲子饮　眉批：此方治赤浊之剂。

治心中发热烦躁，思虑忧愁抑郁，小便赤浊，或有沙漠夜梦走泄，遗沥涩痛便赤。如或酒色过度，上盛下虚，心火炎上，肺金受克，故口苦咽干，渐成消渴，四肢倦怠，男子五淋，妇人带下赤白，五心烦热。此药温

平，清心养神，秘精，大有奇效。

石莲肉 人参各二钱半 黄芪 赤茯苓各二钱 麦门冬 地骨皮 黄芩 车前子各一钱半 甘草一钱 一方，有木通

上锉一剂，水煎温服。热，加柴胡、薄荷各一钱半；上盛下虚，加酒炒黄柏、知母各一钱

滋肾饮 治白浊初起半月者，极效。

川草薢去皮 麦门冬去心 远志去心 黄柏酒浸 菟丝子酒炒 五味子酒炒

上各等分，锉作剂，竹叶三个，灯草七根，大黄少许，水煎，空心服。

萆薢饮 治真元不足，下焦虚寒，小便白浊，频数无度，漩白如油，光彩不定，漩脚澄下，凝而膏糊。

益智仁 川草薢 石菖蒲 乌药

一方，加茯苓、甘草。

上锉作剂，水煎，入盐一捻，空心温服。肾虚，加山药、牛膝、杜仲；便浊，加泽泻、麦门冬。

三神汤东泉叔方 眉批：此方治白浊之剂。 治遗精、白浊。

苍术七钱 川草薢七钱 小茴香一两

上锉，生姜三片，煎。入盐一捻同服。

水火分清饮 眉批：此方赤白浊兼治之剂。 治赤白浊。

益智仁一钱 萆薢一钱 石菖蒲一钱 赤茯苓一钱二分 猪苓一钱 车前子一钱 泽泻一钱 白术一钱 陈皮一钱 枳壳一钱 甘草五分 麻黄一钱

上锉一剂，半酒半水煎，空心温服。久病，去麻黄，易升麻。

遗 精

脉

遗精、便浊，当验于尺，结芤动紧，二证之的。

病

夫精者，五脏六腑皆有，而肾为都会关司之所，又听命于心焉。盖遗精之证有四：一曰梦中交而遗者，乃心虚神交也；二曰下元虚败，精不禁而遗者，乃肾虚精滑过也；三曰壮年气盛，久节劳欲，经络壅滞而遗精，乃旷夫满而溢也；四曰情纵于中，所愿不得而遗者，乃情不遂欲而泄也。若夫壮年气盛，及情动于中者，但舒其情自愈；至若梦中交泄，则当治其心；肾虚精滑，则当固其真，斯治之要也。

夫梦遗精滑者，世人多作肾虚治，而用补肾涩精之药不效。殊不知此证多属脾胃，饮食厚味，痰火湿热之人多有之。盖肾藏精，精之所生，由脾胃饮食化生，而输归于肾。今脾胃伤于浓厚，湿热内郁，中气浊而不清，则其所化生之精亦得浊气。肾主秘藏，阴静则宁，今所输之精既有浊气，则邪火动于肾中，而火不得宁静，故遗而滑也。此证与白浊同。丹溪论白浊为胃中浊气下流，渗入膀胱，而云无人知此。其色心太重，妄想过度而致遗滑者，自从心肾治之，但兼脾胃者多，又当审察治之。

治

凡二八童男，阳气暴盛，故情动于中，志有所慕而不得，遂成夜梦而遗精也。其心脉数，肾脉涩，慎不可补，清心乃安，惟清心莲子饮临卧服，及定心丸主之。

夜梦鬼交而遗，宜温胆汤去竹茹，加人参、远志、石莲肉、酸枣仁炒、白茯神。

方

养心汤 治用心过度，心热遗精，恍惚多梦，或惊而不寐者。

人参 山药 茯神 麦门冬 当归身 白芍 石莲肉 远志 酸枣仁 鸡头实 莲花须 子芩酒洗

上锉一剂，加生姜三片，枣一枚，水煎服。气虚，加黄芪、白术；血虚，加熟地黄；遗久气陷，加川芎、升麻，去子芩。

定心丸 眉批：此方治妄想太过遗精之剂。 治妄想太过遗精。

人参 白术 茯苓 枳实面炒 石莲肉

去心　陈皮　韭子炒，各一两　半夏　远志去骨　酸枣仁各五钱　牡蛎煨，三钱　甘草炙，一钱半

上为末，神曲糊为丸，如梧子大。每服五十丸，空心盐汤下。久则加干姜炒黑三钱、樗根白皮五钱。

加味二陈汤　眉批：此方治痰渗下遗精之剂。　治遗精。

陈皮一钱　半夏一钱半，姜泡　茯苓一钱半，盐水炒　白术一钱　桔梗一钱　石菖蒲七分　黄柏二分　知母三分　栀子炒黑，一钱半　升麻一钱，酒炒　柴胡一钱，酒炒　甘草一钱

上锉一剂，生姜煎服。

樗根白皮丸　眉批：此方治湿热伤脾遗精之剂。　治湿热伤脾遗精之剂。

白术　枳实面炒　茯苓　柴胡　升麻各二钱　黄柏盐水炒　知母盐水炒　牡蛎煨，各三钱　韭子炒，一两　芍药炒，五钱

上为末，神曲糊为丸。每服五十丸，空心盐汤下。久不止，加樗根白皮七钱。

黄连清心汤　治心有所慕而作梦遗。此君火既动，而相火随之，治在心。

黄连　生地黄　当归　人参　远志　茯神　酸枣仁炒　石莲肉　甘草

上锉作剂，水煎服。

三黄丸　治遗精有热者。

黄芩泻肺火　黄柏降阴火　大黄泻阳明之湿热

上为末，炼蜜为丸，如梧桐子大，每服五七十丸，白汤下。

西园曰：遗精是用心过度，积热所致，当用黄连，今用黄芩，未知孰是。眉批：上方治实热遗精之剂。

保精汤云林制　治阴虚火动，夜梦遗精，或发热。

当归　川芎　白芍　生地黄姜汁炒　沙参　麦门冬去心　黄柏酒炒　知母蜜炒　黄连姜汁炒　栀子童便炒　干姜炒黑　牡蛎火煨　山茱萸去核取肉

上锉，水煎，空心服。

固精丸　治心神不安，肾虚精自泄。

黄柏酒炒　知母酒炒，各一两　牡蛎煅　芡实　莲蕊　茯苓　远志去心　山茱萸肉各三钱

上为末，煮山药糊为丸，如梧子大，朱砂为衣。每服五十丸，空心盐汤送下。

百粉丸西园公制　眉批：此方治肾虚火动遗精之剂。　治肾虚火动遗精。

黄柏童便炒　知母童便炒　蛤粉略炒　牡蛎火煅　山药酒炒

上为末，捣烂饭为丸，如梧子大。每服五七十丸，空心盐汤、温酒任下。

固本锁精丹秘方　眉批：此方治精气两虚遗精之剂。　治元阳虚惫，精气不固，梦寐遗精，夜多盗汗，遗泄不禁，并治。此药大补元气，涩精固阳，神效。

黄芪二两半　人参二两半　枸杞子二两　锁阳二两　五味子二两　石莲肉二两半　山药二两　海蛤粉二两半　黄柏二两，酒拌晒干，炒黑色

上为末。用白术六两，水五碗，煎至二碗，倒过术汁，另放；再用水四碗，煎至二碗，去渣，与前二碗同煎，熬至一碗如膏，搜和前药末为丸，如梧子大。每服五十丸，加至六七十丸，空心温酒，或淡盐汤下。

白龙丸贾阁老传　眉批：此方治精滑止涩之剂。　治虚劳肾损，梦中遗精，白淫滑泄，盗汗等症。

鹿角霜二两　龙骨生用，一两　牡蛎火煅，二两

上为细末，酒打面糊为丸，如梧子大。每三五十丸，空心服。或盐汤，或酒下。不惟治遗之疾，且能固精壮阳，神效。

缩阳秘方张岭南传

水蛭寻起九条，入水碗养住，至七月七日，取出阴干，秤有多少，入麝香、合香，三味一般多，研细末，蜜少许为饼。遇阳兴时，即将少许擦左脚心，即时萎缩。过日复兴，再擦。

淋 闭

脉

少阴脉细而微，为气淋；妇人则阴中生疮。盛大而坚者生，虚弱而涩者死。鼻头色黄，小便必难。脉浮弦涩，为不小便。关格头汗者死。

病

夫淋者，小便淋沥涩痛，欲去不去，不去又来，曰淋。盖因恣食膏粱之味，湿热之物，或烧酒炙煿之类，郁遏成疾，以致脾土受害乏力，不能运化精微，清浊相混，故使肺金无助，而水道不清，渐成淋闭之候；或谓酒后房劳，或七情郁结，以致心肾不交，水火无制，清阳不升，浊阴不降，而成天地不交之否。古方有五淋之别：气、砂、血、膏、劳也。气淋则小便涩滞，常有余沥不尽；砂淋则茎中痛，溺不得卒出，乃精气结成砂石，与溺俱出，出则痛止；血淋则遇热即发，小便涩痛，有血不痛者，名溺血；膏淋则尿浊如膏，浮凝如脂；劳淋则遇房劳即发，痛引气中也。又云：小肠有气则小便胀，小肠有血则小便涩，小肠有热则小便痛，治之但当行滞清热，疏利小便，不可用补气药。盖气得补则愈胀，血得补则愈涩，热得补则愈盛。又有挟冷而淋者，其状先寒战而后小便，谓冷气与正气交争，冷气胜则寒战而淋，正气胜则寒战解而得便溺也，治当逐散寒邪，扶正气则自平矣。

治

闭者，小便急满不通也。有气虚，有血虚，有痰，有热，有风闭，皆宜吐之，以提其气，气升则水自降，盖气承载其水也。譬如滴水之器，上窍闭则下窍不出，使吐之，是开上窍之法也。气虚，以参、术、升麻等，先服后吐，或就参、芪药中调理探吐之；血虚，四物汤，先服后吐，或芎、归汤探吐；痰多，二陈汤，先服后吐；痰气闭塞，二陈加木通、香附探吐；实热者，当利之，或八

正散，大便动而小便自通。

遗尿失禁，经曰：膀胱不利为癃，不约为遗。大抵热则燥涩为癃，寒则不禁为遗。亦有虚热而滑者，法当温补，其溺自禁。或灸关元，五壮亦效。东垣曰：小便遗失者，肺气虚也，以参、芪补之。

小便不禁，或频数，古方多以为寒，而用温涩之药，殊不知属热者多。盖膀胱火邪妄动，水不得宁，故不能禁而频数来也。故年老人多频数者，是膀胱血少，少阳火偏旺也。治法当补膀胱阴血，泻火邪为主，而佐以收涩之药，如牡蛎、山茱萸、五味子之类，不可用温药也。病本属热，故宜泻火；因水不足，故火动而致小便多，水益虚矣，故宜补血。补血泻火，治其本也；涩之收之，治其标也。

治

五淋用补中益气汤有殊效。按此方治淋，多谓膀胱之气虚损，不能运用水道，故滞而不通而成诸淋也。用此养元气，故有效焉。

方

五淋散 治肺气不足，膀胱有热，水道不通，淋沥不出，或尿如豆汁，或如砂石，或冷淋如膏，或热淋尿血。

赤茯苓一钱二分　赤芍药二钱　山栀子二钱　当归一钱　甘草五分　条黄芩六分

一方，加生地黄、泽泻、木通、滑石、车前子各等分

上锉散，水煎，空心服。

八正散 治心经蕴热，脏腑闭结，小便赤涩，癃闭不通，及热淋血淋；如酒后纵欲而得者，则小便将出而痛，既出而痒，以此药主之。

车前子　瞿麦　萹蓄　滑石　山栀仁　大黄　木通　甘草各等分

上锉作剂，灯心煎，空心服。小便淋滴，频数无度，加牛膝。

琥珀散 太医院传 治血淋神方。

琥珀二两　当归一两半　蒲黄二两　生地黄一两半　瞿麦一两　血余四两，烧灰　栀子一

两　大小蓟各一两半　甘草三钱　酸浆草自然汁五碗

上共研为末，将酸浆草汁和诸药晒干，为末。每服三钱，空心米饮调下。

阿胶散秘方　治血淋。

阿胶二两，炒　猪苓　泽泻　赤茯苓　滑石各一两　车前子五钱

上锉水煎，空心服。

治血淋，用干柿饼烧存性，为末。每服二钱，空心米饮调下。

高尚书方　治小便下血，多是湿热。

五苓散加苍术三分，一剂而愈。

散滞茴香汤党都堂传　治诸淋，并妇人赤白带下。

小茴香一钱　当归一钱　乌药一钱　荆芥穗一钱　黄连一钱　木通一钱　扁竹一钱　砂仁八分　薄荷八分　香附子五分

上锉一剂，淡竹叶十片，水煎，空心温服。

琥珀郁金丸　治水火不既济，膀胱受心火所炽而浮，囊中积热，或癃闭不通，或遗泄不禁，或白浊如泔水，或膏淋如脓，或如栀子汁，或如砂石米粒，或如粉糊相似，疼痛不已，俱热证也，此药治之。

黑牵牛头末，二两，炒　大黄酒浸，二两黄连一两　黄芩二两　郁金一两　滑石四两真琥珀二两，研　茯苓四两

上共为末，水丸如梧子大，每服五十丸，空心熟水下。

六味地黄丸　治老人虚寒者，患死血作淋，痛不可忍，倍茯苓、泽泻。又治小便频数不禁，去泽泻，用益智仁。

治冷淋诸药不效，用四君子汤加猪苓、泽泻、木通，连进二服。又以菟丝子研极细，用鸡翎管吹入小便孔内，极效。　眉批：上方治诸淋之剂。

通关丸　治小便不通，热在下焦血分，兼治诸淋。

黄柏二两，酒炒　知母二两，酒炒　肉桂三钱　滑石二两　木通一两

上为末，水丸梧子大。每服百丸，白水下。

一方，治小便不通，腹胀疼痛欲死，野地蒺藜子不拘多少，焙黄色为末，温黄酒调服。

一方，用蚯蚓五七条，研烂，投凉水一碗，搅匀，澄清去泥滓，饮水，即时通。大解热疾，不知人事，欲死者服之，立效。

一方，用顷麻烧灰存性，为末，黄酒调服，登时就通。

一方，用皮硝煎化，青布蘸水搭脐上，并小便上，热则易之，即通。

若小便不通，两尺脉俱沉微，乃阴虚也。曾服通滑之药不效者，用大附子一个，重一两者，炮，去皮脐，盐水浸透；泽泻切，作四剂，每剂灯草七根，煎服。

治小便不通，诸药无效，或转胞至死，此法用之，小便自出。用猪尿胞一个，倾出水，用鹅毛去头尾，插入窍孔内，线缚定，以口吹气，令满胞内，线管下再扎住，将管口放在小便头上，向孔窍解后下线，手搓其气透里，小便自然出，神效。

一阴阳关格，前后不通，寻常通利，大腑小水自行，中有转胞一证，诸药不效，失救则胀满，闷乱而死。予尝以甘遂末，水调敷脐下，内以甘草节煎汤饮之，及药汁至脐，二药相反，胞自转矣。小水来如泉涌，此急救之良诀也。　眉批：上方治小便不通之剂。

缩泉丸　治脬气不足，小便频数，一日夜百余次。

益智仁　天台乌药大如臂者

上各等分，为末，酒煮山药打糊为丸，如梧子大。每五七十丸，卧时盐汤送下。

既济丸　治小便不禁。

菟丝子酒制　益智仁炒　茯苓　韭子炒肉苁蓉酒洗　当归　熟地黄各五钱　黄柏　知母各盐酒炒，三钱　牡蛎煅　石枣酒蒸，去核，各三钱　五味子一钱

上为末，面糊为丸。每百丸，空心盐水下。

一方，治小便不禁有热者，用去桂五苓散，加黄连、黄柏、栀子、石枣、五味子，水煎服。

一方，治虚弱不禁，用五苓散合四物汤，加石枣、五味子，水煎，空心服。

一方，治遗尿失禁，破故纸炒为末。每服二三钱，空心热水调下。又宜气海穴灸之。

一方，治夜多小便，益智仁二十个，和皮锉，赤茯苓二钱，水煎，临睡热服。虚老人，宜八味地黄丸加益智仁，去泽泻。 眉批：上方治小便不禁之剂。

关 格

脉

两寸俱盛，四倍以上。经曰：人迎大四倍于气口，大四倍于人迎，名曰关。此谓俱盛四倍，盖以其病甚，而至于上则遏绝，下则闭塞，关格俱病者言之。

病

夫关格者，谓膈中觉有所碍，欲升不升，欲降不降，欲食不食，此为气之横格也。必用吐以提其气之横格，不必在出痰也。有痰以二陈汤探吐之，吐中便有降。有气虚不运者，补气药中升降。

丹溪曰：此证多死，寒在上，热在下也。寒在胸中，遏绝不入，无入之理，故曰格；热在下焦，填塞不通，无出入之由，故曰关。格则吐逆，关则不得小便。

《内经》曰：人迎与气口俱盛，四倍以上为关格。关格之脉，羸不能极于天地之精气，则死矣。

方

两枳三陈汤 治关格，上焦痰壅，两手脉盛是也。

陈皮 半夏各二钱 白茯苓一钱半 南星 枳壳 枳实 甘草各一钱

上锉一剂，水煎服。用鹅毛于病人咽喉探吐之，如病虚弱，不可用也。

一方，治关格吐逆，小便不通，藿香平胃散合五苓散，加姜、枣煎服。

闭 结

脉

多伏沉而结。脾脉沉数，下连于尺，为阳结；二尺脉虚，或沉细而迟，为阴结；右尺脉浮，为风结。老人虚人脉结，脉雀啄者不治。多面黄可候。

病

夫闭结者，大便不通。《内经》云：北方黑色，入通于肾，开窍于二阴，藏精于肾。又云：肾主大便，大便难者，取足少阴，夫肾主五液，津液润，则大便如常。若饥饱失节，劳役过度，损伤胃气，反食辛热厚味之物，而助火邪，伏于血中，耗散真阴，津液亏少，故大便结燥。然结燥之病不一，有热燥，有风燥，有阳结，有阴结，又有年老气虚，津液不足而结燥者。法云肾恶燥，急食辛以润之，结者散之。如少阴不得大便，以辛润之；太阴不得大便，以苦泻之。阳结者散之，阴结者温之。仲景云：小便利而大便硬，不可攻下，以脾约丸润之。食伤太阴，腹满而食不化，腹响而不能大便者，以苦泄之；如血燥而不能大便者，以桃仁、酒制大黄通之；风结燥者，以麻仁、大黄利之；如风滞而不通者，以郁李仁、枳实、皂角仁润之。大抵治病必究其原，不可一概用巴豆、牵牛之类下之，损其津液，结燥愈甚，复下复结，极则以至导引于下而不通，遂成不救。噫！可不慎哉？

治

凡脏腑之闭，不可一例治疗，有虚实之分。胃实而闭者，能饮食，小便赤，当以利气丸、三黄丸、脾约丸之类下之；胃虚而闭者，不能饮食，小便清利，厚朴汤主之。盖实，闭物也；虚，闭气也。

若胃中停滞寒冷之物，大便不通，心腹作痛者，备急丹主之；若食伤太阴，气滞不通者，利气丸主之。

大便闭，服承气汤之类不通者，以四物汤加槟榔、枳壳、桃仁、红花。

方

润肠汤秘方　治虚老人大便闭结。

蜂蜜一两　香油五钱　朴硝一撮

上合一处，水一钟，煎数沸，温服。

东流饮谷同知传　眉批：此方治实热闭结之剂。　治大便热结闭塞良方。

细茶一撮　生芝麻一撮　生桃仁七枚　大黄一钱，或二三钱　甘草五分

上用长流水，生擂碎服，立效。

厚朴汤　眉批：此方治胃虚闭结之剂。治胃虚而闭，不能饮食，小便清利。

厚朴姜汁炒，二钱六分　白术四钱　枳实面炒，一钱半　陈皮二钱　半夏一钱八分　甘草炙，二钱

上锉作二剂。每生姜三片，煎，食远温服。

三和汤　治七情之气结于五脏，不能流通，以致脾胃不和，心腹痞闷，大便闭结。

羌活　紫苏去梗　木瓜　沉香各一钱　木香　白术　槟榔各七分半　川芎　甘草炙　陈皮各七分半　大腹皮一钱

上锉一剂，水煎，不拘时服。

六磨汤　眉批：此方治气滞闭结之剂。治气滞腹急，大便闭结。

沉香　木香　槟榔　乌药　枳壳　大黄

上各磨浓汁，合一处，重汤煮，温服之，即通。

通幽汤　治大便难，幽门不通，上冲吸门不开，噎塞，不便燥闭，气不得下，治在幽门，以辛润之。

当归一钱　生地黄　熟地黄　甘草炙，各五分　升麻　桃仁各一钱　红花三分　大黄煨　火麻仁各三钱

上作一剂，水煎去渣，调槟榔末五分，食前稍热服。

润肠丸　治老人血少，肠胃干燥，大便闭结，几日不行，甚至七八日难下，色如猪粪，小如羊粪者。

当归　生地黄　枳壳　桃仁　火麻仁各等分

上为末，炼蜜为丸，如梧子大。每四五十丸，清米饮下。

活血润燥丸　眉批：此方治血虚闭结之剂。　治久病，腹中有实热者，腹胃中伏火，大便闭涩，不思饮食，及风门血闭，时常结燥。

当归梢一钱　防风三钱　羌活一两　大黄一两，湿纸裹煨　皂角仁烧存性，一两半　桃仁一两　火麻仁二两半，研

上为末，炼蜜为丸，如梧子大。每五十丸，白汤下。二三服后，须以苏子麻仁粥每日早晚服之，二味不拘多少，研烂，水滤取汁，煮粥食之，能顺气滑大便。

治大便不通神方方外异人传　眉批：此方治闭结下取之剂。

皮硝一撮，水化　香油一盏　皂角末少许

用竹管，一头套入谷道中，一头以猪尿胞，将三味入内，放竹管里，用手着力一捻，药入即通。

颠倒散周芑崖方　治脏腑实热，或小便不通，或大便不通，或大小便俱不通。

大黄三钱　滑石三钱　皂角三钱

如大便不通，加大黄三钱。如小便不通，加滑石三钱。如大小便俱不通，大黄、滑石各加三钱，为末，空心温酒调下。

倒换散　治大小便不通。

大便不通，大黄一两，杏仁三钱。小便大通，大黄三钱，杏仁一两，水煎服。

治大小便不通　眉批：此方治大小便不通之剂。

六七月间，寻牛粪中有大蜣螂，不拘多少，用线串起，阴干收贮。用时取一个要全者，放净砖上，四面以灰火烘干，以刀从腰切断。如大便闭，用上半截；小便闭，用下半截。各为末，新汲水调服。二便俱闭，则全用之。

痔 漏

脉

沉小实者易治，浮洪而软弱者难治。

病

夫痔漏者，肛门边内外有疮也。若成瘤不破者，曰痔；破溃而出脓血、黄水，浸淫淋沥久不止者，曰漏也。由乎风、热、湿、燥合而致之。其状有五：曰牡，曰牝，曰脉，曰血，曰肠痔是也。又有酒痔、气痔、虫痔、翻花痔、蝼蛄痔。古方分为二十四种，名状不同。究其所因，亦不过久嗜辛热炙煿新酒，及房欲忧思，蕴积热毒，愤郁之气所成也。或藏于肛门之内，或突出肛门之外。蕴积深者，其状大；蕴毒浅者，其状小。大如鸡冠、莲花、核桃之状，小如牛奶、鸡心、樱桃之形。或流脓水，或出鲜血，有妨行坐，痛苦无任，久而不愈，则成漏矣。

治

治宜祛风除湿，清热解毒，斯得痔漏之要者也。

二十四症痔歌 痔症分三八，凭君仔细看。莫交年月久，见者胆心寒。菱角看形怪，莲花不可观，穿肠并鼠奶，酒色两相干。莫愿翻花怨，蜂窠亦不宽。雌雄同气血，子母及肠盘。玄珠尤可怪，勾肠痛苦钻。核桃与流气，见者便心酸。栗子于中大，鸡心在外安。珊瑚形可恶，那更脱肛难。内痔红不出，搭肠里内盘。垂珠更难治，日久有鸡冠。切莫轻刀火，令君性命残，用功无半月，去病更除根。

方

秦艽苍术汤 治痔病若破。为之漏疾，大便闭涩，必作大痛，皆由风热所乘，食饱不通，气逼大肠而作也。受病者，燥气也；为病者，胃湿也。胃刑大肠则化，燥火以乘燥热之，实胜风附热而来，是湿、热、风、燥四气而合。故大肠头成块者，湿也；大痛者，风也。若大便燥结者，主病兼受火邪，热结不通也。

秦艽去芦，一钱　桃仁去皮，研，一钱　苍术米泔浸，七分　皂角仁烧存性，一钱　防风七分　黄柏酒浸，五分　当归梢五分　泽泻五分　槟榔二分　大黄二分，不可多用

上锉一剂，水煎空心服。若久漏，加鹿茸一钱、海藻一钱、甘草五分。服药日忌生冷硬物及酒、湿面，大料物干姜之类，犯之，则药不效矣。

秘方 治痔疮坐卧不得，诸药不效，惟此药妙，发时一点即好。

用大田螺八九个，针破顶盖，入白矾末少许，置地上，尖底埋土中，其顶盖仰天，经一宿，次日取盖上水，水汁以鸡翎搽疮上，五七次止痛即消。

治痔疮秘方

用半新马桶一个，入新砖一个，放桶底上，再用新砖一个烧红，于砖上，上用全蝎两三枚，烧烟，患人坐桶上熏之，不二三次即愈。

治痔疮刘夷门传

用大雄鸡一只，置地板上，却不与食吃，伺饥甚，却移于净地上，用猪胰子四两，锉碎，旋喂鸡令其撒粪，旋收之，如此两三日，候鸡粪积至四两，晒干入后药。

明矾四两　胆矾五钱　叶子雌黄六钱　雄黄一钱　朴硝一两

上各为细末，或砂锅，或银锅，虽完大者，先将鸡粪一两铺在锅底，次以白矾一两，次以胆矾，次以雌黄，然后尽下白矾在内，再以鸡粪盖在上面，用新碗盖锅顶，簇炭火煅青，烟尽为度，放冷取出，细研，入乳香、没药各五钱，同研极细，入盒内收之。每用时，令患人缩一脚，用药少许，以津唾吐在手心中调匀，以新笔蘸药敷之，一日三五次，一夜两三次。先用温汤洗净，软绵挹干，方可敷药，敷后有黄水，淋沥不止，最妙，三二日痔干枯剥落。倘硬，煎汤频洗。忌毒物、酒色，效。

神茧散古方　治诸痔有神效。

蚕茧内，入男子指甲，以满为度，外面用童子发缚裹，烧存性，蜜调敷之。仍于腊月八日，取黑牛胆，入槐角子，以满为度，百日开用，空心酒吞十余粒，极妙。

五九散徽王方 治痔漏如神。

白牵牛头末，一两 大黄一两 五倍子一两 干莲蕊一两 矾红五钱，以皂角炼红 黄连三钱 当归五钱 没药一钱 乳香一钱，竹叶焙干

上共为末。初服五分，二服六分，三服七分，四服八分，五服九分为止。每日清晨，用牙猪肉汤半碗，加无灰酒一小钟调下。忌猪肠、肚、驴肉、烧酒。

三八全应丸张明山方 痔漏效验。

刺猬皮一个，连刺，酒浸晒干 当归酒洗，二两 槐角酒浸，炒，二两 黄连酒炒，二两 地骨皮酒炒干，二两 甘草蜜炙，二两 乳香二钱 核桃十八个，内取隔三十六片

上为末，醋糊为丸，如梧子大。每服三十五丸，白汤或酒，早晚二服。一月后平复。

地干丸古方 治痔漏通用。

槐角二两，凉血 当归身一两 黄芪一两 生地黄二两，生血 川芎五钱 阿胶五钱，以上皆补虚 黄连一两，泻火 连翘一两，泻经脉中火 黄芩一两，泻大肠火 枳壳一两，宽肠 秦艽一两，去大肠风 防风一两 地榆一两，凉血 升麻一两，散火 白芷五钱，引诸药入大肠

上为末，酒糊丸，如梧子大。每服五六十丸，加至七八十丸，空心米汤下，或酒任下。

秘方 治痔漏。

用蜜半盏，炼成丝，用雄胆一分，入蜜内再炼，入水成珠不散，将猪棕绵裹拈，成拈，将蜜搽在拈上，仍用真冰片、熊胆各半分，研细搽在拈上，插入漏眼内底，至尽头则止。如眼多，医好一个，又医一个，不可一起上拈。如外皮肉溃烂，用黄蜡、黄丹、麻油煎膏，贴疮上，缚紧一七见效。如外肉效迟，恐疮久受风湿，用五

倍子、花椒煎水洗。每一眼用拈三根，至夜换。

治痔疮方周双桥传

用鳖鱼一个，放在坛内，入麝香一二分于内，烧滚水倾入坛内，泡鳖，令患人将大便坐于坛口上，热气熏蒸良久，将水洗痔，不记遍数。却将鳖头烧灰掺上，再将鳖肉作羹食之，神效。

治痔疮方

刺猬皮 雄黄 北艾

上为末。每作核桃大炷子，用竹筒如小酒杯大，长尺余，一头留节，钻一窍装入于内，烧烟令窍透疮口熏之，久则痒不可当，稍歇再熏。

洗痔漏陈教谕传

花椒 艾叶 葱头 五倍子 皮硝 马齿菜 茄根

上为散，水煎，先熏后洗，当时痛止，指日可愈。

追风补肾十漏十金丹 治漏，庚申甲子成除日合。

当归二两 人参一两 生地一两 熟地二两 麦门冬二两 破故纸二两 小茴一两 大茴三两 肉苁蓉二两 山药二两 白茯苓二两 鹿茸一两 大附子一个 川乌一两 丁香五钱 木香一两 青木香一两 砂仁一两 厚朴一两 青皮一两 陈皮一两 枳壳二两 枳实三两 香附四两 乌药一两 白芷二两 肉豆蔻一两 天麻一两 杏仁二两 松节四两 硇砂五钱 乳香一两 没药一两

上为末，炼蜜丸，如弹子大，金箔为衣。每服一丸，空心酒化下。

按治痔之法，不过凉血清热而已。至于治漏，初则宜凉血燥湿，久则宜涩窍杀虫，而兼乎温散也。或曰痔漏属火，何故而用温涩之药？殊不知痔止出血，始终是热；漏流脓水，始是湿热，终是湿寒。此方虽温散，又兼补养。故丹溪云：漏当大补气血为主，有所自矣。

悬痈

治

治悬痈，此疮生谷道、外肾之间，初发甚痒，状如松子，四十日赤肿如桃。治迟则破，而大小便皆从此出，不可治矣。

方

国老汤 治悬痈。

用横纹大甘草一两，截长三寸许，取出山涧东流水一碗，不用井水、河水，以甘草蘸水，文武火慢炙，不可急性，须用三时久，水尽为度，劈视草中润透，却以无灰酒二碗，煮至一碗，温服。一日一服，半月消尽为度。

将军散

大黄煨 贝母 白芷 甘草节

上为末，酒调空心服。虚弱，加当归一半。

肠澼

脉

便血则芤，数则赤黄，实脉癃闭，热在膀胱。

病

夫肠澼者，大便下血也。又谓肠风、脏毒是也。皆由饱食炙煿、生冷酒色，并伤坐卧当风，荣卫气虚，风邪冷气进袭脏腑，因热乘之，血渗肠间，肠风邪气入脏。脏毒，是脏中积毒。风则散之，热则清之，寒则温之，虚则补之，停滞则疏涤之。

治

肠风下血，必在粪前，是名近血。色清而鲜，其脉必浮，宜败毒散主之。脏毒下血，必在粪后，是名远血。色黯而浊，其脉必沉滞，香连丸主之。脏寒下血无痛，脉沉微。经云：阳虚阴必走，宜以姜、桂之类，温则血归经也。积热下血，纯下鲜血，甚则兼痛，脉洪数，宜三黄丸主之，

或败毒散加黄连。肠风者，邪气外入，随感随见，所以其色清也；脏毒者，蕴积毒，久而始见，所以其色浊。治肠风，以散风行湿药；治脏毒，以清湿凉血药。又要看其虚实、新久之不同。新者、实者宜降之、泻之；虚者，久者宜升之，补之。故治法有所异也。

方

枳壳散 治大便下血。

枳壳二两，炒 黄连一两 槐花五钱，炒 地榆五钱 白芍一两 甘草二钱半

上锉五剂，水煎，空心服。

一方，加当归、生地黄 防风各五钱

海上方 治肠风下血，痔漏，脱肛。

丝瓜根经霜一二次，收采洗净，夜露十余宿，悬当风处阴干，每服三五钱，锉散，水煎热，去渣，滴香油如钱大，空心温服。忌鸡、烧酒。一日一服，即效。

干柿散 治肠风、脏毒、肠澼，神效。

干柿不拘多少，焙干，烧存性。每服二钱，米饮调下。

槐黄丸 周后峰传 治肠风、脏毒、便血、痔漏，神效。

黄连四两，酒炒 槐花四两，炒

上为末，入猪大肠头长一尺，内扎住，用韭菜二斤，水同煮烂，去菜用肠药，捣烂，丸如梧子大。如湿，加神曲丸。每服八十丸，空心米汤下。

解毒四物汤 京师传 眉批：此方治下血虚弱之剂。 治大便下血，不问粪前、粪后、肠风、脏毒等证。

当归酒洗，八分 川芎五分 白芍炒，六分 生地黄一钱 黄连炒，六分 黄芩炒，八分 黄柏炒，七分 栀子炒黑，七分 地榆八分 槐花炒，五分 阿胶珠六分 柏叶炒，六分

上水煎，空心服。腹胀，加陈皮六分。气虚，加人参三分、白术三分、木香三分。肠风，加荆芥五分。气下陷，加升麻五分。心血不足，加茯苓六分。虚寒，加炒干姜五分。

脱 肛

病

夫脱肛者，肛门翻出也，乃虚寒下脱。其病或由肠风痔漏，久服寒凉，坐弩而下脱；或因久痢里急，窘迫而脱下；又有产妇用力过多，及小儿叫号怒气，久痢、久泻不止，风邪袭虚而脱也。盖肺与大肠为表里，肛者，大肠之门，肺实热则闭结，肺寒虚则肛出。肾主大便，故肺肾虚者，多有此证。

治

若大肠湿热，用升阳除湿汤；若血热，用四物汤加条芩、槐花；血虚，四物汤加白术、茯苓；兼痔，加槐花、黄连、升麻；虚热，用补中益气汤加芍药；肾虚，六味地黄丸。

方

升阳除湿汤 自下而上者，引而竭之。

柴胡 升麻 防风 猪苓 泽泻 苍术 陈皮 神曲炒 麦芽炒 甘草

上锉水煎，空心温服。胃寒肠鸣，加益智、半夏。

提气散

黄芪 人参 白术 当归 白芍 干姜炮 柴胡 升麻 羌活 甘草

上，水煎服。

治肛门边肿硬痛痒。

用白矾三分，碎研，用热童便二盏，化开，洗痔上，一日二三次洗之。

二槐丹 刘桐川传 治脱肛。

槐角 槐子各等分

上为末，生羊血调成块，晒干，或微焙干，毋令血熟。每服二钱，空心黄酒送下。

秘方

用鳖一个，水煮留汤洗肛，将鳖食之。又留骨烧存性，敷肛上，神效。

治脱肛。

用乌龙尾、鼠粪和之，烧烟于桶内，令坐其上，熏之数次即上，不脱为效。

腋 气

方

乌龙丸 许昌徐宪副方 治腋气神方。

当归一两，酒洗 怀生地黄一两，捣烂 白茯苓二两，去皮 连蕊五钱，焙 枸杞子一两，炒 石莲肉一两，焙 丁香五钱 木香五钱 青木香五钱 乳香五钱 京墨五钱 冰片一分半，研

上为末，用陈米饭、荷叶包烧过，捣烂，入地黄为丸，如黄豆大。麝香一分，黄酒化为衣。每服三四十丸，临卧半饥半饱，用砂仁一二分炒，入黄酒内送下。妇人，加乌药三钱醋炒，香附米三钱童便炒。

收功后药 徐宪副传

人参 当归 生地黄 乳香 没药 官桂 木香各一钱 麝香八味用酒浸过 青皮 陈皮 白芷 良姜 麻黄 米壳 甘草各一钱

上锉，水煎服，出汗。外用川椒、枯矾各一两为末，擦腋下。终身忌鳜鱼、羊肉，去大小便不可与女同厕。

秘传奇方 治体气。

大田螺一个 巴豆去壳 胆矾一豆许 麝香少许

上将螺用水养三日，去泥土，揭起螺靥，入矾、豆、麝在内，以线拴住，放磁器内，次日化成水，须五更时，将药以手自抹腋下，不住手抹药，直候腹内欲行脏腑，却住手。先要拣空地面，去大便，黑粪极臭，是其验也。以厚土盖之，不可令人知之。如不尽，再以药水抹之，又去大便，以日用后药擦之，永去病根。

枯矾一两 蛤粉五钱 樟脑一钱

上为末，每以少许擦之。

治体气方

枯矾一钱 轻粉三分 蛤粉二钱 密陀僧五分

上为末，研匀，每少许擦之。

诸　虫

方

化虫丸　治虫咬心痛并腹中痛，有块按之不见往来，痛无休止。

鹤虱三钱　胡粉炒　枯矾　苦楝根　槟榔各五钱

上为末，面糊丸，如梧子大。每十五丸，米饮入真芝麻油一二点，打匀服之。其虫小者化为水，大者自下。

下虫散　治大人、小儿腹内有虫。

史君子一钱，去壳　槟榔一钱　雄黄五分

上为末。每服，大人二钱，苦楝根煎汤下。

遇仙丹 古方

黑牵牛四两，半生半炒　三棱五钱　莪术五钱　茵陈穗五钱　槟榔五钱，俱生用

上为末。每药末四两，用飞罗面一两，却将皂角五钱，煎水煮面糊丸，如梧子大。每服三钱，壮盛者五钱，小儿减半，五更鸡鸣时，茶清送下。

凡人得病，皆因饮酒食肉，生冷过度，致使心膈胀满，呕恶吞酸，常吐清水，面黄肌瘦，不思饮食，或成气块。初病未觉，渐成大患。此药能治五劳七伤，山岚瘴气，水肿肚腹，脾胃心肺诸病，齁齁咳嗽，痰涎壅滞，酒积气块，翻胃吐食，十膈五噎，呕逆恶心，肠风痔漏，血毒积痢，热气上攻，头目疮癫，下部淋沥，女人血盅气肿，寒热往来，妇人月水不调，赤白带下，鬼胎，小儿五疳虫积，误吞铜铁，食恶毒物并治。病浅者，一服见效；病根深者，再进一服，必候恶物下尽为度。所下其虫，曰穿心虫，曰血鳖虫，曰传尸虫、积血虫、细虫、长虫、寸白虫，其状不一，或作五色，或如烂鱼冻。若一次未见虫积，更看第二三次，下来病根才去。此乃玉茎略（按："玉茎略"疑系"王经略"之误）。因赴度东安抚，在任得沾山岚瘴气，肚腹胀满，百药无效，偶遇道人，付此药一剂，服之，下虫一条，形状如蛇，长三寸余，病乃愈。传留此方，腾空去世，称遇仙丹也。

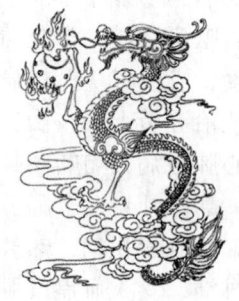

古今医鉴　卷九

头痛

脉

头痛阳强，浮风紧寒，风热洪数，湿细而坚。气虚头痛，虽弦必涩。痰厥头痛，肾厥坚实。又曰：头痛短涩应须死，浮滑风痰必易除。寸口紧急，或短，或浮，或弦，皆主头痛。

病

东垣曰：东风生于春，病在肝，俞在项颈。故春气者，病在头。又诸阳会于头面，如足太阳膀胱之脉，起于目内眦，上额交巅之上，入络脑，还出别下项，病冲头痛；又足少阳胆之脉，起于目锐眦，上抵头角，病则头角额痛。夫风从上受之，风寒伤上，邪从外入，客于经络，令人振寒头痛，身重恶寒，治在风池、风府，调其阴阳，不足则补，有余则泻，汗之则愈，此伤寒头痛也。头痛耳鸣，九窍不利者，肠胃之所生，乃气虚头痛也。心烦头痛者，病在耳中，过在手巨阳、少阴，乃湿热头痛也。如气上不下，头痛癫疾者，下虚上实也，过在足少阴巨阳，甚则入肾，寒湿头痛也。如头半寒痛者，先取手少阳、阳明，后取足少阳、阳明，偏头痛也。有真头痛者，甚则脑尽痛，手足寒至节，死，不治。有厥逆头痛者，所犯大寒，内至骨髓，髓者头脑为主，脑逆故令头痛，齿亦痛。凡头痛者，皆以为风，治之者总其大体而言之也，高巅之上，惟风可到。故味之薄者，阴中之阳，乃自地升天者也。然亦有三阴、三阳之异。

治

故太阳头痛，恶风脉紧，川芎、羌活、独活、麻黄之类为主；少阳经头痛，脉弦细，往来寒热，柴胡为主；阳明头痛，自汗，发热恶寒，脉浮缓长实者，升麻、干葛、白芷、石膏为主；太阴头痛，必有痰，体重，或腹痛，为痰癖，其脉沉缓，苍术、半夏、南星为主；少阴头痛，三阴、三阳经不流行，而足寒气逆，为寒厥，其脉沉细，麻黄、细辛、附子为主；厥阴头项痛，或吐痰沫厥冷，其脉浮缓，吴茱萸汤主之。血虚头痛，当归、川芎为主；气虚头痛，黄芪、人参为主；气血俱虚头痛，调中益气汤，少加川芎、细辛、蔓荆子，其效如神。白术半夏天麻汤，治痰厥头痛药也；羌活附子汤，治厥阴头痛药也。如湿气在头者，以苦吐之，不可执方而治。先师尝病头痛，发时两颊青黄，眩晕眼不欲开，懒言，身体沉重，兀兀欲吐。洁古曰：此厥阴、太阴合病，名曰风痰，以《局方》玉壶丸治之，更灸侠溪穴，即愈。

丹溪云：多主于痰，其痛甚者火多，诸经气滞，亦能头痛。劳役下虚之人，似伤寒发热汗出，两太阳作痛，此相火自下冲上，宜补中益气，多加川芎、当归，甚者加知母、蔓荆子。又曰：自鱼尾上攻而痛，属血虚，川芎、当归、酒黄柏。

偏头风，在右属痰，属热。痰用苍术、半夏，热用酒片芩。在左属风，属血虚。风用荆芥、薄荷，血虚用芎、归、芍药、酒黄柏。

节斋云：久病头痛，略感风寒便发，寒月须重绵厚帕包裹者，此属郁热而标寒。世人不识，悉用辛温解散之药，暂时得效，误认为寒。殊不知因其本有郁热，毛窍常疏，故风易入，外寒束其内热，闭逆而为痛。辛热之药，虽能开通闭逆，散其标之寒邪，然以热济热，病本益深，恶寒愈甚矣。惟当泻火凉血，而佐以辛温散表之剂，以从法治之，则病可愈，而根可除也。

方

春用香苏散，加川芎、白芷、羌活胡恒斋传

夏用五苓散，加香薷、厚朴、扁豆、羌活；

秋用金沸草散，加桔梗、石膏、防风、羌活；

冬用十神汤，加羌活随时倍加真羚羊角，服之如神

川芎茶调散 眉批：此方治风气头痛之剂。 治诸风上攻，头目昏沉，偏正头痛，鼻塞声重，憎寒壮热，肢体烦，肌肉蠕动，膈热痰盛，妇人血攻注太阳穴痛，但感风气皆然。

南薄荷四钱 香附米四钱，炒 荆芥穗 川芎各二钱 羌活 白芷 甘草炙，各一钱 防风七钱半

上为细末。每服二钱，食后茶清调下，姜、葱煎服亦可。一方，加菊花一钱、细辛五分、僵蚕三分、蝉退三分，名菊花茶调散。

白术半夏天麻汤 眉批：此方治痰厥头痛之剂。 治痰厥头痛，其证眼黑头旋，恶心烦闷，气短促上喘，无力以言，心神颠倒，目不敢开，如在风云中，头苦痛如裂，身重如山，四肢厥冷，不得安卧，此乃胃气虚损停痰而致也。

黄芪三分半 人参三分半 白茯苓三分半 白术五分 陈皮七分半 半夏汤泡，姜汁炒，三分半 神曲炒，五分 麦芽炒，七分半 苍术米泔浸炒，三分半 干姜炒黑，二分 黄柏一分半，酒洗 泽泻二分半 天麻三分半

上锉一剂，生姜三片，水煎，食前热服。可一剂而愈。

当归补血汤 眉批：此方治血虚头痛之剂。 治血虚头痛。

当归 生地黄 川芎 白芍各一钱 防风五分 荆芥四分 藁本四分 黄芩一钱，酒炒 柴胡五分 蔓荆子五分

上锉一剂，水煎服。

补中益气汤 眉批：此方治气虚头痛之剂。 治气虚头痛。

方见内伤门，依本方加川芎、白芷、细辛、蔓荆子。

调中益气汤 眉批：此方治气血两虚头痛之剂。 治气血俱虚头痛，其效如神。

陈皮三分 黄柏酒炒，三分 升麻 柴胡去芦，各四分 人参 甘草炙，各六分 细辛二分 黄芪一钱 川芎六分 蔓荆子三分

上锉作一服，水二钟，煎至一钟，去渣温服。一方，有木香二分，无黄柏。如大便虚，坐不得，或了而不了，腹中逼迫，此血虚、血涩也，加当归身五分。

芎芷散 治远年近日偏正头风，疼痛难忍，诸药不效，收功如神。

川芎三钱 白芷三钱

上为末，黄牛脑子一个，擦药在上，磁器内加酒顿熟，乘热和酒食之，尽量一醉，睡后酒醒，其疾如失。

都梁丸 治偏正头风，一切头痛。

香白芷二两，切碎晒干

上为细末，炼蜜为丸，如龙眼大。每服二三丸，食后细嚼，茶清下。

补血祛风汤秘方 治妇人头风，十居其半，每发必掉眩，如立舟车之上。盖因肝血虚损，风邪乘虚而袭之耳。

当归 川芎 生地黄 防风 荆芥 细辛 藁本 蔓荆子 半夏 石膏 甘草 旋覆花

上锉，姜、枣煎，食后服。一方，加羌活。

加减芎辛汤秘方 治头风攻目。

川芎　白芷　石膏　藁本　细辛　皂角
羌活　防风　荆芥　桔梗　薄荷　甘草
菊花　蔓荆子

上锉，水煎，食后服。

选奇方　治眉棱骨痛，属风热与痰，痛不可忍者。

羌活　防风各二钱　甘草一钱，夏生、冬炙用　酒片芩一钱半，冬不用，甚者冬亦可用

上锉，水煎，食后服。一方，加姜制半夏二钱。

回首散　治头项强急，筋痛，或挫枕转项不得者，用乌药顺气散方见中风门。加羌活、独活、木瓜。

鬓发

医者所谓人鬓、发、眉，虽皆毛类，而所主五脏各异。故有老而鬓白，眉发不白者，或发白，而鬓眉不白者；脏气有所偏故也。大率发属心，禀火气，故上生；鬓属肾，禀水气，故下生；眉属肝，禀木气，故侧生。男子肾气外行，上为鬓，下为势，故女人、宦人无势，则亦无鬓，而眉发无异于男子，则知不属肾也明矣。

方

天下乌鬓第一方高阁老传

五倍子不拘多少，捶碎，去灰，入砂锅内，炒尽烟为度，以青布巾打湿，扭干，包裹，脚踹成饼，为末听用。每用一钱半　乌黑霜即炒黄好细面四两，当归尾一两为末，白及末一两，三味搅匀。每用一分半　红铜末不拘多少，火内烧极红，投入水碗中，取出再烧，再投，取其水内自然之末，用水淘净，将好醋煮数沸至干，随炒黑色听用。每用一分半　明矾末一分半　青盐一分二厘　没石子二厘半　诃子二厘半，二味俱用面包，入砂锅内，将柴炭同拌，炒至焦干

上用细茶卤调如糊，磁器内重汤煮，洗净搽上，干了洗去。

京师秘传乌鬓方

五倍子制法如前，每用二钱　红铜末制法如

前，每用六分　食盐三分　明矾末六分　白灰面一分半

上合火酒调搽，无酒浓茶亦可，调匀，以酒盏盛贮。用铁勺注水，煮至如糖香镜脸，方可取用。先将皂角水洗净鬓发，然后涂药，包裹一夜，次早洗去即黑，如鬓少只用半张。

旱莲膏马翰林传　乌鬓黑发神方。

旱莲草十六斤，在六月下半月、七月上半月采十六斤，不许水洗，扭干取汁，对日晒过五日，不住手搅一午时，方加真生姜汁一斤、蜜一斤，和汁同前晒，搅至数日，似稀糖成膏，磁碗收藏。每日空心，用无灰好酒一钟，药一匙服，午后又一服。至二十一日，将白鬓发拔去，即长出黑鬓发。

神仙乌云丹吴侍郎传　乌鬓黑发，返老还童，壮筋骨，补真精，固元阳，神效无比。

何首乌半斤，入砂锅内，以黑豆同蒸半日，去豆，用好酒浸一七，晒干再蒸、浸七次　破故纸酒洗，一斤，砂锅内炒黄色　旱莲汁二两，如无汁，旱莲为末亦可　槐角子二两，为末　梧桐泪即木律，为末，二两

上共一处为细末，枣肉二斤，核桃仁半斤，共一处捣为丸，如梧桐子大。每服五十丸，空心盐汤下。服三个月勿断一日。

旱莲丸王史目传　乌鬓黑发，服一月，已白者退，再生者黑，其效如神，士大夫不可一日无此药。

旱莲汁晒半斤　生姜三斤，取汁晒半斤　生地黄二斤，酒泡去汁，晒半干　细辛一两　破故纸一斤，面炒　杜仲半斤，炒　五加皮半斤，酒浸　赤茯苓半斤，乳汁浸　枸杞子四两　川芎四两　没石子二两

上为末，核桃仁去皮半斤，枣肉同和为丸，如梧桐子大。每服五十丸，黄酒送下。

五煎膏刘太府传　乌鬓发，固牙齿，壮筋骨。

旱莲汁　黑桑椹　何首乌　生地黄　白茯苓

上五味各自为咀片，煎汁，滤净渣，熬成膏，合一处和匀，置磁器内封固，埋土七

日。每服二三匙，一日三服。

一醉不老丹刘金宪　专养血化痰，乌鬓黑发，男女皆可服。

莲花蕊　生地黄　槐角子　五加皮各三两　没石子六个，三阴三阳

上将药用木石臼捣碎，以生绢袋盛药，用无灰好酒十斤，入不渗坛内，春冬浸一月，秋二十日，夏十日，紧封坛口，浸满日，任意服之，以醉为度。须连日服尽，久则恐味变也。酒尽而鬓发白者自黑。若未黑，再制，服不过三两次，神效。

蒲公散刘小亭传　乌鬓生发。

蒲公英净，四两，炒　血余洗净，四两　青盐四两，研

上用磁罐一个，盛蒲公英一层，血余一层，青盐一层，盐泥封固，淹春秋五日，夏三日，冬七日，桑柴火煅，令烟尽为度，候冷取出，碾为末。每服一钱，侵晨酒调服。

三仙丸贺兰峰传　治头发脱落，神效。

侧柏叶八两，焙干　当归全身，四两

上忌铁器，为末，水糊为丸，如梧桐子大。每服五七十丸，早晚各一服，黄酒、盐汤任下。

生头发方

大附子一个，要一两重者佳，为末。用乌骨黑肥鸡一只，取其油搅药末擦头，其发即生。

面　病

病

《难经》曰：人面独能耐寒者，何也？盖人头者，诸阳之会也。诸阴脉皆至颈、胸中而还，独诸阳脉皆上至头，故令面耐寒也。一云：手只六阳之经，虽皆上至头，而足阳明胃之经，起鼻交頞中，入齿中，侠口环唇，倚颊车上耳前，过客主人穴。其或胃中风热，或风热乘之，令人面肿，或面鼻色紫，风刺瘾疹，或面热面寒，随其经证而治之。

方

升麻黄连汤　治面热。

升麻一钱半　葛根一钱半　白芍七分半　川芎四分半　白芷二分　薄荷三分　荆芥三分　苍术八分半　黄连五分，酒洗　黄芩六分，酒洗　犀角四分半　甘草五分

上锉一服，水煎，食后服。

升麻白芷汤　治面唇紫黑，乃阳明经气不足也。

升麻一钱　葛根一钱半　芍药三分　防风一钱　白芷一钱　苍术三分　黄芪七分　人参七分　甘草四分

上锉一剂，姜、枣煎服，宜早饭后，午时前。取天气上升于中，使阳易达于面也。

连翘散　治面生谷嘴疮，俗名粉刺。

连翘　川芎　白芷　黄连　苦参　荆芥　贝母　甘草　桑白皮　山栀子

上锉，水煎，食后临卧服。

清上防风汤　清上焦火，治头面疮疖，风热毒。

防风一钱　荆芥五分　连翘八分　栀子五分　黄连五分　黄芩七分，酒炒　薄荷五分　川芎七分　白芷八分　桔梗八分　枳壳五分　甘草三分

上锉一剂，水煎，食后服，加竹沥尤效。

僵黄丸　治头面肿大疼痛，并喉痹。

僵蚕一两　大黄二两

上为末，姜汁丸如弹子大。每服一丸，井水入蜜少许，研，徐徐食后呷服。

苦参丸　治肺风皮肤瘙痒，或生瘾疥癣，有人病遍身风热，细疹痒痛，不可忍者，连胸胫脐腹，及近隐处皆然，涎痰亦多，夜不得睡。

苦参一斤，为末　皂角去皮，并子

上用水一斗，将皂角浸揉去浓汁，滤去渣，熬成膏，和苦参末为丸，如梧桐子大。每服三十丸，荆芥薄荷酒下，惟酒下亦可。

麦门冬膏黄宾江　治面上肺风疮。

麦门冬去心，一斤　橘红去白，四两

上用水煎汁，熬成膏，入蜜二两，再熬成膏，入水中一夜去火毒。每服五匙，滚水

化开，食后服。夜将后春容散擦之。

春容散黄宾江

白附子六钱　枯矾三钱　硫黄五钱　黑铅炒枯，三钱　密陀僧二两　轻粉一钱　黄丹飞过，一钱　麝香二分

上为末，先将冷水擦红处，湿后以末药擦之，不可擦破。忌酒色、恼怒。

玉容散　治面生皯黵，或生小疮，或生痤痱、粉刺之类，并皮肤瘙痒，能去垢腻。

皂角三斤，去皮　升麻八两　楮实子五两甘松五钱　山柰三钱　砂仁连皮，五钱　天花粉一两　白芷一两　白及一两　糯米一升，另研　白丁香五钱，须腊月收者　绿豆一两，另研

上为末，和匀，量用洗面，不惟馨香，亦且去垢。一方，加藿香五钱、樟脑一钱，为末，炼蜜为丸，如弹子大。清晨洗面最奇。

如玉散宗橘泉　眉批：此方治外之剂。治面上一切酒刺、风刺、黑靥斑子。

白芷　藿香　牙皂去皮、子，各一钱　甘松　山柰　水泽　白丁香另研，各一钱　天花粉　白茯苓各一钱半　杏仁去皮，另研　细辛　密陀僧各一钱　樟脑五分，另研　白及少许

上为末，临卧用津唾调，或乳汁调，敷面上，明早温水洗去，其面如玉。

治抓破面皮。

用生姜自然汁，调轻粉搽患处，更无痕迹。

耳　病

脉

肾脉浮而盛为风，洪而实为热，短而涩为虚。两尺脉短而微，或大而数，皆属阴虚。相火上炎，其人必遗精，而两耳蝉鸣，或聋。

病

夫耳者，肾之窍也，其为病亦有数种：有气厥而聋者；有挟风而聋者；有劳伤而聋者；有热气乘虚，随脉入耳，而为脓耳者；有耳出津液，风热搏之，结核塞耳，亦令暴聋而为聤耳者。然又有左聋者，有右聋者，有左右俱聋者。不可不分经而治之也。

治

夫左耳聋者，因有所忿怒过度，则动少阳胆火，故从左起，以龙荟丸主之；右耳聋者，因有所色欲过度，则动太阳膀胱相火，故从右起，以六味地黄丸主之；左右俱聋者，因有所醇酒厚味过度，则动足阳明胃火，故从中起，以通圣散、滚痰丸主之。盖左耳聋者，妇人多有之，以其多忿怒故也；右耳聋者，男子多有之，以其多色欲故也；左右俱聋者，膏粱之家多有之，以其多肥甘故也。总三者而论之，忿怒致耳聋者为多。丹溪曰：厥阴、少阳热多，当用开痰散风热，其此之谓乎。

方

通明利气汤　治虚火上升，痰气郁于耳中，或闭，或鸣，痰气炽盛，或忧郁痞满，咽喉不利，烦躁不宁。

苍术一钱，盐水炒　白术一钱，瓦焙　抚芎八分　陈皮二钱半　香附一钱，童便炒　生地黄一钱，姜汁浸　贝母三钱　黄连一钱半，酒浸，猪胆汁拌炒　黄芩一钱半，酒浸，猪胆汁拌炒黄柏二钱，酒炒　栀子仁二钱，炒　玄参二钱，酒洗　木香五分　槟榔一钱　甘草炙，四分

上锉二剂，生姜水煎，入竹沥服。

加减龙荟丸　眉批：此方治耳鸣之剂。聪耳泻火。

当归一两，酒洗　龙胆草一两，酒洗　栀子仁一两，炒　黄芩一两　大黄五钱，酒蒸　芦荟五钱　青黛五钱　木香二钱半　柴胡五钱青皮一两　胆星三钱　麝香五分

上为末，神曲糊为丸，绿豆大。每二十丸，姜汤下，日进三服。一七后，用针砂酒以通其气，针砂一两，穿山甲末一钱，拌针砂养一昼夜，播出山甲，以酒一碗，将针砂浸三四日，噙酒口内，外用磁石一块，绵裹塞耳。忌怒戒色。

玄参贝母汤陈白野方　治耳热出汁作痒，乃痰也，肾火上炎也。

防风　天花粉　贝母　黄柏盐水炒　白茯苓　玄参　蔓荆子　白芷　天麻各一钱　生甘草五分　半夏一钱，泡

上锉一剂，生姜三片，水煎，食后温服。

黄龙散　眉批：此方治耳脓之剂。　治脓耳，因肾经气实，其热上冲于耳，遂使津液壅滞为脓，久不瘥，变成耳聋。亦有小儿沐浴，水入耳中停留，搏于气血，酝酿成热，亦成脓耳。

枯白矾一钱　龙骨一钱，研　黄丹一钱，飞　胭脂一钱，烧灰　麝香少许

上为末。先以绵杖子卷去耳中脓水，以药掺入内。日日用之，勿令风入。

鼠黏子汤陈白野方　治耳内生肿如樱桃，痛极。

连翘　黄连酒炒　玄参　桔梗　栀子炒　生甘草　牛蒡子炒　龙胆草炒　板蓝根即靛子

上锉，水煎，食后服，随饮酒一二盏。感脑加香附子一钱。　眉批：此方治耳肿痛之剂。　治耳内忽大痛，如有虫在内奔走，或有血水，或干痛不可忍者。

蛇退烧存性，为末，以鹅翎管吹入耳中。

聪耳汤云林制　治耳重听。

当归酒洗，一钱　白芍酒炒，一钱　川芎一钱　生地黄酒洗，一钱　知母酒洗，一钱　陈皮一钱　乌药一钱　白芷一钱　防风酒洗，一钱　羌活酒洗，一钱　独活酒洗，一钱　细辛七分　薄荷一钱　蔓荆子一钱　藁本酒洗，一钱　黄柏酒炒，一钱

上作一剂，水煎，食后服。用药后，头低睡一时。

独胜丸　专治耳鸣、耳聋。

黄柏八两，人乳拌匀，酒浸晒干，再用盐水炒褐色，去皮

上为末，水糊丸梧子大。每服百丸，空心盐汤下。

熏耳神方习南泉传　专治气聋，不论远年近日者神效，实聋难治。

蕲艾一两，为粗末，后用　磁石七钱，烧过

当门子即麝香，三粒　珍珠七颗，用铁筒套在铁锅底上煅过

上三味，研为细末，合一处令匀。却将白绵纸一张铺热铁器上，用黄蜡五钱搽纸上，分作数片，纸上摊艾，艾上掺药，卷作筒子，点火吹灭，侧耳熏之。重者三四根即通，力能隔耳透咽，既通且用艾塞，不可见风。

透铁关法贾兰峰传　眉批：此方治耳聋之剂。　治耳聋。

用好活磁石二块，锉如枣大头尖，搽麝香少许于磁石尖上，塞两耳孔，口中衔生铁一块，候一时两耳气透，飒飒有声为度。勤用三五次即愈。

鼻病

脉

左寸脉浮缓为伤风鼻塞，鼻流清涕；右寸脉浮洪而数，为鼻衄、鼻齇。

病

鼻塞不闻香臭，或但遇寒月多塞，或略感风寒便塞，不时举发者，世俗皆以为肺寒，而用表解通利辛温之药不效。殊不知此是肺经多有火邪，郁甚则喜多热，而恶见寒，故遇寒便塞，遇感便发。

治

治法清金降火为主，而佐以通利之剂。若如常鼻塞不闻香臭者，再审其平素，只作肺热治之，清肺火，泻火消痰。或丸药噙化，或末药轻调缓服，久服无不效。又平素原无鼻塞之病，一时偶感风寒，而致鼻塞声重，或流清涕者，只作风寒治之。

方

丽泽通气汤　治鼻不闻香臭。

黄芪一分　苍术　羌活　独活　防风　升麻　葛根各六分　炙甘草四分　白芷　川芎各二分　麻黄不去节，冬月加

上锉作一剂，生姜三片，枣二枚，葱白三根，水煎，食远温服。忌冷物、风寒、凉处坐卧

通窍汤 眉批：此方治不闻香臭之剂。治感风寒，鼻塞声重流涕。

防风　羌活　藁本　升麻　干葛　川芎　苍术各一钱　麻黄　白芷各五分　川椒　细辛　甘草各三分

上锉一剂，生姜三片，葱白一根，水煎热服。

苍耳散　治鼻流浊涕不止，名曰鼻渊，是胆移热于脑也。

辛夷仁五钱　苍耳子一钱半，炒　白芷一两　薄荷叶一钱

上为末，葱、茶调下二钱。

黄连通圣散　治脑漏，胆移热于脑，则辛颏鼻渊，即防风通圣散加黄连、薄荷，水煎热服。

天竺黄丸秘方　治鼻渊。

当归　川芎　白芷　人参　茯苓　麦门冬　防风　荆芥　薄荷　苍耳子　香附子　蔓荆子　秦艽　甘草各二两　天竺黄三钱

上为细末，炼蜜为丸，如梧桐子大。每服三四十丸，米汤送下。

眉批：此方治鼻渊之剂。　治鼻中时时流臭黄水，甚者脑下时痛，俗名控脑砂，有虫食脑中。

用丝瓜藤近根三尺许，烧存性，为末，酒调服。

洗肺散　治鼻中生疮。

天门冬去心　麦门冬去心，各一两　黄芩二钱　半夏二钱　杏仁去皮，一钱　五味子一钱半　甘草五分

上锉一剂，生姜五片，水煎，食后服。

清肺饮子秘方　治鼻红肺风。

山茶花二两　黄芩二两　胡麻仁二两　山栀子二两　连翘一两　薄荷三两　荆芥一两　芍药一两　防风一两　葛花二两　苦参二两　甘草二两

上为末。茶清调服三钱，后用搽药。

搽鼻去红方秘方　治鼻红肺风。

白矾一钱　杏仁四十九个　水银一钱　轻粉七分　白杨七个　大枫子四十九个　京墨一钱　五味子四十九个　核桃七个

上共为末，鸡子清调搽患处。

治鼻中肉赘，臭不可近，痛不可摇，以白矾末加硇砂少许，吹其上，顷之化水而消。与胜湿汤、泻白散二帖，此厚味拥湿热蒸于肺门，如雨霁之地突生芝兰也。

参归丸　治酒齄鼻，乃血热入肺。

苦参净末，四两　当归净末，二两

上用酒糊丸，如梧桐子大。每服七八十丸，食后热茶下。

口　舌

病

《内经》曰：中央黄色，入通于脾，开窍于口，藏精于脾，故病在舌。夫口之为病，或为重舌、木舌，或为糜烂生疮，或见酸苦辛咸味。原其所因，未有不因七情烦扰，五味过伤之所致也。经曰：阴之五宫，本在五味；阴之五宫，伤在五味是也。是以肝热则口酸，心热则口苦，脾热则口甘，肺热则口辛，肾热则口咸。有口淡者，知胃热也。外有谋虑不决，肝移热于胆而口苦者。亦有脾胃气弱，木乘土位而口酸者。或膀胱移热于小肠，膈肠不便，上为口糜，生疮溃烂，则伤寒狐惑之证，上唇生疮，虫食其脏；下唇生疮，虫食其肛也。又舌吐不收，名曰阳强；舌缩不能言，名曰阴强。

方

绿袍散　治口疮。

黄柏去粗皮，一两　青黛三钱

上为末，掺患处噙之，吐出涎即愈。一方，加密陀僧一钱。

赴宴散段干兵传　眉批：此方治口疮外敷之剂。　治口疮。

黄连　黄柏　黄芩　栀子　细辛　干姜

上各等分，为细末，先用米泔水漱口，后搽药于患处，吐咽不拘，神效。

升麻散　治上膈痈毒，舌上生疮，咽喉肿痛。

升麻　赤芍　人参　桔梗　干葛各钱半
甘草七分

上锉一剂，水煎，徐徐服之。

《内经》曰：膀胱移热于小肠，膈肠不便，上口为糜，五苓散合导赤散，一服而愈。

眉批：此方治口疮内服之剂。　凡口疮服凉药不愈者，乃中气虚，相火泛上无制，用理中汤治之即愈。甚者加附子，或用官桂末掺之。

上清丸王天中传　眉批：此方治口疮噙化之剂。　治口舌痛生疮。

薄荷叶三两　硼砂五钱　天花粉一两　天竺黄五钱　风化硝　百药煎　防风　孩儿茶各一两　桔梗七钱　甘草一两

上为细末，炼蜜为丸，如弹子大。每服一丸，噙口中，徐化下。

香茶饼　清膈化痰香口。

孩儿茶四两　桂花一两　南薄荷叶一两　硼砂五钱

上为末，用甘草煮汁，熬膏作饼。噙化咽下，美味香甜。

硼砂丸王天中传　眉批：此方清上香口之剂。　治口气，口干，口舌生疮。

硼砂二钱　片脑　麝香各一分　马牙硝风化，四钱　寒水石煅，一钱

上为末，用甘草膏为丸，如麻子大。不拘时含一丸，咽津。

口唇紧小，不能开口，不能饮食，不治即死，用白布作灯炷如指大，安刀斧上燃烧，令刀上汗出，拭取敷唇上，日二三度；或用旧青布烧灰，调清服；或和猪脂涂敷。又以蛇退烧灰，先拭净敷之；又宜烧乱发、蜂房、六畜毛灰，猪脂调敷。

治唇紧燥裂生疮。

橄榄不拘多少，烧灰，猪脂和敷患处。

治口唇裂破成疮刘太府方

炉甘石二钱，火煅　文蛤一两　黄柏一两　苍术五钱

除甘石外，三味同炒赤色，共研极细，入片脑三分，再研，用蜡油调敷唇上。

补唇舌方太医院传

用鲜蟹烧灰，每二钱，用乳香、没药各二分半涂之，即生肉。如多去唇舌，用川乌、草乌为末，摊纸一条，以凉水调合贴之，即不觉疼，可用刀取。如流血，以陈石灰涂之即止。愈后舌硬，用鸡冠血点之即软。

舌强肿如猪胞，以针刺舌下两旁大脉，血出即消。勿刺着中央脉，令人血不止，则以火烧铜箸烙之；或以杂草烧镀锈，醋调敷舌上下，脱去再敷，须臾即消。此患人多不识，失治则死。凡舌肿，舌下必有虫状如蝼蛄卧蚕，有头有尾，头小白，可烧铁钉烙头上即消。

治舌上肿硬。

百草霜　海盐各等分
上为末，井花水调敷。

又方

真蒲黄末，频掺舌上，内以黄连一味，煎汤服之，以泻心火。

病机云：舌长过寸，研冰片敷之即收。

治舌无故出血如线，以槐花为末，掺之即止。

治舌忽张出口外，俗云是蜈蚣毒，用雄鸡血一小盏浸之，即缩入。

牙 齿

脉

右关脉洪数，或弦而洪，肠胃中有风热而痛；尺脉洪大而虚者，肾虚，主齿动摇疏豁，相火上炎而痛。

病

夫齿者，肾之标，骨之余也。足阳明胃之脉，贯络于齿上龈；手阳明大肠之脉，贯络于齿下龈。手阳明恶寒饮而喜热饮，足阳明恶热饮而喜寒饮。有开口呷风则痛甚者，肠胃中有风邪也；有开口则哕臭不可近者，肠胃中有积热也；有痛而动摇者，肾元虚也；有虫食而痛者，盖肠胃中有湿热而生虫也。

治

治之宜泻阳明之湿热，更以擦牙诛虫之剂以治其标，则齿自然而固矣。

一牙痛之证，其人肠胃素有湿热，上出于牙龈之间，适被风寒，或饮冷所郁，则湿热不得外达，故作痛也。

一牙痛胃脉弱而无力者，以补中益气汤加生地黄、牡丹皮。

方

清胃散 治上下牙齿疼痛不可忍，牵引头脑，满面发热大痛。此因服补胃热药，或食辛热之物过多之所致也，此药神效。

当归身　生地黄酒洗　黄连夏月倍用　牡丹皮各三钱　升麻一两

上锉一剂，水煎，稍冷服。如痛甚，加石膏二钱，细辛三分，黄芩一钱，细茶三钱，大黄蒸一钱。肿，加防风、荆芥各一钱。

治胃有实热齿痛，或上齿痛尤甚者。

用凉膈散，大黄以酒蒸为君，加知母、石膏、升麻为佐，频频嚬咽，即愈。

细辛汤 治上齿牙疼，属足少阴肾虚热。

升麻一两　细辛二两　黄连一两　蔓荆子一两半　牛蒡子两半　荜拨两半　薄荷五钱　黄柏七钱　知母七钱　防己一两

上锉，水煎温服。

白芷汤 眉批：此方清火止痛之剂。治下齿牙疼，属手阳明虚热有风。

防风　荆芥　连翘　白芷　薄荷　赤芍　石膏

上锉，水煎，温服。

千金一笑散翟敬帙传　治牙痛不可忍，登时即止。

巴豆一个，入大火略烧，去壳　胡椒三粒

上同一处捣，令烂，用薄绵包药入口，上下痛齿咬定，流出涎水，勿咽，良久取出即止。若是三两个牙痛，多是虫牙痛，去胡椒用花椒，如法使。

塞耳药宋兰皋方　治牙疼。

用壁钱包胡椒末，如左边痛塞右耳，右边痛塞左耳，手掩枕之侧卧，少时额上微汗即愈。

杀虫丸俞元河方　治虫牙，方见黑鹅小线。

好信不拘多少，量加黄丹少许，以黄蜡熔成一块，旋用旋丸，如黄豆大，用白薄丝绵包裹留尾。如右牙痛则塞右耳，左牙痛则塞左耳，两边俱痛，则两耳俱塞，必深入耳孔，一夜其虫即死，一生永不复痛矣。

哭来笑去散齐双泉传　治牙齿痛，神效。

雄乳胡椒麝，荜拨良姜细。哭将来，笑将去。

上各等分为末。每用少许，吹男左女右鼻中立止。如牙痛脸肿，用纸卷药末在内作条，蘸香油点着，燎牙痛处，火灭再燃再燎，条烧尽则止。

牙疼嚬漱药李益庵传

蜂房一个，每一孔内纳胡椒、花椒各一粒，用碗盛之，入水令满，加黄柏，如指大三片于内，以碟盖住，用纸封固，或面糊固住亦可，重汤煮，令一炷香尽取出，候温，漱嚬良久，吐出再漱即止。

漱牙止痛三方何通府传　眉批：此方牙疼外治之剂。

一方，用蛇床子，不拘多少，煎水热嚬漱之即止；一方，用白蒺藜，不拘多少，水煎嚬漱，一用烧酒煎亦效；一方，用小麦，不拘多少，炒焦淬入烧酒，去渣嚬漱立止。

甘露饮子 治男妇胃中客热口气，齿龈肿闷宣露，心中多烦，饿不欲食，喜眠睡，及咽喉中有疮。

天门冬泡，去心　麦门冬泡，去心　生地黄　熟地黄　黄芩　枳壳　山茵陈　石斛　枇杷叶　甘草各等分

上锉作剂，水煎，食后温服。若齿龈宣露肿闷，煎药漱之，冷热皆可。

玉池散 治牙流脓血，变骨槽风者，及骨已出者，或摇不牢，牙痛牙痒。

地骨皮　白芷　升麻　防风　细辛　川芎　槐花　当归去头　藁本去土　甘草生，各一钱

上作一剂，水煎去渣，温热漱口，冷则

吐之，煎服尤妙。张龙图去地骨皮，加独活。

治牙宣出血刘清汶传

香附一两，炒黑存性　侧柏叶五钱　青盐三钱　石膏一两

上四味俱炒，出大毒，为末。每清晨擦牙，漱吐之。

牢牙散

治牙龈肉绽，有牙疳肿痛，牙动摇欲落，牙不长，牙黄口臭。

升麻四两　羌活一两　龙胆草酒洗，两半　羊胫骨烧灰，四两

上为末，和匀。卧时贴在牙龈上。

神功丸

治牙齿疳蚀，牙龈内将脱，血不止，并治多食肉，口臭不可近。

当归一钱　生地黄酒浸，三钱　黄连五钱　升麻二钱　藿香一钱　木香一钱　砂仁五钱　甘草生，三钱　兰香叶一钱

上为末，汤浸蒸饼为丸，如绿豆大。每服一百丸，加至三百丸，食远白汤下。兼治血痢、血崩，血下不止，血下褐色，或紫色、黑色，及肠癖下血，空心米汤下。其脉洪大而缓者，及治麻木，厥气上冲，逆气上行。

立效散

治走马牙疳。

青黛　黄柏末　白矾　五倍子炒，各一钱

上为末，先用米泔水漱口，掺患处。

神灯照眼法俞监生传

治牙床上下肿烂作痛，或因杨梅疮多服轻粉，致筋骨疼痛，而作牙匡肿烂者。

乳香二钱　没药二钱　雄黄一钱　朱砂八分　水银钱半，唾研　锡花钱半　银朱一钱　川乌钱半　草乌钱半　白芷一钱　自然铜二钱

上为末，绵纸裹作条子，香油透点灯，以瓦片盛置斗内，或桶内，将手掩其口鼻，以目观灯，先将被覆其身手，勿令透气，即愈，或有汗为妙。

固齿丹太医院传

骨碎补一味，水洗净，铜刀切片，用铜锅炒，以槐枝不住搅炒，取出候冷，又上火炒微黑色，又住火，冷后又炒至老黑色，以文武火炒之，研为末。不时擦牙，极能坚骨固齿补髓，去骨中毒风气，止筋骨痛，治牙则痛不复作。如牙将落动摇者，频频服之立住，再不复动。一加石膏更好。

乌髭固齿补肾散刘司寇传

当归酒浸　小川芎　荆芥穗　香附米　白芍药　甘枸杞各二两半　熟地黄二两半　川牛膝去芦，二两，酒浸　细辛三钱　破故纸两半　升麻五钱　青盐三两

上为末。用老米一升，煮饭合成丸，阴干，入瓦砂罐内封固，炭火或桑柴火烧成灰存性，研为末，用铅盒盛之。清晨鸳鸯手擦牙，滚汤漱咽下，至老牙不痛，齿不落。士大夫年至四十者，能常用此药于髭发未白之先，可免染髭之劳，深为有益也。

擦牙固齿方张小庵传

黑铅四两，用柳枝切碎，炒半日黄色成灰　青盐二两半，炒　当归五钱　细辛三钱　朱砂二钱

上为细末，擦牙漱口。

乌髭固齿擦牙散太医院传

细辛　川芎　莲须　香附　生地黄　当归已上俱烧过存性　青盐生用，各等分

上为细末。清晨擦牙，温水漱咽，日日不可间断，不忌三白。

乌髭还少丹京师传　眉批：此方擦牙乌髭固齿之剂。

川芎一两　旱莲草二两　当归一两　牙皂五钱　白茯苓一两　青盐二两半　黄柏五钱

上为末，入砂罐内封固，炭火煅，烟尽为度，取出为细末，磁罐收贮。每早擦牙。

牙落重生京师传

公鼠骨一副，取骨法：用鼠一个，剥去皮，用卤一擦上，三日肉烂化尽，取骨。瓦上焙干用　香附一两　白芷　川芎　桑皮　地骨皮　川椒　蒲公英　旱莲草　青盐　川槿皮各三钱

上为细末，擦百日，其牙复生，良验。

生牙齿方京师传

用未开眼嫩老鼠三四个，外用白及、白芷、青盐、细辛、当归、熟地黄各五钱。除地黄捣烂，将前五味研为末，用地黄捣烂如泥，和匀一饼，包老鼠在药内，外用湿纸包

裹，文武火烧，尽烟闭死，研末。擦上，即生牙。

眼　目

脉

左寸脉洪数，心火炎也；关弦而洪，肝火盛也；右寸关俱弦洪，肝木挟相火之势而来，侮所不胜之金，制已所胜之土也。

治

世谓目病而痛，多由火热及血太过。予窃谓目病固由火热，然外无风寒闭之，目亦不病，虽病亦不甚痛。盖人感风寒，则腠理闭密，火热不得外泄，故上行走窍而目病矣。散其外之风寒，则火热泄而痛自止，洗肝散之类，用凉药内退火热，虽系一治，然过多则伤脾胃，往往不能食，或致泻泄，甚不可治也。出血之治，亦不可常用，盖伤其本故也。目得血而能视，血少则目昏矣。若因血虚而目昏者，则滋阴地黄丸、养肝丸，皆可服也。

附：太上玄真人进还睛丸表

伏以医有圣神工巧之妙，人不可不知；药有温凉寒热之性，医不可不辨。昔黄帝尝百药而著本草，叔和察六脉而烛病源，所以扶世道而救民命者，良有在也。上古之人，咸臻寿考。况世之最贵者莫贵于人，人之最贵者莫贵于目。夫目者，五脏六腑之精华，百骸九窍之至宝，洞观万物，朗视四方，皎洁如珠，包含天地，内连肝胆，外应睛瞳。眼虽属于肝门，窍乃居于肾脏。肾属北方壬癸水，心属南方丙丁火，心肾不和，水火交战，交战则血气停留不散，胆损肝虚，定见眼中受病。凡疗眼疾，须补肾元，次修肝木。肝乃肾之苗，肾乃肝之本，修肝则神魂安静，补肾则精魄流注。精魄既得安和，眼目自然明朗。譬如种木当在修根，根壮则枝叶茂盛，根损则花叶凋零。且如黑睛属肾，肾虚则眼泪下流；窍门通肝，肝风则冷泪常出；白眼属肺，肺冷则赤脉流通于睛；上下睑属脾，

脾风则拳毛倒睫；大小眦属心，心热则攀睛胬肉。眼有五轮，外应五行，木火土金水；内应五脏，肝心脾肺肾。五轮者，风血肉气水；八廓者，天地水火风云山泽。苟有病患，须究根源。勿用庸医，复行钩割。夫人好服丹药，脾胃损伤，终夜忧思，精神耗惫，或胆中受热，或肺上受寒，或食五辛太多，或纵七情忒甚，或瞻星望月，或近火冲烟，故使三焦受热，致令双曜失明，或迎风有泪，或视物如烟，觑空中如霜雪之形，视太阳如同底盖。五脏虚耗，夜梦鬼交，眼前自见黑花缭乱，目中谁知白翳昏蒙。臣窃悯矣。陛下戒之！今按《本草》制成仙方，能养性安神，搜风明目，去热除邪，修肝补肾，虽远年内障而可明，矧近日赤肿而弗治。药共二十九味，名曰还睛丸。修却奇异，有君、臣、佐、使之功；制不寻常，有炮、制、锉、炼之妙。不问老幼、阴阳，即见光明清白。恭维皇帝陛下，修凝道德，摄养精神，端居九重之中，明见万里之外，固不赖于此药，亦可保于未然。伏愿普颁百姓，请尝试之，俯赐群臣，金曰俞也。臣无任瞻天仰圣，激切屏营之至，谨录其方，随表拜进以闻。

方

还睛丸　治远年近日一切目疾，内外翳障，攀睛胬肉，烂弦风眼，及年老虚弱，目昏多眵，迎风冷泪，视物昏花，久成内障，此药最能降火升水，可宜久服，夜能读细字。

棟人参一两半　天门冬泡，去心，三两　麦门冬泡，去心，三两　生地黄酒洗，三两　熟地黄一两，酒蒸　当归酒洗，一两　川芎七钱　白茯苓去皮，一两　山药一两，蒸　菟丝子酒炊烂，捣饼，焙干，一两　甘枸杞一两半　肉苁蓉酒浸，两半　川牛膝去芦，两半　川杜仲酒炒，两半　石斛一两半　五味子七钱　川黄连七钱　川黄柏一两，酒炒　知母二两，酒炒　杏仁泡，去皮，一两半　枳壳面炒，一两　防风八钱，去芦　菊花酒洗，一两　青葙子一两　草决明一两　白蒺藜炒，一两　羚羊角一两，镑　乌犀角八钱　甘草七钱，炙

上为细末，炼蜜为丸，如梧桐子大。每服三五十丸，空心盐汤送下。

洞然汤西园公制　治一切眼病。

归尾　川芎　赤芍　黄连　黄芩　黄柏　栀子　连翘　薄荷　防风　荆芥　独活　前胡　菊花　木通　车前子　甘草　灯草七根

水煎，食后服。

拨云散金光明传　治一切眼肿疼痛，及暴发赤眼，风热壅实等证。

归尾　川芎　赤芍　生地黄　连翘　黄芩　山栀子　黄连　防风　荆芥　羌活　白芷梢　枳壳　桔梗　软石膏　大黄　甘草

上锉，水煎，食后服。如眼生翳障，加白蒺藜。如眼胞红肿如桃，倍大黄，加芒硝。如眼目被人打伤，青肿，倍大黄。如杖疮肿痛未破，作憎寒壮热，或打重血气攻心并效。如打扑伤损内重，瘀血不散，服之即愈。

速效散京师传

黄连　黄芩　黄柏　栀子　连翘　薄荷　荆芥穗　柴胡　归尾　生地黄　地骨皮　天花粉　甘菊花　蔓荆子　牛蒡子　白蒺藜　草决明　枳壳　甘草

上锉，水煎，食后服。如大眦头红肉堆起，乃心经实热，宜菊汤补肾，加黄连、生地黄，减菊花、牛蒡子。小眦头红丝血胀，乃心经虚热，宜补心补肾，加茯苓、莲肉，减荆芥、蔓荆子。大乌睛上有红白翳障，乃肝经病，宜洗肝补肾，加柴胡、连翘。白珠上死血红，加地骨皮、天花粉，减薄荷。若白珠有红箭翳膜，清肺为主，加羚羊角为君。上睑胞肿如桃，此脾经病，泻脾，加砂仁、连翘，减草决明、天花粉。日夜疼痛，加防己、玄参。火眼后昏暗，加柴胡、胆草。

大明复光散京师传

当归尾酒洗　生地黄酒浸　黄柏酒炒　黄连　黄芩　柴胡　白茯苓　枳壳　羌活　防风　荆芥　石膏煅　甘菊花　蝉退　车前子炒　密蒙花　白蒺藜炒　木贼童便浸焙　青葙子炒　羚羊角　石决明煅　甘草

上锉，每服一两，食后温服。大眦赤者，乃心经实热，加龙胆草、赤芍、白术，减车前、荆芥。小眦赤者，乃心经虚也，加白茯苓、黄芪、朱砂，去青葙子、石决明。赤而不痛，乃肝经实热，加柴胡、陈皮、白术，减荆芥。赤而昏者，乃肝之虚也，加苍术、楮实子，减蒺藜。羞明怕日，乃脾之实，加密蒙花，减柴胡。神物不真，乃脾之虚，加苍术、细辛，减防风、木贼。眵多结硬，乃肺之实，加桑白皮、茅根、白术，减蝉退、石膏。眵虚不结，乃肺虚，加阿胶、陈皮，减归尾、枳壳。迎风出泪，乃肾虚，加熟地黄、石斛，减生地、黄菊花。白珠鲜红常痛，加山栀子、乳香、没药、防风、黄芩，减青葙子、蒺藜。胬肉侵睛，加大黄、牵牛、牛蒡子，减石膏、枳壳。白膜侵睛，加蒺藜、木贼、连翘、车前子、荆芥。痒极难当，加僵蚕、草乌，减菊花、木贼。风中泪出，加旋覆花、草乌煨，减归尾、石决明。坐起生花，加山药、熟地黄，减防风、荆芥，忌酒戒欲。两睑贴睛，加藿香、白芷、茯苓、荆芥。

清肺散京师传　眉批：此方治一切眼疾清凉之剂。　治肺气上攻眼目，白睛肿胀，日夜疼痛者。

桑白皮　黄芩　菊花　枳壳　防风　荆芥　柴胡　升麻　赤芍　归尾　玄参　苦参　蒺藜　木贼　旋覆花　甜葶苈　甘草

上锉，水煎，食后服。

抑清明目汤云林制　治妇人因怒气伤肝，眼目昏暗如云雾中。

当归　白芍　生地黄　白术　茯苓　陈皮　半夏　龙胆草　柴胡　黄连　栀子　牡丹皮　白豆蔻　甘草　生姜　煎服

明目大补汤　治气血俱损，眼目昏花，神光不足，及久患眼，服凉药过多，气血凝滞，双目昏蒙，全不通路。服此以镇阳光，壮肾水。即十全大补汤加沉香、大附子制、白豆蔻。

羊肝丸金光明传　治一切眼疾，不问内外翳障、青盲等证。

黄连一两　菊花　当归　川芎　防风
荆芥　羌活　薄荷叶各三钱

上为末。用白乳、羊肝一具，以竹刀刮
去筋膜，生捣；再用药捣烂为丸，如梧桐子
大。每服五七十丸，浆水送下，白水亦可。
内障昏暗，加熟地黄一两。翳障，加蒺藜、
木香各五钱。

明目壮水丸云林制　治肝肾不足，眼目
昏暗，常见黑花，多有冷泪。此药壮水，以
镇阳光明目，补肾养肝生心血。

棟人参一两　当归酒洗，一两　熟地黄酒
蒸，二两　生地黄酒洗，二两　天门冬去心，二
两　麦门冬去心，二两　石枣酒蒸，去核，二两
枸杞子酒洗，一两六钱　五味子一两　菟丝
子酒制，一两　白茯神去皮，木，二两　干山药
一两　川牛膝去芦，酒洗，一两三钱　柏子仁去
壳，一两，炒　泽泻一两　牡丹皮酒洗，一两
家菊花去梗，三两　黄柏一两半，乳汁拌匀炒
知母二两半，乳汁拌匀晒干炒　白豆蔻去壳，净，
三钱，能去眼中一切尘垢翳膜

上为末，炼蜜为丸，如梧桐子大。每服
百丸，空心淡盐汤送下。忌生冷，莱菔。

养肝丸周古川传　眉批：此方补虚明目
之剂。　治肝经不足，眼目昏花，或生眵泪，
久视无力，妇人血虚目疾。

当归　川芎　白芍药　熟地黄酒蒸　防
风　楮实子炒　车前子酒炒　蕤仁去壳，汤泡
去皮

上为末，炼蜜丸如梧桐子大。每服七十
丸，食远白汤下。

涤光散秘方　治目疾屡服寒凉药不愈，
两眼蒸热，如火之熏赤而不痛，满目红丝，
血脉贯睛，瞽闷昏暗，羞明畏日，或上睑赤
烂，或冒风沙而内外眦皆破，洗之立效。

枯白矾五分　铜青三分

上为末，水和药，磁器盛，重汤煮三五
沸，隔纸蘸洗，日三五次。

决明散傅东山传　治翳障眼，三服即退。
石决明　葛花　泽泻　木贼　大黄

上锉一剂，水煎服。

治雀目如神汪圣峰传

黄蜡不拘多少，熔化取出，入蛤粉相和，
所得成球。每用以刀切下二钱，以猪肝二两，
劈开掺药在内，麻绳扎定，水一碗，入铫内
煮熟取出，乘热熏眼，至温餐食之，日二次，
以明为度。

治眼出冷泪。虚则补肝，四物汤加木贼、
防风；实则用木贼、苍术、白蒺藜、防风、
羌活、川芎、甘草为末，米泔水调下。

咽　喉

脉

两寸脉浮洪而溢者，喉痹也。脉微而伏
者，死。

病

夫喉以候气，咽以咽物。咽则通水谷，
接三脘以通胃。喉有九节，通五脏以系肺，
并行两异，气谷攸分，诸脏热则肿塞不通，
腑寒则缩而硬，硬如有物，常欲痒痛多涎唾，
皆使喉闭，风燥亦然。若夫卒然肿痛，水浆
不入，语言不通，死在须臾，诚可惊骇。其
会厌两旁肿者，俗谓之双乳蛾，易治；会厌
一边肿者，谓之单乳蛾，难治。古方通谓之
喉痹，皆相火之所冲逆耳。

治

治宜先大涌其痰，或以钺针刺其肿处，
此急则治其标之法也。内当从治，而以桔梗、
甘草、玄参、升麻、防风、羌活、荆芥、人
参、白术、茯苓之类，少加干姜、附子等药
为向导，徐徐频服，不可顿服。切不可骤用
寒凉之药而正治之，非徒无益，而且促其
死矣。

单乳蛾　双乳蛾　喉闭　双喉闭　子舌
胀　木舌胀　缠喉风走马喉风。

盖因湿气上行，转于喉之两旁，近外肿
作，以其形似乳蛾，一为单，二为双。其乳
蛾差小者，名喉闭，热结于舌下，复生一小
舌子，名子舌胀。热结于舌中，舌为之肿，

名木舌胀，木者，强而不柔和也。热结于咽喉，肿绕于外，且麻且痒，肿而大者，名缠喉风。喉闭暴发暴死者，名走马喉风。

喉闭之症，其人胸膈素有痰涎，或因饮酒过度，或因忿怒失常，或因房事不节而发作也，何则？饮酒过度，是胃火动也；忿怒失常，是肝火动也；房事不节，是肾火动也。火动痰上而为痰热，燔灼壅塞于喉嗌之间，所以内外肿痛，而水浆不入也。治疗之法，急则治其标，缓则治其本。标则用丸散以吐痰散热，治本用汤药以降火补虚。

方

甘桔汤

甘草　防风　荆芥　薄荷　黄芩各一钱
桔梗三钱　加玄参一钱

上锉一剂，水煎，食后频频噙咽。

咳逆，加陈皮。咳嗽，加知母、贝母。咳发渴，加五味子。唾脓血，加紫菀。肺痿，加阿胶。面目肿，加茯苓。呕，加半夏、生姜。少气，加人参、麦门冬。肤痛，加黄芪。目赤，加栀子、黄连。咽痛，加鼠黏子、竹茹。声哑，加半夏、桂枝。疫毒头痛肿，加鼠黏子、大黄、芒硝。胸膈不利，加枳壳。心胸痞，加枳实。不得卧，加栀子。发斑，加防风、荆芥。酒毒，加干姜、陈皮之类。

清咽利膈散　眉批：此方治咽痛清火之剂。

连翘　黄芩　栀子　薄荷　防风　荆芥
桔梗　玄参　黄连　大黄　金银花　牛蒡子　朴硝　甘草

上锉一剂，水煎服。

绵球散王伯泉传

草乌一个，重一钱。余药各一钱，生　胡椒
荜拨　红豆　细辛　牙皂

上为末，用乌梅去核，拈作饼，包药末在内，仍以药末掺之。以绵裹缚筋头上，先用鹅翎管，削针刺破，将绵球蘸淡醋缴喉中患处，去痰为度。如牙关不开，先用开关散搐鼻，嗅涕即开。

开关散

用杨梅树皮，向东者晒干，去粗皮为末，吹鼻中，喷嚏为验。

金锁匙秘方

朱砂三分三厘　硼砂一分二厘　枯矾一分六厘　雄胆一分　焰硝一分　片脑一分　麝香少许

上为细末，竹筒吹入喉中。

春风散　治咽喉肿痛，缠喉风闭塞。

腊月初一日，取猪胆五六个，用僵蚕、黄连俱锉，朴硝、白矾、青黛俱各五钱，装入胆内，缚定，用青纸裹了，将地掘一方坑，长、阔一尺，上用竹竿横吊，以胆悬定于内，候至立春日取出，置当风处吹干，去皮以药研末，密收吹喉。

吹喉散宋举人传　眉批：此方止痛外治之剂。

壁钱烧存性　枯白矾　鬏灰

上各等分，研末吹喉。

清火补阴汤　治虚火上升，喉痛，并喉生疮，喉闭热毒，最能降火补虚。

当归一钱　川芎一钱　白芍一钱二分　熟地黄一钱二分　黄柏一钱，童便炒　知母一钱，生用　天花粉一钱　甘草一钱　加玄参三钱

上锉一剂，水煎，入竹沥，温服。

通隘散方外人传　喉痛生疮声哑。

白硼砂二钱　孩儿茶一钱　蒲黄六分　青黛一钱　牙硝六分　枯矾六分　片脑二分　黄连五分，末　滑石一钱　寒水石一钱　黄柏五分，末

上共为末，以苇筒，药少许，吹入喉中，即效。

清上丸太医院传　眉批：此方治阴虚咽痛之剂。　治喉中热毒肿痛，喉闭，乳蛾等证。

雄胆一钱　雄黄五分　硼砂一钱　薄荷叶五钱　青盐五分　胆矾少许

上为细末，炼化白砂糖为丸，如鸡头子大。卧时舌压一丸，自化入喉，神效。

清音散　治声音不清。

诃子三钱，半生半泡熟　木通二钱，半生半

泡熟　桔梗生用　甘草三钱，半生半炙

上锉，水煎，用生地黄捣烂，入药贴。

钱笛丸　眉批：此方治失声之剂。　治声失音，或不清。

当归一两　生地黄一两　熟地黄一两　天门冬盐炒，五钱　黄柏一两，蜜炙　麦门冬五钱，盐炒·知母五钱　人参三钱　白茯苓一两，去皮　诃子五钱　阿胶五钱　乌梅十五个　人乳一碗　牛乳一碗　梨汁一碗

上为末，炼蜜为丸，如黄豆大。每服八十丸，诃子汤下，或萝卜汤下亦可。

驱风解毒散　治疰腮肿痛。

防风　荆芥　羌活　连翘　牛蒡子　甘草各等分

上锉一剂，水煎，食后频服。外用后方敷药。

赤豆散

赤小豆为细末，醋调敷肿处，恐毒气入喉难治。

白灰散　眉批：此方治疰腮之剂。

石灰不拘多少，炒七次，地下窨七次，醋调敷肿处，立消。

结　核

病

结核者，火因痰注而不散，郁结坚硬，如果中核也。或在颈胁，或在手足，或在头额，或在臂，或在腋。如肿毒不红不痛，不作脓，不必溃发，但令热气散则核自消。

治

大法宜二陈汤加竹沥，多服为妙。

方

开气消痰汤　治胸中胃脘至咽门窄狭如线疼痛，及手足俱有核如胡桃者。

陈皮一钱　半夏七分，泡　枯芩一钱　前胡八分　桔梗一钱二分　枳壳一钱　枳实七分　香附一钱二，童便炒　木香五分　僵蚕一钱二分　羌活七分　荆芥七分　槟榔八分　射干七分　威灵仙七分　甘草六分

上锉一剂，生姜三片，水煎服。

治颈项下生痰核

二陈汤，加酒炒大黄、黄连、连翘、桔梗、柴胡、生姜，煎服。

治臂核作痛

二陈汤，加连翘、川芎、防风、黄芩、酒炒苍术、皂角刺。

治耳后项各一块

牛胆　南星　白僵蚕　大黄酒炒　青黛

上为末，炼蜜丸。噙化。

治一身俱是块

二陈汤，加白芥子炒、黄连姜汁炒。

治颈项结核或肿痛　李小陉传

夏枯草不拘多少，水煎频频服之，即愈。

眉批：此方治结核内消之剂。一妇人遍身痰核，不红肿，不疼痛。

陈皮　半夏　茯苓　当归　川芎　白芍药　枳实　黄连　香附　桔梗　连翘　防风　羌活　柴胡　龙胆草　甘草各等分

上锉一剂，生姜煎服。

治痰核

用南星、淮乌各等分，共为细末，姜汁调如膏。敷核上，立消。

眉批：此方治结核外敷之剂。治项后侧少阳经中，瘰疬不变肉色，不问大小及年深月久，或亦赤硬肿痛。

生山药去皮，一块　蓖麻子三个，去壳，共研匀，靲帛上贴之即消

梅核气

梅核气者，窒碍于咽喉之间，咯之不出，咽之不下，有如梅核之状是也。始因喜怒太过，积热蕴隆，乃成厉痰郁结，致斯疾耳。

治

治宜导痰开郁，清热顺气，如陈皮、半夏、香附、川芎、山栀、黄芩、枳壳、苏子之类也。如老痰凝结不开，以咸能软坚之药，海石、立明料之类是也。

方

加味四七汤 治梅核气证，妙不可述。

苏梗一钱　半夏一钱　厚朴姜制，一钱

茯苓一钱　陈皮一钱　青皮七分　枳实一钱

砂仁一钱　白豆蔻六分　槟榔三分　南星一钱

益智仁三分　神曲一钱，炒

上锉一剂，生姜五片，水煎，食远服。

加味二陈汤 治梅核气。

陈皮　半夏　茯苓　枳壳　桔梗　黄芩

苏子　白豆蔻　山栀子　甘草各等分

上锉一剂，生姜煎服。

行气散 治梅核气，咽喉气胀，上攻胸膈痛。

紫苏　陈皮　香附　乌药　枳壳　桔梗

厚朴　半夏　大黄酒炒　甘草

上锉，灯心十根，水煎服。

瘿 瘤

病

夫瘿瘤，皆因气血凝滞，结而成之。瘿则喜怒所生，多著于肩项，皮宽不急，捶捶而垂是也；瘤则随留住，初作如梅李之状，皮嫩而光，渐如杯卵是也。瘿有五种：其肉色不变者，谓之肉瘿；其筋脉现露者，谓之筋瘿；若赤脉交络者，名曰血瘿；若随忧恼而消长者，名曰气瘿；若坚硬而不可移者，名曰石瘿。瘤亦有六种：一曰骨瘤，二曰脂瘤，三曰肉瘤，四曰脓瘤，五曰血瘤，六曰石瘤。瘿瘤二者，虽无痒痛，最不可决破，恐脓血崩溃，渗漏无已，必致杀人。其间肉瘤不可攻疗。

治

脂瘤、气瘤之类，当用海藻、昆布软坚之药治之。如东垣散肿溃坚汤亦可多服，庶得消散矣。

方

消瘿五海饮

海带　海藻　海昆布　海蛤　海螵蛸各三两半　木香　三棱　莪术　桔梗　细辛香附各二两　猪靥子七个，陈壁土炒，去油焙干

上为末，每服七分半，食远米汤下。

南星膏

治皮肤、手足、头面生疮瘤，大者如拳，小者如栗，或软，或坚而不痛。

生大南星一枚，细研稠粘，滴好醋三七滴为膏。如无生者，以干者为末，醋调作膏。先将小针刺瘤上，令气透贴之，痒则频贴。

一方，加草乌、细辛、白芷。

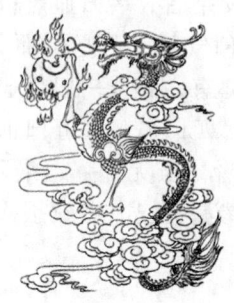

古今医鉴　卷十

心　痛

脉

沉弦细动，皆是痛证。心痛在寸，腹痛在关，下部在尺，脉象显然。坚实不大便者下之，痛甚者脉必伏。阳微阴弦短而涩者，皆心痛也。脉沉细而迟者，易治。浮大弦长，皆难治。

病

夫心痛者，即胃脘痛也。其种有九：曰饮，曰食，曰风，曰冷，曰热，曰悸，曰虫，曰疰，曰去来痛。名虽不同，未有不由清痰食积郁于中，七情九气触于内之所致也。治法须分新久，若明知身受寒气，口得寒物，而病于初传之时，当以温散，或温利之药。若得稍久，则成郁矣。郁则成热，又当以温散药内加苦寒之药，温治其标，寒治其本也。由是古方多用山栀为君，热药为之向导，则邪易伏而病易安。若纵恣口腹，不谨调食，则病复作，必难治也，此病日久，不食亦不死。若痛方止，便吃还痛，必须三五服药后，渐而少食，庶获痊愈。其有真心痛者，因太阳触犯心君，或污血冲心而痛极，手足青过节者，旦发而夕死，夕发而旦死，非药所能治也。

治

诸痛不可用补气，气旺不通，而痛愈甚。故云：通则不痛，痛则不通也。

一、凡痛在心，连两胁至两乳下，牵引背饭匙骨下而痛者，实热也。

一、凡痛在小腹，连脐左右上下疠痛，手足厥冷者，虚寒也。

一、凡心痛以物拄按则痛止者，挟虚也，以二陈汤加炒干姜和之。

一、凡心痛因平日喜食热物，所以致流于胃口作疼痛，用桃仁承气汤下之。若轻者用韭汁、桔梗，能提气血，药中兼用之。

一、凡心膈大痛，攻走腰背，发厥呕吐，诸药不效者，就吐中以鹅翎探之，出痰积碗许，而痛即止。

一、虫痛者，必面上白斑唇红，又痛后便能食，时作时止是也。用二陈汤加苦楝根皮煎服。上半月虫头向上易治，下半月虫头向下难治。或曰痛而久卧不安，自按心腹时大叫，或青，或黄，唇缓目无精光者，虫痛也。又曰：腹痛肚大青筋者，取虫丸主之。

一、心痛卒急无药，以盐置刀头，烧红淬入水中，乘热饮之，吐痰而愈。此法治搅肠痧，大痛已死者，立效。

【谨按】痛则不通，通则不痛。夫胃脘、心脾痛者，或因身受寒邪，口食冷物，内有郁热，素有顽痰、死血；或因恼怒气滞，虫动作痛，种种不同，若不分而治之，何能愈乎？余曰：是寒则温之，是热则清之，是痰则化之，是血则散之，是气则顺之，是虫则杀之，庶乎临证不眩惑矣。

方

清热解郁汤西园公方　治心痛，即胃脘痛，一服即止。

山栀仁炒黑，一钱半　枳壳面炒，一钱　西芎一钱　黄连炒，七分　陈皮五分　苍术米泔

浸，七分　香附一钱　干姜炒黑，五分　甘草五分

上锉一剂，生姜三片，水煎热服。服后戒饮食大半日，渣再煎服。

仓卒散秘方

山栀仁炒黑，五钱

上锉一剂，生姜三片，煎服。一方，加川芎一钱，尤妙。

一方，单用栀子炒，为末。每服二三匙。心痛、腹痛，姜汤调下。痢作肚痛，黄酒调下；四肢浮肿，米饮调下；小便淋沥，白汤调下。

平气散刘孟门传　治心痛。

苍术一钱五分　栀子一钱五分　当归一钱　青皮一钱　陈皮一钱　枳壳一钱　木香一钱，临熟时入木香再煎　甘草三分

上锉一剂，生姜三片，水一大碗，煎至七分，通口服。

清郁散　眉批：此方治心胃郁火作痛调和之剂。　治胃中有伏火，膈上有稠痰，胃口作痛，及恶心，呕吐清水，或作酸水，醋心烦闷。

陈皮一钱　半夏一钱，香油炒　白茯苓一钱　苍术一钱，米泔浸炒　川芎六分　干姜五分，炒黑　香附童便炒，一钱　神曲炒，一钱　黄连姜汁炒，一钱　栀子姜汁炒，一钱　甘草三分

上锉一剂，生姜三片，煎服。呕吐甚，加藿香四分、砂仁四分。此方为丸服亦妙。

宣气散严发十传　治心胃刺痛，牵引胸膈疼痛，内有实热，脉数有力者。

栀子仁盐酒炒　滑石　大黄　木香

上先将栀子以生姜煎汤，余药入汤内浓磨，温服。在上必吐痰，在下必泻，其痛立止。外以萝卜子炒，绢包频熨痛处。

利气丸方见诸气门　治心胃气滞、食积，郁热作痛。

加减柴胡汤西园公制　治实热凑上，心腹作痛，发热不止。

柴胡一两　黄芩七钱半　半夏七钱半　枳壳一两　赤芍一两　山栀子去壳，四两，半生半炒

上锉一剂，生姜三片，煎服。

利气保安汤西园公制　眉批：此方治心胃实热作痛清热之剂。　治气痛，已服通利之药，下后余热作痛，或痛在小腹者。

柴胡　青皮　枳壳　香附　郁金　木通　赤芍　山栀仁各等分，炒

四圣散段千户传　治心痛、肚腹痛，阴证绞肠痧，神效。

五灵脂炒出烟　桃仁面炒黄色，去皮尖　草乌水泡，一日一换，浸七日，去皮尖，切作片，用新瓦焙干，各用一两　青黛二钱入药，八钱为末

上为末，酒糊为丸，如梧桐子大。每服十五丸，或十七丸，用艾叶七片炒出烟，陈酒一钟，入锅去艾，温艾汤送下。

一用仓卒散　治气自腰腹间攻心，痛不可忍，腹中冰冷，自汗如洗手足，挛急厥冷。

山栀子大者，四十九个，连皮捣烂炒　大附子一枚，泡，去皮

上为末。每服二钱，酒煎八分，温服。

丁胡三建汤　眉批：此方治心胃冷气作痛辛温之剂。　治冷心疼，面青唇黑，手足厥冷。

丁香　良姜　官桂各一钱五分

上锉一剂，水一碗，煎七分；用胡椒五十粒，炒黄色为末，调入汤药内，顿服。

救急奇方　治男妇心疼，禁了牙关欲死者。

隔年老葱白三五根，去皮、须、叶，捣成膏。将病人斡开口，用铜匙将膏送入喉中，用香油四两灌送。但得葱膏下喉，少时将腹中所停虫病等物化为黄水，微利为佳，永不再发。

追虫丸　治虫咬心痛。

干漆五钱，炒去烟　雄黄二钱五分　巴豆霜一钱

上为末，面糊为丸，如黍米大。每服十二三丸，有子苦楝根皮煎汤送下。

小金丹　眉批：此方治心胃虫攻作痛追

逐之剂。 治虫之作痛，时痛时止，痛则攻心，口吐清水，人中、鼻、唇一时青黑者是。

雄黄一钱 姜黄一钱 巴豆去油，一钱 三奈一钱 丁香二十五个 人言三分

上为末，用红枣煮熟去核为丸，如粟米大。每服四、五丸；五六岁儿用六七丸，或八九丸，艾叶煎汤，入醋少许，不拘时送下。

心红散 徐蓟川传 治心痛、气痛，及治孕妇心疼。

银朱 鸡粪炒焦干，为末

上二味，各等分，和一处。每服一钱，熟黄酒调服，即出冷汗立止。

治一切心腹胸腰背疼痛如锥刺秘方

花椒为细末，醋和为饼，贴痛处，上用艾捣烂铺上，发火烧艾，痛即止。

加味枳术丸 治清痰、酒积、食积、茶积、肉积，在胃脘当心而痛，及痞满恶心嘈杂，嗳气吞酸，呕吐脾痰等证，其效如神。

白术三两 枳实面炒黄色 苍术米泔浸三宿，焙 猪苓去黑皮 川芎 麦蘖面炒黄色 神曲炒微黄色 半夏汤泡透，各一两 泽泻去毛 赤茯苓去皮 黄连陈壁土炒 白螺蛳壳炮，各七钱 缩砂仁 草豆蔻 黄芩陈壁土炒 青皮去白 莱菔子炒 干生姜各五钱 陈皮 瓜蒌子 香附米童便炒 厚朴姜汁制，炒 槟榔各三钱 木香二钱 甘草二钱

吞酸，加吴茱萸汤泡，寒月五钱，热月二钱五分；久病挟虚，加人参、白扁豆、石肉各五钱。时常口吐清水，加炒滑石一两、牡蛎五钱。

上为细末，用青荷叶泡汤浸晚粳米，研粉作糊为丸，如梧桐子大。每服七十丸，多至一百丸，清米饮送下。

腹 痛

脉

心腹痛不得息，脉细小迟者，生；脉大而急者，死。腹痛，脉反浮大而长者，死。脐下忽大痛，人中黑者，皆死。尺脉弦则腹痛。

病

凡腹痛，有寒有热，有死血，有食积，有湿痰，有虚有实。若绵绵痛而无增减者，是寒也；时痛时止者，热也；每痛有处不行移者，死血也；痛甚欲大便，利后痛减者，食积也；痛而小便不利者，湿痰也。经云：腹满按之不痛为虚，按之痛者为实。

凡腹中痛甚，饮凉水一盏，其痛稍可者，属热痛，当用凉药清之；清之不已，而或绕脐硬痛，大便闭实烦渴，用凉药下之，利气丸之类。若饮水愈加作痛，属寒痛，用温药和之；和之不已，而或四肢厥冷，腹痛呕吐泻痢，急服热药救之，附子理中汤之类，须详脉力有无。

腹痛，气用气药，如木香，槟榔、香附、枳壳之类；血用血药，如当归、川芎、桃仁、红花之类。

如腹中常觉有热，而暴痛暴止者，此为积热，宜调胃承气汤下之。

如腹痛全不思饮食，其人本体素弱，而复冷痛者，以人参养胃汤加肉桂、木香、吴茱萸，或理中汤加良姜、吴茱萸。

如饮食过伤而腹痛者，宜利气丸下之，并食郁气滞作痛。

凡人腹痛，至于腹中有块起，急以手按之便不见，五更心嘈，牙关矫硬，恶心而清水出，及梦中啮齿者，此谓之虫痛，宜服化虫丸加史君子。

方

开郁导气汤 西园公制 眉批：此方治腹痛有热者，并一切腹痛之总司也。 治诸般肚腹疼痛，一服立止。

苍术米泔浸制，一钱 陈皮五分 香附童便浸炒，一钱 白芷一钱 川芎一钱 茯苓一钱 干姜炒，五分 滑石一钱 山栀子炒，一钱 神曲炒，一钱 甘草少许

上锉一剂，水煎，温服。

行气香苏饮 眉批：此方治腹痛有寒者。 治因气恼，或感寒，或伤食，一切肚腹疼

痛。方见伤食。

四合饮 云林制 眉批：此方治痰积而气滞，而腹痛者。

陈皮 半夏 茯苓 紫苏 厚朴 香附 枳壳 郁金 甘草各等分

上锉一剂，生姜煎服。

消瘀饮 秘方 眉批：此方治瘀血而腹痛者。

当归 芍药 生地黄 桃仁 红花 苏木 大黄三钱 芒硝三钱 甘草

上锉一剂，水一钟半，煎至八分，入大黄煎，再入芒硝，温服。

肚腹疼痛如锥剜不可忍者，用白芍、黄连、甘草各三钱，金华酒一钟，水一钟，煎服。

腰痛

脉

腰痛之脉，皆沉弦。沉弦而紧者，为寒；沉弦而浮者，为风；沉弦而濡细者，为湿；沉弦而涩者，为闪挫。涩者恶血，大者肾虚，滑者、浮者是痰也。

病

夫腰者，肾之外候，一身所恃以转移阖辟者。盖诸经皆贯于肾而络于腰脊，肾气一虚，腰必痛矣。腰痛有五，所感不同：一曰阳气不足，少阴肾衰，是以腰痛；二曰风痹，风寒湿著腰而痛；三曰肾虚，劳役伤肾而痛；四曰坠堕险地，伤腰而痛；五曰寝卧湿地而痛。又有三因而分之，盖太阳、少阴多中寒，少阳、厥阴多中风，阳明、太阴多中湿，此六经腰痛者，为外因也；若失志伤肾，郁怒伤肝，忧思伤脾，若此腰痛，为内因也；坠堕险地，伤腰而痛，为不内不外。当以五种三因而推之。不过从其所由，汗下补泻之法以疗之，风则散之，寒则温之，湿则燥之，热则清之，气则顺之，血则和之，此治之法也。

治

因寒而痛，见热则减，遇寒愈增，宜五积散，每服加茱萸五分。

一、因风伤肾而痛者，或左或右，痛无常处，引两足，五积散加防风、全蝎。

一、因湿而痛者，遇天阴，或久坐而发。盖肾属水，久坐湿地，或为雨露所着，湿流入肾，以致腰痛，宜渗湿汤，或肾着汤。

一、因湿热，宜燥湿行气，用苍术、黄柏、杜仲、川芎之类，或当归拈痛汤。

一、因挫闪劳役而痛者，五积散加黑牵牛一钱、桃仁炒九枚，陈酒煎服，神效。

一、因瘀血而痛者，日轻夜重，宜行血顺气，丹溪补阴丸加桃仁、红花，外用三棱针于委中穴出血，以其血滞于下也。

一、瘀血在足太阳、足太阴、足少阳三经腰痛，宜川芎肉桂汤。

一、瘀血腰痛，以四物汤加桃仁、红花、酒苏木。

一、因痰而痛者，宜南星、半夏，加快气之药佐之，使痰随气运。

一、因肾虚者，痛之不已，用安肾汤主之。

一、肾着为病，体重，腰冷如水，饮食如故，小便自利，腰以下冷痛如带五千钱，治宜流湿兼温散，肾著汤主之。

一、腰软者，肾肝伏热，治用黄柏、防己。

一、因气滞而痛，或俯仰挫闪，宜乌药顺气散加炒桃仁，酒煎服。

一、因肾气虚弱，为湿所乘，流注腰膝，或挛拳掣痛，不可屈伸，或缓弱冷痹，行步无力，以独活寄生汤主之。

方

补肾汤 西园公制 治一切腰痛。

破故纸酒炒 小茴盐酒炒 玄胡索 牛膝去芦，酒洗 当归 杜仲酒炒 黄柏酒炒 知母酒炒

上锉一剂，生姜煎服。

屠尚书方 治腰痛。

破故纸五钱 杜仲酒炒，一两 巴戟五钱，

净　葫巴戟五钱　当归五钱　桃仁四十九个

上锉一剂，酒煎，入乳香、没药各三钱，调热服。

壮本丹秘方　治肾虚腰痛，久则寒冷。此药壮筋骨，补元阳，利大小，养丹田，治腰痛之妙剂。

杜仲酒炒，一两　肉苁蓉酒洗，五钱　巴戟酒浸，去骨，五钱　破故纸盐水炒，一两　茴香一两　青盐五钱

上为末，将猪腰子分开，入药在内，缝住，纸包煨熟。每一个一服，用黄酒送下。

加味青莪丸　眉批：此方治肾虚腰痛之剂。　治肾虚腰痛或风寒乘之，血气相搏为痛。

杜仲姜汁浸炒，十二个　破故纸水淘，十二两，芝麻同炒变色，去芝麻，瓦上焙干，为末　沉香六两　胡桃去皮膈，另研，六两　没药另研　乳香另研，各六两

上为末，用肉苁蓉十二两，酒浸成膏，和剂捣千余杵，丸如梧桐子大。每服三十丸，空心温酒，或盐汤任下。

立安散　眉批：此方治闪挫腰痛之剂。　治气滞腰痛，并闪挫腰痛，肾虚腰痛。

当归一两　官桂一两　玄胡索炒，一两　杜仲姜炒，一两　小茴炒，一两　木香五钱　牵牛一钱，半生半熟

上为末。每服二匙，空心陈酒调下。一方，去牵牛，以酒煎服。

川芎肉桂汤　眉批：此方治寒湿腰痛之剂。　治露宿寒湿之地，腰痛不能转侧，两胁搐急作痛。

当归尾一钱　川芎一钱　桃仁五个，去皮尖，研　肉桂一钱　防己三分　苍术一钱　羌活一钱半　独活五分　柴胡一钱　防风三分　神曲五分，炒　甘草炙，一钱

上锉一剂，陈酒煎，食远稍热服。

追风通气散方见痛疸　治经年腰痛，以本方加川革藓、玄胡索，陈酒煎服。

胁　痛

脉

脉双弦者，肝气有余，两胁作痛。

病

夫胁痛者，厥阴肝经为病也。其病自两胁下痛引小腹，亦当视内外所感之邪而治之。若因暴怒伤触悲哀气结，饮食过度，冷热失调，颠仆伤形，或痰积流注于血，与血相搏，皆能为痛，此内因也；若伤寒少阳，耳聋胁痛，风寒所袭而为胁痛，此外因也。治之当以散结顺气，化痰和血为主，平其肝而导其气，则无有不愈矣。

治

胁痛者，肝火盛，木气实也。有死血，有痰流注，有肝急者。

一、木气实，用苍术、川芎、青皮、柴胡、芍药、甘草，水煎服。

一、痛甚者，肝火盛，以当归龙荟丸姜汤下，泻肝火之要药也。

一、死血作痛，用桃仁去皮留尖、红花酒拌焙干、川芎、香附童便浸，青皮，水煎服。

一、肝苦急，食辛以散之，川芎、苍术，血病入血药中。苦者，恶也、嫌也。或小柴胡汤亦效。

一、凡胁痛皆是肝木有余也，用小柴胡汤加青皮、川芎、芍药、龙胆草。

一、凡胁痛用青皮，必须用醋炒过。

一、凡瘀血作痛，用小柴胡汤合四物汤，加桃仁、红花、乳香、没药，煎服。痛甚而元气实者，桃仁承气汤下之。

方

枳壳散　治胁间如物刺，是气实也。

枳壳面炒黄，一两五钱　甘草炙，七钱五分

上为末。每二钱，浓煎葱白汤下，不拘时服。

当归龙荟丸　治泻肝火盛之要药，因内有湿热，两胁痛甚，伐肝木之气。

当归　龙胆草　山栀子　黄连　大黄酒湿火煨　芦荟　青黛各五钱　木香二钱五分麝香五分，另研　加柴胡五钱　青皮一钱

上为细末，神曲为丸，如梧桐子大。每服二十丸，姜汤下。

治妇人胁痛

香附子四两，醋一碗，盐一两煮干　白芍药二两　肉桂二两　玄胡索炒，二两

上为末。每服三钱，空心滚汤调。

治诸痛熨法

韭菜根，捣烂，醋拌炒，绢包熨痛处。

臂　痛

病

臂为风寒湿所搏，或睡后，手在被外，为寒邪所袭，遂令臂痛，及乳妇以臂枕儿，伤于风寒，而致臂痛者，悉依后三方内选用。

一、有血虚作臂痛者，盖血不荣于筋故也。

一、因湿臂痛，蠲痹汤加苍术、酒防己。

一、因痰饮流入四肢，令人肩背酸痛，两手软痹，导痰汤加木香、姜黄。

方

五积散 方见中寒　治臂痛因于寒者。

乌药顺气散 方见中风　治臂痛因于气者。

蠲痹汤 方见痹痛　治臂痛因于湿者。

加减茯苓丸 眉批：此方臂痛因于痰者。

治湿痰壅滞，经络不通，两臂作痛，不能梳洗，及治手足疼痛麻痹，行步艰难，服之神效。

陈皮盐水炒，二两　半夏二两，用白矾、牙皂、生姜各一两，煎汤浸七日　白茯苓去皮，一两五钱　风化硝一两三钱　海桐皮酒洗，一两　片子姜黄一两　木瓜一两　薄桂去皮，五钱　甘草炙，四钱　白芍酒炒，二两　黄芪盐水炒，二两

上为细末，姜汁、竹沥为丸，如梧桐子大。每服百丸，空心白汤下。

三合散 治背心一点痛。

用乌药顺气散合二陈汤、香苏散，加苍术、羌活。

御寒膏 治体虚人，背上恶寒，或夏月怕脱衣，及妇人产后，被冷风吹入经络，故常冷痛，或手足冷痛至骨。又治腰痛，及一切冷痹痛。又治湿气。用生姜半斤，取自然汁入牛胶三两，乳香末、没药末各一钱五分，铜杓内煎化，就移在滚汤内炖，以柳条搅至成膏，又入花椒末少许，再搅匀，用皮纸将纸作壳子。看痛处阔狭，贴患处，用鞋履烘热熨之。候五七日脱下，或起小瘾不妨。

癞　疝

脉

疝脉弦急，积聚在里，牢急者生，弱息者死。沉迟浮涩，疝瘕寒痛，痛甚则伏，或细或动。

病

夫疝者，小腹引卵，肿急绞痛也。有痛在睾丸者，有痛在五枢穴者，皆是厥阴肝之经也。或无形无声，或形如瓜，有声如蛙。自《素问》而下，皆以为寒。盖寒主收引，经络得寒，则引而不行，所以作痛，理固然也。亦有踢水涉水，终身不病此者，无执在内故也。大抵此正始于湿热，在经郁遏至久，又得寒气外来，不得疏散而作痛。若只作寒论，恐为未备。或曰厥阴一经，郁积湿热，何由而致？予曰：大劳则火起于筋，醉饱则火起于胃，房劳则火起于肾，大怒则火起于肝。本经火积之久，母能令子虚，湿气便盛，浊液凝聚，并入血队流于厥阴。厥阴属木，系于肝，为将军之官，其性急速，火性又暴，为寒所束，宜其痛之太暴也。有以乌头、栀子作汤饮之，其效亦敏。后因此方随病加减与之，无有不验。但湿热又须分多少而治，湿则多肿，癞病是也。又有挟虚而发者，当以参、术为君，而以疏导药佐之。脉甚沉紧而豁大无力者也，其痛亦轻，惟觉重坠牵引耳。

经有七疝：寒、水、筋、血、气、狐、㿉。

治

一、寒疝者，囊冷结硬如石，阴茎不举，或控引睾丸而痛，得于寒湿也，使内过劳也，宜以温剂下之。禹功散、加味五苓散、下清木香丸，或五积、蟠葱之类。

一、水疝者，肾囊肿痛，阴汗时出，囊或肿如水晶，或痒而搔出黄水，或小腹按之作水声，得于饮食醉饱，使内过劳也，汗出而遇风寒湿气聚于囊中，故多水也。宜禹功散、三花神佑丸、导水丸逐中之剂下之。

一、筋疝者，阴茎肿痛，或浓或痛，里急筋缩，或茎中痛，痛极则痒，或挺纵不收，或白物如精，随溲而下，得于房室劳倦，及邪术所使。以降心火之剂下之，泻心汤主之。

一、血疝者，状如黄瓜，在小腹两旁，横骨两端纹中，俗云便痈也。得于春夏，重感大燠劳于内，气流溢渗入胕囊，留而不去，结成痈肿，脓少血多。又或强制情欲，当泄不泄，亦成此疾。宜玉烛散和血之剂下之。

一、气疝者，上连肾区，下及阴囊，或因号哭忿怒，则气郁而胀，以针出气而愈。然针有得失，宜散气药下之，宜荡疝丸，或蟠葱散主之。或小儿亦有此疾，俗云偏坠，气得于其父，阴痿精怯，强力入房，因而有子，胎中病也。此疝不治，惟宜灸筑宾一穴，在内上五寸、腨分肉中，灸五壮。

一、狐疝者，状如仰瓦，卧则入小腹，行立则出小腹，入囊中。狐则昼出穴而溺，夜则入穴而不溺，此疝与狐相类，亦与气疝大同小异，令人带钩铃是也。宜以逐气流经之剂下之。

一、㿉疝者，阴囊肿坠如升斗，不痒不痛，得之地气卑湿，故江淮人多有之。宜去湿之剂下之，三花神佑丸之类。如女子阴户突出，虽亦此类，乃热不禁故也，不可便认为虚寒，而温之补之，名曰瘕。

一、元神虚弱，受寒作小肠疝气滚痛，以蟠葱散加故纸、小茴、川楝子、木香之类。

一、体壮实，小肠气痛，或小便不通，以八正散加破故纸，小茴、川楝子。

一、小腹下毛际边，或左或右，生气核如桃状，按之则散，时伏时见，以五苓散加川楝子、小茴香、葱白，灯心煎汤，下青木香丸五十七粒。

一、治阳明受湿热，传入太阳，恶寒发热，小腹连毛际结核，闷痛不可忍者，以栀子炒、枳壳炒、桃仁炒、山楂各等分，生姜三片，水煎服。

方

禹功散 治寒疝。

黑牵牛头末，一钱　小茴香二钱五分　加木香一钱

上共为末，每服三钱，姜汁调下。

五积散 治醉饱后色欲过度，触伤小腹，致成疝气。其症自小腹痛连两胁下，心头吊痛，额上汗出。依本方加玄胡索。

蟠葱汤 治脾胃虚寒，气滞不行，攻刺心腹，痛连胁胸，及膀胱、小肠疝气，又治妇人血气痛。

丁皮一两　砂仁一两　莪术一两五钱　三棱一两五钱　槟榔一两　玄胡索七钱五分　苍术一两　青皮一两五钱　干姜五钱　肉桂五钱　茯苓一两五钱　甘草一两

上锉一剂，生姜、枣子、葱白，水煎热服。脐下极冷痛，加吴茱萸、木香、小茴香等味。

加味五苓散

依本方加木香、小茴香、川楝子、槟榔、黑牵牛、故纸、木通、青皮、三棱、莪术等味。

上锉一剂，水煎服。

橘核丸 治四积癫疝，卵核肿胀，偏有大小，或坚硬如石，或引脐腹绞痛，肾囊肿胀，或成疮毒，轻则时出黄水，甚则成痈溃烂。

橘核炒　海藻盐酒炒　昆布盐酒炒　桃仁面炒，去皮尖　桂心五钱　川楝肉炒　海带盐水洗，一两　枳实面炒　厚朴姜汁炒　玄胡索炒

木香五钱　木通五钱

上为末，酒糊为丸，如梧桐子大。每服六七十丸，空心陈酒、盐汤下。如虚寒甚，脉沉细，手足冷者，加川乌一两。如坚胀久不消，加硇砂二钱，醋煮旋入。

荡疝丸

黑牵牛取头末　破故纸炒　小茴香炒　川楝子去核，炒，各一两　青皮三钱　陈皮三钱　莪术四钱　木香四钱

上为末，酒糊为丸，如梧桐子大。每服五十丸，空心温酒送下。

青木香丸

黑牵牛炒，取头末，二两　槟榔二两，粟米饭裹煨，去饭　青木香一两五钱　破故纸二两，炒　荜澄茄二两

上为末，水煮稀糊为丸，如梧桐子大。每服三十丸，滚汤送下。

行气香苏散　治偏坠气初起疼痛，憎寒壮热，依本方加小茴香，木香、三棱、莪术、木通。

加减香苓散　治偏坠气初起，憎寒壮热，发表分利药。轻者，一服而愈。

枳壳　陈皮　香附　苍术　麻黄　香薷猪苓　泽泻　木通　滑石　车前子三棱莪术　川楝子　玄胡索　甘草

上锉一剂，生姜、葱白，水煎热服。

文蛤散　治偏坠气，神效。

五倍子五、六个，烧存性

上为末，陈酒调服，以醉为度。

神消散秘方　治诸般疝气，外肾肿胀疼痛。

山栀子盐水炒黑色，一两　益智仁炒，七钱　橘核炒，一两　青皮香油炒，六钱　槟榔一钱　荔枝核八钱　小茴香盐水炒，一两

上为细末。每服二钱，烧酒调服。如不用酒，以灯心草煎汤，加盐少许，调服立效。

茴香安肾汤太医院传　治左边偏坠，丸如鸡、鸭子。

人参一钱　白术一钱　白茯苓去皮，一钱泽泻七分　茴香一钱，炒　破故纸一钱　黄柏八分　木香五分　槟榔一钱　乌药一钱　香附一钱，童便浸经宿　砂仁一钱　玄胡索五分升麻三分　甘草炙，五分　荔枝核一钱

上锉一剂，饥时服。

三香酒秘方　治偏坠气。

南木香三钱　小茴香三钱　八角茴香三钱川楝肉三钱

上合一服，锅内炒四味，入葱白、莲须五根，水一碗，淬入锅，将碗罩住，候煎至半碗，取出去渣，加陈酒半碗，合和入炒盐一茶匙。空心热服，神效。

四圣散秘方　治疝气，外肾肿胀。

小茴香炒　穿山甲炒　全蝎炒　南木香各等分

上为末。每服二钱，陈酒调，一服痛止。

木香金铃丸严宪副传　治外肾肿痛，诸般疝气，一服立效。

木香　乳香　没药　大附子面裹火煨　小茴香盐炒　川楝肉　玄胡索　全蝎　人参各等分

上为末，陈酒打糊为丸，如梧桐子大。每服百丸，空心陈酒送下。

大小茴香丸长葛李大尹传　治疝气如神。

大茴香一两　小茴香一两　吴茱萸一两川楝子一两　川椒一两

上共为末，连须葱头八两，同药捣成饼子，晒干，用黏米五合，同药饼研碎，微火炒黄为末，酒糊为丸，如梧子大。每服八九十丸，空心盐汤或酒下。忌发气物。

茴香丸　治疝气神效。

茯苓二两，炒　白术二两，炒　山楂二两，炒　枳实八钱　八角茴香一两，炒　吴茱萸一两，炒　橘核三两，炒　荔枝核一两

上为细末，炼蜜为丸。每服重一钱五分大，空心细嚼，姜汤送下。

灸法　治一偏坠气痛。

用蓖麻子，一岁一粒，去皮研烂，贴头顶囟上，却令患人仰卧，将两脚掌相对，以带子绑住二中指，于两指合缝处，艾麦粒大灸七壮，即时上去。

脚　气

脉

脚气之脉，其状有四：浮弦为风，宜汗；濡弱湿气，宜渗；迟涩因寒，宜温；洪数为热，宜下。微滑者虚，牢坚者实。结则因气，散则因忧，紧则因怒，细则因悲。

病

夫脚气者，古谓之缓风，又谓之厥者，是古今之异名也。有干、湿之分，其脚肿者，名湿脚气；其不肿者，名干脚气。由脾胃两经虚弱，行动坐卧之间，为风寒暑湿之气所侵，或内因饮食厚味所伤，致湿热下注而成。如得之不便觉，乃因他病发动而知，先从脚起，或先缓弱痹，或行起忽倒，或两胫肿满，或足膝枯细，或心下忪悸，或小腹不仁，大小便涩，或举体转筋，骨节酸痛，或恶闻食气，见食吐逆，或胸满气急，憎寒壮热，壮似伤寒，是其候也。或经一旬，或半月复作，渐而至于足筋肿大如瓜瓠者。

治

治之之法，用苍术、白术以治其湿，黄芩、黄柏、知母以治其热，当归、芍药、生地黄以调其血，木瓜、槟榔以调其气，羌活、独活以利关节而散风湿，兼用木通、防己、牛膝引诸药下行，及消肿去湿，以为此证之大法矣。兼用针炳，导引其湿热之气外出也。东垣曰：湿淫所胜，治以苦温，以苦辛发之，透关节，胜湿为佐，以苦寒泄之，流湿清热为臣。故立当归拈痛汤治之。其效捷于影响。学者更宜详究焉。

一、凡脚肿，名湿脚气，用五积散加槟榔、木瓜、青藤、穿山甲。

一、凡足疼痛，皮不肿赤，筋不拘急，遇夜则痛甚，此是气虚，而血不荣也。宜十全大补汤，加牛膝、木瓜、槟榔、石南藤、五加皮、没药、川乌之类，或四斤丸。若两膝赤肿，强急作热而掣痛，两总筋拘急，此血热也，宜人参败毒散加赤芍药、大黄、利

气丸下之。

一、凡脚气上攻，胸膈闷满，大便不通，宜三和散。

一、凡脚气攻注，大小便不通，用水中大螺蛳三个，以盐一小撮，和壳生捣烂，置脐下一寸三分，用帛紧紧系之，立通，神效。

一、凡两膝肿痛，脚胫枯细，名曰鹤膝风，以四物汤加黄芪、人参、白术、附子、牛膝、杜仲、防风、羌活、甘草。又宜五积散加松节、林节。

方

羌活导滞汤　治脚气初发，一身俱痛，或肢节肿痛，便溺阻隔，先用此药导之，后用当归拈痛散以彻其邪。

羌活二钱　独活二钱　当归二钱　防己一钱五分　大黄四钱　枳实炒，一钱

上锉一剂，水煎，空心服。

当归拈痛散　治湿热脚气为病，四肢骨节烦痛，肩背沉重，胸胁不利，兼遍身疼痛，下注足胫肿痛，脚膝生疮赤肿，及内外生疮，脓水不绝，或痒或痛，并宜服之。

羌活一钱　人参　苦参　升麻　葛根防风　苍术米泔浸炒，各四分　甘草炙　黄芩酒炒　茵陈酒洗，各一钱　当归酒洗　猪苓泽泻　知母去毛，酒浸　白术各五分

上锉一剂，水煎，空心服。

神仙飞步丸云林制　眉批：此方治脚气因湿热者。　治脚膝疼痛。

当归一两　川芎八钱　白芍一两五钱　生地黄一两　黄柏酒炒，二两　知母一两　苍术一两　牛膝一两　木瓜一两　杜仲一两　薏苡仁一两　防风七钱　防己七钱　威灵仙七钱羌活七钱　桃仁七钱　红花七钱　黄连酒炒，一两　肉桂三钱　黄芩酒炒，一两　陈皮一两半夏姜汁炒，一两　白茯苓一两

上为末，酒糊为丸，如梧桐子大。每服六七十丸，空心盐汤下。

五积交加酒云林制　治诸湿足膝麻木，冷痹缓弱，及腰痛，脚气下虚之疾。

白芷　陈皮　厚朴　枳壳　桔梗　川芎

白芍 苍术 当归 茯苓 半夏 官桂
干姜 麻黄 甘草 小茴酒炒 牛膝酒洗 杜
仲酒炒 大附子制 川乌 吴茱萸 槟榔
木瓜 草果 砂仁 破故纸酒炒 羌活 胡
芦巴 威灵仙各等分

上共合一斤，用陈酒十壶，姜十斤，枣
十格，瓦罐炊熟。每日空心温服。

趁痛散秘方 治湿气攻注腰脚痛，行步
少力。

当归酒洗，二两 肉桂二两 玄胡索二两
萆薢二两 没药二两 杜仲酒炒，一两五钱
上为末。每服三钱，空心温酒下。

芙蓉丸魏宪副传 治脚腿疼痛，一服
即愈。

哑芙蓉 乳香 没药 孩儿茶 鹿茸去
毛，酒蒸 官桂 玄胡索酒浸微炒 乌药炙
陈皮 五加皮 粉草炙，各等分
上为末，面糊为丸。每服二钱，酒煎葛
根汤，临卧，出微汗。

换脚丸秘方 治肾虚，下注脚膝，或当
风取凉，冷气所乘，沉重少力，移步迟缓，
筋脉挛痛不能屈伸，脚心隐痛，有碍履地，
大治干、湿脚气，赤肿痛楚，发作无时，呻
吟难忍，气满喘急，举步艰难，面色黧黑，
传送秘涩并治。

当归 天麻 防风 羌活 石南藤 草
薢炙 石斛去根 黄芪 肉桂 大附子炮 南
星 续断 薏苡仁各一两 苍术米泔浸，一两
五钱 川牛膝一两，酒洗 木瓜四两 槟榔五钱
上为末，面糊丸，如梧桐子大。每服五
十丸，空心酒下，或木瓜汤下，日二服。

仙丹刘夷门传 眉批：此方治脚气因寒
湿者。 治脚疾，肿痛拘挛。

川牛膝 威灵仙各等分
上为细末，炼蜜为丸，如梧子大。每服
五十丸，空心酒下，白滚汤亦可。忌茶。

追风通气散 治脚气，加槟榔、木瓜、
穿山甲、水煎服。

治妇人脚气，一月一次，足下浮肿，手
肢拘挛不伸，头疼心痛，吐痰胀满，下元湿
热带下，行步艰辛。

当归 川芎 白术 茯苓 陈皮 香附
木瓜 槟榔 白芷 天麻 牛膝 甘草
上锉一剂，生姜煎服。

痿痪

脉

尺脉虚弱，缓而紧，病为足痛，或是痿
病。张子和云：痿因肺热相传，四脏其脉多
浮而大，不可作寒湿脚气治。

病

夫痿者，谓手足痿弱，无力以运动也。
《内经》谓诸痿起于肺热。又曰：治痿独取
阳明。盖肺经体燥，居上而主气，畏火者也；
脾土性湿，居中而主四肢，畏水也。火性上
炎，若嗜欲无节，则水失所养，火寡于畏，
而侮所胜，肺得火邪而热矣，木性则急，肺
受热，则金失所养，木寡于畏，而侮所胜，
脾得木邪而伤矣，肺热则不能管摄一身，脾
伤则四肢不能为用，而诸痿作矣。泻南方则
肺金清，而东方不实，何脾伤之有？补北方
则心火降，而西方不虚，何肺热之有？故阳
明实则宗筋润，能束骨而利机关矣。治痿必
须戒厚味，节嗜欲，庶可保其全安也。

陈无择云：痿躄之疾，状类柔风、脚气，
但柔风、脚气皆外所因，痿则内脏不足所致
也。治之不可混作外因立治。

治

丹溪曰：有挟湿热，有痰，有血虚，亦
有死血者，有食积妨碍升降者。上文论火起
于肺热，实痿之本，论此云然者，盖以其发
而为所因所挟，或有不同，而主治亦当各著
其所重也。

湿热，用东垣健步丸，加燥热降火之剂，
黄柏、黄芩、苍术之类。湿痰，用二陈汤，
加苍术、白术、黄芩、黄柏之类，入竹沥、
姜汁。血虚，用四物汤，加黄柏、苍术，下
用补阴丸。气虚，用四君子汤，加苍术、黄
柏、黄芪之类。食积，用小调中汤，加神曲、

麦芽、山楂、枳实之类。色劳，用补阴丸、虎潜丸之类补之。

方

清燥汤 六七月间，湿令大行，子能令母实而热旺，湿热相合，而形庚大肠，故寒冷以救之，燥金受湿热之邪，绝寒水生之源，源绝则肾亏痿厥之病大作，腰下痿软瘫痪，不能动履。

黄芪一钱五分 苍术一钱 白术 陈皮 泽泻各五分 人参 白茯苓 升麻各三分 麦门冬 当归身 生地黄 神曲末 猪苓各二分 黄柏酒炒 柴胡 黄连各一分 五味子九个 甘草炙，二分

上锉一剂，水煎，空心服。

滋筋养血汤 云林制 专治血气血虚，双足痿软，不能行动，久卧床褥。

川归一钱 熟地黄一钱五分 白芍药一钱五分 川芎七分半 人参八分 五味子九粒 麦门冬去心，一钱 黄柏一钱 知母五分 牛膝酒浸，一钱 杜仲酒炒，一钱 苍术一钱 薏苡仁一钱 防风六分 羌活三分 甘草三分

筋骨痿软，加桂枝三分、陈皮八分；如觉心烦，加黄连六分、酸枣仁炒六分、白茯神去木一钱。

上锉一剂，姜、枣煎服。

养血壮筋健步丸 云林制 眉批：此方补虚除湿热之剂。 治证同前。

黄芪盐水炒，一两 山药一两 五味子一两 破故纸盐水炒，一两 人参一两 白芍酒炒，一两五分 熟地黄四两 枸杞子一两 牛膝酒浸，二两 菟丝子酒炒，一两 川芎二两，酒洗 白术一两，炒 杜仲姜汁炒，二两 虎胫骨酥炙，一两 龟板酥炙，一两 苍术米泔浸，三两 黄柏盐水炒，二两 防风六钱，酒洗 羌活五钱，酒洗 汉防己五钱，酒洗

上为末，用猪脊髓七条，炼蜜为丸，如梧子大。每服百丸，空心盐汤下。

鹿角霜丸 方见中风 眉批：此方补虚除湿热之剂。 治血气虚弱，两足痿软，不能行动，久卧床褥之症。

蒸法 治肾气虚弱，肝脾三经，风寒湿停于腿膝，使经络滞而不行，变成脚痹，故发疼痛，此荣卫通经络。

川椒一把 葱三大茎 盐一把 小麦面约四五升许 酒一盏

上用醋和，湿润得所，炒令极热，摊卧褥下，将所患腿脚就卧熏蒸，薄衣被盖得汗出匀遍，约半个时辰，撤去炒麸，上就铺褥中卧，待一两个时辰，觉汗稍解，勿令见风，立效。

一妇人血气两虚，虚中受孕，新血供养胎元，无血健用厥阴、少阴二经，以致两腿足软弱，战栗不能步履，必待生产后，大补气血，壮筋骨，则行步轻健矣。

人参一钱 白术一钱，炒 茯苓一钱 甘草五分，炙 川芎七分 当归一钱，酒洗 白芍二钱，炒 熟地黄一钱，姜汁炒 肉桂一钱，去皮 黄芪一钱，盐水炒 牛膝一钱二分，去芦，酒炒 杜仲姜汁炒，一钱二分 木瓜一钱，酒洗 防风去芦，八分 独活一钱，酒洗 薏苡仁一钱 大附子一钱，制 沉香三分，研，水入药服，不见火

上锉一剂，姜三片，枣一枚，水煎，空心服。

痹痛

脉

脉涩而紧者，痹。少阴脉浮而弱，弱则血不足，浮则为风，风血相搏，则疼痛如掣。风寒湿气合而为痹，浮涩而紧，三脉乃备。

病

夫痹者，手足痛而不仁也。盖由元精内虚，而为风、寒、湿三气所袭，不能随时祛散，流注经络，入而为痹。其为病也，寒多则掣痛，风多则引注，湿多则重着。其病在筋者，屈而不能伸，应乎肝，其证夜卧多惊，饮食少，小便数；其病在脉者，则血凝而不流，应乎心，其症令人萎黄，心下鼓暴，上气逆喘不通，嗌干善噫；其病在骨者，则重

而不能举，应乎肾，其症手足不遂而多痛，心腹胀满；其病在皮者，多寒，遇寒则急，遇热则纵，应乎肺，其证皮肤无所知觉，气奔喘满；其病在肌者，多不仁，应乎脾，其症四肢懈怠，发噤呕吐，是名五痹。至如白虎历节风，以其走痛，四肢骨节如虎咬之状，而以其名之耳，无非风、寒、湿三气乘之也。若饮酒当风，汗出入水，亦成斯疾，久而不已，令人骨节蹉跌。

丹溪云：大率因血虚受热，其血已自沸腾，或加之涉水受湿，血得寒污浊凝滞，不得运行，所以作痛，夜则痛甚，行于阴也。治以辛热之剂，流散寒湿，开通郁结，使血行气和而愈。更宜忌口节欲，不宜食肉，肉属阳，大能助火。如此调治，无有不安者。

治

大法用苍术、南星、川芎、白芷、当归、黄芩、酒。在上者属风，加羌活、桂枝、桔梗、威灵仙；下者属湿，加木通、牛膝、防己、黄柏。

方

解表升麻汤 治遍身壮热，骨节疼痛。

升麻一升 羌活一钱 苍术一钱 防风八分 柴胡七分 甘草七分 当归五分 藁本五分 陈皮三分 麻黄三分

上锉一剂，生姜、葱白水煎热服，出微汗。

灵仙除痛饮 眉批：此方止痛发散之剂。

肢节肿痛，痛属火，肿属湿，兼受风寒而发，动于经络之中，湿热流注于肢节之间，而无已也。

麻黄 赤芍各一钱 防风 荆芥 羌活 独活 白芷 苍术 威灵仙 片黄芩 枳实 桔梗 葛根 川芎各五分 归尾 升麻 甘草各三分

上锉一剂，水煎服。在下焦，加酒炒黄柏。妇人，加红花。肿多，加槟榔、大腹皮、泽泻，更加没药一钱住痛。一云，脉涩数者，有瘀血，宜桃仁、红花、芎、归，及大黄微利之。

疏筋活血汤 云林制 患遍身走痛如刺，左足痛尤其。左属血，多因酒色所伤，筋脉空虚，被风寒湿热感于内，热包于寒则痛，伤经络则夜重，宜以疏筋活血行湿。此非白虎历节风。

川芎六分 当归一钱二分，酒洗 白芍二钱半，酒洗 生地黄一钱半，酒洗 羌活六分 白茯苓七分，去皮 苍术一钱，米泔浸炒 桃仁一钱，炒 牛膝二钱，酒炒 汉防己六分 陈皮一钱，去苗 白芷六分 龙胆草八分，酒洗 威灵仙一钱，酒洗 防风六分 甘草四分，炙

有痰，加南星、半夏各一钱，用姜汁、白矾、皂角煎汤，浸一日。如上体及臂疼，加薄桂三分。如下身并足疼，受风寒湿热所感，加木瓜、木通、盐炒黄柏、薏苡仁炒各一钱。如气虚，加人参、白术、龟板各七分。

通经妙灵丸 云林制 治同前，兼治上下中疼痛。

黄连酒炒，一两 苍术米泔浸炒，二两 黄柏盐酒炒，二两 肉桂去皮，四两 南芎五分 当归酒洗，一两 白芍盐酒炒，一两三钱 汉防己酒洗，三钱 白芷二钱半 桃仁去皮尖，三钱 威灵仙一两，酒浸蒸晒九次 羌活酒洗，三钱 龙胆草酒洗，一钱 红花酒洗，五钱 防风酒洗，五钱 龟板酥炙，五钱 杜仲姜汁炒，八钱

上为细末，酒糊为丸，如梧桐子大。每服百丸，空心陈酒下，盐汤亦可。

加味二妙丸 眉批：此方止痛养血除湿热之剂。 治两足湿痹疼痛，或如火燎，从足胕热起，渐至腰胯，或麻痹痿软，皆是湿热为病，此药神效。

苍术四两，米泔浸 黄柏二两，酒浸晒干 川牛膝去芦，一两 当归尾一两，酒洗 防己一两 川草薢一两 龟板酥炙，一两，龟板难得败者，市货者多不效，不若以熟地黄代之，庶几可也

上为末，酒煮面糊为丸，如梧子大。每服百丸，空心盐汤下。

舒筋立安散 治四肢百节疼痛，名曰白虎历节风。

防风 羌活 独活 茯苓 川芎 白芷

生地黄　苍术　红花　桃仁　陈皮　半夏　南星　白术　威灵仙　牛膝　木瓜　防己　黄芩　连翘　木通　龙胆草酒浸　木香少许　大附子少许　甘草各等分

上锉一剂，水煎，入姜汁、竹沥服。痛甚加乳香、没药为末，调服。

神通饮　眉批：此方治白虎历节风之剂。

治感风湿，得白虎历节风症，遍身抽掣疼痛，足不能履地者二三年，百方不效，身体羸瘦，服此神效。

川木通二两，锉细，长流水煎汁，顿服，服后一时许，遍身发痒，或发红丹，勿惧，遍身上下出汗即愈。

治两手疼痛麻木云林制

当归　川芎　白芷　黄芩酒炒　黄连姜汁炒　苍术　羌活　防风　桔梗　南星姜汁炒　半夏姜汁炒　桂枝　甘草各等分

上锉一剂，生姜煎服。

治两足疼痛麻木云林制

当归　白芍　白术　苍术　陈皮　半夏　茯苓　黄柏酒炒　川牛膝酒洗　威灵仙　桃仁　红花　甘草各等分

上锉，生姜五片，水煎，入竹沥同服。

治四肢百节，流注走痛，皆是湿痰，或死血所致，其痛处或肿，或红。

当归　川芎　白芷　防己　黄柏　南星　羌活　苍术　威灵仙　红花　桂枝各等分

上锉，生姜，水煎服。

行湿滋筋养血汤云林制　治遍身行痛，乃气血两虚，有火有湿。

当归　川芎　白芍　生地黄一钱，姜汁炒　人参六分　白术　白茯苓　威灵仙　防己　红花七分　牛膝　黄连　黄柏　知母　苍术各三分　甘草四分

上锉一剂，姜、枣煎服。

乳香定痛丸秘方　眉批：此方治诸痛，宜对症用之。　治诸风，遍身骨节疼痛，或腿膝痛及筋骨风。

苍术米泔浸，二两　川乌炮，去皮，一两　当归一两　川芎一两　乳香　没药各三钱　丁

香五钱

上为末，枣肉为丸，如梧子大。每服五六十丸，陈酒送下。

妇人湿痰流注，肩背臂腰胁疼痛，日夜不止，行步不得。

陈皮　半夏姜制　茯苓　当归　川芎　白芷　乌药　官桂　枳壳　防己　苍术　防风　独活　木香　香附　贝母　甘草各等分

上锉一剂，同姜煎服。

一妇人患四肢骨节疼痛，呕吐心痛，胁胀遍身浮肿，经年不愈。

五积散全料，加羌活、独活、柴胡、前胡。

消　渴

脉

心脉多浮，肾脉多弱。经云：阴不足，阳有余，则为热中。又云：脉软散当消渴，气实血虚也。又云：脉数大者生，沉小者死；实而坚大者生，细而浮短者死。

病

《内经》曰：二阳结，为之消。又曰：瘅成为消中。东垣曰：二阳者，阳明也。手阳明大肠主津液，病消则目黄口干，乃津液不足也；足阳明胃主血，若热则消谷善饥，血中伏火，乃血不足也。结者，津液不足，结而不润，皆燥热为病也，此因数食甘美而多肥，故其气上溢，转为消渴。治当以养血滋阴，生津降火，兰除陈气也。不可服膏粱、芳草、石药，其气慓悍，能助燥热也。岐伯曰：实脉，病久可治；脉弦小，病久不可治。当分三消而治之：高消者，舌上赤裂，大渴引饮，心移热于肺，传为膈消者是也，以白虎加人参汤治之；中消者，善食而瘦，自汗大便硬，小便数，叔和云：口干饮水，多食肌虚，瘅成为消中是也，以调胃承气汤、二黄丸治之；下消者，烦渴引饮，耳轮焦干，小便如膏，叔和云：焦烦水易亏，此肾消也，以六味地黄丸治之。《总录》所谓未传能食

者，必发脑疽背痈；不能食者，必传中满膨胀，皆不治之证也。洁古老人分而治之：能食而渴者，白虎人参汤；不能食而渴者，钱氏白术散，倍加干葛治之。上中既立，不复传下消矣。先哲用药，厥有旨哉？然脏腑有远近，亦宜斟酌。如心肺位近，宜制小其服；肾肝位远，宜制大其剂，皆适其至所为。故如过与不及，皆诛罚无过之地也。如高消、中消制之大急，速过病所，久而无中满之病，正谓上热未除，中寒复生者也，非药之罪，失其缓急之故也。治斯疾者，宜加意焉。

治

张洁古曰：上消者，肺也，多饮水少食，大小便如常，此心火刑于肺金，而渴生焉。法当降火清金，宜白虎汤加减治之。

软石膏二钱半　知母一钱　甘草五分　人参七分　升麻一钱　黄柏一钱

上锉一剂，粳米一撮，水煎，食后温服。

中消者，胃也，多饮食而小便黄赤。盖足阳明胃主血，热则消谷善饥，血中伏火，则津液消烁而渴矣。治以调胃承气汤、三黄丸主之。

黄连　黄芩　大黄　石膏各一两

上为末，炼蜜丸，如梧子大。每服三十丸，米汤下。

下消者，肾也，小便淋浊如膏，烦渴引饮，耳轮焦黑，小便频数。能食者，必发痈疽背疮；不能食者，必传中满腹胀，须分治之。

若能食而消者，宜加减白虎汤主之。

石膏二钱半　知母一钱　甘草三分　人参七分　五味子十粒　黄柏七分　玄参五分

上锉一剂，粳米一撮，水煎，食后服。

若不食而消者，宜加减白术散主之。

人参　白术　茯苓　木香　甘草　黄柏　知母各五分　干葛一钱　五味子十粒

上锉一剂，水煎温服。

丹溪曰：三消者，多属血虚，不生津液，俱宜四物汤为主治。

上消者，加人参、五味、麦门冬、天花粉煎，入生藕汁、生地黄汁、人乳，饮酒人加生葛根汁。

中消者，加知母、石膏、寒水石，以降胃火。

下消者，加黄柏、知母、熟地黄、五味子，以滋肾水，又当间饮缲丝汤为上策。

一人被烧酒醉伤成消渴之疾，饮水无度，余以绿豆汤频频少饮，用生冬瓜去皮，细细嚼咽，渴则又饮豆汤，不一日而止渴也。

方

生津养血汤　眉批：此方治上消之剂。

治上消火盛，制金烦渴引饮。

当归一钱　川芎八分　白芍煨，一钱　生地黄酒洗，一钱　知母五分　黄柏蜜水炙，五分　麦冬门一钱　石莲肉五分　天花粉七分　黄连八分　乌梅五分　薄荷五分　甘草炙，五分

上锉一剂，水煎温服。

清凉饮子　眉批：此方治中消之剂。

治消中能食而瘦，口舌干，自汗，大便结燥，小便频数。

黄芪一钱　当归身六分　生地黄六分　龙胆草酒洗，钱半　柴胡一钱　升麻四分　防己五分　羌活一钱　黄芩酒洗，一钱　防风五分　杏仁十个　生甘草五分　炙甘草一钱

上锉一剂，水煎，加酒一匙，稍热服。

人参茯苓散　眉批：此方治下消之剂。

治肾消善饮而食，小便频数，白浊如膏。

人参一分　白术二分　茯苓五分　泽泻二分　滑石一钱半　寒水石一钱半　干葛五分　连翘三分　黄芩五分　桔梗二分　栀子仁二分　薄荷五分　大黄五分　天花粉二分　甘草七分　缩砂二分

上锉一剂，水煎，入蜜服，肾消食前，上消食后服。

缲丝汤　治三消渴如神。

如无缲丝汤，却以原蚕茧壳、丝绵煎汤，皆可代之，无时饮之，大效。盖此物属火，有阴之用，大能泻膀胱中伏火，引阴水上潮于口而消渴也。

玉泉散　治消渴之神药也。

白粉葛　天花粉　麦门冬　生地黄　五
味子　甘草　糯米

上锉一剂，水煎服。

神仙减水法　治三焦虚热，三消渴疾，
日夜饮水无度。

黄芪　人参　麦门冬　黄连　天花粉
知母　苦参　白扁豆　浮萍照水晒干，各一两
黄丹二钱

上为末。每服二钱，新汲水调下。

神白散即益元散，方见中暑　治真阴素
被虚损，多服金石等药，或嗜炙煿咸物，遂
成消渴，用温水调服；或大渴欲饮冷者，新
汲水尤妙。

秘方　眉批：此方总治三消之剂。　治
三消。

用退雄鸡汤，澄清饮之，神效。

清神补气汤　消渴症才愈，止有口干腹
不能挛，或者又添舌白滑，微肿，咽喉咽津
觉痛嗌痛，时时有渴，喜冷饮，口中白沫
如膏。

当归身一钱　生地黄一分　黄连酒，五分
黄柏酒，五分　知母五分　石膏四分　柴胡
七分　升麻一钱半　防风一钱　荆芥穗一钱
桃仁一钱　杏仁五个　红花少许　川椒二个
细辛一分　生甘草一分

肾气八味丸　眉批：此方治消渴收功之
剂。　治心肾不交，消渴引饮。

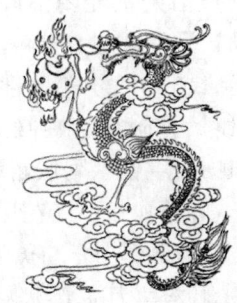

古今医鉴 卷十一

妇人科

脉

女人尺脉常盛，而右手脉大，皆其常也。若肾脉微涩，或浮或滑，而断绝不匀，或肝脉沉而急，皆经闭不调之候也。

证

夫女子十四则月水行，男子十六则阳精溢，此皆合乎阴阳之数，各及其时。故男子之精气宜盛，女子之月水宜调。调经之道，贵乎抑其气以行其血。血盛气衰为从，从则百病不生，孕育乃成。且妇人之病，四时所感，六淫七情所伤，悉与男子治法同。惟胎前产后，七癥八瘕，崩漏带下之证为异，故别著方。究其所因，多由月水不调，变生诸证。大概以经候如期为要，或有愆期，当审其冷热而调之。先期而行者，血热也，法当清之；过期而行者，血寒也，法当温之。然又不可不察其有无外感，为之寒热，而后投药。且行经之际，与产后一般，将理失宜，为病不浅。若被惊则血气错乱，经脉渐然不行，逆于上则从口鼻中出，逆于身则为血分劳瘵。若其时劳力太过，则生虚热，亦为疼痛之根。若喜怒则气逆，气逆则血逆，逆于腰、腿、心、腹、背、胁之间，遇经行时，则痛而重著，过期又安。若怒极而伤于肝，则又有眼晕、呕吐之症，加之经脉渗漏于其间，遂成窍血淋漓不已。凡此之时，中风则病风，感冷则病冷，久而不治，崩漏带下七癥八瘕，可立而待矣。

一、诊妇女右手寸脉浮长，出于鱼际者，气盛也。盖女人善怀多思多妒，每事不遂意则郁，忿满则气无释，血益日消，气益日盛，阴阳交争，乍寒乍热，食减形羸，诸病蜂起，宜越鞠丸主之。然此脉之妇，惟师尼寡妇、长年闺女、士大夫商贾之妻，并失志之妇者有之。

一、厥阴肝脉弦出寸口，又上鱼际者，阴盛也，此思男子不可得也。盖男子以精为主，男子精盛以思室，妇人血盛以怀胎。故肝脉弦出寸口者，则阴盛可知矣。

方

四物汤　眉批：此方治妇人诸疾之总司也。

当归　川芎　芍药　地黄

上锉一剂，水煎温服，临病加减用之。

经水行后作疼，气血虚也，加四君子汤，挟寒者加干姜。经水行过三五日，腹中绵绵走痛者，此血行而滞气未尽行也，加木香、槟榔。经水过多，别无余证，加黄芩、白术。若经血过多，得五心烦热，日晡潮热，加胡黄连。经水涩少，加葵花、红花。经水常不及期而行者，血热也，用生地黄，加黄连、黄芩、香附。经水常过期而来者，瘦人多应是血少，倍当归、熟地黄，加黄芪、甘草，少佐以桃仁、红花，以为生血之引用也；肥人大概是气虚加痰阻滞升降然也，去地黄，加参、芪、甘草、茯苓、半夏、陈皮、香附。经水常过期，而紫黑成块，血热也，多作腹痛，用生地，加香附、黄连、玄胡索、五灵脂、乳香、没药。经水常过期而血色淡者，痰多血少也，用生地黄加二陈汤。经水如黑豆汁者，加黄连、黄芩。经水微少，渐渐不通，手足酸疼，肌肤潮热，脉微数，去地黄、川芎，加泽兰叶三倍，甘草半分。经水不通，阴虚血少，小便涩而身体痛，加白术、牛膝、牡丹皮、桃仁、香附；经滞不通，加桃仁、红花，经水适来适断，往来寒热如疟者，加小柴胡汤。血崩有热，加生地黄、蒲黄、黄芩。一方，加阿胶、艾叶、黄芩；一方，加荆芥穗，止血甚妙。崩中去血过多，血脏虚冷，加阿胶、艾叶。血崩淋漓不断，加泡附子、赤石脂。赤白带下，加香附、官桂；一方，加香附、白芷。胎动不安，下血，加艾叶、炒阿胶、黄芩。妊娠心腹痛，加竹茹一块。胎死腹中，加交桂、白芷、麝香。产后腹胀，加枳壳、肉桂。产后恶露，腹痛不止，加桃仁、苏木、牛膝。产后虚惫，血热烦闷，加生地黄。产后寒热往来，加柴胡、麦门冬。产后闷乱，加茯苓、远志。产后伤风头痛，加石膏、甘草。产后血痢腹痛，加槐子、黄连、粟壳。凡血气痛，五心热加乌药、官桂。冷气痛，四肢厥，加良姜、军姜、玄胡索。腹中气块，加木香。血积块痛，加莪术、三棱、官桂、干漆炒。口干烦渴，加麦门冬、干葛、乌梅。小便闭涩，加泽泻、木通。大便闭，加桃仁、大黄。胁肋胀满，加枳实、半夏。大渴烦躁，加人参、知母、石膏。骨蒸劳热，加知母、地骨皮、柴胡、黄芩。虚烦不眠，加人参、竹叶、酸枣仁。心气不足，恍惚，加远志、酸枣仁、辰砂另研。咳嗽，加桑白皮、麻黄。呕吐，加白术、人参、藿香、干姜。虚寒滑泄，加官桂、附子炮。血痢，加阿胶、黄连；一方，加阿胶、艾叶、厚朴。筋骨肢节疼，及头痛憎寒，加羌活、防风、藁本、细辛。风寒眩晕，加秦艽、羌活。脐中虚冷，腰腹疼痛，加玄胡索、川楝子。目暴赤作翳痛，加防风、防己、羌活、龙胆草。腹痛，加厚朴、枳实。虚汗，加煅牡蛎、麻黄根。虚劳气弱，咳嗽喘满，加姜制厚朴、麸炒枳实。

调荣顺气汤 治妇室经闭不调，或前或后，心腹疼痛。

当归酒洗，一钱　川芎八分　生地一钱　白芍盐水炒，一钱　香附便制，一钱　艾叶醋炒，八分　丹皮酒洗，一钱　阿胶蛤粉炒，一钱　白术一钱二分　甘草四分　红花一钱　桃仁一钱，去皮尖

上锉一剂，生姜三片，水煎，食前服。腹痛，加玄胡索一钱。五灵脂八分，醋炒，没药一钱；憎寒潮热，加柴胡一钱，地骨，酒炒，一钱。

清经四物汤 治经水不及期而来者，及血虚有热。

当归一钱五分　川芎五分　白芍八分　生地黄一钱　阿胶炒，五分　艾叶三分　条芩一钱　宣黄连姜炒，八分　黄柏五分　知母五分　香附一钱　甘草三分

上锉一剂，水煎，空心服。

通经四物汤 眉批：此方治经水不调之剂。　治经水过期不行者，乃血虚有寒。

当归一钱半　川芎五分　熟地一钱　白芍一钱　红花三分　香附一钱　肉桂五分　桃仁二十个，去皮尖　蓬术一钱　苏木一钱　木通八分　甘草五分

上锉一剂，水煎，空心服。

清热调血汤 治经水将来，腹中阵阵作痛，乍作乍止，气血俱实。

当归　川芎　白芍药　生地黄　黄连　香附　桃仁　红花　玄胡索　牡丹皮　蓬莪术

上一剂，水煎，温服。有热，加柴胡、黄芩。

顺气散瘀汤 治经水行时着气恼，后得心腹腰胁痛不可忍，脉弦急不匀，乃瘀血作痛也。

当归　川芎　白芍　生地　桃仁　红花　青皮　莪术　玄胡索

水煎，温服。

四味调经止痛散 治妇人月水将来，或将尽，前后数日腹痛。

当归 玄胡索 没药 红花各等分

上为末。每服二钱，醇酒送下。

加减五积散 眉批：此方治经行前后诸痛之剂。 治妇人遇经行时，沿身疼痛，手足麻痹，或生寒热，头痛，眼目眩晕，此乃触经感冒。

依本方去干姜，加羌活、牛膝、姜、葱煎服。咳嗽，加杏仁、五味子。泄泻，去枳壳，加肉豆蔻。

大补经汤 治妇人气血虚弱，血海寒冷，经水不调，或时心腹疼痛，或下白带如鱼脑髓，或似米泔，不分信期，每月淋漓不已，面色萎黄，四肢无力，头目眩晕，肌体羸瘦。

当归六分，酒炒 川芎五分 白芍酒炒，六分 熟地黄五分 人参三分 白术去芦，四分 白茯去皮，四分 黄芪四分 陈皮四分 砂仁三分 香附六分 阿胶蛤粉炒，三分 沉香另研，三分 小茴三分 玄胡索四分 吴茱萸三分 肉桂三分 粉草三分

上锉一剂，煎服。

滋阴百补丸 眉批：此方治经水不调气血大虚之剂。 治妇女劳伤气血，诸虚百损，五劳七伤，阴阳不和，乍寒乍热，心腹疼痛，不思饮食，尪羸乏力。

香附米一斤，去毛四制，酒、醋、盐汤、童便各浸四两，浸三日，淘净各炒干 益母草半斤 当归酒洗，六两 川芎四两 玄胡索 人参各二两 白术去芦，四两 白芍炒，三两 熟地姜汁炒，四两 白茯二两 甘草炙，一两

上为末，炼蜜为丸，如梧桐子大。每服五六十丸，空心砂仁汤，或酒，或醋汤，白滚汤任下。

艾附暖宫丸 治妇人百病。

南香附子去毛净，一斤，分四制，酒、醋、盐汤、童便各浸四两，三日，焙干为细末 北艾叶温水洗净，焙干研烂，筛去灰，醋浸炒干 当归酒洗 川芎 白芍酒洗 熟地各二两

上为末，醋糊为丸，如梧桐子大。每服八十丸，淡醋汤下。

螽斯丸 王同知传 眉批：此方养血顺气调经之剂。 治妇人赤白带下，经候不调，或前或后，或行时小腹作痛，腿膝麻痹，腰腹痛，子宫不能摄养。

生地酒洗，四两 熟地酒蒸，四两 陈皮一两 白茯苓二两 川芎二两 赤芍二两 香附一斤，童便浸，春三、夏二、秋四、冬五日当归酒洗，四两 枳壳麸炒，二两 黄芩酒炒，二两 玄胡索酒炒，二两 青皮二两 苏木一两 红花一两 五灵脂一两 干姜炒，五钱 粉草二钱

上为末，用艾煎汤，入醋一盏，打糊为丸，如梧桐子大。每服四五十丸，酒下，或白汤，空心送下。

柴胡抑肝散 治寡居独阴无阳，欲心萌而多不遂，是以恶寒发热全类疟者。

苍术泔炒，一钱 香附一钱 川芎七分 神曲炒，八分 栀子炒，一钱 连翘五分 柴胡二钱半 青皮炒，一钱 赤芍二钱半 生地五分 丹皮一钱半 地骨皮一钱 甘草一钱

上锉一剂，水煎，空心或食远温服。

抑阴丸 治寡妇寒热如疟，思男子而不得者。

柴胡五钱 黄芩五钱 赤芍一钱 秦艽三钱 生地黄二两

上为末，炼蜜为丸，如梧桐子大。每服三十丸，乌梅煎汤送下。

茯神散 治妇人风虚与鬼通，妄有所见闻，言语错乱者。

茯神一钱半 茯苓 人参 石菖蒲各一钱 赤芍药五分

上锉一剂，水煎，食前服。

治妇人腹中常常作痛，上下不定，经年积血故也。

青皮 陈皮 三棱 莪术 香附 乌药 干姜各等分

上锉散，醋煮焙干为末，空心陈米汤调下。

治妇人玉户生疮，作痒不可忍者，皆因欲事损元。

硫黄 生矾调水，洗三五次 杏仁烧灰，油调搽

虚 劳

脉

气虚脉细，或缓而无力，右脉常弱；血虚脉大，或数而无力，左脉常弱。阳虚脉迟，阴虚脉弦，真气虚脉紧。男子久病，气口脉强则生，弱则死；女人久病，人迎脉强则生，弱则死。经云：脉来细而微者，气血俱虚；脉小者，气血俱少。一说，虚劳之脉，或浮大，或弦数。大者劳也，弦者亦劳也。大者易治，血气未衰，可敛而正也；弦者难治，血气已耗而难补也；若双弦，则贼邪侵脾；如数，则危殆矣。

证

大抵男子之劳，起于伤精；女子之劳，起于经闭。妇女经闭成劳者，多由积想思虑在心，心伤则血逆竭而月水先闭。火既受病，不能荣养其子，故不嗜食。脾虚则金亏，故发咳嗽。肾水绝，则木气不充，故多怒发焦，四肢干痿。此则传遍五脏，最为难治。或有以为血热，而用凉药解者，或有以为血寒而用热药通者。殊不知经水既少，渐至不通，手足骨肉烦疼，渐至羸瘦，渐生潮热，脉来微数，此阴血不足，阳往乘之，水不能胜火，以致火炎水涸。治当养阴血为上，慎勿以药通之。

方

清肺饮子 桑文台方　眉批：*此方清热止血之剂。*　治妇女虚劳发热，咳嗽吐血，先服此清热止血，后服逍遥散加减调理。

当归酒洗，八分　川芎八分　白芍酒炒，一钱　生地酒洗，一钱　贝母去心，八分　麦冬去心，一钱　天冬去心，一钱　知母蜜炒，八分　蒲黄炒，八分　阿胶炒珠，八分　陈皮八分，炒　枳壳炒，五分　前胡一钱　黄芩八分　薄荷六分　藕节十片　甘草炙，三分

上锉一剂，水一盅半，煎至一盅，食后徐徐服。

加减逍遥散 治肝脾血虚发热，或潮热，或自汗、盗汗，或头痛目涩，或怔忡不宁，颊赤口干，或月经不调，或肚腹作痛，或小腹重坠，水道涩痛，或肿痛出脓，内热作渴。

当归酒洗　白芍酒炒　白术土炒　白茯苓　柴胡各一钱　甘草炙，五分

上锉一剂，煨姜一片，薄荷少许，水煎服。

如发热盛，加地骨皮、知母。如手颤掉，加防风、荆芥、薄荷。如咳嗽，加五味子、紫菀。如气恼胸膈痞闷，加枳实、青皮、香附。如吐痰，加半夏、贝母、瓜蒌仁。如饮食不消，加山楂、神曲。如发渴，加麦门冬、天花粉。如胸中作热，加黄连、栀子。如心慌心跳，加酸枣仁、远志肉。如久泻，加干姜炒黑。如遍身痛，加羌活、防风、川芎，以利关节。如吐血，加生地、阿胶、牡丹皮。如自汗，加黄芪、酸枣仁。如左腹血块，加三棱、莪术、桃仁、红花。如右腹气块，加木香、槟榔。如怒气伤肝，眼目昏花，加龙胆草、黄连、栀子、白豆蔻。如经闭不通，加桃仁、红花、苏木。如小腹痛，加玄胡索、香附米。

济阴至宝丹 云林制　治妇人诸虚百损，五劳七伤，经脉不调，肢体羸瘦。此药专调经水，滋血脉，补虚劳，扶元气，健脾胃，养心肺，润咽喉，清头目，定心悸，安神魂，退潮热，除骨蒸，止喘嗽，化痰涎，收盗汗，止泄泻，开郁气，利胸膈，疗腹痛，解烦渴，散寒热，祛体疼，大有奇效，不可尽述。

当归酒洗，一钱　白芍酒炒，八分　白茯苓去皮，八分　白术去芦，一钱　陈皮八分　知母八分，最能泻虚中之火，生用　贝母八分，去心　香附便制，八分　柴胡酒炒，三分　薄荷三分　地骨皮去皮，八分　甘草三分　麦门冬去心，八分

上锉一剂，用煨生姜三片，水煎温服。

二分散 治妇人室女月事不调，寒热往来，痰嗽，状若劳证。迁延岁月，久不成孕育，匀经、消痰、去热、和表里、养阴阳、倍饮食。

当归 川芎 白芍 熟地 人参 白术
白茯苓 甘草 柴胡 黄芩 半夏 痰盛，
加橘皮。

上锉一剂，姜、枣煎服。

百合汤 宋柏河传 治妇人血虚劳怯，午后发热，夜出盗汗，四更汗止热退，咽痛口干，恶心，心慌头痛。

当归 川芎 白芍 生地黄 桔梗 黄芩 柴胡 地骨皮 百合 麦门冬 黄芪
远志甘草水泡，去骨 枣仁炒，去壳 蔓荆子

上锉一剂，水煎温服。

逍遥五黄汤 云林制 眉批：此方治虚劳嗽热有浮者。 治妇人午后发热，汗出后热退。

当归酒洗，半钱 白芍酒洗，一钱 白术土炒，一钱 白茯去皮，一钱 柴胡酒炒，八分
薄荷二分 生地姜炒，一钱 黄芩酒炒，一钱
黄连姜炒，一钱 黄柏酒炒，一钱 知母生，一钱半 黄芪盐水炒，一钱 神曲炒，八分 甘草炙，四分 香附便制，一钱 地骨皮酒炒，一钱

上锉一剂，煨姜三片，乌梅半个，水煎温服。

茯苓补心汤 治妇人以血旺气衰为本。心生血，肝藏血，今血衰而气盛者，由心气虚耗，不能生血，又不能制乎肺金，使肺气得以乘乎肝木。肝之亏损，则不能藏，渐至枯涸，不荣经络，故月事不调矣。此药专补心元之虚，抑其肺气之盛，调和营卫，滋养血脉，其疾自愈。兼治去血过多，虚劳发热，及吐血、衄血、咳嗽、痰喘，上壅胸膈不利。

当归 川芎 白芍酒炒 熟地 陈皮
半夏姜炒 白茯去皮 桔梗去芦 枳壳麸炒
前胡去芦，各一钱 干葛 紫苏各七分 人参
木香各五分 甘草三分

上锉一剂，姜、枣煎服。

清热饮 西园公制 眉批：此方治虚劳嗽热无汗者。 治妇人经闭发热，咳嗽吐血，右胁痛。

紫苏 陈皮 桔梗 枳壳 前胡 半夏
干葛 赤茯 赤芍 丹皮 生地 栀子

黄芩 甘草

血虚，加芎、归。上锉一剂，生姜煎服。

百补保真丸 眉批：此方治虚劳调理之剂。

当归酒洗，四两 川芎四两 白芍酒炒，四两 熟地酒蒸，四两 生地酒洗，四两 天冬去心 麦冬去心，各一两二钱 知母盐炒，二两
白术土炒，四两 陈皮去白，二两 香附童便炒，四两

上制忌铁器，木白内杵为末，醋糊为丸，如梧桐子大。每服百丸，空心盐汤送下。

加味归脾汤 治脾经失血，少寐发热盗汗；或思虑伤脾，不能摄血，以致妄行；或健忘怔仲，惊悸不宁；或心脾伤痛，嗜卧少食，或忧思伤脾，血虚发热；或肢体作痛，大便不调；或经候不准，晡热内热，或瘰疬流注，不能消散溃敛。

黄芪蜜炙 人参 白术炒 白茯苓 当归 远志肉 酸枣仁炒 龙眼肉各一钱 木香 甘草各五分

上锉一剂，姜、枣煎服。

一妇人虚劳发热，盗汗咳嗽，痰喘面红，经闭不通，脉数有力，诸医以滋补百药累投，并无寸效，危笃之甚，予以：

大黄酒拌，九晒，九蒸，四两 血竭五钱
没药五钱

上为末，水丸。每服七十丸，用四物汤加红花煎汤送下。不二三服，前疾悉除，经亦通矣。

一妇人肺热久嗽，身如火炙，肌瘦将成肺痿。用：

紫菀 款冬花 木通 枇杷叶 杏仁
桑白皮 大黄减半，各如常制

上为末，蜜炼为丸，如樱桃大。食后夜卧，各含化一丸。

经 闭

证

夫经水阴血也，属冲任二脉，主上为乳

汁，下为月水。其为患有因脾虚而不能生血者，有因脾郁伤而血耗损者，有因胃火而血销烁者，有因脾胃损而血少者，有因劳伤身而血少者，有因怒伤肝而血少者，有因肾水不能生肝而血少者，有因肺气虚不能行血而闭者。治疗之法：若脾虚而不能行者，调而补之；脾郁而不行者，解而补之；胃火而不行者，清而补之；脾胃损而不行者，调而补之；劳伤心虚而不行者，静而补之；肺气虚而不行者，补脾胃；肾水虚而不行者，补肾肝。经云：损其肺者，益其气；损其心者，调其荣卫；损其脾者，调其饮食，适其寒温；损其肝者，缓其中；损其肾者，益其精。审而治之，庶无误矣。

丹溪曰：经闭不通，或因堕胎，及多产伤血；或因久患潮热烁血；或因久出盗汗耗血；或因脾胃不和，饮食少进而不生血。治宜生血补血，除热调胃之剂，随证用之。或因七情伤心，心气留结，故血闭而不行，宜调心气，通心经，使血生而经自行矣。

治

节斋曰：经脉不通，多有脾胃损伤而致者，不可便认作经闭血死，轻用通经破血之药。遇有此证，便须审其脾胃如何。若因饮食劳倦，损伤脾胃，少食恶食，泄泻疼痛；或因误服汗下攻克之药，伤其中气，以致血少而不行者，只宜补养脾胃，用白术、茯苓、芍药为臣，使以黄芪、甘草、陈皮、麦芽、川芎、当归、柴胡等药。脾旺则能生血，而经自行矣。又有饮食积滞，致损脾胃者，亦宜消积补脾。若脾胃无病，果有血块凝结，方宜行血通经。

方

通经汤 刘近川方

当归　川芎　白芍　生地　大黄　官桂　厚朴　枳壳　枳实　黄芩　苏木　红花　乌梅一个　生姜三片　枣一枚

水煎温服。

二黄散 秘方　治妇人室女经脉不通，服之如神。

大黄烧存性　生地黄各三钱

上为末，作一服，空心好酒调下。

通经散 方上异人传

斑猫去头、足　大黄酒浸，三钱　藿香少许

上斑猫量疾远近轻重用之。如一年，壮者，用七八个，每服七八分；弱者，五六个，每服五六分。如五六个月，壮者，五六个，每服五六分；弱者，四五个，每服四五分。俱为末。未服之先，以热水漱口令净，即食枣三四枚，将药用温酒一盏调服，再食枣三四枚，静卧勿令人搅扰。待腹疼二三阵，其经即行。如腹不疼，再进一服，立通。忌气恼、生冷油腻，后服平胃散，以复胃气也。

神应丹 秘方　眉批：此方治经闭属实热者。　治妇人经脉不行，五心烦热，口燥咽干，颊赤心怯，潮热，胸膈不利，减食多渴，咳嗽，唾稠痰。

大黄二两，腊二碗，煮干，晒　血竭五钱　桃仁五钱　红花五钱

上为末，和匀酒糊为丸，如梧桐子大，辰砂为衣。每服七十丸，空心用醇酒送下。

通经调气汤 治妇人经闭不通，并发热咳嗽。

当归酒浸，一两　生地酒浸，一两　川芎一两　白芍酒浸，一两　柴胡八钱　香附便制，一两　丹皮八钱　生芩六钱　黄柏炒，六钱　桃仁一两　知母便炒，八钱　牛膝酒浸，八钱　红花二钱

上锉十剂，水煎，空心一服，食远一服。

加味八物汤 治经闭属虚热者。

即四君合四物，加柴胡、黄芩、小茴、香附是也。腹痛，加玄胡索、枳壳、干漆。呕吐恶心，加良姜、砂仁。手足麻痹恶寒，加肉桂。咳嗽，加杏仁、五味子、款冬花。

归末破瘀汤 治妇人经水不通，腹中积块疼痛。

归尾酒洗，一钱　赤芍一钱　白芍一钱　青皮一钱　乌药七分　香附醋炒，钱半　三棱一钱　莪术醋煮，一钱　官桂五分　苏木五分　红花五分

上锉一剂，水煎，入酒一盅，空心服。

血竭散 秘方 治妇人血瘕作痛，脐下胀满，月经不行，发热体倦。

当归八分 桂心六分 芍药炒，六分 玄胡索炒，四分 血竭六分 蒲黄炒，六分

上为末，每服二钱，空心酒调下。

通经丸 治经闭不通，及血块疼痛。

归尾 枣仁去皮尖 大黄煨 丹皮 干漆炒烟尽 肉桂各一两 三棱五钱 莪术醋炒 牛膝各一两 麝香八分

上为末，皂角五钱，芫花二钱，水煮糊为丸，如梧桐子大。每服五十丸，米汤送下。

破血金丹 秘方 眉批：此方治经闭腹有血块者。 治妇人月经不通，腹痛有块者。

香附十两，醋制 艾叶四两，焙干 当归二两，酒浸一宿，醋煮焙干 红花一两，焙干 桃仁一两，去皮尖

上为末，醋糊为丸。每服二钱，淡醋汤送下，早晚各一服，经通药止。

一醉饮 刘桐川传

托盘科根，锉一大剂，黄酒两碗煎至一碗，空心热服。汗出至足者立愈。

通经秘方

用大船上多年灰条，不拘多少，用炭火烧通红，淬入好烧酒内，取出待干为末。每服三钱，好酒调下，空心服；第二服，红花酒调下；第三服，大黄酒调下。三次要见红，如神。

芫花散 秘方 治妇人虚羸有鬼胎，癥块，经候不通。

芫花根三两，炒黄色为末。每服一钱，桃仁煎汤调下，当下恶物，神效。

无极丸 眉批：此方治经闭专治之剂。 治妇人血块气疼，有爬床席，十指出血。

锦纹大黄四两，每两用酒、醋、童便、盐水各煮七次，俱晒干

上合作一处，蒸之，晒干，又蒸又晒，如此七次，为末。用当归、熟地各一两半，浓煎汁一碗，煮糊为丸，如梧桐子大。每遇心疼气痛，用小茴香炒研七分，煎汤送下三十丸。有块者，一月之内，下小小血粒，自此除根不痛。经脉不行，红花汤下。

崩 漏

脉

洪数而疾，漏下血赤白，日下数升。脉急疾者死，迟者生；紧大者死，虚小者生。

证

崩之为病，乃血大下，岂可为寒？但血去后，其人必虚，当大补气血为主。东垣专主于寒而不言热者，亦间而有之，但不知热之多也。丹溪曰：有虚有热，虚则不溜，热则流通。《内经》曰：阴虚阳搏谓之崩。

崩漏之疾，亦有阴阳。若妇人年五十后，经止数年矣，忽经又行，兼腹痛，或身热口渴者，曰崩，阴证也。若妇人年三四十后，经行三十日，涌暴不止者，阳证也，曰漏。

治

若崩漏，初不问虚实，先用四物汤加荆芥穗灯上烧、防风、升麻、煎服。如不止，加蒲黄炒、白术、升麻，并诸止血药止之。

一妇人血崩，年四十以上，悲哀太甚，则心系急，肺布叶举，而上焦不通，热气在中，故血走而崩。面黄肌瘦，慎不可服热燥之药。盖血热而流行，先以黄连解毒汤，后以凉膈散合四物汤调治最效。

西园公治一妇人，年六十二岁，患血崩不止，以黄连解毒汤四帖，后服凉膈散合四物汤，六帖即愈。姑记以广其传。

方

二圣汤 刘嵩皋传 治血山崩，如神。

何首乌切五钱，甘草三钱，用黄酒一碗，煎至八分取出，入刺刺芽汁一盏，同服立效。

天灵散 秘方 治经血不止，神效。

天灵盖烧灰。每服二钱，黄酒调服，立止。

黑龙丸 秘方 专治血崩如神，及经水过多不止者，尤效。

黑驴粪烧灰，存性为末，用面糊为丸。

每服七十丸，空心黄酒送下。

断源散胡云阁传　眉批：此方专治血崩如神。　治血崩如泉流不止。

棉花子，铜器炒烟尽为末，每服二钱，空心黄酒调下。

荆芥四物汤　治崩漏初起，不问虚实，服之立止。

荆芥　条芩　当归　川芎　白芍　生地　香附

一方，加艾叶炒、阿胶炒，去香附、荆芥。

上锉，水煎温服。如不止，加防风、升麻、蒲黄炒、白术。

西园公加地榆，良验。

胶艾四物汤　治血崩。

阿胶蛤粉炒珠　艾叶醋炒　当归　川芎　白芍　熟地　蒲黄炒　黄连　黄芩　生地　栀子　地榆　白术　甘草

上锉，水煎，空心服。

子芩丸　治妇人四十九岁以后，天癸当住，每月却行，或过多不止。

条芩四两，醋浸，纸裹煨七次　当归二两，酒洗　加香附醋制，二两尤妙

上为末。醋糊为丸，如梧桐子大。每服五七十丸，空心霹雳酒下，日进三服。

当归龙骨丸　眉批：此方治血崩属虚热者。　治月事失常，经水过多不止，及带下淋漓，无问新久，赤白诸证。并孕妇恶露，胎动不安，及产后恶物不止。或大人小儿泄泻并治。

当归　白芍　白茯　黄连各五钱　黄柏二两　龙骨一两　槐子五钱　艾叶五钱，炒　木香二钱半

西园公加黄芩、白术各五钱累效。

上为末，水丸如梧子大。每七八十丸，米汤下。

丁香胶艾汤　眉批：此方治血崩属虚寒者。　治崩漏不止，盖心气不足，劳役及饮食不节所得。其脉两尺俱弦洪，按之无力。其证自觉脐下如冰，求厚衣被以御其寒，白

带白滑之物多，间有如屋漏水下，时有鲜血，右尺脉时微洪也。

四物汤加丁香、阿胶、艾叶煎，空心热服。

凡血崩乃经脉错乱，不循故道，淖溢妄行。一二日不止，便有积淤之血，凝成窠臼，更药涩住，转见增剧。宜以五积散加防风、荆芥，再加醋煎，投一二服。次进独行散，以霹雳酒下，二三服即止；如不止，再以诸止血药治之。

带　下

脉

妇人带下，六极之病。脉浮则为肠鸣腹满，紧则为腹中痛，数则阴中痒痛生疮，弦则阴户掣痛。凡漏下赤白不止，脉小虚滑者生，实大紧数者死。

证

带下者，荣卫滞气之所成也，经分赤白之殊，感病有深浅之异，所以男子遗精白浊，女子带下白淫。赤属荣，白属卫，此病之常言也。皆因喜怒忧思，素有湿热，产育房劳，伤于荣卫包络，使浊气渗入膀胱，故流秽物，或如白涕，或如红津，或黄如烂瓜，或青如泥泽，或黑如衃血，皆合五脏之色也。轻则来而不来，重则来而无度，下流不止，面色无光，使腰腿酸疼，或便血淋沥，以致饮食减常，精神短少，皆带下之所致也。世俗皆行温补燥热涩剂，从而效者，或有因而延绵者。止知下焦白带之虚寒，不知中焦之湿热。殊不知燥热之剂，助其心火，心火既盛，阴血消烁，所以火升水降，则上热下冷，下焦虚寒，凝结浊物，故为之带下。热气熏蒸，则为腥腐之气，安独言其虚寒者乎？

治

治之当清上实下，清浊自分，理脾养血，湿热自解，更能清心薄滋味，然后温补下元，带自除矣。一云，带下是胃中痰积，流下渗入膀胱，当升之，二陈汤加苍术、白术、柴

胡、升麻。甚者用吐法以提其气，一用二陈
汤加二术以燥湿痰。

方

清白散 治白带。

当归 川芎 白芍炒 生地酒洗过，姜汁
炒 黄柏盐水炒 贝母 樗根白皮酒炒，各等
分 干姜炒黑 甘草各减半

上锉一剂，生姜煎服。肥人多湿痰，加
白术，半夏。赤带，加酒芩、荆芥。久下，
加熟地、牡蛎。气虚，加人参、黄芪。腰腿
痛，加鹿角胶，或只以二陈汤加苍术、白术。
气虚，加人参。血虚，加芎、归。升膀胱之
湿，二陈加升麻、柴胡、苍术、白术。

解带散 治妇人血气不调，湿热白带，
四肢倦怠，五心烦热，痰郁嘈杂。

归身一钱半 川芎八分 白芍酒炒 白术
炒，各一钱二分 苍术米泔浸炒 香附醋炒 丹
皮酒洗 茯苓去皮，各一钱 陈皮去白，一钱
玄胡炒，八分 甘草炙，四分

上锉一剂，生姜煎，空心服。

八妙丸 治经脉不调，湿气白带，腹痛
胃弱。

香附便制 丹皮 川芎酒炒 玄胡索炒，
各二两 归身酒洗 生地姜汁炒 白茯各二两
赤芍药酒炒，两半

上为细末，酒糊为丸，如绿豆大。每五
十丸，空心滚水下。腹痛，酒下七十丸。

固经丸 治赤白带下属湿热者。

苦参五钱 黄柏一两，炒 栀子二两，炒
香附一两，炒 贝母二钱 白术七钱 白芍
七钱半 山茱萸去核，五钱 干姜二钱，炒 龟
甲二两，酒炒 樗根白皮五钱，酒炒

上为末。酒糊为丸，如梧桐子大。每服
八十丸，空心滚水送下。

玉仙散秘方 治赤白带下属寒者。

干姜炒，一两 香附炒，一两 白芍炒，一
两 甘草生，五钱

上为末。每服三钱，空心黄酒送下。

朝元散云林制 治赤白带下，腹脐冷痛，
子宫虚寒。

白芷 陈皮 厚朴 枳壳 桔梗 川芎
白芍 当归 茯苓 苍术 半夏 干姜
官桂 香附 吴茱萸 小茴香 甘草

上锉一剂，生姜三片，枣一枚，水煎空
心服。一方，加乳香、没药各二钱半，乌药
一两，酒煎入米糖一斤，早晚随量饮酒，
大效。

大温经汤 治妇人经水不调，赤白带下，
或如梅汁淋沥，或成片，有隔两三个月者，
此气血虚弱，渐生潮热。饮食少进，四肢倦
怠，日久生骨蒸，即成劳疾。急当调经和血，
退虚热，先服加味八物汤，后服此药：

当归八分 白芍七分 川芎五分 熟地五
分 人参 白术土炒 茯苓各五分 甘草三分
香附八分，便制 陈皮炒 砂仁炒 小茴各
四分 沉香三分，另研 吴茱萸炮 玄胡索炒
鹿茸酒炙，各五分

上锉一剂，生姜煎服。汗出不止，加黄
芪、酸枣仁炒，各四分。潮热，加柴胡、黄
芩各五分。咳嗽，加杏仁、桔梗、五味子、
半夏。

四神丸贾兰峰传 治白带。

香附米八两，酒、醋、童便各浸二两，浸三
日，炒 砂仁二两，炒 苍术二两，米泔水浸牡
蛎粉，炒 椿根白皮二两，蜜水炒

上为末，黄米煮饭为丸，如梧子大。每
服五六十丸，空心黄酒送下。

二气丹丁平溪传 治赤白带下。

舶上硫黄溶化倾入水中，如此七次，一两
朱砂一两 官桂一两 干姜一两，炮 大附子
面包煨去皮，五钱 鹿茸二两，酥炙 麝香一钱

上为末，醋糊为丸，如梧桐子大。每服
三十丸，空心盐汤送下。

如虚劳发热，先以四物汤四钱，小柴胡
汤六钱，合和煎服，后用十全大补汤。

乌鸡丸京师传 治下焦虚寒，赤白带下，
脐腹冷痛。

乌鸡一只，不刀血，去毛，用醋五大碗煮熟，
火煅存性成灰为末 香附米十两，酒浸旬日，用醋
煮，焙干 乌药二两 净艾二两，醋浸，炒白米

饭少许，入杵臼内捣成饼，火上炙令干　当归三两，醋洗　川芎　白芍　熟地各一两　小茴三两，醋炒　山药　牡蛎各二两　破故纸醋炒，五钱　良姜五钱　白姜一两半　丁香一两，不见火

如赤白带下不止，加龙骨一两，五倍子一两半。

上为末，饭丸如梧子大。每服五十丸，空心醋汤下。

一妇人赤白带下，上热下寒，口出恶气，咽干，牙痛，耳鸣，上下流注疼痛，发热憎寒，口吐酸水，嘈杂恶心，心腹气痛，时下五色相杂，来而无度，面黄肌瘦，不思饮食。

当归　川芎　赤芍　生地　陈皮　半夏姜炒　茯苓　苍术米泔浸炒　香附童便浸炒黄芩酒炒　柴胡　升麻　丹皮　甘草　加地榆尤良。

上锉，生姜煎服。

求　嗣

期嗣保胎论

人生天地间，莫不各具一太极也。太极动而生阳，静而生阴，乾道成男，坤道成女。父精母血，阴阳奇偶之道也。故精充则盛，满则溢，此消长之道也。结胎者，男女精血也。男属阳而象乾，女属阴而象坤，坤道资生。阳主动，故能施与；阴主静，故能承受。夫动静相参，阴阳相会，必有其时，乃能成胎孕。人欲求嗣，必先视经脉调否，其或未调，必用药而调之。经脉既调，宜以人事副之，按其法而行之，庶不失其候也。诀云：三十时中两日半，二十八九君须算，落红满地是佳期，经水过期空霍乱，霍乱之时枉费功，树头树里觅残红，但解开花能结子，何愁丹桂不成丛。此盖月经才绝，金水方生，斯时子宫正开，乃受精结胎之候，妙合太和之时。过此佳期，则子宫闭而不受胎矣。然男女之分，各有要妙存焉。如月经尽一日至三日，新血未盛，精胜其血，感者成男；四日至六日，新血渐长，血胜其精，感者成女。又云：阴血先至，阳精后冲，血开裹精，精入为骨，阴外阳内，则成坎卦之象，而男形斯成；若阳精先入，阴血后参，精开裹血，血入居本，阴内阳外，则成离卦之象，而女形斯成。盖夫妇交合，须择旺相之日，如春甲乙寅卯，夏丙丁巳午，秋庚辛申酉，冬壬癸亥子，四季辰戌丑未之日。须令女人兴动于中，阴阳和平，精血调畅，夜半之后，生气之时，交而必孕，孕而必育，育而子坚壮，且能贤明而福寿也。大凡交会之际，男女毋暴怒，毋醉饱，毋食炙煿辛热，毋用他术助长，更忌逆望弦晦，风雨雷电，日月无光，虹霓斗动，星辰之下，神庙之中，井灶尸枢之旁，切不可交合，受胎亦不吉也。慎之慎之。凡妇受妊之后，常令乐意忘忧，运动血气，安养胎元。早绝去嗜欲，节调饮食，内远七情，外避六淫。性宜静而不宜躁，体宜动而不宜逸，味宜凉而不宜热，食宜暖而不宜寒。毋久立，毋久坐，毋久行，毋久卧。又宜却去一切肥甘、煎炙、油腻、辛辣、咸酸、水果、鱼鳖、狐兔、鸽雀之类，即无胎漏、胎痛、胎动下血、子肿、子痫等证，及横产、逆产、胎死腹中之患。降生之后，又无胎热、胎寒、胎肥、胎怯、胎惊、胎黄诸般胎毒之证矣。其为妊妇，苟不如法，未产则胎动不常，既产则胎毒不已，百病由是而生焉。先正所谓古者妇人妊子，寝不侧，坐不偏，立不跸、不食邪味，割不正不食，席不正不坐，目不视邪色，耳不听淫声，口不出傲言，夜则令瞽诵诗，道正事，生子则形容端正，才过人矣。斯言决有旨哉。故古人多寿考，儿少夭折者，即此之由也。尝见今有禀性温良之妇，有妊不嗜欲于口，生子少病，而痘疮亦稀，亦可为师法矣。今之妊妇可不慎诸？

治

妇人孕育子嗣，全在调经理脾，血气充旺，调其经候，去其嫉妒，再服孕子方，自然成孕。

肥盛妇人不能孕育者，以其身中脂膜，闭塞子宫，而致经事不能行，可用导痰之剂。

瘦怯妇人不孕育者，以其子宫无血，精气不聚故也。可用四物汤，养血气等药。

方

调经种玉汤姚少参方　凡妇人无子，多因七情所伤，致使血衰气盛，经水不调，或前或后，或多或少，或色淡如水，或紫如血块，或崩漏带下，或肚腹疼痛，或子宫虚冷，不能受孕，宜进此药而效可通神。

归身酒洗，四钱　南芎四钱　白芍二钱　熟地黄酒洗，六钱　白茯去皮，三钱　陈皮三钱

香附炒，三钱　吴茱萸炒，四钱　官桂二钱　干姜炮，三钱　丹皮三钱　玄胡索三钱　熟艾二钱

若过期而经水色淡者，加桂、姜、艾；如先期三五日色紫者，不必加减。

上锉四剂，生姜三片，水一碗半，煎一碗，空心温服。渣再煎，待经至之日服起，一日一剂，药尽则当交媾，必成孕矣。纵不成孕，经当对期。此方累试累验，百发百中，不可轻忽。

先天归一汤王兵宪方

人参八钱　白术一两，麸炒　白茯去皮，一两　甘草四钱　川芎一两　当归一两二钱　生地酒洗，一两　白芍八钱　砂仁七钱，炒　香附七钱　陈皮六钱　牛膝八钱，酒炒　半夏七钱，汤泡　丹皮七钱，去骨

上十四味，均作十剂，生姜三片，水二钟，空心服。渣再煎，临卧时，经未行先服五剂，后服五剂，此药尽即效。如无他病，只照本方服之；如有他病，宜照后加减服之。经调脉和，即当妊孕。

如妇人子宫久冷不孕，加干姜、肉桂各五钱，何以知其冷？丈夫交会之际，当自觉之。如冷甚，灸丹田七壮，神效，穴在脐下三寸。

如妇人子宫太热则伤胎，加黄柏、知母、柴胡各六钱，何以知其热？亦丈夫当自觉之也。

如白带、白淫、白浊时下，俗云下寒，非寒也。乃妇人素虚，浊气下陷故也。故有痰者亦然，加白芷一两、升麻五钱，或倍半夏。如不能服药，灸中极七壮，极效，穴在脐下四寸。气不流通者，加木香三钱。

如平素虚劳盗汗，或恶寒发热，加黄芪、肉桂。咳嗽，加阿胶、贝母各四钱。劳热血枯，加柴胡、鳖甲；劳甚，腰背疼者，灸膏肓二穴各七壮。

如饮食减少，倍白术、陈皮，加厚朴、神曲炒各五钱。肥白人痰盛迷塞子宫，加南星、三棱各六钱。

如经水将行，小腹作痛者，有瘀血也，加桃仁、红花各四钱。如未效，去人参，加五灵脂六钱（半炒半生用）、乳香三钱。

如腰腿痛者，加杜仲一两二钱、羌活三钱、桃仁四钱。经行后作疼者，虚也，加熟地黄六钱、当归八钱、五味子三钱。腹胁有痞者，去牛膝，加三棱、莪术各六钱，桃仁、枳实各五钱，前五剂，加槟榔五钱。腹有鬼胎者，状如怀胎，非真胎，因气裹精而结，无血也，宜用桃仁、干漆、肉桂、麝香、水银之类丸药以去之。然后再服归一汤以候经调，仍然有子。经水前期而至者，加黄芩五钱、炒蒲黄五钱。经水过期而至，加干姜、牡丹皮各五钱。经水崩漏不止，加莲蓬壳灰五钱、白芷八钱、猪骨头灰六钱、熟艾三钱、黄芩五钱。平日有风寒湿气疼痛，加秦艽三钱、羌活七钱。乳香、没药各五钱，或加苍术；有热疼痛，加黄柏。心腹疼痛者，加大腹皮、木香各三钱，槟榔五钱。小便涩少不通，加猪苓、泽泻，亦不宜多服，恐泄肾气。室女经脉涩滞不通者，谓之天癸不调也。前方内加刘寄奴六钱，不应，加卫茅三钱，神效即鬼箭羽。

神仙附益丹徐宪副传

香附米一斤，用童便浸透，取出，水洗净，露一宿，晒干，再浸，再露，再晒，如此二次。用好醋浸透过宿，晒干为末。用益母草十二两，东流水洗净，烘干为末。再用

香附四两，北艾一两，煮汁三分，醋七分，将前二味和合为丸，如梧桐子大。每服五七十丸，空心临卧淡醋汤送下。不惟治妇人百病，而生育之功，效如神也。

济阴丸京师传　常服顺气养血调经脉，除白带，益子宫，育胎孕。

香附米四两，一份醋浸，一份米泔浸，一份酒浸，一份童便浸，各浸三日，焙干为末　益母草二两，忌铁器　艾叶一两，醋煮　阿胶二两，蛤粉炒　熟地黄二两，酒洗过，姜汁炒　川芎一两　当归一两五钱，酒洗　白芍药一两三钱，盐酒炒　陈皮一两，去皮　白术一两五钱，土炒　半夏汤泡，姜汁浸，香油炒　白茯一两，去皮　甘草炙，三钱　条芩一两，炒焦　丹皮一两，酒洗　吴茱萸五钱，汤泡　玄胡索四钱　小茴盐，酒炒　没药各五钱　续断一两，酒洗　麦门冬一两，去心

上为细末，酒糊为丸，如梧桐子大。每服一百丸，空心米汤送下，温酒、白水亦可。

六味地黄丸加童便炒香附，治妇人久无孕育者，效如影响。

调经汤　治月经不调者，先用此方，后经匀，服孕子方、抑气汤，效。

香附便制，四两　甘草炙，一两　茯神一两五钱　陈皮泡去白，炒，二两

上为末。每服二钱，空心用滚汤调下。

助阴孕子丸　治女人欲子，当抑气以滋荣，和平而去妒。况女人性偏，古人多用热药，生子多夭。近时气运多热，惟清温生血理脾之剂，服之生子，无病多寿。

山茱萸酒浸，去核取肉，二两五钱　当归酒洗，一两　熟地酒蒸，二两　蛇床子炒去壳，取净肉，二两五钱　川芎酒洗，一两　白芍酒炒，一两　子实黄芩酒炒，二两五钱　丹参酒洗，一两　白术炒，一两五钱　真阿胶蛤粉炒成珠，五钱　小茴炒，一两　陈皮炒，一两　缩砂仁去壳

炒，五钱　香附米童便浸，四两，炒干微黑　桑寄生真者，五钱　玄胡索炒，七钱

如素有热，加软柴胡、地骨皮、芩、连酒炒，各七钱。

白带，加苍术米泔浸，去皮，盐水炒，一两五钱　柴胡酒炒，五钱。

肥盛妇人，乃脂满子宫，加半夏、南星姜汁、矾水煮，各一两。

上为末，酒煮山药粉糊为丸。每日空心酒下一百丸，或清米汤下。

金莲种子丹

人参三钱　五味子三钱　白及一两　吴茱萸一两　细辛五钱　白茯苓一两　牛膝二两　石乳香三钱　菖蒲一钱　当归三钱，酒浸　厚朴一两　羌活三钱

上为末，以枣肉为丸，梧子大。每服十五丸，无灰酒送下。日进三服，早寅、中午、晚酉时，面朝东吞，以壬子日服起，有孕妇服之成双胎。

二益丹毛惟中传　治妇人带下，暖子宫，种玉。

木香　丁香　沉香　麝香　砂仁　肉果　草果　吴茱萸　官桂　桂心　内桂　潮脑　当归　南星　附子　川椒　血竭　川乌　草乌　硫黄　甘松　三奈

上各等分为末，炼蜜为丸，金箔为衣，如棉花子大。每一丸送至阴内，行房后用之种子，一月见效。

灸法　治女人无孕，或经生子后，久不成孕，及怀孕不成。

用秆心一条，长用十四寸。令女人仰卧舒手足，以所量秆心，自脐心直垂下尽头处，以墨点记，后以此秆心平折，横安前点处两点尽处是穴，按之自有动脉应手。各灸三七壮，炷如箸头大，神验。即胞门、子户穴也。

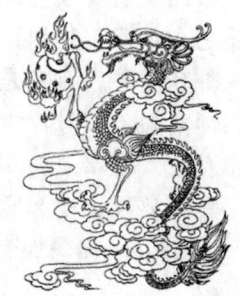

古今医鉴 卷十二

妊 娠

论

《巢氏病源》曰：妊娠一月名胎胚，足厥阴脉养之；二月名始膏，足少阳脉养之；三月名始胎，手心主脉养之；当此之时，血不流行，形象始化，未有定仪，因感而变。欲子端正庄严，常口谈正言，身行正事。欲生男，宜佩弦，执弓矢；欲生女，宜佩韦，施环珮；欲子美好，宜佩白玉；欲子贤能，宜看诗书，是为外象而内感者也。四月始受水精，以成其血脉，手少阳脉养之；五月始受火精，以成其气，足太阴脉养之；六月始受金精，以成其筋，足阳明脉养之；七月始受木精，以成其骨，手太阴脉养之；八月始受土精，以成肤革，手阳明脉养之；九月始受石精，以成毛发，足少阴脉养之；十月五脏六腑关节人神皆备，此其大略也。且四时之令，必始于春木，故十二经之养始于肝，所以养胎在一月二月。手心主，心包络脉也；手少阳，三焦脉也，属火而夏旺，所以养胎在五月六月。手太阴，肺脉也；手阳明，大肠脉也，属金而旺秋，所以养胎在七月八月。足少阴，肾脉也，属水而旺冬，所以养胎在九月。又况母之肾脏系于胞，是母之真气，子之所赖也。至十月儿于母腹之中，受足诸脏气脉所养，然后待时而生。此论奥微而有至理，世更有明之者，亦未过于巢氏之论矣。

马益卿曰：胎教产图之书，不可谓之迂而不加信，然亦不可狎犯之。方今俚俗之家，与不正之属，将息避忌，略不如仪，或药毒不消，或产于风露，无产厄而子母均安者，亦幸有之。若保胎之法，须多方预养，庶无后患。如邻家有所兴修，亦或犯其胎气，令儿破形损命。如刀犯者，形必伤；泥犯者，窍必塞；打击者，色青黯；击缚者，相拘挛。如此等验，有如指掌，不可不慎也。

胎化之法，有所谓转女为男者，亦皆理之自然。食牡鸡，取阳精之全于天产者；带雄黄，取阳精之全于地产者（《千金方》转女为男，丹参丸，用东门上雄鸡头。又方，取雄黄一两，缝囊盛带之。《本草》丹雄鸡补虚，温中、通神、杀毒，其肝补肾，其冠血益阳。雄黄，人佩之鬼神不能近，毒物不能伤）。操弓矢，借斧斤，取刚物之见于人事者。气类潜通，造化密移，必于三月兆形之先，盖方仪则未具，阳可以胜阴，变女为男。理固然也。

若妇人怀娠，未满三月，男女未定，形象未成，故药饵方术，可以转令生男者，理或有之。其法以斧置妊娠床下，系刃向下，勿令人知，恐不信，试定鸡抱卵时，依此置窠下，一窠尽出雄者。又自初觉有娠，取弓弩弦缚妇人腰下，满百日去之，此紫富玉女秘方也。

人具天地之性，集万物之灵，阴阳平均，气质完备，咸其自尔。然而奇偶异数，有赢有耗，刚柔异用，或强或赢，血荣气卫，不能逃于消息盈虚之理，则禀质之初，讵可一概论耶？是以附赘垂疣、骈拇枝指，侏儒跛蹩，形气所赋有如此者；疮疡痈肿、聋盲瘖哑，瘦瘠疲瘵，气形之病有如此者。然则胚胎造化之始，精移气变之后，保卫辅翼，固有道矣。天有五气，各有所凑；地有五味，各有所入。所凑有节适，所入有度量。凡所畏忌，悉知戒慎，资物为养者，理固然也。故寝兴以时，出处以节，可以高明，可以周密，使雾露风邪，不得投间而入。因时为养者，理宜然也。故必调喜怒，寡嗜欲，作劳不妄，而气血从之，皆所以保摄妊娠，使诸邪不得干焉。苟为不然，方授受之时，一失调养，则内不足以为中之守，外不足以为身之强，气形弗克，而疾疢因之。若食兔缺唇，食犬无声，食杂鱼而生疮癣之属，皆以食物不戒之过也。心气大惊而癫疾。肾气不足而解颅，脾胃不和而羸瘦，心气虚乏而神不足，皆由气血不调之故也。诚能推而达之，使邪气无所乘，兹乃生育相待而成者。故曰天不人不因。已上四条俱载《妇人良方》。

《脉经》云：阴搏阳别谓之有子。搏者，近也。阴脉逼近于下，阳脉别出于上，阴中见阳，乃知阳旋阴化，法当有子。又少阴脉动甚者，妊子也。手少阴属心，足少阴属肾，心主血，肾主精，精血交会，投识于其间，则有娠。王氏曰：太冲盛而气虚者，乳子法也。尺中之脉，按之不绝者，法妊娠也。《难经》曰：肾有两枚，左为肾，右为命门。命门者，男子以藏精，女子以系胞。若三部脉浮沉正等，按之无绝者，为有妊。初持寸脉微小，呼吸五至，三月而尺数也。脉滑疾，以手按之散者，胎已三月也。脉重手按之不散，但疾不滑者，五月也。妇人妊娠四月，欲知男女法，左疾为男，右疾为女，俱疾为生二子。又法：得太阴脉为男。太阳脉为女。太阴脉沉，太阳脉浮。又法：左手沉实为男，右手浮大为女。左右手俱沉实，猥生二男；左右手俱浮大，猥生二女。又法：尺脉左边大为男，右边大为女，左右俱大产二子，大者如实状。又法：左右俱浮大，产二男。不尔，则女作男生。左右俱沉，产二女，不尔，则男作女生。又法：遣妊妇面南行，复呼之，

左回首者是男，右回首者是女。又法：看上圊时，夫从后呼之，左回首是男，右回首是女；又妇人妊娠，其左乳房有核是男，右乳房有核是女。妇怀离经，其脉浮大，而腹痛引腰脊，即为欲生也。但离经，即腹痛也。又法：欲生者，其脉离经，夜半觉，日中则生也。

方

验胎散 经脉不行，已经三月者。更看尺脉不止，则是胎也。川芎为末，每服一钱，空心艾叶煎汤调下，觉腹内微动则有胎也。如服后一日不动非胎，必是经滞。

艾醋汤 如过月难明有无，如月数未足难明，好醋炒艾服半盏后，腹中番大痛，是有孕；不为痛，定无。

妊娠恶阻病，《产宝》谓之子病，《巢氏病源》谓之恶阻。谓妇人有孕恶心，阻其饮食也。由胃气怯弱，中脘停痰，脉息和顺，但肢体沉重，头眩择食，惟嗜醋咸，甚者寒热呕吐，胸膈烦满，肥人多痰，瘦人多火，须用二陈汤为主。

保生汤 治妇人经候不行，身无病似病，脉滑大而六脉俱匀，乃是孕脉也。精神如故，恶闻食气，或但食一物，或大吐清水，此名恶阻，切勿作寒病治之。

人参二钱半　白术　陈皮　香附　乌药各五钱　甘草二钱半

觉恶心呕吐，加丁香。

上锉作二剂，生姜三片，煎服。

复元汤 治妊妇呕吐不止，或头痛，全不思食，左脉弱，诸药不效，用以理血归原。

当归　川芎　白芍　人参各五钱　白术　茯苓　陈皮各一两半　半夏姜汤泡，一两　桔梗　枳壳各二钱半　丁香三钱　甘草五钱，炙

上锉作十剂，姜、枣煎服。

妊娠三两个月内，呕吐恶心，不纳米食，用四物汤加陈皮、半夏、藿香、砂仁、白术、神曲、麦芽、陈仓米、生姜煎服。

妊娠子烦，谓烦躁而闷乱心神也。盖四

月受少阴君火以养精，六月受少阳相火以养气，若母心惊胆寒，多有是证。《产宝》云：是心肺虚热，或痰积于胸。若三月而烦者，但热而已；若痰饮而烦者，吐涎恶食。大凡停痰积饮，寒热相搏，吐甚则胎动不安。

竹叶汤

防风去芦　黄芩　麦门冬泡去心，各一钱　白茯苓二钱　竹叶十斤

水煎，食后温服。

妊娠子痫，谓痰涎潮搐，目吊口噤也。用：

羚羊角散　治妊娠中风，头项强直，经脉拘急，语言謇涩，痰涎不利，或时发搐，不省人事，名曰子痫风。

当归　川芎　防风　独活　茯神　五加皮　杏仁　薏苡仁　酸枣仁炒　木香　羚羊角　甘草

上锉，生姜五片，水煎，不拘时服。

子悬，谓妊娠心胃胀满也。

紫苏和气饮　治妇人胎气不和，凑上心腹，胀满疼痛，或临产惊恐，气结连日不下，及胎前一切诸疾。

当归　川芎　白芍　人参　紫苏梗　陈皮　大腹皮　甘草

上锉，生姜三片，葱白七根，水煎服。腹痛，加香附、木香。咳嗽，加枳壳、桑白皮。热，加黄芩。呕吐，加砂仁。泄泻，加白术、茯苓。难产，加枳壳、香附、车前子。

子肿者，谓妊娠面部虚浮、肢体满也。

茯苓汤　治妊娠七八个月前后，面目四肢浮肿。

当归　川芎　白芍药炒　熟地黄　白术土炒　茯苓　泽泻　枳实　黄芩　栀子酒炒　甘草炙　厚朴姜汁炒　麦门冬去心

上锉一剂，水煎服。

子气者，谓妊娠两足浮肿也。因脾衰不能制水，血化成水所致。

天仙藤散　治妊娠三月成胎之后，两足自脚面直肿至膝，行步艰难，喘闷妨食状似水肿，生于脚趾间，黄水出者，名曰子气。

天仙藤即青木香藤，洗炒　紫苏　陈皮　香附　乌药　木香　甘草

上锉，生姜煎服。

子淋，谓妊娠小便涩少也。乃肾与膀胱虚热，不能制水。然妊妇胞系于肾，肾间虚热而成斯证。甚者心烦闷乱，用：

子淋散　治妊娠小便涩痛频数。

麦门冬去心　赤茯苓　大腹皮洗去沙土，姜汁拌炒　木通　甘草　淡竹叶

上锉，水煎服。

车前散　治小便淋沥，或不通，下焦有热者。

当归　陈皮　赤芍药　槟榔　滑石　木通　车前子　赤茯苓　石韦炙，去毛

上锉，水煎服。

转胞，谓妊娠卒不得小便也。因胞长逼近于胞，胞为所逼，令人数溲，胞即膀胱也。然子淋与转胞相类，但小便频数，点滴而痛为子淋，频数出少，不痛为转胞；间有微痛，终是与淋不同。并以五苓散加阿胶。

冬葵子散　治孕妇转胞，小便不通。

木通　栀子炒　冬葵子　滑石各五钱

上锉一剂，水一钟半，煎至一钟，空心温服。

此药滑胎，临月可用。若六七个月以前，不可用。

又方，冬葵子、滑石、栀子为末，田螺肉捣膏，或生葱汁调膏，贴脐中立通。

妊娠经水时下，此由冲任气虚，不能约制。盖心、小肠二经相为表里，上为乳汁，下为月水。故妊娠经水壅之以养胎，蓄之以为乳。若经水时下，名曰胞漏，血尽则毙矣，属气血虚有热。

胶艾四物汤

当归　川芎　白芍酒炒　熟地黄姜汁炒　条芩酒炒　白术土炒　艾叶少许　真阿胶蛤粉炒珠　砂仁炒　香附童便炒黑

上锉一剂，用粳米同煎服。

芎归汤刘敏庵传　治胎漏下血不止，或心腹胀满，一服立效。

当归尾　南川芎各五钱

上锉一剂，黄酒煎，临卧服，入童便一盏即止。

妊娠胎动，或饮食起居，或冲任风寒，或跌仆击触，或怒伤肝火，或脾气虚弱，当推其因而治之。若因母病而胎动，但治其母；若因胎动而母病，惟当安其胎。轻者转动不安，重者必致伤坠。若面赤舌青，是儿死也；面青舌赤吐沫，是母死也；唇口俱青，两边沫出，是子母俱死也，察而治之。

佛手散　治妊娠六七个月，因事筑磕着胎，或子死腹中，恶露下，痛不已，口噤欲绝，用此探之。若不损则痛止，子母俱安；若胎损，即便逐下。

当归二钱　川芎四钱　加益母草五钱，更效

上锉一剂，水一盏，入酒一盏，再煎一沸，温服。如人行五里，再进一服。

安胎散　治妊妇偶有所伤，腹痛不安，或从高坠下，重伤所压，触动胎元，痛不可忍，及下血；又治胃虚气逆呕吐，心腹诸痛。大抵妊娠，不可缺此。

缩砂不拘多少，为末，每服三钱，热酒调服，艾盐汤皆可。此药非八九个月内，不宜多用。

安胎饮　治孕成之后，觉气不安，或腹微痛，或腰间作疼，或饮食不美，或胎动下血，及五六个月，常服数帖，甚效。

当归一钱　川芎八分　白芍一钱　熟地黄一钱，酒洗　条芩一钱半　白术二钱　砂仁炒，一钱　陈皮一钱，炒　紫苏八分　甘草四分

上锉一剂，水煎服。下血不止，加炒蒲黄一钱、阿胶一钱。腹痛，加香附醋炒，一钱，枳壳一钱，麸炒。

千金保胎丸京师传　凡女人受胎，经三月而坠者，虽气血不足，乃中冲脉有伤。中冲，即阳明胃脉，供应胎孕。至此时，必须谨节饮食，绝嗜欲，戒恼怒，庶免小产之患也。服此可保全。

归身酒洗，二两　南芎一两　熟地姜炒，二两　阿胶蛤粉炒，二两　香附酒、醋、童便、盐水各浸三日，二两　艾叶醋煮，一两　砂仁炒，五钱　陈皮二两　条芩炒，二钱　白术土炒，四两　川续断酒洗，二两　杜仲姜炒，四两　益母草二两　红枣煮，去皮、核

上为末，枣肉为丸，梧桐子大。每服百丸，空心米汤送下。

妊娠心痛，乍安乍甚者，可服：

白术散　定痛安胎。

川芎一钱　归身八分　白术土炒，五分　白芍酒炒，八分　竹茹五分　紫苏一钱　前胡八分　木香五分　乌药八分　香附便制，一钱　陈皮八分　甘草四分

上锉，水煎，食远服。如兼腹痛，加砂仁、泽泻。

妊娠中恶，忽然心腹刺痛，闷绝欲死，可服：

加减当归散

川芎　当归　陈皮　吴茱萸　木香　香附　乌药　甘草　前胡　葱白　砂仁　紫苏

上锉一剂，生姜五片，煎服。

妊娠腰腹皆痛者，可服：

加减通气散

当归身　葱白　阿胶　茴香　破故纸　杜仲　甘草　陈皮　川续断　山药　川芎　萆薢　独活　香附　橘核　白芍

上锉，水煎，空心服。如小腹痛，加艾、木香、乌药、紫苏，去橘核、山药、茴香、续断、萆薢、独活、破故纸。

妊娠心腹胀满者，可服：

加减苍公下气汤

白芍　陈皮　茯苓　大腹皮　川芎　当归　香附　紫苏梗　前胡　厚朴　乌药　木香

上锉一剂，空心服。

妊娠数堕胎者，是气血不足。腰痛甚者喜堕胎，宜：

加减安胎饮

黄芪　甘草　人参　白术　艾叶　当归　川芎　熟地　续断　茯苓　白芍　香附

陈皮　杜仲

上锉，水煎，空心服。

妊娠羸瘦或挟病，气血枯竭，既不能养胎，必不能安者，可下之。

加减牛膝汤

桂心　瓜蒌　牛膝　瞿麦　川芎　归梢　枳壳　甘草　童便　麦蘖

上锉，水煎，空心服。

妊娠日月未足，而痛如欲产者，因劳役怒气，调养不节，或房室所伤，或负重闪肭，或因宿有冷气，故有此证。可用：

加减安胎饮

知母　杜仲　木香　续断　香附　陈皮　乌药　紫苏　白芍　川芎　当归　白术　酒芩

见血加地榆、牡蛎、艾叶。

妊娠咳嗽，因感风寒，伤于肺而成，谓之子嗽。可服：

加减紫菀汤　止嗽安胎。

贝母　前胡　紫菀　白术　桑白皮　甘草　黄芩　紫苏　陈皮　五味子　知母　杏仁　赤芩　当归　麻黄

喘，加兜铃、腹皮、款冬花。

妊娠伤寒，头疼壮热，腰痛体重，甚至堕胎，可服：

加减柴胡汤

柴胡　黄芩　川芎　干葛　当归　紫苏　葱白　陈皮

妊娠时疫，日久伤胎，可急服：

加减秦艽散

秦艽　前胡　黄芩　枳壳　桔梗　山栀　柴胡　葛根　紫苏　葱白　陈皮

妊娠热病，必至损胎，可服：

加减栀子五物汤　安胎清热。

葛根　柴胡　香薷　石膏　栀子　前胡　黄芩　葱白　麦冬　陈皮　知母　甘草

妊娠热病六七日后，脏腑极热，熏蒸其胎，致胎死腹中。既死，则胎冷不能自出，但服黑神散暖其胎，须臾即出。何以知其胎死？看产母舌青黑，及胎冷者是也。

加减黑神散

生地　赤芍　桂心　归梢　蒲黄　鹿角屑　红花　白芷　朴硝　黑豆　附米　益母草

又方，用巴豆三粒、蓖麻子、麝香，贴脐中。

妊娠疟疾，热极则损胎，可服：

驱邪散

香薷　青皮　柴胡　黄芩　川芎　前胡　砂仁　藿香　白术　乌梅　红枣　人参

妊娠霍乱，乃阴阳清浊相干，甚则伤胎。可服：

加减白术散

香薷　陈皮　厚朴　苍术　乌药　砂仁　藿香　干葛　竹茹　木瓜　人参　白术　茯苓　甘草　猪苓　泽泻

如心胸烦闷，加炒黄连、升麻。

妊娠泄泻，冷热不同，乃饮食不节，暑热相乘。可服：

人参白术散

四君　平胃　泽泻　猪苓　归身　砂仁　肉果　木香　香薷夏月可用

妊娠下痢赤白，可服：

加减阿胶散

当归　川芎　白芍　阿胶　黄芩　黄连　香薷　陈皮　枳壳　甘草　白茯苓　泽泻

如血痢，加地榆；白痢，加艾叶、木香；久痢虚人，加参、术、黄芪。

妊娠十月，形体成就。八月合进瘦胎易产之药，今医多用枳壳散。若胞气肥实可服之，况枳壳、大腹皮瘦胎，胎气本怯，岂宜又瘦之？若进无忧散、达生散安胎益气，令子紧小无病。

保生无忧散　滑胎。

当归　川芎　白芍　人参　白术　甘草　陈皮　神曲　麦芽　紫苏　诃子　枳壳

达生散　孕至八九个月，服数帖甚好。易产，腹少痛。

当归　白芍　白术各一钱　人参　陈皮　紫苏各五分　甘草炙，三分　大腹皮一钱，洗上铧一服,葱五根,煎服。

如胎肥气喘,加枳壳八分,黄杨脑七个,二味瘦胎要药。夏加黄芩,春加川芎,冬加砂仁。气虚,加参、术。气实,倍香附、陈皮。血虚,倍当归,加熟地。性急多怒,加柴胡。有热,加黄芩。食少,加砂仁、神曲。渴,加麦门冬。食易饥,多加黄杨脑。有痰,加半夏、黄芩。腹痛,加木香。

妊娠鬼胎,状如怀孕,腹内如包一瓮,如下血,或肠水物,可服。

斩鬼丹

吴茱萸　川乌　秦艽　柴胡　白僵蚕

上为末,炼蜜为丸,如梧桐子大。酒送下,打出恶物即愈。

产　育

脉

欲产之妇脉离经。离经者,离乎经常之谓也,非《难经》所谓一呼三至之比。脉虽离经而腰不痛者,未产也;若腹连腰痛甚者,即欲产也。诊其尺脉转急,如切绳转珠者,即产出之脉也。

证

临产之初,宜脱平常所穿之衣,以笼罩头及罩口,则易产。切不可喧闹,宜选一善熟稳婆及得力家人,无使挥霍张皇,致令产妇惊恐,惟当餐软饭稀粥之类。若腹中痛,且令扶行,或痛或止,名曰弄痛。不可使试水手探,亦不可屈腰眠卧。如连腰引痛,眼中如见火光,此是儿转,又须扶策徐徐行。起若艰难,即凭物立。须臾直至腰腹相引,频频阵痛,难以行立,然后坐草。切勿太早,恐儿在腹中难以转侧,及胞浆先破,子道干涩,皆至难产。若心中热闷,可用生鸡子一枚打破吞服。抱腰之人,不得倾斜,则儿顺自然产。若临事怆惶,用力失宜,遂有难产之羞。是故有逆产者,则先露足;有横生者,则先露手;坐产者,则先露臀,此皆用力太早之过。夫当脐腹疼痛之初,儿身才转而未顺,用力一逼,遂至横逆。若手足先露者,用细针刺儿手足心一二分深,三四刺之,以盐涂其上,轻轻送入,儿得其痛,惊转一缩,即顺生矣。或儿脚先下者,谓之踏莲花生,急以盐涂儿脚底,又可急搔之,并以盐擦母腹上,则正生矣。若产讫先饮童子小便一盏,或入酒少许同服。勿便睡,且令闭目而坐,倾之,方可扶上床仰卧,立膝勿令伸足,熟睡,宜频唤醒。亦不可以得男为喜,喜则伤心,恐生红汗之证;亦不可以得女为忧,恐致败血伤心之患。宜常淬醋烟,以防晕闷。逡巡少进白粥,毋令过饱。其有破水之后,经日而不产者,即当随证细辨:身重体热,作寒,面黑,舌青,及舌上冷,子母俱死;面赤舌青,母活子死;面青舌赤,口沫出者,母死子活;唇口俱青,吐沫,母子俱死。仓卒之间,不可不详细审视,预与病家言之。若胞衣不下者,停待少久,非惟使产母疲倦,是血流入胞中,为血所胀,上冲心胸,喘急疼痛,必致危殆。宜急断脐带,以物坠住,尤宜用意拴缚,然后截断。不尔,则胞上掩心而死。须臾其血不潮入胞中,则胞衣自当萎缩而下,纵淹延数日,亦不致害人。惟欲产母心怀舒畅,则自下矣。不可妄用手法,因此致殂。五七日不可强力下床,或忧虑用性,一月之内,或伤于房事,以致变生症候。类此难治,最宜谨慎。外此有外感内伤,及诸杂证,与男子等,但当加理血药为助。临治之际,宜以意消息之而参用焉。

方

黄金散秘方　眉批:*此方催生圣药,如产月未足,又能安之。*　治生产一二日难分娩者,服之如神。因屡验不敢自私,广以济人。人得之者,亦弗自私,庶施者愈广矣。

真金箔大者五片,小者七片,以小磁钟将水少许,去纸,入金在内,用指研匀,后再添水至半钟。一面先令扶产妇虚坐,又令一妇人用两手,将大指按定产母两肩上肩井穴,前药温服,其胎即下。如产月未足,又能安之。

济生汤 治难产，须一二日不产者宜服，自然转动降生。

当归三钱 川芎二钱 香附一钱半，炒 枳壳三钱，麸炒 苏叶八分 大腹皮姜汁洗，一钱半 甘草七分 加白芷一钱

上锉一剂，水煎，腰痛甚，服之即产。

自生饮 云林制 眉批：此方活血顺气平和之剂。 治临产生育艰难。

当归三钱 川芎二钱 枳壳炒，二钱 益母草一钱 白芷六分 火麻炒去壳，一钱

上锉一剂，水煎，空心温服。

催生立应散 王柏泉传 治难产，及横生逆产。

车前子一两 当归一两 冬葵子三钱 牛膝二钱 白芷三钱 大腹皮二钱 枳壳二钱 川芎二钱 白芍一钱

上锉，水煎熟，入酒少许，服之立产。

夺命丸 治妇人小产，下血至多，子死腹中，其人憎寒，手指、唇口、爪甲青黑，面上黄黑；或胎上抢心，则闷绝欲死，冷汗自出，喘满不食。或食毒物，或误服草药，动胎气下血不止，胎尚未损，服之可安；已损，服之可下。

桃仁麸炒，去皮尖 赤芍 官桂 白茯苓 牡丹皮各等分

上为末，蜜丸弹子大。每一丸，细嚼，淡醋汤下，速进两丸。至胎腐烂腹中，危甚，立可取出。

眉批：此法治难产属热者。 治难产沥浆胞干，胎不得下，用香油、蜂蜜各一碗，和匀，入铜锅内慢火煎一二沸，掠去沫，调白滑石末一两，重搅匀顿服。外以油蜜于母腹脐上下摩之。

降生散 治临产生育艰难，痛阵尚疏，三两日不生，或产母气乏羡顿，产道干涩，致令难产。才觉腹痛，但破水后，便可服此药，即生矣。如死胎亦下。未经破水，不宜服之。

苍术制，二钱 枳壳 桔梗 陈皮 白芍 白芷 川芎 当归各一钱 肉桂 干姜 厚朴 半夏 茯苓 木香 杏仁 麻黄 甘草各五分

上为末。每服二钱，顺流水温暖送下。若觉热闷，蜜汤调；或锉散，姜枣顺流水煎服。其杨芍、肉桂，能开通子宫，饮药助气，关窍自通；麻黄内通阳气，甚则血行即产矣。冬月用之，甚为的当。隆暑之时，恐难轻服，但以五苓散，用葵子、灯心煎汤调下。

香桂散 治坐产涩滞，心腹大痛，死胎不能下者，急用之。

香白芷三钱 肉桂三钱 麝香三分

上为末，童便、酒调下，即产。

催生丹 眉批：此方治难产属寒者。治生理不顺，或横或逆。

母丁香一钱，另研 乳香一钱，另研 麝香一字，另研 腊月兔脑去皮膜，研如泥

上为末，以兔脑和为丸，如鸡头实大，辰砂一钱为衣，阴干，油纸密封。每服一丸，温水送下，即产。男左女右手握出其丸，神效。药用磁罐盛，黄蜡封口。

催生符式

生九天大力魔军速降威灵摄天生急急如律令敕。

上用朱砂细研，用新汲水浓调匀，将新笔蘸朱砂，于侵晨未食时，至诚念"九天大力魔军速降威灵摄天生急急如律令敕"，至"生"字，急写"生"字，却于生字下面一画下，左绕匝心，想胎元被笔推转；令"急急如律令敕"气一笔推下，须是随笔一句念，令笔咒俱尽，候干剪下，折作一丸，用黄蜡丸之，朱砂为衣，浓煎木香汤送下，待痛频时服，乳香汤亦可。

如神丹 治难产，兼胞衣不大，及死胎。

巴三蓖七脱衣裳，细研如泥入麝香，捏作饼儿脐下贴，须臾母子便分张。

灸法 治难产，及胞衣不下。

于左脚小指尖头上，即至阴穴，灸之，炷如小麦大，三五壮立产。

催生遇仙丹

朱砂一钱半 雄黄一钱半 蛇退一尺，煅

蓖麻子十四粒

上为末，粥糊为丸，如弹子大。临产先用椒水洗净脐穴，纳药一丸于脐中，仍用油纸数重覆药上，封固，软帛拴系，立效。

脱衣散　治胞衣不下。

牛膝三钱　归尾二钱　木通三钱　滑石四钱　冬葵子二钱半　加枳壳三钱

上锉，水煎，温服。

有胞衣不下，因产母元气虚薄者，用芎、归，倍桂，以温之，自下。

一方　下死胎。

平胃散一剂，水、酒各一碗，煎一二沸，入朴硝五钱，再煎，倾出候温服，其胎化为水而下。

一方　治坐草三四日不下者，即刻下。

蜜、香油、好酒各一盏，三味合入煎，产妇面东服。

一方　治横逆不顺，子死腹中。

伏龙肝为细末，温酒调服二三钱，其儿带土而下。

一方　催生下胎。

鱼胶七寸，麻油灯烧过为末，酒调服。

产　后

脉

产后扶虚，消瘀血，脉却宜虚。叔和云：新产之脉缓滑吉，实大弦急死来侵，寸口焱疾不调死，沉细附骨不绝生。

证

夫妇人产后发热，有去血过多者，有恶露不尽者，有伤饮食者，有感风寒者，有感冒夹食兼气者，有三日蒸乳者，俱能发热憎寒，并身疼腹痛，不可相类而药也。

治

产后去血过多发热者，脉必虚大无力。内无痛者，此非有余之热也，乃阴虚不足生热。用四物汤去芍药，加参、术、茯苓，淡渗其热。若大热不退，加炒黑干姜，神效。干姜辛热，能引血药入血分，生新血；引气

药入气分，补气。或只用芎归调血饮尤妙。凡有伤力发热，早起劳动发热者，皆同此治法也。

一、产后恶露不尽，亦有发热恶寒，必胁肋胀满，连大小腹有块作痛，名儿枕痛。产后腹痛血瘕，宜四物汤加五灵脂、牡丹皮、桃仁、红花、玄胡索、香附、青皮、干姜、官桂，酒、水各一钟，黑豆一撮，后磨木香入童便、姜汁服，取下恶物为效。或用黑神散尤妙。后以八物汤加干姜、陈皮，少佐童便、炒香附调理。

一、产后脾胃虚弱，饮食少，难克化，以致停滞发热，必有噫气作酸，恶闻食臭而口出无味，胸膈饱闷，气口脉必紧盛，发热恶寒头痛，必用治中汤加神曲、山楂、砂仁、炒黄连、川芎、当归佐之，或用理脾散更效。

一、产后荣卫俱虚，腠理不密，若冒风发热者，其脉浮而微，或自汗，以芎芷香苏散加羌活、防风主之。如感寒者，脉弦而紧，或恶露欠通，以五积散主之。如风寒两感者，脉浮而紧，以五积交加散主之。有汗去麻黄，邪胜去人参。

一、产后内伤饮食，而外感风寒，或兼气恼而发热者，人迎、气口脉俱紧盛，以行气香苏散主之。

一、产后蒸乳发热恶寒者，必乳间胀硬疼痛，令产母揉乳汁通，其热自除，不药而愈。

一、产后血晕者，其由有三：有用心使力过多而晕者，有下血多而晕者，有下血少而晕者。其晕虽同，其治特异。若下血多而晕者，当补血，以芎归汤为主；或恶露不止者，倍炒黑干姜止之。若去血少而晕者，夺命散主之。但凡血晕不省人事，用大火炭置产妇旁，以醋沃之，使醋气熏入病人口鼻，轻者立苏，重者亦省人事矣。

一、凡新产之后，宜以五积散祛除败血，补生新血，调和荣卫，滋养脏腑，使阴阳不相胜负，邪气不能相干，则无寒热之患。又治新产气虚，或外感寒邪，头疼身痛，发热

恶寒，或但发热者，并用米醋少许同煎，本方去麻黄，热甚加黄芩。

一、产后中风口噤，乃血虚而风入于颊口，筋得风则急，故口噤也。若角弓反张，乃体虚而风入于诸阳之经，故独腰背挛急，如角弓反张之状也。四物汤加秦艽、羌活。又宜荆芥略炒为末，每服二钱，黑豆淋酒调下，童便亦可。又方，用当归、荆芥各等分，水一盏，酒少许，煎七分灌之。如口噤用匙斡开，微微灌下，但下咽即效。

一、产后发热恶寒，或口眼㖞斜等证，皆是血虚之甚，急宜大补气血为主。若左手脉不足，补血药多于补气药；右手脉不足，补气药多于补血药。

一、产后失声，言不出者，心肺二窍被血所侵，又感风邪，客于会厌故也。茯苓补心汤去陈皮、枳壳、川芎，加升麻、防风、薄荷、赤芍、当归、生地、红花、黄连、胆星、生姜煎服。

一、产后不语，因败血迷心窍所致，宜四物汤加辰砂、石菖蒲、红花、人参。

一、产后血块筑痛，盖因坐草近地，为冷湿乘之，风邪干之，使败血瘀凝为血块，冲筑硬痛，不换金正气散加辣桂、川芎、白芷、莪术、干姜同煎，乘热入醋，连进两服。冷湿风邪一散，其块自消，其瘀从大便而出。

一、产后困子死，经断不行半载矣。一日小腹忽痛，阴户内有物如石硬塞之，而痛不禁，此乃石瘕也。四物汤加桃仁、大黄、槟榔、三棱、玄胡索、泽泻、血竭，水煎服。

一、产后血虚发热，咳嗽吐痰，喘满，心慌、口干，宜用茯苓补心汤加麦门冬、五味子煎服。

一、产后子宫不闭，补中益气汤加白芍、醋炒香附、半夏、酒炒黄芩。热不退，加酒柏。一方，用石灰煎汤熏。一方，用荆芥、藿香、臭椿皮，煎汤熏洗。

方

芎归调血饮西园公方 治产后一切诸病，气血虚损，脾胃怯弱，或恶露不行，或去血过多，或饮食失节，或怒气相冲，以致发热恶寒，自汗口干，心烦喘急，心腹疼痛，胁肋胀满，头晕眼花，耳鸣，口噤不语，昏愦等证。

当归 川芎 白术 白茯苓 熟地 陈皮 香附童便炒 乌药 干姜炒黑 益母草 甘草 牡丹皮

上锉，姜、枣煎服。如恶露不行，倍益母草、丹皮，加童便、黄酒同服。如去血过多，倍芎、归、干姜。如饮食停滞，胸膈饱闷，加枳实、厚朴、山楂、砂仁。如因气恼，倍香附、乌药。如口噤昏愦不语，加荆芥。如两胁痛，加青皮、肉桂。如小腹阵痛，加玄胡索、桃仁、红花、苏木，甚者加三棱、莪术。如有汗，加黄芪。如口干苦，加麦门冬。凡产后，即以童便和热酒，随意饮之，百病不生。

益母汤魏宪副传 治产后恶露不尽，攻冲心腹，或作眩晕，或寒热交攻。

益母草锉一大剂，煎去渣，入黄酒、童便各一盏，凡产后即用此，加芎、归各二钱，进二服。以免腹痛血晕之患。大有补益，去旧生新。

黑神散刘太府传 治产后败血致诸疾者。

当归 熟地 白芍酒炒 肉桂去皮，各一两 甘草炙黄，一两 沉香 棕灰烧存性 蒲黄炒黑色 没药各一钱 乳香三钱 赤芍一钱 血竭五分

上为细末，每服二钱，空心无灰好酒调下。此方可代夺命散。

一、将产血多，儿食不尽，余血裹胎，难产，服此弃子救母。

一、临产用力太早，儿不及转，横生倒出，亦当急救母命，服此方。

一、子死腹中，母必肢体冷痛，口角出沫，指甲青黑，服此即出。

一、产后胎衣不下。

一、血晕眼花，起坐不得。

一、血迷心窍，不能言语。

一、败血乘虚散流，四肢浮肿。

一、败血为害，口渴舌燥，乍寒乍热似疟。

一、月中饮冷，败血凝聚，腹痛难忍，或致泻痢。

一、败血入心，烦躁发狂，言语错乱，或见鬼神如癫。

一、败血停留肢节间，遍身疼痛。

一、败血流入小肠，小便出血。

一、败血结聚，小便闭涩，大便艰难。

一、恶露未尽，失而不治，又过酸咸收敛之物，因而得崩漏。

一、肺败鼻中气黑。

一、败血冲心，喉中气急发喘。

一、败血滞脾胃中，心腹胀满，呕吐似翻胃。

更生散云林制　治产后去血过多，或不止，或眩晕眼暗，口噤，发热憎寒。

人参一两　当归一两　川芎五钱　荆芥穗三钱　干姜炒黑，三钱　熟地姜汁炒，一两

上锉，水煎，空心服。如血大下不止，用龙骨火煅、赤石脂火煅各等分，为末。每二钱，用前药调服。外以五倍子末津调，纳脐中即止。

抽薪散刘太府传　眉批：此方治产后去血过多者。　治产后血虚发热。

熟地四钱　当归四钱　干姜炒黑，一钱

上锉一剂，水煎服。

儿枕散贾兰峰传　治产后心腹痛，恶血不行，或儿枕作痛甚危。

当归三钱　白芍酒炒，三钱　川芎二钱　白芷　官桂　蒲黄　牡丹皮　玄胡索　五灵脂　没药各一钱

上锉一剂，水煎，入童便，空心服。

通瘀饮胡云阁传　眉批：此方治产后恶露不行者。　治产后恶露不通，心慌昏沉，寒热交攻。

归尾三钱　大黄三钱　白术一钱　木通一钱　红花五分

上水一碗，黄酒一小盏，煎二滚，用桃仁三十个捣烂，再煎二滚，去渣温服。

和痛汤　眉批：此方治产后心腹痛者。　治小产心腹痛。

当归　川芎　白芍酒炒　熟地各一钱　玄胡索七分　香附五分　青皮炒，五分　桃仁去皮，三分　红花三分　泽泻五分

上锉一剂，水一钟，童便、黄酒各半钟，煎至一钟，温服。

夺命丹秘方　治产后胞衣不下者，因血流入衣中，为血所胀，是以不下，上冲心胸。但去衣，血自下。

附子五钱，炮，去皮尖　丹皮去骨，一两　大黄一两　干漆炒令烟尽，三两

上为末，米醋一升，熬成膏，和丸如梧桐子大。每服五六十丸，温汤下。

清魂散昆山郑氏方　治产后血晕者，由败血流入肺经，头旋目眩，昏闷不省。血晕有三：有用力过多血晕者，有下血过多血晕者，有小产去血太过血晕者，俱可服之。

泽兰叶　荆芥各一钱　川芎八分　人参五分　甘草三分　陈皮七分　香附醋炒，七分　白芷五分　益母草一钱　当归八分　生地八分　丹皮五分　红花三分　蒲黄炒黑，七分

上锉一剂，水一钟半，煎至七分，滤去渣，入童便半盅，温服。

加减磁石散昆山郑氏秘方　治产后子宫不收者，名㿗疾，皆用力过度。有痛不可忍，服之。

磁石　归尾　白芷　蛇床子　赤芍药　丹皮　发灰　荆芥穗　川芎　生地　陈皮　甘草

七日后，去白芷、赤芍、归梢，加熟地、当归、白芍、人参、黄芪。上水煎，空心服。
外用：

熏洗方

椿皮　荆芥　五倍子　蛇床子　葱白头　朴硝　藿香

上各等分同煎，洗过，将铁锈钉磨水涂上即收。

理脾汤　治产后停食，胸膈饱闷，身发寒热，不思饮食。

苍术米泔浸炒　陈皮各一钱　厚朴姜炒，钱半　砂仁七分，炒　神曲炒，一钱　山楂去核，一钱　麦芽炒，一钱　干姜炒黑，八分　甘草炙，三分

上锉一剂，生姜三片，煎服。泄泻，加白术、茯苓。大便闭，加桃仁、红花。小便闭涩，加大腹皮。

加味理中丸　眉批：此方治产后食伤脾胃者。　治脾胃虚急，饮食不进，呕吐泄泻，心腹疼痛，体虚有汗，胎前产后，俱宜服之。

人参　白术土炒　干姜汤泡，炒黑　神曲炒，各一两　麦芽炒　砂仁炒，各八钱　陈皮去白，一两　香附醋炒，一两　甘草炙，六钱

上为末，神曲打糊为丸，如梧桐子大。每服八十丸，空心米汤送下。

推气养血丸云林制　治产后右胁膨胀，有块如竖弦一条，着冷便疼。

当归酒洗　川芎　白芍酒炒　白术土炒　陈皮炒　枳实麸炒　厚朴姜汁炒　青皮香油炒，去瓤　乌药　神曲炒　干姜炒黑　白芥子炒，各一两　香附四两，便炒　麦芽炒　肉桂各六钱　三棱醋炒，八钱　莪术醋炒，八钱　木香二钱

上为细末，酒糊为丸，如梧桐子大。每服百丸，空心米汤送下。

养血佐肝丸云林制　眉批：此方治产后积块者。　治产后左胁胀满一块，卧不敢着床。

当归酒洗　南芎　白芍酒炒　陈皮去白　半夏香油炒　白术去芦，炒　神曲炒　青皮香油炒，去瓤　莱菔子炒　牡丹皮酒洗　红花各一两　香附二两，醋浸炒　桃仁去皮尖　柴胡各八钱　白茯苓一两　龙胆草酒洗，六钱　三棱　莪术各醋炒，五钱

上为细末，酒糊为丸，如梧桐子大。每服百丸，白汤送下。

增损柴胡汤　治产后虚弱，寒热如疟，食少腹胀。

柴胡　人参　甘草　半夏炒　陈皮　川芎　白芍炒，各等分

上每服五钱，水、姜、枣同煎，日二服。

加减养脏汤　治产后下痢赤白，里急后重。

木香　黄连　厚朴　甘草　归尾　赤芍　川芎　艾叶　蒲黄

七日后，去蒲黄、归梢，加茯苓、归身、枳壳。如久痢脱肛，加肉豆蔻、地榆、人参、阿胶、白术。噤口不食，加山药、石莲肉、陈仓米。胃寒呕哕，腹痛甚者，去黄连，加干姜。

灸法

治妇人鸡爪风，因月家得此，不时举发，手足挛束如鸡爪状，疼痛难伸。

于左右膝骨两傍，各有一小窝，共四穴，俗谓之鬼眼，各灸三壮即愈。

乳　病

证

妇人乳汁不通有二种：有血气壅盛，乳汁涩而不行者；有血气虚弱，乳脉绝少者。夫虚者补之，以钟乳粉、猪蹄、鲫鱼之类；盛者行之，用通草、漏芦之类。

乳硬者，多因乳母不知调养所致。盖乳房阳明之经，乳头厥阴所属。忿怒所逆，郁闷所遏，厚味所酿以成。厥阴之气不行，故窍闭而汁不通；阳明之血沸腾，故热甚而化为脓。或因所乳之子，膈有滞痰，含乳而睡，口气炊热所致，而成结核。初便忍疼，揉令核软，吮令汁透则散，否则结成矣。

治

治以青皮疏厥阴之滞，石膏清阳明之热，生甘草行污浊之血，瓜蒌子消导肿毒，或加没药、青橘叶、皂角刺、金银花、当归尾，或散或汤，须以少酒佐之。若加艾火三壮，于痛处灸之，尤妙。华元化灸三里穴三壮，甚妙。

乳岩始有核，肿如棋子之大，不痛不痒，五七年方成疮。初便宜多服疏气行血之药，须情思如意则可愈。如成疮之后，则如岩穴之凹，或如人口之唇，赤汁脓水浸淫，胸胁

气攻疼痛，用五灰膏去其蠹肉，生新血，渐渐收敛。此疾多生于忧郁积忿，中年妇人未破者尚可治，成疮者终不治。宜服十六味流气饮。

方

通乳汤　治产后气血不足，经血衰弱，乳汁涩少。

猪蹄下节四双　通草二两　川芎一两　穿山甲十四片，炒　甘草一钱

上用水五升，煮汁饮之。忌生冷，避风寒，夜卧不宜失盖。更以葱汤频洗乳房。

玉露饮　治产后乳脉不行，身体壮热疼痛，头目昏痛，此凉膈压热，下乳之剂也。

当归一钱五分　川芎五钱　白芍一钱五分　人参二钱五分　白芷五钱　白茯二钱五分　桔梗炒，五钱　甘草二钱五分

上锉，水煎服。如烦热甚，大便结，加大黄一钱二分，金银花三钱；乳脉不行，结成痈肿疼痛，加黄芪、当归、金银花、甘草各二钱半，入酒半盅，食后温服。

胡桃散　治妇人少乳，乳汁不行。

用胡桃仁去皮十个捣烂，入穿山甲炒末一钱，黄酒调服。

通草汤　治乳汁不通。

通草七分　瞿麦　柴胡　天花粉各一钱　桔梗二钱　木通　青皮　香白芷　赤芍　连翘　甘草各五分

上锉一剂，水煎细饮，更摩乳房。

连翘饮子薛立斋传　治乳内结核。

连翘　川芎　瓜蒌仁研　皂角刺炒　橘叶　青皮去白　甘草节　桃仁各一钱半

上水煎，食远服。

最效散刘柏亭传　治妇人吹乳，神效。

螃蟹去足，用盖烧存性为末。每服二钱，黄酒下。

熨法膏秘方　治吹乳、乳痈，顿时立消。

葱连根捣烂，铺乳患处，上用瓦罐盛灰火盖葱上，一时蒸热，出汗即愈。

一方，刘前溪传　治吹乳肿痛不可忍。

用生山药捣烂，敷上即消。消即去之，迟则肉腐。

消毒散　眉批：此方治吹乳子乳痈之剂。

治吹乳、乳痈。憎寒壮热头痛者，先服人参败毒一二剂，方可服此药。如无前证，即服本方二三剂。或肿不消，宜服托里药。

当归　白芷　青皮炒　天花粉　贝母　柴胡　僵蚕炒　金银花各三钱

上锉一剂，水煎服。

神效瓜蒌散薛立斋方　治乳痈初起肿痛，及一切痈疽，或脓出后余毒，亦宜用之。

黄瓜蒌一个，用子多者　当归半两　生甘草半两　没药一钱，另研　乳香一钱，另研

上酒、水各一钟，煎至八分，食后服。

十六味流气散　治乳岩及痘后余毒作痈肿。

当归　川芎　白芍　黄芪　人参　官桂　厚朴　桔梗　枳壳　乌药　木香　槟榔　白芷　防风　紫苏　甘草

上锉，各等分。水煎服。如乳痈，加青皮尤妙。

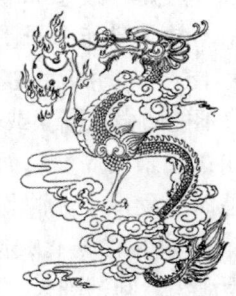

古今医鉴 卷十三

幼 科

形气发微论

大哉医乎！其来远矣。粤自混沌既判，鸿荒始分。阳之轻清者，以气而上浮为天；阴之重浊者，以形而下凝为地。天确然而位乎上，地隤然而位乎下。于是阳之精者为日，东升而西坠；阴之精者为月，夜见而昼隐，两仪立矣，二曜行焉。于是玄气凝空，水始生也；赤气炫空，火始生也；苍气浮空，木始生也；素气横空，金始生也；黄气际空，土始生也。五行备万物生，三才之道著矣。是以人之生也，禀天地阴阳，假父母之精血，交感凝结而为胞胎也。乾道成男，坤道成女，始自襁褓，以致龆龀，迨其成童，与夫壮年，岂易然哉？故一月之孕，有白露之称；二月之胚，有桃花之譬；及至三月，则先生右肾而为男，阴包阳也；先生左肾则为女，阳包阴也。其次肾生脾，脾生肝，肝生肺，肺生心，以生其胜己者。肾属水，故五脏由是为阴。其次心生小肠，小肠生大肠，大肠生胆，胆生胃，胃生膀胱，膀胱生三焦，以生其胜己者。小肠属火，六腑由是为阳。其次三焦生八脉，八脉生十二经，十二经生十二络，十二络生一百八十丝络，丝络生一百八十缠络，缠络生三万四千孙络，孙络生三百六十五骨节。骨节生三百六十五大穴，大穴生八万四千毛窍，则耳、目、口、鼻、四肢、百骸之身皆备矣。所谓四月形象具，五月筋骨成，六月毛发生。七月游其魂，儿能动左手；八月游其魄，儿能动右手。九月三转身，十月满足，母子分解。其中延月生者，必生贵子；不足日月生者，必生贫薄之人。诞生之后，有变蒸之热，长其精神，壮其筋骨，生其意志。三十二日一变蒸，生肾气焉；六十四日二变蒸，生膀胱之气焉，肾与膀胱属水，其数一也；九十六日三变蒸，生心气焉；一百二十八日四变蒸，生小肠之气焉，心与小肠属火，其数二也；一百六十日五变蒸，生肝气焉；一百九十二日六变蒸，生胆气焉，肝与胆属木，其数三也；二百二十四日七变蒸，生肺气焉；二百五十六日八变蒸，生大肠之气焉，肺与大肠属金，其数四也；二百八十八日九变蒸，生脾气焉；三百二十日十变蒸，生胃气焉，脾与胃属土，其数五也。变蒸已毕，一期岁焉，齿生发长，神智有异于前也。故曰：齿者，肾之余也；发者，血之余也；爪者，筋之余也；神者，气之余也；吁！人身之难得也如此哉。方其幼也，有如水面之泡，草头之露，气血未定，易寒易热；肠胃软脆，易饥易饱。为母者，调摄不得其宜，必不能免乎吐泻惊疳之病矣。及其长也，嗜欲既开，不能修养，是以六气迭侵于其外，七情交战于其中，百忧累其心，万事劳其神，一蜗之气，安能无病焉。小儿之疮疹，大人之伤寒，尤其甚也。所以黄帝问于岐伯曰：余闻上古之人，春秋皆度百岁，而动作不衰；今时之人，年至半百，而动作衰矣。时世异耶？人将失之耶？岐伯对曰：上古之人，其知道者，和于阴阳，法于术数，饮食有节，起居有常，不妄作劳，故能形与神俱，而尽终其天年，度百岁乃去。今时之人不然也，以酒为浆，以妄为常，以欲竭其精，以耗散其真，不知持满，不时御神，务快其心，逆于生乐，起居无节，故半百而衰矣。是故圣人不治已病治未病，不治已乱治未乱。夫病已成而后药之，乱已成而后治之，譬犹渴而穿井，斗而铸兵，不亦晚乎？

病原论

夫小儿者，幼科也。初生者曰婴儿，三岁者曰小儿，十岁者曰童子。儿有大小之不同，病有浅深之各异，形声色脉之殊。望闻问切之间，若能详究于斯，可谓神圣功巧者矣。盖望者，鉴貌辨其色也。假如面部左腮属肝，右腮属肺，额属心，鼻属脾，颏属肾。肝病则面青，肺病则面白，心病则面赤，脾病则面黄，肾病则面黑，是乃望而知之也。闻者，听声知其症也。假如肝病则声悲，肺病则声促，心病则声雄，脾病则声慢，肾病则声沉，此属于脏。又大肠病则声长，小肠病则声短，胃病则声速，胆病则声清，膀胱病则声微，此属于腑，是乃闻而知之也。问者，问病究其原也。假如好食酸，则肝病；好食辛，则肺病；好食苦，则心病；好食甘，则脾病；好食咸，则肾病；好食热，则内寒；好食冷，则内热，是乃问而知之也。切者，切脉察其病也，假如小儿三岁已下，有病须看男左女右手，虎口三关，从第二指侧看，第一节名风关，第二节名气关，第三节名命关。辨其纹色，紫者属热，红者伤寒，青者惊风，白者疳病，黑者中恶，黄者脾之困也。若见于风关为轻，气关为重，过于命关则难治矣。至三岁以上，乃以一指按寸、关、尺三部，常以六七至为率，添则为热，减则为寒。浮洪风盛，数则多惊，沉迟为虚，沉实为积，是乃切脉而知之也。大抵小儿之疾，大半胎毒，而少半伤于食也，其外感风寒之症，十一而已。盖小儿之在胎也，母饥亦饥，母饱亦饱；辛辣适口，胎气随热；情欲动中，

胎息辄躁；或多食煎煿，或恣味辛酸，或嗜欲无节，或喜怒不常，皆能令子受患。其为母者，胎前既不能谨节，产后又不能调护，是以惟务故息，不能防微杜渐。或未满百晬，而遂与咸酸之味；或未及周岁，而辄与甘肥之物，百病由是而生焉。小儿脾胃，本自娇嫩，易于伤积，且如乳食伤胃，则为呕吐；乳食伤脾，则为泄泻。吐泻既久，则成慢惊，或为疳病。乳食停积，则生湿痰，痰则生火，痰火交作，则为急惊，或成喉痹；痰火结滞，则成痫吊，或为喘嗽。胎热胎寒者，禀受有病也；脐风撮口者，胎元有毒也；鹅口口疮者，胃中有湿热也；重舌木舌者，脾经有实火也；走马牙疳者，气虚湿热也；爱吃泥土者，脾脏生疳也；胎惊夜啼者，邪热乘心也；变蒸发热者，胎毒将散也；丹毒者，火行于外也；蕴热者，火积于中也；中恶者，外邪乘也；睡惊者，内火动也；喉痹者，热毒也；眼痛者，火盛也；脓耳者，肾气上冲也；鼻塞者，因感风邪也；头疮者，热毒攻也；脐疮者，风湿中也；尾骨痛者，阴虚痰也；诸虫痛者，胃气伤也；阴肿疝气者，寒所郁也；盘肠气痛者，冷所搏也；脱肛者，大肠虚滑也；遗尿者，膀胱冷弱也；尿浊者，湿滞脾胃也；便血者，热传心肺也；下淋者，膀胱郁热也；吐血者，荣卫气逆也。小便不通者，有阴有阳也；大便闭结者，有虚有实也。解颅鹤节者，胎元不全也；行迟发迟者，气血不充也；龟胸者，肺热胀满也；龟背者，风邪入脊也；语迟者，邪乘心也；齿迟者，肾不足也。疟者，膈上痰结也；痢者，腹中食积也；咳嗽者，肺伤风也；喘急者，痰气盛也；心痛者，虫所啮也；腹痛者，食所伤也。内伤发热，则口苦舌干也；外感发热，则鼻塞声重也。腹胀者，脾胃虚弱也；水肿者，土亏水旺也；黄疸者，脾胃湿热也；瘢疹者，阴阳毒气也；自汗者，气虚也。积者，有常所有形之血也；聚者，无定位无形之气也。胃主纳受也，脾主运化也，调理脾胃者，医中之王道也；节戒饮食者，却病之良方也。惊疳积热者，小

儿之常病也。望闻问切者，医家之大法也。若夫疗疾用药如箭，箭中鸿心者，则又可以心悟，而不可以言传也。孟子所谓梓匠轮舆，能与人规矩，不能使人巧，斯言得之矣。

入门审候歌

观形察色辨因由，阴弱阳强发硬柔。若是伤寒双足冷，要知有热肚皮求。鼻冷便知是疮疹，耳冷应知风热证，浑身皆热是伤寒，上热下冷伤食病。

五指梢头冷，惊来不可当。若逢中指热，必定是伤寒。中指独自冷，麻痘证相传。女右男分左，分明仔细看。

观面部五色歌

面赤为风热，面青惊可详。心肝形此见，脉证辨温凉。脾怯黄疳积，虚寒皖白光。若逢生黑气，肾败命须亡。

面部观形察色图

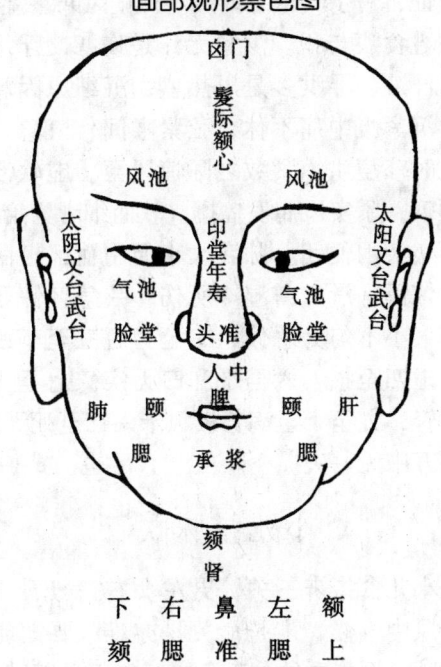

下	右	鼻	左	额
颏	腮	准	腮	上
属	属	属	属	属
肾	肺	脾	肝	心
水	金	土	木	火
北	西	中	东	南

观面部五脏形色歌

心

心经有冷目无光，太阴黑目无光彩，此心经冷也。面赤须言热病当，面颊赤色，此为心有热也。赤在山根惊四足，山根赤色，心经生风，下至准头，恶也。积看虚肿起阴阳。三阴三阳虚肿，心有积也。

肝

肝经有冷面微青，面青为肝受冷，主发惊也。有热眉胞赤又临，眉上有红赤，为肝有热也 发际白言惊气入。发际至印堂略白者，为肝惊也。食仓黄是积果深，眉上有红赤，为肝有热也。

脾

脾冷应知面色黄，面黄，印堂反白者，为脾冷也。三阳有白热为㳒，三阳上白者，为脾热也 青居发际主惊候，发际及印堂色青者，脾惊也。唇口皆黄是积伤。上、下唇黄，为脾受积也。

肺

肺受面白冷为由，白色在面皮及人中，或青者，皆肺冷也。热赤人中及嘴头，人中及嘴头有赤者，肺有热也。青在三根惊四足，山根青色，是肺受惊也。

热居发际积为仇。发际赤色，乃有积也。

肾

面黑当知肾脏寒，面带黑者，肾有冷也。食仓红是热须看，食仓红者、肾有热也。风门黄可言惊入，风门黄者，肾有惊也。

两目微沉积所干。两目微沉，是积在肾也。

虎口三关脉纹图

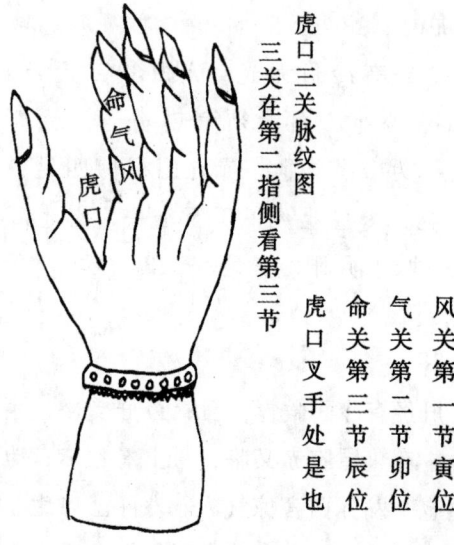

虎口三关脉纹图
三关在第二指侧看第三节

命关第三节辰位
气关第二节卯位
风关第一节寅位
虎口叉手处是也

三关纹色主病歌

紫热红伤寒，青惊白色疳，黑时因中恶，黄即困脾端。

又

青色大小曲，人惊并四足；赤色大小曲，水火飞禽蹼；紫色大小曲，伤米面鱼肉；黑色大小曲，脾风微作搐。

三关脉纹变见歌

鱼刺惊风证莫疑，气关疳病热相随，命关见此为难治，此是肝家转到脾。

初节悬针泻痢生，气关肺热更疳凝，三关直透黄泉近，此候须知是慢惊。

水字生惊肺受风，气关咳嗽积痰攻，医人仔细详虚实，出命惊疳夹证凶。

乙字惊风肝肺随，气关形见发无时，此形若直命关上，不久相将作慢脾。

曲虫为候主生疳，若见气关积秽肝，直到命关为不治，须知心脏已传肝。

双环肝脏受疳深，入胃气关吐逆临，若是命关为死候，枉教医者更劳心。

流珠形见死来侵，面上如斯也不生，纵有神丹人不救，医人仔细更丁宁。

伤寒斜向右。

伤食七堪侔。

双钩伤冷定。

逢惊山字浮。

丝纹将发搐。

丰字引堪愁。

若遇伤风证，脉斜向左朝。

形如新月样，向右气疳留。

若是弯居左，风疳药可投。

形如三叠曲，伤硬物为仇。

更有环生脚。

尤嫌上下钩，皆为伤冷候，医者用心求，疳极如劳状，乱虫皆可忧。

交了纹互叠，腹面见因由。

更有青筋贯，百中无一瘥。

小儿脉法总歌

小儿有病须凭脉，一指三关定数息。迟冷数热古今传，浮风沉积当先识。左手人迎主外证，右手气口主内疾。外候风寒暑湿侵，内候乳食痰与积。洪紧无汗是伤寒，浮缓伤风有汗液。浮洪多是风热盛，沉细原因乳食积。沉紧腹中痛不休，弦紧喉间作气急。紧促之时疹痘生，紧数之际惊风至。虚软慢惊作瘛疭，紧实风痫发搐搦。软而细者为疳虫，牢而实者因便闭。脉芤大小便中血，虚濡有气兼惊悸。滑主露湿冷所伤，弦急客忤君须记。大小不匀为恶候，二至为脱三至卒，五至为虚四至损，六至平和曰无疾，七至八至病犹轻，九至十至病势极，十一二至死无疑，此诀万中无一失。

小儿指脉歌

小儿食指辨三关，男左女右一般看。皆知初风中气候，末是命关易亦难。要知虎口气纹脉，倒指看纹分五色，黄红安乐五脏和，红紫依稀有损益，紫青伤食多虚烦，青黑纹时证候逆。忽然纯黑在其间，好手医人心胆寒。若也直上到风关，粒米短长分两端。如枪冲射惊风至，分作指叉有数般。弓反里顺外为逆，顺逆交连病已难，叉头长短有可救，如此医人仔细看。男儿二岁尚为婴，三岁四岁幼为名，五六次弟年少长，七龆八龀渐论情，九岁为童十稚子，有病关格辨其因。十一痫疾号癫风，痫病还同劳病攻。痞癖定为沉重候，退他潮热不相同，初看掌心中有热，便知身体热相从。肚热身冷伤积定，脚热额热是感风，额冷脚热惊所得，疮疹发来耳后红。小儿有积宜与瑌，伤寒三种解为宜。食泻之时须有积，冷泻须用与温脾，水泻宜与涩脏腑，先将滞竭散与之。孩儿无事忽大叫，不是惊风是天吊，大叫气促长声粗，误吃热毒闷心窍，急须吐下却和脾，若灌惊药真堪笑。

小儿死候歌

眼生赤脉贯瞳人，囟门肿起又作坑。指甲黑色鼻干燥，鸦声忽作肚青筋。虚舌出口咬牙齿，目多直视不转睛。鱼口气急啼不得，蛔虫既出死形真。手足掷摇惊过节，灵丹十救一无生。

惊 风

脉
总见前。
病
小儿疾之最危者，无越惊风之证也。盖惊有急惊、有慢惊、有慢脾风三者之不同。急者属阳，阳盛而阴亏；慢者属阴，阳亏而阴盛；慢脾者，亦属阴，阴气极盛，胃气极虚，阳动而躁疾，阴静而迟缓。其始也，多由小儿气血怯弱，肌肤软薄，神气未备，脏腑未全。在捧抱者，爱护如执玉捧盈之类，不令疏虞可也。若被掀轰恶逆之音，凶猛怪诧之物，触犯小儿，则致面青口噤，或声嘶而厥，发过则容色如故，良久复作。其身热面赤，口干引饮，口鼻中气热，大小便黄赤色，惺惺不睡，牙关紧急，壮热涎潮，上窜反张，搐搦颤动，唇口眉眼，眨引频并，其脉浮数洪紧。盖热盛则生痰，痰盛则生风，

偶因惊而发耳。则急惊属于肝木，风邪痰热有余之证。治宜清冷苦寒泻气之药，以败毒散之类。慢惊之候，多因饮食不节，损伤脾胃，以致吐泻日久，中气大虚而致发搐，发则无休止时。其身冷面黄不渴，口鼻中气寒，大小便清白，昏睡露睛，目上视，手足瘛疭，筋脉拘挛，其脉沉迟散缓。盖脾虚则生风，风盛则筋急。俗云天吊风者，即此候也。此慢惊属于脾土，中气虚损，不足之候。治宜和中甘温补气之剂，以补脾汤之类。慢脾风证，盖由慢惊传次而至。慢惊之后，吐泻损脾，病传已极，总归虚处，惟脾所受，故曰慢脾，又名虚风。其病则面赤额汗，舌短头低，眼合不开，困睡中摇头吐舌，频吐腥臭，噤口咬牙，手足微搐而不收，或身冷，或身温，而四肢厥冷，其脉沉微。

治法大要，生胃回阳，宜黑附汤之类。俟胃气渐复，则用异功散温平而调理之。若其眼半开半合，手足不冷，证候尚在慢惊，则不用回阳。或已入慢脾而阳气未甚脱者，亦不可用硫黄、附子。凡服回阳汤剂，手足渐暖者，仍以醒脾散等，继其后以调之。慢惊慢脾逆恶之候，急惊搐搦暴烈之证，大抵急惊易疗，而慢惊难痊，至于慢脾危笃之疾，虽神工妙手，莫易治焉。医者宜分急、慢、脾风三证，要察虚实冷热四候，慎毋混于一途而治。故曰：虚则补之，实则利之，冷者温之，热者凉之，是为活法。又《易》曰：化而裁之存乎变，神而明之存乎人，此之谓也。若以一例而施之，岂非刻舟求剑之术耶。

惊风不治证

急惊眼睛翻转，口中出血，而足摆跳，肚腹搐动，或神缓而摸体寻衣，或证笃而神昏气促，喷药不下，通关不嚏，心中热痛，忽大叫者，不治。

慢惊四肢厥冷，吐泻咳嗽，面黯神惨，鸦声胃痛，两胁动气，口生白疮，发直摇头，眼睛不转，涎鸣喘嗌，头软，大小便不噤，手足一边牵引者，皆不治。

慢脾身冷黏汗，直卧如尸，喘嗽头软，背直口噤，摇头，痰如牵锯之声，面无润泽之色，缩唇气粗者，不治。

方

探生散 治小儿急、慢惊风，诸药无效，用此吹鼻，定其生死。

雄黄一钱　没药一钱　乳香五分　麝香一字

上为末。用少许吹鼻，如眼泪、鼻涕俱出者，可治。

败毒散 治急惊风初起，发热，手足搐搦，眼上视等证，并一切感冒风寒，头痛发热，咳嗽鼻塞身重，及疮疹欲出发搐，并宜服之。

人参　羌活　独活　柴胡　前胡　茯苓　枳壳　桔梗　川芎　天麻　全蝎　僵蚕　白附子　地骨皮　甘草各等分

上锉，生姜三片，水煎服。

牛黄抱龙丸 治小儿急、慢惊风，痰嗽潮搐，及伤风瘟疫，身热昏睡，气粗，风热痰实壅，嗽喘急，一切发热，并宜服之，并痘疹首尾可服。此药能镇惊安神，宁心定智，除诸热，住痰涎，止嗽定喘。壮实小儿，宜时少与服之，则免痰热惊风之证，神效无比。

南星为末，腊月纳牛胆中阴干，百日取，研，一两　天竺黄五钱　雄黄二钱半　辰砂二钱半　麝香一钱　珍珠一钱　琥珀一两　牛黄五分　金箔十片为衣

上为细末，水煮甘草膏和为丸，如芡实大，金箔为衣。每三岁儿服一丸，五岁儿服二丸，十岁儿服三五丸，滚水待温磨化服，惊风薄荷汤磨化下。

珍珠丸 海一传　眉批：此方治急惊风之剂。　治急惊风眼上视，筋脉急，摆头搐搦，涎潮壮热，风痰气喘，及脐风撮口，痰嗽壅塞，停乳，肚腹胀硬等证。

南星泡　半夏泡　滑石各一钱半　巴豆二十五个，去壳，去油　轻粉五分　朱砂五分

上为末，面糊为丸，如黍米大。每服量儿大小加减。惊风，薄荷汤下；伤食，茶下。

一二岁三五丸，以利为度。

补脾汤 治小儿脾经不足，土败木来侮，目睛微动摇，微惊搐，或潮热往来，脾胃有伤，饮食少进，或泄泻呕吐，面色黄，脉无力，宜调理脾胃。

陈皮五分　白术一钱三分　半夏七分　黄芪蜜炙，五分　人参五分　白茯苓七分　当归酒洗，五分　川芎五分　白芍酒炒，一钱　黄连炒，四分　肉豆蔻煨，五分　干葛五分　神曲炒，五分　甘草炙，四分

上锉一剂，生姜三片，水煎，温服。

醒脾散 治小儿吐泻不止，作慢惊风，脾困昏沉，默默不食。

人参　白术　茯苓　木香　全蝎　僵蚕　白附子　天麻　甘草各等分

上锉，姜、枣煎服。一方，去天麻、僵蚕，加南星泡、半夏曲、陈仓米二百粒，煎服累验。

黑附汤

附子三钱，泡，去皮　白附子一钱　甘草五分　木香一钱半

上锉。每三钱，生姜五片，煎服。若是手暖，而苏省即止。

异功散 眉批：此方治慢脾风之剂。治小儿吐泻，不思饮食，此药温中壮胃，疗虚冷。

人参　茯苓　白术炒，各一钱半　橘红七分　木香　甘草炙，各五分

紫金锭子 治急、慢惊风，大有神效。

人参　白术　白茯苓　茯神　赤石脂醋煅，七次　辰朱各二钱半　麝香五分　牛黄五分　僵蚕五分　青礞石煅，一钱　五灵脂五分

上为末，糯米糊为丸，如弹子大，金箔为衣。每一粒，薄荷汤磨化服。

保幼化风丹 眉批：此方治一切急、慢惊风之剂。　治小儿四证八候，去风痰，散惊热。

南星　半夏　川乌　白附子各一两，水洗净　郁金五钱

上为末，装入腊月黄牛胆内阴干，百日

取出，研，为末。每一两，入雄黄、朱砂、硼砂、焰硝各一钱，片脑、麝香各少许，共为末，炼蜜为丸，豌豆大。灯草薄荷汤研化下。

夫小儿有热，热盛生痰，痰盛生惊，惊盛发搐。又盛则牙关紧急，而八候生焉，搐、搦、掣、颤、反、引、窜、视是也。搐者，两手伸缩；搦者，十指开合；掣者，势如相扑；颤者，头偏不正；反者，身仰向后；引者，臂若开弓；窜者，目直似怒；视者，睛露不活，是谓八候也。其四证者，即惊、风、痰、热是也，而化风丹，悉能主之。

治小儿惊风并退，只是声哑不能言，并诸病后不能言。

天南星去皮、脐，一个，泡，为末。每半字，或一字，三五岁半钱，用猪胆汁，食前调下，即言。

灸小儿惊风，男左乳黑肉上，女右乳黑肉上。周岁灸三壮，二三岁灸五七壮。

灸小儿慢惊、慢脾危证，药力不到者。但看两脚面中间陷处，有太冲脉，即灸之；又百会穴，其穴直取前后发际，折中横取两耳尖，折中在头之中心，端正旋毛处是也。如有双旋，及旋毛不正者，非。艾炷约小麦许，但灸三五壮而止，灸后仍以醒脾散等补之。

诸疳

脉

小儿脉单细为疳劳。虎口脉纹白色为疳。

病

夫诸疳者，谓肥甘饮食之所致也。盖小儿脾胃懦弱，多为母之舐犊之爱，不知调养之法，遂令恣食甘肥瓜果生冷之物，一切烹饪调和之味，以其朝餐暮食，渐成积滞，胶固而不为疳者鲜矣。或婴幼缺乳，粥饭太早，耗伤形气者。又或因久患疟痢吐泻，乃生诸病，误以下药，致损脾胃，亡津液而然者，皆能致身热，体瘦，面黄肚大青筋，虫痛泻痢等证。

治

宜理脾胃，消积化虫，清热止泻住痢。以肥儿丸，疳积饼为主，此二方不问诸疳冷热，服之最效。大抵疳之为病，皆因过餐饮食，于脾家一脏，有积不治传之余脏，而成五疳之疾。何为五疳？心、肝、脾、肺、肾也。如疳在心，则面赤口干，咬牙舒舌，口舌生疮，身热体瘦，以安神丸主之；疳在肝，则面青，筋膜遮睛，摇头揉目多泪，头焦发竖，筋青脑热，瘦弱，以补肝汤主之；疳在脾，则面黄身热，肚胀腹大，好食泥土，水谷不消，泄下酸臭，困睡减食，肌瘦，以益黄散主之；疳在肺，则面白咳嗽，喘逆，口鼻生疮，咽喉不利，壮热恶寒，鼻流清涕，以清肺汤主之；疳在肾，则面黑肌肉瘦，而体生疮，身热尿涩，手足冰冷，口臭干渴，以地黄丸主之。内疳则目肿胀，利色无常，或沫清白，渐而瘦弱，此冷证也，宜木香丸主之；外疳鼻下赤烂，自揉鼻头，有疮不结痂，绕目而生，当用兰香散治之。大抵疳病当辨冷热肥瘦，而治其初病者为肥热疳，久病者为瘦冷疳。冷则用木香丸，热则用黄连丸，临证宜审治焉。

方

肥儿丸 刘尚书传　消疳化积，磨癖清热，伐肝补脾，进食杀虫，养元气。

人参去芦，三钱半　白术去芦，三钱　白茯苓去皮，三钱　黄连姜汁炒，三钱半　胡黄连五钱　使君子去壳，四钱半　神曲炒，三钱半　麦芽炒，三钱半　山楂肉三钱半　甘草炙，三钱　芦荟二钱半，碗盛，泥封固，置土坑中，四面糠火煨透用之

上为细末，黄米糊为饼，米汤化下。或作小丸亦可。每服二三十丸，量儿大小，加减服之。

疳积饼 毛惟中传　治小儿五疳诸积，肚大青筋，面黄肌瘦，饮食少进，或泻，或痢，或腹痛。

青皮去穰，五钱　陈皮五钱　山楂肉五钱

神曲炒，五钱　麦芽炒，五钱　砂仁炒，五钱

白术去芦，六钱　三棱煨，五钱　莪术煨，五钱　木香五钱　槟榔四钱　甘草炙，四钱　小茴炒，三钱　使君子去壳，二两　川楝子酒蒸，去核，三钱　肉豆蔻煨，四钱　诃子去核，四钱　夜明砂炒，三钱，另研　干蟾蜍一大个　川黄连去毛，净，六钱，清水浸，取汁和药末

上焙干，为细末，用好细白面六斤，微炒黄，以砂糖十两，水煮化，和前面药得所，印作饼子，每重一钱。每服三五饼，任意嚼吃。

五积饼 山东德府传　眉批：此方治一切诸疳，一消一补，平和之剂。　治小儿疳积、食积、虫积、肉积、气积、冷积，腹胀大如鼓，青黄肌瘦，泄泻发热，不能服药者。

三棱醋炒，一钱　莪术醋炒，一钱　青皮去穰，一钱　陈皮一钱　木香一钱　黄连姜汁浸炒，一钱　川楝肉二钱　槟榔二钱　神曲炒，三钱　麦芽炒，三钱　砂仁三钱　使君子肉五钱　胡黄连五钱　白术炒，六钱　龙胆草六分　山楂肉二两　干蟾蜍五只

上为细末，用炒过白面五斤，黑糖二斤，并前药和匀，用印印作饼子，约重一钱。每服三五饼，服过半月大效。

安神丸 治邪热惊啼心疳，面黄颊赤壮热。

麦门冬去心，五钱　白茯苓五钱　山药五钱　甘草炙，五钱　朱砂一两　龙脑一字　牙硝五钱

上为末，炼蜜为丸，如芡实大。每服半丸，砂糖水磨化下，慢惊，用参、术煎浓汁化下。

补肝汤 治肝疳眼闭不开，内有朦雾。

生地一两　熟地一两　川芎二钱半　赤茯苓二钱半　枳壳炒，二钱半　黄连二钱半　杏仁水泡，去皮，二钱半　半夏曲二钱半　天麻二钱半　地骨皮二钱半　甘草炙，二钱半

上锉，每二钱，姜三片，黑豆十五粒，水煎，临卧服。

益黄散 治脾疳脾胃虚寒，体黄腹大，好食泥土。肺疳气喘，口鼻生疮等证。

人参一钱　白术一钱　陈皮一钱　青皮五分　诃子皮五分　甘草炙，五分　丁香二分

上锉一剂，水煎温服。古方无参、术。

清肺汤 治肺热疳慝蚀为穿孔，汁臭，或息肉。

桑白皮炙　紫苏　前胡　黄芩　当归　连翘　天门冬去心　防风　赤茯苓　桔梗　甘草　生地黄各等分

上锉，每二钱，水煎，食后服。

地黄丸 治肾疳肌肉极瘦，生疮疥，寒热乍作，头极热，足冷如冰。肝疳白膜遮睛，筋疳泻血，骨疳喜卧冷地。又治胃怯不言，解颐，小儿年长不能行者，专服有效。

熟地黄酒洗，三钱　山茱萸酒蒸，去核，取皮，三钱　干山药三钱　泽泻三钱　牡丹皮三钱　白茯苓三钱

上为末，炼蜜为丸，如梧桐子大。每五七丸，空心热水化下，年长者，量增丸数。

木香丸 治瘦冷疳，及疳在内。

木香二钱半　青黛二钱半　槟榔二钱半　肉豆蔻二钱半　麝香一钱，另研　续随子一两，去油　虾蟆大壮者三个，烧存性

上为细末，炼蜜为丸，如绿豆大。每服三五丸至一二十丸，薄荷汤下，食前服。

黄连丸 治肥热疳。

胡黄连五钱　川黄连五钱　朱砂二钱半，另研

上为细末，和匀，填入猪胆内，用淡浆煮，以杖子如桃子，上用线约之，勿着底，候一时取出，研入芦荟、麝香各一分，饭为丸，麻子大。每服五七丸，至一二十丸，米饮下。一方是虾蟆半两，焙干不烧。

兰香散 治外疳鼻下赤烂。

兰香叶二钱，烧存性　铜青五分　轻粉五分

上为细末，干敷之。

小芦荟丸 治疳积瘰疬结核，耳内生疮，或疝气囊痛，下疳溃烂，或茎出白津，股腹有疮，或体瘦热渴，大便不调，牙龈蚀落，

颊腮腐烂等证。

胡黄连一两　黄连一两　芦荟一两　木香一两　白雷丸一两　青皮一两　鹤虱草一两　白芜荑炒，一两　麝香三钱

上为细末，蒸饼为丸，如麻子大。每服一钱，空心米汤下。

一小儿，下疳溃烂，发热作痛。一小儿，茎中作痒，不时搔捻。一小儿，肾茎中溃痛，小便闭涩，日晡尤甚。一小儿，目痒出水，或项中结核，或两眼连劄，或阴囊瘙痒年余矣。俱属肝火，用此立愈。

大芦荟丸　治五疳皮黄肌瘦，发直尿白，肚大青筋，好食泥、炭、米、茶之物，或吐或泻。

苍术米泔浸，炒　陈皮　厚朴姜炒　青皮　枳实炒　槟榔　神曲炒　山楂去子　麦芽炒　三棱煨　莪术煨　砂仁　茯苓　黄连　胡黄连　芜荑仁　使君子　青黛　芦荟各等分

上为细末，史君子壳，煎汤浸，蒸饼为丸，如弹子大。每一丸，清米汤化服。

黄土丸　治小儿疳积在脾，面黄腹胀，咬指甲，捋眉毛，揉口鼻，好吃泥、土、炭、茶、纸之类。

黄土一两　陈皮一两　木香二钱半　黄连五钱　巴豆去壳，二十粒，不去油

上为细末，面丸如绿豆大。每岁十丸，黑豆汁下。直候泄五七次，疳积尽，与益黄散助药，后与疳药常服。

癖　疾

脉

脉沉细为癖积。

病

天地气运，固有南北之殊。小儿病患，亦有彼此之异。北方小儿患癖积者，十恒八九；南方小儿患癖疾者，百无二三，是何谓而致之？盖南方水土薄弱，饮食柔软，易于克化，癖疾少矣；北方水土厚实，面食坚硬，难于运动，癖疾生焉，亦由脾胃之不和也。

故东垣以脾胃为人之主，脾胃和，一疾不生，亏则百病生焉。小儿脾胃本自柔脆，脏腑尚且娇嫩，为之母者，多不知调护之法，惟务姑息之爱，不问咸酸甘肥之味，瓜果生冷之物，及糍粽湿面，油腻煎炙之类，诸般稠黏，干硬难化之物，顺其所欲，食之过多，损伤脾胃，脾胃既伤，则不能消化水谷，水谷不化，则停滞而痰发。发热既久，则耗伤元气，元气虚，则不能运动其血，血遂不行，而停滞不散，留于胁肋之间，遂成血块。居于皮里膜外，不能移动，始则有如钱大，发热则日渐长，其形如龟，如蛇，如猪肝、肺者，长短大小之不一也。内有血孔贯通，外有血筋盘固，其筋直通背脊之下，与脐相对之间，有动脉之处，乃癖疾之根。夫人身之血脉，则昼夜循环无端，一周流及此，其血则贯入筋内，由筋入孔，由孔入癖。盖癖得血养而渐长，邪得血助而渐盛，于是正气愈衰，而血愈枯矣。发为潮热，以致诸疾，或头出虚汗，或胸前项下跳动，或肚大青筋，毛焦发竖，或面黄肌瘦，四肢干枯，淹延日久，则毒气发出，变生诸症。有变为牙疳口臭，宣露出血者；有变为头面肿大，口臭溃烂者；有变为一切疮毒，流脓出血者；有变为肢体浮肿，腹胀气喘者；有变为寒热往来，似疟非疟者；有变为痰嗽喘热，衄吐下血者；有变为呕吐泻痢，脱肛下坠者；有变为心腹疼痛，疝气偏坠者，皆癖毒攻出之所致也。变证多端，难以悉举，乃九死一生之病，非一方一法所能愈也。

治

治之先宜针灸之法，以断其根，使血不贯入筋内，则癖无血所养，癖即自败矣。外以膏药贴之，内以汤丸攻之。大抵宜补脾养气，以治其本；清热消块，以治其标，标本兼济。又当执其权衡，以量儿之壮弱，病之轻重。若壮而轻者，则治标之药多于治本之剂；若弱而重者，治本之剂多于治标之药。大概肥儿丸、乌金丸、阿魏丸、千金保童丸之类，乃半攻半补，平和之剂，宜对证选用，

于针灸之后，可收十全之功也。医斯疾者，宜详究焉。

方

净府散西园公方　治小儿腹中癖块，发热口干，小便赤。

柴胡一钱　黄芩八分　半夏姜汁浸炒，八分　人参二分　白术去芦，七分　白茯苓去皮，一钱　猪苓七分　泽泻一钱　三棱煨，一钱　莪术煨，一钱　山楂肉一钱　胡黄连三分　甘草三分

上锉一剂，姜、枣煎服。

抑肝扶脾散云林制　补元气，健脾胃，退热消癖。

人参五分　白术土炒，八分　茯苓八分　陈皮六分　青皮炒，六分　甘草三分　龙胆草酒洗，八分　白芥子炒，八分　柴胡酒洗，三分　山楂肉八分　神曲炒，六分　黄连姜汁炒，一钱　胡黄连三分

上锉一剂，姜、枣煎服。

肥儿丸方见诸疳　治癖疾如神。

乌金丸徐副使传　治癖块发热，一料除根。

牛黄二钱　芦荟三钱　琥珀五钱　胡黄连五钱　人参六钱　白术乳汁炒，六钱　黄连七钱　槟榔七钱　三棱醋煮，七钱　莪术醋煮，七钱　地骨皮七钱　水红花子炒，七钱　百草霜三钱　伏龙肝三钱

上为细末，糯米糊为丸，如绿豆大。每服三十丸，陈皮汤送下。

阿魏丸鲍思斋传

白术五两，用酥油炒三两，土炒二两　苍术三两，米泔水浸二日，去皮，再用芝麻二两同浸，磨下，取粉晒干　半夏姜制，一两　白茯苓去皮，一两　陈皮一两　黄连酒炒，二两　山楂去核，一两　麦芽炒，一两　枳实面炒，二两　萝卜子炒，二两　当归二两　红花一两　楮实子炒，二两　牛黄一钱　水红花子炒，三两　小桃红子炒，三两　芦荟一两　阿魏一两　酥油二两　人中白火煅，五钱　黄蜡三两，二味同化入药内　桃仁去皮，一两　海带二两　紫菜三两

干碱炒，二两　三棱煨，一两　莪术煨，一两　胡黄连一两　沉香一两

上炼蜜为丸，如梧桐子大。每二三十丸，水红花子煎汤送下。白汤、黄酒俱可。

千金保童丸　眉批：此方治癖退热，半攻半补之良剂也。　消癖化积，清火退热，杀虫消疳，开膈除胀，养胃和脾进食。大人、小儿并宜服之。

人参五钱　白术五钱　茯苓去皮，三钱半　芦荟一钱　胡黄连二钱　黄连炒，三钱半　芜荑仁三钱　使君子去壳，三钱半　夜明砂炒，三钱半　蚵皮二个，炒　龙胆草去芦，三钱半　柴胡三钱　苍术米泔水浸炒，三钱半　青皮炒，三钱半　陈皮三钱半　砂仁二钱半　木香三钱半　槟榔三钱半　三棱煨，三钱半　莪术煨，三钱半　香附炒，三钱半　枳实麸炒，三钱　神曲炒，五钱　山楂去核，三钱半　麦芽炒，五钱　萝卜子炒，五钱　水红花子炒，五钱　加阿魏二钱

上为细末，猪胆汁为丸，如绿豆大。每三五十丸，食前米饮送下。此病切忌猪肉，宜食鸽子、虾蟆。

至宝丸许昌僧传

阿魏二钱　芦荟二分　天竺黄二分　雄黄二分　没药二分　穿山甲炒成珠，二分　胡黄连二分　白草乌童便浸一宿，二分　硇砂二分

上为细末，用好酒和成一块，入铜锅内，再入酒半茶钟，熬成膏，勿令火大，恐伤药力。量可丸，取出丸如豌豆大。每一丸黄酒化下，十岁以上，服二丸，临卧服，待其自然汗出。三日服一次，重者五七服。轻者二三丸，热即退，块亦消。须要忌口。一方，加血竭二分，蟾酥三分，白草乌用三分，尤效。

一提金秘方

阿魏箬炙，二钱　血竭一钱　雄黄一钱　朱砂一钱　乳香一钱　没药一钱　沉香五分　木香五分　天竺黄五分　芦荟五分　穿山甲七片，炒成珠　全蝎一钱　木鳖子七个

上为细末。每用五分，鸡子一个，小顶取破，将药入内，纸裹蒸熟，空心食之，

神效。

妙灵散杨见亭传

阿魏箬炙，一钱　芦荟二钱半　大黄一钱　天竺黄一钱　雷丸二钱半，甘草水浸半日，去皮，炒　胡黄连二钱　蜈蚣二条，大者一钱，红足者佳，瓦上焙，去头足，地上出火毒　干漆五钱，砂锅慢火炒，放地上去火毒

上为细末，用蜜水拌匀，置碗内，或小瓶内，以猪尿泡封口，悬锅内重汤煮，半炷香为度，埋土中一宿，次日取出。每服九厘，或茶或酒，或米汤下。

五黄丸刘继洲传　退热如神。

牛黄一分　芦荟二分　阿魏二分　天竺黄一分　雄黄一钱　胡黄连二分　蜈蚣二条，去头尾

上为细末，黄蜡五钱，铁勺化开，为丸如绿豆大。每五七丸，量儿大小，黄酒送下，或将黄蜡煎鸡子入药于内，嚼吃亦可。

将军散刘继洲传　眉批：此方治癖专攻之剂。

川大黄酒浸，蒸，五钱　荞麦面炒黄，三钱　阿魏一钱

上为细末。每服三分，烧酒调服。

食物秘方卢诚庵传　此方治癖最效，宜多用之。

硼砂二钱　硇砂二钱　大黄一两　芒硝一升

用核桃一百个，敲损同药入，水二十碗，煮一炷香为度，取出，无时，令儿食之。

一方，用鸡子五个，阿魏五分，黄蜡一两，锅内煮一处，分作十服，细嚼温水下，空心服。诸物不忌，腹中作痛无妨。十日后，大便下血，乃积化也。

一方，硇砂一钱，硼砂一钱，木鳖子去壳五个，红花一钱半，蜈蚣一条，穿山甲五片，麸炒黄色为末，合一处，用猪槽头肉一斤，煮熟切片，撒药，用磁器盛肉药，锅内蒸烂，任意食之。

一方，急性子一两，川大黄一两，水红花子一两，各俱生用，上为细末。每用五钱，外皮硝一两，拌匀，用白鹁鸽一只，去毛，

屎，刮肠勿粘水，以布拭净，将末药装入内，线缝入锅内，水三碗，纸封口，用细细火煮，令水干，将鸽子番复焙黄色，冷定。早晨食之，黄酒送下，时刻住热，三日后大便下血而愈。忌冷物百日。张可亭传

一方，用鸽雏一只，事净，硇砂四分，硼砂五分，为末，擦遍鸽皱，碗盛入锅上，用瓦盆罩住四周，用芒硝半斤，封住，着火蒸之，任意食之。

一方，辰砂一钱，硇砂一钱，硼砂一钱，阿魏一钱，三棱二钱，莪术二钱，全蝎一对，血竭五分，水红花子炒三钱，共为末。皮硝半斤，水澄清。用鸽子一个，去毛、肠，将药一钱，撒在鸽子内，上用硝水三碗，入罐蒸熟，食之，三服痊愈。李桐峰传

一方，威灵仙一两，刘寄奴一两，芒硝一两，为末。每用小鹁鸽一只，如法事净，去毛、肠，将前药末二钱，装入鸽肚内，以线缝固，用酒、醋各一碗，同煮令干，取鸽去药。只吃鸽子二三只，退热，五七只全消。

青黛丸郭师傅传　治小儿癖疾发热，上攻牙龈，腮颔肿痛，生疮，及治诸热痰嗽，伤风身热，并痘疹出不快，身极热眼黄，皆可服。

青黛水飞，二钱　黄连猪胆汁炒，二钱　石膏火煅，二钱　连翘去穰，三钱　桔梗一钱半　升麻一钱半　黄芩酒炒，二钱　薄荷二钱　防风二钱半　半夏姜制，二钱　牛胆南星二钱　贝母二钱　枳实麸炒，一钱半　莪术醋炒，一钱半　木香二钱　槟榔二钱　香附童便浸，三钱　山楂肉二钱　砂仁一钱半　人参去芦，一钱半　白术麸炒，三钱　茯苓去皮，三钱　甘草炙，一钱　紫苏二钱　麻黄二钱

上为细末，稀糊为丸，如绿豆大。每服五七分，或一钱，量儿大小。身热，薄荷汤下。咳嗽，五味子桑白皮汤下。头痛身热，川芎汤下。痘疹，酒下。伤风身热，麻黄紫苏汤下。又治大人伤酒、伤食、伤气、伤风、头痛，每服百丸，姜汤下。

消毒散　治癖毒，上攻头面，腮颔肿起，

疼痛，及一切恶毒疮肿如神。

　　白芷　郁金　大黄　天花粉　草乌　南星　贝母　木鳖子　白及　黄柏　皂刺　石灰　甘草　石膏各等分

　　上为细末，同鸡子清调服立消。内服犀角化毒丹一二丸，其肿痛立效。

　　清香散张和川传　治小儿癣疾，生牙疳，溃烂臭秽。

　　乳香　没药　轻粉炒　孩儿茶　象牙焙黄　象皮烧灰　红褐烧灰　海巴焙干　珍珠焙黄，各等分

　　上为细末。擦患处，登时痛止，生肌如神。

　　信甲绿袍散贾兰峰传　治小儿疳癣，牙龈臭烂，牙齿脱落，皮肉破坏。

　　红枣五枚，去核，每一枣入人言一分，火煅存性　黄柏五分　青黛三分　穿山甲五分，烧存性

　　上为极细末，和匀。搽患处立效。

　　治癣疾，口内疳疮，牙齿臭烂。周逢乾传

　　红枣去核，每一枣入白砒一块在内，纸包炭，火煅存性

　　上用竹签，挑入患处，低头开口，流水连上数十遍，即日奏效。

　　治癣疾热毒，上攻腮颔，溃透，如盏口大。

　　象牙一钱　琥珀一钱　珍珠一钱　海巴一钱　人中白即尿桶内白霜，刮下，一钱

　　上为细末，掺入腮颔烂处。直待内将好之际，用利刀四围割破，见血一面，将大雄鸡冠割去齿，直劈开，如患处一般大，乘热贴在患处，四围用生肌散（方见痈疽）敷之，令患者侧卧，患处向上，勿犯汤水大半日。未用药之先，将饮食吃饱，次日方可食。其鸡冠要割得平正，四边要薄些，方得妥贴。

　　治癣气，上攻牙腮腐烂。刘嵩皋传

　　桃花信一块，桑柴火内烧红，淬入细茶浓卤内，如此七次，去信　雄黄一块，研末，山茶卤内和匀

　　上用鸡翎频扫患处，止痛生肌，立时见效。

　　玄武膏方外人传　治癣退热。

　　大黄一两　栀子一两　硇砂一钱　木鳖子一两　硼砂一钱　雄黄一钱，共为细末　皮硝一撮　油核桃二个　大蒜去皮，五片　白花菜晒干，四钱　黑狗脑子一个

　　好烧酒一钟，将前六味药末，掺入后药内，同捣为饼。每用一饼，贴癣上，用热汤瓶，熨饼上，如冷再换热瓶熨之。后用布帛扎住，贴二三日去药。再停一二日，再换一饼，依前方用。忌生冷油腻发物。

　　红花膏京师传

　　水红花棵一捆，熬膏一碗入　麝香三钱　阿魏三钱　血竭三钱　没药五钱　赤芍一两　当归一两

　　上为细末，入膏内搅匀。以青布摊，贴患处。

　　黄龙膏周仁山传

　　黄狗脑子三个　黑矾半斤　皮硝半斤

　　以下二味，分三分，入三个脑子于内。令儿食饱，将一分用面圈癣，药入圈内，熨斗熨至干，成饼去了。每一日一次。三日为止。又停一日，将甘草、甘遂一处为末，绢包水浸，癣揉一顿饭时，即服桃仁承气汤。一剂，打下血块；未下，再进一服，神效。

　　水润膏张大尹传

　　大独蒜三四个　大黄一两　皮硝五钱　麝香一分　赤石脂一钱　水红花子七钱

　　上五味为末，将蒜捣烂，和末令匀，敷患处，用纸贴住，干则水润之。一昼夜，能从口中出药气，癣即消矣。

　　黑龙妙化膏刘少保公传　贴癣块、血积、气积、疳积、食积等疾。

　　川乌一两　草乌一两　当归一两　白芷一两　赤芍一两　生地一两　熟地一两　两头尖一两　官桂一两　三棱一两　莪术一两　穿山甲一两　木鳖子去壳，净仁，一两　巴豆去壳，一百个　蓖麻仁一百个

　　上锉碎，用香油二斤，浸三日，文武火熬至焦黑，滤去渣，将油再熬至半炷香，下

黄丹（炒黑色）一斤，研同熬，以柳条搅，不住手，滴水成珠，不散为度，取出入后药。

乳香一两 没药一两 木香一两 麝香二两 五灵芝一两

上为细末，入内搅匀，磁器盛之。量疾大小，用五倍子染过狗皮，摊贴半月一易。制药，勿犯妇人手及鸡犬见之。忌食羊、鱼等肉发物。二三个月，大效。

化癖膏 范任庵传

真香油一斤 好黄丹半斤 川乌五钱 甘遂五钱 当归五钱 甘草五钱 蜣螂二十个 穿山甲五钱 木鳖子五钱，仁

上先将油入锅内，用前七味熬焦，去渣，入黄丹熬成珠，离了火，入后药。

芦荟五钱 阿魏五钱 硇砂五钱 硼砂五钱 皮硝五钱 麝香五钱 水红花七钱

此七味为细末，入内随用。每一个，重三钱。头贴时，先用皮硝水洗患处，极净，然后贴上。三日觉肚皮痒，七日觉疾甚痛，即其验也。忌生冷油腻等物。

伤水张南川消癖膏

香油一斤 桃一两 榆二两 椿一两 槐一两 柳一两 柏枝一两 楮一两 猪鬃四两 血余一两 水红花穗一斤

以上俱入油内熬焦，去渣，又入后药。

黄连一两 黄芩一两 黄柏一两 栀子一两 大黄一两 连翘一两 川乌一两 两头尖一两 川芎一两 防风一两 荆芥一两 木鳖子一两 薄荷一两 苍术一两 苦参一两 穿山甲一两 当归尾一两 蓖麻仁一两

入油内熬焦捞出。称前油，如油一两，入黄丹五钱，熬至滴水成珠，离火待温，入后细药。

阿魏一钱 血竭一钱 芦荟一钱 硼砂一钱 硇砂一钱 乳香一钱 没药一钱 胡黄连一钱 儿茶一钱 轻粉一钱 雄黄一钱 天竺黄一钱 蜈蚣三条，为末 朝脑一个 麝香三分

临摊贴药入麝，贴患处，神效。

挑筋灸癖法

令患人低坐弯腰，医以右手大指、中指横掐住两胯骨尖上，相平横过，中间脊骨掐处是穴，将牙花记住，用手按脊下二寸许，则上记牙花必跳动，是真穴；不动，不是穴。于动处，用药制过纸擦之，使皮肉麻木，用艾灸一炷，将大布针穿丝线一条，将针放斜，横刺入皮，如艾炷大穿到线，慢慢勒破皮，然后再用针，斜入横挑，过线勒断，白筋四五条，出鲜血易治，出紫血难愈。用真三七末少许，掺上血即止。再用艾灸三壮，用前膏药贴之，当时热退，指日癖消，神效。

制纸法

用花椒树上马蜂窝为末，用黄蜡蘸末，并香油频擦纸。将此纸擦患处皮上，即麻木不知痛。

灸癖法

穴在小儿背脊中，自尾骶骨，将手揣摸脊骨两旁，有血筋发动处两穴，每一穴用铜钱三文，压在穴上，用艾烟安钱孔中，各灸七壮。此是癖之根，贯血之所，灸之疮即发，即可见效。灸不着血筋，则疮不发，而不效矣。

治小儿疳积、眼矇、发竖者。郭师傅方

远志去心，一钱七分 苍术米泔水浸，一钱七分 三棱一钱七分 木鳖子去壳，一钱七分 槟榔火炮，一钱七分

用牙猪肝一副，竹刀切片，皮硝水洗净，将药末撒上，仍用竹签贯合，两片为一，蒸一炷香为度，取出仍将皮硝水洗之，露一宿。病人服，任意多寡；或煎煮不拘，轻者半副，重者一副。

诸 热

方

大连翘饮 治小儿心经邪热，心与小肠受盛，乃水窦之处，常宜通利。壅则结，滑则脱，热则涩，盛则淋。平凉心火，三焦自顺，不待疾作而解。证成而疗者，疏待有之矣。一十五味，加汤使用，才觉蕴热、寒热、寒邪、风邪冒之，肺经心将受之，不受则触传于小肠，或闭，或涩，或赤，或白，淋沥不通，荣卫不行，壅滞作疾，其发多端，以

致肝热，眼目赤肿，唇口白疮，津液不生，涕唾稠盛，须在表里，俱得其宜，惊风悉能散之，疾热亦自消除，连翘之功，可谓大矣。

连翘八分　瞿麦八分　滑石八分　车前子八分　赤芍八分　栀子四分　木通四分　牛蒡子八分　防风四分　荆芥一钱二分　当归四分　黄芩一钱二分　甘草一钱六分　柴胡一钱一分　蝉退五分

上锉，竹叶十个，灯心十茎，水一碗，煎至七分，不拘时服。风痰热变、热蒸，加麦门冬。实热、丹热，加大黄。胎热、疮疥余毒热，加薄荷叶。痈疖，加大黄、芒硝。

犀角化毒丹陈白野方　治小儿蕴积热毒，唇口肿破生疮，牙龈出血，口臭腮赤，咽干烦躁不宁，并痘疹余毒未解，或头面身体，多生疮疖。

犀角镑，三钱　桔梗一两　青黛二钱　牛蒡子微炒，五钱　连翘去穰，六钱　玄参六钱　朴硝三钱　生地黄酒洗，五钱　粉草三钱　赤茯苓去皮，五钱

上为末，炼蜜为丸，如龙眼大。每服一丸，薄荷汤化下。兼有惊，加朱砂研细为衣。

感　冒

方

羌活膏　治小儿风寒外感，惊风内积，发热喘促，咳嗽痰涎潮搐，并痘疹初作。

羌活七钱　独活七钱　前胡七钱　川芎七钱　桔梗五钱　天麻五钱　薄荷三钱　甘草二钱　人参五钱　地骨皮三钱

上为细末，炼蜜为丸，如芡实大。每一丸，姜汤研化下。

抱龙丸　治伤风瘟疫，身热昏睡，气粗喘满，痰实壅嗽，及惊风潮搐，虫毒中暑，并可服之。壮实之儿，宜时服之。

南星为末，入腊月黄牛胆中阴干，百日取出，八钱　天竺黄四钱　麝香一钱　雄黄四钱　辰砂四钱

上为细末，煮甘草膏为丸，如皂角子大。

每服一丸，滚熟水比下。百晬内者，作三服。或用腊雪水煮，甘草膏汁和药尤佳。

伤　食

方

万亿丸方见通治　治小儿伤食，肚胀，发热，惊风痰嗽，一切停滞，内伤外感，并治。

启脾丸　消食，止泄，止吐，消疳，消黄，消胀，定腹痛，益元气，健脾胃。

人参一两　白术去芦，一两　山楂去核，取肉，炙，五钱　陈皮炙，五钱　泽泻炙，五钱　甘草五钱，炙　白茯苓去皮，一两　干山药一两　莲肉去心，皮，一两

上为细末，炼蜜为丸，如绿豆大。每三四十丸，空心米汤送下。或为饼，以米饮研化服亦可。小儿常患食伤诸疾，服之立愈。

消食散　治小儿腹痛，多是饮食所伤，治宜和脾消食。

白术去芦，去油，陈壁土炒，二钱半　红陈皮温水洗，去白，七分　南香附米去毛，炒，七分　山楂蒸，去核，取肉，一钱　大麦芽炒，一钱　四花青皮去穰，七分　砂仁去壳，一钱　甘草炙，五分　神曲炒，七分

上为细末。每服一钱七分，量儿大小，清米饮，或白汤任下，生姜煎服亦可。有寒，加藿香、吴茱萸。有热，加炒黄连。

吐　泻

方

烧针丸　治小儿吐泻。

黄丹水飞过　朱砂　白矾火煅，各等分

上为末，枣肉为丸，如黄豆大。每服三四丸，戳针尖上，于灯焰上烧存性，研烂，凉米泔水调服。泻者食前，吐者无时。外用绿豆粉，以鸡子清和作膏，涂两脚心；如泻涂囟门，止则去之。

白术散　治吐泻，或病后津液不足，口干作渴，和胃生津，止泻痢，将欲成慢惊

风者。

人参　白术　藿香　白茯苓去皮　干葛
木香　甘草炙，各等分

水煎服。若小儿频频泻痢，将成慢惊，
加山药、扁豆、肉豆蔻煨各一钱，用姜一片
煎。若慢惊已作，加细辛、天麻各一钱，全
蝎三个，白附子八分，裹煨。若冬月，小儿
吐蛔，多是胃寒、胃虚所致，加丁香二粒。
如胃虚不能食，而大渴不止者，不可用淡渗
之药，乃胃中元气少故也，与此汤补之，加
天花粉。如能食而渴者，白虎汤加人参。如
中气虚热，口舌生疮，不喜饮食，服之即效。

参苓膏　治大人、小儿脾胃虚冷，呕吐
泄泻，及痘疹泄泻，并治。

人参一两　白术一两　茯苓一两　白豆蔻
七钱　山药一两　木香五钱　砂仁五钱　肉豆
蔻七钱　甘草炙，三钱

上为细末，炼蜜为丸，如龙眼大。每服
一丸，不拘时，清米汤，研化服。

治小儿脾虚泄泻。李椹涧传

山药半生半炒，为细末。每服一二钱，
空心黑砂糖水调服。

痢疾

方

三神丸刘州判传　治泻痢。

南草乌光圆者用三两，一两烧存性，一两去
皮尖，火煨，一两去皮尖，生用

上为末，水打面糊丸，如绿豆大。每三
五丸或八九丸。水泻，熟水待冷送下。去血，
黄连甘草汤下，白痢，干姜汤下，俱用冷服。
忌一切热物，鸡肉鱼胙腥腻等物。

铁门拴魏进士传　治赤白痢疾，五种
泄泻。

文蛤炒黄色，一两　黄丹二钱　白矾半生半
枯，三钱

上为细末，黄蜡一两熔为丸，如绿豆大。
每服大人十五丸，小儿五七丸，茶一钱，姜
二钱，煎汤下。

凤凰煎　治休息痢及痦泻日久，不能
愈者。

鸡子一枚，打破，用黄蜡一块，如指大，
铫内熔，以鸡子拌炒热，空心食之。

一方，治噤口痢，并泻。

用烧饼一个，乘热分作两边，将一边纳
木鳖子泥，搭脐上，冷则易之。

一方，治热痢。

黄连、细茶、生姜各等分，水煎服。

封脐治痢良方张西斋传

王瓜藤经霜，晒干，烧存性

上为末，香油调，纳脐中，立效。

点眼治噤口痢方李兴湖传

首胎粪炙，干，一钱　雄黄五分　胡黄连
四分　片脑少许

上为细末，点两眼大眦，即效。

治小儿久泻、久痢不止，及满口生疮，
白烂如泥，疼痛叫哭，诸药不效者。张魏
川传

巴豆一个，去壳　瓜子仁七个　烧钱灰
一个

上共捣一处，如泥，津调贴在两眉间正
中，待成泡揭去，即已。

疟疾

方

芫花散　治小儿疟疾。

芫花根为末。每用一二分，三岁儿用二
分。以鸡子一个，去顶，入末搅匀，纸糊顶
口，外用纸裹塘灰，火煨熟嚼吃。

天灵散

天灵盖烧存性，为末。每服五厘，黄酒
调下，立止。

痰嗽

方

蜜梨噙　治咳嗽痰喘。

甜梨一个，刀切勿断，入蜜于梨内，面

裹火煨熟，去面吃梨。

保金丸宗杏川方

南星　半夏　白矾生　牙皂　巴豆去壳
杏仁去壳另研，各等分

上为末，合一处，再研令匀，枣肉为丸，如梧桐子大。每三丸，针挑灯上烧存性，研烂，茶清调下。

一方，治咳嗽发热，气喘吐红。

人参　天花粉等分

上为末。每服五分，蜜水调下。

一方，治小儿喉中痰壅喘急。

用巴豆一枚，去壳，捣烂作一丸，以棉花包裹，男左女右，塞鼻中，痰即坠下。

气　喘

方

一捻金

治小儿风痰吐沫，气喘咳嗽，肚腹膨胀，不思饮食。

小儿肺胀咳嗽，多人看作风喉，大黄、槟榔、二牵牛、人参分两来凑，五味研成细末，蜜水调量稀稠，每将一字下咽喉，不用神针法灸。

上其证，肺胀喘满，胸高气急，两胁搧动，陷下作坑，两鼻窍张，闷乱嗽渴，声嗄不鸣，痰涎潮塞，俗云"马脾风"。若不急治，死于旦夕也。

盗　汗

方

治小儿盗汗，潮热往来。

柴胡　胡黄连各等分

上为细末，炼蜜为丸，如鸡豆子大。每一丸至三丸，银器中，用酒少许化开，更入水五分，重汤煮二三十沸，放温，食后和渣服。

虫　痛

方

治小儿虫积腹痛。

巴豆一枚，去壳，槌去油　朱砂一粒

同研匀，用鸡子一个，开顶微去白，入药在内，搅匀，仍将纸糊口，用秆圈坐在锅内，水煮熟，令儿食之，或以茶清送下，即打下所积虫，神效。

追虫取积散周佐溪传　治小儿虫积、食积、热积、气积，或肚大青筋，腹胀而痛。

雷丸　锡灰　槟榔　芜荑仁　木香　大黄煨　黑丑　使君子　鹤虱各等分

上为细末，炼蜜为丸。或蜜，或砂糖水调服，每二三匙。

脐　风

方

五通膏周景阳传　治小儿脐风撮口。

生地黄　生姜　葱白　萝卜子　田螺肉各等分

上共捣烂，搭脐上四周，一指厚，抱住候一时。有屁下，泄而愈。

香螺膏鉴泉兄传　治小儿脐风，肿硬如盘。

田螺三个，入麝香少许，捣烂搭脐上，须臾再易，肿痛立消。

独神散　治小儿脐风。

用全蝎七个，去蝎尾，每个用中一节，共七节，火烤干为细末，乳汁送下。小儿头上，微汗出即已。

夜　啼

方

安神散　治小儿夜啼不止，状若鬼神。

蝉退七个，下半截为末，初生抄一字，薄荷汤入酒少许调下。或者不信，将上半截如上服，复啼如初。古人立法，莫知其妙。

花火膏　治邪热乘心，焦躁夜啼。

灯花三颗，以乳汁调抹儿口，或抹母乳上，令儿吮之。一方，用灯心烧灰，敷乳上，令儿吮之。一方，加朱砂一字，共为末，用白蜜调，儿睡抹口内。

丹　毒

方

泥金膏　治小儿一切无名肿硬，焮赤，但是诸般丹瘤，热瘭，湿烂，大人亦同此法。

阴地上蚯蚓粪，熟皮硝比蚯蚓粪三分之二，一处研细，新汲水浓调，厚敷患处，干则再上。

赤龙散　治赤毒、火毒、走注。

伏龙肝不拘多少，用鸡清调，敷患处。

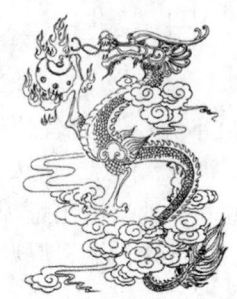

古今医鉴 卷十四

口 病

方

牛黄散 治小儿口中百病，鹅口口疮，重腭不能吮乳，及咽喉肿塞，一切热毒。

牛黄一分　片脑一分　硼砂一分　雄黄二分　青黛二分　朴硝一分半　黄连八分，末　黄柏八分，末　辰砂二分

上为细末。每少许，敷口内。

泻心汤 治小儿口疳。

黄连为末。每一字，蜜水调服。

小儿口舌生疮，乃心脾受热。口疮赤，心脏热；口疮白，脾冷；口疮黄，脾脏热。

吴茱萸末，醋调敷脚心，移热即愈。药性虽热，能引热下行，其功至良。

牙 疳

方

玉蟾散 治小儿走马牙疳，牙龈臭烂，侵蚀唇鼻。先用甘草汤洗净，令血出涂之。亦理身上肥疮，但是疳疮用之，立效。

蚵皮即虾蟆，不鸣不跳者是，用黄泥裹，火煨焦，二钱半　黄连二钱半　麝香少许　青黛一钱

上为末。湿则干掺，干则香油调抹之。

一方，治小儿走马牙疳，一时腐烂，即死。

妇人便桶中白垢，火煅一钱许，入铜绿三分，麝香一分半，敷之立已。

立效散 治走马牙疳。

黄丹水飞　枯矾　京枣连核烧存性

共为细末，敷之神效。

眼 病

方

拔毒膏 治婴儿患眼肿痛。

熟地黄一两，以新汲水浸透，捣烂贴两脚心，布裹住，效。

一方，治小儿赤眼。

用黄连末，水调贴脚心，干则水湿之。

一方，治小儿热眼。

南星四分　大黄六分

上为末，陈醋调匀，左眼敷右脚底，右眼敷左脚底，裹脚缠缚，俟口内闻药气即愈。

头 疮

方

治小儿头疮，胎毒等疮。

白芷一两　花椒五钱　黄丹五钱　枯矾二钱　五倍子一两

上为末，干则香油调搽，湿则干掺之。

治肥疮黄水疮秘方

红枣烧灰，一钱　枯矾一钱　黄丹一钱　松香一钱　宫粉五分　银珠三分

上为末，湿则干掺之，干则香油调搽。

发 斑

方

治小儿常发风斑，及脚常红肿，此脾经

风热也。

防风通圣散去硝黄，加鼠黏子酒炒、黄连为末服之。外用防风、白芷、薄荷、黄芩、黄连、黄芪、黄柏煎汤，浴洗避风。

小儿诸方

方

保婴百中膏京师传 治小儿疳癖泻痢，咳嗽不肯服药，及治跌扑伤损手足肩背，并寒湿脚气，疼痛不可忍者。

沥青二斤半 威灵仙一两 蓖麻子去壳，一百二十枚，研 黄蜡二两 乳香一两，另研 没药一两，另研 真麻油夏二两，春秋三两，冬四两 木鳖子去壳，二十八个，切碎，研

上先将沥青同威灵仙下锅熬化，以槐柳枝搅匀，须慢慢滴入水中，不粘手，拔如金丝状方可。如硬再旋加油少许，如软加沥青。试得如法，却下乳香、没药末，起锅在灰上，再用柳条搅数百次；又以粗布滤膏在水盆内，拔扯如金丝，频换水浸二日，却用小铫盛顿。如落马坠车，于破伤疼痛处，火上炙热，贴透骨肉为验，连换热水数次，浴之则热血聚处即消。小儿疳癖，贴患处；泻痢，贴肚上；咳嗽，贴背心上。

混元丹鲍思斋传 养元气，和脾胃，清火退热，化痰理嗽，定喘安神，镇惊祛风，止泻消积，化痞止汗，消胀，利小便，小儿百病。

黄芪一钱，蜜炙 人参去芦，一钱 缩砂去皮，二钱 白茯神去心、皮，二钱半 益智去壳，六钱 莪术火煨，三钱 山药姜汁炒，二钱半 远志甘草水泡，去心，一钱半 桔梗一钱 香附一两，蜜水煮过 甘松八钱半 牛黄一分 麝香三厘 金箔十片 滑石六两，用牡丹皮五两煎，去水丹，煮水干为度，滑石用青色者佳，如无用白者 辰砂一两，甘草一两，水煮半日，去甘草不用 粉草一两，半生半煨 木香一钱 白茯苓去皮，二钱半

上为细末，炼蜜为丸，如小雀卵大，金箔为衣。每服一丸，米汤研化服。惊风，薄荷汤研化服。

万亿丸方见通治 治小儿百病如神。

痘 疹

夫痘疹之原，乃胎毒所致。婴儿在胎之时，必资胎养以长其形焉。缘母失于节慎，纵欲恣餐，感其秽毒之气，藏于肺腑之中，近自孩提，远至童年。若值寒暄不常之候，痘疹由是而发，因其所受浅深，而为稀稠焉。大抵初娩之时，孩儿口内亦有余秽之毒，急用棉裹指头，拭去口中污汁，免咽入腹。事倘不及，宜以拭秽等法，并豫解胎毒诸方，择便用之，亦能免痘疹诸症，真良法也。然痘疹虽是素禀胎毒；未必不由诸病相传而成。其始发之时，有因伤寒伤风而得者，有因时气传染而得者，有因伤食发热，有因跌扑惊恐蓄血而得者。或为目掇口噤，惊搐如风之证，或口舌、咽喉、腹肚疼痛；或烦躁狂闷，昏睡谵语；或自汗，或下利，或发热，或不发热；证候多端，卒未易辨，必须以耳冷、骫冷，足冷验之。盖疮疹属阳，肾脏无证，耳与骫、足俱属于肾，故肾之部独冷。然疑似之间，或中或否，不若视其耳后有红脉、赤缕为真，于此可以稽验矣。治疗之法，痘疹未出之先，预解胎毒；发热未出之际，急须微汗；已出未收之时，当用温和之剂。又曰：始出之前，宜开和解之门；既出之后，当塞走泄之路；痂落已后，清凉渐进；毒已去尽，补益宜疏。大凡初起，未见红点，证与伤寒相类，发热烦躁，脸赤唇红，身热头痛，乍寒乍热，喷嚏呵欠，喘嗽痰涎等证。身热未明，疑似之间，急须表汗发散，可服升麻葛根汤、参苏饮之类。其或气实烦躁热炽，大便闭结，则与犀角地黄汤、败毒散之类，或多服紫草饮，亦能利之。如小便赤涩者，分利小便，宜以四苓散、导赤散之类，则热气有所渗而出。凡热不可骤遏，但轻解之。若无热，则疮又不起发也。盖发热之初，

红点未见之前，非微汗则表不解，乃痘疮未出，表热壅实之时也；非微下则里不解，在红点未见，里热壅盛之际也。若正出未收之时，妄汗则成斑烂，妄下则成陷伏。痘疮一发，出于心、肝、脾、肺四脏，而肾无留邪者为吉。若初发便作腰痛，见点则紫黑色者，多死，乃毒气留于肾间，而不发越故耳。向者疮随五脏，有证未发，则五脏之证悉具。已发则归于一脏，受毒多者见之。故肝脏发为水泡，色青而小；肺脏发为脓泡，色白而大；心脏发为斑，色赤血泡；脾脏发为疹，色黄，小斑疮；惟归肾则变黑，青紫干陷。故疮疹属阳，本无肾证，肾在下不受秽气，阳取火也，阴取水也，以火为水所制，岂不气殆哉？大抵痘疮之法，多归重于脾肺二经。盖脾主肌肉，而肺主皮毛，故遍身为之斑烂也。其为证也，宜发越不宜郁滞；宜红活凸绽，不宜紫黑陷伏。疮出之后，医者当察色详证，以辨表里虚实用药。其吐泻不能食，为里虚；灰白色，陷顶多汗，为表虚；红活凸绽为表实。又诸痛为实，诸痒为虚。外快内痛为内实外虚，外痛内快为内虚外实。内实而补，则结壅毒；表实而复用实表之药，则溃烂而不结痂矣。如表虚者，疮易出而难靥；表实者，疮难出而易收。里实则出快而轻，里虚则发迟而重。表实里虚，则陷伏倒靥；里实表虚，则发慢收迟。调养之法，切不可妄用硝、黄、巴豆大寒大热之药。盖解表不致于冷，调养不致于热，小儿难任非常之热，亦不堪非常之冷，稍有偏焉，病从此生。故热药之助热者，以火济火，而热势太盛，荣卫壅遏，轻为咽喉目疾，吐衄痈疮；重则热极生风，斑烂不出。冷药之乘寒者，以水滋水，使脾胃虚寒，气血凝滞，轻为吐利腹胀，重则陷伏倒靥。又宜谨避风寒，严戒房事，禁止杂人月妇，清除秽气触忤，调节乳食，勿食过饱失饥，忌餐冷热，毋使伤脾损胃。大法活血调气，安表和中，轻清消毒，温凉之剂，二者得兼而已。又曰：首尾宜以保元汤增损为主治焉。医斯疾者，当看时令寒热，审儿之虚实，辨痘之荣枯，参考各门方法，庶无执泥之弊。故曰：虚者益之，实者损之，冷者温之，热者清之，是为随机应变。若胶柱鼓瑟，则何足以妙圆神，不滞之机乎？

预解胎毒免痘论

痘疹乃胎毒所致，人生无不患者，若欲免之，亦有法也。故《千金方》以小儿初生，啼声未发，急用棉裹指头，拭去口中污汁，免咽入腹，免生痘疹，固是良法。然仓卒之际，或有不及如法者，古人有甘草、朱砂等法，用之殊佳。如或又有不及如此者，宜以延生第一等方，择便用之，可免痘疹，或出亦稀少也。详考《全书幼幼》云：凡值天时不正，乡邻痘疹盛发，宜服后禁方，则可免，永不出痘疹矣。

预解胎毒免痘方

方

延生第一方 小儿初生，脐带脱落后，取置新瓦上，用炭火四围，烧至烟将尽，放土地上，用瓦盏之类盖之，存性研为末。预将朱砂透明者，为极细末，水飞过。脐带若有五分重，朱砂用二分五厘，生地黄、当归身煎浓汁一二蚬壳，调和前两味，抹儿上腭间、乳母乳头上，一日之内用尽，次日大便遗下秽污垢之物，终身末无疮疹及诸疾，生一子，得一子，十分妙法也。

大极丸

腊月八日，取采生兔一只，取血以荞麦面和之，少加雄黄四五分，候干成饼。凡初生小儿，三日后，如绿豆大者与二三丸，乳汁送下，遍身发出红点，是其征验。有终身不出痘疹者，虽出亦不稠密也。婴儿已长，会饮食者，就以兔血啖之，尤妙。或云不必八日，但腊月兔亦可，然终不若八日佳。

保婴丹 凡小儿未出痘疹者，每遇交春分、秋分，时服一丸，其痘毒能渐消化。若只服一二次者，亦得减少。若服三年六次，其毒尽能消化，必保无虞。此方神秘，本不轻传，但慈幼之心自不能已，愿与四方好生君子共之。

缠豆藤一两五钱，其藤八月间收，取青豆梗、土藤细红丝者是。采取阴干，炒，在此药为主　黑豆三十粒　赤豆七十粒　山楂肉一两　荆芥五钱　防风五钱　当归五钱　新升麻七钱半　赤芍五钱　黄连五钱　桔梗五钱　连翘七钱半　甘草五钱　生地黄一两　川独活五钱　辰砂一两，水飞，另研　苦丝瓜二个，长五寸者，隔年经霜方妙，烧灰存性　牛蒡子一两，纸裹炒过为度

上各为极细末，和匀，净糖拌丸，李核大。每服一丸，浓煎甘草汤化下。

诸药须预先精办，遇春分、秋分，或正月十五日、七月十五日，修合务要精诚，忌妇人、猫、犬见，合时向太阳，咒药曰：神仙妙药，体合自然，婴儿吞服，天地齐年。吾奉太上老君，急急如律令敕。一气七遍。

涤秽免痘汤

五六月间，取丝瓜小小蔓藤丝，阴干，约二两半重，收起。至正月初一子时，父母只令一人知，将前丝瓜藤煎汤，待温，洗儿全身头面上下，以去其胎毒，洗后亦不出痘也，如出亦轻，只三五颗而已。一方，用胡芦藤蔓，如上法洗，亦妙。扶沟王大中每用楝树子升许，如上法洗，已经验数人，皆长大而不出痘，尤妙。

乡邻出痘预服禁方

三豆汤　治天行痘疹。乡邻有此证，预服之，能活血解毒，则不染。

赤豆即红小豆，一升　大黑豆一升　绿豆一升　北草三两

上以三豆淘令净，用水八升，煮令豆熟为度。日逐空心，任意食豆饮汁七日，永不出。

龙凤膏

乌鸡卵一个　地龙活而细小者用一条，此田间蚯蚓也

上以鸡卵开一小窍，入地龙在内，夹皮纸糊其窍，甑上蒸熟，去地龙，与儿食之。每岁立春日食一枚，终身不出痘疹。觉邻有此证流行时，食一二枚亦好。

独圣丹

丝瓜老者，近蒂取三寸，固济于砂瓶内，桑柴火烧存性，为末，以如数配砂糖捣成饼，时时与吃尽为佳。小儿痘疹服此则少，或全然只烧蒸三两日不出者，或每遇作热时，即与食之，出痘必少。

永不出痘二五散

用有雄鸡蛋七枚，内取一枚，开一孔，去青黄净，将入鲜明好朱砂四钱九分，其孔以纸糊，用鸡抱去，鸡雏将朱砂采，日精月华，各七日夜，收贮听用。再用起头结丝瓜一个，候老成种干燥，烧灰存性，为末。每服朱砂五分，丝瓜灰五分，为细末，蜂蜜水调服。服过三次，亦不出痘疹。邻家出痘，就宜服之。

发热三朝证治例

凡发热之初，急宜表汗，使脏腑胎毒及外感不正之气尽从汗散，则痘出稀少。然表药必在红点未见之前也。如发热壮盛者，痘出必重，急煎加味败毒散调三酥饼，热服表之，须令遍身出臭汗，则毒气表散，痘出必稀。若得真犀角磨汁和入尤妙。如无三酥饼，煎败毒散调辰砂末表之，更研辰砂末调涂眼四围，或黄柏膏之类，可免眼目之患。

凡发热之初，证类伤寒，疑似之间，或耳尻冷，呵欠咳嗽，面赤，必是出痘之候，宜服升麻葛根汤加山楂、大力子，其疮必出稀少而易愈。

凡发热之初，憎寒壮热，鼻流清涕，咳嗽痰涎，此因伤风伤寒而得，以参苏饮，或调紫草膏表之。

凡热盛发狂，谵语烦渴者，急煎败毒散调辰砂末解之。

凡发热之初，或作腹痛及膨胀者，由毒气与外邪相搏，欲出不得出也，用参苏饮去参、苓，加砂仁、陈皮表之。

凡热盛吐衄，面黄粪黑，瘀血相续，及一切失血之证，并宜犀角地黄汤。

凡热盛发惊搐为吉候，用红线散调辰砂六一散表之。痰涎壅盛，不省人事者，薄荷汤化下抱龙丸。

凡发热欲出痘，作腰痛者，急服神解汤，出汗，腰痛止为度，不止再进一服，免出肾经之痘。

凡因积冷腹痛，或胃寒泄泻呕吐者，用理中汤加砂仁、陈皮、香附，温而出之。

热毒本盛者，表药出汗，热退为佳。其有一切杂证，皆由毒气欲出不能故也，但宜表散，使毒气得泄，则诸症自退，痘亦稀矣。

此治初热，预防要法。

发热三朝决生死例

一、发热时，用红纸条蘸麻油，点照心头皮肉里。若有一块红者，或遍身有成块红者，八九日后决死，勿治。

一、发热时，身无大热，腹痛腰不痛，过三日后才生红点，坚硬碍手者，勿药有生，所谓吉证。

一、发热时，浑身温暖，不时发惊者，痘在心经而生也，乃为吉兆。

一、发热时，一日遍身即生红点，稠密如蚕种样，摸过不碍手者，决死。

一、发热时，腹中大痛，腰如被杖，乃至出痘干燥，而前痛犹不止者，决死。

一、发热时，头面上有一片色，如胭脂者，八九日以后，决死。

发热三朝方药例

加味败毒散

柴胡　前胡　羌活　独活　防风　荆芥　薄荷　枳壳　桔梗　川芎　天麻　地骨皮各等分

上古方除参、苓，恐补早助火也，宜加紫草、蝉退、紫苏、麻黄、僵蚕、葱白带根，热服。表汗泄泻，加猪苓、泽泻，去紫草，水煎热服，出汗为佳；如热盛，谵语烦渴，

用此调六一散，尤妙。

升麻葛根汤

川升麻一钱　白芍药一钱　甘草一钱　白粉葛一钱半

上锉，作一剂，生姜煎，热服。加山楂、大力子，其疮稀疏而易愈。

参苏饮 治小儿伤风、伤寒，发热咳嗽，痰涎喘急，未明痘疹，疑似之间，此药最稳。

紫苏三分　陈皮二分　桔梗二分　半夏姜汁炒，三分　前胡三分　干葛三分　甘草二分　枳壳去穰，二分

上锉，生姜煎，热服。或调紫草膏热服，表汗更佳。

犀角地黄汤 治小儿痘疹，初热太盛，大便黑粪瘀血，或有鼻衄，大小便血。

真犀角如无此，以升麻代之亦可，一钱　生地黄一钱半　赤芍药一钱　牡丹皮一钱

上锉，水煎服。热甚，加黄芩。

红线散 治感风寒，发热惊搐，煎调六一散表之。痰盛者，抱龙丸亦妙。

全蝎　麻黄　紫草　荆芥穗　蝉退　天麻　甘草　加薄荷各等分

上锉，水煎，调药服。

三酥饼 初热，用以表汗解毒，痘出稀少。

辰砂绢囊盛之，用升麻、麻黄、紫草、荔枝壳煮，过一日夜，研细，仍将前四味煎汤飞过，晒干再研极细，用蟾酥另捻作饼　紫草为细末，用蟾酥另捻作饼　麻黄去节，泡汤过晒干，为细末，用蟾酥另捻作饼　蟾酥端午日作蟾取之，捻前三药为饼，每饼加麝香少许更妙

上方辰砂解胎毒，凉心火，制过又能发痘，紫草解毒发痘，麻黄表汗发痘，蟾酥最能祛脏腑毒气，俱从毛窍中作臭汗出，诚解毒稀痘之神方也。如遇天行恶痘，须于发热之初，每三岁儿，将三饼各取一分，或分半，随大小加减，热酒化下，厚盖出汗。不能饮酒者，将败毒散化下，尤妙。若痘已出，满顶红紫，属热毒者，煎紫草红花汤，或化毒汤将饼化下解之。又小儿初生，用蜜调辰砂

饼一分，以解胎毒，痘出必稀，皆妙法也。麻黄饼痘出后忌服。

稀痘散　发热未出时服之，最能稀痘。

辰砂将升麻、麻黄、紫草、荔枝壳四味各煮一日夜，研细，仍将四味煎汤飞过，晒干，研极细，六钱　天灵盖用小儿者佳，净，将麝香涂上，火炙令黄，为末，三钱

上二味和匀，再研极细，于发热未出时，煎紫草、升麻、紫苏、葱白汤，或败毒散调下。每一岁，以一分为度。

六一散　治热毒太盛，狂言引饮，痘疮红紫黑陷。

滑石白腻者，研细水飞，晒干再研，六两　冰片三分，后和研匀　粉草取头末，研极细，六钱　辰砂光明者，水飞，三钱

上将滑石、甘草末一半研匀，然后加冰片研匀，作六一散，治痘疮红紫黑陷热渴。余一半，入辰砂末，名辰砂六一散，治惊狂谵语。前方发热之初，用败毒散调下，亦能解毒稀痘。若出痘后，红紫属热毒者，春秋各用灯草煎汤，候冷调服；夏月新汲泉水调服。三五岁服一钱，十岁服二钱。

神解汤　治小儿发热，欲出痘腰痛。

柴胡一钱半　干葛一钱　川芎八分　白茯苓八分　麻黄去节，八分　升麻八分　防风八分　甘草五分

上锉一剂，水一钟半，先将麻黄滚去白沫，后煎至八分，热饮，覆被卧取汗，腰痛止为度，不止再进一剂。免出肾经之痘，此法甚奇。

神功散　何知府传　此方初觉热，服之不出，若见标者，服之毒气即散；陷者，服之即起。

川芎六两　当归六两　升麻六两　甘草六两

上为细末，一起取东流水煎三次，每次用水三碗，文武火煎至一碗半，滤下；又煎二次，共药水四碗半听用。又用好朱砂四两，以绢袋悬入磁罐，加前药水封固，水煮尽为度，取出焙干为末，以纸罗过听用。再以引经散，用糯米二三合，以纸包紧，外用黄泥固济，入火炼红冷定，打碎，取米黄色者用之，白色者不用。每服以朱砂末一钱，米末一钱，炼蜜二匙，好酒二匙，白沸汤一小钟，共一处调匀，用茶匙喂尽取效。

黄柏膏　治痘疮初出，先用此膏涂面。若用之早，则痘疮不生于面；用之迟，虽出亦稀少。

黄柏一两　红花二两　甘草生，四两　绿豆粉四两

上为末，香油调成膏，从耳前眼唇面上，并涂之，日三五度。

出痘三朝证治例

凡三日痘渐出齐，然毒气尚在内，忌用大寒大热之剂。寒药滞毒不散，难出；热药愈炽火邪。故热毒盛者，便当解毒。毒解之后，略与温补，否则反变虚寒之证矣。虚寒甚者，先当温补，补后略与解毒，否则反生热毒之证矣。善治者，调适中和而已。

夫发热一日即出痘者，太重；二日即出者，亦重；微微发热，三日后乃出痘者，为轻；四五日身凉，乃见痘者，尤轻。自出痘一日至二三日方齐，大小不等，红润圆顶，光泽明净如珠者吉，不须服药。若有他证，照后所论，加减调治。

凡小儿发热一日，遍身红点，如蚊蚤咬者，决非痘疮，乃热毒为风寒所遏，不能发越故也。宜照发热门内，煎败毒散热服表之。汗后身凉，红点自退，再越二日，出痘返稀矣。

凡发热一日，遍身出痘稠密如蚕种，根虽红润，然顶白平软不碍指，中有清水者，此由热毒熏蒸皮肤而生痱疮，亦名疹子，俗曰麻子，其始发热，亦类伤寒之状，但麻证始终可表。宜照发热门内，煎败毒散表之，表退肌肤之热，则麻子自没矣。夫发热门内云：既见红点，切戒再表者，谓痘疮也。此复云：表退者，谓麻疹痱疮，非正痘也，宜慎辨之。然痘疮初出，与麻疹痱疮略相似，

若根窠红，顶圆突，坚实碍手者，痘也；若根或不红，顶虚软，略有清水，摸过不碍指者，麻疹痱疮也。疑似之间，可以辨明，而用药得无误乎！

凡发热一日，即见红点，根红顶圆，坚实碍指者，正痘疮也，此由毒气太盛，故出速，宜败毒散，或化毒汤加紫草、红花、蝉退之类，凉血解毒可也；若一日出齐，稠密红赤成片，此毒盛太过，不久，紫黑发斑而死。

凡壮热惊搐，烦渴谵语，如见鬼神者，宜辰砂六一散；痰盛者，宜抱龙丸。

凡痘出不快者，加味四圣散、紫草饮、丝瓜汤之类。

凡痘出灰白不红绽，或灰黑陷顶，表寒而虚，二便清，身凉，口气冷，不渴不食，食不化，里寒而虚，此表里虚寒也，急宜温脾胃，补血气，以助贯脓收靥，保元汤加白术、川芎、当归、木香之类。盖脾土一温，则胃气随畅，而无内虚陷伏之忧；气血既成，则送毒得出，无痒塌之患。失此不治，必不能贯脓收靥，过十一二日后，发痒抓破而死矣。若温补之后，痘肥满红润，能食，二便如常，此表里皆平矣，再勿温补，恐变热毒；若痘红紫，又当解毒以调血气，否则变成黑陷，譬又伤寒变证不常，非杂病可径直而取效也。

凡痘色红紫，根窠成片近黑，黑如乌羽色润者为血活，尚可医；若黑如炭者血死，不可治。凡看色仿此推之。焦陷，表热而实；大便闭结，小便赤涩，身热，口气热，口干引饮，里热而实，此表里皆热盛也。急宜凉血解毒，祛出化毒汤加红花、黄芩、地骨皮，或紫草汤调四圣散。盖凉血不致红紫，解毒则免黑陷，失此不治。过六日后，毒盛不能尽出，反攻脏腑，变黑归肾，死矣。悔何及哉？若解毒之后，痘顶不红，根窠红润，小便清利，大便如常，能食不渴，此表里皆清矣，再勿解毒。若色转白，证变虚寒，又当温补气血，以助贯脓收靥，否则反成痒塌，

犹伤寒过服凉药，阳证变阴又当服保元汤加干姜、白术之类，不可拘泥。

凡痘疮初出之际，须看胸前，若稠密，急煎消毒饮，加山楂、黄芩酒洗、紫草。减食，加人参。

凡痘色淡白，顶不坚实，不碍指者，气虚也；根窠不红，或略红，手摸过处转白者，血虚也。便当大补气血，以保元汤加川芎、当归。

凡痘热盛，发红斑，如锦纹在皮肉者，化毒汤加红花、黄芩、升麻。喉痛，加玄参，磨犀角和服。此伤寒阳毒发斑，用玄参升麻汤加减之法。若见黑斑，不终日而死矣。

凡出痘时，或有红丹，如云头突起者，败毒散加紫草、红花、黄芩解之。

凡出痘后，或发麻疹稠密如蚕种者，化毒汤加柴胡、红花解之。若色好，不可过用凉药伤脾，以致陷伏。

凡出痘时，或泄泻，大便黄，小便赤，口气热如渴，此为热泻，宜去桂五苓散加木通、车前、灯草；如溏泄清利，口气冷不渴，此为寒泻，宜五苓散加肉豆蔻，甚者保元汤加白术、干姜。

凡痘正出，或因吐泻陷伏，宜胃苓汤；寒甚吐泻不止，宜理中汤加丁香、肉豆蔻、附子。

凡因食积、生冷，膨胀疼痛者，平胃散加山楂、麦芽、香附、砂仁之类。

凡痘疮初起发时，自汗不妨，盖湿热熏蒸故也。甚者，保元汤实表，以防其难靥也。

凡痘出红赤，掀摸过皮软不碍指者，此贼痘也，过三日变成水泡，此危证也。急少下保元汤，大加紫草、蝉退、红花解之；或煎灯草木通汤调六一散，利出心经蕴热而红自退；如已成水泡，则保元汤中倍加四苓散利之，此千金秘方也。不然则遍身抓破赤烂而死。愚见贼痘者，是诸痘未浆，此痘先以成熟者，亦是贼痘也，又名假虚。泛发太阳脉门、喉掩、心等处。三日见者，六日死；四日见者，七日亡；五六日见者，十一二日

必死也。

凡痘一出即变黑者，乃肾证也，此为恶候。如有起兴，少用保元汤，大下紫草、红花服下；外用四圣散点之。然早能凉血解毒，必无此患；亦多因脾胃衰弱，土不能制水故也。经曰：红变白，白变黄者，生；红变紫，紫变黑者，死。

自出痘三日内，毒气半于表里，此时妄汗，则成斑烂，妄下则成陷伏。峻寒之药伤胃，峻热之药助火。虚寒不补，则陷伏痒塌；盛热不解，则变黑归肾，然则医者，可不审证？

出痘三朝决生死例

一、出痘之时，须面稀少，胸前背上，皆无根窠，红润顶突碍手，如水珠光泽者，上吉也，不须用药而愈。

一、出痘之时，腰腹疼痛不止，口气大臭，其自出紫黑色黯者，决死。

一、出痘之时，白色皮薄，而光根全无红色，或根带一点红，三五粒如绿豆样，此痘决不能贯脓，久后成泡清水，擦破即死，不可因其好看而妄与下药。

一、出痘之时，全不起，顶如汤泡，及灯草火灰者，十日后，决主痒塌而死。

一、出痘之时，口鼻及耳烊红，血不止者，决死。

一、出痘之时，起红斑如纹者，六七日后，决死。

一、出痘之时，起黑斑如痣状，肌肉有成块黑者，即死。

一、出痘虽稀，根窠全白无血色，三四日便起胀，痘大按之虚软，此名贼痘。血气太虚，至贯脓时变成水泡，大若葡萄，内是清水，无脓皮薄，白如纸，擦破即死。如痘相间，可治。

凡痘初出，每三五点相连者，必密；单见形者，稀。有小红点先见，名血痘，不起不退者不治。

凡痘出后见红点，太阳脉门，胸心喉掩无者，可治。若太阳两颊、胸心如蚕种，不治。干涩如燋尬者，不治。舌缩者不治。初出即虚泛，不治。灯照恍惚，见黑荫者，不治。见赤点，如绿豆大，于两腋小腹数点者，不治。

出痘三朝方药例

胡荽酒 治痘疹，已发未发，喷之立出。

胡荽三两细切，以酒二盅煎沸，用纸密封，不令气出，候冷去渣，从顶至颐额微微涂之，更喷背脊胸腹及两腿皆遍，再用满房门户遍洒之，尤妙。

化毒汤 治痘已出，以此消毒，或出不快，皆宜服之。一云：痘疮欲出，浑身壮热，不思饮食，若服此一剂，即内消已；有一两颗出，即解其半；若全出，即日头焦，只三服愈。

紫草茸五钱 川升麻二钱半 甘草炙，二钱半

上锉。每二钱，糯米五十粒，同煎服。

消毒饮 治痘疮初出，胸前稠密者，急进此药三四服，决透，消毒应手，神效。

鼠黏子四钱 荆芥二钱 甘草一钱，生用 防风去芦，五分

本方加山楂、黄芩酒洗、紫草煎服。减食，加人参，细锉一剂，水煎，加生犀角尤妙。

加味四圣散 治痘疮出不快，及变黑陷者。

紫草茸 木通 黄芪 川芎 南木香各等分 甘草炙，减一半

上锉，水煎服。如大便闭，加枳壳；大便如常，加糯米百粒。解毒，能酿而发之。杨氏曰：糯米能解毒发疮。

紫草饮子 治痘出不快，三四日隐隐将出未出。紫草二两，细锉，百沸汤一大碗，沃之盖定，勿令气出，逐旋温服。紫草能动大便，发出亦轻。大便利者，不可用。

丝瓜散 治痘出不快最妙。

丝瓜不拘几个，连皮、子烧存性为末。

每服一抄，时时用米汤调服，此物发痘最妙。或以紫草、甘草煎汤，调服尤佳。

紫草膏

全蝎二十个　僵蚕八个，炒　麻黄五钱　甘草五钱　紫草五钱　蟾酥一钱　白附子五钱

上为细末，另将紫草一两，锉、煎，去渣，熬成膏，紫草汤化下。又用蜜二两，入好酒半盏，炼过，同紫草膏搅匀，调前末药，丸如皂角子大，每三四岁儿服一丸。红紫黑陷属热毒者，紫草汤化下；淡白灰陷属虚寒者，好酒化开，热服。发热之初，煎败毒散化下，表汗亦能稀痘；证似风寒者，参苏饮化下；发惊者，薄荷、灯心、葱白汤化下。

保元汤

人参去芦，二钱　甘草一钱　嫩黄芪一钱

上锉一剂，生姜一片，水煎温服。

一二日初出，圆晕成形，干红少润，毒虽犯上，其气血未离，可治，以俟其气血交会也。然毒尚浅，急以保元汤加官桂，兼活血匀气之剂；如毒若盛，兼解毒之药活血，加当归五分、白芍一钱；匀气，加陈皮五分；解毒，加玄参七分、牛蒡子炒七分，水一盏，煎七分，温服。

二三日根窠虽圆，而顶陷者，血亦难聚，为气虚弱，不能领袖其血，以保元汤加川芎、官桂扶阳抑阴，岂有不痊者哉？

四五日根窠虽起，色不光泽，生意犹存，为气弱血盛，以保元汤加芍药、官桂、糯米，助卫制荣，斯为调燮之妙也。

五六日气盈血弱，色昏红紫，以保元汤加木香、当归、川芎助血归附气位，以全中和之道也。

五六七日，气交不旺，血虽归附，不能成浆，为气血少，寒不能制，急投保元汤加官桂、糯米助其成浆，而收济惠之伟功，斯为治矣。

七八日，毒虽化浆而不满，为血气有疑，不能大振，以保元汤加官桂、糯米发阳助浆，斯可以保全生命矣。

一至此专主贯脓，脓已满，虽有他证，亦不坏事。若痘无脓灰暗，虽无他证，亦死。

八九日，浆不冲满，血附线红，气弱而危也，以保元汤加糯米，以助其气而驾其血，斯浆成矣，于此可见施治者之妙道也。

十一二日，气血冲满，血尽浆足。湿润不敛者，内虚也，以保元汤，血亦有力，加白术、茯苓，助其收敛而结痂也。

十三四日，毒虽尽解，浆老结痂之际，或有杂证相仍，以保元汤随证加减，不可峻用寒冷大热之剂，恐致内损之患故也。

十四五六日，痂落，潮热唇红，口渴不食，以使君子汤加陈皮、山楂、黄连。如渴甚，以参苓白术散；如热不解，以大连翘饮去黄芩主之。证去之后，多有内损，或余毒未解，此则尤为难治也。

凡痘疹发渴者为气弱，而津液枯竭也，以保元汤加麦门冬、五味子即止；如不止，以参苓白术散一二剂即止。

凡痘疮不起发，脓浆不厚，以保元汤加川芎五分、丁香四分（夏月二分）、糯米二百粒，煎熟，加好酒、人乳各半盏同服。

若头额不起胀，加川芎六分为引。若面部不起胀，加桔梗四分为引。若腰膝不起胀，加牛膝四分为引。若两手不起胀，加桂枝二分为引。

起胀三朝证治例

夫出痘历此四日，当渐起胀，先出者先起，后出者后起。至五六日，毒气尽出已定。若根窠红活，肥满光泽明净者，不须服药。若有他证，照后论治。

凡痘不起胀，灰白顶陷者，气血不足，虚寒证也，宜服内托散加丁香，或酒调紫草膏；若灰黑陷伏，酒调无价散，或就加酒少许，煎内托散调下无价散，最妙。

凡紫红不起胀者，火盛血热，宜服内托散，去官桂，加紫草、红花，热盛加黄芩；若紫黑陷伏，调独圣散，即穿山甲；热极黑陷有痰者，先服抱龙丸降痰，后煎紫草汤调无价散，或少加蝉退末。盖异证属肾，四牙

亦属肾，故能发肾毒，内有猫牙解毒，故热证亦宜，如无此，无价散、至宝丹皆治热毒紫黑焦陷之要药也，可选而用之。

凡痘起胀时，毒尽在表，须赖乘实则无虞，苟略有泻，则内气虚脱，毒乘虚反攻，而疮陷伏矣。热泻所下黄黑赤色便时，肛门热痛如火下者，臭滞殊甚，气强盛而能食，或小便黄赤涩痛，宜四苓散加木香、车前子、赤芍、乌梅煎服；若所下白色，或淡白色，气怯弱而不能食，或兼小便清滑，此虚泻也，宜服固真汤；若泄泻腹胀，口渴气促，痘色灰白者可服木香散送下肉豆蔻丸；腹胀愈作者，酒调人牙散。

凡血气不足发痒者，轻则保元汤加减，重则内托散去桂，倍白芷、黄芪、人参、当归、木香。痒塌者，木香散加丁香攻里、官桂治表，表里皆实则易愈。

凡痒塌者，皆因血上行气分，血味本咸，腌螫皮肉作痒，然气愈虚，而痒愈甚，必气陷而毒倒塌矣。以保元汤倍黄芪而助表，少加芍药以制血，其毒即止。

凡起胀时，中有痘大而黑者，名曰痘疔。失治则遍身皆变而死。若疔少根窠红活者，可治，用根簪挑破疔口，吮去紫黑恶血，将四圣散点入疮内，即变红活，仍服凉血解毒药一二帖。若疔多根血不活，背心前多者，不治。

凡有热壅盛胀满，便闭不可通利者，宜蜜皂丸导之。

自出痘至此六日，仍前红紫满顶者，不治；头面虽肿，痘不起胀者，不治。

起胀三朝决生死例

一、痘三日之后，当逐渐起胀，若红绽，顶肥满光泽者，不必用药，皆吉证也。

一、痘当起胀之时，根窠全然不起，头面皮肉红肿，瓠瓜之状者，决死。

一、痘当起胀之时，遍身痘疔皆黑，其中有眼如针孔，紫黑者，决死。

一、痘当起胀之时，遍身痘陷伏不起者，

腹中膨胀，不能饮食，气促神昏者，决死；如六日内，痘尚红紫满顶者，即死。

一、痘当起胀之时，腰腹或痛，遍身尚是紫点如蚊虫咬，全不发换者，决死。

一、痘当起胀之时，黑陷闷乱，神气昏懵者，决死。

起胀三朝方药例

方

内托散 治气血虚损，或风邪秽毒冲触，使疮毒内陷，伏而不出，或出而不匀快，此药活血匀气，调胃补虚，内托疮毒，使之尽出，易收易靥。

人参二钱 黄芪二钱 当归二钱 川芎 防风一钱 桔梗一钱 白芷一钱 厚朴姜汁炒，一钱 甘草生，一钱 木香三分 肉桂三分

上方于红紫黑陷，属热毒者，去桂，加紫草、红花、黄芩；若淡白灰黑陷伏，属虚寒者，加丁香救里，官桂救表；当贯脓而不贯脓者，倍参、芪、当归，煎熟，入人乳、好酒温服。泄泻，加丁香、干姜、肉豆蔻。

木香散 性温平，能和表里，通行津液，清上实下，扶阴助阳之药，专治小儿痘疮，脓胀渴泻，其效如神。

木香 丁香 官桂 半夏姜制 陈皮 前胡 大腹皮 赤茯苓 人参 甘草炙 诃子肉煨，去核，各三分

上锉。每三钱，生姜煎服，量儿大小加减。服药后，忌蜜水。

异功散 治小儿痘疮欲靥之际，头温足指冷，或腹胀泄泻，口渴气促，或身不热，寒战，闷乱不宁，卧则哽气，烦渴咬牙，急服此。切不可与蜜水、红柿、西瓜、梨果食之。

人参 白术 陈皮 白茯苓 丁香 当归 木香 厚朴姜制 官桂 大腹子泡，去皮、脐 半夏姜炒 肉豆蔻面裹煨，槌去油，各三分

上锉。每三钱，生姜三片，枣一枚，水煎热服。

固真汤 治小儿痘疮虚泻，神效。

黄芪　人参　甘草炙　陈皮　白术　木香　白芍炒　白茯苓　诃子煨，去核　肉豆蔻面裹煨，纸包，槌去油，各等分

上锉，粳米三十粒，水煎，温服。

肉豆蔻丸 专治痘疮，里虚泄泻。

木香二钱　砂仁二钱　诃子肉五钱　肉豆蔻煨，五钱　白龙骨五钱　枯白矾七钱半　赤石脂七钱半

上为末，糕糊为丸，如黍米大。周岁儿，五十丸；三岁，百丸。温米汤下。泻甚者，异功散吞下，泻止住服，不止多服。

无价散 治痘黑陷而焦。

人牙　猫牙　犬牙　猪牙

上等分，各将炭火烧留烟，瓦碗盖蔽，存性，为末。每五六岁，服三四分，好热酒调下；痒塌寒战，泄泻者，煎异功散调下。若无猫牙，用人牙一味亦妙，但不如四牙全方。

人牙散 治痘疮初起，光壮，忽然黑陷，心中烦躁，气急喘满，狂言妄语，如见鬼神，急宜治之，不然毒气入脏，必死。

人牙烧存性，为末。每一个作一服，酒调下。

独圣散 治痘六七日陷而不发，及不贯脓。有泻不宜服。陷入黑色，气欲绝者，神效。

穿山甲泡，洗，令净，用炭火拌炒成珠，焦黄为度

上为末。每服五分，或六七分，木香汤或紫草汤，入酒更妙，糯米清汤亦可。

秘传复生散 治痘疮黑陷不起发。

珍珠一钱　琥珀一钱　雄黄一钱　穿山甲一钱　朱砂一钱　两头尖一钱　香附子一钱真蟾酥五分

上先将蟾酥切片，以人乳汁浸少时，入众药搓匀。一岁儿服八厘，三二岁儿服一分二厘，用熟蜜水调下。

兔血丸 治痘疮不起发。

十二月收下兔血，白雄乌鸡血。

好朱砂　广木香　小儿退下乳牙煅黄色雄黄

上六味，各一钱，共为细末。每服五分，黄酒送下，汗出即起发。

归茸酒 凡痘疮已成，出齐而难胀，或已胀齐而难靥者，由内虚故耳。盖痘既出，灰白色，及顶平不起，或陷伏者，气血大虚也。嫩鹿茸酥炙，当归身酒洗，每锉五钱，好酒煎，温服。

无比散 治痘焦枯黑陷，极热毒炽恶候。

牛黄五钱　片脑五钱　朱砂三钱　腻粉五钱　麝香一钱

上为末。每五六七岁者，服五分，新汲井泉水调下，或加小猪尾血三五滴调下，尤妙。

人中黄散 治痘六七日不肥满，及陷入，及不贯脓，服此神效。泻亦无妨，解毒排脓。

人中黄，即粪缸内厚垢，采来，或成块者，炭火中煅过通红，取出火毒，研细为末。每服一茶匙，酒调服，糯米清汤亦可。

秘方 治痘不起发。

雄黄三钱　天灵盖一两，火煅，小儿者佳　寒水石八钱，火煅

上为末，糯米浓饮为丸，如梧桐子大，朱砂为衣。每服一丸，用热酒化下，出汗即长效。

万金散 治瘢疮不出，黑陷至死者。

人猫猪犬腊辰烧，少许微将蜜水调，百者救生无一死，黄金万锭也难消。

上将四物粪，于腊日早晨，日未初时，贮于银锅内，炭火煅，令烟尽，白色为度。但是疮发不快，倒靥黑陷者，及一切恶疮，每用一字，蜜水调服，其效如神。

蜜皂丸

蜜皂专医粪不通，发狂谵语小便红，炼蜜微和牙皂末，捻梃令安谷道中。

上用蜜二三两，熬如饴，加皂角末二钱，搅匀，捻作梃子三四条。将一条纳谷道中，如不通，再易一条，必通矣。自出痘至收靥时，理不宜下者，用此导之。若既靥之后，

有前证者，又当下也。

四圣丹 治痘疮，中有长大紫黑者，为疗毒，把住痘不起发，急用银簪挑破，纴入此丹。

珍珠三五粒，铁器土煿微黄色　豌豆四十九粒，烧灰存性　头发烧灰存性，不拘多少

上为细末，用擦面油胭脂调成膏子。将儿在温燠处安存，忌风寒秽气。先用簪尖平拨开疗，将药纴入疗内，即变红色，全疮皆起。但挑破出黑血，或用棉裹指掏去黑血，即愈。盖疗破而毒气得散也。

国老散 治痘疮、瘰疮、疗肿、痈疽、诸般恶毒，及中砒毒，因毒伤寒发狂言，并治。

五月初四日，预选大甘草不拘多少，研细末，却用大竹一段，两头留节，钻一头作小孔，装入甘草末于内，其孔用木塞固，勿令泄气，用绳缚竹。候至端午日，置粪缸中以砖坠竹至底，四十九日取出，长流水洗净，候干，取药晒燥，再研细，贮磁器内。如遇小儿出痘见苗，每服一钱，淡砂糖汤调服。及诸般恶毒，并用砂糖汤调服，大能解毒，神效。

祛毒散 治痘疮作毒，发痈疽。

猪苓　泽泻　白术　赤茯苓　官桂　防风　羌活　牛蒡子炒　黄连　柴胡　甘草各等分

上锉，生姜、灯草、薄荷，水煎服。

贯脓三朝证治类

凡痘七八九日，渐贯脓，脓水之盈虚，视血气之盛衰也。故须调和脾胃，滋补血气，令易脓，易靥。

夫出痘历七日当贯脓，八日九日肥满光泽，苍蜡色，如果黄熟者，不须服药，贯脓三日，有他证，照后论治。

七日前后，见五陷者，气不足也，血不足不能收血，而毒不能成浆，盖气不盛毒故也。以保元汤加川芎、官桂、糯米，温胃助气。

七日前后，倒陷者，气血衰也。以保元汤加白术、茯苓、肉豆蔻。渴，以参苓白术散主之。

七日前后，见寒战者，表虚也；咬牙者，内虚也。七日后，见寒战者，气虚也；咬牙者，血虚也。气虚，以保元汤加桂以温阳；血虚，加川芎、当归以益阴分。

凡痘疮七八日不贯脓，灰白陷顶，寒战咬牙，腹胀口渴。渴非因热，津液少也。内托散倍加丁、桂、参、芪。腹痛，加丁香、干姜；泻，以木香散下豆蔻丸。

凡痘当贯脓之时，虽若起胀，而中空干燥并无脓血者，死。若略有清水，或根窠起胀，血红而活，犹有生意者，内托散倍加参、芪、归，又将人乳、好酒各半盏，和入温服，此贯脓之巧法也。

凡贯脓肥满，庶易结靥。若痘虽胀满，光泽可观，然摸过软而皮皱者，虽有脓，不甚满足，后必不能收靥；或痘皆贯脓，中间几颗不贯者，终变虚寒痒塌之证。宜内托散倍加补血气排脓之药。

凡痘陷无脓，虽因服内托药而暂起，不久又陷者，贯脓不满故也。宜内托散倍参、芪、归、人乳、好酒之类。盖贯脓既满，必无陷伏之患矣。

凡因虚发痒，遍身抓破，脓血淋漓，不能坐卧者，宜内托散去桂，倍白芷止痒，当归和血，木香调气，气行血运，其痒自止。外用败草散敷之，庶免破处感风变证，以致上痰咳嗽声哑。若变遍身抓破，并无脓血清水，皮白干如豆壳者，死。

凡秽气冲触，发痒抓破者，宜内托散照前加减。外用祛秽散焚熏。如黑陷不起，煎内托散调下无价散服之。

此当八九日贯脓之时，最不宜寒药解毒，以伤脾胃，凝气血不能贯脓，尤忌食鱼以助痰气。

贯脓三朝决生死例

一、痘当起胀三日之后，根窠红润，贯

脓充满，如黄蜡色，二便如常，饮食不减，吉候也，不必下药；如红紫黑色，外剥声哑者，死。

一、痘当贯脓之时，纯是清水，皮白如薄，与水泡相似，三四日遍身抓破而死。

一、痘当贯脓之时，痘中干枯，全无血水，此名空疮痘，决死。

一、痘当贯脓之时，吐痢不止，或二便下血，乳食不化，痘烂无脓者，决死。

一、痘当贯脓之时，二便不通，目闭声哑，腹中胀满，肌肉黑者，死。

收靥三朝证治例

凡痘十日，十一二日，痘渐收靥，自上而下为顺，自下而上为逆。其遍身皆靥，虽数颗不靥，尚能杀人，犹蛇退皮，虽一节被伤，不能退者，是亦死也。

夫出痘十一二日，从口唇头面逐渐收靥至足者，不须服药。若有他证，然后论治。

凡痘当靥不靥，泄泻寒战，咬牙抓破，此虚寒者，服异功散；触秽冒寒，黑陷不靥，煎异功散调下无价散。外痒者，外用去秽散熏之。

凡过服热药，以致热毒猖狂，气血弥盛，痘烂不靥者，内服小柴胡汤、猪尾膏解之。外用败草散敷之。

凡痘在前发越已透，贯脓已满，兹解毒已清，至收靥时，或因触冒，致陷伏，斑烂痒塌不靥者，但服异功散自愈，疮虽不起，不必忧也。

凡痘皆收靥，惟数颗臭烂，深坎不收口者，用硝胆膏涂之。

凡痘不收靥，气急上痰，声哑目闭无神者，死；靥后瘢红者，吉。白者、血色者，毒气归内也，恐生余证。

凡痘收靥后，气血大虚，肌肉柔嫩，不耐风寒，慎戒触冒风寒，乘凉不谨，轻则余毒内攻，重则中风瘫痪，危矣。戒之戒之！

凡痘既收靥，欲落不落而燥痒者，或疮痂虽落，其色黯，或凸或凹，或疮愈痂未落，

用白沙蜜不拘多少，涂于疮上，其痂易落，亦不令瘢痕紫黑，又不腥秽，甚妙。

凡痘疮已靥未愈之间，五脏未实，肌肉尚虚，血气未得平复，忽被风寒搏于肤腠之间，则津液涩滞，故成疳蚀疮，宜雄黄散、绵茧等药治之，久而不愈者，溃骨伤筋，以害人也。

小儿痘自出至收靥，要十二日可保平安。首尾不可与水吃，少与滚熟水则可。若误与之，疮靥之后，其痂迟落，或身上痛肿，若针之则成疳蚀疮，脓水不绝，甚则面黄唇白，以致难愈者何也？盖脾胃属土，外主身之肌肉，只缘饮水过多，湿损脾胃，搏于肌肉，其脾胃肌肉，虚则津液衰少，而荣卫滞涩，气血不能周流，凝结不散，故疮痂迟落而生痛肿也。

黄帝曰：饮有阴阳何也？好饮冷者，冰雪不知冷；好饮热者，沸汤不知热。岐伯对曰：阳盛阴虚，饮冷不知寒；阴盛阳虚，饮汤不知热。治之何如？故阳盛则补阴虚，木香散加丁香、肉桂治之；阴盛则补阳虚，异功散加木香、当归，每一两药共加一钱。异功散能除风寒湿痹，调和阴阳，滋养血气，使痘疮易出易靥，不致痒塌；木香散性温平，能和表里，通行津液，清上实下，扶阴助阳之药也，善治小儿腹胀泻渴，其效如神，不能尽述。大抵天地万物，遇春而生发，至夏而长成，乃阳气熏蒸，故得生长者也。今疮疹之病，脏腑调和，则血气充实，自然易出易靥。盖因外常和暖，内无冷气之所由也。

收靥三朝决生死例

一、痘当靥之时，色转苍赢，成紫葡萄色者，一二日，决从口鼻四边靥起，腹中收至两腿，然额上和脚一齐收靥，落皮而愈，此乃吉证也，不必惊疑下药。

一、痘当靥之时，遍身臭烂，如拼搭不可近，目中无神者，决死。

一、痘当靥之时，遍身发痒，抓搭无脓者，皮卷如豆壳干者，决死。

一、痘当靥之时，寒战，手足颤掉，咬牙噤口，即死。

一、痘当靥之时，目闭无神，腹胀，足冷过膝者，决死。

一、痘当靥之时，声哑气急，痰响，小便少，大便频者，决死。

一、痘当靥之时，痘瘢雪白，全无血色，过后亦死，急用消毒散二贴，后用助气血药以养脾胃，或可得也，宜预先治之。

收靥三朝方药例

方

败草散 治痘疮抓搔成脓，血淋漓。

用盖房多年烂草，或盖墙烂草亦可，其草经霜露，感天地阴阳之气，善解疮毒，其功不能尽述。取草不拘多少，晒干或焙干，为末，干贴疮上。若浑身疮破，脓水不绝，粘贴衣裳，难以坐卧，可用二三升摊于席上，令儿坐卧，其效如神。仍服木香散，加丁香、官桂同煎服。

硝胆膏

硝胆膏医口不收，疮瘢臭烂血脓流，宜研猪胆、芒硝细末，患处涂之，病自瘳。

猪胆汁、芒硝二味研匀，如膏，涂之。

脱甲散 治疮甲不落，不能靥者。

雄黄　蝉退皮去土　人顶骨烧灰，各一钱

上为细末。每服三分，米汤下。

雄黄散 治小儿牙断，生疳蚀疮。

雄黄一钱　铜绿二钱

二味共研极细末。量儿大小，干掺上。

绵茧散 治痘疮，身体肢节上有疳蚀疮，脓水不绝。

空蚕茧须是出蚕蛾子者

一味不拘多少，用生白矾研细入内，茧内令满，以炭火烧，令白矾汁干尽，取出研极细。每用干贴疮口上。

猪尾丸

龙脑半字许，研细，旋滴猪心血为丸，辰砂为衣，紫草汤化下

痘后余毒证治例

夫小儿痘疮，自首至尾，脾胃温暖，表里中和，痘后亦无余证。若热毒太盛，失解，或过服桂、附热药，则收靥之后，余毒犹作，轻则咽喉齿目吐衄痈疮，重则热极生风，变成惊搐而死者多矣，当照后调治。

一、痘初毒盛，或因服附子毒药者，靥落之后，便服消毒饮一二帖，或饮三豆汤，解毒之良法也。若余热不退，轻则小柴胡汤；虚烦不眠者，竹叶石膏汤加酸枣仁；浑身壮热不退者，黄连解毒汤；烦渴谵语者，辰砂六一散；热盛大便闭，腹胀内实者，小承气汤下之。

一、痘后余毒，或先服附子，热毒失解，聚而不散，以至头顶胸背、手足肢节亦肿，成痈毒者，宜消毒饮、小柴胡汤，倍加羌活、独活、连翘、金银花、天花粉，有脓须刺破；如生痘风疮，止用消毒饮、败毒散之类。

一、余热发惊搐者，抱龙丸主之。过二三日后，证恶者，死。

一、热毒上攻眼目，热胀疼肿，血丝遮睛者，洗肝散。壮热甚者，加黄连、黄芩、黄柏、栀子；肿胀不能开者，仍用鸡子清调黄连末，涂两太阳足底心，以引热毒下行。

一、咽喉肿痛，甘桔汤加防风、玄参、射干、牛蒡子。热盛加黄芩，小便涩加木通。

一、牙疳肿痛，失血牙龈宣露者，甘露引子；牙疳腐烂者，用老茶韭菜根浓煎洗净，仍敷搽牙散。

一、触冒风寒咳嗽者，发散药内加瓜蒌、桔梗、杏仁、韭菜根、桑白皮、八白草根。痰盛，加枳实、半夏、石膏。若毒攻肺，喘急咳臭脓血者，死。

一、脾胃虚弱，饮食不化，少进平胃散，加山楂、神曲、麦芽、香附；吐泻者，胃苓汤；寒甚呕逆泄泻，理中汤。大抵痘后证多余热，因寒者少。

痘后余毒方药例

方

犀角化毒丹 方见诸热 治痘后余毒未解，头面身体多生疮疖，上焦热壅，唇口肿破生疮，牙龈出血口臭。

黄连解毒汤

黄连 黄芩 黄柏 栀子各等分

水煎服。小便赤，加车前子、木通。

洗肝散

归尾 川芎 羌活 薄荷 栀子 防风 大黄 甘草各等分

上锉，水煎服。热盛便闭，加芩、连、柏煎滚，泡大黄、芒硝下之。睛疼昏暗，加滑石、石膏、谷精草、菊花、绿豆皮。上翳膜者，加蝉退、僵蚕、石决明、白蒺藜，或谷精草、生蛤粉、黑豆皮煮猪胆食之，亦妙；若未靥之前，痘疮入眼者，本方去大黄。瞳肿不开，以鸡子清调黄连末，涂两太阳穴及足底心。

通明散 治痘后余毒，眼生翳障。

当归 川芎 芍药 生地黄 防风 干葛 菊花 谷精草焙 蝉退 天花粉各等分

上锉，水煎服。眼赤肿，加黄连、栀子；翳厚，加木贼。

吹云散 治痘疮眼生翳障，或红或白，肿痛。

黄丹水飞，一钱 轻粉三分 片脑一厘

上为末，鹅毛管吹耳内。如左眼患，吹入右耳；右眼患，吹入左耳，一旦三次，兼服通明散。须得早治，迟则必难矣。

一方，用黄丹、轻粉各一钱，如前吹耳，内有雌、雄槟榔磨水服之，殊效。

回光散 治痘疹伤眼。

荆芥 黄连 赤芍 谷精草 菊花 木贼 桔梗 牛蒡子 前胡 独活 甘草各等分

上锉，生姜、灯草煎服。

一方，治痘疮入眼，或病后生翳障。

蝉退洗净，去土 白菊花各等分

每服二钱，入蜜少许，水煎服。

一方，治痘疹，眼生翳障。

用绵胭脂以口嚼，即水入蒸过，熟蜜和匀，灯草蘸翳上。

甘桔汤 治咽喉肿痛。

桔梗 甘草 防风 牛蒡子 玄参 麻黄 射干

上锉，水煎服。热盛，加黄芩；小便赤涩，加木通。

甘露饮 治牙疳去血，口臭，牙龈肿痛腐烂。

枳壳 石斛 黄芩 生地黄 茵陈 天门冬 甘草 熟地黄 麦门冬 枇杷叶各等分

上锉，水煎服。牙龈腐烂，仍用搽牙散擦之。

搽牙散 治走马牙疳，牙龈腐烂。

人中白取樟子尿桶中浊，瓦上焙干，五钱 枯矾一钱 白梅烧瓦碗盖，存性

上共为末。先用韭菜根，老茶浓煎，鸡毛洗刷，去腐烂恶肉，洗见鲜血，乃用药敷之三次。烂至喉中者，用小竹筒吹入，虽遍牙齿烂落，口唇穿破者，敷药皆愈。但山根发红点，不治。忌油腻鸡鱼发气热物。

天黄散 治痘疹后，多食甜物，及食积疳热，口内并唇口生疮，牙床肿烂，甚至牙齿脱落，臭不可闻，神效。

天南星一两，水泡令软，细切片 雄黄二钱

上和南星片在一处，用湿纸包裹，慢火煨，令面焦，取出候干为末。每以指蘸药敷口内，一日三四次，临卧再敷，不可吐坏。

痘后发水泡，用灯心、萝卜煎汤服。

治痘后不问痾毒发于何经，初起红肿时，却用黑、绿、赤三豆，以酸醋浸研浆，时时以鸡翎刷上，随手退去，如神。

痘疮首尾戒忌例

夫小儿痘既出，不可表汗。盖初发时，

内蓄胎毒，外感邪热，故用发散表汗之药，使毛窍开通，则在表之邪得以发散，而在里之毒亦易于发越矣。若痘痕既有，痘发于表，必赖表里，庶易贯脓收靥。如再汗之，表气一虚，风邪易入陷伏，斑烂作矣。

一、自痘出收靥，虽有大便闭证，止用蜜皂丸导之，不可妄下。至收靥后，有实证方可下也。盖未靥之前，毒虽在表，必赖里实，以滋养之，则在表者，方得贯脓收靥。譬之种豆，土肥根固，则易秀易实也。妄下则脾胃一虚，气血随耗，陷伏之证随作，岂能贯脓收靥哉？既靥之后，则在表，毒气已尽，苟有实热膨胀粪结之证，一用下药，疏脏腑而病愈矣，又何遗患之有？

一、始终忌食热毒之物，如辛热煎炒、葱蒜好酒、发气发毒之物。无虚寒之证，不可妄用热药，以火济火，致热毒太盛，气血糜烂，为患不小。

一、始终忌生冷之物，如冷水、红柿、瓜、蜜之类。无热毒证，不可妄用寒药。盖温暖和畅，痘方发出，寒冷伤胃滞气，为患不小。

一、自发热至收靥，诸般血肉，皆不宜食。盖血肉皆助火邪，遂至热毒壅滞，或为斑烂，或靥后重复发疹，经月不愈。况起胀贯脓之时，毒气壅盛，稍食肥猪肉，则即时气急上痰。若脾胃虚弱，不能进食者，止用鲞鱼、精肉，煮啖少许，以助滋味。

一、当调节饮食，失于饥则脾胃虚损，气血不能充满；过于饱则胃气填塞，荣卫不能调畅。惟得中为无患。

一、当谨避风寒。盖痘疮内外热蒸，毛孔俱开，况小儿肌肤嫩弱，易于感袭，一有触冒，诸证随作。靥落之后，气血大虚，髓肉柔嫩，尤当谨于防避也。

一、首尾切忌房事，月妇外人，醉酒荤腥，硫黄蚊药，葱蒜韭薤，烧灰沟粪，杀生腋臭，诸般秽气，务宜防避。

麻 疹

麻疹证治例

按麻疹出自六腑，先动阳分，而后归于阴经，故标属阴，而本属阳。其发热必大，与血分煎熬，故血多虚耗，首尾当滋阴补血为主。不可一毫动气，当从缓治，所以人参、白术、半夏燥悍之剂，升阳升动，阳气上冲，皆不可用也。又必内多实热，故四物汤加黄连、防风、连翘以凉其中，而退其阳也。

一、发热憎寒壮热，鼻流清涕，身体疼痛，呕吐泄泻，证候未明是否，便服苏葛汤去砂仁、陈皮，腹痛亦用厚盖表之得汗，自头至足，方散渐减，去衣被，则皮肤通畅，腠理开豁，而麻疹出矣。纵不出，亦不可再汗，恐致亡阳之变，只宜常以葱白汤饮之，其麻自出，服此自无发搐之证。

一、发热之时，既表之后，切戒风寒、冷水、瓜桃生果之类。如一犯之，则皮毛闭塞，毒气难泄，遂变紫黑而死矣。如极渴饮水，只宜少许，葱白汤以滋其渴耳。必须使毛窍中常微汗，润泽可也。又忌梅、李、鱼、酒、蜂蜜、香鲜之类，恐惹疳虫上行。

一、麻疹既出之时，如色红紫干燥，暗晦，乃火盛毒炽，急用六一散解之，或四物汤去地黄，加红花、炒黄芩进之。

一、麻疹既出，已过三日，不能没者，乃内有实热，宜用四物汤进之。如失血之证，加犀角汁解之。

一、麻疹前后，有烧热不退等证，并属血虚、血热，只宜四物汤按证照常法加减。渴加麦门冬、犀角汁，嗽加瓜蒌霜，有痰加贝母、去白陈皮。切忌人参、白术，半夏之类，如倘误用，为害不小，戒之戒之！盖麻疹属阳，血多虚耗，今滋阴补血，其热自除，所谓养阴退阳之义。

一、麻疹退后，若牙龈腐烂，鼻血横行，并为失血之证，急宜服四物汤，加茵陈、木通、生犀角之类，以利小便，使热下行。如痦疮色白者，为胃烂，此不治之证也。

一、麻疹泄泻，须分新久、寒热。新泻、热泻者，宜服四苓散加木通服；寒泻者，十中无一，如有伤食寒冷不得已，以理中汤一服而止；久泻者，只宜豆蔻丸，或五倍子、粟壳烧灰调下涩之。

一、麻退之后，须避风寒，戒水湿，如或不谨，遂致终身咳嗽患疮，无有愈日。

一、麻疹前后，大忌猪肉、鱼、酒、鸡子之类，恐惹终身之咳，只宜用老鸡、精火肉煮食，少助滋味可也。

一、麻疹正出之时，虽不进饮食者，但得麻疹淡红润泽，真正不为害也。盖热毒未解，内蕴实热，自不必食也。退后若不食，当随用四物汤加神曲、砂仁一二帖，决能食矣。如胃气弱者，忌少下地黄。

一、麻疹既出一日，而又没者，乃为风寒所冲，麻毒内攻。若不治，胃烂而死，可用消毒饮一帖，热服遂安；如麻见三日退，若有被风之证，亦用消毒饮妙。

愚验麻疹始出，类伤风寒头痛，咳嗽热盛，目赤颊红，一二日内，即出者轻，必须解表。忌见风寒、腥劳厚味。如犯之，恐生痰嗽，变成惊搐，不可治矣。初起吐泻交作

者，顺；干霍乱者，逆；欲出不出，危亡立待。

麻疹方药例

方

苏葛汤 初热未见点，发表之药，暂用分两，量儿大小服之。

紫苏二钱　葛根二钱　甘草二钱　白芍药一钱半　陈皮五分　砂仁五分

上锉，葱白、生姜煎服。

加味升麻汤 治小儿麻疹表药，或邻家已有疹证，预服。

升麻五钱　玄参五钱　柴胡五钱　黄芩五钱　干葛四钱　赤芍四钱　独活一钱　甘草二钱

每锉三四钱，水煎服。

治疹后咳嗽喘急，烦躁腹胀，泄泻声哑，唇口青黑。

黄连　黄芩　连翘　玄参　知母　桔梗白芍　杏仁　麻黄　干葛　陈皮　厚朴甘草　牛蒡子各等分，水煎服

小儿疹后，赤白痢疾。

黄连　甘草　杏仁　桔梗　木通　厚朴泽泻各等分

上锉，灯草水煎服。如下坠，加枳壳。

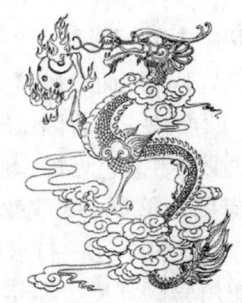

古今医鉴　卷十五

痈　疽 附肠痈、肚痈

脉

凡诸脉浮数，应当发热。其不发热而洒洒淅淅恶寒，若有痛处，必发痈疽。脉微而迟，反发热；弱而数，反振寒，当发痈疽。脉浮而数，身体无热，形默默，胸中微躁不知痛之所在，其人必发痈疽。

证

《内经》曰：诸痛痒疮疡，皆属心火。又云：膏粱之变，足生大丁。盖心主血而行气，气血凝滞而为痈疽也。痈者，壅也。大而高起，属乎阳，六腑之气所生也，其脉浮数。疽者，沮也。平而内发，属乎阴，五脏之气所成也，其脉沉数。

凡人初生疮之时，便觉壮热恶寒，拘急头痛，精神不宁，烦躁饮冷者，其患疮疽必深也。若人须患疮疽，起居平和，饮食如故，其疮浮浅也。

凡外敷贴药，亦发表之意。一方谓贴冷药有神效。夫气得热则散，得冷则敛，何谓神效？经曰"发表不远热"是也。

凡肿疡用手按之，热则有脓，不热则无脓。重按乃痛，脓之深也；轻按即痛，脓之浅也；按之不甚痛者，未成脓也。若按之即复者，有脓也；不复者，无脓，必是水也。

凡痈疽未破，毒攻脏腑，一毫热药不敢用。若已破溃，脏腑既亏，饮食少进，一毫冷药不敢用也。

凡脓出而反痛者，此为虚也，宜补之。

亦有秽气所触而作痛者，宜和解之。风冷所逼者，宜温养之。

凡疽发深而不痛者，胃气大虚，必死肉多而不知痛也。

凡肿疡时呕者，当作毒气上攻治之，溃后当作阴虚补之。若年老溃后，发呕不食，宜参芪白术膏峻补。河间谓疮疡呕者，湿气侵于胃，宜倍白术。

凡痈疽发渴，乃血气两虚，用参、芪以补气，当归、地黄以养血。

凡痈疽有实热者易疗，虚寒邪热者难治。肿起坚硬，脓稠者为实，肿下软漫，脓稀者为虚。败脓不去，加白芷则去，不可用白术，盖白术能生脓故也。

凡痈疽始发，即以艾多灸之，可使轻浅。或以骑竹马灸法最妙。盖火畅达，拔引郁毒，此从治之意。惟头为诸阳所聚，艾炷宜小而少。若其身必痛，灸至不痛；不痛，灸至痛。

方

连翘败毒散

治痈疽发背，疔疮乳痈，一切无名肿毒，初起憎寒壮热，甚则头痛拘急，状似伤寒。一日至四五日者，二三剂以解其毒，轻者则内自消散。若至六七日不消，宜服真人活命饮，后服托里消毒散调理。

柴胡　羌活　桔梗　金银花　连翘　防风　荆芥　薄荷叶　川芎　独活　前胡　白茯苓　甘草　枳壳

上锉，生姜煎。如疮在上，食后服；在下，食前服。如热甚并痛甚，加黄连、黄芩。如大便不通，加大黄、芒硝下之。

真人活命饮

治一切痈疽疔肿，不问阴阳虚实，善恶肿溃，太痛或不痛，然当服于未溃之先与初溃之时，如毒已大溃，更不宜服。初用此剂，大势已退，然后随证调理，其功甚捷，诚仙方也。

乳香　没药　贝母　甘草节　白芷　花粉　赤芍药　当归梢各一钱　防风七分　陈皮一钱半　皂角刺五分　金银花三钱　穿山甲三六片，切碎，以蛤粉炒黄色

上锉一剂，用醇酒一钟半，以纸密封罐口，勿令泄气，煎至一钟，随疮上下，以分饥饱温服。能饮酒者，服后再饮三五杯。忌酸薄酒、铁器。服后倒卧，觉痛定回生，神功浩大，不可臆度。再看证加减。在背俞，倍皂角刺；在腹募，倍白芷；在胸次，加瓜蒌仁二钱；在四肢，倍金银花。

槐花酒

治背发一切疔疮肿毒，不问已成未成，俱焮痛者宜用。未成者一二服即消，已成者三四服即愈。

槐花四五两微炒黄，乘热入酒二盏，煎十余沸，去渣热服。

眉批：上方治痈疽初起，已成或未成未溃之先宜之。

金银花酒

治一切痈疽、发背、疔疮、乳痈、便毒，及喉痹乳蛾，不问已溃未溃者。

金银花连茎叶捣烂，取汁半钟，和热酒半盏，温服，可保无虞。如秋冬无鲜者，水煎和酒服。

追风通气散

治痈疽、发背、流注、肿毒、脑疽、打破伤折、疝气、血瘕、脚气、诸气痞塞、块痛、腰痛、一切痰饮为患。此药大能顺气匀血，扶植胃本，不伤元气，荡涤邪秽，自然通顺，不生变证，真仙剂也。

气血逆于腠理，故令壅结痈疽，调和营卫实堪，宜赤芍、木通、白芷、何首乌，同枳壳、茴香、乌药、当归，更加国老等无疑，酒水同煎济世。

一痈疽生痰有二：一则胃寒生痰，加半夏以健脾化痰；一则郁热而成风痰，加桔梗，并用生姜、水、酒煎。一发背因服寒凉之药，过伤脾胃，饮食少进，颜色憔悴，肌肉不生，去木通，少用当归，倍厚朴、陈皮。流注，加独活。脑发背发，去木通。打破伤折在头上，去木通，加川芎、陈皮。经年腰痛，加萆薢、玄胡索，酒煎。脚气，加槟榔、木瓜、穿山甲，水煎。痰饮为患，或喘，或咳，或晕，头痛睛疼，遍身拘急，骨节痹疼，胸背、颈项、腋胯、腰腿、手足聚结肿硬，或痛或不痛，按之无血潮，虽或有微红，亦淡薄不热，坚如石，破之无脓，或有薄血，或清水，或如乳汁，又有坏肉如破絮，又如瘰疬，在皮肉之间，如鸡卵可移动，软活不硬，破之亦无脓血，针口胬肉突出，惟觉咽喉痰实结塞，作寒作热，加南星、半夏。肿毒坚硬不穿，加川芎、独活、麻黄、连须葱煎，热服。

托里消毒散

治一切痈疽，六七日未消者，服此药，疮未成即消，已成即消。能壮气血，固脾胃，使毒气不得内攻，脓毒易溃，肌肉易生。切不可早用生肌之药，恐毒气未尽，反增溃烂。如有疮口，便贴膏药，以御风入，至疮口闭合，如不用贴，此守成之方也。

黄芪盐水炒　花粉各二钱　防风　当归酒洗　川芎　白芷　桔梗炒　厚朴姜制　穿山甲炒　皂角刺炒，各一钱　金银花　陈皮各三钱

上用水、酒各一盏，煎至七分。疮在上食后服. 在下空心服。二帖后，只用水煎。

千金内托散

治痈疽疮疖，未成者速散，已成者速溃。败脓自出，无用手挤，恶肉自去，不用针刀，服药后疼痛顿减。此药活血匀气，调胃补虚，祛风邪，辟秽气。王道之剂，宜多服之，神效。

黄芪蜜炙　人参去芦　当归各二钱　川芎　防风去芦　桔梗去芦　白芷　厚朴姜炒　薄桂　甘草生用，各一钱　加金银花亦可。

上为末。每服三钱，无灰酒调下。不饮酒，木香汤调下亦可。或都作一剂，用酒煎服尤佳。痈疽肿痛，用白芷；不肿痛，倍官桂。不进饮食，加砂仁、香附。痛，加乳香、没药。水不干，加知母、贝母。疮不穿，加皂角刺。咳，加陈皮、半夏汤泡七次、杏仁、姜五片煎。大便闭，加大黄、枳壳。小便涩，加麦门冬、车前子、木通、灯心。

眉批：上方治痈疽已溃，托里消毒败脓之剂。

神仙蜡矾丸

治痈疽及肠痈，消毒，固脏腑，止疼痛，护膜止泻，化脓，痈疽溃后，宜服。

黄蜡二两，生白矾三两，为末，熔蜡为丸，如梧桐子大。每服二三十丸，酒下；不饮酒者，熟水下，一日服三次。肺痈，蜜水下；咳嗽，姜汤下。

二仙散 姜宾汪传

治发背痈疽，已成未成，已溃未溃，痛不可忍者。

白芷未溃者用一两，已溃者用五钱　贝母未溃者用五钱，已溃者用一两

上锉，好酒煎服。

眉批：上方治诸痈疼痛及不破者宜之。

透脓散 治诸痈疽，及贴骨痈不破者，不用针刀，一服不移时而自透，神效。

蛾口茧一个，烧灰存性，用酒调服，即透。切不可用三两个，服之即生三两头。

芙蓉膏 张秀峰传

治发背痈疽，痛如锥剜不可忍，登时痛止如神。

芙蓉叶　黄荆子为末，各等分

上二味，入石臼内捣极烂，用鸡子清调搽患处，留顶，如烟雾起，立瘥。此方用在未溃之先，或将溃之际。

三神膏 张贡士传　治痈疽发背。

蓖麻子去壳，四十九枚　陈醋一碗半　好盐一撮

上三味，置锅中，用文武火熬之，槐枝搅成膏。先将米泔水洗净疮，搽上药，留顶。

未成脓者即散，已成脓者即溃。忌一切发物并酒。

神妙生肌散 敏所兄传

治痈疽发背，诸般疮毒，溃烂疼痛。

乳香一钱　没药二钱，二味用灯草同研　孩儿茶一钱　血竭一钱　赤石脂一钱　海螵蛸一钱　轻粉三分　龟板炒，一钱　鳖甲炒，一钱　硼砂二钱，生肌全在此味　水银一钱　黑铅一钱　初起加黄柏一钱，作痒加白芷一钱。

上将银、铅同煎化，将前药各为末，入银铅于内，研极细，掺疮上，神效。

铁桶膏 泽川西府传

治痈疽、发背、疔疮、瘰疬、痔疮、粉瘤。

荞麦秆灰淋汁二碗，熬至一碗，下血竭、乳香、没药各三分为末，入汁内，再熬去半碗，取下待冷，入黄丹八分，雄黄八分，朱砂八分，好石灰八钱，为极细末，共一处，放药汁内搅匀成膏，磁器收贮。用三棱针刺破，将药入内，直送深入到底，不三四次痊愈。

玉容膏 秘传

治发背痈疽溃烂，用此生肌，止痛，外护。

香油二两　黄蜡一两　二味化开，入黄丹末一钱　寒水石火煅，一两

为细末，熔比为膏，纸摊贴患处。

眉批：上方治痈疽外治之剂。

水云膏 阐传　治发背。

干姜炒　皂角炙，去皮弦　五倍子炒　川芎各一两　孩儿茶　乳香　没药各三钱　枯矾　槐花各一钱

上为末，苦胆汁调涂，神效。又方，醋炒五倍子，入猪脑髓同捣如膏贴之，如疮在左，用左边脑。

附　肠痈、肚痈

千金内消散　治肠痈便毒，初起即消，已肿即溃，脓血从大便中出。

大黄三钱　赤芍药　白芷　木鳖子去壳　乳香　没药　皂角刺　白僵蚕　瓜蒌仁　天花粉各一钱　归尾酒洗，一钱半　穿山甲三大片，蛤粉炒黄色，杵碎　金银花三钱　甘草五分

上锉一剂，水酒煎，空心服。红点加芒硝。

内消沃雪汤陈恕轩传　治肚内生痈及痈疽，神效。

当归身　白芍药　黄芪　甘草节　金银花　天花粉　连翘　香白芷　穿山甲　皂角刺　贝母　乳香研　没药研　木香　青皮　广陈皮

甚者加大黄。水、酒煎服，立消，是世所奇。

瘰疬

证

夫瘰疬者，颈腋之间而生结核也。或在耳后，连及颐颔，下至缺盆在锁字骨陷中，皆为瘰疬，手少阳三焦经主之；或在胸及胸之侧，皆为马刀疮，足少阳胆经主之。二经多气少血，其初生如豆粒，或如梅李，累累相连，历历三五枚，久久不消，渐渐长大，按之则动而微痛。不憎寒壮热，为午后微有热，或夜间口干，饮食少思，四肢倦急，是以坚而不能溃，溃而不能合。有风毒者，得之于风；热毒者，得之于热；气毒者，得之于气，乃风热邪气蕴结而成，皆由气血不足，往往变为劳者。经云：此不系膏粱丹石之变，因虚劳气郁所致。宜补形气，调经脉，则未成者自消，已成者自溃。若不详经络血气多少，脉证受病之异，卒用牵牛、斑猫，及流气饮、十宣散等，则血气已损，而实实虚虚之祸，如指诸掌。

治

治当以益气养荣汤主之。

方

益气养荣汤　眉批：此方治瘰疬半攻半补之剂。　治怀抱抑郁，瘰疬流注，或四肢患肿，肉色不变，或日晡发热，或溃而不敛。

黄芪蜜炙　当归酒洗　人参　白术炒，各一钱半　川芎　白芍酒洗　生地黄　陈皮　香附　贝母各一钱　地骨皮　柴胡　桔梗炒　甘草炙，各五分

上锉一剂，水煎，食远服。如有痰，加橘红。刺痛，加青皮或木香。午后有热，或头微眩，加酒炒黄柏。脓水清，倍参、芪、归。女人有郁气，胸膈不利，倍香附、贝母。月经不调，加丹皮、当归、红花。

散肿溃坚汤

治马刀疮，结硬如石，或在耳下，至缺盆中，或至肩上，或于胁下，皆手足少阳经中，及瘰疬遍于颏，或至颊车，坚而不溃，在足阳明经所出。或二疮已破，乃流脓水，并治，及主瘿瘤，大如升，久不溃者。

升麻六分　葛根二钱　白芍药二钱　当归尾五分　连翘三钱　黄连二钱　桔梗五钱　黄芩梢酒洗，一钱半　黄柏酒炒，五钱　贝母酒炒，五钱　昆布洗，五钱　龙胆草酒洗，四钱　海藻酒炒，五钱　三棱酒炒，三钱　莪术酒炒，三钱　天花粉酒浸，五钱　甘草炙，五分　白芍二钱　归尾五分

上锉。每一两，用水二钟，先浸半日，煎至一钟，去渣，热服。于卧处伸足在高处，头微低，每噙一口，作十次咽。至服毕，依常安卧，取药在胸中停蓄也。另攒半料，作细末，炼蜜为丸，如绿豆大。每服百丸，或一百五十丸，此药汤留一口送下。

内消散任中嵩传

治瘰疬，宜先用益气养荣汤数十服，后服此方。

朱砂一钱　血竭一钱　斑猫去翅足，三分，生用

上为细末。每服一分，空心烧酒调服。未破者，三五日立消；已破者，内服此药。外用金头蜈蚣一条，研极细末，用麻油一小盅，浸二旦夕，搽患处，其疮即肿溃。过一二日肿消，可贴膏药，疮势大者廿日痊，小者十余日平复。

天花散京师传 治瘰疬溃烂疼痛。

天花粉一钱半 白芷一钱 乳香二分 没药五分 赤芍药一钱七分 贝母七分 归尾一钱 金银花三钱 穿山甲炒黄色，一钱二分

上锉一剂，好酒一钟半，煎服。忌鲜鱼鸡羊等毒物。

眉批：上方治瘰疬专攻之剂。

乌龙膏周排山传 治瘰疬溃烂，久不愈者。

木鳖子带壳烧存性，去壳 侧柏叶焙 人中血即发烧灰 青龙背即旧锅上垢腻 纸钱灰 飞罗面各一钱

上为末，用好醋调成膏涂疮上，外用纸贴，效。

代灸散 治瘰疬溃烂，臭不可闻，久不能愈。

官粉一钱 雄黄一钱 银朱一钱 麝香二分

上为细末。用槐皮一片，将针密密刺孔，置疮上。

上掺药一撮，以炭火灸热，其药气自然透入疮中，痛热为止。甚者换三次，轻者二次痊愈。

紫云膏 治瘰疬及一切顽疮溃烂久不愈，并杖疮、臁疮、小儿头疮并效。

黄蜡一两 松香五钱 黄丹三钱 香油四两

上四味，共入铁锅内，用柳条去皮搅之，文武火熬至半炷香尽为度。摊油纸贴之，或搽涂患处。

地龙膏李养斋传 治瘰疬未破者，贴之立消。

雄黄 地龙粪 小麦面

各等分，研末，醋调涂之。

丹青散 治瘰疬已破者，搽上即愈。

银朱一钱 铜青一钱 松香五分

研末。有水，干傅之，如干，灯油调搽。

瘰疬妙方刘前冈传

用荞麦面捻作圈，围住疮上，用黄酒糟压干撒在疮上，用麝香入艾槌烂，铺糟上，火烧艾，过则再换，以疮内水干为度。后贴膏药。

官粉一两半 乳香二钱 没药二钱半 孩儿茶二钱半 蛤粉五钱 龙骨二钱半 蜂房二个 密陀僧二钱半 血竭二钱 蓖麻子去壳，一百二十个

上研为细末，用香油四两熬黑色，后将各药收在油内，熬数沸。用瓦盆盛水，将药锅坐在上，出火毒，纸摊贴患处如神。忌食鸡、鹅、羊肉、鸭蛋、鲜鱼、辛辣炙煿等物。

老君丹黄宾江传 治瘰疬并痰核结硬。

老君须四分 紫背天葵三钱 乳香三钱 没药 红曲 防风 红花各三钱 栀子五分 当归八分 川芎四分 草果仁一钱 血竭五分 孩儿茶五分 土茯苓五分 金银花五分 白芥子五分

上共捣粗末。先用独蒜一个，顺擂烂，入好酒一碗，滤去渣，入药于内，重汤煮一时。食后、临卧服三剂，全消，妙不可言。

天葵子丸黄宾江传 治瘰疬。

紫背天葵一两半 海藻一两 海带一两 昆布一两 贝母一两 桔梗一两 海螵蛸五钱

上为细末，酒糊为丸，如梧桐子大。每七十丸，食后温酒下。此方用桔梗开提诸气，贝母以消毒化痰，海藻、昆布以软坚核，治瘰疬之圣药也。

疔疮

证

夫疔疮者，皆由脏腑积受热毒邪气，相搏于经络之间，以致血气凝滞，注于毛孔手足头面，各随五脏部分而发也。其形如粟米，或疼或痒，以致遍身麻木，头眩寒热，时生呕逆，甚则四肢沉重，心惊眼花。盖疔肿初发热，突起如钉盖，故谓之疔。疔疮含蓄毒气，突出寸许，痛痒异常，一二日间，害人甚速。《内经》以白疔发于颈鼻，赤疔发于舌根，黄疔发于口唇，黑疔发于耳前，青疔发于目下。盖取五色以应五脏，各有所属部

位而已。然或肩或腰，或足，发无定处，如在手足、头面、骨节间最急，其余犹可缓也。近世多食灾牛疫马之肉，而成此证。其形有十三种，皆以形而名之耳。一曰麻子疔，始末极痒，忌麻子油，犯之多不救；二曰石疔；三曰雄疔；四曰雌疔；五曰火疔；六曰烂疔；七曰三十六疔；八曰蛇眼疔；九曰盐肤疔；十曰水洗疔；十一曰刃镰疔；十二曰浮沤疔；十三曰牛狗疔。惟三十六疔最为可畏，其状头黑浮起，形如黑豆，四畔大，赤色，今日生一，明日生二，后日生三，乃至十数，犹为可治；若满三十六，则不可治矣。又有所谓红丝疔，鱼脐疔之类，其名甚多。其红丝疔者，或生手足间，有红丝一条，急宜用针刺断。不然其丝入心，必难治矣。鱼脐疔者，状如鱼脐也。

治

凡疔疮，皆宜刺疮中心至痛处，又刺四边十余下，令去恶血，乃以药敷之，仍服蟾酥丸之类发汗。诸疔名目虽多，其治法略同。如身冷自汗，呕逆躁喘，狂喝妄语，直视者，皆毒气攻内，不可治矣。

方

飞龙夺命丹

治疔疮，发脑疽、乳痈、附骨疽、一切无头肿毒恶疮，服之便有头。不痛者，服之便痛。已成者，服之立愈。此乃恶证药中至宝，危者服之立安。

雄黄二钱　朱砂一钱，为衣　轻粉五分　血竭一钱　乳香一钱　没药一钱　蟾酥二钱　铜绿二钱　胆矾一钱　麝香五分　片脑五分　蜈蚣一条，去头足　蜗牛二十一个　寒水石一钱

上为末，先将蜗牛连壳研如泥，和为丸如绿豆大。如丸不就，入酒打面糊丸之。每服二丸，先用葱白三寸，令病人嚼烂，吐于男左女右手心，将丸药裹在葱白内，用无灰热酒三、四杯送下，于避风处，以衣盖覆之。约人行五里之久，再用热酒数杯以助药力，发热大汗为度。如重者无汗，再进二丸，汗出即效。如疔疮走黄过心者，并出冷汗者难治。病人不能嚼葱，研烂裹之。疮在下，食前服；疮在上，食后服。忌冷水、王瓜、茄子，油腻鸡鱼肉，湿面，一切发物不可食。

化生丸戴近山传

治一切发背痈疽，无名肿毒，诸般恶毒疔疮，及治破伤风，阴证伤寒，并杨梅疮毒，筋骨疼痛等证，并皆一服奏效。

蟾酥二钱　血竭二钱　蜗牛二十个，瓦上焙干，肉壳俱用　铜绿二分半，与上三味同研　枯白矾一钱　轻粉二钱，二味同研　朱砂三钱，研细，留一钱为衣

上为细末，用人乳汁为丸，如绿豆大，朱砂为衣。令病人嚼葱二根，令烂吐出，裹药三丸在内吞下，热酒送之。

赵府小灵丹　治一切恶毒疔疮，诸般无名肿毒及四时伤风伤寒，憎寒壮热，无汗初觉者。

乳香　没药　轻粉　血竭　朱砂　川乌尖　草乌尖　巴豆霜　细辛　蟾酥等分　麝香减半

上为末，糯糊丸黄米大，雄黄为衣。每服十五丸，小儿五七丸，用葱白三根劈开，入丸在内，细嚼好酒下。被盖汗出，避风。妇人有孕不可服。

金蟾丸罗颖波传　治疔疮。

朱砂　雄黄　轻粉　草乌　海金沙各一钱

上为末，用蟾酥为丸，如绿豆大。每服三丸，以葱白一根，劈破夹药在内，线缚住，灰火煨令香，取去线，连须带药嚼下，以温水送之。被盖出汗。忌生醋、冷水。

蟾酥丸毛惟中传　治疔疮发背，无名肿毒，咽喉肿痛，小儿急慢惊风，痘疹，伤寒阴证等疾。

朱砂五钱　雄黄五钱　麝香少许

上为细末，以端午日将蟾酥为丸如菜子大。每服三丸，葱酒送下，取汗为效。咽喉肿疼，点患处立愈。

神仙解毒丸

治疗疮、发背、鱼口诸般恶疮，肿毒初发，一服立消。

白矾不拘多少，溶化作丸如绿豆大，朱砂为衣。每服十丸，用连须葱七八根，水煎一碗送下，立愈。已成者不伤生，未成者即消。

老军散 治发背、痈疽、疗疮、恶毒，一切无名肿痛，焮热初起未溃者。

大黄半生半煨 甘草节等分

上为细末，和匀。每用一匙，空心温酒调服一二服，疏利为度。

眉批：上方治疗疮内消专攻之剂。

还魂散 凡患疗疮、痈疽、疖毒，此药能令内消去毒，化为黑水，从小便出，万无一失。

知母 贝母 白及 半夏 天花粉 皂角刺 金银花 穿山甲 乳香各一钱

上锉一剂，无灰酒一碗，煎至半碗，去渣，只作一服温服，不得加减。再将渣捣烂，加秋过芙蓉叶一两，用蜜调井花水，和敷疮口上，如干再用蜜水润湿。过一宿，自然消，不必别用峻利之药，以伐元气也。

类圣散西园公方 治一切疗疮恶毒肿痛，神效。

川乌 草乌 苍术 细辛 白芷 薄荷 防风 甘草各五钱

上为末，鸡子清调涂，留顶。

点点金丹胡前溪传 治一切疗疮发背，无名肿毒。三月清明，将虾蟆收一罐，用雄黄一两，朱砂一两，研细末，入罐内晒之。至端午日取出听用。如搽疮，用药磨水，点上立消。

陶潜膏 治疗疮肿痛，危急欲死者。

菊花叶捣烂，敷上即苏。冬月无花，用菊根亦可。

治误食瘟牛肉生疗毒疮

白颈蚯蚓八九条，擂酒滤食。其渣贴四围患处，留顶。

便 毒

附 鱼口疮 下疳疮

证

夫便毒者，生于小腹下，两腿合缝之间。其毒初发，寒热相作，腿间肿起疼痛是也。夫肾为作强之官，所藏者，精与志也。男女大欲，不能以直遂其志，故败精搏血，留聚中途，而结为便毒矣。况其所，乃精气所出入之道路也。或触物而动心，或梦寐而不泄，既不得偶合阴阳，又不能忘情息念，故精与血，交滞而肿结也。初起慎不可用寒凉之药，恐气血愈结而不得宣散，反成大患。惟当发散寒气，清利热毒，使精血宣畅，自然愈矣。

阴头肿痛生疮者，名为下疳也，乃督、任、冲三脉之属。督脉属阳，任脉属阴，冲脉属厥阴。阳脉主气，阴脉主血，皆由气血大热，有毒有风，故生此疮。其疮一生，则便毒、疬风疮次第而发也。先宜升麻葛根汤发出，其发后，服凉血解毒丸即愈，不必用轻粉之类。

下疳疮，乃男子玉茎生疮。皆由所欲不遂，或交接不洁，以致邪毒浸溃，发成疮毒。日久不愈，或成便毒，或损烂阳物，多致危笃。又鱼口疮，妒精疮，皆其类也。俗云疳疮未已，便毒复来生也。

妒精疮者，由妇人阴中先有宿精，因而交接，虚热熏蒸，即成此疾。初发在阴头如粟，拂之即痛甚，两日出清脓，作臼孔，蚀之太痛。妇人有生于玉门内，正似疳蚀疮，不痛为异耳。

方

通直散 治便毒如神。

黑牵牛一钱半 大黄三钱 归尾三钱 甘草节二钱 白僵蚕一钱半 木鳖三个, 去壳 穿山甲壁土炒, 各二钱

上锉一剂，好酒煎，早晨空心服，少食至巳时，泻下脓血便安。

神异散 治便毒、鱼口疮。

金银花　天花粉　木鳖子各一钱　连翘　黄芩各八分　山栀子七分　穿山甲炒珠，二钱　大黄二钱　木香五分　皂角刺三钱　甘草五钱

上锉一剂，酒水煎，空心服。

通解散 治男子交感，强固不泄，以致血气交错，大小便涩滞，或肛门肿痛，或作便毒痈疽。

黑丑炒，捣末　大黄炒　桃仁去皮尖　官桂　白芍　泽泻各二钱半　干姜一钱　甘草五分

上锉二剂，水煎，空心服。

黄芷汤 治鱼口疮。

大黄　香白芷各五钱

水煎，露一宿，次早空心温服。至午后肚痛，未成者自消，已成未穿者，脓血从大便中出。

攻毒散 治鱼口疮。

油核桃去肉，将蝎子于内，火烧存性研末，黄酒下，出汗。如未愈，加蜈蚣同烧为末，烧酒调服，出汗。

百五散王小庵传　治鱼口疮初出三五日。

五倍子炒黄为末，入百草霜，醋调，贴患处，一日夜即消。

立消散 治鱼口便毒。

大虾蟆一个，剥去皮，连肠捣烂，入葱五钱再捣，敷肿处，却用皮复贴其上，此疮立刻消散，决无遗毒之患也。

泻肝汤 治肝经湿热不利，阴囊肿痛，或脓溃皮脱，睾丸悬挂，及下疳疮。

当归梢　赤芍药　生地黄　龙胆草酒浸炒　防风　黄连炒　黄柏　知母酒炒　车前子炒　泽泻各一钱　甘草梢五分

上锉一剂，空心水煎服。

珍珠散焦确斋传　治下疳疮。

黄连末　黄柏末　乳香　没药　孩儿茶　轻粉　官粉煅　五倍子炒　珍珠研　象牙锉，各等分

上为末，以米泔水洗净，掺患处。

白金散 治下疳疮。

黄柏分作手指大条，慢火炙热，淬猪胆汁中，用二枚，每炙淬汁尽为度。研细，入轻粉钱余，香油调敷患处。

凤凰散李宠庵传　治下疳，阴头生疮肿痛，名蜡烛发。

抱过鸡卵壳　黄连　轻粉各等分

各研末均一处，香油调搽。

洗疳汤桑柳南传

川楝　黄连　瓦松　花椒　葱根　艾叶各等分

上水煎，倾入盆内，用青布一块展洗疮上，立效。

杨梅疮

证

此疮出自广地，居民多患之，不以为异，因名曰广疮。他乡之人，适感其气，亦即相染。其状红肥凸出，酷似杨梅，故又名曰杨梅疮。有因横痃、下疳而成者，有因宿娼感气而生者，皆属火证，故腥秽触人。切忌服水银、轻粉等药，以取速效，而遗患于后也。

方

防风通圣散方见中风　治杨梅疮初起发表。

三黄败毒散 治天泡、杨梅等疮。

防风　荆芥　连翘　白芷梢　黄芩　黄连　栀子　地骨皮　归尾　赤芍　川芎上部疮多倍用　五加皮　木瓜　苦参　黄柏　薏苡仁　僵蚕　蝉退　蒺藜　白鲜皮　甘草　皂角刺　木通下部疮多倍用，各二两

土茯苓白者三斤，共锉作五十剂。每日二服，水煎滚。忌生、盐、牛肉、烧酒。疮痛，加羌活、独活。体虚，去栀子，加人参、茯苓。

郭主簿方号明川　治杨梅疮。

防风　荆芥　薄荷叶　金银花　牙皂角刺　白鲜皮　五加皮　当归　川芎　地骨皮　薏苡仁　人参　黄芩　牛膝　木通　甘

草各一钱　土茯苓一两　白花蛇三分　水煎服。

神仙汤秘方　治天泡杨梅疮，兼治发背毒疮。

白芷　防风　牛膝　五加皮　当归　连翘　威灵仙　白鲜皮各一两　牙皂　木香　皂角刺　明天麻各三钱　白豆蔻一剂用三个　土茯苓二斤

上锉二十剂。水煎，早晚各一服，服尽除根。忌茶、醋、绿豆、豆腐、鸡羊肉。

眉批：上方治杨梅疮追风败毒，疗除后之患。

治杨梅疮神效方刘小室传

何首乌　荆芥　苦参　天花粉各一两　肥皂子四两，打碎，炒焦为末

上俱为末，合一处。每服一钱，用土茯苓五两、猪脂油二两，水六碗，煎二碗，分作三次服。忌牛肉、烧酒、茶、铁器。

一粒金丹桑文台传　治杨梅恶疮，又治疟疾，效。

砒以荞麦面包，灰火煨令焦取出，去面，秤一两　雄黄　朱砂各一钱半　荞面炒，一钱

上为末，水煮荞面糊为丸，如豌豆大。每一粒，空心凉水下，一日一服，七日效。忌热物。

三三丸孙北楼传　治杨梅等疮。

孩儿茶一分　砒八厘，壮者用一分　轻粉五分

上为末，面糊为丸，如绿豆大。分作九服，一日三服，清茶下，三日后无形迹。

雄黄败毒丸敏所兄传

雄黄　朱砂　轻粉　孩儿茶各一钱　苦参一两

上为末，饭丸如梧桐子大。每服二十丸，米汤下，日进二服，口嚼绿豆汤。

回生保命丹杨西塘传　治一切杨梅天泡顽疮、筋骨痛、下疳疮，及轻粉毒、风癣、漏、肿毒，不拘新久。

当归炒，二钱　川芎三钱　白芷梢三钱　旧槐花一两　乳香五分　没药五分　轻粉四钱二分　朱砂四钱　雄黄三钱　牛黄四分　血竭

一钱　孩儿茶一钱　小丁香一钱

上为末，用红早粘大米粉打糊为丸，如黍米大。每服十丸，又土茯苓四两、牙皂半个，同煎吞药，一日三服。忌母猪、牛肉、酱、醋、茶、房事。

眉批：上方治杨梅疮峻劫之剂。

抵金丹许昌缙绅传　治一切天泡、杨梅，及远年近日顽疮。

细辛　白芷　麻黄　金银花　桂枝　当归　防风　甘草各一两　牙皂十个　龙骨火煅，五钱　乳香　没药　孩儿茶　丁香各二钱，为末

上前粗药十味共为末。每服不拘多少，以土茯苓煎水，去渣，入粗药在内，搅匀，再煎一二沸，取出候温，加后四味末于内，再加蜜一筋头，温服。以枣肉为丸，用土茯苓汤顿服亦可。

熏鼻奇方周梅江传　治杨梅疮。

水银　白锡　百草霜各一钱

上先将锡化开，入水银和匀，共研为末，作纸拈九条。每早、午、晚各一条，用纸作罩，勿令泄气熏鼻孔，男左女右。口嚼凉水，温则易之，一日熏三次，三日九次，全好。

三教归一杜东野传　治杨梅疮，先用表药，后用此，不问远近一切顽疮，并效。

水银　银朱　朱砂各一钱

上共一处研匀，用枣去核，再研化丸，分作两丸。每用一丸置瓦上，用炭火四块，将药居中，令患人仰卧缩脚被盖，将口频吹火，烧烟熏之，熏后，再服解毒药数次。

金灯照眼俞贡士传

白锡一钱，煎化入水银　水银一钱　乳香　没药　白丁香　辰砂　线香　轻粉各三分　自然铜一钱　麝香三分

上各为细末，将皮纸卷条。每条七分，用香油润湿，燃灯，照眼观灯，口含凉水，灯用帽匣盛之。先要服通圣散十剂，照后亦要服十数服。如疮疼，宜服乳香、没药共五分，研末，调酒服。

身卧烟霞

乳香　没药　孩儿茶　雄黄　朱砂各五分　麝香三分　水花珠一钱　潮脑一钱　水银一钱　黑铅一钱　艾叶三钱　血竭五分　线香三根

上共为细末。将黑铅化开，水银入内，搅匀，冷之一处。将药分作三分，艾叶、线香亦分作三分，为条三根，用瓦盛药条。被盖身体秘密，仰身缩脚，药放脚下，焙烟熏之。避风三五日，见风早则生疥。未熏之先，宜服三黄败毒散十数剂。

白杏膏　治杨梅疮。

轻粉一钱　杏仁去皮，七个

共捣烂，将疮去痂，先抹猪胆汁，后涂药。

千金散

乳香　没药　血竭　雄黄　杏仁各五钱　轻粉　孩儿茶　枯矾各五分　胆矾三分　麝香一分

上为末。先用猪胆汁贴洗，后掺药。

珠粉散翟散官传

轻粉一钱　珍珠二分　天竺黄六分

上为细末，将疮用槐条煎汤洗净，后搽药即愈。

眉批：上方治杨梅疮熏贴外施之剂。

杨梅顽疮杨西塘传

乳香　没药　轻粉　雄黄　铜绿各等分

上共为末，用人乳一钟，熬至半钟，入前药再熬令干，擂烂搽上。

香鳔汤　治杨梅疮，筋骨痛久不愈者。

茜草　麻黄　乌药各一撮　细茶　鱼鳔二钱，用芝麻炒成珠，去麻　槐子炒焦　花椒各五钱　乳香一钱　生姜五片　葱白五根

上锉一剂，水煎一钟，通口服。二三剂即愈，不发。

黑金散毛东园传　治曾服轻粉，致筋骨疼痛。

当归　川椒去目　甘草　细茶　黑铅各四两

上锉，分作十剂。水煎服，或后入麝香一分。

换骨散毛东园传　治天泡疮，筋骨疼痛。

川归　荆芥　麻黄　栀子　连翘　花粉各一两　角刺一两半　乳香　没药各一钱半　土茯苓四两

上锉，分十剂。水三碗，煎一碗，二次服之。

登瀛散　治远年杨梅风漏，或筋骨疼痛。

土茯苓二斤　防风　荆芥　五加皮　白鲜皮　威灵仙　木瓜各一两半　生地黄酒洗　白芍药　当归　川芎　白茯苓　川牛膝　杜仲炒　白芷　地骨皮　青藤　槐花　黄连各一两

上锉十剂。水一钟半，酒一钟，煎至一钟。疮在上，食后服；在下食前服。渣再煎，每日一帖，煎两次合一处，庶浓淡得宜，作两次温服。第三次勿煎，逐日晒干，至三帖统煎汤，候温洗浴。初服五帖之内，疮势觉盛，乃毒气攻外，勿惧。轻者至十帖，重者至二十帖，见奇功。忌房事、生冷煎煿、母鸡、鹅、羊、猪头蹄、虾、鱼，此皆动气之物。

眉批：上方治杨梅疮毒致筋骨痛者。

苍耳散　治杨梅疮已服轻粉，愈后手发癣，或手掌上退一层，又退一层，生生不绝者，名鹅掌风。

苍耳子　金银花　皂角刺　防风　荆芥　连翘各一钱　蛇床子　天麻　前胡各五分　土茯苓　牙皂　甘草各三钱

上锉一剂，生姜一片，川椒一撮，水煎，不拘时服。

右军方　治杨梅疮后鹅掌风。

乌药五钱　白芷五钱　雄黄二钱　朱砂二钱　没药　乳香各一钱

上共为末，面丸如梧桐子大。每三十丸，烧酒送下，五七日见效。

玉脂膏王中城传　治杨梅疮愈后，鹅掌癣疮，久而不瘥，一擦如扫。

牛油　柏油　香油　黄蜡各一两（溶化入）　银朱一钱半　官粉二钱　麝香五分

上为末，入内搅匀，抹癣上，火烤，再擦再烤，如神。

治梅毒久不愈。土蜂窝 长脚蜂窝油松节三味同烧过罩，成炭

上为末，用香油煎滚，入黄蜡再煎，入药调如膏。夹油单纸贴疮，一二日即变白生肌，如神。

茯苓汤敏所兄传 治远年久日一切杨梅、天泡疮毒，甚至腐烂肌肉流脓出汁，臭不可闻，痛不可忍，先服此汤。

薏苡仁 皂角刺 木瓜 白芷 当归尾 生地黄 川牛膝 白芍药 黄柏 防风各一两 大皂角 川椒 红花各五钱 甘草节 羌活各七钱 金银花二两

上锉作十剂。每一剂和土茯苓四两同煎。空心服。忌茶。

次用照药：水银一钱 黄丹一钱，炒 血竭五钱，为末 广锡一钱 京香三分，无麝香

上为细末，用艾茸铺纸，入药在中，卷条放碗内，入香油一碗，将药条作灯草照之。令病人眼看灯，口噙凉水，热则又换。将灯入木桶内，四围用单被围住，勿令泄灯气，看照尽药条为度。

后用丸药：黄丹一钱二分 轻粉一钱 皮硝四分 珍珠三分 花粉一分 槐花五分，炒 丁香一分，炒 当归三分，炒

上为末，以烂饭为丸，如绿豆大。每服三分至五分止，白水送下。

如疮不收口，又用贴药：

黄柏 黄芩 黄连 白及 杏仁俱锉碎 黄蜡五钱

入好醋，冬青叶同炊。取叶贴疮上，先用花椒煎水，入盐少许，洗疮，后贴药。

臁疮

证

夫臁疮者，皆由肾脏虚寒，风邪毒气，外攻三里之傍，灌于阴交之侧，风热毒气流注两脚。生疮肿烂，疼痛臭秽，步履艰难。此疮生于臁骨为重，以其骨上肉少皮薄，故难愈。至有多年无已，疮口开阔，皮烂肉见，臭秽可畏。

治

法当先去虫，然后敷贴。仍宜内服蜡矾之类，须翘足端坐，勿多行履，庶可全愈矣。

方

黄白散 治臁疮湿毒及遍身热疮。

黄柏一两 轻粉三钱

上为末，用猪胆汁调涂，湿则干糁。

三香膏赵古松传 治远近臁疮溃烂，至骨疼痛。

乳香二钱 松香三钱

上为细末，用真香油调，用荬箬叶密密刺孔，将药摊在上，用箬叶贴患处，药居中，上用完箬叶盖之，帛扎住，登时止痛。

夹纸膏张会山传 治臁疮顽疮。

松香 黄丹 蓖麻子去壳，各等分

上为末，用香油调，隔油纸摊药，夹纸中，贴患处。

石村刘大尹膏

芝麻油四两，铜锅内煎出，入葱白三根煮黑色取出，入川椒去目，一两煮黑色，滤去，入青用末一两，以槐枝十根，各长一尺，合搅，焦一节，截去一节，以尽为度。后入白矾一两、黄蜡五钱，煎良久，倾碗内成膏。每以油单纸夹膏一匙于中，以银针刺之，密密多孔。先以浓茶洗疮口，贴膏于上，反复转换时得之，痛止。用一二帖立效，年深者不过五、七帖。存其膏，久久益效。

又方刘川州传

香油一两，铁勺煎，入黄蜡五钱化开；用铜绿三钱研极细末，将铜钱操末，徐徐入铁勺内，作五十余次入。将前铜钱另放碗里，将药倾入碗内，冷定。将疮洗净，用毡一块如疮大，摊药于上，勤放患处，一日一换，时要洗净。

疥疮

方

诸疮一扫光四九兄传 治风癣、疥癞、

坐板、血风、瘙痒疼痛，神效。

蛇床子五钱，炒，为末　大枫子去壳，五钱，为末　水银二钱　白锡一钱　加枯矾一钱，亦可

上先将锡化开，次入水银搅匀，后入上二味研匀，用柏油调搽。

一上散王少泉传　治疥疮

枯白矾一两　硫黄七钱　人言三分　五倍子五钱，炒　花椒五钱

上为末，香油煎鸡子令熟，去鸡子，以油调搽。

香疥药郑中山传

大枫子去壳，三十个　木鳖子去壳，三十个　蛇床子五钱　白蒺藜五钱　杏仁三十个　川椒四钱　枯矾三钱　朝脑三钱　轻粉一钱半　人言一钱半

上各另为末，合匀，入柏油三两，搽疮。

铁扫帚徐鲤川传　治疥癣、血风、诸疮瘙痒难当。

硫黄不拘多少　人言少许

二味为末，入白萝卜内，火烧存性，取出研细末听用。另用香油四两，入鸡子三个，煎熟，去鸡子不用；再入花椒四两，油内煎至焦黑，去椒不用。用香油调药搽患处。

玉锈球周后峰传　治疥疮。

水银一钱　枯矾五分　樟脑一钱　大枫子二十个　花椒五分　柏油五钱

上共研，不见水银星，火炙擦之。

熏疥药

艾叶　核桃壳　雄黄　人言少许

上为末，卷作筒，烧烟熏之。

洗疥药

防风　荆芥　白矾　马鞭草　苦参　花椒　野菊花

水煎频洗。

又方吴北源传

苍术　皮硝

等分，水煎洗，愈后永不发。

仙子散　治遍身疮疥，经年举发者。

苦参　威灵仙　蔓荆子　何首乌　荆芥

上各等分，为细末。每服二钱，食前酒调服，日二三服。忌发风物。

疥灵丹

白芷一两　枳壳麸炒，七钱　连翘七钱　白蒺藜炒，一两　羌活七钱　栀子炒，七钱　当归七钱　荆芥穗七钱　苦参糯米泔浸一日，晒干，二两

上为末，炼蜜丸如梧桐子大。每五十丸，滚水下。

眉批：上方疥内服除根之剂。

癣疮

方

必效散黄宾江传　治风湿癣疮，并年久顽癣。

川槿皮四两　斑猫一钱　半夏五钱　木鳖子去壳，五钱　槟榔五钱　雄黄三钱　白砒一钱

上俱切成片。另将雄、砒细研，共合一处，用井水一碗、河水一碗，浸晒三日，露三夜。将药水用鹅翎扫疥上，百发百中。

立应膏刘水山公传　治风癣疮。

象皮烧灰　红枣烧灰　针末　黄柏末　熟皮烟　黄丹研　轻粉研　大枫子去壳

上各等分，为细末，炼香油调膏。涂癣上。

一女子两股间湿癣，长四五寸，发时极痒，痒定极痛。乃以利针当痒时于癣上刺百余下，其血出尽，盐汤洗之，如此三四次方除。盖湿淫于内，其血不可不砭。后服浮萍散出汗。

浮萍散　治诸风疥癣癫疮。

浮萍四两　当归　川芎　赤芍药　荆芥　麻黄　甘草各二钱

上锉二剂。葱白二根，豆豉五六十个，煎至八分，热服出汗。

治鹅掌风癣有虫吃开。罗岑楼传

黄丹　轻粉各三钱

猪脏头烧油调搽。

秃 疮

方

桃梅煎陈白垫方 治秃头疮。

桃枝连叶七枚，长四寸，捣烂 乌梅七个，打碎 白矾研，一钱 胡椒研末，一钱 川椒研末，一钱

上用香油二两，煎至一两。每早擦一次。

陀僧散 治小儿头上白秃疮。

鹁鸽粪炒，研末 密陀僧 花椒末各五钱 硫黄一钱 人言半分

上为末，香油调搽，晚间洗去。

香粉散俞九河传 治小儿头上肥疮。

松香 枯矾 川椒各五分 水粉三两

上为末。实放葱内，扎住两头，白水煮沸，用时去葱皮，擦患处。

皂矾散贾医官传 治癞头白秃疮。

先用退杀猪汤，洗疮令净，用赤皮大葱白三条，三寸长，劈开装入皂矾，每一条入矾一钱，用纸包裹煨熟。揉擦，头疮即愈，其发发即长矣。

神雁膏陈小轩传 治白秃头。

羊粪，烧黑枯存性，为末，雁油调搽，一二次即愈。

治肥疮、黄水疮。

红枣烧灰 枯矾 黄丹 松香各一钱 官粉五分 银朱三分

上为末。干则香油调搽，湿则干掺之。

癜 风

方

蜂房散余灵泉传 治白癜风。

露蜂房一个，将生盐筑满诸孔眼，火烧存性，去盐。后用胆矾、天花粉、蝉退各等分，俱为细末，均分，用纸包三分。将活鲫鱼一对同酒煮熟，无风处细嚼，连刺饮酒。后痒自上而下，赶入四肢。

金樱丸怀园叔传 治白癜风。

苦参一两 何首乌半斤 胡麻仁一两 牛蒡子酒炒，一两 蔓荆子一两 白蒺藜二两 苍耳子一两 蛇床子酒炒，一两 牛膝酒洗，二两 肉苁蓉二两 苍术泔制，一两 菟丝子酒制，一两 金樱子酒炒，一两

上为末，面糊为丸，如梧桐子。每服七十丸，温酒送下。

三黄散 治白癜风。

雄黄 硫黄各五钱 黄丹 天南星各三钱 枯矾 密陀僧各三钱

上为末。先以姜汁擦患处，姜蘸药擦，擦后渐黑，次日再擦，黑散则无恙矣。

治白癜风。

硫黄 生白矾等分，为末

用绢包，水煮一日，搽。

治紫癜风。

官粉五钱 硫黄三钱

为末，鸡清调搽。

治赤白汗斑。刘进士传。

雄黄 硫黄 全蝎 僵蚕 白附子 密陀僧各五分 麝香二分

上为末，蘸生姜于患处擦之，五日除根，决效。

诸 疮

方

隔蒜灸法 治一切疮毒，大痛或不痛，或麻木。如痛者，灸至不痛；不痛者，灸至痛，其毒随火而散。盖火以畅达，拨引郁毒，此从治之法也。

用大蒜头去皮，切三文钱厚，安疮头上；用艾壮于蒜上，灸之三壮，换蒜复灸。未成者，即消；已成者，亦杀其大势，不能为害。如疮大，用蒜捣烂摊患处，将艾铺上，烧之，蒜败再换。如不痛，或不作脓，及不起发，或因疮尤宜多灸。灸而仍不痛，不作脓，不起发者，不治，此气血虚之极也。

葱熨法 治虚怯人肢体患肿块，或作痛，或不痛；或风袭于经络，肢体疼痛；或四肢

筋挛骨痛。又治流注，跌扑伤损肿痛杖打刺痛，及妇人吹乳乳痛，阴证腹痛，手足厥冷。

葱头细切，杵烂炒熟，敷患处，冷则易之。再熨肿痛即止，其效如神。

豆豉饼 治疮疡肿硬不溃，及溃而不敛，并一切顽疮恶疮。

江西淡豆豉为末，唾作饼子如钱大，厚如三文，置患处，以艾壮于饼上，灸之，干则易之。如背疮，用漱口水调作饼，覆患处，以艾铺饼上灸之。如未成者即消，已成者能消其毒。如有不效者，气血虚败也。

洪宝丹西园公方 治一切肿毒，散血消肿，治汤烫火烧，金枪打扑，出血不止，如神。

天花粉三两 白芷二两 赤芍药二两 郁金一两

上为末，热用茶调，冷用酒调，涂患处。如衄血不止，水和涂后项上，最能绝血路。

隔纸膏两川叔传 治一切恶疮肿毒顽疮。

鸡屎炒，一两 松香生，一两 百草霜八钱 雄黄五分 枯矾四分

上为末，香酒调。用伞纸贴患处，摊药于纸上，再将原纸返展盖住。

神捷膏郑中山传 治诸般顽疮，及内外臁疮，久年不愈者。香油半斤，先煎，入黄蜡一两、松香五钱，慢火熬至滴水成珠，不散为度，取出候冷，加后药：

乳香三钱 没药三钱 轻粉三钱 血竭三钱 孩儿茶三钱 枯矾三钱 龙骨火煅，三钱 川椒四钱

上为细末，搅之煎膏内，磁器收贮。若遇顽疮，先用花椒、细茶、艾叶浓煎水，频频温洗令净。却用油纸以封刺孔，比如疮口大，俱刺遍伤，药将孔面贴疮上，一日换三次，二日后换一日一次，每换药必须洗净方贴，效。

敛疮止痛生肌散杜桐冈传 治诸疮及痛疽、黄水、热泡等疮。

官粉火煅黄色，一钱 黄柏末，一钱 黄连末，五分 乳香五分 没药五分 孩儿茶五分

上为末。掺患处。

散解毒黄宾江传 治诸疮肿毒，并喉闭、赤眼暴发疼痛。

雄黄三钱 白硼砂三钱，铜勺微火炒 胆矾六钱，打碎，先炒白色，再炒紫色

上共为细末。治疮，或将烧酒，或吐津抹湿疮上，将末药着指磨上，立消。治眼，用津抹湿眼胞，将药抹之，立消。喉闭，吹喉中。

追风解毒汤两川叔传 治血风疮，并湿热生霉，其形如钉高起寸许者。

连翘 黄芩 栀子 黄柏 防风 荆芥 羌活 独活 全蝎 僵蚕 蒺藜 金银花 威灵仙 归尾 赤芍 甘草

上锉，各等分，水煎服。

寸金黄刘甘泉传 治一切红肿热毒疮疖。

黄连 黄芩 黄柏 大黄 皮硝 青黛 白矾 五倍子

上各等分为末，鸡清调搽。

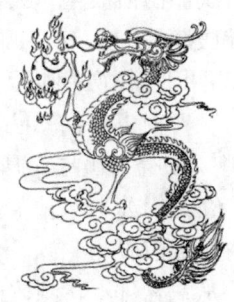

古今医鉴 卷十六

杖 疮

治

一杖毕，即饮童便和酒，免血攻心。用热豆腐铺在杖紫色处，其气如蒸，其腐即紫，复易之。须得紫色散尽，转淡红为度。或只用葱切烂炒焦，搭患处，冷则再易，以血散为度。又法，用凤仙花科连根带叶，捣烂涂患处，如干又涂，一夜血散即愈。如冬月无鲜者，秋间收，阴干为末，水和涂之。一名金凤花。又法，并打伤皮不破，内损者，用萝卜捣烂罨之。又法，用大黄末，童便调敷之。又法，用猪胆汁涂之。又法，用真绿豆粉微炒，鸡子清刷之。

方

化瘀散 治杖打重血上攻心。

苏木三钱 红花二钱 归尾三钱 大黄二钱

上共为末，童便一钟，黄酒一钟，煎至一钟，热服。

退血止痛散 治杖后肿痛瘀血不散，气血攻心，或憎寒壮热。

归尾 赤芍药 生地 白芷 防风 荆芥 羌活 连翘 黄芩 黄连 黄柏 大黄 栀子 薄荷 枳壳 桔梗 知母 石膏 车前子 甘草各等分

上锉一剂，水煎服。

八仙过海黄宾江传 治杖打极重，血沁裆，不治即死。

半夏姜汁炒 巴豆霜 当归 乳香 没

药 硼砂 血竭 土鳖倍用

上各等分，为细末。每服八厘，好酒送下。

金箔散刘文庵传 治杖打极重，痛不可忍，昏闷欲死者。

白蜡一两，生研 乳香三钱 没药三钱 金箔二十帖 银箔二十帖

上为末。每服二钱，温酒调服。

补气生血汤 治杖后溃烂久不愈者。

人参 白术炒，倍 茯苓 当归 芍药 熟地黄 陈皮 香附 贝母 桔梗 甘草

往来寒热，加柴胡、地骨皮。口干，加五味子、麦门冬。脓清，加黄芪。脓多，加川芎。肌肉迟生，加白蔹、肉桂。

杖疮膏丁望海传

密陀僧四两 香油八两

上为末，同入锅内，文武火熬，用柳条数根，一顺勤搅，不要住手，待熬成黑色，滴水成珠。油纸摊贴患处，当时疼止，拘流脓水，自然生肉。如有疔甲，贴药即止。又治顽疮、大泡臁疮，神效。

不二膏吴应峰传

大黄一两 黄柏一两 黄连一两 乳香一钱 没药一钱 轻粉一钱 血竭二钱 孩儿茶二钱 片脑二分 水银三钱，用官粉三分，吐涎以银磨

上为末，合和。以猪脂四两，炼去渣，入黄蜡一两，再煎，滤过入药，柳条搅匀。随疮大小摊纸贴之。

白龙膏陈仪宾传 治杖疮及远年近日一切顽疮。

黄蜡二两　黄香二两，为末，去黑渣不用
香油三两，顿温　乳香末，五分　没药末，五分

上先将蜡入磁碗内，慢火化开，用箸敲
碗边，续续入黄、香、乳、没，取碗离火，
入温香油于内，搅匀待冷，入水缸内，去火
毒，三日取出。油单纸摊药贴患处，立效。

鬼代丹

乳香　没药　自然铜火煅，醋淬　木鳖子
去壳　无名异　地龙去土，各等分

上为末，炼蜜丸如弹子大。每服一丸，
温酒下，打着不痛。

寄杖散 王少泉传

用白蜡一两，细细切烂，滚酒淬入碗内
服之，打着不痛。

折　伤

脉

打扑伤损，去血过多，脉当虚细。若得
急疾大数者，风热乘之必死。如从高坠下，
内有瘀血，腹胀满，其脉坚强者生，小弱
者死。

病

折伤者，谓其有所损伤于身体也。或为
刀斧所伤，或坠堕险地，或扑身体，损伤筋
骨皮肉，皆能使出血不止。或瘀血停积于脏
腑，结而不散，去之不早，则有入腹攻心
之患。

治

治疗之法，当视其所损轻重。若血不止
者，外宜敷贴之药，内宜和散之剂；血蓄于
内者，宜下去之，然后调理，必以顺气活血、
止痛和经，使无留滞气血之患，此其要也。

大凡打扑伤损坠堕，或刀斧所伤，皮未
破而内损者，必有瘀血停积，先宜逐去瘀血，
然后和血止痛。若肌肉破而亡血过多者，宜
调气养血，带补脾胃为主。

如腹痛者，乃瘀血也，宜桃仁承气汤加
当归、红花、苏木，入童便，和酒煎服。

方

通导散

治跌仆伤损极重，大小便不通，
乃瘀血不散，肚腹膨胀，上攻心腹闷乱至死
者，先服此药，打下瘀血，然后方可服补
损药。

大黄　芒硝　枳壳各四两　厚朴　当归
陈皮　木通　红花　苏木　甘草各二两

上锉。一两，水煎服。

鸡鸣散

治从高坠下，及木石所压。凡
是伤损、血瘀、凝积，痛不可忍，此药推陈
致新。

大黄酒蒸，一两　归尾五钱　桃仁去皮尖，
七粒

上锉，酒煎，鸡鸣时服，取下瘀血，
即愈。

活血止痛散

治打扑伤损膜，落马坠车，
一切疼痛。

乳香　没药　赤芍　白芷　川芎各一两
当归　生地黄　牡丹皮各二两　甘草五钱

上为末。每服三钱，温酒入童便调下。

防风通圣散 方见中风 眉批：此方治打
扑伤损，先逐去瘀血之剂。 治打扑伤损，
肢节疼痛，腹中恶血不下。

依本方倍大黄、当归，煎熟，调入乳香、
没药末各二钱。

续骨丹 杨接骨传

乳香　没药　孩儿茶　茧壳烧灰，各等分

上为末。每服二钱，接骨，黄酒送下；
欲下血，烧酒送下。

接骨散 吴两洲传 接骨续筋，活血止痛。

当归五钱　官粉煅，五分　硼砂二钱

上为末。每服二钱，苏木汤调服，频服
苏木汤。损在腰以上，先吃淡粥半碗，然后
服药；在腰以下，即先服而后食。别作糯米
粥，入药末拌和摊纸上，或绢上，封裹伤处。
如骨碎，用竹木夹定，或衣物包之。

接骨神方 张白峰传

土鳖一合，炒干　半夏　巴豆霜各等分

上为细末。每服一二分，黄酒调下。

仙人散 黄宾江传 接骨止痛。

土鳖十个，焙干，一钱　土狗八个，焙干，

一钱　仙人骨即人骨，三分　巴豆去油，三分

上共为末。每服先一钱，次服五分。二服后去巴豆，又服二次五分；又加巴豆一服。俱用烧酒下。

接骨紫金丹刘两河传　治跌打损伤，骨折破伤，瘀血攻心，发热昏晕，不省人事。

硼砂　乳香　没药　血竭　大黄　归尾　骨碎补　自然铜醋淬　土鳖焙干，去足，各一钱

上为末，磁器收之。每服八厘，好热酒调服，其骨自接上。如有瘀血自下。吐血等病，经事不调，俱用酒下。

补损接骨仙丹刘前冈传　治打扑伤损，骨折筋断，皮破肉烂，疼痛不可忍。

当归　川芎　白芍　生地黄　破故纸　木香　五灵脂　地骨皮　防风各五钱　乳香　没药　血竭各一钱

上锉一处，用夜合花树根皮五钱，同入大酒壶内，入烧酒于内，重汤煮一炷香为度，取出服之。

接骨神丹

半夏一个，对土鳖一个，二味一处捣烂，锅内炒黄色，秤一两　自然铜二钱　古铜钱三钱，二味铜俱用火烧红，入醋淬七次　乳香五钱　没药五钱　骨碎补七钱，去毛

上为极细末。每服三分，用导滞散二钱搅匀，热酒调服。药行患处疼即止。次日再进一服，药末三分，导滞散五分。重者三服，轻者一二服，痊愈。

导滞散　治跌打伤重，腹内有血。

大黄三钱　当归一钱

上为末，酒一碗，煎服。大便血出，即愈。

许昌宁接骨丹

当归　川芎　白芍　人参减半　官桂　青皮　陈皮　麻黄　苍术　丁香　青木香　乳香　没药　沉香减半　血竭减半　儿茶　甘草各一两

为细末。每服三钱，好酒调服。忌葱、蒜、绿豆。

神仙换骨丹　眉批：此方续筋接骨之剂。

千金不易仙方，乃异人所授，不可轻视。

菟丝子酒制，五钱　破故纸酒炒，二钱半　金铃子酒蒸，去核，五钱　川续断五钱　胡芦巴酒炒，五钱　远志甘草水泡，去心，五钱　五味子二钱半　鹿茸酥炙，二钱半　龟板酥炙，五钱　甘松五钱　杜仲酒和姜汁炒，五钱　山奈二钱半　益智仁炒，五钱　柏子仁炒，五钱　防风去芦，五钱　杏仁去皮尖，五钱　木通五钱　滑石酥炙，五钱　三棱煨，二钱半　莪术煨，五钱　韭子一钱半　地骨皮五钱　五加皮五钱　何首乌二钱半　牡丹皮五钱　青藤五钱　石楠藤五钱　紫金皮一钱半　木贼五钱　海桐皮五钱　红豆五钱　白蒺藜炒，五钱半　乳香二钱半　没药五钱　龙骨煅，三钱　虎胫骨酥炙，五钱　血竭二钱半　朱砂一钱半　麝香一钱三分　自然铜煅，三钱　黄芪蜜炙，五钱　人参五钱　白术二钱半　粟壳去穰秸，炒，五钱　川芎五钱　赤芍五钱　白芍五钱　红内消二钱半　熟地黄酒蒸　茯苓各二钱半　茯神二钱半　苍术米泔浸，五钱　陈皮五钱　乌药二钱半　香附五钱　当归酒洗，二钱半　枳壳五钱　枳实五钱　白芷五钱　厚朴姜汁炒，二钱半　麻黄二钱半　吴茱萸五钱　大茴二钱半　小茴酒炒，二钱半　荆芥五钱　羌活五钱　独活五钱　牛膝酒洗，五钱　木瓜五钱　半夏姜制，五钱　南星姜制，五钱　僵蚕炒，五钱　全蝎酒洗，二钱半　天麻二钱半　细辛二钱半　藿香五钱　干姜五钱　良姜五钱　川乌姜炒，二钱半　巴戟去心，五钱　青盐二钱半　肉桂五钱　附子姜炒，二钱半　连翘五钱　桔梗五钱　青皮五钱　天雄姜炒，二钱半　草果二钱半　丁香二钱半　砂仁五钱　肉苁蓉酒洗，五钱　肉豆蔻去油，二钱半　白豆蔻二钱半　木香二钱半　甘草蜜炙，二钱半

上为末。每用二钱，好酒研入，生姜调服，用鸡子压之。新疼，用被盖出汗。如伤损肿痛，用生姜、葱白、生地黄各五钱，红糟一碗，研捣取汁，入香油一碗，和匀，将木梳烘热，蘸药末放伤处，即服前药。凡一切虚损疼痛，百发百中。

葱搭法 治打扑伤损肿痛。

葱头切烂，炒焦，搭患处，冷则再易。止痛消肿散瘀。

将军膏朱同知传 治伤损肿痛，不消瘀血，流注紫黑；或伤眼上，青黑。

大黄为末，生姜汁调敷患处。

守田膏 治打扑有伤，瘀血流注。

半夏为末。调敷伤处，一宿不见痕迹。

二生膏卢诚齐传 治跌损手足。

生地黄鲜者，一斤 生姜四两

上捣烂，入糟一斤，同炒匀，乘热以布裹罨伤处，冷即易之。先能止痛，后整骨，大有神效。

金 疮

治

一人骑马跌仆，被所佩锁匙伤破阴囊，二丸脱落，得筋膜悬系未断，痛苦无任。诸医措手，或以线缝其囊，外加敷贴，生肌止痛。不三五日，线烂而复脱矣。予思常治刀伤出血，但敷壁钱而效敏，盖此亦伤破之类也，是以令人慢慢托上，多取壁钱，敷贴其伤破之处，日渐安，其囊如故。

方

金枪散张寿山传 治一切刀割破、打破、跌破、出血不止，破开口不合。用此止血生肌，住痛，立效。

银朱 血竭 发灰 人指甲烧存性 珍珠烧存性，各等分

上为细末，研匀，掺患处。

军中一捻金 端午日制，并治狗咬。

矿石灰不拘多少，炒研，生韭菜连根同捣作饼，阴干，为末。掺之，止血生肌，甚效。

金枪丹周梅江传 生肌住痛，止血。

嫩老鼠未生毛者，不拘多少

韭菜根与老鼠一般多，石臼捣烂，入嫩石灰末于内，掺干为饼为度，阴干。用时以刀刮药末敷伤处，布包裹，立已。

一捻金丹 治金枪所伤，并臁疮，及马断梁等疮。腊月黑牛胆一个，装入石灰四两、白矾一两，阴干取出，入黄丹炒一两，研末用之。

刀箭药

牛胆一个 石灰不拘 乳香少许 血竭少许 白及五钱，为末

上药入牛胆窨干为末。每用少许，干贴。制此不得犯妇人手。

破伤风

脉

表脉浮而无力，太阳也。脉长有力，阳明也。脉浮而弦小者，少阳也。河间曰：太阳宜汗，阳明宜下，少阳宜和解。

病

《内经》曰：风者，百病之始也。清净，则腠理闭拒。虽有大风苛毒，而弗能为害也。若夫破伤风证，因事击破皮肉，往往视为寻常，殊不知风邪乘虚而客袭之，渐而变为恶候。又诸疮久不合口，风邪亦能内袭；或用汤淋洗；或着艾焚灸，其汤火之毒气，亦与破伤风邪无异。其为证也，皆能传播经络，烧烁真气，是以寒热间作，甚则口噤目斜，身体强直，如角弓反张之状，死在旦夕，诚可哀悯。

治

法当同伤寒处治，因其有在表、在里、半表半里三者之不同，故不离乎汗、下、和三法也。是故在表者汗之，在里者下之，在半表半里之间者宜和解之，又不可过其法也。

方

如圣散

川乌 草乌各三钱 苍术 细辛 川芎 白芷 防风各一钱

上为末。每服五七分，酒调服，忌油腻荤腥面。如癫狗咬，加两头尖、红娘子各一钱。中风身体麻木，或走痛，酒调下。风旋头晕，酒调下。头风，茶调下。偏头风，口

噙水，搐鼻。伤风，热茶调下，出汗。风牙虫痛，频擦患处，流涎。金疮血不止，干掺之。恶疮久不愈，口噙水洗，绵拭干掺之。犬咬、蛇伤、蝎螫，口噙盐水洗之，仍敷上。痈疽、疿瘤、鱼睛、红丝、发背、脑疽等疮发时，新汲水调涂纸封，再用酒调服。汤火伤皮，新汲水调，鸡翎刷上。杖疮有血，干敷之。瘰疬，口噙水洗，掺之。干湿疥疮，香油调搽。

定风散 治破伤风，及金刃伤，打扑伤损，并癫狗咬伤，能定痛生肌。

天南星为防风所制，服之不麻 防风各等分

上为细末。破伤风以药敷疮口，然后以温酒调一钱服。如牙关紧急，角弓反张，用药二钱，童便调下。打伤欲死，但心头微温，以童便灌下二钱，并进二服。癫狗咬破，先噙，将水洗净，用绢拭干，贴药，更不再发，无脓，大有功效。

一字散 治破伤风搐搦，角弓反张。

蜈蚣去毒，炒，一条 全蝎一对，炒，去毒并头足

上为细末。如发时，用一字擦牙缝内，或吹鼻中。

脱凡散 治破伤风，五七日未愈，已至角弓反张，牙关紧急。

蝉退去头足、土净，五钱

上为末，用好酒一碗，煎滚，服之立苏。

退风散 治破伤风不省人事，角弓反张。

防风一钱 荆芥五分 薄荷七分 僵蚕炒，五分 天麻酒洗，一钱 白芷一钱 麻黄一钱 茯苓一钱 当归身一钱 甘草炙，五分

上锉一剂，生姜七片，煎服。

羌活防风汤 治破伤风，初传在表。

当归 川芎 白芍 防风 羌活 藁本 细辛 地榆 甘草炙，各一钱

上锉一剂，水煎热服。若大便闭，加大黄。热，加黄芩。

水调膏 治初破伤风，热红肿，风邪欲将传播经络而未入深者，用此。

杏仁去皮，细研 白面各等分

上和匀，用新汲水调如膏，敷患处，肿消热退。

灸法 治破伤风及犬伤，神效。

用核桃壳半个，填稠人粪满，仍用槐白皮衬，扣伤处，用艾灸之。若遍身汗出，其人大困则愈。远年者，将伤处前灸之，亦已。

汤火伤

治

凡遇汤火所伤，先以盐末和米醋调和，敷疮上，次以醋泥涂之，仍用醋涂不绝，暂救痛苦。一面急捣烂生地黄，醋调，敷疮上，直候疼止。须厚至数寸不妨事。若一用冷水、冷物、冷泥，热气得冷气，则却深入搏烂人筋骨。慎之，慎之！

方

保生救苦散 治火烧汤烫，或热油烙及脱肌肉者。

寒水石 大黄 黄柏各三钱

上为末。香油调涂患处。或湿烂，干掺。

黑白散 刘知府传 治汤烫火烧伤。

百草霜 轻粉减半

上为末。狗油调搽患处，立愈。

一白散 治汤烫火烧，破痛不可忍。

生白矾不拘多少，香油调搽。

清烟膏 李电川传

鸡子清磨京墨，涂患处，上用三层湿纸盖，则不起泡，冷如冰，效。

一黄散 刘嵩洛传

大黄末，蜜水调搽。

治汤火咒云：龙树王如来授，吾行持北方壬癸水，禁火大法。

龙树王如来，吾是北方壬癸水，收斩天下火星辰，千里火星辰必降，急急如律令。咒毕，即握真武印吹之，即用少许水洗，虽火烧手足成疮，亦可疗。

虫兽伤

病

凡春夏初交，犬多发狂，但见其尾，直下不卷，口中流涎。舌黑者，即是癫狗。若被所伤，不可视为泛常，乃九死一生之患。急用针刺去血，以小便洗刮令净；用核桃壳半边，以人粪填满，掩其疮孔，着艾于壳上灸之。壳焦粪干，则易之灸，灸之百壮；次日又灸百壮，灸之三五百壮为佳。灸后用生南星、防风等分为末，再以口噙浆水洗净伤处，用绵拭干掺之，更不作脓。其内须服后药，以散其毒可也。

治

孙真人曰：春末夏初，狗多发狂，被其所伤者，无出于艾灸。其法，只就咬处牙迹上灸之。一日灸三壮，直灸至一百二十日乃止。常宜食炙韭菜，永不再举发，亦良法也。

方

溯源散 治癫狗咬。

斑蝥七个，去头翅足为末，温酒调服。于小便桶内，见衣沫似狗形为效。如无，再须七次，无狗形亦不再发。后用益元散一两，水煎服解之。忌饮酒、食猪肉、鸡、鱼、油腻百日，终身忌食犬肉。凡遇此患，依前针洗艾灸，更服此药，无不愈者。

扶危散周景阳传 治癫狗咬。

斑蝥七日内用七个，七日外每日加一个，百日百个，去头翅足令净，糯米同炒赤　雄黄一钱　滑石一两　麝香一分，小儿不用亦可

上为末。能饮酒者，时酒调服；不饮酒者，米饮下。或从大小便出，或吐出毒，即愈。以伤处去三寸，灸之三壮，永不再发，神效。

治癫狗咬伤成破伤风者。

如圣散方见破伤风　加两头尖、红娘子各一钱

治狗咬方

甘草、杏仁，口嚼烂，搭伤处。用银杏

捣涂患处。又宜蓖麻子五十粒，去壳，以井花水研成膏，先以盐水洗之，敷上，效。

雄灵散 治毒蛇所伤，昏闷欲死者。

雄黄五钱　五灵脂一两

上为末。每服二钱，好酒调服，仍敷患处。良久再进一服，即愈。又宜雄黄、青黛等分为末，每二钱，新汲水调服。又宜白矾溶化，滴伤处。又宜蜈蚣一条，去头足、炒川椒一钱，去目，略炒为末，酒调服，出汗即愈。

同生酒周梅江传 治毒蛇所伤至死。

扛板归不拘多少，其草四五月生，九月见霜即败，吐青如犁头尖，藤上有小茨子，圆黑味酸用藤叶

上取研烂号汁，与生酒调眼，随量改之；用渣贴患处，立已。渣若火饶，仍痛。

海上方 治蛇咬。

丝瓜根洗净，捣研生酒，吃一醉，立已。又方，用半边莲，研酒服。

妙化丹刘彬齐传 治蝎螫蛇伤，点眼即效。端午制，忌妇人、鸡、犬见之。

没药　乳香　轻粉　海螵蛸　雄黄各五分　硫黄二厘

上为末。左边被伤点左眼大眦，右边点右。

神妙丸刘前溪传 治蝎螫。端午日制，忌妇人、鸡、犬。

雄黄　蟾酥　胆矾　半夏各等分　麝香少许

上为末，用猫儿草捣汁和为丸。用口嗒痛处令净，用丸药揩擦。

六神散周东泉传 治蝎螫。

川乌　草乌　南星　半夏　白芷　石菖蒲一寸九节者。各等分

上，端午日，取药为末。每用少许，先以津液抹患处，以药擦之。

杖蝎螫法 每年除夜，左手拽起前裾，右手执三尺长棍，向门楣上敲三下，念咒云：蝎蝎蜇蜇，不向梁上走，却来这里蜇。一敲敲八节。咒毕，吸气一口，吹于杖头，复吸

其气，吹于执杖手心。如此三次，即已。遇有蝎蜇，以手摩之，即不痛。可用一年，次年除夜，又如法为之，否则不验。

中毒

脉

人遇事急，智尽术穷；或为人所陷，始自服毒或误中其毒，其脉洪大者生，微细者死。又曰：洪大而迟者生，微细而数者死。

治

大法：甘草、绿豆，能解百毒。又法：不问一切诸毒，急多灌香油无虑。

方

解毒丹 治中信毒，若于饮食中得者，易治；酒中得者，难治。若在胸腹作楚可吐，急用胆矾研水灌之，即吐；若在腹中可下。后服此：

黄丹　水粉　青黛　焰硝　绿豆粉

上为末。以小蓝挪水调下。腹痛，倍黄丹、绿豆粉，井花水调下。

秘方

用苗竹成竿，而未有叶者，截筒留两头节，去竹青，置厕中，经月不取。遇有中信者，旋取一个净洗，取筒内红汁服之，即解。

秘方

青黛五两，绿豆一升，去壳为粗末。用苗竹筒一个，两头留节，去竹皮，就节上取一孔，入药内，仍以竹钉塞孔，于端午日置厕中；浸至次年端午日取出，洗令净，悬屋脊上，风吹日晒，须尽一月余，内中自干；劈破取出再晒，研末。以小蓝自然汁。调作丸，弹子大。每遇信毒，以井花水磨一丸，作一服，灌之立解。仍以乌梅枚研水二合，以井水解饮，食久泻下，即愈。又法，卒急无药，只用真香油灌之，立解。又法，取稻秆烧灰，新汲水淋汁，滤过冷服一碗，毒随利下。又方，治信毒，用腊月猪胆收起，遇人中毒，割开一个，入水化开，服之立解。

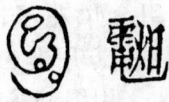

诸骨鲠

方
打诸骨鲠神符

咒水 此碗化为东洋大海，咽喉化为万丈龙潭，九龙归洞，吾奉太上老君，急急如律令敕。吸东方生气三日，吹入碗中。每行此法，正面朝东，用净水大半碗，放桌上，左手执拳在胸前，右手执剑诀于碗上，书前符号。假如鱼骨鲠，就书上"鱼"字，除"鱼、鱼"二符勿书，再书下八符，余皆仿此。

咒水治诸鲠法 李中原传

以净器盛新汲水一盏，捧之，面东默念云：谨请太上东流顺水，急急如南方火帝律令救，一气念七遍，即吹一口气，入水中，如此七次，以水与患人饮，立下。或用咒水，可以食针，并竹刺。

神仙钓骨丹徐通府传 其骨自随药带下，或出如神。

朱砂一钱 丁香一钱 血竭五钱 磁石五钱 龙骨五钱

上共为末，黄蜡三钱为丸，朱砂为衣。每服一丸，香油煎，好醋吞下。如要吐，用矮荷煎，好醋吃，后用浓茶任服。如无矮荷，用桐油代之。矮荷即红内消，其叶似荷树叶，其条细，其树矮短。

一方，治诸骨鲠。用人指甲，烧存性，吹入喉中，立效。一方，用硼砂一块噙之，骨自下。一方，用金凤花子，嚼烂噙下。无子，用根亦可。一方用韭白三根，捣烂拈为丸，如骨子大，用绵缠裹线，茶咽下，更鲠处手牵线，吐出原骨效。一方，用橄榄食下，即化。如无橄榄肉，用核烧灰，水调亦化。

一方，治误吞铜铁，或金银等物，不能化者，砂仁浓煎汤服之，其物自下。

误吞田螺，鲠喉不下，死在须臾。归石塘传。

用鸭一只，以水灌入口中，少顷，将鸭倒悬，令吐出涎水，与患人服之，其螺即化。

救　荒

方

养元辟谷丹京传 安五脏，消百病，和脾胃，补虚损，固元气，实精髓，助脾健胃，瘦者令肥，老者健，常服极妙。

黄犍牛肉十五斤，去筋膜，切作棋子大片，用河水洗数遍，令血水净，再用河水浸一宿，次日再洗二三遍，水清为度。用无灰好酒煮一夜，桑柴文武火，用砂罐煮，取出焙干，黄色者佳，黑焦不用。每牛肉末一斤，加入后药二斤。

山药八两，用葱盐炒山药，黄色，去葱盐不用

莲肉八两，去心皮 白茯苓去皮、筋膜，为末，水飞过，八两 芡实肉取粉，八两 白术八两，油者不用炒 薏苡仁八两，炒 白扁豆八两，去壳，姜汁炒 人参去芦，四两 小茴香炒，四两 干姜炒，二两 砂仁炒，二两 青盐四两 川椒去目，炒，二两 甘草炙，四两 乌梅肉二两，熬浓汁半碗 粳米洗净，炒黄，六斤

上为细末，与米粉、牛肉末和匀，用小红枣五斤，醇酒五斤，煮枣极烂，去皮核，捣膏，加炼蜜二斤半，共和为丸如弹子大。每次二丸，不拘冷热，茶汤嚼下，一日服二三次，永不饥。按是方实王道之妙用，平时预合，荒乱之时，可以避难济饥。虽一两月不食，不损胃道，不伤元气，久服成陆地之仙。宝之宝之。如渴，或用冷水。

长生不老丹京传

白茯苓去皮定粉、黄丹、白松脂、白沙蜜、黄蜡各二两，朱砂三钱，金箔二十片，水银三钱。先将蜜蜡、松脂于磁碗内，溶为汁，倾药在内，以木匙标匀，候温就火丸如指头大，用水银为衣。有死水银法：先洗手净，用水银三两，默在手心内，以指头研如泥，见手心青色，将药三五丸搓揉，后以金箔约量，摊碗内，以药丸在内摇动，使金箔都在药上，密器收贮。服时用乳香末五分，水三盏，煎汤温送下，不嚼破。服后第三日觉饥，以面和白茯苓末。烙成煎饼，食半已后，药在丹田，永不饥渴。久则交过五脏，阴滓俱盖，长生不老。诸人得服，并无所忌，使添气力，悦容颜，身体轻健，百病皆除。拯贫救苦，实济世之良方，长生之妙法。其间若欲饮食，俱不妨事。但七日之内，吃食药必随下；至半月，药在丹田，永不出矣。服时面东持药，念咒一遍，吹在药上，如此七遍毕，以乳香汤送下。

天清地宁，至神至灵。三皇助我，六甲护形。去除百病，使我长生。清清净净，心为甲庚。左招南斗，右招七星。吾今立化，与天齐生。吾奉太上老君，急急如律令。

膏 药

方

金不换神仙膏杜进士传　专治男妇小儿不分远年近日，五劳七伤，咳嗽痰喘气急，左瘫右痪，手足麻木，遍身筋骨疼痛，腰脚软弱，偏正头风，心气疼痛，小肠疝气偏坠，跌打伤损，寒湿脚气，虚痢脚气痞块，男子遗精白浊，妇人赤白带下，月经不调，血崩；兼治无名肿毒，瘰疬臁疮，杨梅顽疮，误服轻粉，致伤筋骨疼痛，变为恶毒，肿烂成疮，大如盘，或流黄水，或流脓血，遍身臭烂不能动履者，贴此膏药除根，永不再发。

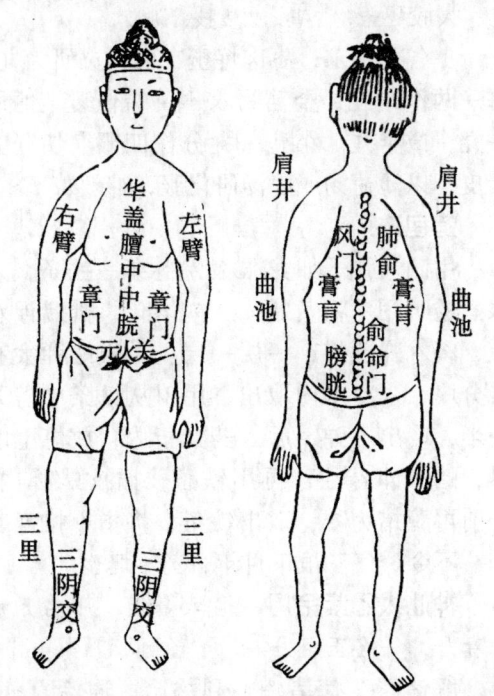

川芎　白芷　生地　熟地　当归　白术　苍术　陈皮　香附　枳壳　乌药　半夏　青皮　白芷　细辛　知母　贝母　杏仁　桑白皮　黄连　黄芩　黄柏　栀子　大黄　柴胡　薄荷　赤芍　木通　桃仁　玄参　猪苓　泽泻　桔梗　前胡　升麻　麻黄　牛膝　杜仲　山药　远志　续断　良姜　何首乌　甘草　连翘　藁本　茵陈　地榆　防风　荆芥　羌活　独活　金银花　白蒺藜　苦参　僵蚕　天麻　南星　川乌　草乌　威灵仙　白鲜皮　五加皮　青枫藤　益母草　两头尖　五倍子　大枫子　巴豆　穿山甲　芫花　蜈蚣二十条　苍耳头七个　桃　柳　榆　槐　桑　楝楮　枝各三十

上药共七十二味，每味用五钱，各要切为粗片，用真芝麻油十二斤，浸药在内。夏浸三日，冬浸半月方可。煎药黑枯色为度。用麻布一片，滤去渣，将油再秤，如有十数斤，加飞过黄丹五斤；如油有八斤，加黄丹四斤，依数下丹，决无差矣。将油再下锅熬，黄丹徐徐的投下，手中用槐柳棍不住的搅，火先文后武熬成，滴在水中成珠不散，春夏硬，秋冬软，此是口诀。磁器内贮之，临用时加细药。

乳香　没药　血竭　轻粉　朝脑即樟脑　片脑　麝香　龙骨　海螵蛸　赤石脂

上细药十味，研为细末，磁器内收贮。临摊膏药掺上些须，生肌止痛，调血气，去风湿甚妙。

五劳七伤，遍身筋骨疼痛，腰脚软弱，贴两膏肓穴、两肾俞穴、两三里穴；痰喘气急，咳嗽；贴肺俞穴、华盖穴、膻中穴。

左瘫右痪，手足麻木，贴两肩井穴、两曲池穴。

男子遗精白浊，妇人赤白带下，月经不调，血山崩漏，贴两阴交穴、关元穴。

赤白痢疾，贴丹田穴。

小肠气，疝气，贴膀胱穴。

疟疾，男子贴左臂，女子贴右臂，即止。

偏正头风，贴风门穴。

腰痛，贴命门穴。

心气疼痛，贴中脘穴。

走气，贴两章门穴。

寒湿脚气，贴两三里穴。

一切无名肿毒，疬疮臁疮，杨梅顽疮，跌打伤损，痞块，不必寻穴，皆本病患处，即愈。

追风透骨膏秘传

川乌　草乌　淮乌各一两　巴豆三两，去

壳　木鳖子三两（去壳）　归尾一两　白蒺藜
一两　松香三两　白及二两　血余一团　槐
柳枝各一握

上各锉。以桐油二斤，浸药一二日，熬
至众药黑色，取出滤去渣，再煎，用密陀僧
半斤，研末，渐渐入内，柳条搅不住手，滴
水成珠，不散为度，倾入水中，出火毒。用
绵纸摊贴患处。

神妙五枝膏 壬中嵩传

川乌　草乌　防风　白芷　当归　熟地
黄　木鳖子去壳　穿山甲　大黄　甘草各六钱
槐　桃　柳　椿　楮各用枝一寸　血余一握

上药俱锉，用香油一斤，入药，于文武
火煎至焦枯，滤去渣。将油再煎，随入黄丹
炒，见火星为度，半斤，柳条搅不住手，滴
水成珠为度。去火略待少时，入乳香一两、
没药六钱、朱砂二钱、轻粉二钱，亦徐徐搅
入内，倾碗中，坐水出火毒。腰痛，贴痛处。
咳嗽，贴肺俞二穴。痞块，贴块上。诸般疮
毒，随大小贴之，神效。

万灵膏 龚竹林传

香油二斤，血余一握，同煎。柳条搅不
住手，化尽将锅下地，入黄丹一斤，于油内
滚起，略扇几下，紧搅不住手，滴水成珠为
度。如不成珠，再于火上略煎，候成珠则止，
又不可制过了。再入乳香、没药为末，各三
钱，入内搅匀。孩儿茶、血竭加入尤妙。筋
骨痛，加麝香少许；治久年顽疮、诸般恶毒、
杖疮，纸摊贴之，无不神效。

通　治

方

牛黄清心丸　专治男妇诸风，缓纵不随，
语言謇涩，头目眩晕，胸中烦郁，痰涎壅盛，
卒然倒仆，口眼相引，手足拳搐，脊背强直，
口吐涎沫；或心下怔忡，健忘，癫狂痫病，
言语错乱，神不守舍；或歌或哭，或痴或呆，
忽如见鬼；或惊悸恐怖，心神恍惚，梦寐不
安，虚烦少睡，喜怒无时，悲忧惨戚；或积

热去血，骨蒸劳病，及小儿五痫天吊，急慢
惊风，潮热发搐，头目仰视；或发痘疹，郁
结不出，惊过昏迷，一切怪病，并宜服之。

人参二钱半　白术一钱半　白茯苓去皮，
一钱二分半　当归一钱半　白芍一钱半　芎䓖一
钱二分半　肉桂去皮，一钱　干姜泡，七分半
黄芩一钱半　柴胡一钱二分半　桔梗一钱三分
杏仁去皮尖，一钱二分半，另研　防风一钱半
麦门冬去心，一钱半　阿胶蛤粉炒，一钱七分
蒲黄一钱半，炒　神曲炒，一钱半　白蔹七分半
山药一钱　甘草炙，五分　大豆黄卷即黄豆
芽炒，一钱七分半　羚羊角镑，一钱半　犀角镑，
二钱　雄黄八分　朱砂一钱半，加些尤妙　牛黄
一钱二分　片脑一钱　麝香一钱　金箔一百二十
张　大胶枣十枚，煮，去皮核，研膏

上各为细末，枣肉炼蜜二两，捣研为丸。
每一两作十丸，金箔为衣，黄蜡包裹。停用
一丸，或半丸。小儿一丸分作四服，切开去
蜡皮，以薄荷汤或姜汤研化服，神效。

蜡包法

用圆木弹子如龙眼大，上穿一铁条，入
水煮透听用。将黄蜡入水内溶化，其蜡浮水
上，将木弹蘸蜡，一层一层上，俟蜡弹大有
二分厚，入冷水内取出，用刀从铁条中劈开
一半，取出木弹，后入药丸于内，放灯上略
烘，蜡口即合住，再用铁条，插入蜡弹内，
仍前再蘸蜡为衣，取出铁条，将指甲按塞其
孔，不令透气。虽千百年，药不坏也。

神仙太乙紫金丹 一名紫金锭，一名万病
回春丹，一名玉枢丹。

解诸毒，疗诸疮，利关窍，通治百病。
此药真能起死回生，其效不可尽述。凡居家
出入，不可无之。

山茨菰去皮洗，焙，二两　文蛤一名五倍
子，捶破，洗，焙，二两　千金子名续随子，去
壳，拣色白者纸包研去油，成霜，一两　红芽大
戟一名紫大戟，洗焙，一两半，切不可误用绵大戟，
色白者大峻利，反能伤人，弱人吐血，慎之　麝香
研，三钱

上制法，宜端午、七夕、重阳，或天月

德黄道上吉日。修合量药多寡，预期数日前，主人及医生俱斋戒沐浴，易瀚濯，及新洁衣巾履袜，于僻净静室焚香。将前五味，各为极细末。设盥洗盆，出入必净手熏香，各用新洁器盛，纸盖。至期夙兴，主人率医生，焚火陈设药品，拜祷天地毕，用数盆，各逐盆，配合分两，搅和数百次极匀，仍重罗两遍。依方用糯米浓饮调和，于木白内杵数千下，极光润为度。每锭一钱。每服一锭。病势重者，连服通利，一两行无妨，用温粥补住。要在斋心至诚，极其洁净，如法修制，毋令丧服体气、不具足人、妇人、鸡犬见之。治一切饮食，药毒虫毒，瘴气恶菌，河豚死牛马驼羸等诸毒，并用凉水磨服。南方蛊毒，瘴疠伤人，才觉意思不快，即磨服一锭，或吐或利，随手便愈。痈疽发背，对口天蛇头，无名疔肿，杨梅等，一切恶疮，诸风隐疹赤肿未破时，及痔疮，并用无灰淡酒磨服，及用凉水调涂疮上，日夜各数次，觉痒立消。已溃出脓者，亦减分数。阴阳二毒，伤寒心闷，狂言乱语，胸膈壅滞，邪毒未发，及瘟疫、喉闭、缠喉风，冷水薄荷一小叶研下。心气痛并诸气，用淡酒或淡姜汤磨服。赤白痢疾、泄泻、肚腹急痛、霍乱、搅肠痧等证，及诸痰证，并用薄荷汤磨服。男子妇人急中颠邪，喝叫乱走，鬼交鬼胎鬼气，狂乱失心，羊儿、猪癫等风，中风中气、口眼歪斜，牙关紧急，语言謇涩，筋脉挛搐，骨节风肿，手脚腰腿、周身疼痛，行步艰辛，诸风诸痫，并用暖无灰酒下。自溢溺水死，心头暖者、惊死，鬼迷死，未隔宿者，冷水磨灌下。毒蛇疯犬，一应恶虫伤，冷水磨涂伤处，另用淡酒磨服。久近疟疾，临发时，东流水煎，桃柳枝汤磨下。小儿急慢惊风，五疳五痢，脾病黄肿，瘾疹疮瘤，牙关紧急，并用蜜水薄荷小叶同磨下及搽，量儿大小，一锭作二三服。牙痛，酒磨涂，及含药少许，良久吞下。汤火伤，东流水磨涂伤处。打扑伤损，炒松节，无灰酒下。年深日近，头疼太阳疼，用酒入薄荷研烂，磨纸花，贴太阳穴上。诸

虫肿胀，大麦芽煎汤下。妇人女子经水不通，红花煎汤下，有孕妇人不可服。一家患传尸劳，兄弟五人，已死者三，方士令服此药，遂各进一锭，一下恶物如脓状，一下死虫如娥形，俱获生。其人遂以此药，广济尸证，无不验者。一女子久患劳瘵，为尸虫所噬，磨一锭服之，一时吐下小虫十余条；后服苏合香丸，半月遂如常。药品虽不言补，羸瘦人服之并效。诚济世卫身之宝也。每料费银不过数钱，可救数十人。内有山茨菰、千金子，皆有子可种。仁人君子，合以济人，阴功不小。一牛马六畜中毒，亦以此药，方可救之。

一方，加雄黄，明透如石榴子者三钱，历试治诸般疮毒，大有奇效，不能尽述。

神仙万亿丸

敕封通微显化真人，即赤脚张三峰神仙所授，不可妄传非人，幸宝之宝之。

神效仙方万亿丸，赤脚真人亲口传，为用朱砂及巴豆，不去巴油各五钱，酒煎五钱寒食面，丸如黍米豆如圆。清茶送下丸三五，管教万病立时痊。

外感风寒发热，姜葱汤下。出汗，内伤生冷，饮食茶清下。心痛，艾醋汤下。肠痛，淡姜汤下。霍乱吐泻，姜汤下。赤痢，茶清下。白痢，淡姜汤下。赤白痢疾，姜茶汤下。疟疾寒热，姜汤下。心膨气胀，姜汤下。伏暑伤热，冷水下。诸虫作痛，苦楝根汤下。大便闭结，茶下。小便不通，灯心汤下。积聚发热，茶下。咳嗽喘急，姜汤下。小儿急慢惊风，薄荷汤下。小儿诸病用此，百发百中。

上方于寒食日，用好酒和白面为饼，飞罗干白面于内，蒸熟，去包皮，将内白面收贮。至五月端午日午时，焚香于净室中制之，忌妇人、鸡、犬见之。

一粒金丹

阿芙蓉，要真正者一分，用粳米饭同捣烂作丸，力作三丸。每服一丸，未效，更进一丸，不可多服，宜照引服，大有奇效，不

可尽述。

中风瘫痪，热酒吞下。口眼㖞斜，羌活汤下。百节酸疼，独活汤下。四时伤寒，姜葱汤下。恶寒无汗，麻黄葛根汤下。恶风自汗，桂枝芍药汤下。阳毒伤寒，栀子汤下；阴毒伤寒，炒黑豆淋酒下。伤暑，滑石汤下。偏头风，川芎汤下。正头风，羌活汤下。雷头风，薄荷汤下。晕头风，防风汤下。头风遍身寒热，麻黄汤下。肠风下血，槐花汤下；肠风痔漏，薄荷汤下。小肠气，川楝子汤下。膀胱气，小茴香汤下。疝气，肉苁蓉汤下。痢疾去红，黄连汤下；痢疾去白，干姜汤下；痢疾噤口，白术汤下；痢后重，白茯苓汤下。食物所伤，随伤物汤下。霍乱吐泻，藿香汤下。脾胃不和，热酒下。转筋，木瓜汤下。疟疾，桃柳汤下。劳咳，款冬花汤下。咳嗽，生姜汤下；热嗽，桑白皮汤下；虚嗽，干姜阿胶汤下；痰嗽，枳实生姜汤下。一切气痛，木香磨酒下。热痛，山栀子汤下。脐下痛，灯心汤下。两胁痛，热酒下。腰痛，木瓜汤下。脚气，槟榔木瓜汤下。腹胀痛，姜汤下。呕吐酸水，陈皮生姜汤下。十肿水气，桑白皮汤下。风肿，防风汤下。血肿，红花汤下。虚肿，白茯苓汤下。小便不通，瞿麦汤下。大便不通，枳壳汤下。淋漓，车前子汤下。沙淋，萱草汤下。石淋，海金沙汤下。上焦热，桔梗薄荷汤下。下元虚，热酒下。积病，黑牵牛汤下。气虚，白术汤下。吐血，茶下，或陈皮汤下。酒劳，甘遂汤下。色劳，石燕子汤下。气劳，木香汤下。损劳，乳香汤下。脾劳，当归汤下。心劳，远志汤下。四肢无力，牛膝汤下。消渴，赤小豆汤下。破伤风，黄蜡煎汤下。肚热痛，山栀子汤下。衄血，茅花汤下。眼痛，谷精草汤下。青盲眼，密蒙花汤下。内障，石决明汤下。翳膜，木贼汤下。羞明怕日，荆芥汤下。眼目赤痛，陈皮汤下。攀睛胬肉，石决明汤下。口痛，井花水下，或砂糖水下。牙痛，良姜汤下，花椒汤亦可。牙肿，羌活汤下。喘急，葶苈汤下。血气痛，乳香汤下。噎食，生姜丁香汤下。遍身生疮，金银花汤下。痈疽，黄芪汤下。瘰疬，连翘夏枯草汤下。杨梅疮，黄连栀子汤下。妇人月水不调，香附子汤下。月事或前或后，红花汤下。漏下，当归汤下。血崩，续断汤下。血不止，五灵脂汤下。败血冲心，红花汤下。血气痛，桃仁生地黄汤下。经闭不通，生地黄汤下。血虚，当归汤下。血热，柴胡汤下。血枯，牛膝汤下。胎死腹中，牛膝红花汤下。胎衣不下，童便酒下。产后热，井花水下。产后寒，吴茱萸汤下。产后虚劳，热酒下。骨蒸劳热，青蒿汤下。惊痫，杏仁汤下。狂风，麝香朱砂汤下。小儿急惊风，薄荷朱砂汤下。慢脾风，砂仁汤下。暗风，吴茱萸汤下。

金不换三七经验仙方

三七产于南丹等州，深山僻处，溪洞险阻，探取甚难，土人得之，珍重如金。每簑上七叶，下三根，故名三七，又名金不换。专治血不归经，效最莫比。一治金刃箭伤，及跌扑伤损，血出不止，自嚼少许，罨患处。一妇人血崩，量年远近，研末一二钱，用淡白酒或米饮服，一二次愈；或用四物汤加三七五分，煎服亦妙。一治吐血，用一钱或五分，自嚼，米饮送下；或八物汤，加三七五分，煎服。一肠风下血，用四物汤加三七五分煎服；或空心嚼烂，分温酒送下。一杖疮或刀破瘀血，取三七随伤大小，嚼罨患处即愈；未破，先服一二钱，亦使血不冲心，杖后亦宜服之，一产后血污不止，用一二钱碾末，米饮调服即止，自嚼亦妙。治男妇误中打伤，青肿不消，用少许嚼涂患处即消。一男妇害眼，十分沉泄，不开，用水磨少许，涂眼眶一宵即愈。一男妇赤白痢疾，用一二钱研末，米泔水调服。一蛇虎伤，用一二钱研末，酒调服，嚼少许敷患处，立愈。一治畏人下患毒，先吃少许，遇毒，毒即返出，神效。一男妇生无名肿毒或痈疽等疮，疼痛不止，用二三钱研细涂之，疼痛立止。或生疮毒，用醋磨涂，立消。

羽泽散

一中风痰厥，不省人事，用生矾末二三钱，生姜自然汁调，灌服。一风痫久服，其涎随小便出，用生矾、细茶各一两为末，炼蜜丸梧桐子大，每二十丸，茶清下。一痰火壅盛，及声嘶，用生矾一钱，水花珠二分，半溶化作丸，每服三粒，白汤送下。一齁喘，用枯矾末一匙，临卧滚白汤调下，三四次愈，一痢疾，用枯矾一钱，石膏二钱，共为末，白痢桂皮汤下，红痢甘草汤下。时气暑泄，老米汤下。一水泻，用枯矾、五倍子等分为末，面糊丸梧桐子大，每三十五丸，空心白水送下。一耳聋疼痛，或出水，用枯矾末吹之即愈。一齆鼻塞肉，乃肺气盛，用枯矾末绵裹塞鼻中，数日自消矣。一鼻中肉赘，臭不可近，痛不可摇，枯矾加硇砂少许吹之，化水而消。一口疮，用生矾二钱、硼砂一钱，为末蜜调敷患处。一法，用生矾、甘草等分为末，掺口立效。一眼暴发疼痛，用枯矾末三钱，生姜自然汁调如膏，抹纸上，令患人闭目，将药贴眼上，烧一炷香痛即止，温水洗去。一咽喉肿痛，水浆不下，死在须臾，用生矾入银珠少许，吹入即效。一法，用枯矾、雄黄等分为末，吹喉即效。一满颈生小瘰子，用生矾、地肤子煎水洗，数次即去。一心腹痛，用生矾一钱，好醋煎服，立止。一心腹冷痛，用生矾、胡椒各一钱为末，每服五分，黄酒调服。一白浊，用枯矾、滑石各二两为末，早米糊丸梧桐子大，每五十丸，空心米饮下。一切疔疮、发背、鱼口，诸般恶疮，肿毒初发，用生矾不拘多少，溶化作丸如绿豆大，朱砂为衣，每服十丸，用连须葱七八根，煎一碗送下，汗出立愈。已成者不伤生，未成者即消。一痔疮初愈，便毒复生，用矾半生半枯为末，好酒调服，尽量饮之。发汗，汗后用油针刺患处。一杨梅疮初起，用生矾末擦手足心。一白癜风，用生矾末、硫黄等绢包入水，煮一日擦之。一汤烫火烧肿痛，用生矾为末，香油调搽。一顽癣，用生矾硝等分为末，酒浆调搽数次。一脑漏，

鼻流脓涕，用枯矾、血余灰等分为末，青鱼胆拌成饼，阴干研细，吹鼻中。一脚丫烂，用生矾细末掺之。一妇人产后阴痛烦闷，枯矾、五倍子等分为末，以桃仁研膏，拌匀敷之。一小儿脐中汗出，用枯矾末敷之。一小儿牙疳，用生矾装五倍子内，烧过为末掺上。一中诸毒，以生矾、茶牙末等分，冷水调下。一蜈蚣咬，用生矾、枯矾等分为末，水调搽患处。如有血出或水出以药掺之。一天丝入眼，用好生矾一两研细，水调碗内，以舌浸之，丝从舌出。一切痈疽肿毒，用生矾末二钱，温酒调下立效。一霍乱吐泻，头旋眼晕，手足转筋，四肢逆冷，枯矾末一钱，百沸汤点服。一毒蛇所伤，用生矾以滚水泡，洗其伤处。一臁疮，用枯矾末，陈酽醋敷疮四围，好皮上干则换，渐渐收敛，则渐渐敷之。一切肿毒疮疖，甩生矾入水化开，用皮纸蘸矾水，频搭患处，立消。一诸肿毒发背，一应恶疮，用端午日取白矾研末。但遇疮毒初起，每三钱，加葱头切，拌匀，好酒调服。一乳蛾斗喉，用枯矾、白僵蚕妙，等分为末，吹之立已。

文蛤散

一诸般肿毒疼痛，用五倍子炒为细末，醋调敷患处，立消。一自汗、盗汗不止，用五倍子为末，津液调填满脐中，绢帛缚之，过一宿即止。一偏坠气，用五倍子五六个，烧存性为末，好酒调，空心服，以醉为度。一耵耳，俗云耳底脓出，用五倍子烧存性为末，吹入耳中。一火眼疼痛，风热肿烂，用五倍子、蔓荆子等分。水浓煎，温洗之。一久痢腹痛，日夜无度，不思饮食，五倍子、枯矾等分为末，醋糊为丸，每三四十丸，空心米汤下。一脱肛，用五倍子半斤，水煮极烂，盛在桶中熏之，待温以手慢慢托上；一法，以五倍子为末敷之，频托。一手足冻裂疮，用五倍子为末，牛骨髓调搽疮口，以帛缚之。一妇人赤白带下，用五倍子炒桃仁，炒去皮尖，等分为末，空心烧酒调服。一小儿夜啼，用五倍子末，津调纳脐中，即止。

龚廷贤医学全书

一发背痈疽，用好醋，炆五倍子，入猪脑髓同捣如膏贴之，如疮在左，用左边脑。一鱼口疮，初出三五日，用五倍子炒为末，入百草霜，醋调贴患处，一日夜即消。一中药毒，用五倍子二两重研细，用无灰酒调服，毒在上即吐，在下即泻，大效。

附 箴三首警医一首

明医箴

今之明医，心存仁义，博览群书，精通道艺。洞晓阴阳，明知运气。药辨温凉，脉分表里。治用补泻，病审虚实。因病制方，对症投剂，妙法在心，活变不滞。不衒虚名，惟期博济；不计其功，不谋其利；不论贫富，药施一例。起死回生，恩同天地。如此明医，芳垂万世。

庸医箴

今之庸医，炫奇立异，不学经书，不通字义。妄自矜夸，以欺当世。争趋人门，不速自至。时献苞苴，问病为意，自逞明能，百般贡谀。病家不审，模糊处治。不察病原，不分虚实；不畏生死，孟浪一试。忽然病变，急自散去。误人性命，希图微利。如此庸医，可耻可忌。

病家箴

今之病家，多惜所费。不肯急医，待至自愈；不求高明，希图容易；不察病情，轻投妄试。或祷鬼神，诸般不畜。履霜不谨，坚冰即至。方请明医，病已将剧。纵有灵丹，难以救治。懵然不悟，迟误所致。惟说命尽，作福未至。这般糊涂，良可叹息。如此病家，当革斯弊。

警医箴

至重惟人命，最难却是医。病源须洞察，药饵要详施。当奏万全效，莫趁十年时。死生关系大，惟有上天知。叮咛同志者，济世务如斯。

劝善良方

失气失其平谓之疾，则气疾之偏者亦谓

之疾。今人有过不喜人规，讳疾忌医者多矣。然为人大要，不过孝、弟、忠、信、礼、义、廉、耻八者而已。余于暇日撰择二十四味良药，著立一方，名"千金不易丹"，令人日服一剂，每服用屋漏水、新良姜同煎，其味深长，最宜详玩。又以是八者成口占八绝，临服时歌以咽之，勤嚼细服，厥疾自瘳矣。谨奉四方贤士，慎勿以毒药苦口，弃而不服，自甘于贞疾也已。

千金不易丹

为父要栀子	为子要香附	为母要莲子
为子要知母	为兄要地榆	为弟要抚芎
为臣要钟乳	为官要荆芥	夫妻要合欢
媳妇要慈姑	朋友莫阿胶	妯娌莫辛夷
为人要君子	待人要枳实	存心要厚朴
贻谋要远志	乡邻要李仁	贫穷要甘遂
为富莫狼毒	临财莫枸杞	义理要决明
读书要官桂	作事要苁蓉	遇事要蜀葵

口占八绝

孝

游子天涯欢久违，思亲每望白云飞，昊天罔极恩难报，翘首长空泪满衣。

弟

伯仲贤名亘古今，埙篪迭奏意尤深，俾余怀抱期相和，不在声音只在心。

忠

三顾茅庐恩欲酬，出师未捷竟淹留，功名却负英雄愿，一点丹心死不休。

信

范张三载约如期，千里云山竟不辞，客至主人鸡黍熟，交游到此是相知。

礼

周公礼乐欲如何，治国安民贵用和，古往今来遵圣道，万年芳躅镇山河。

义

吾生最爱范公贤，却为宗人立义田，千顷恩波遗后世，百年谁后更依然。

廉

解缓归来卧北窗，飘然白日到羲皇，门

垂五柳交游息，靖节高风趣味长。

耻

不食周禄秉忠竭，甘贫去采阳山蕨，此心耻与污者同，千古清风吹汉月。

圣人千言万语教人为善，余特立二十四味劝善良方，尤揭其大者八事，以后人观者，幸咀嚼方歌，意味亦未必非进善之一助也，敢曰诗云乎哉。

云林医人龚廷贤漫书

附

一、古今重量换算

（一）古称以黍、铢、两、斤计量而无分名

汉、晋：1 斤 = 16 两，1 两 = 4 分，1 分 = 6 铢，1 铢 = 10 黍。

宋代：1 斤 = 16 两，1 两 = 10 钱，1 钱 = 10 分，1 分 = 10 厘，1 厘 = 10 毫。

元、明、清沿用宋制，很少变动。

古代药物质量与市制、法定计量单位换算表解

时代	古代用量	折合市制	法定计量
秦代	一两	0.5165 市两	16.14 克
西汉	一两	0.5165 市两	16.14 克
东汉	一两	0.4455 市两	13.92 克
魏晋	一两	0.4455 市两	13.92 克
北周	一两	0.5011 市两	15.66 克
隋唐	一两	0.0075 市两	31.48 克
宋代	一两	1.1936 市两	37.3 克
明代	一两	1.1936 市两	37.3 克
清代	一两	1.194 市两	37.31 克

注：以上换算数据系近似值。

（二）市制（十六进制）重量与法定计量的换算

1 斤（16 市两）= 0.5 千克 = 500 克

1 市两 = 31.25 克

1 市钱 = 3.125 克

1 市分 = 0.3125 克

1 市厘 = 0.03125 克

（注：换算时的尾数可以舍去）

（三）其他与重量有关的名词及非法定计量

古方中"等分"的意思是指各药量的数量多少全相等，大多用于丸、散剂中，在汤剂、酒剂中很少使用。其中，1 市担 = 100 市斤 = 50 千克，1 公担 = 2 担 = 100 千克。

二、古今容量换算

（一）古代容量与市制的换算

古代容量与市制、法定计量单位换算表解

时代	古代用量	折合市制	法定计量
秦代	一升	0.34 市升	0.34 升
西汉	一升	0.34 市升	0.34 升
东汉	一升	0.20 市升	0.20 升
魏晋	一升	0.21 市升	0.21 升
北周	一升	0.21 市升	0.21 升
隋唐	一升	0.58 市升	0.58 升
宋代	一升	0.66 市升	0.66 升
明代	一升	1.07 市升	1.07 升
清代	一升	1.0355 市升	1.0355 升

注：以上换算数据仅系近似值。

（二）市制容量单位与法定计量单位的换算

市制容量与法定计量单位的换算表解

市制	市撮	市勺	市合	市升	市斗	市石
换算		10 市撮	10 市勺	10 市合	10 市升	10 市斗
法定计量	1 毫升	1 厘升	1 公升	1 升	10 升	100 升

（三）其他与容量有关的非法定计量

如刀圭、钱匕、方寸匕、一字等。刀圭、钱匕、方寸匕、一字等名称主要用于散剂。方寸匕，作匕正方一寸，以抄散不落为度；钱匕是以汉五铢钱抄取药末，以不落为度；半钱匕则为抄取一半；一字即以四字铜钱作为工具，药末遮住铜钱上的一个字的量；刀圭即十分之一方寸匕。

1 方寸匕 ≈ 2 克（矿物药末）≈ 1 克（动植物药末）≈ 2.5 毫升（药液）

1 刀圭 ≈ 1/10 方寸匕

1 钱匕 ≈ 3/5 方寸匕

图书在版编目（CIP）数据

龚廷贤医学全书／（明）龚廷贤撰. — 太原：山西科学技术出版社，2016.3（2020.3重印）
ISBN 978 - 7 - 5377 - 5251 - 0

Ⅰ. ①龚… Ⅱ. ①龚… Ⅲ. ①中国医药学—古籍—中国—明代 Ⅳ. ①R2 - 52

中国版本图书馆 CIP 数据核字（2016）第 011978 号

校注者：

梁宝祥	郭 海	张 伟	张新勇	李玉喜	刘英兰	李海生	李 东	韩文红	廖文忠
周红梅	刘 强	马永明	马力东	牛 波	薛 瑾	薛红艳	刘 杰	牛树峰	刘若望
刘兰海	张 伟	张新勇	张海涛	张永康	李玉喜	吴 丽	吴文海	武新梅	武文波
董亮平	杨东明	杨慧平	杨建香	武殿梁	柳秉生	秦 忠	杨文武	曹燕平	曹 立
段新文	谢春生	裴 亮	李怀常	李 林	赵立新	赵 力	赵有光	赵志良	赵吉明
赵怀义	王丽华	郭文莉	郭家辉	闫 伟	孟健民	苏有兰	王新民	王润平	王 忠
王希星	于有伟	于世民	于新力	于红梅	宋文清	王吉科	王殊丽	贾虎强	贾 静
袁 军	韩建文	刘晓艺	龙雨菲	侯凤仙	马 帅	梁月琴	任 杰	任双浩	郝彦红
张 敏	刘建新	王艳萍	田万利	宋学敏	王秋芳	张晓渊	张晓峰	宋学慧	潘清丽

龚廷贤医学全书

出　版　人：赵建伟
撰　　　者：（明）龚廷贤
责 任 编 辑：宋 伟
封 面 设 计：吕雁军

出 版 发 行：山西出版传媒集团·山西科学技术出版社
　　　　　　地址：太原市建设南路 21 号　邮编：030012
编辑部电话：0351 - 4922078
发 行 电 话：0351 - 4922121
经　　　销：各地新华书店
印　　　刷：山西人民印刷有限责任公司
网　　　址：www.sxkxjscbs.com
微　　　信：sxkjcbs

开　　　本：787mm×1092mm　　1/16　　印张：82.75
字　　　数：1854 千字
版　　　次：2016 年 3 月第 1 版　　2020 年 3 月山西第 2 次印刷

书　　　号：ISBN 978 - 7 - 5377 - 5251 - 0
定　　　价：160.00 元

本社常年法律顾问：王葆柯
如发现印、装质量问题，影响阅读，请与发行部联系调换。